U0255693

男科病诊疗与康复

主　审　王　琦　秦国政

主　编　孙自学

副主编　李海松　王　瑞　金保方　李湛民　陈德宁
　　　　袁少英　宾　彬　张春和　庞保珍　宋竖旗
　　　　门　波　王祖龙　陈建设　李　晖　李　勋
　　　　张宸铭

编　委　（按姓氏笔画排序）

于文俊　门　波　马　永　王　瑞　王祖龙
王晓田　申保庆　刘海峰　孙自学　李　勋
李　晖　李海松　李培轮　李湛民　杨连杰
宋竖旗　张　辉　张金锋　张春和　张宸铭
陈　翔　陈建设　陈德宁　金保方　周　东
周　青　庞保珍　郝高利　袁少英　宾　彬
黄永光　梁　卓　揣　崇　韩俊昌　樊立鹏
戴　宁

中国协和医科大学出版社

图书在版编目（CIP）数据

男科病诊疗与康复／孙自学主编. —北京：中国协和医科大学出版社，2018.10
ISBN 978-7-5679-1182-6

Ⅰ．①男…　Ⅱ．①孙…　Ⅲ．①男性生殖器疾病-诊疗②男性生殖器疾病-康复　Ⅳ．①R697

中国版本图书馆 CIP 数据核字（2018）第 227773 号

男科病诊疗与康复

主　　审：王　琦　秦国政
主　　编：孙自学
策划编辑：刘　华
责任编辑：张　宇

出版发行：**中国协和医科大学出版社**
　　　　　（北京东单三条九号　邮编100730　电话65260431）
网　　址：www.pumcp.com
经　　销：新华书店总店北京发行所
印　　刷：中煤（北京）印务有限公司

开　　本：787×1092　　1/16 开
印　　张：63
字　　数：1400 千字
版　　次：2018 年 10 月第 1 版
印　　次：2018 年 10 月第 1 次印刷
定　　价：198.00 元

ISBN 978-7-5679-1182-6

（凡购本书，如有缺页、倒页、脱页及其他质量问题，由本社发行部调换）

主 审 简 介

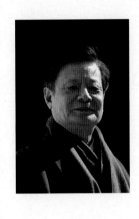

王琦 国医大师。现任北京中医药大学终身教授、主任医师、研究员、博士生导师，北京中医药大学国家中医体质与治未病研究院院长，第四届中央保健委员会会诊专家，国际欧亚科学院院士。中华中医药学会中医体质分会主任委员，世界中医药学会联合会体质研究专业委员会会长，中国医疗保健国际交流促进会中医分会主任委员，国家中医药管理局中医体质辨识重点研究室主任。全国老中医药专家学术经验继承指导老师，中医药传承博士后合作导师。国家重点基础研究发展计划（"973"计划）首席科学家，享受国务院特殊津贴的有突出贡献专家。2013年获全国优秀科技工作者称号、首都劳动奖章、何梁何利基金科技进步奖，2014年获中华中医药学会终身成就奖。香港浸会大学荣誉教授，澳门科技大学荣誉教授，香港大学荣誉教授。

构建并完善中医体质学、中医男科学、中医藏象学、中医腹诊学四大学术体系，开拓中医原创思维、中医未病学等新的学科领域。先后主持国家级科研项目14项（包括"973"项目2项，国家自然科学基金重点项目2项，国家社会科学基金重大项目1项）；获得国家科技进步二等奖1项，部级一等奖8项、二等奖6项；发明专利15项；主编专著67部；以第一或通讯作者发表科研论文390篇，其中SCI收录25篇。先后培养博士后15人，博士研究生、硕士研究生130人，国家级学术传承9人，各省师承人员41人及省市研修人才数十人。

主 审 简 介

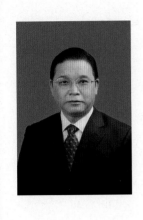

  秦国政　云南省中医医院暨云南中医学院第一附属医院名誉院长、二级教授、一级主任医师、临床医学博士、出站医学博士后、全国第六批老中医药专家学术经验继承工作指导老师、享受国务院和云南省政府特殊津贴专家、全国卫生系统先进工作者、中国医师奖获得者、全国首届百名杰出青年中医、首批云岭学者、首批云岭名医、云南省名中医、博士生导师。现任云南中医学院校学术委员会主任、国家中医药重点学科中医男科学科带头人、慢性前列腺炎重点研究室主任、国家药物临床试验机构中医男科专业负责人。兼任全欧洲中医药专家联合会顾问团成员、中华中医药学会理事暨男科分会主委和外科分会副主委、中国性学会理事暨中医性学专委会副主委、中国中医药研究促进会理事暨专科专病建设工作委员会副会长和生殖医学分会副会长与男科医学研究院副院长、中国中药协会中医药适宜技术专委会副主委等职。从事中医临床、科研、教学工作和教育教学管理及医院管理工作 35 年，发表学术论文 100 余篇，出版著作、教材、讲义 60 多部。先后获云南省教学成果奖二等奖、世界中医药学会联合会发展中医男科杰出贡献奖、云南省科技进步一等奖、云南省卫生科技进步三等奖等奖励。

主 编 简 介

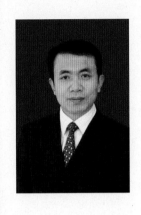

　　孙自学　河南省中医院（河南中医药大学第二附属医院）中西医结合生殖与男科诊疗中心（生殖医学科）主任，河南中医药大学生殖医学研究所所长，二级教授、主任中医师，博士生导师、河南省优秀专家，首届河南省名中医，河南省十大中医临床学科领军人才，国家临床重点专科（中医外科）学术带头人，国家中医药重点学科——中医男科学科带头人，国家中医重点专科优势病种——男性不育全国协作组组长。任中华中医药学会生殖医学分会主任委员、中国中西医结合学会男科专业委员会副主任委员、中华中医药学会男科分会副主任委员、世界中医药联合会生殖医学分会副会长、中国中医药信息研究会男科分会副会长、中国民族医药学会男科分会副会长、中国中医药研究促进会中医生殖医学分会副会长暨男科研究院副院长、河南省中医生殖医学专业委员会、河南省中医暨中西医结合男科专业委员会主任委员等。

　　长期致力于中医、中西医结合男科和生殖学的研究，先后师从河南中医药大学著名妇科、不孕不育专家门成福教授、褚玉霞教授、王自平教授和"国医大师"、中国中医男科奠基人之一、北京中医药大学王琦教授。擅长中医、中西医结合疗法治疗生殖障碍性疾病和男科病。对不孕不育和胎停育的诊治倡导"夫妻同治、中西结合、综合调理、指导受孕"的新理念；开发研制了治疗生殖障碍疾病的"萆薢前列安"、"益肾通络方"等获河南省食品药品监督管理局批准的院内制剂。近 5 年来主持和承担省部级、国家级科研课题 5 项，获国家发明专利 2 项和科学技术进步奖 3 项，主编出版著作 5 部。

副主编简介

李海松　北京中医药大学东直门医院男科主任、男科研究所所长、医学博士、主任医师、博士研究生导师。现任中国中药协会男科药物研究专业委员会主任委员、中华中医药学会男科分会副主任委员、北京中医药学会男科专业委员会主任委员、中国医师协会中西医结合男科专家委员会副主任委员，国家重点学科——中医男科学科带头人。主要从事中医男科医教研工作，提出前列腺炎络病学说、前列腺感冒、从瘀论治、男性不育要微调阴阳、阳痿阴茎中风等观点，先后承担国家"973"计划、自然基金、支撑计划等课题20多项，发表论文150余篇，获各级奖励10项，编写医学著作12部。

王瑞　郑州大学第一附属医院男科负责人、男科研究所副所长、教授、主任医师、硕士生导师。兼任：中国中药协会男科药物研究专业委员会副主任委员、中国中西医结合学会男科专业委员会委员、中国性学会性医学专业委员会常委、河南省男科学会副主任委员、河南省中西医结合男科专业委员会副主任委员等。从事泌尿男科临床工作近30年，熟练掌握泌尿外科及男科常见病、多发病的诊断和治疗。擅长中西医结合方法治疗不育、前列腺炎、性功能障碍等；潜心专研精索静脉曲张、前列腺气化电切等男科微创手术等。发表学术论文80余篇，获省部级科研成果10项，出版专著《性功能障碍的诊断与治疗》《实用中西医诊疗男科学》等6部。

金保方　东南大学附属中大医院中西医结合男科主任、博士、博士后、博士生导师、江苏省人民医院生殖中心特聘专家。兼任中国医师协会中西医结合男科专家委员会副主委、中国性学会中医性学专业委员会副主委、中国中药协会男科药物研究专业委员会副主委、中华中医药学会男科分会常委兼副秘书长、中国中西医结合学会男科学分会常委、江苏省医学会男科分会副主委、江苏省中医药学会男科分会副主委及《中华男科学杂志》副主编。学术上主张男女同治，中西并举。对不育、性功能障碍及前列腺病的诊治及辅助生育技术的中医药干预临床经验丰富，对精囊与性功能、腰椎间盘突出与男科病相关性进行了深入研究。主持国家自然科学基金课题7项，发表论文180余篇，其中SCI收录7篇。

李湛民　辽宁中医药大学附属医院男科主任、教授、主任医师、医学博士、研究生导师。任中国民族医药学会男科分会副会长、中国中医药信息研究会男科分会副会长、中国中药协会男科药物研究专业委员会副主任委员、中国中西医结合学会男科专业委员会常委、中华中医药学会男科分会常委、辽宁省中西医结合学会男科分会主任委员、辽宁省中医药学会男科分会主任委员及《中华男科学杂志》编委。从事男科临床和科研工作近30年，研制的"男性性功能障碍治疗仪"获国家发明专利。1997年出版第一部专著《男性病》，2013年主编出版《实用男性不育症的诊断与治疗》《前列腺炎与前列腺增生》《男科诊治精要》等。主持和参与国家自然基金和国家"十一五"中医药重大课题研究等课题。

陈德宁 深圳市中医院男科主任、教授、主任医师、医学博士、硕士生导师、广东省名中医师承指导老师、深圳市名中医，荣获"胡润·平安中国好医生"、"深圳市十佳医务工作者"、"特区之子"等荣誉称号。兼任中华中医药学会男科分会副主任委员、世界中医药学会男科专业委员会副会长、国际中医男科学会副主席、中国民族医药学会男科分会副会长、中国中医药研究促进会中医生殖医学分会副会长暨男科研究院副院长、广东省中医药学会男性学专业委员会副主委、深圳市中医药学会男科专业委员会主委等。从事中医医教研30余年，擅长男科病诊治。主持科研课题11项，编著男科专著11部，发表学术论文80余篇，获发明专利4项。

袁少英 广东省中医院珠海医院男科主任、主任医师、教授、广东省名中医、研究生导师。任中华中医药学会男科分会副主任委员、中国中西医结合学会男科专业委员会常委、中国中药协会男科药物研究专业委员会副主任委员、世中联男科学会常委兼副秘书长、中国民族医药学会男科分会副会长、广东省中医学会男科学会副主任委员、广东省针灸学会生殖泌尿男科专业委员会主任委员、广东省中医师承专家指导委员会主席团主席。1989年组建珠海市首家中医男科专科，是广东省最早成立的男科专科之一。擅长中西医结合疗法治疗不育、前列腺疾病、性功能障碍等男科病。是国内开展针灸与药物结合治疗男科病与不孕症的专家之一。主编《男科疾病针灸治疗撷萃》等多部著作。

宾彬 广西中医药大学第一附属医院男科主任、学科带头人、主任中医师、教授、硕士生导师、博士后合作导师、广西名中医、国家科技奖评审专家。任中国民族医药学会男科分会副会长、中国中西医结合学会男科专业委员会秘书长、中华中医药学会男科分会常委、中国中药协会男科药物研究专委会副主委、广西中医药学会男科分会主委、广西中西医结合学会男科分会副主委、广西医学会男科分会副主委、中华中医药学会生殖医学分会委员。先后荣获"广西优秀青年中医"、"中华中医药学会优秀志愿者"和"医院十佳医师"等荣誉称号。先后主持国家级课题2项、其他各级科研课题10余项，在各级刊物上发表学术论文50余篇，主编和参编男科学专著及科普著作、教材20余部。

张春和 云南省中医院泌尿男科主任医师、教授、医学博士、硕士生导师、全国百名杰出青年中医、云南省中青年学术和技术带头人。任中华中医药学会男科分会秘书长、中国中药协会男科药物研究专业委员会副主任委员、第八届云南省中医药学会中医男科专业委员会常务副主任委员、第六届云南省中西医结合学会泌尿外科专业委员会常务副主任委员、云南省医学会男科学分会第一届委员会副主任委员、云南省中医药学会生殖医学专业委员会副主任委员。作为课题负责人主持国家自然科学基金项目3项、"863"计划课题1项、国家"十一五"科技支撑计划1项、省部级课题1项。以第一作者及通讯作者发表学术论文60余篇，作为主编编写著作2部，作为副主编编写著作7部，作为编委编写著作15部。

庞保珍 聊城市中医医院主任医师、山东名中医药专家，获聊城市人民政府授予的"水城领军人才·杏林名医"称号。妇科与男科双馨，生殖养生造诣深。擅治妇科、男科病，尤其擅长于不孕不育的诊治。历任世界中医药学会联合会男科、养生、一技之长专业委员会副会长，生殖医学、妇科专业委员会常务理事，国际中医男科学会副主席，中华中医药学会生殖医学、男科、养生康复分会常务委员及妇科分会委员，山东中医药学会不孕不育专业委员会副主任委员，山东中西医结合学会男科专业委员会副主任委员等。独立编著与主编著作20余部，发表论文180余篇，其中关于不孕的论文发表在SCI杂志（位次第一），获不孕症领域2项国家发明专利（位次第一）。

宋竖旗 中国中医科学院广安门医院副主任医师、医学博士、传承博士后、硕士生导师。任中国中西医结合学会泌尿外科专业委员会青年委员，前列腺疾病、性和生殖学组专家成员，中国医师学会中西医结合分会泌尿外科专家委员会委员兼秘书，中国性学会中医性学专业委员会委员，中华中医药学会男科分会青年委员，北京市中医药学会男科分会委员，北京市中西医结合学会泌尿外科专业委员会委员兼秘书。擅长前列腺疾病、男性不育症、性功能障碍、泌尿系结石、泌尿系肿瘤、间质性膀胱炎、排尿障碍等疾病的中西医结合诊治。主持、组织并实施国家级、省部级课题17项，获省部级成果奖3项，发表论文50余篇，参编专著4部。

门波 河南省中医院生殖医学科副主任、主任医师、教授、硕士生导师。任中华中医药学会生殖医学分会、男科分会委员，河南省中西医结合男科专业委员会副主任委员、生殖医学专业委员会常委，郑州市中医男科专业委员会主任委员等。河南中医学院毕业后师从父亲门成福教授30余年，又经常聆听著名不孕症专家褚玉霞教授、王自平教授的谆谆教诲。擅长中医、中西医结合治疗不孕不育、前列腺病及胎停育、复发性流产等疑难杂症。近年来发表论文30余篇，主持、参与科研课题16项，主编、参编专著6部。

王祖龙 河南省中医院生殖医学科主任医师、三级教授、硕士生导师。任中国医师协会中西医结合男科专家委员会副主任委员、中国中药协会男科药物研究专业委员会副主任委员、中华中医药学会生殖医学分会常委及青年委员会副主委和男科分会委员、河南省医学会男科分会侯任主委、河南省中医生殖医学专业委员会常委、河南省中医暨中西医结合男科专业委员会常委、河南省中西医结合男科疑难病会诊中心专家组成员及《河南中医·生殖健康》栏目主编。发表论文130余篇，出版专著5部，获省部级成果奖2项，厅局级成果奖6项，发明专利6项。擅长不孕不育症、胎停育、前列腺病、性功能障碍等生殖与男科疾病治疗。

陈建设 河南省中医院生殖医学科副主任医师、副教授、医学博士、硕士生导师。现任中华中医药学会生殖医学分会秘书长、河南中医药大学男科研究所主任。第三、五批全国名老中医药专家门成福教授、褚玉霞教授名医工作室传承人。从事生殖男科工作28年，擅长中西医结合疗法治疗不育及慢性前列腺炎、前列腺增生、性功能障碍等男科病，中医治疗妇科经、带、胎、产诸病。承担科研项目18项，其中国家科技重大专项1项、国家"973"计划 1 项、国家自然科学基金 2 项、国家科技支撑计划 1 项。获科技进步奖 12 项，参编著作 3 项，发表论文 50 余篇。

李晖 河南省中医院生殖医学科副主任中医师、医学博士。任中华中医药学会生殖医学分会委员、中华中医药学会名医学术研究分会委员、中国中药协会男科药物研究专业委员会常委、世界中医联合会妇科专业委员会委员、河南省中医生殖医学专业委员会委员、郑州市中医药学会男科专业委员会秘书、河南省男科专业委员会疑难病专家会诊组秘书。第五批全国名老中医药专家褚玉霞教授学术经验继承人。从事医疗、教学、科研工作 17 年，承担科研项目 5 项，获科技进步奖 3 项，出版著作 3 部，发表论文 10 余篇。擅长中医、中西医结合治疗不孕不育症、复发性流产（胎停育）、前列腺病、性功能障碍等男科病及妇科常见疾病。

李勋 河南省中医院男科副主任医师、医学硕士、硕士生导师。任中国性学会性医学专业委员会青年委员、中国医促会国际交流促进会委员、中国性学会男性生殖医学分会委员、河南省中医生殖医学专业委员会委员、河南省男科专业委员会委员、郑州市男科专业委员会委员、河南省老年泌尿专业委员会常委等。善用中西医结合疗法治疗男性不育症、前列腺疾病、勃起功能障碍、早泄、睾丸及鞘膜疾病、精索静脉曲张等男科病。主要研究方向是微创化（显微镜下）男科手术联合中医药治疗男科病，如显微镜下低位精索静脉结扎术、显微镜下精索去神经术、显微镜下输精管附睾吻合术、前列腺增生微创、阴茎整形等。

张宸铭 河南省中医院生殖医学科主治医师、讲师、医学博士。毕业于广州中医药大学，师从妇科名家罗颂平教授。任中华中医药学会生殖医学分会青年委员会委员，中国民族医药学会男科分会理事，中国中西医结合学会男科专业委员会青年委员会委员，河南中医、中西医结合生殖医学专业委员会委员。从事生殖功能障碍与中医生殖轴的相关研究。擅长针灸、中药结合治疗不孕不育、多囊卵巢综合征、排卵障碍、复发性流产、男性少弱精子症等疾病。倡导"男女同步调理，夫妻自然受孕，针药调经促排，中药保胎安胎"。近年来承担国家级课题 3 项、厅局级项目 4 项，发表相关学术论文 10 余篇。

序　一

　　我与自学教授相识多年，自学教授为人谦逊低调、学风严谨、勤奋好学、勇于进取，现任中华中医药学会生殖医学分会主任委员，中华中医药学会男科分会、中国中西医结合学会男科专业委员会、中国中药协会男科药物研究专业委员会副主任委员等，为首届河南省名中医。他在临床、教学和科研之余，勤于思考、善于总结、笔耕不辍，曾主编出版《中医生殖医学》《泌尿男科学》等专著，在本领域获得了较高评价，产生了较好影响。今又聚贤集能，组织部分全国知名中医、西医、中西医结合男科专家，主编了《男科病诊疗与康复》一书。

　　该书融中医、西医、中西医结合三种学术观点于一体，既全面、系统总结了近年来男科学的最新进展和成果，又不乏编者本人的心得与体会；既突出了男科病辨证论治之特色，又彰显了辨病诊治之优势；既展示了丰富多彩、疗效确切的中医疗法，又呈现了现代新技术、新手段；既传承了名医名家的学术思想和治疗特色，又精选了疗效确切的专方、验方；尤其对中医药治疗的优势病种，在如何提高疗效方面，编者又详细阐述了具体的辨证思路和应重视的基本要素，让人耳目一新、茅塞顿开；在疾病之后，还介绍了调护方法和康复、预防措施等。书末选录常见男科病中药新药临床研究指导原则、国家中医药管理局颁发的男科疾病中医诊疗方案及临床路径、男科特色疗法、新药物和新器械选粹等。充分体现了该书的"新、全、详、精"这一特色。

　　该书衷中参西、体例新颖、条理清晰、文笔流畅、深入浅出、病证结合、身心同治。我相信该书不仅是男科医、教、研难得的实用临床参考书，也可供从事生殖或不孕不育等相关专业者使用，还可作为患者的康复指导用书。

　　故欣然为之序！

李日庆

首都国医名师

北京中医药大学东直门医院首席教授

博士生导师

2018 年 4 月 18 日

序　二

　　数十年来，在广大中西医科学工作者努力奋斗下，中医、西医、中西医结合并举，新兴学科——男科学如同婴幼儿成长为生机勃勃、充满活力的青壮年，步入发展的新时代。特别是近十年来，我国中西医男科在理论与实践中均实现了巨大飞跃，中西医结合硕果累累，创立了独具中国特色的男科学，这也是我国在国际男科学术交流中的优势所在。挚友孙自学教授为一方名医，组织业内专家回顾与总结该领域学术成果，广集资料、博采众方、汇聚精华，在传承中有创新，于临床中谈体会，编著了《男科病诊疗与康复》一书，此举惠及学术与临床，造福患者，是一部成功之作。该书查阅大量古今医籍，采纳了近代许多学者的研究成果，但也不乏编者的新见解、新观点，拜阅后深感内容翔实，甚感欣慰，并乐为之序。

张敏建

2018 年 5 月 日于福建中医药大学

中国中西医结合学会男科专业委员会主任委员

二级教授　主任医师　博士生导师

全国老中医药专家学术经验继承工作指导老师

序 三

为适应我国男性生殖健康事业的发展、促进男性生殖医学研究，加强对男科疾病的研究迫在眉睫。我国的男科学事业正处在蓬勃发展的朝阳阶段，但目前还不是独立学科。与巨大的社会需求相比，男科学专业发展相对滞后，男科从业人员的专业技术水平严重不均衡。临床医生在男科疾病的理论与实践上存在的诸多认识差异、误诊误治的广泛存在，造成了巨大的医疗资源浪费，也给患者增加了身心负担。此外，祖国传统医学在男科疾病诊疗中的挖掘不够，尤其是中西医结合男科学的发展长期徘徊不前，这也在一定程度上制约了男科学的发展。因此，特别需要有系统全面的学术专著来指导和规范男科实践。在这样的大背景下，由我国中医男科学专家孙自学教授主编的《男科病诊疗与康复》的出版发行，为逐步形成具有中国特色的男科学奠定了必要的基础，并具有重要意义。

本专著的专家团队都是来自于国内长期从事男科学基础与临床研究的资深专家学者和青年才俊，他们秉承严谨的学术态度，从男科疾病研究的发展史到现状、从基础到临床、从总论到各论、从分析思路到行动策略和经验体会、从中西医诊疗到中西医结合、从疾病诊治到预防保健，为学科建设给出了指导性意见，并列出了大量相关的参考资料和信息，系统完整地向读者展示了这部恢弘巨著，必定会给读者带来耳目一新的感觉和强烈的头脑风暴。汇集众多一线工作者的多年潜心研究经验，并将中医、西医、中西医结合三种学科观点有机地融为一体，本专著对男科疾病有了许多新理念与新认知，这些成果和珍贵资料都在其中得到了充分体现，并具有较强的原创性和较高的学术价值，这也正是全书的精华和特点所在。

可以认为，本书是一部不可多得的面向泌尿、男科医生的优秀专业读物。有鉴于此，我十分乐意将此书推荐给广大读者。

北京协和医院泌尿外科

教授

2018 年 4 月 27 日

前　言

近年来，我国男科学在理论研究、基础研究、临床研究等方面获得了较大成就，具有中国特色的"中医男科学"被确定为"十一五"、"十二五"国家中医药重点建设学科。男科基础研究逐步深入、男科学理论日臻完善、男科技术不断创新和发展，可以说，在中医、西医、中西医结合诊疗男科病方面积累了丰富经验，取得了许多令人振奋的研究成果。但我们也看到，无论中医还是西医，男科仍不是一个独立的临床科室，从业人员的整体素质有待提升，对男科知识的掌握需要更加系统和全面，男科病的诊疗需要进一步规范化和科学化。为及时关注、总结和推广男科学研究的新方法、新手段，更好地适应临床需求，我们组织了从事男科学或相关领域医、教、研工作的部分全国知名中、西医男科专家和该领域的青年才俊撰写了这部专著。

本书分上篇、中篇、下篇和附篇四大部分。上篇着重对男科病的生理病理、诊疗常规、国内外研究进展等方面进行了全面、系统的总结，并指出目前存在的问题和对策。中篇为各论，以西医病名为纲，介绍了每种疾病的病因病机、诊断、治疗、预后转归、预防调护、康复、专方选要、研究进展等多项内容，尤其在如何正确辨证、如何寻找中西医结合的切入点以及如何提高该病的临床疗效等方面，编者结合自己的经验和体会，进行了深入和详尽的阐述。下篇介绍了开设男科专科应注意的问题。附篇摘录了原卫生部颁发的常见男科病中药新药临床研究指导原则、国家中医药管理局颁发的男科疾病中医诊疗方案及临床路径、男科特色疗法、新药物和新器械等，以供临床和科研参考。

本书以"中西合参、立足临床、注重实用、兼顾理论研究"为其基本指导思想，融中医、西医、中西医结合三种学科观点为一体，内容"新、全、详、精"。本书成稿后，承蒙国医大师、中医男科学创始人、奠基者之一、北京中医药大学王琦教授与我国著名中医男科专家、中华中医药学会男科分会主任委员、云南省中医医院秦国政教授审定，以确保内容的"科学性、实用性和权威性"。我国中医男科学奠基人之一、首都国医名师、北京中医药大学东直门医院首席教授、博士生导师李曰庆教授、中国中西结合学会男科专业委员会主任委员、福建中医药大学张敏建教授，著名男科专家、北京协和医院李宏军教授，均在百忙之中，为该书作序，在此表示诚挚的谢意。

在编写过程中，我们查阅了大量古今医籍和许多医学期刊、专著，采纳了许多学者的研究成果，我们特向被引用文献资料的作者、科研成果的研究者以及专著的出版单位表示衷心的感谢。

本书的出版，我们虽尽了最大努力，但由于篇幅较大，涉及内容较多，水平有限，书中定有错误及不足之处，在此恳请专家学者和诸位同仁，不吝批评指正。

孙自学

2018 年 6 月 16 日于郑州

内 容 简 介

　　该书分上篇、中篇、下篇和附篇四大部分。上篇着重对男科病的中医和西医生理病理、诊疗常规、国内外研究进展等方面进行了全面、系统的论述。中篇为各论，以西医病名为纲，介绍了每种疾病的病因病机、诊断、治疗、预后转归、预防调护、专方选要、研究进展等多项内容。下篇介绍了开设男科专科应注意的问题。附篇摘录了原卫生部颁发的常见男科病中药新药临床研究指导原则、国家中医药管理局颁发的男科病中医诊疗方案及临床路径、男科特色疗法、新药物和新器械等。以供临床、科研参考。"中西合参、立足临床、注重实用、兼顾理论研究"为编著该书的指导思想，融中医、西医、中西医结合三种学科理论为一体，内容"新、全、详、精"。该书适合于广大从事男科临床、教学、科研或不孕不育等相关专业者使用。

目 录

上篇 总 论

中篇　各　论

下篇　开设男科专科应注意的问题

附　篇

上　篇

总　　论

第一章　男科病国内外研究现状及前景

男科学作为一门新兴学科，它包括了基础医学的生殖生理学、解剖学、生物化学、遗传学、组织胚胎学、免疫学、微生物学、细胞生物学、分子生物学以及临床医学的内分泌学、泌尿外科学和社会心理学、精神病学等内容。主要研究性器官疾病、男性不育、男性节育、性功能障碍以及性传播疾病。虽然对男科学的研究始于70年代，比妇科学晚了几个世纪，但男科学的发展速度以及所取得的成就令人瞩目。尤其在我国，由于中医以及中西医结合研究的发展和运用，对许多男科病的防治提出了一些新观点、新理论、新疗法，形成了具有中国特色的男科学。

一、现状与成就

（一）基础理论研究

男科学基础理论研究所取得的成果，或者在某一方面研究的突破，往往可使临床研究获得巨大进展。目前已认识到男性生殖过程是在中枢神经系统、下丘脑-垂体-睾丸轴的密切协同和调控下，通过精子产生、精子成熟、精子运输和精子获能等一系列生理活动所完成，并且对其中某些环节的生理化学机制和各种因素的作用及调节有较清楚的了解。现已明确，睾丸具有两种结构形式：一是存在于睾丸间质内的睾丸间质细胞，其功能是分泌雄激素，其中主要为睾酮，此外还有雄烯二酮、去氢表雄酮和双氢二酮等，以维持男性性征和性功能；二是存在于精曲小管内的支持细胞，其功能主要为产生和分泌雄激素结合蛋白，使雄激素在精曲小管和附睾头部保持高浓度，保护、营养、支持生殖细胞完成正常的生精过程，以维持男性的生育力。同时，该细胞还产生和分泌抑制素，对下丘脑-垂体进行反馈作用，控制促卵泡素（FSH）的分泌。睾丸分泌雄激素和产生精子的两大功能是相互协调、密切配合的，它们都受垂体前叶分泌的FSH和促黄体素（LH）的作用，而垂体又受下丘脑所分泌的促卵泡激素释放素（FRH）和促黄体素释放素（LHRH）的作用，而睾丸分泌的雄激素等对LH、FSH和LHRH又有反作用，即负反馈调节，它们彼此影响、相互制约，处于一个相对平衡状态，以维持男性生殖功能的正常。

对于附睾的研究也取得了较大的进展。目前，研究已证实附睾对精子有四种作用：贮藏精子、产生和分泌附睾浆作为精子贮藏和进一步成熟的特异性激素环境、促使精子成熟、处理衰老及死亡精子。现研究证实，睾丸精子在未通过附睾时，形态和功能上都处于未成熟状态，不能穿透卵子并使之受精。当精子通过附睾后，才逐渐获得能量和受精能力，趋于成熟。深入研究附睾功能，不仅可以对人类生殖过程有进一步了解，而且对男性节育与生育的研究也有重要意义。

近年来研究表明，附睾上皮是在睾丸雄激素的调控下，维持其组织学结构及分泌、吸收、生物合成、化学代谢等生理功能的。附睾是一个代谢非常活跃的器官，可以分泌合成许多物质，如 H^+、K^+、甾体、肉毒碱、肌醇、甘油磷酸胆碱等，这些物质与精子的成熟关系密切。实验证明，附睾分泌大分子的活动十分活跃，这些大分子可与精子膜以更特殊的方式相互作用。附睾分泌多种在血清中尚未检测到的糖蛋白，这些蛋白质覆盖于精子表面，促使精子成熟并增强其活动。超微结构研究表明，大分子物质与精子膜结合，可引起膜渗透性改变，导致细胞内离子浓度发生变化，从而触发细胞代谢。正是这一系列的代谢过程促使精子成熟和运动。现在已应用分子生物学技术研究附睾的功能，如用该技术研究人附睾蛋白的性质，在基因水平、蛋白质组水平和分泌组水平（Dacheux 等，2006）上进行分析等。

（二）常见病症研究

1. 男性不育

（1）流行病学：据世界卫生组织统计，世界发达国家 5%～8% 的育龄夫妇可能有不育问题，而发展中国家的某些地区可高达 30%，每个国家的不育发病率不同，病因也各异。如印度不育发病率为 9%，而喀麦隆则高达 45%。据日本一组资料报道，男性不育占泌尿系新患病就诊数的 9.4%，初诊年龄以 25～34 岁居多，不育间期以婚后 2～3 年仍未生育为最多。据美国有关资料统计，婚后约 10% 的夫妇不育，其中 20%～25% 是由于夫妇双方均存在不育因素，20%～25% 是由男方存在不育因素，其余 50%～60% 是女方因素。我国不育发病率较低。1987 年在河南地区对郑州、洛阳两市以及唐河、内黄、滑县、新安、鹿邑等五县抽样调查，总人口 203 346 人，男性 104 725 人、女性 98 621 人，已婚 45 岁以下育龄夫妇 26 435 对，接受调查 25 932 对，调查率 98.1%。该组婚后 1 年内妊娠率为 76.5%，2 年内妊娠率为 89.68%，不孕占 1.96%。分析 333 对不育夫妇的病因，男方存在明显不育因素者 165 人，占 49.5%，其中 36 人存在几种不育因素，165 人中性功能障碍不育 7 人（4.2%）、免疫不育 5 人（3%）、先天异常不育 9 人（5.5%）、睾丸损伤 2 人（1.2%）、内分泌因素 3 人（1.8%）、精索静脉曲张 35 人（21.2%）、附性腺炎 22 人（13.3%）、梗阻性不育 6 人（3.6%）、特发性少精子症 26 人（15.8%）、特发性弱精子症 23 人（13.9%）、特发性无精子症 14 人（8.5%）、精液液化异常 13 人（7.9%）。

（2）对男性不育的病因认识以及发病机制的探讨更全面、更深入：男性不育不是一种独立的疾病，而是某一种或多种疾病或环境等因素，破坏或干扰了男性生殖系统的某一个或几个环节造成的临床结果，是一种临床表现。1987 年世界卫生组织不育防治专题组对 6682 例男性不育患者发病原因的发生率进行分析，结果显示不明原因的不育占 48.4%，特发性精液异常不育占 26.2%，包括特发性少精子症 11.2%、特发性畸形精子症 5.9%、特发性弱精子症 3.9%、特发性无精子症 0.9%、特发性死精症 0.8%、单独精浆异常 3.5%。有些病例只表现为精液异常，有些病例常规精液检查正常而做精子功能测定及免疫组化等特殊检查时发现异常，但其病因和病理过程不明，但需明白，不明原因并不是没有原因。近年来在这方面研究上取得了一定进展，如先天性双侧输精管缺如占无精子症的 15%～20%，它与纤维囊性病有关；亚洲人和白种人的基因突变位点不一；Y 染色体序列异常与精子生存缺陷有关，可影响支持细胞的功能，致精子发生障碍；母体内分泌环境与胎儿睾丸正常发育及出生前睾丸下降有关；发生促性腺激素释放激素缺乏或 Kallmann 综合征时，使用外源促性腺激素可以刺激睾丸产生精子；特发性少精子症与多因素有关，不提倡使用性激素治疗。在对不育机制探讨方面，采用现代医学研究技术，如细胞遗传学、免疫学、微生物学、生殖内分泌学、精液细胞学超微结构研究技术、精浆理化性质研究技术以及分子生物学技术、基因检测技术对不同原因引起的不育的研究，使人们对不同病因引起不育机制的认识更全面、更深入。例如，对生殖系统非特异性细菌感染引起不育的机制研究发现，慢性细菌性前列腺炎患者可出现睾丸精子发生减退，能诱发精浆内自身抗精子抗体的产生；大肠埃希菌对精子有直接的损害作用；附属性腺如前列腺、精囊腺、附睾功能受影响，输精管道炎症性梗阻，以及感染引起精浆中白细胞增多，白细胞的直接吞噬作用，释放活性氧簇（ROS），及分泌大量的蛋白酶、细胞因子对精子产生损害等。

（3）新的诊断技术与方法不断产生，使不育的诊断技术更趋完善：男性不育的常用诊断技术和方法包括病史、体检、精液分析（精子运动速度的计算机分析、精子功能检测、精液生化分析等）、逆行射精及尿糖检查、内分泌检查、性功能障碍检查、X 线检查、细胞遗传学检查、睾丸活检及其他检查如房事后试验、精液细胞学和微生物学检查，尚有内镜、同位素、超声等检查。这些诊断技术近几年来均有不同程度的发展，其中发展最快的当为精液有关检测技术。

1）精液中的白细胞及生精细胞的鉴定与分类：传统白细胞检查一般用新鲜精液直接镜检测定结果，这种检测方法往往把各种生精细胞误认为白细胞。黄宇峰曾对 50 例精液同时进行涂片和染色镜检，对检出白细胞进行比较，结果直接镜检 96% 检出白细胞，而染色镜检只有 16%，其差别具有显著性，因此临床必须用染色法加以鉴定，可以用瑞-姬染色或正甲苯胺蓝过氧化物酶染色。成熟生精细胞的鉴定与分类，是国内外研究比较热门的课题，睾丸活检生精细胞形态学观察在基层单位难以开展，同时活检也是一种创伤，给患者带来痛苦。以精液进行生殖细胞的观察和鉴定，取代睾丸活检是一件颇有价值的工作。南京军区南京总医院研究表明，生育和不育男性精液中都能检出四种生殖细胞（精原细胞、初级精母细胞、次级精母细胞和精子细胞）。从生精细胞分类看，生育和不育男性精液中大多数为精子细胞和精母细胞，而有些不育男性精液中精原细胞检出率较高，曹兴午等报告为 76.4%，可能其中有生精障碍的患者。无精子症患者若精液中找不到生精细胞，提示输精管道可能受阻或发生原发性睾丸生精障碍。镜检精液出现较多精原细胞和精母细胞而未见精子，则提示障碍发生在生精过程，属睾丸生精障碍。可以从精液镜检，根据生殖细胞存在的异常（比例异常和形态异常）来判断与疾病的关系。生精细胞染色方法：新鲜精液液化后，离心沉淀物经 PBS 洗 2 次，校精子密度为 $5×10^7/ml$，涂片，95% 乙醇固定 30 分钟，自行干燥。用瑞-姬（10∶1）混合液加等量 pH6.9 磷酸盐缓冲液，染 10 分钟，自来水冲洗，再将染片置 95% 乙醇中浸 2～5 秒，脱掉片膜上的浮色，待自行干燥后，光学树脂封片，置油镜下检查。

2）精液生化检验：男性附属性腺主要有前列腺、精囊腺及尿道球腺。其功能是否正常对男性生育有重要意义。人精浆几乎全部来自附属性腺，其中约30%来自前列腺、50%源于精囊腺、5%~10%来自附睾及尿道球腺等。果糖是精子能量的主要来源，主要由精囊腺提供，测定一般用间苯二酚法或吲哚显色法。在精囊腺发育不全和精囊腺炎所致的不育中，精浆果糖往往降低，且精浆果糖含量与精子密度、活动率呈正相关。α 葡萄糖苷酶及肉毒碱主要由附睾分泌，其含量高低可反映附睾功能状态。2/3 精索静脉曲张的不育患者及无精子症患者精浆 α 葡萄糖苷酶活性明显降低。肉毒碱与精子活率、精子密度及活力有相关性，吴明章用 DTNB 法测定了精浆肉毒碱含量（正常参考值为 $239.56 \pm 109.59 \mu mol/L$），无精子症患者精浆中肉毒碱含量明显降低，若精浆中肉毒碱含量 $<100 \mu mol/L$，可作为阻塞性无精子症的标准。精浆中果糖和 α 葡萄糖苷酶的检测，可用于估计附属性腺的功能以及判断梗阻性无精子症的梗阻部位。精浆果糖测定可用于判断精囊腺功能及其临床意义，如无精子症患者精浆果糖为 0、精液量少、刚排出体外精液即为液化状态、精液 pH<7（呈酸性）、体检睾丸体积正常而输精管扪摸不清，可判断为先天性输精管精囊发育缺陷；精囊发生炎症后萎缩，以及相对性雄激素缺乏，可使精浆果糖降低；射精管阻塞可使精液果糖下降或测不出；射精后取膀胱尿液做果糖测定，可用于逆行射精的辅助诊断。精浆中 α 葡萄糖苷酶测定可判断附睾功能，如附睾远侧输精管梗阻显示 α 葡萄糖苷酶明显下降，睾网管阻塞时 α 葡萄糖苷酶检测正常。

精浆蛋白主要来自精囊腺和前列腺。贺才标报告精浆蛋白对精子的运动起保护作用，避免精子遭有害物质侵害。不育男性精浆白蛋白明显低于生育男性，球蛋白含量变化不大。有学者用双抗体夹心法测定精浆 DNA，结果表明生育男性精浆中有微量 DNA 存在，不育患者精浆中 DNA 含量明显高于生育男性，而且 DNA 水平与精子密度呈负相关。

顶体酶是存在于精子顶体内的一种类胰蛋白酶，此酶能水解卵细胞的透明带，使精子能与卵细胞融合，并能促进生殖系统中激肽的释放，从而增强精子的活力和促进精子运动，顶体酶活力不足可导致不育。近年来，有学者用 BAEE/ADH 联合检测方法测定精子顶体酶的活力，结果表明不育患者顶体酶活力明显低下。精子顶体酶活力与精子密度、精子活率、活力之间呈正相关，与精子畸形率、精液中的白细胞呈负相关，故精子的顶体酶活性试验用于测定特发性不育患者的受精功能，以及畸形精子症、圆头精子和多精子症。正常精子发生过程中，精子组蛋白转变为鱼精蛋白，组蛋白可被酸性苯胺蓝染色，用苯胺蓝染色可检测精子染色质的凝聚。大于 96% 精子不染色为正常，若存在精子顶体缺陷或鱼精蛋白基因缺陷，则出现 >50% 的精子染色，该项技术已用于辅助生育技术前的检查。

精浆中 ROS 检查的原理是精子膜比一般体细胞膜有更多不饱和脂肪酸，因此精子膜更易受 ROS 过氧化，使精子功能受损、精子活力下降、精子穿卵功能下降。精子过氧化损害与生殖系感染、精液中白细胞增多有关，白细胞产生的 ROS 要比精子本身产生 ROS 高 100 倍。用过氧化酶染色法或抗白细胞抗体免疫细胞学法可检查精液中白细胞，当精液中白细胞 $>1 \times 10^6/ml$ 提示生殖道感染，但白细胞 $<1 \times 10^6/ml$ 不能排除附属性腺感染。检测精浆中多形性粒细胞分泌的弹性蛋白酶是诊断静止性生殖道感染的一个参数，也是一项观察生殖道

感染治疗效果的指标。进行补体成分 C3 和 CoeRuloplasmin 测定时，正常为痕迹或测不出，感染时明显升高，阳性预测率为 100%，阴性预测率为 36.1%。精浆中 IgA、IgG 测定对感染诊断的敏感性和特异性都较差。精浆游离氨基酸一般用氨基酸分析仪测定，氨基酸含量与精液中精子密度有关。发生无精子症时，除氨基酸的量和质有明显变化外，无苯丙氨基酸和精氨酸。王书奎等报道精浆中转铁蛋白（Tf）含量的 80% 是由支持细胞分泌的，Tf 含量高低反映支持细胞功能，而且 Tf 含量与精子密度、精子活率呈正相关。乳酸脱氢酶 X（LDHX），只存在于生精细胞、精子及精浆中，电泳迁移率位于 LDH3 与 LDH4 之间。在胎儿及萎缩性睾丸中未发现 LDHX 区带。测定 LDHX 主要采用聚丙烯酰胺凝胶电泳、琼脂糖电泳及光密度计扫描法等。正常生育男性精液中 LDHX 相对活性 ≥42.6%，不育男性精液中 LDHX 相对活性为 21.0%~27.6%，LDHX 活性与精子密度、精子成活密度具有较好的相关性。罗比采用以 α 己酮酸钠为底物的酶动力学分光光度法，测定了生育及不育男性精子及精浆中的乳酸脱氢酶 C4（LDHC4）同工酶活性，不育组精浆中 LDH 总活性与 LDHC4 活性之间有良好的正相关。

精液中微量元素的多少，对精子质量有一定影响，这些微量元素主要有锌、铁、铜、锰、硒等。例如，精液中的锌主要源于前列腺，以枸橼酸锌或锌与糖蛋白的复合物形式存在，其生理效应主要是影响精子的氧化作用、影响精子顶体部位的功能及精子核染色质的解聚。前列腺炎所致不育患者及习惯性流产患者的配偶精浆锌明显下降。近年来，有测定精浆中胆固醇、纤维连结蛋白、纤维蛋白原及 FPP、α_2 球蛋白和溶菌酶含量变化的报告，不育患者精浆中上述物质含量明显低于生育组，但溶菌酶含量高于生育组。

3）精子功能试验：精子进入阴道后靠自身运动经子宫颈到达输卵管与卵细胞结合，行程达 17cm，是精子自身长度的 3000 倍，临床上有些精液常规检查正常者，却不能使妻子受孕。因此，国内外许多学者都比较重视精子功能的研究。无透明带仓鼠卵母细胞试验，虽能在某种程度上反映受精能力，但方法繁琐，仓鼠卵不易获得且费用昂贵，不易推广应用。临床上，精子受精功能的测定常用毛细血管穿透试验、吖啶橙染色和低渗肿胀试验。另外，显微照相多次曝光技术、显微电视系统，如清华大学研制的精液自动分析系统，可对精子功能等参数进行综合分析。精子运动特征的激光散射法、高速显微电影摄影技术、电镜下精子超微结构分析以及电子计算机的运用等，对精子功能测定均具有重要参考价值。

4）精液免疫学检验：血清和生殖道局部的抗精子抗体（AsAb）是引起免疫性不孕的主要原因。在正常情况下，由于免疫保护机制和血睾屏障的存在，不会对精子产生免疫反应；但是当血睾屏障破坏或变弱，如发生腹股沟-阴囊损伤、睾丸活检、附睾炎、睾丸炎、前列腺炎、性病等情况下，以及输出管道阻塞、先天输精管缺如、输精管结扎等条件下可产生。目前已知 AsAb 有 IgG、IgA、IgM、IgE 四种类型。IgM-AsAb 是鉴别近期感染、原发或继发性免疫反应的指标。在血清、精浆、宫颈黏液中，不同类型的抗精子抗体均可检出，血清中 AsAb 通常以 IgM、IgG 为主，精浆中以 IgA、IgG 为主。据研究，阻碍体外受精的抗体是 IgA 而不是 IgG。AsAb 所致的免疫性不育是一种 IgA 介导的疾病，这类 IgA 来源于男性，提示精浆 AsAb 较血清更有价值。AsAb 影响生育的机制可能为：精子自身免疫可致精子生成紊乱而发生少精或无精子症、抑制精子在女性生殖道的运送、干扰精子获能或顶体反应从而影响精子穿透透明带，或精卵融合或直接作为空间屏障而影响受精。国外有人采用定时曝光显微摄像观察了在体外 AsAb 对精子活动力的影响，结果显示，精子凝集与制动抗体对精子运动特征、前向运动速度，头侧位偏移的振幅无明显影响，仅引起精子成团凝集增加。精浆中免疫复合物（IC）一般采用聚乙二醇（PEC）沉淀比浊法及抗 C3F（ab′）2 法测定。精浆中部分 AsAb 阳性患者中 IC 的检出率明显高于阴性者，表明在生殖道局部由于精子引起的免疫反应，有时可在精浆中形成 IC；但部分患者表现为 IC 阴性，这可能与抗体的形成、IC 的大小及性质有关。IC 阳性的患者 AsAb 为阴性，可能是因为形成 IC 的抗原与精子抗原无关，或者由于抗原过剩，精浆中无游离 AsAb。故 IC 可作为 AsAb 补充检测。测定方法较多，如 ELISA 法、RIA 法、荧光抗体法、试管玻片凝集法、固相酶染色法等。同时采用两种以上方法检测 AsAb，可以提高阳性检出率。袁建民等报道检测精浆中三种 Ig 类型 AsAb，较单纯检测 IgG-AsAb 的阳性率提高 2%～18%。混合抗球蛋白反应（MAR）试验（又称混合凝集试验），是世界卫生组织推荐用于 AsAb 检测的首选方法。检测原理是表面具有人 IgG 的活动精子，在异种抗人 IgG 抗体的作用下，与表面具有人 IgG 标记的红细胞发生混合凝集，表现为标记红细胞与精子的共同运动。理论依据为经典的 Coombs 试验。

近年来，有学者采用健康男性睾丸组织构建人睾丸 cDNA 表达库，筛选人精子抗原基因表达克隆，通过测定其表达抗原的生物学效应，寻求人精子受精抗原的基因表达克隆，用基因表达的抗原建立抗精子抗体试剂盒，从根本上解决了目前运用物理和化学方法提取精子抗原所致的问题。

精浆免疫抑制物（SPIM）可随精子进入女性生殖道，抑制机体对精子的免疫反应，保护受精卵免受排异，使生殖生理过程得以正常进行。SPIM 是一种与妊娠相关的血浆蛋白 A，主要由精囊腺和前列腺分泌，精浆中 SPIM 降低乃至缺乏，可使配偶对其精液过敏，产生抗精子抗体，导致不育或流产；精浆中 SPIM 含量过高的男性易患前列腺癌，配偶易患子宫颈癌，同时易感巨细胞病毒等性传播疾病。实验表明，SPIM 对补体有明显抑制作用，经精浆作用的正常人血清总补体溶血活性下降 50%，其机制是抑制 C3 和 B 因子的活化。SPIM 对补体的抑制作用，有助于保护精子避免发生抗体参与的补体介导的溶细胞反应。SPIM 的检测方法有抗补体法、单向免疫扩散法和间接免疫荧光定位分析法等。

5）精液微生物检查：现已研究表明男性生殖道感染与男性不育关系密切。前列腺、精囊腺、尿道、附睾等发生炎症均可导致精液被细菌感染，从而降低生育力。常见的致病菌有大肠埃希菌、链球菌、金黄色葡萄球菌、淋病奈瑟菌、结核分枝杆菌等。近几年来研究发现细菌 L 型感染与男性不育也有一定关系。所谓细菌 L 型是细菌在体内外多种因素的影响下，失去细胞壁的变异型，对渗透压敏感，且常规方法不易查出。细菌 L 型和多种慢性感染有关，衣美英等对 62 例不育男性精液进行细菌 L 型培养，结果分离出细菌 L 型 13 株，但其作用机制不明。药敏试验表明，氯霉素、红霉素对细菌 L 型的抑制作用显著，卡那霉素和丁胺卡那霉素作用一般，其对青霉素类药耐受。鉴于普通细菌与细菌 L 型对药物的敏感性不同，且临床标本中分离到的普通细菌及细菌 L 型常并存，故作者指出，凡生殖道感染所致的不育，应在做常规细菌培养时加做细菌 L 型培养，并根据培养和药敏情况，单用或联合用药，并主张先用青霉素类抗生素，剂量宜大、疗程应长，以彻底破坏细胞壁及菌体，防止变为细菌 L 型。

支原体、衣原体感染：自 1973 年 Gnarpe 提出解脲支原体感染与不育可能有密切关系以来，国内外学者对此做了大量工作。上海交通大学医学院应用免疫荧光技术、计算机彩色显像技术和扫描电镜对正常生育男性及支原体培养阳性的不育男性精子进行观察，结果发现 5%~40% 的不育男性精子头部有解脲支原体吸附，且畸形精子高达 35%~52%，多数为卷尾畸形，提示支原体感染与不育有关。商学军报告，解脲支原体感染的不育男性精子运动速度明显低于生育男性（P<0.05）。精子运动轨迹以原地转圈和锯齿形运动为主，而且精子呈头部折角畸形、卷尾畸形。万长春等进行了解脲支原体感染对精子功能影响的实验研究，结果表明其可造成精子质膜破损。精子质膜的功能与精子获能、顶体反应、精卵融合有关。其机制是精子表面具有散在的支原体结合位点，支原体通过这些位点与精子发生特异性结合，之后在精子质膜的局部立即摄取精子内的营养物进行代谢和蓄积毒性产物，其所产生的 H_2O_2 能够直接破坏精子质膜。另外，支原体感染也可造成精子活率下降。Hartma 报道从发生脓性精液的不育男性性腺活检标本中分离出沙眼衣原体，证明沙眼衣原体感染有引起不育的可能性。国外研究表明，衣原体感染与急性附睾炎、慢性前列腺炎有较密切关系。附属性腺感染是男性不育的原因之一，故沙眼衣原体感染与不育有关。南京医科大学周亚东等对衣原体感染与不育的关系进行了研究。检测男性不育患者 273 例、正常者 770 例，前者检出率为 79%、后者为 58%，有显著性差异。衣原体感染常导致附睾炎、前列腺炎等。睾丸炎可致代谢产物积聚、睾丸缺氧、局部温度升高，致内分泌功能紊乱或降低，精子产生受到影响。同时衣原体感染可能还与局部细胞免疫功能降低、体液免疫功能增强，使精浆抗精子抗体效价增高、精子活力下降有关。该研究表明衣原体感染后，精子的活力、活率、运动速度，尤其是前向运动速度均降低。研究结果还提示衣原体感染与烟酒嗜好、性交频繁之间有正相关性，酗酒导致常处于稳定状态的衣原体再度变为活跃。

弓形虫感染：弓形虫是一种分布很广的全球性寄生虫，其引起的疾病称弓形虫病，是一种人兽共患传染病，多寄生于猫、兔、猪等动物体内。国内流行病学调查结果证实弓形虫感染是引起男性不育的病因之一，临床上应予以重视。这类患者的精液常规检查显示其质量明显低于正常人，精液量少、少精子症、精子活率低等，甚者精液中可见大量弓形虫滋养体，抗精子抗体可呈阳性，但多数患者正常。其作用机制为：弓形虫侵入各级生精细胞，并在其中繁殖，导致这些生精细胞分裂障碍及死亡，引起男性不育。弓形虫侵入睾丸后，干扰了睾丸功能，使生精能力下降，或干扰破坏精子的生成和输送，导致精子和卵子不能结合，或精子发生营养障碍而使精子数量下降等。目前认识到生殖道被弓形虫感染后，致使抗精子抗体产生而造成免疫性不育是弓形虫性男性不育的发病机制之一。

6）其他检查：如血浆（清）性激素测定近年来也获得较快发展，已成为诊断男性不育不可缺少的一个项目。血清中检测的性激素常用的有促黄体素（LH）、促卵泡素（FSH）、催乳素（PRL）和睾酮（T）。目前多采用电化学发光法、放射免疫法（RIA）等测定。性激素的测定，可判定下丘脑-垂体-性腺轴功能状况，可初步判定睾丸的生精功能。T 与精子数量和活动力密切相关，少精子症、无精子症（睾丸原因）患者血清 T 均低于正常生育者；FSH 可刺激支持细胞分泌雄激素结合蛋白，提高精曲小管局部雄激素浓度；LH 可促进间质细胞发育及分泌 T，从而促进生精上皮细胞的发育和精子生成；PRL 可通过增加 LH 受体数量，间接促进 T 合成，影响生精过程。如果 FSH、LH、T 均降低，其可能诊断为中枢性性腺功能减退型性腺功能低下症，或垂体嫌色细胞瘤；若 PRL 升高，则可能为高催乳素血症；若 FSH、LH 较高而 T 低，可能为 Klinefelter 综合征或睾丸炎、隐睾症；若 FSH 升高，LH、T 正常，则可能诊断为生精上皮细胞萎缩或唯支持细胞综合征；若 FSH 降低，LH、T 均正常，可能为选择性 FSH 缺陷；若 FSH、LH、T 均升高，可能为雄激素耐受综合征。近年研究发现性抑制素 B 与精子的发生关系密切，可以作为评价睾丸生精功能和鉴别梗阻性、非梗阻性无精子症的重要指标。

（4）男性不育的治疗方法更丰富，治疗技术更先进，临床效果更满意

1）药物治疗：对病因明确者，要针对病因进行处理。如内分泌疾病所致者，可采用内分泌治疗，常见疾病包括促性腺激素低下的性腺功能低下症、先天性肾上腺增生症和高催乳素血症，常用药有甲睾酮、丙酸睾酮、人绒毛膜促性腺激素（HCG）、促性腺激素释放激素等。对生殖道感染所致者，要根据感染病原微生物的类别和药敏试验结果，选用相应抗生素。对抗精子抗体试验结果阳性，且不育病史超过 2 年并伴精子穿透宫颈黏液功能障碍者，可考虑运用糖皮质激素，即免疫抑制疗法。关于如何使用该疗法，目前方案较多，如小剂量持续疗法、大剂量间隔疗法和大剂量冲击疗法等，但对药物剂量的使用、用药方式、疗程长短、副作用大小以及临床疗效评判尚无统一认识。对输精管吻合后精子质量差而不能受孕者，可用甾体激素治疗。对原因不明或特发性不育者，可以经验性治疗。

2）手术治疗：手术治疗的目的是增加精子发生、改善精子质量、畅通精子管道，包括精索静脉曲张手术、垂体瘤手术、隐睾症手术、输精管吻合术等。据有关资料统计，精索静脉曲张所致男性不育的发生率为 21%~41%，作用机制迄今未明。目前普遍认为精索静脉曲张一旦形成，可使同侧睾丸温度升高，睾丸血流量减少，同时可致对侧睾丸发生类似改变，从而影响精子的产生和成熟。对其治疗主要是精索内静脉结扎或栓塞术。近年来又相继开展了腹腔镜手术、显微外科手术等，均取得了较好效果。梁启伟等采用硬膜外麻醉经腹部切口于腹膜后结扎精索内静脉配合中药，治疗男性不育 34 例。中药组成为鳖首 9 个、炒韭菜子 120g、枸杞子 120g、菟丝子 60g、覆盆子 60g、仙灵脾 120g、巴戟天 120g、藁本 120g，共研为末，炼蜜为 120 丸，每次 1 丸，每日 2 次，连用 2 个月。结果显示：手术加中药组，配偶在 10~21 个月妊娠或生育 25 例，受孕率 73.5%；单纯手术组，配偶在 9~20 个月妊娠或生育 14 例，受孕率在 40%，两组之间有显著性差异。孙成才等对 351 例精索静脉曲张不育患者，采用腹腔镜精索静脉结扎术 244 例（其中 13 例连同精索内动脉一并结扎）、以腹股沟精索静脉结扎术 107 例。两组在术后 8 周时，其精子计数、活动率、活动力均较术前有显著改善（$P<0.01$），腹腔镜组精子计数、活动力的改善较常规手术组明显（$P<0.01$）。在术后 14 周时，常规手术组精子计数仍低于腹腔镜组（$P<0.05$），表明腹腔镜术更具优越性，应加以推广应用。王延柱、杨波等对比分析显微镜下精索内静脉低位结扎与传统 Palomo 术式治疗精索静脉曲张的手术并发症发生率及精子质量改善情况。结果表明：显微镜下精索内静脉低位结扎术治疗精索静脉曲张术后并发症少，精子质量改善程度优于传统 Palomo 术式，值得临床进一步研究推广。

3）医学辅助受孕技术的运用：自 1978 年世界上第 1 例试管婴儿出生之后，国内外开展了一系列医学辅助受孕技术实验研究和临床应用，使男性不育的治疗取得了突破性进展，兹做以简要介绍。

将采用丈夫精液人工授精（AIH）的精子体外处理后，收集质量好的精子做宫腔内人工授精（IUI），主要用于宫颈因素引起的不育，男性主要用于免疫性不育，成功率为 8%～10%。用常规检测正常精液做 IUI 授精，成功率仅为 4.1%，并不比自然受精好；用中等损害精液经体外处理后做 IUI 成功率为 6.4%；用严重损害精液处理后做 IUI 成功率为 5.6%，比自然受精要好。一般而言，精子活率<20%、正常形态精子<20%，由于成功率低，不主张做 IUI。IUI 的先决条件是：①正常输卵管、无损伤、通畅。②月经第 5 天开始用人绝经促性腺素（HMG）75U，当卵巢中有 1～2 个卵泡直径>16mm 时，用绒毛膜促性腺激素 5000U 肌内注射，然后 36～48 小时做 IUI；若有 3 个卵泡直径>16mm，则这个周期不做 IUI。连续 2 个周期 IUI 不成功，应暂停并检查原因。

体外受精胚胎移植（IVF-ET）每周期成功率为 8%～20%，主要用于女性输卵管损坏、梗阻的不育治疗；配子输卵管移植（GIFT），每周期成功率为 25%～40%，适用于男方精液检查正常的夫妇。

显微操作辅助受精技术从 80 年代末开始，临床应用部分透明带切除（PZD）和透明带下授精（SVZI）技术，但成功率较低；直到 1992 年，临床应用卵细胞浆内精子注射（ICSI）技术取得了成功，这被认为是治疗男性不育的一次革命。对不同来源精子，如严重少精子症、梗阻性无精子症抽取睾丸或附睾精子，做 ICSI 授精成功率可达到 70% 左右，每次移植 2 个胚胎，妊娠率达 28.9%。现在该技术已扩展应用到了双侧输精管缺如（CBAVD）或其他梗阻性疾病患者身上。对于这些患者，可以通过从他们的附睾抽吸精子冷冻保存留作 ICSI 用，也可以在睾丸活检时分离或针吸精子来进行 ICSI。对于那些高达 15% 的在 Y 染色体上有缺损的不育男性，确实有可能从 ICSI 技术上获益，然而此技术也增加了其后代患有相同染色体缺损的可能性。另外，对那些证实存在肺囊泡纤维症跨膜介导的调节基因 CFTR（基因）突变可能的输精管缺如患者，对其进行 ICSI 前要做遗传筛选。目前，人们开始关注通过 ICSI 出生的婴儿性染色体可能出现异常的概率，可以查证的主要先天性畸形率是 3.9%（通过自然怀孕的期望比率是 3.7%）。98.6% 胎儿在出生前染色体核型检查（检测 371 例孕妇）是正常的，而其余核型不正常者（1.4%）都可以测到性染色体存在异常。人们在应用辅助生育成功后最大的担心是后代的健康问题，包括对智力是否有影响，遗传病、畸形率是否会升高等。根据国内外的资料分析，试管婴儿与自然分娩的孩子在上述问题方面并无明显的差异。种植前遗传学诊断（PGD）是产前诊断的一种补充措施。

2. 前列腺增生症

（1）流行病学：前列腺增生症（BPH）是老年男性的常见疾病。其发病一般自 50 岁开始。国外前列腺增生症的发病率较高，50～60 岁老年男性中大约有 50% 的人发生病理性前列腺增生，80 岁以上者发病率高达 80%～89%。BPH 在我国的发病率相对较低，据 1921～1929 年国内对 1900 例连续尸检结果显示，41 岁以上男性发生前列腺增生者约 6.6%。近些年来，随着人们生活水平提高，卫生保健意识增强，人的寿命普遍延长，BPH 也成为男科的一种常见病症，据有关资料统计，其发病率在 35% 以上。为了解国内中老年男性前列腺的生长及可能的影响因素，山岗志等对北京、河北、湖北等地四个社区的城乡居民前列腺体积进行了经腹 B 超测量。结果表明城市居民的前列腺体积明显大于相应年龄的农村居民，城区居民的前列腺增长速率比农村居民高 2 倍。生活环境和饮食习惯的不同可能为其差异的原因。

（2）病因病理：前列腺增生的病因至今未明。Wilson 指出前列腺增生的发展过程，有三点值得重视：①前列腺的生长正常与否，均以睾丸激素为媒介。②导致症状的病理过程，实际上在许多年前已开始。③前列腺增生仅发生于男人和公犬。吴阶平等报告曾检查 26 例清宫太监，青少年时切除睾丸，60 岁以后均未发生前列腺增生，前列腺均高度萎缩。这些都表明前列腺增生的发生与性激素关系密切，功能性睾丸的存在是其必要条件。近几年关于前列腺增生的病因学说主要有以下几种。

1）内分泌学说：主要有两种。①双氢睾酮（DHT）假说：Wilson（1970 年）提出该学说，认为 DHT 在增生的前列腺组织中比正常前列腺组织高 3~4 倍，DHT 是在前列腺细胞内经 5α 还原酶作用从睾酮转变而来，其生理作用强于睾酮，哺乳动物中只有人和犬能终生保持将睾酮转变为双氢睾酮的能力，而恰巧也只有人和犬发生前列腺增生。现国内外许多学者均证实 BPH 组织中雄激素受体密度、5α 还原酶活性及双氢睾酮含量均升高，但 BPH 患者外周血雄激素水平低于年轻人，与同龄非 BPH 者无显著差异，提示前列腺组织内雄激素代谢异常与 BPH 发生有关。②雌-雄激素协同假说：雌激素在 BPH 中的作用一直都被人们所重视，认为是 BPH 发生的原因之一。雌激素与 DHT 或雄烷二醇的协同作用可诱发犬的前列腺增生。Moore（1979 年）给去势犬饲喂雌二醇后，犬的前列腺内雄激素受体成倍增加。随后 Trachtenberg 等（1980 年）发现犬自然发生前列腺增生时，其特征为细胞核内雄激素受体增加，而去势犬经雄烷二醇及雌二醇联合喂养后，前列腺细胞核内雄激素受体增加的量明显超过单纯用雄烷二醇喂养者，提示在犬的前列腺增生过程中，雌激素与雄激素有协同作用，可能是雌二醇能使前列腺细胞核内雄激素受体增加的缘故。进而推断，人随着年龄增长，血浆睾酮递减，而雌激素浓度不变或增加，前列腺增生仍继续发展，表明 BPH 病因学上，雌、雄激素也有协同作用。也有学者认为，雌激素可刺激垂体释放催乳素，催乳素通过催乳素受体的激活作用，调节细胞内的雄激素受体的含量，并通过细胞介质如前列腺素 E2 的作用，作用于前列腺使其增生。但用抑制催乳素的药物不能使已增生的前列腺缩小。

2）BPH 生长因子学说：这是近年来兴起的学说。目前已从前列腺内分离出 6 种 BPH 生长因子和 1 种抑制因子，但具体作用及调节过程尚不明。与 BPH 有关的生长因子有上皮生长因子（EGF）、成纤维细胞生长因子（FGF）和 β 族转移生长因子（TGF-β）等。1987 年 Story 等报告从人增生的前列腺组织中分离出一种前列腺生长因子，分子量为 17 400，结构上与成纤维细胞生长因子（bFGF）有关。

3）胚胎再唤醒学说：该学说认为 BPH 再唤醒尿生殖窦的遗传能力间质增殖。其依据是 BPH 早期病变在尿道周围腺体、精阜附近的腺体和基质，正好是前列腺发生地；另外，胚胎的尿生殖窦放在含雄激素的环境中，可产生和前列腺增生相似的组织。

4）间质-上皮细胞相似作用学说：1970 年 Franks 等证实在体外培养时，上皮细胞的生长有赖于间质细胞的存在。1983年McNeal提出由于成熟的前列腺间质细胞被重新激活逆转成胚胎状态，刺激上皮细胞增生，从而形成BPH。1986年Tenriswood提出上皮与间质细胞通过生长因素相互作用调控前列腺的正常生长及异常增生这一学说。1987年Cunha等所做的一系列实验表明，上皮-间质细胞相互作用是前列腺生长发育的内在因素。正常人前列腺基质与上皮比例为2:1，而前列腺增生时则为5:1。

5）干细胞学说：Isaacs和Coftey（1987年）提出了干细胞学说。该学说认为BPH的发生是细胞产生与细胞死亡失衡的结果。正常成年人的前列腺在干细胞的作用下处于稳态中，即前列腺细胞的增生和死亡保持平衡，故前列腺中的细胞总数保持不变。前列腺增生是基质和上皮的增生，基质增生是BPH的重要病理特征。前列腺增生时，首先在前列腺尿道部的黏膜下腺区域内出现多个中心的纤维肌肉结节，然后刺激邻近的上皮细胞增生并侵入增生的结节内，形成基质腺瘤。增生的前列腺结节不断扩大，压迫外层的真正前列腺，形成外科包膜。增生的前列腺大小和质地取决于腺体增生或纤维肌肉增生的比例，如以纤维肌肉增生为主则较小且硬，以腺体组织增生为主则大而柔软。

（3）关于BPH定义和诊断：McNeal将前列腺分为外周带、中央带、移行带和尿道周围腺体区。所有BPH结节发生于移行带和尿道周围腺体区。我们通常认为，前列腺增生越重、体积越大，临床症状越明显，其实并非如此。有些患者前列腺体积很大，而临床却无任何症状。可见其命名有不完善之处。1997年在加拿大举行的第24届国际泌尿外科大会上，许多学者对BPH的定义和诊断进行了讨论。对于前列腺综合征，有学者认为包括了许多症状，而引起这些症状的原因可以有多种。我们一直习惯于用BPH作为一个统称，由于BPH只是一种组织学诊断，其依据是我们在组织标本中的发现，它只是引起这些综合征中的一个因素或客观依据，现在更倾向于用下尿道综合征（LUTS）囊括前列腺综合征，比使用BPH更有现实意义。

在诊断上，直肠指诊可作为对初诊患者患有下尿道综合征时对前列腺大小的评估，但用于决定治疗方案是远远不够的，故Pettit认为如果一个患者有症状或其他需要特殊治疗（尤其手术治疗）的指征如反复出血、感染时，应进一步做静脉尿路造影（IVU）或经直肠超声检查。另外，许多医生认为用美国泌尿学会症状评分对给予治疗或不予治疗的BPH/LUTS患者进行长期随访，对观察其症状及治疗效果具有积极意义。关于尿流率的使用及其意义：Rosenberg认为只需在评价对药物治疗反应时偶尔应用。而Babayah认为每一个有症状的人都应该做尿流率检查，若其症状积分大于8分，我们可以检查尿流率，把它作为基线，然后观察患者所选治疗的效果。还应注意观察排尿量及残余尿量，尤其在怀疑患者有残余尿时，更应做尿流率检查。

关于血清前列腺特异性抗原（PSA）。尽管BPH不会导致前列腺癌，但是患BPH的男性是前列腺癌的高危人群。采用血清PSA测定加直肠指诊，前列腺癌检出率明显高于单独行直肠指诊者。预期寿命超过10年及一旦发现前列腺癌会改变治疗方法的初诊患者必须做血清PSA检查。但也有不少学者认为单纯PSA测定对前列腺癌尤其是早期患者，不具备筛选价值。近年来许多学者主张用前列腺特异性抗原密度（PSAD）来筛选早期前列腺癌。PSAD把血清PSA与前列腺体积结合成商数，用于前列腺癌的诊断和鉴别诊断。目的在于尽可能排除体积对 PSA 值的影响，以提高特异性。有资料表明：当 PSA>10ng/ml 或当 PSA 在 2.8~10ng/ml 可疑区间时，如 PSAD>0.11，应高度怀疑前列腺癌的可能。

（4）关于 BPH 患者前列腺体积的测定：尽管治疗 BPH 的方法较多，但手术仍是主要疗法。在手术之前，正确估计前列腺体积对手术方案的选择以及术后效果都极其重要。一般而言，体积较大者，开放手术较好，这是因为前列腺易于剜除，术后症状解除明显；而对于体积较小、前列腺包裹性生长者，更适合采用经尿道前列腺电切术（TURP），或经尿道前列腺激光切除。传统估计方法为肛诊、经腹部 B 超、尿道膀胱镜、CT 等，其费用较低但准确度较差；MRI 的测量精度虽然较好，但费用较高。目前多以经直肠 B 超（TRUS）测量前列腺体积。卢慕峻等认为前列腺移行区较易鉴别，移行区体积测定可以作为一项常规检查。他们发现，在 TRUS 中周边区表现为等回声，而移行区回声较周边区偏低，两者间界限清晰。由于前列腺移行区和周边区之间存在少量纤维组织，TRUS 表现为两区之间有一条狭长的圆弧形低回声带。BPH 患者常伴有前列腺结石，其也往往沉积于前列腺包膜附近，在 TRUS 中显示为接近周边的移行区内有强回声点或强回声带，这也有助于前列移行区与周边区的区分。

（5）临床研究：研究表明年龄、血清 PSA、前列腺体积、最大尿流率、残余尿量、国际前列腺症状评分（IPSS）、前列腺慢性炎症、代谢综合征及膀胱内前列腺突出程度等因素是 BPH 临床进展的危险因素。BPH 治疗的目的是解除尿道梗阻、消除或缓解排尿症状。导致 BPH 排尿异常的原因主要有三，即逼尿肌病变、前列腺动力因素（包括前列腺、前列腺包膜及膀胱颈部的平滑肌）以及前列腺静力因素。那么究竟症状达到何种程度或者症状积分发生什么变化，才被认为是选择某些治疗（如手术、药物等）的时机呢？在第 24 届国际泌尿外科大会上，Pettit 认为排尿困难和尿急程度加重这两个因素是考虑进一步检查和治疗的依据。做膀胱残余尿测定，若明显则可以开始治疗。具体选择何种治疗，应与患者沟通，由患者选择。Babayan 认为在随访过程中，如果症状评分由一位数变成两位数，或在 6 个月至 1 年的间隔中，积分提高 3.4 分，就意味着病情发展，应对此做进一步探究。

在药物治疗方面，Ward 认为 α 受体阻滞剂应被考虑作为治疗的一线药物，剂量可逐渐增加到 10mg。Babayan 认为有两类患者开始时不适合用 α 受体阻滞剂：年龄太大者和巨大前列腺者。这是因为这类患者对药物的耐受性差，而且 α 受体阻滞剂对于巨大前列腺而言用途并不大，这时应首选雄激素对抗剂或缩小前列腺体积的方法。也有学者认为非那雄胺应作为二线药物使用。根据美国退伍军人协会研究报告，对前列腺体积较小的患者，不宜推荐使用非那雄胺。Babayan 也认为，如果不是巨大前列腺，非那雄胺完全不必作为治疗的一线药物，但是，对于前列腺大、年龄大并伴有其他疾病不适合用 α 受体阻滞剂者，就可用非那雄胺，在这部分患者中有 50% 有效。当然，针对这类患者也可联合用药。服用药物无效的判断：Brawer 认为患者服用哌唑嗪 4~5 年后感觉药效不佳、估计前列腺有 40~50g，应考虑选择使用损伤性治疗方法。顾方六教授强调对药物治疗 BPH 的疗效判断要有科学态度、实事求是，应考虑 5 个方面：临床症状积分、最大尿流率（安静环境下做 2 次，尿流率检查时尿量应大于 150ml）、生活质量（即症状对生活质量的影响）、残余尿、前列腺体积测量。

BPH 进行手术治疗时，必须明确是前列腺增生所致的下尿路梗阻。逼尿肌病变引起的排尿异常症状不宜手术，应进行尿动力学检查加以鉴别。要精确估计前列腺体积大小，以决定手术方式。激光治疗前列腺增生症有三种类型，即非接触型、接触型和二者兼有型。包括经尿道前列腺激光 90°组织表面照射和组织内 360°照射。前者对尿道黏膜有一定损伤，且术后由于组织脱落需反复冲洗；后者是把探头插入前列腺组织内，激光从探头圆柱表面均匀地向四周辐射入组织，使大量组织在 60℃激光辐射热中凝固坏死，对尿道黏膜损伤较小，适用于重度前列腺增生及电切术禁忌者。近年来，也有学者把经尿道激光凝固和经尿道电切二者有机结合，以取长补短。激光治疗后，前列腺组织凝固、坏死、脱落或萎缩一般需 6～8 周，故有些患者在治疗后近期（6 周）内不能恢复正常排尿，且术后排尿刺激症状、尿路感染及再手术率也明显提高。加用 TURP 可切除炭化凝固坏死腺体组织，克服凝固坏死组织脱落时间过长的不足。激光照射后创面凹凸不平，加电切后修整创面，使创面平整，扩大排尿通道，使患者拔管后短期内就可顺利排尿，并缩短创面修复时间，后期排尿刺激症状也减轻。对于伴有尿潴留或严重梗阻症状且处于高危状态，或拒绝其他介入性治疗者，可置入前列腺支架管。目前国内常用的有两种，即钛镍形态记忆合金支架和不锈钢支架。置入方法：X 线监视下或内镜监视下置入，也可在 B 超引导下置入。

3. 前列腺炎

（1）病因学研究：前列腺炎常伴有骨盆区许多体征和症状，是男性的一种常见病，据有关资料统计发生率为 10%。据估计，近半数成年男子在某一时段都出现过前列腺炎症状，导致约 25%的患者就诊于泌尿科或男科。由于慢性前列腺炎无特异症状，病因常不清楚，仅 5%～10%的病例可查出细菌性原因，其他则为病因未明或存在争议。目前学术界比较公认的致病菌为大肠埃希菌，占慢性细菌性前列腺炎的 80%；而克雷伯菌属、变形杆菌属、粪肠球菌和铜绿假单胞菌则较少见。如果前列腺液内培养出某些革兰阳性球菌，但不能重复培养出来，并且不引起前列腺免疫反应，临床上也不引起反复尿路感染，则培养出的细菌可能只是暂居在尿道或前列腺液内的细菌，而并非前列腺炎的致病菌。一直存在争议的衣原体和支原体，由于未能引起前列腺特异性抗原抗体反应，至今未能明确为前列腺炎致病菌。细菌性前列腺炎患者，前列腺液内特异性抗原抗体 IgA 及 IgG 增高，并可维持 6～12 个月，非细菌性前列腺炎增高甚微，前列腺痛则正常。

前列腺内尿液反流可能为前列腺炎发生的重要因素。通过直肠 B 超检查，发现许多成年男子前列腺内有结石，这些结石通过一般的 X 线检查不能检出，通过结晶分析，发现结石是由尿液成分组成而非前列腺分泌物，故结石的形式与尿液反流有关。感染后的结石可长期存在于腺体内，作为感染灶不易去除。有学者将炭粉溶液在经尿道行前列腺切除前，注入 10 例患者膀胱内，之后在切除前列腺的切片中，发现 7 例腺体及导管内有炭末（70%）。5 例慢性前列腺炎患者膀胱内先注入炭粉溶液，3 日后进行前列腺按摩，可见腺液内很多巨噬细胞均含有炭粉。Hellstrom 报告，3 例非细菌性前列腺炎患者于排尿期行膀胱尿道造影时，尿液反流较重，前列腺及射精管均可见显影，故认为前列腺内尿液反流所造成的"化学性前列腺炎"可能是非细菌性前列腺炎及前列腺痛发生的重要原因。这类患者进行尿流动力学检查时，多有膀胱颈和前列腺尿道痉挛，前列腺尿道压力增高，由于该处的平滑肌含有丰富的肾上腺素能 α 受体，故选择 α 受体阻滞剂治疗前列腺炎是较为合理的。

另外，持续性长时间的前列腺充血，也是引起前列腺尤其是非细菌性前列腺炎的一个重要原因。前列腺充血尤其是被动充血，能形成非特异性炎症反应，从而诱发前列腺炎。常见于性生活过度、手淫过频，或长时间骑车、久坐、饮酒过度等，情志因素对前列腺炎的发生、发展也有一定影响。如英国医生米勒对一组慢性前列腺炎患者的研究发现，患者在症状加重时都有不同程度的紧张因素存在，如疲劳、焦虑、忧愁等。在治疗上，让患者放弃所有药物，只用消除紧张情绪的行为疗法，结果表明，几个月后，80%的患者症状减轻或痊愈。故米勒认为，紧张因素是慢性前列腺炎的重要病因。有研究表明，前列腺炎的发生也可能与遗传易感性有关。遗传流行病学研究发现，23%的慢性前列腺炎/慢性骨盆疼痛综合征患者的一级男性亲属中也患有慢性前列腺炎。

（2）分类及诊断：从某种意义上讲，慢性前列腺炎的定义是复杂的。首先，慢性前列腺炎不是一个单纯的疾病，是不严格的用于描述成年男子生殖器、骨盆痛和泌尿系障碍的一组疾病。1978年Drach等对慢性前列腺炎的分类为大家所认同，其根据前列腺感染的程度、按摩所得的前列腺液细菌学结果（EPS）和中段尿样将其分为慢性细菌性前列腺炎（CBP）、非细菌性前列腺炎（ACP）和前列腺痛。其分类和诊断依据是：CBP为有明显的前列腺炎症状，且从前列腺液和（或）尿液中分离出病原学公认的细菌；ACP为有明显的前列腺炎症状，但未能从前列腺液和（或）尿液中分离出致病菌，或分离出的微生物的病原学意义尚有争议；前列腺痛则是无明显的前列腺炎症，且未能从前列腺液和（或）尿液中分离出微生物。从临床角度来鉴别这些类型不太可能，因为其临床表现差异较大，常与其他诊断混淆。单靠前列腺液分离出细菌也不太可能，因为它经过尿道不可避免地会发生污染。用于慢性前列腺炎鉴别诊断且结果较为准确的是Meares和Stamey定位技术，但由于其敏感性差、操作繁琐等不足，临床运用较少，但仍是慢性前列腺炎在临床研究中的基本诊断工具。1995年美国国立糖尿病、消化病和肾病研讨委员会（NIDDK）对前列腺炎又制定另外一种分类方法，分类如下：急性细菌性前列腺炎（前列腺急性感染）、慢性细菌性前列腺炎、慢性非细菌性前列腺炎—慢性骨盆疼痛综合征（CPPS）（未证明感染）、无症状性炎症性前列腺炎（AIP）（无主观症状，在评估其他疾患时从前列腺活检中检出或前列腺液中有白细胞）。CPPS又分为炎症性CPPS（精液、前列腺液及尿中有白细胞）和非炎症性CPPS（精液、前列腺液及尿中无白细胞）。按Meares和Stamey定位技术和组织学的定义"有或没有白细胞和（或）致病菌"，炎症性CPPS与非细菌性前列腺炎相当，非炎症性CPPS与前列腺痛相当，故"前列腺炎"这个词只用于能检出致病菌的急、慢性或复发性细菌性前列腺炎患者。"骨盆疼痛综合征"指不清楚症状与前列腺炎是否有关，这也反映了目前的现有技术和临床条件。NIDDK分类利于CPPS的研究，目前多采用这种分类方式。

对于有慢性前列腺炎相关症状，如尿频、排尿困难（尿细、尿急）、排尿痛或排尿时疼痛加重、骨盆区痛、腰痛等，以及复发性泌尿道感染或泌尿道感染经治疗无效者，应怀疑CBP。诊断前列腺炎，必须有炎症，而不仅仅是症状。男性泌尿生殖道炎症诊断的主要参数是前列腺液白细胞增加，可能支持的参数是射出的精液中有补体C3、血浆铜蓝蛋白（ceruloplasmin）或中性粒细胞弹性蛋白酶。对怀疑者要进行肛诊等检查，以排除潜在的泌尿系疾病或直肠出血性疾病。基本的临床检查包括直肠检查、中段尿培养和残余尿。如检查正常，应排除潜在的泌尿系疾病；若检查异常，患者应进一步做尿流动力学、膀胱镜、直肠镜等检查；对有癌症家族史患者为排除前列腺癌的可能应连续测定 PSA 或活检。如 PSA 升高且有前列腺炎症状，则应抗生素治疗数周后复查 PSA。许多学者认为，前列腺炎引起的血清 PSA 升高，经治疗后会逐渐下降。如顾润国等对 48 例年轻前列腺炎患者（既有典型症状又有前列腺化验异常）治疗前后进行了 PSA 检测，并设正常对照组。结果显示，31 例治疗后有明显好转的患者，其血清 PSA 浓度尽管仍高于正常对照组，但较治疗前有了明显下降（$P<0.001$），而临床疗效不佳的 12 例，其血清 PSA 治疗前后无显著性差异。故作者提出以治疗前后 PSA 的变化作为前列腺炎疗效判定的一个指标。

如果以上相关检查均正常，可采用 Meares 和 Stamey 定位技术，以确定炎症是否在前列腺。由于此种分段定位法操作繁琐，且有许多假阴性或假阳性的结果，以及对预测治疗效果的价值不大，Nickel 等针对前列腺炎患者设计了一种简便的定位方法，即前列腺按摩前和按摩后的检测（PPMT），对于无尿道炎的患者，在按摩前列腺前、后分别采取尿液。根据按摩前、后所得到的尿标本中有无细菌和（或）白细胞存在（与前列腺按摩前尿样比较），对前列腺炎患者进行分类，其准确性与传统分类的金标准几乎一致。患者就诊初始（仅对于无尿道炎症的患者），在应用抗生素之前，采用此检测法具有较好效果。

（3）临床治疗：在排除了其他潜在原因、确诊为前列腺炎后，有学者建议培养阳性或阴性的前列腺炎患者，都应使用抗生素治疗，尽管药物选择随培养结果而异。一般而言，从感染部位培养出公认的致病菌如大肠埃希菌等，其治疗意见基本一致；但对培养阴性和培养出非公认的微生物，如衣原体、支原体等，其治疗争议较大。培养细菌的失败并不表明细菌不存在，只要经抗生素治疗临床症状缓解，就表明细菌可能存在。培养阴性可能是因取样错误、送检不当、检测技术错误等所致。另外，如从临床和免疫学证实感染，对培养阴性的患者也可试用抗生素治疗。培养阴性的前列腺炎，除非患者症状改善，否则抗生素治疗不能超过 2 周。如无改善，应停用抗生素并重新考虑治疗方案。治疗这类患者时应特别谨慎且密切观察。如设想是前列腺炎，在抗生素治疗后应有改善依据，因此若症状缓解，则应坚持再治疗 2~4 周；但无任何评估有效的依据时，抗生素治疗不应持续 6~8 周。

Nickel 等详细论述了慢性细菌性前列腺炎、炎症性 CPPS、非炎症性 CPPS 的治疗方案，见表 1-1-1、表 1-1-2、表 1-1-3。AIP 一般不治疗，但当 PSA 有轻度升高时，提示可能伴有无症状性前列腺炎，可以适当使用抗生素治疗。

表 1-1-1　慢性细菌性前列腺炎处理方案

病情阶段	治　疗
初次发病	预估抗生素敏感性，疗程根据情况而定
再发	足量抗生素
复发	小剂量、长期预防性抗生素
久治不愈	考虑手术（最后手段）

表 1-1-2　慢性炎症性骨盆疼痛综合征处理建议

常用疗法
广谱抗生素试验性治疗 4~6 周
抗炎药
植物类药物
α 受体阻滞剂（如有排尿困难）
反复前列腺按摩（每周 2~3 次）
生活方式改变（饮食、运动、性生活等）
支持疗法（心理治疗、妥善处理等）
微波热疗

表 1-1-3　慢性非炎症性骨盆疼痛综合征处理建议

常用疗法
α 受体阻滞剂
肌肉松弛剂
镇痛剂
生物反馈疗法
松弛运动
支持疗法（如心理治疗）

　　关于抗生素的临床选择，其原则是根据致病菌和其敏感性以及药物的药代动力学，即药物能较好地穿透进入前列腺部位，因此这种抗生素应是脂溶性、弱碱性，解离常数（pKa）在血浆中呈非离子化，在前列腺液的酸性环境中能电离，这样可通过离子捕获优先集中到前列腺液。遗憾的是，仅少数抗生素有这些特性。此外，研究表明 CBP 患者的前列腺液 pH 值为碱性，氟喹诺酮类药物在这方面具有较好优势，因为它是两性化药物或两性离子，有两个 pKa 值，一为酸性 pH，一为碱性 pH。目前用于治疗慢性细菌性前列腺炎药物的优缺点见表 1-1-4。并不推荐氨基糖苷类和 β 内酰胺类抗生素，因为与其他抗生素相比，它们在治疗上无优势。也不推荐四环素类和大环内酯类抗生素治疗 CBP，但它们对衣原体、支原体具有较好的抗菌活性，故有时考虑推荐用于此类微生物引起的感染。推荐使用甲氧苄啶和氟喹诺酮类药物。临床研究证实，氟喹诺酮类的泰利必妥和环丙沙星在前列腺组织、前列腺液、精液和射精管中的水平超过大部分常见前列腺炎致病菌的最低抑菌浓度（MIC）。

表 1-1-4　目前治疗 CBP 抗生素的优缺点

抗生素	优点	缺点	是否推荐
氨基糖苷类	对革兰阴性菌有良好活性	仅有胃肠外剂型 有剂量相关毒性 需监测（如>2 或 3 个剂量） 对革兰阳性菌的活性不足	不推荐
口服 β 内酰胺类	相对无毒 严重不良反应少见 不需要监测	对阿莫西林的敏感性不可靠 对葡萄球菌属和革兰阴性菌常耐药 穿入前列腺组织能力差 临床研究资料支持少 对 β 内酰胺类过敏患者禁忌	不推荐
四环素类	便宜 有口服和胃肠外剂型 对衣原体和支原体有良好活性	对铜绿假单胞菌无活性 对凝固酶阴性葡萄球菌、大肠埃希菌及其他肠杆菌和肠球菌无活性 肾和肝功能衰竭者禁忌 有皮肤致敏危险	保留用于特殊适应证
复方新诺明	没有超过甲氧苄啶的优点	有发生严重不良反应的危险 不良反应发生率随年龄增加	不推荐
甲氧苄啶（TMP）	穿入前列腺组织能力良好 有口服和胃肠外剂型 相对便宜 不需要监测 对大多数相关致病菌有活性	对假单胞菌、某些肠球菌和某些肠杆菌无活性	考虑
大环内酯类	对革兰阳性菌有相当活性 对衣原体有活性 穿入前列腺组织能力良好 相对无毒性	临床研究资料支持少 对革兰阴性菌的活性不可靠	保留用于特殊适应证
氟喹诺酮类（泰利必妥、环丙沙星）	较好的药代动力学 穿入前列腺组织能力优异 良好的生物利用率 等效的口服和胃肠外药代动力学（泰利必妥） 对典型和非典型致病菌和铜绿假单胞菌有良好活性 安全曲线好	有些药物与环丙沙星，尤其大剂量时可能有相互作用	推荐

针对抗生素不易进入前列腺这一特点，有人将药物经会阴或直肠、尿道注入前列腺，有的同时配以理疗治疗慢性前列腺炎，取得一定效果。如程怀瑾、吴阶平等采用自行研制的双囊四腔硅橡胶导管注射药物治疗慢性前列腺炎5万人次（截至1995年4月），获得了满意疗效。导管结构：导管长40cm，直径0.46cm，用硅橡胶制成，导管前端有一长2.5cm、直径0.6cm硅胶囊，其后6cm处有一长1.5cm、直径0.2cm的硅胶囊（二囊各有一腔通入）。局部麻醉下，将消毒的双囊四腔导管慢慢插入膀胱，前囊充水8~10ml，向外拉紧导管后，可堵住膀胱颈；后囊充水3ml，于膀胱颈外6cm处堵住后尿道，使两气囊间的前列腺尿道部成一闭合腔，经第三腔（注药管腔）注入配制药液，闭合腔内压力增高后，药液即逐步进入腺体，并被腺体吸收而发挥治疗作用。第四腔为通管尖的孔，引流膀胱尿液至体外。药物选择敏感抗生素（如卡那霉素、庆大霉素、头孢菌素等）配成药液30~40ml，加地塞米松10mg混合而成。对白色念珠菌感染者可用氟康唑，其浓度依患者治疗后的反应而相应调整。所有治疗的患者无明显不良反应，但在治疗时必须无菌操作，在牵拉导管时不可用力过大，以免气囊破裂及膀胱颈损伤。张少林等以会阴部药物注射治疗该病也取得了良效。需根据药敏试验选用抗生素。方法是：患者取胸膝位，常规消毒会阴，在肛门与阴囊间旁开1cm处用2%利多卡因5ml局部麻醉，然后左手示指伸入直肠扪及前列腺进行引导，右手持穿刺长针（一般用9号腰穿针）刺入前列腺侧叶腺体中，注射药物前回抽无血、无尿液，或注药时有阻力感，说明穿刺针已进入前列腺体，然后注射药物。若注射药物时，感轻松无阻力，针尖可能不在腺体内，注射时患者感疼痛且放射至龟头，表示针尖进入尿道，应纠正。每周1次，每次注射一侧，左右侧叶交替注射，10次为1疗程。他们对147例慢性前列腺炎患者（其中78例用曲安奈德40mg+敏感抗生素+2%利多卡因5ml，余69例除不用曲安奈德外，其他均相同）进行了观察。结果：总有效率分别为85.9%和59.4%。表明加用曲安奈德疗效最好。曹明奎等采用药物注射联合α受体阻滞剂治疗慢性前列腺炎73例，结果痊愈（症状全部消失，EPS镜检白细胞0~10个/高倍视野）52例。方法为：药物头孢曲松钠+丁胺卡那+透明质酸酶+地塞米松注射，口服盐酸坦索罗辛缓释胶囊等。孟战战报道采用前列腺段尿道内药物保留灌注、微电脑前列腺小管内药物透入及水囊脉冲式前列腺按摩治疗慢性前列腺炎，治愈率达85%。郭成福等采用射频热疗同时配合后尿道药物灌注治疗慢性前列腺炎35例，结果29例痊愈，5例有效。随着现代医学科技的进步，对慢性前列腺炎的治疗手段也愈来愈多，疗效也更加满意，但有些疗法在现有条件下难以推广应用。前列腺注射疗法的疗效是肯定的，但易引起血尿，且反复注射易形成瘢痕组织，使用不便，需要一定的操作技术，所以在应用时应严格掌握适应证。对慢性前列腺的治疗，我们主张综合施治，系统调理，决不能仅限于一法一药，因为有许多学者认为慢性前列腺炎不仅是局部炎症，也是一种内分泌、免疫、神经系统发生紊乱的全身性疾病。

4. 阳痿

（1）概念：阳痿（IMP）为中西医通用病名。因该名称含有歧视和贬义，目前统称"勃起功能障碍"（erectile dysfunction，ED）（为照顾人们习惯，以下仍以"阳痿"论述）。对于阳痿的定义，目前学术界尚无统一标准。如美国学者Masters和Tohnson认为：凡企图性交时阴茎勃起失败达75%以上者，即为阳痿；Wershub则认为是指开始和维持完成性行为完全不能或不完全所言；日本学者金子荣寿将阳痿定义为性欲、勃起、性交、射精、情欲高潮欠缺一项以上或不充分；我国学者吴阶平教授认为阳痿是指阴茎不能进入阴道进行性生活，江鱼认为是指阴茎不能勃起或虽能勃起但勃起不坚以致不能插入阴道进行性生活。各学术机构对阳痿的定义也不统一。如国际阳痿学会的定义为：性交时阴茎不能有效地勃起以致性交不满足。日本性功能学会将阳痿定义为性交时不能获得有效勃起导致不能进行满意性交的状态，通常指性交机会的 75% 以上不能性交的状态。我国泌尿外科学会男科学组 1990 年对阳痿的定义是"阴茎不能勃起或维持足够硬度进行性交持续 3 个月以上者"。《中国男科疾病诊断治疗指南》2013 年版中指出，勃起功能障碍是指阴茎持续不能达到或维持足够的勃起以完成满意的性生活，病程 3 个月以上。综上所述，我们认为阳痿定义应体现阴茎勃起硬度、能否进行性生活或性生活的满意度，以及这种状况持续的时间这几方面。由于阳痿之词多含有对男性的歧视，故目前国际上多以勃起功能障碍作为阳痿的替代词。

（2）流行病学：ED 的流行病学调查，由于东西方存在的社会文化、思想观念、生活方式等差异以及受性功能本身变易性等影响，或者即使在同一地区、相同群体，由于每个学者所用方法不同，其调查结果也有差异。关于 ED 的流行病学调查，最早、最多的是一些欧美国家。如 1948 年美国 Kinsy 等人调查发现：1.6% 的男性或多或少地出现过持续性阳痿，20 岁组为 0.1%、30 岁组为 0.8%、40 岁组为 1.9%、50 岁组为 6.7%、60 岁组为 18.4%、65 岁组为 25%、70 岁组为 27%、80 岁组为 75%。可见阳痿的发生和年龄呈正相关。1979 年其同事 Gebhard 重温当年的会晤资料及旁注后指出：35% 的男性偶然出现阳痿症状，7.1% 的男性经常出现。美国精神病学会（APA）1987 年总结欧美学者调查资料后指出：普通人群中勃起功能障碍约占 8%。那么阳痿在东方的发生率如何呢？据日本《阳痿》一书介绍，到圣玛利亚医科大学医院求诊的阳痿患者中，20 岁组为 20.4%、30 岁组为 40.5%、40 岁组占 18.1%、50 岁组占 11.5%、60 岁组占 6.9%、70 岁组占 1.3%。由此可见，在日本阳痿的发生以 30 岁组最多，其次是 20 岁组和 40 岁组。在我国关于阳痿的流行病学调查开展较晚，近年来有些学者尽管做了一些工作，但其调查结论缺乏说服力。例如何展鹏对 130 例已婚男性（平均年龄 41.1 岁、平均婚龄 14.7 年）进行调查，阳痿发生率为 5.4%、偶发 25.4%；樊中州报道，男科门诊中阳痿患者占 20%；李学谦报告，接受性治疗男性患者中，阳痿和阳痿为主混合型性功能障碍占 63.9%；张书贤等对 277 名老年男性的性功能调查发现有 58.5% 的人对性功能状态不满意，且随着年龄增加其性能力逐渐下降。据有关资料统计，在男科门诊中，诊治的阳痿占所有患者的 15%~25%。吴阶平、马永江等学者指出，阳痿在我国的发生率约为 10%，这是目前国内看法比较统一的阳痿发生率，可见阳痿也是我国男性的一种常见病。

（3）临床分类：阳痿的分类比较复杂，有的以发病原因分类，有的为了便于治疗而分类。如根据发病原因一般分为功能性阳痿和器质性阳痿两类；依表现程度分为完全性阳痿（指阴茎不能勃起）和不完全性阳痿（阴茎能勃起，但勃而不坚）；按是否有过正常性生活分为原发性阳痿和继发性阳痿以及境遇性阳痿三类；根据发病年龄、便于诊断治疗，把阳痿分为 Ⅰ~Ⅳ型。Ⅰ型指年龄在 25 岁以下，未能进行正常初次和维持足够勃起的性交；Ⅱ型为发病年龄在 25~35 岁，或法定婚龄至 35 岁，主要因在"蜜月"中精神过度紧张或因曾有过手淫顾虑而不能性交；Ⅲ型发病年龄在 40~50 岁，开始勃起困难为隐匿性，在任何情况下都难以激起性欲，晨间勃起能力减弱，手淫能力降低；Ⅳ型发病年龄 50~70 岁，常为精神受到极大刺激，如配偶死亡、意外事故等，或器质性病变，或泌尿生殖系手术等所引起。马永江教授把阳痿分为心理性阳痿、神经性阳痿、内分泌性阳痿、动脉性阳痿和海绵体性阳痿 5 类。薛兆英等分为心理性阳痿、血管性阳痿（包括动脉性阳痿和静脉性阳痿）、内分泌性阳痿、神经性阳痿、药物性阳痿和原因不明性阳痿 6 类。有的学者还把糖尿病性阳痿从内分泌性阳痿中剔出，划为一个单独的类型。至于阳痿的程度（轻重）分类，除分为完全性和不完全性两类外，还有其他分类法，但国内外并不统一。如 Adrian 将阳痿分为 3 度，即 0 度（任何时候阴茎都不能勃起）、1 度（有时能勃起，但性交时消失）、2 度（勃起无力，不能完成性交）。中国原卫生部制定的《中药新药临床研究指导原则》中对阳痿程度的分级为：重度（3 个月完全不能性交）、中度（3 个月性交成功率<10%）和轻度（3 个月性交机会中有 10%~25%能成功）。仅以性交成功率作为判断阳痿程度的标准实为不妥，应从阴茎勃起状况、性交能力、射精过程及性感觉等方面进行综合分析。

阴茎勃起是由原低压状态接受信息后充血变成高压膨胀状态的过程。勃起的发生要经过启动、充盈和维持 3 个阶段。当性刺激或性信号通过自主神经传出冲动，使阴茎血管和海绵体小梁平滑肌松弛而启动勃起，即第一期。充盈期即第二期，平滑肌松弛使海绵体动脉和螺旋动脉扩张，海绵窦内血流增加，并随着小梁平滑肌的松弛，窦状隙处于扩张和血液滞留状态。维持期即第三期，在小梁平滑肌及小动脉平滑肌松弛的前提下，由于白膜自身的静脉阻塞机制和膨胀的窦状隙压迫白膜下静脉，窦状隙内血液沿阴茎静脉回流受阻，使阴茎内有足够的血液充盈，从而维持阴茎的勃起呈坚硬状态，并得以完成性交和射精过程。根据阴茎勃起的 3 个时期，有专家指出：阳痿的原因虽然很多，但以勃起过程的 3 个时期的任何一期或多期障碍来诊断和分类更有实用价值，即分为不能启动、不能充盈和不能维持 3 个类型。不能启动者，多为神经性、心因性和内分泌性原因引起；不能充盈者，多为动脉原因所致；不能维持者，多为静脉性原因所致。

《中国男科疾病诊断治疗指南》2013 年版，对阳痿的分类如下。①按程度分类：用最广泛和便利的是 IIEF-5 量表。根据 IIEF-5 评分，各项得分相加 ≥22 分为勃起功能正常，12~21 分为轻度 ED，8~11 分为中度 ED，5~7 分为重度 ED。②按阴茎勃起硬度分级：Ⅰ级为重度 ED，阴茎只胀大但不硬；Ⅱ级为中度 ED，阴茎硬度不足以插入阴道；Ⅲ级为轻度 ED，阴茎能插入阴道但不坚挺；Ⅳ级为勃起功能正常，阴茎勃起坚挺。③按是否合并其他性功能障碍分类：分为单纯性 ED，指不伴有其他性功能障碍而单独发生 ED，往往仅有轻中度 ED 和 ED 病史较短的患者属于此种类型；复合性 ED，指合并其他性功能障碍的 ED，常见合并发生的性功能障碍包括射精功能障碍和性欲障碍。其他性功能障碍可以和 ED 有共同的致病因素，同时发生。

关于功能性阳痿和器质性阳痿在阳痿中所占的比例，目前尚无统一认识。研究早期认为，功能性阳痿占90%以上，器质性阳痿约占 10%。但近年来随着医学科技的进步和对阴茎勃起机制研究的深入，以及临床检测技术水平的提高，发现器质性阳痿的发生率也很高。国内外报道可达 30%~60%，甚者为 80%，但进一步研究发现功能性阳痿的发生率仍不低。

如日本东邦大学大森医院的调查结果显示心理性原因所致者为 49.8%、器质性者为 18.1%、其他原因者为 32.1%；神户三圣医院的调查结果显示功能性阳痿占 81.0%、器质性阳痿占 16.3%、其他原因所致者占 2.7%。北京医科大学和山西分别对阳痿患者进行相关检查后发现，心理性阳痿所占阳痿比例分别为 56.5% 和 67.6%。可见心理因素、情志刺激在阳痿的发生中仍居重要位置，仍应加强和重视功能性阳痿的研究。临床上，功能性阳痿和器质性阳痿并不能绝对区分，前者也可能伴有程度不同的器质性的病理改变，而后者常伴有精神因素存在且互相影响。

（4）病因：阴茎勃起是一个极其复杂的心理生理过程，阳痿的发生与身体状况、心理因素、周围环境以及社会影响等诸多因素有关。到目前为止，已发现能诱发功能性阳痿的因素有百种之多，归纳起来主要表现在性知识缺乏、夫妻感情不和、不健康性信息、性行为影响以及对性生活失败的恐惧感、犯罪感和过度疲劳、情绪压抑、性生活环境不理想等。器质性阳痿的原因主要有生殖系统解剖方面的异常，心、脑、肺等疾病的影响，以及神经系统异常、内分泌疾病、血管病变和药物影响等。秦国政等对 717 例阳痿患者病因相关因素调查结果表明：53.0% 的阳痿患者曾经或目前患有糖尿病、冠心病、动脉硬化、前列腺炎、前列腺增生及呼吸、胆道、神经、运动等系统疾病，其中以慢性前列腺炎居多（28.68%）；67.64% 的患者有明显的发病诱因，并以心理和社会原因为主。从而作者提示无论何种阳痿，诊治时都要遵循生物-心理-社会医学模式，"治身治心"相结合，关注及分析各种相关因素，制订并实施综合系统治疗方案。

在内分泌疾病中，引起阳痿最常见的疾病为糖尿病（DM），据报道此类患者阳痿的发生率为 35%~59%，较同龄正常人群高 2~5 倍。蔡万春对 86 例 2 型糖尿病男子性功能障碍调查结果表明：阳痿发生率为 69.5%、其他早泄占 10.2%、不射精占 13.5%、逆行射精占 6.8%。调查同时显示，糖尿病性功能障碍发生率与糖尿病病程、糖尿病慢性并发症、患者的烟酒嗜好和心理障碍等因素显著相关，而与空腹血糖水平关系不明显。阳痿发生的确切机制不明，糖尿病致动脉和自主神经病变，可能是阳痿发生的基本病理基础。Jevtich 等报告 95% 的糖尿病患者有不同程度的血管狭窄改变，约 35% 有球海绵体反射潜伏时间延长。王为服、张元芳等建立糖尿病性勃起功能障碍大鼠模型，研究其球海绵体肌及坐骨耻骨肌重量和显微结构的改变，并测定其血清睾酮浓度，以探讨 DM 性 ED 的发病机制。结果表明：DM 性 ED 大鼠模型球海绵体肌和坐骨耻骨肌重量及血清睾酮浓度显著降低，显微结构发生明显病理性改变，且上述变化与 DM 病程密切相关。由此推知，球海绵体肌及坐骨耻骨肌重量降低和显微结构的病理性改变可能是其主要发病机制之一。在以后的研究中他们又测定大鼠（模型）血清 FSH、LH 及睾酮浓度，并观察睾丸组织的显微结构，结果 DM 性 ED 大鼠 LH 在早期无改变，晚期明显降低；FSH 变化不大；血清睾酮显著降低，睾丸组织发生明显病理性改变，且以上变化与 DM 病程关系密切。这提示 DM 性 ED 雄激素降低可能是其发生机制之一。

在神经障碍方面，如严重骨盆骨折可引起不可逆性性交能力丧失，33%~80% 发生阳痿；尿道膜部损伤且完全断裂者，阳痿更多见；脊椎骨折、脊髓肿瘤是导致脊髓损伤的常见原因，这些患者的性功能受损程度随受伤后的时间、脊髓损伤的平面及损伤程度而不同。

某些药物对性功能的影响，已逐渐受到人们的重视。如有些抗高血压药（利血平、呱乙啶等）、利尿药（呋塞米、螺内酯）、镇静剂（地西泮、氯丙嗪、氯氮䓬等）等，长时间、持续性、大剂量使用，均可诱发阳痿。美国医学调查委员会（MRC，1981）研究发现，在中、轻度高血压患者的治疗中，安慰剂组在 12 周和 2 年时阳痿患病率分别是 8.9% 和 10.1%，药物治疗组为 16.2% 和 22.6%。Riley（1987）的研究也证实高血压患者中阳痿的患病率非药物样本（26%）明显低于药物样本（55%）。

（5）发生机制：对阴茎勃起机制的研究近年来取得了突破性进展。阴茎勃起是一个复杂的神经血管现象，阴茎的血流动力学在勃起过程中起着非常重要的作用，尽管目前研究结果尚不统一，但趋向于阴茎勃起时的动力学改变是由以下 3 个因素分别起作用并综合协同的结果，即阴茎动脉血流增加、阴茎海绵体窦状隙的主动松弛与扩张而导致海绵体内血流阻力下降、阴茎海绵体静脉血流阻力增长及阴茎海绵体内压力增高。目前认为平滑肌松弛起着重要作用，平滑肌功能不全是阳痿发生的重要病理基础。雄激素维持勃起功能正是通过调节海绵体平滑肌的神经递质而实现的。现已研究证实，人类阴茎海绵体和尿道海绵体均由非肾上腺素能、非胆碱能（NANC）纤维支配其抑制功能，神经传导物为一氧化氮（NO）。阴茎头的平滑肌也是由 NO 介导的 NANC 神经支配其舒张功能。NO 也是大脑重要的细胞间信使，大脑内（视前内侧核和室旁核）的 NO 活性和阴茎海绵体功能有关。神经 NO 合成酶（NOS）的作用是在阴茎海绵体神经末梢合成 NO。有关实验证实海绵体平滑肌细胞可生成NOS，并形成 NO。NOS 是人类阴茎海绵体强有力的赋形剂。NO 是通过钾传递，舒张阴茎海绵体平滑肌。

研究证明人阴茎海绵体产生和分泌血管紧张素 II（Ang II），它由局部 NO 水平所介导收缩海绵体平滑肌。NO 和 Ang II 间的平衡对介导海绵体平滑肌收缩起重要作用。研究也证实 NO 在阴茎内的主要作用是调节内皮素对血管的收缩作用。NOS 抑制了 α 受体介导的血管收缩反应，使内皮素活性增强。对 α 受体刺激敏感性增加是因 NO 减少致内皮素对血管收缩作用加强，其作用在勃起功能不全的发生中居重要地位。总之，无论何种原因导致阴茎平滑肌、神经递质、血管等的功能改变以及阴茎解剖结构的异常，均可导致阴茎勃起功能障碍。

（6）临床诊断：阳痿的诊断一般根据病史、发病诱因、体格检查以及阴茎勃起状况即可明确，看似比较简单，实际上其鉴别诊断，或者说其病因诊断相当复杂。阳痿的诊断，首先要区分是功能性阳痿还是器质性阳痿。功能性阳痿通过心理学咨询、阴茎夜间是否勃起（可采用邮票试验、阴茎体积描记器等检查）可初步予以判断；器质性阳痿可通过血管系检查、神经系检查予以鉴别。视听觉性刺激反应测定、夜间阴茎勃起监测（NPT）等，对鉴别功能性阳痿和器质性阳痿都很有好处，但易受情绪波动、操作不便等因素影响，不易推广应用。国产阴茎勃起强度测量带对阳痿的病因检查总符合率为 67%，尤其对器质性阳痿更敏感（约 80%），与国外某些先进设备（如便携式 NPT 监测仪）比较，其结果符合率在 66% 以上。故该测量带可作为阳痿诊断的常规检查。有关研究表明，阳痿患者的夜间勃起和体内性激素的变化也有密切关系。如张华等研究结果显示 NPT 各指标与性激素水平的关系为：①NPT 硬度幅值正常和异常的 T 水平有非常显著性差异，LH、FSH、雌二醇（E_2）、PRL 无显著性差异。②NPT 持续时间长与短的性激素水平无显著性差异，NPT 勃起次数多与少的性激素水平无显著性差异。提示 T 水平高低直接影响到 NPT 硬度幅值,但尚不能检验出与持续时间和勃起次数之间是否存在相关性。对单纯根据病史和体检来建立阳痿的诊断,国内外均有争议。对此国外学者进行了研究,他们对 53 例阳痿患者进行了详细病史询问、体检、心理评价及硬度监测仪监测,之后根据各自的结果诊断为器质性或功能性。这些诊断再与通过附加检查做出的最后诊断进行比较,结果病史及体检有 95% 的灵敏度,但在器质性阳痿的诊断中仅有 50% 的特异性。病史及体检诊断阳痿的准确率分别为 80% 及 60%,病史加体检的灵敏度、特异性及准确率分别为 95%、50% 和 78%。由此可见,仔细了解病史、进行全面体检在阳痿的诊断中具有重要意义。

现代神经生理学研究证实,阴茎勃起是由精神性勃起与反射性勃起两种不同的途径,通过躯体和自主神经系统来完成的。其中自主神经系统在阴茎勃起中具有重要的地位,多数学者认为,当怀疑神经病变诱发勃起障碍时,主张在常规了解病史以及体检的基础上进一步做神经生理方面的检测,特别是外伤或手术后发生神经性勃起障碍时,更应进行此类检查。自主神经检测时,首先要详问病史,包括有无直立性眩晕、胃肠功能障碍、睡眠时及醒时有无勃起、膀胱功能和出汗情况等。之后根据具体情况选择性做阴茎海绵体肌电图、交感皮肤反应或温度阈试验(怀疑有长度依赖的神经病变必作)等检查,如为非长度依赖性神经病变可做心血管反射试验。但需指出的是,每一种测试均有不足之处,故在下结论之前要综合各种因素进行分析,务必慎重。

阴茎海绵体内注射血管活性药试验(ICI)是阳痿病因诊断的重要检查,尤其对血管性阳痿的判断,具有重要意义。血管性 ED 是海绵体血供减少,或静脉关闭功能障碍所致。这两种类型的 ED 常同时存在、互为因果。目前常用药物有罂粟碱、酚妥拉明、前列腺素 E_1(PGE_1)和血管活性肠肽。使用剂量据不同病因、不同对象、药物耐受量及周围环境影响而做相应调整。一般单剂量罂粟碱为 10~30mg,PGE_1 5~40μg;三联制剂的使用量为:罂粟碱 30mg/ml、酚妥拉明 0.5mg/ml、PGE_1 10μg/ml;两联制剂的使用量为:罂粟碱 30mg/ml、酚妥拉明 0.5mg/ml,或酚妥拉明 0.5mg/ml、PGE_1 10μg/ml;混合制剂的用量为 0.1~2ml。要从小剂量开始,逐渐加大调整到最佳剂量。常用剂量为 0.25~1ml,注射部位为阴茎海绵体侧旁中段。结果判断依据于注射后 3~5 分钟观察,一般以阴茎勃起角度来判断,若勃起>90°,并且有盆底肌肉收缩致阴茎运动者,说明硬度好,无血管病变;勃起角度介于 60°~90° 为可疑血管病变,需进行其他检查,如超声检查、造影检查;<60° 提示有血管性 ED。一般而言,ICI 可诱发心理性、神经性及轻度血管性 ED 病的阴茎勃起。对镰状细胞贫血及未控制的心脏血管病变患者,不宜做此检查。此外,由于紧张性焦虑,患者可能因周围交感神经反射而不能完全勃起,故 ICI 检查可能有假阴性。张国辉等将 1455 例 ED 患者分为 4 组进行观察。A 组(181 例)予罂粟碱 30~90mg,多用于早期就诊者;B 组(222例)予罂粟碱 60mg+酚妥拉明 1mg;C 组(150 例)予 PGE_1 20~40μg;D 组(509 例)予复方罂粟碱(中药+罂粟碱)0.2~1.0ml。结果:372 例为 ICI 阴性,对其中的 118 例进行阴茎海绵体造影(PCG),同时行海绵体测压(PCM)两种检查,其中 91 例诊断为海绵体静脉漏,ICI 阴性与 PCG 诊断符合率为 77.1%。从而指出,海绵体静脉漏是血管性 ED 的主要病因,在治疗上应根据其病理改变而不断改进,不能仅限于结扎相应静脉。同时 ICI 可作为

PCG 患者的筛选方法，即 PCG 只需针对 ICI 阴性的患者，其无须常规进行静脉检查；对考虑手术治疗的患者应辅以 PCM，以鉴别动脉性阳痿；对一些 ICI 阴性患者注射后立即出现头晕、面色潮红等症状者，要高度怀疑为静脉性 ED。

自国外学者 Lue 等首次用彩色多普勒超声检测阴茎深动 脉血流状况以来，在国外，彩色多普勒超声检测阴茎深动脉阴茎动脉收缩期最大血流流率（PSV）已代替阴茎血压的测定，成为判断阴茎深动脉供血不足与否的首选工具，并且应用阴茎深动脉舒张末期血流流率（EDV）和阻力指数（RI）间接评价静脉流出道关闭功能状况。彩色双功能超声检查（CDU）是进行 ICI 检查后对于有血管性 ED 可能的患者进行的无创检查，其主要指标为 PSV、EDV 和 RI。PSV 越小，动脉有问题的可能性越大，PSV<25cm/s 的患者均存在海绵体动脉异常，其中 80% 为严重功能不全。EDV 是评价阴茎背静脉关闭功能的指标。EDV 在正常人中<5cm/s，若 EDV>5cm/s 则表示阴茎背静脉未关闭。RI 是（PSV-EDV）/EDV 的比值，同样用于评估阴茎背静脉功能，若 RI<0.8 应考虑静脉漏性 ED。吕伯东等研究结果提示 PSV<30cm/s 可作为判断动脉性 ED 的标准；动脉直径增大率对诊断动脉性 ED 有一定意义；PSV≥30cm/s，而 RI<1.0 且有较高的舒张末期血流可怀疑静脉漏性 ED。如超声检查有血管病变可能，则必须进行海绵体造影或阴茎海绵体动脉造影等，以明确病因、正确治疗。

虽然上述检查对血管性 ED 的诊断具有重要价值，但这些方法操作复杂，对检查者的技术和经验要求较高，或者有侵入性损伤，患者不易接受，并且若判定是动、静脉问题，要经过多项检查。近年来随着诊断技术的发展，放射性核素检查技术在血管性阳痿的诊断中也得到了应用。目前运用最多的两种核素技术是放射性核素血池技术，即锝-99m 标记红细胞（^{99m}Tc-RBC）血池研究技术和主要用氙-133m（^{133m}Xe）的同位素清除率技术。这种技术在国外运用比较广泛，愈来愈多的临床医生在诊断血管性 ED 中喜欢应用该技术。国内沈明等也在 1986 年成功运用 ^{99m}Tc 检测血管性 ED。近期有少数国家如日本、美国等学者，运用双核素技术测定 ED 患者阴茎血流动力学变化。所谓双核素技术就是分别用两种能量不同的核素，分别同时标记阴茎的动静脉血细胞，然后用血管活性药物诱发阴茎勃起，在单光子发射电子计算机断层仪（SPECT）上显像，然后分别计算阴茎海绵体的动脉系数显像指数（PIA）与静脉系数显像指数（PIV），理论上它可以在阴茎勃起过程中，一次同时计算出阴茎动脉的流入量和静脉的回流量，而且还可以计算动脉流入速率和静脉回流速率的比值，并据此找出阴茎血管系统的问题所在。Miraldi 等在一项对 14 例患者的检查中，用罂粟碱诱发阴茎勃起后，同时运用 ^{99m}Tc-和 ^{133m}Xe 分别标记动、静脉系统，他们运用动脉流量峰值和静脉流量指数分别成功地区分了是动脉供血不足、静脉泄漏，还是血管系统正常。我国学者陈斌等用 ^{99m}Tc-、^{113m}In 双核素技术，对 56 位男子的阴茎动、静脉血进行标记，并观察阴茎血流动力学变化。结果：12 例正常、9 例为非血管性 ED、23 例为静脉性 ED、5 例为动脉性 ED，7 例为混合性血管性 ED。总之，双核素技术对了解血管性 ED 的可能病因是一种安全、无创、客观和比较准确的方法，但在解释检查结果时，要综合分析，以免造成假阳性的发生。我们相信在不久的将来，随着这项技术的进一步完善和发展，必将在临床得以广泛应用。

（7）治疗及评价：目前治疗阳痿的方法可以概括为六大类，即心理治疗、药物治疗、负压吸引、血管活性药物阴茎海绵体内注射、阴茎血管外科手术及阴茎假体置入术。以上方法对阳痿均有一定疗效，但又都各有自己的适应证和不良反应。药物治疗阳痿可谓是历史悠久，且药物种类繁多，如神经类药（酚妥拉明、育亨宾、溴隐亭等）、内分泌药（如睾酮、甲睾酮等）、周围药物（如硝酸甘油），但其疗效尤其是口服类药物并不确切。回顾20多年来的治疗进展，可概括为以罂粟碱注入阴茎海绵体、经尿道使用前列地尔（Muse）以及口服枸橼酸西地那非（Viagra）为治疗ED的三大突破，其中具有划时代意义的当属口服昔橼酸西地那非的研制成功。Viagra作用机制为选择性地抑制第5型磷酸二酯酶（PDE5）促使阴茎勃起。20世纪90年代初的研究已证实NO是调控阴茎勃起的主要介质。阴茎海绵体内皮细胞和神经末梢释放的NO可激活鸟苷酸环化酶，后者可促使三磷酸鸟苷（GTP）转化为$3',5'$环磷酸鸟苷（cGMP）。$3',5'$环磷酸鸟苷激活一系列蛋白激酶，最后导致平滑肌松弛，阴茎血流增加而引起勃起。因此，增加细胞内的$3',5'$环磷酸鸟苷可促使阴茎勃起，反之抑制勃起。由于$3',5'$环磷酸鸟苷被第5型磷酸二酯酶酶解为一磷酸鸟苷，故任何抑制第5型磷酸二酯酶的药物均可导致$3',5'$环磷酸鸟苷不被分解使其含量稳定。Viagra的疗效已被大量研究所证实，对心理性、器质性和混合性阳痿的疗效基本相同。佐治亚医学院泌尿外科研究了Viagra对静脉性ED、动脉性ED及混合性ED的疗效，结果显示：Viagra对各种血管源性ED疗效相同。然而，对根治性前列腺癌术后的ED患者，Viagra对保留了双侧海绵体神经的术后患者疗效最好，保留单侧海绵体神经者疗效次之，失去双侧者最差。

目前市场上PDE5抑制剂除枸橼酸西地那非（万艾可）外，还有2种起效更快的PDE抑制剂，即他达拉非（希爱力）和伐地那非（艾力达）。他达拉非特点为用药30分钟起效，药效高峰在2小时后，药效维持36小时，药效不受食物影响，有5mg、10mg和20mg 3种规格，推荐起始剂量为10mg。伐地那非用药30分钟起效，脂肪餐后药效降低，有5mg、10mg和20mg 3种规格，推荐起始剂量为10mg。这类药物的主要不良反应有头痛、潮红、消化不良、鼻塞和腹泻。对服任何含有机硝酸盐药物的患者，禁止服用此类药物。对有充血性心衰、不稳定心梗、服多种抗高血压药的患者应慎用。

5. 早泄

（1）流行病学：早泄（PE）是男性最常见的一种性功能障碍，由于以往来就诊者较少，故人们认为其发病率较低。随着社会进步，人们文化素质的提高，尤其是性知识的普及，近年来早泄就诊者越来越多。美国Masters和Tohnson认为，在一般人群中早泄是最普遍的性功能障碍，估计20%～70%的男子存在明显的快速射精问题，但其中因早泄来诊断者不足20%。有些学者认为由于诊断标准和调查方法的不同，其发病率为9%～42%和14%～41%。因其他病而发早泄者，临床也较常见。如蔡万春对86例2型糖尿病男子性功能障碍的调查发现，86例2型糖尿病中有59例患性功能障碍，其中早泄6例，发病率为10.2%。目前由于早泄的诊断标准不一，大范围、大样本、不同社区、不同群体的调查尚未开展，以上结论很难令人信服。

（2）诊断：给早泄下一个确切的定义颇为困难。可谓是仁者见仁、智者见智。Masters和Tohnson认为早泄指性交时男方不能控制足够长的时间即射精，致使性功能正常的女性至少在50%的正常性交中得不到满足；Kaplan认为应以能否能控制射精为标准；Lopiccolo认为有能力在插入后维持 5 分钟以上，或夫妇双方都同意他们的性生活美满不因延缓射精的努力而有所影响，就属正常。但也有报告指出 75%的男子，在插入 2 分钟之内就会发生射精。吴阶平教授认为，青壮年健康男性，在性交 2~6 分钟时射精或更短时间内射精仍属正常，而阴茎勃起未进入阴道即发生排精应视为早泄，可讲入阴道讲行穷竟多长时间为早泄，则很难判定。应该说早泄是一个相对的概念，是男性的射精潜伏期或射精阈值过低和女性的性高潮潜伏期过长的结果。美国精神病协会颁布的《精神疾病诊断与统计手册》（第 4 版，DSM-Ⅳ）中对早泄的判定标准是：①持续地或反复地在很小的性刺激下，在插入前、插入时或插入后不久就射精，比本人的愿望提前，医生判断时应考虑影响性兴奋持续时间的各种因素，如年龄、新的性伴侣、新的环境和近期的性交频率。②这种情况明显引起本人的痛苦和人际关系（伴侣之间）紧张。③这种早泄情况不是某种精神活性物质的戒断（如阿片戒断等）所引起。其将早泄分为 4 种类型，即终生型早泄与获得型早泄，还有广泛性早泄与境遇性早泄。终生型早泄是指原发性早泄，而获得型早泄是指继发性早泄。目前比较统一的认识是，早泄的定义应包括 3 个要素：射精的潜伏期短、控制射精能力差、性满足程度低。国际性医学会（International Society for Sexual Medicine ISSM）从循证医学的角度指出早泄的定义应包括以下 3 点：①射精总是或者几乎总是发生在阴茎插入阴道 1 分钟以内。②不能在阴茎全部或几乎全部进入阴道后延迟射精。③消极的个人精神心理因素，比如苦恼、忧虑、挫折感和（或）逃避性活动等。该定义仅限应用于经阴道性交的原发性 PE 男性，已发表的客观数据还不足以对继发性 PE 做出循证医学的定义。因其具有循证医学基础，目前临床上推荐使用该定义。

总之，对早泄的诊断，决不能以性交持续时间长短为标准，而应结合各种因素，如男女双方的性欲、体质、年龄、性交频率、性生活能力、性生活环境、生活习惯、药物影响等综合分析考虑。要以双方性生活后是否满意为基本出发点。决不能轻易为患者下早泄的诊断，但以下情况例外：①只要看到影像中的裸体，或亲密动作，或杂志图书中有关性活动的描写，就情不自禁地射精。②不受两人性生活间隔时间长短影响，两人只要一亲热，身体一接触，就出现射精，即所谓"一触即泄"。③两人生殖器刚一接触，尚未插入阴道，即出现射精，并且这种现象与性生活间期无关。④与以往性生活持续时间相比明显缩短，又排除其他原因，而女方又较长时间得不到满足。出现上述情形就应诊断为早泄，应及早就医。

（3）病因：早泄发生的确切机制目前尚未明了，多数为大脑病理性兴奋或脊髓中枢兴奋性增强所致。人类有些反射动作可由意志控制，如男性的射精行为和性高潮。正常人可以控制射精时间，但早泄者则不能，他缺乏对射精的控制能力，一旦兴奋很快就发生射精。导致这种情况的原因有许多，归纳起来有以下几种。①精神因素：对性生活有恐惧感，过于紧张、焦虑。②性知识缺乏：由于缺乏基本的性知识和性经验，进行性生活时，双方不能很好配合，或过度疲劳，强行性交，久而久之，发生早泄。③快速自慰习惯：许多年轻人都有手淫行为，偶尔的性自慰，对身心健康无影响，并不影响婚后性生活，但有少数患者手淫成性，自慰或婚前性行为时怕别人看见，常常快速射精，时间一长，形成了条件反射，养成了快速射精的习惯。④性伴侣的态度：有些女子看了一些色情录像，认为男人就应该像他们那样持久作战，而自己的丈夫则不能，加上自己对性知识的缺乏，则对男人冷嘲热讽，丈夫深受其辱，每次性生活就如临大敌，倍感紧张，唯恐不如上次，结果适得其反，最后发展成真正的早泄或阳痿。至于器质性病变引起早泄者，并不多见，某些病变如高血压、糖尿病可能与早泄的发生有一定关系。荷兰学者马塞尔·瓦丁格（Marcel Waldinger）教授（2008 年）指出，应该从病理生理学和病因学角度探讨早泄的治疗，早泄的分类也应该以此为基础，他将早泄分为四大类，即原发性早泄、继发性早泄、自然变异性早泄和早射精-类射精功能障碍。按此分类，只有一小部分主诉为早泄的患者有神经生物学决定的早泄困扰。

国际性医学协会（ISSM）对终生性（或原发性）PE 定义如下：大多数性生活的射精发生在插入 1 分钟内，缺乏射精控制能力，并伴有消极的个人情绪。1998 年，Waldinger 等假设普通人群有着连续的射精潜伏时间（IELT），这种 IELT 的变化受神经生物学机制和遗传因素的影响，但这一假说至今没有证实。

（4）治疗：早泄的实质是射精中枢所需要的刺激阈值过低，治疗目的是提高达到射精所需的阈值。多年来，早泄一直被认为是无法医治的。自 20 世纪 70 年代起人们开始使用精神分析法、性感集中疗法、行为疗法和药物治疗法以及综合疗法来治疗，由此早泄成为比较容易治疗的男子性功能障碍。兹就以上疗法介绍如下。

性感集中疗法：它包括两个内容，一是要在性生活时将注意力集中于性的感受上；二是男方与性伴侣接触时彻底放松，二人之间建立起一种亲昵的能够共同分享的快感，而不是单纯的性活动。在进行此项治疗之前，务必使患者明确，性不单纯表现为性交，需要夫妇双方共同去发掘，去共享精神和肉体上的快乐。只有真正明确了这一点，才能通过训练达到患者的彻底放松。

药物疗法：包括口服和外用两大类。目前使用最多的当属抗抑郁剂。抗抑郁剂治疗早泄的作用是从治疗抑郁症的过程中发现的，其延迟射精的副作用反过来也证明了抗抑郁剂能够治疗早泄。目前使用的包括经典的三环类抗抑郁剂、四环类抗抑郁剂、单胺氧化酶抑制剂（MAOIs）、选择性五羟色胺回收阻断剂（SSRI）和其他抗抑郁剂。最近大量的 SSRI 进入市场，其有关引起性功能障碍的副作用也明显增多。Balon 在给 22 名男性和 38 名女性用各种不同的抗抑郁剂时，引起性功能障碍的发生率是 43.3%。Piazza 对使用 SSRI 的 14 名女性和 11 名男性用性功能量表进行评估，结果在性欲和性唤起方面的问题，对女性患者影响较小，而对男性性高潮的影响是一个明显的药物副作用。Rosen 等认为目前 SSRI 类的抗抑郁剂所引起的性功能障碍的比例最高可以达到 80%，而其中最主要的是射精延迟、性高潮延迟和性高潮缺失。为了验证抗抑郁剂能够延迟早泄患者射精时间的作用，是否同样适用于没有早泄的普通人，Waldinger 做了一项双盲、有安慰剂对照的研究，研究对象是 32 位患有原发性早泄的男性和没有早泄的男性，用双盲的方法将他们随机分配到每日服用帕罗西汀 20mg 组和安慰剂对照组，研究时间为 6 周。结果：早泄者服用帕罗西汀后射精潜伏期与基线水平比较平均增加 420%，而无早泄者平均增加 480%（$P = 0.81$）。在用帕罗西汀 6 周后，射精潜伏期在早泄组平均是 92 秒，而在正常组则为 602 秒（$P < 0.001$）。因此，帕罗西汀引起的射精潜伏期延长，应该是与射精潜伏期的基线水平没有关系的独立作用，也就是说帕罗西汀不但能够延长有早泄者的射精潜伏期，也能够延长没有早泄者的射精潜伏期。抗抑郁剂的作用机制，主要是阻断去甲肾上腺素和五羟色胺的回收、β 受体的下调节（三环类和四环类）、

五羟色胺神经递质的增加、神经系统内部单胺数量的调节以及其他目前尚不清楚的机制。抗抑郁剂通常称为"多情药"，因为它们往往影响一个以上的神经递质系统，对多种受体均具有亲和力。尽管许多抗抑郁剂药都有延迟射精的功能，但在临床上用于早泄者只有氯丙咪嗪和 SSRI 类的帕罗西汀、氟西汀和舍曲林，因为它们延迟射精作用突出且副作用相对较小。Girgis 等报告在对 50 个早泄患者进行的双盲对照研究中，每天用 20mg 氯丙咪嗪，除 11 人外，余下的完成了为期 6 周的研究。前 3 周服用氯丙咪嗪，后 3 周服用安慰剂。服用氯丙咪嗪比安慰剂有更为满意的性生活。大多数患者在得益于氯丙咪嗪之后，在转为安慰剂组时仍然保持着疗效。也有几个先在安慰剂组的患者在转到氯丙咪嗪组后早泄得到改善。Segraves 等对 20 个患者进行了有安慰剂对照的氯丙咪嗪治疗早泄的研究，他们将标准定为射精潜伏期<1 分钟或插入后抽动<8 次。在平均服用 25mg 氯丙咪嗪后射精潜伏期平均延长到 6.1 分钟，而服用安慰剂的对照组是 51 秒（$P<0.01$），而在服用 50mg 氯丙咪嗪时射精潜伏期增加到 8.4 分钟。评价性欲、勃起程度、射精时间、射精质量和整体的性交满意度，在氯丙咪嗪组都明显改善，而对照组则毫无变化。氯丙咪嗪组的药物副作用也较轻。国内外的研究表明，氯丙咪嗪对早泄的治疗作用是肯定的。

帕罗西汀对早泄的治疗作用也有人进行了研究。如 Waldinger 等进行了随机双盲研究，17 位早泄患者随机分配到帕罗西汀组（8 人）和安慰剂组（9 人），1 周后帕罗西汀用量从每天 20mg 增加到 40mg，其中有一名患者退出。疗前他们的射精潜伏期平均是 40 秒，只有一人是 90 秒。在帕罗西汀组治疗 3 周时射精潜伏期从 30 秒延长到 7.5 分钟，而在 6 周时延长到 10 分钟，他们的性伴侣报告是从 10 秒延长到 8.5 分钟和 10 分钟。在 3 周时，有一患者说他射精延迟到 30 分钟。减少药物到 20mg 后射精潜伏期降到 7 分钟。对照组的射精潜伏期基本保持不变。帕罗西汀组的患者报告有性欲增强。几乎所有患者在用药 1 周之内就报告有轻度的射精能力改善。Warceld Waldinger 博士还进行了一项双盲的、随机的、有安慰剂对照的帕罗西汀、舍曲林和氟伏草胺对射精影响的对照研究。60 名射精潜伏期等于或小于 1 分钟的早泄患者被随机分配到 5 个研究治疗组，氟西汀组每天服用氟西汀 20mg，舍曲林组每天服舍曲林 50mg，帕罗西汀组每天服用帕罗西汀 20mg，氟伏胺组每天服用该药 100mg，安慰剂组每天服用安慰剂，治疗时间为 6 周。在治疗前的 1 个月内和治疗期间的 6 周之内，研究人员要求他们在家中用秒表测量射精潜伏期。有 51 个患者按时完成了试验。在 6 周的治疗期内，安慰剂组的患者射精潜伏期几乎没有变化，持续在 20 秒左右。相关的变量分析表明在各组之间射精潜伏期的改变是不同的（$P<0.004$），在帕罗西汀、氟西汀和舍曲林组射精潜伏期逐渐增加到 110 秒，而氟伏草胺组只增加 40 秒。帕罗西汀、氟西汀和舍曲林组与安慰剂组存在显著性差异，但氟伏草胺组与安慰剂组之间无显著性差异（$P=0.38$）。与治疗前和基线水平相比，帕罗西汀表现出最强烈的延迟射精作用，之后依次是氟西汀和舍曲林。该研究结果对治疗早泄患者如何选择抗抑郁剂和在治疗抑郁症时如何避免或者减少对性功能的影响，具有重要参考价值。我国学者安黎明等采用曲唑酮治疗早泄并与氯丙咪嗪相比较。其选择的 41 例早泄患者中，24 例尚未插入阴道或刚入阴道抽动数次即射精，其余患者均插入不足 2 分钟即射精，并且所有患者均有不同程度的阴茎勃起硬度下降，半数以上伴有性欲抑制。方法：41 例随机分成曲唑酮组（25 例）和氯丙咪嗪组（15 例）。曲唑酮组在睡

前 30 分钟或性交前 30 分钟服用曲唑酮 100mg，每日 1 次，连续服用 4 周。氯丙咪嗪组口服氯丙咪嗪 25mg，每日 2 次，连用 4 周。治疗期间一切生活习惯如疗前。实验结束后由患者本人评价治疗结果。答卷包括阴道内性交时间、勃起功能状况和可能出现的副作用。以阴道内达到射精时间超过 2 分钟为有效。结果：曲唑酮组在阴道内达到射精的时间由疗前的 0.5±0.4 分钟延长到 6.3±4.9 分钟，氯丙咪嗪组亦由疗前 0.3±0.4 分钟延长到 3.9±2.6 分钟，与疗前相比均有显著性差异，两组治疗有效率比较，前者 80%、后者 93.3%，差异无显著性。值得注意的是曲唑酮组有 11 例患者诉阴茎勃起硬度增强、勃起次数增多，2 例出现持续阴茎勃起达 2 小时之久，均无阴茎勃起功能减退现象；而氯丙咪嗪组仅 2 例勃起功能增强，有 3 例勃起功能下降、硬度降低、勃起次数减少。曲唑酮的作用机制为：选择性抑制 5-羟色胺再摄取，同时能较好抑制去甲肾上腺素再摄取，对多巴胺、组胺受体无作用，抗胆碱作用轻微。临床疗效与氯丙咪嗪相当，但无氯丙咪嗪因影响多巴胺和组胺受体而出现的副作用，因此曲唑酮尤适应于早泄伴阴茎勃起硬度较差的患者。

总之，抗抑郁剂治疗早泄的作用已被国内外学者所认可，是比较有发展前途的治疗方法，在国外已广泛应用，它主要特点是疗效确切、起效时间短、不需要配偶的合作。尤其在我国对早泄的心理和行为治疗还不普及，人们对夫妻共同接受行为治疗还难以广泛接受，在此情况下，更提倡使用抗抑郁药。目前研究比较多的药物是氯丙咪嗪，故许多人认为应该将氯丙咪嗪作为抗抑郁剂治疗早泄的一线药物。帕罗西汀、氟西汀和舍曲林也可以考虑作为一线药物选用，因为它们的安全性更高、副作用更少。但需要指出的是，医生在使用抗抑郁剂之前应了解其作用特点和副作用，并与患者进行沟通，在治疗前应对早泄进行详细的病情评估，包括面谈、填写调查问卷、进行必要的心理或身体检查、确定诊断以及治疗后的定期随访。

尽管某些抗抑郁药物对早泄具有一定治疗作用，但均非其适应证，临床使用易引起医患纠纷。盐酸达泊西汀（必利劲）是经国家食品药品监督管理总局（CFDA）唯一批准具有早泄适应证的进口药物，于 2013 年 12 月 13 日在中国上市。目前，该药已在全球近 60 个国家得到批准，在 16 个国家正式上市。其药理作用为：5-羟色胺（5-HT）被认为是射精过程中的关键神经递质，下丘脑、脑干和脊椎中存在多种 5-HT 受体，中枢 5-HT 在男性性行为的神经控制中起到抑制作用，也就是说 5-HT 水平升高可延迟射精，而早泄男性的 5-HT 水平较低。达泊西汀通过抑制突触前神经对 5-HT 的再摄取，增加突触间隙 5-HT 水平，从而达到延迟射精的作用。达泊西汀的作用特点：快速起效、快速消除，能满足早泄患者按需治疗的需求。它达到峰值血浆浓度（Tmax）的时间是 1.2 小时，是其他抗抑郁药的 1/3 左右。服药后 24 小时，达泊西汀浓度小于峰值浓度的 5%，不存在药物蓄积，其他抗抑郁药的浓度仍保持在 40% 以上，存在严重的药物蓄积。

对达泊西汀进行 5 项 III 期临床试验并进行合并分析，该合并分析包含全球 6081 名 PE 患者，是目前全球最大规模的有关 PE 治疗有效性和安全性的研究数据。达泊西汀显著改善患者以及性伴侣自我报告的结果和阴道内射精潜伏时间。达泊西汀是首个且唯一为 PE 治疗而研发的药物，显著提高射精控制能力和性生活满意度，降低个人苦恼和人际交往障碍，提高 IELT 3 倍以上，其安全性和耐受性好。澳大利亚、中国、韩国、马来西亚、菲律宾、泰国、新加坡以及中国台湾和中国香港等地区的 52 个中心的 1067 名早泄患者参加了亚太区的随机、双盲、平行、安慰剂对照的达泊西汀的Ⅲ期临床试验。试验结果与全球的数据一致。

PAUSE 研究：是一项纳入 10 028 名受试者的、旨在研究达泊西汀在 PE 治疗中的安全性的、上市后、开放性、观察性研究。结果显示达泊西汀在 PE 治疗中安全性良好，治疗相关的不良事件发生率低。晕厥和其他心血管不良事件未见报道。

达泊西汀与其他 SSRI 类药物的区别主要有以下几点：①达泊西汀是专为早泄而研发且唯一有早泄适应证的进口药物，而其他 SSRI 类药物是利用药物的副作用来治疗早泄的，没有适应证。②达泊西汀有着全球最大规模的治疗早泄的循证医学数据支持，而其他 SSRI 类没有相关数据支撑。③达泊西汀快速起效、快速消除，且能按需服用，没有撤药综合征，而其他 SSRI 类药物起效慢，大约 2 周之后才渐渐起效，并且需要长期服用，有撤药综合征。④达泊西汀安全性好，不良反应发生率低，即使发生也比较轻微，且都是一过性的，耐受性好。而其他 SSRI 类药物副作用大，患者多不能耐受。该药主要用于 18~64 岁早泄患者。

郭贤坤等用特拉唑嗪治疗早泄 59 例，方法为：特拉唑嗪 2~4mg，每日 1 次，睡前服，30 天为 1 疗程，治疗 1~3 疗程。结果：痊愈（阴茎插入阴道持续 5 分钟以上，少数达 15~30 分钟，并可适当抽插，双方均满意）17 例，好转（插入 3 分钟以上，但有时射精仍较快）25 例，总有效率 71.2%。其机制为：特拉唑嗪是一种高效选择性长效 α 肾上腺素能受体阻滞剂。由于前列腺、射精管、后尿道平滑肌上含有丰富的 α 肾上腺素能受体，该药能阻断上述部位的 α 受体，使该部位的平滑肌松弛，射精反射延迟，从而治疗早泄。外用药物主要包括龟头外擦剂（如一些表面麻醉剂、中药制剂，详见中篇各论"早泄"）和阴茎海绵体药物注射。

中断排尿法又称耻骨肌训练法，具体方法是在排尿时，先排出一部分，停顿一下，再排、再憋住，分几次把尿排完。平时可有意识地将精索收缩以抬起睾丸，或将浴巾（或毛巾）覆盖在勃起阴茎上做抬起运动。在其他情况下，只有当性高潮时才有机会锻炼耻骨肌。经过几周骨盆底肌肉的锻炼后，常可有意识地阻止射精，而且当即将射精时，压迫耻骨肌，可以使性交时间随意延长，而且可多次出现性欲高潮。行为疗法又称耐受性训练。主要包括阴囊牵拉法、动-静训练法和挤捏技术（详见中篇各论"早泄"）。

6. 淋病　是指淋病奈瑟菌感染所致的性传播疾病，男性主要是指急性化脓性淋菌性尿道炎。我国自 1977 年 4 月首次报告性病复燃以来，近几年发病率有逐渐升高之势。据有关资料统计，健康人群（如广西应征青年）淋病奈瑟菌检出率为 7.75%，高危人群（如有不洁性生活史等）检出率达 48.48%，对人们的身体健康造成了极大威胁。对于急性淋病的治疗，传统方法是首选青霉素肌内注射或静脉用药。近年来由于抗生素的滥用或治疗的不规范，诱导生成含 β 内酰胺酶（又称青霉素酶或头孢菌素酶）的菌株，使此类抗生素疗效降低，甚至无效。有关研究还表明，淋病奈瑟菌除产生 β 内酰胺酶外，尚可通过膜蛋白机制及膜通透性改变产生耐药性。1978 年国外报告磺胺甲噁唑+甲氧苄啶（SMZ+TMP）疗效降到 69%，氨苄青霉素有效率为 100%，故有人提出氨苄青霉素为治疗淋病首选药物。我国 20 世纪 80 年代中期青霉素用量为 160 万~240 万单位，其治愈率为 90.4%，而到 90 年代初，青霉素用量达 960 万单位，而治愈率降至 65%。部分地区对青霉素耐药已达 78.6%。可见如何正确选用抗生素治疗淋病，已成为一个重要问题。1997年王坤等重点综合和比较当时国内治疗淋病的各种抗生素，最后指出：头孢噻肟、头孢曲松、阿奇霉素、氧氟沙星、环丙沙星和大观霉素不仅抗菌力强，耐药菌株少，且不良反应也少，是较为理想的药物，并认为采用两种或两种以上药物联用，可以提高疗效，缩短疗程，减少或杜绝复发，其中以大观霉素和氟喹诺酮类药的合用最为适宜。黄金国报告，他们采用头孢曲松加喹诺酮类药物联合治疗淋病和单用阿奇霉素治疗者，治愈率为96%和95%（无统计学差异）。张建国等报道淋菌性尿道炎常合并其他病原体感染，其中主要为支原体、衣原体或滴虫感染，而青霉素、头孢类抗生素对衣原体、支原体无效。国外有学者报道，阿奇霉素治疗衣原体感染有效率为100%，支原体有效率为83.3%。所以对确诊为淋病的患者，在治疗时应考虑合并其他病原体感染的可能性，应针对淋病奈瑟菌和衣原体、支原体，选用两种或两种以上抗生素联合治疗，以全面、彻底杀灭各种病原微生物，以根治淋病。总之，对淋病尤其是急性淋病的诊断，根据病史和临床表现以及相应的实验室检查（如尿道分泌物涂片、培养等），一般来说比较容易，但要同时注意对其他病原微生物感染的检查，如衣原体、支原体、滴虫、真菌等，以便制定相应的治疗措施。在治疗淋病抗生素的选择上，同一抗生素在不同地区、不同时间，其耐药性就有差别。如大观霉素，2000年李国明等报告在湛江地区耐药率为11.11%；1991年，秦亚恬报告在重庆地区耐药率为7.9%；1995年，叶顺章报告南京地区耐药率为5.5%。头孢曲松是近几年治疗淋病的一线药物。叶顺章报道，目前我国流行的淋病奈瑟菌株绝大多数对头孢三嗪敏感。但叶惠芬报道，广州地区淋病奈瑟菌对头孢三嗪的耐药率为14%。李国明等则报告湛江地区对其耐药率为16.48%。所以我们归纳、综合分析了近几年来治疗淋病的相关报道，目前认为下列药物对淋病奈瑟菌较为敏感且临床较为常用：头孢曲松、头孢噻肟、大观霉素、氟喹诺酮类药物、阿奇霉素等，可根据患者的具体情况灵活选用。对淋病的治疗一定要坚持"选药要敏感、用量要充足、疗程要够长、治疗要规范"的原则，以求彻底治愈。

7. **非淋菌性尿道炎（NGU）**　是除淋病奈瑟菌外，其他多种病原体感染引起的尿道炎，其中最常见的病原体是沙眼衣原体（CT）、解脲支原体（UU），其他尚有人型支原体（MH）、阴道毛滴虫、单纯疱疹病毒（HSV2）等。性生活是其主要传播途径，是临床较常见的性病之一。其诊断主要依据临床表现和实验室检查。这类患者多有尿道刺痒、烧灼或尿道疼痛，长时间不排尿，尿道口常有少量分泌物溢出。目前实验室检查方法较多，如培养法、聚合酶链反应（PCR）以及抗原法等。尽管CT细胞培养法和UU液体及固体培养法是世界卫生组织推荐诊断NGU的首选方法，但实验条件要求高、时间长，不易推广应用。过去医生多采用排除淋菌感染、分泌物中多形核白细胞（DMN）在油镜下平均每视野大于5个作为辅助诊断标准。随着现代诊断技术的发展，目前多用PCR技术检测，该法具有敏感性强、特异性好等优点。也有学者指出，由于现在的检测多取尿道分泌物，对一些上部感染如附睾等部的检测意义不大，故可查血清抗体，如周劲松等采用间接免疫荧光技术（IFA）检测三组（实验组、阳性对照组、正常对照组）血清标本中CTIgM、IgG抗体水平，结果：实验组和阳性对照组血清IgG、IgM抗体效价与正常对照组比较差异显著（$P<0.05$），提示：检测血清中CTIgM、IgG抗体为泌尿生殖道感染辅助诊断有价值的血清学指标，与其

他检测方法联合应用，则临床价值更高。除 CT、UU 等主要感染之外，也要重视其他病原微生物的感染，尤其对一些久治不愈的患者。如吴移谋等对 1046 例 NGU 患者的前列腺液（EPS）进行检测，结果：CT 阳性为 126 例（12.04%）、UU 为 149 例（12.24%）、念珠菌感染 112 例（10.70%）、滴虫感染为 34 例（3.25%）、HSV2 为 32 例（3.05%）、MH 为 21 例（2.0%）。126 例 CT 阳性患者，混合感染者为 78 例（61.90%），其中 CT+UU28 例（22.22%）、CT+UU+MH4 例（3.17%）、CT+念珠菌+滴虫 12 例（9.52%）。这就提示我们在有条件的情况下应多做一些病原体检查，以明确病因，便于治疗。

对衣原体、支原体感染所引起的 NGU，治疗一般首选大环内酯类抗生素，如红霉素、阿奇霉素、罗红霉素、克拉霉素等，四环素类抗生素如多西环素、米诺环素、四环素等，以及氟喹诺酮类抗生素如泰利必妥、天方罗欣、氧氟沙星等。曹志明等采用克拉霉素、阿奇霉素、左旋氧氟沙星治疗 159 例 NGU，并进行疗效比较。方法：克拉霉素组，每次 500mg，每天 2 次口服；阿奇霉素组：第 1 天顿服 1g，第 2、3 天各服 250mg，均空腹口服；左旋氧氟沙星组：200mg，每天 2 次。均 7 天为 1 疗程。结果：三组治愈（症状及体征消失、病原体阴性）率分别为 89.3%、80.95%、80.39%，无显著性差异（$P>0.05$）。叶笑好应用克拉霉素治疗 NGU143 例，痊愈 103 例，痊愈率为 88.7%，与上述报道相近。近年来 NGU 发病率明显增高，加上诊断治疗不规范，支原体或衣原体的耐药性不断增加，为临床治疗带来了一定困难。罗迪青等以解脲支原体对 12 种药物体外敏感性研究表明：敏感药物大环内酯类以罗红霉素及红霉素较强，尤以前者最佳；其次为喹诺酮类如氧氟沙星、左氧氟沙星，后者作用较好；四环素类中以多西环素相对较强，依次为米诺环素、四环素；而其他氨基糖苷类的大观霉素及奈替米星均不理想，尤其是后者。余敏君等对 8 种抗菌药物（四环素、多西环素、氧氟沙星、红霉素、螺旋霉素、交沙霉素、米诺环素、阿奇霉素）体外抗解脲支原体与人型支原体的活性研究表明：除交沙霉素外，UU 和 MH 对其余 7 种抗菌药物均有不同程度的抗药性。

综上所述，对 NGU 的诊断要立足于临床症状和体征，结合实验室检查。PCR 技术尽管灵敏性强、特异性高，但易受诸多因素影响，所以对其结果要客观、公正予以评价，如条件许可，尽可能结合其他检测方法如涂片、培养等，以免做出错误诊断，给患者带来不必要的经济损失和沉重的思想负担。在治疗上，由于耐药菌株增多，如何制订合理有效的治疗方案和药物选择，就显得极其重要。我们主张，对有条件者应根据药敏试验结果进行选择，要两种或两种以上药物联合应用，如 Rumpianesi 等临床治疗发现用四环素治疗难转阴并有相关症状的支原体感染者，可采用其他抗菌药物联合应用，以清除 UU 和 MH。对久治不愈的患者，要考虑到其他病原体感染的可能如滴虫、白色念珠菌等，从而采取相应措施。另外，也要注意性伴侣的防治，避免相互传染，缠绵难愈。

8. 尖锐湿疣（CA）　是感染人乳头瘤病毒（HPV）引起的良性疣赘物，性接触是其主要传播途径，易侵及表皮，常发生在较潮湿的皮肤或黏膜，如男性的阴茎、尿道口、外阴部、肛门周围等，女性的阴道、宫颈、肛周，少数者可发生在口腔。本病的发生率目前在我国已跃居性病第二位。

（1）临床诊断：一般而言，根据尖锐湿疣的典型表现如菜花样、乳头状，结合病史，诊断并不难，但对那些症状不典型，或者说处于亚临床状态者诊断较为棘手，此时主要依靠实验室检测。近年来随着分子生物技术的不断发展，检测 CA 尤其是 CA 组织中 HPV 的方法也不断改进，对 CA 的认识也从最初的形态描述逐步深入到分子水平。兹将目前的各种检测技术介绍如下。

组织病理检查是临床医师对可疑患者检查的首选方法。其组织学改变可参考 Wilbur 标准，分确定诊断、可疑及非 HPV 感染 3 种，其中确定 CA 病理诊断者，表现为表皮轻度角化过度，往往伴有角化不育，棘层肥厚，表皮突增粗延长，呈乳头瘤样增生，表皮浅层或浅、中层常见具有特征的空泡化细胞，即凹空细胞。典型的凹空细胞体积较大，圆或近圆形，胞核肥大深染，形态不规则，其周围可见明显的空泡化区。由于仅凭凹空细胞仍难分清 CA 和假性湿疣，张新华等根据 HPV 原位杂交结果与浅层上皮细胞核周围胞质空化、细胞核肥大且不规则、多核等形态指标进行比较，对诊断性凹空细胞提出了具体的形态指标，即具有明确的核周胞质空泡化、加上中度以上核不规则和核肥大，基本上可判断为真性 CA，而假性湿疣则无诊断性凹空细胞。若组织学未见凹空细胞，也不能排除 CA，应考虑采用更先进的检测方法。

HPV-DNA 分子杂交检查原位分子杂交（ISH）是目前检测 HPV 感染的一种敏感性和特异性都很高的技术，常用于生殖道病变中 HPV-DNA 的测定。分子病毒学把 HPV 分为 70 多个亚型，特殊型的 HPV 与特定组织有明显的姻亲关系。ISH 测定表明，HPV6、HPV11 与 CA、喉头乳头瘤等良性病变有关，HPV16 与宫颈癌有关，HPV18 与宫颈腺癌有关。在 ISH 检测中，依据标志物不同，探针可分为核素类和非核素类，后者性能稳定、可长期保存、无害、操作简便快速、宜于快速诊断。对可疑尖锐湿疣，在病理检查不能确诊时可应用此技术。此法虽然优点较多，但价格昂贵，现阶段予以普及尚有困难。

PCR 的临床应用为 HPV 感染提供了一种快速、特异、敏感的检查手段，其最大特点是能检测出拷贝数极少的 HPV，非常敏感。在缺乏典型凹空细胞的病变中，PCR 的检出率大大高于 ISH，因为这些病例中病毒的拷贝数显著低于 ISH 诊断阈值，而应用 PCR 方法，可使 HPV 大大扩增，从而提高检出率。现在利用 PCR 扩增仪，可实现全自动操作，从定性发展到定量扩增，提高了检测速度，使结果的获得更快捷。有人用 PCR 技术对 HPV16、HPV18 序列中的 F 片进行扩增，发现缓冲液中 Mg^{2+} 浓度是影响片段特异性扩增的重要因素，高浓度 Mg^{2+} 导致扩增特异性降低。一般的 PCR 技术需从组织中提取核酸，故无法把 PCR 结果和组织学改变联系起来。现在的直接原位 PCR 通过生物素标记的寡核苷酸在扩增时直接掺入结合，再用免疫组化测定，能在石蜡切片上将病毒检测结果与组织学变化直接相比，有助于可疑病变 HPV 感染的分析。PCR 的临床应用对 HPV 的流行病学及 CA 的正确诊断具有重要价值。

PCR 扩增后的 ISH 方法是最新细胞学技术，把灵敏的 PCR 技术与特异的 ISH 相结合，即使细胞中 HPV 拷贝数很少，也能获得 HPV 分型结果及病毒 DNA 在细胞内的定位关系，而且可以评价病变的形态改变。PCR-ISH 是至今为止最先进的 HPV 检测方法，但仍处于研究阶段，在临床推广应用仍需一定时日。

其他尚有透射电镜检查及抗 HPV 衣壳抗原的免疫组化检查，由于其对 HPV 的检测敏感性和特异性低，限制了临床应用。综上所述，从临床实用、经济、方便等诸方面分析，病理检查仍是临床确诊 CA 的首选检测方法。对一些可疑患者方可考虑 HPV-DNA 以及 PCR 检查。

（2）性激素与 CA 关系研究：临床上经常发现妊娠妇女感染 HPV 后，病情发展较快、疣体大、数量多，而生产后疣体则明显消退。有人研究发现孕妇 HPV-DNA 阳性检出率比非孕妇女高 2.2 倍，服避孕药者比未用者高 2.5 倍。妇女随着月经周期的变化，HPV 感染也呈轻微波动。为了进一步探讨人乳头瘤病毒感染和性激素的关系，李文维等对 47 例女性 CA 患者病变组织中 HPV-DNA、雌激素受体（ER）以及血中 E_2、P 和 T 进行了检测。结果提示：妊娠期 HPV-DNA 含量、ER 表达量均高于对照组和其余各组（$P<0.001$），健康组中无 ER 表达；HPV-DNA 含量与 ER 表达量之间呈正相关（$P<0.001$），与血清 E_2、P 也呈正相关（$P<0.001$），与 T 无明显相关性（$P>0.05$）。这表明性激素尤其是雌激素、孕激素在 HPV 感染中可能有协同作用。

（3）临床治疗：尖锐湿疣的治疗方法较多，如激光、微波、冷冻、剪除、手术等，然而复发率较高，据有关资料统计，一般在 50% 以上。国内外许多学者认为，其反复发作与患者的细胞免疫功能异常有关。故许多临床工作者在局部治疗的同时，常配合应用一些提高机体免疫功能、改善细胞免疫状态的药物，以根治尖锐湿疣。郭梅对几种治疗尖锐湿疣方法的疗效进行比较，即 CO_2 激光或高频电刀治疗后，同时加用胸腺肽或干扰素肌内注射 10 天，此两种疗法痊愈率比较无差异显著性，但均高于单用激光或电刀疗法，且差异显著。故作者指出：为降低尖锐湿疣的复发率，应在激光、电刀治疗的同时，加用免疫制剂，且电刀处理范围要超过可见病灶 0.5cm，以清除亚临床感染。毛全宗等采用 3%~5% 乙酸外敷生殖器以发现亚临床感染灶，并同时给予激光或 CO_2 激光治疗，治疗 13 例获得了良好效果。钱起丰研究证实，CA 患者血清白介素-2（IL-2）水平比对照组显著降低，认为 CA 患者细胞免疫缺陷主要是 IL-2 产生减少所致。许冰等也研究发现 CA 患者血清 IL-2 水平显著降低，病程长者更显著，提示患者存在细胞免疫功能缺陷。基于此，李其林进行了白介素-2 预防尖锐湿疣复发的研究。方法：应用 IL-2 治疗电灼术后的 CA 患者 36 例，与 36 例采用聚肌胞治疗者相比较，随访 6 个月。结果：治疗组的复发率为 13.9%，而对照组的复发率为 38.9%，两者比较有显著性差异（$P<0.05$）。故认为 IL-2 是防治 CA 的一种有效细胞因子，值得推广应用。总之，综合各种有关报道，根据我们的临床体会，认为彻底治疗尖锐湿疣亚临床感染灶、提高机体细胞免疫功能应是降低复发的关键，因此在治疗时范围要大、根底要深，之后根据患者的经济状况、湿疣多少等配合应用一些免疫制剂，如胸腺肽、聚肌胞、干扰素、白介素-2 等。

9. 梅毒

（1）流行病学：梅毒是人体感染梅毒螺旋体所致的一种性传播疾病，该病自 16 世纪传入我国，在我国流行近 400 年。1960 年前后，我国基本消除了梅毒和其他性病，但于 20 世纪 70 年代末，由于国际交往频繁、经济和旅游业的发展，已绝迹近 20 年的梅毒又得以出现，尤其是近年来发病率不断攀升，根据全国梅毒流行病学调查协作组对 38 个城市 1990~1994 年梅毒的发病率的调查，1992 年梅毒总发病率为 0.66/10 万、1993 年为

0.81/10 万、1994 年为 1.72/10 万。如何加强对梅毒的防治已成为一个重要问题。

梅毒传染源主要有三方面。①梅毒患者：是主要传染源，各期梅毒均有传染性，尤其是早期患者，一期梅毒的硬下疳中及二期梅毒的各种皮肤、黏膜疹中均有螺旋体存在，均具有较强的传染性。②隐性梅毒患者：部分患者感染病原体后，无皮肤黏膜及内脏病变，而血清试验阳性。这类患者传染更具隐蔽性。有人对与早期隐性梅毒有性接触及生活接触的 165 人进行调查，结果发现，109 人进行过预防治疗，22 人（13.3%）发现梅毒，和与活动性表现患者接触者发病率相同，表明早期隐性梅毒也具有较强的传染性。③患者的血液：在二期梅毒患者的血液中，含有大量螺旋体，若把此血液输给受血者，可直接引起二期梅毒发生，尤其是未经冷藏的血液直接输给患者，其发生率更高。研究表明，被梅毒螺旋体感染的血液经 4℃冷藏 96 小时仍有传染性，之后传染时限到 120 小时。因此，对献血者及新鲜血液（冷藏少于 5 天者）必做梅毒血清学检查。

性接触是梅毒传播的主要途径。近年研究表明，同性恋者传染梅毒的比例上升，占 50%~69.2%，其次为接触传染，它又包括直接接触及间接接触。前者是指直接接触患者病变部位或分泌物而引起的感染，后者是指接触患者污染的衣物而引起的感染。第三为垂直传播，即母婴传播。最常见方式是经胎盘传播，母体患二期梅毒时梅毒螺旋体可经胎盘传染给胎儿，引起流产或死胎。第四为输血传播，各期梅毒均有传染性，尤其是二期梅毒。本病以传染期长、人群普遍易感为其流行特点。另外，某些遗传因素与梅毒的发病及进展有一定关系。如有人分析梅毒与 ABO 及 Rh 血型系统的关系时发现，梅毒患者（尤其是二期复发梅毒）的发生率以 A 型及 O 型最高，Rh 阴性者比 Rh 阳性者约高 4.5 倍。梅毒最多见于 A 型 Rh 阴性者（40.5%）和 O 型 Rh 阴性者（35.1%），而 B 型和 AB 型较少（为 10.8% 和 13.5%）。结果提示：梅毒的易感性与某些遗传因素有关。

（2）免疫：人体的非特异性免疫对螺旋体的预防作用很小。螺旋体侵入人体后，吞噬细胞不能像清除其他抗原性异物（如一般细菌等）那样，将其吞噬、排除。人们通过病变分泌物涂片或活检切片观察，螺旋体均存在于细胞外及细胞间隙，吞噬细胞不能将其充分吞噬，分析其原因可能与螺旋体的运动活泼及体形较长不易被吞噬有关，故人类对螺旋体无先天免疫力。机体对螺旋体的特异性免疫力是在螺旋体感染后逐渐建立的。一般在下疳出现后 2~3 周开始产生，至二期梅毒时免疫力达高峰，血清学反应呈阳性，但产生的抗体对机体无足够的保护作用，病变仍可继续发展，病程可迁延数年或更长，且不能预防再感染，表明梅毒的特异性免疫并不可靠。梅毒免疫反应主要有体液免疫和细胞免疫两种，特异性抗体早期以 IgM 为主，晚期主要为 IgG。它们在梅毒晚期以后逐渐减少但不能消失，可终生存在。细胞免疫在螺旋体免疫反应中起重要作用，但在早期梅毒患者中缺乏对螺旋体的迟发型超敏反应，到二期梅毒的后期才开始出现，主要存在于晚期及潜伏梅毒的患者，提示细胞免疫缺陷与梅毒的发生有关，以及细胞免疫在螺旋体免疫中有重要作用。

（3）病理改变：梅毒的病理变化主要表现为血管及其周围的细胞浸润和炎症病变。血管内皮细胞肿胀、增生，管腔堵塞供血不足，导致局部组织细胞坏死与血管周围的淋巴细胞、浆细胞浸润。一期梅毒的病理改变主要表现在两个方面，即硬下疳和淋巴结肿大。硬下疳的主要病理变化是真皮层血管及淋巴管周围的细胞浸润，以淋巴细胞和浆细胞为主，血管内皮细胞增生、肿胀，管腔堵塞，供血障碍，表层细胞缺乏营养坏死，形成糜烂溃疡，即下疳。淋巴结肿大是螺旋体入侵，致使淋巴结内细胞增殖、聚集而肿大。活检可见大量淋巴细胞、浆细胞及炎症细胞浸润，并可见大量螺旋体。二期梅毒主要表现为皮疹及受累内脏的病理变化。皮疹形态各异，病理表现也有差别。①斑疹：早期是非特异性炎症反应，主要为真皮浅层的炎症细胞浸润。典型的皮疹为整个真皮层的血管周围以浆细胞为主的浸润性病变，并无血管内膜的水肿。②丘疹：早期表现为真皮棘层增厚及真皮层的炎症细胞和浆细胞的血管周围浸润，晚期可有真皮血管内膜肿胀。典型特征为浆细胞在血管周围的袖口状浸润，细胞排列密集。③扁平湿疣：其病理改变和丘疹型梅毒疹相似。其主要特征为表皮疣状增生，角化不全，大量中性粒细胞侵入表皮形成微肿胀；真皮深层血管周围浆细胞浸润呈袖口状排列。真皮内可见大量梅毒螺旋体。④银屑病样梅毒疹：主要表现为表皮角化不全及细胞内、细胞间水肿，并有大量中性粒细胞浸润；其真皮血管周围浆细胞浸润，部分呈袖口状，血管内皮细胞肿胀，表皮和真皮交界处的细胞浸润主要为中性粒细胞、淋巴细胞、浆细胞。⑤二期梅毒除侵犯皮肤外，还可侵犯其他组织器官引起病理改变，如关节病变、神经系统病变等。

（4）发病机制：梅毒螺旋体经破损皮肤或黏膜进入人体，通过组织细胞间隙，利用淋巴回流的作用和（或）螺旋体运动，很快到达淋巴系统及血液循环。动物实验表明，螺旋体入侵机体24小时内，甚至在5~30分钟即可达到附近淋巴结，48小时内到达脾、骨骼及睾丸等脏器。由于此时螺旋体数量较少，人体免疫系统尚未对其发生反应，故此时期无任何症状，常称为潜伏期。当螺旋体侵入人体2~4周，在其侵入部位产生炎症反应，局部出现硬结。因小血管及其周围炎症细胞浸润，血管内皮细胞水肿，管腔狭窄，组织细胞供血障碍、变性、坏死，形成溃疡，称为下疳。由于溃疡底部及周围也有炎症细胞浸润和水肿，比一般炎症硬度大，为便于鉴别，称为硬下疳。硬下疳不治疗，也可自然消退。病变基底部肉芽组织增生，充填溃疡灶，最终形成瘢痕，这是诊断一期梅毒的重要依据。侵入人体的螺旋体，经淋巴回流到达附近淋巴结，因免疫反应增强，淋巴结产生一系列病理变化，一般自下疳发生后1周开始肿大。淋巴结肿大以腹股沟淋巴结多见，临床上称为横痃。在硬下疳消退后10~15天，肿大的淋巴结也自行消退。一期梅毒愈合后，病情暂时进入潜伏状态（即第二潜伏期），螺旋体在体内仍可继续增殖，经1~3周或更长潜伏期（也可无此潜伏期），螺旋体大量增殖后扩散全身，导致播散性皮肤、黏膜病变，表现为各种形态的皮疹及黏膜疹，此为二期梅毒。由于免疫反应增强，血清学反应达高峰，其阳性率达95%~100%。二期梅毒是病变活跃期及免疫反应的高峰期。由于机体免疫力增强，二期梅毒所致的各种损伤，仍可自然愈合，使梅毒暂时处于潜伏静止状态。未被彻底清除的螺旋体可引起皮肤和黏膜疹的再发，称为二期复发梅毒。以上过程统称为早期梅毒。一般在二期梅毒愈合后，经半年到1年的无症状期（即第三潜伏期），少数患者再次出现皮肤、黏膜损害。部分患者因螺旋体侵入重要脏器如心血管、大脑等，而发生心血管及神经梅毒等，造成重要器官的损害，甚至危及生命，此期即三期梅毒，也称晚期梅毒，其发生时间一般在感染2年以后，多为3~4年，也有5~40年或更长者，若此期病变仅损害皮肤、黏膜，未侵犯重要器官，称为"晚期良性梅毒"。若病期超过2年，无晚期梅毒症状出现，而血清学反应为阳性，则属于晚期潜伏梅毒。

（5）临床诊断：梅毒的诊断要务必认真，非常慎重。一般要根据病史、临床表现和实验室检查等综合分析。其中病史包括性乱史（尤其婚外性行为的时间及活动方式）、现病史、是否同性恋、性伴症状和体征等。临床症状比较复杂，一定要进行详细的体格检查，包括主要脏器系统的检查。实验室检查是诊断梅毒的重要依据。目前临床最常用的是血清学试验和梅毒螺旋体暗视野镜检（D-F）。包括非特异性血清学试验，如不加热血清反应素试验（USR）、快速血浆反应素试验（RPR）以及特异性血清学反应（又称确证试验），如梅毒螺旋体血细胞凝集试验（TPHA）、梅毒螺旋体被动乳胶凝集试验（TPPA）、梅毒螺旋体抗体吸收试验（FTA-ABS）、梅毒酶联免疫吸附试验（TP-ELISA）等。但需要指出的是，这些血清学试验方法，尽管对梅毒的诊断具有较强的特异性，但并非与临床完全相符合。另外，每种试验方法对梅毒的检测阳性率也并非相同。据报道，有人以 TP-ELISA 检测各期梅毒患者血清 204 份，包括一期梅毒血清 11 份，结果均阳性；三期梅毒血清反应阳性率降低，为 60%~70%。程文海等采用 D-F、RPR、TPHA、TPPA4 种检测方法对 86 例一期梅毒（均有生殖器溃疡或糜烂）进行检查，结果：D-F 阳性率为 13.9%、RPR 为 18.6%、TPHA 为 23.3%、TPPA 为 55.8%，前 3 种方法检测结果和 TPPA 相比有显著性差异（$P<0.05$）。提示：D-F、RPR、TPHA 用于检查一期梅毒时敏感性较低，易漏诊。指出对于高危人群的生殖器部溃疡，最好能查 TPPA。马金翠等对 FTA-ABS、TPHA、TPPA 三种方法测定梅毒的效果进行了研究，结果：上述三种特异性试验对二期梅毒潜伏期梅毒的检测敏感性是一致的，但 TPPA、TPHA 对一期梅毒中的 4 例呈阴性反应，且均为硬下疳患者；而 FTA-ABS 仅对这 4 例中的 1 例呈阴性反应，表明该检测方法较其他两种敏感性较强。最后作者根据自己多年经验指出，FTA-ABS 是目前特异性试验中最优的，尽管 FTA-ABS 检测有一期梅毒患者为阴性反应，但敏感性要比 TPPA、TPHA 强。只要试验因素合乎要求，可疑情况就不会出现，而 TPPA、TPHA 出现可疑现象时尚需经 FTA-ABS 来验证，故在梅毒的诊断中 FTA-ABS 应为特异性诊断的首选方法。龚匡隆等对 256 例梅毒患者临床及实验室诊断情况分析后，认为把筛选试验（RPR）、确证试验（TPHA）和 D-F 检查法联合用于一期梅毒的诊断，可获得较为满意结果。因为一期患者虽然可获得病原体，D-F 检查可直接确诊，但易受用药、取材、检验人员技术等影响；若仅用该检查可造成误诊、漏诊。近年，国内已报告在梅毒患者中发现人类免疫缺陷病毒（HIV）感染者和先天梅毒。故我们今后要重视和加强对早期梅毒、先天梅毒、神经梅毒及获得性免疫缺陷综合征相互之间关系的研究，以便能更好地诊疗和控制梅毒的蔓延。

（6）临床治疗：对于梅毒的治疗，我国卫生部防疫司推荐了详细的治疗方案，所用药物以青霉素为主，过敏者可选红霉素、四环素等。1954 年 Tuner 及 Schaeffer 在动物实验中将青霉素与数种抗生素对比研究，提出抗生素抗梅毒螺旋体的作用由大至小的顺序为青霉素、红霉素、土霉素、金霉素、氯霉素、链霉素。1955 年 Kolmer 用 9 种抗生素对比治疗家兔实验性梅毒，认为四环素比红霉素好。青霉素尽管仍为治疗梅毒之首选，但其过敏反应使其临床运用受到一定限制。近年来，随着各种抗生素的研制成功，人们也在不断探索治疗梅毒疗效好、不良反应小的新药物。林立航等用米诺环素治疗梅毒 66 例（其中一期 25 例、二期

37例、二期潜伏期4例），并与青霉素对照组46例比较。方法为：治疗组单用米诺环素，每次口服100mg，每日2次，20天为1疗程。对照组单用普鲁卡因青霉素，每次80万单位，肌内注射，每日1次，10天为1疗程。结果：治疗组有84.8%梅毒患者在1年内获血清学治愈，与青霉素对照组差异不显著（$P>0.05$），但在临床治愈方面则显著优于青霉素（$P>0.05$）。提示米诺环素抗螺旋体作用与青霉素相似，同时具有半衰期长达16小时、口服简便、副作用小等优点。王苏平等用头孢曲松钠治疗早期梅毒56例。方法：每日1次1g，肌内注射，15天为1疗程。结果：所有二期梅毒患者用药后均出现吉海反应，一期梅毒（40例）有17例有此反应。硬下疳2~7天愈合，二期梅毒疹平均8天内消退，无其他不良反应。血清学追踪：1月后复查，所有患者RPR均下降了1~2个效价，3个月后有6例阴转，阴转率为10.7%，6个月后有52例阴转，阴转率为92.8%，1年后全部阴转。最后作者指出：头孢曲松钠治疗早期梅毒起效快、疗效确切，为青霉素过敏患者提供了一种有效治疗方法。洪宝营等对采用青霉素、头孢曲松、米诺环素、红霉素治疗梅毒的疗效进行了观察，共治疗258例，其中一期梅毒180例、二期60例、早期潜伏梅毒18例。方法：258例随机分为4组，即A组（116例），用普鲁卡因青霉素每日80万单位，肌内注射10~15天；B组（56例）用头孢曲松每日0.25g，肌内注射10天；C组（45例）用米诺环素100mg，每日2次，口服20天；D组（41例）红霉素0.5g，每日4次，口服20天。在疗程结束后3个月、6个月、9个月及12个月进行随访，并复查RPR。以随访复查RPR阴转情况评价4种药物抗梅毒螺旋体效果。结果：普鲁卡因青霉素疗效最好，仍为治疗梅毒之首选，其次为米诺环素、头孢曲松，而红霉素疗效最差。总之，从各种临床研究报道来看，目前治疗梅毒，青霉素仍为首选，对青霉素过敏或不愿接受青霉素治疗者，可考虑选用米诺环素（或四环素）、头孢曲松等。对梅毒治疗后期效果评价，要从临床症状、体征改善以及实验室检查结果结合判断。一般而言，早期梅毒经有效治疗后，绝大多数病变器官的症状消失，功能恢复，无后遗症。有些部位形成瘢痕，可影响其功能。晚期梅毒治疗后，部分症状改善或消失，部分遗留组织缺损或器官功能障碍，如骨关节运动障碍、眼部后遗症等。实验室检查结果是判定梅毒临床疗效的重要指标。梅毒治疗后血清学变化可有以下情况：①血清反应阴转：早期梅毒接受有效治疗后，血清反应素阴转率较高，下降速度较快，一般治疗1个月后，效价明显下降，约8~16周阴转。特异性血清反应效价也明显下降，但不阴转，所以特别要注意对临床痊愈率的判断，不能以特异性血清反应阴转为准。②血清反应未阴转：晚期梅毒经正规治疗后，仍有部分患者血清反应素不阴转。一般将早期梅毒接受规范治疗6个月、晚期梅毒12个月，血清反应不阴转者，称为血清抵抗或血清固定。也有学者把早期梅毒治疗后1年、晚期梅毒治疗后2年，仍为阳性者谓之血清抵抗。产生这种情况的原因，可能与患者体内残留的螺旋体或潜伏病灶及患者免疫力持久性、螺旋体的抗药性等有关。血清固定者，梅毒复发率较高。据有关资料统计，早期梅毒血清固定者，约有35%复发或发生内脏病变，故血清固定者应再做驱梅毒治疗。

（三）中医或中西医结合男科研究

1. 理论研究　任何一个学科发展的深度和广度，在某种意义上讲，取决于其理论水平的高低，毫无例外，中医男科的发展也是如此。近几年中医或中西医结合男科，在其理论研究上取得了许多成果，获得了迅猛发展，兹就以下几方面进行介绍。

（1）加强文献研究，结合现代医学成就，出版多部中医或中西医结合男科专著：古代虽无系统的男科著作，但有关男科学内容都散见于浩如烟海的医学古籍及其他有关门类的古籍之中。对其系统的整理、挖掘和研究，无疑对男科学的发展起到极大的促进作用。为此，近年来许多研究者阐述了《黄帝内经》《伤寒杂病论》《诸病源候论》《广嗣纪要》《景岳全书》《傅青主男科》《辨证录》《血证论》《医学正印种子篇》《养生四要》等著作中对中医男科学的认识和贡献，系统总结了张仲景、金元四大家等古代医家对男科病的论治体会和经验，对古代性医学、房事养生、避孕中药以及男科用药等问题进行了挖掘和探讨。有的学者尚结合现代医学对男科研究的新成果，进行了比较全面、系统和深入的中西医结合男科研究。出版了多种男科专著，如王琦、曹开镛教授的《中医男科学》、王琦、秦国政的《王琦男科学》、李曰庆的《实用中西医结合泌尿男科学》、徐福松的《男科纲目》、秦国政的《男科病特色专科实用手册》、冷方南的《中医男科临床治疗学》等，这为男科的进一步发展，奠定了坚实的理论基础。

（2）中西汇通，释解男性生理：中医学认为肾主生殖，现代研究发现：肾和下丘脑-垂体-性腺轴关系密切，补肾壮阳类中药可改善内分泌、提高性激素水平；男子的生殖功能与冲任督三脉密切相关，提出冲任督三脉在男子起源于外肾（睾丸、精囊和前列腺）。有些学者尚对男性衰老的生理特点、男子冲任督三脉的起源、男子精室和血室、睾丸双重功能等进行了阐述。如有人认为男性衰老的生理特点为发育早则衰老早，发育较迟则衰老亦较迟。且衰老始于肾亏，老年男性病多有肾虚表现。冲任二脉为病在男子多系泌尿生殖系统的异常，表现为邪客冲任、里急阴寒、湿热下注和瘀精内阻、冲任亏虚、精血不足等，故对男科病的论治，当重视调理冲任。江海身认为，古代虽无前列腺之名，但综观各种论述，指出前列腺与"精道"（生殖之精向体外排泄的通道，它上达于精室、下达于尿道）关系密切，慢性前列腺炎病在精道，兼涉水道，故对其治疗当疏通精道、调理水道，并从奇经论治，因为奇经在男子主精。秦国政从精室与男子胞、精室位置和生理、精室病病因病理、精室病论治等方面探讨了精室的生理病理与证治，所倡的精室系男子奇恒之腑及精室病辨证方法和治疗原则，对男科临床具有较大的指导意义。

（3）多层次、多渠道探讨病因病机：男科病的病因病机除与一般疾病具有共性之外，尚具有自身特点和规律，近几年有学者根据临床实际，有的尚通过前瞻性研究和大样本调研，从不同层次、不同渠道以及不同角度对男科病发生的原因、产生的机制提出了一些新观点、新见解。如实践表明，精血瘀滞、痰湿阻遏、湿毒下注、心理社会环境因素的影响，是当今男科病发生的主要原因，并非皆由肾虚所为。男科瘀证、痰病、精瘀等病机认识和治法探讨（如阳痿从肝辨治）等，均丰富和发展了男科病的病因病机学说，对提高临床疗效、推动男科学向纵深发展，具有重要意义。

（4）诊断明确，病证结合，治疗更具针对性：对男科病诊治，传统方法多以辨证为主，但临床上经常出现"无证可辨"病例，选方用药实为困难。近年来许多学者依据现代男科发展成果，采用先进检测技术，对男科病的治疗提出了一些新理论、新疗法。如男性不育在无证可辨的情况下，据精液常规化验和相关检查，确定相应治法。活动力差、活动率低多以补肾填精温阳为主；精不液化者，常以慢性前列腺炎论治，多以滋阴、解毒、化瘀通络为主；对支原体感染者，当抗微生物治疗；对兼有精索静脉曲张者，依据静脉曲张引起睾丸损伤的综合病理，主张先手术治疗，配用益肾活血通络的中药，对提高临床疗效大有裨益；对动脉因素（如动脉硬化等）所致阳痿者常加通络之品，如蜈蚣等。这些均是辨病、微观检查和辨证有机结合的典范。这对开阔男科思路、充实男科辨证治疗学说，具有重要价值。另外，对概念不清的病名多以内涵外延明确的病名代之，对古代未有记载的现代病名直接吸收移植，如逆行射精、尖锐湿疣、生殖器疱疹等。将现代检测手段和中医辨证相结合制定了男科病的诊断标准。这些研究的进一步开展，对男科病诊治系统化、规范化，提高男科基础、临床研究水平，具有积极的促进作用。

（5）注重古方药探讨，拓宽中医治法研究：在众多古代医籍中，记载了许多具有一定临床疗效的治疗男科疾病的方药，有学者对此进行了重点研究，如研究古代方药组方规律。研究发现，古代方药组方有3个规律：①据其效用，对治疗性功能障碍的药物进行分析归类，分为补肾壮阳、滋补肝肾、益气养血、清利湿热、化瘀祛痰、宁心安神、疏肝解郁、涩精止遗8类，其中动物类药物治疗男性性功能障碍具有独特疗效，如蜻蜓、蚂蚁、蜈蚣、蚕蛾、蝼蛄、僵蚕、蟋蟀、九香虫、蜂房、水蛭等。②以运用植物类药物为主，适当辅以血肉有情之动物药。使用频率较高的植物药其顺序依次为肉苁蓉、菟丝子、熟地黄、远志等，大多辛温、沉降、归肾经。所用补肾之品多甘、温、润，喜用补肾填精药，对辛温燥热之品用之较慎。大多方药以蜜为丸，多主张黄酒送服。③以一方治多病。如用龙胆泻肝汤治疗阴肿、血精、阳痿、龟头炎、早泄、疝气等；用五子衍宗丸治疗阳痿、性功能减退、死精症、遗精等。这些方面的探讨，对男科病临证选方以及用药规律的研究，均具有重要指导价值。许多古方没有治男科病的记载，但通过方与证关系研究，将古方试用于男科临床，获得了良好效果。如桂枝茯苓丸治疗阴茎外伤、前列腺炎、前列腺增生等；用少腹逐瘀汤治疗慢性前列腺炎、睾丸疼痛、不射精、阳痿、无精子症、阳缩、血精等；用三仁汤治疗阳痿、早泄、不射精、不育、水疝等；用当归四逆汤治疗阳痿、精液不液化、输精管结扎术后遗症等；用甘草泻心汤治疗龟头炎、前列腺炎、不射精等；用三妙丸治疗阳痿、不育等；用阳和汤治疗前列腺肥大、阴茎硬结症、精液不液化等。

对男科病，在治法上古代多从治肾入手，补多泻少，如补肾填精、滋养肾阴、温补肾阳、补益肾气等。其实临床并非仅此一证，其病因病机十分复杂，治疗绝无定法，应据不同病理变化制订相应治法。近年来，许多研究者对此进行了一些有益的探索，如脏腑论治男科病，已从过去单独治肾发展到从肾、从肝、从脾、从心、从肺等多脏论治，并随各脏的病机变化，治法也相应调整，如治脾之法又有补脾、健脾之别，治肝之法又有平肝、疏肝、柔肝、清肝、滋肝、温肝之不同。精病为男科常见病，治精之法又有益气生精、补血生精、补肾填精、益肾涩精、降气归精、活血通精、止血益精等。治疗原则已由传统重补定式，发展到不拘泥于补，或补，或补泻结合。现代研究表明，男科病实证居多，故泻法运用十分重要，据病机性质，或活血通络，或清利湿热，或化痰除湿，或祛痰化瘀等。还有学者指出，男科病应补泻并用，制亢补偏以达平衡。总之，治法研究的拓宽，对提高临床疗效大有裨益。

2. **基础研究**　近年来在中药或针灸对性腺轴作用、中药治疗不育机制探讨、中药改善精液质量，以及中药抗生育方面等均做了大量工作，现简要介绍如下。

（1）生理病理研究：有学者从睾丸病理学角度对肝肾阴虚证进行研究，发现肝肾阴虚患者的睾丸明显萎缩、间质水肿、精曲小管分散、基底膜轻度增生、精细胞层减少，且睾丸萎缩程度和阴虚病情的轻重密切相关，表明肝肾病变可以影响睾丸的生理功能，为睾丸疾病从肝肾论治提供了理论依据。有学者以血清 T、E_2、LH-HCG 浓度和 LRH 兴奋试验为指标，分别对肾阳虚、性功能异常、老年和正常成年等不同对象做男性性腺轴功能的系统测定与对比观察，结果发现，肾阳虚患者性腺轴功能的亚临床改变提示存在着以下丘脑功能减退为主的多环节功能损害，为"肾主生殖"的中医理论提供了实验依据。中医药对生精功能的影响，实验研究证实，主要是通过修复生精上皮、影响自由基、调控细胞凋亡和干预基因表达等来实现的。

（2）实验研究：国外学者以八味地黄丸、桂枝茯苓丸给雄性大鼠灌胃 3～5 天后，处死摘除鼠睾丸，发现八味地黄丸能促进睾酮产生，而桂枝茯苓丸则抑制睾酮分泌。国内有学者用补肾填精药对动物性腺轴的作用进行研究，发现中药的作用是多层次的，既可以在靶腺（睾丸）以上，又可以在靶腺上，并对中枢系统呈双相调节作用，其性激素及促性腺激素样作用对前列腺、睾丸等均产生作用。对二仙汤（仙茅、仙灵脾、巴戟天、当归、知母、黄柏）及其拆方对老年大鼠精子细胞和精子的亚微结构及琥珀酸脱氢酶（SDH）作用的研究表明，二仙汤及其拆方能不同程度地改善老年大鼠精子细胞和精子细胞的顶体、高尔基精子顶体、精子尾部中段线粒体鞘等亚微结构，使精子尾部中段 SDH 反应颗粒增多。能不同程度延缓大鼠睾丸生精上皮衰老进程，其中泻火组（知母、黄柏）精子细胞和精子的亚微结构最为完善，与古代"补肾坚阴"之说相吻合，而克伐阳气的副作用尚缺乏特殊的变化；温肾组精子和精子的亚微结构改善最小，次于其余两个用药组，原因可能是久服温肾药助火生热、伤精耗气的副作用在生精上皮水平上的表现，但该组精子尾部中段 SDH 反应略强于全方组与泻火组，提示温肾药对精子 SDH 活性似有选择性增强作用，提高精子活动力，与温肾药温肾壮阳的理论相符；全方对老年大鼠精子细胞和精子的改善作用优于温药组，进一步证实了温肾药有伤精耗气的副作用，而泻火药起到了抑制其副作用的作用。周安方等对生精毓麟汤（紫河车、熟地黄、枸杞子、仙灵脾）对睾丸损害大鼠模型作用研究表明，生精毓麟汤能调节模型动物的 T、E2、FSH、LH 分泌，并可促使其血清含量恢复正常；能加速模型动物睾丸损害组织的修复，增加睾丸重量、弹性和容积，改善睾丸生精功能，提高精子密度、活动率、运动速度，进而提高生育力。有学者对应用肾阳虚大鼠模型观察艾灸肾俞、关元穴对其精子活动力的影响，结果显示艾灸能促进精子在附睾中获能的成熟过程。

（3）节育中药研究：为了寻找疗效确切、毒性作用小的男性避孕药，国内外许多学者都将研究重点放在天然药物中，并取得了一定进展。目前研究发现，棉花籽、地龙、苦参、油茶籽、雷公藤、七叶一枝花、土贝母、山慈菇、蛇床子、佛顶珠、猪胆汁等中药具有体内抑制精子生长发育或体外杀精作用，为男性节育药的研究提供了一条新途径，同时对寻找不育原因和治疗不育药物选择，也具有一定指导意义。

（4）常见病症基础研究：兹介绍如下。

1）男性不育：深入研究不育患者的生理病理变化，进而为治疗提供依据。锌在男性生殖生理中起着重要作用，有人研究发现，不育患者含锌量明显低于正常人（$P<0.001$），表明机体内锌含量降低是引起不育的原因之一，据研究许多补肾中药如枸杞子、熟地黄等，均含有丰富的锌，从而为补肾中药治疗不育提供了理论依据。有人对 300 例肾虚不育患者进行研究，结果表明肾虚和下丘脑-垂体-睾丸轴功能紊乱有密切的内在联系。许多学者认为瘀血内阻可导致男性不育，不同部位瘀阻分别可以引起性功能障碍、生精功能异常和输精管道阻塞而致不育。对一些治疗不育的方药作用机制也进行了研究。戚广崇等用精液电子计算机自动分析观察了强精冲剂（炒蜂房、鹿角、锁阳、熟地黄、当归、沙苑子、淫羊藿、制黄精、肉苁蓉）对不育者精子运动参数的影响，结果提示：该冲剂能提高精子跟踪轨迹速度（VCL）、精子前进速度（VSL）、平均最小轴（MIN）使轨迹类别（FRA）减少，表示该方能使精子活动能力增强，并使精子轨迹趋向一致。五子衍宗丸是临床治疗不育之效方，王学美等对五子衍宗液对雄大鼠下丘脑单胺类递质、性激素和生精能力的影响研究表明，该方可降低 18、24 月龄雄性大鼠 5-羟色胺含量，升高其血清 T，降低 E2/T 比值的作用，指出五子衍宗液对雄性大鼠性激素水平和生育力的作用，可能是通过调节下丘脑单胺类递质来实现的。马正等用固真冲剂（覆盆子、肉苁蓉等）和葆真冲剂（何首乌、女贞子等）分别喂饲雄雌鼠，结果二方均能使下丘脑视上核、室旁核的甲乙两型细胞比例得到改善，垂体前叶生长激素细胞、促性腺激素 LH 细胞和 FSH 细胞数量增加，结构功能趋向正常，并能使生殖器官结构和有关酶活动得到改善和恢复（与中篇各论"男性不育"互参）。

2）阳痿：有人对改善性功能的单味药和复方药进行了研究，兹介绍如下。

单味动物类药物介绍如下。①鹿茸：其乙醚提取物橄榄油溶液可使雌性去势小鼠阴道口开，表明其具有卵泡激素样作用，同时尚有强心功能，使心输出量增加，离体子宫肌张力增强，并加强其节奏性收缩。②蛤蚧：研究表明有双相性激素样作用。其乙醇提取物给正常雌鼠皮下注射 40mg/d，连续 32 天后，交尾期均延长，间期缩短；对去势雌鼠给药 21 天后可再现交尾期，并使正常鼠子宫、卵巢重量增加；对去势雄鼠可使其前列腺、精囊腺、提肛肌重量增加。蛤蚧尾部作用最强。③海马：其乙醇提取物 20mg（相当于海马 0.215g），皮下用药 32 天，可使正常雌鼠交尾时间延长，间期缩短，子宫、卵巢重量增加；对去势雌鼠，40mg 提取物用 21 天，即可再现交尾期；对雄鼠显示雄性激素样作用，给以 20mg 或 40mg，可使正常或去势鼠前列腺、精囊腺、提肛肌重量增加。其作用较蛤蚧强，但较蛇床子、淫羊藿弱。其他有催欲作用的动物类药物有九香虫、紫河车、海狗肾、雄蚕蛾、麝香、雀肉、羊肾等。

单味植物类药物介绍如下。①人参：含有 12 种人参皂苷。药理研究表明人参含有兴奋神经系统、强心和性激素样作用，可增强机体防御有害刺激的能力，对麻痹型、早泄型阳痿有效，对精神型无效。②刺五加：北五加作用较强，南五加较温和。刺五加含有五加苷 A、B、D、E、G，木栓酮及多种微量元素。其作用与人参相似，对神经系统有双向调节作用、抗疲劳、调节血压、扩张冠脉血流量、兴奋性腺等。③淫羊藿：水提取物可明显促进精液分泌，并有雄性激素样作用或雄激素增强作用；能使正常去势小鼠的前列腺、精囊腺、肛门提肌重量增加。淫羊藿的叶和根部作用最强、果实次之、茎部最弱。④蛇床子：其乙醇提取物可使小鼠交尾时间延长、间期缩短，使去势小鼠前列腺、精囊腺、肛门提肌重量增加，并重新出现动情期，显示有雄性激素样作用，其作用较淫羊藿强。其他有催欲作用的植物（或提取物）有锁阳、肉苁蓉、菟丝子、冬虫夏草、巴戟天、川续断、杜仲、山茱萸、制首乌等。

复方机制探讨：有学者对延龄长春丹治疗机制研究表明：本方有促进 DNA 和蛋白质合成作用。具有提高小鼠循环抗体 IgG 水平、增加雄性果蝇觅饮次数的作用，可见该方有抗衰老、调节蛋白质代谢功能。王琦等为研究龙欢胶囊治疗阴茎勃起障碍的机制进行了恒河猴动物实验，经彩色超声多普勒观察结果表明：龙欢胶囊治疗雄性恒河猴阴茎勃起障碍的主要作用机制是改善阴茎背动脉血循环，使原来扩大的动静脉管腔缩小、动脉收缩期血流速度加快、静脉回流速度变慢而恢复其阴茎海绵体勃起功能；性行为实验观察证实龙欢胶囊对勃起功能障碍的雄猴勃起功能、性交时阴茎插入和射精功能均有明显的改善作用，并能提高雄猴的性欲及性交时快感与性高潮。阴茎勃起实验表明，治疗前后勃起角度可明显恢复。益肾壮阳类中药临床治疗阴茎勃起障碍运用较多，并取得了一定疗效。许多学者对此进行了实验研究。傅蔓华等观察了具有补肾壮阳作用的高效强力饮对阳痿模型小鼠的性功能、去势模型大鼠和正常雄性小鼠附性器官重量、正常雄性大鼠血清睾酮水平的影响。结果表明，高效强力饮能明显增强造模后雄性小鼠的性活动能力，使正常雄性小鼠、去势模型大鼠的附性器官重量明显增加，提高雄性大鼠血清睾酮水平。表明该方具有补肾壮阳、延缓性器官衰老功能。岳玉英等对中药复方壮元丹（人参、麦冬、蛇床子等）的药效学研究表明，壮元丹能提高去势大鼠对外部刺激兴奋性，使阴茎勃起潜伏期明显缩短，并具有抗雌二醇、缓解阳虚证的作用；可提高机体的耐受力、抗疲劳；同时，该方对机体单核吞噬细胞系统吞噬功能有增强作用，从而增强机体防御能力，改善体液免疫功能。聂淑琴等对壮阳酒（人参、鹿鞭、枸杞子、蜂房等）的药效进行了研究，结果表明，该酒在适当剂量下可提高去势大鼠阴茎对外部电刺激的兴奋性，对附性器官有增重趋势，可明显增强成年雄性大鼠的交配能力，提高小鼠的常压、耐缺氧能力和非特异性免疫功能。此外，有学者对肾虚阳痿进行了其他方面研究。如张海晨对阳痿患者的腰椎骨密度值进行了观察，结果肾虚组与对照组、肝郁气滞组的平均腰椎骨密度值相比较均有显著差异（$P<0.01$）；肝郁组与对照组比较无显著性差异（$P>0.05$）。表明肾虚阳痿患者多伴有腰椎骨密度值下降。这与中医理论"肾主骨生髓、腰为肾之府"相符，为从肾论治阳痿提供了实验依据（请与中篇各论"勃起障碍"有关内容互参）。

3）前列腺增生症：近年来许多学者对中药治疗前列腺增生症（BPH）的作用机制进行了探讨，如陈克忠等对前列舒丸（六味地黄丸加淫羊藿、熟附子、韭菜子、生薏苡仁、冬瓜仁等）治疗前列腺增生症的机制研究表明，该方可使老龄雄性大鼠的前列腺体明显减小，并使血浆中的 E_2 含量升高，但对睾酮无任何影响。许多学者从不同角度对消癃通闭胶囊（山豆根、茯苓、川牛膝、桔梗、益母草、黄芪、肉桂、莪术、生薏苡仁等）治疗 BPH 的良好疗效机制进行研究，归纳起来有以下几方面：①抑制 5α 还原酶活性。贾金铭等予前列腺增生老龄犬口服消癃通闭胶囊，连续 32 天后放血处死，开腹取前列腺组织液氮冻存，以 RIA 法测定前列腺组织中 T、DHT、E_2，ScatchardPlots 方法双复管单点法测定雄激素受体（AR），酶学法测定 5α 还原酶（Ⅰ、Ⅱ型）。结果提示：该方的作用机制为抑制前列腺组织

中 5α 还原酶的活性。②具有抑制 α_1 受体作用。贾金铭等对该方药理实验表明，它可抑制 α_1 受体，使交感神经兴奋性降低，缓解或解除尿潴留的动力学因素，减轻排尿困难、减少残余尿量、改变尿流动力学参数。③具有雌激素样作用。李承军等运用消癃通闭胶囊对前列腺增生大鼠模型的观察表明，它可明显抑制大鼠前列腺增生，降低大鼠精囊腺的湿重，抑制前列腺小叶增殖及腺上皮细胞分泌前列腺液，具有雌激素样作用。④抑制前列腺组织中 bFGF 的表达。贾金铭等以去势 Wistar 大鼠经皮下注射睾酮，同时给予中药消癃通闭胶囊灌胃，20 日后断骨髓处死，取相同部位前列腺腹叶以免疫组化定量技术对前列腺组织 bFGF 进行测试，结果表明该药明显抑制前列腺组织中 bFGF 的表达，进而抑制前列腺细胞生长（请与中篇各论"前列腺增生症"有关内容互参）。

4）慢性前列腺炎：药物机制探讨：师海波等采用大鼠前列腺内注入大肠埃希菌及角叉菜胶法，造成大鼠细菌性和非细菌性前列腺炎，之后给予前列腺口服液（黄柏、虎杖、淫羊藿、金银花等），结果显示其对两种炎症模型均有明显的抑制作用，能明显减少两种模型大鼠前列腺中白细胞数，增加其卵磷脂小体，明显抑制小鼠醋酸扭体反应，表明其对脏器疼痛有明显抑制作用，该药物对体外大肠埃希菌、金黄色葡萄球菌、链球菌均有较好的抑制作用。戴苏林等观察了前列康栓（直肠用药治疗慢性前列腺炎，由蒲公英、泽兰、败酱草、桃仁、王不留行、川楝子、皂角刺、菊花等组成）对大鼠实验性细菌性前列腺炎的作用，结果表明前列康栓对大鼠前列腺液中卵磷脂小体密度的降低及白细胞数的升高有显著抑制作用，在前列腺形态学检查中发现其对前列腺间质炎病变也有明显的抑制作用。孙自学等研究发现前列栓（主要由黄芩、白花蛇舌草、黄柏、败酱草、大黄、荔枝核等组成）能降低慢性前列腺炎大鼠模型前列腺重量系数，改善炎细胞浸润，抗纤维细胞增生。

近年有学者采用针刺疗法治疗慢性前列腺炎也取得了理想效果，进而对其作用机制从不同方面进行了探讨。如冀来喜等针刺秩边穴，对大鼠实验性非细菌性前列腺炎的影响进行研究。结果表明：光镜下见针刺使模型局部血循环加快、代谢旺盛、间质水肿消失、炎症细胞浸润减轻或消失，从而消炎；同时针刺可使模型前列腺上皮细胞的超微结构损伤高效逆转，并可使分泌功能明显增强。之后又以实验模型对针刺与免疫系统及血管调质的调节作用的关系进行了研究。结果表明：模型大鼠外周血中中性粒细胞吞噬功能和外周血 T 细胞计数（TLC）与正常组相比均低（$P<0.001$），而针刺后上升到正常水平。模型前列腺组织中血管内皮素（ET）含量明显高于正常组（$P<0.001$），针刺后回降到正常水平。进而分析指出，针刺秩边穴治疗慢性前列腺炎取得良效的机制，可能与以上各功能协同作用有关（该部分可与中篇各论"慢性前列腺炎"有关内容互参）。

3. 临床研究　随着中医和中西医结合男科学研究的不断深入，男科临床研究也取得了较大进展。

（1）男科疾病范围不断扩大，诊治病种逐渐增加：在中医男科学研究的初始阶段，所诊治病种仅限于阳痿、遗精、不育等十几种疾病。1988 年王琦出版的《中医男科学》涉及病种 40 个，1990 年的《中华中医男科学丛书》已将中医治疗的男科病种增加到 73 个，近几年来男科病种不断扩大。据估计目前用中医治疗的男科疾病已近百种。

（2）引进科学方法，不断提高临床研究水平：对许多男科疾病的研究，不再局限于传统方法，而是不断吸取现代医学科技发展的新成果、新技术、新方法，采用当代科学的研究方法，使男科临床研究不断向纵深发展。如有学者通过对 102 例阳痿患者血液流变学的测定表明，阳痿患者的红细胞变形性异常率明显高于健康者，血液黏稠度均有不同程度增加。由于血液黏稠度增高，影响外周血管的血液灌注。阴茎动脉血流灌注不足则可导致勃起缓慢和萎缩，这一研究结果为采用活血化瘀法治疗阳痿提供了生理病理基础。采用科学方法进行大中样本的临床调研和研究，可以揭示某些病的发病及辨治规律。如通过对 1988 年底以前中国期刊上 163 篇文献、8506 例男性不育的论治分析，对不育的病因、辨证、处方用药等进行归纳、分析，得出了一些普遍性认识。通过对处方用药统计，发现主要使用的成方是六味地黄丸及其变方（包括肾气丸、知柏地黄丸等），其中以知柏地黄丸的使用率最高，其次是五子衍宗丸。药物使用频率由高到低的顺序，补阳药是淫羊藿、菟丝子、鹿角胶、肉苁蓉、仙茅、肉桂、巴戟天、附子、锁阳等，补阴药是熟地黄、枸杞子、山茱萸、五味子、覆盆子、生地黄、女贞子等，补脾益气、养血药物是茯苓、山药、当归、党参、黄芪、白术、白芍等，活血化瘀药物是牡丹皮、红花、路路通、丹参、赤芍、桃仁等，淡渗利水药物是泽泻、车前子、木通等，清化湿热药物是黄柏、知母、龙胆草、栀子等。这为不育选方用药提供了一定的参考价值。

（3）内治法不断丰富和创新：随着对男科疾病病因病机认识的不断深化和发展，内治法也不断得以丰富和创新。譬如阳痿，传统疗法多从补肾入手，但有些疗效并不理想，表明阳痿并非皆为肾虚所致。1985 年王琦教授率先提出"阳痿从肝论治"的观点，打破了"补肾治痿"之定式。之后发展到治阳痿从脾胃、从心、从肺、从经络、从宗筋论治。在治疗原则上，突破传统补法，发展到泻实，据其不同病机，或从瘀治，或从痰湿治，从湿热治等。

不育传统认为乃肾精亏虚所致，多以补肾填精之法。但随着人们对不育病因病机认识的不断深入，发现不育为多种因素综合影响的结果，如各种物理因素、化学因素、微生物因素以及酗酒、嗜烟等，从而将传统"肾虚不育"的理论扩充到了"痰、湿、瘀、毒、热"等实邪致不育，治疗方由单一的补法，发展到补虚、泻实、补泻兼施。在脏腑论治方面，也由从肾论治的定式发展到从肾、从肝、从脾、从心、从肺等多脏论治。

至于慢性前列腺炎，传统观点认为湿热下注是其主要病机，多以"淋证"论治。但通过临床进一步研究，并结合现代医学关于慢性前列腺炎的基本病理变化，发现该病基本病理特点为瘀浊交阻，其病理性质或寒，或热，或寒热错杂，虚实并见，可见仅清利湿热之法，有失全面，应活血通络，或解毒散结，或温寒益肾，或多法合用。

化瘀法治疗男科病，近年来获得了较大进展，据报道运用化瘀法治疗男科病共有 30 余种，如混合性精液精子质量异常不育、精液不液化、阴茎硬结症、精索静脉曲张、睾丸鞘膜积液、无精子症、免疫性不育、阴茎勃起障碍、前列腺病、不射精、输精管结扎术后综合征、痛性结节、附睾郁结、阴囊血肿等。化瘀法临床运用当据患者的不同病种、病因、体质等，或化痰祛瘀，或理气通络，或化瘀通精等。

（4）治疗方法多样化，临床疗效得以提高：在男科临床研究中，男科病治疗方法除传统中药内服外，又出现了许多新疗法，如药物外治、按摩、针灸、食疗、心理，以及中西医结合方法等，一种疾病根据情况往往两种或两种以上疗法综合应用，以缩短疗程、提高疗效。药物外治法包括热熨、敷贴、脐疗、熏洗、涂擦、坐浴、中药离子透入、直肠灌注、肛门栓塞等多种。据统计，外治法治疗男科疾病有 20 余种，如阴囊湿疹、包皮龟头炎、尖锐湿疣、生殖器疱疹、慢性前列腺炎、阳痿等，通过对 2583 例男科疾病患者的疗效统计，总有效率达 95.70%，除前列腺炎、前列腺增生和阳痿外，其余疾病的治愈率为 89.22%。针灸疗法包括针刺、艾灸、隔姜灸、耳针、电针、穴位注射、穴位挑治、穴位割治、穴位放血等 10 种方法，对阳痿、不射精、尿潴留、不育等均有较好效果。此外中药剂型和各种疗法也不断融入现代科技成果，各种疗效更好、易于服用和携带的新剂型不断用于临床，如颗粒冲剂、口服液、胶囊等；根据中医理论结合当今技术手段，研制开发了许多新型治疗仪，如前列腺超声治疗仪、勃起功能障碍检测治疗仪等，从不同途径丰富和发展了男科病的治疗方法，为提高男科病的临床疗效提供了各种手段。

（5）注重基础研究和临床研究相结合，进而提高诊治水平：现在许多有识之士，更加注重中医男科临床和基础的密切配合，某一方面基础研究的突破，往往使临床研究获得较大进展。王琦教授与中科院有关人员合作，于 1988 年报告运用超薄切片和冷冻蚀刻的电镜超微结构，观察了治疗不育良方——王氏生精汤（黄精、首乌、蜂房、鹿衔草、菟丝子、枸杞子、蛇床子、仙灵脾、丹参等）对人精子的作用，研究表明，服用中药能使精子发生过程的病理状态向常态转变，逆转病理性精子的膜结构，药理作用部位表现在精子头部（顶体和细胞）、中段线粒体和尾部。此研究在国内外属于首创，表明我国中医男科学的研究进入了细胞病理水平。也有学者采用显微荧光定量和生物物理等技术方法研究了生精种子汤（黄芪、仙灵脾、首乌、当归等）对不育患者精子膜的作用，结果发现精子膜表面麦胚凝集素（WGA）受体明显增多、功能增强、精子膜蛋白质大分子疏水区大分子对荧光强度接近正常，提高了精子 IDH_x 酶的活性。这种基础研究表明，有些中药可以改善生精内环境，扭转精子病理演化过程，提高人类精液、精子的数量和质量。这对临床采用中药治疗不育对人类的优生、优育均有重要意义，也为中药节育提供了一研究思路。

二、问题与对策

（一）基础理论研究存在的问题

1. 对睾丸功能全面、彻底的了解，尚需进一步探索　目前，尽管对男性特有的腺体组织——睾丸的结构与功能以及激素对其功能的调节，有了一定了解，但尚不够深入，许多机制尚不明了，需要进一步揭示睾丸分化的始动因子，全面认识睾丸功能。譬如，作为男性特有的性腺组织和下丘脑-垂体-性腺轴的一个重要组成部分，睾丸产生精子和促使精子发育的过程相当复杂。涉及一系列的免疫学、内分泌学、遗传学、生物化学、生物物理学及生理学的机制。对于这些机制之间的作用和反馈作用，虽然有许多假说，但从细胞及分子水平确定这些学说，尚需做大量工作。例如，一般来说，雄性动物性器官大小与其体型成正比。然而，与现有的四种类人猿相比，人类却并未遵循这一原则。雄性大猩猩的平均体重可达 200kg，其睾丸平均重量只有 39g；人类男性的平均体重不及 100kg，睾丸平均重量却达 47g，明显重于大猩猩。那么是何原因导致人的睾丸与体重如此不相称呢？除了人们已经提出的性行为假说之外，就睾丸与人体其他器官之间的相互关系而言，有无更合理的解释？凡此种种，至今仍有许多问题难以获得圆满解答。

2. 附睾生理功能研究需要进一步突破 深入研究附睾功能，不仅可以对人类生殖过程有更进一步的了解，而且对男性生育和节育的研究，也具有重要意义。目前，从附睾环节进行抗生育研究，开展的比较多，但均未取得较大进展，其根本原因就在于对附睾功能的研究尚不透彻，许多谜团难以破解。譬如，目前研究表明，精子在附睾内的贮存是有一定时限的，长时间的储存会使精子丧失活动能力，进而失去授精能力，这一现象的确切机制是什么？此外，雄激素对附睾中精子的影响，是间接地通过刺激和调节附睾上皮的分泌和吸收过程，还是直接作用于精细胞？附睾中精子失活和消亡的精确范围及对精子的处理机制如何？这些问题若能获得较好解决，揭示附睾的生殖调控环节和调控因子，对经附睾途径开发研究节育的新技术、新方法将有重要指导意义。

3. 男科学基础研究的科研方法，需要进一步改革和创新 经验证明，在以人类模式进行男性学基础科学研究的时候，人们将遇到许多困难。譬如，在研究睾丸功能和结构一系列实验中，需要获得大量的正常睾丸组织。这在动物实验中几乎不存在任何问题，但若以人为实验对象，将遇到极大困难，所以必须对科研方法进行改革和创新。

（二）常见病症研究存在的问题

1. 男性不育存在的主要问题

（1）缺乏大规模的流行病学调查，获得准确的发生率较为困难：国外学者统计，不育的发生率一般波动于5%～35%之间，导致这种数据差异较大的原因，是资料来源、调查方法、诊断标准不统一。据 Diczfalusy 等 1996 年报告，全球有 6 千万～8 千万对夫妇患不孕不育。世界卫生组织 1987 年统计，在不孕不育症中，女方因素占 39%、男方因素占 20%、男女双方因素占 26%、原因不明占 15%。我国缺乏大规模的流行病学调查。少数单位对个别地区抽样调查结果表明：北京市不育的发生率为 1.633%，河南部分城市为 2.17%、农村为 1.69%，新疆伊犁地区 3 个县为 2.5%。但众多临床分析不育的发生率平均为 10%，显然高于正常人群中的发生率。尽管如此，粗略估计我国人群中可能有 2000 万～2500 万对夫妇发生不孕不育症。

（2）许多患者的确切病因未明：临床上，尽管大多数不育男子有精子数量和质量或精液质量异常，但导致这种结果的确切病因并不清楚，这就为选择合理和针对性的治疗方案带来了一定困难，同时对其预后的判断也缺乏充分依据。世界卫生组织 1993 年报告在 25 个国家 9000 对不孕不育夫妇的多中心研究中，发现 50%的男性不育是特发性精子异常。1999 年北欧按世界卫生组织标准化的诊断程序对 1549 例男性不育进行了较深入和系统的研究，发现其中包括特发性少精子症、死精子症、畸形精子症和无精子症，其发生率分别为 27.6%、10.7%、1.3%、4.2%。尽管其中约有 30%的患者是基因异常所致，但目前尚无法对这些异常做出科学解释。有相当数量的男性不育患者，并无精子数量和质量的异常（特发性男性不育），可见多数男性不育的特异病因不明，另一方面也反映出仅以精液参数为依据诊断男性不育的分类方法，并非十分合理。

（3）诊断标准不统一，分类比较混乱：不育的定义，多数以婚后 1 年未避孕且无妊娠为标准，但亦有少数医生将时限定为 2 年。尽管以精液参数进行分类不能显示男性不育的特异病因，但这种分类方法仍广泛使用。在其他分类中有的按内分泌、免疫、感染、输精管异常和性功能异常、射精障碍等分类；有的按下丘脑-垂体-性腺轴和精子转运的 3 个水平分别将男性不育分为雄激素不足和正常男性化两大类；比较常见的是将上述分类的各种因素或取或舍的混合型分类方法，这种分类法在我国较为常用，如原发性不育和继发性不育。这种分类方法的不统一，必然导致临床研究和科研中的混乱，研究结论就缺乏科学性和可比性，对研究水平的提高将造成极大的消极影响。

在我国对男性不育的诊断和疗效的评判更存在严重问题。譬如，精液常规标准不统一，有的仍使用 30 年前拟订的标准，把精子密度和活动率定为 6000 万和 80%。精液常规检查质量控制标准不严格，甚至存在技术和方法上的问题。例如，对于精子死亡率的判定，不少常规报告的死精子，实际上是指在光学显微镜下不活动的精子。吴明章等对 33 例在光学显微镜下不活动的精子用 TP 特染、精子超微病理检查进行研究发现：活精子>90%者为 18 例，占 54.5%；≥80%者 5 例，占 15.15%；≥50%者 5 例，占 15.15%；≤10%者 5 例，占 15.15%。表明这些不活动精子绝大多数是存活的，但精子的畸形率明显增高，共 19 例，占 63.69%。显然，上述判断方法是错误的。现在的许多临床研究或临床报道，缺乏双盲随机对照，诊断不明确、设计不合理、研究方法不先进，其研究结果可信度、可重复性差，无法在临床上大规模推广运用。另一方面，忽略了生育力低下的患者仍有较大的自然受孕概率。判断人类生育能力的最终也是唯一的指标是计算每个月经周期的妊娠率。根据 Cramer1979 年对人类生殖能力的分析模式，设定正常夫妇累计妊娠率为 20%/月经周期，生育力低下者界定为 5%/月经周期，则 1 年的累计妊娠率分别为 91%和 46%。故任何治疗方法，想使生育力低下的夫妇的年累计妊娠率由 10%提高到 15%，至少应在长达 1 年的随机双盲对照临床试验中有 1600 对夫妇和 200 例妊娠，才能确定其疗效的客观和结论的科学。

2. 前列腺增生症存在的主要问题

（1）前列增生症发生的病因病机，目前仍未完全清楚，尽管已有许多学说，但每种学说均有一定的局限性，进一步阐明 BPH 发生的机制，对 BPH 的预防和治疗具有重要指导价值。

（2）BPH 的临床研究大多设计不合理，方法欠科学。一般要求治疗 BPH 的所有新药及器械必须经过 12 个月以上的Ⅲ期临床实验，并设标准治疗或假治疗或安慰剂比较，以确定该药物或器械的疗效。所有新药及器械还必须经 12 个月以上的Ⅳ期临床试验，以了解其长期疗效。另外，所有涉及人体的试验必须遵循赫尔辛基原则宣言。

（3）BPH 可以导致良性前列腺增大及尿流动力学可显示的良性前列腺梗阻，但应搞清出现的临床症状或者下尿路症状与前列腺增生之间的关系，因为许多前列腺增生患者可以无临床表现，或者表现出的临床症状是由于神经源性膀胱，或膀胱逼尿肌功能改变，或其他原因，和 BPH 并无必然联系，这对选择正确的治疗方案非常重要。

（4）BPH 症状评估标准，目前尚未普及使用。国际前列腺症状评分（IPSS）和生活质量评估（QOL）调查表可以从患者的角度记录症状发生的频率，尽管该调查表不能全面了解下尿路症状对生活质量的影响，但对医生了解患者病情，以及所采取的治疗措施是否可行，具有一定帮助。

（5）要正确估计患 BPH 时前列腺的大小、体积和形态。一般经直肠前列腺超声检查结果比较准确，虽然该检查并非常规检查项目，但对于选择激素治疗、热疗或手术治疗者应为必查项目，因为前列腺体积大小直接关系到治疗方案的选择和临床效果的好坏。

（6）对 BPH 预期寿命超过 10 年者，应检查血清 PSA，对于前列腺癌的筛选具有一定意义，尽管 BPH 不会导致前列腺癌，但 BPH 患者是前列腺癌的高危人群。血清 PSA 测定加直肠指诊对前列腺癌的检出率明显高于单独行直肠指诊。

3. 前列腺炎存在的主要问题

（1）关于其定义和分类仍有局限性：前列腺炎是一组临床综合征，表现为尿频、尿急、尿余沥不尽、排尿困难等排尿异常症状，会阴部、下腹部、阴茎、阴囊、腰骶部等部位不适或疼痛，临床表现各具特点，故许多学者建议将前列腺炎叫做前列腺炎综合征。对其分类，传统分类方法分为细菌性前列腺炎、非细菌性前列腺炎及前列腺痛，对于前者一般无异议，但后两者可能存在以下问题。①若 EPS 培养未查到公认致病微生物，如大肠埃希菌、克雷伯菌属或假单胞菌属，或 EPS 中发现肠球菌、非凝血性葡萄球菌、衣原体或厌氧菌时，对此类患者该如何分类？前列腺炎是否与这些微生物有关？还是认定培养结果为"假阴性"？活检证实，确实存在以上现象。②慢性非细菌性前列腺炎患者前列腺内的炎症是否与免疫因素有关？还是继发于某些非泌尿系病原体？这些问题目前仍未明了。这些病原微生物通常包括非凝血性葡萄球菌、棒状杆菌、普遍存在的衣原体和（或）支原体，或者采用常规培养方法培养不出来的微生物。有学者在一些 EPS 细菌培养阴性患者的前列腺液中，却发现了泌尿系致病菌抗原的抗体，这一免疫学的证据提示，尽管尿液培养结果阴性，但细菌是确实存在的。这一发现后来被进一步证实，即在对前列腺炎患者的前列腺行活检时，在其组织中发现了细菌的 DNA。对前列腺液用特殊方法进行细菌培养时，发现确有"隐秘"的细菌存在。有人还发现，对前列腺炎患者经会阴前列腺活检，结果约 50% 标本中可见细菌存在，这又使人怀疑非细菌性前列腺炎的诊断。③临床上前列腺痛难与其他类型前列腺炎相鉴别。区别仅限于前列腺痛患者的 EPS 中没有白细胞，这又使人有理由相信，这一类型的前列腺炎（前列腺痛）可能与前列腺根本无关，而有可能是盆底或阴部神经肌肉功能失调所致。可见传统分类方法有其一定局限性。

（2）依据年龄判定前列腺炎并不恰当：根据尸检报告，前列腺炎在人群中的发病率，国外为 6.3%~73.0%，国内为 24.3%，美国 1990 年统计每年有 200 万患者。传统观点认为前列腺炎多发于青壮年，但近年来有学者进行的流行病学结果表明：36~65 岁者发病率高于18~35 岁者，显然依靠年龄来诊断前列腺炎是不恰当的。

（3）病因机制不清：细菌性前列腺炎的致病菌 90%~95% 为革兰阴性菌，其中 80% 为大肠埃希菌，10%~15% 为变形杆菌、克雷伯菌、铜绿假单胞菌、沙雷菌属等；5%~10% 为革兰阳性菌，主要为肠球菌；其他如链球菌、表皮葡萄球菌以及近年来的淋病奈瑟菌，在细菌性前列腺炎中的致病性尚未取得统一认识，绝大多数为单一细菌感染，很少出现两种或两种以上的混合感染。其他支原体、衣原体、病毒、真菌等，是否引起前列腺炎，目前尚未研究证实。另外，前列腺内尿液反流在前列腺炎发病机制中占有重要位置。后尿道神经肌肉功能障碍是前列腺炎患者的重要诱发因素。膀胱颈部功能紊乱和（或）骨盆肌群痉挛，使排尿时前列腺部尿道压力增大，易导致尿道内的尿液逆流入前列腺，从而产生前列腺内尿液反流，引起化学性前列腺炎和前列腺结石，并使患者易感性增强，感染后也难痊愈。

（4）对细菌性前列腺炎和非细菌性前列腺炎的诊断和鉴别诊断仍有较大困难：EPS 是诊断前列腺炎的常用方法，一般认为白细胞>10 个/高倍视野为有炎症。但有些学者对此有不同看法，而且一次 EPS 检查结果也很不可靠。用四杯检查法进行细菌感染部位的定位诊断，以区别细菌性和非细菌性前列腺炎，临床应用多年，被认为是明确诊断的"金标准"，但实际上临床使用者较少，除有时取不到 EPS 外，尚有费时、价格高等不足。最近有学者采用二杯法来代替四杯法，此法只取按摩前中段尿和轻按摩后尿液，进行尿常规和培养检验，可获得四杯法同样结果，但准确性有待临床进一步验证。

经直肠前列腺超声检查（TRUS），目前也用于前列腺炎的诊断。前列腺炎患者前列腺有 7 种不同的超声征象，即高密度和中等密度回声区、无回声区、包膜不规则、包膜增厚、射精管回声及尿道周围区不规则。在 TRUS 引导下还可进行前列腺组织活检。高密度回声代表腺体淀粉样变，中密度回声提示炎症和纤维化，无回声区提示炎症。

（5）尿流动力学检查尚未在前列腺炎患者中广泛应用：尿流动力学检查可了解后尿道神经肌肉功能障碍所引起的前列腺尿道压力的变化，表现为最大和平均尿流率下降，静息期的最大尿道关闭压异常升高，膀胱颈和前列腺部尿道至尿道外括约肌部分松弛不完全，这些特征提示交感神经系统功能紊乱，在慢性非细菌性前列腺炎患者进行尿流动力学检查时常可见到这些特征。尿流率检查可获得排尿异常信息，应作为前列腺炎患者的常规检查。

（6）抗生素的选择不统一，适应证有待探讨：抗生素是治疗前列腺炎常用方法，可以说，临床上几乎所有的前列腺炎患者均使用过抗生素治疗。从理论上讲抗生素只对细菌性前列腺炎有效，而这类前列腺炎据有关资料统计只占前列腺炎的 5%~10%，对其他类型的前列腺炎长期使用抗生素治疗，易引起细菌的耐药性，易导致菌丛失调。但也有学者指出，对非细菌性前列腺炎（前列腺液培养阴性）也应使用抗生素进行试验性治疗，若症状和体征明显好转，则坚持使用，若无效则应停止使用，最长使用期不能超过半个月。抗生素的选择原则是脂溶性、易通过前列腺屏障并在前列腺体内达到治疗浓度、呈弱碱性、与血浆蛋白结合率低，但是当前列腺患有炎症时，前列腺液呈碱性。在首选问题上，各国家和地区并不统一。如美国首选抗生素是喹诺酮类，其次是磺胺类药物和四环素；而在欧洲、加拿大，一线药为磺胺类，其次是喹诺酮类和四环素。如怀疑支原体、衣原体感染，选用四环素或红霉素。也有学者认为复方新诺明毒性反应较大，其作用并不比甲氧苄啶（TMP）强，故推荐使用 TMP。对 EPS 培养结果阳性，应根据药敏试验结果选择抗生素，这一认识大家比较统一。我们主张首选喹诺酮类如泰利必妥、环丙沙星等，其次可选 TMP、四环素、红霉素等。用药时间一般主张 1~4 个月，甚至长达 6 个月。

（7）α 受体阻滞剂应用在慢性前列腺炎的治疗上，尚未引起足够重视：以往 α 受体阻滞剂仅用于慢性非细菌性前列腺炎，现在发现对慢性细菌性前列腺炎也有效。α 受体阻滞剂能使紧张的膀胱颈和前列腺组织松弛、降低尿道闭合压、消除排尿时前列腺内尿液反流、改善排尿功能，从而消除前列腺炎患者的症状，也可减少复发。故应加以重视，依据病情选用。

4. 阳痿存在的主要问题

（1）阳痿的检查和诊断缺乏统一标准。

（2）阴茎勃起机制尚有许多疑团未解。例如，阴茎勃起时，阴茎内血流动力学的变化目前尚未完全阐明；关于神经递质在阴茎勃起中的作用，对周围神经递质研究的比较深入，但对中枢神经递质在阴茎勃起中的调控作用，认识的还比较肤浅，有许多问题不能得到圆满解答。

（3）阳痿的病因学诊断方法还不够完善，尚存在许多弊端。譬如，心理因素对阳痿的发生起着重要作用，但如何准确判断心理障碍的存在及轻重，尚缺乏统一的判定方法；血管性阳痿的判定方法多有一定创伤，且操作繁琐，相当一部分患者不能接受；阳痿检测仪虽然对鉴别功能性和器质性阳痿具有一定帮助，但易受周围环境、情绪波动、操作不便等因素影响等。

5. 早泄存在的主要问题

（1）早泄的定义和诊断标准需要规范、统一。要尽快制定一个能被绝大多数医生所认可且比较切合实际的定义和标准，对早泄的临床研究和预后判断均有重要指导意义。

（2）早泄的行为疗法虽然具有较好效果，但一般疗程较长，操作程序复杂，许多患者难以坚持。尤其在我国，行为疗法的使用尚存在许多限制，心理疗法的作用还未引起人们的重视。

（3）抗抑郁制剂治疗早泄已被研究所证实，在临床已经广泛应用，但仍存在一些问题需要进一步研究解决。

6. 常见性病存在的主要问题

（1）诊断、治疗欠规范。许多患者患病后不到大医院或性病诊治机构进行正规处理，而是到一些小诊所就诊，或偏信广告宣传，或随意用药，致使误诊或错治或不能根治。这也使一些致病菌株耐药，如淋病奈瑟菌对青霉素耐药，衣原体、支原体对罗红霉素、阿奇霉素耐药等，也是性病发病率逐年升高的主要原因之一。

（2）对性病的基本常识缺乏了解：许多人对性病认识太片面，多数源于杂志、报纸、电台等新闻媒体宣传，对一些常见性病的传染途径、传播方式、防治常识等缺乏了解，致使一旦患上性病如临大敌、恐慌不安，乱用、滥用大量药物，不但给患者的身心带来极大痛苦，也造成了巨大经济浪费和治愈难度的加大。

（3）一些性病的症状不典型，其早期诊断常被忽视：譬如，一些混合性淋病，常针对淋病处理，往往忽视非淋菌性尿道炎的诊断；一些生殖器（包皮、龟头等）溃疡，常被诊断为一般炎症，实际却是生殖器疱疹或梅毒等。

（4）有些性病的复发问题仍未从根本上解决：例如，许多研究证实尖锐湿疣复发的关键是机体细胞免疫功能低下，以及湿疣亚临床症状处理不彻底，但如何提高细胞免疫功能和及早发现以彻底治疗亚临床症状，目前尚未取得统一认识；生殖器疱疹也是如此。

（三）中医或中西医结合男科研究存在的主要问题

1. 基础理论研究仍较肤浅　基础理论研究仍较薄弱，整体水平仍较低，中医男科理论研究者较少，且多为对古代医籍的挖掘整理，新的观点理论较少，理论上的突破性进展不大。

2. 疾病名称欠规范　疾病名称的不统一，为临床诊治及研究造成了诸多不便。目前中医男科病名存在着一病多名、多病一名及病名笼统模糊等现象。如阴茎硬结症有"阴茎痰核"、"玉茎结疽"之称，阴茎异常勃起，中医称"阳强"、"强中"、"阳纵"，多种疾病引起的小便异常如尿频、尿急、尿痛等统称为"淋证"，有以"淋证"指代前列腺炎，以"癃闭"指代前列腺增生者；还有以"精浊"、"白浊"、"白淫"指代前列腺炎等病名混乱现象。故需要规范病名，统一认识。

3. 男性生理和解剖名称使用不当　由于中医男科发展源远流长，受当时条件的限制，某些生理解剖位置不同时期有不同称谓，若不加以辨析，易生歧义。如"阴茎"这一名称，中医有"玉茎"、"宗筋"、"外肾"、"阳物"、"肾"、"茎"、"茎物"、"溺茎"、"阴"、"阳"等多种称谓。其中有的词尚一词多义，如"宗筋"除指阴茎外，有时又指整个男性外生殖器；"外肾"有时还指睾丸或外生殖器等。还譬如，睾丸中医有"阴卵"、"睾卵"、"卵子"、"肾子"、"外肾"等名，"阴囊"又称"肾囊"、"睾囊"、"囊"等。这种对同一种解剖器官有多种不同名称，且所用名称内涵外延均不确定的现象，常使人困惑不解，不利于中医男科学发展，必须加以解决。

4. 许多疾病缺乏全国统一的诊断标准　诊疗标准的不统一，导致许多研究结论的科学性难分伯仲，难以发现一些疾病发生、发展的规律以及对有效方药、技术和方法进行探讨。目前虽然也拟定了一些疾病的全国诊疗标准，但尚未取得统一认识，难以推广应用。当前急需在规范病名的基础上制定不育、阳痿、前列腺增生症、慢性前列腺炎等男科常见病的全国统一诊疗标准，同时还应重视中医证型诊断的标准统一。目前对同一男科疾病的证型诊断，常因采取的辨证方法（如脏腑辨证、八纲辨证等）不同，其证型诊断也有差异。所以，对每一种疾病用何种方法辨证和分成几个证型，才能更好地切合临床和反映疾病的本质，也是急需解决的问题。

5. 临床研究不规范，方法欠科学　综合目前各种临床研究，多数研究设计不合理，缺乏对照，病例选择不随机，统计方法使用不当，其研究结论重复性差。

6. 实验研究投入的人力和财力较少且多为低水平重复　实验研究投入较少且水平较低。对男科用药的药理研究多局限于补肾药对脑-垂体-性腺轴的影响。符合中医理论、具有中医特色的动物模型也较少。

三、前景与思考

（一）基础理论研究

应针对目前在基础研究中存在的主要问题，加大投资力度，加强与相关学科的研究联系，以尽快理清睾丸和附睾的生理功能，这对男性生育和节育技术的研究，将产生积极和深远的影响。在男性避孕和节育中，附睾是一个较为理想的靶器官，通过干扰附睾结构和功能，影响精子成熟和运动，从而达到节育目的。目前这些研究在动物实验中开展得较多，一些规律是否符合人体的具体情况尚待验证。相信在不久的将来，随着人们对附睾功能的全面认识，相关问题必然会获得彻底解决，临床效果更好，使用更加便利的新的避孕技术也将诞生，这无疑将为人类的生殖健康做出更大贡献。

（二）常见病症研究

1. 男性不育

（1）尽快统一不育的临床诊断分类和疗效判定标准：这对提高临床研究水平、判断不育的预后以及获得较准确的流行病学资料至关重要。各临床和研究单位应在某些权威部门的指导下建立科学、规范的男科实验室，不断改进和提高检测技术，严格控制质量标准，为临床和实验研究提供比较精确的客观指标。

（2）不断引进现代研究成果，提高精液检测水平：譬如，传统的精液检测技术以肉眼观察为依据，判定精液黏稠度和液化状况，易受主观因素和环境因素的影响，结果准确率较差。20世纪80年代初，国外学者研制出一种新的男性不育诊断技术——精液电图描记法。该法的特点是：在37±0.05℃时，用装有凝固描记器的空气恒温器H-333研究精液，可得到精液液化电图。然后，在所得电图上计量出最小和最大波动幅度及其间距，从而判定精液的黏稠度和液化时间，这种方法排除了主观因素和环境因素的影响，能够客观地反映凝固相和液化相，可精确记录液化相始末，这些变化用肉眼观察一般很难发现。由此可见，积极引进现代科技新技术，开发研制男性不育诊断的新设备临床价值巨大，这也展现了不育诊断技术发展的良好前景。

（3）临床科研科学化，进一步提高临床研究水平：目前，我国男科学临床研究总体水平较低，其中一个重要原因是研究设计不合理、研究方法不先进。在今后的工作中，应加以改进和提高。近几年国际医学界已较广泛地用"实证医学"指导各种医学专业的医疗实践，其中包括男科学。"实证医学"的含义是将源于设计严密、随机双盲对照的大规模、多中心临床试验和科学证据，与每个专家的知识和经验相整合，并指导临床实践的治疗方案。1998年欧洲男科学科学院确定的发展目标之一是"通过基础研究提高男科学的科学标准，发展基于科学而不是经验的较好的标准及诊断与治疗程序"。根据上述指导思想，国外正在开展许多具有创新性的研究工作，在临床研究中开展结构式资料收集、从资料登记到各种检查指标的标准化或规范化、同时包括最新研究成果的系统工程。如用计算机化病历记录取代传统书写病例，这样可以避免后者带来的一些不足和问题。我们应积极借鉴和使用国外的一些先进方法，加强各省市不育研究者之间的沟通和交流，以进一步提高我国不育临床研究水平，缩小与世界先进水平的差距。

（4）进一步加强不育病因研究：目前，许多不育的特异性病因未明，这给临床采取针对性治疗及其预后判断带来了一定困难。所以要进一步加强不育病因学研究力度，加强与其他相关学科的研究联系，密切配合、相互交流，从不同途径、不同层次、不同角度探讨不育发生的原因。

2. 前列腺增生症　要进一步加强BPH发生的机制探讨，只有对前列腺增生发生、发展的机制进行全面而准确的阐述，BPH的预防和治疗才能取得较大进展。目前虽然手术仍是治疗BPH的主要方法，但对一些年老体弱，或不愿接受手术的患者，药物治疗或其他疗法仍是主要治疗手段。在药物治疗方面，α受体阻滞剂尽管疗效可靠，但价格昂贵以及某些副作用，导致许多患者难以坚持使用，所以应进一步加大临床效果确切且副作用较小的其他药物，或创伤小、疗效好的新型治疗设备的开发研究力度，以更好地为老年男性服务。

3. 前列腺炎

（1）制定统一的前列腺炎分类诊断和疗效判定标准。

（2）进一步研究前列腺炎发生的确切病因病机，尤其是慢性非细菌性前列腺炎，要明确非公认致病微生物如衣原体、支原体、真菌等在前列腺炎发生过程中的作用。

（3）要进行不同年龄、不同社区的人口流行病学调查，以获得较准确的前列腺炎发病情况，要明确前列腺炎症和主观症状表现（如疼痛等）的病理基础。

（4）对目前的治疗方案（包括抗生素治疗），采取科学的方法，设安慰剂对照，依据随机、客观、双盲的原则，对其疗效进行验证，以探求疗效确切的治疗方法。

（5）要不断引进和借鉴现代最新科技成果，加大对前列腺炎诊断和治疗器械的研究力度，以满足广大患者的需要。

4. 阳痿

（1）制定大家公认的，切合临床实际的阳痿定义、诊断和疗效判定标准。

（2）进一步加强阴茎勃起机制的探讨，尤其是勃起时阴茎内血流动力学的变化情况以及中枢神经介质在勃起中的调控作用，这些机制的阐明，对开发研制勃起功能障碍的新药物具有重要意义。

（3）借鉴当代最新技术，将电子学、超声学、影像学等学科的技术成果引入男科学诊断，开发研制临床准确度高、经济实用、操作便利、无创伤、无痛苦、易于推广的勃起障碍诊断的新仪器，这也是阳痿病因学诊断发展的新趋势。

（4）进一步加大治疗勃起功能障碍药物的开发研究力度。尽管治疗阳痿的方法较多，但每一种疗法均有自身的优势和不足。综合评价，药物治疗仍是广大患者最乐于接受的。虽然 viagra 的疗效确切，但起效较慢，且有一定的不良反应和禁忌证，有些患者不能使用，故起效快捷、不良反应较小的药物亟待开发。有人认为从神经递质出发，包括促进和抑制勃起功能的中枢性神经递质，以及促进和抑制勃起功能的周围性神经递质，是开发研制治疗勃起障碍药物的新趋向。

5. 早泄

（1）统一早泄的定义和诊断标准。

（2）重视心理疏导在早泄康复中的作用。

（3）引进相关领域科技发展最新成果，注意加强对治疗早泄家庭康复器的研究。

6. 常见性病

（1）进一步强化预防为主的指导思想，坚决打击或取缔卖淫嫖娼、制黄贩黄等社会丑恶现象，从源头上杜绝性病的传播。

（2）加强性知识、性病常识宣传力度，了解常见性病（如淋病、梅毒、尖锐湿疣、生殖器疱疹、获得性免疫缺陷综合征等）的传染途径、传播方式和防治办法。

（3）加强对高危人群的监控，尽可能做到早期诊断和根治。

（4）根据一些性病如淋病、梅毒、非淋菌性尿道炎等耐药菌株的改变，正确选择、合理使用抗生素，并结合相关实验室检查，以达到完全治愈。

（5）进一步加强对尖锐湿疣、生殖器疱疹等复发性性病最佳治疗方案的研究。

（三）现代男科学研究方向及前景

1. **进一步加大基础理论研究深度和广度** 近几年在古代男科文献的挖掘、整理研究方面，尽管取得了一些成果，但缺乏创新。我们要根据临床实际，结合现代男科学研究成就，进一步探索中医或中西医结合男科病发生和证治规律，对其理论学说不断创新、充实和丰富，以推动男科学的全面发展。

2. **临床研究科学化、规范化** 这不仅有利于科研成果的评价和推广，也有利于中医或中西医结合男科与国际学术界的交流。为此必须规范目前男科疾病名称，以及某些生理、解剖名称的使用，要统一疾病，尤其是一些常见病如前列腺炎、阳痿、不育等诊断、疗效评定标准，并且采用科学方法，依据随机、双盲、客观的原则，进行临床研究设计和实施。一般而言，除极少见的病种或特殊治法可作为个案或小样本研究外，一般宜采用大、中样本进行研究，这样所得结果才比较客观、公正。

3. **广泛开展男科实验研究、进一步提高实验研究水平** 男科临床研究能否取得巨大进展，其实验研究水平往往起着关键作用。实验研究是男科从宏观研究深入到微观研究的必然途径，它可以进一步揭示更深层次的事物本质，既可阐释男科疾病的发生机制，又可说明治疗方法的效应机制。因此广泛开展男科实验研究有助于进一步提高中医男科的总体水平。进行男科实验研究，一是必须在中医理论指导下建立具有中医特色的动物模型，不能用纯西医的方法建立中医男科动物模型；二是研究范围要拓宽，病种要增加，对男性生理的研究，也应在男科理论指导下进行；三是对男科用药机制研究要拓宽到非补肾或补益药范围；四是要加强基础研究和临床研究密切联系，以相互促进、共同提高，从而推动男科学朝着更高层次发展。

4. **进一步提高临床疗效** 要使中医、中西医结合男科学获得较快发展，就必须不断提高临床诊疗水平和临床疗效。中医药在某些疾病如慢性前列腺炎、不育、阴茎勃起障碍等治疗上，取得了满意疗效，显示了良好的发展优势，但整体诊疗水平亟待提高，提高男科临床诊疗水平的方法主要有以下几点。

（1）以中医方法为主，积极引进现代医学检测技术和诊断设备，以加强病因学的中西医结合诊断、提高诊断水平，为临床治疗提供可靠依据，使治疗更具针对性，也弥补了中医无证可辨之不足。如阴茎勃起功能障碍，患者可无任何症状，其原因可能是神经性或血管性或功能性，若不借助现代检测手段，就很难予以判断，就无法选方用药。还有不育、前列腺病、阴茎异常勃起等，都应采取中西医结合诊断。

（2）深入研究男科疾病发生、发展规律，以探求其基本病理变化，同时要注意不同个体、不同地域、不同季节的特异性，在遵循基本病理变化规律的基础上做到针对性治疗。

（3）辨病与辨证密切结合。辨病首先可以明确疾病诊断，把握疾病发生、发展过程的病理变化规律。相同证候可以出现在不同的疾病过程中，但不同的疾病出现的相同证候却有很大差异。因此，将辨病和辨证有机结合，既可把握疾病的整个病理变化，又能针对疾病的某一阶段或某一时期的特殊变化，予以相应处理。

（4）注意对有效治疗方法的筛选。近年来中医治法不断丰富和创新，除内治法外，还有外治、针灸等，在临床实践中，要注意对疗效好、针对性强的治疗手段或治疗方药的筛选，这也是提高临床疗效的重要方法之一。

（5）将基础和临床研究有机结合。临床研究能为基础研究提供方向，而基础研究则能促进临床研究不断深入，二者有机结合，对提高临床疗效将起到积极的促进作用。

5. 加强中医药对男性保健、优生方面的研究　古代医籍中蕴含着许多男性保健养生方法，对其进行挖掘、整理和研究，并结合时代特征以及现代男性的身心特点，提出符合当今社会发展潮流、切合实际的男性保健养生法。这些方法包括男性婚姻保健、性保健及生活保健等方面的方法和措施。对古代男性优生理论和方法如择偶、保精以及天人相应、择时种子等，应加以系统整理，并在此基础上结合当代人类生殖理论以及影响人类生殖生育的各种因素，探索现代社会条件下具有中国特色的男性优生理论和方法。

6. 从中草药中寻求安全、有效的男性节育药物　传统中医男性节育方法已引起重视，相信随着现代医学对男性睾丸和附睾功能的全面阐述，从传统方法中寻求有效的节育药物也必然会获得巨大进展。

第二章 男科病的生理病理

一、现代医学对男科病生理病理的认识

（一）生理

1. 阴茎

（1）基本解剖：阴茎具有以下 3 个功能。①是男性性交的交媾器官。②通过尿道把尿液由膀胱排出体外。③是射精之前汇集精子和精液液体成分的场所，也是排出精液的器官。阴茎分为阴茎根、阴茎干和阴茎头。阴茎主要由三根平行的海绵体构成，其中阴茎海绵体为两根两端尖锐的圆锥体，它们并行排列于人体中线的两侧并紧密相连，从功能上说，它们完全是一个单位。它们构成阴茎干的基础，位于阴茎的背部和侧部，占据了阴茎的大部分体积。在两条并列的阴茎海绵体尿道侧表面平线上存在一条更深更宽的凹槽，称尿道沟，尿道海绵体恰好镶嵌其中。同阴蒂一样，阴茎头在性感觉上有着特殊意义。阴茎头有着丰富的神经支配，对外界刺激十分敏感，但其神经纤维末梢的数量约比阴蒂少一半。人类覆盖于海绵体的横纹肌，即球海绵体肌和坐骨海绵体肌均与勃起无关。但也有人认为这两组肌肉的收缩有助于抑制静脉血回流而使阴茎勃起得到增强；反之，其过于薄弱也成为阳痿的促成因素之一。故有人提出男子锻炼耻骨肌、尾骨肌等肌肉时，有助于勃起能力的维持，特别有助于克服阴茎根部勃起不坚的问题。

阴茎的血液供应十分丰富，分深浅两组。①浅组动脉：是腹下动脉经阴部内动脉分出的阴茎背动脉行走于阴茎筋膜下，在阴茎背深静脉两侧，其分支贯穿白膜进入海绵体内，与穿行海绵体内的阴茎深动脉分支共同分散于阴茎海绵体小梁内，在阴茎松弛时，这些小梁内动脉呈迂曲状，称螺旋动脉，于勃起时伸长，阴茎背动脉末端在阴茎冠状沟部形成交通支。②深组动脉：从阴部内动脉分支，一支进入阴茎脚，称阴茎深动脉供应阴茎海绵体，是阴茎的主要血液供应。阴茎的静脉血流分三组，即表浅、中层和深部血流。阴茎的淋巴引流包括深、浅两组。尽管人们早已对阴茎的神经支配（自主神经和躯体神经）有所了解，但近年研究的深入使我们对阴茎神经的大体解剖和显微解剖有了更深入的认识。支配阴茎的躯体神经主要来自骶丛的短神经支——阴部神经，它含有运动和感觉两种神经成分。阴茎的自主神经，也就是说它的运动神经是来自盆神经丛，该丛还发出神经纤维支配其他盆腔器官。盆神经丛位于直肠两侧的前列腺水平处，既含有交感神经纤维，也含有副交感神经纤维。交感神经成分主要通过腹下丛跨越骨盆缘与动脉血管紧密伴行，从直肠和邻近器官膀胱和精囊腺侧面通过到达盆神经丛。支配阴茎的有关副交感神经成分来自骶 2~4 节段，通过盆神经（勃起神经）也到达盆神经丛。

（2）生理功能：阴茎是主要的具有勃起功能的性器官，兼有排尿功能。男子正常性功

能包括性兴奋、阴茎勃起、性交、射精和情欲高潮等过程，阴茎勃起能力受副交感神经控制，副交感神经的作用是使阴茎动脉血管扩张，以及阴茎静脉回流受阻，引起阴茎海绵体和尿道海绵体扩大。阴茎勃起机制尚未完全明了。据观察，阴茎动脉进入海绵体后分成许多小支，进入每个海绵体的小血窦中。另外，有来自血窦引出的小静脉，在小动脉和小静脉之间有交通支，名为动静脉分流。在这些小动、静脉及分流的小血管腔中，有瓣膜样平滑肌皱襞，这些小血管及皱襞通过盆腔神经（勃起神经）受骶2、3、4神经控制。当这些副交感神经冲动作用于海绵体时，入窦小动脉完全开放，小静脉及分流处的小血管腔部分闭合，故入窦血增多、出窦血减少，使阴茎海绵体膨大。但因海绵体外包有坚韧的筋膜，海绵体不会无限增大，以致阴茎粗硬而勃起。在勃起过程中，阴部神经传递冲动，使球海绵体肌收缩压迫阴茎海绵体，使静脉回流受阻，也有助于阴茎勃起。射精后，性兴奋逐渐消退，反射性地使海绵体入窦小动脉管壁平滑肌皱襞增厚，形成瓣膜样的部分关闭，小动、静脉分流支完全开放，动脉血经分流支流向输出静脉，入窦血减少，故阴茎逐渐松弛。

2. 睾丸

（1）基本解剖：睾丸左右各一，呈卵圆形，位于阴囊中。成人睾丸长约4.5cm、宽约2.5cm、厚约3.0cm、重约12g。新生儿的睾丸体积相对较大，自出生后到性成熟期前，体积增长较慢，到性成熟期迅速发育、长大和成熟，至老年期逐渐萎缩变小。睾丸大小有明显的个体差异和种族差异。睾丸体积大小主要取决于精曲小管长度和数量的差异。精曲小管是十分盘曲的上皮性管道，每条精细小管长30~80cm，成人两侧睾丸的精曲小管总长度为500m左右。精曲小管由界膜围绕，管壁上皮为特殊的生精上皮，由两类形态结构和功能不同的细胞组成，一类是生精细胞，另一类是支持细胞，前者又包括精原细胞、初级精母细胞、次级精母细胞、精子细胞和精子。在精曲小管间填充着疏松结缔组织，称为间质。在间质中，除有结缔组织细胞、淋巴细胞外，还有丰富的毛细血管和毛细淋巴管。另一种为间质细胞，主要分泌雄性激素。一般情况下，睾丸体积大小与睾丸产生的精子数量密切相关。

睾丸是一实质性器官。它分内外两侧面、前后两缘及上下两端。内侧面比较平坦，与阴囊隔相贴附；外侧面隆突，与阴囊外侧壁相贴附；前缘游离而隆突；后缘较平直，又名睾丸系膜缘，与附睾和精索下部相接触。睾丸表面由睾丸被膜所包裹。睾丸被膜包括鞘膜脏层、白膜和血管膜3部分。鞘膜脏层是睾丸被膜的最外层，很薄，与贴附在阴囊壁的鞘膜壁层之间有一很窄的鞘膜腔，正常时仅有少量液体，起润滑作用，以减少睾丸活动时的摩擦。白膜较厚，是致密的纤维膜，含有大量的胶原纤维和成纤维细胞。血管膜是睾丸被膜的最内层，薄而疏松，与睾丸实质紧密相连，并深入到精曲小管间，难以分离。睾丸动脉血液供应主要来自精索内动脉和输精管动脉。睾丸静脉表浅，直接位于阴囊皮下，故返回的静脉血温度很接近阴囊表面的温度。一般睾丸温度明显低于体温，这种温度的差异是保证精子正常发生的重要条件之一。

（2）生理功能：主要是产生精子和分泌雄性激素。

3. 阴囊

（1）基本解剖：阴囊皮肤极薄，呈深褐色，富含毛囊和皮脂腺。阴囊皮下组织为肉膜，主要由平滑肌组成，并含有致密的结缔组织和弹力纤维。阴囊的层次自外向内，分别为皮肤、肉膜、精索外筋膜、提睾肌、精索内筋膜、睾丸固有鞘膜壁层和肌层，以及其间形成的睾丸鞘膜腔。

阴囊的血液供应十分丰富。阴囊动脉主要来自股动脉的分支、阴部外动脉、会阴动脉的分支阴囊后动脉和腹壁下动脉的分支精索外动脉。阴囊的静脉和动脉平行，流入阴部内静脉和阴茎背静脉，阴囊血管走向大都是纵行和斜行，故做输精管结扎或睾丸活检等阴囊部位手术时，可做阴囊皮肤斜行切口以免损伤阴囊血管。

阴囊的淋巴引流至腹股沟淋巴结和股淋巴结。阴囊的淋巴管之间和阴茎淋巴管之间有广泛交通。阴囊淋巴和睾丸淋巴以及各层精索鞘膜的淋巴没有联系，阴囊的淋巴也不伴随阴部血管行走。故阴囊发生恶性肿瘤需做淋巴清扫手术者，其清扫范围和阴茎癌的清扫范围相同，包括腹股沟淋巴结和髂动脉旁淋巴结。

（2）生理功能：阴囊有保护睾丸和精索的功能，睾丸的鞘膜腔内含有少量液体，可使睾丸有一定的活动度。阴囊有易收缩和伸展的特点，借以调节睾丸温度。天冷或皮肤受到外界刺激时，阴囊壁收缩并向上提升，保持睾丸内温度；处于较热的环境时，阴囊松弛，阴囊汗腺大量分泌散热，使阴囊内温度比腔内温度下降3℃左右。阴囊大小与年老、体弱、冷热、运动和感情激动都有关系。

4. 附睾

（1）基本解剖：附睾由输出小管及附睾管构成。它为一对细长扁平的器官，与睾丸一起系于精索下端。附睾位于睾丸的后上方、睾丸后缘的外侧部，两者借睾丸输出小管相连通。附睾内侧有输精管。附睾主要由附睾管构成。附睾管为不规则的迂曲小管，长约6cm，直径约为0.5mm。附睾上端膨大而钝圆，名附睾头，盖于睾丸上端。下端尖细，名附睾尾，以结缔组织和鞘膜相连，转向后上方，移行于输精管。头、尾之间的部分为附睾体，呈圆柱状，与睾丸后缘借疏松结缔组织相连。附睾体的外侧面与睾丸之间的纵行浆膜腔隙名附睾窦。

（2）生理功能：附睾具有重吸收和分泌作用，将流入的睾丸液进行重吸收，并分泌甘油磷酸胆碱（GPC）、糖蛋白、固醇与唾液酸等，为精子成熟、贮存和处理等提供适宜的内环境。具体分述如下。

附睾上皮的功能主要有两个方面，即吸收功能和分泌功能，此外尚有浓缩功能。睾丸支持细胞产生大量睾网液流入附睾。据研究，附睾尾部的吸收功能不及附睾体。其分泌功能主要是分泌GPC、糖蛋白、固醇与唾液酸等。附睾上皮的吸收和分泌功能的调节依赖于雄性激素，且主要是二氢睾酮。附睾头部和体部的组织中含有高浓度的二氢睾酮，头部与体部的5α还原酶要比尾部高出5~6倍。此外，血附睾屏障的存在限制了血液与附睾管腔内液之间的分子运动，使某些物质仍保留在附睾液内，特别是使GPC与肉毒碱保持在附睾腔内以利精子的贮存。

附睾对精子的作用主要有以下几点。①精子的运送：精子由睾丸进入附睾后，在大多数哺乳动物，运行10~15天，人类为12天左右。睾丸内的精子并没有成熟，无运动能力，它何以进入附睾？一般认为依靠3个因素：一是附睾头部吸收大量水分，睾网液流入附睾，因而将精子带到附睾；其次依靠输出小管纤毛上皮的纤毛运动，将精子向下方推送；第三是附睾管壁的自动节律性收缩。这种自动收缩依赖雄性激素。②精子的成熟：精子在附睾内获得了运动与受精能力，也就是说精子在附睾内成熟。但使其成熟的原因目前尚未明了。涎酸、肉毒碱、酸性附睾糖蛋白（AEG）似乎都与这一过程有关。有观点认为精子本身能成熟，但成熟需要一定时间，而这一时间正好在附睾内。实验表明，将精子保存在一定局限范围内的附睾内，精子也能成熟，但异常精子数增加，受精后胚胎畸形较多。精子成熟过程的正常进行需要附睾的内环境。精子在成熟过程中，其细胞膜、核、顶体与代谢均发生变化。对所有动物而言，附睾头部的精子无受精能力，而在附睾体部或尾部近侧才成熟。据有关研究证明，人的精子也是在附睾尾部完全成熟。③精子的贮存：附睾尾部是精子贮存的场所，鼠、兔的精子可在附睾尾部储存 42~60 天，并保持活动性，但在丧失活动性前 1 周，已无受精能力。人的附睾尾部较小，能否贮存很长时间值得怀疑。附睾尾部的精子是成熟的，必须使之处于静息状态以利贮存，故附睾尾部的内环境不同于附睾体部与头部，即让精子处于低能量供应状态。附睾尾部的 GPC、肉毒碱、涎酸与二氢睾酮均高，但雄激素结合蛋白（ABP）低。④过剩精子的处理：此问题至今未明，衰老或死亡的精子可能被附睾上皮与管腔内巨噬细胞吞噬。

5. 精索

（1）基本解剖：精索是系悬睾丸和附睾的柔软圆索，是睾丸、附睾和输精管静脉血和淋巴回流的必经之路。精索由腹股沟内环处起，向内下斜行，经腹股沟管和皮下环，进入阴囊内，终于睾丸后缘。精索由输精管、提睾肌、精索内动脉、精索外动脉和输精管动脉、精索蔓状静脉丛、精索神经、精索淋巴以及包被上述组织的筋膜组成。精索被膜自外向内为提睾筋膜、提睾肌和睾丸精索鞘膜。

（2）生理功能：其生理功能主要有：①调节睾丸温度。睾丸的生精功能需要比体内低的温度（34℃左右），这一温度的维持，主要是通过精索静脉的散热作用，以及提睾肌的热弛、冷缩功能。②保证睾丸、附睾的血液供应以及神经支配和淋巴回流。③保护睾丸免受损害，提供睾丸精子发生的良好环境。④精索的提睾肌使睾丸有不随意活动，输精管为精子提供了输出通道。

6. 输精管

（1）基本解剖：输精管是附睾管的连续部分，起自附睾尾部，终止于射精管，长约40cm，直径 2.85±0.43mm，全程可分 3 部分。①睾丸部：为靠近睾丸后缘的起始部分，最短，被精索静脉丛所包围。②精索部：输精管进入精索后上行经腹股沟皮下环、腹股沟管直至内环，在腹股沟皮下环以下的部分，位置最浅处于精索的内侧，通过阴囊壁易于触知，是输精管结扎常用的部位。③盆部：是从腹股沟内环起，沿小骨盆外侧壁行向后下，交叉过髂外动脉再转向内，跨越输尿管末端的上方至膀胱底部。输精管末端在精囊的内侧，呈梭形膨大，称输精管壶腹，以后向下逐渐细小，在前列腺上缘处，精囊内侧与精囊的排泄管会合而成射精管。输精管外膜含有神经、淋巴和血管，在做结扎术时应将外膜剥光，避免大块结扎或引起外膜损伤。

（2）生理功能：精子能通过输精管，从附睾输送到前列腺尿道进而排出体外，但是精子由输精管输出的机制目前尚未明了。初步研究结论如下。①精子通过附睾和输精管排出，是由于平滑肌收缩引起的蠕动。②射精涉及从附睾输精管到尿道的协同收缩波。③强烈的肾上腺能神经引起输精管壁收缩，推动大量精子从输精管输出。④短时间内将精子推进到输精管壶腹部和后尿道，可能是使附睾和某些输精管收缩的肾上腺能神经支配的结果。

7. 前列腺

（1）基本解剖：前列腺为附性腺中最大的不成对的实质性器官，居于盆腔。前列腺的大小和形状均似前后扁平的栗子。在青壮年，直径为 3~4cm、重约 20g，老年时逐渐退化。前列腺上端宽大，称前列腺底，又名膀胱部，紧接膀胱底，此面最大，略凹陷。下端尖细，叫前列腺尖。尖与底之间为前列腺体。在近前列腺底的中央有尿道穿入，贯穿前列腺实质后，再由腺尖穿出，左右射精管则在底的后部穿入，开口在尿道。前列腺有前、后两面，前面有凸隆，与耻骨联合相对，后面平坦，与直肠相邻。在此面正中线有一纵沟，叫前列腺沟，可经直肠触知前列腺后面和前列腺沟。也有把前列腺分为五叶，即前叶、中叶、后叶及左右两侧叶。前叶介于左右两侧叶和尿道之间，临床无意义；中叶又叫前列腺峡，呈上宽下尖的楔形，位于尿道后面、两侧叶和射精管之间，老年人往往增生，可压迫尿道而致排尿困难；两侧叶增生时，从侧叶压迫尿道，可致尿潴留；后叶较少发生增生。

（2）生理功能：前列腺是一个外分泌腺，持续分泌一种稀薄的液体，呈乳白色、酸性（pH 6.5），在射出的精液中，前列腺液占精液的 1/10~1/5。前列腺分泌液中的主要化学成分有锌、柠檬酸盐、性磷酸酶及各种酶类、多胺、少量蛋白质和血纤维蛋白溶酶原激活因子。近年来，对这一激活因子研究较多，在前列腺液内，这一因子可能具有以下功能：使射出的精液凝固和液化、维持与兴奋精子的活动性、穿过宫颈黏液、穿过透明带。前列腺的分泌受激素尤其是雄性激素的调节。

8. 精囊腺

（1）基本解剖：人精囊腺为一对长椭圆形囊状器官，上宽下窄，前后稍扁。上端游离，较膨大，为精囊底；下端细直为排泄管，与输精管末端汇合成射精管；中部为精囊体。精囊腺长 5~6cm、宽 1~2cm、厚约 1cm，位于输精管壶腹的外侧、前列腺底的后上方、膀胱和直肠之间。精囊腺的形状和位置多随直肠和膀胱的充盈程度而改变。精囊腺的动脉来自输精管动脉、膀胱下动脉、直肠下中动脉，它们彼此吻合。静脉构成精囊静脉丛，入膀胱下丛，后者位于前列腺的两侧，最后通入髂内静脉。淋巴管很丰富，与血管伴行，入髂外淋巴结和髂内淋巴结。精囊腺的神经由输精管神经丛的分支所支配，并构成精囊神经丛。

（2）生理功能：精囊腺的分泌物是精液的重要组成部分，约占全部精液的 70%，其颜色为白色或淡黄色，具有黏性。精囊腺液的主要成分如下。①果糖：人精囊腺的果糖为 3mg/ml，受雄激素调节。果糖是精子的重要能量来源。②前列腺素：人精囊腺液中含有 19 羟基（A、B）、前列腺素和 PGE。PGE_2 能使宫颈松弛，而 $PGF_{2\alpha}$ 能增加精子运动和穿过宫颈黏液的能力。③尿酸：人的精囊腺内尿酸的浓度很高，这是精液中的一种还原物质，对精子可能具有保护功能。④其他：精囊腺能分泌一种蛋白酶抑制剂及浓缩柠檬酸盐、山梨醇、胆碱脂等。精囊腺的分泌受激素如雄性激素、催乳素等调节。

9. 尿道球腺

（1）基本解剖：尿道球腺为一对圆形小体，质坚实，呈黄褐色。位于尿道球后上方，尿道膜部后外侧，包埋在尿生殖膈内、尿道膜部括约肌肌束中。其直径 50~80mm，年老者较小。每个腺体有一根排泄管，它向前下方穿过尿道球，斜行至腹膜下，开口于尿道阴茎部。尿道球腺的动脉来自阴部内动脉，静脉与动脉并行。淋巴管与尿道膜部淋巴管汇合注入髂内淋巴结。神经由前列腺神经丛的分支分布。

（2）生理功能：尿道球腺的分泌物清亮而黏稠，内含半乳糖、半乳糖胺、半乳糖醛酸及 ATP 酶等。尿道球腺分泌物是精液的组成成分，最初射出的精液主要是尿道球腺的分泌物，其功能可能是润滑尿道。尿道球腺和其他附性腺一样也是雄激素依赖器官。

10. 男性性生理

（1）勃起生理：阴茎勃起是阴茎海绵体迅速充血的过程，它涉及神经、血液循环、内分泌、解剖结构如窦状隙系统等的协调的相互综合作用，也受心理、社会、环境等非生物学因素的影响。确定阴茎充分勃起必须具备以下条件：阴茎体积显著增加并达到足够硬度、男子站立时阴茎上挺的勃起角达到或超过 90°、牵拉阴茎龟头时阴茎海绵体不能再被延长。所谓足够硬度系指以两手挤捏阴茎海绵体时不能捏扁变形，但虽然龟头在两指挤捏时仍能变形，但两指间感到有一定压力。勃起过程可以人为地划分为 6 个阶段。

1）松弛期：阴茎体积恒定，海绵体内压保持不变，血流速率稳定，动脉和静脉血流量最小，阴茎血气分析值与静脉血相同。

2）潜伏期（充盈）：阴部内动脉血流量在收缩期和舒张期都增加。阴茎体积开始轻度增大，长度增长而周长尚未改变，海绵体内压尚保持不变。

3）肿胀期：阴茎海绵体内压和阴茎体积迅速增加，直至达到最大体积，动脉血流率降低一半左右。阴茎继续加长，周径扩张，并伴有脉搏搏动。这期持续时间长短将取决于年龄大小，并受性刺激的强度和接受程度的影响。

4）充分勃起期：阴茎最大体积维持不变，阴茎海绵体内压能升高到收缩压或略低于收缩压的水平。阴部内动脉血流量远远低于充盈期，但仍高于松弛期，尽管大部分静脉管腔受压，静脉血流比疲软状态时仍有轻度增高。血气分析值与动脉血相似。

5）坚硬勃起期（骨骼肌期）：阴茎最大体积维持不变，作为坐骨海绵体肌收缩的结果，阴茎海绵体内压远高于收缩压，导致阴茎勃起达到坚硬程度。此阶段几乎没有血流通过海绵体动脉，但由于持续时间短，不会导致组织缺血或损伤的发生。实际上，在有意延长的兴奋期中，勃起可以部分消失随后又很快获得，如此反复，维持较长一段时间，既不完全松弛，也不总保持在坚硬勃起期。

6）消退期：一般而言，消退期比肿胀期来得缓慢。在射精或停止性刺激之后，交感性紧张性排放立即恢复，导致围绕血窦间隙和小动脉的平滑肌收缩。阴茎硬度迅速减弱，体积减小（快相），然后排血速度逐渐缓慢（慢相）。动脉血流有效地减少到松弛期水平，从海绵体血窦排出的血量增加并重新开放静脉通道，阴茎恢复到松弛期的长度和周长。

（2）性反应周期：男性性反应周期生理变化，见表 1-2-1、表 1-2-2。

表 1-2-1 人类男性性反应周期——生殖器以外的反应

反应	兴奋期	平台期	性高潮	消退期
乳房勃起	乳房勃起（不一致，可延迟到平台期才出现）	乳房勃起和肿胀（不一致）	未观察到变化	乳房勃起消退（也可能延长）
性红晕	未观察到变化	斑丘疹样红晕出现在末期（不一致）。首先见于上腹部，继而遍及前胸壁、颈部、面部、前额，偶尔波及肩部和前肩	性红晕充分发展，其程度与性欲高潮强度相平行（估计发生率25%）	以性红晕出现时的相反顺序迅速消退
肌强直	随意肌紧张、不随意肌活动的一些证据（睾丸部分升高、腹壁和肋间肌紧张力增加）	随意的和不随意的肌紧张度进一步增加，面部、腹部和肋间肌出现半痉挛性收缩	随意的控制消失，肌肉体发生不随意地收缩和痉挛	进入本期后肌强直很少能延续到5分钟以上，但是它的消失并不像许多血管充血消失得那么快
直肠收缩	未观察到反应	按照刺激的技术直肠括约肌随意性收缩（不一致）	直肠括约肌以0.8秒的间隔不随意收缩	未观察到变化
换气过度	未观察到反应	反应表现发生在本期末	呼吸频率可高达40次/分，换气过度的强度和持续时间表明性紧张的程度	未观察到变化
心动过速	心率增加与性紧张度的升高平行，而与刺激技术无关	记录到的心率范围为100~175次/分	记录到的心率范围为100~180次/分	恢复至正常
血压反应	血压升高与性紧张的升高平行，而与刺激的技术无关	收缩压升高20~80mmHg，舒张压升高10~40mmHg	收缩压升高40~100mmHg，舒张压升高20~50mmHg	恢复至正常
出汗反应	未观察到变化	未观察到变化	未观察到变化	不随意的出汗反应（不一致），通常限定于足心和手心

表 1-2-2 人类男性性反应周期——生殖器反应

生殖器	兴奋期	平台期	性高潮	消退期
阴茎	勃起迅速发生，当本期延长时，勃起可能部分失去，随后再次获得，勃起在非性刺激介入时也容易损伤	在冠状沟边缘的阴茎直径增加，龟头颜色改变（不一致）	阴茎尿道全程排出性收缩；开始时收缩间隔为 0.8 秒，在前 3 或 4 次收缩后，频率和排逐力减少；微弱的收缩可持续数秒钟	消退的发生分为 2 个阶段：①阴茎血管充血迅速消退，阴茎仅比平时大 50%。②缓慢复原到正常状态，通常是延伸的过程
阴囊	阴囊皮被绷紧、增厚，阴囊变扁平并提升	无特殊反应	无特殊反应	充血和阴囊绷紧的外表迅速消失，外被膜早期的褶皱外表重新出现，有时为延迟的过程
睾丸	两侧睾丸向会阴部提升，伴有精索缩短	睾丸增大可比未受刺激时充血状态增大 50%，睾丸继续升高到达紧密顶触会阴的位置，睾丸的充分升高是性欲高潮迫近的特殊指征	未记录到反应	睾丸的血管充血性增加消失，睾丸充分下降到松弛的阴囊内；可能迅速或缓慢发生，取决于平台期的长短
附属器官	未观察到改变	未观察到改变	附属器官的收缩产生射精不可避免和起始的射精过程感觉	未观察到改变
尿道球腺	未观察到改变	已提出是射精前流出的 2 或 3 滴黏液的来源，其发生的时间基本上与女性前庭大腺的分泌活动相同，在这一液体中观察到活动精子	未观察到改变	未观察到改变

11. **男性下丘脑-垂体-性腺（睾丸）轴生理功能** 正常的男性生殖功能有赖于生殖器官和下丘脑-垂体之间的相互调节。人体内有两大调节系统：神经系统和内分泌系统。前者的调节是通过神经纤维传递冲动，后者则有赖于多种激素的作用传递信息。这里我们主要介绍生殖内分泌对男性生理的调节。外界刺激通过神经内分泌调节中枢传递到生殖内分泌系统，引起一系列与生殖有关激素的变化。研究表明，生殖激素如促性腺激素释放激素

（GnRH）、FSH、LH、抑制素、T、PRL 等之间既存在相互促进的关系，又在一定条件下相互制约，从而组成了一个调控系统。与生殖有关的激素可归纳为 3 类，即下丘脑的促性腺激素释放激素、垂体的促性腺激素和性腺激素。具体名称、生化本质、产生部位及生理作用见表 1-2-3。

表 1-2-3　参与调节男性生殖活动的主要激素

激素	生化本质	分泌部位	作用部位	生理作用
促性腺激素释放激素（GnRH）	10 肽	下丘脑	垂体	刺激垂体释放促性腺激素——FSH 和 ICSH
促卵泡素（FSH）	89 肽	垂体	睾丸精曲小管中的支持细胞	刺激支持细胞合成雄激素的运载体——雄激素结合蛋白（ABP）
间质细胞刺激素（ICSH）	115 肽	垂体	睾丸间质细胞	刺激间质细胞合成雄激素
抑制素（inhibin）	蛋白质	由睾丸精曲小管中的支持细胞分泌，并受精子的某些信息调节	垂体、下丘脑	特异性地负反馈调节 FSH
雄性激素［主要是睾丸酮（T）与双氢睾丸酮（DHT）］	甾体化合物	睾丸间质细胞	附性器官、精曲小管、附睾	促进附性腺器官的发育、维持男性副性征、维持性欲，刺激精子生成，促进精子成熟
催乳素（prolactin，PRL）	蛋白质	垂体	睾丸间质细胞	促进睾酮的分泌与合成
抑制素（chalone）	糖蛋白	精曲小管	精曲小管中的精原细胞	抑制精原细胞分裂，从而对精子发生产生局部的调节作用

（1）下丘脑促性腺激素释放激素对腺垂体的内分泌调节：主要介绍如下。①GnRH 对垂体促性腺激素分泌的调节：GnRH 能够同时促进腺垂体合成与释放 FSH 和 ICSH，但在正常生理浓度下（特别在浓度较低时），GnRH 刺激垂体释放 ICSH 的作用较明显。人们曾努力寻找一种专一性的促 FSH 分泌的因子，但未成功。至于 GnRH 对垂体促性腺激素的调节机制，目前存在两种有争议的学说，即一是传统的 cAMP 第二信使学说，另一种是钙离子第二信使学说。②垂体促性腺激素对 GnRH 分泌的反馈调节：当垂体分泌 ICSH 和 FSH 过多时，就向下丘脑发出"信号"，使下丘脑 GnRH 的分泌减少，以使它们维持在正常水平。这

种信号的发出及传递抑制了 GnRH 的分泌，这种抑制被称为"负反馈"。又因下丘脑与垂体之间仅相距几厘米，故又将这种短距离的反馈称为"短反馈抑制"。

（2）垂体促性腺激素对性腺激素分泌的调节：主要介绍如下。①促性腺激素对性腺激素的调节：研究证实，在男性 FSH 主要作用于精曲小管中支持细胞，刺激支持细胞合成雄激素结合蛋白（ABP），为雄性激素的运送准备好运载工具；ICSH 则作用于间质细胞，促使雄性激素合成，以刺激精子发生。在支持细胞与间质细胞上分别存在着 FSH 与 ICSH 受体，FSH 和 ICSH 一旦与其相应的特异性受体结合，便移入细胞内，激发靶细胞发生一系列的连锁反应，从而分别合成 ABP 和雄性激素。②PRL 对性腺激素的调节：PRL 的分泌受下丘脑分泌的两种激素所调节，一是 PRL 抑制素（PIH），另一种是 PRL 释放激素（PRH）。前者是抑制 PRL 过度分泌，后者则促进 PRL 的分泌。在正常状态下，PIH 的作用远较 PRH 作用强，故 PRL 主要受 PIH 的控制。此外，睾酮及松果体分泌的褪黑素也可影响 PRL 的分泌。垂体产生的 PRL 可增强 ICSH 对雄激素合成与分泌的刺激作用，若同时将 PRL 与 ICSH 注入动物体内，其促使睾酮增加的效果比单独注入 ICSH 更显著。③性腺激素对垂体促性腺激素分泌的反馈调节：睾酮的反馈调节作用抑制 ICSH 的释放。研究表明，ICSH 与睾酮的分泌是由一条典型负反馈环路联系在一起的。ICSH 促进睾酮的分泌，而生理剂量的睾酮又可以反馈性地减少 ICSH 的分泌，从而维持这两种生殖激素的血中水平处于相对恒定状态。

精曲小管内产生一种糖蛋白激素，它虽不能调节垂体促性腺激素的分泌，但却能在精曲小管中抑制精原细胞的分裂，从而对精子的发生产生一种局部的调节作用，这种激素被称命名为"抑制素"。抑制素反馈调节 FSH 的释放。现已研究表明，ICSH 和 FSH 的反馈调节是受不同因子控制的。已揭示睾丸分泌的一种"抑制素"可选择性地抑制垂体 FSH 分泌，但不影响 ICSH 的分泌和雄激素的产生。抑制素的这一作用特点，为男性节育药的研究提供了一条新思路。

总之，下丘脑分泌的生殖激素是促黄体生成素释放激素，垂体前叶分泌的主要是促性腺激素，男性性腺分泌的是睾酮与抑制素。这三类激素之间存在着复杂而微妙的相互促进和制约的关系，处于一种相对恒定的平衡状态，这种特殊的相互依赖又相互抑制的关系，就构成了男性的下丘脑-垂体-性腺轴。GnRH 调节 FSH、ICSH 的分泌，但当 FSH 和 ICSH 的浓度较高时，则负反馈于下丘脑，对 GnRH 的分泌进行短反馈抑制。FSH 促进支持细胞分泌 ABP，而垂体分泌的 ICSH 则刺激睾丸间质细胞合成睾酮，但当 T 过高时，则反馈于下丘脑和垂体，反馈抑制 ICSH 的分泌。同时，支持细胞产生的抑制素则专一地抑制 FSH 的分泌，从而保持男性下丘脑-垂体-性腺轴功能的正常，以维持正常生殖功能。

12. *雄激素生理功能*　雄激素具有广泛的生理效应，对男性生殖系统生理的主要作用如下。

（1）影响胎儿的性分化：以前认为性分化的唯一决定因素是性染色体，但现代研究改变了这一观点。在胎儿出生前，下丘脑、垂体系统既可能分化为雌性，也可分化为雄性。在出生时，如受雄激素刺激，则下丘脑周期分泌中枢的功能遭到破坏，使脑分化为雄性结构。此外，雄激素对胎儿生殖器官的分化也有重要作用。男性胎儿的睾丸由于分泌雄激素，使副中肾管退化，导致中肾管分化为附睾、输精管和精囊，阴茎和阴囊也同时逐渐发育；反之，副中肾管便发育为女性的性器官。

（2）影响青春期男性生殖器官的发育：自青春期始，雄激素便对睾丸产生直接刺激作用，促使睾丸正常发育。此外，雄激素还刺激精囊和前列腺的发育，并促进阴茎与阴囊的正常发育。临床上常用雄激素替代法治疗先天性、后天性无睾症或睾丸功能不全。

（3）促使精子的发生与成熟：促使精子发生是雄激素的主要生理作用之一，精曲小管中局部睾酮的浓度对维持正常的发育至关重要。如给予大剂量的外源性睾酮，可抑制 ICSH 分泌，从而减少内源性睾酮的产生，致使精子发生受到抑制。睾酮进入精曲小管后与 ABP 结合为复合物，ABP 将睾酮运载到精原细胞与精母细胞上，然后释放睾酮，使其进入靶细胞，促进精子的发生。也有部分睾酮在 5α 还原酶的作用下变为二氢睾酮，二氢睾酮与 ABP 也可形成复合物并运送到男性生殖细胞，促进精子发生。

附睾是精子成熟的场所，其生理功能的完整性在很大程度上取决于附睾液中雄激素水平的高低。故附睾对雄激素的需要量比其他器官高。附睾液中的雄激素有 3 个来源：一部分来自血循环，一部分来自睾网液，附睾上皮本身也可能合成少量雄激素。精子在附睾的体部渐趋成熟，故附睾体部的雄激素含量高；附睾尾部的精子已是成熟精子，故尾部的雄激素含量低，只要能足以维持精子的基本代谢即可。

（4）促进与维持男性副性征和性功能：男性自青春期开始，在雄激素的作用下出现男性副性征，如骨骼变粗、肌肉发达、喉头增大、声音低沉、长胡须等。雄激素对维持男性正常性功能非常重要。如果睾酮水平低下，则表现为性功能低下等。雄激素对男性性功能影响的机制目前尚未明确，仍处于研究之中。

（5）影响生殖激素的分泌：睾酮可通过负反馈环路抑制垂体分泌 ICSH，从而参与下丘脑-垂体-睾丸轴中生殖激素的调节和控制。

（6）刺激前列腺和精囊的正常分泌：雄激素还具有刺激前列腺和精囊分泌果糖、麦芽糖、前列腺素等的作用，从而为精子的活动提供能源，影响精子活力。

除以上之外，雄激素尚有促进同化、增强免疫、促进骨骼生长以及促进红细胞生成等作用。

（二）病理

1. **生殖泌尿系畸形** 有先天畸形和后天畸形之分，临床上以前者居多。先天性畸形系胎儿在母体发育过程中受放射线照射、感染某些病毒，或某些药物的不良反应等，或遗传缺陷，致使某些生殖器官不发育、发育障碍或发育不全。如小阴茎、尿道上（下）裂、包茎、双侧隐睾、先天性精囊腺缺如、先天性输精管缺如、先天性睾丸发育不良或无睾症等，进而影响性功能或不能生育。后天性畸形为获得性，是炎症、创伤、肿瘤等损伤的结果，如外伤致阴茎损伤，或阴茎癌切除，影响性交或排尿。

2. **内分泌功能失调** 男性下丘脑-垂体-睾丸轴某一部位发生病变，或受到其他因素影响，就会导致性腺轴功能紊乱，从而引发各种病症。如丘脑下部后位错构瘤会导致性早熟（性器官及第二性征发育提前），全垂体功能低下致西蒙病阳痿、垂体嗜碱细胞肿瘤、促肾上腺皮质激素分泌过多的皮质醇增多症、性器官发育不良、生殖无能；发生成人垂体瘤的肢端肥大征、垂体侏儒者，性生殖功能尽皆丧失。内分泌失调还会导致睾发育不全、睾酮水平低下。此外，甲状腺功能亢进或减退、肾上腺皮质或髓部的肿瘤及增生、糖尿病等内分泌系统疾病均可影响男性性腺轴，从而导致性功能障碍或不育。

3. **泌尿生殖系感染**　根据感染菌种的不同，常分为非特异性感染和特异性感染两大类。

（1）**非特异性感染**：以慢性感染居多，主要致病菌有葡萄球菌、大肠埃希菌、铼球菌、变形杆菌等，通过尿道或生殖管道，或通过血液、淋巴，入侵相关器官，导致前列腺炎、精囊炎、睾丸炎、附睾炎、输精管炎、尿道炎、包皮龟头炎等。阴囊感染常因皮炎、阴癣等，抓伤后细菌入侵，引起继发感染。

（2）**特异性感染**：常见的有病毒、淋病奈瑟菌、梅毒螺旋体、解脲支原体、沙眼衣原体、结核分枝杆菌、血丝虫等，其感染途径、传播方式、侵犯器官及病理变化各有特征。如生殖系结核常为血源性感染，或继发于泌尿系结核，常导致附睾结核、前列腺结核或精囊结核，致使精道阻塞，少精或无精而不育，病毒性腮腺炎常并发睾丸炎导致不育。

4. **精神神经异常**　精神异常者，如智力低下、情感性精神病、某些脑病后遗症等，表现为精神抑郁或狂躁；精神分裂症、偏执狂有意识障碍和人格改变，抑郁型者性功能和性欲减退；狂躁型可出现性妄想，性欲增强；夫妻感情不和，常致性生活不和谐或阳痿等。属于神经功能传导异常者，多见于中枢或周围神经系统、自主神经系统失常所致性和生殖功能障碍，如脑病变会引起大脑皮质高级中枢功能紊乱，脊髓损伤截瘫可能会导致阴茎勃起障碍或射精障碍。

5. **生殖器外伤**　男性生殖器外伤，以睾丸损伤破裂多见。常因外力作用于局部造成损伤，如踢伤、压迫伤、骑跨伤等，阴囊会阴部出现巨大血肿，睾丸肿大，疼痛剧烈，后期可见睾丸萎缩，功能丧失，可导致不育或性功能障碍。其他外伤如尿道断裂、阴茎折断等，可引起排尿、排精障碍，进而影响性功能等。

6. **环境和药物影响**　随着工业化生产规模的不断扩大，世界范围内的环境污染日益严重，使人类精子的质量明显下降。不良环境中的一些有害物质造成睾丸损伤，表现为：睾丸正常组织遭到破坏，致使睾丸组织变性、萎缩，甚至坏死，影响生精功能，导致不育。如长期接触射线、农药中毒以及长期接触镉、铅等重金属，皆可干扰生精过程，或引起精曲小管上皮变性、坏死等，最终导致睾丸萎缩、不育。

长期或大量服用某些药物会引起性功能障碍或精液质量下降。如化痰药物、利尿剂（螺内酯等）、一些抗高压药物（利血平等）、糖皮质激素类、一些消化系统药物（西咪替丁、甲氧氯普胺）等，均可导致睾丸损伤，或男子性欲下降，或勃起功能障碍。另外，长期酗酒、食用粗制棉籽油，可导致精子畸形、少精、弱精甚至无精而不育。此外，随着近几年对精子免疫研究的深入，发现精子表面有许多抗原物质，在一般情况下，到青春期才表现有抗原作用。由于各种因素的影响，如外伤、感染等，血睾屏障被破坏，精子暴露于免疫系统，从而产生抗精子抗体，造成免疫性不育。

二、中医学对男科病生理病理的认识

（一）生理

1. **脏腑功能与男性生理**　脏腑功能正常是人体生命活动的基础。脏腑是一个有机整体，它们既相对独立又相互联系。五脏虽各有所主，如心主血、肺主气、肝藏血、脾统血、肾藏精，但各脏功能又相互依赖、互相为用。男性生理的正常也依赖脏腑功能的协调平衡。

2. 经络与男性生理　经络是经脉和络脉的总称，主要包括十二正经和奇经八脉。经络系统内属于脏腑，外络于肢节，具有联系内外，沟通表里，贯穿上下，运行精微物质以养五脏、充肌肤、泽皮毛、濡百骸和传递信息等生理功能。脏腑在男子生理中的作用，是通过该脏腑的经络来实现的。与男性生理关系最为密切的经络是足少阴肾经、足厥阴肝经、足太阴脾经、足阳明胃经、冲脉、任脉、督脉和带脉等。

3. 气血与男性生理　气在男性生理活动中的功能主要有以下几点。①推动血液等精微物质正常运行以营养外肾。②对外肾及精室温煦作用。③对精血及有关脏器具有固摄作用。④具有气化作用，气化可使精血互生，气化正常，男性生殖功能和性功能才得以维持正常。

血对男性生理的影响主要表现在血养外肾和精血互化两方面。男子外肾必赖血液的滋养，才能正常发育并维持其功能。男子以精为本，精赖血所化生。血液充盛，精化有源，生殖之精方能强盛，才可繁衍后代。若血虚、血寒或血热等，均可致男科疾病的发生。

4. 天癸与男性生理　天癸在男性生理中的作用，主要体现在以下几方面。①促进外肾发育如阴茎、睾丸、阴囊等生殖器官，其生长、发育、成熟及衰弱均与体内天癸水平密切相关。②维系男性第二性征如胡须、喉结突出等。它是肾气充盛、天癸充实的外在表现，是天癸作用的结果，这种作用是天癸通过经络运行、输送到各有关器官而产生的。③激发并维持性功能。④化生精液以主生殖。

5. 生殖之精与男性生理　精液化生于精室，受肾气、天癸的调节，赖后天水谷精微以充养，故脏腑、气血、经络各功能的正常及其作用的协调是精室化生精液的基础。

（二）病理

1. 病因

（1）外感六淫：在男科疾病的发生中，六淫之中以风、寒、湿、火4种邪气最为重要。湿为阴邪，其性重着黏滞，又有趋下特点，最易阻遏气机，损伤阳气，且易侵犯下焦肝肾。湿热下注，蕴结膀胱，可见小便混浊、滴白、阴囊潮湿、瘙痒等；湿热阻滞经脉，可致勃起障碍；湿热毒邪下注前阴，可发疳疮、玉茎结疽等。寒湿之邪，侵及肝脉，阻遏气机，可致性欲淡漠、勃起障碍、睾丸疼痛、寒疝等。

火为阳邪，其性炎上，易伤津耗气。火热为病，若迫血妄行，损伤经络，可见血精病等；火热深入血分，聚于局部，可生脓肿等。

寒为阴性，易伤阳气，主收引、凝滞。如寒邪直中肝经，凝滞肝脉，可见少腹拘急、阴囊湿冷、睾丸冷痛，甚则阴茎内缩等症。正如《素问·举痛论》云："寒气客于厥阴之脉，厥阴之脉者，络阴器系于肝，寒气客于脉中，则血泣脉急，故胁肋与少腹相引痛矣。"《灵枢·经筋》也说："足厥阴之筋，其病……阴器不用，伤于内则不起，伤于寒则缩入。"若寒邪直中肾经，损伤肾阳，可致水湿代谢障碍，表现为阴部水肿。

风为阳邪，为百病之长，风性开泄，善行而数变，常夹寒、热、湿等邪侵犯机体。所致病变多表现在外阴皮肤，如阴囊瘙痒等。

（2）邪毒内侵：肝经绕阴器，肾开窍于二阴。若接触毒邪污染之物，或交接不慎，邪毒可乘肝肾之虚而入里，引发各种病症，如梅毒、生殖器疱疹、阴虱、疥疮、尖锐湿疣等均属此类。

（3）情志所伤：人的情志活动与内脏有密切关系。正如《素问·阴阳应象大论》所说："人有五脏化五气，以生喜怒悲忧恐。"一般的情志变化不会致病，但突然剧烈或长期的情志刺激，超过了人体正常生理范围，可使气机逆乱、脏腑气血阴阳失调，从而导致疾病的发生。

恐则气下，惊恐伤肾，肾失所藏而发生遗精、滑精、早泄，甚至出现勃起障碍、性欲低下。如《灵枢·本神》说："恐惧不解则伤精，精伤则骨伤。痿厥，精时自下。"突受惊恐，尤其在性生活时，最易导致勃起障碍。如《景岳全书·卷三十二》说："阳旺之时，惊恐，则阳道立痿。"怒伤肝，肝失疏泄，可致阴茎异常勃起。肝火怒动可致淋证。另外正如唐宗海《血证论》所言："前阴属肝，肝火怒动，茎中不利，甚或割痛，或兼血淋。"若情志抑郁不舒，肝之疏泄不及，可致勃起障碍、不射精等。如清·沈金鳌《杂病源流犀烛·脏腑门》曰："失志之人，抑郁伤肝，肝木不能疏达，亦致阴痿不起。"

若思虑过度，或见色妄情，所愿不遂，思伤脾，脾失健运，统摄失职，气血乏源，生殖之精失养，宗筋失于濡润，可产生阳痿、少精或精室虚寒不育。正如《景岳全书·阳痿》所言："若以忧思太过抑损心脾，而病及阳明冲脉，而水谷气血之海必有所亏，气血亏而阳道斯不振矣。"

悲则气消，长时悲愤不已，常使人兴趣皆无，久而久之，难以激发气血至宗筋，也不能激发君相生火，可致性欲低下或消失，甚则勃起障碍。

（4）劳逸失常：劳指房劳、形劳和神劳3个方面。适度的性生活，调畅情志，愉悦性情，有益身体健康；若房事无度，或经常醉酒入房，则必伤肾元，损及肾精，耗伐肾气，可致阳痿不起、精亏不育、盗汗遗精；或肾阴亏虚，虚火内炽，而见阴茎易勃起、早泄等。如《素问·痿论》说："入房太甚，宗筋弛纵，发为筋痿。"《杂病源流犀烛》言："肾精耗则诸脏之精亦耗，肾精竭则诸脏之精亦竭。"《灵枢·经筋》云："足厥阴之筋病，阴器不用，伤于内则不起。"神劳即指思虑太过，耗伤心神。可见于为物欲所惑，孜孜而求者。《灵枢·本神》中言："怵惕思虑则伤神，神伤则恐惧而流淫不止。"即是指心神失养，肾气不固，而见遗精、滑泄之症。朱丹溪认为"为物欲所惑而妄动"是阴精暗泄的主要原因。他说："主闭藏者肾也，司疏泄者肝也，二脏皆有相火，而其系上属于心。心君火也，为物所惑则易动，心动则相火妄动，动则精自走，相火翕然而起，虽不交会，亦暗流而疏泄矣。"此外，神劳也可致勃起障碍。

适度的体育运动、劳动，可增强体魄，益于健康。但劳力过度，即形劳，必耗气伤津。正如《素问·宣明五气论》云："久立伤骨，久行伤筋。"劳倦过度，耗伤气血，脏腑功能失常，或劳倦后勉强同房，常致勃起障碍。

逸指过度安逸，《素问·宣明五气论》云："久卧伤气，久坐伤肉。"过于安逸，饮食终日，无所事事，一则致气血运行缓慢，脏腑功能降低，肌肉筋骨活动能力减弱，抗病能力下降；二则致体态臃肿，痰湿内生，从而引发勃起障碍、早泄、外阴瘙痒、阴部湿冷等病症。

（5）饮食所伤：胃主受纳腐熟水谷，脾主运化水谷精微，故饮食所伤，首及脾胃，之后影响其他脏腑功能。凡嗜食辛辣厚味，以酒为浆，或过食寒凉生冷，或饮食不洁，或饥饱失常等，均可致男科疾病的发生。

（6）**跌仆损伤**：主要是指男性生殖器损伤，包括开放性损伤（如切割伤、刺伤等）和闭合性损伤（如踢伤、骑跨、挤压等）。损伤导致肝、肾、冲、任之脉受损，引发多种男科疾病，如勃起障碍、血精、睾丸肿痛等。

（7）**其他**：主要包括先天禀赋不足、药物损伤等。正如《灵枢·五音五味》说："其有天宦者，未尝被伤，不脱于血，然其须不生，其何故也？岐伯曰：此天之所不足也，其冲任不盛，宗筋不成，有气无血，唇不荣，故须不生。"《广嗣纪要》所载"五不男"，即天、漏、犍、怯、变，也均与先天因素有关。

在疾病的治疗过程中，若用药不当，可致阴阳失衡，导致男科疾病的发生。如过服寒凉，可致勃起功能障碍、精寒不育、不射精等；滥用补肾壮阳药物治疗勃起功能障碍，会导致阴竭阳亢，出现早泄、阳事易举、遗精等；另外，壮阳药可诱发痈疽、疮疡等。

2. 病理

（1）**脏腑功能失常**：①肾藏精，主生殖，内寓元阴、元阳，为人体阴阳的根本，为"作强之官，伎巧出焉"。若先天肾气不足，或荒淫无度，或久病大病耗伐，可致外肾发育障碍、不育、阳强、滑精、遗精、血精等。②肝藏血，主疏泄。体阴而用阳。肝主宗筋，肝筋结于阴器。若肝血不足或肝疏泄功能失常，宗筋失养，可见生殖器官发育不良或萎缩、阳痿、早泄、不射精等。③脾主运化，为后天之本，气血化生之源。脾胃虚弱，或饮食劳倦伤脾，脾失健运。脾功能失常可出现精少、精竭、不育、阳痿、子痰等病。④心主神志，藏神，主血脉。性行为同人的其他精神活动一样，由心神支配。情欲的产生、阴茎的勃起，必赖君火先动。心功能失常可见早泄、遗精、性欲亢进、阴茎易举、外阴肿痛等病症。⑤肺主气，主宣发，肃降，朝百脉，为水之上源。肺脏自病或其他原因所致肺之功能失常，则气血津液运行障碍，宗筋失于滋养而发阳痿、不育等。

（2）**经络功能失常**：人体脏腑的生理作用和病理表现，主要是通过本脏的经络得以体现。与男性生理病理关系最为密切的经络是冲脉、任脉、督脉、带脉、足太阴脾经、足阳明胃经、足厥阴肝经和足少阴肾经等，这些经络的功能失调，常导致男科疾病的发生。

（3）**气血功能失调**：精、气、血在一定条件下可相互滋生，即精化气、气生血、血化精。男子生殖功能的维持以精气为本，赖气血为用，故气血功能失常直接影响精的化生。

中医学对男科生理病理的认识，在王琦主编、秦国政副主编的《王琦男科学》男性解剖生理篇章节中进行了全面、系统和深入的论述，可参阅。

三、中西医结合对男科病生理病理的研究

（一）对生理的认识

1. 对生殖器官解剖及生理的认识

（1）**阴茎**：古代医籍中所记载的"阳物"、"玉茎"、"茎"、"茎物"、"溺茎"、"赤子"、"势"、"阳峰"、"阴干"、"宗筋"等，均是指现代解剖学的阴茎。古代医书所称的"阴头"，即指现在的龟头。龟头之间的开口处称尿道口，古称"马口"，也有称"精窍"、

"精孔"、"精道"、"溺道"或"水道"。

关于阴茎的生理功能，《灵枢·刺节真邪篇》有"茎垂者，身中之机，阴精之候，津液之道"之论述，认识到阴茎是男子的性交器官兼有排尿功能。《素女经》以"怒"、"大"、"坚"、"热"来描述阴茎的勃起过程，称为"四至"，即"夫欲交接之道，男候四至"。四至不至的原因是："玉茎不怒，和气不至；怒而不大，肌气不变；大而不坚，骨气不至；坚而不热，神气不至。"后世用"三至"描述阴茎活动，认为心、肝、肾三脏功能正常与否是阴茎能否充血勃起、粗大发热和坚硬持久的关键，正如《广嗣纪要》所言："男女未交合之时……男有三至者，谓阳道奋昂而振者，肝气至也；壮大而热者，心气至也；坚劲而久者，肾气至也。"这些观点与现代医学对勃起机制的认识有许多相同之处。现代医学认为阴茎正常勃起，有赖生殖器官结构的正常、神经和血管的完善以及良好的心境和周围环境等。

肾藏精，主生长发育，肾气盛则生命力强，多长寿，肾气亏，则易早衰。阴茎能否勃起以及勃起的程度和坚硬持久的时间，是判断男性肾气强弱的重要标志之一。现代医学认为，性欲的有无往往反映机体功能状态，许多研究证实，阴茎勃起功能障碍常是身体患有其他疾病的先兆表现，如心脑血管疾病、糖尿病、动脉硬化等。性衰老较早者，机体衰老也较早；性衰老较迟者，机体衰老也较晚。调查结果也表明，老年期仍有正常性欲和性生活者，机体状况多良好，脏腑功能多正常，老而未衰者往往健康长寿。

（2）阴囊："阴囊"之名，首见晋代《肘后备急方》："阴囊下湿痒，皮剥。"阴囊也称"肾囊"、"脬囊"、"睾囊"。在《黄帝内经》称"囊"、"垂"。阴囊状似囊袋，悬垂于会阴之处，内盛睾丸等组织，其外壁皮肤伸缩性较大，随外界和体内温度变化而舒缩，以调节睾丸温度利于精子生成。这些认识与现代医学对阴囊功能的阐述相同。

（3）睾丸：古代医籍称"卵"、"睾"、"丸"、"阴卵"，还有"阴丸"、"阴核"、"卵核"、"肾子"等多种叫法。由于认识到睾丸和肾脏关系密切，故又将睾丸称"外肾"。如《奇效良方》云："疝等，外肾坚肿。"即指睾丸肿大。这就表明，古人已认识到生殖之精是由外肾所产生，这和现代医学对其解剖生理学的认识相一致。更为可贵的是古代医家已认识到睾丸是男性生育的决定因素之一。睾丸与男性性征是否发育、成熟关系密切。

（4）精室：又名精房或精宫，是男性生殖之精的储藏之处。精室的位置，明代《类经附翼》认为属于腹中："居直肠之前，膀胱之后，当关元气海之间。"《医学衷中参西录》指出精室通于肾，位于大肠膀胱之间，与任督二脉相通。而《医经精义》则明确指出精室通于精窍："前阴有精窍，与溺窍相对，而各有不同。溺窍内通膀胱，精窍内通精室。"由上可见，精室可与现代解剖学的精囊腺、附睾等器官相对应，也可理解为附睾、精囊腺、前列腺和尿道球腺、旁腺等组织器官主要功能的概括。

精室的生理功能具有贮藏生殖之精和促使生殖之精成熟和生育的功能。正如《医经精义》所说："精室，乃气血交会，化精成胎之所，最关紧要。""男子藏精之所，尤为肾所司。"精室在形态上中空似腑，在功能上又有似脏、似腑之特性，具有奇恒之腑的特点。精室的生理特征是对精液的贮藏、溢泄，即非藏而不泻，也非泻而不藏，而是肾的固摄、肝的疏泄、心的统帅以及其他脏腑功能的协调作用使其开启和闭藏、满盈和溢泻维持于动态平衡状态。这种生理特性对维持男性的正常生殖功能和性功能极其重要。成年男子若无性活动，则"精满自溢"。若久而不泄，可致精室瘀积，影响身心健康。若过度手淫，或恣情纵欲，也会导致精室疾病的发生。故既不能保精不泄而禁欲，也不能担心精室闭阻而纵情，应当房事有度，以和为贵。这些认识和现代性学研究结果相同。

（5）子系：即指维系肾子（睾丸）的组织，故又称"睾系"或"阴筋"。从现代解剖学来看，子系相当于精索。子系功能，一是维系悬挂睾丸；二是肝肾等脏腑组织的气血等精微物质，以此为通道供给睾丸营养；三是生殖之精，以此为通道排入女性体内而生育。子系功能失常，可致阳痿、不育等疾病。

2. 对天癸生理认识　中医学认为天癸乃禀受于父母，贮藏于肾的一种物质，具有促进机体生长发育、生殖功能旺盛和维持第二性征的作用。男性外肾包括阴茎、阴囊、睾丸等生殖器官，受天癸的影响。一般男性8岁左右，天癸水平开始上升，睾丸、阴茎迅速发育；至16岁天癸水平处于稳定期时，外肾发育渐近成熟；天癸水平开始下降时，外肾开始萎缩，睾丸变小，阴茎变短。现代研究表明，睾丸的大小、重量随着年龄增长而变化，学龄儿童时期睾丸发育较慢，青春前期时睾丸发育明显加快，重量增加、体积增大，青春期睾丸发育基本成熟，青壮年时期又再发育增长。约从50岁开始，睾丸逐渐萎缩，重量逐渐减轻，60~70岁时更为显著，70岁时睾丸的大小与10岁左右相似，且睾丸的质地较软。这是由于睾丸间质细胞、精曲小管等组织发生退行性病变。生殖之精的盛衰与天癸水平有关，并受天癸作用调控。正如《素问·上古天真论》所说："丈夫……二八，肾气盛，天癸至，精气溢泻，阴阳和，故能有子……七八，肝气衰，筋不能动，天癸竭，精少……八八，则……天癸尽而无子耳。"现代研究发现，20~39岁的男性，约90%的精曲小管含有精子细胞，40岁时，精细小管发生退行性改变，而41~50岁时则降到50%，50岁左右时精细小管管壁急剧增厚，生精功能严重障碍；40~50岁时，精液中精子数减少，畸形精子增加，精子活率、活力均下降。天癸相当于现代医学所称的"性激素"或"促性腺激素释放激素"，在男性主要类似于雄性激素类物质，天癸的盛衰与血浆睾酮水平变化即可说明。中医学认为，一八至二八时期是天癸水平的上升期，二八至五八之间为天癸的稳定期，五八以后为天癸水平下降期。据现代研究，血浆睾酮浓度升高的年龄为12~17岁，血浆中睾酮由几乎测不出升高到13.86nmol/L；20~30岁时血浆睾酮水平可达20.80nmol/L；40岁以后开始下降，50岁以后下降更明显，由20.80nmol/L逐渐降到6.93~17.33nmol/L。

（二）对生理病理认识的异同

中医学认为脏腑功能与男性生理病理密切相关，如"肾主生殖"。有学者以血清T、E_2、LH、HCG浓度和LRH兴奋试验为指标，分别对肾阳虚、性功能异常、老年和正常成年等不同对象进行性腺轴功能测定和对比观察研究，结果表明肾阳虚患者性腺轴功能的亚临床改变，存在着以下丘脑功能减退为主的多环节功能损害，为补肾法治疗不育提供了依据。

心主神明司性欲，若心神活动正常，则由性意识支配的性欲也正常；反之，则会出现性欲异常如亢进、减退甚则勃起障碍。现代研究表明，外界的强烈刺激会引起精神心理障碍，从而影响生殖功能和性功能，引起勃起障碍、不育。

肺主治节朝百脉，肺肾为金水之脏。肺功能正常对外肾滋养和生殖之精的化生、保持良好的生殖功能和性功能起着重要作用。现代研究表明，一些慢性呼吸道疾病与不育有关。长期慢性呼吸道感染，如慢性支气管炎、支气管扩张、鼻窦炎等可致不育。其表现可有两种情况，一种是精液中无精子或精子数量减少，称为与呼吸道疾病有关的阻断性无精子及少精子症，其机制未明；另一种是精子数正常，但精子大多不运动，其原因是长期的慢性呼吸道疾病导致精子尾部鞭毛的轴丝上的"戴奈因臂"的细微结构畸变或缺如，以及呼吸道黏膜上的纤毛细胞结构也有类似的不同程度缺陷，故这种不育称为"纤毛不动综合征"或"纤毛呆滞综合征"。长期、大量吸烟可导致精子畸形和阴茎勃起障碍。其机制可能为精子在发育过程中，受到了香烟中有害物质如尼古丁的侵害，致使其形态发生了改变。研究表明尼古丁会使精子穿透透明带的能力降低 12%~16%，故大量吸烟可引起不育；吸烟可致精子质量下降，故可发生不育，即使怀孕也易流产、畸形等。

　　肝藏血主疏泄，对阴茎的正常勃起和精液的排泄起着重要作用。现代研究表明，阴茎勃起需要海绵体充分的血液灌注，精液的正常排泄需要神经系统的良好调节。现代医学认为，肝脏为门静脉的汇聚之处，含血量可达 300ml，每小时流经肝脏的血量有 100ml 之多，这就为阴茎的血液供应提供了保证。肝主疏泄功能和神经内分泌关系密切，若肝失疏泄，可引起神经内分泌异常，从而导致性功能障碍。

　　中医学对男性生殖器官如阴茎、阴囊、睾丸等解剖生理的认识，尽管在名称上有一定混乱，但在其生理病理的阐述上与现代医学基本相同。而中医所说的"精室"，却很难与某一器官相对应，根据历代医家对其功能和位置的认识，"精室"相当于男性的附睾、精囊腺、前列腺、尿道球腺等腺体功能的总概括。

　　总之，中医学对男性生理病理的认识，立足整体、高度概括、比较抽象，由于受历史条件的限制，有些认识尚欠全面、系统；而现代医学以其基本解剖和科学实验为依据，对生理病理认识比较具体详尽而深入。二者应相互借鉴，取长补短，以促进男科学的迅速发展。

第三章 男科病诊断方法与思路

一、诊断方法

（一）辨病诊断

所谓辨病，就是针对疾病所表现出的症状、体征，并结合现代有关辅助检查结果，进行全面分析判断及类病辨别，从而为该病做出正确病名诊断，为临床针对性治疗提供依据。

1. 抓主症，问病史，认真体检　详细询问病史，认真进行体格检查，抓疾病的症状特点，是进行男科辨病的第一步。抓疾病的主症，就是在患者所诉的诸多症状中，找出患者感到最痛苦或最需要解决的一个或几个症状，为辨病打下基础。之后根据这些主症进行病史询问和必要的体格检查。有的根据患者主诉，即可予以诊断。如患者诉说结婚2年未避孕，妻子检查正常，这时就可初步判定为男性不育。但导致不育的病因较多，如病毒性腮腺炎性睾丸炎、先天性隐睾、精索静脉曲张、性功能异常（阳痿、不射精、逆行射精等），所以需要进一步体检和详细询问病史。再如，患者主诉性生活时阴茎勃起硬度正常，但尚未进入阴道，或刚进入阴道时就无法控制而射精，一般可初步诊断为早泄，但要询问是偶尔如此，还是经常性发生，若是前者，诊断为早泄，未免有些不妥。有的患者诉说同房时阴茎不能勃起，不能插入阴道，若不问这种情况发生时间长短、性生活经历及环境如何，就诊断为阳痿未免有些草率，可能还会给患者造成巨大的心理压力。有的通过主症即可做出诊断，如患者主诉同房时阴茎勃起正常，但无情欲高潮，有梦遗，不射精也无射精感觉，据此可辨病为不射精症。

有的患者病程较长，病情复杂，症状多而杂乱，患者诉说的主要症状又不止一个，这时就不容易根据主诉做出疾病诊断，此时应根据男科学或其他相关学科知识，依据症状和体征出现的先后顺序、它们之间的相互关系，以及各种症状的轻重程度等各种因素分析、比较，找出贯穿疾病始终或处于主导地位的主要症状，然后再据此做出初步诊断。如患者诉说性生活时阴茎不能勃起、遗精，会阴部、腰骶部坠胀疼痛，尿道滴白等，而患者最痛苦的是不能过正常性生活。根据患者主诉，似乎可诊断为阳痿和遗精。但进一步询问病史和分析可知，会阴、腰骶疼痛、尿道滴白出现较早，且贯穿于整个疾病始终，而勃起障碍和遗精是疾病发展到一定程度才出现的，是上述症状长期没有消除，使性欲下降、精神压力过大所致，故这一疾病可初步诊断为慢性前列腺炎。有的患者诉说了许多症状，但这些症状是由其中的某一主症诱发的，如诉夜梦遗精，同房时阴茎未入阴道即射精，阴茎勃起时弯曲疼痛，并伴有心悸、纳差等症。根据这些症状很容易诊断为遗精、早泄等，但经问病史和仔细体检，发现阴茎上有一硬结，勃起时弯曲疼痛，故无法插入阴道，继而焦虑、紧张，产生早泄，所以该病的正确诊断应为阴茎硬结症。类似情况还有许多，如患者诉说结婚8年未育，妻子检查正常，以男性不育为诊断治疗多年未效，最后经检查为重度尿道下裂，经手术矫正妻子妊娠。由上可知详问病史、仔细体检、重抓主症的重要性。

2. 查明局部病变特征　男科的许多疾病并无明显的临床症状，其诊断有时通过仔细体检和详细辨别局部病变特征可确定。如阴茎部（龟头、包皮）长有菜花样或乳头样赘生物，可诊断为尖锐湿疣；阴囊皮肤瘙痒并伴糜烂、渗液，可诊断为阴囊湿疹；外阴部有红斑样溃疡，且有服用易过敏药物史（如使用磺胺类、解热镇痛类药物等），可诊断为药物过敏性龟头包皮炎；若患者主诉性交时阴茎疼痛，经查阴茎背侧或腹侧有椭圆形斑块，或条索状硬结，可以辨病为阴茎硬结；阴囊内睾丸缺如或只有一个睾丸，可辨病为隐睾症；男性乳房增大，乳中有硬结，可辨病为男性乳房异常发育症。总之，男科中的阴茎疾病、睾丸疾病、阴囊疾病以及某些性病等，通过对局部病变特征的辨析和仔细检查，一般可做出较为准确的病名诊断。

3. 注意鉴别诊断　不同的男科疾病可以有相同或类似的症状表现，故必须对其主症、局部病变特征以及发病诱因、病史等多方面加以分析、综合，以进行鉴别诊断。如阴部溃疡，许多男科疾病有这一表现，常伴有相应的症状特点和发病诱因，若有不洁性生活史，便考虑梅毒、生殖器疱疹等；若有药物过敏史，估计为过敏所致包皮龟头炎；若妻子患有真菌或滴虫性阴道炎，考虑为真菌或滴虫性龟头包皮炎；若性生活时动作粗鲁，可能为损伤等。阴茎疼痛在男科也颇为常见，许多疾病均可出现，如阴茎外伤、阴茎癌、尿道炎、龟头包皮炎、阴茎硬结、阴茎异常勃起等。若阴茎疼痛有明显外伤史，且伴局部青紫或瘀斑者，可诊断为阴茎外伤；阴茎疼痛伴局部肿物凸出外翻如菜花样，且溃疡流脓血者，可辨病为阴茎癌；阴茎疾病伴尿频、尿急、尿道灼热者，可诊断为尿道炎；阴茎持续勃起不萎缩，伴阴茎胀硬甚则深红或暗红者，可辨病为阴茎异常勃起；阴茎疾病只在勃起或性生活时发生，伴勃起弯曲，且阴茎部有结节状或条状硬结者，可辨病为阴茎硬结。睾丸疼痛，可为外伤引起如外伤性睾丸炎，可为感染诱发如细菌性或病毒性睾丸炎。阴囊肿大，根据伴有症状和体征，可辨病为睾丸炎、附睾炎、睾丸肿瘤、睾丸鞘膜积液、睾丸精索积液、精索静脉曲张、腹股沟疝等。排尿异常，可辨病为前列腺炎、前列腺增生症、尿道炎、膀胱炎或肾盂肾炎等。阴囊瘙痒，可辨病为阴囊湿疹、阴囊癣、阴虱等。血精，据其伴有症状，可辨病为精囊炎、精囊结核、前列腺炎症等。

男科临床诊断时，对患者兼见的几种疾病应加以辨析，分清先后主次，诊断究竟属于何症。如早泄与遗精、阳痿，不射精与阴茎异常勃起、逆行射精等。早泄是指阴茎能勃起，但在阴茎尚未进入阴道或刚进入即无法控制而射精，之后阴茎松弛无法进行性交，并且这种情况时常发生，不受性生活周期长短、性伴侣以及性生活环境等因素的影响；遗精则是指在无性交欲望而意念妄动时引起的精液自泄，有梦遗（有梦）和滑精之分。早泄和遗精均是非其时而精液外泄，但早泄为有性交准备，不能自控而泄，而遗精则是无任何性活动。阳痿是指阴茎不能勃起或勃而不坚，不能进入阴道进行正常性生活，一般没有射精，并且此种现象时常发生（一般指3个月以上）或有明显的诱因（如外伤）。阳痿与早泄既相互影响，又可独立存在，在辨病时注意区分。不射精是指性生活时阴茎能保持坚硬状态进入阴道，但性交过程中不射精，无情欲高潮；阴茎异常勃起是指阴茎进入阴道后可以射精，但射精后阴茎仍不萎软，持续勃起且多伴疼痛。二者的鉴别要点是能否射精。不射精与逆行射精二者均是无精液排出体外，但前者是在性交过程中无情欲高潮，也无射精感觉；而后者则在性交过程中有情欲高潮和射精的感觉，只是精液逆流进入膀胱而不是从尿道排出，性活动结束后留取尿液进行离心沉淀涂片镜检可查到精子，或将尿液做果糖定性检查结果为阳性。有部分不射精患者伴有遗精现象，它与单纯的遗精的共同点是在睡眠过程中均有精液外泄，但遗精患者有性生活时仍能正常射精，而不射精的遗精是对同房不射精的一种补偿，是不射精症导致的一种伴随症状，因此要注意二者的鉴别。一般而言，不射精症伴有遗精者，治疗较易，预后较好；相反，无遗精者，治疗较为困难。所以在不射精的诊断中，要注意询问患者有无遗精。

4. 积极运用现代检测技术　临床上，许多男科疾病的辨病，若仅凭症状、体征和体格检查，很难获得对治疗具有指导价值的诊断，或者说某些病的病因判断必须借助现代检查技术。如阴茎勃起障碍，其诊断并不困难，但要进一步判定是器质性还是功能性，在器质性原因中又有血管性、内分泌性以及神经性之不同，就必须借助相关设备检查，如阳痿检测仪可以初步判定是功能性还是器质性，阴茎海绵体血管活性药物注射可以判定是血管性因素还是神经性因素，阴茎海绵体造影可以判定海绵体状况等。男性不育的辨病也比较容易，但引起不育的原因非常复杂，如内分泌功能紊乱、先天发育异常、生殖器疾病、全身性疾患、免疫因素、生殖系感染、遗传因素、性功能障碍等；除性功能障碍外，其他病因都会导致精液或精子质量异常，如精液不液化、无精子症、少弱精子症、死精子症、畸形精子过多等，从而导致男性不育。实际上，在现有检测技术条件下，有许多男性不育的病因仍无法查明。还譬如阴茎异常勃起，对其辨病首先要明确病因，其次要区分高血流型和低血流型阴茎异常勃起，前者是动脉因素引起，后者为阴茎静脉闭塞性异常所致，这些鉴别就要借助超声和血气分析等。此外，排尿异常、血精、生殖器溃疡、尿道炎等也是如此。只有积极运用现代检测技术和手段，才能对许多男科疾病做出准确的亚型病名诊断，或者说病因诊断，从而为治疗方案的正确制订及预后判定提供依据。如低血流型阴茎异常勃起，若经一般内科处理仍无效者，就必须手术。功能性阳痿通过心理疏导和药物治疗一般能获较好效果；器质性阳痿治疗较为困难，若为静脉性阳痿，药物治疗无效，必须手术，但手术的远期疗效也不理想。男性不育，若属功能障碍所致，治疗相对容易；若为先天因素引起，如先天输精管缺如、双侧隐睾、克氏综合征等，必须借助现代辅助生育技术。

（二）辨证诊断

1. 四诊　就是通过对患者进行望、闻、问、切，获知患者的症状和体征，了解疾病发生、发展规律，从而诊断病情的一种方法，是中医学诊查疾病的主要手段。男性独特的生理结构和功能特点，以及生、长、壮、老的规律，决定了男科疾病的诊察、辨证有别于其他临床各科。

（1）望诊：在男科疾病诊断中，望诊主要是对形体与性征、乳房、生殖器、精液及其他排泄物的色、质、量等内容的观察。

1）望形态与性征形态：即形体与动态。形体指人的外形、体质，动态指人的动静姿态。性征，即与机体发育阶段相适应的性功能的体征。望形态除一般常规望诊之外，尤应注意四肢骨骼、肌肉的发育和胡须、胸毛、头发、阴毛的有无及其分布情况。男性不同发育时期有不同的性征和体态。16 岁左右，肾气盛，天癸至，机体发育渐趋成熟，肌肉发达，体格健壮，身高增长，阴茎增长变粗，睾丸增大，阴囊皮肤呈暗红色且皱褶增多，阴毛长出并开始长胡须。20 岁左右，性发育成熟，阴器渐成成人型，阴毛分布呈十字状或扁圆形，有的沿脐线向上分布，范围较大，阴毛浓密；肌肉坚实，骨骼粗大，肩宽胸平，臀部较窄；阴茎勃起后长达 15~20cm；腋毛黑而润泽，喉结突出。这些均是肾气充实、脏腑功能正常、发育正常的标志。

若过二八，身材矮小、瘦弱，肌肉瘦削，阴毛、腋毛稀少，阴茎短小，睾丸小而软，为肾气不充、天癸未至的表现。若身材瘦长，无胡须，阴毛、腋毛稀少，无喉结，声音尖细，皮肤细腻，阴茎短小，无睾丸，或睾丸小而质地较软，多为天宦，相当于现代医学的克氏综合征等。若患者皮下脂肪丰满，臀部肥大，呈女性外形，可能为阴阳人，通过性染色体检查可明确诊断。若形体肥胖，多有痰湿；若形体干瘦，皮肤萎黄，肌肉瘦削，为阴血不足，易生阳强、遗精、早泄等病症；若年龄小于 16 岁，而见成熟男性性征者，见于性早熟。

2）望神：即望人的精神、意识、神态。精、气、神为人身之三宝，精能生神，神能御精。精盛体健神旺，有病也轻；反之，精气亏虚，则体弱神衰，病情较重。望神，主要观察患者的形体动静状态、眼神状况、皮肤色泽、言语气息、精神意识，以及对外界环境的反应等，其中望眼神变化为重点。若形体瘦弱、精神不振、反应迟钝、面色无华、目光呆滞，则是精气亏虚、失神特征，一些肾虚阳痿、遗精、滑精之人，多有如此表现。

3）望面色：通过对面部颜色和色泽的观察，可以推测五脏精气的盛衰、脏腑功能正常与否以及病情的轻重。一般而言，颜面潮红，多为阴虚内热所致，常见于阳强、血精、遗精等病；面部青紫，主寒证、痛证、瘀证，多见于疝气、阳缩、睾丸精索扭转等病症；面呈紫红，多属瘀热，常见于阴囊血肿、附睾郁积症、射精疼痛等症；面色萎黄，多属脾虚兼湿，常见阳痿、早泄、遗精、白浊等病症；面色㿠白，多为肾阳不足，或心脾两虚，脾肾双亏，常见阳痿、遗精、早泄等病；面色黧黑晦暗，属肾精亏虚，常见于房劳伤、遗精、阳痿等病；若面色黧黑，肌肤甲错，多属瘀血内阻，见于房事茎痛、房劳伤等病症。

4）望舌：包括望舌体、舌质和舌苔。望舌质可辨脏腑之虚实、气血之盛衰，舌苔可反映病位的深浅、病邪的性质、邪正的消长。男科临证诊舌的方法和临床意义，与其他各科大致相同。若舌质淡白不荣，多为气血亏虚或肾气不足，可见阳痿、遗精、不育等病症；舌体胖大而润或有齿痕，多为阴寒夹湿，可见于精液清冷、阳痿、缩阳等；舌质鲜红，多为阴虚内热，可见血精、阳强、早泄等病症；舌质红苔黄腻，多为湿热或痰热为患，见于阳痿、遗精等病；舌质淡苔白，多为脾肾阳虚，多见于早泄、房劳伤、更年期综合征等病症；舌质青紫或有瘀点、瘀斑，为瘀血内停，可见于不射精、前列腺炎、房事茎痛等病。

5）望生殖器：包括望阴茎和望阴囊两部分内容。阴器为足厥阴肝经所过，其生长发育及功能维持，赖于肾气的盛衰。古代医籍中有"天、漏、犍、怯、变"，即"五不男"之称。其中"天"是指男性先天性外生殖器和睾丸缺陷，属先天发育异常；"漏"指男子精关不固而常自遗泄；"犍"指阴茎、睾丸切除者；"怯"指男子阳痿；"变"指两性畸形。通过对外生殖器的观察，可了解其形态、结构是否正常以及脏腑气血的盛衰，对男科疾病的诊断意义重大。

望阴茎，主要观察阴茎大小、形态、有无畸形，包皮的长短，是否包茎，阴毛分布状况，尿道口是否开口于龟头顶端正中，注意阴茎和附近组织形态、颜色，有无皮疹、糜烂、溃疡等。正常成人阴茎长 7~10cm，直径 2~3cm，勃起时长度可增长 1 倍。或者说阴茎在自然状态下，长度不短于 3cm 者就属正常，否则属于小阴茎。一般青春后期，男性包皮可自动上翻，龟头外露，否则属于包皮过长。若包皮用力也不能上翻，龟头不可外露，或仅露尿道口，或如针尖一小孔，属于包茎。尿道开口于阴茎腹侧或阴茎根下部或会阴部，属尿道下裂；尿道开口于阴茎背侧或阴茎根上部，属尿道上裂。阴茎小而细，睾丸小而软，为先天发育不良、肾气不充之征，可见于无精子症、少精子症等病。阴茎突然内缩于腹，并伴小腹拘急疼痛者，多属寒凝肝脉的缩阳证；包皮、龟头、尿道口、阴茎系带等处有一个或多个散在菜花样、乳头样等赘生物，是尖锐湿疣的特征；阴茎头有结节或慢性溃疡、不痛者，可能性是阴茎结核；阴茎部有硬结或条索状硬块，勃起时阴茎弯曲，属阴茎硬结症；阴茎头部痒痛肿大，包皮红肿、糜烂，见于龟头包皮炎；阴茎头部溃烂生恶肉，如翻花状，触之坚硬，多为阴茎癌，属恶候。阴茎红、肿、疼痛者，多为热毒内侵，属于阳证、热证、实证；肿而平塌不红者，多为寒痰流注，属阴证、寒证、虚证；阴茎皮色青紫、肿胀，或有结节者，多属瘀血、痰核；阴茎弛纵不收者，多为湿热下注宗筋；阴茎萎软不举者，多为肾阳亏虚；阳强易举者，多为阴虚火旺。

望阴囊，主要观察阴囊大小、皮色、两侧是否对称，有无肿胀、窦道、溃疡等。阴囊皮肤青筋显露，一侧肿大下垂（多见左侧），囊中见一团如麻绳或蚯蚓的软块，平卧时可消失，站立或劳累时发生或加重，为瘀阻肝脉或肾气不充，常见于精索静脉曲张。若阴囊肿胀，皮色不变，为疝气的重要特征。若单侧肿大，站立时阴囊一侧下坠，卧则入腹如常者，为疝气（腹股沟斜疝）；若阴囊一侧（或两侧）肿大，皮落透亮，有水者，为水疝（鞘膜积液）。阴囊红肿、瘙痒，甚则溃烂者，多为阴囊湿疹，为肾虚或风湿外邪侵及阴器所致。阴囊中无睾者，多为隐睾或无睾症。阴囊肿大，皮红灼热疼痛者，为阴囊痈疮。阴部瘙痒难忍，入夜较甚，并查到阴虱者，为阴虱所致。

6）望乳房：主要观察乳房大小。乳房属胃，乳头属肝。正常男性无乳房发育。若男子单侧或双侧乳房增大，宛如女性，皮色不红不热，多为肝失疏泄，气血瘀阻，多为乳疬（男性乳房发育异常）；若乳房内生肿块，质地较硬，推之不移，与体表皮肤不粘连，多见于男性乳癌。

7）望精液：主要观察精液的色、质、量及黏稠度变化。正常精液呈灰白色或乳白色，质黏稠，刚排出体外时呈胶冻状，但数分钟后（最长不超过 1 小时），精液即成液体状，以利于精子运动，便于受精。一般精液量不能少于 2ml 或多于 6ml，否则为精液过少或精液过多症。患者精液清稀如水，或患者自感排精时有冷感，为精液清冷，多为脾肾阳虚、命门火衰所致，常见于弱精子症、少精子症等病症。精液排出体外，常温（25℃）下大于 1 小时未液化者，为精液不液化症，多为阴虚火旺或湿热蕴结下焦或痰瘀交阻所致。精液中夹有血液，为血精，多因阴虚内热，湿热下注，热扰精室，多见于精囊炎。

8）望其他排泄物：主要观察尿液及尿道异常分泌物等，以协助诊断。小便短少赤涩，属热证，多因湿热下注或阴虚内热，可见于阳痿、不射精、射精疼痛等。小便清冷而长，属寒证，多为肾阳亏虚所致，可见于阳痿、早泄、性欲低下等病症。小便频数短涩而痛且尿道有分泌物者，多见于尿道炎。尿中夹血，为血尿。小便末或大便时尿道有白色分泌物溢出，称尿道滴白，多为慢性前列腺炎的特征表现。小便量少，点滴而出，甚至全无者为"癃闭"，多见于前列腺增生症。

（2）闻诊

1）闻语声：主要聆听语声的高低、强弱、清浊、缓急以及音调的变化。若年过二八，语声仍若童音、喉结不突出等第二性征不明显者，为性发育不良，属肾气不充。言语低微、少气不足以息者，多为气虚；声高气粗、洪亮有力多为实证。时太息者，多因情志所伤，肝气不舒，可见于阳痿、不育等病。患者呻吟不已，多为痛证，可见于急性睾丸炎、精索扭转、阴茎或睾丸外伤等。

2）嗅气息：通过辨别患者的气息、身体及排泄物的气味，判断疾病性质、病位。在男科临床，嗅气味主要是嗅精液、尿液、脓液、汗液的气味。如汗出腥膻，多为风湿蕴热；汗出臭秽，多为湿热蕴毒；小便腥臭为湿热。正常情况下，精液有一种特殊的腥味。若精液夹血腥味或臭秽者，多见于精囊炎，常为阴虚内热、湿热下注所致。

（3）问诊：男科问诊的主要内容有年龄、现病史、既往病史、房事、婚育史、生活史以及家族史等。

1）问年龄：对男科疾病的诊治具有重要意义。男性不同的年龄阶段，在生理、病理上也有不同。男子二八，肾气盛，天癸至，出现遗精，并具有生殖能力。三八，肾气旺盛而稳定，性功能与生殖能力已臻完善。五八之后，肾精衰少，天癸渐竭，性能力和生殖能力逐渐衰退。若年未二八，出现喉结，声音变粗，是天癸早至，多为性早熟；青春期性功能旺盛，过度手淫，或恣情纵欲，损伤肾气，可出现遗精、阳痿等；40岁之后，肾气渐衰，加上调摄不慎，或情志所伤等，易产生性欲下降、阳痿等；进入老年期，肾气亏虚，天癸衰竭，可发生前列腺增生、前列腺癌、睾丸肿瘤等病。性欲和性能力与年龄呈负相关。

2）问现病史：主要询问发病时间、临床表现、诱发或加重原因、缓解因素、症状间有无关系、疾病变化过程以及治疗经过、疗效如何等。通过对现病史的了解，抓住其主要矛盾，既可为其他相关问诊提供思路，又有助于鉴别诊断。如某些患者自诉患有"阳痿"、"早泄"，但并不一定真是如此。这就需要详问发生此现象的原因，若是操劳过度、身体疲乏，或久别重逢、新婚宴尔，偶尔发生，当属正常，并非病态。再如房事茎痛，当区分射精痛和交接痛。射精痛是指射精时阴茎及睾丸疼痛；交接痛则是阴茎插入阴道即感阴茎疼痛，抽插时尤甚；腰痛，每房事后加重，部位多在腰骶部，以腰部酸困或隐痛为其特点。患者诉说阴痛，当问其疼痛部位是在阴茎，还是睾丸，以及疼痛性质、加重诱因等，以了解其病因病机。要详细询问疾病治疗用药情况及效果，以便为疾病的进一步诊断与治疗提供参考。譬如，一位阴茎勃起功能障碍患者，经过一段时间补肾壮阳药物治疗后，并无效果，这时就要进一步明确阳痿病因，下一步治疗也不能再用壮阳之品。

3）问既往史：以了解与现在所患男科疾病有关的病症。患者既往身体状况，如曾患过哪些疾病，以及药物治疗情况和有无药物过敏反应等，对当前疾病诊断具有重要参考价值。如幼年时是否患过腮腺炎、隐睾症、睾丸疾病或外生殖器损伤；外阴部、腹股沟处、腰部是否做过手术，手术情况以及结果等，这些因素有可能影响性功能和生殖能力等。某些疾病如结核病、肝炎、糖尿病、甲状腺功能亢进、甲状腺功能减退、严重贫血、性病等，也可引起男性生殖功能和性功能异常。如结核病易继发结核性精囊炎、输精管阻塞等，从而导致不育；糖尿病易并发阳痿、早泄等；肝炎易致内分泌功能紊乱，而见阳痿、乳房发育等。精神因素在男科疾病的发生中起着重要作用。如惊恐所伤、思虑过度可致阳痿；神经衰弱者，易患性欲下降、阳痿、早泄等。

长期大量使用某些药物，可引起性欲下降，甚至阳痿，如某些抗高血压药、镇静催眠药及雌、孕激素等。某些抗肿瘤药、棉酚类避孕药，可致生精功能障碍，导致不育。而酚妥拉明、麻黄碱、苯丙胺等药物，又能增强性欲，引起性欲亢进。

4）问性生活史：通过与患者交流，了解本人及配偶对性生活所持的态度、欲望，房事频率、间隔时间、持续时间、同房阴茎勃起状况、抽插的幅度及频率、性满意度、性高潮出现情况及射精时的感觉，有无性交中断、体外排精，有无性交史，有无强力入房、醉酒入房，房事后有无腰痛、倦怠等。同时还应了解女方的身体及性生活状况。性欲望、性能力、性交频度及性生活持续时间，在不同的人群中差异很大，而且与年龄、个体体质、夫妻情感、结婚时间长短、工作情况、生活环境、性生活经验等因素关系密切，在诊断时要综合考虑。长期有意识地压抑性欲、禁忌房事，可致性欲减退、阳痿，还可诱发前列腺炎、精囊炎等。若恣情纵欲、强力入房，或醉酒入房，可耗伐肾精，日久可致阳痿、早泄等。

5）问精候：主要询问精液的量、色、质、气味等有无异常；有无遗精、滑精、血精、早泄现象，次数多少；射精情况，有无不射精及射精延迟、射精无力；排精后有无不适等。正常精液为乳白色或灰白色不透明液体，质稠，每次排精 2~6ml，略有腥味，排出后呈胶冻状，数分钟后（最迟不能超过 1 小时）即化为均匀液状。若精液质清稀，为精液清冷，属肾阳亏虚。精液色黄，质黏稠不化，味腥臭，多因湿热下注，常见于前列腺炎等；精液中夹血者，为血精，多因阴虚火旺，或湿热下注热扰精室，或脾肾双亏，失于固摄所致，常见于精囊炎。对精液的全面了解，需结合现代有关检查。

6）问生活史：主要询问生活环境、饮食习惯、有无烟酒嗜好、工作情况以及居住条件等。不良的饮食习惯，尤其是烟酒之好，常可导致男科疾病的发生。过食生冷，损伤脾胃，运化失职，气血乏源或水湿内停，可见不育、阳痿、遗精等。过食辛辣肥甘厚味，蕴湿生热，下注宗筋，可致阳痿、精液不液化等。研究证实，长期大量吸烟可引起精子质量下降，从而诱发不育或胎儿畸形等。大量饮酒可积湿生热，研究表明，酒精可直接损害睾丸生精细胞，导致生精功能下降，可发生少精、无精等。饮食偏嗜，可导致某些营养物质缺乏，如某些微量元素（锌、锰等）和维生素（如维生素 A、维生素 C、维生素 E 等）缺乏，可引起精液质量改变，导致不育。繁忙的工作、巨大的精神压力、繁重的学习任务、所愿不遂、事业受挫，以及家庭纠纷、夫妻感情不和，均可引起情志抑郁，肝失疏泄，宗筋不用，可发生性欲低下、阳痿等。精藏于肾，主宰由心，过激的情志活动必然扰神，神伤则志乱，可见早泄、遗精等。手淫作为一种自慰现象，偶尔发生，可获得性满足，缓解紧张的情绪，对身体健康并无大碍。但若过度手淫，不能自拔，且每次发生之后又非常悔恨、自责，长期如此，必耗伐肾精，损伤肾气，可产生阳痿、不射精、血精等。若家庭居住条件较差，夫妻生活常顾虑重重，也可影响性功能，而见性欲低下、阳痿、不射精等。

睾丸的生精功能，必须在适宜的温度下才能正常维持。若温度过高可影响生精过程，如长期在高温环境下作业、长期穿紧身牛仔裤、经常洗桑拿浴等，均可使局部温度过高，影响精子生成。生精上皮细胞对放射线特别敏感，长期受放射线照射，可使生精细胞发生突变，导致少精、无精、死精。生活在产棉区，经常食用粗制棉籽油，可损伤生精细胞，引起不育。此外，要注意卫生、洁身自好，以防引起性传播疾病，如淋病、非淋菌性尿道炎等，从而影响生育。

7）问婚育状况：对已婚男子要询问其结婚年龄、生育情况；若系再婚者，当问其再婚年龄，两次婚姻间隔时间，妻子年龄及健康状况，婚后是否采取避孕措施。若结婚未避孕同居2年未育，夫妻双方应同时进行检查。早婚常耗伤气血，损及肾精，易致不育、阳痿；结婚过晚，肾气渐衰，常发生阳痿、早泄等。离异者，常情感受伤，气血不调，多见性欲低下、阳痿、早泄等。

8）问家族史：了解患者父母及家族中有无遗传性疾病以及性传播疾病史、直系亲属疾病情况及死亡原因。某些男科病不仅能通过性交传播，生活接触的用具或被污染的水，也可引起间接传染，如淋病、尖锐湿疣、阴虱等。获得性免疫缺陷综合征、梅毒等可通过宫内或产道传染给胎儿。阴茎癌、睾丸及附睾肿瘤、前列腺癌等或有家族遗传倾向。

（4）切诊：是医生用手指对患者的某些部位进行触摸、按压，以了解疾病的一种诊断方法，它包括脉诊和触诊两方面。

1）脉诊：是四诊的主要内容，通过触摸、切按患者的脉搏，测知疾病病位、性质，邪正盛衰，病情轻重及其预后。脉诊对男科病的辨证诊断十分重要。《金匮要略·血痹虚劳病脉证并治》说："男子脉浮弱而涩，为无子，精气清冷。""夫失精家，少腹弦急，阴头寒，目眩，发落，脉极虚芤迟，为清谷、亡血、失精。"

男性正常脉象，一般较女子有力，但尺脉较弱偏沉，而寸脉较盛于尺脉。尺脉反映的是下焦、肾、精、天癸等生殖和性功能的状况，故男科疾病的脉诊中，诊察尺脉尤为重要。若脉沉细涩，多为瘀血内阻，可见茎中作痛、不射精、睾丸外伤等。脉沉细无力，两尺尤甚者，为肾气亏虚，命门火衰，可见阳痿、早泄、精冷不育等。若非大病之后而见芤脉，必为房事过度，精伐血亏。两尺脉过于旺盛，乃下焦相火升腾之象，多见性欲亢进。两尺脉细弱而滑，多为痰湿下注，常见少精、不育。若脉弦紧，主寒证、痛证，常见阳痿、遗精、缩阳等。脉滑数或弦数，多为湿热下注或肝火炽盛，可见于遗精、强中、阳痿、早泄等病。若脉弦细而数，为肝肾阴亏，虚火内扰，常见于强中、血精、乳病等病症。脉弦涩，多属寒凝肝脉，或瘀血内阻，常见于子痛、阴冷等病证。

2）触诊：主要是对患者的外肾（外生殖器）、乳房、前列腺以及病变部位触摸、按压，以测知冷热、软硬、大小、疼痛、肿块以及其他异常变化，从而判断疾病的部位和性质。

触外肾即触摸和按压阴茎、阴囊、睾丸、精索、附睾以及前列腺等组织器官，常和望诊结合进行。触摸阴茎，应注意阴茎的长度、软硬度、有无牵拉痛、结节、肿块、溃疡等。检查时应将包皮上翻，看有无包茎，包皮有无粘连、嵌顿。正常成人男子阴茎在自然状态下，不能小于3cm，柔软，无牵拉痛。若阴茎小于此，多因肾气不足，阴茎发育障碍。若阴茎背侧有椭圆形斑块，或条索状硬结，按之不痛较硬，阴茎勃起时弯曲疼痛，无法进行正常性生活者，多因肝郁气滞，痰瘀凝结，可见于阴茎痰核（阴茎硬结症）。若阴茎头部或体部有结节或慢性溃疡，不痛，分泌物较少，长期不愈，可能是阴茎结核。若阴茎部有菜花样、乳头样赘生物，多为湿热毒邪内侵，常见于尖锐湿疣。若包皮红肿，长恶肉，其味臭秽，可能为阴茎癌。

睾丸居于阴囊中，左右各一，有弹性。成人睾丸长 3~4cm，厚 2~3cm，宽 2.5~3.5cm。睾丸后外侧附着质地柔软的附睾。触诊时，宜采取立位。以手掌轻托阴囊，四指与拇指轻捏推寻，检查阴囊内睾丸有无、数目多少、大小、质地（软硬度）、活动度、表面是否光滑以及附睾头、体、尾有无压痛和肿块等。如阴囊中无睾丸或仅一侧缺如，应注意检查腹股沟内外和阴茎根部有无隐睾。若双侧睾丸较小、质软，多为先天不足或后天失养，肾精亏损，失于营养所致。睾丸肿大疼痛，多为肝经湿热或下焦热毒侵扰所致，常见于急性睾丸炎。睾丸肿大不痛，质地坚硬，附睾轮廓不清，透光试验阴性者，多属睾丸肿瘤。附睾有硬结，硬结大小不等、凹凸不平或如串珠，多为附睾结核。附睾有肿块、压痛明显，多为慢性附睾炎。若阴囊红肿，附睾肿大发硬，多为附睾炎，常为寒湿阻络或湿热下注所致。阴囊触及蚯蚓状团块物且透光试验阴性者，为精索静脉曲张，常为瘀阻脉络或肾虚血瘀所致。阴囊肿胀，皮肤光滑，触按如水囊，柔软有波动，无压痛，多为睾丸鞘膜积液（水疝），常为水湿下注所致。阴囊红肿，皮肤增厚，有压痛及波动感，或伴有全身症状者，多为阴囊脓肿，常为外感邪毒或湿热下注所致。若阴囊肿大，每站立或劳累后加重，平卧减轻或消失，透光试验阴性，常为腹股沟斜疝，多为中气亏虚，升举乏力所致。此外，还要注意检查输精管是否光滑，有无结节、粘连、增粗、压痛等。

前列腺居于盆腔中，离肛门口大约 5cm，一般通过肛诊来了解前列腺大小、质地、中央沟是否存在、有无压痛等。常采取胸膝位或侧卧位及仰卧位。医生右手示指戴好指套并涂润滑油后，轻轻放入肛门。若前列腺肿大，中央沟消失，触痛明显，常为前列腺炎，多为湿热瘀阻或热毒蕴结所致。若前列腺肿大，表面光滑，有弹性，中央沟变浅或消失，多为前列腺增生症，常为年老体弱，肾气亏虚，痰瘀交阻所致。据其大小一般分为 3 度：Ⅰ度似鸡蛋大小，Ⅱ度似鸭蛋大小，Ⅲ度似鹅蛋大小。若前列腺大小正常，硬度不均，触及数个结节者，多为前列腺结核。若前列腺肿大，质硬如石，凸凹不平者，多为前列腺癌。精囊腺一般不易触及，尤其体态较肥胖者，若触到前列腺上方有小蝴蝶样肿痛物者，多为精囊炎，常为湿热蕴结或阴虚火扰所致。

正常男性肩宽胸平，无乳房发育。若双侧乳房呈弥漫性堆起，按之柔软不痛，多见于脂肪性乳房隆起，可见于正常人，肥胖者尤为多发。若单侧或双侧乳房肿大，触之有块，压痛明显，皮色不变者，多为肝郁不舒，血瘀痰凝所致，常见于乳病（男子乳腺发育症）。单侧乳房肿硬、结块、推之不移，与体表皮肤不粘连，多为乳岩（乳腺癌）。

2. 辨证要点

（1）详察实邪证候：引起男科疾病的原因，同其他临床各科一样，不外乎外感六淫、内伤七情以及跌仆损伤等，但男科的生理病理特点，决定了致病因素的特殊性，临床上以实邪所致男科病颇为常见，其中以寒、湿、热、痰、瘀引起者居多，寒、湿与热既可外侵，也可内生。痰与瘀既可为致病因素，又为病理产物，在临证辨证诊断时要有所侧重。男科病常见的实邪证候主要有以下几种。

1）瘀血内阻证：常见于睾丸、附睾慢性肿块，阴茎硬结，前列腺炎，前列腺增生症，精索静脉曲张等。表现为少腹、会阴、腹股沟、阴茎根部、睾丸等处疼痛如刺样，部位固定，夜间尤甚，或外阴皮肤青紫、有瘀斑、血肿，舌质暗有瘀点或瘀斑，脉涩或脉细涩等。

2）痰瘀交阻证：多见于睾丸、附睾慢性肿块，乳房结节、硬块，精液不液化等。表现为睾丸、会阴等处疼痛，舌暗，苔白腻，脉滑实有力或脉沉涩等。

3）湿热下注证：多见于阴囊丘疹糜烂、阴囊湿疹、阴囊瘙痒、精液不液化、前列腺炎等。表现为尿频，尿急，尿痛，小便黄赤，大便不爽，舌质红，苔黄腻，脉滑数或弦数等。

4）热毒蕴结证：多见于龟头包皮炎、阴囊红肿、急性尿道炎、前列腺炎等。表现为心烦口渴，小便灼热，大便燥结，舌质红，苔黄，脉洪数有力等。

5）败精瘀阻证：常见于不射精、射精不爽、射精疼痛、精液黏稠不化、附睾郁积、慢性前列腺炎、精子凝集症、死精子症、畸形精子增多等。表现为会阴及睾丸坠胀疼痛，舌质紫暗或有瘀点、瘀斑，脉沉涩等。

6）寒凝筋脉证：常见于腹股沟斜疝、附睾肿大、精索肿大等。表现为少腹、阴囊处冷痛，每遇寒加重，受热则减，舌淡，苔白，脉沉紧等。

7）寒湿下注证：多见于慢性附睾炎、附睾和精索肿大、睾丸鞘膜积液等。表现为阴部怕冷，舌淡，苔白腻，脉濡等。

（2）确定脏腑病位：尽管五脏与男科病的发生发展关系密切，但联系最紧密的当属肝肾二脏。故男科病的脏腑辨证应以肝、肾为重点，结合其他脏腑，以明确病位。

1）肝的生理功能紊乱可以导致许多男科疾病，如不射精、勃起障碍、缩阳、早泄、血精、疝气、阴囊湿疹等。常见的男科肝病证候有如下几种。①肝经湿热证：症见阴囊潮湿，胁肋胀痛灼热，口苦，心烦，小便黄，大便不爽，舌红，苔黄腻，脉濡数等。②肝郁气结证：症见胸胁或少腹胀闷窜痛，善太息，情志抑郁，有明显的情志刺激因素，舌淡，苔薄白，脉弦。③寒凝肝脉证：症见少腹牵引睾丸坠胀冷痛，或阴囊收缩引痛，受寒则甚，得热则缓，舌苔白滑，脉沉弦或迟。④肝郁血瘀证：症见胸胁刺痛，或睾丸、少腹部疼痛，部位固定，舌淡，苔白，脉弦涩。⑤肝阴亏虚证：症见两目干涩，头晕耳鸣，胁肋灼痛，五心烦热，口干咽燥，舌红，苔少，脉弦细数。

2）肾的功能异常可导致遗精、勃起障碍、早泄、癃闭、不育、隐睾、外阴发育不良、血精、性欲低下等。常见的男科肾病证候有如下几种。①肾阳虚证：症见腰膝酸软而痛，形寒肢冷，头晕耳鸣，精神不振，面色㿠白，舌淡，苔白，脉沉弱或沉细。②肾阴虚证：症见眩晕耳鸣，腰膝酸软，潮热盗汗，或外阴发育障碍，舌红少津，脉细数。③肾气虚证：症见腰膝酸软，小便频数而清，尿后余沥不尽，舌淡，苔白，脉沉弱无力。④肾精亏证：症见腰膝酸软，精少不育，早衰，齿摇发脱，耳鸣健忘，舌淡，苔白，脉沉。⑤阴虚火旺证：症见腰膝酸软，潮热盗汗，五心烦热，舌红，苔少，脉细数。⑥阴阳两虚证：症见形寒肢冷，潮热盗汗，腰膝酸软，头晕耳鸣，心烦，舌淡，脉细无力。

3）脾的功能紊乱可导致勃起障碍、遗精、不育、疝气、生殖器官发育不良、早泄、癃闭等男科疾病。常见的男科脾病证候有如下几种。①脾胃阳虚证：症见纳差，脘腹胀满，神疲乏力，少气懒言，四肢不温，大便溏泄，舌淡胖，苔白滑，脉沉迟无力。②中气下陷证：症见少气乏力，肢倦，头晕目眩，脘腹作胀，疝气，舌淡，苔白，脉弱。③脾胃湿热证：症见脘腹痞满，纳呆呕恶，肢体困重，阴囊潮湿，舌红，苔黄腻，脉濡数。④脾湿下注证：症见脘腹痞闷胀满，食少便溏，口淡不渴，舌淡胖，苔白腻，脉濡缓。

4）心的功能异常常引起性功能障碍，如性欲淡漠、性欲亢进、遗精、早泄、勃起障碍、更年期综合征等。常见的男科心病证型有如下几种。①阴血亏虚证：症见心悸怔忡，失眠多梦，眩晕，心烦，潮热，盗汗，舌淡，脉细弱，或舌红少苔，脉细数。②心火亢盛证：症见心悸，失眠，心烦，口渴，或口舌生疮，大便秘结（常见于遗精、早泄），舌质红，脉数。③心神不宁证：症见心悸，惊恐不安，失眠，精神不振，注意力不集中，记忆力下降，舌淡，苔白，脉细弱。

5）肺的生理功能紊乱导致的男科疾病主要有勃起障碍、精子活力低下、不育、前列腺增生症等。常见的男科肺病证候有如下几种。①肺气亏虚证：症见咳喘无力，气少不足以息，动则尤甚，平素易感冒，音语低怯，舌淡，苔白，脉弱。②热邪壅肺证：症见咳嗽，咳吐黄痰，或大便干结，小便短少，舌红，苔黄，脉滑数。

6）脏腑之间在功能上相互协调，在病理上相互影响，一脏患病常影响其他脏腑。故在脏腑辨证时注意脏腑兼证的辨证，男科病较常见的证型有如下几种。①心肾不交证：症见心烦不寐，心悸，腰膝酸软，头晕耳鸣，五心烦热，舌红，苔少，脉沉细数。常见于遗精、早泄、阳强、性欲亢进等病。②肝肾阴虚证：症见头晕耳鸣，两目干涩，腰膝酸软，潮热，舌红，苔少，脉细数。常见于遗精、勃起障碍、早泄、不射精、精液不液化症等。③脾肾阳虚证：症见腰膝酸软，形寒肢冷，纳差便溏，舌淡胖，苔白滑，脉沉细。常见于勃起障碍、性欲低下、精子活力较差、精子活动率低下、死精子症等。④肺脾气虚证：症见咳喘无力，痰多稀白，纳差，腹胀，神疲乏力，舌淡，苔白，脉弱。常见于勃起障碍、免疫性不育、精子活力较差、射精无力等。⑤肝脾失调证：症见胸胁胀满窜痛，善太息，情志抑郁，纳差，腹胀，便溏，舌苔白，脉弦。常见于勃起障碍、不育、乳病等。

（3）明辨疾病性质： 男科疾病同其他各科疾病一样，在发展过程中所表现出来的性质为寒、热、虚、实，并且兼有其本身的特殊性，故在临证时必须明辨。

1）寒证：是感受外寒之邪或寒邪内生所表现的病理证候。多为外感寒湿，或过食生冷，阴寒之邪侵及机体，或久病体虚，虚寒内生等引起。男科疾病中的阴冷、缩阳、寒疝、阳痿、水疝、精液清冷、慢性睾丸炎、附睾炎、阴茎硬结症、慢性前列腺炎、性欲低下、附睾结核等在其发展过程中均可表现出寒证。证候特征为阴部怕冷，阴囊收缩，睾丸冷痛遇寒加重、得热则舒，畏寒喜暖，口淡不渴，小便清长，大便溏泄，舌淡，苔白，脉沉迟或沉紧等。

2）热证：为感受湿热毒邪或阴虚内热所表现的证候。多为外感湿热、热毒之邪，或寒邪内侵，久郁化热，内伤七情，五志化火，或过食肥甘厚味，或过食辛辣之品，蕴湿生热，或房事不节，手淫过度，阴精耗伤，虚热内生所致。男科疾病中的阴囊湿疹、阴茎异常勃起、遗精、不射精、血精、精液不液化、急性睾丸炎、急性附睾炎、龟头包皮炎、急性前列腺炎等可表现出热证。证候特征为阴囊红肿热痛，会阴部灼热，性欲亢进，小便短赤，尿道灼热，心烦口渴，大便干结，或潮热盗汗，腰膝酸软，舌红，苔少或黄腻，脉细数或弦数有力。

3）虚证：是脏腑功能减退，气血阴阳亏虚所表现出的证候。多为先天不足，情志所伤，饮食所伤，劳倦过度，房事过度，久病、重病失于调护所致。男科疾病中的隐睾、阴茎短小、性征发育不良、不育、阳痿、遗精、早泄、性欲低下等表现为虚证。证候特征为面色不华，精神不振，形体消瘦，神疲乏力，形寒肢冷，腰膝酸软，头晕目眩，耳鸣，小便无力，大便溏泄，舌胖嫩，舌边有齿痕，脉细弱或沉细无力等。

4）实证：乃机体感受外邪，体内病理产物积蓄所表现出的证候。多为感受寒湿，或湿热毒邪，或痰浊、水湿、瘀血、败精等阻滞体内，瘀阻经脉所致。男科疾病中的急性睾丸炎、附睾炎、阴囊血肿、睾丸鞘膜积液、阴茎硬结症、精索静脉曲张等多表现为实证。证候可表现为发热，生殖器官疼痛，阴囊糜烂，少腹胀满，大便秘结，舌质暗或有瘀点、瘀斑，舌苔厚，脉实有力等。

（4）了解患者体质：体质差异对男科疾病的发生发展起一定作用。故临证时对患者体质的了解对疾病的辨证诊断具有重要指导价值。一般而言，素体阴虚者，性欲多强，阴茎易于勃起，但硬度往往不足且易早泄，也易发生精子少、精液不液化、生殖器疮疡等。其病理变化多有化热趋势，易见虚热或实热证候。阳虚体质者，性欲多低下，易发生不射精、射精无力、阳痿、早泄、精子活动力低下、精子活动率差、阴茎短小、隐睾、缩阳、前列腺增生症、慢性前列腺炎等。其病理性质易寒化，表现出虚寒或实寒证候。如形体肥胖者，多有痰湿，其病多痰浊瘀阻或湿热下注。

二、诊断思路

（一）明病识证病证结合

男科疾病包括病种较多，其发生的基本病机为脏腑功能（尤其是五脏功能）紊乱、气血运行失调。每一种男科疾病都有其基本病理特点，在疾病发展的不同阶段又有不同的临床特征。如慢性前列腺炎，其病理变化为纤维细胞增生，腺管阻塞，间质淋巴细胞、浆细胞浸润，腺体纤维化等，类似中医的血瘀，但在不同的个体和发展过程中，临床表现又不尽相同，如有的表现为尿频、尿急、尿余沥不尽，而有的则表现为睾丸、会阴坠胀疼痛、腰骶酸软等，所以必须辨证。辨证的前提是辨明疾病，这样才能更好地把握疾病本质和证候特征。另外，同一种证候，在不同的疾病中其病机也不尽相同。如阴虚火旺证，可见于阴茎异常勃起、精液不液化、血精、遗精等男科病。对阴茎异常勃起而言，其病机为阴精亏虚，虚火下扰；精液不液化为阴虚内热，煎熬精室；血精为阴虚内热，灼伤脉络；而遗精则为阴虚火旺，迫精外泄所引起，治疗上选方用药就有一定差异。

辨病可更全面、深入地了解病因，结合辨证，能够进一步提高疗效。如精液不液化性不育，尽管其病因较多，但研究证实前列腺炎是其主要病因，所以在治疗时无论何种证候，或湿热下注，或阴虚内热，或痰瘀交阻等，都应针对慢性前列腺炎的基本病理特点——"瘀阻脉络"，适当加入活血化瘀之品，以提高疗效。还有如勃起功能障碍，若诊断为血管性阳痿（动脉性），无论辨证为何种证候，都应加入活血通络之品，如水蛭、蜈蚣，以改善阴茎血液循环，促使阴茎勃起，加快疾病康复。病证结合，既可发挥中医整体观念、辨证施治的优势，又可利用现代对疾病研究的最新成果。如男性自身免疫性不育，是由于精子凝集或制动抗体，影响精子运动和受精，从而引起不育。药理研究表明：女贞子、丹参、生地黄等具有抑制免疫增强之效果，所以在其证治方药中可加入这些药物，使治疗更具针对性。因此在临证时只有很好地做到辨证和辨病的有机结合，把握疾病的演变和证治规律，才能全面了解病情，从而制订正确的治疗方案，以提高临床疗效。

（二）审度病势把握演变规律

不同的男科疾病有不同的发展演变规律。例如，尖锐湿疣，早期一般病变比较局限，疣体也较小，此时若未能正确处理，病变部位会逐渐扩展，疣体增多且增大，后期可溃烂、化脓，并伴发阴茎包皮龟头炎；急性淋菌性尿道炎，若失治误治，病情可进一步发展，引起淋菌性前列腺炎、附睾炎和睾丸炎，可以导致输精管道的炎性阻塞，从而导致男性不育。一定要及早把握、正确治疗。同一证候随着疾病发展，也会发生相应变化，所以在辨证过程中，也要熟悉疾病的演变规律，把握证候转归，从而为正确施治提供依据。如急性睾丸炎，初起多为热毒蕴结证或湿热下注证，随着病情发展和患者的体质不同及外邪的轻重，或热邪煎熬津液，热灼肉腐化脓，或湿热郁结，瘀阻脉络，表现为气阴两虚，瘀阻经脉之证，从疾病转归来看，是由急性转为慢性。在治疗原则的制订时，应据证候的发展趋势而定，热毒蕴结者，宜清热解毒，但切勿大量、长时间使用苦寒之品，以免伤胃；湿热下注者，当清利湿热，但对阴虚之人切勿过用清利之品，以免伤阴。如此正确施治，才能把急性睾丸炎彻底治愈，避免转为慢性。又如病毒性腮腺炎性睾丸炎，最初多为热毒壅盛的证候，随着病情发展，热毒伤肾，可出现肾精亏虚证候，甚则不育。故在治疗之初必须运用大剂清热解毒，使疫毒之邪在短时间之内得以祛除，并可少用固护肝肾之品，以防病情发展而损精伤肾。继而应投以补养肝肾之剂，以恢复精气。其他如急性前列腺炎、急性附睾炎、急性包皮龟头炎等疾病，都有其自身的发展趋势，我们均应明确诊断、正确辨证、审度病势，把握疾病演变规律，为临床选方用药拓宽思路。

（三）审证求因把握病机

所谓审证求因，就是通过对疾病"证"的辨证，探求发病原因的过程。只有辨证准确，才能把握病机，从而采取相应的施治方药，获得较好疗效。如阴囊潮湿的湿热下注证与精液不液化的湿热证，虽然为不同疾病，但在该"证"上，均是湿热下注所致，是其共同病因，故清热利湿为治疗之大法。然而需要注意的是，有时尽管证候类同，病机并非完全一样，可据不同疾病而有一定差异，在辨证过程中注意分析鉴别。譬如慢性前列腺炎的湿热证与阴囊湿疹的湿热证，虽然均为湿热病因，但在其基本病机上仍有区别，前者兼有"瘀阻脉络"的基本病理改变，而后者兼有"风邪外袭"。故在治疗基本方药的基础上，前者需加入活血清热通络之品，后者需添加祛风除湿止痒之类，只有如此方能获得满意疗效。由此可见，既要审证求因，又要注意同证同因不同病在病机上的差异，只有这样才能正确把握病机，治疗方能有的放矢。

（四）注意引进诊断新技术

辨病与辨证相结合，可提高临床疗效，已为广大医生所认可。但辨证的前提必须对病做出正确诊断，为此就必须采用现代先进诊断技术。另外，对某些疾病原因判断也必须依赖先进技术。譬如对尖锐湿疣、生殖器疱疹、梅毒的诊断，有时就必须采取先进的 PCR 技术；阴茎异常勃起，只有借助超声以及海绵体内血气分析，才能区分高血流型和低血流型；男性不育的许多病因随着现代先进诊断技术的产生，也逐渐明了，如通过对染色体分析发现，Y 染色体序列异常与精子生存缺陷有关，可影响支持细胞的功能，致精子发生障碍等。应使用先进的诊断技术，可使中医的宏观辨证延伸到微观辨证，更能抓住疾病本质，使治疗更具针对性。许多男性不育并无临床表现，只有通过相关诊断技术，方能区分是精液不液化、死精子症、弱精子症，还是生殖系感染、免疫因素所致，从而为临床辨证提供依据，可以说先进诊断技术的应用对治疗及预后的判断具有重要意义。

（五）预后转归

男科病的预后转归，与所患病种、诊治是否及时等因素密切相关，详见中篇各论。

第四章 治则与用药规律

一、治疗法则

（一）常规治疗

1. *辨病治疗* 男科病种类较多，现就下列几种病的辨病治疗原则介绍如下。

（1）男性不育

1）内分泌因素所致不育：内分泌性不育的诊断需具备以下条件。①性功能和射精功能检查正常。②血浆睾酮低而 FSH 正常。③重复检查 PRL 增高。④精子检查异常，表现为少精子、弱精子、畸形精子增多或无精子。对这些患者常采用促性腺激素治疗。这类激素目前主要有 HCG 和 HMG 两种，主要用于 FSH 和 LH 无明显降低的男性不育，具体有以下几种。

促性腺激素分泌正常或 FSH 相对缺乏的特发性少精子症。有学者提出在治疗前测定睾酮相对较低，并用 GnRH 刺激试验，若 FSH 对 GnRH 的反应超过正常 3 倍，提示为相对的高促性腺激素性性腺功能低下症，不宜采用 HCG 和 HMG 治疗。若 FSH 对 GnRH 反应低于正常，可试用 HCG 和 HMG 联合治疗。方法：每天用 HMG 75U，每周用 HCG 5000U 肌内注射。

精细胞期生精功能紊乱的少精子症治疗方案较多，如 Schwarzstein 提出每周注射 225U HMG，连续 30~270 天，其中 50% 患者精子计数明显改善。Schill 等用 HCG 每周 5000U，加 HMG 75U，或每周 3 次 150U HMG 肌内注射，3 个月为 1 疗程，有反应者延长治疗直到妊娠，约 33% 的患者活动精子增加，精子形态学明显改善，妊娠率为 19%~30%。对于雄激素相对不足引起的少精子症和精子活力低下者，可每 2 周肌内注射 10 000U HCG，或每 5 天注射 2500U，治疗 75~90 天，或每周 2 次注射 2500U。但不宜反复大剂量使用 HCG，以免引起 LH 受体活性丧失、睾酮生物合成酶相对不足导致对 HCG 刺激不发生反应。

Leydig 细胞不足相对雄激素缺乏的少精子症、精子活力低下症，以及精索静脉曲张手术后的少精子症，一般用 HCG 治疗。每次使用量一般为 1000~5000U，每周 1~2 次肌内注射。如 Mehar 等用总剂量 50 000U HCG，6 周中分 10 次肌内注射，其中 48 例精索静脉曲张手术不育者，经治疗后 17 例生育；23 例原发性少精子症患者，治疗后 7 例获得生育，受孕率为 30.4%。

对促性腺激素低下的性腺功能低下症，其特征为 FSH 和（或）LH 降低以及 T 水平低于正常，表现为无精子症或少精子症，治疗主要采用外源性促性腺激素替代治疗。但需要指出的是，由于 HCG/HMG 的长期大剂量使用不能模拟 GnRH 脉冲或分泌后出现的 LH/FSH 生理性脉冲而治疗效果不佳。近年来研制出了一种"人工下丘脑"的新技术，即 GnRH 脉冲治疗，以弥补促性腺激素的不足，但该法价格昂贵，且需要一种特殊的输液泵，将 LHRH 类似物脉冲式输入人体内，治疗时间长达 1 年，难以在短时间内推广使用。

其他如高催乳素血症所致男性不育，可用溴隐亭治疗。一般 PRL 正常值为 $0 \sim 15 mg/ml$，当血清 PRL 大于 $30 mg/ml$，采用溴隐亭治疗效果显著。常用剂量为 $1.25 \sim 2.5 mg/d$，每日 $2 \sim 3$ 次。它可使 PRL 恢复正常，使血清睾酮水平增高，可改善性功能和生精功能。若高催乳素血症是垂体催乳素瘤所致，溴隐亭不可使该瘤体缩小。若其他腺体功能病变所致者，如甲状腺功能亢进症或减退症，糖尿病、肾上腺疾病（先天肾上腺增生症、肾上腺皮质疾病、肾上腺皮质肿瘤、肾上腺髓质肿瘤等），应积极治疗原发病，腺体功能得到改善，生精功能就会好转。

2）生殖道感染所致不育：主要包括非特异性感染、结核分枝杆菌感染以及性传播性疾病等引起的不育。

生殖道非特异性感染不育的治疗原则如下。①养成良好的生活习惯，禁烟酒，规律性生活，加强锻炼，增强体质。对膀胱和尿道有刺激症状、神经衰弱和性功能障碍者，可对症处理。②前列腺局部治疗，目的是引流出潴留的前列腺液，改善前列腺循环，促进炎症吸收和消退。主要方法有：定期前列腺按摩，急性期可适当坐浴，可配合理疗、离子透入等。③积极选用抗菌药物，目前主张用喹诺酮类药物如环丙沙星、氧氟沙星等，也可根据前列腺液药敏试验结果进行选择。④采用直肠微波或超声波治疗。

衣原体或支原体感染所致不育治疗原则如下。①四环素 $0.5g$，每日 4 次口服，1 周后改为每日 3 次，连用 3 周。也可用红霉素 $0.25g$，用法如上。多西环素，首次加倍为 $0.2g$，每日 2 次口服，1 周为 1 疗程。②克拉霉素 $0.25 \sim 0.5g$，每日 2 次，连用 8 日为 1 疗程。③米诺环素 $0.1g$，每日 1 次，15 天为 1 疗程。④阿奇霉素较红霉素更易被胃肠道吸收，产生更高的组织和细胞浓度。患者服用单一剂量（$1g$），4 日内组织中仍有药物存在。

淋病奈瑟菌感染所致不育首选头孢曲松，推荐剂量为 $0.25g$ 肌内注射。也可用大观霉素 $2g$ 一次肌内注射，或氧氟沙星 $0.4g$ 一次口服，共 2 日。对急性期淋病务必根治。对慢性淋病引起梗阻性无精子症不育，要证实梗阻部位，采用手术治疗。

对生殖道结核要积极治疗，以保存生育力。常用药物有异烟肼、利福平、乙胺丁醇、吡嗪酰胺。要 $2 \sim 3$ 种药物联合使用。近来，将利福平、异烟肼和吡嗪酰胺或乙胺丁醇或异烟肼联合应用，连续治疗 4 个月。一般用量为异烟肼 $0.3g$ 顿服；利福平 $0.6g$，每日 1 次顿服；吡嗪酰胺 $1.0g$，每日 1 次口服；乙胺丁醇 $0.75g$，每日 1 次口服。

3）免疫性不育：其治疗包括采用雄激素抑制精子发生疗法、应用免疫抑制剂、应用精子洗涤及抗生素等。

附睾炎、精囊炎所致的男性不育，可采用抗生素与低剂量雄激素联合治疗，使血清抗体效价下降。抗菌药可选用大环内酯类、喹诺酮类、头孢菌素类等。

雄激素治疗根据精子吸收可产生精子凝集抗体的假设，故精子发生抑制相当时期后，精子抗体可以下降。但从目前较少临床研究表明，采用雄激素治疗并不合适。

免疫抑制剂治疗应用 ACTH 或糖皮质激素期望抑制精子免疫已有较多尝试。常用的有泼尼松、泼尼松龙等。治疗方案较多，但无论是大剂量、小剂量还是中剂量，或者持续用药、间断用药都可取得一定效果。

精子洗涤人工授精即通过对精液洗涤去除精浆内的抗精子抗体，并用洗涤过的精子进行人工授精，具有一定效果。

4）精液异常所致不育：多精液症是指精液多于 6ml，常为前列腺炎或精囊炎引起（因禁欲时间过长而精液多者属正常）。精液量增多而使精子密度下降，从而影响生育，治疗同前列腺炎、精囊炎。

无精液症是指能进行正常性生活，有性高潮和射精感觉，但无精液（或少于 0.5ml）排出。多为逆行射精和不射精所引起。要针对逆行射精和不射精治疗。

少精液症是指精液多于 0.5ml 但少于 2ml。其常见病因为前列腺、精囊腺感染使分泌物减少，输精管道阻塞，不完全性逆行射精以及精囊先天缺如、雄激素水平低下，使附属性腺分泌下降。要针对不同病因，采取相应治疗措施，以增加精液量，提高生育能力。

精液液化异常治疗原则如下。①针对病因治疗，如合并前列腺炎者，当使用相关抗生素。②玻璃酸酶 1500U，每日 1 次肌内注射；或糜蛋白酶 5mg，间日 1 次肌内注射，2~3 周为 1 疗程。③外用药物，常用有 α 淀粉酶制剂、糜蛋白酶等稀释后于性交前后置入阴道，可促使精液液化，不影响精子活动率、活动力，有助于提高受孕率。

不液化精液经精子洗涤及上游处理后做人工授精。也可用物理疗法，如采用精液标本震荡法或将精液抽入注射器内通过 18 号或 19 号针头加压，注入玻璃容器内，反复抽吸 5~6 次，该精液可做人工授精。

（2）睾丸的先天性发育障碍

1）无睾症：无睾患者的治疗原则是从青春发育期开始有规律地给予男性激素，以促进和维持男性第二性征和性欲、性能力。常用的雄性激素有丙酸睾酮、甲睾酮、十一酸睾酮。长期使用甲睾酮会使肝脏受损，而十一酸睾酮，是一种脂溶性的天然睾酮，它主要与类脂质一起经淋巴系统吸收，而不经肝脏灭活，使治疗量的活性睾酮到达外周循环。剂量因人而异，通常起始剂量为每日 120~160mg，共 2~6 周，然后用维持量，每日 40~100mg，饭后服用，每日剂量的一半在早上服，另一半在晚上服。也可用睾酮小片每 6 周皮下埋植 1 片，每片 75mg。

2）Kallmann 综合征：为先天性促性腺激素缺乏引起的性腺发育不全，同时伴嗅觉丧失或减退的先天性隐性遗传性疾病。治疗用促性腺激素释放因子或 HCG 和 HMG，可以促进患者的性成熟，甚至能促使睾丸产生精子，而获生育能力，对上述药物不敏感者，可用睾丸素替代治疗。

3）先天性睾丸发育不全综合征（Klinefelter）：又称克氏综合征。若在儿童期发现此病，应在青春期开始时给以雄性激素，促使第二性征发育。青春期后发现该病，则应长期应用雄性激素，以改善并维持第二性征和性能力。一般采用丙酸睾酮 25~50mg 肌内注射，每周 3 次。或口服安特尔胶丸，每日 40~80mg。也可用长效睾丸酮制剂，如庚酸睾酮或环戊丙酸睾酮，每 2~3 周肌内注射，每周 2 次。

其他一些发育异常如多睾、睾丸扭转、隐睾、异位睾丸等，应据病情和患者体质等情况，采取手术治疗。

（3）前列腺增生症：根据患者的病情、身体状况以及患者意愿，采用手术治疗、介入治疗、药物治疗或辨病治疗（参考中篇各论"前列腺增生症"）。

（4）泌尿生殖系感染：如尿道炎、精囊炎、前列腺炎、阴囊炎、包皮龟头炎以及梅毒、生殖器疱疹、尖锐湿疣等。根据不同的病情，采取相应的抗菌药物和抗病毒治疗。如头孢类的头孢噻肟钠、头孢曲松等，喹诺酮类的天方罗欣、环丙沙星、氧氟沙星等，青霉素类的青霉素、氨苄青霉素等，大环内酯类的红霉素、罗红霉素和四环素类的多西环素、四环素、米诺环素等，抗病毒药物如干扰素、阿昔洛韦和可诱发体内产生干扰素的聚肌胞等。也可根据细菌培养和药敏试验选择抗生素。

（5）生殖系肿瘤：如阴茎癌、睾丸癌、前列腺癌等，常采取扩大手术切除，同时结合化疗、放疗。化疗药物的选用取决于肿瘤病理组织类型，如睾丸胚胎癌、畸胎瘤、绒毛膜上皮癌，二期睾丸切除后首选放线菌素 D，结合苯丁酸氮芥等。有报告，神光霉素对胚胎癌疗效较好。二期或三期精原细胞癌，以苯丁酸氮芥化疗。晚期前列腺癌，氟尿嘧啶、环磷酰胺、氮芥有辅助疗效，睾丸切除后尤佳。

（6）对症处理：如焦虑、抑郁所致的勃起障碍、早泄，可用氯丙咪嗪；精神紧张、失眠多梦者，可适当应用谷维素片、地西泮等；疼痛较重者可用吲哚美辛、丙胺太林、索米痛等予以缓解。

2. 辨证治疗　男科病常见证候的治疗主要有以下几种。

（1）肝郁证

临床表现：胸胁或少腹胀痛，善太息。舌质淡，苔薄白，脉弦。常见于阳痿、不射精、早泄、阴茎异常勃起、性欲下降等男科疾病。

治法：疏肝理气解郁。

方药：逍遥散、柴胡疏肝散或四逆散。常用药物有柴胡、郁金、青皮、香附、佛手花、合欢皮、合欢花、川楝子、白蒺藜、白芍、川芎等。若肝郁化火，症见急躁易怒、心烦口苦者，可加牡丹皮、栀子、龙胆草、夏枯草等。

（2）热毒蕴结证

临床表现：局部出现色红、肿胀、疼痛，大便秘结，小便短赤。舌红，苔黄，脉数。常见于生殖系急性炎症，如急性睾丸炎、附睾炎、急性阴囊炎、精索炎、输精管炎、急性前列腺炎、包皮龟头炎、外阴部溃疡等。

治法：清热泻火，解毒散结。

方药：五味消毒饮、仙方活命饮等。

常用药物有金银花、连翘、蒲公英、紫花地丁、大青叶、板蓝根、败酱草、虎杖、马鞭草、黄芩、黄连、栀子、黄柏、龙胆草、苦参、大黄、玄参等。同时可配以清热凉血药，如紫草、牡丹皮、赤芍等。这类药物也可以根据病情，水煎外洗或外敷。

（3）湿热下注证

临床表现：胁肋部灼热胀痛，或胸脘痞闷，阴囊潮湿，大便不调，小便黄。舌红，苔黄腻，脉滑数。常见于淋病、非淋菌性尿道炎、阴囊湿疹、阴囊潮湿、生殖器疱疹、急性阴囊蜂窝织炎、急性前列腺炎等。此外，湿热下注也可导致阳痿、精液不液化、精囊炎、前列腺增生等男科疾病。

治法：清热利湿。

方药：龙胆泻肝汤、三仁汤。常用药物有龙胆草、栀子、黄芩、生薏苡仁、石韦、泽泻、黄柏、通草、萹蓄、瞿麦、滑石、赤小豆、茵陈等。

（4）痰湿阻络证

临床表现：胸脘痞闷。舌淡或有瘀点，苔白腻，脉濡。常见于阴茎硬结症、包皮水肿、精液液化不良、阴囊水肿、睾丸鞘膜积液等男科病。也可见于前列腺增生症、慢性前列腺炎等疾病。

治法：利湿化瘀通络。

方药：阳和汤、五苓散加味。常用药有白芥子、菖蒲、萆薢、胆南星、贝母、猪苓、泽泻、苍术、牵牛子、防己、僵蚕、陈皮、制半夏、茯苓、丹参、川芎、桃仁、昆布、海藻、牡蛎、浙贝母等。

（5）瘀血内阻证

临床表现：瘀阻部位疼痛，痛如针刺，夜间较甚。舌质有瘀点、瘀斑，脉细涩。常见于慢性附睾炎、慢性前列腺炎、前列腺增生症、阴茎硬结症，以及外伤阳痿、阴茎异常勃起、不射精、精索静脉曲张等男科疾病。

治法：活血化瘀，通络散结。

方药：桃红四物汤、血府逐瘀汤加减。常用药物有当归、川芎、桃仁、红花、丹参、赤芍、钟乳石、血竭、三棱、莪术、乳香、没药、水蛭、地龙、炒山甲、王不留行、路路通、大血藤、皂角刺、姜黄、牛膝、全虫、虻虫等。

（6）败精瘀阻证

临床表现：射精疼痛。舌暗有瘀点，脉涩。常见于不射精症、精道阻塞性无精子症、射精疼痛、慢性附睾炎等男科疾病。

治法：活血通络，散瘀通精。

方药：活血通精汤。常用药物有路路通、川牛膝、地龙、水蛭、穿山甲、桃仁、蜈蚣、三七、姜黄等。

（7）寒凝肝脉证

临床表现：阴部怕冷，少腹、睾丸冷痛，阴囊收缩。舌淡，苔白，脉沉迟。常见于寒邪直中肝脉所致的寒疝、阳痿、缩阳、阴冷等男科疾病。

治法：温肝经，散寒邪。

方药：暖肝煎加减。常用药有吴茱萸、乌药、小茴香、制附子、肉桂、丁香、蛇床子、荔枝核、橘核等。

（8）心肾不交证

临床表现：少寐多梦，心烦，头晕目眩，腰膝酸软，心悸，易恐健忘。舌质红，脉细数。常见于遗精、早泄、阳强、血精等男科疾病。

治法：清心安神，养阴清热。

方药：黄连清心饮合三才封髓丹。常用药物有黄连、栀子、莲子心、灯心草、竹叶、生地黄、茯神、远志、龙眼肉、龙齿、珍珠母、熟地黄、山萸肉、女贞子、墨旱莲、黄精、龟板胶等。

（9）阴虚内热证

临床表现：头晕目眩，耳鸣健忘，失眠多梦，五心烦热，潮热盗汗。舌红，苔少，脉细数。常见于遗精、血精、早泄、阴茎异常勃起、精液不液化等男科疾病。

治法：滋阴清热。

方药：知柏地黄汤。常用药物有生地黄、熟地黄、龟板胶、山药、山萸肉、制首乌、黄柏、知母、黄芩、牡丹皮、天冬、麦冬等。

（10）肾阳亏虚证

临床表现：形寒肢冷，腰膝酸软，头晕目眩，精神不振。舌淡，苔白，脉细弱。常见于阳痿、精寒不育、早泄、性欲下降、前列腺增生症等男科疾病。

治法：温补肾阳。

方药：金匮肾气丸或右归丸。常用药物有制附子、肉桂、熟地黄、鹿角胶、菟丝子、锁阳、仙灵脾、巴戟天、仙茅、蛇床子、肉苁蓉等。

（11）肾精不足证

临床表现：多因禀赋不足、先天发育不良，或久病大病，症见腰膝酸软、头晕耳鸣、舌淡，苔白，脉沉。常见于先天性睾丸发育不良、小阴茎、无精子症、少精子症、阳痿、早泄、早衰等男科病。

治法：补肾填精。

方药：五子衍宗丸。常用药物有鹿角胶、龟板胶、熟地黄、山萸肉、山药、菟丝子、枸杞子、覆盆子、五味子、紫河车、猪脊髓等。

（12）肾气不固证

临床表现：头晕耳鸣，腰膝酸软，小便频数，尿余沥不尽，夜尿增多。舌淡，苔白，脉沉细无力。常见于滑精、遗尿、早泄、前列腺增生症等男科病。

治法：补肾固涩。

方药：金锁固精丸。常用药物有菟丝子、覆盆子、五味子、金樱子、桑螵蛸、益智仁、山萸肉、芡实、赤石脂、沙苑子、煅龙骨、煅牡蛎、刺猬皮等。

（13）气血亏虚证

临床表现：少气懒言，神疲乏力，心悸气短，面色不华，爪甲不荣，头晕耳鸣。舌淡，苔白，脉细弱。常见于气血亏虚所致的阳痿、遗精、早泄、不育等男科疾病。

治法：益气养血。

方药：八珍汤。常用药物有黄芪、党参、太子参、人参、当归、白芍、制首乌、熟地黄、鸡血藤、阿胶、炙甘草等。

（14）心脾两虚证

临床表现：心悸，失眠多梦，面色不荣，纳差，腹胀，便溏。舌淡，苔白，脉沉细。常见于心脾亏虚，心神不安所致的阳痿、遗精、早泄、不育、性欲淡漠等男科疾病。

治法：补益心脾，养血安神。

方药：归脾汤。常用药物有人参、党参、黄芪、龙眼肉、茯苓、白术、山药、当归、阿胶、白芍、炒白术、炒扁豆、远志、五味子、酸枣仁、龙骨、牡蛎等。

（15）脾肾阳虚证

临床表现：形寒肢冷，腰膝酸软，五更泄，纳差，腹胀。舌淡胖，苔白滑，脉沉细。常见于性欲低下、阳痿、早泄、前列腺增生症、慢性前列腺炎、先天性睾丸发育不全、无精子症、死精子症、精子活力低下、精子活动率差等男科疾病。

治法：温补脾肾。

方药：右归丸合附子理中汤。常用药物有附子、干姜、鹿茸、雄蚕蛾、肉苁蓉、蛇床子、蛤蚧、冬虫夏草、锁阳、巴戟天、阳起石、韭菜子、仙茅、仙灵脾等。

3. 病证结合治疗　就是辨病与辨证相结合进行临床治疗，这样可更准确抓住疾病本质，把握疾病发展趋势，治疗更具针对性。就目前而言，辨病与辨证结合论治不外乎三种形式，一种是在辨病的前提下辨证；另一种是以辨证为主，参考辨病；第三种是客观整体辨证与辨病用药相结合。究竟采用哪种形式，要根据患者的具体病情而定。有时可综合运用，如不育的病证结合治疗，首先要明确诊断是不育的何种类型，是少精子症、弱精子症、死精子症等，还是精液不液化或免疫因素所引起，之后再分型论治。以精液不液化为例，它可分为阴虚火旺证、湿热下注证以及痰瘀交阻证。此时尚可结合辨病，适当加入一些药物。我们知道精液不液化主要是慢性前列腺炎所致，故据其基本病理改变在辨证方药的基础上加入金银花、路路通、丹参、炒山甲等解毒清热、活血通络之品，以提高疗效。以少精子症而言，还需进一步辨病，分清是睾丸因素或者内分泌因素，还是输精管道不畅、精索静脉曲张所致。若是静脉曲张引起，应在辨证的基础上，结合精索静脉曲张的病理即瘀血阻滞，加入活血通络之品如炒山甲、水蛭、路路通、王不留行等。病证结合治疗，能够更好地把握疾病症结，以弥补辨证和辨病之不足。如阴虚火旺证可见于精液不液化、血精、遗精、早泄、阴茎异常勃起等男科，治疗均可用于知柏地黄丸，但具体到不同病种，加减用药就有区别，若是血精，应适当加入大蓟、小蓟、仙鹤草、三七等凉血化瘀止血之品；若是精液不液化应加入赤芍、丹参、路路通、金银花、玄参等，知母、黄柏应少量短时期应用或不用，以免影响精子活动力；若是遗精，应加入黄连、珍珠母、牡蛎等，以清心泻火，安神固摄；若是早泄，应加入金樱子、芡实等收涩固精之类；若是阴茎异常勃起，则应加入地龙、蜈蚣等以活血通络，改善阴茎血液循环。此即辨证为主，结合辨病用药。有些疾病当以辨病为主进行治疗，如尖锐湿疣、生殖器疱疹、阴茎短小、阴茎硬结症等，只要辨病准确即可治疗，辨证可做参考。

（二）新动态与新疗法

对于男科病，在中西医治疗的基础上，随着对男科疾病研究的不断深入和现代相关科技成果的不断引进，出现了许多新技术、新疗法、新药物。如辅助生育技术——精子卵细胞中注射术治疗不育，枸橼酸钠西地那非治疗勃起功能障碍，中西医结合疗法治疗前列腺病等，使男科病的治疗获得了较大进展。详细请参考总论第一章"男科病国内外研究现状及前景"中有关内容。

二、用药规律

（一）辨病用药

自古至今，人们都非常重视辨病用药在男科病治疗中的作用。古代医籍中就记载了许多治疗性功能障碍的药物。有学者对此研究后指出，植物类药物使用最多，按使用频率自高到低的顺序依次为肉苁蓉、菟丝子、熟地黄、远志等，且药性多辛温、沉降，归肾经，以补肾填精类药物居多，辛温燥热之品较少。动物类药物在男性性功能障碍的治疗中也有不可忽视的特殊功效，这类药物常用的有蜻蜓、蚂蚁、蜈蚣、雄蚕蛾、僵蚕、九香虫、蜂房、水蛭、蝼蛄、蟋蟀等。

男性不育是男科临床较常见的一种疾病，近年来采用中医药治疗取得了较好效果。有学者通过对1988年底前中国期刊上163篇文献、8506例男性不育的论治进行分析，通过对处方用药的统计，发现成方的使用主要是五子衍宗丸、六味地黄丸及其变方如肾气丸、知柏地黄丸等，其中以知柏地黄丸使用率最高，其次是五子衍宗丸。药物使用频率由高到低的顺序，补阳药为淫羊藿、菟丝子、鹿角胶、肉苁蓉、仙茅、肉桂、巴戟天、附子、锁阳等；补阴药物依次是熟地黄、枸杞子、山茱萸、五味子、覆盆子、生地黄、女贞子等；补脾益气养血药依次是茯苓、山药、当归、黄芪、白术、白芍等；活血化瘀药物依次是牡丹皮、红花、路路通、丹参、赤芍、桃仁等；淡渗利水药物依次是泽泻、车前子、木通等；清利湿热药为黄柏、知母、龙胆草、栀子等。对免疫性因素所致不育，常选生地黄、赤芍、益母草、天花粉、泽泻等。研究表明生地黄能调节生殖轴活动并能抑制抗体，赤芍能阻止抗体形成，益母草、天花粉有抑制体液免疫和细胞免疫的双重功能，泽泻能中和抗原并降低免疫细胞活性。

有学者对1992年以来14篇专方或基本方治疗前列腺增生症的用药规律进行了研究，结果表明，温肾助阳之品常用肉桂、桂枝、附片、鹿角片、肉苁蓉、山萸肉；滋阴补血之品多用女贞子、知母、生地黄、熟地黄、当归等；益气常选黄芪、党参、山药、白术、炙甘草；升提用升麻、柴胡；理气用枳壳、川楝子、荔枝核；清热解毒用虎杖、败酱草、马鞭草、土茯苓；利水常用车前子、地龙、木通、茯苓、泽泻、滑石、琥珀、蝼蛄；活血化瘀常用川牛膝、炒穿山甲、桃仁、王不留行、路路通、皂角刺、丹参、牡丹皮、归尾、三棱、莪术、地鳖、泽兰、生蒲黄、红花、赤芍、刘寄奴、制大黄、川芎、益母草、三七等；软坚散结常用牡蛎、昆布、海藻、浙贝母、瓦楞子、夏枯草、雷丸。以上药物使用次数最多的是黄芪，之后依次是川牛膝、穿山甲、桃仁、肉桂、王不留行、炙甘草、车前子、海藻等。慢性附睾炎常用乌药、小茴香、川楝子、荔枝核、延胡索、丹参、川芎等。精囊炎因于湿热者多用龙胆草、金银花、连翘、土茯苓、车前子、泽泻；阴虚火旺者常用生地黄、熟地黄、生山药、山茱萸、墨旱莲等；凉血止血多用大蓟、小蓟、白茅根、仙鹤草等；化瘀止血多用三七、花蕊石、琥珀等。生殖器疱疹、尖锐湿疣常用一些清热解毒药物，如金银花、连翘、野菊花、大青叶、板蓝根、大黄、白鲜皮、蛇床子、地肤子等，水煎内服或外洗以杀菌消炎抗病毒。

研究表明，蛇床子内所含1-蒎烯异缬草酸龙脑酯、地肤子所含皂甙对病毒都有较强的抑制作用。木贼草含有大间荆碱、阿魏酸和胸腺嘧啶，其中大间荆碱和阿魏酸有干扰病毒RNA合成作用，可以抑制病毒生长和消灭病毒。此外，大青叶、板蓝根、白鲜皮、大黄也有一定抗病毒作用。有研究表明，水蛭可治疗精液不液化并可提高精子的活动力。活血化瘀药物如丹参、桃仁、当归、川芎等，有改善局部组织微循环、增加血流量等作用，在治疗少精子症、精索静脉曲张、慢性前列腺炎、前列腺增生症、慢性附睾炎等男科疾病中经常配合使用。许多补肾壮阳中药如仙灵脾、仙茅、巴戟天、肉苁蓉等，具有性激素和促性腺激素样作用，对中枢神经系统有双向调节功能，这就为临床辨病用药提供了理论基础。

（二）辨证用药

有人对一些常见病的辨证用药规律进行了探讨。如有学者对1985年以来24篇治疗慢性前列腺炎的辨证用药进行了分析，结果如下。①湿热证（21篇）：清热利湿药常用车前子、车前草、萹蓄、萆薢、滑石、木通、薏苡仁、茯苓、瞿麦、灯心草、泽泻、通草、赤小豆、石韦；清热解毒药常用蒲公英、败酱草、马齿苋、马鞭草、鱼腥草、凤尾草、土茯苓、虎杖、金银花、连翘、紫花地丁、野菊花、天花粉、白头翁、青黛、栀子；清热燥湿药多用黄柏、龙胆草、苦参、黄芪；清热凉血药常用赤芍、牡丹皮、生地黄；活血化瘀药多用丹参、牛膝、泽兰、王不留行、桃仁、红花、乳香、没药、蒲黄、延胡索、川芎；其他据病情尚选用三七、白茅根、甘草、黄芪、白术、苍术、石菖蒲、知母、莲子心、大黄、地龙等。在以上药物中使用次数最多者为车前子，其余依次为黄柏、萆薢、滑石、萹蓄、木通、石菖蒲、败酱草、蒲公英、牛膝、赤芍、甘草、茯苓、丹参、龙胆草。②瘀血证（21篇）：活血化瘀药为丹参、王不留行、乳香、没药、穿山甲、桃仁、红花、当归尾、三棱、莪术、苏木、川芎、泽兰、牛膝、土牛膝、五灵脂、蒲黄、延胡索、皂角刺；理气药常用枳壳、川楝子、橘核、青皮、乌药、香附、生麦芽、莱菔子、柴胡等；软坚散结药多用浙贝母、海藻、昆布、牡蛎；清热凉血药常选赤芍、牡丹皮、生地黄；清热解毒药常用鱼腥草、凤尾草、蒲公英、败酱草、金银花、虎杖、白花蛇舌草、马鞭草、半边莲、土茯苓、栀子；利水渗湿药用薏苡仁、萆薢、车前子、泽泻、萹蓄、瞿麦、琥珀、木通、车前草、滑石、竹叶；收涩药多用益智仁、桑螵蛸、煅龙骨；其他药如小茴香、桂枝、当归、黄芪、党参、甘草、地龙、鹿角霜、藕节、大黄、芒硝、黄柏、苦参、小蓟也有选用。以上药物中使用次数最多者为赤芍、丹参，其次为王不留行、桃仁、红花、乳香、泽兰、川楝子、穿山甲、没药、莪术。③肾虚证（文献20篇）：补肾阳常用仙灵脾、菟丝子、巴戟天、肉苁蓉、杜仲、续断、锁阳、仙茅、沙苑子、鹿角片、鹿角胶、鹿角霜；补阴药多用枸杞子、女贞子、墨旱莲、龟板胶、石斛、鳖甲、麦冬、天冬；补气药常用人参、党参、太子参、黄芪、山药、甘草；活血化瘀药常用桃仁、泽兰、丹参、王不留行、穿山甲、牛膝；利水渗湿药多用萆薢、车前子、茯苓、萹蓄、泽泻、薏苡仁、琥珀、瞿麦；清热解毒药常用土茯苓、白花蛇草、蒲公英、败酱草、玄参、地肤子；清热凉血药常选赤芍、牡丹皮、生地黄；收涩药多用山萸肉、五味子、覆盆子、金樱子、芡实、刺猬皮；其他药还有远志、龙骨、牡蛎、乌药、合欢皮、地龙、蜈蚣、柴胡、莲子心、石菖蒲、知母、黄柏。以上药物中使用次数最多者为地黄，其他依次为牡丹皮、知母、黄柏、山茱萸、山药、茯苓、泽泻、菟丝子、枸杞子、女贞子、仙灵脾、熟地黄、车前子、丹参、当归等。遗精辨证用药，多从虚、实出发。虚者，肾气亏损，精关不固，或阴虚火旺，心肾不交。前者常用金锁固精丸，多选菟丝子、枸杞子、覆盆子、五味子、沙苑子、龙骨、牡蛎、莲须等；后者常用知柏地黄丸合交泰丸，常用药物为知母、黄柏、黄连、肉桂、生地黄、熟地黄、山药、山茱萸、天冬、麦冬等。实者多为湿热所致，常用萆薢分清饮加味，药物多用萆薢、龙胆草、黄柏、车前子、茯苓、莲子心、生薏苡仁等。

男性不育的辨证治疗，尽管临床证型较多，但以肾精亏损证、湿热下注证和痰瘀阻滞证或相兼病证最为常见。肾精亏损证常以五子衍宗丸加味，偏阳虚者加巴戟天、肉苁蓉、仙茅、仙灵脾、鹿角胶等，偏阴虚者加熟地黄、山萸肉、山药、龟板胶等。湿热证常用萆薢渗湿汤加味，药物多选萆薢、龙胆草、黄芩、泽泻、车前子、薏苡仁等。痰瘀交阻证常用苍附导痰汤加味，药物常用陈皮、制半夏、茯苓、制胆南星、枳实、丹参、红花、路路通、当归、王不留行等。阴茎异常勃起，辨证多为阴虚火旺证和肝胆湿热证。前者以知柏地黄汤加味治疗，后者常选龙胆泻肝汤，但两者都应加入一些活血通络药物，如川牛膝、王不留行、路路通、赤芍、牡丹皮、地龙等以改善阴茎海绵体循环障碍。精囊炎，湿热下注证常用龙胆泻肝汤加味；阴虚火旺证用知柏地黄汤加味；脾肾亏虚证，症见血精久而不愈，颜色浅淡，腰膝酸软，纳差腹胀，可用归脾汤加减，常用药物有黄芪、炒白术、炒杜仲、阿胶、藕节、仙鹤草、侧柏炭等。精索静脉曲张，辨证以肝肾虚损证和瘀血阻络证或相兼病证居多。肝肾虚损证可见睾丸坠胀不舒，或久立有隐痛，或阴囊局部有青筋暴露，形若蚯蚓，可伴腰膝酸软，头晕目眩，舌淡，苔薄，脉细无力。常用右归丸加味，药物选熟地黄、山药、山萸肉、枸杞子、菟丝子、鹿角胶、当归、路路通、丹参、鸡血藤、巴戟天、仙灵脾等。瘀血阻络证症状为阴囊局部青筋暴露，状若蚯蚓，睾丸甚则少腹坠胀疼痛，舌暗，有瘀点、瘀斑，脉涩。常以桃红四物汤或血府逐瘀汤加减，常用药物有桃仁、红花、丹参、鸡血藤、王不留行、路路通、当归、川芎、菟丝子、炒山甲、枸杞子、仙灵脾、荔枝核、橘核等。不射精症常以虚、实二证用药。虚证多以肾虚精亏，心脾两虚居多。肾虚精亏证常用五子衍宗丸加味，偏阴虚火旺者加黄柏、知母、山萸肉、黄精、山药、路路通、王不留行、女贞子、龟板胶等，偏阳衰者加仙灵脾、仙茅、蜂房、韭菜子、路路通、王不留行、地龙等；心脾两虚证常以归脾汤加减。实证常为肝郁不舒和精道瘀阻。肝郁证常以四逆散或柴胡疏肝散加玫瑰花、路路通、炒山甲，肝郁化火者加夏枯草、龙胆草、黄连以清肝热泻心火；精道瘀阻证常以血府逐瘀汤加减，药物常选桃仁、红花、路路通、王不留行、当归、丹参、蜈蚣等，湿热壅阻者加龙胆草、生薏苡仁、车前子、赤小豆等。以上仅为常见男科疾病辨证用药举例，详见中篇各论诸病篇。

（三）中西药合用

中西药合用是男科临床中西医结合疗法的重要内容，它可以取中西药之长，互相补充，以缩短疗程、提高疗效。如临床研究表明精索静脉曲张性不育，手术（高位结扎术）加益肾活血中药加 HCG 肌内注射，妻子妊娠率明显优于单纯手术加 HCG 肌内注射。特发性少精子症，常在辨证使用中药的同时，加服氯米芬胶囊，每天 50mg，连用 3 个月为 1 疗程，在提高精子数量、增强精子活动力等方面明显优于单用西药或中药。对细菌性前列腺炎，在选择敏感性抗生素治疗的同时，辨证使用中药，对改善前列腺微循环、畅通腺管、促使炎症消退等具有重要作用，临床疗效明显提高。对于精液不液化，在辨证应用养阴清热、活血通络或清利湿热的同时，加用颠茄片或 α 糜蛋白酶、玻璃质酸酶肌内注射，效果更理想。对于单纯性早泄，应用滋阴清热中药的同时，配以抗抑郁剂氯丙咪嗪，既可迅速获效，又可标本兼治。对于尖锐湿疣，在常规处理疣体（激光、微波、冷冻等）的同时，局部基底部注射干扰素并配用清热解毒中药外洗，其复发率明显低于单用西药。男科各类疾病的中西药联合应用的具体方法和使用剂量，详见中篇各论诸病篇。

（四）特殊用药方法

1. 灌肠　所谓灌肠疗法，即是把药液灌注于直肠而治疗疾病的一种给药方法。其作用机制一般认为有以下两点。①局部作用：当直肠用药时，病位在直肠或乙状结肠及其附近脏器者，药物可直达病所，使高浓度药物作用于病灶，有利于组织修复。②肠道吸收作用：由于肠壁组织是一种具有选择性吸收与排泄的半透膜，并且具有较强的吸收能力，当直肠给药时，药物可溶于直肠分泌液中，透过黏膜被吸收，然后通过不同的传输途径进入人体循环，发挥药物的治疗作用。男科灌肠疗法主要用于治疗慢性前列腺炎、前列腺增生症、勃起功能障碍、性欲淡漠等疾病。

灌肠法的选方用药原则与内服法基本相同。治疗男子性欲减退，用巴戟天 20g、菟丝子 30g、黄芪 50g、党参 20g、延胡索 25g、当归 20g、王不留行 50g、赤芍 25g、甲珠 10g、木香 10g、牡丹皮 15g、仙灵脾 30g、枸杞子 50g、仙茅 20g，加水适量，水煎 2 次，每次滤出液各 100ml 混合后，用纱布过滤备用。同时把药液稍加温，用 100ml 注射器抽药液 100ml，接上导尿管，前端蘸润滑剂后，插入肛门 5~8cm，将药液注入直肠。注药后嘱患者收缩肛门 30 次，胸膝卧位 15~30 分钟，1 日 2 次。有人以加减活络效灵丹保留灌肠治疗慢性前列腺炎。药物为乳香 30g、没药 30g、当归尾 30g、续断 30g、大血藤 50g，上药水煎 2 次，再浓缩成 200ml，药液温度控制在 41℃ 左右备用。让患者取胸膝位，用漏斗缓慢灌入药液后，取侧卧位或仰卧位，自控排便。隔日 1 次，10 日为 1 疗程，效果良好。

2. 直肠栓塞　亦称肛门栓塞，即把药物通过一定的制备工艺加工提取相关成分，然后加入一定量的基质，制成药栓或糊状，塞入肛门中，以治疗疾病的一种方法。在男科主要用于治疗慢性前列腺炎、前列腺增生症、勃起功能障碍。其作用机制与灌肠相同。如治疗慢性前列腺炎的野菊花栓、前列闭尔通栓，治疗勃起功能障碍的 ED 栓、白山雄栓。

3. 坐浴　是指坐在热水或热的药液中进行浴泡。水温以患者能耐受为度，每次坐浴时间为 20~30 分钟。如用药液坐浴，其方法是把药物放入一定量水中，将煎取的药汁放入大盆中或其他坐器中（药液以能淹没会阴部为准）进行浴泡（水温较高时可先熏洗）。这是男科最常用的一种物理疗法。本疗法的作用机制主要是通过温热效应把药物渗入皮肤，从而达到治疗之目的。主要用于慢性前列腺炎、前列腺增生症、尖锐湿疣、生殖器疱疹、阴囊湿疹、勃起功能障碍、慢性睾丸炎、附睾炎等。治疗前列腺炎、前列腺增生，常选苏木、红花、大血藤、延胡索、败酱草、川芎等，勃起功能障碍常用蛇床子、仙灵脾、仙茅、川芎等；阴囊湿疹常用枯矾、苦参、黄柏、苍术、五倍子、黄连等；尖锐湿疣、生殖器疱疹常用木贼、蛇床子、野菊花、大青叶、板蓝根、大黄、生牡蛎、明矾等。使用时应注意药液的温度不宜太高，以皮肤能忍受为度。

4. 熏洗　即将药煎煮后过滤去渣，倒入盆或罐或杯中，然后将病变部位放于其上熏蒸，待药液温度降至能忍受时，再用药水洗患处。此法借助药力与热力来达到治疗目的。药温有助于药物渗透。该方法是男科较常用的一种物理疗法，它作用直接，具有抗炎消肿、抗病毒、改善局部血液循环作用。该法以洗为主，熏为次。主要用于治疗包皮龟头炎、生殖器疱疹、尖锐湿疣、阴囊湿疹以及缩阳症。熏洗疗法的选药常据男科疾病的不同而有差异。龟头包皮炎常用清热解毒燥湿的药物，如苦参、金银花、连翘、明矾、冰片、土茯苓、野菊花等。疱疹、尖锐湿疣多选大青叶、川椒、板蓝根、木贼、蛇床子、生牡蛎、明矾等。阴囊湿疹常用清热燥湿解毒之品，如黄柏、苍术、枯矾、苦参等。阳缩症，多用温阳理气的药物熏洗，如制附子、吴茱萸、肉桂、荔枝核等。对于阴囊阴茎象皮肿，常选祛湿通络的药物熏洗，如威灵仙、土牛膝、生薏苡仁、赤小豆、五加皮、血见愁等。要注意药液温度不能太高，刺激性较大的药物要少用或不用。

5. 热敷熨　是把药物和适当的辅料经过加热处理后敷于患处或腧穴，以使药物借助于温热作用迅速渗入病变部位而治愈疾病的一种方法。热敷熨法根据疾病性质选材的不同，又分为药物热敷熨和物理热敷熨。药物热敷熨包括以下几种。①药包热敷熨：将药物在砂锅内炒热，用布包裹，贴敷患病部位或穴位。每次热敷时间不应超过30分钟。每日1~2次。如用一些温阳理气、散寒开窍的中药——附子、吴茱萸、干姜、肉桂等，炒热外敷神阙、中极、关元等穴，可治疗阳痿、缩阳、不射精、前列腺增生所致尿潴留、前列腺炎等。②药饼热敷熨：把药物研极细末，加入适量面粉做成饼状，或蒸或烙；或用面粉蒸饼，将药物细末置放热饼之上，贴敷病位或穴位，凉后即换。③药末热敷熨：将选定的药物共研细末，或将所选用的药物捣烂，直接置放于病变部位或相应穴位。如将吴茱萸、附子等研末敷神阙穴，可治疗缩阳、阳痿、阴部寒冷等症。④药液热敷熨：把药物煮熬，用纱布蘸取药液，直接敷于患病部位。如用清热解毒燥湿的黄连、黄柏、苍术、苦参、枯矾、白鲜皮等，水煎后用纱布蘸取药液外敷患处，可治疗阴囊湿疹、包皮龟头炎、尖锐湿疣等。⑤药渣热敷熨：把药物煮熬，去汁存渣，或内服药后的药渣，热敷于患处或相关穴位。如用一些温经散寒、活血通络的药物煎煮的药渣热敷会阴穴或少腹部等处，可治疗慢性前列腺炎、前列腺增生、睾丸疼痛等病。物理热敷熨可使用热水袋敷熨，即把热水直接注入水袋内，水量不要超过热水袋的2/3，然后把多余空气排出，拧紧盖子，直接贴敷于患病部位，可治疗慢性前列腺炎、前列腺增生症等。其他物品如沙子、铁末等，放入砂锅中炒热，以患者能忍受为度，敷于相关部位。

6. 脐疗　是指采用各种药物或非药物疗法（如灸）直接作用于脐来治疗疾病的一种方法。如上面所谈的热敷熨法中通过脐来治疗疾病的，亦可称脐疗。该疗法在男科运用较为普遍。脐又称神阙穴，为任脉穴，与肾气相通。而肝肾同源，许多男科疾病和肝肾有关。脐疗的方法较多，可归纳为三种基本方法，即加热源、药物上加热源、药物直接应用。所选药物多为温热辛散之品，如附子、吴茱萸、桂枝、艾叶、小茴香、硫黄、麝香、胡椒、生姜、大葱等。脐疗具有温阳散寒、理气通络之功效，主要用于治疗勃起功能障碍、性欲淡漠、遗精、早泄、慢性前列腺炎、前列腺增生所致尿潴留等。如以小茴香、吴茱萸适量，研碎和青盐拌匀共炒，布包烫熨脐下，每次15~20分钟，每天2~3次，治疗阳缩；用露蜂房、白芷各10g，二药烘干发脆，共研末，醋调面团状，临睡前敷脐上，外用纱布盖上，橡皮膏固定，每日1次，连续7次，可治疗早泄；黑附子12g，吴茱萸、龙眼肉、胡椒、干姜各10g，烘干，共研末，用开水调膏，纱布包裹敷脐，上盖铅纸、纱布，胶布固定，可用于治疗阳缩症；用樟脑、龙脑、薄荷脑各等分，匀和捣碎密封，用时取 0.6~1g，纳脐中，再滴入白酒 1~2 滴，外以胶布封固，傍晚上药，性交后去掉，可治疗不射精。

7. 涂擦　是直接将药物或将药物与相应基质混匀，涂擦于患处或相关穴位，使药物直接渗入而治疗疾病的一种方法。涂擦的药物，可以是浓煎剂、浸膏、提取液、粉剂或与基质混合剂。适用于病变部位较表浅的男科病，如阴囊湿疹、生殖器疱疹、尖锐湿疣、包皮龟头炎、阴茎结核、阴茎异常勃起、早泄等病。涂擦法的选方用药，主要根据疾病性质而定，同时重视药物的渗透性。如急性睾丸炎、附睾炎，选用金黄散等；阴囊湿疹选用清利湿热、解毒燥湿的药物，如苦参、滑石、炉甘石、蛇床子、地龙、黄柏、黄连、苍术、枯矾等，可用狼毒、川椒、硫磺、五倍子、大枫子仁、蛇床子各等分研细末，一大盅香油熬开，猪胆汁 1~2 滴和药末纳入油内，涂擦患部；可用蛇床子 100g、远志 100g、蜂房 100g、五味子 100g、细辛 100g、韭菜子 100g、白胡椒 200g，共为细末，装入纱布袋，外用纸袋装好，行房前 10 分钟，取出药袋，将药涂于用湿水浸湿的阴茎上，或将药袋用温水浸湿，慢慢擦其阴茎上（主要是龟头），也可把药袋裹托于阴茎下方，治疗阳痿；把适量五倍子浸泡于 95% 酒精中，一定时日后，取浸泡液外擦龟头，可治疗早泄。

8. 药物离子透入　是把传统中药与现代科技技术相结合而产生的一种新疗法。在男科主要用于前列腺疾病与性功能障碍。其机制为电流使电极板下浸有中药药液的纱布垫释放中药离子，并定向导入病变部位及有关穴位，根据经络传变原理直接或间接导入病变部位。选药原则与内服药基本相似。其方法为首先把药物煎成药液，然后在药物离子透入机的协助下，发挥治疗作用。如治疗慢性前列腺炎，有人用赤芍、牡丹皮、穿山甲、皂角刺、三棱、莪术、紫花地丁、黄柏、败酱草、牛膝适量煎药液，用大针管抽取药液 50ml，温度 36~40℃，患者取胸膝位，无菌导尿管插入肛门 3~5cm，缓慢注入直肠。操作前让患者排空大小便，灌注药液后起坐片刻，取仰卧位或取坐位，用 DL-2 型直流感应治疗机，在体表腰骶部-耻骨联合通直流电。电极放置方法为：主极放在患者腰骶部，辅极放在耻骨联合部。主辅极极性可以交替，即主极本次连接阳极，下次则连接阴极，极板面积为 $10cm^2 \times 10cm^2$，直流强度以患者能耐受为准，每次通电 25 分钟，每日或隔日 1 次，14 次为 1 疗程。

第五章 **男科病诊断治疗提示**

一、辨病与辨证相结合

辨病与辨证相结合，是男科临床治疗常用的一种方式。它以病为主体，在中医整体观念和辨证论治思想的指导下，对疾病发展、变化及不同阶段的表现，以证为治，从而提高疗效，便于有效方药筛选和新的治疗技术的创立，便于大规模推广应用，从而为更多的患者服务。

辨病与辨证结合的关系，要全面、正确、灵活的理解，切不可片面机械。一要防止重辨病，忽视辨证，即辨病后机械性化分几个证型，制定相应协定方药，从而对号入座，忽略了疾病变化的特殊性。例如，男性不育，明确诊断后，划分为肾精亏虚证、肾阳不足证、湿热下注证、肝气郁结证等多个证型，每个证型均有相应方药。但不同患者同一证型也有一定差异，或兼瘀证，或兼痰证等，故在用药上仍有区别，仍需辨证治疗。但也不要把辨证复杂化，搞得变化莫测，不可捉摸，难以掌握运用。二要防止只强调辨证而忽视辨病，这样不能把握疾病变化的一般规律，使治疗缺乏针对性。譬如慢性前列腺炎，尽管临床有许多证候表现，如湿热下注、肾精亏虚、瘀血内阻等，选用的方药虽有差异，但它们有共同的病理表现，即炎症细胞浸润、腺管阻塞等，即有"瘀阻"，因此可在相应的方药中加入活血通络之品，从而可提高疗效、缩短疗程。所以在辨证时，必须明确诊断即辨病。另外，在辨证时要不为现代病名所束缚，要开放思维，正确采用中医理论进行辨证治疗。如慢性附睾炎，临床上寒凝瘀阻证颇为常见，若囿于"炎"字，大量采用清热解毒之品，如金银花、连翘、黄连、黄芩、黄柏等苦寒之品，必然达不到预期疗效，甚者病情加重。

在科技迅速发展的今天，中医的辨证应赋予新的内容，不能局限于传统的"四诊"，要积极采用现代科技成果，借鉴现代诊疗技术，使宏观辨证延伸到微观领域，以提高临床诊疗水平。如有些不育，临床并无症状，只有通过精液分析，方可知精子质量和精液状况，若精子活动力低下、精子活率较差，根据"阳气"的生理特点，可以按"阳虚"论治；若精液不液化、精液黏稠度高，可按"阴虚火旺"或"痰瘀交阻"治疗。在辨病用药上应立足于辨证用药前提，借鉴现代药理研究或有关临床研究成果进行选药，做到有的放矢。如肾虚勃起障碍，因性激素水平低下者，宜选用可以改善内分泌、提高性激素水平的药物，如蛇床子、巴戟天、肉苁蓉。男性免疫性不育，在辨证用药的同时，应适当选用经药理研究证实能够抑制免疫反应的药物如生地黄、赤芍、泽泻等。总之，辨证与辨病相结合，是现代中医发展的需要，是辨证论治原则一种较高的具体表现形式。辨病是辨证的前提和基础，辨证是对疾病发展变化不同阶段表现的本质的把握，二者只有密切结合，才能相互补充、取长补短，从而提高临床疗效。

二、注意治法的选择

随着中医男科学的深入发展，治疗男科病的方法也多种多样。传统治法多从补肾入手，补多泻少，现代依据男科病发生的机制，已突破过去重补定式，或从肝、从脾、从肺论治，或从痰瘀着手等。用药途径，除内服中药外，尚有药物外治，此外尚有针灸、按摩、心理、中西医结合等疗法。临床治疗要以提高疗效、缩短疗程，无明显不良反应为基本原则，灵活选用各种治法。药物外治法包括热敷熨、熏洗、坐浴、离子透入、肛门用药等多种。据统计，外治法治疗男科疾病达20余种，如勃起障碍、前列腺增生症、慢性前列腺炎、阴囊湿疹、生殖器疱疹、尖锐湿疣、睾丸附睾炎、龟头包皮炎等，并且均获得了较好疗效。针灸疗法包括针刺、艾灸、耳针、电针、穴位注射等多种方法，可治疗的男科病达20余种，如勃起功能障碍、不射精、慢性前列腺炎、睾丸炎、附睾炎、男性更年期综合征等。治法的选择，还要根据疾病性质，单种或多种治法联合应用，或中西医结合，如尖锐湿疣，以局部处理为主，在使用激光、微波等物理疗法切除疣体的同时，若同时基底部注射一定量的干扰素，并配以清热解毒中药外洗，可明显提高疗效、缩短疗程，尤其是复发率能明显降低，这一点已被研究所证实。对功能性勃起功能障碍，在辨证应用中药的同时，配以针灸，可明显提高治疗效果。慢性前列腺炎，常采用综合治法，即内外兼治，综合调理，比单用一种疗法，或内服，或肛门栓塞、外敷等，疗效要理想的多。另外，随着科技发展和对男科疾病研究的不断深入，许多科技成果引入男科领域，开发研制了一些疗效确切、使用方便、无明显不良反应的新型治疗设备和技术，如前列腺炎超声治疗仪、微波治疗仪、激光治疗仪以及前列腺增生症经尿道电切术或激光电切术等，也应根据患者的具体病情和体质状况，注意选择使用。

三、注意调养与护理

男科疾病直接涉及人类的性与生殖问题，由于性知识缺乏，人们往往是"谈性色变"。男科疾病患者，因受社会、家庭和个人种种因素的影响，多存在特殊的心理状态。他们或自责、内疚，或恐惧不安，或心情抑郁等，这些都为临床治疗带来了一定困难，所以男科病的调养和护理就显得极为重要。

（一）食疗

所谓食疗就是把药物与食物混为一起，药借食物而滋补，食借药物而治疗的一种调养治疗疾病的方法。食疗在男科病的调养中占有重要位置。

1. 常用的食疗食物　根据食物的寒热属性，阳虚者食用温性食物，常用有糯米、狗肉、羊肉、牛肉、鸡肉、雀肉、大虾、白花蛇肉、乌梢蛇肉、胡萝卜、韭菜、胡椒、核桃仁、黄豆、羊乳等。一般用于阳虚所致的男科疾病调养，如勃起障碍、性欲低下、阴囊怕冷等疾病；阴虚者食用凉性食物，常用的有小麦、绿豆、猪肉、鳖肉、鸭肉、兔肉、菠菜、白菜、豆芽菜、芹菜、竹笋、茄子、紫菜、生蜂蜜等，一般用于阴虚所致男科病的调养，如阴茎异常勃起、早泄、性欲亢进、遗精等。

2. 常用调养药膳

（1）龙眼枣仁粥：龙眼肉、炒枣仁各10g，芡实12g。三药加适量水共煎取汁，不拘时饮之，可经常食用。适用于早泄伴心烦、失眠、健忘、遗精者。

（2）皂羹面：白面条100g，羊肾1对，盐、胡椒等作料适量。羊肾去油膜煮熟切开，先煮面条，之后放入羊肾煮熟再放入调料即可食用。适用于早泄伴四肢怕冷、腰膝酸软、乏力等症者。

（3）熘炒黄花猪腰：猪腰500g，黄花菜50g，葱、姜等作料少许。猪腰切开，剔去筋膜臊腺，洗净切成腰花块，黄花菜水泡发切段。炒锅中置素油烧热，先放入葱、姜、蒜作料之后，再爆炒猪腰，至变色熟透时，加黄花菜、食盐和糖炒，再入芡粉，汤汁明透起锅，随意食用。适用于早泄伴腰膝酸软、乏力、遗精等症者。

（4）香椿鱼：鲜香椿叶250g，素油500g。鲜香椿叶洗净，切碎，调面糊和食盐适量。素油烧热，把糊料用勺慢慢放入油锅中，形似一条小鱼，焦黄时食用。用于早泄伴阴囊潮湿、口干、口苦、舌苔黄腻者。

（5）薏苡米粥：薏苡米30g，淀粉少许，砂糖、桂花适量。先煮薏苡米为粥，米熟烂放入淀粉少许，再入砂糖、桂花即可。此粥可作早点和夜宵食用。适用于早泄伴舌苔黄腻、阴囊潮湿等症者。

（6）橘皮粥：橘皮10~15g切碎，同米煮粥食。

（7）合欢花蒸猪肝：合欢花12g，放碟中加清水泡4~6小时，再将猪肝片120g，同放碟中，调味，隔水蒸熟，食猪肝。

（8）羊肉粥：羊肉100g、粳米150g。净羊肉切碎，将粳米入锅加水煮半熟时，加羊肉末煮烂，即可食用。

（9）木耳汤：白木耳30g，鹿角胶7.5g，冰糖1.5g。净木耳放砂锅内，加水适量，慢火煎煮，熟后再入鹿角胶和冰糖烊化，熟透即成。

（10）胡桃仁炒韭菜：胡桃仁、韭菜各150g。加麻油炒熟，加调味即可食用。

（11）牛鞭枸杞汤：牛鞭1条，枸杞子30g。入盐少许，文火炖熟，喝汤吃肉，分2次吃完，有补肾壮阳，收敛精子的功效，用于肾阳虚者。

（12）腰花杜仲汤：羊肾（或猪肾）1对，杜仲15g，盐、葱适量。先把肾切开，去膜切花，放入调料与杜仲同炖，炖熟取腰花。可喝汤吃腰花，用于腰膝酸软、乏力、头晕，即肾虚型慢性前列腺炎。

（13）芡实粉粥：芡实粉、核桃仁、红枣肉适量。把核桃仁研碎，与红枣肉一起入芡实粉同煮。每日1餐，用于滴白频频、腰膝酸软，即肾虚型慢性前列腺炎。

（14）山药粥：山药、羊肉各500g，白米250g。羊肉煮熟后研泥，山药研泥，肉汤内下米，共煮为粥。经常食用可补气养血，用于气血亏虚型慢性前列腺炎。

（15）利尿黄瓜汤：黄瓜1个，萹蓄15g，瞿麦10g，味精、盐、香油适量。先煮萹蓄、瞿麦，去渣取汁，把药汁重新煮沸，加入黄瓜片，再加调料，置冷后即可食用。

（16）参芪冬瓜汤：党参15g，黄芪20g，冬瓜50g，味精、香油、盐适量。把党参、黄芪放入砂锅内，加水煎15分钟，去渣滤液，趁热加入冬瓜片，继续煮至冬瓜能食，加调料即成，可佐餐用。该方可健脾益气，升阳利尿。

（17）桂浆粥：肉桂5g，车前子30g，粳米50g。先煎肉桂、车前子，去渣取汁，后入粳米煮。粥熟后加入红糖，空腹食用。该方可温阳利水。

（二）护理

1. 医疗护理

（1）用药护理：研究表明，药物不仅能影响患者正常性生活的维持和心理情绪，在一定程度上还影响原有疾病的治愈，甚者可产生不良反应，诱发其他病变，故在男科临床治疗中，如何正确使用药物促使疾病康复，就显得极为重要。

使用中药时要注意配伍禁忌。中药治病，多以复方为主，由药物间相互作用产生整体功效。药物配伍是否得当，直接影响疗效的好坏。配伍恰当，可增强疗效，减低不良反应；反之，会降低原有疗效，甚者产生不良反应，如人参配五灵脂、丁香配郁金尚能增强疗效，但由于意见尚未统一，机制尚未明了，所以男科用药仍以"十八反"、"十九畏"作为禁忌。

服药时饮食注意"忌口"。在服药时，应宜忌哪些食物，对药物疗效的发挥起着重要影响。如服人参或人参制剂应忌食萝卜；服含有生物碱的中药，应忌喝牛奶；服含有铁质的中药，应忌饮茶等。一般而言，疾病饮食禁忌的总原则是温热性病证忌食辛辣、油腻食物，寒性病证忌食生冷饮食；虚性病证忌食滑泄食物，实性病证忌食温补食物。具体而言，性功能障碍者不宜食滋腻、辛辣食物，如辣椒、大葱、酒、肥肉、油炸食品等。对遗精属湿热痰火证者，更应忌食辛辣。龟头包皮炎、阴茎冠状沟炎、阴茎带状疱疹、阴囊湿疹、生殖器疱疹、尖锐湿疣、过敏性包皮龟头炎、股癣等，应禁食鱼、虾、蟹、猪蹄、猪头肉、鹅肉、鸡肉、南瓜、芥菜等腥荤食物。包皮过敏水肿、固定性药疹等有过敏体质的患者，在服药时不宜同食鱼、虾、蟹、羊肉等含特异蛋白的食物，以防诱发或加重病情。素体阳虚者，不宜食生冷食物，如冷饮、冬瓜、丝瓜等。素体偏阴虚者，不宜食温食药物，如羊肉、狗肉、鹿鞭、韭菜、虾、雀肉、鲫鱼、大枣、核桃仁等，以防助热伤阴。

病证用药宜病证结合治疗，可充分体现中医整体观和辨证施治与现代医学重视局部治疗疾病的关系，可以扬长避短，发挥优势。临证时既要依"证"的寒、热、虚、实选方用药，又要注意结合患者的年龄、体质、营养状况等及病情状况而有所变通。一般而言，青壮年多体格健壮、肾气充盛，故当禁用温补之品；而老年人，肾气虚衰，或久病、重病，失于调养，元气大伤，故应适当使用补肾壮阳之品。如勃起障碍，对青壮年而言，虚少实多，重在调理心、肝，或疏理气机，或清利湿热，化瘀通络；而老年人则虚多实少，或虚实兼杂，治疗重点在温补脾肾。单纯性早泄要禁用温肾壮阳之品；精液不液化性不育要禁用或少用寒凉之品，如黄柏、知母等。

男科疾病常用的药物剂型有丸、散、汤、脐囊散剂、冲剂、栓剂等，不同剂型具有不同的给药途径，因而护理措施也有差异。

1）内服：具体介绍如下。①西药使用宜禁：在男科病的治疗中，常使用一些西药以提高疗效，但要注意其不良反应对男性生理的影响，如治疗精不液化宜配以维生素C、颠茄片以及α糜蛋白酶等，特异性少精症宜配用氯米芬胶囊，精索静脉曲张性不育宜手术后配以HCG，急性包皮龟头炎、急性淋病、急性精囊炎、急性前列腺炎、宜用敏感性抗生素，生殖器疱疹、尖锐湿疣等病毒感染性疾病宜配以抗病毒药物如干扰素、阿昔洛韦等。有些西药可影响性功能和精子生成，如抗癌药环磷酰胺、5-氟尿嘧啶等；激素类药物如泼尼松、氢化可的松、地塞米松等，长期或大量使用，既可影响生精，又可降低性功能，在临床使用时，要注意掌握剂量和疗程。一些降压药如利血平、胍乙啶，抗精神病药和镇静药如氯丙嗪、地西泮、氯氮䓬等以及有些胃肠用药如西咪替丁等和利尿药如螺内酯等均可降低性功能，性功能障碍者应禁用；柳氮磺胺嘧啶常用于治疗溃疡性结肠炎，但长期应用可导致生精功能障碍，引起少精子症，甚者无精子症，故不育患者应禁用，未生育者也应慎应用。②中药使用宜禁：一般而言，补益药以饭前或空腹服最佳，补阴药宜早上 1 次口服，固涩止遗药早晚各 1 次口服，补肾药宜在早晚空腹，淡盐水送服。

2）外用：常用的方法有热熨、熏洗、贴敷、脐疗、坐浴、涂搽、直肠灌注及肛门栓塞等。运用时，除注意患者对药物是否过敏外，尚应考虑患者年龄和病变部位的皮肤特性。一般外生殖器及会阴部皮肤对药物比较敏感，用药宜从低浓度开始，观察其耐受情况。皮肤黏膜如有损伤，要注意无菌操作。热熨、熏洗、坐浴，要注意药液温度，以免烫伤皮肤。保留灌肠的中药根据辨证确定方药、剂量，一般用量较内服量为大，药量 100~150ml，药液温度不宜过高（35~38℃），以减少对黏膜的刺激。灌肠前，嘱患者排空大便，以避免妨碍药物吸收。病取侧卧位，使用硬质橡胶粗导管或肛管，蘸润剂后缓慢插入，深度约 25~30cm，灌注速度不宜太快。灌药后，嘱患者保持平卧 0.5~1 小时，以达到保留目的。

（2）局部护理：男科疾病主要是房事和阴部疾患，应注意以下几点。①注意局部卫生，勤洗浴，内裤宜宽大，忌穿紧身裤，不宜经常洗桑拿等。②包皮过长、包茎者宜及早手术。③要戒除手淫，节制房事，以利疾病康复。④睾丸、附睾、阴囊等部位疾患，可用阴囊托带兜起阴囊。急性期者，可予以冷敷，以减轻充血、水肿、疼痛。慢性期者可热敷。⑤患性病者，在未治愈之前，要严禁房事，以防传染。

（3）其他疗法：常用的有针灸疗法、拔火罐疗法等。①针灸疗法：针刺时应根据患者的病情、体质、精神状态等情况，选择适宜的进针方法，注意观察患者有无头晕、出汗、恶心等现象。针毕后嘱患者休息 10 分钟后再离去。要注意针刺部位的卫生，防止感染。采用温针灸法，要注意温度以防烫伤。②拔火罐疗法：拔罐前，应检查罐具的口部是否平整光滑，有无损伤。要防止烫伤皮肤。拔罐后，嘱患者保持局部皮肤清洁卫生，切忌抓搔，以防感染。

2. 精神心理护理　随着生物医学模式向生物-心理-社会医学模式转变，出现了与医学相关学科，尤其是心理学、社会学之间的相互交叉渗透，这种趋势在男科领域表现得更为突出。由于男科病的特殊性，加上性知识普及不够以及受封建思想的影响，患者往往讳疾忌医，并且在心理上承受着巨大的精神压力，故对男科病的治疗，不仅要重视药物治疗，更要注意对其心理调治的护理，以促使疾病早日康复。

（1）前列腺疾病患者的心理护理：前列腺病是男科最常见的疾病之一，主要包括前列腺炎、前列腺增生症和前列腺癌。慢性前列腺炎，目前尚缺乏特效治疗方法，一般病程较长且反复发作，症状时好时坏，再加上受一些不正确宣传的影响，如前列腺炎不能根治，它可导致不育，影响性功能等，给患者在心理上造成了极大压力，有的患者整日悲观失望、精神抑郁，到处求医，结果症状反而加重，并引起性功能低下、勃起障碍等。前列腺增生症，因尿频、尿急、尿余沥不尽等症状，患者不敢参加各种活动，精神压抑，在心理上造成了一定伤害。所以对前列腺病在综合治疗的同时，应当辅以适当的心理护理，让患者了解前列腺病的一些基本常识。慢性前列腺炎是青壮年男性的一种常见病，要纠正一些错误认识，它虽然影响生育，但并非均致不育；它对性功能并无影响，产生阳痿、性欲低下的原因主要是心理障碍所致。前列腺增生症是一种常见的老年病，不必为此忧愁烦恼。要让老人明白，人体衰老是生命的必然，该病并不直接影响人的生命，只要积极治疗，加强锻炼，对生活充满希望和信心，就能较好康复，提高生存质量。

（2）不育患者的心理护理：据调查，已婚夫妇不孕不育约占15%，而不孕不育因素中有35%~40%归于男方。另外，夫妻双方生育能力低下也是不孕不育的重要原因。这类患者常因婚久未育、求子心切，再加上受旧观念"不孝有三，无后为大"的影响，往往精神压力较大，对疾病的康复带来了一定影响，所以不育患者的治疗心理护理也至关重要。首先要让患者了解有关生育和性生活的基本常识，生育是夫妻二人共同的责任，夫妻应共同检查，以明确病因，针对性治疗。对目前不能治疗的疾病如遗传性疾病、先天性睾丸发育不良、无睾症、克氏综合征等，应及时放弃，可采用辅助生育技术。对性功能障碍所致不育者，妻子应做好"良医"，要相互爱抚，沟通感情，创建和谐的性生活。必要时应予以性技术指导。要让患者明白，不育的疗程一般较长，要找一个值得信赖的医生，对治疗充满信心，保持良好的心态，积极配合医生治疗，促使疾病早康复。

（3）性功能障碍患者的心理护理：精神心理因素在男性性功能障碍的发生、发展过程中起着重要作用，其影响可以是直接的，也可以是间接的，或是疾病过程中继发或伴随的现象。据统计，心因性勃起障碍约占勃起障碍的50%，器质性勃起障碍同时伴有不同程度的心理性因素，二者常相互影响、互为因果，所以患者的心理调治及护理就十分必要。

性功能障碍是男性性行为和性感觉的障碍，表现为性心理失常及缺失。在某种意义上讲，性能力是男性自我力量和自尊心的重要象征。由于个体对环境要求与自身应付能力认知的不平衡，就会产生心理应激反应，并通过非特异性心理与生理反应表现出来，如抑郁、失望、敏感多疑、焦虑不安等。心理应激一旦产生，反过来又影响性生理反应的唤起与表达，从而形成担心失败—引起失败—加重畏惧心理—再次失败的恶性循环。故心理护理的目的就是打破这种恶性循环，帮助患者克服心理障碍，消除或减少情绪反应的不良影响，重建良好性心理、性生理条件反射，促使患者恢复性交能力，具体护理措施如下。①医务人员要与患者建立良好的医患关系，对患者既要同情、又要鼓励，以增强其战胜疾病的信心。医生要以最大的耐心赢得患者及家属的充分信任。②让患者了解和掌握一些性知识、性技术，打破神秘，也可以防止单调、呆板的性方式带来的厌倦情绪，导致性生活失败。③在性功能障碍的家庭治疗中，妻子应扮演"良医"的角色，要积极参与治疗，给丈夫更多心理上的安慰和支持，切莫冷嘲热讽。④对家庭环境不佳或工作压力太大所致性生活不和谐者，要建立良好的家庭氛围、改善性生活环境。要改变工作方式，缓解过重的精神压力。⑤选择良好的性生活时机，切勿在情绪不佳、疲倦、患病时同房。⑥疏导启发患者"移情易性"，增强自我调整能力，将注意力从疾病上转向其他方面，如工作、学习，积极参与有益于身心健康的文体活动。

（4）生殖系统肿瘤患者的心理护理：癌症是一种心身疾病，已为世人所公认。早在

1983 年英国学者 Sonw 用统计学方法分析情绪反应与癌症的关系时，就指出"精神因素是癌症病因中最强烈的因素"。这一结论，已被近年的神经-内分泌-免疫机制的研究进展所证实。心理防御机制是尚未确诊的早期癌症患者用来消除对癌症恐惧的主要方式。癌肿一旦确诊，患者由于恐癌心理，陷入极度的恐惧、焦虑状态，常表现为突然丧失工作能力、多疑、纳差、消瘦、甚至举止失措。这种强烈的心理应激状态，对癌症的发生、发展、治疗效果及术后的康复，都产生极其不利的影响。

患肿瘤后，患者由于没有能力改变外部客观环境，而对之又缺乏应付能力，"要求-能力"的不平衡，常致心情压抑和情绪低落，从而使免疫能力进一步下降，所以，增强患者的心理社会适应能力，是疾病康复和防止复发的重要措施之一。因此在心理护理上，首先要帮助患者树立与病魔做斗争的决心和信心，在自己力所能及的情况下，多参加一些有益身心健康的文体活动，如慢跑、太极拳、气功，以"移情易性"，放松自我，缓解精神压力，增强机体抗病能力。在某种意义上讲，这种方法比服用某些药物还有效。其次，患者应了解一些有关肿瘤的基本常识，以便能更好地配合医生的康复措施。另外，作为医护人员尤其是家属，应从生活、情感上给予其更多的关心，让患者感到亲情的抚慰，感到并不因自己患有癌症，人们对他冷落。只要患者积极治疗的同时又能做好以上几点，良好康复乃至长寿都有可能，这样的例子现实生活中颇为常见。

（5）性传播疾病患者的心理护理：由于人们对性知识和性病常识了解较少，患上性病后，除造成身心痛苦外，患者心理上也承受着巨大压力。具体表现为惊恐不安、犯罪感、羞怯甚者报复心理，他们不敢去正规医院诊治，偏信游医广告，致使疾病不能根治，不仅身心受到极大伤害，经济上也蒙受极大损失。有些性病虽已治愈，但患者仍认为未能根除，仍坚持用药。可见及时纠正患者的这种心理障碍，对疾病的防治十分重要。首先要通过性知识和性病常识的教育，使患者认识到性病的基本传染途径、种类和治疗措施，认识到性病并不可怕，并非性病都是因性接触所传染，并非都是"不检点"所致，不必自责、内疚、羞于对人，应积极配合医生治疗；其次，医务人员对患者要视为亲人，态度和蔼、诚恳，切勿歧视、厌恶患者，以免引起反感和压抑心理。要尊重患者的隐私权，以增强对医生的信任感，要加强与患者的思想交流，树立正确的性观念，为了自己和家人的幸福健康，洁身自好。要告诫患者不要泡澡，要淋浴，外出工作或度假时，住宾馆要注意卫生洁具和床单的卫生。

3. 生活康复护理

（1）饮食有节，顾护脾胃：饮食对性事保健、养生起着重要作用，正如《素问·藏气法时论》曰："五谷为养，五果为助，五畜为益，五菜为充，气味合而服之，以补精益气。"孙思邈认为"食能排邪而安脏腑，悦神爽志以资气血"，可延年益寿，还可兴举"阳道"，可延缓性衰老和治疗某些性事疾病如性欲低下、勃起障碍等。

男子以精为主，脾胃乃后天之本，气血生化之源，肾藏精，主生殖，先、后天之精相互滋生，脾、肾在生理上相互配合，共同维持生殖功能、性器官的正常。若饮食失节，损伤脾胃，必致男科疾病的发生。过食辛辣肥腻之品，脾失健运，蕴湿生热，下注宗筋或扰及精室，或引起勃起障碍、性欲低下等。如《临证指南医案》说："又有阳明虚，则宗筋纵……"《杂病源流犀烛》也说："有因脾胃湿热，气化不清，而分注膀胱者……精随而出。"

另外，由于饮食有荤素之分，营养价值有高低差异，五味之别以及五味与五脏间有特殊的亲和性，而生殖之精的化生对五味需求也有一定比例，太过或不足均可产生不利影响。如《素问·六节藏象论》说："五味入口，藏于肠胃，味有所藏，以养五气。气和而生，津液相成，神乃生。"若饮食失节、五味偏嗜，既可直接影响精气的化生，也可通过脏腑的偏盛偏衰间接地影响性功能的正常发挥。现代医学研究表明，某些微量元素、维生素及酶类的缺乏，影响性功能和生育能力，如缺锌可使睾丸萎缩，性欲减退，可影响精子的生成和精子活力；钙缺乏会引起性交后腰痛、手足抽动，也可降低生育力；缺铁可致性生活后易疲乏无力；维生素能促进蛋白质合成，参与糖、脂肪代谢。各类维生素缺乏可影响生殖腺功能，致生育力下降。如维生素 A 缺乏可导致生精上皮生长不全，维生素 B 缺乏可影响垂体功能，维生素 C 可防止精液凝固，保持精子正常活力有一定作用，维生素 E 缺乏可引起睾丸损害。可见营养成分的充足全面和平衡，对维持男性正常生理极其重要。

性功能障碍及不育患者，在积极治疗的同时，要根据其年龄、体质、发病原因等具体情况，配合食疗康复。首先要做到饮食有节，改变不良生活习惯，不偏嗜，适当选用富含矿物质和微量元素的食物如大虾、海带、紫菜、动物肝脏、黑豆等，富含维生素的食物有花生、草莓、苹果、植物油、芝麻、新鲜蔬菜以及蛋类和乳制品。同时应配合药膳（详见食疗护理和各病）以促使疾病早日康复。

（2）起居有常，劳逸结合：《黄帝内经》认为"起居有常，不妄劳作"，是却病延年的必要保健措施之一。如若"起居无节"、"以妄为常"，又"不知持满，不时御神"，势必损形伤神，耗竭真精，致生疾病。正常的性功能有赖于健康的心理和体魄，而有规律的生活、充足的睡眠是保证心脑健康的前提条件。现代医学认为，大脑是人类生命活动的中枢，人的一切活动都是在大脑皮质高级中枢和皮质下中枢的调节下进行的。正常的性反应有赖于性刺激"感受传入-中枢整合-反射传出"这一经典反射弧的完整性和健全性。其中任何一个环节障碍，出现性兴奋或性抑制，都会导致阴茎勃起或射精障碍。许多性事疾病患者，由于情绪紧张，精神恐惧，常处于焦虑、抑郁的心理状态，以致严重的睡眠不足，伴见有失眠多梦、心烦易惊等症状，反过来又导致大脑皮质中枢应激性失调，从而影响疾病康复。临床观察表明，阳痿患者在睡眠充足之后，心神宁静，往往阴茎勃起有力。早泄患者睡眠后性兴奋性降低，可以延长性交时间。因此，对男科病患者来说，起居有常，保持充足的睡眠，尤其重要。

"劳作"，包括劳力、劳心、房劳等方面。适当的劳作为人们日常生活之必需，也利于身体健康，但烦劳过度，则于人体有害。如《景岳全书》说："劳倦不顾者，多成劳损。不知自量，而务从勉强，则一应妄作妄为，皆能致损。"《医家四要》也指出："曲运神机则劳心，尽心谋虑则劳肝，意外过思则劳脾，预事而忧则劳肺，色欲过度则劳肾。"烦劳过度，损伤心脾，恣情纵欲，房劳伤肾，导致男科疾病者比较多见。因此，要劳逸适度，劳逸结合，对久病初愈、体未复原者，尤须注意，不可勉强施为。

（3）调畅情志，和利血脉：情志活动，受心的主导、制约，有赖于肝气的疏泄、调达，太过或不及都可成为致病因素。在男科疾病的发生、发展和转归的过程中，情志致病作用尤为突出。情志致病，一是直接伤及内脏，二是影响脏腑气机，导致脏腑功能紊乱，气血不畅，天癸节律紊乱或精关开合失常，引起性欲低下或亢进、阳痿、不射精等。因此，要调畅情志，和利血脉，避免五志过激，郁怒伤肝，促进疾病康复。

（4）**房事适度，节欲保精**：人的性欲既不可绝无，更不能恣纵，当有节度。纵欲的危害，为历代医家所重视，一再强调恣情纵欲是导致疾病、早衰短寿的主要原因之一。纵欲是引起性事疾病，尤其是性功能障碍的主要原因之一。早在《黄帝内经》中就有"入房太甚，宗筋弛纵，发为筋痿"之论。频繁的性交不但影响精子的质量和数量，还会影响精子与卵子的结合和着床，是导致不孕不育的重要原因。适度的房事生活能给人增添活力，使人精神愉快，心情舒畅，亦给家庭带来和睦、安宁和幸福。

（5）**戒除陋习，促使康复**：不良的生活习惯是许多男科疾病的发病原因之一，尤其是手淫、吸烟、酗酒等危害最深，必须戒除，以避免疾病发生，不利于疾病康复。

第六章　提高临床疗效的思路和方法

一、进一步加强男科病病因机制的研究

中医学对男科病的病机传统上多责于"肾虚"。譬如，有人将自汉唐到明清的 39 部中医名著中 400 多首治疗勃起功能障碍、早泄、遗精、不孕不育、早衰健忘等方剂，进行分析比较，其治则以温补下元、补肾强精居多，其中温阳药占 82% 以上。但随着社会发展，时代变迁，人们的生存环境、工作状况以及生活习性等各方面，都发生了深刻变化，男科病的原因和发生机制也和已往有所差异。这就要求我们必须突破传统男科病病因病机认识的模式，立足临床，拓宽思路，对其病因病机进行新的认识，以提高辨证准确率，从而提高临床疗效。以勃起功能障碍为例，古人治疗多从温肾壮阳入手，并注意顾护精气，常用肾气丸、天雄丸等，并且这种补肾法对现代治疗勃起功能障碍影响很大。王琦等对市售 33 种治疗该病的中成药雄狮丸、男宝、三鞭振雄丹等进行分析，发现药物组成仍以补肾壮阳为主。结果临床疗效并不理想，甚至还导致其他疾病。这就表明勃起功能障碍在当今社会条件下，其病因学发生了新的变化。有人对 410 例勃起功能障碍患者进行病因分析，结果显示，精神性因素所致者占 67.56%，血管性因素者占 29.03%，神经性障碍者为 1.95%，内分泌功能障碍所致者为 1.46%。据现代药理研究，补肾药治阳痿的机制主要是调整性腺轴功能，增强性腺分泌，调整内分泌。显然补肾法的临床应用有很大的局限性。为此，根据临床实际，王琦教授于 1985 年提出阳痿发病因于肝者居多，应从肝论治的学术观点，在以后的数年内，阳痿从肝论治的方法不断改善，辨证用方日渐丰富。之后又经过深入研究，明确提出了情感刺激、湿热浸淫、瘀血阻络是阳痿常见的病因病机，并指出青壮年肝病证候的发生率明显高于老年前期和老年期患者，使阳痿的临床疗效得以极大提高。还譬如对男性不育的论治，古今医家多以虚立论，以肾虚为主辨治一直是男性不育的主要治疗思路。但临床上许多患者并无肾虚表现。何春水、王琦等通过对 438 例男性不育的临床调研，发现实证居多，其次为虚证、无证可辨及虚实夹杂证。在实证中以瘀血阻络和湿热下注最多，虚证以肾阳不足和肾精亏虚为主，虚实兼杂证以肾虚血瘀和肾虚湿热最常见。这表明瘀血、肾虚、湿热为男性不育的基本病因病机，它们或单独致病，或相互作用。据此王琦教授提出了男性不育的发病总病机，即"肾虚挟湿热瘀毒"，对临床指导意义颇大。另外，在科技迅速发展的今天，要充分利用和借鉴现代新技术，深入研究男科病的发生原因和病理机制，以弥补中医男科病因病机学说比较宏观、模糊、抽象之不足，使其获得进一步充实、丰富和发展。譬如，免疫性不育是抗精子抗体导致精子凝集或制动，使精子的受精能力极大降低，从而导致不育。对于勃起功能障碍，只有通过先进的诊断设备才能区别器质性和功能性。对一些生殖器溃疡，只有借助现代检测技术才能明确是生殖器疱疹，还是梅毒及其他，从而为采取正确的治疗提供依

据。总之，只有根据临床实际，对男科病发生原因和机制进行广泛深入的研究，方能使临床疗效获得新的突破。

二、不断丰富和发展男科治则和治法

只有根据临床实际需要，不断丰富和发展男科病的治则和治法，才能更好地提高临床疗效。

1. 注重整体，因人制宜　对于男科病的治疗，要充分体现中医的整体观念，发挥中医整体调节作用。如慢性前列腺炎的治疗，宜以益肾、化瘀、解毒、利湿为基本原则，进行整体调节，而不能一味使用抗生素。对男性乳房发育症的治疗，应舒肝理气、化瘀软坚，调节全身内分泌功能，不能只考虑使用激素。在调护上，中医男科学中的节欲、食疗等方法，也均从整体入手。现代中医男科学具有生物-心理-社会医学模式的特点。在继承传统因人制宜的基础上，据人的不同体质、不同环境等因素进行相应治疗的同时，寓心理治疗于针药之中，常能获得预想不到的效果。

2. 重视专方专药研究，筛选良药效方　辨证与辨病相结合是提高临床疗效的有效方法，前面有关章节已有阐述。专方专药的临床应用，是辨证与辨病结合临床运用的一种具体表现形式，易于掌握，便于推广运用，有利于有效方药的筛选。例如，对于肾虚湿热型慢性前列腺炎和前列腺增生症，我们都可以用癃闭舒胶囊进行治疗；对于尖锐湿疣，可以选经研究证实具有抗病毒作用的蛇床子、木贼、大青叶等进行外洗；对于血管性阳痿，用蜈蚣可以获得良好的效果等。

3. 融入现代科技，创立最新疗法　中医药学的治疗手段十分丰富，除内服中药外，尚有针灸、外治、按摩、食疗等，在临床上要根据患者的具体情况，一法或多法联合运用，以提高疗效。我们应在继承这些传统疗法的基础上，不断引进现代研究成果，创立新器械、新疗法。如有人把补肾固涩中药与负压治疗相结合治疗勃起障碍和早泄，电刺激和中医针刺相结合发明的电针以及电离子治疗机加中药治疗前列腺病等。这些疗法的运用，使男科病的临床疗效得到了较大提高。

4. 中西合璧，各扬其长　中西医结合疗法是男科常用的一种治疗方法，它可优势互补，提高疗效。如前列腺增生症急性尿潴留，采用导尿后，保留导尿管加中药利尿剂或电针刺激，能明显提高疗效；特发性少精子症，在辨证使用中药的同时加服氯米芬，可较快提升精子数量；对生殖器官发育异常疾病如尿道下裂、隐睾等，可采取手术，弥补药物治疗之不足。

三、遵守中医原则，采用先进手段，加强男科基础实验研究

男科研究若仅限于对古籍的整理、经验的总结，仅停留于宏观水平，那么就很难进一步揭示深层次的疾病变化规律，临床诊治水平就很难获得很大的飞跃，所以就必须采用当今科技手段，在遵守中医原则的前提下，进行微观研究，以进一步揭示疾病的本质，为最佳治疗方案的制订或有效方药的筛选提供依据。另一方面，在实践中遇到的新问题，又可作为基础实验研究的新课题，二者相互促进，使临床疗效获得提高。

第七章　男科病检查诊断技术

一、全身系统检查

（一）全身体格检查

1. 一般情况

（1）年龄：某些疾病的发病率因年龄不同而各异。如肾区肿块，老年人常为肾癌、肾盂癌；中年人多为肾结石、肾结核、肾积水、多囊肾等；婴幼儿宜注意肾母细胞瘤（Wilms瘤）之可能。

（2）发育及营养状况：皮质醇增多症患者，多呈向心性肥胖及满月脸；肿瘤晚期患者往往有恶病质表现。

（3）体位及面容：肾周围疾病可刺激腰肌产生痉挛，使腰部失去正常形态，往往弯向患侧，并使患侧下肢屈曲，当脊柱向健侧弯曲或下肢伸直时，常引起剧痛。肾输尿管结石患者出现肾绞痛时，患者疼痛难忍，辗转不安。

（4）精神与意识：泌尿系疾病影响双肾功能，泌尿生殖系肿瘤脑转移时，可有精神、意识的改变。部分肾血管平滑肌脂肪瘤（肾错构瘤）患者有智力低下表现。

（5）血压：肾血管疾病、肾上腺疾病与肾脏疾病影响双侧者，如一侧肾结核合并对侧肾积水、多囊肾等，可有持续性或阵发性高血压。

2. 皮肤　泌尿生殖系统疾病常有皮肤改变，应注意检查。发生肾脏疾病肾功能受损时，常有水肿；皮质醇增多症多呈皮肤菲薄、潮红、多痣、紫纹；乳糜尿可伴有阴囊、下肢象皮肿；泌尿系损伤时，常有局部皮肤挫伤、肿胀、皮下瘀血、尿外渗；附睾结核可有阴囊窦道；肾血管平滑肌脂肪瘤可伴有面部皮脂腺瘤、跖趾皮肤增厚等。

3. 淋巴结　泌尿生殖系统非特异性感染、结核、肿瘤等，可致腹股沟等处淋巴结肿大、变硬或粘连。

4. 胸部　泌尿生殖系结核常来源于肺结核，并可同时存在。肾周围脓肿时，患侧呼吸活动度变小，呼吸音低；肾动脉狭窄、嗜铬细胞瘤、双肾疾病引起肾功能损害者，因长期高血压，多有心脏改变。

5. 腹部　腹部检查十分必要。肾脏积水、肿大、下垂或发育异常，输尿管肿块以及膀胱肿瘤、尿潴留、隐睾恶性变时，常可通过腹部望诊、触诊发现，并应与腹腔内器官疾病鉴别。肾、输尿管结石，常有腹痛；肾损伤可刺激腹膜而有腹肌紧张、压痛；膀胱损伤，若破向腹腔，可有腹膜炎征象；膀胱、尿道损伤均有尿外渗的可能。发生肾血管疾病时，不可忽略腹部听诊，以免遗漏血管杂音。

6. 腹股沟部　腹股沟部检查除注意淋巴结外，常可发现隐睾、精索囊肿或鞘膜积液，以及伴发的腹股沟疝。

7. 会阴部 骑跨伤疑引起尿道损伤时，常可发现会阴部瘀肿、血肿。

8. 神经系统 在尿潴留时神经系统检查可协助鉴别诊断。神经源性膀胱常伴便秘或失禁症状，神经系统检查可发现会阴部感觉减退或消失，下肢肌力降低。

（二）第二性征观测

在男科疾病中第二性征的变化是非常重要的，有时看似简单，但很有价值，主要通过听、观、触等方法来观测，得到初步印象后再进一步检查。

1. 听其声 由于雄性激素的影响，男性的声音有别于女生，儿童时期有男童声，青春期后逐渐转向成年男性特有的声音，若成年后仍有明显的女性细柔和声应注意雄性激素及发育异常。

2. 观其外观、体型、发型、颈项、喉结、乳房及生殖系器官 如精曲小管发育不全（Klinefelter syndrome）可表现为性格和行为异常、智力较常人稍低、体高肢长、乳房女性化、睾丸小而硬。

二、泌尿生殖系统检查

（一）肾区检查

1. 视诊 检查时患者先站立，然后仰卧，观察肾区有无肿胀、肿块、炎症现象，脊柱有无弯曲。较大的肾积水及较大的肿瘤及囊肿，可在患侧腰部或腹部见到圆形隆起。急性肾周围感染可使患侧呼吸运动减弱，同时患侧腰肌因炎症刺激而紧张，使腰椎凸向健侧；小儿腹部实性肿块与肾积水的鉴别可用透光试验：将患儿置于暗室，用强光源放在后腰部，透过肿块于前腹壁看到暗红色透光即为肾积水，否则为实性肿块。

2. 触诊 患者仰卧，下肢屈曲，使腹肌松弛。检查者站在患者右侧，左手于脊肋角将肾脏托起，右手放在前腹壁肋缘下，两手合拢，嘱患者深呼吸，在吸气时肾脏下移，于肋缘下深处触诊肾脏，也可取侧卧位或立位检查。肾脏因位置深，一般不易触及。触诊肾脏应注意其大小、硬度，是否随呼吸而上下移动，表面是否光滑，有无肿块或压痛。

3. 叩诊 左手掌平放于背部肾区，右手握拳轻叩，有叩击痛时表示该侧肾脏或肾周围有炎症现象。输尿管结石在绞痛发作时，该侧肾区有叩击痛，对诊断有重要意义。

4. 听诊 肾动脉狭窄、动脉瘤或动静脉瘘在上腹部或腰部可听到血管杂音。

（二）输尿管检查

输尿管深在腹后壁脊柱两侧，一般不易触及。发生输尿管结核时，偶可触到增粗僵直的硬索条。输尿管肿瘤如有周围组织浸润，有时在腹部可触到肿块。沿输尿管走行有压痛表示存在炎症。上输尿管压痛点在腹直肌外缘平脐处，中输尿管点于髂前上棘连线外中 1/3 交界点，下输尿管点在直肠指诊时于直肠前壁、前列腺外上方。发生输尿管结石时，可有局部压痛，输尿管下端的肿瘤及结石可经直肠触及。

（三）膀胱检查

膀胱区位于下腹部耻骨上。视诊发现有局部膨隆，并触及球形肿物，具有囊性感，叩诊呈浊音时，此为充盈之膀胱。若排尿后不消失，则为尿潴留之表现，说明有膀胱颈部以下尿路梗阻。可为机械性梗阻，亦可能是神经性原因。行导尿后其肿物即可消失。膀胱结石、异物、憩室、肿瘤或输尿管囊肿较大时，可经膀胱区触诊或双合诊触及。发生尿潴留或膀胱炎症时，常可触及膀胱区压痛，并呈固定性。下腹部正中腹前壁及膀胱前壁缺损时，可见膀胱后壁向外翻出，显露出间歇性喷尿的输尿管口，此为膀胱外翻的表现，多伴尿道上裂与阴茎畸形。

（四）外生殖器官检查

外生殖器包括阴茎、阴囊及其内容物。

1. 阴茎　应注意阴毛分布，阴茎发育情况，注意阴茎大小、形态、位置、有无畸形等。阴毛增多、增多阴茎增大多见于青春性早熟、先天性肾上腺皮质增生、睾丸间质细胞癌，小阴茎，即进入青春期阴茎仍呈儿童型，为妊娠期雄性激素缺乏或促性腺激素低下所致，常见于精曲小管发育不全、双侧隐睾、垂体功能减退等。注意阴茎有无瘀斑、硬结、肿块、溃疡，阴茎头有无溃疡、糜烂、肿块；包皮检查时应注意有无过长、包茎；翻开包皮检查阴茎头有无红肿、糜烂、溃疡、分泌物、包皮口狭窄、包茎嵌顿、包茎内肿块、包皮龟头是否粘连等；尿道口检查时应注意有无狭窄或异位，如有分泌物，应涂片行细菌学检查。分开尿道口，寻找舟状窝内有无肿块或炎性病变。阴茎海绵体检查注意有无阴茎硬结。尿道触诊质地硬韧呈索条状，提示尿道狭窄。如尿道有压痛，挤压尿道口有脓性分泌物，则可能为尿道炎。如尿道口触到肿块，尿道口流出血性分泌物，应排除尿道肿瘤。

2. 阴囊及其内容物

（1）观察阴囊发育情况：隐睾症患者的阴囊多不发育，会阴型尿道下裂可表现为阴囊纵行分开，两性畸形患者几乎看不到阴囊。

（2）阴囊内容物检查：可令患者站立，检查者面对患者，四指在后、拇指在前，将阴囊内容物放在中间进行触诊。检查内容如下。

1）阴囊内肿块：常见肿块为鞘膜积液与疝。发生睾丸鞘膜积液时，肿块呈椭圆形、表面光滑、有囊性感、透光试验阳性，平卧后肿块不消退，依此可与疝相鉴别。发生精索鞘膜积液时，肿块位于精索部位，其下方可触及睾丸，据此可与睾丸鞘膜积液相鉴别。交通性鞘膜积液大小随体位而改变，站立时增大，平卧后缩小，应与疝相鉴别。

2）睾丸：比较两侧睾丸大小、硬度、有无肿块或触痛。睾丸大小可用手粗略估计，但不准确。比较准确的测量方法为卡尺测量钳或用睾丸模型测量。正常成人的睾丸容积为15~20ml，小于12ml表示睾丸功能不良。如睾丸增大，质硬，用手托起较对侧沉重，应高度怀疑睾丸肿瘤。睾丸肿瘤伴有反应性鞘膜积液时，肿瘤易被掩盖，可穿刺抽液或行B超检查予以确诊。急性睾丸炎时，睾丸明显肿大，并有压痛。

3）附睾：注意其大小、硬度、有无结节或压痛。附睾肿大、疼痛、高热，提示为急性附睾炎。发生慢性附睾炎时，附睾增粗，有轻度触痛，但无全身症状。发生附睾结核时，多在附睾尾部、少数在头部触到硬结，严重者整个附睾肿大或累及睾丸。发生寒性脓肿时，其与阴囊皮肤粘连或破溃形成窦道。附睾结核是阴囊皮肤窦道的最常见病因。附睾肿瘤罕见，应与炎症或结核相鉴别。

4）精索、输精管检查：有无增粗、结节或触痛。发生急性精索炎时，精索增粗、触痛明显，常与急性附睾炎同时发生。附睾结核常伴有输精管结核，输精管可摸到串珠状结节。不育患者应检查两侧输精管，以排除先天性输精管缺如。精索静脉曲张是年轻人常见疾病，检查时令患者站立，沿精索自上而下轻轻触摸，如发现蚯蚓状柔软盘曲的团块，其平卧后消失，即可确诊。若曲张不明显时，可令患者闭口气，以增加腹压，用手触摸精索增粗，有冲击感，即确诊为精索静脉曲张。肾癌由于癌栓阻塞肾静脉，使精索内静脉回流受阻，也可引起精索静脉曲张，于仰卧后曲张静脉不消退。

5）腹股沟检查：注意有无溃疡、瘢痕及肿大淋巴结。正常时，在腹股沟可触及淋巴结，呈扁平、较软、无压痛，可形成脓肿、破溃。阴茎癌伴有腹股沟淋巴结转移时，淋巴结肿大、增多、质硬、边缘不整齐，晚期淋巴结融合成肿块，与皮肤及基底固定，甚至破溃。

（五）男性肛门直肠检查

可采用直肠指诊检查前列腺和精囊。检查前嘱患者排空尿液，患者站立，腹部靠近检查台一侧弯腰接受检查。也可取膝胸位。年老体弱或重病患者宜仰卧或侧卧位检查。检查者戴好手套或指套，涂润滑剂，嘱患者张口放松，用示指在肛门处轻轻按揉后缓慢伸入直肠深部进行检查。检查顺序为前列腺、精囊、尿道球腺，然后手指旋转360°，最后为直肠、肛门。

1. 前列腺检查　检查前列腺的大小、硬度、活动度、表面是否光滑、有无结节或压痛。正常前列腺约栗子大小（4cm×3cm×2cm）、平坦、边缘清楚、质韧、无结节或压痛，用手推移略活动、两侧叶对称、中央沟稍凹陷。前列腺增生者，在早期，腺体轻度增大，略膨隆，表面光滑，中等硬度，中央沟变浅；重度增生时，腺体高度膨隆，其上缘及两侧叶宽度显著增大，中央沟隆起。也可根据前列腺增大的程度分为3度。Ⅰ度：突入直肠距离为1~2cm，中间沟变浅；Ⅱ度：突入直肠距离为2~3cm，中间沟消失；Ⅲ度：突入直肠距离为3cm以上，中央沟隆起明显，手指触不到其上缘。

发生急性前列腺炎时腺体亦肿大，且有明显压痛，如有波动感提示脓肿形成。发生慢性前列腺炎时，腺体大小无改变或缩小；硬度可软或硬，表面不光滑，边界不清；前列腺按摩液检查，如白细胞增多或有成堆白细胞，即可确诊。前列腺按摩方法是将示指戴好指套后伸入肛门内，自前列腺两叶向中央沟轻按，再沿中央沟自上而下将前列腺液挤出，在外尿道口将前列腺液收集在玻片上镜检。前列腺小管阻塞发生结石时，或触到结石的捻发感。前列腺结核时，腺体质地较硬，表面不规则，并有结核浸润的小硬结。前列腺癌早期可触及硬结，大小不一，小的仅几毫米；晚期腺体坚硬，与周围固定，边界不清，此时应与前列腺纤维变、肉芽肿性前列腺炎、前列腺结核、前列腺增生症相鉴别。必要时行针吸活检。

2. 精囊检查　精囊一般不易被触及。如有急性炎症时，则两精囊肿大，有压痛。精囊管积液可使精囊膨胀，挤压排出少量清亮的分泌液。精囊结核常与前列腺结核同时发生，精囊可有结核浸润或结节。前列腺癌累及精囊时可触及不规则的硬结。

3. 尿道球腺检查　肛门直肠指诊触及前列腺下缘后，拇指置于会阴部肛门前缘，与肛门内示指相对扣诊。正常不能触及尿道球腺。若于会阴部中线两侧扣及球形、质软、表面光滑的肿物，即为肿大的尿道球腺，应注意有无触痛，并可按摩收集分泌物送检。

4. 肛门检查　正常肛门括约肌有一定张力。当发生神经源性膀胱时，肛门括约肌松弛。同时注意直肠内有无炎症、肿瘤或肛门内外痔。

三、实验室检查

(一) 尿液检查

尿液检查对泌尿生殖系疾病的诊断具有重要意义。人体代谢与内分泌活动、泌尿系统病理改变，都能引起尿液成分与性状改变，必须正确收集标本，及时、认真检查。在进行尿液检查前，必须决定应做何项检查以及采取标本的方法。一般收集清晨首次尿液，留尿前需清洗外阴及尿道口，留中段尿送检。

1. 尿常规检查　包括色泽、透明度、比重、pH、蛋白、葡萄糖定性以及显微镜检查。

(1) 颜色：正常尿为淡黄色。红色者除血尿外，应排除药物影响。色素尿为棕黄色，乳糜尿为乳白色，混浊尿可能是血尿、脓尿、乳糜尿或含大量结晶尿，应进一步鉴别。

(2) 透明度：正常尿液透明，如出现脓细胞、细菌、乳糜、结晶体，尿液则可出现混浊。

(3) 比重：正常尿液比重为 1.003~1.030。

(4) pH 值：正常尿液呈弱酸性，pH 为 6.0 (5~7)。酸性尿常见于食肉后及糖尿病、尿酸结石患者；碱性尿除久置外，还见于感染尿、食用大量蔬菜及草酸钙结石合并肾小管酸中毒者。

(5) 蛋白定性：正常尿液中含有微量蛋白 (40~80mg/d)，超出 150mg/d 即为蛋白尿。生理性蛋白尿常见于高蛋白饮食后、精神激动、剧烈运动、发热等，可出现暂时性蛋白尿；病理性蛋白尿见于球或肾小管病变及全身性疾病累及肾脏者。但有些药物如泛影葡胺、青霉素、阿司匹林等可使蛋白定性法出现假阳性。

(6) 糖定性：正常人空腹尿糖为阴性，持续性大量糖尿是糖尿病的特征，亦见于甲状腺功能亢进、腺垂体功能亢进、肾上腺皮质功能亢进、颅内高压及慢性肝病等。若尿中含大量维生素 C、对氨柳酸等可引起假阳性。

(7) 显微镜检查：新鲜尿液需及时取离心沉淀后尿沉渣进行显微镜检查。

1) 白细胞：正常尿白细胞每高倍视野为偶见 1~2 个，超过 5 个为异常，提示存在炎症。

2) 红细胞：正常人尿红细胞数每高倍视野可见 1 个，若每高倍视野超过 3 个为增多，常见于肾小球肾炎、肾盂肾炎、肾结核、泌尿系统肿瘤、结石及出血性疾病等。

3) 上皮细胞：正常尿液中可有少量鳞状上皮细胞和移行上皮细胞。当明显的上皮细胞增多时，表示有病理改变。①小圆上皮细胞：来自泌尿道深层上皮，表示肾小管有实质性损害。②尾形上皮细胞、来自膀胱、输尿管、肾盂、前列腺及精囊。③扁平上皮细胞：来自膀胱、尿道的浅层。

4) 管型：正常尿液中不含有管型。是由蛋白类物质在肾小管内凝固而成，浓缩酸性尿偶见透明管型，大量出现透明管型者见于高热或剧烈运动后，颗粒管型、上皮细胞管型、蜡样管型均反映存在肾实质性损伤。肾盂肾炎活动期出现白细胞管型，急性肾炎出现红细胞管型。

5) 结晶体：正常人尿液中常有结晶，对诊断意义不大，但在新鲜尿中有多量尿酸结晶或草酸钙结晶，且有红细胞存在，而患者又有肾脏或膀胱刺激症状时，应考虑有结石的可能。泌尿生殖道肿瘤时，可于尿中发现胆固醇结晶。多量磷酸钙结晶出现见于尿潴留、慢性膀胱炎及前列腺肥大等。

2. 尿三杯检查　遇血尿、脓尿时，为了定位，应做尿三杯检查，清洗外阴及尿道口后，将最初 10~20ml 尿留于第一杯中，中间 30~40ml 尿留在第二杯中，终末 5~10ml 留在第三杯中。若第一杯尿液异常且程度最重，病变部位可能在前尿道；第三杯异常且程度最重，病变在膀胱颈或后尿道；三杯均异常，病变在膀胱颈以上。确诊前列腺炎时，可进行尿四杯试验，详见上篇第一章有关内容。

3. 尿细菌学试验　泌尿系感染时，常见的致病菌有大肠埃希菌、变形杆菌、铜绿假单胞菌、产气杆菌及金黄色葡萄球菌等。通过尿液培养可确定何种细菌感染。

（1）标本采集及注意事项：最好在用药前或停药 2 天后，用肥皂水、1:1000 苯扎溴铵、无菌水清洗外阴及尿道口，留中段尿于无菌瓶中，盖消毒棉塞立即送检，4℃保存不能超过 8 小时。

（2）直接涂片：涂片方法是取 3000r/min 离心后之尿沉渣做涂片，火焰固定，进行革兰染色，必要时行抗酸染色。每视野发现 1 个细菌，表示尿路感染。

（3）尿液细菌培养：培养方法是取尿或上述沉渣，无菌操作接种于血皿及中国蓝培养基中，3 天观察结果。尿细菌含量 $>10^5/ml$ 者，为尿路感染；$10^3 \sim 10^5/ml$ 者为可疑，需重复检查；$10^3/ml$ 以下者，98%是污染所致。如培养阳性，应做药敏试验，以作为临床选用抗生素的参考。

（4）结核杆菌检查：培养方法是取清晨尿，以 3000r/min 离心，在沉淀物中加入 4%硫酸或 2%氢氧化钠，20 分钟后去除杂菌，中和后接种于罗氏培养基中，4~8 周报告结果。若一次涂片或培养发现结核分枝杆菌为阳性结果，一般都应考虑诊断。

4. 尿液脱落细胞学检查　细胞学检查对泌尿系统上皮细胞肿瘤的诊断具有重要意义。进行尿液脱落细胞检查，应留清晨第二次新鲜清洁尿液 30ml 以上，离心沉淀后立即涂片用苏木素伊红（HE）染色后查找肿瘤细胞。主要用于诊断泌尿系统上皮细胞肿瘤，包括肾盂、输尿管、膀胱及尿道上皮细胞肿瘤，其阳性率达 61.7%。肾实质肿瘤患者的脱落细胞检查阳性率仅 8.3%，前列腺癌阳性率为 15%。

5. 尿液生化检查　留 24 小时尿液于洁净容器中，记录尿量，混匀后送一部分进行尿液检查，留尿期间标本宜保存于冰箱中加入甲苯防腐。

（1）尿肌酐、尿素氮测定：尿肌酐正常值为 6~13mmol/24h。在急性肾炎或者肾功能不全时，尿肌酐含量降低；尿素氮正常值为 339mmol/24h，增高表示体内组织分解代谢增加，降低见于肾功能不全。

（2）尿酸测定：尿酸正常值为 2.4~5.9mmol/24h，增多多见于痛风，减少见于肾炎。

（3）尿钾、钠测定：尿钠正常值为 130~261mmol/24h，增多见于肾上腺皮质功能减退、ARF 及肾移植术后利尿期，减少见于长期禁食钠盐、肾上腺皮质功能亢进等。尿钾正常值为 51~102mmol/24h，增多见于肾上腺皮质功能亢进、ARF 及肾移植术后利尿期，减少见于严重失水，失钠而有肾前性氮质血症及失盐综合征、尿毒症及肾上腺皮质功能减退等。

（4）尿钙、磷测定：尿钙正常值为 2.5~7.5mmol/24h，尿磷为 22~48mmol/24h。尿钙、磷排出量增高主要见于甲状旁腺功能亢进，可引起多发性尿路结石。

6. 尿激素检查

（1）尿 17-羟类固醇和 17-酮类固醇测定：肾上腺皮质分泌的类固醇激素的代谢产物 17-羟类固醇与 17-酮类固醇经尿排出，测定其尿中的含量有助于肾上腺疾病诊断。

1）标本采集：在盛尿容器内预先加入盐酸 5~10ml 或甲苯液 5ml，留 24 小时尿液，记录其总量，混匀尿液，留一部分送检，收集尿时尽量少饮水。

2）尿 17-羟类固醇测定：正常值为男性 8.3~27.6μmol/24h，女性 5.5~22.1μmmol/24h。增多见于肾上腺皮质功能亢进，如库欣综合征；减少见于肾上腺皮质功能不全，如艾迪生病。

3）尿 17-酮类固醇测定：正常值：男性 27.8~76.3μmmol/24h，女性 20.8~52μmmol/24h。增多见于肾上腺皮质功能亢进、肾上腺性征异常综合征、睾丸间质细胞瘤、内分泌激素治疗后等；减少见于垂体功能减退、肾上腺皮质功能减退、睾丸切除后性功能减退及甲状腺功能减退，以及某些慢性病和结核、肝炎、糖尿病等。

（2）尿儿茶酚胺测定：儿茶酚胺主要包括去甲肾上腺素（80%）、肾上腺素和多巴胺。

1）标本采集：应预先在容器内加冰醋酸 5ml，将 24 小时尿液留于容器内，记录总量，留部分送检。

2）正常值：平均为 50μg/24h。增多常见于嗜铬细胞瘤、进行性肌营养不良症、重症肌无力和大面积烧伤患者以及剧烈运动后的正常人，减少见于营养不良、颈部脊髓的横截和家族性自主神经功能失常。

（3）3 甲氧基-4 羟基-苦杏仁酸（VMA）测定：

1）标本采集：在容器内加入 10ml 浓盐酸防腐，留置 24 小时尿液，记录其总量，混匀，留部分送检。

2）正常值：4.5~5.0μmmol/24h。增多见于嗜铬细胞瘤、神经母细胞瘤和交感神经节细胞瘤。

（4）尿醛固酮测定：醛固酮是一种盐皮质激素，调节电解质和水的平衡。

1）标本采集：在容器内加 10ml 冰醋酸防腐，留置 24 小时尿液，记录其总量，留部分送检。检查前 3 天应禁服一切药物、水果、糖，激素停用 7 天。

2）正常值：2.8~27.7μmmol/24h。增多见于原发性醛固酮增多症、充血性心力衰竭、腹水型肝硬化及肾病综合征等引起的继发性醛固酮增多症。

（二）前列腺液及尿道分泌物检查

1. 前列腺液常规检查

（1）标本采集：患者多取胸膝卧位，也可采取右侧卧位。排尿后用按摩法采取标本，放置于洁净玻片上，立即送检。若无液体时可于按摩后排尿，取沉渣做镜检，检查前 72 小时应避免性活动，但禁欲也不应超过 7 天。

（2）临床意义：具体如下。

1）颜色：正常呈淡乳白色，量为 0.5~2ml。发生炎症时变黄或呈淡红色，混浊有黏丝。

2）卵磷脂小体：正常前列腺内卵磷脂小体几乎布满视野，呈圆球状，与脂滴相似，发亮。炎症时卵磷脂小体减少，且有白细胞成堆的倾向。

3）细胞：正常红、白细胞数每高倍视野一般不超过5个，如超过10个或有成堆的白细胞，提示炎症可能，红细胞常于发生精囊炎时出现，但人为因素如按摩过重也可引起，此时镜检可见多数红细胞，脱落细胞可用于诊断前列腺肿瘤。

4）前列腺颗粒细胞：前列腺液中有许多大细胞，有的内含多量磷脂状颗粒，部分为吞噬细胞，炎症时或老年人较多见。

5）寄生虫：患前列腺滴虫症时，可能找到滴虫。

6）细菌：炎症时可发现大肠埃希菌、葡萄球菌或链球菌。前列腺、精囊结核时，在涂片中可能找到结核分枝杆菌，必要时做细菌培养。

7）pH：呈酸性，一般为6.5。

2. 前列腺液细胞学检查

（1）标本采集：用按摩法将前列腺液滴在载玻片上，推制成均匀而较薄的涂片，晾干，用固定液固定，根据需要选择染色方法。

（2）临床意义：若嗜酸性粒细胞增多，可诊断为变态反应性肉芽肿性前列腺炎。癌细胞可成群脱落，细胞界限不清，也可单个散在，也可呈不规则腺泡样，细胞大小不一，胞质稀少，核的大小、形态不规则，染色质增加，核浆比例明显失常。细胞学检查只能作为一项辅助诊断方法，阴性时不能排除前列腺癌的可能。

3. 前列腺液细菌学检查

（1）标本采集：外阴及尿道口消毒后，按摩前列腺，收集前列腺液于消毒容器内，并立即送细胞计数及培养，如培养阳性可进一步做定量菌落计数和抗生素药物敏感试验。培养用的前列腺液也可经尿道镜直接收取，先用5ml无菌水冲入按摩后的前列腺管内，然后再取出进行培养。如两次培养的细菌种类相同，则有诊断意义。

（2）临床意义：最常见的致病菌包括大肠埃希菌、肠链球菌和金黄色葡萄球菌，临床表现并无特异性。如为腐生菌（如表皮葡萄球菌、类白喉杆菌和腐物寄生链球菌）以非细菌性前列腺炎较多，其意义不明。结核分枝杆菌感染时，培养结果可受抗结核药物影响，但前列腺结核分枝杆菌涂片不受影响。由于前列腺液本身的抑菌作用以及有的患者排菌呈间歇性，或局部感染，按摩时未触及病变区域，或感染隐退等原因而找不到细菌时，应反复检查与培养。

4. 前列腺液免疫学检查　近年发现前列腺具有产生多种免疫球蛋白，特别是分泌型IgA（SIgA），保护生殖系统免遭细菌和其他病原微生物侵袭的局部防御功能。

（1）标本采集：经按摩法采取标本后，离心，弃去沉渣，取上清液测试，若发现混有红细胞时应弃去标本，以免影响测定。

（2）临床意义：IgG代表整体免疫水平，而SIgA代表局部免疫水平。发生急性炎症时，因免疫功能正常，在病菌侵袭时SIgA迅速升高，故病程短、症状体征消失快，但局部免疫不能长期保持高效价抗体水平，故易反复发作。发生慢性炎症时，局部免疫功能低下，导致病程迁延、长期带菌，甚至形成局部的器官自身免疫疾病，引起纤维组织增生，而致前列腺质地变硬、液体分泌减少。

5. 尿道分泌物检查 可用消毒棉签采取尿道分泌物，立即做直接涂片及细菌培养检查。

（1）尿道分泌物直接涂片查找细菌：新鲜涂片镜检，观察有无白细胞、红细胞、脓细胞、滴虫、精子、真菌及其他有形成分。然后进行固定、革兰染色，在油镜下观察，若涂片镜检发现有大量白细胞或脓细胞，多见于非特异性尿道炎、淋病性尿道炎等；如有红细胞存在或与脓细胞并存，多见于尿道损伤后感染、尿道肿瘤、尿道结石及尿道肉阜等。

（2）尿道分泌物查找淋球菌和滴虫：取尿道分泌物直接涂片，做革兰染色，可直接发现淋球菌。滴虫培养的方法较复杂，但准确性高。滴虫外形似梨，比白细胞稍大，顶端有四条鞭毛。如发现滴虫，表示泌尿生殖系有滴虫感染。

（三）精液检查和精子功能试验

1. 精液常规检查 通过精液分析可了解睾丸的生精功能、精子数量和质量的多种参数、附属性腺的分泌功能以及抗精子免疫是否存在。因此，精液常规检查是进行男性生殖系统疾患、男性不育诊断和疗效评价的基本检查。

（1）标本采集：①采集标本前应禁欲 3~5 天。②通常用手淫法取精液或性交时将精液射入干燥清洁的玻璃瓶内，取得标本应立即送检，最好不超过 1 小时，冷天应注意保温，以免影响精子活力。③标本采集后应注明时间。

（2）临床意义

1）外观：常见有 4 种色：灰白、乳白、淡黄、棕红色。淡黄偏深多属于间隔排精时间长；棕红色为血精，应考虑精囊炎及生殖道炎症。

2）容量：正常为 2~6ml，平均 3.5ml。但射精次数与精液容量密切相关。少于 1.5ml，大于 8ml 为异常。

3）精液液化：刚射出的精液呈胶冻状。导致精液凝固的成分来自精囊分泌的凝固酶。先天性双侧输精管缺如，常伴精囊不发育，其精液常不凝固。精液液化常在射精后 10~30 分钟，精液变为稀薄液体，如在 25~37℃ 60 分钟不液化，称精液不液化症。常见于前列腺病，提示前列腺的液化系统分泌失常。

4）精液黏稠度：不液化或液化不全的精液黏稠度增高，可引发精子穿透宫颈黏液障碍而致不育，上海采用黏度测定管法比较准确。方法为：采用长 93mm、内径 0.798mm 和 0.672mm 两种毛细玻璃管，测定 0.5ml 精液通过黏度计玻管所需的时间。上海仁济医院计划生育研究室用 0.798mm 内径玻管黏度计测定具有正常生育能力男性精液 25 例，精液黏稠度平均为 17±4.7 秒；用 0.672mm 内径管测定具有正常生育能力男性精液 399 例，平均通过 0.5ml 精液所需时间为 49.8 秒。据观察，慢性前列腺炎患者精液不液化发生率明显升高。

5）精子活率：最好在恒温箱内分析检查。不活动精子不等于死精子，一定要进行染色鉴别。

6）精子活动力分析：目前国际上常用的精子活动力分级标准有两种。①世界卫生组织推荐的方法：将精子活动力分为 4 级：0 级不活动，Ⅰ级活动不良，前向运动微弱，Ⅱ级活动一般，有中等的前向运动，Ⅲ级活动良好，前向运动活跃。②Tenks 等法：将精子活动力分为5级：0级无活动精子，Ⅰ级精子尾活动，但不能前向运动，Ⅱ级缓慢波浪式前向运动，Ⅲ级有快速运动，但波浪式运动较多，Ⅳ级活跃、快速的直线运动。

7）形态：正常精子可分为头、体、尾三部，头部正面为卵圆形，侧面为扁平形；尾部长而弯曲，外形如蝌蚪。但正常精子头部也有生理变异。

8）pH：正常精液 pH 为 7.2~7.8 时。>7.8，应考虑感染的可能；<7.0 并伴无精子症时，则可能存在输精管、精囊或附睾的发育异常。

9）计数：每毫升精子数有 1~1.5 亿，<2 千万可能影响生育。完全无精子时称无精子症，见于先天性睾丸畸形以及睾丸萎缩或损伤、感染、慢性中毒等，或在排输中受阻或破坏。

2. 精液生化检查　附属性腺分泌功能的生化标志有许多，如柠檬酸、锌、γ-谷氨酰转肽酶和酸性磷酸酶的含量可用来估计前列腺的功能，果糖和前列腺素是精囊功能的标志，游离 L-肉毒碱和 α-葡萄糖苷酶则可反映附睾的功能。

3. 精子毛细血管穿透试验　是评价精子活动力的一种特殊方法。

（1）操作步骤：穿透前，将准备好的介质吸入毛细管中，顶端用胶泥封口，下端插入精液池内，池内盛精液 0.2ml。垂直放入 37℃水浴盒内，1 小时观察结果，测定精子在毛细管中的穿透高度。

（2）结果评价：1 小时后观察毛细管中领先精子到达的高度，并且以游动的活精子为止点。世界卫生组织推荐，评定时间可据自己试验而定，如 10 分钟、30 分钟、3 小时、24 小时。①穿透深度：领先精子的高度。②穿透密度：选择一段毛细管（精子最多一段），计算其中的精子数。③活动力：按毛细管中上 1/3 段中精子的前向运动分为 0~Ⅲ级：0 级无前向运动，Ⅰ级前向运动精子少于 25%，Ⅱ级前向运动精子占 25%~50%，Ⅲ级前向运动精子超过 50%。见表 1-7-1。对实验结果进行评分，取各项指标的累计分值。评分 7~9 分为优良，4~6 分为良好，1~3 分为差，0 分表示试验结果阴性。

表 1-7-1　精子活动力评价

评价内容	0级	Ⅰ级	Ⅱ级	Ⅲ级
穿透深度（mm）	0	0~2	2~5	>5
穿透密度（精子数%）	0	1~10	11~50	>50
毛细管中上 1/3 段精子活力（级）	0	Ⅰ	Ⅱ	Ⅲ

（3）注意事项：①精液要求新鲜，禁欲 3~7 天。液化后混匀，1 小时内做穿透试验。②各项穿透介质要求新鲜可靠，黏液要求符合物理特性，不可污染变质。

4. 性交后试验　测定宫颈黏液中活动精子数，借以评价性交后若干小时内精子存活及功能表现。

（1）时间的选择：应根据基础体温、宫颈黏液、超声波等变化确定在排卵期进行，时间应为宫颈黏液将有羊齿状结晶出现时，试验前要求夫妇双方禁欲 3 天，性交后 2 小时、

4 小时、6 小时、10 小时检查。

（2）性交后标本的采集：用不带针头的注射器或吸管分别取阴道后穹隆、宫颈口、宫颈管的黏液置载片上，显微镜下观察精子的存活情况。

（3）试验结果评价：具体如下。①穹隆标本：精子需在 2 小时后失去活动能力或死亡。②宫颈口标本：一般有生育力夫妇性交后 6 小时，在宫颈口黏液中 10×40 倍视野下可观察到 25 个以上 Ⅱ~Ⅲ 级活动良好的精子，如每一视野下出现 10 个以上 Ⅲ 级前向直线运动的精子，则表示正常。每高倍视野下精子数少于 5 个，特别是活力差、精子数量不足，提示宫颈黏液有异常或精子活力低下。③宫颈管标本：性交后 6~10 小时内检查，正常排卵期妇女每高倍视野中有 10~15 个活动力在 Ⅱ~Ⅲ 级精子。

宫颈黏液精子的活力分为 0~Ⅲ 级：0 级不活动，Ⅰ 级原位运动，Ⅱ 级运动缓慢，Ⅲ 级直线运动。

5. 精子-仓鼠卵穿透试验　在一个无菌的小培养皿中盛入 2~3ml 液状石蜡，取准备好的获能精子 0.1ml 注入液状石蜡中，然后用去透明带仓鼠卵注入精子获能滴内。通常每一个获能滴内注入鼠卵 15~20 个，37℃ 含 5%CO_2 空气孵箱中孵育 2~3 小时，吸卵子用 BWW 培养液洗 3 次，除去表面未穿透卵的精子。将受精卵放在载片上，四周涂抹少许凡士林，轻轻将盖片盖在受精卵上，用相差显微镜检测。已受精的卵胞质中有肿大的精子头，并附有精子尾。

余下的卵细胞固定于乙醇：冰醋酸（3:1）液 2 小时，用 2%~4%Giemsa（0.15mol/L 磷酸盐缓冲液）染色 8~10 分钟，显微镜下观察精子穿透卵的受精率。

通常一份精液的检查需使用 20~40 个卵，以评价男子的生育力。国外报道有生育力男子的精子受精率在 14%~100%，<10% 可视为无生育力。

6. 抗精子抗体检测（混合抗球蛋白反应）　详见中篇各论"免疫性不育"有关内容。

7. 精液细胞学检查　是应用光学显微镜辨认经离心沉淀、瑞-姬染色后的精液细胞，着重从生精细胞的形态异常、比例异常来判断睾丸生精功能及输精管道梗阻的无创伤性检查方法。精液细胞学涂片诊断标准：见到精子（细胞）为生精正常，有生精细胞（初级精母细胞、次级精母细胞、精子细胞）而无精子为生精停滞，未见生精细胞诊断为无生精细胞（存在异常），仅见到支持细胞而无生精细胞，为准支持细胞综合征。无论哪一种类型的睾丸病变或生精障碍的程度如何，均存在生精细胞的脱落、生精细胞排列紊乱。这样的睾丸病变在精液中均可见到一种或一种以上的脱落生精细胞。精液细胞学检查未见生精细胞的无精子症患者，若睾丸大于 12ml，质地正常，应考虑为输精管道梗阻。最新研究倾向于用精液细胞学检查代替睾丸活检来判断睾丸生精功能及输精管道梗阻。

（四）血液检查

1. 血内分泌检查

（1）血液中激素测定

1）男性血清性激素基础值（用世界卫生组织配对药箱测定）：性激素测定一般采用放射免疫法、发光法等，正常值也可因检测方法不同而有差异。

2）男性激素基础值的临床意义：①FSH、LH、T、E_2 基础值均正常，基本上可以除外生殖内分泌系统疾病，但不能完全排除精曲小管及附属性腺病变。精液分析可提供重要资料，如果伴有无精子或精浆果糖低可提示梗阻性无精子症或先天性输精管缺如。②FSH、LH、T均低，一般为下丘脑、垂体功能减退，继发睾丸功能减退。常见有特发性低促性腺激素型性功能减低，包括 Kallmam 综合征和后天性垂体、下丘脑器质性病变或损伤。③FSH、LH升高，T和T/LH比值降低，这种高促性腺激素型性功能减低提示原发性睾丸功能衰竭，如 Klinefelter's 综合征、严重精索静脉曲张、放射线和药物损伤等引起的无精子症。④PRL明显升高，FSH、LH低或正常低限，并伴有性功能减低、少精、阳痿等，为高泌乳素血症，有垂体瘤或垂体微腺瘤的可能。⑤青春期前儿童LH和FSH同时升高提示真性性早熟，如FSH和LH不高，T稍高或正常，但T代谢产物和尿17-酮类固醇升高，糖、盐皮质激素合成障碍，提示假性性早熟的可能。⑥对某些男性性腺功能减低患者，特别是性分化异常者尚需检查肾上腺皮质功能和睾酮代谢产物，以除外各种先天性性甾体合成酶缺陷，如17-生酮类固醇（17KGS）升高，而T降低、皮质醇下降。同时有高血压和低血钾及第二性征缺如，应怀疑17-α羟化酶缺陷所致的男性假两性畸形。FSH、LH、T、E 均正常，但性分化异常，双氢睾酮明显下降，T/DHT和其他 5β/5α 类固醇比值升高提示 5α 还原酶缺陷。⑦LH、FSH、T、E_2 正常或升高，性分化异常，外生殖器呈女性，男性乳房增生，尿 5β/5α 类固醇比值正常，提示睾丸女性化，这是一种睾酮受体缺乏或结构异常的疾病。

（2）下丘脑-垂体-睾丸性腺轴功能试验

1）克罗米酚试验：主要内容介绍如下。①方法：试验前一天和当天 2 次取血测 FSH、LH 和 T 的基础值，然后口服克罗米酚 200mg/d，共 10 天，第 9 天和第 10 天分别取血重复上述测定。青少年剂量按 3mg/(kg·d) 计算。②试验特征：低促性腺激素型性功能减低（HH），青春发育期的估价。③结果：正常成年男性服药后 LH 较对照值增高 72%～245%，FSH 增高 45%～130%，T 增高 40%～220%，为正常反应；单纯性青春期延缓和无青春期发育患者无反应，垂体肿瘤患者可无反应或有不同程度反应。

2）促性腺激素释放激素试验：主要内容介绍如下。①方法：静脉 1 次注射 50～150μgLHRH，注射前和注射后 15 分钟、45 分钟、60 分钟、90 分钟、120 分钟分别取血测 LH 和 FSH。正常人 GTH 呈现单峰反应，LH 在注射 LHRH 迅速升高，15～30 分钟达到高峰。②结果：各种类型 HH，包括特发性和下丘脑-垂体器质性病变，GTH 均无反应或反应差；特发性 HH 患者对第一次试验可能无反应，但重复刺激数天后可能出现正常反应；青春期发育延缓患者对第一次刺激可能反应差，也可能无反应。

3）人绒毛膜促性腺激素（HCG）刺激试验：主要内容介绍如下。①方法：给成年男性每天注射 4000U 的 HCG，共 4 天，第 3 天和第 4 天血清睾酮量上升 1 倍（150%～200%）。青春期前儿童睾酮水平升高达不到正常男性范围，青春期或低性腺功能的男孩用 HCG（1500U/d）2 周或更长时间可达到正常男性水平。②结果：无睾症、睾丸间质细胞不发育、睾酮合成酶缺陷的患者无反应；隐睾者有一定反应或反应迟钝，需注射 4～6 天后才出现反应；HH 患者无反应或反应差；青春期延缓者反应较 HH 患者好，对 HCG 反应接近于正常；Klinefelter 综合征可有不同程度反应；男性真假两性畸形者有不同反应，视有无睾丸组织及其功能状态而异。

2. 生殖系瘤标检查　肿瘤标志物简称瘤标，系指在血液或其他体液中能指示肿瘤存在的生物化学物质，目前100%的特异性瘤标还不存在，需进一步探讨。

（1）前列腺癌瘤标

1）前列腺特异性抗原（PSA）：定量检测PSA，因其敏感性高，是前列腺癌早期诊断的一个很好参考指标。PSA是正常或癌变前列腺上皮细胞内浆小泡产生的糖蛋白，分子量为3.4万道尔顿，半衰期为3.15天。血清正常上限，RIA法为10ng/ml，酶免疫法为4ng/ml。PSA敏感性为87.2%~89.5%，病情愈进展，数值愈高。前列腺癌检出阳性率：肿瘤未转移者42.8%，转移者91.7%~100%，总阳性率约70%。与病理分期关系：A期约50%阳性，B期66.7%~80.0%阳性，C期、D期90.5%~100%阳性。

2）前列腺特异酸性磷酸酶（PAP）：是酸性磷酸酶同工酶，由前列腺上皮细胞溶酶体产生，器官特异性高于酸性磷酸酶。PAP分子量为10万道尔顿，半衰期1.1~2.6小时，对温度、pH极为敏感。PAP检测可应用酶化学、RIA、酶免疫分析等多种方法，但对前列腺癌检测的阳性率相似，正常值因方法不同而异。早期前列腺癌阳性率为4%~27%（同时测定的PSA为66.6%~70.0%），晚期阳性率为52.7%~67.5%（PSA为94.5%~100%），敏感性为64.1%。同时测定PAP和PSA，可提高前列腺癌的检出率及准确性。

（2）睾丸肿瘤瘤标

1）甲胎蛋白（AFP）：是一种糖蛋白，分子量为7万，正常情况下仅存在于胎儿血清中，主要由胎儿肝脏、卵黄囊合成，少量由胃肠黏膜合成，于出生后几周内消失。AFP定量测定选用的方法是免疫测量法，其正常值的上限在$10~20\mu g/L$。进展的非精原细胞瘤患者血中AFP阳性率达80%~90%。

2）HCG：是一种糖蛋白激素，含有145种氨基酸，分子量为36 000道尔顿，是由合体滋养层细胞合成。HCG由2个亚单位组成，而其羧基端即β-亚单位（β-HCG）则具有HCG特异性。睾丸肿瘤中绒毛膜上皮癌患者血中HCG100%阳性，非精原细胞瘤阳性率66.6%~90.0%；胚胎肿瘤如畸胎瘤阳性率60%，精原细胞瘤阳性率7.6%~10.0%，后者血中β-HCG阳性率39%，高于HCG。治疗后随查中，应保证瘤标浓度恢复到正常水平。当肿瘤标志物β-HCG出现复升时，则可早期发现患者复发。

（五）分子生物学与遗传学检查

1. 分子生物学检查

（1）DNA探针

1）原理：DNA探针系指将提纯的已知基因DNA标记上放射性核素或酶，作为探针与待测基因DNA进行分子杂交，如为同源性则能杂交上（即用电泳或放射自显影检测出现区带），说明待测的DNA与已知DNA探针一致或相似；如不能进行杂交，则证明不含此基因；如部分杂交，则需进一步分析。此法要求待测基因DNA必须达到一定含量。

2）临床价值：①对遗传性疾病可检查患者染色体基因缺陷、突变或变异。②对恶性肿瘤可检查原癌基因、癌基因及抗癌基因的表达，研究原癌基因激活致癌的机制。③用于人类免疫缺陷病毒（HIV）、乙型肝炎病毒（HBV）、人乳头瘤病毒（HPV）等感染以及沙眼衣原体、肺炎支原体、原虫、丝虫、结核分枝杆菌等感染的诊断。

（2）聚合酶链反应（PCR）

1）原理：PCR 是利用 2 个具有 3′端羟基特定顺序脱氧寡核苷酸片段作为引物，分别与目的（靶）基因片段两端双链 DNA 的 3′端互补。这些引物在 45~53℃温度下与经 90℃变性的模板基因 DNA 链结合在一起（杂交）后，在 65~70℃，耐热的 DNA 聚合酶从一端开始延伸合成一条与模板 DNA 链互补的新链，使目的基因序列加倍。在此高温下，双链 DNA 变性，新旧链解开，各自都能作为模板，进入下一轮变性、杂交、延伸循环，使 DNA 顺序按几何级数扩增，25 个周期可使目的（靶）基因序列增加 10^6 倍，可用琼脂糖凝胶电泳溴乙锭染色法检测出来。

2）应用：包括以下几方面。①基因诊断：可用于遗传性疾病的诊断。②感染性疾病的诊断：应用 PCR 可检测各类病毒如 HIV、HPV、HBV 等，达到确诊目的。③研究疾病病因与机制。④对疾病可进行回顾性调查。

2. 遗传学检查　随着染色体技术的进步，目前人们已能精确地检测细胞的染色体组成，因此发现许多不育或睾丸异常疾病与染色体组型有关。

（1）方法：检测患者时，以 500U/ml 肝素润湿注射器，抽取患者静脉血 1.5~2ml，每份培养基（5ml）内种血 0.2~0.3ml，37℃温箱内静止培养 72 小时，收获前 3~4 小时加秋水仙素，最终浓度为 0.02μg/ml，使细胞分裂终止在中期。取出培养物后行离心、低渗和固定等一系列细胞学操作获得染色体标本，以 Giemsa 染色后镜检，可进行各染色体分析。

（2）性染色质检测：是染色体检查前一种粗筛方法，是对男性不育或两性畸形等病症有一定诊断价值的检测指标。

人的性染色质是间期细胞通过特定的染色或技术使 DNA 遗传物质得以显示的。性染色质分为 X 性染色质和 Y 性染色质。按照 Lyon 学说，女性体细胞中 2 个 X 染色体，其中一条是失活的，在间期它呈特异的异固缩，对某些染料呈特定的深染现象。正常女性中因有 2 条 X 染色体，故有 1 个 X 小体，X 小体数目为 X 染色体数目减去 1，一般正常女性 X 小体数可达 50%。在男性不育患者中，若 X 小体为 0 或<5%，则其核型为 46，XY；若 X 小体为 1，则核型可能为有 2 条 X 染色体的 Klinefelter 综合征。

Y 染色体是反映男性的检测指标。若观察到 1 个 Y 小体，则核型为 46，XY；若看到两个 Y 小体，则核型为 47，XYY 等，故 Y 小体数目就是 Y 染色体的条数。正常男性淋巴细胞中 Y 小体数高达 50%。

X 小体或 Y 小体的数目检测，对性发育异常患者的诊断十分有用，对某些不育患者可行初步诊断。

（3）染色体显带技术：一般染色体检查可诊断男性不育，然而很多染色体易位、缺失及倒位等结构异常却很难较早地确切辨认。应用染色体显带技术则能提高对染色体异常的鉴别率。目前常用技术有 G、Q、C、T、Ag-NOR 和高分辨 G 显带等。下面仅介绍常用的 G 普通显带。

G 显带（Giemsabanding）常用的是 Seabright 显带法。用胰蛋白酶方法处理染色体标本，再以 Giemsa 染色，使染色体上显出深浅不同的带纹。此法原理可能是：A-T 碱基对结合的组蛋白对胰蛋白酶起拮抗作用，显带时不被消化，保持正常核蛋白结构，Giemsa 着色时呈深染；C-G 碱基对胰蛋白酶作用较敏感，显带时易被消化，被 Giemsa 染成浅带，于是各种染色体上出现深浅不同带纹。患者染色体标本经 G 显带后按国际模式图核对，即可把染色体结构发生异常的部位鉴别出来。

（4）精子染色体检查：较为实用的检查为精子染色体直接分析法，对不育原因分析更为深刻。

一般先将超额排卵获得的仓鼠卵以透明质酸酶处理，消化掉卵外围的颗粒细胞，接着用胰酶消化透明带，再将这种已无透明带的地鼠卵与预先经获能处理的人精子一起温育 3 小时，精子浓度以（1~2）×10^7/ml 为好。一般说经 3 小时温育后，精卵已能很好地结合，此时再以 BWW 培养液冲洗卵数次，除去未进入卵内的表面黏附的多余精子，接着继续孵育 12 小时左右，最后将卵以 1% 枸橼酸钠溶液处理 10~15 分钟，在体视显微镜下见到卵已充分膨胀，此时立即将卵吸出，置于干净的载玻片上，以 3∶1 甲醇冰醋酸溶液固定。室温晾干后以 Giemsa 溶液染色，或再进行各种显带处理。观察精子染色体结构变化。

四、影像学及其他特殊检查

（一）膀胱及尿道造影

1. 膀胱造影　是一种可间接了解膀胱及前列腺情况的检查方法，根据患者病情需要可分别采取排泄性或逆行性膀胱造影。排泄性膀胱造影可测定膀胱残留尿量，诊断下尿路梗阻或膀胱功能不全；逆行膀胱造影即将空气或造影剂直接注入膀胱后摄片，利用造影剂改变 X 线透射率而加强对比，以观察膀胱的形态、大小，间接观察前列腺增生或癌肿情况。

（1）适应证：膀胱本身的病变、前列腺增生或癌肿、器质性病变引起的逆行射精，以及膀胱邻近器官的病变如盆腔肿瘤、脐导管未闭等。

（2）禁忌证：尿道的急性炎症、损伤，尿道严重狭窄及膀胱严重出血伴血块形成均不宜行膀胱逆行造影。

（3）操作方法

1）造影前先清洁灌肠，同时让患者尽力排空膀胱，不能自行排尿者可先插导尿管抽尽尿液。

2）患者仰卧于 X 线检查床上，先消毒尿道外口，按常规导尿术选取适当大小的尿管插入膀胱，用注射器先抽取尿液，摄一张膀胱区平片。

3）经导尿管注入用 76% 泛影葡胺加生理盐水稀释成 30% 的溶液，成人用量 150~200ml，夹管后摄前后位、两侧斜位片、必要时摄侧位片。

4）造影完毕后，用生理盐水冲洗膀胱，以减少造影剂对膀胱的刺激。

2. 尿道造影　有排泄法和逆行法两种造影方法。排泄法中造影剂常被过多的尿液稀释导致尿道显影不满意，一般常用逆行尿道造影法。

（1）适应证：外生殖器异常、排尿困难、炎症外伤所致的尿道狭窄、尿道憩室、前列腺增生、后尿道瓣膜、尿道畸形。

（2）禁忌证：急性尿道感染控制前、尿道膀胱器械检查 48 小时内者。

（3）操作方法

1）嘱患者排空尿后，取右斜位，即患者仰卧，左侧身体抬高，左下肢伸直，右髋关节屈曲呈 90°。

2）按常规导尿术的无菌操作，用手指或阴茎夹夹住龟头，插适当大小的导尿管或注射器，用稀释后为 15%～20% 的泛影葡胺缓缓注入膀胱，在注射的同时进行摄片，造影剂量以充盈全部尿道和膀胱充盈部分为限。

3）行排尿期尿道造影，一般需造影剂 150～200ml，注入造影剂后，在患者排尿状态下摄片。

（二）精路造影

精路造影有经输精管造影法和经尿道插管法两种，经尿道由射精管插管做逆行精路造影需特殊设备，操作困难、成功率不高，临床一般不常使用。

1. **适应证** 男性不育检查输精道的梗阻病变，鉴别前列腺肥大或癌肿，输精管的肿瘤、创伤及输精管结扎术后复查。

2. **禁忌证** 临床上确定生精上皮性生育力低下或生精上皮前生育力障碍患者。

3. **操作方法**

（1）**造影前摄片**：患者受检前常规摄 1 张骨盆平片，以排除下尿路或盆腔内的结石或钙化阴影，以免与造影剂混淆，术前常规清洁灌肠、备皮。

（2）**体位**：患者取仰卧位，常规消毒铺巾，在局麻下，于阴囊附近触及输精管后，在两侧各做一小切口，切开皮肤，游离出 1～2cm 长的输精管，固定后，用 7 号针头向精囊方向穿入输精管内，缓慢注入 60% 泛影葡胺 5ml，注射宜缓慢、匀速，每侧约需 1.5 分钟，患者感尿意即表明造影剂已达输精管远端。

（3）**直接穿刺造影**：输精管造影还可用经阴囊皮肤直接穿刺造影法。用特制的"输精管皮外固定钳"，将输精管固定于阴囊皮下，先用 8 号钝针头经阴囊皮肤刺破输精管前壁，然后换 6 号钝针头自原穿刺孔朝精囊方向插入输精管，可首先注入少量生理盐水，如受检者有尿意，则证明穿刺无误，注入造影剂后摄片。对每张精路造影片均要判断整个输精管道是否畅通，看尿道膀胱是否有造影剂。精囊输精管发生结核时，可出现精囊变形，输精管边缘呈虫蚀状或串珠状改变。精囊内肿瘤患者在精囊内呈现多个大小不等、边缘不规则的充盈缺损，而精囊囊肿常可引起精囊压迫与移位影像。精囊炎的 X 线造影片显示精囊轮廓不清，急性炎症因水肿可发生部分性梗阻致精囊明显扩大，边缘模糊不清。慢性炎症因纤维化而狭窄变形，出现输精管阻塞影像，即精囊充盈不良或精囊不显影。发生前列腺肿瘤时，射精管边缘不规则，可见缺损、变形、狭窄或突然截断等改变。发生前列腺增生时，精囊及输精管壶腹部均扩大，两侧对称，并向上抬高，边缘光滑，造影剂可因精阜与膀胱颈之间尿道梗阻而流向前尿道。

（三）阴茎海绵体造影

海绵体造影术利用阴茎的静脉系统，包括阴茎浅背静脉、深背静脉、深静脉、尿道球静脉等的引流作用，将造影剂注入阴茎，显示海绵体组织内部结构，对纤维性海绵体炎、阳痿等症是一种很有价值的诊断技术。

1. **适应证** 阴茎异常勃起、阴茎外伤、纤维性海绵体炎、器质性阳痿与精神性阳痿的鉴别。

2. 操作方法

（1）先摄取包括骨盆和阴茎在内的平片。

（2）常规消毒阴茎干，局麻后在阴茎龟头近侧的侧方，用 19 号蝶形针头穿刺海绵体，将 60% 的泛影葡胺 50ml 加生理盐水 25ml 稀释后快速注入。注入过程中摄 1 张斜位片，注完后再摄 1 张与上一斜位片方向相反的斜位片。10 分钟后，摄仰卧前后位片。

发生阴茎异常勃起时，造影示影剂于海绵体内潴留；纤维性海绵体炎患者勃起组织可不显影；阴茎硬结症常显示患处造影剂不充盈，海绵体形缩小，边缘不规则以及阴茎中隔增宽。

（四）精索静脉造影

精索静脉造影是诊断精索静脉曲张以及了解曲张程度的一种可靠方法。

1. 适应证　精索静脉瓣膜功能不全所致精索静脉曲张及不育。

2. 操作方法

（1）局麻下，常规无菌操作后采用 Seldinger 法自右股静脉经皮穿刺送入导管，经下腔静脉达左肾静脉，置导管于左侧精索静脉开口水平，固定后，在 Valsalva 法控制下，注入造影剂 10~30ml。

（2）在透视控制下，以每秒 1 张的速度连续摄取点片，共 15 张左右。

（3）也可采用逆行性精索内静脉造影法，可以达到同样的诊断效果。

正常情况下，造影剂不应逆流充盈精索内静脉，如有精索内静脉曲张时，则发生逆流以及精索内静脉充盈。静脉扩张的程度若仅为部分充盈，为轻度，全部充盈则为重度。

（五）男性泌尿生殖系超声检查

超声断层扫描可获得各脏器不同轴线及不同深度的断面图像，显示脏器内部解剖结构及各组织病变时的异常表现，对泌尿男性生殖系疾病诊断具有重要价值。多普勒超声还可对生殖系的组织增生和器官肿瘤以及生殖系组织损伤、出血做出准确诊断。

1. 前列腺、精囊疾病

（1）前列腺增生：超声显像显示前列腺形态增大而饱满，前后径的增大往往比横径增大明显。可见圆形或类似圆形，包膜回声连续、完整。横切面图两侧叶常呈僧帽样向膀胱凸出。中叶增生者，在纵切面图上见膀胱径后唇向膀胱凸出。经耻骨上横切图能见到内层腺体和外层腺体的分界。内腺呈球样增生，为不均匀中低回声。正常前列腺的内、外腺比例为1:1，前列腺增生者内、外腺比例可为 3:1 至 7:1。本症常合并前列腺结石，重度前列腺增生可出现膀胱残余尿增加、膀胱壁增厚、憩室形成和尿潴留，以及双侧输尿管、肾盂积水。

（2）前列腺癌：超声显像显示左右两侧不对称，前列腺增大，包膜回声不完整，间断或不规则，内部回声不均匀，出现局灶异常回声，小病灶为低回声结节，病变较大者为中强回声和混合回声。晚期病例可看到癌肿侵及精囊、前列腺周围、膀胱和直肠壁等处，CDFI检查显示病灶区域血流增加。早期前列腺癌，前列腺增大不明显，包膜尚未破坏或侵及，超声显像诊断有一定困难。前列腺癌合并前列腺增生者，声像图复杂，难以确诊。患者需要在超声检查前做肛诊，了解需要重点检查的部位，效果可能好些。对不能肯定的病例，应在超声监视下做前列腺穿刺活检，以做出进一步诊断。

（3）慢性前列腺炎：亦常与慢性精囊炎同时存在，超声显像显示慢性前列腺炎呈对称的栗子形或新月形，前列腺体积一般无变化，亦可增大，包膜回声连续完整，但常显示回声增强、光带增粗，内部回声不均匀增强。经治疗后随访复查，前列腺肿大者可逐渐缩小。

（4）前列腺结石：超声显像图有两种类型。①散在小结石：在前列腺体内出现散在性强回声，因结石小，一般无声影。②弧形结石：这类结石常合并前列腺增生，结石出现在内、外腺体之间，排列成弧形光带，或有声影，或无声影。

（5）前列腺囊肿：不多见，超声显像显示前列腺内部回声中出现圆形或椭圆形无回声区，后方回声增强。囊肿小者仅0.3~0.5cm，大者有2~3cm或更大。

（6）前列腺脓肿：超声显像显示前列腺肿大，包膜完整，内部回声为散在细小低回声，均匀分布。脓液稀薄者出现液性无回声区。

2. 阴囊及睾丸疾病

（1）睾丸鞘膜积液：声像图见睾丸边界清，阴囊内呈囊肿样无回声区，睾丸附着于鞘膜囊的一侧，液体包绕除附着部分外的睾丸周围为睾丸鞘膜积液；液体除包绕睾丸外延伸到精索部者，为婴儿型鞘膜积液；积聚的液体为精索部位，呈囊肿样回声区而与睾丸不相关，为精索鞘膜积液；至于交通性鞘膜积液；往往积液量不多，且交通的管道腔隙甚小，超声检查很难与婴儿型鞘膜积液区别，需结合病史或体征鉴别。

（2）精索静脉曲张：阴囊内睾丸头侧背部可见迂曲的带状无回声光点结构。

（3）阴囊血肿形成：大血肿者呈低回声，血液弥漫性渗入组织者呈高回声，二者边界均不整。

（4）附睾炎：可见附睾增宽及睾丸外实性暗区块影。发生慢性炎症时，附睾组织纤维样变增多。回声光点愈加密集，如有钙化可呈现明显的光团。若有脓肿形成为不规则透声较差的无回声区。附睾结核为不规则中强回声结节，可有钙化的点状强回声。

（5）附睾囊肿：阴囊内附睾位置可见边界清晰、壁薄的圆形液性暗区。

（6）睾丸肿瘤：声像图几乎呈实质性声像表现，发生恶性畸胎瘤、胚胎性癌时可呈较均质或不均质实质性声像图，肿瘤有部分液化时，部分区域呈液性暗区表现。

（7）睾丸扭转：可呈回声光点增强和睾丸萎缩表现，可加用多普勒超声检查，将探头直接置于阴囊上沿睾丸纵轴方向移动探头，听到血管音后压迫精索血管，如血管音消失则证明探头位置准确，然后进行双侧对比检查。睾丸扭转时则血流减少或消失，听诊搏动音降低或消失。

（8）隐睾：超声显示腹股沟部隐睾可在腹股沟管内或管环附近的腹肌后方探测到，位置表浅，不受肠内气体影响。睾丸呈椭圆形，边界清晰，内部为中等回声，均匀分布，与正常睾丸相似，但常较对侧正常睾丸为小。睾丸位于阴囊上部者更容易探测到，而腹膜后隐睾由于位置深，在表面受肠内气体影响，睾丸又太小，常不易探测到。腹腔内隐睾合并睾丸肿瘤时，在盆腔探测到实质肿块回声，并且在同侧的阴囊内未能探到睾丸。

（9）睾丸损伤、破裂、出血：睾丸呈弥散而不规则轮廓，周围可见出血形成的液性暗区。

（六）男性生殖系 CT 和 MRI 检查

计算机 X 线体层扫描（CT）和磁共振成像（MRI）是近年来发展起来的新的影像诊断

技术，自从 1974 年全身 CT 扫描机问世和 20 世纪 80 年代磁共振开始在临床医学应用，其在泌尿男性生殖系疾病诊断方面受到广泛重视，由于 CT 扫描能获得连续断面影像，可以提供病变及其邻近器官近于完整的立体形态的概念。与 CT 相比，磁共振还可直接做出横断面、矢状面、冠状面和各种斜面、各个方位的图像，无电离辐射，对机体无不良影响，较之于其他影像诊断手段，具有极大的潜在优越性。

CT 与普通 X 线技术一样，是利用 X 线束从多个方向向人体转运断层层面进行投照，根据人体不同组织对 X 线吸收不同检测其吸收系数，然后通过计算机处理重建成像的诊断技术。

磁共振成像是利用各种组织内部质子弛豫时间之间的差异来成像。在外加强静磁场的作用下，存在于人体组织内的质子沿磁场方向规则排列，然后在与主磁场垂直方向上施加一与质子进动频率相匹配的射频脉冲，产生一个激励场，使低能态的质子吸收能量跃迁到高能态，这种现象叫磁共振，通过对跃迁后质子磁矩大小的检测来成像，此称为磁共振成像。处于不同物理、化学状态下的质子，在射频激发和激发停止后，其相位的变化和能量传递与复原的时间称为弛豫时间。

前列腺增生多发于中叶或外侧叶，若前列腺上界在 CT 图像上超过耻骨联合上缘 2～3cm，即可诊断为增生，质地可不均匀，可见到点状或圆形钙化影或小的低密度区。在 MRI 上，表现为 T_1 加权像上显示中间带均匀的低信号强度，T_2 加权像上中间带表现为混合的中-高信号区。在矢状面和横断面上可显示前列腺肿大和突向含尿液的膀胱内。

前列腺癌约 75% 左右源于后叶包膜下，仰卧位 CT 扫描见膀胱精囊角消失，癌可沿尿道黏膜扩展侵及膀胱壁而呈相应影像，磁共振上出现局灶性或多结节样改变，在 T_2 加权像上前列腺外区正常时高信号区均匀性丧失，高度提示恶性病变的可能。70% 病例 MRI 可表现为相对于四周外区高信号强度的低信号病灶或表现为较外区高信号更高的信号强度。另外，MRI 优良的对比度和多层面成像可较好地用于前列腺癌分期。

CT 和 MRI 可清楚显示睾丸肿瘤的大小、形态、程度及外侵情况。对睾丸发育异常两者均可清楚显示未下降睾丸的位置、异位睾丸及睾丸发育不良的情况。

（七）放射性核素阴囊显像检查

放射性核素检查不仅能反映脏器解剖、形态和结构的改变，更主要是能反映功能、生理生化变化的过程，可发现一些隐匿性亚临床男性疾病，可提供脏器功能方面的定量数据，简便、安全、无创伤，不发生过敏反应，不仅有助于诊断，还适用于疗效评价、监测和随访。

1. 适应证　急性阴囊疼痛、外伤及阴囊肿块。

2. 操作方法　①患者采取站立位或仰卧位，以胶布将阴茎固定于大腿一侧，阴囊置于探头准直器中心处。②"弹丸"式注入 $^{99m}TcO_4$ 55.5～74MBq（15～20mCi），小儿 5mCi，当显示屏上出现放射性，立即以每 5 秒拍摄一张的频率，连续摄 6 张，为血流相；之后立即进行血池显像。

正常睾丸和邻近软组织显示相似均匀的淡阴影，附睾炎时血循环增加，炎症一侧显影深浓。如睾丸肿胀危及血运则对放射性核素吸收降低呈边缘不规则的模糊"冷点"，睾丸肿瘤时因患侧血流量增加而显像深浓，并有同侧阴囊肿大，如有中心坏死则可出现"冷点"，睾丸扭转因组织缺血亦可呈中心性"冷点",其周围可出现晕环。

(八)内腔镜检查

泌尿系内腔镜检查是泌尿生殖外科最常用的诊断和治疗手段,近20年以来,随着科技的不断发展,内腔镜检查技术有了进一步改进,各种X线显像技术、B超、各种导管技术的广泛应用,加强了泌尿内腔镜在泌尿生殖外科疾病中诊治作用。

1. 适应证 经一般检查、B超及X线检查等手段仍不能明确诊断的尿道、前列腺、膀胱疾病。

2. 禁忌证 尿道狭窄、膀胱容量<50ml者,急性炎症期以及全身出血性疾病患者。

3. 操作方法

(1)患者体位:患者取膀胱截石位,以尿道为中心,常规局部用0.5%氯己定或1∶1000新洁尔灭消毒铺单。

(2)麻醉:选用表面麻醉剂,如1%达克罗宁溶液、1%~2%丁卡因溶液、赛洛卡因制剂等。经尿道口注入表麻剂10ml,5~10分钟后再检查。

(3)插放镜鞘:是膀胱尿道镜检查的重要步骤。取已装好闭孔器的镜鞘,将通水开关开启,准备检查。插放前先用左手提起阴茎以解除悬垂部尿道的弯曲,右手执镜鞘,放镜动作要轻巧,与阴茎相同的方向将镜鞘送入尿道膜部,轻轻向下压平镜体,犹如镜体自身滑入膀胱。遇到前列腺肥大或外括约肌收缩时会有一些阻力,切勿施暴力推镜鞘,防止形成假道。此时应施以持续和轻柔的推压力,使镜鞘缓慢地自尿道滑入膀胱。若阻力过大,可先行尿道扩张后再放镜鞘。为了防止尿道损伤,可在插入尿道口后即用观察镜观察,在直视下插入膀胱。

(4)安装观察镜:取出闭孔器用玻璃量杯收集尿液,测残余尿并观察尿的颜色及清晰度。检查膀胱时要求进行全面、系统的观察,一般先从里边先将膀胱尿道镜推向三角区尽端,然后沿镜的轴心边旋转边观察,旋转1周后,将镜逐渐退出并重复上述旋转观察动作,最后检查膀胱颈以减少不适感。观察尿道时以0°和5°观察镜较合适,更换观察镜同时排空膀胱,然后边持续灌水,从膀胱颈部开始在膀胱尿道镜退出过程中观察尿道,直至尿道外口。

4. 术后处理 常规应用抗生素药物2~3天,鼓励多饮水,防止泌尿道感染。

5. 并发症 严格掌握适应证,明确检查目的,熟练地进行操作,一般很少发生合并症。常见合并症有发热、血尿、尿道及膀胱损伤。

(九)尿流动力学检查

尿流动力学是借助流体力学及电生理学方法研究尿路输送、贮存、排出尿液功能的新学科。在泌尿男性生殖系外科临床工作中,下尿路尿流动力学检查可为排尿障碍患者的诊断、治疗方法选择及疗效评定提供客观依据。目前临床上较常用的检查技术主要包括尿流率测定、各种压力测定、肌电图测定、动态放射学观察等。

1. 尿流率测定 尿流率是单位时间内排出的尿量,通常以"ml/s"作单位,在尿流动力学检查中最简便,也是一种无损伤的测定逼尿肌和尿道功能的方法,在临床上多用作排尿障碍的筛选性检查。

（1）适应证：神经源性或梗阻引起的排尿障碍、排尿功能障碍的术前后检查、测定尿道阻力和排尿效果以估计药物对下尿路作用程度。

（2）正常值：尿流率不能作为诊断疾患的单独依据，必须结合年龄、性别、排尿量和其他项目等进行综合分析，在尿量>500ml 或<200ml 时尿流率仅见下降，做尿流率测定时最佳尿量为 200~400ml。在尿流率测定诸参数中一般认为最大尿流率（MFR）最有意义，正常青壮年男性的 MFR 应≥20ml/s。

1）梗阻曲线：曲线的上升支上升很快，但下行支较缓慢，排尿时间延长，曲线近似平坦，最大尿流率下降并提早出现。常见于前列腺增生、前列腺炎和尿道外伤性狭窄。

2）腹部屏气排尿曲线：尿流曲线出现多个波形和中间停顿，而间隙间的膀胱内压力可降至基线，排尿时间延长。多见于骶下中枢病变的神经源性膀胱患者。

3）膀胱逼尿肌：外括约肌不协调的排尿曲线：表现为多次停顿，排尿时间延长及曲线变化不一，其波形变化也较快。见于骶上中枢神经病变，特别是脊髓外伤后。

4）膀胱逼尿肌收缩无力排尿曲线：表现为排尿时间延长，最大尿流率低，是一种不规则的排尿曲线。

2. 尿道内压测定　是在膀胱无收缩情况下，以曲线形式记录尿道全长各个部位的静止压力。主要用来了解尿道括约肌功能。通常选用括约肌压力测定法、球囊导管法、微型压力转换导管和灌注法等四种方法。

（1）适应证：膀胱颈部梗阻、前列腺切除术后的检查、尿失禁、尿道功能测定、尿道神经性病变、药物治疗效果测定、人工尿道括约肌术后效果测定。

（2）正常值：尿道内压测定是尿流动力学检查不可缺少的一部分，一般正常男性尿道闭合压为 50~130cmH$_2$O（1.27~4.9kPa），功能性尿道长度为 5.4±0.8cm，男性前列腺尿道长度为 0.6±3.8cm。尿道压升高常见于尿道梗阻、狭窄以及膀胱逼尿肌和外括约肌收缩不协调。括约肌损害或神经系统病变时，出现尿道内压下降，有时可低于 150mmHg（20kPa）。此外，在进行不同体位、咳嗽或排尿等激发试验时重复检查可获得更多资料，有助于对尿道功能做出更精确的判断。

3. 括约肌肌电图测定　一般很少单独使用，常与其他尿流动力学检查联合使用，主要用以了解尿道外括约肌功能、诊断下尿路神经性病变和鉴别膀胱尿道功能性障碍。由于肛门外括约肌与尿道外括约肌同受阴部神经支配，故肛门外括约肌肌电图一般可反映尿道外括约肌的活动情况。

（1）适应证：尿道功能性梗阻、功能性排尿障碍、神经源性膀胱。

（2）临床意义：检查时需将一电极置于括约肌表面（表面电极）或刺入该括约肌（针形电极）。后者虽操作较繁，但结果较为精确。正常情况下，尿道外括约肌维持一定张力，参与控制排尿，故肌电图可见持续肌电活动，在咳嗽用力时为对抗膀胱内压增高，可见肌电活动增强，而排尿时由于尿道外括约肌松弛，肌电图呈电静止。排尿时肌电图呈持续增强是逼尿肌和外括约肌协同失调的重要诊断依据。

4. 动态放射学检查　是下尿路尿流动力学联合同步检查内容之一。对下尿路功能性疾患的诊断，单靠个别测定尿流动力学数据，有时很难得出正确结论，近年来，同步测定法

（即用录像法同时记录形态、功能及动力学变化的方法）的发展，使下尿路功能测定达到了一个更完满的阶段。

（十）阴茎头微循环检测

勃起功能障碍是男科学中常见的疾病，根据其病因可分为心理性及器质性两大类。器质性勃起功能障碍包括神经性、血管性及内分泌性等。随阴茎勃起机制研究的不断深入，其诊断技术也在不断发展，如阴茎头微循环检测。

1. 适应证　血管性勃起功能障碍。

2. 操作方法

（1）采用微循环观测仪冷光源及摄像仪。

（2）微循环检测要求被检者禁欲2天，停用血管活性类药物。被检者采用直立位，观察部位为阴茎头背部、尿道口至冠状沟前1/3处。检测时先清洁阴茎头，在欲观测部位涂上少量香柏油，以提高图像清晰度；然后将阴茎放置在显微镜物镜下的固定托架上，固定好后，先用低倍镜观测，找好视野后换高倍镜（20倍）观测。观测指标为：阴茎头背部单位面积微血管数目、血管形态、清晰度以及有无出血、渗出。

（3）心理性勃起功能障碍患者阴茎头微循环与健康人比较没有显著性差异；血管性勃起功能障碍患者微循环有明显改变，单位面积微血管减少，异常血管增多。推测血管性勃起功能障碍患者阴茎头微循环的病理生理改变与勃起功能有关，故认为微循环检测可作为血管性勃起功能障碍的辅助诊断指标。

五、组织学检查

（一）睾丸活组织检查

睾丸活组织检查适用于诊断男性不育，是一种简单而无害的检查方法。通过睾丸活检能了解生精功能，有助于鉴别输精管阻塞或其他原因引起的无精子症，并且可以诊断和估计内分泌紊乱的程度，对提供治疗方案和预后有一定的参考价值。

1. 适应证　①睾丸大小正常的无精子症。②睾丸中度缩小的少精子症。③睾丸小或不对称的少精子症或无精子症。④性质待定的睾丸肿块。

2. 操作方法　术者用左手拇指和示指将睾丸固定于阴囊皮下，局部麻醉后，于睾丸前内侧或病变处切开阴囊皮肤、肉膜1~1.5cm，在睾丸白膜上做"L"形小切口，或用锥状钳刺入睾丸组织约0.5cm，扩开一小口，左手稍作挤压，睾丸内精曲小管即从小切口挤出，用眼科小剪刀将突出部分睾丸组织剪下，大小约4mm，置于Bouin液中固定送病理学检查。睾丸白膜用3-0丝线缝合。术后应卧床24小时，随时注意观察阴囊出血情况，并且口服抗生素预防切口感染。

3. 病理诊断　正常成年男性睾丸组织由精曲小管及间质构成。精曲小管中含有支持细胞和各级生精细胞，管腔面可见大量精子，管腔外为薄而整齐的界膜。间质为疏松结缔组织，内有小血管、淋巴管和间质细胞。

（1）正常组织：①精曲小管各级生精细胞（精原细胞、精母细胞、精子细胞、精子）：人的生精周期为16天，不同时期各成分有不同组合。②支持细胞：每个精曲小管横断面上有 5~11 个，数量较恒定。该细胞具有分泌、营养、吞噬、支持生精细胞和释放精子、形成血睾屏障的功能。③界膜：自内向外依次为基膜、肌样细胞、成纤维细胞，是血睾屏障的组成部分，具有收缩、物质交换、吞噬等功能。④间质：间质细胞（Leydigcell）能分泌类固醇激素，促使男性生殖器和第二性征发育，促使精子生成。⑤其他：血管、淋巴管、纤维组织等是营养支架组织。

（2）基本病理变化

1）生精上皮：具体表现如下。①脱落：各级生精细胞无明显减少甚至增多，大量未成熟生精细胞脱落（部分或广泛，轻度或严重），甚至导致管腔阻塞。严重时支持细胞也脱落，细胞排列紊乱，可有不同程度变性，相邻细胞连接间隙内出现多核巨细胞。②成熟障碍：生精过程停滞于某一阶段，常见于精母细胞阶段，其次为精子细胞阶段，少见于精原细胞阶段。常伴生精细胞增殖，甚至超过正常，杂乱无章地充填于管腔内，核分裂增多，偶出现畸形生精细胞。③生精细胞减少：各级生精细胞和精子发生存在，比例亦正常，但数量普遍减少。④生精细胞消失：仅有支持细胞或残留少量生精细胞，早期支持细胞内可见被吞噬的精子残骸或过多色素沉积。

2）精曲小管界膜：①透明性变基膜均质性带状增厚，重者生精细胞和支持细胞消失，小管闭锁成无结构的"幻影小管"。②纤维化成纤维细胞、胶原纤维增生、分层，常向管周扩展。

3）间质：①间质血管壁增厚，透明变性，纤维化、管腔狭窄或闭锁。②间质纤维化，呈局限或弥漫。③间质细胞呈局限或弥漫性增生。

（3）病理分型：根据主要病理变化，分为以下几种类型。

1）生精上皮脱落型：精曲小管扩张，大部或全部管腔被脱落的生精细胞阻塞，管腔消失，常伴不同程度界膜及小血管改变。

2）生精阻滞或成熟障碍型：生精过程常停滞于精母细胞或精子细胞阶段，常伴生精细胞、界膜和血管改变，这是一种生精过程的分化异常。

3）生精功能低下型：各级生精细胞和精子均一的减少，支持细胞出现大量空泡，管腔扩张，可见早期脱落的未成熟生精细胞，界膜、血管多无明显改变。

4）透明变性型：精曲小管广泛透明变性、萎缩，管腔狭窄，严重时成"幻影小管"，常伴广泛纤维化和血管透明变性。这是自身免疫反应的表现，可能是非特异性炎症、腮腺炎、药物作用所致，也可能是原因不明或是其他病理损害的结果。

5）支持细胞综合征（Sertoli cell only syndrome，SCOC）或生精细胞发育不全：精曲小管中生精细胞缺如或消失，仅有支持细胞，精曲小管管径较小、界膜及间质病变严重。可分为原发性（先天性）和后天性（继发性）前者是胚胎期卵黄囊内生殖细胞未发育或未降到生殖嵴所致，睾丸大小和性征正常；后者是各种睾丸病变的后期结果。

6）混合型：有 2 种以上组织改变，常主次难分，表现为生精细胞上皮脱落、成熟障碍、透明变性等，可能是一种过渡类型。

此外，还有睾丸发育不全和（或）发育受阻病变，如克氏综合征（Klinefelter syndrome）、未成熟型睾丸等，常表现为小睾丸、第二性征发育不良，睾丸病变呈一致性，可有染色体异常，易于诊断。

睾丸活检组织分型与预后的关系：生精上皮脱落预后最好，生精功能低下尚有治疗基础，透明变性、支持细胞综合征、生精障碍、克氏综合征则无治疗基础，预后不良。

（二）前列腺活组织检查

前列腺活组织检查能提供细胞学诊断依据，对于早期前列腺癌的诊断具有重要意义。

1. 适应证　①临床症状和直肠指诊怀疑前列腺有恶变或同时伴酸性磷酸酶升高者。②性质难以确定的前列腺肿块。③确定肿瘤分期，以决定治疗方案。④判断前列腺癌经细胞毒或激素治疗后的效果。

2. 操作方法　穿刺有 2 种：Silveman 型与 Tru-cut 型。Tru-cut 型因为操作方便、并发症较前者少，且一次穿刺即可获得标本，故效果更佳。

（1）经直肠穿刺活检法：①术前 3 天口服抗生素。②术前用 1∶5000 氯己定溶液低位清洁灌肠。③骶管麻醉或蛛网膜下腔麻醉。④取截石位，肛门及穿刺部位的直肠前壁予以 1∶1000 苯扎溴铵纱布消毒。⑤将穿刺针（包括套管与针芯）的尖端紧贴左手示指掌面一起插入肛门，当左手示指感觉到前列腺病变处时，右手将穿刺针向前推进，使之通过直肠黏膜进入前列腺包膜内，再将针芯推进 2~3cm，固定后将套管针向前推进直达针芯尖端，即可取得所需的前列腺标本。⑥左手示指继续压迫止血，直至直肠黏膜停止出血。必要时电凝止血，然后退出肛门。⑦术后用抗生素预防感染。

（2）经会阴部穿刺活检法：①患者取截石位或侧卧位。②常规消毒会阴，铺巾及局部浸润麻醉。③右手持穿刺针刺入切口，左手示指插入直肠内按住所要切取前列腺组织部位，引导穿刺针穿入到达病变部位。④将针芯推入 3~4cm，然后以与经直肠穿刺法同样的方法取得前列腺标本。⑤左手示指继续压迫 2~5 分钟止血。

3. 并发症　穿刺术后可能发生血尿、直肠出血、感染、尿潴留等并发症。少数患者可能发生膀胱损伤，施行留置导尿及抗生素治疗后可以治愈。

| 第八章 | 常见症状及简易处理 |

一、尿频

排尿次数增多，每次尿量减少，而 24 小时尿量正常，称为尿频。若因饮水较多，排尿明显增加，每次排尿量又正常者，属生理性尿频。另外，老年人肾血管硬化，浓缩尿的功能下降，每日排尿次数也增加，或精神紧张性尿频，均属正常生理。正常成人白天排尿 4~5 次，夜间 0~1 次。而尿频患者轻者每日排尿 6~7 次，重者可达数十次，但排尿总量仍属正常。

（一）病因

1. **泌尿系感染** 尿频并伴有尿急、尿痛等症状，即膀胱刺激征。各种原因所致的泌尿系感染，特别是膀胱炎时，由于膀胱黏膜充血、水肿、炎性浸润、浅层溃疡，黏膜神经感受阈降低，尿意中枢处于兴奋状态而发生尿频。急性尿道炎多有尿道分泌物；急性肾盂肾炎可伴有肾区疼痛、发热、恶心等全身症状。一般通过实验室检查即可明确。

2. **膀胱容量减少** 膀胱内占位性病变，或膀胱外肿块压迫以及挛缩膀胱、膀胱部分切除术后，膀胱内残留尿增多，使膀胱有效容量减少而出现尿频。常见于膀胱内结石、前列腺增生症、膀胱内肿瘤及膀胱结核等。

3. **神经源性膀胱** 膀胱逼尿肌反射亢进，引起尿频或急迫性尿失禁。

4. **其他** 精神紧张、焦虑、恐惧均可出现尿频。另外，糖尿病、尿崩症、醛固酮增多症、急性肾功能衰竭多尿期等病变均可引起尿频，且每次尿量多正常，但 24 小时尿总量明显增加。一般结合相关理化检查可明确诊断。

（二）处理

1. **西医治疗** 首先要明确病因，然后进行针对性治疗。细菌感染引起者，如大肠埃希菌、金黄色葡萄球菌、淋病奈瑟菌等，应选择敏感抗菌药，如头孢菌素类的头孢噻肟钠、头孢曲松，喹诺酮类的氧氟沙星、环丙沙星等以及磺胺类、大环内酯类（如红霉素、罗红霉素等）。治疗中要遵循大剂量、足疗程以彻底治愈的用药原则。对结核分枝杆菌引起者，要抗结核治疗，选用利福平、异烟肼、链霉素等，一般主张二联或三联用药。对前列腺增生引起者，可服用 α 受体阻滞剂，如酚苄明（竹林胺），每日 5~10mg，每晚 1 次口服；或坦索罗辛（哈乐胶囊）0.2mg，每晚 1 次口服；或特拉唑嗪（高特灵）2mg，每日 2 次口服。膀胱结石或尿道结石所致者，要及时排石，据具体情况或体外碎石，或手术取石。精神紧张所致者，用地西泮 5mg，每日 3 次口服；谷维素 20mg，每日 3 次口服。

2. **中医治疗** 中医学认为引起尿频的原因较多，病变脏腑在肾与膀胱，且与肺、肝、脾有一定关系。其病机表现不外虚、实二端。虚者多为肾精亏虚，肾气不固，封藏失职，失于制约；或肾阳亏虚，不能温化膀胱，致膀胱气化失司；或气虚下陷，固摄无力，以致膀胱气化失司，不能约束而致小便频数。实者多为湿热下注，蕴结下焦，影响膀胱气化，致膀胱约束不利；或肝失疏泄，气机郁闭，尿液排泄失常而见小便频数。对尿频的治疗，当以虚者补之、实则清利为其基本原则。

（1）脾肾亏虚证

临床表现：小便频数，夜尿增多，或小便清长，伴神疲乏力，头晕目眩，腰膝酸软，形寒肢冷。舌淡，苔薄，脉沉细无力。

治法：益气健脾，固肾缩尿。

方药：补中益气汤、金匮肾气丸、缩泉丸。中成药可用补中益气丸，每次8粒，每日3次口服；或金匮肾气丸，每次8粒，每日2次口服。

（2）气机郁滞证

临床表现：小便频数，少腹拘急，有明显的情志因素，伴胸胁胀满，精神抑郁，善叹息。舌淡，脉弦。

治法：疏肝理气，通利小便。

方药：沉香散加减。药物可选柴胡、白芍、香橼、滑石、冬葵子、佛手、郁金等。中成药可选逍遥丸，每次8粒，每日3次口服。

（3）湿热蕴结证

临床表现：尿频，尿急，小便短涩疼痛，或尿道灼热疼痛，伴脘腹痞满，心烦口苦，大便不爽。舌质红，苔黄腻，脉滑数。

治法：清利湿热，通淋止痛。

方药：八正散或程氏萆薢分清饮加减。药物可选瞿麦、萹蓄、木通、车前子、萆薢、大黄、滑石、栀子等。中成药可选尿感宁冲剂，每次1袋，每日3次口服；或三金片，每次5片，每日3次口服；或八正合剂，每次10ml，每日3次口服。

3. 针灸治疗　以三阴经穴与俞募为主，常选中极、膀胱俞、阴陵泉、行间、太溪、关元等穴，针用泻法，或补泻兼施。虚者可加灸。

二、尿急

尿急是指患者一有尿意，就迫不及待地要排尿，而且不能自控，常伴尿频。排尿是一种高级神经中枢与脊髓排尿中枢协调反应，并受人体自主意识控制的生理活动。当膀胱内尿液充盈到一定程度时，膀胱扩张刺激引起的排尿信号反射到大脑中枢，大脑中枢发出的神经信息经盆神经传递至膀胱，解除副交感神经对逼尿肌的抑制作用，并使逼尿肌收缩，产生排尿活动。如果参与排尿的神经及膀胱、尿道、前列腺等发生病变，可出现一种不能控制的排尿急迫感，即尿急症状。

（一）病因

尿急发生机制主要是膀胱、尿道的神经末梢受到较强烈的刺激，脊髓排尿中枢的兴奋性超过了脊髓之上排尿中枢的抑制作用，或脊髓之上排尿中枢对脊髓中枢的抑制作用发生了障碍。导致尿急的常见原因有以下几种。

1. 泌尿系炎症　如膀胱炎、尿道炎、前列腺炎等。

2. 膀胱容量缩小　如前列腺增生症、前列腺癌、膀胱挛缩、膀胱部分切除后、膀胱占位性病变等。

3. 神经病变　如神经源性膀胱、逼尿肌反射亢进，或脊髓损伤病变，使脊髓中枢抑制作用发生障碍。

4. 精神因素　精神过于紧张、恐惧、害怕排尿等。

（二）处理

1. 西医治疗　具体处理与尿频相同。

2. 中医治疗　中医认为尿急之症多与肾和膀胱有关，临床上有虚、实之别，虚者肾气虚，实者多湿热。故尿急的治疗原则为实则清利，虚则补益，或补泻并用。

（1）下焦湿热证

临床表现：小便频急，尿道灼热疼痛，伴心烦口苦，胸脘痞满。舌质红，苔黄腻，脉滑数。

治法：清利湿热。

方药：八正散、程氏萆薢分清饮加减。

（2）肾气不固证

临床表现：尿急，甚则尿失禁，伴腰膝酸软，神疲乏力，头晕目眩，面色㿠白。舌质淡，舌体胖大，边有齿痕，脉沉细无力。

治法：补益肾气，固涩缩尿。

方药：金匮肾气丸、缩泉丸。常用药为制附子、熟地黄、山萸肉、山药、桑螵蛸、乌药、益智仁、金樱子、芡实、覆盆子、沙苑子等。

3. 针灸治疗　常选关元、中极、膀胱俞、三阴交等穴，实证用泻法，虚证用补法。并可加灸。

三、尿痛

尿痛是指患者排尿时或排尿后尿道内或膀胱区疼痛。

（一）病因

1. 泌尿系感染　尿路感染如膀胱炎、尿道炎、前列腺炎等，刺激膀胱及尿道黏膜或深层组织，引起膀胱或尿道痉挛和神经反射，表现为会阴部、耻骨上区挛缩样疼痛或在排尿时尿道烧灼样疼痛，常伴尿急、尿频、脓尿、血尿。一般而言，尿道炎多在排尿开始时出现疼痛；膀胱炎常在排尿末时疼痛加重；前列腺炎除有尿痛外，多伴有耻骨上区、腰骶部疼痛；泌尿系结核常伴低热、消瘦等症状。

2. 尿路梗阻　主要是尿道结石、尿道异物或者晚期膀胱癌、前列腺癌的刺激引起。由于尿路不通，排尿时压力增加、肌肉痉挛收缩而出现尿痛。若尿道梗阻日久，并发感染，则尿痛加重。

（二）处理

1. 西医治疗　因泌尿系感染者，应选择敏感抗生素或抗结核治疗；为缓解疼痛，可同时口服溴丙胺太林 30mg，每日 3 次。尿路梗阻如结石、异物、畸形等所致者，要采取相关措施畅通尿道。

2. 中医治疗　中医学认为尿痛原因虽多，但以情志所伤、外感较为常见。其病机有湿热蕴结、气滞血瘀和脾肾亏虚的不同。临床表现有虚、有实，或虚实兼杂。其治疗以实则泻之、虚则补之为原则。

（1）湿热蕴结证

临床表现：尿道灼热疼痛，伴尿频、尿急，小便混浊，或小便黄赤，胸脘痞满，大便不爽，心烦口苦。舌红，苔黄腻，脉滑数。

治法：清利湿热，通淋止痛。

方药：八正散、程氏萆薢分清饮。常用药物为瞿麦、淡竹叶、灯心草、龙胆草、栀子、黄芩、生大黄、滑石、萹蓄、冬葵子、木通等。中成药可选尿感宁冲剂、八正合剂、三金片等。

（2）气滞血瘀证

临床表现：尿痛为涩痛、胀痛或针刺样疼痛，伴胸胁胀满，善太息。舌质暗红或有瘀点、瘀斑，脉沉细涩。

治法：疏理气机，活血镇痛。

方药：少腹逐瘀汤、血府逐瘀汤。常用药为桃仁、红花、当归尾、路路通、荔枝核、柴胡、香附、琥珀、三七等。中成药可用血府逐瘀口服液，每次 10ml，每日 3 次口服；或三七片，每次 5 片，每日 3 次口服。

四、排尿困难

排尿困难是指膀胱内有尿不能顺利排出，排尿费力。表现为尿线变细、无力、射程短、排尿时间延长，或尿末滴沥等症状。轻者仅于排尿时需站立片刻方能排出，或需屏气用腹肌协助排尿；重者需用手压迫腹部以增加腹压，帮助排尿，甚则排不出尿导致尿潴留。

（一）病因

排尿困难的原因主要有机械性梗阻和非梗阻性因素两大类。

1. 机械性梗阻　主要是膀胱颈部以下尿路梗阻所致。常见于前列腺增生症，膀胱颈挛缩，膀胱内结石、异物、肿瘤，血块阻塞尿道内口，尿道损伤，尿道或尿道口狭窄，尿道瓣膜、憩室、结石、肿瘤、息肉、异物、精阜肥大及包茎等。

2. 功能性排尿困难　中枢或周围神经损伤造成支配膀胱的神经功能失调，使膀胱逼尿肌张力降低，或尿道括约肌痉挛，导致排尿困难。常见于颅脑或脊髓损伤、会阴部手术后、麻醉后、脊髓肿瘤和损伤、隐性脊柱裂等引起的膀胱功能障碍。检查会阴部可发现患者感觉减退，肛门括约肌松弛，插导尿管无困难，据此可与机械性梗阻相鉴别。

（二）处理

1. 西医治疗　首先要明确诊断，查清原因，以采取相应的治疗措施。前列腺增生症所致者，可口服 α 受体阻滞剂如酚苄明（竹林胺）、坦索罗辛（哈乐胶囊）、特拉唑嗪（高特灵）等，较快缓解症状。膀胱结石或尿道结石引起者，当采取排石措施，或体外碎石，或手术取石，或扩尿道取石等。尿道炎症水肿诱发者，当积极抗炎治疗。包茎所致者，要及时手术。

2. 中医治疗　中医学认为排尿困难的病位主要在肾和膀胱，且与肺、脾、肝三脏有关。其病因病机有寒、热、虚、实之别。治疗当以通利和补益为基本原则。

（1）下焦湿热证

临床表现：排尿困难，点滴而下，甚则尿道疼痛，小便黄赤短少，伴心烦口苦，大便不爽。舌质红，苔黄腻，脉滑数。

治法：清利湿热。

方药：八正散、程氏萆薢分清饮。中成药可选八正合剂、尿感宁冲剂、三金片等。

（2）气滞血瘀证

临床表现：排尿困难，淋漓不尽，或尿细如线，排出血块，兼胸胁胀满，善太息，烦躁易怒。舌暗，有瘀点、瘀斑，脉细涩。

治法：行气活血，通利水道。

方药：沉香散、血府逐瘀汤。常用药为柴胡、白芍、香附、桃仁、红花、路路通、王不留行、琥珀、川牛膝、三七、冬葵子等。中成药可选逍遥丸、三七片、血府逐瘀口服液。

（3）砂石阻塞

临床表现：排尿艰涩不畅，尿细，尿痛，甚则突然尿闭，或尿中有砂石。舌红，脉弦数。

治法：利尿通淋排石。

方药：石韦散加减。常用药为石韦、金钱草、川牛膝、冬葵子、瞿麦、萹蓄、海金砂、鸡内金、滑石等。中成药可选排石冲剂，每次15g，每日3次口服。

（4）脾肾亏虚证

临床表现：排尿无力，尿细，尿点滴而下甚则尿闭不出，伴见神疲乏力，腰膝酸软，头晕耳鸣，少气懒言。舌淡苔白，脉细弱无力。

治法：益气健脾，温肾助阳。

方药：济生肾气丸、补中益气丸。常用药为黄芪、制附子、肉桂、熟地黄、山萸肉、山药、川牛膝、车前子、炒白术、菟丝子、瞿麦、冬葵子等。中成药可选金匮肾气丸、补中益气丸。

五、脓尿

患者排出的新鲜尿液呈乳白色，甚则伴脓块，此称肉眼脓尿；镜检尿液中白细胞数异常增多，称镜下脓尿。正常尿液中含有少量白细胞，尿离心镜检白细胞通常不超过5个/HP。脓尿外观混浊，应注意和结晶尿相区别。正常尿液中含有多种晶体物质和非晶体物质，在饱和状态下，这些物质可因尿酸碱度改变、代谢紊乱或缺乏抑制晶体沉淀的物质而发生沉淀，形成结晶尿。尿内结晶以草酸盐、磷酸盐、尿酸和尿酸盐多见。发生结晶尿时外观也常混浊，但镜检无脓细胞。

（一）病因

1. 泌尿系感染　如肾盂肾炎、肾脓肿、肾积脓、尿道炎、膀胱炎、急性前列腺炎以及肾结核、膀胱结核等。

2. 泌尿生殖系寄生虫病　如丝虫病、血吸虫病等。

3. 异物刺激　如膀胱异物、尿道异物等。

4. 肿瘤、结石及憩室　肾或输尿管、膀胱结石、肿瘤，膀胱憩室和尿道憩室等。

5. 泌尿生殖系邻近的感染　如肾周围脓肿、盆腔脓肿及阑尾周围脓肿等。

6. 其他　尿路梗阻、包茎、后尿道瓣膜、前列腺增生症及输尿管狭窄或扭曲等均可继发感染。

（二）处理

1. 西医治疗　首先要明确诊断，对不同部位的感染，要选择相应敏感抗生素或抗结核药、治丝虫病或血吸虫病药；对膀胱肿瘤等所致者要及时手术。

2. 中医治疗　中医学认为脓尿临床以实证居多，多为湿热蕴结所致，日久可出现虚证或虚实兼杂。治疗当以清利为主。

（1）湿热蕴结证

临床表现：小便混浊，伴尿频、尿痛，烦热口渴，胸胁胀满。舌质红，苔黄腻，脉滑数。

治法：清热解毒，利尿通淋。

方药：八正散合五味消毒饮。常用药有金银花、连翘、瞿麦、萹蓄、生大黄、车前子、滑石、蒲公英、野菊花等。中成药可选八正合剂等。

（2）脾气亏虚证

临床表现：尿浊时作时止，白如泔浆，每因劳累而加重，小腹坠胀，纳差，便溏，神疲乏力。舌淡苔白，脉沉细无力。

治法：益气健脾，升清固涩。

方药：补中益气汤加味。常用药有黄芪、党参、白术、萆薢、柴胡、升麻、陈皮、人参、当归、金樱子等。中成药可选补中益气丸。

六、乳糜尿

乳糜尿是指尿中含有乳糜或淋巴液，使尿呈乳白色、米汤样或干酪样。它含有脂肪、蛋白质、红白细胞及纤维蛋白等。若红细胞较多，尿呈红褐色，称乳糜血尿。正常情况下食物中脂肪在小肠内被水解后与磷脂、胆固醇及载脂蛋白结合形成乳糜颗粒，最后经胸导管等淋巴系统进入血循环。当乳糜液不能沿正常途径进入血液而发生反流时，可造成淋巴引流淤积，淋巴管曲张、破裂。如破裂与泌尿系统相通时，乳糜进入尿中形成乳糜尿。

（一）病因

1. 先天性　先天性淋巴管或其瓣膜功能异常、先天性淋巴管畸形，导致淋巴回流受阻。

2. 继发性　多因丝虫病。胸腹部手术，纵隔、腹腔、腹膜后结核、肿瘤，创伤及炎症引起的淋巴管内外纤维化也可导致乳糜尿。

（二）处理

1. 西医治疗　要查清病因，针对治疗。丝虫感染所致者，要抗丝虫，药物可用乙胺嗪

（海群生），每天 600mg，分 2~3 次口服，连用 7 天。也可 1~1.5g 顿服，连用 2~3 天。也可用呋喃嘧酮治疗班氏丝虫病，总剂量为 140mg/kg，疗程 7 天（每天 20mg/kg，分 3 次口服）。淋巴管或瓣膜功能异常引起者，宜手术纠正。

2. 中医治疗　乳糜尿相当于中医学的"尿浊"，临床有虚实之别，初起多为实证，且以湿热为主，病变部位在膀胱；日久不愈多致脾肾亏虚。治疗当以实则清利、虚则补益为原则。

（1）湿毒蕴结证

临床表现：小便混浊，或呈乳白色，或白赤相杂，烦热口渴，胸脘痞满。舌红苔黄腻，脉滑数。

治法：清泻湿热，解毒通淋。

方药：程氏萆薢分清饮加减。常用药为萆薢、龙胆草、栀子、瞿麦、萹蓄、黄柏、大蓟、小蓟、白茅根等。

（2）阴虚火旺证

临床表现：小便混浊而赤，潮热盗汗，腰膝酸软。舌红少苔，脉细数。

治法：滋阴清热，凉血化浊。

方药：知柏地黄丸加减。常用药为生地黄、熟地黄、生山药、山萸肉、知母、黄柏、女贞子、墨旱莲、仙鹤草、白茅根等。中成药可选知柏地黄丸、六味地黄丸等。

（3）脾肾亏虚证

临床表现：小便混浊时作时止，伴形寒肢冷，腰膝酸软，神疲乏力，纳差腹胀。舌淡苔白，脉沉细无力。

治法：补肾健脾，固涩止浊。

方药：补中益气汤合金匮肾气丸。常用药为制附子、肉桂、黄芪、柴胡、升麻、熟地黄、山萸肉、桑螵蛸、金樱子、芡实等。中成药可选补中益气丸、金匮肾气丸、金锁固精丸等。

七、尿潴留

尿潴留是指膀胱内滞留尿液而不能自行排出的一种症状，常由排尿困难进一步发展而来。临床上有急性尿潴留和慢性尿潴留之分。前者多发生突然，在短时间内膀胱迅速充盈，下腹部胀痛难忍，尿意急迫，但不能自行排出；后者多起病缓慢，耻骨上虽可以触及膨胀的膀胱，但胀痛常不明显，尚能排出少量尿液，当慢性尿潴留引起大量剩余尿时，可出现尿失禁，即假性尿失禁。尿潴留日久可致肾积水和肾功能损害。

（一）病因

1. 机械性梗阻　常见的原因有，膀胱病变如膀胱肿瘤、异物、膀胱结石、膀胱憩室、膀胱颈硬化或炎性水肿，前列腺病变如前列腺增生、前列腺炎以及前列腺肿瘤、水肿、脓肿、囊肿等，尿道梗阻性病变如尿道狭窄、结石、肿瘤、炎症、异物、损伤及先天性瓣膜等。此外，直肠膀胱的肿物、包茎等也可诱发尿潴留。

2. 非机械性梗阻　主要见于中枢和周围神经系统损伤、炎症和肿瘤等，如腰椎麻醉及肛门会阴部位手术后、神经源性膀胱等。

（二）处理

1. 西医治疗　前列腺增生所致者，口服 α 受体阻滞剂，如酚苄明、特拉唑嗪、坦索罗辛等；尿道狭窄引起者，宜扩张尿道，结石或肿瘤所致者，宜及时手术。

2. 中医治疗　尿潴留相当于中医学的"癃闭"，病变脏腑在肾和膀胱，且与肺、脾、肝有关。临床表现有虚、实之别。治疗当以实则清利、虚则补益为原则。

（1）下焦湿热证

临床表现：小便滴沥不爽，尿黄，小腹憋胀难忍，心烦口苦，大便不爽。舌红苔黄腻，脉滑数。

治法：清利湿热。

方药：八正散加味。常用药为瞿麦、木通、车前子、滑石、冬葵子、大黄、栀子、赤小豆、生薏苡仁、萹蓄等。中成药可选八正合剂、尿感宁冲剂等。

（2）肺热壅盛证

临床表现：小便点滴难出，或闭塞不通，伴呼吸急促，咳嗽痰黄。舌红苔黄，脉滑。

治法：清热宣肺，通利水道。

方药：清肺饮、麻杏石甘汤。常用药为黄芪、桑白皮、桔梗、麻黄、瞿麦、车前子、冬葵子、木通、生薏苡仁等。

（3）气机郁滞证

临床表现：小便不通，或通而不爽，胸胁胀满，心烦易怒。舌红，苔薄黄，脉弦。

治法：疏利气机，通利小便。

方药：沉香散。常用药物有沉香、橘皮、柴胡、香附、石韦、冬葵子等。中成药可选逍遥丸等。

（4）尿道阻塞

临床表现：小便点滴而下，或尿如细线，甚则阻塞不通，小腹胀满疼痛。舌紫暗或有瘀点，脉细涩。

治法：化瘀散结，通利水道。

方药：代抵当丸，或桃红四物汤。常用药有当归尾、桃仁、红花、炒山甲、川牛膝、路路通、泽兰、地龙等。中成药可选血府逐瘀口服液。

（5）中气下陷证

临床表现：时欲小便而不得出，或量少不利，短气，纳差，神疲乏力，小腹坠胀。舌淡，苔薄白，脉细弱无力。

治法：补中益气，升清降浊。

方药：补中益气汤合春泽汤。常用药物有人参、黄芪、白术、柴胡、升麻、猪苓、茯苓、泽兰等。

（6）肾阳虚弱证

临床表现：小便不通或点滴不爽，排出无力，伴形寒肢冷，腰膝酸软。舌淡，苔白，脉沉细无力。

治法：温肾助阳，化气行水。

方药：济生肾气丸。常用药物有制附子、肉桂、川牛膝、车前子、瞿麦、熟地黄、山萸肉、山药、泽兰、冬葵子等。

3. 针灸疗法　虚证选肾俞、三焦俞、气海、脾俞、阴谷、委阳等穴；实证选三阴交、膀胱俞、中极、阴陵泉等。虚证用补法，并可加灸；实证用泻法。

4. 其他疗法

（1）导尿法：对于急性尿潴留，在条件许可的情况下，可首用该法以缓解痛苦。

（2）取嚏或探吐法：打喷嚏或呕吐，能开宣肺气，升举中气而通下焦之气，是一种较为有效的通利小便方法。方法为用消毒棉签向鼻中取嚏或喉中探吐，也有用皂角粉末0.3~0.6g 吹鼻取嚏。

（3）外敷法：可用葱白 500g，捣碎，入麝香少许拌匀，分 2 包，先放脐上 1 包，热熨约 15 分钟，再换 1 包，以热水袋熨 15 分钟，交替使用，以通为度。也可用适量青盐炒热，用布包好，置于小腹部。

八、尿失禁

尿失禁是指尿液不受主观控制而从尿道口处自动溢出的一种症状。根据发病原因和机制的不同，一般分为压力性尿失禁、充溢性尿失禁、急迫性尿失禁和真性尿失禁。

（一）病因

1. 压力性尿失禁　逼尿肌功能正常，尿道括约肌盆底及尿道周围肌肉与筋膜松弛，尿道阻力下降，但尚能控制排尿。若在腹部压力突然增加，如咳嗽、喷嚏、大笑等，膀胱内压力骤然增高，即可发生尿失禁。常见于会阴部及尿道损伤、手术和盆腔肿瘤等。

2. 充溢性尿失禁　常见于前列腺增生症、尿道狭窄等下尿路梗阻及骨髓病变等，长期排尿困难引起慢性尿潴留，造成膀胱过度充盈，尿液被迫点滴外溢。

3. 急迫性尿失禁　膀胱内病变强烈刺激膀胱收缩或脊髓上中枢抑制功能减退，膀胱异常收缩，尿意急迫而出现尿失禁。常见于逼尿肌亢进型神经源性膀胱、急性膀胱炎、间质性膀胱炎、近期前列腺摘除术后。此外，精神性因素也可诱发。

4. 真性尿失禁　由于膀胱逼尿肌过度收缩，括约肌松弛或麻痹，膀胱失去贮尿作用，尿液不自主地由尿道流出。常见于括约肌或其支配神经损害的疾病，如大脑发育不全、脑溢血、脑瘤等中枢神经疾病所致的神经源性膀胱，以及前列腺手术造成的永久性尿道括约肌损伤等。

（二）处理

1. 西医治疗　对于充溢性尿失禁，宜积极治疗前列腺增生症，口服 α 受体阻滞剂或舍尼通、保列治，或采取手术或介入治疗。尿道狭窄者，宜扩张尿道。急迫性尿失禁，要抗炎治疗等。真性尿失禁，宜及时治疗脑溢血和脑瘤等。对于易于损伤尿道括约肌的手术，要以预防为主。

2. 中医治疗　尿失禁属于中医学"小便不禁"范畴。其病变脏腑主要在肺、脾、肾三脏。临床以虚证为主，治疗以补益为基本原则。

（1）肾气不固证

临床表现：小便失禁，不能自控，尤以咳嗽或直立时为甚，伴腰膝酸软，神疲乏力。舌淡，体胖，边有齿痕，脉沉迟无力。

治法：补肾固涩，缩泉止遗。

方药：五子衍宗丸合缩泉丸加味。常用药有制附子、菟丝子、覆盆子、沙苑子、枸杞子、五味子、乌药、益智仁、山萸肉、熟地黄、桑螵蛸、金樱子等。中成药可选金匮肾气丸、缩泉丸等。

（2）中气下陷证

临床表现：稍动尿液即自动流动，伴少腹坠胀，神疲乏力，少气懒言，纳差。舌淡，脉细弱无力。

治法：补中益气，升提固摄。

方药：补中益气汤加减。常用药有人参、黄芪、白术、柴胡、升麻、桑螵蛸、沙苑子、益智仁等。中成药选补中益气丸和金锁固精丸等。

（3）肺气亏虚证

临床表现：咳而尿出，神疲乏力，少气懒言，平时易于感冒。舌淡，脉虚弱无力。

治法：补益肺气，固摄缩尿。

方药：补肺汤加减。常用药有黄芪、人参、熟地黄、山萸肉、益智仁、乌贼骨、桑螵蛸、金樱子、白果等。

（4）阴虚内热证

临床表现：小便不能自控，尿道灼热，尿色黄，五心烦热，腰膝酸软，盗汗。舌红，少苔，脉细数。

治法：养阴清热，固摄缩尿。

方药：一阴煎加减。常用药有生地黄、熟地黄、山萸肉、生山药、桑螵蛸、菟丝子、沙苑子、益智仁、白芍、杜仲、乌药等。中成药可选知柏地黄丸、六味地黄丸等。

3. 针灸治疗　取肾俞、关元、中极、气海等，可同时配以阴陵泉、三阴交、足三里，针用补法，得气后留针15分钟，隔日或每日针刺1次，并可配以艾灸。

4. 其他疗法

（1）红参9g，水煎服，同时吞服鸡内金12g。适用于无阻力性尿失禁。

（2）猪膀胱1只、生黄芪12g、党参10g、桑螵蛸10g、升麻3g。先将猪膀胱洗净，把四味药纳入膀胱内，置于砂锅中，加水250~500ml，煎煮去渣存汁，加适量调味品，每日分2次服用，每日1剂，连用3天~5天。适用于肾虚尿失禁。

（3）缩尿膏敷脐：洋葱头30g，硫黄15g，将其混合捣至极融，调和如膏。取适量敷贴患者神阙穴，盖以纱布，胶布固定，每天换药1次。用于阳虚证尿失禁。

（4）温肾丸填脐　附子、肉桂、丁香、赤石脂各等量，研极细末。取适量药末用黄酒调和如厚膏，制成蚕豆大小的药丸，并填于患者脐孔，中央盖以纱布，胶布固定，每天换药1次，10天为1疗程。用于肾阳气虚型尿失禁。

九、遗尿

遗尿俗称尿床，是指于睡眠时无意识地发生自行排尿，分夜间遗尿和白天遗尿，遗尿发生于 3 岁以前幼儿属正常现象。据美国精神心理学会《诊断与统计手册》所制定的标准，5~6 岁儿童 1 个月内夜间遗尿 2 次以上或 6 岁以上儿童 1 个月内夜间遗尿 1 次及以上者为遗尿症。

（一）病因

1. **功能性膀胱容量减少** 85% 以上患儿的膀胱呈婴儿型，其容量减少 50% 以上，但为功能性，并非生理解剖因素所致。约 50% 患儿有膀胱无抑制性收缩，如做诱发试验，其发生率可高达 78%~84%。但 99% 的遗尿症患儿除膀胱无抑制性收缩外，并无泌尿系器质性病变。其原因可能是中枢神经系统成熟延迟。

2. **发育延迟** 有些学者认为遗尿是由于大脑皮质发育延迟，不能控制脊髓排尿中枢，在睡眠时逼尿肌出现无抑制性收缩。此外，精神过于紧张焦虑，可能也影响上述控尿功能的发育。

3. **遗传因素** 有学者研究发现若双亲都有遗尿病史，则其子女中 77% 发生遗尿症；如父母一方有遗传病史，其子女中 43% 可发生；父母均无，仅 15% 子女患病，故提出遗传学说。

4. **睡眠过深** 由于睡眠过深，膀胱膨胀时未能唤醒发生遗尿。但近期有证据表明，遗尿症患儿并不比正常儿童睡眠过深，而且有部分患儿是在睡眠不深或清醒状态下发生的。

5. **精神因素** 如突然受惊、过于疲劳、紧张焦虑、不适应新环境、与父母关系不融洽等，易诱发遗尿。

6. **器质性尿路病变** 很少见。尿路病变有以下几种。①神经肌肉尿路病变：可为先天畸形如脑脊膜膨出、脊膜脊髓膨出、骶骨缺如（最后 3 节），或后天性外伤、炎症等病变引起。②下尿路梗阻病变：如尿道口狭窄、后尿道瓣膜、膀胱颈增生、骶前肿瘤等。成人表现为排尿困难和残余尿量增加；儿童除尿道口狭窄易被发现外，其他梗阻症状不明显，需做尿道拭子、尿道造影、内窥镜等检查，方可发现。③泌尿系感染：可诱发遗尿。研究证实，菌尿可促使遗尿发生。

7. **其他** 如食物过敏、蛲虫感染、尿崩症、糖尿病等也可诱发遗尿。

（二）处理

1. **西医治疗**

（1）麻黄素 25mg，睡前口服。

（2）甲氯芬酯（遗尿丁）0.1g，每日 2~3 次。

（3）丙胺太林片 15~30mg，睡前口服。

2. **中医治疗** 中医学认为遗尿病位在膀胱，其发生的关键在心肾亏虚，脾失固摄。临床以虚证居多，治疗以虚则补之、实则泻之为基本治则。

（1）**心肾亏虚证**

临床表现：夜间遗尿时有发作，每因精神紧张、焦虑和惊恐发作较频繁，伴胆怯易惊、心悸，失眠健忘多梦，头晕耳鸣，神疲乏力，腰膝酸软。舌淡，苔白，脉沉细无力。

治法：补益心肾，安神止遗。

方药：安神定志丸合桑螵蛸散加减。常用药物有生龙骨、生牡蛎、珍珠母、远志、茯神、石菖蒲、桑螵蛸、菟丝子、五味子、益智仁、酸枣仁等。

（2）肾虚不固证

临床表现：遗尿频作，头晕耳鸣，腰膝酸软，形寒肢冷，小便清长。舌淡，苔薄白，脉沉细无力。

治法：补肾固摄，缩尿止遗。

方药：五子衍宗丸合缩泉丸加减。常用药物有菟丝子、枸杞子、覆盆子、五味子、沙苑子、熟地黄、山萸肉、山药、乌药、益智仁、桑螵蛸等。

（3）中气下陷证

临床表现：小便频数，遗尿明显而尿量不多，劳累后加重，伴神疲乏力，纳差，少气懒言。舌淡，苔白，脉沉细无力。

治法：健脾益气，升阳止遗。

方药：补中益气汤合缩泉丸加减。常用药物有人参、黄芪、白术、柴胡、升麻、乌药、益智仁、覆盆子、桑螵蛸、五味子、鸡内金、菟丝子等。中成药可选补中益气丸、缩泉丸。

（4）心脾积热证

临床表现：遗尿时作，小便频急或短涩，伴心烦，胸闷纳呆，精神忧虑，口苦。舌红，苔黄腻，脉滑数。

治法：清热化湿，宁心安神。

方药：黄连温胆汤加减。常用药物有黄连、制胆南星、制半夏、陈皮、连翘、石菖蒲、远志、生枣仁等。

3. **针灸治疗**

（1）主穴　取中极、关元、肾俞、三阴交、百会，配气海、足三里、次髎等穴。用补法，留针30分钟，每日1次或隔日1次，5~7次为1疗程。每次选2个主穴和1个配穴。

（2）主穴　取长强，配关元、三阴交。用补法，强刺激，得气后即出针。每日1次，每次1~2穴，5~7次为1疗程。注意刺长强时，针尖方向沿尾骶骨，切勿刺入直肠。虚证时均可加用灸法。

4. **按摩疗法**　揉丹田，顺时针揉50次；按揉百会，逆时针旋转30次；揉龟尾30次；向上按揉或横擦肾俞20次。用力大小依年龄而定，每日下午按摩1次。

5. **膀胱训练**　逐步训练夜间唤醒排尿和白天按时排尿，建立正常的条件反射和习惯，逐步训练延长日间排尿间隔时间，以使功能性膀胱容量逐渐增加。在白天能控制排尿后，即开始训练延长夜间唤醒间隔时间。

6. **其他疗法**

（1）验方：山药15g，桂枝、白芍、乌药、益智仁、甘草各9g，生姜3片，大枣2枚。用于治疗肾气虚冷、肺脾气虚之遗尿。气虚多汗易感冒者加黄芪；阳虚肢冷加补骨脂；遗尿一夜数次加白果、桑螵蛸。每日1剂，水煎服。

（2）外治取白芍、甘草、白术各等分，共研末，用 0.2g 敷入脐部，上盖一小块薄纸，再加药棉与腹部皮肤齐平，外用胶布固定。3~7 天换药 1 次。或取生姜 30g、炮附子 6g、补骨脂 12g，共研为末，和匀后敷脐，外用纱布覆盖，胶布固定，每日 1 次，连用 3~5 次。

（3）猪膀胱 1 个，加入益智仁 10g，炖服，隔日 1 次，连用 3~5 次。或取乌梅 7 枚、蚕茧壳 1 个、大枣 5 枚，水煎服，每日 1 次，连用 4~6 天。

十、血尿

血尿是指排出的尿液中含有红细胞，肉眼可见者为肉眼血尿；仅在显微镜下发现超过正常红细胞数目者称为镜下血尿。在正常情况下，如果新鲜尿液标本不经离心沉淀，每高倍视野内红细胞不超过 3 个。

（一）病因

1. **尿路自身疾病** 是引起血尿的主要原因，常见的疾病有尿路感染、肿瘤、结石、外伤及肾实质病变等。

2. **尿路邻近组织器官病变** 常见的有生殖系统、下消化道以及腹腔病变，如前列腺炎、前列腺增生、精囊炎、腹腔感染、肿瘤等。

3. **全身性疾病** 如血液病及出血性疾病、血管病变等。一般结合血尿的特点和伴随症状，对引起血尿具体病因的判断更有价值。如若血尿不疼痛，多为泌尿生殖系肿瘤所致，其中以膀胱肿瘤最常见，其次为肾盂肿瘤，且具有全程血尿以及肉眼可见和反复发生的特点。血尿伴腰骶部疼痛者，多为输尿管结石或肾结石。血尿伴膀胱刺激征者，表明病变在下尿路。急性前列腺炎表现为终末血尿，但同时可伴有恶寒、发热等全身症状。血尿伴下尿路梗阻者，病变多在前列腺或膀胱。若血尿伴腹部肿块，单侧上腹肿瘤（多为肾肿瘤）、肾结核、肾损伤出血等。若血尿伴水肿、高血压、发热及出血倾向者，表明多为肾实质损害或血液病。

（二）处理

1. **西医治疗**

（1）卡巴克络（安络血）片 5mg，每日 3 次，口服。

（2）酚磺乙胺（止血敏）针 0.5g，肌内注射，每日 1 次。

（3）维生素 C 片 0.2g，每日 3 次，口服。

2. **中医治疗** 中医学认为血尿主要是由于热邪内扰、气虚不摄，瘀血阻滞，致血不循环，血溢脉外。治疗当以治气、治血、治火为原则，据不同病机施清热凉血，或益气摄血，或化瘀止血等法。

（1）热邪内扰证

临床表现：血尿，色鲜红，并伴尿频、尿急、尿痛，心烦口渴。舌红，苔黄腻，脉滑数。

治法：清热泻火，凉血止血。

方药：小蓟饮子加减。常用药物有淡竹叶、生地黄、小蓟、白茅根、仙鹤草、瞿麦、萹蓄、生大黄、黄连等。

（2）阴虚火旺证

临床表现：血尿，色鲜红，伴五心烦热，潮热盗汗，腰膝酸软。舌红，少苔，脉细数。

治法：滋阴清热，凉血止血。

方药：知柏地黄汤加减。常用药有知母、黄柏、生地黄、白茅根、生山药、山萸肉、仙鹤草、大蓟、小蓟、墨旱莲等。

中成药可选知柏地黄丸。

（3）气虚不摄证

临床表现：血尿日久不愈，色淡，神疲乏力，纳差，言语低怯，舌质淡。脉细弱无力。

治法：益气健脾摄血。

方药：补中益气汤加减。常用药物有人参、黄芪、柴胡、升麻、白术、陈皮、茯苓、仙鹤草等。中成药可选补中益气丸、归脾丸等。

（4）瘀血阻络证

临床表现：血尿，血色紫暗，或有血块，排尿困难。舌质暗有瘀点、瘀斑，脉沉细涩。

治法：理气散瘀，活血止血。

方药：桃红四物汤加减。常用药物有当归、桃仁、红花、柴胡、枳壳、三七、炒蒲黄、花蕊石、血余炭等。中成药可用血府逐瘀口服液、当归片、三七片等。

另外，辨证用药的同时，应结合导致血尿的具体原因，有针对性地选用一些药物。如结石引起者，加金钱草、海金沙、鸡内金、琥珀等；感染引起者，应加入金银花、连翘、蒲公英、生甘草等清热解毒之品等。

十一、排尿不尽

排尿不尽是指排尿后仍有尿意，或尿液不能全部排尽，点滴不已。临床表现为尿频，或点滴不尽，尿后仍尿意频频，无正常膀胱排空后的舒适感。

（一）病因

1. 泌尿生殖系统炎症　如膀胱炎、尿道炎、前列腺炎等。一般而言，膀胱炎多以膀胱刺激征和脓尿、血尿为主要症状，耻骨上区有压痛；尿道炎多同时伴有尿频、尿痛、尿道烧灼感和痒感，尿道口常有分泌物，耻骨上或会阴部钝痛；前列腺炎多伴有尿道滴白现象。一般通过相关检查可鉴别。

2. 泌尿系结石　如肾结石、膀胱结石、输尿管结石、尿道结石等。

3. 前列腺增生症　发病年龄一般在 50 岁以上，并伴有尿频、夜尿增多、排尿困难、膀胱有残余尿等。

（二）处理

1. 西医治疗

（1）α 受体阻滞剂，如酚苄明（竹林胺）、坦索罗辛（哈乐胶囊）、特拉唑嗪（高特灵片），适用于前列腺增生症。

（2）增效联磺片 2 片，每日 2 次，口服；或多氟沙星（天方罗欣片）0.2g，每日 1 次，口服。

2. 中医治疗：中医学认为排尿不尽，病位在肾和膀胱。临床有虚实寒热之不同。治疗实证、热证重在清利，虚证、寒证重在温补。

（1）湿热蕴结证

临床表现：尿余沥不尽，尿频，尿急，小便黄，甚则尿血，小便混浊，心烦口苦。舌质红，苔黄腻，脉滑数。

治法：清利湿热。

方药：八正散加减。常用药物有瞿麦、萹蓄、滑石、车前子、木通、萆薢、石韦、冬葵子、生大黄、滑石等。中成药可用八正合剂、尿感宁冲剂等。

（2）气机郁阻证

临床表现：排尿不尽，淋沥不畅，少腹胀痛或会阴部胀痛，精神抑郁，烦躁易怒。舌淡苔白，脉弦。

治法：调畅气机，开郁通闭。

方药：沉香散加味。常用药物有沉香、柴胡、郁金、佛手、车前子、冬葵子、萹蓄、生薏苡仁等。中成药可选逍遥丸、舒肝健胃丸等。

（3）肾气亏虚证

临床表现：排尿不尽，尿出无力，甚则排尿困难，伴腰膝酸软，头晕耳鸣。舌淡，苔白滑，脉沉细无力。

治法：温肾助阳，化气行水。

方药：济生肾气丸。常用药物有制附子、肉桂、川牛膝、车前子、熟地黄、山萸肉、生山药、冬葵子、茯苓、猪苓、泽泻、泽兰等。中成药可用金匮肾气丸。

十二、尿道疼痛

尿道疼痛是指前尿道和后尿道部位的疼痛。以尿道病变多见，多呈烧灼样或刀割样疼痛。后尿道病变的疼痛可表现在阴茎或前尿道。除尿道局部病变外，其他部位的病变如输尿管、膀胱结石、异物等刺激以及前列腺疾病也可产生尿道疼痛。

（一）病因

1. 尿道疾病　常见的有尿道炎、尿道结石、尿道肿瘤、尿道异物等。尿道炎常伴尿急、尿频、尿道口有脓性分泌物、尿道口红肿等。尿道肿瘤多伴有血尿或血性分泌物，尿细如线，排尿困难；尿道结石多有排尿困难，尿细如线。一般通过尿液、组织活检以及 B 超、X 线检查可明确病因。

2. 输尿管、膀胱结石　多为腰腹疼痛放射到阴茎部。

3. 前列腺疾病　如前列腺炎、前列腺脓肿等。通过 B 超或前列腺液检查可予以鉴别。

（二）处理

1. 西医治疗　①吲哚美辛片 25mg，每日 3 次，口服。②溴丙胺太林片 30mg，每日 3 次，口服。③抗炎治疗，如阿莫西林（阿莫仙胶囊）0.5g，每日 4 次，口服；或联磺甲氧苄啶（增效联磺片），每次 2 片，每日 2 次，口服。

2. 中医治疗　中医学认为尿道疼痛多为湿热毒邪、砂石异物阻滞所致，治疗当以清利湿热、消石排石为主。

（1）**热毒蕴结证**：临床表现：尿道烧灼样疼痛，伴尿频，尿急，小便黄赤，心烦口苦，大便秘结。舌红，苔黄腻，脉滑数。

治法：清利湿热，解毒止痛。

方药：八正散合黄连解毒汤加减。常用药物有瞿麦、萹蓄、金银花、连翘、黄连、栀子、黄柏、大黄等。

（2）**砂石结聚证**：临床表现：尿道疼痛如割，或排出砂石，或突然排尿中断，血尿，会阴坠胀不适。舌淡质暗，苔黄，脉弦。

治法：清利湿热，排石通淋。

方药：石韦散合八正散加减。常用药物有石韦、冬葵子、瞿麦、车前子、萹蓄、金钱草、海金沙、鸡内金等。中成药可选排石冲剂、八正合剂等。

十三、阴茎疼痛

阴茎疼痛是指阴茎部位的疼痛，多见于阴茎局部病变。

（一）病因

1. **阴茎损伤**　有阴茎损伤史，症见阴茎局部疼痛，或有瘀点、瘀斑等。

2. **尿道结石、异物**　多伴有明显的排尿困难，或排尿突然中段，尿细如线，阴茎疼痛较剧烈，常放射至阴茎头、会阴、直肠等。

3. **尿道炎、龟头炎**　尿道炎多伴有膀胱刺激征、尿道口红肿，或有脓性分泌物。龟头炎多表现阴茎头及包皮处灼热疼痛。

4. **阴茎硬结症**　主要表现为阴茎勃起时疼痛、弯曲，甚则排尿困难，阴茎海绵体有结节状或条索状硬结。

5. **阴茎异常勃起**　即在无性刺激情况下阴茎持续勃起，甚则疼痛、水肿、坏死。

6. **阴茎癌**　早期多见阴茎头、冠状沟附近出现丘疹，继则溃疡、疼痛或烧灼样刺痛。肿瘤可呈菜花样或疣状。

（二）处理

1. **西医治疗**

（1）吲哚美辛片 25mg，每日 3 次，口服。

（2）溴丙胺太林片 30mg，每日 3 次，口服。

2. **中医治疗**　中医学认为阴茎疼痛主要与尿道和阴茎血络瘀阻有关。其病因有寒凝、热灼、瘀阻、虚损等不同。治疗当以通利为原则，又要谨守病机，变通治法。

（1）**寒凝痰阻证**

临床表现：阴茎疼痛，阴部怕冷，遇寒加重，得热则减。舌淡，苔白，脉弦数。

治法：温经散寒，化瘀散结。

方药：暖肝煎加减。常用药物有乌药、陈皮、制半夏、白僵蚕、制胆星、茯苓、制附子、荔枝核、小茴香、肉桂、川芎、路路通等。

（2）瘀血阻络证

临床表现：阴茎疼痛，有瘀斑，阴茎勃起时加重。舌质暗红或有瘀点，脉细涩。

治法：活血化瘀，通络止痛。

方药：血府逐瘀汤加减。常用药物有制乳香、没药、当归、川芎、桃仁、红花、炒山甲、三七、地龙、蜈蚣等。中成药可用三七片、血府逐瘀口服液等。

（3）湿热蕴结证

临床表现：阴茎红肿疼痛，尿道口有分泌物，心烦口渴，大便不爽。舌红，苔黄腻，脉滑数。

治法：清热解毒，利湿通淋。

方药：八正散、龙胆泻肝汤加减。常用药物有黄连、金银花、连翘、瞿麦、萹蓄、车前子、冬葵子、龙胆草、栀子、黄芩、滑石等。中成药可选八正合剂、龙胆泻肝丸等。

（4）肾精亏虚证

临床表现：阴茎隐痛，多有房劳史，性欲低下，腰膝酸软，头晕耳鸣。舌淡，苔白，脉沉细无力。

治法：补肾填精。

方药：五子衍宗丸、六味地黄丸加减。常用药物有菟丝子、枸杞子、覆盆子、熟地黄、山萸肉、生山药、狗脊、桑寄生、川续断、仙灵脾、巴戟天等。中成药可选六味地黄丸、金匮肾气丸等。

十四、睾丸疼痛

睾丸疼痛是指感染、外伤、肿瘤等原因引起的睾丸不同性质和不同程度的疼痛。疼痛性质有胀痛、刺痛、坠痛、刀割样疼痛等，疼痛程度有隐痛、剧痛等。除睾丸自身病变引起睾丸疼痛外，附睾、精索病变、前列腺病变等均可引起睾丸疼痛。

（一）病因

1. 感染　如睾丸炎、附睾炎、精索炎、前列腺炎、睾丸结核、附睾结核等均可导致睾丸疼痛。

2. 肿瘤　如睾丸肿瘤、附睾肿瘤等。

3. 外伤　如睾丸、附睾损伤、睾丸扭转、精索扭转、输精管结扎术后等。

4. 其他　如精索静脉曲张、精索鞘膜积液、睾丸鞘膜积液等。

（二）处理

1. 西医治疗

（1）吲哚美辛片25mg，每日3次，口服。

（2）氨糖美辛片0.2g，每日3次，口服。

（3）抗炎治疗，如联磺甲氧苄啶（增效联磺片）2片，每日2次，口服；或多氟沙星（天方罗欣片）0.2g，每日1次，口服。

2. 中医治疗　中医学认为足厥阴肝经绕阴器抵少腹，故睾丸疼痛与肝经关系密切，多为肝经受病所致。睾丸疼痛以实证居多，治疗当以祛邪为主。

（1）湿热蕴结证

临床表现：睾丸疼痛剧烈，阴囊潮湿，或阴囊红肿触痛，心烦口苦，大便不爽，小便短赤。舌红，苔黄腻，脉滑数。

治法：清热利湿止痛。

方药：八正散合龙胆泻肝汤加减。常用药物有瞿麦、赤芍、牡丹皮、龙胆草、栀子、黄芩、生大黄、延胡索、川楝子、荔枝核等。中成药可选龙胆泻肝丸、八正合剂等。

（2）寒湿凝滞证

临床表现：睾丸疼痛，牵及少腹，遇寒加重，得热则减，会阴部阴冷潮湿，睾丸、阴囊、小腹寒冷。舌淡，苔白滑，脉沉弦。

治法：温经散寒，除湿止痛。

方药：暖肝煎合天台乌药散加减。常用药物有小茴香、吴茱萸、乌药、制乳香、制没药、荔枝核、橘核、醋延胡索、川芎、川牛膝、当归尾等。中成药可选茴香橘核丸、三七片等。

（3）气滞血瘀证

临床表现：睾丸胀痛或针刺样疼痛，伴见阴囊青紫瘀斑、脉络曲张，触痛明显，或可触及肿块。舌质紫暗或有瘀点、瘀斑，脉细涩。

治法：理气散结，活血止痛。

方药：少腹逐瘀汤加减。常用药物有柴胡、当归、桃仁、红花、乌药、小茴香、荔枝核、橘核、延胡索、川牛膝、生蒲黄、炒蒲黄、乳香、没药等。中成药可选茴香橘核丸、血府逐瘀口服液等。

（4）脾肾亏虚证

临床表现：睾丸疼痛，并有下坠感，时轻时重，每活动后加重，阴囊睾丸不红不肿，神疲乏力，腰膝酸软，纳差腹胀，性欲下降。舌淡，苔白，脉沉细无力。

治法：益气健脾，温肾助阳。

方药：补中益气汤合右归丸加减。常用药物有人参、黄芪、荔枝核、橘核、当归、菟丝子、枸杞子、制附子、延胡索、熟地黄、山萸肉、生山药等。中成药可选补中益气丸、金匮肾气丸等。

十五、阴部瘙痒

阴部瘙痒是指外生殖器（阴茎、阴囊）至肛门部位自觉瘙痒的症状。多见于会阴部位的皮肤病变，男性以阴茎、阴囊瘙痒最为常见。中医的肾囊风、阴部湿疹均指以阴部瘙痒为主的病症。

（一）病因

1. 阴囊及会阴湿疹　是阴部最常见的皮肤病，属于变态反应，其发生可能与遗传因素、热水烫洗、性情急躁有关。急性期可见阴囊或会阴部皮肤发红、水肿，可伴丘疹、渗出、结痂、糜烂等，易继发感染，慢性期可见皮沟加深、皮肤肥厚、阴囊皮肤粗糙如革等。

2. 会阴苔藓　为真菌感染，阴囊皮肤出现环状或半环状红斑，上有脱屑，有剧烈的痒感。

3. 会阴银屑病　多有明显皮肤损伤，男性常发于龟头和包皮内侧，为点片状、斑块状，表面覆有银白色鳞屑，刮去后，基底为一薄膜，可有出血点。

4. 疥疮　是疥螨传染引起，表现为阴囊部剧烈瘙痒，夜间较甚；其他如指间、肘窝、腋窝、小腹部等处也非常痒，并出现丘疹、水疱或脓疱。

5. 阴虱病　是阴虱依附于阴毛中引起的一种瘙痒性皮肤病。

6. 核黄素缺乏性阴囊炎　多见于常年食用精细米面或长期腹泻、食欲不振或挑食的男性，表现为起始阴囊微红发亮，后在阴囊两侧出现淡红色斑片，上附着鳞屑，不久可出现多个黄豆大小的扁平丘疹，有不同程度的痒感，常合并口角炎、舌炎。

7. 固定型药疹　服用某种药物所致，阴囊皮肤的某一部位反复出现圆形水肿性红斑，边缘清楚，瘙痒并伴灼热。

（二）处理

1. 西医治疗

（1）氟轻松软膏外涂，每日2~3次。用于阴部慢性湿疹。

（2）氯苯那敏片8mg，每日3次，口服；或赛庚啶片2mg，每日3次，口服。用于急性阴部湿疹和固定型药疹。

（3）优力肤霜或灭疥灵外涂，用于阴部疥疮。

（4）咪康唑（达克宁霜）或联苯苄唑（孚琪软膏）外涂患部，用于会阴部苔藓。

（5）10%硫磺软膏或10%百部酊外搽，用于阴虱病。

2. 中医治疗　中医学认为外阴瘙痒与足厥阴肝经关系密切，多为外感风热、湿热下注等引起。治疗当据不同病机施清热利湿，或祛风清热等法。

（1）风湿外袭证

临床表现：会阴部瘙痒，尤其是阴囊干燥作痒，抓破后起丘疹、流黄水，并伴恶风、发热。舌质红，苔黄，脉弦数。

治法：清热祛风，止痒。

方药：消风散、防风通圣散加减。常用药物有荆芥、防风、苦参、川芎、红花、牛蒡子、生地黄、蝉蜕等。中成药可选防风通圣丸。

（2）肝经湿热证

临床表现：会阴与阴囊瘙痒难忍，阴囊潮湿，皮肤起丘疹，浸润潮红，丘疹破后流黄水，甚则糜烂，脘腹痞满，小便黄赤。舌质红，苔黄腻，脉滑数。

治法：清热利湿止痒。

方药：龙胆泻肝汤加减。常用药物有龙胆草、苍术、黄柏、栀子、黄芩、苦参、蛇床子、车前子等。中成药可选龙胆泻肝丸等。

（3）血虚风燥证

临床表现：会阴或阴囊部位皮肤干燥、瘙痒，阴囊肥厚，夜间瘙痒较重，面色不华，五心烦热，口干。舌质红，脉细数。

治法：滋阴养血，祛风止痒。

方药：四物汤加味。常用药物有当归、熟地黄、白芍、川芎、制首乌、地肤子、苦参、荆芥、防风、蝉蜕等。

十六、阴囊肿块

正常阴囊内可触及睾丸、附睾和精索。阴囊内容物发生病变或腹部内容物进入阴囊可出现阴囊肿块。

（一）病因

1. 精索静脉曲张　是指精索蔓状静脉丛扩张、伸长、迂曲而形成的阴囊血管性肿块。表现为阴囊肿大（重度），可触及蚯蚓状曲张的肿块，质地较软。

2. 鞘膜积液　包括精索鞘膜积液、交通性鞘膜积液、精索睾丸鞘膜积液和睾丸鞘膜积液，其中以睾丸鞘膜积液最常见。检查可肿块光滑、有波动感，透光试验阳性。

3. 睾丸、附睾病变　如急性睾丸炎、附睾炎，睾丸、附睾肿大，以及外伤引起的睾丸炎、附睾炎、精索炎等。睾丸、附睾结核及梅毒也可引起睾丸、附睾肿大，质地较硬。睾丸、附睾发生肿瘤时肿块质硬，无痛觉，透光试验阴性。附睾淤积是指输精管结扎术后，部分受术者阴囊轻度肿大，自感坠胀，双侧附睾头、体、尾均肿大、质软，压痛不明显。

4. 腹股沟斜疝　用手指压迫腹股沟外环后，嘱患者站立，肿块不再出现，移开手指后，肿块又入阴囊，透光试验阴性。

5. 精液囊肿　主要位于附睾头及输精管，呈圆形或椭圆形，表面光滑有弹性。

（二）处理

1. 西医治疗　首先要明确诊断，查清病因，采取针对性的治疗措施（具体见中篇各论有关内容）。

2. 中医治疗　中医学认为阴囊肿块的发生原因，不外内伤和外感2个方面，外感多为湿热毒邪，寒湿内浸；内伤多为正气亏虚，升举乏力或瘀血阻滞等。治疗当以实则泻之、虚则补之为治则。

（1）湿毒蕴结证

临床表现：阴囊肿大，压痛明显，或阴囊红肿，心烦口苦，小便短赤，大便不爽。舌红，苔黄腻，脉滑数。

治法：清利湿热，解毒散结。

方药：龙胆泻肝汤合仙方活命饮加减。常用药物有龙胆草、栀子、黄芩、车前子、生薏苡仁、金银花、连翘、皂角刺、泽兰、赤小豆、玄参、乳香、没药等。

（2）寒湿内侵证

临床表现：阴囊肿大，有肿块，质地较软，压痛明显，遇寒加重，得热则稍减。舌质淡，苔白腻，脉濡缓。

治法：温经散寒，除湿消肿。

方药：乌药散合胃苓汤加减。常用药物有乌药、吴茱萸、荔枝核、橘核、茯苓、泽兰、泽泻、猪苓、益母草、川芎、当归尾、川牛膝等。

（3）瘀血阻络证

临床表现：阴囊肿大，内有肿块，质地较硬，或青筋暴露。舌质紫暗有瘀点，脉沉涩。

治法：活血通络，散结消肿。

方药：血府逐瘀汤加减。常用药物有当归、川芎、桃仁、红花、地龙、泽兰、益母草、生牡蛎、川牛膝等。中成药可选血府逐瘀口服液、茴香橘核丸、三七片等。

（4）气虚下陷证

临床表现：阴囊肿大，内有肿块，每劳累或站立时加重，质地较软，少腹下坠，神疲乏力，纳差、腹胀。舌淡苔白，脉细弱无力。

治法：补中益气，升阳举陷。

方药：补中益气汤加减。常用药物有人参、黄芪、柴胡、升麻、炒白术、枳壳、当归、陈皮等。中成药可选补中益气丸。

十七、外生殖器溃疡

外生殖器溃疡是指外生殖器（阴囊、龟头、包皮）和会阴部位发生的溃疡。溃疡是皮肤或黏膜坏死脱落后形成的缺损，是局部溃疡、外伤、血液循环障碍、营养功能失调等原因所引起，在男性以阴茎和阴囊溃疡最多见。

（一）病因

1. 阴茎包皮龟头炎　多为感染所致，初期龟头包皮处红肿、痒痛，继则溃烂，形成溃疡。过敏引起者，常有服用易过敏药物如磺胺类、解热镇痛类等用药史，常在数小时内发生，龟头、包皮甚则阴囊痒痛溃烂，有分泌物渗出。

2. 生殖器疱疹　常有不洁性生活史，早期患部常有烧灼感，迅速变成小水疱，之后溃破形成溃疡，发生部位多在龟头、冠状沟及包皮等处。

3. 梅毒　常有不洁性生活史，早期外生殖器及会阴部有硬下疳、梅毒疹出现，继则出现皮损，形成溃疡。若失治、误治，病情可进一步发展，导致多脏器损伤。

4. 贝赫切特（Behcet）病　又称"口-眼-生殖器"三联征，即外生殖器溃疡的同时常伴发口腔溃疡及眼疾等，且易反复发作。

5. 肿瘤　生殖器溃疡的同时多伴有消瘦、贫血、食欲缺乏、溃疡日久不愈，晚期溃疡病变呈菜花样。

6. 外伤　有明显会阴生殖器损伤史，局部红肿，瘀血青紫，甚则溃烂。

（二）处理

1. 西医治疗　包皮龟头炎所致者，宜抗炎治疗；生殖器疱疹引起者，当抗病毒治疗；梅毒应首选青霉素等。具体各病处理详见中篇各论有关内容。

2. 中医治疗

（1）湿热下注证

临床表现：会阴及外生殖器溃疡、糜烂，心烦口苦，小便短赤，大便不爽。舌质红，苔黄腻，脉滑数。

治法：清热利湿，疏风解毒。

方药：龙胆泻肝汤加减。常用药物龙胆草、栀子、黄芩、萆薢、生薏苡仁、赤小豆、苦参、苍术、黄柏、玄参、野菊花、紫花地丁、生甘草等。中成药可选龙胆泻肝丸、八正合剂等。

（2）热毒蕴结证

临床表现：外生殖器溃疡，口渴心烦，甚则口舌生疮，小便短赤，大便秘结。舌质红，苔黄，脉数。

治法：清热泻火，解毒散结。

方药：黄连解毒汤合五味消毒饮加减。常用药物有黄连、黄柏、栀子、金银花、连翘、皂角刺、川贝母、玄参、野菊花、大青叶、板蓝根、木贼等。

（3）瘀血阻络证

临床表现：外生殖器或会阴部皮肤紫暗，溃烂、渗液、污溃、疼痛剧烈。舌质暗红，或有瘀点、瘀斑，脉细涩。

治法：活血化瘀，通络止痛。

方药：桃红四物汤加减。常用药物有当归尾、桃仁、红花、柴胡、枳壳、赤芍、丹参、制乳香、没药、血竭、川芎等。中成药可选血府逐瘀口服液、三七片等。

（4）气血亏虚证

临床表现：外生殖器或会阴部溃疡久不愈合，溃疡面淡白，渗出液清稀，肿痛不明显，神疲乏力，面色不华，心悸气短。舌淡苔白，脉细弱无力。

治法：益气养血，收敛生肌。

方药：八珍汤加减。常用药物有黄芪、党参、白术、当归、白芍、茯苓、丹参、制首乌、阿胶、制乳香、没药、血竭等。中成药可选十全大补丸、归脾丸等。

十八、其他常见症状

（一）气尿

气尿是指排尿时尿中出现气体，常见排尿过程中随尿排出小气泡。气尿的原因主要有以下几种。

1. 病理性瘘道　肿瘤、结核、严重感染、憩室炎及创伤、手术、泌尿道与肠道形成病理性沟通。

2. 先天性异常　如尿直肠膈缺损，致使膀胱、尿道与直肠相通。

3. 尿路产气细菌感染　如糖尿病患者尿液有乳酸菌或酵母菌等使糖分解发酵而产生气体。陈旧性膀胱炎，因大肠埃希菌或乳酸杆菌分解尿中蛋白而产生气体。

对气尿的处理：瘘道或先天异常所致者，要及时手术纠正；感染所致者，要根据细菌培养和药敏试验结果进行抗炎治疗。

（二）腹股沟部肿块

在正常情况下腹股沟部仅能触及表浅淋巴结。腹股沟部肿块多见于腹股沟斜疝、鞘膜积液、隐睾和肿瘤。临床上应注意鉴别。

（三）阴茎肿块

阴茎肿块是指发生于阴茎头、包皮、阴茎海绵体部、尿道等阴茎各部的肿块。可见于阴茎癌，多呈菜花样，有恶臭，易出血。小儿常发现包皮内有扁圆形小硬结，其实是包皮垢石，翻开包皮或将包皮切开，就可发现乳酪样硬块，与皮肤无粘连。阴茎海绵体肿块多见于阴茎硬结症，肿块形状不规则呈片状或条索状，坚硬，无触痛，但阴茎勃起时可致阴茎弯曲和阴茎疼痛，从而影响性生活。阴茎腹侧尿道触及肿块应考虑尿道肿瘤、结石、息肉和尿道狭窄。

（四）睾丸下坠

睾丸下坠包括患者自觉睾丸下坠和体检发现睾丸、阴囊下坠。临床表现为一侧睾丸下坠，也可表现为两侧睾丸均下坠，其中以单侧睾丸下坠较常见。产生的原因有以下几种。

1. 精索静脉曲张　常感阴囊睾丸坠胀不适，并牵及少腹、会阴部，每因站立、劳累而加重，阴囊内可触及蚯蚓状曲张的静脉团块。

2. 鞘膜积液　以睾丸鞘膜积液和精索鞘膜积液最常见。阴囊下坠肿大，甚则影响活动和性生活。

3. 睾丸、附睾疾病　如慢性睾丸炎、附睾炎以及附睾结核、睾丸、附睾肿瘤等。

4. 精液囊肿　阴囊下坠并有轻度压痛。检查可在睾丸后上方或精索近附睾段触及界限清楚、表面光滑、有弹性感的小囊肿，状似双睾。

西医处理详见中篇各论。中医学认为睾丸下坠病机有虚、实之别，实证多为湿热下注，或瘀血阻络所致；虚证多为中气亏虚，或肾气不固引起。治疗当以实则泻之、虚则补之为原则。湿热下注者，当清利湿热；方选龙胆泻肝汤、八正散等；中成药可选龙胆泻肝丸、八正合剂等。气滞血瘀者，当行气活血，通络止痛；方选桃红四物汤、少腹逐瘀汤加减；中成药可选血府逐瘀口服液、三七片等。中气下陷者，当补中益气，升阳举陷；方用补中益气汤加减；中成药可选补中益气丸。肾气不固者，当补益肾气，养精固摄；方选金匮肾气丸、五子衍宗丸加减。

中 篇

各 论

第一章 　阴茎疾病

第一节　阴茎及尿道的先天性异常

一、阴茎先天性异常

（一）包茎

包皮过长是指包皮虽然盖住阴茎头，但能被翻向后方而露出阴茎头。若包皮口狭小紧包阴茎头，不能将包皮向上翻转而显露阴茎头称为包茎。包茎分为先天性和后天性。小儿出生时包皮与阴茎头之间存在粘连称为先天性包茎。在出生后 3~4 年内由于阴茎生长及勃起，粘连通常被吸收，包皮自行退缩，露出阴茎头。但先天性包茎并不都能自愈。后天性包茎继发于阴茎头包皮炎，包皮口形成瘢痕性挛缩，常伴有尿道口狭窄。

1. 临床表现　包皮口狭小，包皮紧包阴茎头，包皮不能向上翻转而显露阴茎头。包皮口狭小，甚者排尿时包皮隆起，更严重者有排尿困难。

尿滞留在包皮囊内不断分解出刺激性物质，刺激包皮和阴茎头，导致表皮脱落和分泌物积聚形成包皮垢。包皮垢为乳白色豆腐渣样物，可从细小的包皮口排出，也可呈小块状，犹如黄豆大小堆积于阴茎头冠状沟部，常被家长误认为是肿瘤而来求诊。

2. 治疗　对于先天性包茎，可反复试行将包皮上翻，以扩大包皮口，露出阴茎头，便于清洗。要注意在每次上翻后将包皮复位。包茎不能自行消失或包皮口已出现瘢痕性狭窄环，需行包皮环切术。

（二）嵌顿包茎

嵌顿包茎是包皮上翻至阴茎头上方后不能复位，以至影响淋巴及静脉回流引起水肿，发生水肿后，包皮狭窄环越来越紧，其远端阴茎可发生坏死及脱落。

嵌顿包茎应尽早行手法复位，即先用手紧握阴茎头逐渐加压使水肿消退，然后用两拇指抵压阴茎头，同时用示、中指向下推拉包皮以复位。有时可用细针多处穿刺包皮，挤出水液也有助于包皮复位。如手法复位失败，应做包皮背侧切开术，其要点是切开狭窄环，否则不会奏效。日后需做包皮环切术，如组织健康也可当时就做包皮环切术。

（三）重复阴茎

这种畸形的发生率次于包茎，占阴茎先天性畸形的第二位，大约每 500 万人中有 1 例，以双阴茎发生率最高。Campbell 归纳原因有 4 个。①胚胎发育中存在的 2 个阴茎始基未能适当地融合。②是一种返祖现象，因为某些动物，如蜥蜴就存在 2 套生殖系统。③有双生殖系统的畸胎。④类似于多指（趾）畸形的一种现象。

双阴茎可以长得互相平行或者一前一后，尿道也重复，大多在前列腺部位，两侧尿道互相合并而归入同一膀胱，也有重复膀胱者。文献中报道是两尿道有共同膀胱，但前列腺缺如。Allsner 报道 1 例更为奇特，一个阴茎的尿道用于排尿，而另一个阴茎的尿道用于射精。Bodrguez 报道的 1 例为 5 天新生儿，右侧阴茎有尿道上裂，而左侧阴茎有尿道下裂，每个尿道又各自进入一个双叶膀胱中。重复阴茎可有 3 种情况，即分叉形阴茎、完全重复阴茎及另有一异位阴茎。分叉形阴茎是有一纵隙把阴茎分为两半，重复阴茎可仅限于阴茎头或包括全阴茎体。每一半阴茎内各有一海绵体，而尿道口则位于裂隙深部。这种畸形可能源于生殖结节未融合。手术治疗是将两海绵体缝合在一起，把尿道翻转至海绵体之下。完全性重复阴茎常合并其他重复畸形，如重复膀胱、重复结肠等。根据情况需修复一个阴茎而切除另一个阴茎。此类畸形可合并有膀胱、前列腺、尿道上裂、尿道下裂、隐睾，甚至肾、输尿管等多种泌尿生殖系统畸形，而且 2 个阴茎多半发育都不良。重复阴茎如果不伴有其他先天性异常，而且能各自很好地引流膀胱尿液，不需治疗，但为了患者心理需要，如果一个阴茎已足够满足生理需求，可切除多余的一个。

（四）隐匿阴茎

隐匿阴茎是指耻骨部脂肪过多，而附着于阴茎体的阴茎皮肤不足，以致阴茎隐匿于耻骨部的皮肤中。较为少见，容易误认为阴茎缺如，实际上发育不良的阴茎隐匿在阴囊、会阴、下腹部或腹股沟部增厚的皮下脂肪内。触诊时阴茎海绵体正常，如以手向后推阴茎周围皮肤，即可显露阴茎，包皮可以正常或呈包茎样，需注意可能同时合并阴茎头型尿道上裂，此时隔着阴茎皮肤可触及阴茎背侧的尿道沟。这种畸形在新生儿由于尿道卷曲成角，尿路不畅，会引起尿潴留，在成人则不能性交。对于 6 岁以下的儿童，不宜急于进行阴茎的复位或成形手术，应该待阴茎生长达到一定程度再进行。在此期间为了帮助排尿，可以采取推动阴囊让阴茎头显露的办法。阴茎过于短小者，可适当使用雄激素治疗。过于肥胖的儿童应该注意节食与运动。如需手术，要点是切开狭窄环，将腹侧过多的皮肤转移到背侧，以保留全阴茎。

（五）阴茎阴囊转位

这种畸形又叫阴茎前阴囊，即胚胎发育中阴茎与阴囊的位置发生异常交换，发生率不高，累计发现 33 例。这种畸形可以是完全性的，即阴茎与阴囊的位置完全颠倒，阴茎在阴囊之后或在阴囊和肛门之间；也可以是部分性的，即阴茎位于阴囊的中部，或从前面看，阴茎完全或部分地被埋藏在阴囊的中后部，可合并尿道下裂、阴茎弯曲、阴茎短小、阴囊对裂以及其他严重畸形，需施行手术治疗矫正。

（六）阴茎缺如

生殖结节未发育分化是本病的直接原因。尿道开口于会阴或接近肛门部位，甚至尿道开口于直肠腔，发病率不高，大约 3 千万男性中发生 1 例。由于该类畸形多半还伴有其他严重畸形，死亡率极高。即使单纯阴茎缺如，因尿道开口异常，尤其开口于肛内，容易发生感染致死。治疗上尚无良好办法，采用软骨作为支架的阴茎成形术是唯一可取的方法，但成功率不高。

（七）阴茎扭转

阴茎的尿道口或系带，由于两侧阴茎海绵体发育不平衡，发生向上或向外的扭转，阴茎体也可产生顺时针或逆时针的扭转。轻度者尿道口仅扭转到钟表面的 1、2 或 3 点；重度者可扭转到对侧，甚至超过中线，导致尿道口狭窄，尿道因扭转而阻塞，可发生尿道梗阻。这类畸形发生率不高，需采用尿道扩张、尿道内切开术、尿道口切开术等方法沟通尿道，以及采用成形术矫正阴茎扭曲。

（八）小阴茎

小阴茎指阴茎正常但小，一般新生儿阴茎长 3.75cm，而小阴茎仅长 1cm，常并发双侧隐睾、睾丸发育不良、垂体功能减退及肥胖等。也可见于染色体缺陷如克氏综合征、真两性畸形，正常 XY 核型的男性也可发生特发性（原因不明）小阴茎。一般认为青春期后在自然状态下阴茎小于 3cm 者即可诊断为小阴茎。小阴茎需行系统的内分泌检查包括绒毛膜刺激试验，以检测有无垂体或睾丸功能不良，检查染色体核型以除外性别异常。特发性小阴茎内分泌检查正常。

二、尿道先天性异常

（一）尿道上裂

尿道上裂是指尿道上壁的先天性缺失，发生率约为 1∶30 000，各家报道并不一致，绝大部分是男性病例。这种畸形的形态从胚胎发生学上分析有 2 种理论：Patten 等认为，如果尿道上壁不伴有膀胱外翻，主要是泌尿直肠的胚胎组织在分隔泄殖腔开口时发生异常，导致尿道的沟槽分化到阴茎的背侧，而开口落在阴茎海绵体上。Marshall 等认为，由于存在较小或过度发生的泄殖腔膜，限制了耻骨的分离和尿道的正常演变。

男性尿道上裂分为不完全型与完全型 2 类，不完全型又可分为阴茎头型与阴茎型 2 种。阴茎头型是尿道上裂在阴茎头部，不超出冠状沟水平，阴茎头显得扁平，阴茎也变得短小，看上去阴茎头部的背侧酷似正常情况下的腹侧观。阴茎型是尿道上裂在阴茎体的背侧，冠状沟水平以下的阴茎头尚正常，尿道口在阴茎根部，阴茎背侧尿道似一条沟槽，可占据整个阴茎体直达阴茎根部，也可占据大部分阴茎体。完全型尿道上裂则占据阴茎头与阴茎体的全部。甚至膀胱直接在阴茎根部处向外开口，尿道可完全缺如。除轻度阴茎头型尿道上裂尚能正常排尿和性交外，重度阴茎头型、阴茎型及完全型尿道上裂，排尿发生紊乱，尿液渗漏，尿流无方向，阴茎及其周围皮肤浸渍糜烂，成年后妨碍性交。

除轻度阴茎头型尿道上裂不需治疗外，其他尿道上型都应手术治疗。如果伴有膀胱外翻者，又无法修补的重度尿道上裂，可以肠道替代膀胱作尿路改造术，手术适宜年龄是 6 岁左右。进行尿道上裂整复术。

(二) 尿道下裂

据 Cambell 报道，发生率多者 1:160，少者 1:1800，并报道 10 700 男孩尸解资料，有该类畸形者为 25 例，占 1/583。发生率远比尿道上裂为高。这是由于胚胎发育时，阴茎部位的尿道不能完全由左腹侧从后向前闭合到阴茎头部，所以常伴有阴囊分裂或假两性畸形等异常。这种畸形有家族倾向。

1. 先天性尿道下裂病因学 阴茎完整器官的形成大约在胚胎第 14 周完成，这个发育过程需要双氢睾酮的刺激。双氢睾酮是由胎儿睾丸分泌的睾酮在 5α 还原酶的作用下转化而来，因此，胎儿的阴茎形成受到胎儿睾丸发育的影响，也受到胎盘促性腺激素的影响。胎儿睾丸的发育不全、雄性激素作用失常所导致的尿道沟不能闭合是尿道下裂产生的原因。有关病因学的研究虽然近年来得到很大发展，但影响的位置及影响的方式目前尚未完全明确。近年来有关尿道下裂的病因学研究，概括起来分为 4 个方面。

(1) 内分泌因素：大多数对尿道下裂患者的雄激素水平、5α 还原酶活性及雄激素受体结合力的研究未发现尿道下裂患者与正常人群对照组有明显差异。但发现在 HCG 刺激后，尿道下裂患者的雄激素增高反应明显低于正常对照组人群，提示尿道下裂患者的下丘脑垂体性腺轴发生异常。

(2) 环境因素：有研究发现，在妊娠早期服过孕酮保胎的新生儿尿道下裂的发生率较高，同时有研究表明，尿道下裂患者的雌二醇和雌酮水平增加。这些研究提示雌性激素有拮抗雄激素作用，引起尿道下裂。另有研究发现，冬天受孕的胎儿中尿道下裂发生率较高。某些药物特别是抗癫痫药物能诱发尿道下裂。

(3) 染色体异常：尿道下裂患者的染色体畸变率较正常人群有明显增高，包括常染色体畸变及性染色体畸变。

(4) 基因突变：有部分学者认为尿道下裂是一种不同程度的两性畸形，因此性别分化相关基因突变与尿道下裂的关系是近年来研究的热点。①雄激素受体基因（AR）：是位于 X 染色体上的基因，尿道下裂患者中此基因有较高的突变率。②性别决定基因（SRY）：是位于 Y 染色体上的基因，先前认为它是与性别分化最密切的基因，有研究发现尿道下裂患者有此基因突变。③另外有发现 5α 还原酶基因、抗苗勒管激素基因、CYP21B 蛙内的突变与性别分化有关。

2. 分型 传统的分型方法是 Browen（1936 年）提出的根据尿道原始开口位置分型，分为阴茎头型、阴茎远段型、阴茎近段型、阴茎阴囊型和会阴型，或分为 4 型：Ⅰ 型为阴茎头、冠状沟型，Ⅱ 型为阴茎体型，Ⅲ 型为阴囊型，Ⅳ 型为会阴型。Veries 综合文献（1974~1985 年）报道的 2948 例，发现以 Ⅰ 型为多。北京儿童医院张潍平等统计 1973 ~ 1993 年的 1014 例，以 Ⅱ、Ⅲ 型为多，但国外分型以 Ⅰ 型为多，二者不相符合。究其原因，可能是国内大量的 Ⅰ 型病例被漏诊或畸形较轻不影响生活质量而未就诊。这种传统的分型方法不能完全反映尿道下裂的严重程度。不少所谓阴茎头型，下曲矫正后尿道口退至阴茎根部乃至阴囊中间。梅骅（1964 年）提出扪诊分型方法，自会阴向前扪诊尿道，视尿道海绵体发育所达部位而定型。此法需一定经验。

Barcat（1973 年）提出，按下曲矫正后尿道口新位置分为 3 型：前型（阴茎头则、冠状沟型、阴茎体前型）、中间型（阴茎体中间型）、后型（阴茎体后型、阴茎阴囊型、阴囊型、会阴型），能准确反映下裂严重程度。按 Barcat 分型，Juskiewenski 等报告 536 例中，尿道开口于前端者占 71%，中段者 16%，后方者 13%。Duckett 等的经验是，开口于前端者为 65%（包括龟头型 19%，冠状沟型 47%、阴茎体远端型 34%），中段者 15%，后方（阴茎体后端、阴茎阴囊角、阴囊、会阴）者 20%。国内的经验是，无论按 Browne 或 Barcat 分型，前型者只占少数，而大量是中间型（阴茎体型）和后型（阴茎阴囊角型和阴囊型）。何恢绪报告 1976~l995 年治疗的 354 例，按下曲矫正后新尿道口位置分型，前型为 109 例（30.8%），中间型为 33 例（9.3%），后型为 212 例（59.9%）。

3. 临床表现　除轻度阴茎头型尿道下裂不影响排尿与性交外，其他尿道下裂都会造成排尿紊乱，尿液渗漏，尿流无方向以致阴茎、阴囊及会阴皮肤浸渍、糜烂继而诱发尿路感染，成年后妨碍性交。

4. 治疗　尿道下裂的治疗视病情而定，一般阴茎头型不需要治疗，若尿道口有狭窄，则可定期行尿道扩张。阴茎型及阴茎阴囊型应手术矫正，既往分两期进行，第一期行阴茎伸直术，适应年龄 1~2 岁；第二期行尿道成形术，适应年龄 6~8 岁。会阴型的治疗颇为困难，实际上是两性畸形的纠正问题，多数学者主张使之成为女性的外阴部矫形。近年来，尿道下裂多主张 I 期手术完成。

（三）尿道憩室

是指先天性尿道憩室，尿道结石、狭窄、损伤、穿孔、脓肿、囊肿破裂等疾病因素所致后天性尿道憩室不在本文讨论。先天性尿道憩室是胚胎发育异常造成尿道径路上出现多余腔隙的疾病。其原因有三。①阴茎腹侧面尿道基板发育反常。②尿道腹侧的尿道旁囊性上皮细管持续无限制地向尿道扩张性生长。③尿道远端先天性狭窄或闭锁梗阻，促使胚胎末期继发形成尿道憩室。此类先天性异常发生率不高，文献报道仅百余例。

先天性尿道憩室可发生在尿道的任何一个部位，但以发生在尿道悬垂部、阴茎、阴囊连接部、包皮系带部和尿道球部最为多见。阴茎部尿道如有憩室，可在茎腹侧见到这种憩室的囊状突起，按压后瘪陷，排尿时会膨起，排尿完毕后用手挤压尿道又会重新滴尿。阴囊会阴部的尿道憩室，外观看上去并不明显，但用手按压可出现重复滴尿现象。由于尿道憩室里的尿液漩涡淤滞，容易继发感染并形成结石，所以会出现尿频、尿急、脓尿或者性交疼痛现象，或诱发性功能障碍。根治先天性尿道憩室的方法，是进行憩室切除和解除可能存在的尿道梗阻情况。

（四）尿道瓣膜

尿道瓣膜分两类：一类是后尿道瓣膜，指的是膜部与膜部尿道水平以上的尿道存在多余的阻碍尿流的瓣膜畸形；另一类是前尿道瓣膜，球部与球部尿道水平以下，尤其是在尿道悬垂部的两旁及腹侧存在瓣膜畸形。这两类异常主要是胚胎发育时泌尿生殖膈发育异常所致。后尿道瓣膜的发生率较前尿道瓣膜为高。

尿道瓣膜会阻塞尿道造成排尿不畅，所以会出现尿流变细、尿流点滴、残余尿等现象，膀胱尿液经常潴留，易发生感染甚至形成结石。若病情迁延日久，可诱发膀胱、输尿管逆流及输尿管、肾盂积水，最终导致肾功能损害。尿道瓣膜的诊断并不困难，通过尿道镜或尿道膀胱造影即能证实。一旦诊断明确，宜早期手术，包括瓣膜钻孔术、瓣膜切除术或尿道成形术等。

1. **后尿道瓣膜** 是男患儿下尿路梗阻中最常见的原因，它所造成的后果是不同程度的梗阻。严重者因并发双肾发育异常和（或）肺发育不良，小儿不能存活。轻者少见，由于梗阻不严重，症状不明显，只是在小儿长大后出现轻度排尿症状。1919年Young首次把后尿道瓣膜分为3型。①Ⅰ型：一对瓣膜像大三角帆样起自精阜的远端，走向前外侧膜部尿道的近侧缘，两侧在中线汇合，仅留一孔隙。②Ⅱ型：是指黏膜皱襞从精阜走向膀胱颈，一般不造成梗阻。③Ⅲ型：呈隔膜样，其后部有一孔隙，位于精阜远侧，罕见。

后尿道瓣膜的原因不清楚。因有家族史，有人认为是尿生殖窦形成时的异常发育导致，也有人认为是中肾管的异常发育导致，可能是多基因的，与其他中肾管的家族性异常相似。

（1）临床表现：由于产前超声检查日趋普遍，很多先天性尿路畸形可于胎儿期被检出，后尿道瓣膜被检出的概率位于肾盂输尿管连接部梗阻、巨大梗阻性输尿管之后居第三位。在产前检出的尿路畸形中，有后尿道瓣膜症的胎儿少于10%。

如胎儿期未被检出，新生儿期可有排尿滴沥、费力，甚至发生急性尿潴留伴胀大的膀胱。可触及腹部肿块（膀胱、输尿管、肾），或有尿性腹水。如小儿出生后未被诊断，至婴儿期可有尿路败血症或生长发育迟滞。很多患儿常因表现其他症状而被延误诊断。有些曾因呕吐及体重不增被怀疑消化道疾病。有些表现呼吸窘迫综合征或不能解释的气胸或纵隔气肿，实际是后尿道瓣膜症伴发肺发育不良所致。有些患儿表现为革兰阴性杆菌败血症，表现为血培养及脑脊液培养阳性。有些婴儿也可有高血压、肾性糖尿病或尿浓缩功能差。

胎儿或新生儿腹水可有不同原因，包括尿路梗阻性病变、胃肠道畸形、心律紊乱或宫内感染。这些患儿中很多是尿性腹水继发于尿路梗阻性病变，常是后尿道瓣膜。尿液多由肾实质或肾盂漏出。膀胱穿破而致的腹水罕见。影像学检查可见腹水、浮于腹中部的肠管、肾区肿块、浓缩功能差、膀胱输尿管反流及外渗。适当的膀胱减压可防止反流及腹水的积聚。如腹部过度膨胀引起呼吸困难，则需行腹腔穿刺减压。

产前超声检查可发现：①肾输尿管积水且常为双侧。②膨胀的膀胱。③长而扩张的前列腺尿道。④羊水量少。上述表现需于小儿出生后行超声复查核实。确诊需靠清晰的排尿性膀胱尿道造影，可见瓣膜近端的前列腺尿道伸长、扩张，膀胱颈及膀胱壁肥厚、扩张，有小梁及假性憩室形成。40%～60%病例并发膀胱输尿管反流，也可见反流入生殖道，梗阻远端，尿流极细；有些可见瓣膜影。静脉尿路造影可发现肾浓缩功能差及肾输尿管积水，肾核素扫描可了解双肾功能。

在大龄患儿可见到非梗阻性瓣膜，排尿症状或有或无，影像学检查只见有环周的充盈映像，既无梗阻以上的扩张，亦无梗阻以下的尿流变细，也常无继发于梗阻的表现如膀胱壁肥厚或小梁，亦不一定有残余尿。但尿流动力学检查可显示排尿压增高及尿流率降低，电灼瓣膜后，排尿压及尿流率恢复正常，尿道的形态亦趋正常。

（2）治疗：近年来由于内镜的应用，后尿道瓣膜较易得到早期诊断及治疗。对小龄患儿有严重尿路梗阻者，首要治疗是矫正水电解质失衡、控制感染及引流下尿路。有些经尿道或膀胱放入导管引流，可改善一般情况，然后经尿道或膀胱电灼瓣膜。可用8F内镜观察尿道，了解外括约肌部位，如经尿道放入内镜，从膀胱内向外冲水，可见瓣膜向外张开，电灼5点、7点及中间12点部位的瓣膜。对婴儿不能经尿道放入内镜者，可经膀胱造口处放入，顺行电灼瓣膜。此法的优点是在扩张的尿道中能清楚看到瓣膜，对尿道创伤小。如后尿道过分伸长，内镜不能抵达瓣膜部位，可选用可曲性膀胱尿道镜。

对一般情况差的婴儿、新生儿或早产儿可先行膀胱造口（把膀胱前壁固定在腹壁上开窗，不带造瘘管），待一般情况好转后再电灼瓣膜，很少需要行上尿路转流如输尿管造口或肾造瘘。小儿经电灼瓣膜后应密切随访，观察膀胱是否能排空、有无复发性尿路感染及肾功能的恢复。临床上小儿一般情况改善较快，但膀胱的恢复要慢得多，而扩张输尿管的恢复更慢，如原有膀胱输尿管反流可能会改善或消失。

如仍持续有单侧严重反流，可行抗反流手术；如肾无功能，可能是严重发育异常肾，应考虑行肾切除；如肾输尿管积水无改善，需进一步检查有无梗阻，可考虑行输尿管手术。

一小部分小儿经电灼瓣膜后，仍持续有排尿困难，需行尿流动力学检查，可能有膀胱肌肉收缩不良、膀胱颈肥厚或膀胱容量小，可相应地应用药物治疗、清洁间歇导尿或膀胱扩大术以获得改善。

2. 前尿道瓣膜与憩室　先天性前尿道瓣膜可伴发或不伴发憩室。瓣膜位于阴茎阴囊交界处尿道的腹侧，不阻碍导尿管的插入，但阻碍尿液排出，导致近端尿道扩张，严重梗阻时与后尿道瓣膜所造成的损害相同。有颈的小口憩室一般不造成梗阻，但可并发结石而有症状，广口憩室被尿液充满时，其远侧唇起到梗阻尿流的瓣膜作用。先天性憩室可能是局部海绵体缺乏所造成。

临床表现为排尿困难、尿滴沥，膀胱可有大量残余尿。如憩室被尿液充满时，则可于阴茎阴囊交界部出现膨隆肿块，排尿后仍有滴沥，用手挤压肿块，可有尿排出。

本症也可并发尿路感染。梗阻严重的婴儿可以败血症及严重电解质紊乱就诊，也有以腹部肿块或生长发育迟滞就诊者。

治疗为手术切除瓣膜及憩室，如系单纯前尿道瓣膜也可经尿道电灼瓣膜。在新生儿可先做憩室造口，日后再行憩室切除，修复尿道。

对有水电解质失衡及尿路感染的婴儿，则需予以纠正，控制尿路感染，留置导尿管引流尿液，待情况好转后再行尿道瓣膜的处理。

（五）尿道缺如及先天性尿道闭锁

尿道缺如或闭锁时，胎儿在宫内排尿受阻，故膀胱扩张，压迫脐动脉，引起胎儿循环障碍，故多为死产或生后不久死亡。也有合并膀胱外翻、脐尿管瘘或直肠膀胱瘘，因而能排尿生存。本症常合并其他严重畸形。

（六）尿道息肉

可从精阜生长一带蒂的纤维上皮组织息肉，导致排尿困难或尿流突然中断。可有血尿及并发尿路感染。虽然静脉尿路造影可显示息肉，但膀胱尿道镜检查及排尿性膀胱尿道造影更为清晰。可经内镜切除。

（七）重复尿道

副尿道可位于正常尿道的前侧或后侧，故尿道口可位于阴茎的背侧或腹侧。两个尿道可分别与膀胱相连，亦可于膀胱下方汇合。副尿道可能是一盲管不与尿路相通连。可合并重复阴茎及重复膀胱。

尿道上裂型可有阴茎上翘、尿失禁及有分泌的窦道。严重尿道下裂型可有一管道通至肛管近端或会阴部，而正常尿道呈闭锁状（Y型重复尿道），无尿失禁。

可通过静脉尿路造影了解有无其他尿路畸形，排尿性膀胱尿道造影可显示重复尿道畸形，如有症状需切除副尿道或窦道。

（八）前尿道狭窄

前尿道狭窄多位于尿道外口及球部尿道，球部尿道有局限环形狭窄，虽有排尿困难但多不显著，如合并感染则症状明显。在青春期至更年期，当尿道发育时，该狭窄环相对不发育，故多于此时症状明显而就诊。更多见尿道外口狭窄，细如针尖，常见于男孩，引起排尿困难造成肾、输尿管积水。

治疗外尿道口狭窄可行外尿道口切开。而对于球部尿道环形狭窄，尿道扩张常无效，可行狭窄环切除、尿道端吻合，也可行尿道内切开术。

（九）巨尿道

巨尿道常为缺乏尿道海绵体所致，可并发于梨状腹综合征或假性梨状腹综合征。表现为阴茎外观正常，但当排尿时阴茎腹侧呈普遍性隆起。行静脉尿路造影时应注意有无其他畸形，排尿性膀胱尿道造影及膀胱尿道镜可显示巨尿道畸形。

偶需手术剪裁多余的尿道壁以恢复正常的尿道口径。

第二节 尿 道 炎

尿道炎是泌尿生殖系常见疾病之一，一般指非特异性尿道炎，主要为大肠埃希菌、链球菌或葡萄球菌等引起。淋球菌、结核分枝杆菌、真菌、滴虫、衣原体、支原体、病毒等引起的尿道炎则称为特异性尿道炎。临床有急、慢性之分。属中医的"淋证"范畴，本节主要讨论非特异性尿道炎。

一、病因病机

（一）现代医学研究

1. 病因

（1）细菌感染：由于包皮过长、包茎、局部不洁等，病菌直接上行侵入尿道造成感染。也有部分患者由于邻近器官感染波及尿道，如细菌性前列腺炎、精囊炎等。尿道口或尿道内梗阻、尿道先天性畸形，如尿道狭窄、尿道口狭窄、尿道瓣膜、尿道憩室等，也可诱发细菌感染。

（2）其他：尿道损伤、结石、异物、肿瘤、尿道内器械检查、留置导尿管等可引起继发感染。

2. 病理 显微镜下表现为黏膜明显水肿，有大量白细胞、浆细胞和淋巴细胞浸润。毛细血管显著扩张，尿道球腺肿大或有脓细胞堵塞。若为慢性尿道炎则有尿道黏膜充血，并有肉芽肿形成，显微镜下可有淋巴细胞、浆细胞和少量白细胞浸润，并有纤维化现象。

（二）中医学认识

1. 病因

（1）湿热下注：素食辛辣肥甘之品，酿湿生热，下注膀胱，或外阴不洁，秽浊毒邪侵入膀胱，发而为病。

（2）脾肾两伤：饮食不节损伤脾胃，脾失健运，湿浊内停，久而化热，或病后湿热余邪未清，蕴结下焦，致小便混浊疼痛；或房事不节，肾气亏虚，失于固涩，发为本病。

2. 病机 主要为湿热蕴结下焦，膀胱气化不利。若病延日久，脾肾两虚，固摄无权，水湿下泄。

二、临床表现

（一）辨病诊断

1. 临床表现

（1）症状：急性尿道炎时尿频、尿急、尿道灼热、血尿，排尿时加重，尿道有分泌物，耻骨上区或会阴部钝痛。慢性尿道炎症状不如急性严重，表现为尿道不适，轻度烧灼感或蚁行感。

（2）体征：急性尿道炎的患者尿道口红肿，黏膜可以外翻，尿道处压痛，从阴茎根部向尿道口挤压，有黏液性或脓性分泌物，尤其是晨起后首次排尿之前检查尿道口，有黏液性或脓性分泌物黏着。

2. 现代仪器诊断或病原学诊断

（1）尿常规检查：尿中有红细胞及脓细胞。

（2）尿道冲洗试验：于患者膀胱充盈时，用3%温硼酸盐水冲洗前尿道，同时指压其会阴部，以防冲洗液进入后尿道，冲洗至澄清后排尿观察，若尿中有浑浊，则为后尿道炎。

（3）尿道分泌物：行涂片镜检或细菌培养或尿三杯试验，若涂片上每高倍镜视野超过4个多核白细胞可以认为有尿道炎。革兰染色涂片可检出致病菌，如大肠埃希菌、链球菌或葡萄球菌等。细菌培养可以培养出致病菌。行尿三杯试验时，第一杯尿明显异常。

（4）其他：根据情况还可以做前列腺液检查，或尿道造影、尿道镜检等。对于持续发作、反复不愈的患者可以起到追根寻源的作用，并了解有无尿道狭窄、尿道内异物。

慢性尿道炎往往是急性尿道炎未经彻底治疗转化而成，或者是慢性前列腺炎等蔓延而来，继续发展可造成尿道狭窄、尿道口梗阻等。

（二）辨证诊断

1. 湿热下注型 发病较急、尿频、短赤、尿急、尿痛、尿道灼热，或尿中带血，尿道口红肿，脘腹痞满，或伴恶寒发热，口干口苦。舌质红，苔黄腻，脉濡数或滑数。

辨证要点：尿频、尿急、尿痛、尿道灼热。舌红，苔黄腻，脉濡数。

2. 脾肾亏虚型 多见于慢性尿道炎。尿频，尿余沥不尽，尿无力，尿道涩痛不甚，少腹坠胀，神疲乏力，纳差，腹胀，腰膝酸软，时发时止。舌淡，苔薄白，脉沉细无力。

辨证要点：小便涩痛不甚，尿余沥不尽，少腹坠胀，时发时止，纳差腹胀，神疲乏力，腰膝酸软。舌淡，苔薄白，脉沉细无力。

三、鉴别诊断

1. 急性膀胱炎 可有尿频、尿急、尿痛伴会阴部或耻骨上区疼痛与压痛，但本病常有排尿不尽感，排尿终末时尿痛加重，伴脓尿、终末血尿或全程血尿，中段尿培养有细菌生长等可以与尿道炎相鉴别。

2. 膀胱肿瘤或结石继发感染 可有尿频、尿急、尿痛，但往往有无痛性血尿，一部分人可以有排尿中断现象，尿液脱落细胞检查可以发现癌细胞，膀胱镜检、X线检查、B超等可以发现肿瘤或结石等可与尿道炎鉴别。

3. 前列腺炎 虽有尿频、尿急、尿痛等症状，但该病往往以会阴部不适或疼痛为主，肛诊有前列腺肿大、压痛，B超、前列腺液常规化验可资鉴别。

4. 淋病 尿频、尿急、尿痛、尿道口红肿、有稀薄或脓性分泌物等皆与尿道炎相似，但该病有冶游史或接触史，尿道分泌物涂片或培养可以查出淋病奈瑟菌。

5. 滴虫性尿道炎 症状、体征与尿道炎相同，但尿道分泌物中可以查出滴虫，与尿道炎的致病因素不同。

6. 肾结核 尿频、尿急、尿痛一般比尿道炎严重，且呈进行性加重，伴终末血尿或米汤样脓尿，可同时有附睾结节、输精管串珠状或前列腺结节等改变，尿液呈酸性，尿中可查出分枝杆菌，膀胱镜检可以发现结核结节或溃疡，X线检查可见肾小盏虫蚀状边缘不整、变形或缩小甚至消失。

7. 急性肾盂肾炎 症状、体征与尿道炎相似。但该病往往伴腰痛及全身症状，如发热、头痛、全身痛等，肾区叩击痛阳性、肋脊角压痛阳性等可与尿道炎相鉴别。

四、临床治疗

（一）提高临床疗效的基本要素

1. 明确诊断，及早治疗 一般而言，根据本病的临床特征和必要的实验室检查，诊断比较容易。一旦确诊，要及早使用抗生素，遵循合理、规范、足量的原则。若条件允许，据细菌培养和药敏试验结果选择抗生素。

2. 把握病机，明辨虚实 本病的基本病机为湿热蕴结下焦，膀胱气化不利；其病位在下焦，所涉脏腑以肾、脾、膀胱为主。急性期为实证、热证，治疗当清利湿热。若失治、误治、病势缠绵，转为慢性，以虚证为主或虚实兼杂，治当补肺益脾为主，兼以祛邪。

（二）辨病治疗

1. 药物治疗 急性期首选抗生素，可酌情选用青霉素类、大环内酯类，必要时选用头孢类抗生素等，或根据细菌培养及药敏试验选用敏感度高的抗生素进行治疗。抗生素的种类、给药途径、用量及持续给药时间等皆应根据不同患者的病情决定。必要时尚可联合用药。对于一部分症状较重的患者可用抗生素溶液行尿道灌注。对前列腺炎及精囊炎患者，宜抗炎治疗直至炎症被控制为止（参考前列腺炎、精囊炎有关内容）。

2. **手术治疗** 对于慢性尿道炎伴尿道狭窄者，可施行尿道扩张术。

（三）辨证治疗

1. **湿热下注型**

治法：清热利湿。

方药：八正散加减。金银花 30g、蒲公英 20g、瞿麦 12g、车前子 10g（另包）、滑石 30g、萹蓄 12g、生甘草 10g、生大黄 10g、野菊花 20g。湿热伤阴者，去大黄，加生地黄、知母、白茅根等以养阴清热。

2. **脾肾亏虚型**

治法：健脾益肾。

方药：无比山药丸加减。熟地黄 20g、生山药 15g、山萸肉 15g、茯苓 15g、泽泻 10g、菟丝子 20g、杜仲 15g、怀牛膝 15g、五味子 12g、覆盆子 20g。脾气亏虚较重者，也可用补中益气汤加减。偏肾阳虚者，可用济生肾气丸加减；偏肾阴虚者，以六味地黄汤加减。

五、预后转归

若治疗及时、彻底，多数患者可在短期内痊愈，预后良好。对于尿道先天畸形或尿道损伤及异物等所致的尿道炎，应积极去除诱发因素，否则尿道炎易反复发作。一部分体虚或治疗不当的患者，可使病程迁延转成慢性尿道炎，甚至对全身造成影响，表现为发热、乏力等。这类患者要积极采用中西医结合治疗，宜增强免疫、抗菌消炎。对已婚患者久治不愈或反复发作者，应对其爱人进行检查，以确定是否同时治疗。

六、预防调护

（一）预防

1. 积极去除各种病因，如治疗包茎、包皮过长、尿道狭窄等；积极治疗泌尿生殖系及其他部位的感染。尽量避免尿道内器械检查和留置导尿等，若必须检查应严格无菌操作。

2. 保持局部清洁，坚持经常性的局部清洗，注意性生活的卫生。

（二）调护

1. 注意体温变化。

2. 定期行尿常规等检查，动态观察病情变化。

3. 多饮白开水，忌食辛辣刺激性食物。

第三节 龟头包皮炎

龟头包皮炎是龟头炎和包皮炎的统称，指发生于龟头或包皮及冠状沟的炎性病变。一般认为该病与包皮过长或包茎有直接关系，一年四季均可发病，以夏季发病率最高。中医常把此病称为阴头疮、阴蚀疮、阴头风、湿阴疮等。

一、病因病机

（一）现代医学研究

1. 包皮过长或包茎　包皮过长或包茎可造成尿液、精液、包皮垢等在包皮囊内积存并刺激龟头及包皮，导致阴茎龟头及包皮的皮肤黏膜局部抵抗力下降，加之患者由于局部刺激感到奇痒，常用手搔抓、揉搓，易造成表皮破损，因此容易发生感染。

2. 局部不洁　不注意局部清洗导致垢物堆积，细菌、寄生虫、真菌得以滋生、停留局部，造成局部炎性病变。该病多为化脓球菌、大肠埃希菌、淋病奈瑟菌、真菌和滴虫引起。

（二）中医学认识

1. 病因

（1）肝经湿热：过食辛辣、肥甘厚味，蕴湿生热，或坐卧湿地以致湿邪外袭，郁久化热。

（2）脾虚湿困：饮食不节，劳倦太过，脾气虚弱，运化失司，水湿内停，下注前阴。

（3）外毒乘袭：外阴不洁、性交不洁，包皮龟头外伤、化学性刺激损伤等，均可乘虚侵及包皮和龟头而发病。

2. 病机　湿、热、毒邪，内侵肝脉，下注阴器以致脉络瘀阻，皮肤红肿、渗液；若湿热郁久，热盛肉腐则局部溃烂化脓。所涉脏腑以肝、脾为主。

二、临床表现

（一）辨病诊断

1. 临床表现

（1）症状：局部潮湿、痒、痛或有灼热感，摩擦后症状加重，行走不便，甚则局部溃烂，形成溃疡。可有排尿困难或尿频、尿急、尿痛。轻者无全身症状，重者则有疲劳、乏力、低热等，甚则可见寒战、高热等症。

（2）体征：急性炎症初期包皮内板、龟头黏膜出现潮红、肿胀，将包皮翻开可见龟头和包皮内面充血和糜烂，甚至有浅表小溃疡，有恶臭的乳白色脓性分泌物。包皮过长，包皮肿胀，包皮口缩小不能上翻，可以引起龟头水肿甚至缺血坏死。腹股沟淋巴结肿大及有压痛。后期可引起包皮龟头部粘连，包皮不能上翻，甚至造成尿道外口狭窄。

2. 病原学诊断　部分患者可以有血象异常，如白细胞总数增高、中性粒细胞比例增高。分泌物涂片或细菌培养可以发现致病微生物。

（二）辨证诊断

1. 湿热下注型　发病较急，龟头包皮红肿，灼热疼痛，甚则糜烂潮湿，渗流黄水，或脘腹痞满，小便短赤，大便秘结，口苦咽干。舌红，苔黄腻，脉滑数。

辨证要点：发病急，龟头包皮红肿，灼热疼痛，甚则糜烂潮湿。舌红，苔黄腻，脉滑数。

2. 热毒蕴结型　龟头包皮红肿疼痛，局部溃烂，有黄白色臭味分泌物，溃疡处疼痛较剧，伴恶寒、发热，心烦口渴，小便短赤，大便秘结。舌紫红，苔黄，脉数。

辨证要点：龟头包皮红肿疼痛，局部溃烂，疼痛，小便短赤，大便秘结，心烦口渴。舌紫红，苔黄，脉数。

三、鉴别诊断

龟头包皮炎有特异性感染及非特异性感染两大类，本节叙述的是非特异性感染。其需要与特异性感染及其他阴茎疾病鉴别。

1. **软性下疳** 是杜克嗜血杆菌引起的一种自传接种性性疾病。患者有不洁性交史。初起，冠状沟、包皮系带两侧小窝内和包皮内侧、龟头、阴茎等处可见红色丘疹，以后变为脓疱，继而破裂形成表浅溃疡，呈穿凿性或潜蚀性，触之柔软剧痛，容易出血。其分泌物较龟头包皮炎少，臭味也较轻。腹股沟淋巴结常有肿大、疼痛或形成脓肿继而破溃。分泌物直接涂片或用培养基接种脓液检查，可查出杜克雷嗜血杆菌。

2. **阴茎梅毒** 是梅毒螺旋体引起的性传播疾病。患者有不洁性交史。于阴茎、冠状沟、包皮内侧或边缘、龟头等处见一个或多个病灶。初起时患处微红，以后成为直径 1cm 左右的硬结，表面糜烂，继而形成溃疡，溃疡面表浅，基底宽阔，边缘高起似纽扣状，局部无疼痛及瘙痒感，触之硬如软骨。在糜烂面或浅溃疡分泌物中含有大量螺旋体，暗视野检查发现梅毒螺旋体即可确诊。

3. **特异性坏疽性阴茎头炎** 为龟头的急性或慢性破坏性溃疡性病变，常见各种化脓细菌等感染，多为螺旋体及梭形杆菌混合感染所致。初发时龟头及包皮黏膜有微小糜烂，表面有大量黄白色臭味渗出液。逐渐形成溃疡，严重者发生坏死，甚至可因败血症而死亡。分泌物涂片或细菌培养可以发现螺旋体与梭状杆菌。

4. **闭塞干燥性阴茎头炎** 可能是慢性龟头炎长期不愈、反复刺激而造成。主要表现为慢性进行性硬化性病变。根据龟头萎缩、表面干燥等临床表现，必要时取局部病变活检做出诊断。本病临床上较少见。

5. **阴茎疱疹** 为感染单纯疱疹病毒引起的一种性传播疾病。表现为龟头、包皮、冠状沟和阴茎背侧皮肤等出现水疱，破溃后形成浅表溃疡。病程较短，常有复发史和不洁性接触史。从溃疡表面分泌物中分离出单纯疱疹病毒是重要的鉴别诊断依据。可通过 PCR 检查予以鉴别。

6. **阴茎结核** 阴茎结核是结核分枝杆菌侵犯皮肤造成的，发生于龟头或包皮，可见慢性暗红色丘疹或结节，其病程较长，久治不愈，无明显自觉症状。根据分泌物涂片或培养查出结核分枝杆菌以及结核菌素试验强阳性等特点可做出诊断。

7. **阴茎癌** 其发生与包茎及包皮过长密切相关，最常发生于龟头、包皮内板及冠状沟处。初期为丘疹、溃疡、疣状，晚期呈菜花样，甚至糜烂、出血，分泌物有恶臭味，局部组织活检可以发现癌细胞。

四、临床治疗

（一）提高临床疗效的基本要素

1. **明确诊断** 详问病史，细察局部症状和体征，结合相关现代检查，注意鉴别诊断，

中篇 各论 ◀ *173*

以正确诊断。

2. **把握病机** 本病以湿热下注或毒邪内侵为主要病因。所涉脏腑以肝、脾为主，临床表现以实证、热证为主。局部以水肿、渗液为主者，主要责于脾，治当健脾利湿为主；局部以红、肿、热、痛为主者，主要责于肝，当清肝泻火解毒。

3. **内外结合** 若病情较轻，一般以外治为主；若病情较重且伴有全身症状时，当予全身治疗，或中西医结合，以提高疗效；包皮过长等引起者，应及早手术。

（二）辨病治疗

1. *药物治疗*

（1）局部用药：对于病因明确者，应针对致病因素选择不同的外用药。①1%～3%的克霉唑霜或1:50万U的制霉菌素软膏外用，用于治疗局部有念珠菌感染者。②莫匹罗星（百多邦软膏）、红霉素、土霉素、金霉素等抗生素软膏外涂，用于治疗局部有细菌感染者。③0.1%的依沙吖啶（雷佛奴尔溶液）湿敷或以5%的间苯二酚（雷琐辛溶液）湿敷，每日2次。④以1:5000至1:8000的高锰酸钾溶液浸洗局部（将包皮上翻，尽量暴露病变处的皮肤黏膜，但要避免发生嵌顿包茎，以上述溶液清洗局部并外治后再将包皮复位）。

（2）全身用药：酌情使用抗菌或抗真菌药物，如红霉素、青霉素、头孢氨苄、头孢唑林钠、头孢拉定、庆大霉素、米诺环素、诺氟沙星、氧氟沙星、制霉菌素、克霉唑、酮康唑等。品种、给药途径（口服、肌内注射、静脉注射）及用量等皆应根据个人情况决定。

2. **手术治疗** 如果包皮或龟头炎伴有包茎或包皮过长，待急性炎症控制后应进行包皮环切术。伴有尿道外口狭窄者，宜行狭窄尿道外口的整复手术。

（三）辨证治疗

1. *辨证施治*

（1）**湿热下注型**

治法：清热解毒，利湿消肿。

方药：龙胆泻肝汤加减。龙胆草6g、栀子12g、黄芩12g、柴胡12g、金银花25g、野菊花25g、蒲公英20g、生大黄10g、生甘草10g、紫草20g、牡丹皮10g、车前子20g（另包）、生薏苡仁25g。热邪炽盛者，加芦荟、黄柏，以增强清热泻火之力；局部痒甚者，加地肤子、防风、赤芍、白鲜皮以祛风止痒；伴有局部溃疡者，加制乳香、没药、白芷以消肿排脓，促使创面愈合。

（2）**热毒蕴结型**

治法：清热解毒，凉血消肿。

方药：五味消毒饮加味。金银花25g、连翘20g、蒲公英30g、土茯苓20g、紫背天葵20g、生大黄10g、生甘草10g、生薏苡仁30g、紫花地丁20g、野菊花25g。尿道涩痛者，加萹蓄、瞿麦等以通淋止痛；局部溃疡渗出物较多者，加茵陈、土茯苓以解毒利湿。余毒未清，正气亏虚，溃疡面久不愈合者，当扶正托毒，促使创面愈合，宜用复方参芪三花汤加减，即太子参、黄芪、七叶一枝花、蜡梅花、苏花、皂角刺、土茯苓、制乳香、制没药、陈皮、桔梗、丹参等。

2. 外治疗法

（1）参叶三花三白汤外洗，即用人参叶 30g，七叶一枝花、野菊花、蜡梅花、白蔹、紫草各 20g，白及 9g，白芷 5g。水煎，取液适量，冷湿敷及洗涤局部，每日 1 剂，早、晚各洗 1 次。适用于龟头包皮炎伴肿、痛、渗液及溃疡者。

（2）黄柏 15g，煎汤适量，待温后，将包皮上翻浸洗，每次 15 分钟。每日 2~3 次。适应于龟头包皮炎的急性期红、肿、热、痛症状。

（3）以内服中药第三煎药液适量，待温后浸洗包皮及龟头约 15 分钟，每日 2~3 次。

（4）黄柏 30g、生大黄 20g、明矾 30g。黄柏、大黄，先煎服用，后入明矾煮沸溶化即可，待温浸洗龟头、包皮。适用于伴有溃疡且分泌物较多者。

（5）蒲公英 30g、生地榆 30g、马齿苋 30g、野菊花 30g、枯矾 15g、苦参 15g、黄柏 15g、生甘草 15g。水煎，取液适量，浸洗龟头包皮，每日 2~3 次。

（6）溃疡面久不愈合者，可外敷溃疡散、生肌散、消肿生肌膏等。

3. 成药及单验方

（1）成药

1）小败毒膏：每次 10~20g，每日 2 次，口服。适用于热毒壅盛，炎症初期以红肿疼痛为主者。

2）犀黄丸：每次 3g，每日 2 次，口服。适应证同上。

3）原方热毒清片：每次 4 片，每日 3 次，口服。用于热毒壅盛者。

（2）单验方

1）防风、艾叶、川椒各 20g，明矾 5g。煎水外洗，每日 1 剂，每日洗 1~2 次，每次 15~20 分钟。适用于阴茎或包皮红赤灼热、疼痛瘙痒及肿胀等症。

2）大蓟根适量，捣烂敷阴茎。

3）五神汤：由茯苓、车前子、金银花、牛膝、紫花地丁组成。每日 1 剂，水煎分 2 次服用。适用于湿热下注所致的阴茎或包皮红肿热痛者。

4）复方知柏二花汤：由知母、黄柏、玄参、蜡梅、龙胆草、白艾、苏花、七叶一枝花、蝉蜕、薏苡仁、牡丹皮、赤芍、甘草组成。每日 1 剂，水煎，分 2 次服。适用于急性龟头包皮炎早期，湿热蕴结而致局部红肿疼痛甚至伴溃疡的实证患者。

5）百部 30g、黄柏 30g、苦参 30g、芒硝 25g、蛇床子 25g、白鲜皮 30g、白花蛇舌草 30g、车前子 20g、龙胆草 15g、冰片 5g、枯矾 5g。水煎取汁，温洗局部，每次 20~30 分钟，每日 1~2 次，每剂可浸洗 2 日。

五、预后转归

一般情况下，龟头包皮炎经中、西医内治、外治后会逐渐好转，预后良好。包茎及包皮过长者，若不行手术治疗，往往出现疾病反复发作，故宜早期手术治疗以除后患。如果病程长，久治不愈，应注意有无阴茎癌及其他特异性疾病的可能。

六、预防调护

1. 注意个人卫生是预防龟头包皮炎十分重要的措施，如能坚持经常清洗阴茎，保持阴茎的干燥及清洁，龟头包皮炎不易发生。

2. 对于包茎及包皮过长者，应尽早手术治疗。

3. 勤换内裤，其质地应柔软，大小适当、不宜过紧，以避免局部的刺激与摩擦。

4. 注意调整饮食：少食油腻肥甘及辛辣刺激之品，少饮酒，以防助湿生热。患病期间尤应忌食生热助火之物。

5. 急性期严禁使用皮质激素软膏。

七、专方选介

1. **苦参洗剂** 苦参 30g、蛇床子 30g、百部 30g、白鲜皮 20g、黄柏 15g、败酱草 15g、川椒 12g、荆芥 12g、枯矾 9g。水煎外洗，每日 1 剂。

2. **三黄地丁洗方** 方中黄连、黄芩、黄柏清利肝胆二经及上中下三焦湿热；苦参燥湿、杀毒止痒；紫花地丁、野菊花、蒲公英清热解毒；生地黄、牡丹皮、赤芍清热凉血；连翘清热解毒，为治疮毒要药；木贼抗病毒。诸药共凑清热解毒、清热燥湿、凉血止痒之功效。研究结果证实，应用本方后，局部症状消失快，对多种原因所致包皮龟头炎疗效良好，无副作用，值得临床推广。

3. **蜂房苦柏汤** 基本方为露蜂房 20g、苦参 20g、黄柏 20g、大风子 10g、苦楝皮 10g、地榆 10g、五倍子 10g、白矾 5g、生龙骨及生牡蛎各 30g、地肤子 10g、蝉蜕 10g。水煎 2 次，共取汁约 300ml，再取小杯倾倒药汁约 70ml，包皮上翻后将阴茎浸泡其中 20~30 分钟，并用棉签轻轻擦拭包皮龟头黏膜面的分泌物，每日 2 次，自然阴干。白天、夜间休息时尽可能脱去内裤，上翻包皮，外露龟头，保持通风干燥。1 周为 1 疗程，必要时治疗 2~3 疗程。治疗期间禁止性生活，配偶患有细菌性阴道炎时，给予必要治疗。个别患者初次治疗时可出现局部刺痛，坚持治疗疼痛可自动缓解。

八、研究进展

（一）分型证治

王琦等将此病分 3 期辨证论治。一期（红斑期）：龟头或包皮处出现水肿性红斑，轻微疼痛，局部发痒或有灼热感，多属火郁脉络，治宜清热泻火兼以凉血化瘀；方用导赤散加味。二期（渗出期）：龟头包皮局部皮肤糜烂、渗液，向周围浸润，擦之易出血，局部疼痛加重，行走不便，多属湿热交织，治宜清热利湿解毒；方用龙胆泻肝汤加减。三期（溃烂期）：龟头包皮局部皮肤溃烂化脓，有脓性分泌物，局部肿胀加剧，多属湿热郁阻，热盛肉腐，治宜清热利湿解毒；方用龙胆泻肝汤合五味消毒饮加减。对于脾气虚弱者，治宜健脾醒胃、脱毒消肿生肌，方用复方参芪三花汤加减。

（二）外治疗法

王婷婷以大黄 5g、地榆炭 5g、五倍子 5g、赤石脂 5g、炉甘石 5g、冰片 0.5g、蜂蜡 5g、麻油 2500g 组方。将上药共研成细末，蜂蜡置油中加温溶解，滤去杂物，待油微冷后将药粉放入，不断搅拌均匀，冷却后即成油膏，涂刮于纱布上，消毒后备用。使用时首先用 1‰ 洗必泰液清洁创面，然后用单层自制中药纱布紧贴糜烂或溃疡面，外用无菌消毒纱布包扎，厚度以外层不渗湿为宜，暴露尿道口，一般隔日换药，重者每日换药，半个月后观察疗效。治疗 90 例糜烂溃疡性包皮龟头炎，结果 82 例治愈、8 例显效，治愈率 91%，总有效率 100%。

王帅等以苦参 30g、百部 30g、黄柏 20g、栀子 20g、蒲公英 30g、蛇床子 30g、地肤子 30g、白鲜皮 30g、枯矾 30g、冰片 15g 组方。每日 1 剂，水煎 2 次，先熏蒸，待温后外洗患处，浸泡 15 分钟，每日早晚各 1 次，7 天为 1 疗程。治疗包皮龟头炎 184 例，用药后 1 周回访，显效 141 例、有效 29 例、好转 10 例、无效 4 例，总有效率为 98%，均无不良反应。

王勇等用苦参 30g、黄连 20g、黄柏 20g、川椒 10g、蛇床子 20g、大黄 10g、地肤子 20g、百部 20g、枯矾 10g、冰片 5g、紫草 10g 组方。上述中药放入煎器中，加水适量，浓煎，提取药液滴入避孕套贮精囊中，于每晚睡前套于阴茎上，并固定；1 次/天，7 天为 1 疗程，治疗真菌性龟头炎 26 例，显效 25 例、好转 1 例，有效率 100%。

（三）中西医治疗

王晓庭等采用自制中药液外洗联合达克宁霜治疗念珠菌性包皮龟头炎 50 例，结果 37 例显效（症状及体征消失，皮肤恢复正常）、11 例有效（症状明显减轻，皮损消退 50% 以上，复查真菌仍有阳性）、2 例无效（症状、体征无改善）。自拟中药方：野菊花 30g，荆芥、防风、艾叶、川椒、明矾各 10g。每日 1 剂加水浓煎成 200ml 药液，使用时取 100ml 药液倒入一次性杯内，浸洗患处 20~30 分钟，洗后皮损处涂抹达克宁霜（西安杨森制药有限公司生产），并轻揉片刻，每日 2 次。

李勇忠等采用中药洗剂联合联苯苄唑凝胶治疗白色念珠菌性包皮龟头炎，实验组 46 例患者痊愈 37 例、显效 7 例，有效率为 95.6%；对照组 46 例患者治愈 30 例、显效 6 例，有效率为 78.2%，两组患者有效率比较，差异有统计学意义。实验组：中药外洗方（苦参 20g、白鲜皮 20g、黄柏 20g、苍术 20g、地肤子 20g、蛇床子 20g、百部 20g、荆芥 20g）煎水 1000ml，一剂两煎，中午和晚上各 1 次浸洗患处。皮损处外擦联苯苄唑凝胶，并轻揉片刻，每日 2 次，连用 2 周。对照组：采用联苯苄唑凝胶外擦患处并轻揉片刻，每日 2 次，连用 2 周。

孙岚采用祛湿汤合并制霉菌素甘油治疗念珠菌性龟头炎，治疗组采用祛湿汤浸泡，药物为百部、黄芩、黄连、黄柏、金银花、连翘、大青叶、蒲公英、苦参、土茯苓、地肤子、蛇床子、花椒、槟榔、薄荷、蝉蜕。每剂加水 500ml，煎取 200ml 备用，用时加热，以温热感为度。治疗前应洗净龟头，用一次性水杯盛装 100ml 药液浸泡龟头 20 分钟。每日 2 次，连用 1 周。制霉菌素 20 片打碎，磨粉，过 250 目筛，倒入量筒，加 100ml 甘油搅拌均匀即可，每日早晚涂擦 1 次，连用 1 周。对照组采用制霉菌素甘油外擦，每日早晚 1 次，连用 1 周。全部患者 2 周内未用过其他抗真菌药，1 月内未口服过抗真菌药物。所有病例停药 2 周后复查。两组疗效比较，有极显著性差异，治疗组明显优于对照组。

李晓华等采用制霉菌素片和氮卓斯汀片混合磨粉外用治疗 98 例念珠菌性龟头炎，治疗组所用药物为制霉菌素片和氮卓斯汀片混合研粉，对照组所用药物为制霉菌素片研粉。两组患者分别将所给药物均匀外涂于患处，3~4 次/天，连用 2 周为 1 疗程，每周复查 1 次，于 2 周后进行疗效评定，治疗期间清淡饮食，禁止性生活。治疗组和对照组各 49 例，结果治疗组的治愈率为 91.84%，好转率为 8.16%，不良反应率为 0；对照组的治愈率为 81.63%，好转率为8.16%，不良反应率为10.20%。治疗组和对照组的治愈率及不良反应率的差异具有统计学意义（$P<0.05$）。

刘元林等采用氟康唑联合布替萘芬乳膏治疗80例念珠菌性包皮龟头炎，患者随机分为对照组和治疗组，每组40例。对照组用布替萘芬乳膏均匀涂于患处，1次/天；治疗组加服氟康唑胶囊（辉瑞制药）150mg，1次/天。2组均连续用药14天。所有患者分别于治疗前、用药后第7天和第14天记录临床症状和体征，并做真菌镜检，治疗期间禁止性生活。结果：用药第7天时对照组和治疗组总有效率分别为65%和70%，真菌清除率分别为60%和80%，差异无统计学意义（$P>0.05$）。用药第14天时，对照组和治疗组的总有效率分别为70%和95%，对照组低于治疗组（$P<0.05$）；真菌清除率分别为85%和90%（$P>0.05$）。2组均无明显不良反应发生。结论：氟康唑联合布替萘芬乳膏治疗念珠菌性包皮龟头炎安全有效。

（四）评价及瞻望

龟头包皮炎是男科常见病之一，近年来采用中医药或中西医结疗法取得了较好疗效，许多中药具有抗菌消炎、抗真菌、抗滴虫等作用。但目前临床研究缺乏科学设计，诊治疗效判定标准不统一，中药仍以汤剂内服和外洗，临床使用不方便。今后应加强临床研究，统一标准，加大剂型改革力度，加强对疗效肯定、无不良反应或不良反应较小的中药的筛选。

第四节　阴茎带状疱疹

带状疱疹是病毒所致的常见急性疱疹性皮肤病，其特征是沿身体的一侧周围神经带状分布成群水疱（少数人也可以超过中线），伴有神经痛和局部淋巴结肿大。因其通常好发于胸胁部及腰部，故中医称之为"缠腰火丹"、"蛇箍疮"。其疹走形如蛇，故亦称"蛇丹"、"蛇箍疮"。除上述好发部位外，颜面、生殖器等处也可发病。本节主要讨论阴茎部位的带状疱疹。

一、病因病机

（一）现代医学研究

1. 病因　水痘-带状疱疹病毒感染。

2. 病理　病毒经呼吸道传染，如果儿童初次感染这种病毒，在2~4周内临床表现为出现水痘，若不发病则成为隐性感染，病毒可以长期潜伏于脊髓神经节或三叉神经节内，当机体的免疫能力减弱时，如患有某些疾病（传染病、流感、恶性肿瘤、系统性红斑狼疮等）或放疗后及应用某些免疫药物等，原来潜伏的病毒便在神经细胞内大量繁殖，并沿神经纤维向外扩散蔓延，波及皮肤则形成带状疱疹。

（二）中医学认识

1. 病因

（1）心火妄动，三焦热盛，发于肌肤。

（2）情志内伤，郁而化火，致肝胆火旺，发于肌肤。

（3）脾不健运，湿浊内停，蕴湿生热，湿热搏结，发于肌肤。

（4）外受毒邪，阻于经络，与气血相搏，发于肌肤。

2. 病机 毒邪侵入机体，与心、肝火及湿热搏结，阻于经络，气血不通，不通则痛；心、肝火与湿热蕴于内，再感毒邪，气血瘀阻，热蒸肌肤，发为红斑、水疱等。

二、临床诊断

（一）辨病诊断

1. 临床诊断

（1）症状：在皮疹发生前可有发热、倦怠、全身不适、食欲缺乏等全身症状（因人而异，可轻可重，可有可无）。患部皮肤有瘙痒、烧灼感，伴有神经痛。疼痛的程度与年龄有关，年轻者痛轻，老人疼痛较重。即使皮疹完全消退后，一部分人仍有疼痛感并可延续数月至半年以上。沿神经分布发生疼痛是此病的特点之一。

（2）体征：一般疼痛与出现皮疹之间的时间间隔为3~5天，长者达10天。也有直接出现皮疹者。阴茎部出现不规则的红斑，继而其上出现密集成簇的米粒至绿豆大小的丘疱疹，1~2天内则成为水疱，透明清澈，泡壁紧张，周围红晕。皮疹在2~5天内陆续不断地出现，水疱可以由透明发亮变为混浊，逐渐吸收，干涸结痂；或者水疱破裂，形成糜烂面或表浅溃疡，最后结痂，脱落而愈，皮肤上遗留一时性的色素沉着，或淡红斑，一般不留瘢痕。有一些患者水疱为出血性，称出血性带状疱疹；一部分体弱抵抗力较差的患者，水疱破溃后可成为坏疽性病变，称坏疽性带状疱疹。当阴茎部皮疹较重时，局部显著红肿、疼痛，腹股沟淋巴结肿大、压痛。

2. 病原学诊断 水疱内容物的细胞学涂片、活检或血清学方法均可以对感染做出确诊。

（二）辨证诊断

1. 肝火炽盛型 皮疹色红，疱疹如粟，密集成片疼痛，大便干结，口干，口苦，心烦，急躁易怒。舌红，苔黄，脉弦数。

辨证要点：疱疹如粟，密集成片，色红，疼痛，急躁易怒，口苦。舌红，苔黄，脉弦数。

2. 湿热蕴蒸型 阴茎部起水疱，颜色黄白相间，糜烂、渗出，疼痛较重，伴脘腹痞满，肢体倦怠。舌红，苔黄腻，脉滑数。

辨证要点：阴茎部起水疱，易破裂，渗出物较多，脘腹痞满，肢倦。舌红，苔黄腻，脉滑数。

3. 瘀阻脉络型 疱疹基底暗赤，渗出物为血性，疼痛剧烈，情志抑郁，夜寐不安。舌质紫暗，或有瘀点、瘀斑，脉涩。

辨证要点：疱疹基底暗赤，疼痛剧烈。舌质紫暗，或有瘀点、瘀斑，脉涩。

4. 气血亏虚型 局部可见溃疡，创面不易愈合，疼痛不甚，神疲乏力，少气懒言，面色不华，心悸气短。舌淡，苔白，脉沉细无力。

辨证要点：局部可见溃疡，创面不易愈合，神疲乏力。舌淡，苔薄白，脉沉细无力。

三、鉴别诊断

此病应与阴茎疱疹相鉴别。此病皮疹具有集簇性，大多发生于单侧，疱疹沿第3骶神经呈带状分布，并有神经痛等特点。而阴茎疱疹部位常为龟头、包皮、冠状沟附近，无偏侧分布的倾向，并有不洁性生活史，且可以查到单纯疱疹 2 型病毒。

四、临床治疗

（一）提高临床疗效的基本要素

1. 明确诊断　阴茎带状疱疹易误诊为生殖器疱疹，故临证务必详问病史，全面体检，细观疱疹特征，以做出正确诊断。

2. 把握病机　此病的基本病机为心、肝之火内盛，湿热之邪内蕴，外感毒邪而诱发。初期多为实证，以肝火内炽，湿热内蕴为主；后期气阴两伤，以虚证居多，或虚实兼杂。

3. 内外结合　此病大多疼痛剧烈，疱疹溃后渗出物多，或创面久不愈合，故在内治的同时配合外治疗法，如外敷解毒生肌药物或激光照射等，可进一步提高疗效，缩短疗程。

4. 中西汇通　由于目前对病毒感染性疾病的根治尚无较好疗法，而许多中药已研究证实具有一定的抗病毒作用，如板蓝根、木贼、大青叶等，故在西药对症处理的同时，辨证使用中药，或选用一些证实具有抗病毒作用的中药，无疑对提高疗效大有裨益。

（二）辨病治疗

1. 全身治疗

（1）镇静镇痛：可选奋乃静 4mg，每日 3 次，口服；盐酸氟奋乃静 1mg，每日 3 次，口服；甲硫达嗪 25mg，每日 3 次口服；阿米替林 75~100mg/d，分 3~4 次口服；或氯普噻吨 50~100mg，必要时肌内注射；双氯芬酸，每次 25mg，每日 3 次口服。

（2）神经营养药：维生素 B_{12} 0.1mg，肌内注射，每日 1 次；维生素 B_1 100mg，肌内注射，每日 1 次，共 4~10 天。也可口服。

（3）抗病毒治疗：聚肌苷酸注射液 2ml，间日 1 次，肌内注射，20 天为 1 疗程。

（4）皮质激素类药：对于严重反应者，口服泼尼松，每日 60mg，1 周后减至 30mg/d，再 1 周后减至 15mg/d。

（5）抗生素：继发感染者，可酌情选择应用抗生素。

2. 局部治疗

（1）2% 碘伏局部涂搽，用于渗出糜烂者。

（2）炉甘石洗剂外用，用于局部瘙痒且渗出不多者。

（3）0.1% 的依沙吖啶溶液，或 0.1% 新霉素溶液局部湿敷以预防感染。

（4）抗生素霜膏如莫匹罗星（百多邦）软膏、红霉素软膏、金霉素软膏等，用于局部有感染表现者。

（5）局部封闭神经根区注射 0.5%~1% 的普鲁卡因 5~10ml，镇痛效果较好。

（6）垂体后叶素，每次 5~10U 注射，每日 1 次或隔日 1 次，共 2~3 次，对神经痛有效（高血压者禁用）。

（三）辨证治疗

1. 辨证施治

（1）肝火炽盛型

治法：清泻肝火，佐以解毒凉血。

方药：龙胆泻肝汤加减。龙胆草 6g、栀子 10g、黄芩 10g、柴胡 10g、车前子 25g（另包）、生地黄 15g、夏枯草 10g、生甘草 10g、木贼 20g、大青叶 20g、板蓝根 15g。心火亢盛者，加黄连、灯心草；肝胆火旺者，加牡丹皮、苦参、茵陈。

（2）湿热内蕴型

治法：清利湿热，佐以解毒凉血。

方药：三仁汤加减。龙胆草 6g、车前子 25g，（另包）、生地黄 20g、紫草 20g、生薏苡仁 30g、白蔻仁 15g、滑石 30g、金银花 20g、连翘 15g、大青叶 15g、生甘草 10g、马齿苋 20g。

（3）瘀阻脉络型

治法：活血通络。

方药：桃红四物汤加减。桃仁 15g、红花 12g、当归 12g、生地黄 15g、赤芍 12g、醋延胡索 20g、川楝子 10g、制乳香及制没药各 10g、大青叶 20g、马齿苋 15g。

（4）气血亏虚型

治法：益气养血。

方药：十全大补汤加减。黄芪 30g、党参 15g、炒白术 12g、茯苓 12g、当归 15g、熟地黄 20g、白芍 15g、川芎 10g、陈皮 10g、板蓝根 15g、大青叶 20g、马齿苋 20g。

2. 外治疗法

（1）药物治疗

1）二味拔毒散：调浓茶水涂敷患处，每日 5~7 次。适用于初起者。

2）青黛散：调生菜籽油搽涂患处，每日 3 次。适用于水疱破溃者。

3）金黄散：调敷患处，每日 2 次。适用于有血疱或坏死者。

4）生肌玉红膏、生肌白玉膏或生肌散：涂敷患处，每日 2 次。适用于破溃后有浅溃疡者。

（2）针灸治疗

1）耳针治疗：在相应部位或寻找最痛点，间歇留捻 20 分钟，每日 1 次，5~7 次为 1 疗程。另外，肝区及神门穴埋针镇痛效佳。

2）体针治疗：原则上是对疱疹所在部位循经选穴，结合皮肤感觉与神经节段性分布规律选用相应部位的夹脊穴，配合辨证取穴。①取皮疹发生部位相应的夹脊穴，加同侧的太冲、太溪、侠溪、足三里、三阴交等穴，采用泻法。每日 1 次，连续 5~7 天。②取内关、曲池、阳陵泉、三阴交、支沟等，采取提插捻转手法，留针 20~30 分钟，每日 1 次。如针刺与电针合用可以提高疗效。③用三棱针，砭刺患处，刺破水疱，出血为度，对于水疱不破而胀痛者有效。

3. 成药及单验方

（1）成药

1）板蓝根注射液：4ml，肌内注射，每日 1 次，5~7 天为 1 疗程。

2）龙胆泻肝丸：每次 6g，每日 2 次，5~7 天为 1 疗程。

3）抗病毒注射液：30~60ml，加入 5% 葡萄糖溶液中静脉滴注，每日 1 次，10 天为

1 疗程。

4）双黄连针：3.6g，加入糖盐水溶液中静脉滴注，每日 1 次，10 天为 1 疗程。

5）抗病毒口服液：每次 20ml，每日 3 次，口服。

6）原方热毒清片：每次 4 片，每日 3 次，口服。

（2）单验方

1）马齿苋解毒汤：马齿苋、大青叶、紫草、败酱草、黄连、酸枣仁、煅龙牡或磁石，各适量，水煎，内服。

2）大延汤：大青叶、延胡索、板蓝根、黄芩、防己、白芷、紫草、旋覆花、党参、白藓皮、甘草，各取适量，水煎，内服。

3）半边莲，捣烂外用。

4）天胡荽鲜品捣烂外用。

5）王不留行焙干研末和蛋清调搽患处。

6）鲜韭菜根 30g、鲜地龙 20g，捣烂如泥，加少量麻油和匀外涂，每日 3 次。

7）30% 藤黄酊外搽，每日 3 次。复方地榆氧化锌油、疱疹油等外涂患处，效果也较好。

五、预后转归

预后一般较好，病程为 3~4 周，60 岁以上患者病后神经痛的发病率较高。一部分体弱之人及并发细菌感染者易出现病情迁延，甚至发病后数日全身发生水痘样皮疹，即泛发性皮疹，预后较差。

六、预防调护

（一）预防

1. 加强锻炼，增强体质。

2. 调畅情志，劳逸结合。

（二）调护

1. 忌食辛辣、刺激性食物。

2. 内裤宜柔软、清洁，勤换洗。

3. 勤剪指甲，避免搔抓后破溃感染。

七、专方选要

1. 带状疱疹汤　中药组方为柴胡 9g、龙胆草 9g、泽泻 9g、甘草 9g、栀子 12g、黄芩 12g、赤芍 12g、没药 12g、车前子 12g、生地黄 15g、延胡索 15g、金银花 30g、大青叶 30g。将上药用水浸泡 30 分钟，煎 30 分钟，每剂煎 2 次，将所得药液混合。每日 1 剂，分 2 次温服，连服 5~7 天。

2. 黄连膏　制作方法：取黄连、黄柏、当归适量，将黄连干燥后碾为细末，黄柏、当归投入麻油中浸泡数小时后置锅内煎炸，至药材色焦褐为度，滤渣，待冷却后加入黄蜡搅拌成流质状，再加入黄连粉，搅拌后做无菌处理，冷却后即制成黄连膏。涂搽 3 次/天，10 天为 1 疗程。

3. 大青叶汤 大青叶 15g、蒲公英 15g、马齿苋 60g。每日 1 剂，水煎，分 2 次服。本方为名老中医朱仁康治疗湿热毒邪所致带状疱疹的验方。方中大青叶、蒲公英清热解毒，马齿苋解毒清热除湿，诸药合用疗效确切。痛甚者可加延胡索、川楝子各 9g。

4. 三黄消疱止痛汤 金炜采用自拟中药方三黄消疱止痛汤内服外洗进行治疗。中药组：方剂组成为黄芩 15g、黄连 15g、黄柏 15g、土茯苓 15g、白花蛇舌草 18g、三颗针 15g、大黄 9g、苍术 9g、薏苡仁 9g、苦参 6g、牛膝 9g。血热型加牡丹皮、紫草；热毒型加双花、连翘；痛甚者加延胡索。上方辨证加减后水煎服，每日 1 剂，分早晚 2 次口服，并取药液涂抹皮损处，3 次/天。对照组：给予利巴韦林片（浙北药业有限公司，国药准字 H10940014），0.3 克/次，3 次/天，口服；吲哚美辛（开封永康药业有限公司，国药准字 H41021631），25 毫克/次，3 次/天，口服；维生素 B_1（山西中宝曙光药业有限公司，国药准字 H14021543）和甲钴胺片（石药集团欧意药业有限公司，国药准字 H20050168）。同时，予炉甘石洗剂（山东鲁抗辰药业有限公司，国药准字 H20058394）外洗患处，3 次/天。7 天为一个疗程，2 个疗程后评定两组临床疗效：中药组治愈 44 例，好转 7 例，无效 1 例，总有效率为 98.08%；西药组治愈 21 例，好转 16 例，无效 15 例，总有效率为 71.15%，两组比较差异有统计学意义。

第五节　珍珠状阴茎丘疹病

此病又称阴茎冠状沟或龟头丘疹。多与包皮过长有关，包皮过长会导致局部炎症，也可能为一种生理、发育上的变异。一年四季皆可发病，个人卫生差者发病率较高，多见于青壮年。

一、病因病机

（一）现代医学研究

1. 病因 本病病因尚未明了，一些学者认为包皮过长、局部分泌物的刺激与本病有一定关系。

2. 病理 组织病理显示被致密结缔组织包绕的血管网，并有轻度淋巴细胞浸润。其上表皮棘层细胞中心变薄，外围较厚。

（二）中医学认识

中医认为本病主要为湿热内蕴、气血瘀滞而成。

二、临床诊断

（一）辨病诊断

1. 临床诊断

（1）症状：本病一般无自觉症状，有炎症时可以有轻度瘙痒。

（2）体征：于龟头后缘和冠状沟处或冠状沟的边缘可以见到一些白色、皮肤色、黄色或淡红色的珍珠状半透明圆顶丘疹，或圆锥状、球状、不规则形丘疹。单个丘疹直径为1~3mm，触之坚实，无压痛，皮疹往往沿冠状沟边缘排列成线状，一行或者数行丘疹互不融合，有时可以部分或完全环绕整个冠状沟，偶尔也分布到龟头及系带上。皮疹也可散在分布，一般无破溃。

2. 病原学诊断　病理检查可有上述组织病理表现（见病理部分）。

（二）辨证诊断

常表现为湿热内蕴证，一般无明显症状，或表现为局部、阴囊瘙痒，龟头后缘或冠状沟处有许多珍珠样丘疹。舌红、苔黄，脉濡数。

三、鉴别诊断

1. 尖锐湿疣　呈疣状或菜花状，红色或污灰色，而非排列规则的珍珠状丘疹。其根部常有蒂，易发生糜烂、渗液、出血等，有不洁性生活史。本病根据冠状沟部位发生的珍珠状丘疹特点可与之鉴别。

2. 龟头和包皮上的皮脂腺异位　皮脂腺异位除发于口腔黏膜外，亦可见于阴茎龟头和包皮，皮损为绿豆大小的毛囊丘疹，质地坚实，表面光滑，圆形，淡黄色，互不融合。病理检查可确诊。

3. 光泽苔藓　好发于阴茎、包皮、龟头、阴囊等部位。皮损为针尖至粟粒大小微高出皮面的扁平坚实丘疹，呈圆形或多角形，正常皮色或淡红，褐黄色，表面有光泽，多数密集，但不融合，大小始终不变，周围无炎症，轻微摩擦皮损可有少量鳞屑，玻片压视显示乳白色小点。

四、临床治疗

此病无特殊不适，对身体无不良影响，故一般不需用中药或其他药物治疗，可以做一般对症处理。

1. 可以试用音频电疗。

2. 可以酌情考虑液氮冷冻法治疗。

3. 可用洁尔阴或硼酸洗液外洗。

4. 必要时可以考虑手术切除。

五、预防调护

（一）预防

1. 保持阴茎部的清洁卫生。

2. 包皮过长者宜尽早手术。

（二）调护

1. 避免过度搔抓患处。

2. 内裤宜勤换洗。

3. 饮食宜清淡而富有营养，少食辛辣刺激性食物。

第六节　药物性阴茎皮炎

药物性阴茎皮炎又称为阴茎药疹，其发病部位在阴茎，是药物性皮炎的一种类型。中医学文献中常把此病归于"中药毒"、"风毒"、"热毒"、"湿毒疮"等范畴。

一、病因病机

（一）现代医学研究

变态反应是引起药物性皮炎的主要机制。药物作为半抗原进入机体后，与体内高分子载体（蛋白质或多糖类）结合形成不可逆的共价键时成为完全抗原，进而引起抗体产生。经过一段潜伏期（一般于用药后 4~20 天）后病人即处于致敏状态。后者往往保持数年至数十年。如患者再次使用同样药物，机体就会在数分钟至十几小时内发生超敏反应（变态反应）。与变态反应相关的除了机体的因素以外，还与药物的分子结构有关，同类药物，由于有相似的化学结构，可以交叉过敏。如对磺胺甲基异噁唑（SMZco）过敏者，也应避免应用其他的磺胺类药物。

另外，过量反应也是引起药疹的一个原因，即短时间内用大量药物，或长期过量应用药物，引起药物蓄积而致病。一些人虽然用药量正常，但是由于其他原因如肝肾功能障碍，药物的解毒及排泄功能较差，而引起了相对过量反应，同样也可以致病。

（二）中医学认识

多由禀性不耐，机体与某种药物有特殊变应性关系，加之湿热内蕴、药毒与风、热、湿等邪气蕴蒸肌肤与气血相搏而发病。

二、临床诊断

（一）辨病诊断

1. 临床表现

（1）症状：全身症状由于药物影响的脏器、组织、器官及程度、范围等不同而有差异，因此症状多样，表现复杂，但都有一定的潜伏期。本病的特点为发病前有用药史，第 1 次用药者有一定的潜伏期，多在用药后 4~20 天内发生，重复用药者常在 24 小时内迅速发生。皮肤试验（划痕和皮内）有时可呈阳性反应。局部症状多为阴茎瘙痒、疼痛、灼热感，摩擦时症状加重。

（2）体征

1）固定性红斑：初起为 1 个或数个圆形或椭圆形红斑，直径 1~2cm，甚至 3~4cm，边缘浮肿较明显，呈鲜红色，中央暗红或呈紫色，重者红斑上可发生大小不等的水疱，疱破后糜烂面常为暗红色，将愈时糜烂面呈鲜红色，经 1 周左右结痂，愈后不留瘢痕，但留有明显的色素沉着，呈紫黑色或灰黑色斑，可持续数月至 1 年以上不退。阴茎药疹严重时，龟头、包皮可以重度水肿，大片糜烂伴浆液渗出。发生在包皮龟头部位时，水疱常常破溃，继发感染而形成浅表溃疡。此病皮疹具有固定性特点，即在第一次发病后，如再服同一药物，常于数分钟或数小时后在原处又出现同样皮疹，其他部位可有新的皮疹出现。每发一次，皮疹消失后的色素沉着更加显著。

2）药物性大疱性表皮松解症：较少见，但症状典型、发病急骤，局部皮损与全身皮损同时出现，皮肤突然出现弥漫性红斑，数日内红斑上出现大疱，疱壁松弛，疱内为澄清的液体，疱壁易破裂而使表皮剥脱，尼氏征阳性，糜烂，犹如烫伤。若无感染，经 10 天左右皮损开始回消，疱内液体渐渐吸收，而后坏死的表皮开始脱落，糜烂面的表皮可渐修复。

2. 病原学诊断

（1）血白细胞可略有增多，伴感染者可明显增多，部分患者嗜酸性粒细胞有一定程度的增多，而药物性大疱性表皮松解症患者嗜酸性粒细胞绝对计数极低或者为零。

（2）用比浊计测定患者是否对某药过敏。方法是将可疑药物加于患者血清中，从低浓度测起，逐渐增加浓度，用以测定各稀释度血清的混浊度，然后画出曲线。对照组血清可逐渐澄清，而过敏血清则出现混浊。

（二）辨证诊断

1. **风热外袭型**　阴茎部皮肤有红斑，发病较快，局部瘙痒，伴恶寒发热，头痛鼻塞。舌红，苔薄黄，脉浮数。

辨证要点：阴茎皮肤有红斑，发病较急，局部瘙痒。舌红，苔薄黄，脉浮数。

2. **湿热下注型**　阴茎皮肤肿胀，潮红，有水疱，糜烂，渗液，脘腹痞闷，纳呆肢倦，阴囊潮湿，大便不畅，小便短赤。舌红，苔黄腻，脉濡数或滑数。

辨证要点：阴茎皮肤肿胀，有水疱，糜烂，渗液，胸脘痞闷，阴囊潮湿。舌红，苔黄腻，脉濡数。

3. **热毒炽盛型**　阴茎皮肤红肿，甚者血疱，糜烂，口苦，口干，心烦，渴喜冷饮，大便秘结，小便短赤，或伴寒战，高热。舌红，苔黄，脉数。

辨证要点：阴茎皮肤红、肿、有血疱，糜烂，疼痛，心烦口渴，大便秘结。舌红，苔黄，脉数。

4. **气阴两虚型**　药疹后期阴茎皮肤脱屑，黏膜剥落，溃疡愈合，神疲乏力，少气懒言，口干咽燥，甚者潮热盗汗。舌红，少苔，脉细数。

辨证要点：药疹后期阴茎皮肤脱屑，溃疡愈合，神疲乏力，口干咽燥，潮热盗汗。舌红，少苔，脉细数。

三、鉴别诊断

本病应主要与其他阴茎皮损疾病相鉴别，如包皮龟头炎、硬下疳、软下疳、接触性皮炎等（具体见相关章节）。

四、临床治疗

（一）提高临床疗效的基本要素

1. **明确疾病诊断**　药物性阴茎皮炎在临床表现上与包皮龟头炎、接触性皮炎有许多相似之处，给确诊造成一定困难，只有详细询问病史，细致地观察病情，才能准确地做出诊断。

2. 找出致敏药物，及时停用。

3. 把握病机　机体与某种药物有特殊变应性关系是发病的根本，湿热、风邪、火毒是发病的关键，所涉脏腑以肝、脾、心三脏为主。本病初期多为实证，常为风热、湿热、火毒之候；后期阴血暗耗，表现为虚证，气阴亏虚，或虚实兼杂。治疗当谨守病机，辨证用药。

（二）辨病治疗

1. 抗过敏　苯海拉明 25mg，每日 3 次，口服；氯苯那敏 4mg，每日 3 次，口服；去氯羟嗪（克敏嗪）50~100mg，每日 3 次，口服。

2. 拮抗药物　青霉素引起的药疹，可选用纯青霉素酶 80 万 U，溶于 2ml 蒸馏水内肌内注射，连用数日可使血中青霉素消失，失去抗原性。

3. 激素类药　严重反应或有发热及脏器损害时，可考虑用氢化可的松 200~400mg/d，或地塞米松 5~15mg/d。

4. 促进排泄　静脉滴注 10% 葡萄糖每天 1000~2000ml，或加维生素 C 1~3g，争取 24 小时内连续滴注，通过利尿作用，促进药物排泄。

5. 支持及对症治疗　对严重的药疹，尤其是造成全身损害的宜加强支持疗法，必要时输入新鲜血液、血浆等，对于有不同病变的患者采取不同的对症治疗。

6. 局部处理　局限性者可适当外用皮质激素软膏。糜烂渗出物多者用缓和的湿敷剂如 3% 硼酸溶液。

（三）辨证治疗

1. 辨证施治

（1）风热外袭型

治法：疏风清热。

方药：银翘散加减。金银花 20g、连翘 15g、薄荷 6g（后下）、牛蒡子 12g、芦根 10g、蒲公英 25g、防风 6g、淡竹叶 10g。局部疼痒严重者，加地肤子、白鲜皮、苦参；热邪较盛者，加栀子、黄芩。

（2）湿热下注型

治法：清热利湿，解毒凉血。

方药：八正散加减。滑石 30g、车前子 25g（另包）、生薏苡仁 25g、赤小豆 20g、黄柏 10g、苍术 12g、苦参 20g、金银花 20g、连翘 15g、紫草 20g、牡丹皮 15g。湿重者，加茵陈、草薢；热重者，加蒲公英、紫花地丁、栀子、黄芩。

（3）热毒炽盛型

治法：清热解毒凉血。

方药：清营汤加减。生地 15g、玄参 15g、麦冬 15g、赤芍 12g、野菊花 20g、连翘 15g、淡竹叶 10g、土茯苓 20g、黄连 10g、黄柏 10g、栀子 10g、生大黄 6g。神昏谵语者，加羚羊角、水牛角。

（4）气阴亏虚型

治法：健脾益气，养阴清热。

方法：竹叶石膏汤加减。太子参 20g、麦冬 15g、五味子 15g、淡竹叶 10g、生石膏 30g、炒白术 15g、茯苓 15g、粳米 15g、甘草 10g。热象仍重者，加黄柏、栀子；阴亏甚者，加女贞子、墨旱莲、生地黄；气虚重者，加黄芪、党参。

2. 外治疗法

（1）轻度糜烂者用凡士林油纱条或紫草油纱条包扎。

（2）三黄洗剂外搽。

（3）青黛散干扑。

（4）脱屑期用麻油或清凉油乳剂外涂保护皮肤。

五、预后转归

若能及时诊断、正确治疗，预后大多良好；若失治误治、继发感染，预后较差，甚者危及生命。

六、预防调护

（一）预防

对患过药疹的患者，医务人员应向其交代清楚，避免再次应用致敏药物。在接待初诊患者时应详细询问病史，主要是药物过敏史。杜绝乱用药物。对易引起过敏反应的药物用前需行过敏试验。用药后或用药期间，一旦发现局部红斑、瘙痒等，应立即停药观察。

（二）调护

1. 皮损处勿用水浸泡，禁止搔抓。

2. 忌食鱼虾及刺激性食品。

3. 多饮水以利药物排泄。

4. 对于药物性大疱性表皮松解症用暴露疗法，不宜包扎。

第七节　接触性阴茎皮炎

接触性阴茎皮炎是由于阴茎接触动物性、植物性或化学性物质后发生的急性炎症反应，是接触性皮炎之一。属中医学文献中所记载的"漆疮"、"马桶疮"、"膏药风"等范畴。

一、病因病机

（一）现代医学研究

1. 病因

（1）原发性刺激：即接触物品对皮肤有强烈的刺激与腐蚀作用，如强酸、强碱等。肥皂、肥皂粉等虽不是强酸强碱，但长期接触也可以发生接触性皮炎。

（2）变态反应：即接触物本身无强烈刺激性，但一些人由于个体因素，接触后对该物质处于致敏状态，再次接触时就发生迟发性反应性皮炎，一般属于迟发型超敏反应（Ⅳ型变态反应）。

2. 病理　原发性刺激或机体的变态反应可以单独或同时发生作用，使皮肤毛细血管充血，皮肤水肿、渗出、糜烂，出现一系列炎症反应。

（二）中医学认识

中医学认为，禀性不耐为内在因素；皮毛腠理不密为发病的条件；感受或接触某些物质，邪毒侵及肌肤是发病的关键。邪毒侵入皮肤郁而化热，热毒炽盛，与气血相搏，加之内蕴湿热之邪，共同蕴蒸肌肤发而为病。后期耗伤阴血，血燥生风，肌肤失于濡润。

二、临床诊断

（一）辨病诊断

1. 临床诊断

（1）症状：阴茎部有痒感及灼热感，重者可有痛感，可伴行走不便。少数患者可伴有全身反应，如畏寒、发热、头痛等症状。

（2）体征：损害局部的表现由于接触的物质种类、浓度、时间、面积以及机体对刺激物的反应程度等不同而有差异，可以从轻度的红斑到严重的坏死不等。一般分为3类。

1）急性皮炎：轻者仅有充血性反应，表现为局部水肿性红斑，色淡红或鲜红，可有肿胀与丘疹性皮疹（属于干性皮炎）；重者则在红斑基础上发生水疱、渗出、糜烂，以后结痂，1～2周内干枯后可脱皮而愈，局部留有脱色斑或色素沉着斑。

2）亚急性皮炎：是长期接触致敏物品所致。急性皮炎也可转成亚急性皮炎，此时红肿及水疱等不严重，渗出明显减少，主要表现为鳞屑性炎性斑片。

3）慢性皮炎：因长期反复接触某种致敏物质，皮肤发生局限性增厚、色素沉着等，呈苔藓样改变或表现为皮肤肥厚、皲裂等。

2. 病原学诊断　采用斑贴试验的办法观察24～48小时，对所试物品呈阳性反应时，证明该物质是致敏原。

（二）辨证诊断

1. 热毒内炽型　局部红斑、丘疹，并有烧灼、胀痛、瘙痒等，伴口干，小便短赤，心烦，大便秘结等。舌红，苔薄黄，脉浮数或数。

辨证要点：局部红斑、丘疹，烧灼痛，口干，心烦，大便秘结。舌红，苔黄，脉数。

2. 湿热下注型　局部红斑及水疱、糜烂、渗出，局限性水肿，兼有灼热及瘙痒，脘腹痞满、口干口苦等。舌红，苔黄腻，脉滑数。

辨证要点：局部红斑及水疱，糜烂，渗出。舌红，苔黄腻，脉滑数。

3. 血燥生风型　慢性炎性浸润性褐斑，或皮肤肥厚、粗糙、苔藓样变，局部瘙痒伴疲乏，面色不华，心悸等。舌淡红，苔薄白，脉细。

辨证要点：局部皮肤肥厚、粗糙、瘙痒，面色不华。舌淡、苔薄白、脉细。

三、鉴别诊断

1. 急性湿疹　一般无确切的病因，皮损为多形性，肿胀程度一般较轻，病程趋向慢性。

2. 龟头包皮炎　可以寻找致病菌，部位多在龟头黏膜及包皮处。整个阴茎的肿胀程度一般较轻。起病较慢。

3. 生殖器疱疹　常有不洁性生活史，疱疹常反复发作。

4. 梅毒　有不洁性交史，溃疡不疼痛，实验室检查可助鉴别。

四、临床治疗

（一）提高临床疗效的基本要素

1. 明确诊断　由于接触性阴茎皮炎与常见的包皮龟头炎、药疹性包皮龟头炎、生殖器疱疹、硬下疳容易混淆，要详尽追问病史，认真体检，发现它们的区别，做出正确诊断。

2. 把握病机　禀性不耐、邪毒侵及肌肤是其基本病机，湿热、火毒是其发生的主要病理因素，所涉脏腑以脾为主。本病早期多为实证，热毒炽盛、湿热下注为常见证型，治当解毒利湿。后期多阴血亏虚，虚风内生，治宜滋阴养血祛风。

3. 中西结合　接触性阴茎皮炎为不同种类的化学或生物物质对阴茎局部皮肤的刺激引起，其发病机制有时不甚明了，故而要求在治疗中，发挥中西医结合的优势以缩短病程。

（二）辨病治疗

1. 全身治疗　可给予抗组胺类药，如苯海拉明 12.5~25mg，每日 2~3 次。氯苯那敏 4mg，每日 3 次。如渗出较明显，可口服维生素 C 0.2g，每日 3 次，并用 10% 葡萄糖酸钙 10ml 加入 25% 的葡萄糖注射液 20ml 静脉缓慢注射，每日 1 次。局部情况严重者，可酌情加用肾上腺皮质激素类药，如泼尼松 30~60mg/d（酌情调整剂量），疗程 2~3 周，逐渐减量停药。

2. 局部治疗

（1）醋酸铝溶液（Burow 溶液）按 1:20 稀释后冷敷，每日 3~4 次。

（2）4% 硼酸溶液局部湿敷。以上适用于急性渗出、糜烂、有水疱者。

（3）炉甘石洗剂外涂，适用于干性皮炎。

（4）皮质激素喷雾剂、霜剂或洗剂，适用于亚急性皮炎或水疱消失后等情况。

（5）0.1% 依沙吖啶溶液湿敷，每日 3 次；或新霉素溶液湿敷。适用于局部继发感染、渗出较多者。

（6）抗生素药膏，如莫匹罗星（百多邦）软膏、金霉素软膏、红霉素软膏等，适用于局部伴感染者。

（三）辨证治疗

1. 辨证施治

（1）热毒炽盛型

治法：解毒清热，凉血疏风。

方药：黄连解毒汤加减。黄连 10g、黄芩 10g、栀子 12g、生大黄 6g、金银花 20g、连翘 15g、蒲公英 20g、野菊花 20g、牡丹皮 15g、紫草 20g、赤芍 15g。头痛发热者，加桑叶、菊花。

（2）湿热下注型

治法：清利湿热。

方药：龙胆泻肝汤加减。龙胆草 6g、栀子 12g、黄芩 10g、柴胡 10g、车前子 25g（另包）、生地黄 15g、薏苡仁 30g。局部渗出多者，加茵陈、赤小豆、苦参等，纳差者，加炒扁豆，厚朴、苍术。

（3）血燥生风型

治法：养血活血祛风。

方药：四物消风饮加减。生地黄 20g、白芍 15g、川芎 10g、赤芍 10g、制首乌 25g、全当归 20g、荆芥 6g、蝉蜕 10g。瘙痒甚者，加白蒺藜、地肤子。

2. 外治疗法

（1）楂黄汤：生山楂 40g、生大黄 30g。煎汤湿敷或外洗。红肿热甚者，加芒硝 20g；有水疱或糜烂渗液者，加明矾 15g；伴化脓感染者，加蒲公英 30g。每日 1 剂，1 日湿敷或外洗 2~3 次，每次 15 分钟。

（2）鲜石韦叶 250g，加水 1500ml，煎取 1000ml，热洗患处。每次 15 分钟，每日 3 次，2~3 天可愈。

（3）用韭菜嫩叶火烘，趁热搓擦患处。每日 3~4 次，搓擦后症状缓解，连用 3~4 天可愈。治疗漆疮。

（4）三黄洗剂外搽，每日 4~5 次，用于初犯者。

（5）青黛膏外搽，每日 3 次。用于有糜烂、渗出、未结痂者。

（6）鲜马齿苋捣烂取汁，加入 2.5% 冰片涂搽，每日 4~6 次。

五、预后转归

除强酸强碱造成局部坏死或继发感染不能短期治愈外，一般预后较好。

六、预防调护

（一）预防

避免再次接触致敏物质。

（二）调护

1. 避免用热水或肥皂水等洗涤或摩擦局部。

2. 禁用刺激性强的止痒药。

3. 避免随意搔抓局部，以防感染。

4. 多饮开水，食易消化食物，少食或忌食辛辣刺激性食物。

5. 内裤宜洁净、柔软、宽松。

第八节 坏疽性龟头炎

坏疽性龟头炎为龟头的急性或慢性破坏性溃疡性疾病。多见于平时不注意卫生和身体状况较差者。

一、病因病机

（一）现代医学研究

本病多为螺旋体与梭状杆菌或各种化脓性细菌感染所引起。此外，炎症及各种其他因素造成局部血液供应障碍从而诱发坏疽或年老体弱、大病或久病后、免疫功能低下，或应用免疫抑制剂者，以及糖尿病患者容易发生本病。病理表现为局部充血、水肿、化脓、坏死。

（二）中医学认识

1. 湿热下注　素食辛辣厚味，蕴湿生热或外感湿热毒邪，下注厥阴。

2. 正气亏虚　大病、久病或素体虚弱之人，正气虚于内，邪气扰于外，正虚邪实，病发较重。

二、临床诊断

（一）辨病诊断

1. 临床表现

（1）症状：发病早期龟头及包皮有烧灼感及痒感，炎性渗出物呈臭味。当阴茎发生坏疽时，患者有寒战、高热、恶心及呕吐等症状。如病变累及尿道口，可发生尿痛或排尿困难。

（2）体征：本病初期皮损主要在龟头和包皮，随着病情的发展逐渐向阴茎体蔓延，甚至可达阴茎根、阴囊和下腹部。最早的体征为龟头或包皮内面的一个小而色红的糜烂点，同时局部有较多的渗出物，呈黄白色，有臭味。如有包茎者可引起化脓性变。如病情继续发展则可出现广泛的溃疡，溃疡边缘高起，质较硬，基底为肉芽组织，容易出血，溃疡表面常有脓性分泌物，也可形成脓痂。溃疡周围的皮肤呈暗红色，阴茎常有水肿，继之龟头可变硬、发红，包皮肿胀、颜色发黑。本病破坏性很大，不易愈合，严重者龟头、部分阴茎甚至整个阴茎可以在短期内出现坏死和脱落。双侧腹股沟淋巴结肿大，压痛明显。

2. 病原学诊断　分泌物涂片或细菌培养可以发现类螺旋体与短梭形弧菌。

（二）辨证诊断

1. 湿热下注型　阴茎皮肤发红糜烂，脓性分泌物较多，气味发臭，胸脘痞满，身热不扬，口渴不欲饮。舌红、苔黄腻，脉滑数或濡数。

辨证要点：阴茎皮肤糜烂，分泌物较多，气味臭。舌红，苔黄腻，脉滑数。

2. 正虚邪陷型　阴茎广泛糜烂，溃疡，甚则阴茎坏死并脱落，伴恶寒、发热、精神萎靡，神疲乏力，少气懒言等。舌淡红，苔薄白，脉沉细无力。

辨证要点：阴茎广泛糜烂，溃疡，甚则阴茎坏死并脱落，神疲乏力。舌淡，苔薄白，脉沉细无力。

三、鉴别诊断

1. 龟头包皮炎　局部也有潮湿、红肿、糜烂、溃疡，腹股沟淋巴结肿大及压痛等，但一般不出现坏死性病变。分泌物涂片或细菌培养可以发现非特异性细菌，如链球菌、葡萄球菌或大肠埃希菌等。

2. 阴茎梅毒　可有渗出物，局部溃疡，溃疡面表浅，表面扁平，边缘高起发硬，底部有血清渗出，有不洁性交史，且暗视野检查可发现梅毒螺旋体。梅毒血清学检查可助诊断。

3. 软下疳　也有龟头包皮处潮湿、红肿，有分泌物而量较少，臭味较轻，起病较缓，有性病接触史，分泌物直接涂片或细菌培养可检查出杜克雷嗜血杆菌。

4. 阴茎癌　最常发生于阴茎头及包皮内板或冠状沟处。初期为丘疹、溃疡、可有糜烂，边缘硬而不整齐，有分泌物、出血及恶臭味。组织活检可明确诊断。

5. 阴茎结核　阴茎头处往往有慢性溃疡，但病程较长，溃疡边缘清楚呈潜掘形，周围有浸润性硬结，基底为肉芽组织或干酪坏死组织。分泌物涂片或细菌培养可以检查出结核分枝杆菌。

四、临床治疗

（一）提高临床疗效的基本要素

1. 明确诊断，及早治疗　依据病史和相关症状特征以及有关检查，做出明确诊断，并及时采取抗感染治疗和支持疗法。

2. 把握病机，分清虚实　本病病机为湿热毒邪内侵，正气亏虚。所涉脏腑以肝、脾、肾为主。病之初期以湿热下注为主，属实证；病之后期为正气亏虚，毒邪内陷，为虚证或虚实兼杂证。

（二）辨病治疗

1. 药物治疗

（1）支持疗法：加强营养，改善全身状况，包括补充各种维生素、脂肪、糖及蛋白质等，必要时酌情配合输入新鲜血液。

（2）抗感染：根据病情的轻重程度，分别给予口服、肌内注射或静脉滴注抗生素，一般以青霉素为首选。其他高效广谱抗生素可酌情选用。

2. 局部外治

（1）过氯化氢湿敷患处。

（2）高锰酸钾溶液或硫酸铝稀释液湿敷。

（3）玉露膏或金黄膏外敷，用于疾病初起局部以红肿为主者。

（4）2%~10%黄柏溶液洗涤后，再用玉露膏外敷，适用于局部皮肤腐烂发黑者。

（5）外用生肌散或生肌白玉膏，适用于肉腐脱落新肌待生者。

3. 手术治疗　病变部位溃烂、坏死或长期不愈者，应考虑从坏疽部位的近心端做根治性切除术。某些患者可行包皮或阴茎背部切开术，以便暴露龟头彻底引流。

（三）辨证治疗

1. 湿热下注型

治法：清利湿热。

方药：龙胆泻肝汤加减。龙胆草 6g、栀子 10g、黄芩 10g、柴胡 10g、金银花 30g、连翘

20g、蒲公英 30g、野菊花 20g、土茯苓 30g、生甘草 10g、白花蛇舌草 20g。

2. 正虚邪陷型

治法：补益气血，托毒生肌。

方药：托里消毒散加减。黄芪 30g、白术 12g、茯苓 15g、当归 15g、白芍 15g、川芎 10g、桔梗 10g、白芷 10g、皂角刺 10g、生甘草 10g、金银花 25g、甘草 10g。

五、预后转归

本病易发于体弱患者，身体越弱，预后越差。若能及时改善身体状况，积极治疗则疾病可以治愈；若失治误治，迁延日久，病情转重，可伴发全身症状，一部分人可因败血症而死亡。

六、预防调护

（一）预防

1. 锻炼身体，增强体质。

2. 经常冲洗阴部，注意阴部卫生。

3. 改正不良习惯。有些学者认为本病的病原体产生于人体的口腔内，其可以通过唾液而感染阴茎。

4. 包皮过长或包茎者，应及早手术。

5. 积极治疗阴茎部慢性炎症。

（二）调护

1. 仰卧静养，减少活动，减少局部的摩擦及刺激。

2. 将病变部位充分暴露，保持干燥以抑制厌氧菌的生长。

3. 饮食宜清淡而富于营养，避免食用刺激性食物。

4. 清除溃疡面上的脓液及腐烂组织，保持溃烂面的清洁和引流通畅。

第九节　核黄素缺乏症

核黄素缺乏症是体内缺少核黄素引起的舌炎、唇炎、口角炎、阴囊炎、外阴炎等。本节只讨论核黄素缺乏引起的阴茎部位的皮损。

一、病因病机

（一）现代医学研究

1. 病因　消化吸收功能欠佳，或不当的烹调方法或不良饮食习惯，均可致核黄素缺乏。当体内需要量增加而摄取不足时，必然发生核黄素缺乏。

2. 病理　核黄素（即维生素 B_2）是水溶性维生素，它是体内黄酶类的主要组成部分，构成体内递氢体系中的辅酶。当黄酶缺乏时，影响细胞氧化作用，因而发生代谢障碍，表现在皮肤上则为外阴炎等。

（二）中医学认识

1. 湿热下注　素食辛辣厚味，湿热内生或饮食不节，脾失健运，蕴湿生热，下注阴部而见阴茎处红斑，甚则肿胀糜烂。

2. 阴虚生风　素体阴虚或大病久病耗伤阴血，阴血亏损而生风化燥，肌肤失养，引发皮肤干燥，脱屑等。

二、临床诊断

（一）辨病表现

1. 临床表现

（1）症状：局部皮肤可以有不同程度的瘙痒或疼痛。

（2）体征：皮损见于阴茎部及阴囊部，呈蚕豆到核桃大小的淡红色斑片，上覆灰白色发亮的鳞屑，边缘较为明显，皮肤可肿胀或脱屑，或呈散在或群集的黄豆大小的丘疹，上面有黏着性的灰色鳞屑，融合成片时，鳞屑较厚。病情重者可以发现皮肤有广泛的裂隙，出现对称性的红斑和萎缩，这是本病的一个特征。局部还可以见到渗出、糜烂、脓疮、结痂。

2. 病原学诊断

（1）血维生素 B_2 水平降低（正常值 15~60mg/dl）。

（2）24 小时尿排泄维生素 B_2 减少（正常按每克肌酐计算在 30mg 以上）。

（3）局部组织病理显示，阴茎皮损处表皮显著角化，颗粒层减少或消失，严重时底层色素减少或消失，真皮毛细血管扩张。

（二）辨证诊断

1. 湿热下注型　阴茎部皮肤红、肿，有红色斑块，甚则溃疡糜烂，口干不欲饮，脘腹痞满，肢倦纳差，小便短赤，大便不爽。舌红，苔黄腻，脉濡数或滑数。

辨证要点：阴茎部皮肤红、肿，有红色斑块，甚则溃疡糜烂，小便短赤。舌红，苔黄腻，脉濡数或滑数。

2. 阴虚生风型　阴茎皮肤红斑、丘疹、脱屑，局部灼热刺痒，心烦口渴，潮热盗汗。舌红，少苔，脉细数。

辨证要点：阴茎皮肤红斑、丘疹、脱屑，局部灼热刺痒，潮热盗汗。舌红，少苔，脉细数。

三、鉴别诊断

本病应与阴茎湿疹相鉴别。本病发病呈波动性，多见于集体生活中的青壮年，有调换地区突然改变饮食的病史及其他维生素缺乏史，有时同单位中多人同时发病，再结合局部皮损特点、实验室检查等可以确定为本病，且用核黄素或 B 族维生素试治有效，可以帮助诊断本病。湿疹是与变态反应有关的一种皮肤病，机体的过敏性素质起着决定性作用，皮肤损害呈多形性。

四、临床治疗

（一）提高临床疗效的基本要素

1. 明确诊断　核黄素缺乏引起的阴茎病变不是独立的疾病，它是核黄素缺乏在阴茎局部的表现，故应在全面体检的基础上，及早做出诊断。

2. 把握病机，详辨虚实　本病的基本病机为阴虚生风化燥，湿热下注厥阴，在脏腑以肝、脾、肾为主。临证有虚实之别，或虚实兼杂，当谨守病机，辨证施治。

3. 分期论治，中西结合，对症处理。

（二）辨病治疗

（1）核黄素每日 40~50mg，分 3~4 次，口服。连续服用 2~4 周，或服到全部皮损好转为止。

（2）适当补充维生素 B$_1$、维生素 B$_6$，或复合维生素 B 及维生素 C 等，因为维生素缺乏性疾病常是多种成分的缺少所致。

（3）酵母片每次 3g，每日 3 次，口服。

（三）辨证治疗

1. 辨证施治

（1）湿热下注型

治法：清利湿热。

方药：龙胆泻肝汤加减。龙胆草 6g、栀子 10g、黄芩 10g、柴胡 10g、生薏苡仁 30g、白蔻仁 15g、滑石 30g、皂角刺 10g、生甘草 10g。

（2）阴虚生风型

治法：滋养阴血，润燥祛风。

方药：六味地黄汤加减。生熟地黄各 20g、山萸肉 15g、生山药 15g、女贞子 15g、墨旱莲 15g、防风 6g、知母 10g、黄柏 6g。脾肾虚弱者，可用香砂六君子汤加减。

2. 外治疗法

（1）5% 硫磺煤焦油软膏外搽。

（2）黄柏霜外搽。

（3）锡类散、养阴生肌散外用，对于局部渗出、糜烂者较适宜。

五、预后转归

本病有自限性，随着饮食的调节多于 1 个月内痊愈，预后良好。

六、预防调护

（一）预防

1. 摄入足量富含核黄素的食物，如豆类、绿叶蔬菜、动物内脏、瘦肉、奶类等。

2. 采用科学的烹调方法。

3. 养成良好的生活习惯，不挑食、不偏食。

4. 积极治疗消化系统疾病如腹泻、消化不良等，以加强胃肠道的吸收功能。

（二）调护

1. 勤剪指甲，避免过度搔抓。

2. 局部保持清洁。

3. 勿食辛辣刺激性食物。

4. 调畅情志，保持良好心态。

第十节　阴茎光泽苔藓

光泽苔藓是一种慢性皮肤病，局部皮损是由多数微小的多角形平顶丘疹组成，具有特殊的光泽。本节主要介绍阴茎光泽苔藓。

一、病因病机

（一）现代医学研究

本病发病原因目前尚未明了，有些学者认为与结核有关，也有些学者认为与神经精神因素、自主神经功能失调及内分泌功能紊乱有关、另有一些学者怀疑本病是病毒或细菌感染所致。某些医家认为本病属于扁平苔藓的一个亚型，也有一些医家将本病列为反应性网状组织增生症之一。

（二）中医学认识

中医学认为是外感风、湿、热邪结于肌肤或阴血亏虚所致。

二、临床诊断

（一）辨病诊断

1. 临床表现

（1）症状：本病一般无任何自觉症状。

（2）体征：于阴茎、龟头处可见针头至粟粒大小的丘疹，顶平，多角形或圆形，呈淡红色、皮肤色或稍褐色，有光泽但无鳞屑，皮疹数目较多，多成群聚集（也有散在者），但不互相融合，有时可见微小丘疹排列成线状，即同形反应。某些病例在其他部位可同时发生类似皮损。

2. 病原学诊断　皮损处病理变化为每个丘疹损害处可见真皮乳头部有一团边界清楚的致密浸润灶，上面的表皮变薄且平，钉突消失，两侧的表皮突则伸延向下至浸润灶底部弯曲呈怀抱状。浸润灶内主要有淋巴细胞和组织细胞，还可以见到少数朗格汉斯细胞、成纤维细胞及嗜黑素细胞。没有干酪性坏死。

（二）辨证诊断

1. 风湿热邪外侵型　阴茎、龟头可见针头至粟粒大小的丘疹，呈多角形或圆形，顶平，表面发红。瘙痒。舌淡，苔薄黄，脉浮数。

辨证要点：阴茎龟头有许多丘疹，呈多角形或圆形，顶平。舌淡，苔薄黄，脉浮数。

2. 阴虚内热风动型　阴茎、龟头可见针头至粟粒大小的丘疹，呈多角形或圆形，顶平，瘙痒，五心烦热，盗汗。舌红，少苔，脉细数。

辨证要点：阴茎部有许多丘疹，呈多角形或圆形，顶平，潮热盗汗。舌红，少苔，脉细数。

三、鉴别诊断

本病需与扁平苔藓、毛周角化症、瘰疬性苔藓、珍珠状阴茎丘疹等病鉴别。上述病变的皮损特点或发病年龄及发病部位等均与本病有差别，且根据本病的皮疹形态、具有光泽等，再结合组织病理变化等特点不难鉴别。

四、临床治疗

（一）辨病治疗

本病可自愈，且无特殊症状。可用氟轻松软膏外涂。

（二）辨证治疗

1. 辨证施治

（1）风湿热邪外袭型

治法：祛风清热除湿。

方药：消风散加减。金银花 20g、桑叶 10g、菊花 15g、地肤子 25g（另包）、苦参 30g、牛蒡子 15g、白僵蚕 15g、土茯苓 15g、蝉蜕 10g、生甘草 10g。

（2）阴虚内热风动型

治法：养阴清热，祛风润燥。

方药：六味地黄汤加味。生熟地黄各 15g、山萸肉 15g、生山药 15g、茯苓 15g、泽泻 10g、牡丹皮 15g、玄参 20g、女贞子 15g、墨旱莲 12g、僵蚕 15g。兼气滞者，加柴胡、佛手；兼瘀者，加当归、乌梢蛇、丹参。

2. 外治疗法

（1）1%薄荷三黄洗剂外搽，每日 2~3 次。

（2）黄柏霜外搽，每日 2~3 次。

（3）青吹口散涂于患处，每日 2~3 次。

（4）苦参 30g、红花 15g，水煎熏洗。

五、预后转归

本病有自愈倾向，有的可以再次复发，但可以自行消失，预后均良好。

六、预防调护

（一）预防

1. 积极治疗某些内科疾病，如内分泌紊乱、自主神经功能失调等。

2. 保持局部的清洁卫生。

3. 保持精神愉快，避免各种不良精神刺激。

（二）调护

1. 经常清洁外阴部。

2. 避免各种不良刺激，如局部潮湿、污垢等。

3. 内裤宜松软，布料应为棉布。

第十一节 阴茎结核

阴茎结核，是指结核分枝杆菌侵蚀阴茎而引起的结核性疾病，可因直接接触感染或泌尿生殖系结核蔓延所致，是男科中极为罕见的疾病。发病率很低，而误诊率很高。

中医称阴茎结核为"阴茎痨"，意即痨瘵病之生于阴茎者，当其未溃时表现为"结节"，属中医"痰核"范畴。发生溃疡则多称之为"疳疮"。

一、病因病机

（一）现代医学研究

1. 病因　主要为感染结核分枝杆菌所致，其途径有 3 种。

（1）直接接触感染：阴茎结核主要是阴茎直接接触结核分枝杆菌或泌尿生殖系结核蔓延所引起，例如通过吸吮，唾液中的结核分枝杆菌可感染阴茎；又如性交时，阴茎接触女性阴道，宫颈有结核性病变，可引起阴茎结核。

（2）血行感染：原发病灶的结核分枝杆菌进入血行，随血流播散到阴茎，继发结核，主要发生在阴茎海绵体。

（3）直接蔓延：多见于尿道结核，其干酪样病变进展穿破尿道，使阴茎受累，继发阴茎结核。

2. 病理　结核分枝杆菌侵入阴茎头后，于浅表出现小灰黄结节，相互结合，发生干酪性坏死，脱落形成潜形溃疡，边缘隆起，基底有灰黄坏死组织覆盖，局部淋巴结亦受侵犯。如侵犯阴茎海绵体，则形成浸润性硬结、瘢痕、阴茎体扭曲。结核性尿道炎性狭窄，终必导致阴茎头或阴茎体瘘管。

（二）中医学认识

素体阴血亏虚之人，或湿热下注，痨虫侵袭，蚀损宗筋而发病。

二、临床诊断

（一）辨病诊断

1. 临床表现

（1）病史：常有阴茎直接接触结核病变的病史，或有泌尿生殖系及其他部位的结核病史。

（2）症状：龟头部有结节或慢性溃疡，不痛，分泌物较少，长期不愈。有继发感染时病情恶化，疼痛、分泌物增多。溃疡初为单发，继为多发，互相融合，可将龟头全部破坏。

（3）体征：龟头或阴茎体有单发或多发性溃疡。溃疡边缘清楚呈潜掘形，周围浸润硬结，基底为肉芽组织或干酪坏死组织，尿道外口溃疡可合并狭窄。

2. 病原学诊断

（1）分泌物直接涂片或培养，可检出结核分枝杆菌。

（2）局部或淋巴结组织检查，可以见到典型的结核结节，可有干酪样坏死。

（二）辨证诊断

1. 痰浊凝聚型　龟头部有小结节，单发或多发，未溃破，微痛或不痛。舌淡胖，边有齿印，苔白腻，脉细滑。

辨证要点：龟头部有小结节，未溃。舌胖，边有齿痕，苔白腻，脉滑。

2. 湿热下注型　龟头部有小结节，已溃或未溃，局部灼热隐痛，伴小便黄赤，阴囊潮湿，脘腹痞满。舌质红，苔黄腻而厚，脉滑数。

辨证要点：龟头部有小结节，局部灼热隐痛，阴囊潮湿。舌红，苔黄腻，脉滑数。

3. 阴虚火旺型　溃疡日久融合成片，周围有新发小结节，伴腰膝酸软，潮热盗汗，午后心中烦热，口干溲黄。舌红，苔少，脉细数。

辨证要点：阴茎溃疡日久，伴腰膝酸软，潮热盗汗。舌红，少苔，脉细数。

三、鉴别诊断

1. 阴茎癌　多有包茎或包皮过长的病史。病程稍缓。早期常发生龟头溃疡，边缘硬而不整齐，腹股沟淋巴结肿大。肿瘤为菜花状，溃疡在肿瘤上形成，病理活检可发现癌细胞。

2. 软下疳　龟头及冠状沟多发，有不洁性交史。阴茎头及包皮黏膜溃疡，腹股沟淋巴结肿大，常形成脓肿。杜克雷皮肤试验阳性，分泌物直接涂片或培养可检出杜克雷嗜血杆菌。

3. 坏疽性阴茎炎　为螺旋体与梭状杆菌混合感染引起，病情发展快，龟头可有溃疡，其溃疡多且深，有大量黄白色味臭的渗出液，表面有假膜遮盖，疼痛较剧。严重者龟头及整个阴茎坏死。

四、临床治疗

（一）提高临床疗效的基本要素

1. 抗结核治疗为主　抗结核化学药物对结核病的治疗起着决定性作用，合理的化疗可使病灶全部灭菌、痊愈。

2. 合理用药　必须坚持早期、联合、适量、规律和全程的原则。只有这样才能减少单个抗结核药物的剂量，减少其副作用。还可减少耐药菌的存活，保证治疗效果。

3. 分清虚实，细审寒热　该病虽为肝肾损伤，痰湿之邪乘虚而入，流结于阴茎所致，但仍有虚实之分。实者，本虚而标实，以化痰为主，兼益肝肾之法治之；虚者，或肝肾阴虚，或气血两虚，常用滋养肝肾或补益气血之法。

（二）辨病治疗

1. 药物治疗

（1）全身支持疗法：与其他系统结核无区别，包括休息、加强营养、摄入丰富的维生素等。

（2）抗结核药物联合应用：链霉素 0.5g，肌内注射，1 日 2 次，连续用药 2 周，以后每周 2 次，每次 1g，连用 3 个月；异烟肼 0.3g/d，顿服；对氨基水杨酸钠，每日 8～12g，分 3 次口服；或利福平 0.3g，每日 1 次，口服。若并发神经炎，可予维生素 B_6 20mg，每日 3 次，口服。

上述药物应足量联合运用且不间断，一般用半年至 1 年，然后根据临床症状体征以及前列腺液与精液化验来判断治疗效果。如效果不佳，或对链霉素有反应，可用下列药物：利福平 300mg，1 日 1 次，饭前服；异烟肼同前；乙胺丁醇 0.25g，1 日 3 次，联合应用，或用氨硫脲、吡嗪酰胺、卡那霉素等药治疗。

（3）在急性期或手术前后可采用抗菌药物的针剂，如第三代喹诺酮类药物，左氧氟沙星 0.2～0.4g，静脉点滴，每日 1 次，疗程 14～30 天。

2. 手术疗法　对阴茎结核破坏范围较大、保守疗法不易奏效者，在抗结核药配合下保守切除或病灶清除，尽量多保留阴茎组织，术后续用抗痨药。

（三）辨证治疗

1. 辨证施治

（1）痰浊凝聚型

治法：健脾化湿，消痰散结。

方药：加味二陈汤。陈皮 10g、制半夏 12g、茯苓 15g、炙甘草 10g、制胆南星 10g、苍术 10g、白术 12g、车前子 15g（另包）。

（2）湿热下注型

治法：清热利湿解毒。

方药：龙胆泻肝汤加减。龙胆草 6g、栀子 10g、黄芩 10g、金银花 20g、连翘 15g、牡丹皮 12g、土茯苓 20g、生甘草 10g。

（3）阴虚火旺型

治法：滋阴降火。

方药：大补阴丸。

熟地黄 15g、生山药 15g、山萸肉 12g、龟板 12g、知母 10g、墨旱莲 15g、制首乌 15g、阿胶 10g、百合 15g。兼气虚者，加西洋参、太子参；兼脾虚者，加党参、白术。

2. 外治疗法

（1）白天用 20% 黄连水湿敷患处。

（2）夜间用下疳散掺于龟头部溃疡，外盖黄连油膏纱布。

3. 成药及单验方

（1）犀黄丸：每服 2 粒，每日 3 次，温开水送服。

（2）五味龙虎散：每服 1.5g，每日 2 次，温开水送服。

（3）六味地黄丸：每次 8 粒，每日 3 次，口服。用于肾阴亏虚型。

（4）龙胆泻肝丸：每次 6g，每日 2 次，口服。用于湿热下注型。

五、预后转归

本病起病缓慢，病程较长，一般要经过初期、成脓及溃后 3 个阶段。若素体强壮，正气不虚，则疾病较快痊愈；反之则容易形成瘘管而经久不愈，预后较差。

六、预防调护

1. 注意休息，节制房事，避免疲劳。

2. 加强营养，以清补为主。宜食高蛋白、高维生素、易消化食物。

3. 忌食辛辣油腻食物。

4. 积极治疗原发病。

第十二节 阴 茎 癌

阴茎癌是一种罕见的恶性病，发病率为 0.1 ~ 7.9/10 万人。欧洲的发病率为 0.1 ~ 0.9/10 万人，美国为 0.7 ~ 0.9/10 万人，其他地区如亚洲、非洲和南美，发病率则高达 19/10 万人。本病与社会和文化习俗以及卫生条件密切相关。20 世纪 50 年代以前，阴茎癌是我国男性泌尿生殖系统常见的恶性肿瘤。随着社会的发展以及卫生医疗条件的改善，本病的发病率逐年下降，并趋向一个稳定的比例，目前已较少见。发病以 60 岁以上老年人多见，青年亦有发病。

中医认为阴茎属肾，故阴茎癌又称为"肾岩"，日久翻花，形似石榴，故又称为"翻花下疳"。并将本病归于"四绝症"之一。

一、病因病机

（一）现代医学研究

1. 病因 目前病因未阐明。原发性肿瘤的部位为阴茎体（48%）、包皮（21%）、阴茎体和包皮（9%）、冠状沟（6%）、阴茎根部（<2%）。阴茎癌发病与阴茎头包皮的慢性炎症刺激有密切关系。包茎是阴茎癌最常见的共存现象，但不是疾病发生的直接原因。人乳头瘤病毒（HPV）16 型及 18 型与阴茎癌发病密切相关。

（1）包茎或包皮过长导致局部经常性炎症刺激，日久导致阴茎局部细胞变性恶化。

（2）癌前期病变，可恶化成阴茎癌，常见的如干燥性龟头炎、阴茎海绵体角化和阴茎鲍温病、阴茎乳头状瘤、凯拉增生性红斑、表皮内鳞状细胞癌、巨大尖锐湿疣、阴茎黏膜白斑等。

（3）继发性阴茎癌较罕见，目前临床发现发生原发性肿瘤的部位有膀胱、前列腺、直肠、睾丸及阴囊，主要转移途径可能是经血行或淋巴管。

此外，阴茎头的增生性红斑、白斑，亦有恶变可能，但不居重要地位。

2.病理 临床常见的类型有 5 种：鳞状细胞癌、乳头状瘤癌变、疣状癌、湿疣样癌和基底样癌。其中鳞状细胞癌最多，约占 95%。

（1）癌前病变：①与鳞状细胞癌发生相关的病变：干燥性龟头炎、阴茎海绵体角化和阴茎鲍温病。②与阴茎癌发生相关的低风险病变：阴茎内皮肿瘤（凯拉增生性红斑、表皮内鳞状细胞癌）。

（2）阴茎肿瘤（鳞状细胞癌）：①分型：典型、基底型、疣状、肉瘤样、腺样上皮。②生长方式：表浅生长、结节样生长或垂直生长、疣样生长。③分级：Broders 评分或 Maiche 评分（最适合的）。

3.间质肿瘤（<3%） 有卡波西肉瘤、血管肉瘤、上皮样血管内皮瘤等。

4.转移病灶（不常见） 有转移至前列腺、直肠、膀胱、睾丸等的报道。

（二）中医学认识

1.积毒侵袭 由于包茎或包皮过长，秽垢久蕴，积毒蚀于肌肤而成此证；或由"袖口疳"久久不愈演变而来。

2.湿热下注 素食肥甘滋腻之品，湿热内生，蕴积于足厥阴肝经，积聚阴茎而生。

3.肝肾阴亏 忧思郁怒，肝肾阴虚，相火内灼，肝经血少，络脉空虚，虚火痰浊侵袭，导致经络阻塞，积聚阴茎而成。

二、临床诊断

（一）辨病诊断

1.临床表现

（1）症状：早期多无明显自觉症状，部分患者有刺痒、热灼、疼痛、少许分泌物等症状，中晚期疼痛及其他症状加剧。可出现消瘦贫血、食欲缺乏、精神萎靡，以致丧失劳动力。

（2）体征：①阴茎头、包皮内板、包皮系带及冠状沟附近见有丘疹、疣、溃疡等病变，抗炎治疗无效，日趋增大恶化。溃疡后呈菜花样肿物，溃疡经久不愈。②腹股沟淋巴结肿大，质较软，晚期淋巴结固定，有感染时重者穿破皮肤。如淋巴结肿大不明显，可进行"前哨淋巴结"活检，以明确有无淋巴结转移。

2.现代仪器诊断

（1）CT 可显示阴茎癌原发肿瘤的大小、形态及对阴茎侵犯深度，同时可显示淋巴结及远处转移情况，为临床制订治疗方案提供参考。

（2）嗜淋巴细胞的纳米颗粒（如 ferumoxtran-10）MRI 增强技术显示可用于判断阴茎癌隐匿性的淋巴结转移，敏感性达到 100%，特异性为 97%。

3.病原学诊断 活体组织检查，可明确癌肿的组织学类型。组织学分级有助于临床分期和治疗方案的制订。目前广泛采用国际抗癌联盟（UICC）分期标准，见表 2-1-1。

表 2-1-1　2009 年 UICC 阴茎癌 TNM 分期

原发肿瘤

　　T_X 原发肿瘤不能评估

　　T_0 未发现原发肿瘤

　　Tis 原位癌

　　T_a 非侵犯性疣状癌，无相关的破坏性浸润

　　T_1 肿瘤侵犯皮下结缔组织

　　　　T_{1a} 没有淋巴管/血管的浸润以及高分化或中分化（T_1G_{1-2}）

　　　　T_{1b} 伴有淋巴管/血管的浸润以及低分化或未分化（T_1G_{3-4}）

　　T_2 肿瘤侵犯阴茎海绵体/尿道海绵体

　　T_3 肿瘤侵犯尿道

　　T_4 肿瘤侵犯其他邻近结构区域淋巴结

　　N_X 区域淋巴结不能评估

　　N_0 无可触及或者可见的增大的腹股沟淋巴结

　　N_1 可触及活动的单侧腹股沟性淋巴结

　　N_2 可触及活动的至多个或双侧表浅腹股沟淋巴结

　　N_3 固定的腹股沟淋巴结肿块或盆腔淋巴结病变，单侧或双侧

远处转移

　　M_X 远处转移不能评估

　　M_0 无远处转移

　　M_1 远处转移

　　为了便于临床指导，朱耀等依据 TNM 分期的不同组合，将阴茎癌分为 5 期。①0 期：原位癌或疣状癌（Tis～T_a、N_0）。②Ⅰ期：肿瘤侵犯皮下结缔组织且没有脉管癌栓和低分化成分（T_{1a}、N_0）。③Ⅱ期：肿瘤侵犯皮下结缔组织直至海绵体或尿道，无腹股沟淋巴结转移（T_{1b}～T_3、N_0）。④Ⅲ期：分为Ⅲa 期和Ⅲb 期。Ⅲa 期：肿瘤侵犯皮下结缔组织直至海绵体或尿道，仅有一个腹股沟淋巴结转移（Tis～T_3、N_1）。Ⅲb 期：肿瘤侵犯皮下结缔组织直至海绵体或尿道，且有多个腹股沟淋巴结转移（Tis～T_3、N_2）。⑤Ⅳ期：肿瘤侵犯阴茎旁组织或固定的腹股沟淋巴结或盆腔淋巴结转移或肿瘤转移至任何其他远处器官（T_4、N_3、M_1）。

　　（二）辨证诊断

　　1. 肝郁痰凝型　阴茎局部出现硬结，逐渐增大，范围较小，质硬，疼痛轻微伴痒感，郁闷不舒，小腹不适，胁肋胀痛。舌淡，苔白腻，脉弦。

　　辨证要点：阴茎局部出现硬结，逐渐增大，胸胁胀闷。舌淡苔白腻，脉弦。

　　2. 湿热下注型　阴茎肿块溃烂，状若翻花，时有血脓样分泌物，气味恶臭，伴腹股沟淋巴结肿大压痛，小便涩痛，短赤不畅，心烦口渴。舌质红，苔黄腻，脉弦数。

　　辨证要点：阴茎溃疡，状若翻花，小便短赤。舌质红，苔黄腻，脉滑数。

3. 阴虚火旺型 局部痛如汤泼火灼，溃烂，有血样渗出物，腐臭难闻，双侧腹股沟淋巴结肿大，固定不移，伴头晕失眠，腰酸耳鸣，纳呆，咽干，乏力消瘦。舌红，少苔，脉细数。

辨证要点：局部痛如火灼，溃疡，腰膝酸软，潮热盗汗。舌红，少苔，脉细数。

4. 气血亏虚型 肿块脱落，疮面肉色淡红，或暗红无泽；或疮色紫暗新肉不生，或化疗、放疗术后双侧腹股沟淋巴结肿大，伴神疲懒言，体弱消瘦，面色不华。舌淡，少苔，脉沉细弱。

辨证要点：溃疡部色淡红，或暗红无泽，神疲乏力，少气懒言，面色不华。舌淡，苔薄，脉细。

三、鉴别诊断

1. 软下疳 有不洁性交史和极端潜伏期，阴茎头、会阴部溃疡，疮面覆有脓液，边缘柔软，有轻度疼痛和触痛。腹股沟淋巴结可肿大疼痛、化脓、溃破。取脓液涂片检查约50%发现革兰染色阴性杆菌，成对或链状排列，无鞭毛或芽胞。

2. 阴茎乳头状瘤 可发生于包皮、阴茎头及冠状沟等处。初发为一小的局部隆起，渐增大呈乳头状，有蒂或无蒂，呈红色或淡红色，质地较软、生长缓慢。继发感染者，可伴有恶臭样分泌物。临床易误诊为阴茎癌。可由活体组织检查确诊。

3. 阴茎结核 有泌尿生殖系结核病史，病变多在龟头、包皮系带处。初期为红色疱疹，以后呈浅溃疡，而溃疡周围硬韧，基底部为肉芽组织，有时溃疡扩大或造成龟头坏死。鉴别要点，一靠病史，二做病理检查。

4. 阴茎纤维硬结症 为慢性纤维组织增生，多发生于阴茎海绵体，以局部纤维结节为主。虽然肿块硬韧，境界也不清楚，但较癌肿肿块硬度差，增长也缓慢，而且表面尚光滑，有一定的活动性，一般很少形成溃疡及腹股沟淋巴结肿大。

5. 凯拉增生性红斑 少见，患者多为壮年。病变多发生阴茎头、尿道口及包皮等部位，进展缓慢。可为一个或数个硬结、溃疡，这种溃疡呈光亮圆形隆起，周围组织包绕，因搔抓出现皮炎性瘢痕区。诊断主要靠病理检查，镜下可见棘层明显增生，上皮钉增长伸入真皮中及细胞有丝分裂为原位癌病变。泼尼松软膏外涂可减轻症状。近年来有报告用1%～5%氟尿嘧啶油膏可以治愈。这种疾病是原位癌，多数主张应用电凝或放射疗法，晚期可行局部切除手术。

6. Buschke-Lowenestein 瘤 又称巨大尖锐湿疣或癌样乳头状瘤。疣状物病变较大，常侵入阴茎头和邻近组织，常并发溃疡、感染，局部有压痛。组织学所见疣状物尚属良性。病因尚不清楚，可能与尖锐湿疣治疗不彻底有关。治疗需将病灶彻底切除，并应定期随访，防止复发。

7. 阴茎角 是一种原因不明的阴茎良性肿瘤。组织学表现为上皮细胞的广泛肥大和角化。阴茎角多在阴茎头冠状沟处，系皮肤角质层局限在某一部位异常增生堆积而成，呈枯黄色表面粗糙之角状物，可达数厘米大小。本身无血运，可自行脱落，质硬如竹。它属于阴茎癌的前期病变。治疗应早期采用阴茎部分切除术。

四、临床治疗

（一）提高临床疗效的基本要素

1. 明确诊断　由于包茎的原因，阴茎癌的诊断有时会被忽视，而且一些良性的阴茎肿瘤形态酷似阴茎癌，这就要求诊断的准确性，以保证治疗不误。

2. 确定分期　癌症分期与治疗方式的选择、患者的预后有直接关系，根据分期合理地选择治疗方式会有效地治疗癌症，延长生命。

3. 分清虚实　根据病因，结合临床表现，本病早期正胜邪实属实证；后期正虚不能胜邪，出现气血两虚之虚证。

4. 明辨病位　早期肝气郁结，痰浊凝聚于阴器，龟头出现硬结，或湿热火毒蕴结，循经下注，出现肿块溃烂翻花，其病变部位以肝经为主；后期肝肾阴亏，相火内炽，出现局部溃疡，灼热疼痛，或久病缠绵，耗损气血而致气血亏损。

（二）辨病治疗

1. 手术治疗

（1）原发病灶：以手术切除为主，分化差的 T_1、T_2 期肿瘤推荐阴茎部分切除，切除原则上应做到切缘阴性，T_2 期以上的阴茎癌推荐阴茎全切术和会阴尿道造口术。

（2）局域淋巴结：临床发现切除原发病灶的同时进行双侧淋巴结活检准确性高，这也是局部淋巴结手术的依据。但有学者研究发现预防性淋巴结清扫术能提高患者的生存率，推荐用于下列情况之一者：阴茎癌为低分化；阴茎癌 G_3 级及以上；T_2 期及以上；肿瘤伴有血管及淋巴管浸润，需进行预防性腹股沟淋巴结清扫，并且由于阴茎淋巴结交叉引流的特点，需行双侧清扫。

（3）远处转移灶：临床不多见，多以手术切除后配合放疗和化疗。

2. 放射治疗　阴茎癌的放射治疗是保存器官和功能的重要治疗途径，且疗效肯定。目前常用的有：兆伏 X 线外照射、^{60}Co 外照射、铱贴敷治疗、加速器的 β 线等。合并炎症时不适合放射治疗，治疗后可加剧炎症。

3. 化学治疗　辅助化疗常用的药物有：顺铂、氟尿嘧啶（5-FS）、长春新碱、甲氨蝶呤、博来霉素、平阳霉素、卡培他啶、卡铂、紫杉醇。有学者使用氟尿嘧啶和咪喹莫特局部治疗原位癌和浅表疣状癌，5 年应答率为 60%～70%。目前多强调联合用药，如顺铂+氟尿嘧啶，长春新碱+甲氨蝶呤+博来霉素，能控制病情，提高疗效。

临床上 3 种治疗方式多联合运用，不同时期的治疗策略见表 2-1-2。

表 2-1-2　阴茎癌的治疗策略

原发肿瘤

　　Tis，$T_a \sim T_{1a}$（$G_1 \sim G_2$）

　　推荐保守治疗（包括 5% 咪喹莫特或 5-FU 软膏）

　　　　T_{1b}，$G_3 \sim G_4$，T_2

　　推荐广泛性局部切除、龟头切除或者部分阴茎切除，病变局限者可选择激光治疗或放疗

　　　　T_3

　　推荐全阴茎切除术以及会阴尿道造口术

　　　　T_4

　　推荐新辅助化疗后对有反应的患者行手术，无反应者可选择姑息性放、化疗

保守治疗后复发者：若未侵犯海绵体，推荐行部分或全阴茎切除术，可选择保留阴茎；若已侵犯海绵体，推荐行部分或全阴茎切除术

淋巴结

　　未触及腹股沟淋巴结

　　　　Tis，$T_a G_1$，$T_1 G_1$

　　推荐主动监测

　　　　$>T_1 G_2$

　　推荐动态前哨淋巴结活检，若组织学阳性则行腹股沟 LND

　　触及腹股沟淋巴结

　　推荐行超声引导下细针穿刺活检

　　　　若活检阴性，则推荐监测（重复活检）或行淋巴结切除活检。临床 N_0 期患者不建议行预防性放疗

　　　　若活检阳性，则推荐阳性一侧行腹股沟 LND

　　出现以下任意情况推荐行盆腔淋巴结清扫：侵犯至 Cloquet 淋巴结；>2 个以上腹股沟淋巴结转移；淋巴结以外转移

　　根治性 LND 后，若发现有>1 个淋巴结转移，推荐使用辅助化疗（顺铂、氟尿嘧啶，共 3 个疗程）

　　若淋巴结固定或复发，则推荐有无法切除或复发性：淋巴结转移的患者行新辅助化疗，反应良好者可手术强化

　　推荐有无法切除或复发性淋巴结转移的患者行新辅助化疗，反应良好者可手术强化

（三）辨证治疗

1. **辨证施治**　早期正胜邪实以驱邪为主，常作为手术的辅助治疗。后期正虚明显，以扶正祛邪为主，内服、外用并举。

（1）肝郁痰凝型

治法：疏肝解郁，化痰软坚。

方药：散肿溃坚汤加减。柴胡 10g、白芍 12g、陈皮 10g、制半夏 12g、茯苓 15g、胆南星 10g、昆布 12g、海藻 15g、半枝莲 30g、山慈菇 15g。

（2）湿热下注型

治法：清利湿热，解毒消肿。

方药：龙胆泻肝汤加减。龙胆草 6g、栀子 12g、黄芩 10g、柴胡 10g、车前子 25g（另包）、生薏苡仁 20g、泽泻 15g、牡丹皮 10g、白花蛇舌草 15g、土茯苓 15g。

（3）阴虚火旺型

治法：滋阴降火，软坚排毒。

方药：大补阴丸加减。生熟地黄各 20g、玄参 20g、麦冬 15g、女贞子 15g、墨旱莲 15g、龟板 15g、白花蛇舌草 15g、丹参 15g、山慈菇 15g、黄柏 15g、知母 10g。

（4）气血亏虚型

治法：益气养血，解毒软坚。

方药：人参养荣汤加减。黄芪 30g、党参 15g、白术 15g、茯苓 15g、熟地黄 20g、当归 15g、白芍 15g、制首乌 20g、夏枯草 20g、陈皮 10g、大枣 5 枚为引。

2. 外治疗法　初、中期先以大豆甘草汤洗涤患处，后用鸡蛋清调凤衣散，敷患处，每日 1~2 次。后期用鲜山慈菇捣烂外敷，溃疡、出血者掺海浮散，盖贴生肌玉红膏。

五、预后转归

阴茎癌的预后与肿瘤分期、治疗早晚、治疗方法密切相关。部分切除或全部切除原发灶的复发率为 0~7%。保留阴茎治疗复发率可高达 50%。有研究显示无区域淋巴结转移的患者术后 5 年生存率可到达到 95%~100%。当出现单个腹股沟淋巴结转移时，5 年生存率降低到 80%；出现多个腹股沟淋巴结转移时，5 年生存率降低到 50%；出现盆腔及周围淋巴结转移则为 0。

六、预防调护

1. 包茎或包皮过长者应及早做包皮环切术，未做包皮环切术者，应经常将包皮上翻清洗，以防积垢。

2. 积极治疗慢性阴茎头包皮炎。

3. 做到早期诊断、早期治疗，以提高治愈率，延长生存时间。

4. 保持心情舒畅，提高治愈疾病的信心。

5. 加强营养，多食高蛋白、低脂肪食物。

6. 食疗调护见中篇各论"前列腺癌"有关内容。

七、研究进展

（一）病因病机

阴茎癌和 HPV 之间的关系的存在不一致性或者不确定性。造成这种局面的主要原因有 2 点：一种是阴茎癌本身发病率较低，现在的研究多为单中心的研究，因此研究的样本量往往偏少；另一种原因是各研究中心测定 HPV 的手段多样，有些研究使用 PCR 方法来测定 HPV 的存在与否，有些使用免疫组化的方法来测定 HPV 表达的蛋白，这样也造成各个研究中心的测定结果存在偏差。Miralles-Guri 等系统地回顾分析了 1986~2008 年所有大样本的有关阴茎癌不同组织类型中 HPV 感染情况。他们对 31 项研究包括 1466 例阴茎癌进行了总结。

发现在全球范围内阴茎癌中 HPV 感染率为 46.9%。感染类型分布为：HPV-16（60.23%）、HPV-18（13.35%）、HPV-6/11（8.13%）、HPV-31（1.16%）、HPV-45（1.16%）、HPV-33（0.97%）、HPV-52（0.58%）和其他类型（2.47%）。在阴茎癌不同组织学类型中 HPV 感染率分别为：基底样细胞鳞癌 76%、疣状鳞癌 58.9%、非角化鳞癌 47.8%、角化鳞癌 43.5% 和湿疣状鳞癌 24.5%。翟建坡等研究了 28 例阴茎癌中 HPV 感染情况，结果在 25.9% 的患者中发现 HPV 感染，且感的类型都是高危型的 HPV-16。且 HPV 的 DNA 与患者的病理分期、病理分级之间没有相关性。Lont 等研究了 176 例阴茎鳞癌患者的生存结果，平均随访 95 个月。多因素 logistic 回归分析发现，与 HPV 感染状态有关的因素是硬斑样生长，HPV 阳性组肿瘤较少呈现硬斑样生长。5 年疾病的特异性生存率在 HPV 阳性组为 92%，而在 HPV 阴性组只有 78%（$P = 0.03$）。在多因素回归分析中，HPV 的感染状态是一个独立的预后因素，与疾病特异性的死亡率相关（$P = 0.01$），其危险比为 0.14（95%CI：0.03 ~ 0.63）。说明 HPV 的 DNA 阳性患者更具生存优势。

近年有关阴茎癌相关标志物或可能相关物质进行了研究，取得了一定进展，这些相关物质的检测对于阴茎癌的发生、进展、预后提供可靠指标。翟建坡等应用免疫组化技术检测 44 例阴茎癌中 CD82、hTERT 蛋白的表达。同时应用 PCR 技术检测 HPV 感染情况。研究结果显示，阴茎癌患者中原发灶病理分级和 hTERT 蛋白表达是预测阴茎癌区域淋巴结转移的独立预后因素，能对阴茎癌临床进展的预测及预后的判断提供参考。hTERT 有望成为预测腹股沟淋巴结转移的新的分子标志物。李健、朱耀、王朝夫等回顾性分析实施局部广泛切除术的早期阴茎癌 33 例。采用 EnViSion/HPP 两步法检测 p53、p16、EGFR 和 cyclingD1 的表达。认为 p53 蛋白高表达是早期阴茎癌发生术后复发的可能危险因素，但尚需进一步大样本研究证。万群等报道 17 例包皮环切术后发现阴茎癌。环切时年龄 34~63 岁，平均 50.6 岁。发现阴茎癌年龄 39~68 岁，平均 52.6 岁。术后 1~12 个月发现阴茎癌 11 例，年龄 43~64 岁，其中包茎者 4 例、包皮过长者 7 例，包皮环切术时伴有不同程度包皮炎症者 5 例。术后 3~16 年发现阴茎癌 6 例，发现肿瘤时年龄 39~68 岁，包皮环切术时年龄 34~52 岁，其中包茎者 2 例，包皮过长者 4 例，伴发炎症者 1 例。本组 17 例患者 1 例发生于阴茎头，其他 16 例均发生在包皮内板或外板，均接近原手术切口或即发生在原切口上。更有国外学者 Seyam 等提出包皮环切后瘢痕形成是可能的致癌因素。

李大伟通过 54 例阴茎鳞状细胞癌（PSCC）患者术后肿瘤组织（均未进行化疗或放疗）进行回顾性研究。分析肝癌衍生生长因子（HDGF）、VEGF-A、Ki-67 表达与 PSCC 的临床病理特征和疾病预后的相关性。结果发现：①HDGF 的异常表达与 PSCC 的预后密切相关（$P < 0.05$）。HDGF 将作为一个可靠的、有应用前景的评估 PSCC 预后的指标和靶向治疗靶点。②VEGF-A 的表达与 PSCC 的细胞类型相关（$P < 0.05$），但与 PSCC 预后无显著的相关性。HDGF 可调节 PSCCVEGF-A 的表达。③Ki-67 的表达与 PSCC 的细胞类型相关（$P < 0.05$），但与 PSCC 预后无明显的相关性。PSCC 中，HDGF 表达与 Ki-67 的表达无相关性。④PSCC 的病程可能为 PSCC 预后的一个指标。

（二）辨证思路

历代医家对本病的治疗多以清解下焦湿热为大法，但临床所见并非皆是湿热之证，有学者报道可有肝肾阴寒之证。《灵枢经·百病始生篇》曰："积之始生，得寒乃生。"作者以此为依据认为下焦肝肾阴寒也是肿瘤疾病的重要病机之一。处方暖肝煎加减，基础方：乌药15g、柴胡15g、清半夏10g、陈皮6g、茯苓20g、当归10g、枸杞子10g、干姜10g、橘核12g、防风6g、紫苏梗10g、炙甘草15g、黄连6g、苍术10g、白术10g、砂仁6g、佩兰10g、鹿角霜10g。以此为基础方加减1年余，患者形神俱佳，工作如常。

（三）治法探讨

李权、宋宁宏、李鹏超等用保留阴茎头手术治疗21例浅表性阴茎癌，患者年龄36~57岁，平均年龄46岁，病程时间为4个月至2年，平均9个月；阴茎癌病灶范围侵犯到阴茎头、冠状沟和阴茎体的皮肤组织。10例患者肿瘤原发灶位于阴茎头，6例位于系带，3例位于冠状沟，2例位于阴茎干。手术方法：选择连续硬膜外麻醉或全麻，术前置Foley导尿管，并在阴茎根部放置止血带。①对于阴茎头部小的孤立性肿瘤组织，给予包含肿瘤组织在内的部分阴茎头切除术，切除肿瘤组织后，将残存的阴茎头正常组织直接缝合。②对于切除肿瘤组织后创面缺损较大患者，可游离周边的包皮组织以覆盖缺损创面。③对于阴茎癌组织局限在阴茎体部，侵犯皮下组织但未侵犯阴茎白膜者，可切除肿瘤组织近侧或远侧端5mm范围内组织。手术切缘均为阴性。所有患者随访2~7年，平均随访时间5年，无死亡病例，其中2例患者分别于术后6个月和9个月出现原位肿瘤复发，经再次保留阴茎头手术治疗后，随访5年未再复发。21例患者中19例维持术前性欲，18例维持术前的性交频率并对性生活感到满意；术后对阴茎外形表示满意和非常满意的占85.7%。

杨波、秦丽娟、赵于天等运用俯卧位外照射治疗早期阴茎癌26例，Jackson分期均为Ⅰ期，AJCC的TNM分期为$T_1N_0M_0$ 23例，$T_1N_1M_0$ 3例，放疗前行肿块楔形切除术15例，局部切除术11例。采用患者俯卧位、阴茎悬拉并置于可活动水盒的外照射技术，使用^{60}Co或6MV的X线照射，阴茎和（或）双侧腹股沟淋巴结区域DT（50~66）Gy/（5~6.5）周。结果26例患者获得随访23例，随访期8月至7年，1例患者生存3年后失访，1例患者生存4年后失访，1例患者生存4.5年后死于肿瘤肺转移，1例患者生存5.5年后死于脑转移，1例患者生存6年后死于脑血管意外，其余患者随访至2011年。大多数患者均能顺利完成放疗计划，放射性皮炎、阴茎红肿必然发生，但未出现排尿困难、尿道瘘、表皮破溃、下肢水肿、尿道狭窄等严重放疗反应，局部控制率100%。阴茎外形正常，5年生存率达到85.71%。结论：俯卧位使用水盒外照射治疗早期阴茎癌，有效解决常规仰卧位放疗中的难题，对于组织厚度薄、外形不规则等部位表浅肿瘤的放射治疗，可以使其获得均匀和准确的组织吸收剂量，提高患者的生存质量和生存率。

第十三节　阴茎硬结症

阴茎硬结症（Peyronie disease，PD）是一种以阴茎白膜形成纤维样、非顺应性硬结为特征的男科常见疾病，亦称阴茎纤维性海绵体炎、结节性阴茎海绵体炎、海绵体纤维化等。Peyronie首次对此病进行具体描述，因此该病又被称为Peyronie病。其特征为发展隐伏的阴茎海绵体斑块，多位于阴茎背侧，呈单个或多个条索状硬结，其质硬、局限，一般有疼痛。

PD 患病率为 0.4%~3.2%，多见于中年男性，发病高峰在 55 岁左右。其患病率随年龄增长而增加，30~39 岁为 1.5%，40~49 岁和 50~59 岁为 3.0%，60~69 岁为 4.0%，大于 70 岁者为 6.5%。阴茎海绵体与白膜间的纤维病变，致正常弹力结缔组织被玻璃变性或纤维瘢痕代替，由于斑块失去了弹性，阴茎于勃起时弯曲向同侧，且会发生痛性勃起，这些多为患者前来就诊的原因。以往认为该病多数可自愈，但研究发现其自发缓解率仅 7%~29%。也有统计显示，仅 13%可自行消退、40%有所加重、47%没有变化。一般认为病程在 2 年以上、伴有掌腱膜挛缩症（Dupuytren 挛缩）、斑块已发生钙化和阴茎弯曲度大于 45°者不可能发生自发性消退。

年轻患者病情更易于进展，年龄小于 40 岁者更有可能表现为多发硬结及复杂性弯曲，也更有可能合并糖尿病。近年来 PD 总发病率及伴随疼痛和 ED 的 PD 发生率均有增加趋势，这与其发病率增高及检出率提高有关。

PD 可分为 3 种类型。①Ⅰ型：无症状性硬结或不影响性交的阴茎弯曲。②Ⅱ型：硬结使阴茎弯曲加剧导致性交痛和（或）无法完成性交。③Ⅲ型：伴有 ED。

本病在中医历代医籍中未见论述，目前，中医界多以其病位在阴茎，病因是痰浊与瘀血搏结而成，将本病称为"玉茎结疽"或"阴茎痰核"。

一、病因病机

（一）现代医学研究

1. 发生的解剖学基础　阴茎海绵体白膜分外纵、内环 2 层，外纵层在腹侧中部变薄，5~7 点之间无外纵层，海绵体纵隔纤维呈扇形排列并与内层纤维紧密交织在一起，承担勃起时大部分腹-背轴向应力。折叠外伤可能导致内外 2 层纤维部分剥离，血液内渗或纵向纤维撕裂，导致炎症、硬结，最终形成瘢痕。腹侧 5~7 点外纵层纤维变薄使阴茎背侧折叠损伤的可能性增大，故 PD 患者的硬结多见于背侧，另外，白膜的乏血管特性导致包括转化生长因子 β（TGF-β）在内的多种生长因子清除缓慢而聚集，因此更易在损伤局部发生纤维化病变而导致 PD。

2. 发生的分子生物学机制　TGF-β 可增加胶原、蛋白多糖、纤连蛋白的转录与合成，同时也能增加组织胶原酶抑制剂的合成，防止结缔组织分解，在 PD 发病过程中具有重要意义。PD 硬结中 TGF-β1 高表达，位于 TGF-β1 编码区的单核苷酸多态性 G915C 野生型纯合子表达频率增高，研究证实其与 TGF-β1 产生增加和肺纤维化有关。PD 硬结中多效蛋白、单核细胞趋化蛋白 1（monocyte chemoattractant protein 1，MCP-1）及早期生长反应蛋白表达上调，分别参与成骨细胞募集、炎症反应和成纤维细胞增生；而参与组织重塑的泛素、分化抑制因子-2（inhibitors of differentiation 2）则表达下调；参与弹性蛋白降解的弹性蛋白酶表达上调；参与抗胶原蛋白积聚的胶原酶Ⅳ、TGF-β1 调节因子及平滑肌肌动蛋白 α、γ、结蛋白等则下调，这些因素均会导致纤维化发生。另外，PD 硬结的形成也可能与金属蛋白酶基质、p53 蛋白、氧自由基代谢紊乱等有关。

外伤、尿道内器械操作、尿道感染、糖尿病、痛风、应用 β 受体阻滞剂和先天性染色体异常等，可能是其发生的高危因素。PD 也可能与自身免疫因素有关，患者阴茎白膜对机械性压迫及微血管损伤呈现异常活跃的创伤愈合反应，因此，部分患者可能存在创伤愈合过程中易于形成 Peyronie 硬结的遗传背景。

3. **病理学改变** 阴茎硬结症早期病理改变为白膜与海绵体之间的血管周围有炎症浸润，包括 T 淋巴细胞、巨噬细胞及其他浆细胞等，最终启动细胞因子系统，导致纤维化发生。硬结由致密胶原结缔组织组成，含有过量的Ⅲ型胶原。显微镜下初期可以见到结缔组织层的血管周围有淋巴细胞和浆细胞浸润，而后在阴茎背侧海绵体隔附近有胶原纤维大量增加，形成以胶原纤维为主的斑块。病变初期生长较快，随后逐渐形成增厚性组织硬结，以纤维化为主，严重病例的病变可超过海绵体白膜。一部分病程长的患者局部可有钙化或骨化。

（二）中医学认识

玉茎结疽属于前阴疾病。前阴者，宗筋之所聚，太阴阳明之所合，故肝郁气滞、饮食不节、脾胃虚弱，或外感寒湿皆可造成气机失调，脾失健运，痰浊内生，下注宗筋凝结而成痰核。也有久病入络，瘀血阻滞痰瘀搏结而为病者。

1. **瘀血阻滞** 局部外伤，骑跨伤，或性交时暴上卒下，或粗暴手淫，损伤脉络，气血运行不畅，遂成瘀血，复与痰、气搏结而为病。

2. **情志内伤** 长期郁闷、恼怒或忧愁、思虑，使气机郁滞，肝气失于条达。津液的正常循行及输布往往有赖于气的统率。气机郁滞，故津液易于凝聚成痰，气滞痰凝，结于阴茎则形成阴茎硬结。

3. **外感寒湿** 居处湿冷、冒雨涉水或经常坐卧湿地，寒湿之邪浸渍肌肤，湿邪困遏脾胃之气化功能，脾不能运又使湿从内生，津液停聚而为痰，痰凝气滞而为病。

4. **脾气虚弱** 劳倦内伤、久病缠绵、思虑过度，或长期饮食不节，如嗜酒过度、饥饱失宜、过食肥甘、生冷，以致脾胃虚弱，失于健运，湿浊凝聚成痰，痰阻气机，痰气搏结发为本病。

5. **房劳伤肾** 房劳过度，或手淫斫伤，攻伐肾气，肾虚不能温化寒湿，致痰凝阻络；或肾阴亏虚，相火偏旺，煎熬宗筋血液，也可与痰湿互结为患而成痰核之症。

综上所述，气滞痰凝、痰瘀互结为本病的基本病理变化，所涉脏腑以肝、脾、肾为主。

二、临床诊断

（一）辨病诊断

1. **临床表现** 大部分阴茎硬结症病程分为 2 个阶段：活动期，持续 6~18 个月，常发生痛性勃起和阴茎畸形；静止期，主要以阴茎不可逆畸形为特点。

（1）主要症状

1）阴茎硬结：一般有大小、数目不等的阴茎硬结，常位于阴茎背面及侧面，也可位于腹侧面，少数表现为条索状，甚至环绕阴茎。静止期硬结可发生钙化，范围较大的片状钙化药物治疗、注射治疗几乎无效，点状钙化对治疗效果无影响。

2）痛性勃起：多数患者活动期有痛性勃起，甚至在睡眠中因勃起疼痛而醒来。随炎症控制，部分患者 6 个月内疼痛可自发缓解，94%患者于 18 个月内可逐步缓解，但仍可能影响性生活。少数患者表现为持续性痛性勃起。

3) 阴茎畸形：阴茎向背侧弯曲最为常见，腹侧弯曲少见，极少数患者硬结环绕阴茎，可表现为衣领样畸形（Collar-like deformity）或沙漏样畸形（Hourglass deformity），勃起时该段海绵体不膨胀，如病变广泛甚至可导致不稳定阴茎或铰链效应。有报道认为，腹侧弯曲常伴有静脉闭塞功能障碍，提示术后 ED 风险增加；沙漏样畸形则常伴有动脉灌注不足。

4) 性交困难和 ED：勃起疼痛、性交痛及阴茎严重畸形可导致性交困难，但患者对腹侧及横向畸形的耐受相对较好。约 58% 的 PD 患者有不同程度的 ED 表现，甚至在阴茎畸形出现前即发生 ED。因此，有患者可伴有焦虑、抑郁等精神症状。

（2）体征：于阴茎背侧冠状沟后方皮下，沿着阴茎背侧中线靠根部处（少数患者病变位于远端或侧方），可以见到或触及椭圆形、条索状或斑块状硬结，界限清晰，一个或数个不等，按之质地硬如软骨；勃起时可见阴茎发生背弯或向患侧弯曲。皮色大多正常，个别患者局部皮肤微红。皮肤一般不会发生溃烂。其病变局限，一般不累及尿道，与皮肤亦不粘连。

2. 现代仪器诊断

（1）B 超检查：海绵体注射血管活性药物致阴茎完全勃起后进行超声检查，特别是彩色双功能多普勒超声检查，可以获得勃起时血流参数，发现静脉瘘，评估阴茎畸形及硬结大小、位置、钙化，并有助于排除海绵体纵隔增生，检查结果较 X 线、CT、MRI 检查更为准确。

（2）X 线、CT、MRI 检查：有助于发现钙化存在，但 MRI 存在一定假阴性率；X 线对阴茎偏斜的评估最好；CT 及 MRI 可发现白膜增厚；钆喷替酸葡甲胺（Gd-DTPA）增强 MRI 扫描可发现硬结周围炎症。

（3）勃起功能评估：治疗前后进行勃起功能评估非常重要。可通过夜间勃起功能监测评价患者勃起功能，如夜间阴茎勃起功能检测、阴茎硬度检测等。

（二）辨证诊断

1. 脾肾亏虚痰、湿凝结　阴茎背侧有一个或数个索条或斑块状硬结，倦怠乏力，纳呆腹胀，形体肥胖，大便溏薄，口淡无味。舌淡，苔白腻，脉濡或滑。

辨证要点：阴茎背侧有一个或数个条索或斑块状硬结，倦怠乏力，腰膝酸软。舌淡，苔白腻，脉濡滑。

2. 气滞血瘀、痰浊凝结　阴茎背侧痰核，按之较硬，硬结经久未消，胸闷，纳差，性情急躁易怒，喜太息，肢体沉重。舌质暗，苔薄或白腻，脉弦或涩。

辨证要点：阴茎背侧有一个或数个条索状或斑块状硬结，胸胁胀痛。舌暗，或有瘀点瘀斑，苔薄或白腻，脉弦涩。

3. 肝肾阴亏、痰火交炽　阴茎背侧痰核，硬结表面微红，微痛，腰膝酸软，头晕耳鸣，潮热盗汗。舌红，苔黄腻，脉细数。

辨证要点：阴茎背侧痰核，潮热盗汗，腰膝酸软。舌红，苔黄腻，脉细数。

三、鉴别诊断

1. 阴茎骨化病　是阴茎海绵体胶原纤维增生发生钙化所致，临床上十分罕见。虽然临床表现也有阴茎勃起时疼痛、性交困难，但阴茎局部无硬结，而是整个阴茎海绵体质地比较坚硬。因此，阴茎背侧的触诊是鉴别诊断的一种好方法。另外阴茎 X 线摄片检查可以见到阴茎海绵体骨化的征象；阴茎海绵体造影可以显示充盈缺损征象，阴茎有密度增高的阻光阴影。

2. 阴茎结核　是结核分枝杆菌侵犯阴茎而造成的病变。当结核在海绵体内蔓延时，局部若发生纤维化也可使阴茎发生弯曲。阴茎结核也很罕见，其好发部位多为阴茎头部，表现为结节或慢性溃疡。这些特点与阴茎硬结症不同。局部活检、结核病灶及溃疡分泌物的直接涂片或培养查出结核分枝杆菌是鉴别诊断的重要手段。

3. 阴茎癌　若浸润阴茎海绵体时，可使海绵体出现硬结，但发病部位常为阴茎头、包皮内板、冠状沟处。局部活检发现癌细胞是鉴别诊断的有力依据。

四、临床治疗

（一）提高临床疗效的基本要素

1. 分清虚实　情志内伤、外感寒湿、瘀血阻滞而致病者，多为实证；脾胃虚弱或肝肾阴虚而致痰浊内停或虚火炼液为痰而造成疾病者，为本虚标实证。

2. 明辨病位　本病多与肝、肾、脾三脏相关。气滞为主者，责之于肝；痰凝为主者，责之于脾；阴虚痰火为病者，责之于脾和肾。

3. 细审寒热　居处寒冷、潮湿，或时值冬季，喜暖畏寒，舌淡苔白者，以寒象居多；而阴虚火旺或肝郁化火者，则以热象常见。

（二）辨病治疗

1. 药物治疗　目前，非手术治疗 PD 尚缺乏充分的循证医学证据。治疗的主要目的不是缩小硬结，而是改善阴茎畸形。

（1）维生素 E：对其疗效尚存争议，但至今仍然是治疗早期 PD 的首选方法。国内常用剂量为每日 200~300mg，疗程 3~6 个月。长期使用注意不良反应。

（2）秋水仙碱（colchicine）：秋水仙碱可与微管蛋白结合并导致其解聚，阻止炎症细胞及成纤维细胞增生；抑制胶原酶活性，减少胶原蛋白合成。秋水仙碱对于 PD 早期、血管危险因素少、不伴 ED 及阴茎弯曲轻（小于 30°）的患者效果较好。

目前秋水仙碱是治疗急性获得性 PD 的一线药物。常用剂量为 0.6mg，每日 3 次，每日总量不宜超过 2.4mg。副作用包括胃肠道反应、骨髓抑制、外周神经炎等。

（3）对氨基苯甲酸钾（Potaba，Glenwood）：对氨基苯甲酸钾可增加组织氧利用率，增强单胺氧化酶活性而降低 5 羟色胺，进而抑制纤维化，减少瘢痕组织形成。Weidner 等进行的前瞻性随机对照研究显示，口服对氨基苯甲酸钾 3g，每日 4 次，连续 1 年后，硬结明显缩小，但阴茎弯曲无明显改善。由于严重的胃肠道反应及相对较高的价格，国内目前尚未普遍应用，但在德国有 46% 的医生采用对氨基苯甲酸治疗 PD。每日 12g，分 4~6 次口服。副作用包括胃肠道反应、神经性厌食、瘙痒、焦虑等。

（4）他莫昔芬（tamoxifen citrate）：他莫昔芬能影响成纤维细胞释放 TGF-β，阻断 TGF-β 受体位点，减少纤维化发生。有报道，PD 早期接受他莫昔芬治疗具有较好疗效，但尚缺乏确凿的证据支持，目前不推荐用于 PD 常规治疗。常用剂量为 20mg，每日 2 次，连续 3 个月。副作用包括高钙血症、周围性水肿、抑郁、头痛、头晕等。

（5）盐酸非索芬那定（fexofenadine，Allegra）：是一种选择性外周 H_1 受体拮抗剂，用于治疗病史异常漫长和有痛性斑块的 PD 患者，60mg，每日 2 次。价格昂贵但耐受性较好，但至今缺乏充分证据支持其有效性。

2. 硬结区域注射治疗 是一种可供选择的非手术疗法，可在病变局部达到更高的药物浓度，减少全身用药的副作用。

（1）干扰素（interferons，IFN）：有研究发现，IFN 可显著改善勃起不适、阴茎畸形和缩小硬结。Ahuja 的研究显示，20 例患者每周 2 次注射 1×10^6 单位干扰素，持续 6 个月，100%患者斑块软化，90%主观症状改善，55%感觉斑块缩小。Hellstrom 等通过一项单盲多中心安慰剂对照研究证实，病灶内注射 IFN-α-2b 5×10^6 单位，每周 2 次，12 周后，阴茎弯曲、硬结大小、疼痛均显著改善。

（2）维拉帕米：能增加细胞外基质中胶原酶活性，影响炎症早期和创伤愈合过程中细胞因子表达，减少胶原蛋白及纤连蛋白合成和分泌。常用剂量为 10mg，每 2 周 1 次，共 12 次。有研究报道，在缓解疼痛、改善弯曲度等方面具有较好效果。

（3）甾体类药物：具有抗炎症反应及减少胶原蛋白合成的作用。Dickstein 等研究表明，氟羟氢化泼尼松（50mg，每 4~6 周 1 次）对严重的、伴 ED 和（或）慢性阴茎痛的 PD 患者可有效改善阴茎疼痛。但由于缺乏有效的证明，且长期应用会产生诸多副作用，如局部组织萎缩、皮肤变薄、导致手术复杂化等，并且对阴茎弯曲的远期效果不佳，因此多数人并不提倡使用。

（4）胶原蛋白酶（collagenase）：是一种天然的蛋白酶，可降解胶原蛋白，改变阴茎硬结的胶原含量，在损伤内部起到"化学切开"的作用，直接介导瘢痕重塑。2008 年，Jordan 等进行了一项前瞻性、单中心、非安慰剂对照研究，25 例 PD 患者斑块区域注射胶原蛋白酶后阴茎畸形明显改善，斑块缩小，超过 50%的患者认为治疗后病情大为改善。纯化梭状芽胞杆菌胶原蛋白酶对轻、中度 PD 有一定疗效，但对较重的弯曲治疗效果不佳。目前，胶原蛋白酶仍处在临床研究阶段。

3. 外部能量治疗

（1）体外冲击波治疗（extracorporal shockwave therapy，ESWT）：可直接破坏硬结，进而使之溶解；改善血供，松解并通过巨噬细胞移除硬结。ESWT 治疗对缓解阴茎疼痛有一定效果，有可能改善勃起功能，但对其他指标无明显改善。目前不推荐用于 PD 急性期的治疗。

（2）离子电渗疗法（iontophoresis）：又称电势药物治疗（electromotive drug administration，EMDA）。常用药物有甾体类、维拉帕米乳霜、β-氨基丙腈等，可单独或联合使用。2003 年美国泌尿外科协会首次用维拉帕米与生理盐水对照进行 EMDA，两组结果相似。但 Levine 等研究发现利用 EMDA 可以增强局部应用维拉帕米的渗透力。DiStasi 等使用维拉帕米 5mg+地塞米松 8mg（实验组）或 2%利多卡因（对照组）进行 EMDA，实验组硬结、弯曲均显著改善，两组阴茎疼痛均缓解，但实验组更为持久。其疗效尚需多中心对照研究。

（3）阴茎牵引装置：已有确凿证据表明，逐步牵拉组织可通过细胞增生促进新的结缔组织形成。Levine 等在一项前瞻性研究中对 10 例 PD 患者进行阴茎牵拉，每日 2~8 小时，连续 6 个月，阴茎弯曲平均缩小 33%（改善 10°~45°，平均角度自 51°改善至 34°），松弛状态下阴茎长度增加 0.5~2cm，铰链效应明显改善，治疗期间阴茎皮肤、感觉无改变，随访 6 个月弯曲无复发或加重。Gontero 等也进行过一项前瞻性非对照研究，虽未发现弯曲明显改善，但阴茎长度明显增加。上述两项研究结果的差异可能是后者未常规由医师进行阴茎畸形测量以及 37%患者存在钙化所致。阴茎牵引装置是一种全新的治疗 PD 的非手术方法，能有效改善弯曲、增加阴茎长度。作为一种无创手段，如能正确使用可能安全有效。

4. **联合治疗**　PD 联合治疗方案多种多样，主要包括多种口服药联合应用、区域注射+口服药物、外部能量+口服药物和（或）区域注射等，但疗效并不理想。有研究报道，维生素 E 或维拉帕米+血管活性药物前列地尔硬结内注射获得良好效果，但远期疗效尚有待进一步随访观察。

5. **手术治疗**　适用于稳定期患者、阴茎畸形和 ED 严重妨碍性交的患者、广泛钙化者、保守治疗无效、希望快速获得可靠治疗效果者，旨在矫正畸形，恢复性交能力，稳定期患者手术治疗仍然是矫正阴茎畸形的金标准。多数学者认为自起病 6~18 个月进入稳定期，而稳定期至少需要 6 个月才能手术。

但对于病情严重、对其生活和心理产生较大影响者，不必等到 1 年后才实施手术。术前要与患者充分沟通，可能的预后要充分告知。

方法包括阴茎白膜缩短术、阴茎白膜延长术和阴茎支撑体植入术，应根据勃起硬度和弯曲程度，选择适当的术式。

（三）辨证治疗

1. **辨证施治**

（1）脾肾亏虚、痰湿凝结

治法：健脾和胃，补肾化痰，散结除湿。

方药：二陈汤合四君子汤加减。陈皮 10g、制半夏 12g、茯苓 20g、炙甘草 10g、白芥子 12g、制附子 10g、干姜 10g、白僵蚕 12g、苍术 10g、厚朴 10g。

（2）气滞血瘀、痰浊凝结

治法：理气活血，化痰散结。

方药：化痰逐瘀散结汤加减。当归 15g、川牛膝 12g、川芎 10g、红花 12g、蜈蚣 2 条、陈皮 10g、制半夏 10g、白芥子 10g、白僵蚕 10g、生牡蛎 30g、夏枯草 10g。

（3）肝肾阴虚、痰火交炽

治法：滋阴清热，化痰散结。

方药：知柏地黄汤加减。生熟地黄各 20g、生山药 15g、山萸肉 15g、牡丹皮 10g、泽泻 10g、龟板 10g（先煎服）、知母 10g、黄柏 10g、玄参 15g、橘核 10g、白芥子 15g、炒山甲 10g。

2. **外治疗法**

（1）药物外治

1）活血化瘀消炎膏：黄连、乳香、没药、冰片、樟脑、姜黄、章丹、黄柏、绿豆等适量，共为细末，用凡士林调成膏状。药膏敷于患处，纱布包裹，每日换药1次。治疗期间节制性生活。

2）落得打30g，煎汤浸洗阴茎，每日1~2次，每次10~20分钟。

3）阳和解凝膏剪成小块贴患处。

4）当归尾12g、小茴香8g、红花9g、白芷6g、桂皮10g、伸筋草15g。煎水熏洗患处。

5）当归、地龙、草乌、五灵脂、乳香、没药、白芥子各15g，木鳖子（炒黄后研粉）5g。水煎取液约300ml，用药布浸吸缠渍阴茎，每日早晚各半小时。治疗月余后可见效。

（2）针灸治疗：取曲骨、中极、三阴交为主穴，配以关元、大赫、鱼际。手法以泻为主。或辨证配穴如选用肝经的太冲、曲泉穴，肾经的水泉、照海穴，脾经的太白、商丘穴等。留针10~30分钟，若属寒症可用灸法。

3. 成药及单验方

（1）复方软坚药酒：药用橘络18g，法半夏24g，橘红、白芥子、炮山甲各30g，共研粗末放入白酒（用原烧酒50°~60°者）300ml，于瓶中密封浸泡7天，每日摇振数次，滤出酒液，另加水500ml于药渣中，浸泡1天，滤出药液，与药酒合并放砂锅内煮沸数分钟，待冷却后加入碘化钾5g，溶解后装入瓶中备用，同时振摇，混匀。每次取药酒5ml，兑适量开水于饭后服用，每日2~3次。

（2）舒肝活血散：由当归尾、赤芍、丹参、红花、枳实、柴胡、陈皮、香附、青皮、穿山甲、橘核、全蝎、蜈蚣、土鳖虫、僵蚕、白花蛇组成。上药共为细末，装胶囊，每次5g，日服2次，1月左右为1疗程。适用于肝郁气滞、血瘀络阻之阴茎痰核症。

（3）加减舒肝溃坚汤：由夏枯草、柴胡、赤芍、白芍、当归、穿山甲、青皮、乳香、没药、桃仁、红花、牡蛎组成。水煎，每日分2次服。适用于肝气郁结、气滞血瘀、痰核坚硬者。

（4）散郁化结汤：昆布15g、橘核20g、浙贝母15g、川楝子10g、当归15g、青皮15g、郁金15g、夏枯草20g、白芥子10g、仙茅6g、枸杞子15g。上药加水500ml，煎取200ml，早晚分服，15天为1疗程。

（5）阴茎消结汤：柴胡、青皮、橘核仁、莪术、补骨脂、半夏、白芥子各10g，丹参、党参、白术、茯苓各15g，夏枯草20g，小茴香9g，肉桂4g，蜈蚣2条。水煎，每日1剂，早、晚2次口服，1个月为1疗程，可连服4个疗程。

（6）马氏散结汤：黄芪15g、当归10g、熟地黄30g、山萸肉12g、补骨脂15g、肉桂6g、丹参12g、白芥子10g、莪术10g、橘核10g、鸡血藤20g、牛膝10g。阴茎硬结疼痛明显者加延胡索、川楝子；年轻而腰酸疼痛明显并伴有早泄、阳痿者，可加狗脊、桑寄生等；便溏、畏寒、舌肿大边有齿痕者，加白术、茯苓；体质好而硬结不消、舌有瘀点瘀斑者，加桃仁、红花、穿山甲。每日1剂，水煎，分2次服，15剂为1疗程。

（7）夏枯草膏：夏枯草水煎后制成膏剂，每服10~20ml。功能化痰散结、清热祛痰，用于痰热互结之阴茎硬结症。

（四）新疗法选粹

1. 放射治疗　低剂量放射疗法曾被用于治疗持续性异常疼痛的 PD 患者。接受放疗的患者中 66% 疼痛缓解，29% 弯曲改善。但也有学者认为，放疗并不能明显改变患者的病情，反而可能增加纤维化相关细胞因子的表达，而且有组织潜在恶变的危险，同时可能增加老年患者 ED 的风险，世界卫生组织一致认为，应避免使用放疗。

2. 中西医结合治疗　中西医结合组采用阴茎硬结内局部注射康宁克通 A40mg，每周 1 次，连用 2 周，同时口服中药组成：穿山甲 12g、浙贝母 10g、赤芍 8g、当归尾 10g、皂角刺 10g、天花粉 10g、乳香 6g、没药 6g、青皮 7g、黄柏 10g、生黄芪 12g、三棱 10g、莪术 10g，隔天 1 剂，水煎服，服用 15 剂。对照组采用阴茎硬结内局部注射康宁克通 A40mg。结果：中西医结合组有效率 87.88%，对照组有效率 56.67%。

五、预后转归

阴茎硬结症是男科常见病，患病率为 0.4% ~ 3.2%，近年来发病率有增加趋势，发病高峰在 55 岁左右。身体一般状况较好，病程较短者预后较好；若体质较差，尤其是居处寒冷、潮湿或阴寒内盛者易发生凝痰不散，病程迁延。本病没有恶性变倾向，其自发缓解率低，仅 7% ~ 29%，大多数人不能自愈，需要医学干预。

六、预防调护

（一）预防
1. 尽量避免过于激烈的性生活方式，防止阴茎外伤。
2. 改正酗酒的不良习惯，保持阴茎局部清洁。
3. 积极治疗动脉粥样硬化、高血压、糖尿病等危险因素。
4. 适当补充各种维生素，尤其是维生素 E。
5. 避免过食辛辣刺激性食物。

（二）调护
1. 让患者了解阴茎硬结症诊治过程，消除急于求成的心理，从而积极配合治疗。
2. 内裤宜宽松、柔软。让患者了解阴茎硬结症对性生活的影响，缓解心理压力。

七、专方选介

1. 茎核消汤　将 60 例患者随机分为 2 组，3 个月为 1 疗程。治疗组给予茎核消汤加减，药物组成：丹参 15g、赤芍 12g、玄参 12g、橘核 15g、白芥子 12g、三棱 15g、莪术 15g、穿山甲 6g、肉桂 6g、鸡血藤 25g、路路通 15g。隔日 1 剂，水煎服，服用 45 剂，药渣热敷阴茎硬结处。勃起功能障碍者加续断、仙茅、淫羊藿；小腹胀者，加乌药、小茴香、制乳香、制没药。对照组口服维生素 E 胶丸，每次 200mg，每日 3 次，连用 3 个月；秋水仙碱片，每次 0.5mg，每日 2 次。3 周后查血常规正常后继用 3 个月。结果：治疗组有效率 93.33%，对照组有效率 63.33%。

2. 疏肝化瘀散结汤　主要药物：柴胡 10g、当归尾 12g、桃仁 12g、皂角刺 10g、鳖甲

15g、川楝子 10g、海藻 15g、昆布 15g、陈皮 10g、茯苓 15g、瓦楞子 15g、炮穿山甲 6g、夏枯草 12g、青皮 10g。获得了满意疗效。

3. 化瘀散结汤　药物组成：黄芪、党参各 15g，补骨脂、枸杞子、当归、牛膝、赤芍、莪术、荔枝核、陈皮、茯苓、川芎、桔梗、桑椹、香附、枳实各 10g，柴胡、乳香、没药、甘草各 6g。日 1 剂，水煎 500ml，分 2 次温服，同时配合口服维生素 E200mg，每日 2 次，3 个月为 1 疗程。治疗结果：共 21 例患者经 1 个疗程的治疗，痊愈 6 例、显效 10 例、有效 3 例、无效 2 例，总有效率为 90.5%。

八、研究进展

（一）病因病机

阴茎硬结症的发病机制目前尚不明了，高危因素包括外伤、尿道感染、糖尿病、痛风、尿道内器械操作、应用 β 受体阻滞剂和先天性染色体异常等。有学者报道该病常与骨 Paget病、Dupuytren 挛缩、跖部纤维瘤病（Ledderhose 病）等伴发，因此 PD 患者并不总是以阴茎硬结为主诉，可能因为上述疾病的某一表现而就诊。PD 也可能与自身免疫因素有关，患者阴茎白膜对机械性压迫及微血管损伤呈现异常活跃的创伤愈合反应，因此，部分患者可能存在创伤愈合过程中易于形成 Peyronie 硬结的遗传背景。其他机制研究见本节有关内容。

（二）PD 病情评估

目前还没有统一的评估标准，评估的主要目的是判断疾病是否处于活动期、阴茎弯曲的特点及是否伴有 ED，评估主要内容包括病程、阴茎疼痛、稳定性（急性或慢性）、阴茎斑块或硬结、阴茎畸形（角度、方向、凹痕、缩窄及铰链效应）、阴茎长度、勃起功能，ED（心理性、结构性、血管性）和 ED 危险因素等。

1. 主观评估

（1）病程：询问病史时要问起病方式（突发或慢性起病）及时间，这有助于判断疾病所处阶段，对选择治疗方案非常重要，病程处于静止期、硬结稳定时方可考虑手术治疗。

（2）疼痛：可表现为触痛、勃起痛或性交痛。疼痛可逐渐缓解，也可持续存在甚至加重。

（3）勃起功能评估：勃起功能需要通过有效的问卷调查进行评估，如国际勃起功能指数-5（IIEF-5）等。

（4）既往病史及性生活史：应重点询问外伤史及个人或家族史，包括骨 Paget 病、Dupuytren 挛缩、Ledderhose 病等家族史。明确 ED 的血管危险因素同样重要，如高血压、糖尿病、高脂血症及吸烟史。了解目前性生活状况。

（5）ED 治疗史：患者之前治疗 ED 的方法不仅可以评估 ED 的严重程度，而且可以发现 PD 进展的原因。有文献报道海绵体内注射治疗及真空助勃装置可导致 PD 进展。

2. 客观评估

（1）体格检查：要观察阴茎畸形情况，阴茎弯曲是 PD 的重要标志及评估参数，有助于选择治疗方案、评估治疗效果。目前报道较多的是患者本人或外科医师拍照的方式，方法简单、临床应用方便，但更可靠的方法是用分度器或测角器测量。海绵体内注射血管活性药物诱导勃起进行评估较自拍照或人工助勃装置更为准确，后者可导致皮下组织充血而影响判断。弯曲方向有多重意义，腹侧弯曲可能是一种特殊的术后 ED 风险，移植术效果不佳，实施背侧折叠术以伸直阴茎时有损伤阴茎背神经可能，术后阴茎缩短的风险也最大。阴茎狭窄目前尚无较好的测量方法，可以考虑测量勃起时阴茎周径，注意最大与最小周径。

（2）阴茎长度：目前尚无统一测量方法，常用方法为在阴茎完全勃起时测量阴茎背侧冠状沟至耻骨的距离，测量时应用力按压耻骨弓区脂肪垫。

（3）阴茎硬结：应注意硬结的数目、大小、位置、触痛、质地等，伸展阴茎有助于检查。约 2/3 硬结位于阴茎背侧，导致阴茎向背侧弯曲，侧面或腹侧硬结虽不多见，但更易导致性交困难。临床研究多把硬结缩小作为治疗成功的标志，但硬结可向多个方向伸展，因此大小很难准确测量和评估，体检和影像学方法也不易明确，而且不同人测量的结果也往往不同，因此斑块大小不能作为评估治疗效果的指标。

（4）手足检查：掌部多发坚实性结节致指关节屈曲挛缩为收缩性 Dupuytren 挛缩典型表现，容易辨别；非体力劳动者非优势手胼胝形成常提示非收缩性 Dupuytren 挛缩存在。足底中央跖肌筋膜处出现多发交错性结节提示 Ledderhose 病可能。

（三）治疗探讨

1. 中医治法研究　翟照永、孙自学认为阴茎硬结症，病理机制为痰湿瘀阻、凝结成块，属于有形之邪瘀积而致，其治法当以化痰软坚、行气活血为主，经常应用茎核消汤加减治之。丁辉俊应用理气活血、化痰散结法治疗硬结症，有效率 90%。王超国应用活血化瘀、补肾散结法，治疗阴茎硬结症术后复发者，发现此法可缩短病程，加快斑块的软化、吸收，提高疗效。赵振生认为，阴茎硬结症是寒湿浸淫，气机不畅，络脉不通，气血瘀积而成，故善用散寒理气、活血通络之法。陈盛镱在《谢作钢治疗男科疑难病验案》中认为阴茎痰核，证属肾阳虚衰、肝郁气滞、痰瘀凝结，治当以温阳补肾、行气活血、化痰散结，常用橘核丸加味治之。霍东增认为阴茎硬结症，病机为情志不遂，郁怒伤肝，致肝气不舒，肝郁而气滞血瘀，气郁化热又可炼津为痰，痰瘀互结于筋脉而发为硬结，治疗善用疏肝化瘀散结法治疗。张向辉、屈森林等认为，阴茎硬结症为痰瘀互结，治疗当以行气活血，化痰散结为主。张瑞认为，阴茎硬结症为瘀血阻滞肝经为患，故用红花散瘀汤以活血化瘀、散结消瘀。

2. 手术治疗

（1）关于 PD 手术治疗方式的选择，可遵循下列原则。

1）术前阴茎能充分勃起、已行或未行药物治疗者，阴茎弯曲 <60° 且无不稳定的沙漏样畸形或铰链效应，可考虑实施白膜折叠术，预计术后阴茎勃起长度缩短 <20%。对阴茎弯曲 >60° 且有不稳定铰链效应者，可考虑实施硬结切除/部分切除+补片移植。

2）术前阴茎勃起不充分者，可考虑阴茎支撑体植入。

（2）关于白膜缩短术，可选择以下手术方式。

1）硬结切除术及白膜折叠术：Gholami 和 Lue 对传统的手术方式进行了简化，即不切除硬结，仅行对侧海绵体折叠，利于应用 Lembert 缝合技术，在阴茎弯曲凸面 16 点法缝合。该术式优势在于手术简单，创伤小，对勃起功能影响小，矫正过度时可通过松解缝线加以纠正，局麻下即可进行，畸形复发率仅 15%，患者满意率 38%~100%。

2）Nesbit 术及改良术：Nesbit 术最早用于矫正先天勃起畸形，1977 年被用于治疗 PD。要点是在阴茎最大弯曲的凸面横行切除椭圆形白膜后缝合，从而矫正阴茎弯曲畸形。Lemberger 和 Yachia 等对该术式进行了改良，只在阴茎凸面做一个或多个纵向切口而不切除白膜，然后横行缝合以矫正弯曲。

3）硬结磨削术：刘继红等采用硬结磨削+改良 Nesbit 术，11 例患者中仅 2 例因硬结较大，术中未完全矫正畸形，术后虽仍轻微弯曲，但不影响性生活。磨削术对海绵体的损伤较硬结切开及切除术小很多，因此术后 ED 发生率相对较低。

对于白膜延长术，手术基本思路是切除或切开硬结后采用各种补片修补缺损，延长阴茎。常用补片包括：自体组织，如皮瓣、静脉、阴囊肉膜、阴茎脚的白膜、睾丸鞘膜、腹直肌腱鞘、颞肌筋膜等；异体组织，如真皮、筋膜、心包膜等；人工材料，如涤纶、Gortex 等。缺点是手术难度大，对专业技术要求高。就目前研究情况而言，还没有证据表明哪一种补片始终能获得良好的治疗效果，补片移植术后 ED 风险增加。自体补片移植手术时间长，而且需要做第二个切口，同种异体或异种移植手术时间短，而且没有疾病传播的报道。浙江大学医学院附属第一医院采用颊黏膜替代硬结切除后缺损，获得满意效果，随访 24 例患者 6 个月至 7 年，均无硬结复发，也无严重口腔并发症，认为颊黏膜弹性好、不挛缩、取材容易、易成活，可在外科治疗 PD 中广泛使用。人工合成补片移植感染风险高，不推荐使用。上述两种术式并发症主要包括 ED、阴茎弯曲复发、阴茎缩短、海绵体狭窄、缝线肉芽肿、移植物并发症（挛缩、囊肿或血肿、动脉瘤样扩张）、尿道损伤、阴茎区疼痛和麻木等。术中应注意切除或折叠白膜前应反复行人工勃起试验，以明确切除和折叠的部位和范围；仔细分离血管神经束，避免损伤；避免损伤尿道；仔细止血，严密缝合，防止术后血肿机化形成新的瘢痕。

（四）分型论治法

张亚强将阴茎硬结症分为 4 型论治。①肝郁气滞型：以疏肝解郁、行气化瘀为主，方用柴胡疏肝散和昆布丸加减。②脾肾两虚型：以补脾益肾、软坚散结为主，方用二陈汤加减。③阴虚痰火型：以化痰逐瘀、软坚散结为主，方用化痰逐瘀散结汤加减。④痰瘀互结型：以滋阴清热、化痰散结为主，方用大补阴丸加减。

王付把阴茎硬结症归纳为 9 型。①寒痰凝滞证：以温阳散寒、燥湿化痰为治法，可选用导痰汤与阳和汤合方。②痰热凝结证：以清热化痰、行气散结为治法，可选用滚痰丸、清气化痰丸与小陷胸汤合方。③阴虚痰结证：以滋补阴津、清热化痰为治法，可选用知柏地黄丸与滚痰丸合方。④湿热瘀毒证：以清热燥湿、活血化瘀为治法，可选用四妙丸、桃核承气汤与蛭虻归草汤合方。⑤肝郁寒凝证：以疏肝解郁、温阳散寒为治法，可选用天台乌药散与吴茱萸汤合方。⑥瘀血寒凝证：以活血化瘀、温阳散寒为治法，可选用当归四逆汤、蛭虻归草汤与通脉四逆汤合方。⑦瘀阻热结证：以活血化瘀、清热散结为治法，可选用桃核承气汤与复元活血汤合方。⑧痰瘀阻结证：以燥湿化痰、活血化瘀为治法，可选用海藻玉壶丸与失笑散合方。⑨阴阳俱虚夹瘀证：以滋补阴阳、活血化瘀为治法，可选用肾气丸与桃红四物汤合方。

杨永元据病因及中医脏腑辨证，将本病分为脾肾两虚寒痰阻络、肝经气滞血瘀两种证型。①脾肾两虚寒痰阻络型、以温脾益肾、化瘀软坚为治法，以阳和汤、二陈汤、活络效灵丹三方组合；也可选用阳和丸、小金丹、散结灵、夏枯草膏等中成药制剂内服。②肝经气滞阻络型、以舒肝理气、化瘀散结为治法，以复元活血汤和海藻玉壶汤，也可选用中成药西黄丸、大黄䗪虫丸等口服。

赵建新等治疗阴茎硬结症分为两型。①肝瘀痰结型：以化痰逐瘀、软坚散结为治法，方用化痰逐瘀散结汤。②脾肾两虚型：以活血通络、软坚散结为治法，方用丹参散结汤。

（五）中药研究

王忠等发现从中药中提取的一种物质——黄芩苷，在治疗阴茎硬结症中疗效较好，从而为开发治疗阴茎硬结症的新药提供了新的方向。

樊龙昌根据"中药氧化苦参碱对器官纤维化疾病具有良好效果"，研究氧化苦参碱在防治阴茎海绵体纤维化中的作用及机制。结果发现"氧化苦参碱对 hTGF-β1 诱导的阴茎海绵体纤维化有预防作用"，其可能机制是通过抑制 TGF 及其下游因子的启动和表达，抑制胶原纤维的生成。

徐明曦在"筛选参入及调控阴茎硬结症的相关基因，探讨其发病机制及黄芩苷对单核细胞趋化蛋白-1（MCP-1）表达的调控作用"研究时，发现"MCP-1 在阴茎硬结症的发病过程中起重要作用，是某些基因调控的下游基因。黄芩苷可抑制阴茎白膜来源的细胞，特别是阴茎硬结斑块中的细胞 MCP-1 的表达，以此为靶基因的治疗将提高疗效、减少并发症。本研究中用中药黄芩苷治疗阴茎硬结症细胞系已取得初步有价值的数据，可作为一个治疗阴茎硬结症临床前期试验的有价值的药物"。

第十四节 阴茎白斑

本病又称阴茎头白斑病，是阴茎头表皮的复层鳞状上皮细胞分化异常，引起角化过度所致，可伴有口腔黏膜的类似改变。属于中医"白驳风"范畴。

一、病因病机

（一）现代医学研究

本病发病原因目前尚未完全阐明。一些学者认为，某些全身性因素与黏膜白斑有一定关系，如内分泌紊乱、维生素及某些营养物质的缺乏、贫血、糖尿病、精神神经因素、遗传因素等。另外，局部不洁、潮湿、分泌物及慢性炎症（慢性阴茎头包皮炎）长期刺激，以及避孕套的使用亦与此病相关。

组织病理显示白斑区表皮角化过度或角化不全、棘层不规则肥厚，可有乳头状增生，出现不典型鳞状细胞，排列紊乱、大小不一、染色不匀，并有异常核分裂象及角化不良细胞等（也称间变），基底细胞液化变性、色素消失，真皮内有炎性细胞浸润，弹力纤维变性消失，胶原纤维变性。

（二）中医学认识

本病常因风邪外侵，伏于肝经，阻于前阴，腠理不固，气血失和；或素体虚弱，久病失养，肝肾阴虚，肌肤失润而成。

二、临床诊断

辨病诊断

1. 临床表现

（1）症状：多无特殊症状，但某些患者局部可有瘙痒或灼热感，继发感染后可有肿痛。若阴茎头病变范围广泛，可以遮盖尿道口而妨碍排尿。

（2）体征：阴茎头及包皮内板可以见到境界清楚的稍混浊点状或条纹状灰白色区域，继而转白或乳白色的扁平斑片，有光泽。白斑形状不定，大小不一，触之较硬，常有角化增厚，稍隆起，较粗糙，不易推动，局部可以有脱屑或大疱。某些患者局部浸润明显，甚至糜烂，或发生溃疡；或局部呈乳头状增生，也可以萎缩或皲裂。

2. 病原学诊断　主要行病理检查，内容见前。

三、鉴别诊断

1. 凯拉增生性红斑　又称 Queyrat 红斑增生病，表现为阴茎头及包皮部位界限明显、轻度隆起的深红色斑块，质软、如绒毯状，其上有不易剥离的灰白色鳞屑。活组织检查可见表皮棘层细胞增生明显，排列紊乱，并有异形性细胞，上皮钉增长伸入真皮之中，但真皮层正常，仅有淋巴细胞浸润。

2. 鲍温病　为阴茎头部出现暗红色脱屑性的丘疹或斑块。活组织检查可见细胞分化不良，有不规则的多核细胞。

3. 黏膜银屑病　即龟头及包皮内面可见边界清楚的暗红色斑丘疹，表面光滑干燥，有薄层灰白色带有光泽的鳞屑，基底浸润，表面黏膜浸渍，剥离后有点状出血。此病单发者很少，常与皮肤损害并存。

对于阴茎白斑的诊断，根据其病变以累及黏膜部位为主，损害表现除色素缺失外尚有角化增厚、浸润及典型的组织病理变化几方面的特点综合分析判断。

四、临床治疗

（一）提高临床疗效的基本要素

1. 明确诊断　根据病变特征和病理检查，尽早明确诊断。

2. 内外结合　在治疗上要内外结合，注意改善全身状况及局部环境，补充各种维生素，并注意定期观察，及时采取手术。

（二）辨病治疗

1. 药物内治　积极补充各种维生素。

（1）维生素 E 胶丸每次 0.1g，每日 2 次口服。

（2）维生素 A 胶丸每次 1 丸，每日 3 次口服。

（3）维生素 C 片每日 0.2g，每日 3 次口服。

2. 药物外治

（1）对于局部瘙痒者，外搽止痒药。

（2）氢化可的松、醋酸曲安奈德软膏（去炎松尿素霜），外涂病变部，每日 2~3 次。

（3）局部继发感染者，莫匹罗星（百多邦）软膏或金霉素软膏外涂。

3. 其他疗法

（1）可以试用液氮冷冻、二氧化碳激光或配合浅层 X 线及 5%~10% 硝酸银液或 20% 铬酸腐蚀等局部治疗的方法。

（2）如观察中发现有癌变迹象时，可考虑手术切除治疗，但应慎重。

五、预后转归

本病多见于 40 岁以后，一些学者认为此病是癌前病变，病程迁延，少数患者可以继发溃疡甚至癌变，故对此病应引起高度重视。

六、预防调护

（一）预防

1. 增强体质，纠正贫血，供给充足的维生素，积极治疗内科疾病。

2. 保持良好心态，积极乐观向上。

3. 注意局部清洁，避免各种刺激。

4. 对包皮过长、包茎者，应尽早手术。

（二）调护

1. 坚持清洗阴部并经常观察局部皮损变化。

2. 内裤不宜过紧，布料柔软，勤换勤洗。

3. 饮食清淡，富有营养，多吃蔬菜瓜果。

第十五节　阴茎乳头状瘤

阴茎乳头状瘤是最常见的阴茎良性肿瘤之一，多见于中、青年，常发生于阴茎头、冠状沟、包皮系带和包皮内板。易癌变，治疗宜早期手术。

一、病因病机

本病病因至今尚不明了，可能与包皮垢或炎症刺激有关。肿瘤切面可见到白色质硬的上皮增厚区，基底部整齐，无浸润现象。镜检可见上皮呈乳头状增生，乳头之轴心为含有血管和淋巴管的纤维结缔组织；伴有淋巴细胞等浸润。表面覆盖正常的移行上皮。有时增生上皮细胞发生间变，若间变累及皮肤全层为恶性变征。

二、临床诊断

肿瘤为单发或多发，初起为体积很小的局限性乳头状隆起，随着病程进展可沿冠状沟呈环形生长或布满阴茎头和包皮。瘤体大小不一，细而长，有蒂，末端分枝，呈乳头状，淡红色。有包茎者，肿瘤从包皮口外突。包皮囊内经常潮湿，浸渍和摩擦可使肿瘤表面脱落、出血及感染而形成溃疡，产生恶臭浊液。

依据肿瘤位置、形状，诊断多无困难。若肿瘤突然增大、感染、破溃，应怀疑恶性变的可能。活体组织检查可确诊。

三、鉴别诊断

本病主要应与阴茎尖锐湿疣相鉴别。尖锐湿疣是通过性接触传染，为人乳头瘤病毒引起。病理可见乳头表面分布尖刺状物，棘细胞形成细而长的上皮脚及细小分支，结缔组织增生少，有空泡形成。

还需与阴茎癌相鉴别。本病主要表现为乳头状增生，而阴茎癌开始可见乳头状突起伴溃疡而后发展为菜花样改变，容易鉴别。本病晚期，尤其伴有感染时鉴别比较困难，可借助活体组织进行诊断。

四、临床治疗

治疗以早期手术局部切除为宜。也可用电灼术、冷冻疗法、放射疗法和激光照射治疗。无论采取何种治疗方法，均应同时行包皮环切术，以防复发。手术切除标本应做病理检查。病理证实恶变者按鳞状细胞癌处理。

第十六节　阴茎短小症

阴茎短小尚无明确的概念。我国正常男子阴茎一般长度为 7~10cm，勃起后长度可增加，但增加的长度因人而异，疲软状态下较短者反而可能增加的更长。一般来说，凡成年期男子阴茎的长度与周径在常温下小于我国正常男子的平均值且影响性生活者，即称为阴茎短小症，属于男性外生殖器官先天性发育畸形。中医称"阳物短小"，多为先天禀赋不足或后天损伤肝肾，致阴茎失养而引起。

一、病因病机

（一）现代医学研究

阴茎短小的病因尚不清楚，多数人认为是在胚胎发育中发生异常引起。在妊娠~9 个月期间，雄激素分泌不足造成出生后阴茎发育短小。另外，阴茎发育小多与其他疾病同时存在，如先天性垂体缺如、Prader-willi 综合征、Kallman 综合征和 Meckei 综合征等。

（二）中医学认识

阴茎之发育，由肾、天癸所主，故阴茎短小多责之于肾虚。肾阳虚衰，命火不足，外肾失于温煦，或肾精不足，阴液亏损，外肾无所营养，而致阴茎短小。肝主宗筋，肝脉抵少腹，络阴器，肝经瘀滞，亦令宗筋不长，阴茎短小。

二、临床诊断

（一）辨病诊断

1. 阴茎短小，常温下不超过 3cm，横径小于 1.9cm。
2. 很难有正常的性生活，或不能站立排尿。
3. 男性副性征发育不全或伴有其他生殖器官畸形。

（二）辨证诊断

1. 肾虚天癸不足型　阴茎短小，副性征发育差，可伴有其他生殖器官发育不全。偏肾阳不足者，伴阴冷，性欲低下，阳痿，腰膝酸软，舌淡苔薄白，脉沉细；偏于肾阴虚者，欲念易动，阳事易举，五心烦热，潮热盗汗，舌红，少苔，脉细数。

辨证要点：阴茎短小，副性征发育差，腰膝酸软。偏肾阳虚者，性欲低下，形寒肢冷，舌淡，苔薄白，脉沉细；偏于肾阴虚者，五心烦热，潮热盗汗，舌红，少苔，脉细数。

2. 肝经瘀滞型　阴茎短小，副性征不显，或有其他生殖器官发育不全，伴少腹胀痛，胸闷不舒，心烦易怒。舌质紫暗或有瘀点，脉沉涩。

辨证要点：阴茎短小，副性征不显，少腹胀痛，胸闷不舒，心烦易怒。舌质紫暗，脉沉涩。

三、鉴别诊断

1. 缩阳证　突然发病，阴茎并阴囊上缩，伴有剧痛、汗出、心悸等症状，多为寒邪直中厥阴所致。不发病时如同常人，阴茎长度正常，副性征发育良好。

2. 隐匿阴茎　指阴茎皮肤不能如正常人般附着于阴茎体，以致阴茎看来甚小或几乎看不到阴茎，如用手后推阴茎旁皮肤，就可露出正常大小的阴茎。常见于肥胖儿童并有包茎，或伴尿道上裂。

3. 假阴茎短小症　有少部分人外观阴茎较短，但在勃起状态下却能显著延长 1~2 倍，且副性征发育良好，无其他生殖器官发育缺陷。

四、临床治疗

（一）提高临床疗效的基本要素

1. 明确诊断　阴茎短小仅是一个临床表现，应综合分析全身状况和相关表现，才能做出一个完整的诊断。

2. 分型治疗　不同的临床类型发病机制也不相同，只有针对性治疗，才能达到良好效果。

（二）辨病治疗

十一酸睾酮（安雄胶丸），开始半个月每天 120mg，早 80mg、晚 40mg 口服；之后改为维持量，每天 40mg。婴幼儿期，睾酮 10~20mg，肌内注射，每周 2 次，1~2 周为 1 疗程。但小儿不能长期应用，否则会影响骨骼发育。

（三）辨证治疗

1. 辨证施治

（1）肾虚天癸不足型

治法：补肾填精。偏于肾阳虚者，宜温肾壮阳；偏于肾阴虚者，宜滋阴益肾。

方药：偏于肾阳虚者用右归饮加减。熟地黄 20g、山萸肉 15g、山药 12g、茯苓 15g、鹿角胶 10g（另烊化）、制附子 10g、菟丝子 15g、仙灵脾 15g、巴戟天 12g、仙茅 12g、锁阳 15g、丹参 20g。偏于肾阴虚者用左归丸加减。熟地黄 20g、枸杞子 20g、龟板 15g、山萸肉 15g、山药 15g、菟丝子 20g、覆盆子 15g、五味子 15g、制首乌 20g、桑寄生 15g。

（2）肝经瘀滞型

治法：活血化瘀通络，佐以补肾填精。

方药：血府逐瘀汤加减。当归 12g、熟地黄 15g、白芍 15g、川芎 12g、桃仁 15g、红花 10g、川牛膝 15g、仙灵脾 15g、巴戟天 12g、丹参 15g。

2. 外治疗法

（1）体针：取穴气海、关元、肾俞、命门、三阴交、心俞、中极、血海、行间、归来。根据阴阳虚实选择相应的补泻手法。

（2）耳穴：取外生殖器、睾丸、内分泌、精宫、肾。每次取 2~4 穴，留针 20~30 分钟或埋针 3~5 天。

3. 成药及单验方

（1）人参鹿茸丸：10g，每晚睡前服。用于肾阳虚型阴茎短小者。

（2）大补阴丸：每服 1 丸，早晚各 1 次。用于肾阴虚型阴茎短小者。

（3）三肾丸：每服 6~9g，每日服 2 次，早晚饭前服。适用于肾阴阳俱虚型阴茎短小症。

（4）补肾强身：片每次 4 片，每日 3 次口服。用于肾虚型阴茎短小者。

（四）新疗法选粹

可采用动物肾、鞭及睾丸，如牛鞭、狗鞭、鹿鞭、羊肾、鸡睾等，低温干燥，研成细粉，每服 6~10g，每日 1~2 次，饭前服用；或新鲜者炖服；或与枸杞子、首乌、肉苁蓉分别煲汤，长期食用，效果更佳。

五、预后转归

婴幼期即开始治疗，有望获效。病情严重、有染色体病变或青春期才开始治疗者，效果不佳、预后不良。

六、预防调护

1. 注意休息，加强营养。

2. 注意卫生，防止感染。

第十七节 嵌顿包茎

各种原因造成包皮紧勒在阴茎冠状沟处不能推下，即形成嵌顿包茎。常见于包皮过长且包皮口较小的小儿及青年人。临床上新婚青年为多，其原因往往是患者为了露出阴茎头，把包皮上翻而发生，或为房事后翻上的包皮未能复位所造成；也有因包皮阴茎头炎性刺激致阴茎勃起而发生；或因医生检查包皮时，没有将上翻的过紧、过长的包皮及时推下而发生。

一、病因病机

（一）现代医学研究

包皮口紧绞于龟头，以致循环阻塞，引起包皮和龟头血液和淋巴回流障碍，导致瘀血、水肿和疼痛，严重者可发生坏死、脱落。

（二）中医学认识

嵌顿包茎发生后，包皮络脉受阻，血行不畅，局部水肿，疼痛明显，严重者包皮坏死，排尿困难。

二、临床诊断

（一）辨病诊断

多有包茎病史。嵌顿后局部疼痛，排尿困难，小儿则多伴哭闹不止。包皮外口上翻至冠状沟处不能还纳，局部肿胀，皮色光亮或色紫，或有压痛。

（二）辨证诊断

1. 气滞型 包皮外口上翻至冠状沟，不能还纳，包皮水肿，疼痛伴少腹胀痛。舌质淡红，苔薄白，脉紧。

辨证要点：包皮嵌顿，包皮水肿，少腹胀痛。舌质淡红，苔薄白，脉紧。

2. 血瘀型 包皮水肿，其色暗红，剧痛如针刺，龟头紫红，伴排尿困难，坠胀不安。舌质暗红或有瘀点，舌苔薄黄，脉弦紧或弦涩。

辨证要点：包皮嵌顿，其色暗红，疼痛剧烈。舌暗有瘀点，脉涩。

三、鉴别诊断

1. 过敏性皮炎 药物、虫类叮咬导致包皮红肿，痒痛明显，但包皮未上翻，小儿多见。

2. 阴茎嵌顿 多因金属环、橡皮圈等套入阴茎发生绞窄而发生，致使阴茎肿胀、疼痛，严重者异物陷入而不易看见，阴茎远端可发生坏死。

四、临床治疗

（一）提高临床疗效的基本要素

本症属男科急症，需尽快解除嵌顿，行手法或手术复位。复位后，可根据症状，配以内治之法，宜宣畅气机，活血通络。痊愈后，择期手术，以免再发。

（二）辨病治疗

先于阴茎冠状沟处涂上凡士林，用两手示指和中指夹住阴茎包皮狭窄环后方，两拇指压挤阴茎头，慢慢地使其通过狭窄的环，同时两手示指和中指将包皮从阴茎体自上往下翻推，使之复位。宜尽早施行，若嵌顿在 6 小时以内，手法复位多能成功。对手法复位不成功的严重嵌顿，可先将有槽探针插入狭窄环内，然后于阴茎背侧，沿着有槽探针切断狭窄环，阴茎即刻松解。切口可不缝合，若切口较长者，可横行缝合。

（三）辨证治疗

1. 辨证施治

（1）气滞型

治法：理气通络，消胀止痛。

方药：金铃子散合活络效灵丹加味。川楝子 12g，青皮 10g，延胡索 20g，川芎 10g，当归 12g，丹参 25g，制乳香、没药各 6g。

（2）血瘀型

治法：活血化瘀，通络止痛。

方药：七厘散加减。制乳香、没药各 6g，当归 12g，川芎 10g，血竭 3g（冲服），三七 3g（另冲），红花 15g，桃仁 10g。

2. 外治疗法　可采用浸泡或湿敷法。方用芒硝、黄柏、马齿苋、蒲公英各 30g。煎液待温后，用纱布湿敷或将阴茎放入药液中浸泡，每次 10~15 分钟，每日 2~3 次。

五、预防调护

普及卫生常识，教育儿童、青少年不要随意玩弄阴茎；新婚夫妇要进行婚前有关知识的学习；有包皮过长或包茎的患者，最好行包皮环切手术，一旦发生嵌顿包茎，马上进行手法复位，手法复位失败时应及时采用手术复位，以防发生坏死。

第十八节　阴茎外伤

阴茎损伤几乎占生殖器损伤的一半，这是因为阴茎为外露的生殖器官，而且缺乏如睾丸般可移动性的缘故。阴茎的表层有大量的动静脉支，海绵体内有丰富的静脉窦，一旦破裂，可引起大量出血。阴茎横断面，从外向内为皮肤、会阴浅筋膜、阴茎筋膜等，包裹在 3 个海绵体外面。

一、病因病机

（一）现代医学研究

1. 病因

（1）枪弹伤：战时多见，为开放性损伤，常合并其他部位损伤。由于弹片进入时带入异物，常伴有严重的感染。

（2）刺伤伤：伤口常小而深，引流不畅，容易发生深部感染。

（3）挤压伤：阴茎被重物长时间挤压，造成阴茎水肿、坏死。常在建筑物倒塌时发生。

（4）咬伤：动物或人嘴咬伤阴茎，因口腔细菌很多，伤口易发生感染。

（5）切割伤：阴茎被利器切割而致损伤，伤口边缘多整齐，周围组织损伤轻，但出血多。

（6）缩窄伤：阴茎被绳结或金属环套入，缩紧，局部血液循环出现障碍，造成水肿甚至发生坏死。

（7）直接暴力伤：多为外力打击、骑跨、被踢等所致，阴茎以肿痛为主。

（8）撕裂伤：多因反复性交、性交时间过长、手淫或初次性交且系带过短造成包皮系带处撕裂，表现为出血、疼痛。

2. 病理

（1）挫伤：受伤部位皮肤与皮下组织发生水肿，有时伴淤血、血肿，疼痛并有明显触痛。一般表皮无溃破。

（2）裂伤：皮肤、皮下组织或阴茎海绵体均被撕裂，伤口边缘不齐，周围组织损伤较重，出血多，疼痛。

（3）横断伤：切割阴茎或阴茎勃起时遭受直接强暴力所造成，可部分或完全性横断。

（4）贯通伤：由阴茎一侧穿入，另一侧穿出，构成全层穿通。常见为刺伤与枪弹伤所造成。

（5）剥裸伤：挤压、刀割造成阴茎皮肤剥脱，仅皮肤、皮下组织受损，海绵体完整。

（6）脱位：阴茎勃起时外受暴力，把阴茎海绵体推入阴囊、会阴、耻骨下、腹股沟皮下环等处。

（二）中医学认识

踢伤、跌仆、挤压、刀枪伤等，使脉络受损，血溢脉外，瘀浊不去，气血瘀滞，不仅肿痛，且瘀积成癥；瘀血久积不去，则可结滞成块，阻滞于经络，血脉不生而成为残疾。

二、临床诊断

（一）辨病诊断

有会阴部外伤史，阴茎疼痛、坠胀，排尿困难，或有尿痛，并有相应的局部体征，如肿胀、出血、瘀血、裂伤、横断、贯通、剥脱、缩窄、坏死、部分缺损等。同时应注意有无阴茎以外的损伤。

（二）辨证诊断

1. 血络损伤型　阴茎有外伤史，阴茎坠胀疼痛，牵引少腹，局部触痛明显，皮色青紫或有大片紫斑。舌质红有瘀点，苔薄白，脉弦涩。

辨证要点：阴茎坠胀疼痛，局部触痛明显，皮色紫暗。舌红，有瘀点，苔薄白，脉涩。

2. 血脉瘀滞型　阴茎有受伤史，刺痛难忍，皮色紫暗，局部肿胀，瘀血显著，触之较硬。舌质暗红、舌边紫，脉沉涩。

辨证要点：阴茎外伤史，刺痛难忍，局部肿胀。舌质暗红，脉沉涩。

三、鉴别诊断

本病的病因及临床表现都十分明了，很少需要鉴别诊断。

四、临床治疗

（一）提高临床疗效的基本要素

1. 阴茎外伤后前来就诊，多因损伤重、出血多或有生命危险，诊断一旦确立，应立即进行现场止血或包扎。

2. 在条件允许时，尽量进行血管吻合手术，以求恢复阴茎的生理功能。

（二）辨病治疗

1. 挫伤　休息、镇痛、局部抬高；出血者结扎止血，感染者切开引流。

2. 裂伤、刺伤、横断伤　麻醉下清创、缝合，给予镇痛及预防感染药物，同时注射破伤风抗毒素。

3. 剥裸伤　清创缝合。如完全性剥脱或大片皮肤缺损，而阴茎筋膜完整无损时，可行阴囊皮肤蒂状移植或用其他处皮肤行中厚皮植皮术。

4. 缩窄伤　及时解除缩窄，如有坏死应清除坏死组织，换药并控制感染。

5. 脱位　采用阴茎复位术。伴有大血肿时，应切开清除血块。

（三）辨证治疗

1. 辨证施治

（1）血络损伤型

治法：活血化瘀，消肿止痛。

方药：活血舒筋汤加减。当归 12g，川芎 12g，红花 12g，制乳香、没药各 6g，橘核 10g，荔枝核 10g，青皮 6g，乌药 10g，血竭 3g（另冲），三七 3g（另冲），牡丹皮 10g。

（2）血脉瘀滞型

治法：行气化瘀，通络止痛。

方药：活血散瘀汤合补阳还五汤加减。当归尾 15g、红花 12g、赤芍 12g、桃仁 10g、荔枝核 10g、乌药 10g、生蒲黄 10g、地鳖 10g、醋延胡索 20g、黄芪 30g。

2. 成药及单验方

（1）跌打活血散：每次 3g，每日 2 次，口服。

（2）活血止痛散：每次 3g，每日 2 次，口服。

（3）血府逐瘀口服液：每次 10ml，每日 3 次，口服。

五、预防调护

1. 注意防护措施，避免骑跨、嵌顿等人为因素的损伤。

2. 抬高局部，促进血液循环。

3. 注意卫生，防止创面感染。

第十九节　尿 道 损 伤

尿道损伤是临床常见疾病，占泌尿系损伤的 10%～18%，多见于青壮年男性，常伴有骨盆骨折或骑跨伤，少数为医源性损伤。如失治、误治，可发生严重并发症及后遗症。男性尿道长约 20cm，呈 S 形，分为前尿道与后尿道。从尿道口至耻骨弓为阴茎部尿道，从耻骨弓至尿生殖膈下筋膜为球部尿道，骑跨伤往往损伤此部。两者总称为前尿道（海绵体部尿道）。后尿道也分为两部分，包括膜部和前列腺部。尿生殖膈上筋膜与尿生殖膈下筋膜之间的尿道为膜部尿道，长 1.5～2.0cm；从尿生殖膈上筋膜至尿道内口为前列腺部尿道，约 5cm 长。

一、病因病机

（一）现代医学研究

1. 病因

（1）尿道内损伤

1）器械损伤：多为医源性，常为使用器械不熟练或粗糙造成损伤。常见损伤部位为尿道口、尿道球部及前列腺部。

2）异物损伤：可为泌尿系结石排出时造成，也有不同物质，如发针、电线、体温计等插入尿道而致者。轻者造成尿道黏膜擦伤，重者可导致尿道全层损伤。若穿通尿道，形成尿外渗感染，可形成脓肿与尿瘘等。

3）尿道灼伤：误注化学药品引起灼伤（如浓酸、酒精等）。尿道黏膜充血、水肿，甚至坏死。感染可造成尿道狭窄，且狭窄广泛而严重，难以扩张治疗。可有痛性勃起而影响性生活。

（2）尿道外暴力损伤

1）前尿道损伤：开放性损伤见于战时，偶见咬伤；闭合性损伤多发生尿道球部，常为会阴骑跨伤所致。患者由高处跌下或摔倒时，会阴骑跨于硬物上，尿道按压在硬物与耻骨联合之间被挤压致伤，如双杠、跳马等，偶见踢伤。

2）后尿道损伤：战时可见开放性损伤，平时多见闭合性损伤。后尿道膜部损伤较前列腺部为多见。常合并骨盆骨折。有时为骨折端刺伤尿道，有时为骨盆骨折使尿生殖膈左右或前后强力移动而致膜部损伤。

2. 病理

（1）损伤期：闭合性尿道损伤在 72 小时内为损伤期。局部病理为损伤处的组织破坏与缺损；尿道失去完整性或连续性，并伴有水肿与血肿，可引起尿血，排尿不畅和尿潴留；也有的出现尿外渗。

（2）炎症期：闭合性尿道损伤已超过 3 天，或开放性尿道损伤虽在 3 天内，但已有感染迹象者，均为炎症期。此期持续 3 周左右。表现为局部渗透增加，水肿加重，白细胞和巨噬细胞浸润，淋巴管组织为纤维蛋白所阻塞，尿外渗后易发生蜂窝织炎，创伤组织液化坏死。重者导致败血症甚至死亡。合并骨盆骨折者，极易发生骨髓炎。组织坏死与液化于引流后可形成窦道或尿道瘘。

（3）狭窄期：尿道损伤 3 周以后，损伤部位炎症逐渐消退，但纤维组织增生，形成瘢痕，致尿道狭窄，为狭窄期。

（4）尿外渗及血肿：尿道破裂及断裂，导致尿外渗。根据尿道损伤的部位与生殖器官解剖学特点，尿外渗可有不同程度和范围。

1）阴茎部尿道损伤的尿外渗：当尿道海绵体破裂而阴茎筋膜（Buck筋膜）完整时，则尿外渗与血肿仅限于阴茎筋膜之内，阴茎发紫、肿胀；当阴茎筋膜同时破损，则尿外渗充满会阴浅袋，并沿会阴浅筋膜（colles筋膜）蔓延至阴囊内膜、阴茎浅层，上升至前腹壁浅筋膜（Scarpa筋膜）之下，因此导致会阴部、阴囊、阴茎浅层及下腹部的肿胀与瘀斑。

2）当尿道破裂发生在尿生殖膈之下，就是膜部远端尿外渗。

3）当尿道破裂发生在尿生殖膈之上，就是腹部近端或前列腺部尿道破裂，尿外渗于骨后间隙与膀胱周围，向下浸润可达坐骨直肠窝和腹部前内侧。

（二）中医学认识

外来冲击，作用于机体，造成经络血脉受损，血溢脉外，瘀血内阻，久则瘀积不去，新血难生，脏腑受损。

二、临床诊断

（一）辨病诊断

1. 尿道内损伤

（1）有外伤史。

（2）尿道外口出血，有时伴血块。

（3）尿道内疼痛，排尿时加重，伴局部压痛。

（4）有时排尿困难，发生尿潴留。

（5）严重损伤时，出现会阴血肿、尿外渗，甚至直肠瘘。

（6）并发感染时，出现尿道流脓或尿道周围胀肿。

2. 尿道外暴力性损伤

（1）有外伤史。

（2）出现尿道疼痛、尿道出血、排尿困难与尿潴留，甚至出现失血性休克或疼痛性休克。

（3）导尿试验：尿道挫伤或有较小的裂伤时，导尿管一般能通过损伤部位，进入膀胱，排出清亮尿液或稍带血性尿液；尿道断裂或已大部断裂时，尿道周围血肿压迫尿道移位或外括约肌痉挛均使导尿失败。

（4）直肠指检：前尿道损伤，直肠指检正常；后尿道断裂，前列腺可向上移位而不能触到，若能触到则有浮动感，前列腺窝空虚而能触到耻骨。

（5）X线检查：以了解骨盆骨折情况。但是需轻轻搬动患者，避免加重骨盆损伤与尿道损伤的程度。

（6）尿道造影：了解尿道破损的程度、部位及有无尿外渗，应选用有机碘为造影剂。

（7）骨折大出血或脏器损伤是严重的合并症，常是患者死亡的原因，需高度重视。

（二）辨证诊断

1. *血络损伤型*　尿道有外伤史，阴茎坠胀疼痛，牵引少腹，局部触痛明显，皮色青紫或有大片紫斑。舌质红，有瘀点，苔薄白，脉弦涩。

辨证要点：尿道有外伤史，阴茎坠胀疼痛。舌质红，有瘀点，苔薄白，脉弦涩。

2. *血脉瘀滞型*　尿道有受伤史，刺痛难忍，皮色紫暗，局部肿胀，瘀血显著，触之较硬。舌质暗红，舌边紫，脉沉涩。

辨证要点：尿道有外伤史，刺痛，皮色紫暗，局部肿胀。舌质暗红，边紫，脉涩。

三、鉴别诊断

本病的病因及临床表现都十分明了，很少需要鉴别诊断。

四、临床治疗

（一）提高临床疗效的基本要素

1. 尿道外伤后前来就诊，多因损伤重、出血多或有生命危险，诊断一旦确立，应立即进行处理。

2. 对尿道损伤程度的确定，关系到疾病的处理方式及预后，故应积极、准确地确定尿道是否断裂以及断裂的部位。

3. 在条件允许时，对尿道断裂尽量进行尿道吻合手术，以求恢复膀胱的正常排尿功能。

（二）辨病治疗

1. *尿道内损伤*

（1）轻者只需对症处理，给予镇痛、止血、消炎等；严重损伤者需要行尿路改道，修补尿道。血肿、脓肿与尿外渗需切开引流。根据尿道损伤程度，在愈合期内行尿道扩张术。

（2）异物损伤的患者需异物取出，一般经尿道口取出，必要时采取尿道切开术。

（3）灼烧患者先行尿道冲洗，同时镇痛、消炎、预防感染。严重损伤时，应在耻骨上膀胱造口引流尿液。愈合期要定期扩张尿道，防止狭窄，对广泛狭窄者行尿道重建术。

2. *尿道外暴力性损伤*

（1）对休克患者应积极治疗，快速建立良好的输液通道，输液、输血、镇静、镇痛。如有其他脏器损伤与大出血者，应在治疗休克后即进行合并腹部损伤的手术治疗，有时需同时进行。

（2）防治感染：静脉给予广谱抗生素。

（3）引流尿液：如损伤不重，尿道并未完全断裂而能放入导尿管时，应保留导尿管2~3周，不能放导尿管的前或后尿道损伤均需耻骨上引流膀胱尿液。

（4）恢复尿道的连续性：前尿道损伤者，应急行尿道修补术或端端吻合术，术后效果良好。如损伤严重或损伤已超过24小时并有明确感染，则只单纯膀胱引流尿液，局部换药。伤口愈合后3~6个月再行二期尿道修复手术。后尿道损伤诊断明确，如不能插入导尿管者，应行耻骨上膀胱造口。对尿道处理有3种方法：尿道"会师术"；急症尿道吻合术；单纯性膀胱造口，3~6个月后行二期手术。

（5）尿外渗引流：凡有明显尿外渗及伴有感染时，应彻底切开引流。

（6）合并其他外伤，如骨盆骨折、大出血、肝脾损伤等均应进行相应处理。

（7）术后均应定期行尿道扩张，预防尿道狭窄。

（三）辨证治疗

1. 辨证施治

（1）血络损伤型

治法：活血化瘀，消肿止痛。

方药：活血舒筋汤加减。

当归12g，川芎10g，赤芍12g，红花12g，制乳香、没药各6g，地鳖6g、橘核10g、乌药10g、荔枝核10g、醋延胡索15g。

（2）血脉瘀滞型

治法：活血通络，散结止痛。

方药：活血散瘀汤合补阳还五汤加减。当归尾15g、川芎12g、桃仁12g、红花15g、苏木10g、乌药10g、地龙15g、血竭3g（另冲）、生蒲黄6g、川牛膝15g、丹参15g、黄芪20g。

2. 成药及单验方

（1）跌打活血散：每次3g，每日2次，口服。

（2）活血止痛散：每次3g，每日2次，口服。

（3）三七伤药片：每次3片，1日3次，口服。

（4）云南白药：每次3g，冲服或配合其他药物服用。

（5）跌打丸：每次1丸，每日3次，口服。

（6）血府逐瘀口服液：每次10ml，每日3次，口服。

五、预后转归

若能及时采取正确治疗措施，预后良好；若失治误治，易致局部感染，形成尿道狭窄，甚者危及生命。

六、预防调护

1. 注意防护措施，避免骑跨、刺伤等人为因素的损伤。

2. 抬高局部，促进血液循环。

3. 注意卫生，防止创面感染。

第二章 阴囊疾病

第一节 阴囊湿疹

阴囊湿疹是以阴囊皮肤瘙痒、肿胀、潮红为特征的一种过敏性炎症性皮肤病。按疾病发展过程可分急性期、亚急性期、慢性期 3 个阶段。急性期、亚急性期主要以阴囊皮肤瘙痒、潮湿、糜烂、流液为特点，慢性期则主要表现为阴囊皮肤瘙痒、浸润变厚、干燥、有裂纹，临床上慢性阴囊湿疹最为常见。

阴囊湿疹属中医学的"肾囊风"、"绣球风"、"阴疮"等范畴。

一、病因病机

（一）现代医学研究

1. 病因　阴囊湿疹是男科常见疾病之一，病因较复杂，总的认为阴囊湿疹是各种因素相互作用引起的一种迟发型变态反应。

（1）内因：遗传因素是阴囊湿疹发病的重要内因之一，患者可能具有一定的过敏素质，家庭中有过敏史，易发生接触性皮炎、药物反应等过敏性疾病。其他内在因素，如慢性消化系统疾病、胃肠道功能障碍、营养不良、肠寄生虫、病灶感染和内分泌功能紊乱等均可为发病因素。神经功能障碍、多汗、精神紧张、失眠、焦虑、抑郁及精神创伤，均可诱发本病或使病情加重。

（2）外因：具体如下。

1）各种理化因子的刺激如某些化学药品、化妆品、染料、化纤、纤毛织品等。

2）气候、环境的影响如寒冷时，阴囊皮肤干燥皲裂；炎热时，阴囊皮肤多汗易被浸渍；因瘙痒而搔抓，阴囊皮肤受到摩擦或抓破等。

3）过多使用肥皂等碱性清洁剂，可使皮肤的屏障作用被破坏，失去其保护功能，导致某些刺激物或致敏物被吸入体内致阴囊湿疹发生。

4）某些食物如鱼、虾、鳖、奶制品、蔬菜、水果，以及吸入物如花粉、皮屑、灰尘等，也可使某些人阴囊湿疹加重。

2. 病机　阴囊湿疹主要是复杂的内外激发因子引起的一种迟发型变态反应。患者可能具有一定的素质，但受遗传因素支配，故在特定的人中发生，同时受健康情况及环境条件影响。现已研究证明，其发病机制与Ⅳ型变态反应相关。当患者接触到一些小分子性质的半抗原物质（肥皂、纤毛织品等）时，其可与阴囊表皮细胞内角蛋白和胶原蛋白结合而成完全抗原，使 T 细胞致敏，当再次接触相应的抗原时，24 小时后可于接触部位出现皮炎，

48~96 小时达高峰，表现为局部红肿、硬结、水疱、湿疹样皮炎。另外有学者研究表明，在湿疹的发生和发展过程中，中枢系统起重要调节作用，如痛苦、情绪激动，均可导致阴囊湿疹的恶化。这可能是神经、内分泌的变化使阴囊皮肤对各种刺激因子的应激性增强的缘故。

（二）中医学认识

中医学认为：阴囊湿疹是禀性不耐，加之湿热内蕴，外感风邪，风湿热邪互搏，浸淫阴囊肌肤所致，所涉脏腑为心、肝、脾，病理因素以风、湿、热、瘀居多。常见病因病机归纳如下。

1. 外邪侵袭　外感风热，内蕴湿热，风湿热三邪客于下焦，侵及阴囊肌肤而成。

2. 饮食不节　过食辛辣、肥甘油腻，湿热内生，或多食生冷，过服苦寒损及脾胃，脾失运化，水湿内停，湿热、寒湿之邪蕴郁阴囊肌肤而发病。

3. 情志内伤　思虑过度，损伤心脾，复加郁怒伤肝，致心、肝、脾三脏功能失调，气血失和，气机不畅，机体抗病能力下降而发病。情志过激，化火伤津耗液，生风生燥，损伤阴囊肌肤而致病。

4. 房事劳损　早婚、房事过度，导致肾精亏耗，肾虚则五脏六腑俱伤，风湿热邪乘虚侵淫阴囊肌肤而发病。

二、临床诊断

（一）辨病诊断

1. 临床资料收集

（1）症状与体征

1）急性阴囊湿疹：急性发病，自觉阴囊瘙痒难忍，症状间断发生，夜间或情志变化时增剧，常影响睡眠。初期皮肤潮红肿胀，病变常为片状或弥漫性，无明显边界。皮损为多数密集的粟粒大小的丘疹、丘疱疹，基底潮红，常抓挠致水疱破裂，形成糜烂、渗透，最后逐渐结痂，脱落，露出光滑红色皮肤，并有少量糠秕状脱屑而愈。

2）亚急性阴囊湿疹：自觉阴囊剧烈瘙痒，一般无全身不适或伴胸闷，不思饮食，大便稀，小便黄。皮损较急性者轻，以丘疹、结痂、鳞屑为主，仅有少量水疱，轻度糜烂。

3）慢性阴囊湿疹：由急性、亚急性阴囊湿疹处理不当，长期不愈，或反复发作而成，也可一开始即呈现慢性。患者自觉瘙痒呈阵发性，夜间或精神紧张、饮酒、食辛辣食物时瘙痒加剧，常伴情志改变。阴囊皮损境界清楚，皮肤肥厚粗糙，触之较硬，干燥、脱屑，呈苔藓样变，皮色暗红或紫褐色。皮损表面常附有鳞屑伴抓痕、血痂、色素沉着。

（2）病史：了解病史，对阴囊湿疹的正确诊断具有重要意义。阴囊湿疹是一种过敏性炎症性皮肤病。了解病史，有利于找到过敏原，更利于疾病的诊断。因此了解患者是否有遗传性过敏性疾病、是否是高敏体质、是否有易致敏慢性疾病，对该病的诊断意义重大。

2. 现代仪器诊断

（1）过敏原测试检查：据测试结果，针对过敏原，采用特异性脱敏疗法。

（2）血清免疫球蛋白检查：可见血清免疫蛋白 IgE 显著增多。

（二）辨证诊断

阴囊湿疹的病因较多，临床表现也颇为复杂，或干燥、瘙痒，或瘙痒、糜烂、流液，或阴囊湿冷，汗出痒甚。或苔黄腻，或脉沉细无力，或脉弦数等。

1. 急性、亚急性阴囊湿疹

（1）**风热蕴肤型**：阴囊湿疹发病迅速，以红色丘疹为主，常因剧烈瘙痒抓出血，而渗液不多，严重者可泛发全身。舌红，苔薄白或薄黄，脉弦数。

辨证要点：阴囊湿疹以红色丘疹为主，搔抓出血，而渗液不多。舌红，苔薄白或薄黄，脉数。

（2）**风湿蕴肤型**：阴囊湿疹干燥脱皮，状如糠秕，在寒冷、干燥、多风的气候条件下，症状可明显加重或诱发。自觉燥痒不适，伴有口干唇燥，咽痒、目赤，大便秘结。舌质红，苔少或苔微干，脉洪数。

辨证要点：阴囊燥痒，干燥脱皮，状如糠秕，伴口干唇燥、咽痒，目赤，便秘。舌质红，苔少，脉洪数。

（3）**湿热互结，热重于湿型**：发病急，病程短，皮损初起潮红灼热，轻度肿胀，继而粟疹成片或水疱密集，渗液流津，瘙痒不休，身热，口渴，心烦，大便秘结，小便短赤。舌质红，苔黄，脉弦滑或弦数。

辨证要点：阴囊湿疹，瘙痒不休，皮损初起潮红灼热，继而粟疹成片或水疱密集，渗液，伴见大便秘结，小便短赤。舌红，苔黄腻，脉弦。

（4）**湿热互结，湿热并重型**：阴囊湿疹发病迅速，皮损发红作痒，滋水淋漓，味腥而黏或结黄痂，或沿皮糜烂，大便干结，小便黄赤。舌红，苔黄，或黄腻，脉滑数。

辨证要点：阴囊湿疹，皮损发红作痒，流水糜烂，便干，尿赤。舌红，苔黄腻，脉滑数。

（5）**湿热互结，湿重于热型**：阴囊湿疹发病缓慢，皮疹为丘疹、丘疱疹及小水疱，皮肤潮红，瘙痒，抓后糜烂渗出较少。伴纳食不香，身倦，大便溏，小便清长。舌淡，苔白腻，脉滑或弦滑。

辨证要点：阴囊瘙痒，皮疹以丘疹、丘疱疹及小水疱为主，糜烂渗出较少。舌淡，苔白腻，脉滑。

（6）**肝郁湿阻型**：阴囊瘙痒，皮肤发生红斑、丘疹、丘疱疹，渗液量少，结有橘黄色痂皮，常伴口苦咽干，头昏目眩，小便黄，烦躁易怒。舌质红，苔薄黄或干黄，脉弦数。

辨证要点：阴囊皮损以红斑、丘疹、丘疱疹为主，渗液量少，伴口苦，头昏目眩。舌红，苔薄黄，脉弦数。

（7）**脾湿胃热熏蒸上犯型**：阴囊痒痛相兼，皮肤发生红斑、丘疹、丘疱疹、水疱、渗液糜烂，结有橘黄色痂皮，伴口干、口苦，或口自烦渴，小便短赤。舌红，苔少或薄黄，脉浮或数。

辨证要点：阴囊痒痛，皮损以丘疱疹渗出糜烂结黄痂为特点，伴口苦、口臭、烦渴、尿黄。舌红，苔少，脉数大。

2. 慢性阴囊湿疹

（1）**脾虚湿蕴型**：阴囊皮肤瘙痒，脱屑，或进行性肥厚，色素加深，皮损表面常有粟粒大丘疹或小水疱，有时有轻度糜烂或结痂，时轻时重，缠绵发作。自觉胃脘满闷，纳差，口中黏腻，大便多不成形或先干后溏。舌质淡，舌体常胖嫩而有齿痕，舌苔厚腻，脉缓。

辨证要点：阴囊皮肤瘙痒，脱屑，进行性肥厚，色素沉着。皮损轻度糜烂或结痂，缠绵不愈，伴胃脘满闷，纳差，口不渴，便溏。舌体胖边有齿痕，苔厚腻，脉缓。

（2）湿瘀互结型：阴囊精索静脉曲张处发生瘀滞性紫斑，日久引起阴囊湿疹，阴囊皮肤增生肥厚，苔藓样外观，病情时好时坏，缠绵难愈。舌质暗红，苔薄白或少苔，脉沉涩。

辨证要点：阴囊皮肤增生肥厚，苔藓样外观，皮损多发生在精索静脉曲张明显处。舌质暗，苔薄白，脉沉涩。

（3）脾虚血燥型：阴囊明显瘙痒，皮损粗糙肥厚，表面有抓痕、血痂、颜色暗或呈色素沉着。舌质淡，体胖，苔白，脉沉缓或滑。

辨证要点：阴囊皮损粗糙肥厚，表面有血痂和色素沉着。舌淡，体胖，脉沉缓。

（4）阴虚夹湿型：阴囊湿疹，日久不愈，皮损渗出、糜烂或在原湿疹周发生红色丘疹，渗出结脓痂，自觉痒剧，伴低热，烦渴，手足心热，小便短少，午后病情加重。舌质红，苔少或无苔，脉细数。

辨证要点：阴囊湿疹，日久不愈，渗出糜烂严重，剧痒，伴低热，烦渴，手足心热，小便短少。舌红，苔少或无苔，脉细数。

（5）阴虚血燥、气血瘀滞型：阴囊皮肤粗糙，肌肤甲错，自觉痒甚，皮损可见大片融合形成红皮，有大量糠秕状脱屑，有时可见红色粟粒大丘疹或小水疱，病程缠绵。自觉手心发热，口干不欲饮。舌质红，苔少，脉细数或沉数。

辨证要点：阴囊皮肤粗糙，肌肤甲错，痒甚，皮损有大量糠秕状脱屑，自觉手心发热，口干不欲饮。舌红，少苔，脉细数。

（6）风盛血燥型：阴囊皮损浸润，增生肥厚，色素沉着，伴剧痒。舌质红或淡，苔少，脉数。

辨证要点：阴囊剧痒，皮损浸润、肥厚，色素沉着。舌红，少苔，脉数。

（7）肝肾阴虚型：阴囊湿疹有的为增生肥厚或轻度糜烂渗出，有的为扁平丘疹，高出表皮，常因剧烈发痒而搔抓，使皮肤干燥如革，纹理加深，肤色暗红。舌质红或微绛，苔少或无苔，脉细数。

辨证要点：阴囊剧烈发痒而搔抓，皮肤干燥如革。舌红或微绛少苔或无苔，脉细数。

（8）脾阳不运、湿滞中焦型：阴囊湿疹发生局限，外观肥厚，皮肤干燥，脱屑，甚则角化过度发生皲裂。伴见面色㿠白，小便清长，纳差，气短乏力。舌质淡红，苔少或光滑，脉沉细微。

辨证要点：阴囊皮肤干燥，脱屑，皲裂，外观肥厚，伴纳差，气短，乏力。舌红，苔少或光滑，脉沉细。

三、鉴别诊断

（一）现代医学鉴别诊断

1. 急性阴囊湿疹与接触性皮炎的鉴别　接触性皮炎有明显病因，多有接触史，皮损多见于接触部位，境界清楚，常为单一型，往往迅速发病，一旦病因去除，可迅速自愈。急性阴囊湿疹，病因复杂，过敏原常不明确，皮损局限于阴囊皮肤，肛周境界不清，常为多形性，病程长，去除病因后也不易好转，易于复发，常转为慢性。

2. 慢性阴囊湿疹与神经性皮炎的鉴别　神经性皮炎瘙痒在前，搔抓后出皮疹，疹呈圆形或多角形，无水疱、糜烂、渗出，常好发于人体易受摩擦部位，病程慢性经过，不易复发。慢性阴囊湿疹常由急性、亚急性阴囊湿疹转变而来，瘙痒与皮疹同时出现，皮肤浸润肥厚，边缘常出丘疱疹，破裂后糜烂渗液，常发处于阴囊、肛周等处。

3. 阴囊湿疹与脂溢性皮炎的鉴别　脂溢性皮炎可有湿疹样改变，主要发生在皮脂分泌较多的部位，皮损表面为黄、红色，上覆油腻状鳞屑或痂皮，与阴囊湿疹不难鉴别。

4. 阴囊湿疹与核黄素缺乏症的鉴别　核黄素缺乏症病变皮损亦可发生于阴囊部，而且皮损改变与湿疹相似，但是核黄素缺乏症在阴囊部位发生皮损的同时常伴口角炎、舌炎和舌萎缩、目赤、视物不清等，而阴囊湿疹无口、鼻、眼部证候表现。临床上当两者难以区别时可用维生素 B_2 试行治疗，根据疗效不难将两者鉴别。因为用维生素 B_2 治疗阴囊湿疹无效，治疗核黄素缺乏症却很灵验。

（二）中医病证鉴别诊断

阴囊湿疹属于中医学"绣球风"范畴，当与"牛皮癣"相鉴别。"牛皮癣"皮肤状如牛皮，厚而坚，且瘙痒在前，皮损在后。"绣球风"皮损部位在阴囊，有丘疹、水疱、点状糜烂，流液，瘙痒与皮损同时存在。两者皮损有本质区别。牛皮癣的病机多为营养失和，经脉失疏，气血凝滞。

四、临床治疗

（一）提高临床疗效的基本要素

1. 早发现、早治疗　对于顽固性慢性阴囊湿疹，由于现代医学对本病的病因病理不清楚，治疗上多为对症处理，疗效并不理想。因此为预防急性、亚急性阴囊湿疹转变为慢性阴囊湿疹，提高临床治愈率，应该做到早发现、早治疗。

2. 详察病因　阴囊湿疹是一种过敏性皮肤病，及早发现过敏原，有利于该病及早治愈并有效避免反复发生。

3. 合理用药　阴囊湿疹久治不愈，病程缠绵，除西医的对症处理外，中医辨证论治收效颇佳，滋阴除湿、散寒燥湿、化瘀渗湿等是现今公认的有确切疗效的治法。

4. 医患配合　精神过度紧张及疲劳可致阴囊湿疹恶化。临床研究证实，情志失调、忧思伤悲可致内分泌紊乱及神经病症而诱发该病。医生应关心、体贴患者，做患者知心朋友，解除患者思想上的顾虑。患者本人也应该相信医生、坚持治疗，频换大夫或药物均不利该病的治疗。

（二）辨病治疗

1. 内服药物

（1）急性、亚急性期：H_1 受体拮抗剂、镇静剂、钙剂等联合用药。如特非那定，每次60mg，每日 2 次，口服；10%葡萄糖酸钙或 10%硫代硫酸钠或 0.125%普鲁卡因 20ml 加维生素 C 1~2g，静脉注射，每日 1 次，7 天为 1 疗程。

（2）慢性期：肾上腺皮质激素、非特异性抗过敏药、H_1 受体拮抗剂联合用药。如地塞米松片 2 片，晨起顿服；赛庚啶 4mg，每日 3 次，口服；维生素 C 0.2g，每日 3 次，口服。1 周为 1 疗程。

2. 外治法

（1）急性期：无糜烂、渗出时，外涂炉甘石洗剂；有糜烂、渗出时，用 3% 硼酸水或生理盐水湿敷。合并感染用 1:4000 呋喃西林液或 1:4000~1:8000 高锰酸钾液冷敷。

（2）亚急性期：少量渗液时可湿敷。干燥结痂时，外涂氧化锌油或皮质激素霜，如地塞米松（皮炎平）霜、肤乐软膏等。

（3）慢性期：用 10% 黑豆馏油膏或肾上腺皮质激素霜外涂。两者混合外涂，疗效更好。

（三）辨证治疗

1. 辨证施治

（1）急性、亚急性期阴囊湿疹

1）风热蕴肤型

治法：疏风清热，佐以凉血。

方药：疏风清热饮加减。荆芥 6g、防风 6g、牛蒡子 10g、刺蒺藜 10g、蝉蜕 6g、金银花 10g、黄芩 10g、栀子 10g、生地黄 10g、丹参 10g、赤芍 10g、射干 10g。瘙痒剧烈者，加钩藤 10g、全蝎 3g 以熄风止痒。

2）风湿蕴肤型

治法：散风祛湿。

方药：消风散加减。荆芥、苦参、知母、苍术、羌活、蝉蜕各 6g，防风、炒牛蒡子、生地黄、胡麻仁、茯苓、生石膏各 10g，威灵仙 4.5g，当归 12g。

3）湿热互结，热重于湿型

治法：清热利湿，佐以凉血。

方药：清热除湿汤加减。龙胆草 6g、黄芩 10g、白茅根 30g、生地黄 15g、大青叶 15g、车前草 30g、生石膏 30g、六一散（布包）30g。

4）湿热互结，湿热并重型

治法：清热利湿。

方药：消风导赤散加减。荆芥 10g、防风 10g、炒苍术 10g、蝉蜕 5g、知母 10g、牛蒡子 10g、苦参 10g、生地黄 12g、赤芍 10g、车前草 10g、栀子 10g。

5）湿热互结，湿重于热型

治法：健脾利湿，佐以清热。

方药：除湿止痒汤加减。赤茯苓皮 15g、生白术 10g、黄芩 10g、栀子 6g、泽泻 6g、茵陈 15g、枳壳 6g、生地黄 12g、淡竹叶 6g、灯心草 3g、生甘草 10g。

6）肝郁湿阻型

治法：清肝化湿。

方药：丹栀逍遥散加减。醋柴胡、炒牡丹皮、焦栀子、甘草、黄芩各 6g，当归、赤芍、白芍、生地黄、茯苓、连翘、土炒白术、党参各10g。

7）脾湿胃热型

治法：清脾泻火。

方药：泻黄散加减。藿香、佩兰、茯苓皮各12g，焦栀子、甘草、黄芩、柴胡各6g，生石膏15～30g，防风、炒白芍、麦冬、炒牡丹皮、虎杖、茵陈各10g。

（2）慢性阴囊湿疹

1）脾虚湿蕴型

治法：健脾除湿，养血。

方药：健脾除湿汤加减。白术、苍术各10g，薏苡仁、枳壳、厚朴各12g，车前草、泽泻、茯苓皮、冬瓜皮各15g，猪苓10g，马齿苋、苦参各15g，当归、丹参、赤芍、白芍各12g。

2）湿瘀互结型

治法：化瘀渗湿。

方药：桃仁承气汤加减。桃仁、炒枳实、苏木、柴胡、桂枝各6g，青皮、赤芍、白芍、当归、酒大黄各10g，汉防己、泽泻、丹参各12g，赤小豆15～30g。

3）脾虚血燥型

治法：健脾燥湿，养血润肤。

方药：健脾润肤汤加减。茯苓、苍术、白术、当归、丹参各10g，鸡血藤15g，赤芍、白芍各20g，生地黄15g，陈皮6g。

4）阴虚夹湿型

治法：养阴除湿。

方药：祛湿养阴汤。生地黄15～30g，炒白芍、当归、玉竹、炒牡丹皮各10g，茯苓皮、土贝母、泽泻、地骨皮各12g，苦参、蝉蜕、柴胡、黄芩、川芎各6g。

5）阴虚血燥，气血瘀滞型

治法：育阴滋燥，养血活血润肤。

方药：滋阴润燥汤加减。生熟地黄各20g，丹参、何首乌、白鲜皮、泽泻、茯苓、苦参各15g，天冬、麦冬、女贞子、墨旱莲、玄参、当归、赤芍、白芍各12g，桃仁、川红花各6g。

6）风盛血燥型

治法：养血润燥祛风。

方药：四物消风散加减。熟地黄12g、当归10g、白芍10g、秦艽10g、防风10g、蝉蜕5g、生地黄12g、胡麻仁9g。

7）肝肾阴虚型

治法：滋肾柔肝。

方药：地黄饮子加减。何首乌、熟地黄、钩藤各12g，当归、炒白芍、茯苓、炒牡丹皮、枸杞子、泽泻、地骨皮、炒杜仲、续断、酸枣仁各10g，山药、薏苡仁各15g。

8）脾阳不运，湿滞中焦型

治法：温阳抑湿。

方药：十味人参散加减。党参、炒白术、茯苓、姜半夏、炒白芍各 10g，柴胡、甘草各 6g，厚朴、陈皮、桂枝各 4.5g，干姜 3g，大枣 7 枚。

2. 外治疗法

（1）针灸疗法

1）针刺治疗：取足三里、曲池、会阴和血海、三阴交两组穴位，用 30 号 1 寸半毫针，进针 1 寸左右，行捻转补泻法，留针 30 分钟。两组穴位交替使用，隔日针刺 1 次，10 次为 1 疗程。

2）灸法治疗：取蠡沟、足三里、曲池、会阴和血海、三阴交施灸。肾气虚加灸中极。

3）耳针治疗：取肾、外生殖器、神门、内分泌等穴，用皮内针埋藏或王不留行贴压，嘱患者自行按压。2~3 天更换 1 次，两侧交替使用。

（2）贴敷法

1）蛇床子 15g、白及 15g、黄连 6g、苦参 30g、白鲜皮 30g。共研末，调凡士林外敷。用于风热外袭，血虚风燥型阴囊湿疹。

2）炉甘石 6g、蛤蚧粉 3g。共为粉末，外撒患处。用于湿热下注，阴虚风乘型阴囊湿疹。

3）用中药消风导赤散（生地黄、赤茯苓各 15g，牛蒡子、白鲜皮，金银花，薄荷，木通各 10g，黄连、甘草各 2g，荆芥、肉桂各 6g）混合粉碎，过 80 目筛后，装瓶备用。用时取药末 2~4g 填脐，外用纱布、绷带固定。每 2 日换药 1 次，连用 3 次为 1 疗程。

（3）外洗法

1）苦参洗剂：苦参 100g，大黄、龙胆草各 60g，甘草 20g。诸药加水 1000ml，煎取 600ml，置凉后外洗患处。每日 2 次，每次 1 小时，3~5 天为一疗程。

2）艾叶、千里光各 30g，加水浓煎后取药液熏洗患处 10~15 分钟，每日 1 次，10 次为 1 疗程。

3）两面针 100g，蛇床子、土槿皮、十大功劳叶各 30g，加水 2000ml 煎至 1000ml，待药液温时坐浴，浸泡患处 30 分钟，每日 2 次。

4）蛇床子、威灵仙、当归尾、苦参各 15g。水煎熏洗患部，每日 2 次。

（4）自血疗法

取曲池、足三里、肺俞、三阴交、血海等穴，用 10ml 注射器 6 号针头，抽取 2.5% 枸橼酸钠注射液 0.6ml，再抽取患者肘静脉血 6ml，立即摇匀，换上 5 号半针头，迅速刺入穴位，得气后分别注入穴位，按排列顺序每次取 2 穴，5 穴轮流应用。每周 1 次为 1 疗程。

（5）热烘疗法

虎杖 500g，晒干研末，过 120 目筛，用凡士林调成 20% 虎杖软膏。将软膏涂于患部，红外线治疗灯照射，夏季 15~20 分钟，冬季 20~25 分钟。每日 1 次，10 次为 1 疗程。

3. 成药及单验方

（1）成药

1）防风通圣丸：每次 6g，每日 3 次，口服。用于风热外袭型阴囊湿疹。

2）龙胆泻肝丸：每次 6g，每日 2 次，口服。用于湿热下注型阴囊湿疹。

3）金匮肾气丸：每次 8 粒，每日 2 次，口服。用于肾阳虚阴囊湿疹。

4）六味地黄丸：每次 8 粒，每日 3 次，口服。用于阴虚火旺所致阴囊湿疹。

5）二妙丸：每次 1 丸，每日 2~3 次，口服。用于湿邪偏盛阴囊湿疹。

（2）单验方

1）芒硝 30g，食盐一撮，放入盆内，以沸水适量溶化，待温浸洗。

2）苦参 30g、蛇床子 12g、花椒 10g、地肤子 16g。水煎外洗。

3）炉甘石 50g，滑石粉 50g，冰片、轻粉各 10g。研为细末，装瓶备用，每日涂患处 2~3 次，涂后用棉纱布将患处包好。

4）青黛、密陀僧、硫黄、滑石各等分，共为末，香油调，外敷患处。

5）茵陈 20，苦参 30g，黄柏 10g，白鲜皮 25g，猪苓、茯苓、生薏米各 10g，紫花地丁 30g，玄参 20g，当归 10g，六一散 15g，明矾 10g。共为粗末，将药末装入纱布袋内扎紧，每袋 60g，放入容器内，开水浸泡 10 分钟（加盖保温），然后熏洗患处，每日 1 次，每次 1 袋，每次 20 分钟。

6）生大黄、大黄炭、生地榆、地榆炭各 30g。共为细末，以香油调为稀糊状。取 4 层纱布 1 块，将药摊于布面，敷患处，并包扎固定，卧床休息。早晚各 1 次，连用 3 天。

7）苦参、黄柏、金银花各 30g，蛇床子 15g。水煎，成人日服 2 次，每次服 20~40ml。

（四）名医治疗特色

王琦认为阴囊湿疹的产生与肝经湿热下注有密切关系，辨证时应抓住肝经湿热下注或湿热化燥这两个主要病机，治疗上或清肝泻火，苦寒燥湿，或清热养血润燥。如肝经湿热下注引起的阴囊湿疹，局部糜烂瘙痒者遵《黄帝内经》"诸痛痒疮，皆属于心"之理论，酌用黄连、莲子心等以燥湿、止痛、止痒；又如风燥偏盛者，在用龙胆泻肝汤清热泻火的基础上加丹参、赤芍、牡丹皮，以养血润燥。

李曰庆主张内外兼治。阴囊湿疹临床较为常见，是泌尿男科常见病，属中医绣球风范畴，多为湿热下注、日久伤及血分而致。据其脉证，内治以清热解毒、疏风利湿为主，外治则以杀虫止痒为主，内外并进故收捷效。

喻文球认为本病病因病机复杂，但主要与素体禀赋不耐复感外邪、饮食失宜、脾胃伤败、情志内伤等有关。本病的关键是风湿热毒蕴阻肌肤，或因素体禀赋不耐，或因饮食不节，或因情志内伤。病性为虚实夹杂，病位在肌肤，涉及肺、脾、肾三脏，与肝、心有关，既有湿热留恋，又有气血亏损、化燥生风等见症。临证时需审因论治，处理好扶正与祛邪的关系。

徐宜厚认为湿疹的发生多与脾湿、心火、肺热有关，因而内治以健脾、清心、清肺三法为主。在具体辨证过程中，既要注意病程长短，又当重视皮疹的演变。一般而言，病程短者，湿热流窜肤腠是其主要方面，治当利湿、清心、导赤；病程长者，湿热化燥，伤阴耗液则是主治的方向，法当养血、疏风、化湿。从皮疹和演变辨别风、湿、热三邪的孰轻孰重，是治疗湿疹选方用药的重要依据。同时总结出"治风治肺为先"、"治湿治脾为主"、"治热治心为重"等行之有效的治疗法则。并着重指出，对部分顽固瘙痒，用疏风、散风、搜风诸品，痒感非但不减、反有加重趋势者，可酌加安神平肝熄风之品，如柏子仁、枣仁、合欢皮、首乌藤等常获良效。

五、预后转归

阴囊湿疹发病原因复杂，易反复发作。阴囊湿疹的发作与患者自身体质有关，故在特定的人群中发生，但又受健康状况及环境等条件的影响。去除过敏原，阴囊湿疹病变也不会很快消失，但也有部分患者通过锻炼、改变环境等增强机体免疫力，从而不再发生湿疹。

急性、亚急性期阴囊湿疹及时治疗后大部分可在短期内治愈，而慢性阴囊湿疹往往反复发作，长年不愈。

六、预防调护

（一）预防

1. 了解患者的工作环境及生活环境，慎戒接触可诱发湿疹的各种因素，如染料、汽油、油漆、碱粉、洗洁精、塑料等。

2. 避免各种外界刺激，如热水烫洗、暴力搔抓、过度洗拭等。尽量不穿尼龙化纤的贴身内衣。

3. 避免易致敏和刺激的食物，如鱼虾、浓茶、咖啡、酒类等。

4. 饮食易清淡，忌肥甘厚味及辛辣之品。

5. 避免精神紧张和过度劳累，积极参加一些体育活动以促进身心健康。

（二）调护

1. 饮食　可作为饮食治疗的药材与食物有绿豆、海带、冬瓜、薏米、赤豆、鱼腥草、黄连、车前草等。

2. 食疗

（1）绿豆海带汤：绿豆 30g、海带 20g、鱼腥草 15g、白糖适量。放锅内加水煎汤。饮汤吃海带、绿豆。治疗急性及亚急性阴囊湿疹。

（2）冬瓜米粥：冬瓜 30g、薏米 50g。两者煮为粥，每日 1 剂，早晚服食。治疗脾虚湿困型阴囊湿疹。

（3）车前瓜皮薏米粥：冬瓜皮 30g、薏米 30g、车前草 15g。三者一同煮，饮汤吃薏米。治疗脾虚湿盛型阴囊湿疹。

（4）黄连糖茶：黄连 15g，加水煎汁，调入蜂蜜或食糖适量。治疗婴儿阴囊湿疹。

（5）薏苡扁豆粥：生薏苡仁 50g、生扁豆 50g、红豆 50g，加适量水共煮，待熟后可作粥随意食用。用于湿热下注所致阴囊湿疹。

七、专方选介

1. 润燥汤　黄芪 15g、连翘 6g、防风 9g、当归 9g、何首乌 6g、蒺藜 3g。日 1 剂，水煎取汁 200ml，其中 150ml，早晚温服 50ml 自然放凉，每晚用医用消毒纱布蘸取外洗患处。以 4 周为 1 个疗程。共治疗 32 例，治愈 11 例、显效 12 例、有效 7 例、无效 2 例，总有效率 93.75%。

2. 祛风燥湿汤 乌蛇9g、独活9g、白芷6g、藁本9g、黄柏9g、白鲜皮9g、金银花9g、甘草6g。每日1剂，早晚各1次，水煎服。辨证加减：风重者改乌蛇为18g，加地肤子9g；夹湿者加苍术、苦参各9g；血燥皮疹肥厚较著者加当归、生地黄、川芎各9g。共治疗46例，治愈20例、显效19例、好转6例、无效1例，总有效率87%。

3. 全虫方 全蝎6g、皂荚6g、皂角刺12g、黄柏15g、枳壳10g、苦参6g、白鲜皮15g、威灵仙12g、生槐花15g、刺蒺藜15g、当归9g、丹参15g。水煎成袋装中药汤剂，每袋装200ml，早晚各服1袋。皮肤肥厚，苔藓样变明显，或伴有大便干燥者，加大黄10g（后入）；瘙痒剧烈者加乌梢蛇10g，治疗4周。共治疗42例，治愈12例、显效25例、好转4例、无效1例，总有效率88.10%。

4. 龙胆泻肝汤 龙胆草15g，栀子、黄芩、柴胡、当归、泽泻、白鲜皮、苦参各10g，木通、甘草各6g，生地黄15g，车前子、地肤子各20g。水煎服，每日3次。若见皮肤潮红、丘疹或少数水疱而无渗出液，可外用青黛冰片液外涂，或用滑石粉50g、寒水石粉20g、冰片5g，调匀外敷。如水疱糜烂，渗出液明显，可用马齿苋100g，黄柏、牡丹皮、紫草各50g，水煎，冷却后浸消毒纱布湿敷；当渗出液渐少而有结痂时，可用黄柏、当归末（等量），用植物油调匀，外搽局部。共治疗45例，均获痊愈。

八、研究进展

（一）病因病机

对于阴囊湿疹病因病机的认识，大多数认为是由于禀赋不耐，湿热内蕴，外感风邪，风湿热邪相搏浸淫肌肤而成。近年来各医家对此病病机深入研究，又有新的内容。喻文球认为此病发病或因素体禀赋不足，风湿热毒乘虚入侵，蕴阻肌肤，与气血相搏而发病；或因饮食不节，损伤脾胃，脾失健运，水湿内生，外溢肌肤，加之过食腥荤发物、辛辣厚味，或醇酒浓茶等，化热动风，风热毒邪随气血运行或循经外发，搏于肌肤而发；或因情志内伤，肝气郁结，肝脾不和，肝胆疏泄不畅，脾胃运化失职，湿热邪毒内生，外泛肌肤而发。湿邪阻碍气机，损伤正气，久病伤肾，肾之精气亏损，则脾肺之气、卫外之气同时耗伤，终至肺脾肾损伤，阳气不足则更不易化散湿热邪，卫气亏损则更易感染外邪，故反复发作，迁延难愈。综上所述，本病的关键是风湿热毒蕴阻肌肤，或因素体禀赋不耐，或因饮食不节，或因情志内伤。病性为虚实夹杂，病位在肌肤，涉及肺脾肾三脏，与肝、心有关，既有湿热留恋，又有气血亏损、化燥生风等见症。王琦认为，临床湿疹患者多属特禀质及湿热质范畴，以特禀质者常见。无论婴幼儿湿疹或者成人急慢性湿疹，问其病因病史，多有家族遗传或接触过敏原或外邪侵袭诱发过敏所致，认为体质状况在疾病的发生、发展、转归等方面起着重要的决定作用。

（二）辨证思路

王琦提出以辨体论治为主体的"辨体-辨病-辨证"诊疗模式（简称"三辨"诊疗模式）。近年来，"三辨"诊疗模式已被运用于临床各科疾病的诊治，在皮肤疾病的诊治中，也起到了拓宽临床思维、提升病机认识的作用，并收到了良好的疗效。人体的皮肤直接与外界相接触，既是容易感邪受邪的器官，又是经治疗后机体驱邪外出的重要途径。并且，脏腑和整体疾病常可出现皮肤的症状和体征，机体整体健康是皮肤正常的主要决定因素。

张建军认为此病急性以湿热为主，为湿热郁结、浸淫肌肤所致；亚急性为脾虚不运，湿邪留恋。病久邪郁，耗伤津血，血虚生风化燥，肌肤失养而成慢性。湿性黏滞，故病多迁延。临床辨证要分清湿热浸淫、脾虚湿蕴还是血虚风燥。治宜分清以清热除湿、健脾除湿或者养血润燥、祛风止痒为主。辨证易准确，治疗有偏重。

陈梦学认为本病辨证应分清病情缓急，急性者多为湿热下注阴囊所致；亚急性者多为脾运失健，湿从内生，浸淫成疮；慢性者多因湿热蕴结，再加渗水日久，血燥生风而发。

（三）治法探讨

王琦认为治疗阴囊湿疹应掌握其特征，明辨病性初起有风热、湿热之不同，日久不愈，可转化为阴虚血燥。治疗本病，初起以清热祛风、除湿止痒为主，慢性期应养血润燥，平时重在预防调护，增强体质，提高机体免疫力。陈顺如等认为主要为肝经湿热下注、血虚风燥、肾虚、风热外侵所致，因湿邪为患，其性黏滞，变证多端，病机极为复杂，而临床则以湿热下注型最为多见，治疗也颇为棘手，反复发作。现代中医治疗常以清热解毒、活血祛瘀、祛风止痒等为治疗大法。吴斯金认为急性阴囊湿疹多为湿热下注、血热，治疗当以清热、利湿、凉血为主。

（四）分型论治

崔关花将阴囊湿疹分为2型论治，湿热下注型，方用龙胆泻肝汤加减以清热利湿止痒；阴亏血燥型，方用荆防四物汤加减以养血凉血祛风止痒。陈国勤按脏腑辨证论治将其分为5型，脾虚生湿型，治以健脾除湿，方选健脾除湿汤化裁；肺气虚型常与脾虚型兼夹，可加黄芪、白术补益肺气；肝肾阴虚、肝风内生型治疗时选用钩藤、首乌藤、石决明、生龙牡、珍珠母等平肝熄风药；肾阴虚多见阴囊、外阴湿疹，治以补虚固肾，选用六味地黄汤；肾阳虚型多由脾虚湿困型转化，可用真武汤化裁。毕武艳将其分为3型，湿热证以消风散加减，湿阻证以参苓白术散合消风汤加减，血虚风燥证以四物汤合消风散加减。总之，综合各种临床报道，目前把阴囊湿疹分为以下证型施治。

1. 风热型　方用疏风清热饮加减。
2. 风湿型　方用消风散加减。
3. 湿热型　方用龙胆泻肝汤、清热除湿汤加减。
4. 肝郁湿滞型　方用丹栀逍遥散、柴胡疏肝散加减。
5. 脾胃湿热型　方用泻白散、胃苓汤加减。
6. 肝肾阴虚型　方用地黄饮子、一贯煎加减。
7. 湿瘀互结型　方用桃仁承气汤加减。
8. 血燥型　方用四物消风散、六味地黄丸加减。
9. 脾肾阳虚型　方用真武汤、五苓散、黄芪桂枝五物汤加减。

（五）中药研究

现代药理研究证实，清热解毒药可以抑制毛细血管通透性，抑制巯基酶或抗原抗体反应时化学介质释放，对溶酶体膜有稳定作用；还可以抑制细胞免疫反应，影响效应T细胞释放淋巴因子后的炎症反应。

加味金龙散由鸡内金（焙干或煅存性）、龙胆草、冰片组成，合研成细末。龙胆草为泻肝胆实火、除下焦湿热的主药；临床所见内服外用均验，现代药理也证实龙胆草有杀菌和抑制皮肤真菌的作用；鸡内金具有生肌敛疮之功效，常用于生肌药中治疗皮肤黏膜部位之溃疡；冰片抑菌防腐、止痒止痛。李庆耀等通过临床研究证实加味金龙散既能消炎解毒除湿热，又可生肌敛疮、止痛止痒。

鸡金膏由鸡内金（研末）、凡士林、红霉素软膏、氟轻松软膏搅拌均匀而成。陶水仙、张国芳通过临床观察证实鸡金膏对阴囊湿疹有较好的效果。有文献报道，鸡内金具有化腐作用，外用可促进伤口愈合。鸡内金含有胃蛋白酶、淀粉酶、类角蛋白及氨基酸、精氨酸等18种氨基酸和铝、钙、铜、铁、锌等11种微量元素，氨基酸总量有80%，具有提高机体免疫力和抗病毒作用。鸡内金结合红霉素、氟轻松有抗炎、抗过敏及止痒作用，与凡士林调剂起到滋润作用，诸药合用起到调气和血、抗炎止痛、祛风止痒、收湿敛汗等作用。

（六）外治疗法

1. 中药外治 陈勇用苦参100g、两面针50g、蛇床子30g、大黄15g、百部30g、芒硝20g、花椒20g、苍术10g、95%酒精50g，每日1剂煎汤坐浴熏洗，每日2次，治疗阴囊湿疹获得良效。

郑敏用土茯苓40g、苦参30g、苍术30g、蛇床子30g、地肤子30g、花椒30g、紫草20g、艾叶20g，渗出明显者加明矾30g，伴有感染者加蒲公英40g、白花蛇舌草30g，每剂加水2500ml，浸泡30分钟，然后大火煮沸，改小火煮30分钟，先熏后洗及坐浴，每晚1次均40分钟，15天为1疗程，治疗108例，总有效率96.3%。

李冠勇等用金银花20g、马齿苋20g、苦参20g、明矾20g、白鲜皮20g、黄柏20g，水煎置凉后外洗，药液温度以患者感觉不凉为宜，外洗15～20分钟，1次/晚，连续用药3周，治疗60例，总有效率96.67%。

王东海用除湿汤（龙胆草10g，苦参、蛇床子各30g，黄柏20g，地肤子、车前草各30g，黄芩10g等）外洗治疗湿疹58例，总有效率94.83%。

周慧用三黄洗剂（大黄15g，黄连、黄芩、黄精各15g，蛇床子、地肤子、白鲜皮、马齿苋、苦参各12g等）治疗133例，总有效率92.05%。

戴明喜以二蛇木鳖液（苦参、蛇床子各50g，蛇蜕6g，木鳖子4个，川椒、五倍子各10g，黄柏、苍术、生百部各15g，鬼针草20g，）先熏后洗20分钟，坐浴7天，治疗阴囊湿疹58例，总有效率达98%。

2. 针灸疗法 高希言等治以疏肝清热、健脾化湿、止痒。选足太阴经穴健脾化湿清热，足厥阴经穴疏肝理气。取脾经合穴阴陵泉健脾益气、清热利湿，血海活血行气止痒，三阴交健脾胃、益肝肾，蠡沟治暴痒，太冲疏肝理气。清利湿热取血海、阴陵泉、蠡沟、三阴交、太冲。操作方法：用棉球蘸75%酒精局部消毒，选用直径0.35mm毫针，刺血海、阴陵泉40mm，刺蠡沟、三阴交25mm，刺太冲15mm，得气后，行平补平泻手法，留针30分钟。

居银菊用体针：大椎、曲池、血海、膈俞；湿热盛加肺俞、神门、阴陵泉；血虚加足三里、三阴交。每次取2～3穴，用毫针刺入，以捻转强刺激手法，留针1小时，留针期间行针数次。耳针：神门、交感、皮质下、肺、大肠、心、肾。将耳部常规消毒后用平补平泻法针，每次 2~3 穴，两耳交替，隔 1~2 日 1 次，10 日为 1 疗程。结果：共治疗 20 例，痊愈 12 例、显效 8 例。

赵寿毛等用毫针针刺尺泽、合谷穴治疗湿疹。脾虚湿盛者，加三阴交、公孙、足三里穴，用平补平泻手法；胃热者，加足三里、中脘、内关穴，用泻法；肺热者，加太渊、列缺穴，用泻法；肝火亢盛者，加太冲、行间、三阴交穴，用泻法；肾水不足者，加太溪、肾俞穴，用补法，有效率达 100%。

3. 水针疗法 刘耘采用局部注射联合穴位注射治疗慢性湿疹 40 例。按 1:1 剂量抽取 2%普鲁卡因与泼尼松龙（25mg/ml） 1~3ml 皮下注射皮损处，7 天 1 次，一般 1~3 次，20 天后取大椎穴皮下注射苯海拉明注射液 1ml，曲池、血海、足三里穴注射维生素 B_1 0.5ml，2 天 1 次，5~10 次为 1 疗程，一般 1~3 疗程。结果：治愈 13 例、显效 16 例、好转 8 例、无效 3 例，总有效率 72.5%。

周氏等运用穴位注射加中药外洗治疗 80 例，总有效率 90%。方法：取双侧曲池穴，注入醋酸曲安奈德，两侧各 2.5ml，2 周 1 疗程，取得了良好疗效。

（七）评价及瞻望

中医药治疗阴囊湿疹，因其疗效明显、标本兼顾、无不良反应而被患者广泛接受，尤其对慢性湿疹的诊治，古代医家积累了丰富的临床经验，验之于临床，行之有效。随着现代药理研究的进展，愈来愈多的中药被挖掘出来，通过内服、外用、结合针灸、穴位注射等综合疗法，充分发挥中药优势，提高机体抗病能力，改善内分泌，调整神经功能，改善血液循环，从而抑制变态反应，减轻炎症，促使阴囊湿疹更快痊愈。在病机方面从肌表皮肤论治，发展至着眼于内在因素论治。更深层次的辨证论治，解决了慢性湿疹易复发、难治愈的难点，充分显示了中医药在阴囊湿疹治疗方面的优势和良好发展前景。

当然，目前中医药对阴囊湿疹的诊治及研究尚有不足之处。例如在治疗急性阴囊湿疹方面，中医药就不能发挥有效即时的抗炎、抗过敏作用，究其原因还是在于传统的剂型方面，改革中医剂型势在必行。又如现代药理研究，对临床灵验的复方研究不能具体化，为什么复方就能治验，而单味中药对疾病却无效？中医药的宏观把握和微量分析，还值得我们进一步去研究，随着对阴囊湿疹病因病机的进一步认识，我们相信中医药治疗阴囊湿疹将获得重大突破。

第二节 阴 囊 皮 炎

阴囊皮炎是以阴囊阵发性剧痒和皮肤苔藓样变为特征的慢性皮肤病。又名阴囊慢性单纯性苔藓、阴囊神经性皮炎。中医并无此病名，据其病因病理和临床特征分析当属"牛皮癣"、"顽癣"范畴。

一、病因病机

（一）现代医学研究

1. 病因 西医认为本病与精神因素密切相关，可能为患者自主神经系统功能紊乱而引起。情绪波动、精神紧张、神经衰弱、过度劳累、长期消化不良、便秘、内分泌紊乱、病灶感染、酒精中毒、局部衣物摩擦、出汗、毛织品或化学物质刺激等，均可促使发病或加剧病情，与体质也有一定关系。

2. 病机　阴囊皮炎发生的机制目前尚不十分清楚，一般认为可能是由于神经精神受到刺激后，大脑皮质的抑制和兴奋功能失调，使相应的神经营养功能发生某些障碍，造成所支配的皮肤出现瘙痒和苔藓样变。

亦有学者认为该病继发于其他瘙痒性皮肤病，在病变处因瘙痒而经常搔抓、摩擦，发生苔藓，原始病变消退后，此苔藓仍不消失而成。

（二）中医学认识

中医学认为阴囊皮炎病初多为风湿热之邪阻滞肌肤而成；病久则为阴液耗伤，营血不足，血虚生风化燥，皮肤失于濡养而发病；平素情绪不安，肝郁化火，则使病情加重。总之本病辨证为风湿、血燥、肝郁所引起，常见病因病机分析如下。

1. 感受外邪　平素体虚、生活不慎或病后失于调养，风湿热邪乘虚外客于阴囊肌肤致病。

2. 饮食内伤　恣食辛辣或嗜酒伤中，脾失健运，湿热内生，客于下焦致病。

3. 情志不调　情志过激，五志化火，损伤阴液，生风化燥，阴囊肌肤失于濡养而致病。

4. 搔抓擦伤　不注意卫生，阴囊皮肤不洁，污垢存留，因瘙痒而挠抓或衣裤拂擦，肌肤受损，湿毒侵袭而发病。

二、临床诊断

（一）辨病诊断

根据发病部位局限、典型的皮肤苔藓样变、阵发性剧痒等特点，本病易于诊断。

1. 症状　初起时，局部有间歇性剧痒，无明显的皮损，经过搔抓后局部出现圆形或多角形扁平丘疹，密集成群，呈正常皮色或淡褐色，表面光滑或覆有少量鳞屑。以后丘疹融合成片，皮损肥厚，皮沟加深，皮嵴隆起，形成苔藓化，在患处及其周围可有抓痕、血痂及继发感染。

2. 体征　剧痒和苔藓化是本病的临床特征。

（二）辨证诊断

1. 风湿蕴阻型　阴囊皮损成片，呈淡褐色，粗糙肥厚，阵发性剧痒，夜间尤甚，抓后糜烂湿润或结血痂。舌红苔薄或白腻，脉濡数。

辨证要点：阴囊皮损成片，粗糙肥厚，剧痒。舌苔白腻，脉濡数。

2. 肝郁化火型　阴囊皮疹色红，心烦易怒或精神抑郁，失眠多梦，眩晕，心悸，口苦咽干。舌边尖红，舌苔薄黄，脉弦数。

辨证要点：阴囊皮疹，色红伴心烦易怒，口苦咽干，心悸失眠，眩晕。舌红，苔黄，脉弦数。

3. 血虚风燥型　多见于老年人及体质虚弱患者。病程长、皮损渐呈苔藓样变，皮疹干燥、肥厚、脱屑，状若牛领之皮，痒剧，入夜尤甚。舌淡红，脉细弱。

辨证要点：皮损苔藓样变，干燥，肥厚，脱屑。舌淡，苔白，脉细弱。

三、鉴别诊断

（一）现代医学鉴别诊断

1. **慢性阴囊湿疹**　常有水疱期，即使初期为慢性者，在组织病理上也常见水疱，损害有显著浸润和增厚，常覆以鳞屑和痂皮，苔藓样变不突出。阴囊皮炎在临床与病理组织上均无水疱，皮损多是不规则、多角形或扁平圆形的丘疹融合成片，苔藓样变明显。发病病因上，前者以过敏为主，后者主要是精神障碍。

2. **瘙痒病**　病初只是瘙痒，无任何原发性皮疹，伴灼热、虫爬、蚁走等感觉。患处常有抓痕、搓破、渗液、血痂等继发性损害，苔藓化边界不清楚。阴囊皮炎则因局部瘙痒抓破后，出现多角形的扁平丘疹融合成片，苔藓样变与正常皮肤界限清楚。

3. **扁平苔藓**　为多角形皮疹或三角扁平疹，中央有凹陷，呈紫红或暗红色，有蜡样光泽及条状损害。颊黏膜常有灰白色扁平多角形皮疹，阴囊皮炎无这些表现。

（二）中医病证鉴别诊断

阴囊皮炎当与慢性"肾囊风"相鉴别。前者先有瘙痒而后出现皮疹，后者瘙痒与皮疹几乎同时出现。慢性"肾囊风"的皮损主要以散在小丘疹、皮损周围潮湿糜烂为特征，而阴囊皮炎皮损主要以苔藓样变为特征，两者不难鉴别。

四、临床治疗

（一）提高临床疗效的基本要素

1. **详察病因**　阴囊皮炎的致病因素很多，及时查找病因，对于正确辨证论治有不可忽视的作用。如因情志失调、肝郁不舒、郁久化火，热灼肌肤所致阴囊皮炎者，当疏肝清热，养血润燥。因感受风湿热邪为主者，当祛风清热除湿。

2. **明辨虚实**　阴囊皮炎有虚实之分，临证时当明确辨证。如皮疹以丘疹为主或发红斑、瘙痒阵发、舌红、苔腻、脉濡数等，多为风湿热邪交阻肌肤，属实证。病久不愈或反复发作，则演变为血虚风燥，证见皮损呈苔藓样变、干燥、肥厚、脱屑、状如牛领之皮，伴舌红，脉沉细等，多属虚证或虚实夹杂证。

3. **中西结合**　现代医学认为精神情志变化是该病发生的主要诱因。治疗时，在明确诊断的前提下，采用相应施治方法。如自主神经紊乱者，可辨证选用一些疏肝理气的药物；伴轻度感染者，可酌加清热解毒，活血化瘀之药。西药对症处理，配合中药辨证论治，双管齐下，更有利于尽快痊愈。

4. **重视心理**　本病的发生与情志因素密切相关，治疗过程中，当注意关爱患者，解除其思想负担，使其生活规律，避免精神刺激，这对该病的治疗效果关系重大。

（二）辨病治疗

1. 药物治疗

（1）抗组胺药物：如氯苯那敏 8mg，每日 3 次，口服；或赛庚啶片 4mg，日 3 次，口服；苯海拉明片 50mg，每日 3 次，口服。

（2）镇静剂：如地西泮 2.5～5mg，日 2 次，口服。

（3）皮质激素霜剂或软膏局部治疗：如氟轻松霜、地塞米松软膏、曲安西龙膏、外用，每日 2～3 次。治疗皮损苔藓化较轻者。

（4）静脉封闭疗法：0.25% 盐酸普鲁卡因溶液 10～20ml 缓慢静推，每日或隔日 1 次，10 次为 1 疗程。用于皮损广泛、瘙痒剧烈者。

2. 仪器治疗　对一般疗法无效的顽固性病例，可选用浅层 X 线照射、液氮或二氧化碳雪冷冻治疗。

（三）辨证治疗

1. 辨证施治

（1）风湿蕴阻型

治法：祛风利湿，养血润肤。

方药：全虫汤合四物汤加味。

全虫 6g、皂角刺 15g、苦参 15g、炒槐米 15g、威灵仙 15g、白鲜皮 15g、当归 10g、赤芍 10g、川芎 10g、生甘草 6g、生薏米 30g。

（2）肝郁化火型

治法：疏肝清热，养血润燥。

方药：丹栀逍遥散加减。牡丹皮 15g、栀子 10g、柴胡 12g、当归 10g、白芍 15g、赤芍 15g、薄荷 10g、鸡血藤 30g、白茅根 30g、生甘草 10g。

（3）血虚风燥型

治法：养血疏风，润肤止痒。

方药：止痒合剂加减。当归 10g、白芍 15g、生地黄 20g、制何首乌 15g、玉竹 10g、防风 15g、苦参 12g、白鲜皮 15g、刺蒺藜 15g、生甘草 6g。

2. 外治疗法

（1）针刺治疗：取曲池、血海、三阴交、神门等穴。证属湿热交阻者加大椎，施泄法；证属血虚风燥者，加太溪，用平补平泻手法。隔日针刺 1 次。

（2）水针：取足三里、神门、血海、大椎、三阴交、合谷等穴。每次可选用 3 个穴位左右，垂直刺入 0.5～1 寸后转动针头，待有针感时，注入维生素 B_1 注射液或丹参注射液，每穴 0.5～1ml，间日 1 次，10 次为 1 疗程。

（3）耳针：取肺、神门、肾上腺、皮质下、交感等穴，埋针或贴压王不留行，隔日 1 次，10 次为 1 疗程。

3. 成药及单验方

（1）成药：可选用三七片、当归片或地龙片等，每次 5 片，每日 3 次口服；或龙胆泻肝口服液 10ml，每日 3 次口服。

（2）单验方

1）六一散：滑石、甘草 9g，开水冲服，每日 2 次。外以六一散 6g、地榆粉 3g，香油调涂患处，每日 1 次。

2）水银大风子丸：水银 10g、大风子 40g、陈醋 6g。先将大风子去壳取仁，将大风子仁捣烂加入水银，陈醋和匀，用小块纱布 2 层将药放入纱布中心，用线捆成一球形物，每日搽患处 10~15 次，当日见效，8 日可痊愈。

3）蜈蚣油膏：蜈蚣 10 条，土鳖虫、地龙各 6g。烤干研末，加香油或麻黄适量，搅匀成糊状油膏，贮存备用。适量外搽。搽药前先以苦参 30g，地肤子、蛇床子、白鲜皮各 10g，黄芩 5g，水煎洗患部，再以蜈蚣油膏涂搽，每日 2~3 次。

五、预后转归

本病初起，病程短、皮损小者，经积极恰当的治疗，多能痊愈。迁延失治或伴继发感染，常使病情缠绵，时轻时重，治愈后有复发倾向。严重者皮损扩大，可累及肛门、阴茎、股部等。

六、预防调护

1. 调畅情志，保持心情舒畅和充足睡眠，生活起居有规律。
2. 培养良好卫生习惯，勤洗勤换内衣，保持皮肤清洁、干燥。忌用热水、肥皂烫洗患处，以及不适当的药物内服、外用。
3. 及时治疗与本病相关的疾病。
4. 禁食辛辣、肥甘、滋腻食物及鱼腥虾蟹海味，戒酒、戒烟。
5. 避免局部刺激，切忌抓搔、搓捏；内裤宜柔软、宽松，以减少摩擦。

七、专方选介

1. 皮炎汤 白芍 15g、夏枯草 20g、何首乌 10g、珍珠母 20g、牡丹皮 20g、生地黄 10g、柴胡 10g、玄参 15g、煅牡蛎 20g、黄芩 10g、刺蒺藜 15g、佛手 10g。水煎服，日 1 剂。

2. 栀子清肝汤 加减栀子 9g、川芎 6g、当归 6g、柴胡 9g、白芍 9g、牡丹皮 6g、黄芩 6g、川黄连 3g、甘草 6g。若心烦易怒、失眠，加珍珠母、生龙骨、生牡蛎各 30g（先煎），重用白芍至 30g；若病程日久，皮损多局限，舌苔薄白或白腻，脉濡缓，加全蝎 6g、皂角刺 6g、防风 10g，去黄芩、黄连，栀子减量至 3g；若素体虚弱，气短健忘，舌质淡、脉沉细，加首乌藤 30g、丹参 15g、鸡血藤 30g，去黄芩、黄连，栀子减量至 3g。水煎服，每日 1 剂，分 2 次服用。药渣放凉后湿敷患处。治疗 78 例，治愈 19 例、显效 37 例、有效 14 例、无效 8 例，总有效率 89.7%。

3. 四物汤加味 生熟地黄各 15g、当归 10g、川芎 10g、白芍 15g、白鲜皮 30g、鸡血藤 30g、刺蒺藜 30g。每日 1 剂，早晚水煎服。随证加减：皮肤瘙痒可配荆芥、防风；痒不解加全蝎；皮损肥厚、肌肤甲错可加丹参、三棱、莪术等；心烦失眠加首乌藤、珍珠母、石菖蒲、合欢皮等；烦躁口渴加沙参、麦冬、玉竹；便干加大黄、麻仁。治疗 40 例，治愈 30 例、显效 5 例、有效 4 例、无效 1 例，总有效率 97.5%。

八、研究进展

（一）分型论治

唐士诚认为该病临床可分 3 型进行论治。

1. 肝经化火证　多见于初发不久之皮损。肝主疏泄、情志不畅而致肝气疏泄不利，气机郁滞久则化火，暗伤阴血，以致血不养肤。症见：皮损色红，心烦易怒，失眠多梦，口苦咽干，舌边尖红，脉弦数。治宜清肝泻火、养血疏风。拟方：白芍15g、夏枯草20g、何首乌10g、珍珠母20g、牡丹皮20g、生地黄10g、柴胡10g、玄参15g、煅牡蛎20g、黄芩10g、佛手10g、刺蒺藜15g。

2. 血虚风燥证　多见于日久泛发性皮损。为日久风燥伤血，血虚肌肤失养所致。症见：瘙痒无度，皮肤浸润肥厚，呈苔藓化，舌淡苔净，脉细滑。治宜养血润燥，消风止痒。以当归饮子加减治之。拟方：熟地黄15g、当归10g、白芍10g、牡丹皮20g、莪术10g、荆芥10g、苦参10g、何首乌10g、白蒺藜10g、苍耳子10g、白鲜皮10g。

3. 风盛型　多见于弥漫性皮肤浸润肥厚的皮损。证属风邪郁久，未经发散，蕴伏肌腠。症见：周身剧痒，状如牛领之皮，脉弦，舌质红，苔黄。治宜搜风清热。拟方：乌蛇10g、蝉衣5g、荆芥10g、防风10g、羌活10g、白芷10g、黄连10g、黄芩10g、金银花10g、生甘草5g。

（二）中西医治疗

陈丹等将58例患者随机分成两组，口服复方甘草酸苷50mg，每天3次；对照组外用氧化锌软膏，治疗组外用除湿止痒软膏（主要成分有蛇床子、萹蓄、茵陈、黄柏、花椒、苦参、虎杖、白鲜皮、地肤子、紫花地丁、黄连、苍术、冰片等），均为2次/天，30天为1疗程。结果：治疗组有效率为76.67%，对照组为42.86%，两组比较差异有统计学意义（$P<0.05$）。

胡静娜等将96例患者随机分为两组，对照组40例，给予盐酸西替利嗪分散片10mg，1天1次，睡前口服；黛力新1片，1天1次，晨服。治疗组56例，在对照组基础上给予加味丹栀逍遥散，组方：牡丹皮、栀子、柴胡、当归、茯苓、白芍、白术各10g，薄荷、甘草各5g，生地黄、玄参各15g，金银花10g，土茯苓15g，水牛角、苦参、白鲜皮、地肤子各10g。随证加减，1天1剂，水煎2次，早晚各1次，温服。两组均治疗2周为1个疗程，连续3个疗程。经3个疗程治疗后，对照组总有效率82.5%，治疗组为94.6%，治疗组临床疗效优于对照组。

曹学将62例激素依赖性皮炎患者随机分成治疗组34例和对照组28例，治疗组口服复方甘草酸苷+外用肝素钠软膏，对照组外用糖皮质激素递减+肝素钠软膏治疗，比较两组在第8、12周的疗效。结果：在治疗第8周和12周时，对照组有效率为35.7%，治疗组有效率为79.4%，两组结果差异有统计学意义（$P<0.05$）。

李玉良等将85例患者随机分成两组，均口服肤痒颗粒（含苍耳子、地肤子、川芎、红花、白英）每次12g，每天3次。治疗组外用氟芬那酸丁酯软膏，每天2次；对照组外用维生素E乳膏，每天2次。结果：治疗组的有效率达88.89%，对照组为52.50%，两组比较差异有统计学意义（$P<0.05$）。

第三节　阴囊毛囊炎

阴囊毛囊炎系金黄色葡萄球菌侵犯毛囊引起的毛囊及毛囊周围的化脓性炎症性皮肤病。

相当于中医中的"疖"病。

一、病因病机

（一）现代医学研究

现代医学认为该病的发生主要由于感染了金黄色葡萄球菌为主的病原菌，这些病原菌侵入毛囊及其所属的皮脂腺，引起机体产生一系列免疫应答，中性粒细胞及淋巴细胞浸润毛囊周围结缔组织和皮脂腺，引起腺体破碎和坏死而发本病。研究证明糖尿病、肾炎、贫血及瘙痒性皮肤病患者易于发生，同时由于阴囊富有毛囊、皮脂腺，且阴囊皮肤皱襞多，细菌易存留、繁殖，如阴囊皮肤不洁，夏日炎热，汗出不畅，招致病菌感染而发病。

（二）中医学认识

中医学认为，本病的发生主要由于患者体质虚弱，皮毛不固，暑湿毒邪侵犯人体，凝滞于阴囊肌表，致营卫不和，经脉阻滞。主要病因病机分析如下。

1. **外感暑湿**　夏秋之季，暑湿交蒸，若禀赋不足，卫外不固，感受暑湿之邪而发病。

2. **湿热下注**　恣食辛辣，肥甘厚味，损伤脾胃，湿浊内生，蕴郁化热，湿热之邪循肝经下注阴囊而成本病。

3. **外阴不洁**　平素不注意阴部卫生，污垢沉积，或内裤太紧，汗出不畅，热不能外泄，郁蒸于皮肤而致。

二、临床诊断

（一）辨病诊断

1. **临床表现**　成人多见。初起为粟粒大毛囊性炎性丘疹，逐渐形成脓疱，中心有毛囊贯穿，周围有炎性红晕，大多分批发生，互不融合。自觉轻度痒痛。脓疱破溃后，可排出少量脓血，形成黄痂，痂脱即愈，一般不留瘢痕。但易复发，常绵延数周至数月之久。其毛囊炎愈后形成点状或小片瘢痕者，称秃发性毛囊炎；愈后留瘢痕疙瘩状硬结者，称硬结性毛囊炎。

2. **现代仪器诊断**　阴囊毛囊炎伴继发感染者，可见血中白细胞总数及中性粒细胞增多。

（二）辨证诊断

1. **湿毒蕴结型**　阴囊毛囊炎初起局部皮肤潮红，继而出现散在或密集的毛囊性小脓疱，突起根浅，周围红晕明显，或伴有口干，大便不爽，尿赤。舌红，苔黄，脉滑数。

辨证要点：阴囊皮肤出现生米粒样丘疹，色红，肿痛，伴大便不爽，尿赤。舌红，苔黄，脉滑数。

2. **正虚邪恋型**　阴囊毛囊炎皮疹色泽暗淡，肿势不甚，或见脓疱、结痂性损害，尤多夹有小疖，多伴体弱乏力，面色无华。舌淡，苔薄，脉细。

辨证要点：阴囊毛囊炎反复发作，疹色暗，肿势不甚，结痂性损害，乏力，面色无华。舌淡，脉沉细。

三、鉴别诊断

（一）现代医学鉴别诊断

1. 痈　表面有多个蜂窝状脓栓，局部红肿显著，疼痛剧烈，全身症状明显。阴囊毛囊炎仅出现浅在毛囊性炎性丘疹或小脓疱，全身症状不明显。

2. 阴囊皮炎　以剧痒和阴囊皮肤苔藓样变为主要特点。阴囊毛囊炎是以阴囊皮肤化脓性感染为主要临床特征。故二者不难鉴别。

3. 阴囊湿疹　搔抓后可继发感染，有时难以与阴囊毛囊炎区别，但阴囊湿疹起病原因不明，剧痒难耐，皮损呈浸润性片状融合；而阴囊毛囊炎病因明确，伴轻度疼痛，皮损大多分批发生、互不融合，二者有本质区别。

（二）中医病证鉴别诊断

阴囊毛囊炎当与囊痈鉴别。二者均为发生于阴囊部位的化脓性疾病，发病机制均为湿热沿肝经下注阴囊，但二者有本质之别。前者皮损散在，分散不融合，痛轻色淡，全身症状相对较轻；而囊痈全身症状特别明显，阴囊红肿热痛，脓液量多，皮损面积较大。

四、临床治疗

（一）提高临床疗效的基本要素

1. 重体征明确诊断　本病初起见阴囊散发或簇生红色丘疹，大小如针头或米粒，顶端易化脓溃破，干燥后结痂脱落。皮损处常留色素沉着，自觉症状不明显或伴轻度痒痛。应抓住特征，区别他病，及时诊治，预防感染，提高疗效。

2. 辨虚实明察病性　本病初发为湿热毒邪郁蒸于肾囊肌肤，交炽不解，血脉阻滞，病属实证。病久不愈，或反复发作，邪毒不去，正气受损，以致正虚邪恋，病属虚证或虚实夹杂。

（二）辨病治疗

该病一般无需治疗。症状重者，可针对金黄色葡萄球菌选用敏感抗生素治疗，局部用药以止痒、杀菌、消炎、保护皮肤为原则，一般1~2周为1疗程。

（三）辨证治疗

1. 辨证施治

（1）湿毒蕴结型

治法：清热化湿，活血解毒。

方药：蜂房散加减。蜂房15g、升麻10g、土贝母10g、紫花地丁20g、金银花25g、蒲公英25g、泽泻15g、赤茯苓15g、赤芍15g、川牛膝15g、藿香12g（后下）、佩兰12g（后下）。

（2）正虚邪恋型

治法：扶正托毒。

方药：透脓散加味。黄芪30g、当归20g、川芎10g、穿山甲10g、皂角刺10g、连翘

15g、党参 20g、白术 15g、茯苓 15g、甘草 3g。

2. 外治疗法

（1）针刺及放血疗法　取身柱、灵台、合谷、委中等穴位，先用针刺，施泻法，留针 15 分钟，后用三棱针放血。间隔 2 天为 1 次，10 次为 1 疗程。

（2）耳后三脉络点刺放血疗法　在患者双耳后侧耳郭上取三条脉络放血，同时在病灶周围环形围绕点刺放血，病情严重者在大椎穴处以三棱针点刺 3~4 针放血。如出血较少，可在针刺后用手指挤压出血。该疗法具有通经活络、开窍泻热、消肿止痛等作用，可用于各种实证、热证、瘀血和经络瘀滞疼痛等。

3. 成药及单验方

（1）成药

1）防风通圣丸：每次 6g，每日 3 次口服。

2）龙胆泻肝丸：每次 6g，每日 2 次口服。

（2）单验方

1）用黄柏末、红枣肉各等分，共研极细末，香油调敷患处；或用新鲜中草药如蒲公英、紫花地丁、丝瓜叶、野菊花叶等，洗净捣烂外敷患处。

2）收湿解毒汤湿敷：明矾、黄柏、苦参各 30g，蒲公英 90g。诸药加水 2500ml，煎 40 分钟，降温至 40℃左右。将阴囊用温开水洗净，取干净毛巾浸药液反复湿敷患处，每次 30 分钟，每日 4~6 次。再用药液时再加温，每日更换 1 剂，共治疗 48 例，结果全部痊愈。其中湿敷 2~3 天痊愈者 18 例，4~5 天痊愈者 21 例，6~7 天痊愈者 9 例。随访 32 例，未见复发。

3）解毒洗剂：黄柏、苦参各 30g，艾叶、川椒、薄荷各 20g，白矾 10g。水煎外洗，每日 1 剂，每日 2~3 次。

4）解毒擦剂：大黄、五倍子各 50g，白芷、雄黄各 30g，黄丹 10g，冰片 3g。上药共研末，过 100 目筛，贮瓶，加入蓖麻油调糊，密封备用。先清洗阴囊皮肤，刺破脓点，除去痂皮，取擦剂每日 2~3 次涂患处。7 天为 1 疗程。

五、预后转归

早期迁延不愈或反复发作，常可转成慢性。一般对身体无明显影响，预后良好。

六、预防调护

1. 避免任何刺激，如机械性摩擦、搔抓、挤压。

2. 不宜用肥皂水洗或涂不适当的药物。

3. 忌食辛辣、鱼腥食物，少食甜腻，戒烟酒。

4. 经常保持阴囊皮肤清洁，内衣裤宜柔软、宽松并勤更换。

5. 箍围敷药干燥时，宜随时湿润之。

6. 及时正确治疗与本病有关的疾病，如贫血、结核、瘙痒、糖尿病等。

第四节 阴囊急性蜂窝织炎与脓肿

阴囊急性蜂窝织炎是细菌侵犯阴囊壁所致的一种弥漫性化脓性炎症，是阴囊部常见的非特异性感染。中医学称之为"囊痈"，多由湿热下注而成。

一、病因病机

（一）现代医学研究

阴囊皮肤最易发生感染，其主要致病菌为溶血性链球菌、金黄色葡萄球菌，也可为厌氧性以及腐败性细菌等引起。由于阴囊皮肤皱襞多，细菌易停留繁殖，如阴囊部有外伤，细菌即可侵入，而致本病。泌尿生殖系疾病，如尿外渗、尿失禁、附睾炎等也能波及。此外，严重的糖尿病患者也好发阴囊急性蜂窝织炎。阴囊急性蜂窝织炎与脓肿大部分为原发性，也可为继发性，即由其他局部化脓性感染直接扩散而来，或为淋巴系统或血行感染所致，但此种情况较少见。

（二）中医学认识

中医学认为本病病机主要为肝经湿热下注，蕴结于阴囊所致，常见有如下几方面。

1. 素体肝肾阴虚，又感受湿热之邪，以致湿热火毒下注，蕴结于阴囊，经络阻遏，聚而成痈。

2. 久坐湿地，或水中作业，或冒雨，或久着汗湿衣裤，感受寒湿之邪，郁久化热，郁而不散，蕴积阴囊而成痈。

3. 过食醇酒厚味，喜食辛辣肥甘之品，酿成湿热，下注蕴结肾囊，使经络阻遏，气血不通，聚而成痈。

二、临床诊断

（一）辨病诊断

1. 临床表现

（1）症状：起病急骤，初期阴囊发热疼痛，寒热交作；继则觉阴囊坠垂，疼痛加剧。还可伴明显全身症状，如恶寒、高热、全身关节酸痛、疲乏无力等。

（2）体征：单侧或双侧阴囊皮肤突发性弥漫性红肿、发烫、发亮、发硬和明显触痛，但睾丸大小正常。两侧腹股沟淋巴结肿大、压痛。严重时可见阴囊皮肤紫黑，破溃流水，或有脓液流出。

2. 现代仪器诊断 血常规检查可见白细胞明显增多，且有核左移现象。

（二）辨证诊断

1. 湿热蕴结型 发病急，阴囊红肿热痛，皮肤紧张发亮，口干喜冷饮，小便赤涩，或身热不退，热盛肉腐，阴囊肿痛加重。溃后肿痛减轻，脓出黄稠者，疮口易敛。舌红，苔黄腻，脉弦滑数。

辨证要点：阴囊红肿热痛。舌红，苔黄腻，脉濡数。

2. 正虚毒恋型　阴囊化脓溃破，脓水清稀，久不收敛，形成瘘管，面色无华，午后潮热。舌红，苔薄黄，脉细数。

辨证要点：溃出脓水清稀，肿痛不减，收口慢。脉细数。

三、鉴别诊断

（一）现代医学鉴别诊断

1. 阴囊丹毒　丹毒感染时阴囊皮肤色鲜红，中间较浅，边缘清楚，肿胀较轻，病损较浅，并且有烧灼样疼痛。阴囊急性蜂窝织炎主要表现在阴囊皮肤弥漫性红肿，病位深，重坠痛，重者有脓液渗出。

2. 鞘膜积液　多为阴囊一侧肿大，不红不热，无疼痛，透光试验阳性。这与阴囊急性蜂窝织炎不难鉴别。

3. 病毒性睾丸炎　常见于流行性腮腺炎后 5~7 天，睾丸肿痛，阴囊皮色微红或不红，一般在 7~14 天消退，不至化脓，治疗不及时可影响生育。发生阴囊急性蜂窝织炎时，睾丸大小质地正常。二者不难鉴别。

（二）中医病证鉴别诊断

囊痈当与子痈相鉴别。子痈表现为睾丸或附睾肿硬，疼痛剧烈，早期阴囊肿胀不明显，当病变穿破睾丸白膜后炎症才向阴囊扩散。囊痈初期即出现阴囊红肿灼热，炎症一般不涉及睾丸。

四、临床治疗

（一）提高临床疗效的基本要素

1. 详察脓液，以判正邪之盛衰　脓液稠厚色黄白，色泽鲜明者，气血充盛；黄浊质稠，色泽不净者，为毒邪有余；黄白质稀，色泽洁净者，气血虽虚，并非败象；脓液稀薄，腥秽恶臭者，为正气衰败，毒邪内盛之象。

2. 分清寒热，细辨虚实　阴囊红肿，发热恶寒，为实热之证。若寒热由轻加重，为毒热炽盛；寒热由重渐轻，为邪退正复之象。

3. 中西结合，各扬其长　现代医学认为阴囊急性蜂窝织炎乃细菌感染所致，在发病早期予以及时、足量、敏感的抗生素治疗，更有利于控制病情。然后据中医辨证施治以善后，中西互补，有益于疾病的彻底康复。

（二）辨病治疗

1. 药物治疗　阴囊急性蜂窝织炎及脓肿发生后，应采用大剂量抗生素治疗。一般选用广谱抗生素或几种抗生素联合应用。

（1）青霉素钠针（皮试）800 万 U 加入生理盐水中静脉滴注，每日 1 次，7 天为 1 疗程。

（2）链霉素针（皮试）0.75g，每日 1 次，肌内注射，7 天为 1 疗程。

（3）头孢曲松针 2g，加入生理盐水中静脉滴注，7 天为 1 疗程。

（4）甲硝唑 250ml，静脉滴注，每日 1 次，连用 7 天。

2. 手术治疗　阴囊急性蜂窝织炎炎症扩散后，或有脓肿形成，应及时行多处切开引流，切除坏死组织，创口可用3%过氧化氢液冲洗，创面用抗生素溶液湿敷。

（三）辨证治疗

1. 辨证施治

（1）湿热蕴结型

治法：清热泻火，解毒利湿。

方药：龙胆泻肝汤合仙方活命饮加减。柴胡10g、龙胆草10g、黄芩10g、栀子10g、金银花15g、连翘12g、败酱草30g、蒲公英15g、当归12g、生地黄12g、木通10g、泽泻12g、车前子（包）15g、甘草6g、穿山甲15g、皂角刺15g。

（2）正虚毒恋型

治法：滋阴扶正，解毒祛湿。

方药：滋阴除湿汤加减。生地黄12g、白芍12g、川芎12g、当归10g、金银花30g、黄芩10g、知母12g、山栀子10g、泽泻10g、贝母12g、陈皮10g、甘草6g。

2. 外治疗法

（1）针刺疗法：取穴太冲、期门、大敦、阳池。每次选用2穴，用泻法，每次留针10分钟。每日1次，10次为1疗程。

（2）熏洗疗法

1）威灵仙70g（鲜者50g）加水80ml，煎煮半小时，待温，洗浴阴囊，每日5~6次。适用于囊痈肿痛期。

2）白矾60g、雄黄30g、生甘草15g。水煎后趁热熏洗，每日1~2次。

（3）外敷疗法：如意金黄散10g，用蛋清或凡士林调匀，敷于阴囊，然后用纱布包托，每日换药1次。

3. 成药及单验方

（1）成药

1）龙胆泻肝丸：每次6g，每日3次，口服。

2）犀黄丸：每次3g，每日1次，口服。

（2）单验方

1）生薏米60g、败酱草30g。水煎服，每日1次。

2）鲜车前草、鲜蒲公英各100g，水煎服。

五、预后转归

本病一般比较容易发现，经过及时治疗，预后良好。少数发展至后期，缠绵难愈，但多数可治愈。

六、预防调护

1. 卧床休息，用布带或阴囊托将阴囊悬吊。

2. 注意增加营养，多食有营养、易消化的食物。急性炎症期以清淡饮食为主，忌食辛辣、油腻食物。

3. 禁房事。

4. 皮肤避免外伤。

5. 发现有中毒症状者，应及时处理，防止并发症的发生。

七、专方选要

1. **小柴胡汤加减处方** 柴胡10~15g、黄芩6~10g、党参10~15g、法半夏4~10g、甘草6~8g、金银花15~30g、连翘10~30g、泽泻10~12g、木通3~6g、石韦10~15g、川牛膝10~15g。1剂/天，水煎服。肿痛明显者，加生薏苡仁20g、蒲公英15g；恶寒发热者，加生石膏15~20g，减金银花、木通；脾胃虚弱、老年体弱者，加太子参15~20g、陈皮10g。外用方：威灵仙30g（鲜药50g）、马齿苋30~50g（鲜药50~100g），加水1000ml浓煎半小时，待温后洗阴囊，每天2~3次，儿童酌减。一般用药5~7天。

2. **白芷四黄散** 白芷20g、紫草20g、当归15g、甘草15g、血竭12g、白蜡60g、轻粉12g、麻油500g。先将白芷、紫草、当归、甘草四味入油中慢火煎枯，去渣，入血竭融化，加入白蜡收膏，后将研细之轻粉搅入。将油膏涂于纱布上，敷贴患处。每日1次，连用7天，功用提脓去腐，化瘀生肌。皮肤红肿热痛、痈、发：大黄30g、黄连30g、黄芩30g、黄柏30g、栀子30g、枳壳30g、五倍子30g。共同烘干，研碾成细粉，过100目筛，装瓶备用。应用时先将局部毛发剃光，用肥皂水洗擦患处，根据患处部位大小，将适量药粉倒入广口瓶中，用水、米醋（按3:1比例）将药粉调匀，以手捏不滴水为度，放入纱布袋中紧敷患处，保持湿润，每天更换2次，连用7天。功用为清热解毒，行气活血，消肿止痛。

第五节 阴 囊 丹 毒

阴囊丹毒系阴囊部位感染溶血性链球菌引起的阴囊皮肤及皮下组织内淋巴管及其周围软组织的急性炎症。中医尚无记载，据其临床表现当属"丹毒"、"流火"范畴。

一、病因病机

（一）现代医学研究

西医学认为本病主要是阴囊部位感染溶血性链球菌，引起阴囊皮肤及皮下组织内淋巴管及其周围软组织发生急性炎症。表现为阴囊皮肤突然发红，色如丹涂脂染，皮损境界清楚，表面紧张灼热发亮，损害迅速向四周扩散，自觉患部灼痛。

（二）中医学认识

素体血分有热，外受火毒、热毒侵袭，邪气搏结，阴囊肌肤而发。若皮肤黏膜有破损，毒邪更易乘隙侵入而成。

二、临床诊断

（一）辨病诊断

1. **临床表现** 发病急剧，一般先有周身不适、畏寒、发热、头痛、恶心、呕吐等前驱症状。出现淡红色或鲜红色水肿性斑片，境界清楚，压之皮肤红色减退，放手即恢复，表面紧张光亮，摸之灼手，肿胀触痛明显，经 5~6 天后消退，皮色由鲜红转暗红或棕黄色，最后脱屑而愈。一般预后良好，严重者在红肿处可发生水疱或血疱，偶有化脓或皮肤坏死，附近淋巴结肿大。

2. 现代仪器诊断　血白细胞总数在 $20.0×10^9/L$ 以上，中性粒细胞 0.50~0.90。

（二）辨证诊断

1. 风热毒蕴型　恶寒发热，阴囊皮肤焮红灼热，肿胀疼痛，甚则发生水疱。舌红，苔薄黄，脉浮数。

辨证要点：阴囊皮肤焮红灼热，肿胀疼痛。舌红，脉浮数。

2. 湿热毒蕴型　高热，阴囊皮肤红赤肿胀，灼热疼痛，亦可发水疱、紫斑，甚至结毒化脓或皮肤坏死。苔黄腻，脉洪数。

辨证要点：阴囊皮肤红赤肿胀，发水疱、紫斑。苔黄腻，脉洪数。

三、鉴别诊断

（一）现代医学鉴别诊断

1. 阴囊急性蜂窝织炎　详见本章第四节有关内容。

2. 阴囊接触性皮炎　有接触致敏物史，局部水肿明显，且常有大疱，局部瘙痒、灼热，但无疼痛。一般无全身症状。阴囊丹毒全身症状明显不痒却痛。

（二）中医病证鉴别诊断

阴囊丹毒当与囊痈鉴别。囊痈初期阴囊皮肤红肿，状如瓢，皮损溃后流脓；阴囊丹毒皮损为境界清楚的水肿性红斑。二者区别明显。

四、临床治疗

（一）提高临床疗效的基本要素

1. 把握特征，明确诊断　根据起病急剧、阴囊皮损为境界清楚的水肿性红斑、局部疼痛及压痛、全身症状明显的特点，及时做出正确诊断，以期早诊断，早治疗。

2. 中西汇通　该病病因明确，一旦确诊首选抗生素治疗。待病情稳定后，再辨证施治，选方用药。中西结合更利于该病的预后，提高临床疗效。

（二）辨病治疗

1. 药物治疗　以青霉素为首选，可用水溶性青霉素 G 80~240 万 U/d，分 2 次肌内注射。对青霉素过敏者，可选用红霉素、四环素、庆大霉素、林可霉素或磺胺类药物、头孢菌素类药物，用药一般持续 10~14 天，为 1 疗程。

2. 仪器治疗　慢性复发性丹毒可选用紫外线照射。

（三）辨证治疗

1. 辨证施治

（1）风热毒蕴型

治法：散风清热解毒。

方药：普济消毒饮加味。黄芩 10g、黄连 10g、陈皮 9g、甘草 3g、玄参 12g、柴胡 15g、桔梗 12g、连翘 15g、板蓝根 15g、马勃 12g、牛蒡子 9g、薄荷 6g、升麻 15g、大黄 10g、生地黄 12g。

（2）湿热毒蕴型

治法：清热利湿解毒。

方药：五神汤合草薢渗湿汤加减。茯苓 15g、车前子（包）20g、金银花 15g、牛膝 12g、紫花地丁 12g、草薢 20g、当归尾 12g、牡丹皮 10g、薏苡仁 12g。

2. 外治疗法

（1）针刺疗法：取四缝穴局部常规消毒后，用三棱针速刺患侧四缝穴并挤出黏液。病在中部则刺双侧穴，病轻者只刺中指 1 穴。隔日 1 次，3 次为 1 疗程。

（2）外敷疗法：青黛 15g，石膏 30g，梅片、雄黄、血竭各 6g。共为细末，装瓶备用。用时取药末加凡士林、醋少量调和，外敷患处。隔日 1 次，3 次为 1 疗程。

3. 成药及单验方

（1）成药

1）龙胆泻肝丸：每次 6g，每日 2 次，口服。用于肝火内炽型丹毒。

2）银翘解毒丸：每次 10g，每日 2 次，口服。用于风热上扰型丹毒。

（2）单验方

1）海桐皮、姜黄、汉防己、当归尾、红花、苍术、黄柏、晚蚕砂各 15g。煎汤趁热熏洗，每日 2 次，7 天为 1 疗程。

2）黄芩、马勃、连翘、鱼腥草、生甘草适量。日 1 剂，水煎，分 2 次温服。

3）红黄液：红花、大黄、黄柏、牡丹皮各 100g。加水 1000ml，浸润 1 小时，煎沸 10 分钟，然后用文火煎至 250ml，过滤，二煎加水同上，煎煮浓缩至 250ml，过滤，两者混合即可。以六层纱布用红黄液浸湿，敷贴患处，待干燥后再行湿敷，每日保持 5 小时。

五、预后转归

本病病因明确，及时治疗，均可痊愈。若失治误治，皮损反复发作，可引起慢性淋巴水肿，引发全身感染，预后差。

六、预防调护

1. 卧床休息，多饮开水，床边隔离，营养支持。

2. 积极治疗皮肤黏膜破损，以去除病因。

七、专方选要

1. 七味消毒饮　药物组成为金银花、连翘、蒲公英、紫花地丁、野菊花、生地黄、生甘草。由漳州市中医院制剂室制造，规格 100ml/瓶，每次 25ml，3 次/天，同时用生理盐水将退癀散调成膏状外敷患处（由黄芩、黄柏、大黄、楠香、白芷、防风、紫荆皮等组成）3~5 次/天，2 周为一疗程，治疗丹毒 150 例，治愈 125 例、显效 20 例、有效 5 例，有效率 96.67%。

2. 紫金连膏 药物组成为黄连、黄柏、金银花、白芷各 50g，大黄、紫草 30g，冰片 8g，麻油适量。以传统的方法制膏备用。将紫金连膏均匀涂抹于无菌纱布上，厚约 2mm，敷于患丹毒处，每日 2 次。

3. 萆薢渗湿汤 药物组成为萆薢 20g、薏苡仁 30g、黄柏 30g、牡丹皮 12g、土茯苓 12g、泽泻 12g、通草 12g、滑石 10g。用水煎服，每日 1 剂，分 2 次服用。红肿疼痛者，可加金银花、连翘、紫背天葵、大青叶、紫花地丁、败酱草、当归，待红肿消退，皮色由鲜红转为暗红或棕黄，可加郁金、三七、桃仁、红花、丹参、赤芍。

第六节 阴囊癣

阴囊癣是发生于阴囊部位的浅部寄生性真菌感染，具传染性，以多形环形或地图形皮损伴奇痒为特征。中医学文献对本病无专篇论述，多归属"圆癣"、"阴癣"的范畴。

一、病因病机

（一）现代医学研究

现代医学认为，本病是感染真菌如红色毛癣菌、絮状表皮癣菌及石膏样癣菌引起。多由自身手、足癣搔抓传染而来；或与患癣病的犬、猫，或通过游泳、浴池、性接触等，直接或间接接触传染。由于病原菌具有嗜好角质蛋白组织的特性，病变基本限于表皮角质层。此外，糖尿病、长期服用激素等可诱发本病。

（二）中医学认识

中医学认为，阴囊癣多为肥胖痰湿之体，正气不足，外受风毒湿热之邪或夏日炎热，阴囊多汗潮湿，久不洗浴，蕴湿化热生虫，侵袭肌肤，阻滞经络，气血失和，营气不充所致。

二、临床诊断

（一）辨病诊断

1. 临床表现 本病常发于阴囊的一侧或双侧，严重者可累及阴囊、会阴、肛门、大腿内侧及臀部，一般无明显全身不适，仅觉瘙痒。若痒甚可影响睡眠，常因搔抓、摩擦致患处糜烂疼痛。初起为针头大或米粒样丘疹、丘疱疹或小水疱，逐渐向四周发展，形成边界清楚的钱币形红斑，上覆细薄鳞屑或痂皮，基底鲜红，日久变暗红，中央有自愈倾向，留有淡褐色色素沉着。常因搔抓或衣裤摩擦而糜烂，流滋血水，结痂，甚至皮肤呈苔藓样变。

2. 病原学诊断 取鳞屑直接镜检或水疱壁真菌培养为阳性。

（二）辨证诊断

1. 风湿毒聚型 阴囊癣皮损为针头或米粒样丘疹，逐渐向四周发展，形成钱币形红斑，上覆鳞屑，基底鲜红，瘙痒甚，伴头身困重，口唇干燥，咽痒目赤，大便秘结。舌红，苔少，脉濡数。

辨证要点：钱币状皮损，上覆鳞屑，伴头身困重。舌苔白腻，脉濡。

2. 湿热下注型　阴囊癣瘙痒甚，可因搔抓致患处糜烂疼痛；皮损处有小水疱；皮损呈圆形、环形或多环形，边界清楚，可伴口苦，咽干，阴部潮湿。舌红，苔黄腻，脉滑数。

辨证要点：皮损呈圆形、环形，或多环形，边界清楚，常因痒甚搔抓而糜烂，伴口苦咽干。舌红，苔黄，脉滑。

三、鉴别诊断

（一）现代医学鉴别诊断

1. 阴囊湿疹　多因皮肤过敏引起，以阴囊瘙痒，或起粟疹，水疱，搔破湿烂，浸淫脂水为特征，慢性阴囊湿疹，皮损浸润肥厚，触合成苔藓样斑片，常反复发作，不具有传染性。而阴囊癣是感染真菌而起，皮损边界清楚，而且有传染性。

2. 阴囊皮炎　发病与精神因素相关，常因过食辛辣刺激食物诱发，皮损多为不规则或多角形扁平丘疹，呈正常肤色或淡褐色，损害增厚扩大并融合成片，皮纹加深呈苇席状，苔藓样变明显。每因情志变化而加重，真菌检查无异常。

3. 红癣　为细棒状杆菌感染引起，皮疹多为淡红、褐红或棕红色，边界不高出皮面，表面有油腻的糠秕状鳞屑，无丘疹及水疱，无瘙痒等自觉症状及炎性变化，发展缓慢，治之不彻底易复发，真菌检查阴性。

4. 银屑病　发生于阴部少见，多为摩擦刺激引起。皮损呈银白色鳞屑斑片，剥脱后露出潮红湿润面及点状出血，无水疱及结痂，亦无中心自愈倾向。病程缠绵，真菌检查阴性。

（二）中医病证鉴别诊断

阴囊癣当与阴囊顽癣相鉴别。后者发病与情志密切相关，皮损多不规则，损害增厚扩大并融合成片，无瘙痒、丘疹、水疱等。阴囊癣皮损规则，呈环形、圆形或双圆形，皮损边界清晰，瘙痒，有丘疹和水疱。因此二者不难鉴别。

四、临床治疗

（一）提高临床疗效的基本要素

1. 明确诊断　本病病位局限，皮损呈环形、圆形或双圆形，边界清晰，瘙痒难耐，干燥脱屑，一般不难诊断。实验室真菌检查有利于鉴别诊断。

2. 正确辨证　中医学认为本病多由风、湿、热、虫侵袭阴囊皮肤，致经络不畅，气血失和而成。临证时，当把握病机，明辨虚实，提高辨证施治的针对性，从而提高临床疗效。

3. 中西结合　在控制病情、消除症状方面，采用止痒、止痛、抗真菌治疗，收效满意。但往往治疗不彻底，导致本病反复发生。另外，在无感染的情况下，盲目运用激素和抗生素治疗，可进一步加重病情。因此采用中药辨证施治，内服外用，杀虫止痒，保护皮肤，弥补了上述治疗之不足。

（二）辨病治疗

1. 内服药物

（1）灰黄霉素片成人每日 0.6~0.8g，分 3 次口服，连用 2~4 周为 1 疗程。

（2）酮康唑片成人每日 0.2g，分 2 次口服，连用 2~4 周为 1 疗程。

2. 外用药物　复方苯甲酸擦剂（灰氏癣药水）、复方间苯二酚擦剂（卡氏擦剂）、3%咪康唑霜、1%～2%克霉唑霜、酮康唑霜、联苯苄唑（孚琪）乳膏、硝酸咪康唑（达克宁）霜等，每日 2 次外用，2～4 周为 1 疗程。

（三）辨证治疗

1. 辨证施治

（1）风湿毒聚型

治法：清热除湿，消风止痒。

方药：消风散加减。当归 20g、生地黄 15g、防风 6g、蝉蜕 10g、知母 15g、苦参 20g、胡麻仁 10g、荆芥 6g、苍术 12g、牛蒡子 9g、石膏 20g、甘草 6g、木通 6g。

（2）湿热下注型

治法：清热化湿解毒。

方药：龙胆泻肝汤加减。龙胆草 6g、栀子 10g、黄芩 12g、柴胡 10g、茯苓 15g、泽泻 20g、车前子（包）25g、木通 6g、当归 16g、生地黄 16g、萆薢 15g、金银花 20g。

2. 外治疗法　枯矾、黄柏、五倍子、苦参、乌贼骨各等分，研细末，外扑患处。

3. 成药及单验方

（1）龙胆泻肝丸：每次 6g，每日 2 次，口服。

（2）蚌壳（煅）、五倍子各 60g，冰片少许。共研细末，用菜油调敷患处。

（3）鲜羊蹄根适量，用水磨汁，涂患处。

（4）余甘子果 30g、血余炭 30g、鸡蛋壳 20g、绿矾 20g。先将余甘子果去核捣烂，鸡蛋壳炒炭存性，再同绿矾混合后加食醋，煮沸，用纱布蘸药液涂患处。

（5）露蜂房 1 个，白矾适量。将白矾研粉分别装入蜂房孔内，置瓦上焙焦枯，再共研为细末，搽患处。

五、预后转归

本病较顽固难治，很少自愈。如治疗不彻底，常易复发，周而复始，积年不瘥。故应早期诊断，及时而彻底地治疗，以求根除。

六、预防调护

1. 彻底治疗其他部位的癣病，切断传染源。

2. 勤换内衣裤，勤洗涤，保持阴部清洁。患病期间禁止房事。

3. 禁用抗生素、免疫抑制剂和激素类药物，以免使皮损扩大，加重病情。

4. 外用洗、搽剂，应注意药物浓度不宜过高，不宜使用对皮肤有刺激的药物。

5. 皮疹完全消失后，当继续巩固治疗 1 周。

七、专方选介

专方一：按重量将 10～20 份黑砂、10～30 份海金沙、20～40 份苦皮树以及 80～90 份木素磺酸盐混合加入到水中，在 180～200℃温度下加热 20～30 分钟，得到混合液，过滤除去混合液中药渣，得到初级药液，再将10~30份木素磺酸盐研磨成20~30目大小细粉后加入到初级药液得到次级药液，将次级药液在60~80℃温度下加热浓缩至原容积的1/20~1/10。

专方二：按质量百分比由以下成分组成：姜黄30%、苦参18%、百部18%、川楝子18%、土槿皮16%。上药水煎外洗，每日2次，连用7日即可痊愈。

专方三：黄连30g、黄芩30g、黄柏30g。加入75%酒精中浸泡1周后取药液涂患处，每日2次。

八、研究进展

（一）病因病机

中医学认为，阴囊癣多为外感风湿热毒，或肥胖痰湿之体，阴囊多汗潮湿，汗渍日久，久而生虫，侵袭肌肤，气血失和所致。

循证医学认为，阴囊癣主要为感染真菌如红色毛癣菌、念珠菌、石膏样毛癣菌、絮状表皮癣菌、须癣毛癣菌等真菌引起。中国地区以红色毛癣菌、念珠菌、石膏样毛癣菌多见。足癣为重要的传染源。

（二）辨证思路

本病常发于阴囊的双侧，并可向周围如会阴部、肛门、大腿内侧及臀部扩散。一般无全身症状，仅觉患处瘙痒，但个体差异很大，严重者奇痒难忍，影响睡眠和日常生活。抓挠和摩擦可引起糜烂疼痛，久则出现苔藓化并伴色素沉着。临床患者多伴有足癣。初期阴囊处出现潮红、小丘疹，继而在丘疹顶部形成小片白色鳞屑，皮疹逐渐向周围扩延，界限清楚。在进行期，边缘可同时出现丘疹、水疱和鳞屑，偶见脓疱。

（三）治法探讨

以杀虫止痒、保护皮肤为总则，消灭真菌和切断传染途径是关键。外治为主，中药外洗法和化学杀菌剂外涂法同时使用以提高临床疗效。可内服汤药改善体质，补益正气，增强免疫力。

（四）中药研究

1. 单药研究　射干、菟丝子、黄连、黄柏、黄芩具有较强的抗真菌活性。其中黄连、黄柏、黄芩对石膏样小孢子菌及红色毛癣菌均有很强的抗菌活性，其 MIC50 值<0.062。藿香、知母、蛇床子对红色毛癣菌有较强的抑制作用，但对石膏样小孢子菌无抑制作用。

大风子、皂角、川椒等具有杀虫疗癣功效的中药以及明矾、藿香、地骨皮抑菌作用最强，大风子对红色毛癣菌抑菌效果最好，MIC为1.25%；明矾、皂角对石膏样毛癣菌抑菌效果最好，MIC为1.25%；明矾对白色念珠菌抑菌效果最好，MIC为2.5%。

2. 复方研究　复方对各类真菌均有较好抑制作用，抑菌强度好于单味药，MIC为0.25%。复方土槿皮汤，药物组成为土槿皮30g、土茯苓30g、花椒30g、苦参30g、黄柏30g、大黄30g、猪牙皂30g、蛇床子30g、地肤子30g。每日2剂，每剂水煎2次，每次取液500ml温开水坐浴患处，每日早晚各1次。复方土槿皮汤体外抑菌试验 MIC 值为 1.25~5mg/ml。说明复方中药有一定的抑菌作用。

第七节 特发性阴囊坏疽

特发性阴囊坏疽是发生在阴囊的急性炎性坏疽。临床以发病急、阴囊红肿紫黑、迅速溃烂，甚则整个阴囊皮肤腐脱、睾丸外露为特征，是凶险的外科急症之一。该病属中医"脱囊"范围，又称"囊脱"、"阴囊毒"、"囊发"。

一、病因病机

（一）现代医学研究

现代医学认为本病可能为一种细菌感染性疾病。主要病原菌有厌氧链球菌、溶血性链球菌、葡萄球菌、大肠埃希菌，尤其是产气的厌氧菌。当阴囊皮肤感染这些病原菌后，阴囊组织呈急性蜂窝织炎，大量的以多形核白细胞及单核细胞为主的炎症细胞浸润阴囊皮肤，形成大量的淡红色水肿液，尚可见较多的小气泡形成，组织间隙显著增宽。小血管及毛细血管均极度扩张充血、淤血，并且坏死组织边缘血流淤滞及出血，部分小动脉内可见内皮细胞肿胀、脱落及混合性血栓形成。阴囊筋膜的肌纤维因蜂窝织炎而分离，纤维亦肿胀。在病变严重及坏死区，纤维间隙内充满炎性渗出液，坏死组织的结构及胞核均已消失。

（二）中医学认识

中医学认为特发性阴囊坏疽的发生，多因外阴不洁，久居湿地，毒邪外侵；或阴囊瘙痒，搔抓后感染湿毒；或气阴两虚，湿热内生，湿毒乘虚入侵。这些湿热火毒之邪沿肝经下注阴囊，致气血凝滞，热盛肉腐，而发囊脱。

二、临床诊断

（一）辨病诊断

1. **临床表现** 特发性阴囊坏疽发病急，初起阴囊皮肤潮红、肿胀，形成红斑、水疱，继而溃烂，渗出大量黄色稀薄分泌物，臭味浓烈。随之阴囊皮肤坏死、潮湿，蔓延迅速，可扩展到阴茎和腹壁，甚至可达腋部。阴囊坏死严重者，可见睾丸裸露。坏死组织2周左右开始脱落，1个月左右可痊愈，但病重者死亡率较高。全身中毒症状明显，可伴高热寒战，恶心、呕吐，甚至神昏谵语等。

2. **病原学诊断** 血常规检查可见白细胞总数达（12~13）×10^9/L，中性粒细胞多超过80%，且有核左移。脓液涂片镜检或培养可找到致病菌。

（二）辨证诊断

1. **湿热下注型** 阴囊红肿热痛，伴全身发热，寒战，口干欲饮，小便赤，大便干结。舌红，苔黄腻，脉滑数。

辨证要点：阴囊红肿热痛，口干欲饮。舌红，苔黄，脉滑数。

2. **热毒内侵型** 阴囊红肿热痛，继之皮肤紧张湿裂，其色紫黑，迅速腐烂，渗出脓液，臭味浓烈，腐肉大片脱落，睾丸外露，全身恶寒发热。舌红，苔黄腻，脉弦数或洪数。

辨证要点：阴囊红肿灼热痛，旋即紫黑溃脱，流液奇臭，伴恶寒发热。舌红，苔黄腻，脉滑数。

3. 气阴两虚型 阴囊腐脱渐止，新肉缓慢生长，身困乏力，少气懒言，面色无华，口干唇燥，身热汗出，大便秘结。舌质红，苔少或无苔，脉细数无力。

辨证要点：阴囊腐脱渐止，新肉不生，伴身困乏力，口干唇燥。舌红，苔少，脉细数无力。

三、鉴别诊断

1. 急性化脓性睾丸炎 起病急、阴囊红肿灼热与本病相似。但急性化脓性睾丸炎之阴囊红肿多为一侧，睾丸明显肿大压痛；特发性阴囊坏疽为全阴囊红肿热痛，不伴有睾丸肿大，可资鉴别。

2. 急性阴囊蜂窝织炎 病变比较局限，边缘为红色隆起，肿胀的表皮可有小水疱或密集成群，一般无坏死现象，且病势缓和。阴囊特发性坏疽病变广泛，皮损严重，腐肉大脱，睾丸外露。

四、临床治疗

（一）提高临床疗效的基本要素

1. 明确病位辨证分期 本病辨证，当明确病位，掌握特征，谨守病机，果断施治。并依据病程进展辨证分期。早期为毒邪炽盛，治以清肝利湿，解毒消肿；中期为肝肾阴伤，热毒内侵，当凉血解毒，养阴托脓；晚期为气血双亏，治以大补气血。

2. 把握特征及早诊治 临证时要掌握本病来势暴急、发展迅速、病情险重的特点，及早诊治，以免发生邪毒内陷，造成不良后果。

（二）辨病治疗

1. 全身治疗 据致病菌的不同，选用敏感抗生素，足量、及时、彻底治疗，另外可选用特异性血清以备急用。

2. 外治法 立即切开阴囊皮肤，不论是否有坏死，做多切口，用 Dakim 液湿敷。1:5000 高锰酸钾、过氧化锌局部应用，因释放氧缓慢，疗效优于 H_2O_2。坏死组织在 2 周左右开始脱落，肉芽逐渐生长，由于阴囊皮肤修复能力强，即使睾丸与精索裸露，经过 4~6 周仍可被新生皮肤所覆盖。

（三）辨证治疗

1. 辨证施治

（1）湿热下注型

治法：清热利湿，解毒消肿。

方药：龙胆泻肝丸合仙方活命饮加减。龙胆草 6g、金银花 15g、黄芩 10g、栀子 9g、泽泻 15g、木通 6g、车前子（包）20g、防风 6g、白芷 9g、当归 20g、乳香 6g、没药 6g、天花粉 12g、贝母 10g、穿山甲 12g、生地黄 20g、柴胡 10g、蒲公英 15g、紫花地丁 12g。

（2）热毒内侵型

治法：凉血解毒，养阴托脓。

方药：清瘟败毒饮加减。黄连 12g、黄芩 10g、栀子 6g、连翘 12g、水牛角 30g、石膏 30g、知母 15g、生地黄 15g、玄参 10g、牡丹皮 10g、赤芍 15g、金银花 20g、黄柏 10g、当归 20g、白芍 15g。

（3）气阴两虚型

治法：益气养阴。

方药：圣愈汤加减。党参 20g、黄芪 30g、生地黄 15g、白芍 15g、玄参 15g、当归 20g、天花粉 15g、牡丹皮 15g、金银花 20g、太子参 20g。

2. 成药及单验方

（1）玉露散：芙蓉叶（去梗茎）不拘多少，研细末外敷。

（2）金黄散：大黄、黄柏、姜黄、白芷各 2500g，南星、陈皮、苍术、厚朴、甘草各 1000g，天花粉 5000g，共研细末外敷。

（3）七三丹熟：石膏 7 份、升丹 3 份，共研细末外敷。功效提脓祛腐。

（4）生肌散：制炉甘石 15g、滴乳石 9g、滑石 30g、琥珀 9g、朱砂 3g、冰片 0.3g，共研极细末，掺疮口上。

（5）龙胆泻肝丸：6g，每日 2 次口服。

五、预后转归

特发性阴囊坏疽死亡率较高（17%～27%），及早给予抗生素和特异性血清治疗，并切开引流，可大大降低死亡率。近年来应用高压氧每日 1～2 次，可提高生存率。

六、预防调护

1. 保持下阴清洁，忌食肥甘，以防湿热内生及邪毒侵入。

2. 注意休息，并以阴囊托固定患处，初、中期要忌食辛辣食物，后期要加强营养，以利恢复。

第八节 阴囊炭疽

阴囊炭疽是炭疽杆菌引起的发生在阴囊部位的急性传染病。以阴囊皮肤组织发生黑炭状坏死为特征。本病属中医学"鱼脐丁疮"范畴。

一、病因病机

（一）现代医学研究

现代医学认为，该病的发生多为误食病畜肉或接触患炭疽病的动物或被污染产品，而感染炭疽杆菌所致。现已研究证明主要的致病物质是炭疽杆菌的荚膜和炭疽毒素。荚膜能抵抗人体白细胞的吞噬，有利于该菌在体内的生存、繁殖和扩散。炭疽毒素是一种强烈的复合外毒素，主要损害微血管，导致血管壁通透性增强、水肿、组织缺氧且变黑坏死。

（二）中医学认识

中医学认为阴囊炭疽主要是皮肤破损，接触病疫死畜或污染皮毛，毒气自疮口侵入皮肉，经络阻隔，气血凝滞，蕴结不解，皮肉腐坏而致。正如《诸病源候论》云："凡人先有疮而乘马，马汗并马毛垢及屎尿，及坐马皮鞯，并能有毒，毒气入疮，致肿、疼痛、烦热。"

二、临床诊断

（一）辨病诊断

1. **临床表现** 潜伏期为数小时至10天左右，阴囊皮损初起为炎症性丘疹，发展很快，有大疱，四周为严重的水肿，迅速破溃，内容物为血性或脓性。随后出现深棕色焦痂，局部淋巴结化脓，严重者伴有高热和衰竭。

2. **病原学诊断** 取渗出液，进一步处理后行革兰染色，镜检发现炭疽杆菌，即可诊断。

（二）辨证诊断

1. **毒邪外侵型** 阴囊炭疽早期，患处发痒，继起红疹，形如蚊迹，伴有微热，无水疱溃烂。舌红，苔薄黄，脉浮数。

辨证要点：阴囊肌肤发痒起红疹，形如蚊迹。舌红，苔薄黄，脉浮数。

2. **热毒内蕴型** 阴囊炭疽中期，阴囊皮损继发水疱，色暗紫，破溃结痂，色黑如炭，疮形凹陷，形似鱼脐，疮周肿胀，四周水疱，破流黄水，伴全身发热，呕吐，头痛，身痛。舌质红，苔黄腻，脉滑数。

辨证要点：阴囊皮损以水疱为主，破溃流黄水，结痂色黑如炭，疮形凹陷，状如鱼脐，伴发热，呕吐。舌红，苔腻，脉数。

3. **热入营血型** 阴囊炭疽晚期，余毒未尽，病程1~2周，腐肉分离，渐止脱落；亦有少数病例，坏死黑痂周围又起水疱，红肿明显，壮热不退，关节、肌肉疼痛。此乃疫毒内陷营血，攻于脏腑而走黄。

辨证要点：余毒未尽，热盛肉腐，渐至脱落，病程进一步发展，疫毒侵入营血而走黄。

三、鉴别诊断

1. **阴囊丹毒** 皮色鲜红，边缘清楚，焮热疼痛，发展期无疮形脐凹，常有反复发作史。

2. **特发性阴囊坏疽** 二者临床症状形似，但特发性阴囊坏疽水疱溃破流水，奇臭无比；二者感染致病菌不同，通过实验室检查，不难鉴别。

四、临床治疗

（一）提高临床疗效的基本要素

1. **抓住特征明确诊断** 阴囊炭疽的发生，多有接触和感染炭疽杆菌病史，病因明确，潜伏期为12小时至12天，一般为1~3天。最初阴囊皮损为红色小丘疹，迅速演变为水疱，继而水疱化脓或带血并自然破裂，病灶中心形成凹陷性黑色干痂。常伴发热、呕吐、头痛、关节痛及全身不适等症状。

2. 细辨虚实明确病位　阴囊炭疽初期、中期多属实证，正气未衰，尚能抗邪，邪正交争于肌表，病位轻浅，当以祛邪为主。阴囊炭疽发展至后期，正气已虚，正不胜邪，毒入营血，病位转深，当以扶正祛邪为要。

3. 及时应用抗生素　少数病例，病情严重，发展迅速，可在几天或几周内死亡。当及时选用抗生素治疗以控制病情发展。

（二）辨病治疗

1. 药物治疗

（1）青霉素针 800 万 U 加入生理盐水 250ml 内静脉点滴，日 1 次，7 天为 1 疗程。

（2）链霉素针 0.5g 肌内注射，每日 2 次，7 天为 1 疗程。

（3）四环素片 0.5g，每日 4 次，口服，15 天为 1 疗程。

（4）联磺甲氧苄啶（增效联磺片）2 片，每日 2 次，口服，7 天为 1 疗程。

2. 外治疗法　局部可用磺胺类软膏或氧化氨基汞软膏外用。

（三）辨证治疗

1. 辨证施治

（1）毒邪外侵型

治法：解毒消疮，行气和营。

方药：仙方活命饮加减。当归 10g、赤芍 10g、天花粉 10g、制乳香和制没药各 10g、金银花 15g、紫花地丁 15g、蒲公英 15g、草河车 15g、浙贝母 12g、连翘 12g、陈皮 12g、炮山甲 6g、川芎 6g。

（2）热毒内蕴型

治法：解毒清热，利湿消肿。

方药：五味消毒饮合黄连解毒汤加减。蒲公英 15g、金银花 25g、紫花地丁 15g、连翘 20g、甘草 6g、黄连 6g、川牛膝 10g、黄芩 9g、黄柏 9g、半枝莲 30g、草河车 30g。

（3）热入营血型

治法：清营解毒，扶正护心。

方药：犀角地黄汤合五味消毒饮化裁。水牛角 30g、牡丹皮 6g、黄连 6g、金银花 15g、蒲公英 15g、紫花地丁 15g、草河车 15g、川牛膝 9g、生薏苡仁 9g、焦山栀 9g、半枝莲 30g、白花蛇舌草 30g、琥珀 4.5g（冲）。

2. 外治疗法

（1）初、中期选用玉露膏掺 10%蟾酥合剂，或用天仙子如意散外敷。

（2）中、后期肉腐不脱，先用三棱针刺破疮面 2~3 处，外掺阴毒内消散或二宝丹。

3. 单验方

（1）绿矾散：绿矾 15g、丹参 7.5g、马兜铃根 4.5g、麝香少许。共研末，外敷。

（2）鲤鱼目，烧灰研末，外敷。

（3）吴茱萸，或牛蒡叶，或地鳖虫，或栗子，任选 1 种，捣烂，外敷。适用于初期。

五、预后转归

及时正确治疗，可望治愈，大部分遗留轻微瘢痕。若出现走黄重证，采用中西医结合疗法抢救。

六、预防调护

1. 本病流行地区，从事畜产品加工的工人，应经常性做好必要的消毒隔离，对牛、羊、马、猪等家畜进行预防注射。

2. 加强畜产品、疫毒污染的皮毛、骨等的管理，应先行消毒处理。制革、毛纺工人和畜产品收购及搬运人员，工作时要穿好工作服，戴口罩和橡皮手套。

3. 患者应隔离治疗，患者所用敷料应予焚毁，所用医疗器械必须严格消毒。

4. 病畜或死畜，必须深埋。

5. 患处严禁切开引流或切除，也不可挤压，以防病毒扩散引起走黄。

6. 清淡饮食，禁食辛辣厚味。

第九节　阴囊象皮肿

阴囊象皮肿系淋巴管炎多次发作，皮下、皮内纤维组织增生，导致阴囊皮肤增厚、变粗呈象皮样改变的病症。临床常表现为阴囊肿大如斗，重坠难受，阴囊皮肤肥厚变硬，麻木无痛。本病属中医"疝"范围。

一、病因病机

（一）现代医学研究

阴囊象皮肿是班氏丝虫感染后的并发症，病变主要为成虫引起，幼虫也有一定作用。阴囊部位感染幼虫的代谢产物，如蜕皮液和蜕皮、成虫子宫内的分泌物、死亡成虫的分解产物，以及成虫本身的机械性刺激，均能引起局部淋巴管炎、淋巴结炎和全身过敏性反应如发热、嗜酸性粒细胞增多等。淋巴结内虫体周围有以嗜酸性粒细胞、淋巴细胞、巨噬细胞等浸润为主的肉芽肿炎症变化。炎症的反复发作导致淋巴窦纤维组织增生，造成淋巴结阻塞。丝虫寄生的淋巴管早期呈现内膜肿胀、内皮细胞增生、管壁及周围组织有炎症细胞浸润，后由于纤维组织增生、管壁增厚而发生淋巴管阻塞。在阻塞部位以下的淋巴管压力增加，形成淋巴管曲张甚至破裂，淋巴液流入周围组织或器官。除机械性阻塞外，淋巴瓣膜受到丝虫破坏后导致淋巴循环动力学改变，也可引起淋巴回流障碍。如其阻塞在浅鼠蹊部淋巴结或淋巴管，则形成阴囊淋巴肿或阴囊象皮肿，象皮肿是淋巴肿的进一步发展。淋巴液滞留在皮下组织即形成淋巴肿，淋巴液内蛋白含量较高，滞留于皮肤和皮下组织时，刺激纤维组织增生，使皮肤及皮下组织显著增厚，皮肤粗硬有皱褶，即形成阴囊象皮肿。

（二）中医学认识

中医学认为本病与痰、湿、热关系密切。由于久居湿地或以水为事，感受水湿，湿性重浊黏腻，阻于厥阴之脉，化生痰浊，痰浊郁久则化热。痰、湿、热三邪沿肝经下注阴囊而发本病。

二、临床诊断

（一）辨病诊断

1. **临床表现**　患者多有丝虫病或其流行区域居住病史，以及阴囊毒反复发作史。早期常表现为反复发作的精索炎和附睾炎，一侧自腹股沟向下蔓延的阴囊疼痛，附睾肿大，压痛，精索上有一处或数处结节，触痛明显。继之阴囊肿大如斗，沉重下坠，皮肤极度肥厚、变硬，表面粗糙不平，状若象皮。晚期常伴双下肢桶状水肿、乳糜尿、鞘膜积液等临床表现。

2. **病原学诊断**　夜间采集周围血，直接涂片查找微丝幼虫。血中微丝幼虫阴性者，可行病变淋巴结活检，寻找成虫。查到幼虫或成虫，即可确诊。

（二）辨证诊断

1. **痰湿瘀结型**　初起阴囊水肿，继而肿大，阴茎常被肿大阴囊覆盖，影响行动和房事；甚者阴囊肿大如斗，沉重下坠，皮肤极度肥厚、变硬，表面有高低不平的结节，不红不热，不痛不痒，不酿脓。舌质淡，苔白厚，脉濡缓。

辨证要点：阴囊肿大如斗，经久不愈，皮肤变厚变硬，不红不热，不痛不痒，不酿脓。舌淡，苔白厚，脉濡缓。

2. **痰热互结型**　阴囊肿大粗厚，坚硬重坠，红肿痒痛，伴双下肢桶状水肿。舌质红或紫暗，苔黄腻，脉滑数或弦数。

辨证要点：阴囊肿大粗厚，红肿痒痛。舌质红，苔黄腻，脉滑数。

三、鉴别诊断

1. **附睾炎**　主要表现为阴囊皮肤发红或不红，附睾肿大，触痛明显，可继发鞘膜积液。皮肤肿但不厚，而且水肿不甚明显。

2. **附睾结核**　发病缓慢，输精管呈串珠样改变，无触痛，可合并轻度睾丸鞘膜积液，无菌性脓尿，结核分枝杆菌浓缩液检查阳性。阴囊象皮肿则无上述表现。

四、临床治疗

（一）提高临床疗效的基本要素

首先要明确诊断，并根据情况积极采取相应措施。本病总由水湿阻络、痰凝血瘀而成，证属实证，临证时当辨热之有无。若痰湿为病，未能及时治疗，郁而化热，治疗时在除湿软坚消肿的同时，当佐以清热之法。

（二）辨病治疗

1. **药物治疗**　急性发作期或继发感染时，应卧床休息，抬高阴囊，积极使用抗生素。同时治疗丝虫病，给予抗丝虫药物治疗。枸橼酸乙胺嗪（海群生）200mg，每日 3 次口服，连用 7 日为 1 疗程；或枸橼酸乙胺嗪与卡巴肿合并治疗，卡巴肿每次 0.5g，每日 2 次口服，并加枸橼酸乙胺嗪每次 50mg，每日 2 次口服，连用 10 日为 1 疗程。

2. **手术治疗**　手术的目的是改善功能障碍及外观，原则上可分为 2 类。

（1）切除增生及水肿组织，保留全部或部分原有皮肤，利用原有皮肤修补缺损。适用于轻度或重度阴囊象皮肿。

（2）切除增厚的皮肤与增生的水肿组织，用皮肤移植法修补缺损。适用于重度或巨大的阴囊象皮肿。

（三）辨证治疗

1. 辨证施治

（1）痰湿瘀结型

治法：化痰除湿，软坚消肿。

方药：橘核丸加减。

橘核 15g、木香 6g、厚朴 12g、枳实 6g、川楝子 9g、桃仁 6g、延胡索 15g、木通 6g、桂心 6g、昆布 12g、海藻 12g、三棱 15g、莪术 15g、红花 20、苍术 15g。

（2）痰热互结型

治法：清热化湿，软坚消肿。

方药：橘核丸合龙胆泻肝汤加减。橘核 15g、木香 6g、厚朴 12g、枳实 6g、川楝子 9g、桃仁 9g、延胡索 15g、木通 6g、昆布 15g、海藻 15g、龙胆草 6g、黄芩 10g、栀子 9g、生地黄 15g、车前子（包）20g、当归 20g、泽泻 15g。

2. 外治疗法

（1）威灵仙、血见愁、牛膝、五加皮、生姜皮各等分，煎汤熏洗。

（2）透骨草 60g，鲜樟树叶、松针各 30g，生姜 15g。切碎，煎汤熏洗。每晚 1 次，每次 15 分钟。

（3）白果树叶适量，每天煎水熏洗局部 1~2 次。

3. 成药及单验方

（1）成药：七味新消丸（雄黄、乳香、丁香等）每次 2g，每日 3 次，连服 2 周为 1 疗程。有肝肾病史者禁用。

（2）单验方

1）小茴香 15g、食盐 4g。炒焦为末，再加青壳鸡蛋 1 个，同煎为饼。睡前用酒送服，4 天为 1 疗程。

2）新鲜刘寄奴根 120g，水煎服。10~15 天为 1 疗程，总量为 1200~1800g。孕妇忌服。

3）通络消肿煎剂：防风、牛膝、当归尾、木瓜、五加皮、紫草、茜草、苍术、桑白皮各 9g。每日 1 剂，水煎服。

五、预后转归

发生阴囊象皮肿后，由于皮肤局部血液循环障碍，皮肤汗腺、脂腺及毛囊功能受损，易发生细菌感染。细菌感染又促进纤维组织增生，使象皮肿加重，严重者阴囊可达 4.5~10kg，阴茎内陷缩入阴囊，影响患者的劳动和性生活。

六、预防调护

多休息，保持阴囊清洁卫生，减少感染机会。应用阴囊托，有利于淋巴液回流。

第十节 阴囊血肿

阴囊血肿是指血液淤积于阴囊，导致阴囊肿大的疾病。多为阴囊受直接暴力或阴囊部位手术时止血不当所致。阴囊肿大、时有疼痛是其主要临床特征。本病当属中医学"血疝"范畴。

一、病因病机

（一）现代医学研究

阴囊血肿多为阴囊外伤和阴囊部位手术止血不彻底所致。全身性疾病如血友病、血小板减少症及凝血功能障碍等亦可致阴囊血肿，有时见于睾丸肿瘤继发出血形成鞘膜内血肿。由于阴囊及其内容物血管丰富，损伤或手术后很易出血形成血肿。因肉膜下间隙内组织松弛，所以阴囊血肿多发生在肉膜下间隙，血肿可弥散性增大渗入结缔组织中，用针刺抽吸很难抽出。血肿一般在短时间内形成，也可缓慢出现，很易并发感染。

（二）中医学认识

1. 跌打损伤 阴囊部受外来损伤，致使脉络受损，血液瘀积于阴囊而形成血肿。

2. 手术不慎 在阴囊部手术时，由于止血不慎，血瘀外渗，可在术后形成血肿。

二、临床诊断

（一）辨病诊断

1. 临床表现 阴囊部有外伤史或手术史，局部肿胀，剧痛难忍。初期肿胀明显、压痛，中期血肿逐渐稳定，阴囊外表由紫黑色变成黄褐色，经2~3周后，疼痛渐缓解，肿胀消退。

2. 现代仪器诊断 穿刺可获得血性液体，透光试验阴性，B超检查有助于血肿诊断。

（二）辨证诊断

根据临床特征及病程进展，阴囊血肿分为早期和晚期，早期为出血期、晚期为血止期。

1. 早期 阴囊肿胀，皮肤呈紫暗色或瘀斑状，自觉阴囊坠胀、疼痛。舌质紫，苔薄黄，脉涩。

辨证要点：阴囊坠胀疼痛，皮肤紫暗或有瘀点瘀斑。舌质紫暗，苔黄，脉涩。

2. 晚期 血肿机化，阴囊壁增厚，睾丸肿硬，疼痛不明显。舌质暗，苔白，脉涩。

辨证要点：睾丸肿硬，疼痛隐隐。舌质暗，有瘀点，脉涩。

三、鉴别诊断

1. 阴囊象皮肿 本病晚期形成肿块，阴囊壁增厚时，需与阴囊象皮肿相鉴别。阴囊象皮肿阴囊肿大如斗，阴囊壁极度肥厚、变硬如象皮样，无本病外伤、手术后之瘀血过程。

2. 睾丸肿瘤 病程缓慢，肿块逐渐增大，有明显重坠感，睾丸表面不平或境界不清。通过CT等辅助检查可以确诊。

四、临床治疗

（一）提高临床疗效的基本要素

1. 明确病史，分期辨证　根据病史，了解血肿形成的病因及新旧、早晚。早期以止血、活血、消肿止痛为主，晚期以活血化瘀、通络散结为要。

2. 详审血瘀，细辨血热　若血肿形成时间较久，当考虑瘀血阻络、郁久化热的病机。治当在化瘀通络之同时佐以凉血，不致血热妄行，导致新的血肿形成。

（二）辨病治疗

1. 药物治疗

（1）青霉素针 800 万 U 加入生理盐水 250ml，静脉点滴，日 1 次，15 天为 1 疗程。预防感染。

（2）甲硝唑注射液 250ml 静脉点滴，日 1 次，7 天为 1 疗程。

（3）吲哚美辛片 50mg，日 3 次口服，7 天为 1 疗程。

（4）去痛片 2 片，每日 3 次口服，7 天为 1 疗程。

2. 手术治疗　迅速增大的血肿，应手术探查，消除血肿，严密止血，留置引流条后关闭切口。

（三）辨证治疗

1. 辨证施治

（1）出血期（早期）

治法：止血化瘀，消肿止痛。

方药：十灰散合花蕊石散加减。大蓟 10g、小蓟 10g、侧柏叶 12g、茜草根 6g、棕榈皮 9g、大黄 6g、牡丹皮 10g、山栀 9g、花蕊石 20g、蒲公英 10g、金银花 15g、黄柏 10g、墨旱莲 15g、三七 3g（冲服）、生炒蒲黄各 5g（包煎）。

（2）血止期（晚期）

治法：活血化瘀，通络散结。

方药：复元活血汤合活络效灵丹化裁。当归尾 20g、丹参 30g、红花 15g、桃仁 6g、乳香 6g、没药 6g、大黄 9g、穿山甲 10g、柴胡 15g、水蛭 6g、牡蛎 30g、黄芪 30g。

2. 外治疗法

（1）阴囊血肿不断增大时，应卧床休息。用阴囊托抬高阴囊，局部冷敷。

（2）红花 9g、苏木 10g、生半夏 12g、骨碎补 9g、甘草 6g、葱须 15g、水 1000ml。煎滚，加醋 50g，再煎滚，熏洗患处，每日 3~4 次。

3. 成药及单验方

（1）血府逐瘀口服液：每次 10ml，每日 3 次，口服。用于阴囊血肿早期。

（2）云南白药：每次 0.5~1g，每日 2 次，口服。用于阴囊血肿早期。

（3）跌打丸：每次 1 丸，每日 2 次，口服。

（4）血竭胶囊：每次 4 粒，每日 3 次，口服。

（5）三七片：每次 4 片，每日 3 次，口服。

五、预后转归

轻度血肿者，仅局部冷敷、休息，用阴囊托抬高阴囊，适当对症处理即可；血肿较大、发展迅速者，当手术治疗；血肿形成时间较久，血液凝固，附着于增厚的鞘膜壁，并逐渐机化，可使囊腔完全闭塞，睾丸因受压而萎缩，以致影响睾丸生精功能而发生不育。

六、预防调护

1. 活动时应注意安全，防止阴囊直接受暴力损伤。
2. 行阴囊手术时，医生应当特别注意，止血一定要彻底。
3. 患病期间应卧床休息，避免剧烈活动加重病情。
4. 禁食辛辣厚味，以防蕴湿生热，加重病情。

第十一节　腹股沟斜疝

腹股沟斜疝指腹内部分肠段滑入阴囊而致阴囊肿胀的疾病。属中医"狐疝"范围，又名"阴狐疝"、"狐疝风"、"小肠气"。

一、病因病机

（一）现代医学研究

1. **先天性解剖异常**　胚胎第 2 个月时睾丸位于腹膜后（相当于第 2~3 腰椎平面），第 3 个月时睾丸开始下降，约在第 5 个月末抵达腹环处，该处腹膜开始向外突出，成为腹膜鞘状突；第 7、8 个月时睾丸进入阴囊内，腹膜鞘状突远端包裹睾丸成为睾丸鞘膜，精索段在出生前或稍后自行闭合成为一条纤维囊带。若鞘状突持久不闭合，就成为一个潜在的斜疝疝囊。当腹内压增高，或剧烈运动、咳嗽等诱因存在时，腹腔内容物坠入而引起先天性斜疝。

2. **腹内压升高**　是疝的重要诱发因素。由于腹膜腔是个密闭的囊袋，据物理学原理，如囊壁各点牢固度相当则囊内压均匀分布于各点；但若一处壁较其他部位薄，则该处囊内压力远较他处为大。所以当腹内压升高时，较薄弱的腹股沟管处压力较高而易诱发疝。便秘、肝硬化腹水、慢性支气管炎、前列腺增生等患者易患疝，显然与腹内压长期升高有关。

3. **胶原代谢障碍**　先天性疝囊的存在和长期腹内压升高仍难完全阐明疝的发病。很多长期强体力劳动的人不发生疝，很多一直在办公室工作的人却可发生，就此许多学者做了进一步研究。近 20 年来一些学者从生物学角度来探讨疝的病因。肌肉和腱膜组织中胶原的主要氨基酸组成为羟脯氨酸。Read（1970 年）测定了有疝及无疝者腹直肌鞘中羟脯氨酸的含量，发现其在疝患者中明显下降，但与其年龄和肌肉量无关。1972 年他报告用腹直肌前鞘做成纤维细胞培养，疝患者的增生较正常人少，其细胞生长时间较正常人长 1.5 倍。1973 年 Peacock 用白鼠做实验，以 β-氨基丙腈阻止胶原成熟，可使不足 1 月的大白鼠或小白鼠发生腹股沟疝；1974 年又报告，对 20 例 40 岁以上的腹股沟疝患者施行腹膜前修补术时，观察双侧腹横筋膜的结构，半数以上患者的健侧腹横筋膜变弱，内环处结缔组织变薄，提示有发生疝的可能。由此，一些学者认为胶原代谢紊乱导致肌肉腱膜变弱，从而诱发疝。

（二）中医学认识

1. **肝郁气滞**　情志不调或土壅木郁或肝经受邪，致肝气郁滞，失于疏泄，经脉失和而致狐疝。

2. **中气下陷**　先天禀赋不足，肝肾亏虚或素体虚弱，年老体衰；或饮食不节，内伤脾胃；或久咳、久泻、便秘；或强体力劳动，导致脾胃功能减弱，气虚下陷，筋脉弛缓，不能固摄而成狐疝。

3. **感受寒湿**　久坐湿地，或冒雨雪，或寒冬涉水，感受寒湿之邪，以致寒湿凝滞，阻于厥阴，经脉失和，气滞不行，发为狐疝。

二、临床诊断

（一）辨病诊断

1. **临床表现**　腹股沟斜疝多见于婴儿和中年男性，主要症状为腹股沟区出现包块，于站立、行走、咳嗽和劳动时出现，于平卧后消失。包块呈梨状或半圆形，其上端可摸到伸入腹腔内的蒂柄。包块可进入阴囊，有下坠不适感。平卧后按压包块，可使其回纳腹腔。检查时用手指通过阴囊皮肤伸入腹股沟外环处，发现外环扩大，让患者咳嗽可试出手指有冲击感。手指伸入腹股沟管并压迫内环，让患者咳嗽时包块不再复出，如此时将手指移开，可见疝块复现。嵌顿性斜疝常发生在强力劳动或剧烈咳嗽时，腹内压骤然增加，包块突然增大、不能还纳，常伴有局部疼痛，时间稍久，可发生肠梗阻。如嵌顿过紧，可发展成绞窄性疝。

2. **现代仪器诊断**　阴囊透光试验阴性，彩超检查有助诊断。

（二）辨证诊断

1. **肝郁气滞型**　阴囊坠胀不适，囊内如有物时上时下，卧则入腹，立则下坠；疼痛连及小腹，痛无定处；胁胀，胸闷，食少，每因情志刺激而病情加重。苔白，脉弦。

辨证要点：阴囊坠胀，囊内肿块卧则入腹，立则下坠，伴胸闷、胁胀。苔白，脉弦。

2. **中气下陷型**　阴囊一侧时有肿胀，按之柔软，无压痛，不红不热，自觉重坠，时有少腹阴囊牵引痛；囊内肿物卧则入腹，立则复出；用手按肿物，令患者咳嗽时有冲击感；伴全身乏力，少气懒言，面色萎黄，纳差便溏。舌质淡，苔薄白，脉虚缓无力。

辨证要点：阴囊一侧肿胀，按之柔软，不红不热；囊内肿物卧则入腹，立则复出；伴神疲乏力，少气懒言。舌淡，脉缓无力。

3. **寒湿凝滞型**　阴囊肿痛，囊内肿物昼出夜伏，或时大时小，遇寒加剧，畏寒喜暖，四肢不温。舌淡，苔白，脉弦紧。

辨证要点：阴囊肿痛，囊内肿物昼出夜伏，遇寒加剧，畏寒肢冷。舌淡，苔白，脉弦紧。

三、鉴别诊断

1. **直疝**　经直疝三角突出，包块在耻骨结节上方不进阴囊，还纳后压迫内环，包块复现，疝囊位于腹壁下动脉外侧、精索内前方，一般不发生嵌顿与绞窄。

2. **股疝**　疝囊经股管入卵圆窝突出，包块在耻骨结节下外腹股沟韧带下方，还纳后压迫内环，包块复现。疝囊位于腹股沟韧带下方，极易发生嵌顿和绞窄。

3. 睾丸鞘膜积液　肿块完全在阴囊内，囊性，有弹性感。因睾丸在积液中，故不能触及睾丸。肿块无蒂柄，且不能还纳腹腔。患者咳嗽时无冲击感，透光试验阳性。

4. 睾丸下降不全　下降不全的睾丸如在腹股沟管内，可触及边界清楚、体积较小的睾丸，挤压时有胀痛，患侧阴囊内无睾丸。B超检查可资鉴别。

5. 睾丸肿瘤　肿块质硬，无蒂柄，不能还纳入腹腔。

6. 髂窝寒性脓肿　肿块较大，位于腹股沟外侧，边界不清，质软有波动感，常有腰椎结核病变。

7. 精索静脉曲张　在睾丸附睾旁于精索部触到扩张迂曲的静脉团，状若蚯蚓，不能还纳入腹腔，亦无咳嗽冲击感。彩超检查可资鉴别。

8. 肿大淋巴结　腹股沟部淋巴结肿大融合成团块，可误为斜疝，但淋巴结呈结节状，质地较硬，且不能还纳入腹腔。

9. 精索鞘膜积液　肿块位于腹股沟区睾丸上方，边界清楚，有囊性感，牵拉睾丸时可随之上下移动，无咳嗽冲击感，透光试验阳性。

10. 交通性鞘膜积液　站立或活动后肿块缓慢出现并逐渐增大，平卧或睡眠后缩小或消失，透光试验阳性。

四、临床治疗

（一）提高临床疗效的基本要素

1. 明辨虚实寒热　腹股沟斜疝临床以虚证多见，但以外邪侵犯足厥阴肝经致病者亦有之，因此临证时虚实寒热不可不察。寒者，以寒邪滞于肝脉致阴囊睾丸疼痛、畏寒为特征；虚者，以中气下陷致倦怠、畏寒、面色萎黄为主证；实者，可见阴囊皮色青紫、触痛明显等症。辨寒热虚实是诊治本病的主要环节。

2. 辨腹痛　狐疝常见腹痛，其他疾病亦可见腹痛，不可混淆，当从病理和病位上加以区别。狐疝腹痛以阴囊睾丸疼痛坠胀为主，病理变化和病位不在腹部，而在阴囊、睾丸，临证必须详辨。

3. 中西贯通　手术是治疗斜疝的理想方法，特别是嵌顿性、绞窄性斜疝，要及时手术，以防贻误病情，危及生命。但是对有手术禁忌的患者，采用手法复位，配合中药治疗，亦为临床所常用。因此，临证时应具体问题具体分析，把握适应证，提高疗效。

（二）辨病治疗

1. 非手术疗法

（1）婴儿斜疝：可自愈，故应尽可能避免哭闹等一切能增加腹内压的因素，同时可用棉线囊带或绷带压住内环，防止疝块突出，促进愈合。儿童由于其他原因不能手术者，可用疝带压迫。成年人有手术禁忌时，亦可使用疝带作为姑息性治疗。长期使用疝带可刺激疝囊颈部增厚并易与疝内容物发生粘连，形成难复性疝和嵌顿性疝，故应慎用。

（2）嵌顿性疝：少数嵌顿时间较短、估计无绞窄的斜疝可试行手法复位。方法为让患者取头低足高卧位，注射解痉镇痛药物，然后用手托起阴囊，将疝内容物轻柔、持续缓慢地推向腹腔。复位后应严密观察腹部情况，如有腹膜炎或肠梗阻表现，应立即手术探查。

2. 手术治疗

（1）疝囊切除、高位结扎术：适用于发生先天性斜疝而无腹壁薄弱的婴儿、儿童或青年人，以及斜疝绞窄发生肠坏死、局部有严重感染，不宜行一期手术修补的患者。手术方法为在内环处显露疝囊颈，于其根部高位贯穿缝合结扎，切除疝囊，分层缝合腹外斜肌肌腱及膜皮肤。

（2）疝修补术：可分为 3 大类，包括传统疝修补术、疝补片无张力修补术和疝腹腔镜修补术。

（三）辨证治疗

1. 辨证施治

（1）肝郁气滞型

治法：疏肝理气止痛。

方药：柴胡疏肝散加味。柴胡 15g、香附 9g、枳壳 20g、陈皮 12g、白芍 12g、炙甘草 6g、川芎 15g、川楝子 12g、荔枝核 12g、延胡索 15g。

（2）中气下陷型

治法：益气举陷止痛。

方药：补中益气汤加味。黄芪 30g、党参 20g、白术 15g、陈皮 12g、当归 20g、升麻 10g、柴胡 10g、川楝子 12g、延胡索 15g、荔枝核 10g、橘核 10g、炙甘草 10g。

（3）寒湿凝滞型

治法：温经散寒，止痛祛湿。

方药：暖肝煎加味。肉桂 10g、沉香 6g、小茴香 10g、乌药 6g、吴茱萸 5g、萆薢 15g、茯苓 15g、当归 20g、枸杞子 15g。

2. 外治疗法　取大敦、太冲、气海、三阴交，毫针刺，用泻法；配灸关元、中极。留针 15~20 分钟，隔日 1 次，10 次为 1 疗程。

（四）名医治疗特色

陈文伯认为疝气本于肾，而治于肝。其病位在任脉、肝脉，任主一身之阴，肝主疏泄条达，疝虽有寒热虚实之分，但临床以寒凝气滞者居多，其治则以"治气为先"，"温经散寒、行气除湿"为主。

五、预后转归

腹股沟斜疝一旦做出诊断，应及时手术，基本不会死亡，复发率一般不足 1%。一旦发生绞窄易发生组织坏死，如不积极治疗，可危及生命。

六、预防调护

1. 注意保温，不宜过劳，保持情绪稳定，节制性生活，忌食生冷及辛辣食物。

2. 为使肿物不脱出疝环而影响日常生活，可使用疝带。

3. 积极治疗导致腹内压增高的疾病，如咳嗽、便秘等。

4. 避免长时间站立和负重。

第三章 睾丸及附睾疾病

第一节 睾丸及附睾的先天性异常

男性睾丸、附睾因胚胎发育异常而呈现多种先天性异常。这些畸形的发生率总的来说并不太高，但其中隐睾症的发生率不算低。无论哪类睾丸先天性异常，归咎原因，不外乎是遗传、放射线辐射、环境污染、化学性致畸物质、病毒感染或胎儿内分泌功能紊乱等方面因素。重视孕妇保健是防止睾丸、附睾先天性异常的一个重要环节。以下列举几种主要的睾丸、附睾先天性异常。

一、睾丸发育异常

（一）无睾

颇为少见，文献中有记载仅 61 例。Campbell 的10 712例男孩尸解资料提示，其中左睾或右睾缺如各为 4 例，而双侧睾丸缺如为 26 例，显然这一发生率较高，可能是某些睾丸发育不良的患者也被统计在内的缘故。通常将无睾分为 3 种：单纯睾丸缺如、睾丸连同附睾和部分输精管均缺如、全部睾丸、附睾及输精管缺如。单侧睾丸缺如时，对侧的睾丸在腹腔内，成为隐睾。双侧无睾者无生育能力，而且体内的性激素水平会发生不平衡现象，男性性征可消失，由此带来性格、情绪等一系列异常。一侧无睾除给生育力带来一定影响外，未必影响男性性征。除对侧睾丸为隐睾需矫治外，一般不需特殊处理。双侧无睾如欲恢复生育力是不可能的，但为了保持男性性征，可应用睾酮行替代治疗。用药方法很多，Campbell 介绍的方案为：青春发育期开始，采用丙酸睾酮肌内注射，每次 25mg，每周 3 次，直至引起外生殖器发育，随即用维持量，每次 10mg，每周 3 次，长期应用。采用丙酸睾酮维持治疗，需长期肌内注射，有患者不堪忍受的弊端，因此有人主张进入维持量后，改为每日口服甲基睾酮30mg。所谓口服，实际是放在舌下含化，以减少胃液对它的破坏。也有人使用甲基或丙酸睾酮制剂，每隔4~6 个月皮下植入 1 次治疗，同样能奏效。

（二）并睾

并睾指两侧睾丸在阴囊或腹腔互相融合地长成一块，极为少见，文献报道过 11 例。据10 712例男孩尸解资料统计，其中并睾有 2 例。并睾患者往往伴有其他严重的全身或泌尿生殖道畸形，例如肋骨融合、脑积水、脊膜膨出、脊柱分裂、骨盆旋转、脊柱侧突和马蹄肾等，所以多半出生后即死亡。即使存活，并睾也是无法分离矫治的。融合成块的睾丸可以存在一部分正常功能，也可能失去正常功能，无功能的并睾应行手术切除，以免恶变，并随即采用雄激素替代治疗。

（三）多睾

多睾又称为额外睾丸，即有 2 个以上的睾丸。实际上这种多余的睾丸多半是发育不良的病态睾丸，而且容易发生睾丸未降或精索扭转等异常，左侧多睾较右侧常见。一般表现为在原先正常睾丸的邻近又多长一个睾丸，但精索囊肿、附睾囊肿、睾丸本身的先天性囊肿或者尿道的远处憩室等易与多睾混淆，因此需加以区别。病态的多睾宜手术切除。

（四）睾丸发育不良

先天性睾丸组织发育不全发生率较高，表现为睾丸生精上皮和间质细胞发育障碍，睾丸缩小和柔软，睾丸组织萎缩或一部分纤维化，在进入青春期后，睾丸无生精功能，或生精功能极度低下，精曲小管发生透明样变性。造成睾丸发育不良的原因还有性染色体异常、真两性畸形、男性假两性畸形、克氏综合征、隐睾症或脑垂体病变引起的侏儒症等。治疗需采用人绒毛膜促性腺激素（HCG）或人绝经促性腺素（HMG）。前者用量 2000IU，后者用量 150IU，均为每周 3 次，肌内注射。

二、睾丸位置异常

（一）隐睾

胚胎第 9 个月时，两侧睾丸会通过腹壁的腹股沟管，沿着腹膜鞘状突下降到阴囊。如果睾丸的下降过程受到阻碍，睾丸会停留在下降中途，成为隐睾，又称为睾丸未降。由于睾丸正常下降后，腹膜鞘状突近端闭锁，远端开放，形成睾丸鞘膜，所以睾丸下降不全者多半伴有先天性腹股沟疝。隐睾的发生率很高，对一组10852例男孩尸解检查，发现隐睾 313 例，比例竟达 34∶1，其中右侧 36 例、左侧 43 例、双侧 234 例，睾丸在腹腔内 71 例、腹股沟管内环处 22 例、腹股沟管内 170 例、骨盆边缘 2 例、腹膜后 1 例、腹股沟管外环处 12 例，余者未能定位。一般地说，隐睾症未降睾丸位于腹股沟区域者占 70%左右，位于腹腔内或腹膜后者约占 25%，余者常逗留在会阴、阴囊上部或其他部位。左右发生率相似，单侧发生率比双侧高。

隐睾发病原因、临床诊断及治疗等详见本章第五节有关内容。

（二）异位睾丸

异位睾丸是指睾丸未降入阴囊，而且位置偏离了正常下降的途径。广义来讲，异位睾丸也属于隐睾的范畴。通常异位的位置有以下几种。

1. 腹股沟上方腹壁内　睾丸走出腹股沟管外环后，随即向上向外，进入腹外斜肌腰鞘的前面，这种异常多见。

2. 会阴部　睾丸正好位于肛门前方或会阴中线的一侧。

3. 股部　睾丸位于股三角内。

4. 阴茎部　睾丸位置在阴茎根部。

5. 盆腔　睾丸位于盆腔内。

6. 横向反常下降　两侧睾丸从同一腹股沟管进入同一侧阴囊，即有一侧睾丸横向反常地从对侧下降。

异位睾丸的临床表现、诊断方法和治疗原则与隐睾相同，兹不赘述。最后需指出，

Campbell 列举了另 3 种睾丸先天性异常，其中睾丸肥大又称为睾丸增生，一般较为少见，多半因一侧睾丸先天性缺乏，而所留的另一侧睾丸代偿性增生变大，并无临床意义，也无需治疗。至于下降睾丸中出现的睾丸位置上下颠倒或前后翻转现象，则极为罕见，它的发生与睾丸下降过程中造成隐睾的一些解剖学因素有关，如不影响睾丸功能或不产生疼痛、扭转等临床表现，不必治疗。

三、附睾与睾丸不连接

正常附睾与睾丸应该很好地连接，附睾与睾丸不连接是指两者先天性生长脱节，好发于睾丸未降的病例。文献上最早曾有 4 例报告，以后 Den 等报告 3 例，Campbell 报告 5 例。Conor 报告 157 例不育男子中有 6 例发生双侧附睾与睾丸不连接。这类畸形的表现很多，例如有的是附睾与睾丸分离，仅附睾头部与睾丸相连；有的是附睾仅通过延长的睾丸输出小管与睾丸连接；有的输精管直接通过睾丸输出小管与睾丸相连，附睾却缺如；有的附睾体缺如，无法将输精管与睾丸沟通；有的附睾头与体部均缺如；有的在附睾头部又形成一个附属附睾等。

1. 病因　①附睾和输精管下降进阴囊，但睾丸缺如。②睾丸未降，而附睾部分降入阴囊。③仅有输精管存于阴囊。④睾丸与附睾均降入阴囊，但因过长的睾丸系膜将两者隔离。⑤腹部或腹股沟部隐睾，又因睾丸系膜过长而将睾丸与附睾分离。

2. 临床治疗　附睾与睾丸不连接是男子不育的一种先天性因素，一般很难治愈。另外值得一提的是，在无精子症治疗中发现，有些患者输精管并未阻塞，但附睾头部呈郁积性增大。上海第二医科大学附属第九人民医院泌尿科分析 36 例梗阻性无精子症患者，上述情况为 10 例，占 27.7% 左右。倘若切开附睾头部做溢液涂片，可发现精子。这就提示，在附睾内部可能有先天性发育异常。Owen 认为这是胚胎发育时，附睾头部与体部连接发育不良的结果。无疑，如果存在此种先天性异常，会导致不育，施行显微外科输精管与附睾头部吻合，有可能生育。Owen 报道受孕率可达 32%，但多数学者认为效果并不理想。上海第九人民医院泌尿科施行此手术 22 例，随访半年至 1 年，有 2 例精液中已发现精子。由此可见，的确存在此类先天性异常。

第二节　细菌性睾丸炎

细菌性睾丸炎是化脓性致病菌引起的睾丸炎性病变，属于睾丸炎的一种类型，又称为非特异性睾丸炎、急性化脓性睾丸炎，常与附睾炎、精索炎并发。临床上有急、慢性之分。急性者主要表现睾丸红肿疼痛、发热恶寒等；慢性者则以睾丸逐渐肿大，质地硬，疼痛轻微，日久不愈等症为其特点。本病原发性比较少见，多是继发性。其发病无明显地域性、季节性差异，任何年龄均可发生，但以青少年多见。

中医称为"子痈"，又名"外肾痈"，俗名"偏坠"。

一、病因病机

（一）现代医学研究

睾丸、附睾炎症有时为单个器官，有时为二者同时受累，因此，在男科临床工作中，根据两个器官炎症累及程度可分为附睾炎、睾丸炎或附睾睾丸炎；还可分为单侧性或双侧性，急性或慢性。文献有众多的讨论涉及致病菌如何进入附睾或睾丸。对附睾及睾丸的基本解剖学、两个器官的连接及其附件的认识是十分重要的，并有助于鉴别诊断。急性细菌性睾丸炎多发生在尿道炎、膀胱炎、前列腺炎、前列腺增生切除术后及长期留置导尿管的患者。感染经淋巴或输精管扩散至附睾引起附睾睾丸炎，常见的致病菌为葡萄球菌、大肠埃希菌、变形杆菌、肠球菌及铜绿假单胞菌等。细菌也可经血行播散到睾丸，引起单纯的睾丸炎，但睾丸血运丰富，对感染有较强的抵抗力，故这种情况较少见。因此急性细菌性睾丸炎不多见，主要继发于体内化脓性细菌性败血症。多种败血症，如筛窦炎、骨髓炎，甚或阑尾炎、血丝虫病等，皆可并发急性睾丸炎。细菌感染途径有以下三方面。①血行感染：感染从体内某一病灶经血流传至睾丸。②直接感染：后尿道的感染经输精管及附睾传入，常称为附睾-睾丸炎。③淋巴感染：下尿路及外生殖器的炎症可通过淋巴管感染至睾丸。其中，以直接感染及血行感染多见。

1. **病理** 睾丸明显肿大，阴囊壁红肿，鞘膜脏层充血红肿，鞘膜腔内有浆液性渗出。睾丸实质肿胀较重，切面有局灶性坏死，有多形核白细胞浸润，精曲小管上皮细胞破坏，有时整个睾丸化脓形成脓肿。

2. **慢性睾丸炎的病因病理** 慢性睾丸炎多为非特异性急性睾丸炎治疗不彻底所致，也可因真菌、螺旋体、寄生虫感染造成，如睾丸梅毒较多见。既往有睾丸外伤史者，可发生肉芽肿性睾丸炎。睾丸局部或全身性放射性同位素磷照射时，也可发生慢性炎症破坏睾丸组织。

其病理变化主要表现为睾丸肿大或硬化萎缩，鞘膜均有明显增厚，鞘膜腔闭锁，睾丸组织纤维化萎缩，精曲小管的基底膜呈玻璃样变和退行性变，生精上皮细胞消失。精曲小管周围可能有硬化，间质细胞形如成纤维细胞，也可形成小的增生灶。睾丸外伤后形成肉芽肿性睾丸炎时，可见病变集中于精曲小管，有上皮样细胞、多核巨细胞、淋巴细胞及浆细胞。肉芽肿性反应可能继发于精子的分解产物。

（二）中医学认识

1. **病因**

（1）**感受寒湿**：久处寒湿之地，或冒雨涉水，或过食寒凉之品，感受寒湿之邪，寒邪侵犯肝之经脉，经络气机不利，气血瘀阻，结毒而发。

（2）**湿热下注**：久处湿热之地，感受湿热邪气，或饮食不节，恣食肥甘辛辣之品，湿热内生，下注宗筋，发为子痈。

（3）**情志不舒**：长期忧思愤怒，情志不舒，肝气郁结，疏泄不利，气郁化热，邪热郁结肝经；或外感风热之邪，侵犯肝经，致疏泄功能失常，热郁络阻，发为子痈。

（4）**跌仆损伤**：因跌仆外伤，睾丸血络受损，气滞血瘀，络脉空虚，复感邪毒而生子痈。

（5）过度劳累：房事不节或劳累过度，正气虚弱，则外邪乘虚而入，引发子痈。

此外，素体阴虚，挟有湿热或血瘀体质，若处南方，感受温热邪气的侵袭，内外合邪，易引发本病。

2. 病机　本病病变部位在睾丸，其病理演变过程为：在一种或多种致病因素的作用下，机体阴阳失调，脏腑功能紊乱，气血失常，邪毒下注肝经，蕴结于睾丸，郁久化热，热壅血瘀，肉腐成脓。急性期以邪盛正不衰的实热证候为主，慢性期以正虚邪恋、本虚标实的证候为主。

若急性子痈失治误治，日久不愈，导致气血不足，可转为慢性子痈；慢性子痈若复感湿热之邪也可转为急性子痈。睾丸外伤，络脉空虚，易感受邪毒，发为急性子痈；阴虚、湿热、瘀血体质，久居气候炎热地区，生活起居失常、劳累过度等也容易导致正气亏虚，感受邪毒，引发子痈。子痈后期，若阴津被灼，肾阴亏虚，睾丸失于涵养则易引起萎缩，导致不育。

二、临床诊断

（一）辨病诊断

1. 临床表现

（1）症状：多为一侧性，有脓毒血症、附睾炎病史或尿道内器械应用史及外伤史等。患者感觉阴囊内疼痛，轻者仅为钝痛不适，重者痛如刀割，并向腹股沟放射，伴有寒战、高热、全身酸痛不适、恶心呕吐等全身感染症状。慢性者则觉睾丸隐隐作痛，或有下坠感。

（2）体征：患侧阴囊皮肤发红，肿胀有热感，明显压痛，睾丸、附睾增大，压痛明显，如同时有附睾炎则二者界限不清，附睾变硬，输精管增粗，可触及肿大的腹股沟淋巴结。睾丸炎症重时可形成脓肿，阴囊皮肤按之有波动感。慢性者睾丸呈慢性肿大，质硬而表面光滑，有轻触痛，失去正常的敏感度。有的睾丸会逐渐萎缩，严重的几乎摸不到睾丸，而附睾相对增大。多数病例炎症由附睾蔓延至睾丸，导致二者界限不清。双侧慢性睾丸炎常可造成不育。

2. 现代仪器诊断或病原学诊断　血常规检查可见白细胞总数升高及中性粒细胞明显增多，血培养可能有致病菌生长。精液分析可见精子活动力下降，死精子增多。

（二）辨证诊断

睾丸炎急性期可见睾丸肿大，痛如刀割，牵及少腹，恶寒发热等；慢性期可见睾丸隐痛，腰膝酸软，神疲乏力。舌质红，苔黄，或舌淡，苔薄白，脉弦数，或脉细弱等。

1. 湿热下注型　发病急，病情发展快，睾丸肿痛明显，甚则痛如刀割，痛引少腹及腹股沟，压痛明显，阴囊皮肤红肿灼热，甚或溃破流脓，伴有高热寒战，头身疼痛，口干渴饮，小便黄赤。舌红，苔黄腻，脉弦滑数。

辨证要点：睾丸肿痛，阴部皮肤红肿灼热，伴高热。舌红，苔黄腻，脉弦滑数。

2. 肝郁血瘀型　睾丸肿大胀痛，痛引少腹及腹股沟等处，有轻压痛，阴囊皮肤无明显红肿灼热；或有外伤史，阴囊瘀血，睾丸肿痛。舌质暗红或有瘀点，苔薄白，脉弦涩。

辨证要点：睾丸肿痛，痛引少腹及腹股沟处。舌质暗红或有瘀点，苔薄白，脉弦涩。

3. **肝肾阴虚型** 睾丸萎缩，一侧或双侧睾丸软小，偶感隐痛，头晕耳鸣，腰膝酸软，口干咽燥，潮热盗汗，五心烦热，精液减少。舌红，苔少，脉细数无力。

辨证要点：睾丸软小萎缩，五心烦热，易怒，腰膝酸软。舌红，少苔，脉弦细数无力。

4. **气血亏虚型** 睾丸萎缩、软小，面色不华，精神不振，倦怠乏力，胃纳不佳，夜寐多梦，心悸易惊，精液量少，或阳痿，性欲低下。舌质淡白、苔薄润，脉细弱。

辨证要点：睾丸萎缩，精神不振，面色不华。舌质淡白，苔薄润，脉细弱。

三、鉴别诊断

1. **急性附睾炎** 以逆行途径引起感染者多见，多继发于后尿道炎、前列腺炎及精囊炎，有时行尿道器械操作或长期置留尿管也可引起附睾炎。该病发病后常从附睾尾部开始，局部肿痛，全身症状较轻。继续发展则可蔓延至整个附睾甚至睾丸，此时两者难以鉴别，常统称为附睾睾丸炎。病理特点为附睾管上皮出现水肿及脱屑，管腔内出现脓性分泌物，晚期瘢痕组织形成使附睾管腔闭塞，故双侧附睾炎常可造成不育。

2. **睾丸扭转** 有剧烈运动或阴囊损伤的诱因。患侧精索及睾丸剧烈疼痛，甚至出现休克，体温、白细胞偶有升高。阴囊触诊检查睾丸的位置常因提睾肌痉挛及精索缩短而上移或呈横位，附睾也移位至睾丸的前面、侧面或上方，普雷恩征阳性，即托起阴囊可使疼痛加剧，并可触及精索呈麻绳状扭曲。放射性核素睾丸扫描及超声多普勒检查显示扭转侧睾丸血流灌注减少，前者呈放射性冷区，后者血流声减弱甚至消失。

3. **嵌顿性斜疝** 又称为腹股沟斜疝嵌顿。可出现阴囊肿痛，但有阴囊内睾丸上方的肿物可以还纳的病史，并伴有腹痛腹胀、恶心呕吐、肛门停止排气等肠梗阻症状。触诊检查局部肿块张力增高，压痛明显，而睾丸无肿胀压痛。

4. **腮腺炎性睾丸炎** 可出现睾丸肿痛等症状，但多有腮腺炎病史，全身症状较轻，一般持续10天左右症状消退，常有睾丸萎缩后遗症，有时可引起不育。血常规检查正常，在呼吸道和生殖道分泌液的微生物学检查中可查到相应的类病毒。

四、临床治疗

（一）提高临床疗效的基本要素

1. **明辨分期** 本病以分期论治较符合临床实际。可分急性期和慢性期，但两者常相互转化。急性期若失治误治，日久不愈，导致肝肾亏损，气血不足，可转为慢性期；慢性期复感湿热之邪，也可转为急性期。睾丸外伤，络脉空虚，易感受邪毒，演变成急性期。素体阴虚、湿热或瘀血，久居潮湿炎热地区也容易由急性期转变为慢性期或慢性期演变成急性期。因而治法不可死守，当随证而变，如卧床休息，托高阴囊，局部可用冷敷（急性期）或热敷（慢性期）以减轻症状，抗生素应早期应用。

2. **详审虚实寒热** 一般而言，急性子痈多属实热证，属阳；慢性子痈为本虚标实证，属阴。要明辨寒热虚实，除观察全身情况外，辨局部疼痛情况、察脓液之稠稀有助于分辨寒热虚实。如疼痛较剧，局限一处，伴有红肿灼热属实证，易治；疼痛轻微，肿大缓慢，皮色不变，无热，属虚证、寒证，难愈。脓液稠厚，有腥味，说明正气充盛；脓液稀薄无味，表明气血虚衰。本病以实热证候及本虚标实的证候多见，治疗以祛邪及扶正祛邪为主，同时注意因时、因地、因人制宜。急性期宜清利湿热，解毒消痈；已化脓者，宜清热解毒兼托毒排脓。慢性期宜调补肝肾，活血散结；已溃脓液清稀者，宜补益气血兼托脓。外伤血瘀者，宜疏肝理气，活血化瘀；复感邪毒者，宜清热解毒兼活血化瘀。

3. 综合治疗 中西医结合，内治与外治、针灸相结合，全身治疗与局部处理相结合，均可酌情选用。肿疡期以全身治疗为主，局部处理为辅；脓疡期和溃疡期以局部处理为主，全身治疗为辅。肿疡期局部处理可外敷清热解毒、消肿止痛药；脓疡期应及时切开排脓，争取保存最多睾丸组织；溃疡期应保持引流通畅，依次选用提脓拔毒、生肌收敛药，以期尽快愈合。

（二）辨病治疗

1. 急性期的治疗 可用支持疗法，补液，应用抗生素控制感染，如青霉素80万U，肌内注射，1日2次。感染严重者，可点滴抗生素，如青霉素240万U加入5%糖盐水500ml中静脉点滴，1日1次或2次；或用头孢唑林钠5g加入5%葡萄糖液500ml中静脉点滴。高热中毒症状严重者，可用氢化可的松100~200mg加入5%葡萄糖溶液500ml内静脉滴注；疼痛剧烈者，可用1%普鲁卡因10ml行患侧精索封闭。抗菌谱更广的头孢菌素类药物，如头孢呋辛钠（西力欣）、头孢曲格钠（菌必治）以及氟喹诺酮类药物，也可作为二线抗菌药物应用，至少应用1~2周。腮腺炎性睾丸炎应用抗菌药物是无效的，但可预防继发细菌感染。

2. 慢性期的治疗 应针对其原因进行治疗。由非特异性感染引起者，采取对症治疗，可做阴囊热敷、精索封闭、抗生素注射，或使用丙种球蛋白注射。已有脓肿形成者，可做切开引流清除病灶。睾丸梅毒可做驱梅治疗。如治疗无效，系一侧病变，可做睾丸切除术。睾丸放线菌病所致的慢性睾丸炎，可用大剂量青霉素注射，每日200万~500万U，分2次注射，维持3个月以上。睾丸丝虫病可做鞘膜切除外翻或全部切除术。

（三）辨证治疗

1. 辨证施治

（1）湿热下注型

治法：清利湿热，解毒消痈。已化脓者宜清热解毒，托毒排脓。

方药：龙胆泻肝汤加减。龙胆草6g、黄芩10g、金银花30g、连翘15g、生薏苡仁30g、生地黄15g、生甘草10g、川楝子12g、蒲公英20g、牡丹皮12g。高热、睾丸疼痛较剧者，加羚羊角粉，并加大蒲公英、川楝子用量；酿脓者，加皂角刺、炒穿山甲以托脓外排。

（2）肝郁血瘀型

治法：疏肝理气，活血通络。

方药：柴胡疏肝散合桃红四物汤。柴胡10g、当归12g、白芍12g、桃仁12g、红花10g、当归尾15g、川芎15g、川牛膝15g、荔枝核10g、败酱草20g。

（3）肝肾阴虚型

治法：滋养肝肾。

方药：六味地黄丸加减。熟地黄20g、山萸肉15g、生山药15g、牡丹皮12g、女贞子

15g、墨旱莲12g、制首乌20g。结节不散者，加王不留行、穿山甲、忍冬藤以活血散结。

（4）气血亏虚型

治法：益气养血，佐以补肾填精。

方药：十全大补汤加减。黄芪30g、白术15g、人参10g、茯苓15g、当归15g、熟地黄15g、白芍15g、川芎15g、菟丝子30g、枸杞子15g、仙灵脾15g、肉苁蓉15g。

2. 外治疗法

（1）针灸治疗

1）体针：选穴太冲、大敦、气海、关元、三阴交、归来、曲泉、中封、合谷、三角穴（位于脐轮左右侧下方，距脐斜下约2寸，在四满穴与大巨穴之间微上方）。针刺均用泻法，偏寒者针刺得气留针15~20分钟；偏湿热者只针不灸，隔日1次，6次为1疗程。

2）耳针：选穴外生殖器、睾丸、神阙、皮质下、肾上腺。强刺激，留针1小时，中间行针3次。7次为1疗程，用于急性睾丸炎。

3）足针：选用生殖器、内太冲、蹈趾里横纹。以毫针刺，1日1次，5次为1疗程。

（2）绿豆大艾炷

置阳池穴上灸3柱，每日1次，连灸1周，注意保护灸疱，防止感染。

（3）药物外治

1）如意金黄散6g，用适量鸡蛋清或蜂蜜、凡士林调匀，敷于阴囊，然后用纱布包扎每日换药1次。适用于急性期。

2）鱼腥草60g，水煎后趁热淋洗阴囊，每日1~2次，适用于急性期。

3）鲜马鞭草100g，捣烂外敷于阴囊，纱布包扎，每日换药1次。适用于急性期。

4）小茴香60g、大青盐120g，炒热置布袋内热敷。用于慢性期。

5）取艾叶、千里光各150g，松树叶100g洗净入砂罐内，加水1000ml煎煮20分钟，用消毒纱布滤渣取汁，候温湿敷患处，每次敷20~30分钟，早晚各1次。适用于急性期。

6）取生大黄、去核大枣、去皮鲜生姜各60g，共捣如泥，敷贴阴囊，外用布包固定，每日换药1次。适用于急性期。

7）取紫金锭2份、参三七1份，共研细末，以醋调敷患处，外盖纱布，胶布固定，每日换药1次。适用于急性睾丸炎。

8）如已化脓，可穿刺抽脓或切开排脓，溃后脓多时用五五丹外敷，脓少时用九一丹药线引流，外敷生肌膏，脓水已尽用生肌玉红膏外敷。

（4）理疗

1）超短波理疗：板状电极于患侧阴囊区前后对置，间隔1.5~2cm，微热量10~15分钟，每日1次，15~20次为1疗程。急、慢性均可应用。

2）频谱治疗仪、远红外线、紫外线照射、直流中药离子导入疗法、磁疗等均可酌情使用。

（5）其他

睾丸肿胀严重时可用阴囊托将阴囊托起，局部热敷以减少患者疼痛，加快炎症的吸收。

3. 成药及单验方

（1）成药

1）龙胆泻肝丸：每服 6g，1 日 2 次；或牛黄解毒片，每服 3 片，1 日 3 次。适用于急性期。

2）知柏地黄丸：每服 8 粒，1 日 3 次；或杞菊地黄丸，每服 8 粒，1 日 3 次；或十全大补丸，每服 3g，1 日 3 次。适用于慢性期或肝肾阴虚型或气血亏虚型。

（2）单验方

1）海藻 30g、炒橘核 12g、炒小茴香 10g。水煎服，每日 1 剂。

2）当归 12g、川芎 9g、白芷 9g、防风 6g、甘草 6g、细辛 6g、红花 9g、连翘 9g、乳香 6g、没药 6g。水煎 200ml，分 3 次服。适用于慢性期。

3）除湿逐瘀止痛汤：柴胡 15g、川楝子 10g、车前子（另包）10g、青皮 10g、栀子 10g、龙胆草 15g、黄柏 15g、苍术 15g、法半夏 15g、荔枝核 15g、橘核 15g、小茴香 6g、红花 10g、桃仁 10g、乌药 12g、白芍 60g、枳壳 10g、甘草 20g。每日 1 剂，水煎，分 2 次口服。适用于慢性睾丸炎。

4）小柴胡合白虎汤：柴胡 13g、半夏 10g、沙参 20g、黄芪 20g、石膏 25g、知母 20g、甘草 10g、大枣 5 枚、生姜 3 片。每日 1 剂，水煎，分 2 次口服。用治慢性睾丸炎。

5）贯众煎剂：贯众 60g 去毛洗净，加水 700ml，煎至 500ml，当茶饮，每日 1 剂。适用于急性期。

6）复方酢浆草合剂：鲜酢浆草 100g、油松节 15g。加水 1500ml，煎至 600ml，每日 1 剂，分 3 次服。适用于急性期。

（四）名医治疗特色

张宝兴将睾丸炎分为 4 型。湿热下注宜泻湿热毒邪，疏达厥阴，选龙胆泻肝汤加减。其中，龙胆草、黄芩、黄柏、栀子清泻肝胆湿热毒邪；柴胡、黄芩和解少阳，清疏肝胆郁热；土茯苓、车前子、木通清利湿热，使湿热毒邪从小便而出；生地黄、天花粉清热解毒凉血。发热恶寒重者，加重柴胡、黄芩用量，也可再加金银花、连翘；痄腮所致者加板蓝根、升麻、牛蒡子；睾丸痛甚者，加川楝子、延胡索。肝郁血瘀宜疏肝活血，软坚散瘀，选枸橘汤加减。其中枸橘、川楝子、青皮、荔枝核疏肝理气，使气行血行；赤芍、延胡索活血通络，令气血畅行；白芥子、泽泻祛湿化痰，以助枸橘等散郁结，通血脉。睾丸肿大而硬者，加鳖甲、炮穿山甲、皂角刺、海藻等；口干渴饮者，加天花粉、夏枯草、蒲公英；畏寒肢冷者，加吴茱萸、小茴香、桂心等。肝肾阴虚宜滋补肝肾，佐以化瘀；选六味地黄丸加减。其中熟地黄、山茱萸、山药、女贞子补肝肾阴血，填精益髓；牡丹皮、赤芍药、桃仁、怀牛膝活血通经；川楝子、荔枝核疏理肝气。睾丸萎缩明显者，加菟丝子、肉苁蓉、枸杞子、紫河车；潮热、盗汗明显者，加玄参、百合、百部、生牡蛎。气血亏虚宜补气养血，佐以活络，选归脾汤加减。其中党参、黄芪、白术、茯苓、甘草健脾益气，以振气血生化之源；当归、熟地黄、炒酸枣仁、桂圆肉补血安神，荣养外阴；怀牛膝、川芎引诸药入肾且活血通络；木香畅疏气机，使补气血之品补而不滞。睾丸萎缩明显者，加菟丝子、锁阳、紫河车；气虚明显者，易党参为人参，增大白术、黄芪用量。

曹开镛将睾丸炎分为湿热下注、气滞血瘀、外伤血瘀 3 种类型。分别用方如下。①急性睾丸炎方1号：龙胆草10g、柴胡10g、木通9g、黄芩10g、栀子10g、连翘15g、车前子10g（单包）、当归10g、泽泻10g、生地黄12g、川楝子10g、延胡索10g、蒲公英20g、败酱草20g。每日1剂，水煎，分2次服用。适用于发热恶寒，睾丸肿胀疼痛，质地坚硬，小便赤涩，大便干，舌红苔黄厚，脉弦滑数。②急性睾丸炎方2号：橘核15g、木香10g、楮实9g、厚朴9g、川楝子10g、延胡索9g、红花10g、桃仁10g、肉桂6g、昆布10g、海藻10g、海带10g、木通9g、生地黄10g、玄参10g。每日1剂，水煎，分2次服用。适用于睾丸逐渐肿大，扪之坚硬，疼痛轻微，日久不愈，皮色不变，亦不灼热，舌苔薄白，脉弦细。③急性睾丸炎方3号：柴胡9g、当归9g、桃仁9g、红花9g、穿山甲9g、天花粉10g、大黄10g、甘草6g、白芍9g、乳香9g、没药9g、赤芍15g、三棱10g、牛膝10g。适用于睾丸外伤所致睾丸炎，局部肿胀疼痛，或红肿灼热，舌青有瘀斑，脉弦。

五、预后转归

细菌性睾丸炎如治疗及时，用药恰当，正气不虚，注意卫生，一般都能及时治愈，预后良好。但如果失治误治，正气素虚，或为痰湿、湿热、瘀血体质，且地处潮湿、气候炎热、卫生条件差，则容易转为慢性、缠绵不愈，甚至引起整个睾丸坏死，影响生育能力。经过及时有效地治疗，大多数急性睾丸炎可得到迅速控制和治愈，也有少数治疗不及时不彻底而转变为慢性睾丸炎。若为双侧病变，可导致生精细胞严重损害，引起男子不育，但间质细胞损害小，不影响第二性征发育，也不影响性功能。

六、预防调护

（一）预防

平时注意锻炼身体，增强体质，经常清洗外生殖器，勤换内裤，保持阴囊清洁卫生，节制房事，可预防此病的发生。

（二）调护

1. 急性期应卧床休息，用布带或阴囊托将阴囊悬吊，炎症早期可行患侧阴囊皮肤冷敷。

2. 急性期禁止性生活，慢性期节制性生活。

3. 忌食辛辣油腻食物，勿劳后涉水履冰，久坐湿地。多饮开水，以加快毒物排泄。

4. 食疗

（1）老茄子1个，焙干研末，每次服6g，1日2次，米汤冲服，适用于慢性期。

（2）豆衣10g、金银花15g，代茶饮，每日1次。

（3）黑木耳适量、西红柿1个，共煮熟后服，1日2次。

（4）赤小豆煮汤，常服之。

七、专方选介

1. 睾丸炎　生大黄60g、大枣60g、鲜生姜（去皮）60g。以上3味共捣烂如泥，贴敷于阴囊，用消毒纱布包扎固定，每日换药1次。具有清热解毒、活血散瘀的功效。

2. 柴胡疏肝散　加味柴胡、黄芩、枳壳各9g，白芍12g，乌药、桃仁、小茴香、橘核、败酱草各 10g，炙甘草 6g。日 1 剂，水煎服。恶寒发热者，加防风、荆芥；疼痛喜暖者，加吴茱萸、干姜、附片；疼痛喜冷、局部红肿、热毒盛者，加金银花、蒲公英；湿热重者，加龙胆草、黄柏、木通；疼痛下坠较显者，加升麻、黄芪；腰酸者，加杜仲、葫芦巴；便秘者，加大黄、芒硝；久而不愈、睾丸坚硬、瘀血重者，加昆布、三棱。7 日为 1 疗程。治疗急性睾丸炎 29 例，慢性睾丸炎 8 例。结果：经过 2 个疗程，治愈 32 例、好转 4 例、无效 1 例，总有效率 97.3%。

3. 消肿汤　泽兰、大黄各 15g，黄柏、黄药脂、荔枝核、延胡索、皂角刺、穿山甲各 12g。2 日 1 剂，水煎熏洗患处，每次 15 分钟。10 日为 1 疗程，治疗慢性睾丸炎 21 例，经过 1~3 个疗程。结果：痊愈 17 例、好转 4 例。

4. 青芒散　青黛 30g，芒硝 60g。两药研细拌匀，加入适量面粉（使之有黏性），开水调和，敷在洗净的肿大阴囊上。治疗睾丸炎 7 例，结果全部治愈。

5. 青黛消肿散　青黛 3g（分 3 次冲服），栀子、黄柏、柴胡、川楝子、木通、赤芍各 12g，蒲公英 30g，甘草 6g。水煎服，日 1 剂。若睾丸胀痛甚加台乌、延胡索；兼瘀加牡丹皮、没药；兼血尿加白茅根、大蓟、小蓟；兼小便淋沥不通加冬葵子、石韦。外用青黛、大黄末，水调外敷患处。治疗急性睾丸炎 11 例，获效较好。

6. 清睾汤　龙胆草、荔枝核、川楝子、地龙各 15g，车前子、海藻各 30g，生地黄、昆布各 20g，柴胡、橘核、枳实、五灵脂、桃仁、广木香各 12g，甘草 60g，大黄 9g（后下）。患部冷敷，用阴囊托悬吊，卧床休息。治疗子痈 60 例，结果显效 40 例、有效 16 例、无效 4 例。

八、研究进展

急性化脓性睾丸炎属于中医"子痈"的范畴。西医认为睾丸单独发炎颇为少见，因为睾丸富有血管及淋巴，具有较强的抗感染能力。睾丸感染的发生，一般继发于身体其他感染灶以后，通过血行、淋巴传播而来，但更多的是睾丸附近的附睾、输精管、精囊、前列腺等有感染，逆行传播或蔓延所致，所以不少医学著作都将附睾、睾丸炎并为一谈。中医认为此病乃肝经湿热下注肾子，火毒侵袭，气血壅滞而成。历代医家常以龙胆泻肝汤加减，以清利肝经湿热治之。近年来临床上常以辨证与辨病相结合，即辨证属肝经湿热蕴结，辨病为睾丸急性化脓性疮疡。在临床研究上取得了新的进展，主要表现在以下几方面。

（一）加用清热解毒及活血化瘀之品

许多专家学者认为，在利用传统的清热利湿法治疗子痈的同时，加用金银花、连翘、紫花地丁、蒲公英等清热解毒之品及制乳香、制没药、赤芍、川牛膝、桃仁、红花、三棱、莪术等活血化瘀散结之品，可以明显提高疗效。近代名医顾伯华、朱仁康、赵炳南、徐少鳌等在治疗急性化脓性睾丸炎时，均采用了上述方法，收到很好的疗效。现代药理研究和体外实验证实清热解毒药具有广泛和较强的抗菌作用，对多种病毒有一定的抑制作用。活血化瘀药既能改善血液循环及神经营养、促进损伤组织的修复，又能改善血液理化性质、调整凝血及抗凝血系统功能，还能改变毛细血管通透性及增强吞噬细胞的吞噬功能，从而促进炎症病灶的消退。

（二）重视内外兼治

内治可增强机体免疫能力、防止疾病恶化，外治可使药力直达病所、减轻局部症状。两者合用，能迅速减轻患者痛苦，明显缩短疗程，及时有效地防止酿脓等病症的发生。如邹桃生采用中医内外兼治的方法治疗急、慢性附睾睾丸炎，内治服用中药煎剂，药用龙胆草15g、黄柏15g、蒲公英30g、紫花地丁30g、川楝子10g、荔枝核20g、桃仁10g、延胡索10g、柴胡10g、生甘草4g。水煎服，每日1剂。全身发热、阴囊内红肿发热者，加山栀子、黄芩、败酱草；湿重、阴囊内水肿明显者，加车前子、木通、泽泻；睾丸疼痛剧烈者，加橘核、乳香、没药；睾丸硬结甚者，去甘草，加海藻、昆布、海浮石；年老体弱者，加党参、黄芪、白术。外治取败酱草、千里光、马齿苋各150~300g，加水1000~2000ml，水煎过滤去渣，行局部熏洗或湿敷。每次15~30分钟，每日2~3次。结果49例患者全部治愈，疗程最短2天、最长12天，平均5天。

（三）单味药研究

浙贝母性味苦寒，清泻肝火，降痰开郁，除主治肺热痰咳外，对一切痰热郁结之痛肿、痰核皆有效验。用治睾丸炎、附睾炎亦恒获殊效，所用方中，重用浙贝母30g，以清热散结、降气化痰、破坚消核，伍用赤芍12g，桃仁、延胡索、川楝子、橘核、枳壳、桔梗各9g，乳香、没药、甘草各3g。水煎服至愈。临证加减：睾丸或附睾肿胀明显，伴发寒热、周围血象高者，加黄柏、大黄各10g；疼痛剧烈难忍者，加全蝎3g；淋病或腮腺炎继发者，在抗炎、抗病毒同时，用本方加土茯苓、六月雪各15g，或板蓝根、夏枯草各10g；睾丸或附睾肿胀不著但疼痛剧烈者，加徐长卿、吴茱萸各10g。

第三节　病毒性睾丸炎

病毒性睾丸炎是病毒经血行侵入睾丸引起的睾丸感染，属于睾丸特异性感染的一种，也称腮腺性睾丸炎，因为它多伴发腮腺炎。据统计，12%~20%腮腺炎患者并发睾丸炎，但也有无腮腺炎病史者，病程一般持续7~10天。特点是患者双侧腮肿。腮腺炎病毒多侵犯有活性的腺体，睾丸为男性的性腺体，活性强，所以睾丸炎为流行性腮腺炎在生殖系统的主要并发症。本病全年都可发生，但以冬春多见，散发为主，亦可引起流行。发病以儿童多见，患病后可获终身免疫，一般预后较好，30%~50%的患者发生不同程度的睾丸萎缩，如为双侧受累易导致不育。中医称为"卵子瘟"或"瘟睾"。

一、病因病机

（一）现代医学研究

1. 病因　腮腺炎病毒（mumps virus）经鼻或口腔侵入人体后，在上呼吸道的上皮细胞内增生，产生病毒血症，经血流到达各腺体或中枢神经系统。常受累的腺体有腮腺、颌下腺、睾丸、卵巢、胰腺、乳腺、甲状腺、肠腺、胸腺等，其中腮腺最易受累。睾丸炎为流行性腮腺炎在生殖系统的主要并发症，约20%腮腺炎患者并发睾丸炎。

2. 病理　可见睾丸增大，白膜有点状出血，睾丸实质水肿，多核细胞弥漫浸润，淋巴细胞及组织细胞碎片充斥腔内及小管，少数小管坏死，生殖上皮细胞及精原细胞退变，附睾也可受累有炎症改变。睾酮的分泌一般不受影响，约2/3病例为单侧睾丸受累，也有报告仅1/5~1/3病例为双侧睾丸受累。如双侧睾丸感染，则可引起睾丸萎缩，精子生成障碍而导致不育。

（二）中医学认识

本病由风温病毒侵袭人体，病邪从口鼻而入，壅阻少阳经脉，郁而不散，结于腮腺。少阳与厥阴相表里，足厥阴肝经抵少腹，绕阴器，少阳风热传至厥阴，下注肾子，引起睾丸肿胀疼痛，发生"卵子瘟"。严重者可因阴津被灼，睾丸失于濡养而萎缩，造成不育。

二、临床诊断

（一）辨病诊断

1. 临床表现

（1）症状：多有急性流行性腮腺炎病史，腮腺肿大后1周左右并发睾丸炎，常为一侧睾丸肿痛，重者如刀割，轻者仅有不适。可有恶寒发热、恶心呕吐等全身症状。

（2）体征：阴囊红肿、睾丸肿大，但质地柔韧，触痛敏感，精索附睾均有疼痛，有时并有鞘膜积液现象，但睾丸不化脓。腮腺部位肿胀，腮腺管口处红肿，按压时有分泌物出现。

2. 现代仪器诊断或病原学诊断　白细胞计数、中性粒细胞计数可升高或不升高，血清淀粉酶测定值升高；呼吸道病毒中和试验阳性，在呼吸道和生殖道分泌液的微生物学检验中，可查到相应的腮腺炎病毒。肾功能有一定损害，小便中可查得特种病毒。

（二）辨证诊断

热毒蕴结型：常为一侧睾丸肿痛，阴囊红肿，烦躁口渴，腮部漫肿，灼热疼痛，或伴高热头痛，咽喉红肿，恶心呕吐，食欲不振，精神倦怠，大便干结，小便短赤。舌红，苔薄腻而黄，脉滑数。

辨证要点：睾丸肿痛，阴囊红肿，口渴烦躁。舌红，苔黄腻，脉滑数。

三、鉴别诊断

1. 睾丸扭转　症状与腮腺炎性睾丸炎相似，但发病急骤、有剧烈运动或阴囊损伤的诱因，疼痛剧烈，无腮腺炎病史，普雷恩征阳性，即托起阴囊可使疼痛加剧。阴囊触诊检查睾丸位置上移或呈横位，精索呈麻绳状扭曲。放射性核素睾丸扫描显示扭转侧睾丸血流灌注减少，呈放射性冷区。

2. 急性附睾炎　发病急，附睾肿大疼痛，有放射痛并有发热等全身症状，可并发睾丸炎。但附睾炎多有尿道内使用器械及留置导尿管的病史，无腮腺炎病史，疼痛常可沿输精管放射至腹股沟及下腹部等处，检查时常可发现附睾尾部轻度肿大有硬结。

3. 急性化脓性睾丸炎　临床表现与腮腺炎性睾丸炎相似，但无腮腺炎病史，有脓毒血症的病史或有尿道内器械应用史，阴囊触诊发现附睾、睾丸增大，附睾处有硬结，若化脓则有波动感。血常规检查中性粒细胞明显增多，病程较长。

4. 嵌顿性斜疝　又称腹股沟斜疝嵌顿，临床症状与本病相似，但无腮腺炎病史，既往有阴囊内肿物可以还纳入腹腔的病史。嵌顿时腹痛症状较剧，呈持续性，阵发性加重，可伴恶心、呕吐、腹胀、肛门停止排气、发热等肠梗阻症状。局部检查可见阴囊肿胀，但睾丸及附睾扪之无异常，听诊可闻及肠鸣音，血常规检查中性粒细胞明显增多。

四、临床治疗

（一）提高临床疗效的基本要素

1. 本病为流行性腮腺炎的并发症，乃病毒感染所致，治疗要以清热解毒、消肿散结，综合提高机体免疫能力为主。

2. 中西医结合，各取所长，补其所短。

3. 药物治疗与理疗相结合。

（二）辨病治疗

1. 一般抗生素和磺胺类药物治疗无效，可试用干扰素诱导剂，如聚肌胞注射液2ml，肌内注射，每2~3天1次。或干扰素针300万U，肌内注射，隔日1次，连用7~14天。

2. 肾上腺皮质激素可短期应用，能控制炎症反应及减轻症状。口服泼尼松1mg/（kg·d），成人20~40mg/d，分3次口服，连用1~2周；也可应用地塞米松。

3. 丙种球蛋白肌内注射，0.15ml/kg，1月1次。也可试用转移因子，皮下注射2ml，或1~2IU，每周1次。

4. 试用腮腺炎患者康复期血清（3~4个月内的血清为宜）。

（三）辨证治疗

1. 辨证施治　病毒性睾丸炎以感受温热毒邪为主，常表现为热毒蕴结型。

治法：清热解毒，消肿止痛。

方药：普济消毒饮或龙胆泻肝汤加减。黄芩12g、黄连10g、野菊花20g、连翘25g、川楝子10g、僵蚕10g、玄参15g、大青叶30g、板蓝根20g、生甘草10g。肝火盛者，加龙胆草、夏枯草、车前子；睾丸肿大、硬结不散者，加海藻、昆布、浙贝母、牡蛎；热毒壅盛、大便秘结者，加大黄、桃仁。

2. 外治疗法　详见本章第二节细菌性睾丸炎有关内容。

3. 成药及单验方

（1）成药

1）龙胆泻肝丸：每次6g，每日3次，口服。

2）牛黄解毒片：每次3片，每日3次，口服。

3）抗病毒口服液：每次10ml，每日3次，口服。

4）清开灵口服液：每次1支，每日2~3次，口服。

5）黄连口服液：每次10ml，每日3次；或双黄连针3.6g，加入5%糖盐水中静脉滴注，10天为1疗程。

（2）单验方

1）夏枯草15g、板蓝根15g，水煎服，每日1剂，连服2~4天。

2）紫花地丁 15g，水煎服，每日 1~2 剂。

3）鲜海金沙 30g，水煎服，每日 1 剂。

4）酢浆草 30g，煎汤服，另用 50g 煎汤熏洗患部，每日 2~3 次。

5）金银花 9g、连翘 6g、板蓝根 9g、玄参 12g、蒲公英 9g、青黛 3g，每日煎服 1 剂，至症状消失。

6）马齿苋粥：粳米 30g，以常法煮粥，临熟加入马齿苋适量，再煮几沸即可食用。

7）银花茶：金银花 15g，煎水，加糖少许饮用。

8）紫草根 10g，煎水，加红糖少许饮。

9）荸藕茅根饮：等量的荸荠、藕、白茅根水煎，饮用。

五、预后转归

本病为流行性腮腺炎的主要并发症，好发于学龄前及学龄期儿童，2 岁以下较少发病。这种病毒除嗜腮腺而致病外，还对生殖器官、神经组织、胰腺等有一定的侵犯率，男童病毒性睾丸炎的发生率颇高，成人发生率更高。一般在腮腺炎发病后 1 周左右发病，偶尔也可在腮腺肿胀前或同时发病，多侵犯一侧睾丸，也有双侧同时发生者。病程持续 3~4 天，也可持续 1~2 周，预后较好，不会影响生育，但如果双侧睾丸发病，则有可能影响生育能力。

六、预防调护

1. 发病早期给予流行性腮腺炎康复血清，可减少睾丸炎的发生。1 岁后用流行性腮腺炎稀释病毒疫苗是有效和安全的预防方法。

2. 忌食辛辣油腻、煎炒食物。

3. 急性感染期禁止性生活。

4. 若腮腺炎未愈，应隔离患者至腮腺完全消肿为止。

5. 在腮腺炎流行期间或有接触史的人，可采用板蓝根 10g、金银花 10g，水煎服，每日 1 剂，连服 3~7 天。

6. 卧床休息，用阴囊托或丁字带托起阴囊；亦可用 1% 普鲁卡因行侧精索封闭。

第四节　睾丸与附睾结核

泌尿系结核与男性生殖系结核关系密切，双侧射精管及前列腺小管均开口于后尿道。感染的尿液通过前列腺尿道时，可进入前列腺及精囊，引起感染，所以临床上常见泌尿系结核并发男性生殖系结核。中医称此病为"子痰"或"子痔"，认为是发生于肾子的疮痨性疾病。以睾丸尾部有缓慢发展之硬结，溃后流淌稀薄脓水，形成瘘管经久不愈为临床特征。

一、病因病机

（一）现代医学研究

1. 流行病学　北京医科大学报告的 352 例中，临床上 58.2% 合并男性生殖系结核，上海医科大学 236 例患者中，32.2%有这一并发症，还有许多有生殖系结核感染而无临床症状的患者，故实际的并发率可能更高。临床上最明显的男性生殖系结核病是附睾结核，但从病理检查的结果来看，最常发生结核的部位是前列腺。两组 105 例男性生殖系结核患者中，前列腺结核占 95.2%，精囊结核占 61.9%，附睾结核占 48.5%，睾丸结核占 29.5%。Medlar（1949 年）根据尸检分析，63%的患者前列腺、精囊、附睾均有感染，29%的患者仅前列腺患有结核，但无单独精囊或附睾被结核感染的病例，说明男性生殖系结核的原发灶在前列腺。前列腺结核虽然发病率高，但缺乏肯定的临床病状，不行直肠指检很难发现，故临床见到的病例远较实际为少。肾结核与男性生殖系结核的关系，也可从肾结核的严重程度得到进一步的理解。一组肾结核病例中，粟性结核患者有 13%患男性生殖系结核，干酪样肾结核患者为 52%，而在空洞型结核的病例中，全部有男性生殖系结核病，说明肾的病变愈严重，合并男性生殖系结核病的机会愈大。

但男性生殖系结核究竟是来自肾结核，还是主要为原发感染经血行播散引起，仍存有争论。现在认为临床上常见的肺尖部结核、骨结核、肾结核、结核性脑膜炎等都是在原发感染时，结核分枝杆菌经血行播散到达该处，故认为男性生殖系结核也可能为原发感染的血行播散。附睾尾部的结核，一向认为是经前列腺、输精管到达附睾尾，而支持血行播散的作者，通过附睾血管造影（Macmillan，1954 年）发现附睾尾的血管比附睾其他部位的血运都丰富。Gow（1986 年）曾对 20 例已经证实的附睾结核患者行前列腺活检，结果只 1 名患者诊断有前列腺结核，虽然活检取材不多，可能遗漏了病变，但 20 例中只 1 例为结核，也颇能说明附睾尾的结核来自血行的可能性很大。有时附睾结核为患者唯一的症状，泌尿系造影及尿结核分枝杆菌培养均为阴性，而附睾病变及窦道中可培养出结核分枝杆菌。以上资料说明两者均能引起男性生殖系感染，但以何者为主，尚待进一步研究。睾丸结核多是附睾结核的直接蔓延，也可为血行感染引起。

2. 病因　结核分枝杆菌的原发病灶常在肺、肠道、淋巴结、扁桃体、肾脏、骨骼等部位，常通过以下两种途径传播到附睾。

（1）血行传播结核分枝杆菌：血行感染直接引起附睾结核，但较少见，发生这种感染时病变常在附睾头部，有别于一般的尾部感染。

（2）下行感染结核分枝杆菌：先侵犯泌尿系，从肾脏下行到尿道，再由前列腺尿道段的前列腺导管开口逆行侵犯前列腺、精囊与附睾，三者往往同时受累。

3. 病理　主要病变为干酪样变和纤维化，结核侵犯输精管时，管壁增厚，输精管变硬变粗呈串珠状。病变可沿输精管蔓延到附睾尾，然后波及整个附睾和睾丸。镜下早期病变可见附睾小管内含有脱落的上皮细胞、白细胞及大量的结核分枝杆菌，继之出现小管坏死，形成肉芽肿、干酪样变及纤维化。偶可于附睾内见到精子肉芽肿。血行播散时，病变先位于附睾间质内，可见多数粟样微小的肉芽肿，然后侵犯附睾管，输精管多无明显改变。附睾的干酪样变很快蔓延到附睾之外，与阴囊粘连，形成寒性脓肿，破溃流脓，经久不愈。附睾结核可直接蔓延至睾丸，引起睾丸结核。睾丸固有鞘膜受累时，可有少量渗出液，睾丸固有鞘膜可阻止结核侵犯睾丸，常可见到附睾已完全破坏，而睾丸尚完好无损。

（二）中医学认识

中医认为本病系因肝肾亏损，脉络空虚，痰湿之邪乘虚侵袭肝肾之经脉，下注凝结于肾子而成。根据疾病发展的不同阶段，其病因病机一般可分为3个方面。

1. **痰湿凝结** 素体肝肾不足，或为痰湿体质，则痰湿之邪易于乘虚而入并流结于肾子，痰湿为阴邪，寒盛伤阳，故可出现阳虚寒凝症状，其性黏滞，故往往经久不愈。

2. **痰热互结** 痰湿久结不消，郁而化热，热胜则肉腐，形成脓肿，溃后流清稀脓液。久之阴液内耗，阳气易亢，则见阴虚内热之征象。

3. **气血两虚** 溃后流脓，经久不愈，气血两伤，导致气血亏虚。

二、临床诊断

（一）辨病诊断

1. 临床表现

（1）症状：多见于中青年，20~40岁居多，既往可有泌尿系统及其他系统的结核病史，但许多病人往往无任何部位的结核病史。一般无全身症状，病久可见低热、盗汗、全身乏力等症。多起病缓慢，开始偶有阴囊胀感，疲劳时加重，继发非特异性感染时发生疼痛，可有尿频、尿急、尿痛、终末血尿、血精等。一般呈慢性过程，少数可有急性发作。

（2）体征：附睾尾部扪及大小不等、凹凸不平之硬结，可与阴囊皮肤粘连，形成慢性冷脓肿，溃后脓出黏腻，渐变稀薄，夹有豆腐渣样坏死组织，时发时愈，形成窦道。有时延及整个附睾，甚至侵犯睾丸并继发睾丸鞘膜积液。输精管增粗变硬，出现串珠状结节，前列腺和精囊扪诊可能正常或变硬或有结节，精囊通常变硬、肿大、固定，往往病变在同侧。

2. 现代仪器诊断或病原学诊断

（1）血白细胞总数正常，分类淋巴细胞增高，血沉加快，结核菌素试验阳性，但在许多情况下结核菌素试验为阴性。精液检查可见精液量减少，精子计数减少，活动力降低。

（2）一部分患者多次24小时尿液沉淀涂片，可见抗酸杆菌培养阳性。前列腺结核的前列腺液中也可能查到抗酸杆菌。

（3）尿道镜检查常可发现前列腺尿道有3种典型变化。①精阜近侧端的前列腺尿道扩张，尿道黏膜充血，增厚。②前列腺导管开口扩张，呈高尔夫球洞状。③前列腺尿道黏膜呈纵形小梁改变。

近年来，取血液或前列腺、尿道分泌物、尿液进行高灵敏度的PCR检测结核分枝杆菌，但在一部分人中也会有阴性结果。

（二）辨证诊断

本病一般分为寒痰凝结、肝肾阴虚和肾虚痰湿型。寒痰凝结型相当于疾病的初期，肝肾阴虚型相当于疾病的成脓期，肾虚痰湿型相当于疾病的溃后形成瘘管期，三期之间有一定的相关性和转移性，由于体质素虚或为痰湿体质或失治误治等因素，初期容易向后期发展，而后期也可呈急性发作。

1. 寒痰凝结型 初起睾丸轻度肿胀隐痛，自觉阴囊发凉，或有酸胀感，疲劳时加重，附睾尾部触及硬结，凹凸不平，大小不等，输精管增粗，常有串珠样结节，轻微压痛，附睾与睾丸分界消失，不红不热，多无全身症状。舌淡，苔薄白或白腻，脉沉缓。

辨证要点：初起睾丸轻度肿胀隐痛，阴囊怕冷，附睾尾部触及硬结。舌淡、苔白腻，脉沉缓。

2. 肝肾阴虚型　睾丸或附睾结核数月或数年后，肿大的附睾与阴囊粘连，附睾硬结坏死化脓，阴囊逐渐肿胀，肤色暗红，轻度触压痛。严重者可出现全身症状，如低热盗汗，腰酸膝软，五心烦热，失眠，纳少乏力，大便干，小便灼热感。舌红，少苔，脉细数。

辨证要点：睾丸或附睾结核数月或数年后，附睾硬结坏死化脓，伴腰膝酸软，头晕耳鸣，潮热盗汗。舌红少苔，脉细数。

3. 肾虚痰湿型　附睾硬结化脓溃破，流出清稀脓液和豆渣样（干酪样）浊物，逐渐形成瘘管，日久不愈，伴面色萎黄，畏寒肢冷，体倦无力，少气懒言，自汗盗汗。舌质淡，苔薄白，脉细无力等。

辨证要点：附睾硬结化脓溃破，腰膝酸软，形寒肢冷。舌质淡，苔薄白，脉细无力。

三、鉴别诊断

1. 非特异性附睾炎　常突然发生，附睾肿大、结节、疼痛、发热，可继发鞘膜积液，并伴有全身急性感染征象。输精管无串珠样改变，阴囊皮肤无窦道形成。血常规检查中性粒细胞明显增多。

2. 淋病性附睾炎　有不洁性交史，发病急，附睾疼痛重，无附睾硬结与窦道，尿道分泌物较多，涂片可查出革兰阴性双球菌。

3. 阴囊内丝虫病　有丝虫病流行区居住史及丝虫感染史，丝虫病结节多在附睾头及输精管附近，其结节在短期内发展或消退，变化较大，并伴有鞘膜积液或鞘膜乳糜积液、阴囊或下肢象皮肿等。夜间采血可查到微丝蚴。

4. 精液囊肿　有附睾结节，但为囊性感，边缘整齐光滑，多发生于近附睾头部，而附睾正常，诊断性穿刺可抽出乳白色含精子的液体。

四、临床治疗

（一）提高临床疗效的基本要素

1. 化学药物治疗为主　抗结核化学药物对结核病的治疗起着决定性的作用，合理的化疗可杀灭病灶全部细菌、痊愈。

2. 合理用药　必须坚持早期、联合、适量、规律和全程的原则，这样才能减少单个抗结核药物的剂量，减少其副作用，同时减少耐药菌的存活，保证治疗效果。

3. 分清虚实　子痰病虽为肝肾损伤，痰湿之邪乘虚而入，流结于肾子所致，但仍有虚实之分。实者，本虚而标实，以化痰为主兼益肝肾之法治之；虚者，或肝肾阴虚，或气血两虚，常用滋养肝肾或补益气血法治之。子痰是痰湿凝结于肾子所致的一种慢性疮痨性疾病，初期以寒证为主。随着病情的发展，逐渐出现寒热错杂、假寒真热及阴虚内热等证象。应细审寒热，把握转归，随着病情的变化及时调整治法与用药，才不致误治。应用中药，促使正气恢复，有助于对结核的治疗。

（二）辨病治疗

1. 全身支持疗法　与其他系统结核无区别，包括休息、适当营养、摄入丰富的维生素、日光疗法等。

2. 抗结核药物联合应用　链霉素 0.5g，肌内注射，1 日 2 次，连续用药 2 周，以后每周 2 次，每次 1g，连用 3 个月；异烟肼 0.3g/d，顿服；对氨基水杨酸钠，每日 8～12g，分 3 次口服；若并发神经炎，可予维生素 B₆20mg 口服，每日 3 次。

上述药物应足量联合运用不间断，一般用 12～18 个月，然后根据临床症状、体征以及前列腺液与精液化验来判断治疗效果。如效果不佳，或对链霉素有反应，可用下列药物：利福平 300mg，1 日 1 次，饭前服；异烟肼同前；乙胺丁醇 0.25g，1 日 3 次，联合应用；或用氨硫脲、环丝氨酸、乙硫异烟胺、吡嗪酰胺、卡那霉素等药治疗。

（三）辨证治疗

1. 辨证施治

（1）寒痰凝结型

治法：温经通络，化痰散结。

方药：阳和汤加橘核、小茴香、荔枝核、川芎，兼服小金丹。鹿角霜 10g、熟地黄 15g、干姜 10g、肉桂 6g、麻黄 10g、白芥子 12g、川芎 12g、川牛膝 20g、橘核 12g、荔枝核 10g、炙甘草 6g、小茴香 10g。

（2）肝肾阴虚型

治法：滋阴清热，除湿化痰，托里透脓。

方药：六味地黄丸加味。

生熟地黄各 20g、山萸肉 15g、生山药 15g、茯苓 15g、泽泻 15g、牡丹皮 15g、贝母 10g、地骨皮 15g、黄芩 10g、炙穿山甲 10g、皂角刺 12g、知母 12g。

（3）肾虚痰湿型

治法：补气益肾，化痰除湿。

方药：十全大补汤加熟附子、鹿角胶，兼服小金丹。熟地黄 20g、山萸肉 15g、茯苓 15g、菟丝子 20g、制附子 10g、鹿角霜 10g、当归 15g、白芍 15g、川芎 12g、党参 15g、黄芪 20g、茯苓 15g、肉桂 5g。

2. 外治疗法

（1）针灸治疗

1）选穴三阴交、关元、照海、大敦、阿是穴。方法：针三阴交、关元、照海，用泻法；灸大敦，隔姜灸阿是穴。每次 20～30 分钟，每日 1 次，10 次为 1 疗程。适用于寒痰凝结型。

2）选穴太冲、阴陵泉、三阴交、急脉、中封、蠡沟。方法：针上述穴位，用泻法。每次 20～30 分钟，每日 1 次，10 次为 1 疗程。适用于阴虚内热型。

3）选穴关元、气海、中极、血海、三阴交、三角穴（位于脐轮左右侧下方，距脐斜下约 2 寸，在凹瞒穴与大巨穴之间微上方。其穴位定位方法是以细线横量患者口之长度，以口角边缘为限，将口角长度记下，再在脐轮左右分开斜量，成为三角等度，做下标记便是）。方法：针关元透气海及中极、血海、三阴交，灸三角穴。每次 20～30 分钟，每日 1 次，10 次为 1 疗程。适用于溃烂而附睾睾丸坚硬者。

（2）药物外治

1）未溃者，冲和膏外敷，每2日换药1次；或外敷紫金锭膏，1日换药1次；如有继发感染，外敷青敷膏或金黄膏。

2）葱归溻肿汤外洗，每日2次。

3）附睾结核溃后形成窦道，可用拔毒药拌于纸捻上，插入窦道内，外用黄连油膏纱布盖贴，日换药1次；或用五五丹药线提脓祛腐；脓尽后用桃花散或生肌散收口，或柏椿膏盖贴亦效。

3. 成药及单验方

（1）成药

1）五味龙虎散：装入空心胶囊内，每服1.5g，每日2次，口服，温开水送下。男性生殖系结核，不论何期，均可服用。

2）七味胎元丸：每次2g，每日2次，口服，适用于男性生殖系结核溃后形成窦道者。

3）小金丹片：每次4片，每日2次开水送服。适用于泌尿生殖系结核的各个阶段。

4）知柏地黄丸或六味地黄丸：每次8粒，每日3次口服。用于阴虚内热型。

5）十全大补丸或人参养荣丸：每次1丸，每日2~3次，温开水送服。适用于脓肿溃后形成瘘管，气血两亏型。

（2）单验方

1）狼毒枣，成人每服10枚，每日3次，2日后逐日递增1枚，至每次20枚为极量，饭前服。忌辛辣食物及汞剂化合物。适用于一切泌尿生殖系结核。

2）荠菜60g，水煎约半小时，去渣加鸡蛋（去壳）一只，再煮至蛋熟，加少许食盐，吃蛋喝汤，每日2次，连服3个月。

3）白花蛇舌草60g、银花藤30g、野菊花15g，水煎服，每日1剂。

4）软坚化结方：桂枝10g、牡蛎30g、大血藤15g、夏枯草15g、三棱10g、莪术10g、桃仁10g、杏仁10g。水煎服，每日1剂。适用于寒痰凝结者。

5）加减散肿溃坚汤：黄芪10g、知母10g、黄柏10g、天花粉30g、桔梗10g、昆布10g、柴胡10g、升麻9g、连翘10g、三棱9g、莪术9g、葛根30g、当归尾10g、赤芍10g、黄连6g、甘草3g。水煎服，每日1剂。适用于湿热蕴结者。

6）舒肝溃坚汤：当归10g、赤芍10g、香附10g、僵蚕10g、柴胡10g、夏枯草15g、川芎9g、穿山甲10g、红花9g、姜黄9g、石决明10g、陈皮9g、甘草3g。适用于溃烂而睾丸仍坚肿者。

五、预后转归

本病起病缓慢，病程较长，一般要经过初期、成脓及溃后三个阶段。若素体强壮，正气不虚，则疾病较快痊愈，反之，则容易形成瘘管经久不愈。如为单侧病变，一般预后较好；如系双侧病变，则可影响生育能力，导致不育。

六、预防调护

（一）预防

1. 锻炼身体，提高机体免疫能力。

2. 积极治疗其他部位结核，尤其是泌尿生殖系结核。

（二）调护

1. 加强营养，以清补为主，宜食高蛋白、高维生素、易消化食物。

2. 适当休息，肿胀期用阴囊托将阴囊悬吊，注意保持局部卫生清洁，节制房事，避免疲劳。

3. 忌食辛辣油腻等食物。

4. 科学配用食疗。

1）紫菜煮汤，常服之。

2）栗壳和精猪肉煮汤服。

3）用燕麦面做粥，常食之。

七、专方选介

1. **寒痰凝结方**　熟地黄 30g、鹿角胶 10g（烊化）、肉桂 6g、炮姜 10g、麻黄 4g、白芥子 10g、荔枝核 15g、橘核 15g、甘草 8g。适用于寒痰凝结所致结核性睾丸、附睾炎，病程长，久治不愈，除附睾上扪之有不规则硬结，轻度胀痛外，无明显全身症状，舌质红，苔白，脉沉细。

2. **睾丸与附睾硬结坏死化脓方**　川芎 10g、当归 15g、白芍 10g、生地黄 15g、知母 10g、贝母 10g、地骨皮 15g、胡黄连 10g、泽泻 10g、银柴胡 15g、甘草 10g、黄柏 20g、制鳖甲 10g、皂角刺 10g。适用于睾丸与附睾硬结坏死化脓，睾丸与阴囊皮肤粘连，肤色暗红，低热，脉细数。

3. **肾虚痰湿互结方**　党参 15g、白术 15g、茯苓 15g、甘草 6g、川芎 10g、白芍 10g、当归 15g、生地黄 10g、黄芪 20g、肉桂 6g、熟附子 4g、鹿角胶 10g（烊化）、车前子 15g（另包）、泽泻 10g、橘核 15g、陈皮 15g。适用于睾丸附睾硬结化脓，溃后流清稀脓液，形成窦道，经久不愈并伴腰酸乏力，头昏口干，面色萎黄，畏寒肢冷。脉细无力。

第五节　隐　睾　症

隐睾症是睾丸下降异常的总称。睾丸胎儿期由腹膜后下降入阴囊，若在下降过程中停留在任何异常部位，如腰部、腹部、腹股沟管内环、腹股沟管或外环附近则统称为隐睾症，或睾丸未降。睾丸正常下降后腹膜鞘状突近端闭锁，远端开放，形成睾丸鞘膜，故睾丸下降不全者多伴有先天性腹股沟疝。隐睾本身症状并不明显，但其并发症却十分严重，如不及时治疗，预后多不良。

中医称单侧隐睾为"独肾"，双侧隐睾没有类似的名称，有的中医文献把此病归于"天宦"的范畴，论述不多。

一、病因病机

（一）现代医学研究

1. 发病情况　隐睾或睾丸下降不全在未成熟儿中占 9.2%～30%，在成熟儿中占 3.4%～5.8%。Kleint 等（1979 年）复习一些统计资料，在 88562 名患者中，1 岁以后隐睾占 1.2%，另一统计显示在 3612 名小儿中 28 人（0.8%）在满 1 岁时仍有隐睾。这两组数字持续到青春期依然无大变化，说明 1 岁以后睾丸自行下降机会不多。

隐睾可分为单侧或双侧。睾丸可位于腹内、腹股沟管、阴囊上，还可见滑行睾丸。所谓滑行睾丸是指睾丸可被推入阴囊上部，但又立刻回到原处。但它不是睾丸上缩，也不是睾丸异位，因为滑行睾丸的组织结构与隐睾相同，80% 对内分泌治疗有反应，而睾丸异位其结构是正常的。隐睾中 2/3 为单侧，1/3 为双侧。右侧隐睾约占 70%，左侧占 30%。按位置分析，腹内睾丸占 8%、腹股沟管内占 72%、阴囊上方占 20%。无论是单侧或双侧隐睾，由于日后对生育、恶变、扭转的概率以及精神因素等有影响，应早期（10 月龄）治疗。

2. 病因　隐睾症的病因还不清楚，有关推测较多。解剖学因素来考虑，有以下 10 种原因。

（1）睾丸系膜太短，不允许睾丸充分下降。

（2）睾丸系膜与腹膜发生粘连。

（3）睾丸血管发育异常或存在皱褶，从上方牵拉而限制睾丸下降。

（4）精索血管或输精管太短。

（5）睾丸和附睾的直径大于腹股沟管的直径，以致无法通过。

（6）睾丸融合而变得太大，无法下降。

（7）睾丸引带缺如、太短或固定。

（8）提睾肌活动过于剧烈，妨碍睾丸下降。

（9）腹股沟管发育不良，睾丸无法通过。

（10）阴囊发育不良，缺少容纳睾丸的腔隙。

从内分泌因素来考虑，认为睾丸下降需要充足的性激素刺激，尤其是来自母体的促性腺激素。妊娠最后 2 周时，母体促性腺激素大量释放，促使胎儿的睾丸下降至阴囊。如果分泌不足，有可能导致隐睾，但这个观点难以解释单侧隐睾的原因。另一种观点认为是睾丸本身发育不良，一方面造成对促性腺激素刺激不敏感，另一方面睾丸本身的睾酮生产也发生障碍或紊乱，从而形成隐睾。

从遗传因素来考虑，有部分隐睾患者有明显家族史，故遗传因素也许是隐睾发生原因之一。或许还有其他一些原因导致隐睾的发生，预计随着医学水平的不断提高，这些原因会一一明朗化，从而找出有效的防治方法，阻止疾病发生。

3. 病理　隐睾体积明显缩小，高位腹腔型更为严重，比正常睾丸一半还小。睾丸体轻质软，与附睾衔接松弛、分离。在光镜与电镜对照下发现隐睾病儿在 2～4 岁时有精曲小管周围纤维化，间质比例增加及精曲小管退化形成的沙样瘤。从 2～3 岁开始隐睾的精曲小管中精原细胞减少，退行性变突出。单侧隐睾儿对侧已降睾丸的生殖细胞数在正常范围内，但较低。隐睾小儿的睾丸内如无生殖细胞，其性腺激素水平也最低，这支持内分泌因素在隐睾中的重要作用。

青春期前睾丸的生殖细胞数与青春期后的精子细胞数密切相关。青春期前如睾丸内无生殖细胞，行睾丸固定术对生殖功能无益。近年对这类患者应用 Buserelin（黄体素释放素，LHRH 类似物）可能提高生殖细胞数。行睾丸固定术时取活体组织检查不但判断预后，还有指导治疗的意义。小管生育指数（Tubular fertility index）及小管精原细胞数与睾丸位置有关，睾丸位置越高数目越少。虽然腹腔内睾丸在生后 6 月以内，其生殖细胞数在正常范围内，但当青春期前 90% 以上生殖细胞消失。

隐睾患儿小管周围胶原纤维于生后第 2 年增多，第 3 年更为明显，大量的黏多糖沉积加重小管内的病理变化。病变累及间质、精原细胞，应该进行手术治疗，最佳年龄应是 2 岁以前。若为单侧隐睾，则对侧正常睾丸生理功能可代偿性增强，一般仍具备生育能力，但双侧隐睾或对侧睾丸精曲小管异常，则丧失生育能力，性功能与第二性征一般不受影响。

（二）中医学认识

先天禀赋不足，肾气虚弱，天癸不充，致使肾子发育停滞或延迟，不能降入阴囊，形成隐睾。

二、临床诊断

（一）辨病诊断

1. **临床表现** 1 周岁及以上小儿正常状态下直立位，单侧或双侧阴囊内未触及睾丸，或者睾丸停留于腹股沟、阴囊根部。一般情况下，患者的阴囊均发育较差，远小于正常人的阴囊。有部分隐睾患者会发生腹股沟斜疝，主要是睾丸下降不全导致腹膜鞘突不能闭合造成。隐睾的周围温度比阴囊内高 $1.5 \sim 2.0 ℃$，这使得睾丸生精上皮细胞萎缩，阻碍精子发育，造成一部分成年隐睾患者以不育前来就诊。

精索扭转可能是提睾肌收缩过强、睾丸引带发育不良、睾丸移动度过大引起。据统计，精索扭转患者中约 50% 患隐睾症。

睾丸创伤：位于腹股沟处的睾丸，因其位置表浅，且腹股沟后壁比阴囊坚硬而且无弹性，缺乏缓冲性，故易受创伤。

恶性变：隐睾发生恶变的机会多于正常位置的睾丸，为 20 ~ 50 倍。另外，单侧隐睾患者的另一侧睾丸肿瘤的发生率也高于正常人。

精神创伤：阴囊内无睾丸可引起患者精神上的创伤，并有自卑感。

2. **现代仪器诊断**

（1）实验室检查：血浆睾酮和尿 17-酮类固醇正常或降低。

（2）B 超或 CT 检查：可确定睾丸的位置，但其可信度为 80% 左右，有少部分隐睾患者 B 超和 CT 不能确定睾丸的位置，MRI 也不能提高隐睾的发现率。

（3）HCG 试验：外源性 HCG 可引起一部分隐睾患者的睾酮升高数倍，这是鉴别睾丸是否存在的重要依据。

（二）辨证诊断

临床以肾精亏虚型最为常见。单侧或双侧阴囊较小，阴囊内触之无睾丸，常在腹股沟处触及隐睾；或伴有不同程度的发育迟缓，智力动作迟钝，发脱齿摇，耳鸣耳聋，健忘恍惚，腰膝酸软。舌淡苔白，脉沉。

辨证要点：单侧或双侧阴囊较小，阴囊内触之无睾丸，常伴有不同程度的发育迟缓，头晕耳鸣，腰膝酸软。舌淡，苔白，脉沉无力。

三、鉴别诊断

1. 睾丸回缩　由于提睾肌反射或寒冷刺激，睾丸可回缩至腹股沟，阴囊内扪不到睾丸，但待腹部温暖，或局部热熨，睾丸可复出。隐睾则不受温度变化的影响。

2. 无睾丸　阴囊发育不良，空虚无睾丸，无生殖能力，第二性征差，呈宦官型发育，如皮下脂肪丰满、皮肤细、语调高、胡须阴毛稀少、喉结不明显。腹部 B 超及手术探查均无睾丸。多见于遗传性疾病，为染色体异常所致。

3. 腹股沟淋巴结　常与位于腹股沟部的隐睾相似。但淋巴结为豆形，质地较硬，大小不一，且数目较多，不活动，阴囊内睾丸存在。

4. 男性假两性畸形　常合并有隐睾。此外生殖器官有严重畸形，如尿道下裂，阴囊分裂，似女性外阴，但性染色体检查为 XY，B 超及手术探查可发现睾丸。

5. 肾上腺性征异常症　属假两性畸形，其染色体型为 46XX，但肾上腺皮质网状带内分泌异常导致大量睾酮产生，使得小女孩外阴呈男性化发育，但其无男性内生殖器。

四、临床治疗

（一）提高临床疗效的基本要素

1. 及早诊断　据目前研究资料表明，小儿 1 岁后睾丸再入阴囊者比较少见，故胎儿出生后要注意检查阴囊内有无睾丸，若观察到 1 岁小儿阴囊中无睾丸，则应积极治疗。

2. 中西结合　在采用激素或手术治疗的同时，应据患者病情，积极应用中药辨证施治。辨证应抓住先天禀赋不足、肾精亏虚的基本病机，以补肾填精为大法选方用药。

（二）辨病治疗

1. HCG 疗法　关于使用 HCG 的年龄、剂量目前国内外争议较多，一般认为 2 ~ 9 岁时使用较好，2 岁前治疗无效。10 岁后垂体分泌促性腺激素开始增加，再用是无效的。以往认为 HCG 对双侧隐睾合适，但近来通过实践证明单侧隐睾也可以使用，其理由是单侧隐睾大部分也是内分泌失调所致。对于异位睾丸、游走睾丸，解剖异常造成的隐睾以及假两性畸形隐睾者用 HCG 是无效的。治疗剂量以总量 1 万 ~ 2 万 U 为宜，方法为 1500U，肌内注射，隔日 1 次。近年也有学者不建议用 HCG 治疗，主张 2 岁前尽早手术治疗。

2. 手术治疗

（1）睾丸固定术：将睾丸固定在阴囊内，乃治疗隐睾症最主要和最有效方法，大多数患者采用此法治疗获得成功。手术时机选择十分重要，过早可能失去隐睾自行下降的机会，过晚又将影响睾丸的功能，过去主张 2 ~ 5 岁为宜，最迟不超过 6 岁。近年有学者提出宜在

2 岁前就手术治疗，理由是 2 岁后患儿的睾丸组织已经发生病理变化。手术适用于隐睾位于阴囊方或腹股沟区域者。游离后将睾丸连同血管、输精管等一起拖入阴囊固定，如伴发腹股沟疝则一并修复。1978 年 Saha 提出一种睾丸固定术的改良方法，将睾丸置入阴囊后，并不在睾丸组织上做缝合固定，以免损伤睾丸组织，而是做睾丸上方的精索固定，以防止睾丸回缩。

（2）睾丸移植：随着显微外科手术的广泛开展，用自体睾丸移植法治疗高位隐睾获得较好效果。医生别出心裁地将整个隐睾连同它的血管一齐切下，"搬家"到阴囊里，再在显微镜下手术，将睾丸血管小心地吻合在腹壁下动、静脉上，以保证睾丸的血液循环。适用于隐睾位置较高无法下拖或者位于腹腔内或腹膜后等部位，无法拖入阴囊。这种方法 Hodges 于 1964 年首次动物实验成功，1976 年 Silber 和 Machahon 分别成功地应用于人体，目前已较为广泛地开展。

（3）睾丸切除术：适应于隐睾已经萎缩而明显发育不良者。此类隐睾已丧失生精能力，无保留价值，为防止恶变，可施睾丸切除术。

（三）辨证治疗

1. 辨证施治　主要为肾精亏虚型。

治法：补肾益精。

方药：补肾散。熟地黄 15g、山茱萸 12g、枸杞子 15g、怀牛膝 15g、紫河车 3g（另冲）、人参 10g、仙灵脾 10g、巴戟天 10g、补骨脂 10g、仙茅 6g、蜈蚣 1 条、麝香 0.2g（另冲）。

2. 外治疗法　可采用耳针疗法，取双侧内分泌、睾丸穴，留针 20 分钟，每隔 5 分钟行针 1 次，7 天为 1 疗程，2 疗程之间休息 5 天。可用 3 个疗程。

3. 成药及单验方　熟地黄、肉苁蓉、仙灵脾、巴戟天、沙苑蒺藜各 6g，菟丝子 12g，生牡蛎 15g，肉桂 1.5g（后下），蛇床子 4.5g。水煎服，每日 1 剂。顾文华以上方为基础方加减治疗一双侧隐睾的 15 个月小儿，结果服药 50 余剂，左右侧睾丸先后下降至阴囊内。

五、预后转归

隐睾本身没有明显的临床症状，但却有较多的并发症及后遗症，以恶性病变最为严重，故应及时施行手术治疗。其并发症主要有如下几种。

（一）生精功能障碍

隐睾周围温度比阴囊高 1.5~2.0℃，而温度的升高可使睾丸上皮萎缩，阻碍精子发生，因此双侧隐睾是男性不育的显著诱因。Job（1979 年）报告单侧隐睾从生后第 2 年起，对侧正常位置的睾丸也发生损害，即所谓"交感性睾丸病"，并认为可能是单侧隐睾患者在开始阶段就有双侧睾丸发育不全，或隐睾睾丸所产生的抗体、体液因子影响了正常的睾丸，交感性地造成损害，并可引起不育。

（二）腹股沟疝

隐睾并发腹股沟疝者约占 50%，其中腹股沟处隐睾最常见，这是睾丸下降不全而使腹膜鞘突不能闭合所致。一部分病例因嵌顿疝就诊，经检查及手术诊断为隐睾合并嵌顿疝。因此在行隐睾手术时应仔细检查疝的存在，以免遗漏。

（三）精索扭转

为隐睾下端失于固定，或提睾肌收缩过强、睾丸引带发育不良、睾丸的移动度过大等因素使得隐睾发生精索扭转的概率比正常睾丸大得多，国外有人统计精索扭转的患者中约50%患隐睾症。

（四）睾丸创伤

腹股沟内睾丸位置浅表，后壁坚韧无弹性，活动度小，易受挤压、撞击等损伤。

（五）恶性变

隐睾的恶变率较正常睾丸明显增高，为其30~50倍，其中以腹内型隐睾最高，这可能与腹腔内温度高对睾丸造成影响有关。据统计，8%~15%的睾丸肿瘤发生于隐睾，以精原细胞癌最为多见，也有畸胎瘤。有人指出年龄超过6岁的隐睾患者，恶变概率明显增加，所以位于腹内及较大儿童的隐睾宜行睾丸切除术，但仍有恶变可能。另一些学者的报告显示隐睾患者的恶变率与是否手术无直接关系。

（六）睾丸鞘膜积液

个别可出现，停留于腹内。

（七）心理影响

因隐睾、阴囊发育不全，有些患者可产生抑郁和自卑感，怕暴露，对性生殖能力和婚姻问题均有顾虑。

六、预防调护

（一）预防

应从胚胎开始，孕妇应加强营养，适当活动，保持心情舒畅，身心健康，注意用药宜忌，避免接触有害物质，以免影响胎儿发育。

（二）调护

一旦患病，应及早服药治疗，不可乱行挤按，以防损伤睾丸。服药无效时应手术治疗，不可延误时机。

七、研究进展

（一）病因病机

过去一般认为，至少在单侧隐睾，梗阻是睾丸不降的主要病因，但近年来多数学者认为下丘脑-垂体-性腺轴的功能紊乱是发生隐睾的重要原因。此外，有人提出了在隐睾患儿及其母亲体内存在抗促性腺激素细胞的假说，但未被实验所证实，若得以证实，将大大增进对隐睾病因的认识。关于睾丸下降的机制仍是争论的热点，腹内压、睾丸引带牵引和以附睾为动力的学说在睾丸下降理论中占主导地位。但目前对此尚无一致的解释，也许各种因素在睾丸的下降中均有一定作用。

有些学者提出，腹内睾丸在出生时其生殖细胞数量是正常的，因此隐睾之不育属获得性疾病而非畸形或发育不良，未降睾丸最初并不存在先天性异常，此点对决定治疗方案具有重要意义。

过去在 6 岁左右的患者，光学显微镜才能看到隐睾的病理变化，故一般认为手术治疗的适宜年龄为 6 岁左右。随着电子显微镜的应用，在 2 岁患者就已发现隐睾有实质性病变。因此许多学者认为，从隐睾的内分泌与组织学超微结构病变规律来看，应在 1~2 岁隐睾的内分泌功能尚无异常时施行睾丸下降固定术，这样可以使已经轻度受损的组织结构得到恢复或改善。

（二）鉴别诊断

对于腹股沟区域的隐睾，一般通过体格检查即能发现，但对于腹腔内、腹膜后等不能触及的隐睾，则必须借助一些特殊检查方能定位。目前有以下一些方法。

1. 计算机 X 线断层扫描（CT）　采用先进的技术，做睾丸下降径路上的扫描，能发现隐睾。80% 的患者可用此法确定。

2. 超声波检查　在睾丸下降途径上探测，隐睾部位可发现呈实质性平段和伴少许微波的隐睾回声图。如用灰阶超声，可见隐睾外形光滑和均匀细微的弱光点。

3. 睾丸静脉造影　一般采用经股睾丸静脉造影方法，将造影剂自股部静脉注入，观察造影剂显示的静脉沿途，出现睾丸静脉丛样表现的位置即可能是隐睾。此外，睾丸动脉造影、腹腔或腹膜后充气造影、32P 扫描、腹腔镜检查、放射性核素 ^{99m}Tc 检查等也可用于协助诊断。

10 岁以上患者测定血清睾丸酮、促卵泡素（FSH）和促黄体素（LH）可帮助查明双侧隐睾的病因。原发性睾丸功能不全的患者，FSH 和 LH 显著增高，而睾丸酮浓度降低；原发性垂体功能不全的患者（约占 10%）三者均降低。伴有性征或外生殖器异常者，应检查性染色体，并注意可能为某种两性畸形。

在鉴别诊断方面，鉴别儿童患者的隐睾与无睾比较困难，可试用诊断性用药，即每日肌内注射 HCG 2000U，共 5 日，之后检查血清睾酮含量，无睾症睾酮不增高，而隐睾患者却显著增高，用此法确诊为无睾症者可免于手术探查。

有些学者发现继发性隐睾症，即出生时睾丸下降而在儿童期回升的现象确实存在，其准确的发病率仍不清楚，根据 1987 年隐睾诊断和治疗国际讨论会议提供的会议资料，约 5% 回缩性睾丸可在儿童期上升。

大多数学者认为，为了评估生育能力和诊断原位癌以及维持有效的治疗，隐睾的诊断性活检是完全必要的，甚至可以作为常规来进行。

（三）治法探讨

隐睾的治疗意见尚不一致，目的是使睾丸下降到正常位置，以获得生精功能，预防各种并发症，消除精神负担，手术时尚可处理腹股沟斜疝等并发症。可分为激素治疗和手术治疗两类。一般先行激素治疗，如单独应用 LHRH 或与 HCG 联合应用，可改善大多数隐睾的位置，有助于以后的手术治疗。

近年来多数学者认为出生后第 2 年是治疗的最好时机。可先用内分泌治疗，观察半年，若无效即行睾丸固定术。随着显微外科技术的迅猛发展，因幼儿精索血管相对较长，内分泌治疗又可促进睾丸及精索发育，故手术操作并不十分困难，成功率也比以前大有提高。

关于手术方法，过去均为固定睾丸，但效果不理想，回缩率较高，容易发生萎缩，且有分期手术、术后牵拉疼痛、限制体位及活动之弊，现已基本淘汰。目前临床广泛应用的主要有精索固定术、肉膜囊固定法、自体睾丸移植、睾丸切除术及精索血管高位离断术。

精索固定术具有效果可靠、简便易行、一期完成、无术后牵拉痛、不限制体位、可早期离床活动等优点。方法是在牵引精索的情况下把精索外筋膜相间缝合于耻骨结节及两旁的肌膜上，一般两旁各固定2~3针。这样进一步加强了向阴囊方向的牵引作用，同时使牵引力更为均衡，能有效地防止睾丸回缩及防止影响睾丸血运。该方法适应于精索长度能使睾丸降至阴囊的各年龄组及各种类型的隐睾症。

肉膜囊固定法具有精索固定术同样的优点，而且手术更为简便、省时。方法是将睾丸引入阴囊并置于阴囊皮肤与肉膜之间。适应证与精索固定术基本相同，若精索外筋膜不完整、固定不准确，术后睾丸位于阴囊根部，可于精索固定后再将睾丸固定于阴囊底部皮肤与肉膜之间。

自体睾丸移植术适用于各种方法不能使睾丸下降到阴囊的双侧隐睾患者。若为单侧隐睾，对侧有病变者也可行此手术。年龄宜在5岁以上，睾丸动脉增粗一些以后手术才易于施行。若为成人，睾丸萎缩不明显方可。儿童时期手术效果会更好一些。该方法对技术条件要求较高，往往需借助手术显微镜才能完成，故推广有一定困难。

睾丸切除术适用于单侧隐睾明显萎缩、发育不全及有结节和瘢痕或有恶变趋势者。在征得患者与家属同意后将隐睾切除，若同时用一硅胶睾丸放在阴囊内，可对患者起到心理安慰作用。

精索血管高位离断术适用于高位隐睾精索血管蒂较短而输精管较长及睾丸出血试验阳性者。因睾丸血液循环较丰富，有三支动脉供给血液，故结扎睾丸动脉并不影响其侧支循环，睾丸不致缺血。方法是在内环以上尽量高的部位切断精索血管蒂（要在输精管动脉与精索动脉分叉以上），不切断睾丸引带，保护来自腹壁下血管，把睾丸送入阴囊内并加以固定。手术时必须注意两点：一是精索血管必须在尽量高的部位切断；二是不要在远端精索内做分离，以免损伤侧支循环。该方法比较简单，疗效可靠，可补自体睾丸移植术难度大之不足，有利于在基层医院推广应用。

第六节 睾丸鞘膜积液

睾丸鞘膜积液是各种原因使睾丸鞘膜的分泌、吸收功能失常，导致鞘膜囊内积蓄过量液体而形成的病症。该病为鞘膜积液中最常见的类型，也是较常见的男性疾病。据国内报告，鞘膜积液占全部住院患者的1%，占泌尿门诊就诊率的7%；在热带地区，其发病率明显增高，占全部男性住院患者的7.5%~10%。但由于鞘膜积液症状隐匿，只有在体积大、症状重或继发感染时方就医，故其实际发病率远较统计数字为高。鞘膜积液按其解剖部位、形态和是否合并腹股沟疝可分为8种类型：睾丸鞘膜积液、婴儿型鞘膜积液、先天型鞘膜积液、精索鞘膜积液、疝性鞘膜积液、附睾鞘膜积液、腹腔阴囊型鞘膜积液及混合性鞘膜积液；按病程和起病情况可分为急性和慢性2种；按发病时期又可分为原发性（先天性）与继发性

（后天性）鞘膜积液。本节主要论述睾丸鞘膜积液。

中医把此病归于"水疝"范畴，也有的中医书称之为"疡疮"或"偏坠"。

一、病因病机

（一）现代医学研究

1. 病因

（1）原发性鞘膜积液的病因还不很清楚，有的学者认为是先天性鞘膜组织发育异常所致。鞘膜的淋巴系统发育较差，在鞘膜的淋巴组织发育完善前，腹膜鞘状突过早闭合，鞘膜囊分泌的液体不能完全被吸收，积于鞘膜囊内，形成先天性鞘膜积液，待淋巴系统发育完善后多能自行吸收。原发性鞘膜积液在骑士、木工等人群发病率较高，病理检查常显示部分鞘膜增厚，有慢性炎性反应，故多数学者认为此病为慢性炎症引起。

（2）继发性鞘膜积液为其他病变引起，常见病变如下。

1）感染：为最常见的病因。常为结核分枝杆菌、淋病奈瑟菌及各种非特异性细菌如大肠埃希菌、葡萄球菌、链球菌等引起的急慢性附睾炎、睾丸炎、精索炎、鞘膜炎等，腮腺炎病毒感染也可引起。热带地区流行的丝虫病或血吸虫病等寄生虫感染也可损害鞘膜、精索、阴囊的淋巴回流而导致鞘膜积液。

2）损伤：亦为继发性鞘膜积液的常见病因。国外学者报告，6%的鞘膜积液患者有阴囊踢伤、打伤、摔伤及牵拉病史。腹部、腹股沟、阴囊内的外科手术操是近年认识到的病因之一。有报告肾移植术后67%的患者发生鞘膜积液，精索静脉曲张术后为35%，疝修补术后为0.9%~82.28%，附睾切除术、经膀胱前列腺摘除术、腹股沟淋巴结清除术等都可刺激精索和损伤淋巴管引起鞘膜积液。

3）肿瘤睾丸、附睾、鞘膜、精索等部位的癌肿可侵及鞘膜，使其分泌、渗出增多或阻塞淋巴系统而出现鞘膜积液。睾丸肿瘤发生鞘膜积液率为2%~5%。

4）某些全身性疾病如心脏、肾功能衰竭、肝脏疾病等造成水钠潴留、循环淤滞、淋巴回流受阻等也可发生鞘膜积液，多伴有全身组织水肿或腹水。另外，某些阴囊的良性病变如睾丸扭转、睾丸附件扭转、精索静脉曲张等亦可诱发鞘膜积液。

2. 病理 原发性非感染性鞘膜积液为渗出液，呈淡黄色，清亮透明，似血清。液体量从数毫升至数百毫升不等。比重为1.010~1.026，总蛋白含量少于血清，为3%~6%，白蛋白和β球蛋白比值较高。液体含有微量电解质、胆固醇、纤维蛋白原及少数淋巴细胞、多形核细胞、上皮细胞，并偶有精细胞发现。细菌培养阴性。囊壁很薄，自然退缩后仅有3~4mm，内面呈灰黄色，有光泽，光滑而湿润。组织学表现似正常鞘膜，被覆扁平上皮细胞或较低的立方形细胞，其下有少量血管和散在的弹力纤维。有些患者的鞘膜壁上可有纤维斑块，甚至完全钙化。

慢性感染性鞘膜积液的囊壁厚度可为0.5~2cm，甚至达3cm。囊壁内面一般光滑、柔软，也有的很粗糙，高低不平呈结节状或乳头状隆起，衬附一层坏死组织。积液呈淡黄色清亮透明似血清样，也可呈脓性混浊。组织学显示乳头层内膜消失，被覆坏死组织；囊壁为肉芽组织、纤维组织，并有浆细胞、淋巴细胞和单核细胞浸润。若病程很长，则炎症反应可消失，由致密的玻璃样变和纤维组织替代，并可有钙化。

急性感染性鞘膜积液的液体混浊，含有大量的脓细胞、红细胞、淋巴细胞和纤维素，严重时可呈脓性，细菌培养阳性，如有出血则液体可为棕色。此时透光度减弱或不再透光。鞘膜囊内面粗糙，色失泽，附有碎屑和坏死物质，囊壁因急性炎症反应而增厚。急性感染多直接来源于附睾、睾丸或精索的炎症。原发症控制后鞘膜多逐渐变厚，为慢性症状性鞘膜积液。原发性鞘膜积液发生感染后也出现类似过程。

血丝虫病引起的鞘膜积液为乳糜性，液内可找到微丝蚴。血吸虫病引起者则在鞘膜壁和液内可有虫卵沉着。

部分鞘膜积液患者可因积液出现囊内压力增高，增厚的鞘膜阻碍睾丸的血液供应或影响了睾丸温度的调节而导致睾丸萎缩。双侧严重的鞘膜积液可降低睾丸功能，引起男性不育。附睾大亦多有改变，表现为肿大、变硬、结节、萎缩或有急、慢性炎性反应。

（二）中医学认识

1. **感受寒湿** 久坐湿地，或冒雨雪，或寒冬涉水，感受寒湿之邪；或为痰湿体质，复感寒湿之邪，以致寒湿凝滞，结于睾丸而成。

2. **先天不足** 素体禀赋不足，肾气亏虚，气化失司，水液不归正化，聚于睾丸，而成水疝。

3. **脾虚不运** 素体脾阳虚弱，又感水湿之邪；或饮食不节，损伤脾胃，致使脾虚无力运化水湿，水湿停聚，结于睾丸而成水疝。

4. **肝气失疏** 情志抑郁，肝失条达，肝经气滞，疏泄失职，复感寒湿，气滞则水湿内停，下注睾丸而发本病。

5. **外伤、染虫** 睾丸外伤、丝虫感染使血瘀络阻，脉络不通，水液不能正常运行，停聚于前阴而发此病。

二、临床诊断

（一）辨病诊断

1. **临床诊断** 有急性睾丸炎、附睾炎、精索炎、损伤、梅毒、结核等病史，具体介绍如下。

（1）**症状**：起病缓慢，多为单侧发生，以青壮年多见。其症状依囊肿的大小、囊内压高低和有无急性感染而定。原发性鞘膜积液体积小、囊内压力低，无感染时一般无自觉症状，囊内压力增高时可出现胀痛、牵拉或下坠感。肿块大者可影响活动、排尿及性生活。急性感染性鞘膜积液可出现局部剧痛，并可牵扯腹股沟区或下腹部疼痛，常伴有恶心、呕吐等症状。

（2）**体征**：阴囊内囊性肿块呈球形或梨形，伴睾丸下降不全时，表现为腹股沟或耻骨旁的囊性肿块，表面光滑，柔软而有波动感，无压痛，阴囊皮肤多正常，有炎症时可有阴囊水肿和疼痛。囊内压力大时扪之张力大、有弹性。囊壁增厚、钙化时扪之质地不均有结节感或捻发音。肿块不能还纳，与阴囊皮肤不粘连，睾丸、附睾多为积液包裹而不易扪清。阴囊部肿块透光试验阳性，穿刺可抽及液体。巨大鞘膜积液可使阴囊极度增大，致使阴茎内陷。

2. 现代仪器诊断或病原学诊断　对穿刺液体做细菌培养，血吸虫性可查到虫卵，乳糜性可发现微丝蚴。但诊断性穿刺要慎重，急性感染性鞘膜积液不宜穿刺，怀疑睾丸、附睾肿瘤或伴有癌者禁忌穿刺。

会阴部 X 线平片检查可确定鞘膜囊壁有无钙化。鞘膜囊穿刺抽液注入造影剂摄片可检查囊壁是否光滑，睾丸、附睾形态是否正常，超声和放射性核素等检查有助于确定阴囊内肿块是囊性、实性及睾丸、附睾有无病变。

（二）辨证诊断

1. 水湿内结型　阴囊逐渐肿大，状如水晶，不红不热，触之有囊性感，或伴情志不舒、阴囊隐痛，痛无定处。舌淡，苔薄白，脉弦缓。

辨证要点：阴囊逐渐肿大，状如水晶，触之有囊性感，阴囊隐痛，痛无定处。舌淡，苔薄白，脉弦缓。

2. 寒湿内结型　阴囊肿胀，坠感明显，或下腹部不适、活动不便，阴茎隐缩，或阴部寒冷，身重而冷。舌淡苔白，脉沉滑。

辨证要点：阴囊肿胀，坠感明显，阴部寒冷，身重而冷。舌淡，苔薄白，脉沉滑。

3. 湿热蕴结型　阴囊单侧肿大，皮肤色红，灼热，潮湿，睾丸肿痛，或伴全身发热，小便短赤。舌红，苔黄厚腻，脉濡或滑数。

辨证要点：阴囊单侧肿大，皮肤色红，灼热，睾丸肿痛，小便短赤。舌红，苔黄厚腻，脉濡数。

4. 肾虚水滞型　阴囊肿胀，日久不消，阴囊及小腹冷痛，伴腰酸膝软，溲清便溏。舌淡、苔白，脉弱无力。

辨证要点：阴囊肿胀，日久不消，头晕耳鸣，腰膝酸软。舌淡，苔白，脉弱无力。

5. 虫积阻络型　有丝虫病感染史，或见下肢象皮肿，阴囊肿大，皮肤增厚，表面粗糙，失去弹性及收缩力，积液呈米泔水样，面唇部有虫斑。舌淡，体胖，苔白稍腻，脉沉滑。

辨证要点：有丝虫病感染史，阴囊肿大，皮肤增厚，表面粗糙，积液呈米泔水样，面唇部有虫斑。舌淡，体胖，苔白稍腻，脉沉滑。

三、鉴别诊断

1. 睾丸鞘膜积血、鞘膜积糜　表现似有睾丸鞘膜积液，但一般表现为不透光。鞘膜积血常有急性损伤史，阴囊皮肤可出现瘀斑，局部疼痛严重。鞘膜积糜常有阴囊皮肤增厚，表面粗糙，无弹性及收缩力，阴囊增大，腹股沟淋巴结肿大压痛，穿刺检查乳糜积液呈乳白色，常可找到微丝蚴。

2. 精索鞘膜积液　体积较小，可为多囊性，沿精索的走行生长，其下方可触知正常的睾丸及附睾。下牵睾丸或精索时，肿块随之下移。

3. 先天性鞘膜积液　亦称交通性鞘膜积液，为腹股沟管伸入阴囊所致。积液量可随体位改变而变化，平卧时或挤压积液处，积液量可不断减少乃至消失，待直立后，积液量又可逐渐增多。

4. 婴儿型鞘膜积液　阴囊内囊性肿块呈梨形，在腹股沟处逐渐变细，睾丸、附睾、精索均不易触及。外环口处因积液压迫而扩大，不与腹腔相通，积液量与体位无关。

5. 腹股沟斜疝　有阴囊内肿物，但平卧位肿块可还纳，透光试验阴性，咳嗽时有冲击感。叩诊鼓音，偶可闻及肠鸣音，能扪清睾丸及附睾，肿块上方摸不清精索，腹股沟皮下环增大松弛。

6. 精液囊肿　阴囊内有囊性肿物，常位于睾丸后上方，与附睾上极相连，一般体积较小，睾丸可清楚扪及。穿刺囊肿液呈乳白色，镜检内含有精子。

7. 睾丸肿瘤　睾丸弥漫性增大，形态可异常，触之实性感、沉重感，质地坚硬，无弹性，透光试验阴性，检查血清 AFP、HCG 常增高。

8. 睾丸梅毒　也有阴囊内肿块，但睾丸肿大并有结节，梅毒血清试验阳性，有冶游史。

9. 阴囊血肿　有明显外伤史，肿物迅速形成，全阴囊增大，阴囊皮肤有瘀血斑，张力大，压痛明显。

10. 阴囊皮肤水肿　多重病卧床，阴囊呈弥漫性肿大，液体积在阴囊皮肤、皮下，睾丸、附睾正常，多有腹水及下肢水肿。

四、临床治疗

（一）提高临床疗效的基本要素

1. 详查病情、明确诊断　由于阴囊肿块病因繁多，尤其小儿对于体检不配合，本病在诊断上有一定困难，要求医生既要有耐心，又要详细体检，以确定诊断。

2. 分清寒热、明辨虚实　水疝，以寒湿之邪侵犯足厥阴肝经致病者居多，故寒证、实证常见，但后期则可出现本虚标实，虚实夹杂。寒者，以寒湿之邪滞于肝脉而致阴囊坠胀、腰部发冷为特征；热者，为湿热下注肝经而致，以阴囊、睾丸肿痛及全身发热为特征；虚者，因肾阳不足，脾虚失运，以畏寒、面色萎黄、倦怠、阴囊增大、状如水晶为主证；实者，因睾丸外伤、丝虫感染、肿瘤压迫、慢性炎症等出现气滞血瘀，水湿下注，聚而不散，常见阴囊肿大、皮色青紫、触压痛、积液呈米泔水样、舌质紫暗、脉涩等。

3. 分门别类、合理治疗　诊断一旦确定，应首先考虑手术治疗，这是目前各种治疗中效果最肯定的方法。先天性交通性睾丸鞘膜积液者 2 岁内可暂时不做处理，腹膜鞘状突有可能自行闭锁。服用补肾益气的中药增强体质对促进其闭锁有帮助。对继发性睾丸鞘膜积液，分清急、缓及原发病，分别治疗。积液少、发展慢，或不发展、无症状者，也可不做治疗。

（二）辨病治疗

1. 药物治疗　外治为主，合并感染者可口服抗生素。原发性鞘膜积液病程短、积液量少、囊内张力低、无明显症状、无睾丸萎缩及男性不育者不需治疗；合并丝虫感染者，需抗丝虫治疗。

2. 手术治疗

（1）穿刺注射术：可通过药物刺激使鞘膜脏层和壁层黏着而闭塞鞘膜腔或抑制鞘膜过度渗出，达到治疗目的。常用药物有奎宁乌拉坦溶液（盐酸奎宁 12.5g、乌拉坦 6.25g、盐酸普鲁卡因 0.5g、稀盐酸适量，加注射用水至 100ml，pH＝5）、5%鱼肝油酸钠、95%乙醇、乙醚、苯甲醇、碘、明矾、氯仿、酚、升汞、福尔马林以及高渗葡萄糖等，也有的用四环素溶液及654-2溶液，前2种药物刺激反应较小。适应证如下。①原发性鞘膜积液，积液量较少、囊壁薄者。②炎症性鞘膜积液，近1年内无发作史者。③丝虫病或血吸虫病性鞘膜积液。④年老体弱不能耐受手术或不愿接受手术者。交通型、疝型鞘膜积液，以及肿瘤、结核、梅毒引起的鞘膜积液及鞘膜血肿为禁忌证。

穿刺注射疗法可每隔1~2周注射1次，方法简单、痛苦小和费用少为其优点；缺点是复发率较高（约6.1%~25%），且有发热、药物过敏、局部红肿、急性精索炎及睾丸炎等并发症，故注射前一定要明确积液原因，严格无菌操作，注射后严密观察。

（2）鞘膜翻转术：为最常用的手术方法。对较大的鞘膜积液，将大部分鞘膜切除后，翻转至睾丸和精索的后方，鞘膜浆膜面朝外予以缝合，缝合精索部鞘膜时不能过紧，以免阻碍血液循环发生睾丸萎缩。合并腹股沟疝应一并修补。

（3）鞘膜开窗术：鞘膜不做过多的游离，只切除鞘膜前壁的大部。手术简单、创伤小，适用于较大而壁厚的鞘膜积液，但窗口有时会被增生的纤维组织堵塞而导致复发。

（4）鞘膜切除手术：几乎全部鞘膜被切除，复发机会少。手术治疗效果肯定，根治率在99%以上，但有一定的术后并发症。常见的有切口感染、出血、阴囊水肿、精索睾丸损伤、睾丸萎缩等。故手术中应精心操作，严格止血，仔细分离，尽量减少周围组织的损伤，保护精索和睾丸。术中若发现其他病变应予以适当处理。

（三）辨证治疗

1. 辨证施治

（1）水湿内结型

治法：疏肝理气，利水除湿。

方药：五苓散合导气汤。猪苓15g、泽泻12g、泽兰20g、桂枝10g、荔枝核10g、川楝子6g、白术12g、茯苓15g、炙甘草6g。若阴囊寒冷，可加巴戟天、肉苁蓉；若肿大明显、消肿缓慢，可加昆布、海藻等药。

（2）寒湿内结型

治法：温肾健脾，利水散结。

方药：水须汤加减。乌药10g、小茴香10g、荔枝核10g、肉桂6g、槟榔10g、炒牵牛子10g、车前子20g、猪苓20g、泽泻15g、川牛膝15g、泽兰20g、吴茱萸5g。若脾虚、纳呆、面黄乏力，加生黄芪、山药、焦山楂；若阴囊肿硬，加桃仁、红花；若坠胀，加升麻、木香。

（3）湿热蕴结型

治法：清热化湿，利水消肿。

方药：大分清饮加金银花、连翘、蒲公英。金银花20g、连翘15g、蒲公英20g、赤小豆15g、茯苓15g、猪苓15g、泽泻15g、龙胆草6g、栀子10g、车前子25g（另包）。若肿甚，可酌加大腹皮、桑白皮、滑石、冬瓜皮、瞿麦等；若痛甚，酌加延胡索、川楝子、荔枝核、橘核等。

（4）肾虚水滞型

治法：补肾化湿，理气行水。

方药：右归丸合荔枝核汤加减。熟地黄 15g、山萸肉 15g、菟丝子 20g、制附子 10g、杜仲 15g、鹿角胶 10g（烊化）、茯苓 15g、猪苓 15g、荔枝核 10g、橘核 10g、小茴香 6g、乌药 10g、川牛膝 15g、当归 15g、海藻 15g。

（5）虫积阻络型

治法：驱虫通络，化湿利水。

方药：马鞭草汤加减。马鞭草 20g、刘寄奴 15g、川牛膝 15g、赤芍 15g、穿山甲 6g、槟榔 10g、小茴香 10g、萆薢 15g、薏苡仁 20g、苍术 15g、茯苓 15g、焦建曲 10g、生甘草 6g。若血瘀症状明显，可配服大黄蟅虫丸。

2. 外治疗法

（1）针灸治疗

1）取大敦、太冲、气海、三阴交。毫针刺，用泻法，配灸曲泉、水道。留针 15~20 分钟，隔日 1 次，10 次为 1 疗程。

2）取蠡沟穴，进针 5 分钟。八分深，针尖顺经脉循行方向与皮肤呈 15°刺入，平补平泻法，隔日针刺 1 次。若积液吸收较慢，则加刺水道、气海。10 次为 1 疗程。

3）太冲配中极、关元配三阴交两组穴位交替隔日针刺 1 次，不留针。10 次为 1 疗程。

4）取水道穴以艾灸 5~7 壮，每日 1 次，7 次为 1 疗程。

5）灸洗并用取水道穴、气冲穴，交替施穴 20 分钟左右，以局部皮肤红晕或温热灼手，患者能耐受为度。每日 1 次，1 周为 1 疗程。同时用肉桂 6g、煅龙骨 15g、五倍子 15g、枯矾 15g，捣碎加水约 500ml，放药锅内煎煮，水沸后 30 分钟滤出药，待冷却至与皮肤温度相近时将阴囊放入盛药液的容器内泡洗 30 分钟左右，药液过凉可酌加温。每日 1 次，每剂可用 2~3 次，连用 5~8 剂。

（2）药物外治

1）生香附 60g（捣碎）、粗食盐 60g，酒醋炒热布包，频熨患处。

2）万应膏 500g，内加白胡椒 12g、肉桂 24g，研细末调入膏药内，摊布上外贴患处，隔 3 日换药 1 次。

3）枯矾 10g、五倍子 10g，加水 300ml，煎煮半小时，待温时，将阴囊放入药液中浸泡，每日 2~3 次，每次 20~30 分钟。

4）回阳玉龙膏：草乌（炒）、军姜（煨）各 150g，赤芍（炒）、白芷、南星（煨）各 30g，肉桂 25g，研成细末，热酒调敷，亦可掺于膏药内贴之。

5）带须葱一大把，水煎后外熏洗阴囊每日 2~3 次。

6）苏叶枯矾煎：紫苏叶、蝉蜕各 15g，枯矾、五倍子各 10g。将上药用纱布包，加水 1500ml，煎沸 10 分钟。把药液倒入盆内，趁热先熏后洗，至微温时将阴囊放入药液中浸泡，每日 2 次，每次 10~20 分钟。再次用药时，需将药液加至微温。

7）肉桂 6g，煅龙骨、五倍子、枯矾各 15g，上药捣碎加水 700ml 煎煮 30 分钟，滤出药液候温，将阴囊全部放入药液中浸泡 30 分钟，每 2 日 1 剂。

8）鲜棉花籽 100g，炒熟后加水 250ml 煮沸，候温浸洗患处，每日 2 次，7 天为 1 疗程。

9）紫苏叶 50g，加水适量，煮沸 15 分钟后过滤，放入一小容器内趁热先熏，待冷却至皮温，将睾丸放入盛药容器内浸泡 16~20 分钟，每日 1 次，直至积液消失，一般用药 3~10 天后可痊愈。

10）取上肉桂、上冰片各等分，共研末撒于黑膏药（不宜用橡皮膏）上，贴敷患处，1 周换药 1 次。

3. 成药及单验方

（1）成药

1）三层茴香丸：每服 6g，每日 3 次，温开水送下。

2）加味金铃子片：每次 2~3 片，每日 3 次，口服。

（2）单验方

1）小茴香 30g、车前子 30g、食盐 6g，共为细末，每次 6g，温黄酒送下，每日 2 次口服。

2）加味四苓散：猪苓、茯苓、泽泻、橘核、川楝子、海藻各 10g，肉桂、吴茱萸、小茴香各 5g，荔枝核、萆薢各 15g。水煎服，每日 1 剂，分早晚 2 次服用。

3）加味苓桂术甘汤：茯苓 30g，桂枝、白芍各 18g，昆布、海藻各 20g，甘草、红花、桃仁各 10g，川楝子、荔枝核各 15g。水煎服，每日 1 剂，分早晚 2 次服用。

4）三核补中汤：即补中益气汤加橘核、荔枝核、芒果核、白芍、葫芦巴、小茴香、川楝子、茯苓。水煎服，每日 1 剂，分早晚 2 次服用。

5）金钮头汤：金钮头（又称小颠茄）、赤小豆、土茯苓各 25g，荔枝核 8g。体弱者加黄芪 20g，7 岁以下金钮头用量为 15g，病程长且服药 1 个疗程后效果不显著者，可以加甘遂末 2g 冲服，6 周岁以下为 1g。用时将上药洗净，加清水两碗煎至一碗，滤去渣，加入新鲜鸡肉 100~250g 炖汤服（以乌鸡肉最佳），每 3 天服 1 次，3 次为 1 疗程。

6）川楝子、青皮、陈皮、小茴香、地肤子、王不留行、滑石各 10g，白芷 15g。每日 1 剂，水煎分 2 次服，共治 7 例，结果服 5~7 剂后均痊愈。

7）张氏水疝汤：小茴香 10g、生槟榔 5g、乌药 5g、炒牵牛子 3g、车前子 5g、牛膝 5g、橘核 3g、猪茯苓 6g、肉桂 3g、当归 5g、泽泻 5g、赤芍 5g。水煎服，每日 1 剂。脾虚者，加黄芪、山药、焦三仙；阴囊肿硬胀痛者，加桃仁、红花或昆布、海藻；阴囊坠胀痛者，宜加升麻、木香。

8）海藻 30g，昆布 20g，小茴香、泽泻、青皮、赤芍各 15g，附子、肉桂各 10g，茯苓 20g，川楝子 20g。水煎服，每日 1 剂。

9）巴戟天 6g、荔枝核 6g、小茴香 3g、葫芦巴 3g。水煎服，每日 1 剂。

10）小茴香 5g、青皮 9g、鱼腥草 20g、车前子 9g、乌药 9g、川楝子 9g、黄芪 20g、防己 8g。水煎服，分 3 次饭前服，每日 1 剂。适用于小儿鞘膜积液。

（四）名医治疗特色

黄少华以导水茯苓汤治脾肺失和、水湿内停之鞘膜积液，取得了良好效果。方药为：白术 10g，茯苓 20g，猪苓、泽泻、车前子各 10g，六一散 12g，陈皮、厚朴、大腹皮、紫苏、杏仁各 10g。水煎服，日 1 剂。

来春茂用温肾除湿法治疗寒湿水停之鞘膜积液获良效。方药为：熟附子 6g（先煎）、干姜 3g、桂枝 5g、白术 9g、茯苓 12g、小茴香 3g、荔枝核 9g、山甲珠 6g、车前子 9g、薏苡仁 12g、甘草 3g。日 1 剂，水煎，分 2 次服。

舒寿群以加味四苓散治水湿内停小儿鞘膜积液，疗效满意。方药为：肉桂、小茴香、吴茱萸各 5g，橘核、猪苓、泽泻、川楝子、海藻各 10g，荔枝核、草薢各 15g。日 1 剂，水煎，分 3~4 次服用。

五、预后转归

本病为男科常见疾病，治疗若正确及时，大都能痊愈，没有后遗症。但如果失治误治，缠绵不愈，则容易引起积液压力增高、鞘膜增厚而影响睾丸的供血及温度调节，引起睾丸萎缩，如果为双侧病变，则可导致男性不育。

六、预防调护

（一）预防

1. 注意保持阴囊清洁，防止感染。

2. 注意保暖，不宜过劳，保持情绪稳定和良好心态，节制性交，忌食生冷及辛辣食物。

（二）调护

1. 在治疗过程中，应注意休息，减少活动，防止用力负重，用阴囊托带兜起阴囊，以利积液吸收。

2. 若为继发性鞘膜积液，应积极治疗原发病灶，并根据原发病灶的部位而采取相应的预防护理措施。

七、专方选介

肉桂（挫细）、冰片各等分，共研细末，撒于黑膏药（香油、黄丹熬成）上，贴敷患处，1 周换药 1 次，以治愈为度。适用于各类型睾丸鞘膜积液。

丁香、肉桂、干姜、橘核、当归、青盐各 20g，小茴香 30g，炒热装小布袋，外敷于神阙穴处，昼夜更换（注意不要烫伤皮肤）。同时，用小茴香、橘核、草薢、茯苓、车前子各 30g，桂枝、干姜、防己各 20g，水煎洗阴囊，每日 1 剂，早晚各洗 1 次，每次 25 分钟。适用于小儿睾丸鞘膜积液。

紫苏叶、蝉蜕各 15g，枯矾、五倍子各 10g。将上药布包后，加水 1500ml，煎沸 10 分钟，药液倒入盆，趁热先熏后洗，凉至微温时，将阴囊放入药液中浸泡，每日 2 次，每次 10~30 分钟，下次再用药时，将药加至微温。每 3 日用药 1 剂，连用 3 剂为 1 疗程，治小儿鞘膜积液。

丁香 40g 研末过筛备用。患儿脐部及周围洗净擦干后，在脐部放入本品约 2g，盖敷料，胶布固定，隔 2 时换药 1 次，20 天为 1 个疗程。未愈者隔 5~10 天，再行下 1 疗程。适用于小儿鞘膜积液。

威灵仙 15~25g，加水 1000ml，文火煎至 500ml，待温度降至皮温时泡洗患处。每日 2~4 次，每剂可用 2 天，适用于小儿鞘膜积液。

八、研究进展

（一）临床研究

贾斌以肝寒水停论治水疝，症见阴囊肿大如水晶。本病成因为肝经感受寒湿之邪，气机受阻，使水湿停滞不化，聚于阴囊。其治法为舒肝理气、温化利湿，常用柴胡、青皮、荔枝核以舒肝理气，木瓜、白芍舒缓经脉、止痛缓急，助其水湿排泄，小茴香温通走其肝经，知母、五加皮、防己利湿。现代医学认为，睾丸鞘膜积液多为疝气引起，故配合应用补中益气汤加味，提升中气，免使滑脱。治疗2例，均获佳效。所用舒肝行气利湿之剂为：柴胡10g、青皮3g、蒲公英15g、防己9g、木瓜9g、五加皮9g、白芍15g、生甘草6g、小茴香6g、夏枯草9g、知母10g、荔枝核9g、橘核9g。

在囊内注射治疗鞘膜积液方面，以往多采用抽液后注入硬化剂，造成鞘膜内无菌性炎症产生粘连而消除鞘膜积液，常用药物有5%鱼肝油酸钠、奎宁乌拉坦溶液、四环素、无水乙醇、尿素、链霉素等，近期效果较好。采用囊内抽液后注入中成药治疗睾丸鞘膜积液，如冯择等采用抽液后注射消痔灵治疗睾丸鞘膜积液28例、精索鞘膜积液8例，积液量9~170ml，结果1次治疗痊愈29例，2次治疗痊愈6例（治疗间隔时间1个月），35例随访半年无复发；丛得弟等采用抽液后注射川芎嗪治疗36例积液量6~38ml鞘膜积液，31例痊愈（随访6个月至1年，1例复发），近期效果较好，但远期疗效及有无严重副作用还有待进一步研究。最近有人做了一个研究用幼鼠分组，分别取出右侧睾丸，分别用99%乙醇、30%尿素、5%四环素溶液、生理盐水，浸泡5分钟，然后放回阴囊，缝合伤口，术后同等条件喂养2个月，然后称取右睾重量，测量睾丸体积，分别对照，结果发现，经乙醇或四环素或尿素浸泡5分钟后的睾丸表面明显发白，血管显露不清晰，搏动消失，失去正常的柔韧性，其中以乙醇组最明显，附睾组织也有变化。生理盐水组无明显变化；喂养2月后，乙醇、尿素、四环素组睾丸平均重、体积明显小于生理盐水组，经统计学处理（t 检验）$P<0.01$。组织学改变：光镜下可见乙醇、尿素、四环素组均有不同程度的睾丸被膜及精曲小管基膜增厚、生精上皮细胞空泡变性等。最大耐受量（MTD）、生精上皮细胞层数（CMSE）、生精上皮功能状况（SSE）等与生理盐水组比较亦有显著至极显著差异。该文通过对照，认为上述药物可造成如下结果。①睾丸表面蛋白凝固，妨碍了睾丸的正常生长发育。②这些药物均有较强的致炎性作用，可造成睾丸组织损害，影响睾丸血供，进一步限制了睾丸的生长发育。③其中一些药物有较强的脱水作用，造成睾丸组织的损害。该文作者根据上述结果认为，鞘膜囊内注射（上述）药物，虽可治愈鞘膜积液，但对幼鼠睾丸的生长发育造成了相当严重的损害。因此，认为小儿鞘膜积液不宜采用鞘膜囊内注射药物治疗，以免造成不可挽回的睾丸损害。

由于单纯地采用内治或外治疗效不够理想，许多学者提出了内外合治、灸洗并用等方法，如有人用小茴香、黄柏、苦参、滑石各15g，红花、莪术、王不留行各9g，水煎内服。风寒而致者去黄柏、苦参，湿热所致者去乌药、小茴香。外用八角茴香7粒、大枣7枚（去核），研细末，炼蜜去沫加入药粉和成厚1cm、直径5cm的药饼贴于肚脐上，用胶布固定；另以小茴香、屋梁上老尘土各50g，和匀装入长13cm、宽10cm的旧布袋内，熨热敷于睾丸上，每次反复热熨 20 分钟，每日 1 次。共治疗 36 例，全部治愈。郭氏取荔枝核、橘核、桃仁、水蛭、昆布、海藻、苍术、薏苡仁、木通、车前子、小茴香、肉桂为基础方加减，水煎，每日 1 剂，分 2 次服。红肿发热者，加蒲公英、金银花、连翘、栀子；疼痛明显者，加川楝子、延胡索。外用五倍子、肉桂、蛇床子各等分，共研细末，米醋加温适度调匀敷患处，每日换药 1 次，治疗小儿睾丸鞘膜积液也取得很好疗效。

（二）评价及瞻望

睾丸鞘膜积液的诊断和治疗方法目前已经相当成熟，但针对如何更简捷有效、如何减少并发症，仍然可以有所作为。

第七节　睾丸外伤

睾丸在外界因素的作用下发生损伤，称为睾丸外伤，也叫睾丸损伤。睾丸体积小，深藏于阴囊内，活动度大，表面又有坚韧的白膜保护，还受躯干、肢体保护，故损伤机会很少。交通事故、工农业劳动中的撞击、运动场上的竞技，以及玩耍或斗殴时踢伤等直接暴力，可将睾丸挤于耻骨联合、耻骨弓或大腿内侧而造成损伤，此外枪击及手术不慎也可造成睾丸损伤。按损伤程度分为睾丸挫伤、破裂或脱位，偶见睾丸刺伤、贯通伤、切伤及咬伤等。

睾丸损伤常伴有阴囊或邻近组织损伤，属中医"跌打损伤"。

一、病因病机

（一）现代医学研究

1. 病因及分类

（1）闭合性损伤：多见于平时，为直接暴力引起，如挫伤、踢伤、挤压伤、捏挤和撕拉伤等。伤时阴囊睾丸多悬空，或被挤压固定于耻骨或大腿间，轻则组织破损，重则睾丸破裂。

（2）开放性损伤：战时、平时都可发生。子弹、弹片贯通阴囊睾丸，或刺伤、切割、车祸碾压、轮带撕脱阴囊阴茎皮肤导致睾丸开放性损伤。或有个别精神病患者相互咬伤，或在打架斗殴时被对方咬伤阴囊睾丸。此类损伤范围大，常涉及邻近组织。

（3）医源性损伤：在进行附睾切除术、腹股沟疝修补术、巨大鞘膜积液翻转术、精索内静脉高位结扎术及睾丸固定术等手术时，如分离不慎、盲目结扎，均可造成睾丸动脉的损伤，导致睾丸供血不足，睾丸部分或完全性萎缩。

2. 病理　损伤不严重时，睾丸轻度水肿，有时伴少量出血。严重时睾丸可完全破裂，常合并感染，最后导致睾丸萎缩，影响精子生成。睾丸出血、胀大、张力增加，可引起剧烈疼痛，甚至导致疼痛性休克。

（二）中医学认识

多系跌打损伤，睾丸或阴囊之血络破损，血液郁积而成；或因手术不慎，损伤睾丸脉络，日久瘀血凝滞，络脉痹阻，睾丸失于濡养，则可引起萎缩。

二、临床诊断

（一）辨病诊断

1. 临床表现

（1）挫伤：多为直接踢、挤或高处坠落、骑跨伤造成。常有恶心、剧痛，疼痛向股部和腹部放射，并可引起痛性休克。多有阴囊瘀血斑，睾丸肿胀。因坚固的白膜限制，内压过高，加重睾丸损害，疼痛剧烈。体检可触及坚硬的睾丸，压痛明显。

（2）开放性损伤：为挤压、子弹、弹片等直接损伤所致。可造成部分睾丸组织缺损，最严重的是伤及睾丸的主要动脉，引起活动性出血或巨大血肿，导致睾丸萎缩或坏死。可能遗留阳痿、性功能障碍等合并症。

（3）睾丸破裂：一般为开放性损伤所致，睾丸组织外露。钝性损伤导致睾丸破裂较少。wesson 认为若使睾丸破裂需 50kg 外力。当睾丸有肿瘤时，外力较轻亦能引起破裂。主要表现是伤后剧痛，甚至发生昏厥、呕吐，随即阴囊瘀血、肿胀，检查时阴囊触痛明显，并可触及肿块，睾丸轮廓不清。

（4）睾丸脱位：外伤性睾丸脱位是指睾丸被挤压到阴囊以外的部位，常为会阴部钝性外力挤压所致。睾丸脱位所在位置取决于暴力大小、方向、性质及局部解剖薄弱环节等情况。内脱位可以移到腹股沟管、股管、会阴部等处的皮下。临床表现为外伤后会阴部剧痛，检查发现阴囊空虚，而在脱位睾丸处有触痛，并扪及睾丸状的肿物。

（5）睾丸扭转：除致伤因素外，睾丸扭转可能与解剖学畸形有关，如过分宽大的睾丸鞘膜囊、睾丸下降不全等。扭转以下部分首先发生充血和出血性梗塞。由于提睾肌痉挛紧张，睾丸被牵拉回缩，外伤后睾丸扭转起病突然，有时暴力并不严重而疼痛剧烈，局部迅速水肿，睾丸可以被牵引提高到腹股沟管皮下环处。局部肿胀，明显压痛，触及睾丸状肿物，有助于诊断。本病需与绞窄性腹股沟疝鉴别。

2. 现代仪器诊断或病原学诊断　一般睾丸外伤依靠外伤史、局部压痛、阴囊睾丸肿胀即可明确诊断，但对睾丸破裂的诊断较困难。有人提出直接睾丸造影法，将 76% 泛影葡胺 3ml 与利多卡因 2ml 混合后，向患侧睾丸实质内注入 2ml，以缓和造影剂注入时疼痛，注入时间为 15 秒钟，而后直接造影，可得 100% 睾丸破裂的明确诊断。国外学者报告用同位素扫描也可发现睾丸破裂。此外，阴囊睾丸 B 超对诊断也很有价值。

若为开放性损伤引起感染，可见体温升高，血常规检查白细胞总数与中性粒细胞计数均升高。

（二）辨证诊断

1. 络伤血溢型（初期）　阴囊肿胀疼痛、皮肤青紫瘀血，睾丸肿大坚硬，疼痛剧烈，或伴恶心、呕吐、发热等症状。舌质紫暗或有瘀斑，脉弦涩。

辨证要点：阴囊肿胀疼痛，皮肤青紫，疼痛剧烈。舌质紫暗，脉弦涩。

2. 血脉瘀滞型（晚期）　睾丸肿硬，疼痛不剧，阴囊肿胀减轻，囊壁增厚，内有肿块形成时有隐痛，会阴部不适。舌质紫暗或有瘀斑，脉涩。

辨证要点：阴囊肿硬，疼痛不剧，阴囊肿胀减轻，囊壁增厚。舌质紫暗或有瘀斑，脉涩。

三、鉴别诊断

1. 精索损伤 有外伤及手术史，局部疼痛剧烈，可放射到下腹部、会阴部及腰部等。仅有阴囊坠胀不适，精索增粗，触痛明显，睾丸正常，一般没有触痛，但后期可有睾丸萎缩或男性不育。超声多普勒显示患侧睾丸血流声减少或放射性核素扫描显示伤侧睾丸血流灌注减少。

2. 阴囊损伤 有外伤及手术史，但阴囊症状严重，皮肤青紫，胀痛伴触痛，行走时有坠痛感。阴囊迅速肿大，形成肿块，大小不一，光滑，开始为囊性感，如形成血肿则张力增大，血肿机化后可形成硬块。睾丸正常，但如果阴囊损伤严重也可引起睾丸损伤。

四、临床治疗

（一）提高临床疗效的基本要素

1. 正确施治 睾丸外伤程度不同，治疗方法也各异。严重的睾丸外伤必须立即手术，否则会贻误治疗时机，造成严重的后果。

2. 及时诊疗 治疗方式一旦确定，应迅速实施，因为某些情况下患者的一般状况较差，要尽快地给予一些辅助治疗，改善患者的全身状况，为下阶段的治疗奠定基础。

3. 中西结合 根据患者的具体情况适当配以活血通络、止痛散结的中药外敷或内服，中西互补提高疗效。

（二）辨病治疗

1. 药物治疗

（1）损伤严重伴有休克者，应先按休克处理。

（2）口服镇痛剂，如去痛片，每次 1 片，每日 3 次；或肌内注射镇痛剂，如罗通定，60mg，每日 2~3 次。

（3）应用抗生素，防止继发感染。如口服头孢氨苄胶囊，每次 0.5g，1 日 3~4 次；或肌内注射青霉素，每次 80 万 U，1 日 2 次。

2. 手术治疗 开放性损伤需及时行清创缝合术，当有较大的阴囊血肿或鞘膜积血时，应尽早手术探查。国外学者报道，在睾丸钝性损伤中，睾丸破裂的发生率为 48%，用保守疗法处理睾丸挫伤或破裂的失败率为 45%。在晚期的手术探查中，有 45% 要做睾丸切除，而在早期做探查手术，仅 9% 要做睾丸切除，并可较快地恢复睾丸的正常功能，减少术后睾丸萎缩。因此多数学者主张，不论何种外伤所致的阴囊血肿，都应手术探查睾丸是否破裂，尽可能保存损伤的睾丸。若不及时处理，血肿压迫很容易导致睾丸萎缩，并可能成为睾丸肿瘤的诱因。手术中对坏死组织必须清除，脱出的有活力的睾丸组织要纳入睾丸内，并用 3/0 铬制肠线将睾丸白膜裂口缝合。如睾丸白膜部分缺损不能直接缝合，可用游离的睾丸鞘膜予以覆盖。若睾丸血运已丧失而无法保留，可将睾丸移植于腹直肌内。若遇睾丸脱位，则应手术复位做睾丸固定。因手法复位效果不够满意，应以手术复位为主。睾丸已发生萎缩导致继发男性性腺分泌不足时，可用激素治疗。附睾损伤常与睾丸损伤合并发生，除手术探查外，很难做出正确诊断，处理与睾丸损伤基本相同。

（三）辨证治疗

1. 辨证施治　本病早期出血肿胀明显，故应以止血化瘀、消肿止痛为主，常用药有三七、蒲黄、花蕊石、大蓟、小蓟、侧柏叶、茜草、乳香、没药、延胡索、川楝子等；晚期瘀血不消，血肿机化，形成肿块，故以活血化瘀、通络散结为主，常用桃仁、红花、当归、赤芍、穿山甲、落得打、牡丹皮、刘寄奴、牡蛎等药。

本病主要分早、晚两期两型论治。

（1）络伤血溢型（初期）

治法：止血化瘀，消肿止痛。

方药：常用十灰散合花蕊石散加减。花蕊石15g，生炒蒲黄各10g，三七5g（另冲），茜草根15g，血余炭15g，大蓟、小蓟各15g，大黄10g，醋延胡索20g，川楝子10g，侧柏叶12g。有化热趋势者，可加蒲公英、金银花、黄柏、生地黄以清热凉血；出血已止可去大蓟、小蓟、侧柏叶、血余炭等药，加当归、赤芍、川芎、红花等药，以增加活血化瘀之力。

（2）血脉瘀滞型（晚期）

治法：活血化瘀，通络散结。

方药：复元活血汤合桃红四物汤加减。当归尾15g、丹参30g、赤芍15g、桃仁12g、川芎10g、炒穿山甲10g、泽兰30g、川牛膝15g、柴胡6g、王不留行20g、牡蛎30g。若气虚明显，可加黄芪、党参等益气之品；若阴囊觉冷，加小茴香、肉桂、乌药等以温经散寒。

2. 外治疗法

（1）药物外治

1）治伤散或三七粉适量，冷开水调敷患处，每日换药2次。适用睾丸外伤初中期。

2）云南白药适量，掺撒伤口或用冷开水调敷患处，每日1~2次。适用于睾丸损伤初期。

3）落得打、红花、生半夏、骨碎补各10g，甘草6g，葱须15g，水1000ml煮沸，加醋100ml，再煎煮，熏洗患处，每日2~3次，每次10~15分钟。适用于睾丸血肿机化期。

（2）理疗

超短波、频谱治疗仪、紫外线、远红外线等方法均可酌情使用。

3. 成药及单验方

（1）成药

1）云南白药：重者先服"保险子"1枚，以后每服1g，每日3次，温开水调服。适用于睾丸损伤出血者。

2）十宝丹：每服2g，每日2次，用好陈酒调和，温开水送下。

3）跌打丸：每次1丸，每日2~3次，温开水送下。

4）血竭胶囊：每次4粒，每日3次，口服。

（2）单验方

1）琥珀粉3g，每日2次，蜂蜜调服。

2）三七伤药或治伤散，每服1.5g，每日2次，黄酒调服。

3）活血散瘀汤：当归尾、赤芍、桃仁、酒炒大黄各6g，川芎、苏木各5g，牡丹皮、麸炒枳壳各 3g，槟榔 2g。水煎服，每日 1 剂。适用于睾丸损伤晚期，血肿机化、肿硬不消者。

五、预后转归

本病的转归及预后与损伤程度、治疗是否正确及时、护理是否得当、患者体质等有很大关系。若损伤不重、治疗及时正确、护理得当、患者体质较强则可较快痊愈，不影响睾丸功能；反之则缠绵难愈，甚至导致睾丸萎缩引起男性不育。

六、预防调护

（一）预防

1. 劳动或运动时应注意安全，防止损伤阴囊睾丸。

2. 异位睾丸，尤其是外置外露且固定的睾丸易遭受外力打击，这些患者应尽早行睾丸复位手术。

（二）调护

1. 损伤初期应卧床休息，局部冷敷，用阴囊托抬高阴囊。晚期可热敷或理疗，以加速睾丸血肿的吸收。

2. 在做腹股沟疝修补术及阴囊睾丸等手术时，应仔细分离，谨慎结扎，彻底止血，防止损伤精索及睾丸动脉，以免影响睾丸血运。

第八节 睾丸萎缩

睾丸萎缩是遗传因素影响，或某些疾病损伤睾丸，致使睾丸发育不良的病症。有先天性和继发性之分，先天性较少见，可见于某些遗传性疾病、染色体异常、先天性畸形等；后天性较多见，如睾丸外伤、扭转、炎症、肿瘤，以及放射线照射、流行性腮腺炎及脑垂体病变等均可引起睾丸萎缩。

中医没有类似病名与病症的记载。睾丸俗称"卵子"、"肾子"，睾丸萎缩既是病名，又是临床症状，今称为"子萎"。

一、病因病机

（一）现代医学研究

1. 病因

（1）遗传性疾病、先天性畸形：某些遗传性疾病如染色体异常的克氏综合征，Tuner 综合征，或者是性分化异常的男性真两性畸形和假两性畸形，还有异位睾丸等先天性畸形都可引起睾丸发育不良而萎缩。

（2）隐睾、局部温热及放射线的影响：隐睾、长期接触热源（如高温车间、浴室工人及经常接触红外线、微波、热吹风等）或长期接触放射线都可使睾丸精曲小管受损，睾丸发生萎缩。

（3）损伤、手术及局部压迫：外力导致睾丸损伤，或手术不慎损伤睾丸血管，影响睾丸血运，引起睾丸萎缩；或因睾丸鞘膜积液、进入阴囊内的腹股沟疝、阴囊脂肪过多症或阴囊象皮病等长期压迫睾丸，睾丸供血不足则发生萎缩。

（4）腮腺炎性睾丸炎：青春期后患腮腺炎很容易并发睾丸炎，据统计发病率为15%～30%，腮腺炎病毒能使睾丸的生殖上皮细胞及精原细胞退变，最终导致睾丸萎缩。

（5）内分泌异常主要有以下4种。①下丘脑功能异常：主要为Kallman综合征，系下丘脑不能分泌促性腺激素所致。促性腺激素（GnRH）停止释放导致垂体不分泌LH和FSH，睾丸难以正常发育。此类患者还可能伴有身体其他部分的缺陷，如隐睾、唇裂、腭裂等。②垂体功能异常：垂体肿瘤、颅底骨折合并垂体损伤、手术或放射线治疗等皆可导致垂体功能不足，使FSH和LH分泌减少，精曲小管变细，睾丸小而软。③甲状腺功能低下：可降低垂体促性腺激素的分泌功能，引起睾丸萎缩。④肾上腺功能亢进：如肾上腺皮质增生或肿瘤，分泌大量皮质醇，反馈抑制垂体功能，可使阴茎缩小、睾丸萎缩。

（6）营养缺乏：维生素对睾丸的正常发育很重要。缺乏维生素A可导致生精细胞发育不全，维生素B又为垂体功能所必需，维生素E（又名生育酚）与生殖功能有关，缺乏可致睾丸萎缩。

（7）慢性全身性疾病：如糖尿病可引起血管病变，影响睾丸血运，使睾丸发生萎缩；慢性肾功能衰竭可致内分泌功能降低，导致睾丸萎缩；病毒性肝炎或肝硬化可影响体内雌性激素功能，使睾丸萎缩。此外，患高热疾病或长期高热也可使睾丸萎缩。

（8）药物影响：多种抗肿瘤药物、雌性激素、某些降血压药、棉酚等都可导致精曲小管萎缩，睾丸变小，影响生精功能。

（9）精索静脉曲张：可引起睾丸局部温度升高，压力增加，毒性物质逆流进入睾丸，局部缺氧及内分泌功能紊乱等，严重时可导致睾丸萎缩。

2. 病理　主要表现为睾丸生精上皮和间质细胞发育障碍，睾丸表现为缩小和柔软，睾丸组织萎缩或一部分纤维化；在进入青春期后，睾丸不呈现生精功能，或生精功能极度低下，精曲小管发生透明样变性。

（二）中医学认识

1. 天癸不充　先天禀赋不足，肾气亏损，天癸不充，睾丸失于濡养，发育不良，形成子萎。

2. 阴津亏损　先患子痈或卵子瘟，阴津已伤，余邪未尽，阻于外肾，睾丸乏于润泽，可导致子萎。

3. 瘀阻经脉　跌打损伤或手术不慎，睾丸受损，瘀血阻络，气血不通，睾丸失于濡养，逐渐萎缩。

4. 肝郁不舒　情志不舒，肝气郁结，疏泄不利，血脉瘀滞，不能荣于肾子，睾丸日渐萎缩。

二、临床诊断

（一）辨病诊断

1. 临床表现

（1）症状：睾丸萎缩既为病名，又为临床体征，一般没有明显的症状，有的睾丸轻度胀痛或有性功能障碍。

（2）体征：本病见于成年男子，可见一侧或两侧睾丸萎缩，形小质软，亦有质地偏硬，轻微压痛；或伴有阴茎短小、阴毛稀少等第二性征发育不良的体征。

2. 现代仪器诊断　精液化验呈少精、弱精或无精，睾丸活检可见精曲小管退行性变，上皮细胞萎缩。染色体检查、B超检查、性激素测定或CT检查可见异常。

（二）辨证诊断

1. 肾精不足型　有遗传病史或内分泌异常病史。症见睾丸萎缩，精液稀薄或量少，身材矮小，毛发早白，或发脱齿摇，健忘恍惚，耳鸣耳聋，或阳痿。舌质淡红，苔白，脉形短尺弱。

辨证要点：睾丸萎缩，精液稀薄或量少，毛发早白，头晕耳鸣，腰膝酸软。舌质淡红，苔白，脉沉弱。

2. 气阴两伤型　有睾丸炎或腮腺炎性睾丸炎病史。证见睾丸萎缩，心悸易汗，口渴喜饮，气短懒言，不思饮食。舌质红，舌体胖，边有齿痕，苔白，脉细数无力。

辨证要点：睾丸萎缩，口渴，心悸易汗，神疲乏力，气短懒言。舌质红，舌体胖，边有齿痕，脉细数无力。

3. 瘀血阻络型　有睾丸外伤、手术或扭转史。症见睾丸萎缩，阴囊皮肤紫暗，小腹坠痛，阴部发凉，口淡不渴。舌质紫暗或有瘀点瘀斑，脉沉涩。

辨证要点：睾丸萎缩，阴囊皮肤紫暗，少腹疼痛，阴部发凉。舌质紫暗或有瘀点瘀斑，脉沉涩。

4. 肝郁气滞型　有肝病史或精索静脉曲张病史。症见睾丸萎缩，阴囊皮肤颜色晦暗，或隐痛作胀，胸闷不舒，胁肋胀痛。舌质淡红，苔薄白，脉沉弦。

辨证要点：睾丸萎缩，少腹或睾丸坠胀疼痛，胁肋胀痛，善叹息。舌淡，苔薄白，脉沉弦。

三、鉴别诊断

本病主要与某些遗传性疾病相鉴别，这些疾病也是导致睾丸萎缩的原因之一，可参考相关章节。

四、临床治疗

（一）提高临床疗效的基本要素

1. 全面体检、确定病因　睾丸萎缩不是一个独立的疾病，而是许多疾病所导致的共同临床表现，因而不可以偏概全，先入为主。应该详细询问发病经过，对患者进行全面的体格检查以及完备的实验室检查来确定发病的原因，以便采取针对性治疗。

2. 权衡利弊、因人施治　许多睾丸萎缩是先天性疾病和内分泌失调所引起，可谓牵一发而动全身，应综合考虑各种因素的相互影响，慎重施治，千万不可为治疗睾丸萎缩而造成其他方面的损伤或者仅有一时作用而又破坏了内分泌的稳定。

3. 病证结合、中西互补　睾丸萎缩不外虚、实两端，虚者为肾精亏损，气阴两伤；实者为瘀血内阻、肝气郁滞。临证当详辨，以正确施治。针对不同病因所致的病理改变，加减中药，或并用西药施治。如精索静脉曲张所致者，应加活血通络之品，或配以手术；内分泌因素所致者，当加用补肾之品，或配以激素治疗，以中西医互补，提高疗效。

（二）辨病治疗

1. 药物治疗

（1）激素治疗

1）人绒毛膜促性腺激素（HCG）1000~2000IU，每周1次，肌内注射，连续8次。

2）人绝经促性腺激素（HMG）150IU，肌内注射，每周3次。

3）口服十一酸睾酮，80mg，每日2次。

（2）维生素治疗：维生素A 2.5万U，每日3次，口服；复合维生素B，2片，每日3次，口服；维生素C 100~200mg，每日3次，口服；维生素E 50mg，每日2次，口服。

（3）精氨酸1g，每日1次，口服，2~3个月为1疗程。

（4）谷氨酸2~4g，每日1次，口服。

2. 手术治疗 如经内科治疗无效、萎缩睾丸有恶变趋势者，应予以手术切除。

（三）辨证治疗

1. 辨证施治

（1）肾精不足型

治法：补肾益精。

方药：五子衍宗丸加味。菟丝子25g、枸杞子15g、覆盆子15g、车前子15g（另包）、鹿角胶10g（烊化）、熟地黄20g、山萸肉15g、仙灵脾15g、巴戟天12g、仙茅10g、丹参20g、蛇床子15g。

（2）气阴两伤型

治法：益气养阴，补肾填精。

方药：生脉饮加味。太子参20g、麦冬15g、五味子15g、黄芪20g、菟丝子20g、鹿角胶19g（烊化）、熟地黄15g、生山药15g、紫河车3g（另冲）、山萸肉15g。

（3）瘀血阻络型

治法：活血化瘀，温经补肾。

方药：少腹逐瘀汤加减。当归尾15g、桃仁12g、红花15g、乌药6g、地龙12g、菟丝子20g、枸杞子15g、仙灵脾15g、鹿角胶10g（烊化）、肉桂6g、丹参20g、川牛膝15g。

（4）肝郁气滞型

治法：疏肝解郁，活血通络，补肾益精。

方药：柴胡疏肝散合桃红四物汤加减。柴胡10g、当归尾15g、白芍15g、茯苓15g、炒白术12g、红花12g、菟丝子20g、栀子15g、紫河车3g（另冲）、巴戟天15g。

2. 外治疗法

针灸治疗：①选穴：双侧达至穴（在翳明、风池两穴连线上近风池穴1/3处）。方法：毫针平补平泻，隔日1次，10次为1疗程。②选穴：足三里、三阴交、血海。方法：毫针平补加灸，10次为1疗程。

3. 成药及单验方

（1）成药

1）三鞭胶囊：每日 1 次，每次 2 粒，晚上服用。

2）复方玄驹胶囊：每次 3 粒，每日 3 次，口服。

3）五子衍宗胶囊：每次 3 粒，每日 3 次，口服。

4）胎盘胶囊：每次 2 粒，每日 3 次，口服。

5）巴戟口服液：每次 10ml，每日 3 次口服。

6）血府逐瘀口服液：每次 10ml，每日 3 次，口服。

（2）单验方

1）米粥油，每晨空腹服 1 小碗。

2）益精丸（黄芪、党参、何首乌、肉苁蓉、熟地黄、白术、枸杞、山萸肉、车前子、芡实、五味子、山药、菟丝子等，共为细末，炼蜜为丸，每丸重 10g）、强肾丸（当归、白芍、蜈蚣、阳起石、泽泻叶、韭菜子、仙茅、覆盆子、山萸肉、巴戟天、钟乳石等，共为细末，炼蜜为丸，每丸重 10g）早晚各服 1 丸，白开水送服。据李学方等报道，用上述药丸治疗一垂体性侏儒症患者，其第二性征缺如，阴茎、睾丸小如 2~3 岁男童，服药半年多，出现第二性征，阴茎睾丸发育正常，精液检验各项指标也正常，2 年后其配偶妊娠。

3）蛇床子 20g、紫河车粉 3g。先用蛇床子煎汤，冲服紫河车粉。

五、预后转归

本病病因复杂，病程较长，治疗比较困难，尤其是先天性睾丸发育不良，基本上没有治愈的希望，大多不育。对于继发者，若能及早明确病因，正确施治，极少部分可以治愈。

六、预防调护

（一）预防

1. 睾丸萎缩一旦发生，很难治愈，故应重在预防。先天性者应重在孕妇保健，优生优育，注意用药禁忌，加强营养，患者避免接触放射线及化学性致畸物质。继发性者则应重在保护睾丸，防止外伤，远离诱发睾丸萎缩的各种因素如温度、压力、放射线、药物等，加强营养，注意锻炼身体，增强体质，防止腮腺炎病毒感染。

2. 禁食棉籽油，少食辛辣煎炒及油腻食物，少吸烟饮酒。

（二）调护

1. 轻度或一侧睾丸萎缩者，应积极、耐心、长期地进行治疗，并注意避免继续损伤的各种因素。

2. 对不可逆的睾丸萎缩，应做好患者及家属的思想工作，尽量维持性功能，对有生育要求的夫妇，可用人工授精等方法解决生育问题。

3. 对萎缩睾丸，不宜轻易切除，双侧更应慎重，以免影响患者心理状态，但需注意随访，防止恶变。

第九节 睾丸肿瘤

睾丸肿瘤较少见，大多数为恶性。其发病率约占男性所有恶性肿瘤的 1%，占男性泌尿生殖系肿瘤的 9.5%。发病年龄多在 20~40 岁之间，正值性功能最活跃时期，因其恶性程度高，为男性青壮年因癌死亡的主要原因之一。

睾丸肿瘤以单侧多见，可分为原发性和继发性两大类。原发性睾丸肿瘤包括起源于睾丸组织本身和睾丸鞘膜的肿瘤。睾丸本身发生的肿瘤可分为睾丸生殖细胞性肿瘤和非生殖细胞性肿瘤两类，其中以睾丸生殖细胞性肿瘤多见，占全部睾丸肿瘤的 95% 以上；非生殖细胞性肿瘤较少见，占全部睾丸肿瘤的 5% 左右。继发性睾丸肿瘤则罕见，多数在因恶性肿瘤广泛扩散而死亡的患者的尸解中发现，多由恶性淋巴瘤、前列腺癌、肺癌、恶性黑色素瘤转移而来。本节主要论述原发性睾丸肿瘤。

中医没有类似病名或病证的记载，根据中医把肿瘤称为"岩"的习惯，有的学者撰名为"子岩"。

一、病因病机

（一）现代医学研究

1. 流行病学 睾丸肿瘤并不常见，仅占全身恶性肿瘤的 1%。根据世界各地的统计资料，睾丸肿瘤的发病有地区和种族差异，如北欧丹麦发病率较高，为 3.2/10 万，美国、英国次之，为 2.1~2.3/10 万，中国较低为 1/10 万，非洲乌干达最低，只有 0.09/10 万。近年来，有些国家睾丸肿瘤有增加的趋势。

2. 病因

（1）先天因素

1）隐睾：在正常人群中，隐睾的出现率约为 500 人中 1 人。隐睾患者发生睾丸肿瘤的概率比正常人高 20~40 倍，其原因不仅在于睾丸本身，还与局部温度、血运障碍、内分泌功能失调和性腺发育不全有关。曾有人统计，腹内型隐睾的睾丸肿瘤发生率为 2.7%，而腹股沟或外环处隐睾仅 6.8%。至于隐睾固定术后能否防止肿瘤发生，据临床观察，10 岁以后手术者不能防止，10 岁前手术可明显减少，3 岁前手术则能避免肿瘤发生。

2）遗传：睾丸肿瘤与遗传的关系近年来受到注意。有人统计在睾丸肿瘤患者中，其近亲中 16% 有肿瘤病家族史。上海儿童医院报道小儿肿瘤 52 例，其中 2 例生来即有睾丸肿块，显然与遗传有关，但确切机制尚不清楚。

3）多乳症：与睾丸肿瘤也有关系。Goedert 曾报道 127 例睾丸肿瘤，其中 8 例是多乳症。同地区正常人 299 人中，多乳症 8 例，发生睾丸肿瘤的可能性较正常人高 4.5 倍。其原因可能因胚胎发育 3 个月时乳房嵴未自然消失，此时也是泌尿生殖系发生期，故易并发异常。

4）睾丸女性综合征：患该病者也容易发生睾丸肿瘤，其概率要比正常人高 40 倍。

（2）后天因素

1）损伤：曾一度被认为是睾丸肿瘤的主要病因。Guthrie 曾指出某些化学物品，如氧化锌、硫酸铝对一些动物的胚胎睾丸损伤会导致畸胎瘤，对兔的睾丸反复物理损伤可造成精原细胞瘤，但是否诱发人类睾丸肿瘤，有待进一步观察。

2）激素：许多临床事实提示，内分泌与睾丸肿瘤的成因有关。如睾丸肿瘤多数发生于性腺旺盛的青壮年，或在内分泌作用活跃时期，动物实验如给鼠类长期服用雄激素，可诱发睾丸间质细胞瘤。临床上也有些睾丸肿瘤患者，其促性腺激素明显升高。

3）感染：很多病毒性疾病如麻疹、天花、流行性腮腺炎，以及细菌性感染如猩红热、伤寒等均可并发睾丸炎，继发睾丸萎缩、细胞变性引起睾丸肿瘤。

3. 组织发生　一般认为睾丸生殖细胞瘤都是同一来源，当全能生殖细胞受致癌因素作用发生癌变时，若该细胞只向原有形态变化，则形成精原细胞团；若向多能性方向分化并产生一系列如胚胎发育的变化，则形成胚胎卵；若继续沿胚外组织或滋养层发展，则形成卵黄囊肿瘤和绒毛膜上皮癌；若沿胚内组织发展，向三胚叶方向分化，即成为畸胎瘤。如果致癌因素不仅促使生殖细胞向全能方向，而且向性细胞方向发展，则出现两种以上成分的混合瘤。

4. 病理分类　睾丸肿瘤的病理分类，多年来一直在补充和修改中。20 世纪 40 年代，多沿用 Friedman 等的分类法，将睾丸肿瘤分为精原细胞瘤、畸胎瘤、胚胎瘤和绒毛膜上皮癌。随着临床病例的积累和认识的加深，许多学者不断提出一些修改意见。如 1972 年中国肿瘤防治办公室提出修正方案；1973 年 Mostofi 等提出，将生殖细胞瘤分成两大类，即单一组织型和多种组织型；1977 年世界卫生组织又进一步修改。经过各个地区试用，至 1986 年，Morse 等将各种常用的分类法总结归纳，根据其分类，睾丸肿瘤可分为原发性和继发性两大类。原发性肿瘤又可分为生殖细胞瘤和非生殖细胞瘤，并特别将生殖细胞瘤中最常见的精原细胞瘤单独列出，而将其他生殖细胞瘤归为非精原细胞瘤。这对指导治疗和阐明预后有独到之处，兹介绍如下，详见表 2-3-1。

表 2-3-1　睾丸肿瘤组织分类

生殖细胞肿瘤	非生殖细胞肿瘤
精原细胞癌	性腺基质肿瘤
典型精原细胞癌	间质（Leydig）细胞瘤
间质型精原细胞癌	支持（Sertoli）细胞瘤
精母细胞瘤性精原细胞癌	性腺胚细胞瘤
胚胎瘤	其他类型的肿瘤
畸胎瘤（有无恶变）	睾丸网腺瘤
成熟型	间质性肿瘤
未成熟型	类癌
绒毛膜上皮癌	肾上腺残留肿瘤
卵黄囊肿瘤（内胚窦、胚胎性腺癌）	

继发性肿瘤包括网状内皮肿瘤、转移性肿瘤。睾丸旁肿瘤包括腺瘤样肿瘤、附睾囊腺瘤、间质性肿瘤、间皮瘤、转移瘤。

（1）生殖性睾丸肿瘤：又称生殖细胞性睾丸肿瘤，起源于原始生殖细胞，该细胞通过单性生殖形成一群全能细胞，先表现为胚胎癌，如继续向三胚叶分化，便成为畸胎瘤；如再继续向滋养细胞方向分化，便成为绒毛膜上皮癌；若原始生殖细胞直接向性细胞分化，便成为精原细胞瘤。临床上还可见上述各种肿瘤的混合型。生殖性睾丸肿瘤最常见，占全部睾丸肿瘤的95%以上。

1）精原细胞瘤：最为常见，占睾丸生殖性肿瘤的35%～71%。农村发生率较高，尤易发于隐睾患者或老年人，右侧稍多见于左侧，85%病变睾丸肿大，比正常睾丸约大10倍，15%病睾仍为正常大小或略见减小。肿瘤生长较慢，呈弥漫性肿大，偶尔也可见到结节，白膜表面可以光滑而发亮，如存在鞘膜积液表面也可粗糙、纤维化或增厚，有时表面可见扩张的静脉。肿瘤切面可见肿胀、灰白色和分叶状组织，有时伴有出血和坏死，质地软或偏硬。镜下可见成堆均匀的圆或多角形细胞，胞质透亮或带有颗粒，核大分裂少，瘤细胞呈巢状或散状排列，细胞间质为纤维组织，其中含有毛细血管、数量不等的成熟淋巴细胞，可出现肉芽肿性反应，少数可有成纤维细胞和异物巨细胞。主要由淋巴转移，血行转移发生较晚，肿瘤恶性程度不高，对放射线敏感，预后较好。

2）胚胎癌：发生率仅次于精原细胞瘤，占生殖性睾丸肿瘤的20%，为起源于全能分化细胞的高度恶性肿瘤，也是生殖性睾丸肿瘤中最小的一种，平均容量为49ml，40%少于20ml。10%～20%病例同时侵及附睾及精索。病理见肿瘤切面呈灰白色、颗粒状或光滑、肿大、质软，伴有广泛的出血与坏死，可破坏睾丸白膜向周围浸润。显微镜下见胚胎状分化不良的细胞，大小不一，多形或圆形，核大而分裂多。发病年龄以15～29岁多见，预后很差，5年生存率仅20%～30%，常有早期转移。

3）畸胎瘤：为恶性生殖细胞或胚胎性全能细胞向胚层组织分化形成的肿瘤。发生率占生殖性睾丸肿瘤的4%～9%。这是一种细胞类型极其复杂的肿瘤，有的具有精原细胞瘤组织，有的具有胚胎癌或绒毛膜上皮癌组织，或者两者都有。典型畸胎瘤生长较慢，睾丸一般都肿大，但也可以正常，白膜表现很不规则，伴有结节。瘤中含有3个胚层的组织结构，如上皮、肠、腺、骨、软骨、神经等组织。如果各种组织或部分组织有不同程度分化不良或发生恶变，便可成为畸胎瘤。

4）绒毛膜上皮癌：为睾丸的极度恶性肿瘤，类似于女性的子宫组织，具有细胞滋养层和合体细胞滋养层两类细胞，排列成胎盘的绒毛状。不多见，仅占生殖性睾丸肿瘤的0.4%左右。极早发生转移，患者常以转移灶引起的症状而就医。纯绒毛膜上皮癌很少见，常与胚胎癌、畸胎瘤、精原细胞瘤呈混合状。纯绒毛膜上皮癌中央常有出血区，若具有其他组织类型时，质地不均，间有囊性区和散在出血。合体滋养层细胞大而形态不规则，脑浆透明呈合体性，核大而深染。细胞滋养层细胞呈梭形或多角形，界限清楚，胞质丰富，染色淡，核圆形深染，核膜清楚。这两种细胞部分混杂，而合体滋养层细胞常在外层。发病年龄以10～29岁多见，偶见于老年人，未见婴幼儿发病者。

5）畸胎癌：为由一种以上组织学类型成分构成的肿瘤，故又称为混合性癌。发生率约占生殖性睾丸肿瘤的 40%，其中 77% 由畸胎瘤、胚胎癌或绒毛膜癌构成；5% 由畸胎瘤及精原细胞瘤组成；15% 由精原细胞瘤、胚胎癌或绒毛膜癌形成。混合性癌的恶性程度和预后主要取决于肿瘤所含各种组织学类型的多少。精原细胞瘤合并畸胎瘤时肿瘤性质无变化，合并恶性畸胎瘤或胚胎癌则恶性程度增加，胚胎癌合并畸胎癌时可改善其预后，各种组织学类型肿瘤合并有绒毛膜上皮癌成分时其恶性程度都增加。

（2）非生殖性睾丸肿瘤：也称非生殖细胞性睾丸肿瘤，很少见，仅占全部睾丸肿瘤的 5% 左右。这类肿瘤包括起源于睾丸基质组织、纤维组织、淋巴组织、肌肉组织、脂肪及血管等组织的肿瘤，分良性和恶性两类，其中良性占大多数。主要有间质细胞瘤、支持细胞瘤、淋巴瘤、类癌、鞘膜肿瘤等。

1）间质细胞瘤：为较常见的睾丸非生殖性肿瘤，占全部睾丸肿瘤的 0.6%~1.9%，好发于 5~10 岁及 30~35 岁年龄组，无特别差异，5%~9% 为双侧性，多数属良性，约 10% 发生远处转移，常转移至肺、肝、骨骼等部位。恶性间质细胞瘤多发生于老年人。肿瘤生长缓慢，呈圆形，质硬，无结节，不痛，偶在体格检查时发现或出现内分泌紊乱症状时方查出。尿和血浆内雄激素及雌激素均可升高。镜下可见肿瘤内含有嗜伊红棒状结晶（Reinke 结晶），瘤细胞中等大小，多呈六边形，边界清，核呈空泡状，呈卵圆形或不规则圆形。核仁小，嗜碱性，染色质细小而致密，有些肿瘤含脂质和棕色脂褐质色素。

2）支持细胞瘤：又名男性母细胞瘤等。可发生于任何年龄，成年人多见，占睾丸肿瘤的 0.4%~0.6%，也有人报告学龄前儿童较多见，可占儿童睾丸肿瘤的 9.5%。支持细胞瘤起源于原始性腺间叶组织，为不成熟的睾丸残余组织，好发于隐睾及假两性畸形患者之睾丸，肿块生长缓慢，呈圆形或卵圆形，质地韧，多单发，也可多发，镜下可见肿块形态颇似胎儿期睾丸。其组织成分为上皮小管或间质，也可两种成分并存或伴有精原细胞瘤、绒毛膜上皮癌及畸胎瘤成分（混合型），这些组织可呈现出不同的分化阶段。未分化间质细胞体积小，呈圆形、多角形或棱形，胞质甚少，核小而深染。可向管状形态或间质细胞分化。分化良好的管状型可见管腔。少数肿瘤细胞分裂相异常活跃，有恶性征象，偶可发生转移。

3）睾丸恶性淋巴瘤：较少见，占全部睾丸恶性肿瘤的 2.6%~7%，可以是原发性，也可以是全身性恶性淋巴瘤累及部位之一。任何年龄都可发病，但多发生于 55~75 岁之间，常为双侧受累，可同时发生，也可相继出现，其间隔时间为 49 天至 5 年不等。肿瘤的大小自 1.5~15.5cm 不等。剖面灰白色、浅黄色或奶油色。包膜完整，质地均匀，表面光滑或呈结节及团块状，常有坏死和出血区。后期肿瘤穿透包膜浸润附睾、精索及周围组织。镜下可见瘤细胞较小，呈圆形或多角形，胞质较精原细胞瘤明显。核深染，圆形或卵圆形，多有核分裂象。瘤细胞弥漫性浸润于间质内，精曲小管分离或完全不能辨认。

精曲小管周围网织纤维疏松，受累的精曲小管内可见瘤细胞而无精细胞。本病恶性程度高，极易浸润血管而血行扩散，晚期也可局部浸润或淋巴转移，预后很差。

4）睾丸类癌：也称嗜银细胞瘤，为一种少见的低度恶性肿瘤，主要见于胃肠道，睾丸罕见。按发病部位可分为原发性和继发性，依其组织学成分又可分为纯型和伴有畸胎瘤的混合型，根据瘤细胞有无分泌功能，还可分为功能性和非功能性两种。该病多发生于中老年人，以 40~60 岁最多见，无特别差异。病理表现和其他部位的类癌相似。

肿瘤圆形或卵圆形，直径 1.5~2cm，实性，质较韧。切面呈黄褐色，早期有完整包膜。镜下观察，瘤细胞较小，形态一致，细胞核小而圆，核仁细小，胞质不明显。瘤细胞呈实性团巢状或交叉小梁及带状排列，少数管状腺泡状，分泌黏液，分裂象很少见。癌组织具有嗜银性特点。电子显微镜观察可见肿瘤为两种细胞即亮细胞和暗细胞组成，前者胞质稀疏，后者有较多的核糖体。两种细胞内都可见神经分泌颗粒，直径 70~180μm。分化好的细胞神经分泌颗粒较多，并可见线粒体、粗面内质网和滑面内质网等。肿瘤多呈浸润性生长，少数发生局部淋巴结转移。

5）睾丸鞘膜肿瘤：本病罕见。良性肿瘤包括腺瘤、纤维瘤、脂肪瘤、内皮瘤、淋巴瘤等。恶性肿瘤有肉瘤和癌。良性纤维瘤最多见。

（3）睾丸恶性肿瘤的转移：转移途径有淋巴转移、血行转移和直接浸润。淋巴转移为睾丸生殖性肿瘤重要的转移途径。最早发生淋巴转移的部位是左侧腰 1~2 椎体、右侧腰 1~3 椎体的淋巴结旁，可发生在同侧，也可转移至对侧。

血行转移途径多经精索内静脉入肾静脉而扩散至全身，也可经精索外静脉、输精管静脉入髂静脉而扩散。转移部位为肺、肝、髂、脑、腹腔内脏等处。

睾丸肿瘤直接浸润周围组织后进一步的扩散是沿附睾或睾丸鞘膜的淋巴回流途径而进行的。

各种睾丸肿瘤的转移特点也不一样，如精原细胞瘤主要通过淋巴转移，常转至腹膜后淋巴结；胚胎癌的转移途径为淋巴系统和血行，常转移至髂血管淋巴结，约为 96%，两肺各 84%、肝 80%、胸膜 46%、骨骼 21%、胃肠道 18%；畸胎瘤主要经淋巴系统转移，常转移部位是主动脉旁和髂血管淋巴结，为 100%，其次为肝 83%、两肺各 72%、骨骼 30%、胸膜 35%、胃肠道 25%；绒毛膜上皮癌主要经血行早期转移，常转移至肺，各为 100%，其次是肝 86%，胃肠道 71%，肾上腺、脾、脑各约 56%，也可经淋巴系统转移至主动脉旁和髂血管淋巴结；畸胎癌的转移途径和时间决定于所含各种组织学成分及各自比例，含有绒毛膜上皮癌成分和以此为主的混合性肿瘤早期就可发生血行转移，其他组织学类型的混合性癌可经淋巴或血行转移。

（二）中医学认识

1. 先天因素 先天禀赋不足，肾气亏虚，天癸不充，睾丸隐匿不下，腹腔环境温度高，日久蕴热化毒，形成子岩。

2. 瘀阻经脉 跌打损伤，手术不慎，睾丸损伤，血脉瘀滞，瘀血化热，瘀热相煎，酿毒成子岩。

3. 邪毒外袭 饮食不节或房劳过度，或邪毒感染，损伤肾阴，相火亢盛，肾精被灼，睾丸失养，日渐萎缩，恶变形成子岩。

二、临床诊断

（一）辨病诊断

1. 临床表现

（1）症状：睾丸肿瘤的症状千差万别，有时十分明显，有时难以察觉，有时颇为奇特，给早期诊断带来了困难。有人曾将睾丸肿瘤的临床症状归纳为 4 种类型。①隐匿型：肿瘤起病隐匿，发展缓慢，无明显临床症状。②急进型：起病急，进展快，迅速发展，症状明显。③缓-急型：开始起病发展缓慢，而后突然迅速发展。④不显著型：睾丸原发灶无症状，首先发现转移灶的症状。主要症状有以下几种。

1）睾丸肿大：多在沐浴或睾丸部轻度受伤后才发现，一般不伴疼痛，有的可有疼痛，多为隐痛。随着睾丸逐渐增大，患者会有阴囊坠胀感及病侧睾丸沉重感，用手托之似有托起石块的感觉。当行路过多、站立过久或增加腹压时坠胀和疼痛加重。发生率为 74%~91%。

2）急性睾丸疼痛：比较少见，是睾丸肿瘤发生出血、坏死或缺血栓塞所致，其症状表现为睾丸急性疼痛，睾丸增大，局部肿胀，阴囊皮肤发红，伴有寒战发热，酷似急性附睾睾丸炎的表现。因而有 10%~20% 的患者最初误诊为附睾睾丸炎。发生率为 13%~49%。

3）急性腹痛：位于腹腔内的隐睾发生睾丸肿瘤，尤其同时伴发隐睾扭转，最初的症状表现为急性疼痛。

4）男性乳房发育症：这是肿瘤中分化较好的滋养层细胞产生大量人绒毛膜促性腺激素所致，据统计发生率约 10%。

5）男性不育：为睾丸肿瘤造成精曲小管破坏不能生精所致，发生率约为 2.5%，双侧睾丸肿瘤更高。

6）转移症状：原发病灶无症状，首先出现转移症状，如转移到腹膜后淋巴结可以引起腹痛、背痛；转移到骨骼会出现骨痛；转移到腹股淋巴结会引起该处淋巴结肿大和隐痛；转移到眼眶内容物会引起视觉障碍；转移到肝会出现肝区疼痛、肝大、压痛等症，后期出现黄疸、腹水；转移到肺和胸膜腔则会出现咳嗽、咯血、胸痛等症状；转移到脑则可出现癫痫、视力障碍、感觉运动异常及颅内压增高等症状。转移症状发生率为 5%~10%。

（2）体征：较小的睾丸肿瘤外观无明显异常，肿瘤较大时可见阴囊下垂、皮肤紧张、发亮，晚期偶见皮肤水肿，鲜红或暗红。睾丸触诊往往肿大，表面可以光滑，但有时也可有结节或分叶状感觉，压痛不明显，质地偏硬，有时坚如"石块"，手托睾丸有明显沉重感为睾丸肿瘤的特点。病睾不具有囊性感觉，阴囊透光试验阴性。病变早期附睾形态多正常，附睾被睾丸肿瘤浸润后失去正常形态并无法与睾丸分离。输精管和精索多正常。一般不提倡对睾丸肿块做活检，宁可手术探查以免损伤影响和刺激肿瘤，诱发扩散与转移，影响疗效。

（3）肿瘤分期：准确的分期，对了解病情、治疗、估计预后、积累科研资料有重大意义。分期的方法有两大类，一是 TNM 分类法，即按肿瘤、淋巴结与转移分类；二是睾丸癌的临床分期，即根据患者在就诊、治疗或随访期中检查所见划分，一般分 3 期。①Ⅰ期：病变局限在睾丸。②Ⅱ期：肿瘤转移至腹膜后。③Ⅲ期：有远处转移。具体介绍如下。睾丸肿瘤 TNM 分期（按国际抗癌联盟分期）见表 2-3-2。

1）Ⅰ期：无转移。①ⅠA：肿瘤局限于睾丸及附睾（相当于 TNM 分期的 T_1、T_2、T_3）。②ⅠB：肿瘤侵及精索（T_{4a}）或肿瘤发生于未降睾丸。③ⅠC：肿瘤侵及阴囊壁（T_{4b}）或腹股沟及阴囊手术后发现。④ⅠX：原发肿瘤的侵犯范围不能确定。

2）Ⅱ期：仅有膈以下的淋巴结转移。①ⅡA：转移的淋巴结均<2cm。②ⅡB：至少 1 个淋巴结在 2~5cm 之间。③ⅡC：腹膜后淋巴结>5cm。④ⅡD：腹部可扪及肿块或腹股沟淋巴结固定（N_3）。病理分期确定手术患者淋巴结转移的数目和部位，确定是否有包膜外侵犯及静脉瘤栓。

表 2-3-2 睾丸肿瘤 TNM 分期（按国际抗癌联盟分期）

T 原发肿瘤		N 区域性或隔站淋巴结		M 远处转移	
T_X	未行睾丸切除	N_X	未行 LAG 或 IVP	M_X	未做胸片或生化检查未确定
T_0	未见原发肿瘤	N_0	无区域性淋巴结受侵	M_0	无远处转移
T_1	肿瘤局限于睾丸体部	N_1	同侧单个淋巴结受侵	M_1	有远处转移
T_2	肿瘤扩展超过鞘膜	N_2	对侧双侧或多区域淋巴结受侵	M_{1a}	潜在转移
T_3	肿瘤侵及睾丸网或附睾	N_3	腹部可触及肿块	M_{1b}	某一器官单个转移
T_4	肿瘤侵及精索	N_4	隔站的淋巴结受侵	M_{1c}	某一器官多个转移
T_{4a}	肿瘤侵及精索全部			M_{1d}	多个器官转移
T_{4b}	肿瘤侵及阴囊壁				

3）Ⅲ期：纵隔和锁骨上淋巴结转移和远处转移。①ⅢA：有纵隔和（或）锁骨上淋巴结转移，但无远处转移（N_4）。②ⅢB：远处转移仅限于肺。少量肺转移：每侧肺转移的数目<5，病灶直径<2cm；晚期肺转移：每侧肺转移的数目>5 或病灶直径<2cm 或有胸腔积液。③ⅢC：任何肺以外的血行转移。④ⅢD：根治性手术后，无明确的残存病灶，但肿瘤标志物阳性。Ⅰ期、ⅡA 和ⅡB 为早期；ⅡC、ⅡD、Ⅲ期为晚期。

2. 现代仪器诊断或病原学诊断

（1）一般化验：在病变晚期可出现贫血、血沉增快、肝功能异常、肾功能损害等表现。

（2）尿促性腺激素测定：睾丸肿瘤可引起 FSH 和 LH 升高。

（3）血清乳酸脱氢酶测定：发生恶性肿瘤时，血清乳酸脱氢酶（LDH）活动常见增加，这是部分肿瘤组织坏死所致。

（4）血清或尿癌胚抗原（CEA）测定：有学者发现，睾丸肿瘤尤其是睾丸畸胎癌患者，约有80%出现血清或尿中 CEA 增高，可协助睾丸肿瘤的诊断。

（5）甲胎蛋白（AFP）测定：主要用于胚胎癌和畸胎癌的诊断，对精原细胞瘤、畸胎瘤及绒毛膜上皮癌不敏感。

（6）放射性核素扫描：显示睾丸增大，血流丰富，也可显示腹腔等处的肿瘤转移灶，骨扫描可见骨质破坏现象。

（7）X 线检查：胸部 X 线检查可以发现肺及胸廓的肿瘤转移灶，排泄性尿路造影可观察腹主动脉旁及肾周围淋巴结的转移灶，双侧足部淋巴造影可观察盆腔及腰干淋巴结的转移情况。此外，下腔静脉造影、选择性肾动脉造影和骨骼摄片等检查，也可相应判断转移情况与指导治疗。

（8）计算机 X 线断层扫描（CT）：具有灵敏度高、无损害等优点。睾丸局部检查能发现临床触诊不能扪及的微小肿瘤，鉴别睾丸肿块是实性还是囊性，并能区别肿瘤中心坏死液化与囊肿。腹部检查可识别腹膜后和肝、肾、胰等有无转移及范围，有转移时可确定与下腔静脉、腹主动脉的关系。扫描不仅使睾丸肿瘤的分期更加准确，还有助于选择治疗方法。

（9）B超检查：也是一种安全可靠的检查方法，能直接而准确地测定睾丸大小、形态，正确地鉴别阴囊内肿块为实性还是囊性，确定睾丸内肿瘤与睾丸外病变，并能估计病变的性质。也能探测腹膜后肿块及肾蒂附近有无转移性淋巴结，腹腔脏器有无转移灶等情况。

（二）辨证诊断

1. **热毒瘀结型** 相当于肿瘤早期，有隐睾或睾丸外伤史。自觉睾丸沉重，质地坚硬如石块，局部硬结，阴囊坠胀不适，轻微疼痛，小便黄，大便干，无明显全身症状。舌红，苔薄白，脉涩或脉数。

辨证要点：自感睾丸沉重，质地坚硬如石，局部有硬结，阴囊坠胀不适。舌质红，苔薄白或黄，脉涩或数。

2. **阴虚火旺型** 相当于睾丸肿瘤的中期。自觉睾丸沉重肿大，发展迅速，局部硬结明显，隐隐作痛，偶有睾丸剧烈疼痛，局部肿胀，阴囊皮肤发红，出现全身症状如午后低热，面色潮红，头晕耳鸣，腰酸足软。舌红，少苔，脉细数。

辨证要点：睾丸沉重肿大，发展较快，局部硬结明显，午后低热，腰膝酸软。舌红，少苔，脉细数。

3. **气血两虚型** 属肿瘤晚期。睾丸肿大坚硬，正常感觉消失，表面凹凸不平，并可出现全身转移症状，形体消瘦，面色苍白，心悸少寐，神疲懒言，纳呆腹胀，或见腹痛背疼，骨痛胸痛，咳嗽咯血等症。舌淡，苔薄，脉细无力。

辨证要点：睾丸肿大坚硬，表面凸凹不平。神疲乏力，心悸少寐，面色苍白，可有全身转移症状。舌淡，苔薄白，脉细弱无力。

三、鉴别诊断

1. **急性化脓性睾丸炎** 睾丸肿大并有鞘膜积液时与睾丸肿瘤甚相似，但该病伴有寒战、发热、阴囊内疼痛，触痛明显。血常规检查中性粒细胞计数明显增多，抗生素治疗有效，超声检查及放射性核素扫描有助于鉴别诊断。

2. **睾丸鞘膜积液** 积液有囊性感，质韧，有弹性，透光试验阳性。B超和CT有助鉴别诊断。

3. **睾丸梅毒** 睾丸肿大呈球形，或有硬结，类似睾丸肿瘤，但其结节较小且较轻，尤其是睾丸感觉消失，触痛不敏感，并常有冶游史，梅毒血清试验阳性及梅毒螺旋体检查阳性。

4. **腹股沟疝** 6.4%的睾丸肿瘤可误诊为腹股沟疝。此病也有阴囊肿物，但平卧位肿块可还纳，咳嗽时有冲击感，透光试验阴性，能扪清睾丸及附睾，肿块上方扪不清精索，但腹股沟皮下环增大。

5. **精液囊肿** 位于睾丸的精液囊肿易与睾丸肿瘤混淆。该病病史长、发展慢、体积小，肿块有囊性感，睾丸可清楚扪及，透光试验阳性，穿刺囊肿液呈乳白色，镜检内含精子。

6. 急性附睾炎　可与发病突然的睾丸肿瘤混淆，但该病有高热、畏寒、局部疼痛并向周围放射，压痛明显，常累及输精管，血常规检查中性粒细胞计数明显升高。

7. 精索和附睾肿瘤　阴囊肿大、坠胀，也可伴有鞘膜积液，但临床十分少见，睾丸检查正常，如附睾肿瘤累及睾丸或与睾丸肿瘤同时发生，则要经组织活检才能证实。

8. 附睾结核　当累及睾丸产生结节时与睾丸肿瘤相似。但结核病变常累及输精管，形成串珠状结节，附睾尾部的浸润与硬结可与阴囊粘连形成窦道，直肠指诊可触及前列腺、精囊有浸润与硬结，而睾丸肿瘤不会累及上述部位。

9. 白血病　异常的白细胞增生与浸润发生于睾丸组织时可引起阴囊肿大和鞘膜积液，与睾丸肿瘤相似。但该病有发热、全身疼痛、进行性贫血、显著出血倾向、淋巴结肿大及肝脾肿大等表现，周围血象及骨髓象检查可发现幼稚型白细胞异常增生。

10. 睾丸扭转　与急进型睾丸肿瘤相似，但本病有剧烈运动或阴囊损伤的诱因，疼痛剧烈，普雷恩征（Prehn's sign）阳性，睾丸上移或呈横位，可触及精索呈麻绳状扭曲，超声检查及放射性核素扫描显示睾丸血流明显减少或消失。

11. 睾丸血肿　多有阴囊外伤史，皮肤青紫瘀血，睾丸大坚硬，触痛明显，阴囊沉重，穿刺可见血或褐色陈旧血。

四、临床治疗

（一）提高临床疗效的基本要素

1. 分清虚实、注重分期　本病早期一般以实证为主，中期则虚实夹杂，晚期多出现气血两虚证候。但也有一发现便出现转移症状，而为虚证或虚实夹杂证。化疗方案的选择更重视肿瘤的分期。

2. 早期发现、及时治疗　本病较少见，早期症状不明显，故容易漏诊或误诊。由于该病转移较早，疗效较差，必须高度重视，争取早期发现、及早治疗。

3. 把握病机改变　本病的基本病理变化是一个由实向虚的转化过程，治疗原则先以祛邪为主，后以扶正为主。具体治法早期宜清热解毒，破瘀散结；中期宜滋阴降火，解毒散结；晚期则宜补益气血，柔肝止痛。

近年来，在肿瘤的治疗上，化疗、放疗、热疗等有了很大提高，在精原细胞瘤的治疗上已获得很高的治愈率，因而根据不同的病理分型，合理选择互补的治疗方式将大大提高睾丸肿瘤的治愈率。

（二）辨病治疗

1. 药物治疗　睾丸肿瘤的化疗效果好，国内外都积累了不少经验。一般认为化疗对精原细胞瘤的疗效较好，对胚胎癌和绒毛膜上皮癌也有效，尤其是几种药物联合使用，效果更好。对胚胎瘤效果较差，对于晚期或复发病例的化疗也有一定作用。

（1）单药治疗

1）顺铂（DDP）：是治疗睾丸肿瘤较理想的药物，属细胞周期非特异性药，有强烈的抑制肿瘤作用，有效率达 70%。其与 DNA 结合，引起交叉联合，破坏 DNA 功能；有人认为是通过膜板的灭活作用抑制 DNA 的合成。顺铂用药剂量，成人 $30mg/m^2$ 溶于生理盐水 30ml

中静脉注射，或溶于 5% 葡萄糖液 250ml 中静脉滴注，连用 5 天，一般间隔 3~4 周可再用药，第二疗程 20mg/d，连用 5 天，可间断用药 4~5 个疗程。

2）环磷酰胺（CTX）或异环磷酰胺（IFO）：在体外无抗肿瘤活性，进入体内后，被肝或肿瘤组织内存在的磷酰胺酶水解，释放出氯芥基，因而起抑制肿瘤生长的作用。属细胞周期非特异性药物，抗瘤谱较氮芥广，毒性低于氮芥。静脉注射 200~500mg/d，连续用药，一般以总量 8g 左右为 1 疗程。90~150mg/kg 1 次为大剂量给药，每 2~3 周注射 1 次。有效率为 86%。

3）放线菌素 D（更生霉素，ACTD）：能抑制 RNA 的合成，作用于 mRNA，干扰细胞的转录过程。对各种睾丸肿瘤如胚胎瘤、畸胎瘤和绒毛膜上皮癌有效。静脉应用剂量为 6~8mg/（kg·d）（成人 300~400mg/d）溶于 5% 葡萄糖液 500ml 中，10 天为 1 疗程，两疗程间隔 2 周，有效率 33%。

4）光辉霉素（MTH）：对多种肿瘤有抑制作用，与 DNA 结合抑制 RNA 的合成。临床用于胚胎癌、精原细胞瘤和绒毛膜上皮癌。静脉注射：一般 3~6mg 溶于 5%~25% 葡萄糖中每日或隔日 1 次，10~30 次为 1 疗程，有效率 35%。

5）氮甲（N-F）：是中国创制的一种新抗肿瘤药，对精原细胞瘤有较突出的疗效。成人每日剂量为 150~200mg（3~4mg/kg），分 3~4 次或睡前 1 次口服，与氯丙嗪或异丙嗪在睡前同服，可减轻副作用，6~8g 为 1 疗程。

其他对睾丸肿瘤有效的药物还有长春碱（VLB）、多柔比星（ADM）、氨甲蝶呤（MTX）、博来霉素（争光霉素，BLM），依托泊苷（VP-16）等。

（2）联合化疗方案

1）ALM 方案：放线菌素 D 0.5mg，静滴第 3~7 天，12~16 天，21~25 天；苯丁酸氮芥（CB-1348）10mg，每日口服 1 次，第 16~35 天；氨甲蝶呤 5mg，每日口服 1 次，第 16~25 天。

2）PVB 方案：顺铂 20mg/m²，静脉注射，连用 5 天，3 周 1 次；长春碱 0.3mg/kg，静脉注射，连用 2 天，2~3 周 1 次；博来霉素 30mg，静脉注射，每周 1 次，共用 12 周。

3）VPⅡ 方案：博来霉素 0.5mg/kg，连续静滴，第 1~7 天；长春碱 0.4mg/kg，静脉冲入，第 1 天；放线菌素 D 0.02mg/kg，静脉冲入，第 1 天；顺铂 1mg/kg，静脉冲入，第 1 天，3 周 1 次。

4）BEP 方案：博来霉素 20mg/m²，第 1、2、9、16 天静脉注射；依托泊苷 100mg/m²，第 1~5 天静脉注射；顺铂 20mg/m²，第 1~5 天静脉注射。本方案用于二期睾丸癌。

5）PEBA 方案：顺铂 40mg/m²，静脉注射，连用 5 天；依托泊苷 100mg/m²，静脉注射，连用 5 天；博来霉素 20mg/m²，静脉注射，每周 1 次，连用 3 周；多柔比星 40mg/m²，静脉注射，每周期第 1 天用药。3 周为 1 周期，4 周期为 1 疗程，共 12 周，用于晚期睾丸癌。

2. 手术治疗　对睾丸肿瘤，不论是生殖性的还是非生殖性的，都应首先施行根治性睾丸切除术，先控制精索血流，再分别结扎输精管和精索，并根据肿瘤性质决定是否行腹膜后淋巴结清扫。然后再选用放疗或化疗、中药等方法治疗。非精原细胞瘤的治疗，应根据肿瘤的病理组织类型及就诊时的临床分期而定，由于肿瘤的恶性度较高，常需要更积极的综合治疗。

Ⅰ期及Ⅱ期患者非精原细胞瘤的恶性度较高，Ⅱ期病人中有15%发生腹膜后转移，故在根治性睾丸切除之后，多主张立即进行腹膜后淋巴结清除术（RPLND）；Ⅱ期患者，不论其腹膜后转移灶属小体积或大体积，都应进行RPLDN，但大的肿块有时可先化疗或放疗使其缩小，然后再行手术。晚期患者如为孤立性转移灶经过治疗后3个月没有扩大或新病灶发现，也应争取切除。

传统的RPLND是采用腹壁旁中长切口，并切开肠系膜根部后腹膜，清除的范围为：上起肾上腺下至腹股沟内环，左右输尿管界内的淋巴结缔组织做整块切除，包括患者的精索、血管也一并切除。

RPLND的手术较大，一般需要3~6小时，并可能发生并发症如伤口感染、肺不张、肠梗阻、淋巴管囊肿、乳糜腹、静脉炎、伤口裂开、胰腺炎、肠瘘、血管损伤等。另一缺点是术后影响射精功能，导致不育，这一并发症可高达75%，此因胸腰交感神经（T12~L5）及腹下神经丛于手术时受损，引起射精障碍。为了避免这一并发症，许多学者从事以下3项有意义的研究工作。①组织图（mapping）阳性淋巴结所在区。将手术标本详细注明摘除部位，并一一做病理切片，标绘阳性肿瘤转移区。现知右侧睾丸肿瘤的转移淋巴结主要分布在右肾动脉之下，腹主动脉与下腔静脉之间的淋巴结，相当于3区和8区，左侧睾丸肿瘤则分布于左肾动脉下方，腹主动脉与左输尿管之间的淋巴结，相当于5区和10区。②用翻卷分离术代替过去的人块清除，即只分离出淋巴管与淋巴结，尽量不损伤腹下神经丛。③规定左、右清除范围，右侧清除区为2区、3区、4区、6区、7区、8区、11区等，左侧清除区为4区、5区、10区。经过这样改进之后，82%~90%患者射精功能可以保留，而且不影响手术效果或增加肿瘤复发率。

3. **放射线治疗**　精原细胞瘤对放射线极度敏感。其适应证是Ⅰ期患者，在睾丸切除后，作为预防性放疗；Ⅱ期患者，腹膜后淋巴清除术后，唯恐有残留淋巴病灶，作为术后辅助性治疗；也有Ⅰ期患者，作RPLND之前，转移灶较大，先行放射，使肿块缩小，便于手术；Ⅰ期或术后复发者，也可使用放疗。

照射野的放置，如为预防性放疗，采用二野法，即局部野和下腹野。局部野包括肿瘤部位及腹股沟区，下界在阴茎根部下2cm，上界在耻骨联合上缘上8cm，同侧距中线8cm，对测距中线2cm，面积为10cm×10cm左右；下腹野长15cm、宽10cm。如为左睾丸肿瘤，则左例野宽为2/3，右侧为1/3；如在右侧，则距中线各半。也可加用三野法，即加一上腹野，在上腹部居中加10cm×10ccm的放射野，用于预防腹膜后转移。对于Ⅱ期患者RPLND术后做辅助性放疗，可采用五野法，除上述三野外，另加2个腹背部对称野（与下腹、上腹野对称）。至于Ⅲ期病例，有纵隔或锁骨上淋巴结转移时，可在病灶处行附加野。照射剂量一般预防放疗每2周用25~30Gy（2500~3000rad），Ⅱ期已有转移的辅助放疗则每3~4周给30~35Gy（3000~3500rad），敏感度较低的病例可略提高剂量。

（三）辨证治疗

1. **辨证施治**

（1）**热毒瘀结型**

治法：清热解毒，抗癌散结。

方药：复元活血汤加马鞭草、山慈菇、白花蛇舌草、三棱、莪术。当归 12g、桃仁 10g、赤芍 10g、马鞭草 25g、山慈菇 12g、莪术 10g、三棱 10g、白花蛇舌草 25g、半枝莲 15g、炒山甲 6g、天花粉 10g、大黄 10g、当归尾 12g、柴胡 10g、红花 10g、生甘草 6g。

（2）阴虚火旺型

治法：滋阴降火，解毒散结。

方药：知柏地黄汤加土茯苓、半枝莲、白花蛇舌草、炙鳖甲、山慈菇、天葵子等药。熟地黄 15g、泽泻 12g、山茱萸 10g、生山药 15g、牡丹皮 12g、黄柏 10g、知母 6g、土茯苓 20g、茯苓 15g、半枝莲 20g、炙鳖甲 10g、天葵子 12g、山慈菇 10g、白花蛇舌草 20g。若睾丸疼痛剧烈，可加川楝子、延胡索、荔枝核、蒲公英以清热止痛；若肿胀明显，加车前子、乳香、没药、穿山甲以活血化瘀，消肿止痛。

（3）气血两虚型

治法：补益气血，柔肝止痛。

方药：人参养荣汤加味。黄芪 30g、当归 10g、白芍 15g、熟地黄 12g、川芎 10g、炒白术 12g、茯苓 15g、人参 10g、鸡血藤 20g、制何首乌 30g、白花蛇舌草 30g、山慈菇 10g、半枝莲 15g。若疼痛较甚，可酌加延胡索、郁金、香附、川楝子以行气止痛；偏阳虚者，加鹿角胶、冬虫夏草、肉苁蓉、杜仲以温肾壮阳；偏阴虚者，加枸杞子、女贞子、龟板、沙参等药以滋阴养血。

2. 成药及单验方

（1）成药

1）棉酚：10mg，口服，每日 3 次，连服 1~2 个月，每月复查肝功能 1 次。

2）复方天仙胶囊：口服，每次 2~6 粒，每日 3 次，1 个月为 1 疗程。

3）1% 莪术油：20ml，加入 5% 葡萄糖盐水 500ml 内静滴，连用 1~2 个月。

4）五味龙虎散：每服 1.5g，每日 2 次，水送下。

5）棉花根注射液：肌内注射，每次 2~4ml，每日 1 次，15~20 天为 1 疗程。适用于精原细胞瘤。

6）蟾酥注射液：肌内注射，每次 2~4ml，每日 1 次。15~20 天为 1 疗程。

7）复方蟾酥片，口服，每次 3 片，每日 3 次，饭后服。15~20 天为 1 疗程。

8）福寿仙口服液：每次 1 支，每日 2~3 次。

9）银耳多糖胶囊：口服，每次 2 粒，每日 2~3 次；或糖浆口服，每次 10ml，每日 3 次。

10）黄芪注射液：肌内注射或静脉注射，每次 4ml，每日 1 次，连用 2 个月。

（2）验方

1）龙葵 60g，水煎，每日 2 次口服。

2）薏苡仁 30g、猪苓 24g、茯苓 24g、土茯苓 24g、大黄 6g、龙葵 30g、半枝莲 30g、白花蛇舌草 30g、汉防己 12g、干蟾皮 6g、甲珠 15g、黄芪 30g。水煎服，每日 1 剂，适应于气滞血瘀、湿热蕴毒下注型。

3）桑寄生 30g、肉苁蓉 15g、橘核 15g、荔枝核 15g、小茴香 12g、莪术 15g、虎杖 30g、

夏枯草 30g、白术 24g、半枝莲 30g、白花蛇舌草 30g。水煎服，每日 1 剂。适应于肝肾阴虚、肝经气滞型。

4）八月札 20g、石上柏 15g、夏枯草 30g、石见穿 30g。水煎服，每日 1 剂。

5）党参、三棱、莪术、荔枝核各 15g，白术、茯苓、半夏、青皮、橘核各 12g，陈皮 10g，夏枯草 31g，甘草 3g。水煎服，每日 1 剂。适用于精原细胞瘤。

6）麻黄 9g，桂枝 10g，白芍、杏仁、茯苓、白术各 12g，石膏、防己、黄芪各 24g，全瓜蒌 15g，夏枯草 31g，甘草 3g。适用于湿热蕴结型精原细胞瘤。

7）中等大小蟾蜍，除去五脏后洗净，清水煮烂，煎汁饮用，每日 2 次，于饭后半小时口服，并用其汁涂抹肿物处。适用于睾丸胚胎癌及手术后腹腔、纵隔、肺、精索转移者。

五、预后转归

睾丸肿瘤只要早期发现，早期正确治疗，一般生存率较高，其预后取决于睾丸肿瘤的性质、分期及治疗方法。精原细胞瘤采用根治性睾丸切除术和淋巴引流区放射治疗，总 5 年生存率约为 87.5%；非精原细胞瘤性生殖细胞肿瘤采用根治性睾丸切除术加腹膜后淋巴结清除术，5 年生存率约 50%。根据临床分期，精原细胞瘤 5 年生存率约为 A 期 81.8%，B1~B2 期 41.6%，B3 和 C 期仅 20%；非精原细胞瘤性生殖细胞肿瘤 A 期仅睾丸切除 5 年治愈率为 32%，加用放疗 48%，而睾丸切除加腹膜后淋巴结清除术则为 82%。随着有效化学药物的不断发现、综合治疗的广泛开展，晚期患者的疗效也在不断提高。

六、预防调护

（一）预防

及早治疗隐睾及其他异位睾丸，避免睾丸外伤与房事过度，对萎缩睾丸随时观察，若有恶变趋向则应立即手术摘除。

（二）调护

1. 各种放疗及化疗均有很多不良反应，在治疗过程中应密切观察，及时调整剂量，加强支持治疗，增强机体免疫力，积极治疗并发症。

2. 加强饮食营养，注意清洁卫生，保持良好心理状态，适当运动，增强体质，树立战胜疾病的信心。

第十节 睾丸扭转

睾丸扭转，更准确地应称之为精索扭转，是指睾丸和精索发生沿纵轴的异常扭转（180°~720°）而导致阴囊急性严重疼痛，并且引起同侧睾丸和其他阴囊结构的急性血液循环障碍，严重时可以导致睾丸缺血、梗死的病理情况。睾丸扭转并不罕见，任何年龄均可发病，包括出生前和围产期。睾丸扭转最常发生于青少年（12~18 岁），其次是在婴幼儿期，青春期后发病率缓慢下降。25 岁以下男性睾丸扭转的发病率为 1/4000，其中 85% 发生在 12~18 岁之间。睾丸扭转占儿童期急性阴囊疼痛的 25%~35%，青春期阴囊疼痛中有

50%～60%是睾丸扭转引起，也是该年龄段男性丢失睾丸最常见的原因。睾丸扭转以左侧多见，双侧睾丸同时或先后发生扭转者仅2%。据上海医科大学附属中山医院泌尿外科张永康1986年统计，该病约占该院泌尿外科住院患者总数（3016例）的0.39%，平均每251例中有1例睾丸扭转。本病多见于新生儿和青少年，早期诊断有一定困难，一旦延误可发生睾丸坏死。

1. 根据扭转发生部位的不同可将睾丸扭转分为两种类型　①鞘膜内扭转：发生扭转的部位在睾丸鞘膜内。该型最常见，约占睾丸扭转的94%。本型睾丸扭转多见于青春期和年龄较大的男性。②鞘膜外扭转：睾丸悬挂在鞘膜内，而精索在鞘膜外，形成完全的"钟摆样"畸形（Ⅲ型）。此型扭转发生的部位在睾丸鞘膜外的精索部分，即整个睾丸、附睾和鞘膜在精索上发生沿垂直轴的扭转，扭转的程度多在360°以上。此型在临床中较为少见，发生率为1/7500，主要见于新生儿和睾丸未降者。

2. 根据其缺血程度可将睾丸扭转分为两期　①不全扭转期：或称静脉梗阻期，在睾丸发生扭转后的早期，扭转仅导致睾丸静脉血液回流障碍，而动脉灌注仍在进行。此时，如果能及时施行手法复位或者通过探查手术解除梗阻，恢复睾丸血供，睾丸能够得以挽救。②完全扭转期：或称动脉梗阻期，随着梗阻时间的延长和（或）梗阻程度的加重，精索高度肿胀压迫睾丸动脉，并且睾丸内小动脉血栓形成，睾丸组织失去血流灌注。进入此期后，除非是在动脉梗阻的早期，睾丸内血管尚未形成血栓时及时解除扭转，有可能部分保存睾丸的结构和功能外，否则均难逃睾丸梗死、功能丧失的后果。

3. 根据扭转病程的长短可将睾丸扭转分为3期　①急性期：指距扭转起病≤24小时。②亚急性期：指距扭转起病>24小时但<10天。③慢性期：指距扭转起病>10天。

中医没有类似病名和病症的记载，根据中医称睾丸为肾子，有中医学者拟撰名为"子扭"。

一、病因病机

1. 病因　睾丸和精索的先天畸形是主要病因。

（1）鞘膜附着于精索末端的位置过高，使鞘膜容量增大，呈"钟铃样"畸形，睾丸可以在鞘膜腔内自由旋转。

（2）睾丸附睾裸露部位缺乏，未能与周围组织粘连固定，远端精索完全包绕在鞘膜之内，睾丸悬挂其中失去固定而游离度增大。

（3）睾丸和附睾之间的系膜过长，睾丸引带缺如或过长，鞘膜腔过大也易引起睾丸扭转。

（4）隐睾、睾丸异位及多睾症也是睾丸扭转的危险因素。此外，家族性睾丸扭转可能是遗传和环境因素所致。

后天诱因有多种，如睡眠中、性交或手淫，提睾肌随阴茎勃起而收缩，可使睾丸扭转；各种强烈运动增加腹压时，如重体力劳动、咳嗽、各种竞技或阴囊受暴力袭击等皆可诱发睾丸扭转。

2. 病理　睾丸扭转的幅度以90°～360°最为多见，个别报道有900°，甚至1440°者。病理变化与发病时间、睾丸旋转度数呈正相关。时间越长、度数越大，则血管梗阻、组织水肿也愈严重，严重扭转4小时以上，睾丸便可出现颜色改变、缺血坏死或不可逆性睾丸萎缩。缺血10小时以上，睾丸生精和内分泌功能可完全破坏，因此应尽早明确诊断及手术复位。关于扭转方向，由于提睾肌在精索上是斜形分布，其收缩时迫使睾丸由外向内侧旋转，左侧睾丸表现为逆时针旋转，右侧顺时针旋转。

二、临床诊断

1. 临床表现

（1）症状：常有剧烈运动或阴囊部损伤史。突发性阴囊部剧烈疼痛，可向下腹部或股内侧放射，伴恶心、呕吐等症状。

鞘膜内睾丸扭转的典型症状是突然发生一侧阴囊内睾丸疼痛，呈持续性，可加剧并放射到腹股沟及下腹部，伴恶心呕吐。阴囊红肿，或在外伤后皮肤有出血点，局部有压痛，开始时可触及睾丸和位置异常的附睾，但几小时后即不能区分阴囊内结构。由于提睾肌痉挛及精索扭转缩短，睾丸向上移位或在该位。患者平卧后睾丸向上提起而致局部疼痛加重，此体征可作为诊断的佐证。一般无泌尿系症状，阴囊透光试验阴性。

鞘膜外睾丸扭转是鞘膜及其内容物全部扭转。临床表现主要是患儿哭闹，半侧阴囊红肿，阴囊内肿块可比正常睾丸大数倍，不透光，不能触及正常睾丸。在新生儿表现为阴囊肿硬、疼痛和压痛。

（2）体征：阴囊肿大，皮肤红肿，睾丸肿大上移呈横位，触痛明显，精索呈麻绳状扭曲并缩短，有时伴有鞘膜积液。普雷恩征阳性，即托起阴囊或睾丸时疼痛加重；罗希征阳性，即因精索扭转而缺血，使睾丸附睾均肿大，界限不清，难以辨别。

2. 现代仪器诊断

体温和白细胞总数偶有升高，超声多普勒显示病侧血流减少或消失，放射性核素扫描显示扭转侧睾丸血流灌注减少，呈放射性冷区。另外，彩超检查也有助于诊断，必要时可切开阴囊探查。

三、鉴别诊断

睾丸扭转诊断比较困难，容易误诊为急性睾丸炎、腹股沟斜疝嵌顿、睾丸附件扭转、输尿管结石等病。

1. 急性睾丸炎

可有睾丸疼痛等症状，但此病多见于成年人，发病较缓，疼痛较轻，睾丸附睾在正常位置，伴有恶寒发热，血常规检查中性粒细胞计数明显升高。普雷恩征及罗希征阴性，放射性核素扫描及多普勒血流计检查显示患侧血流增加。

2. 腹股沟斜疝嵌顿

也有阴囊部剧烈疼痛等症状，但一般有可复性疝囊或腹股沟部肿物的病史，伴有腹部疼痛、恶心呕吐、肛门停止排气排便、肠鸣音亢进等肠梗阻的症状，触诊检查肿物与睾丸有一定界限，睾丸形态正常无触痛，普雷恩征和罗希征阴性。

3. 睾丸附件扭转

突然发生睾丸疼痛，但不太剧烈，全身症状亦较轻，睾丸的位置及与精索的关系正常，睾丸的上极常可摸到一痛性肿块，透光试验可显示该区域带有黑色的小体，睾丸的血流量测定显示患侧正常或稍增多。

4. 输尿管结石　突发性腰腹部绞痛，并可放射至股部、会阴部及阴囊，也可伴恶心、呕吐等症状，尿常规检查可见红细胞，腹部 X 线片可见结石阴影，泌尿系 B 超检查可助鉴别。阴囊及其内容物均无异常。

四、临床治疗

（一）提高临床疗效的基本要素

1. 全面考虑、重点检查　睾丸（或精索扭转）发病率较低，容易被遗忘而误诊，这就要求在阴囊急症中仔细检查阴囊内容物，做好阴囊抬举试验以确定或排除睾丸扭转。

2. 确立诊断、迅速手术　一旦确诊应尽早手术，缩短睾丸缺血时间是保留睾丸的关键，因此即使诊断可疑时也应行探查手术。

（二）辨病治疗

睾丸扭转的唯一治疗方法是尽快手术复位并加以固定。一旦诊断明确，应立即手术，争取复位，挽救睾丸。如不能确诊，只要临床症状较剧，有睾丸扭转可能者，也应以急性阴囊症对待，进行探查，不可延误时机，酿成睾丸坏死。一般扭转在 10 小时以内复位者，睾丸可以存活，无严重不良后果。24 小时内复位者约半数可恢复睾丸功能，超过 24 小时多不可避免发生睾丸坏死和萎缩。但有报告发病已 3～4 天者，在手术复位后睾丸色泽仍恢复。如睾丸色泽不能恢复，则可考虑行睾丸和附睾切除。少数病例在手术中可见睾丸已自动复位，可能是在麻醉后提睾肌痉挛消除之故。此时可见睾丸、附睾、精索等组织仍有水肿。由于解剖学异常或睾丸扭转的诱发因素多为双侧性，在手术时应同时进行对侧睾丸固定术。

五、预后转归

本病的预后与正确诊断及手术时间密切相关。如在发作后 4 小时内做出正确诊断并手术复位者尚可保留睾丸，挽救率达 90%；超过 10 小时，挽救率仅 20%。动物实验表明：睾丸缺血 4 小时，生精功能停止 60 天；缺血 6 小时，生精功能消失，内分泌功能部分丧失；缺血 10 小时，生精功能和内分泌功能完全丧失。

六、预防调护

（一）预防

1. 注意孕妇保健，加强营养，避免接触有害物质。
2. 在运动或劳动时注意保护阴囊，避免外伤。

（二）护理

动员患者及时就诊，争取时间，迅速做出诊断及处理。

第十一节　睾丸附件扭转

睾丸附件的概念并非仅指睾丸附件，而应包括睾丸附件、附睾附件、睾丸旁体或旁睾及迷管或输精管附件四种。睾丸附件是位于睾丸上端的囊状小体，为中肾管的遗迹，其内容物为胶状物或结缔组织；附睾附件位于附睾头部，为一有蒂的囊状小体，囊内含有水样液体，为中肾小管残留物；睾丸旁体为扁平的白色小体，由一些独立的或群集迂曲小管构成，出现在精索下端前方，也是中肾小管的残迹；迷管为退化性的迂曲小管，一端是盲管，另一端与睾丸网或附睾管相通，位于附睾头或附睾尾部，为中肾退化的残留物。据报道，在 100 例尸解中发现有附件者高达 92%，绝大多数为睾丸附件，其直径 0.1~1cm，临床所见之附件扭转也绝大多数为睾丸附件（92%），有的占 98.1%，其次为附睾附件，后两者较少见。睾丸附件扭转对人体影响不大，经手术或抗炎治疗后，一般能很快痊愈，没有后遗症，预后良好。

一、病因病机

睾丸附件发生扭转的机制尚不清楚，可能与外伤或剧烈活动有关，但也有在睡眠中发病者。病检可见睾丸附件出血、坏死、溶解或结构辨认不清，鞘膜壁层有不同程度充血增厚，少数附睾有充血肿胀，睾丸一般无明显改变。

睾丸附件扭转临床不多见，自 Colt1922 年首次报告至 1970 年共报道了 364 例。国内报告甚少，重庆医科大学儿科医院外科龚以榜等于 1983 年至 1989 年底共发现睾丸附件扭转 106 例，其发病率居小儿阴囊急症之首，说明本病在国内并非罕见。发病主要在儿童时期，尤以 10~14 岁之间最易发生睾丸附件扭转。

二、临床诊断

1. 临床表现

（1）症状：起病缓慢，阴囊部疼痛，钝痛为主，偶呈绞痛，行走或下蹲时加剧，可放射至下腹部，或伴有恶心、呕吐等症状。

（2）体征：阴囊皮肤轻度红肿，睾丸位于正常位置，睾丸上极可扪及触痛性结节或透过阴囊皮肤可见暗蓝色小结，有时并发少量睾丸鞘膜积液，多为血性液体，透光试验阳性。

2. 病原学诊断 可有血白细胞增多。

三、鉴别诊断

本病诊断困难，误诊率比睾丸扭转还要高，极易误诊为睾丸扭转、急性睾丸附睾炎、嵌顿性疝和急性阑尾炎等病。

1. 睾丸扭转 具有阴囊内疼痛、恶心、呕吐等症状，但常有剧烈运动或阴囊部损伤史，疼痛剧烈，全身症状较重，检查时睾丸上移或呈横位，精索呈麻绳状扭曲，普雷恩征和罗希征阳性，放射性核素阴囊扫描和超声多普勒测定显示患侧睾丸血流减少或消失。

2. 急性睾丸附睾炎 儿童较少见，常有感染、尿道内应用器械或留置导尿管等病史，检查睾丸附睾肿胀，触痛明显，但精索睾丸位置正常，抬高阴囊后症状减轻，血象化验中性粒细胞计数明显升高。

3. 嵌顿性疝 有阴囊内肿物可以还纳的病史，出现腹部疼痛、恶心呕吐、腹胀、肛门停止排气排便等肠梗阻症状，肠鸣音亢进，有气过水声，睾丸附睾检查正常。

4. 急性阑尾炎 有下腹部疼痛、恶心、呕吐等症状，但其特点为转移性右下腹痛，具有压痛、反跳痛及肌紧张等腹膜刺激征，麦氏点压痛明显，腰大肌试验阳性，而阴囊部无疼痛，内容物正常。

四、临床治疗

主要是手术治疗，将坏死的附件切除，并做鞘膜切除或翻转术，以预防术后鞘膜积液的形成。

五、预后转归

本病治疗正确及时，大都能痊愈，没有后遗症，但如果失治误治，缠绵不愈，则容易引起积液压力增高、鞘膜增厚而影响睾丸的供血及温度调节，引起睾丸萎缩，如果为双侧病变，则可导致男性不育。

六、预防调护

（一）预防

1. 注意保持阴囊清洁，防止感染。

2. 注意保暖，不宜过劳，保持情绪稳定，节制性生活，戒除手淫，忌食生冷及辛辣食物。

（二）调护

1. 在治疗过程中，应注意休息，减少活动，防止用力负重，用阴囊托带兜起阴囊，以利积液吸收。

2. 若继发鞘膜积液，应积极治疗原发病灶，并根据原发病灶的部位采取相应的预防护理措施。

第十二节 睾丸痉挛

睾丸痉挛是各种原因导致的以睾丸收缩甚至疼痛为主症的病症，也称为睾丸疼痛。本病既是一个症状也是一个病名，常见于急慢性睾丸附睾炎、睾丸外伤、睾丸扭转、睾丸附件扭转、精索静脉曲张、附睾郁积症等病中，但也有一些不明原因性疼痛，本节主要论述不明原因性睾丸疼痛，属中医学的"疝痛"、"癫疝"、"子痛"范畴。

一、病因病机

1. 感受寒湿 素体肝肾不足，或久坐久卧寒湿之地，或寒月涉水，雨雪袭击，寒湿之邪聚于前阴，寒则凝滞收引，经络拘急不通，致睾丸痉挛疼痛。

2. 饮食所伤 喜食膏粱厚味或辛辣之物，嗜酒，饮食不节，湿热内生，复感寒湿之邪，寒热错杂，蕴结肝经，下注睾丸而出现痉挛疼痛。

3. 肝气郁结 心情忧郁，情志不舒，或暴怒无常，以致肝气郁结，疏泄失常，气滞肝脉,结于睾丸,气机不通,睾丸痉挛疼痛。

4. 气滞血瘀 子痛久病不愈,肝肾二经气机不通,终致血瘀,血行不畅,反过来又可加重气滞,两者互为因果,形成恶性循环,致使睾丸痉挛疼痛。

二、临床诊断

(一)辨病诊断

本病主要以不明原因的睾丸疼痛为主症,多为一侧疼痛,或兼阴囊、睾丸、小腹冰冷发硬,腰酸肢冷,阳痿遗精,溲清便溏等症;或表现为睾丸灼热胀痛,口干烦躁,溲黄便干等症;或为睾丸一侧坠胀痛,牵引少腹及两胁,胸闷善太息,口苦心烦等症;或见睾丸久痛不愈,触压痛重,舌质青或有瘀点瘀斑,脉弦涩等症。睾丸大小、形态及质地一般正常,实验室检查无异常发现。

(二)辨证诊断

本病以辨证论治为主,一般可分寒湿子痛、湿热子痛、气滞子痛、气滞血瘀子痛与肝肾亏损子痛等五型论治。各型之间具有一定的相关性和转移性,也可混合出现。

1. 寒湿凝结型 睾丸痉挛疼痛,遇寒冷加剧,得热痛减,自觉阴囊、睾丸发冷发硬,或伴畏寒喜暖,面色苍白,四肢欠温,口淡多涎,小便清长。舌淡,苔白润,脉迟或紧。

辨证要点:睾丸痉挛疼痛,遇寒加剧,得热痛减,自感阴囊、睾丸发冷。舌淡,苔白润,脉迟紧。

2. 湿热下注型 睾丸痉挛疼痛,伴发胀灼热感,触压痛重,口干喜冷饮,小便黄赤,大便干结。舌红,苔黄腻,脉弦或弦数。

辨证要点:睾丸疼痛,局部有灼热感,压痛明显,阴囊潮湿。舌红,苔黄腻,脉濡数或滑数。

3. 肝气郁滞型 睾丸痉挛,坠胀疼痛,牵引少腹及两胁,伴胸闷善太息,口苦心烦。舌苔薄黄,脉弦或弦细。

辨证要点:睾丸痉挛,坠胀疼痛,牵引少腹及两胁,胸闷善叹息。舌淡,苔薄白,脉弦。

4. 气滞血瘀型 睾丸痉挛,久痛不愈,触压痛重,或见睾丸硬结、面色黧黑、肌肤甲错。舌质紫暗或有瘀点瘀斑,苔白,脉弦涩。

辨证要点:睾丸疼痛,多呈针刺样,压痛明显。舌质紫暗或有瘀斑,脉涩。

5. 肝肾阴虚型 睾丸痉挛,绵绵作痛或空痛喜按,可伴头晕目眩,耳鸣健忘,失眠多梦,腰酸膝软,遗精盗汗。舌红,少苔,脉细数。

辨证要点:睾丸隐隐作痛,或空痛喜按,头晕耳鸣,腰膝酸软,五心烦热。舌红,少苔,脉细数。

三、鉴别诊断

1. 子痈 有睾丸疼痛,但急性子痈起病急,常伴发热恶寒、口渴喜饮、溲黄便干等全身症状,睾丸肿大坚硬,甚或破溃流脓。炎症波及阴囊时,则阴囊红肿,皮肤光亮,压痛明显。血常规检查中性粒细胞计数明显升高。慢性子痈多由急性子痈转变而来，也有一发即成慢性者，表现为睾丸逐渐肿大，质地较硬，疼痛轻微，坠胀不适，日久不愈，皮色可转为暗红，甚则形成脓肿，溃后流出清薄脓液，无味，收口较慢，舌苔薄白，脉沉细。

2. 睾丸外伤　有明显外伤史，睾丸肿大疼痛，触痛明显，阴囊皮肤青紫或有瘀斑，穿刺可抽出暗褐色血液。

3. 睾丸扭转　多有剧烈运动或外伤史，突然睾丸疼痛剧烈，并向下腹部、会阴等处放射，可伴恶心、呕吐等全身症状。检查可见阴囊睾丸肿胀，精索呈麻绳状扭曲，普雷恩征和罗希征阳性。超声多普勒及放射性核素阴囊扫描显示患侧睾丸血流减少或消失。

4. 睾丸附件扭转　临床少见，睾丸疼痛，多呈钝痛，偶呈绞痛，睾丸上极可扪及一痛性结节，透光试验阴性，并可见一豆大的蓝黑色小体。

5. 精索静脉曲张　轻度精索静脉曲张一般无症状，较重者有阴囊坠胀不适感，睾丸或少腹部抽痛，占立过久或行走时间过长可使症状加重。检查可见阴囊胀大下垂，皮肤松弛，静脉丛扩张、弯曲和伸长，或可扪及蚓蚓状曲张静脉团。

6. 嵌顿疝　腹股沟斜疝嵌顿时，也可出现睾丸疼痛，但有阴囊内肿物可复性病史，并可出现腹胀腹痛、恶心呕吐、肛门停止排气排便等肠梗阻症状。

7. 附睾郁积症　有阴囊睾丸坠胀疼痛等症，但有输精管结扎病史，性生活及劳累后症状加重，附睾肿大、质硬，触痛明显，或可见远端和近端输精管增粗变硬。

四、临床治疗

（一）提高临床疗效的基本因素

1. 明辨病因　六淫之邪，情志不畅虽可致本病，但病因不同，病理变化、治法亦异，所以应详细询问病因，以助及时准确地辨证论治。

2. 详审寒热虚实　因于寒者，疼痛较甚，遇寒较剧，得热则舒；因于热者，疼痛多为灼热；因于气滞者，多为胀痛；因于瘀者，呈针刺样，这些均属实证。虚证多为隐痛。临证当予详审。

（二）辨病治疗

对症治疗，给予镇痛剂，如罗通定 60mg，肌内注射或口服；去痛片 1 片，口服，1 日 2~3 次；如有炎症则给予抗生素治疗。

（三）辨证治疗

1. 辨证施治

（1）寒湿凝结型

治法：温经散寒除湿，缓急止痛。

方药：暖肝煎加减。乌药 10g、小茴香 10g、肉桂 10g、沉香 6g、当归 12g、枸杞子 20g、川芎 10g、吴茱萸 5g、荔枝核 10g。睾丸痛甚者，可加川楝子、橘核、延胡索等药；寒甚者，加熟附子、干姜、巴戟天、阳起石等药。

（2）湿热下注型

治法：清利湿热，缓急止痛。

方药：龙胆泻肝汤加白芍、川楝子、延胡索、橘核等。龙胆草 6g、栀子 12g、黄芩 10g、柴胡 12g、生地黄 15g、生薏苡仁 20g、车前子（包煎）25g、白芍 12g、川楝子 10g、延胡索 20g、橘核 10g。睾丸红肿疼痛者，可加金银花、野菊花、蒲公英、黄连、连翘等药以清热解毒；肿硬压痛者，加桃仁、穿山甲、红花、川牛膝等药以活血化瘀消肿。

（3）肝气郁结型

治法：疏肝理气，缓急止痛。

方药：柴胡疏肝散加川楝子、延胡索、橘核。柴胡 10g、香附 10g、川楝子 10g、橘核 12g、枳壳 10g、当归 12g、白芍 12g、甘草 6g、醋延胡索 20g。口干溲黄明显者，加栀子、黄芩、车前草等药；伴畏寒肢冷者，加小茴香、乌药、肉桂等药。

（4）气滞血瘀型

治法：活血化瘀，缓急止痛。

方药：复元活血汤加赤芍、川楝子、延胡索、荔枝核、橘核。当归 12g、柴胡 10g、桃仁 10g、红花 12g、炒山甲 10g、生大黄 10g、天花粉 12g、川楝子 10g、延胡索 20g、荔枝核 10g、橘核 6g、赤芍 10g。有睾丸硬结者，可加昆布、海藻、玄参、牡蛎等药以软坚散结。

（5）肝肾阴虚型

治法：滋补肝肾，缓急止痛。

方药：六味地黄汤加川楝子、白芍、甘草、延胡索、荔枝核、橘核。熟地黄 15g、山萸肉 10g、生山药 15g、牡丹皮 12g、泽泻 12g、白芍 15g、甘草 10g、茯苓 15g、延胡索 20g、荔枝核 10g、橘核 6g、川楝子 10g。肝肾亏损严重者，可酌加女贞子、何首乌、黄精、紫河车、五味子、沙苑子等药；阴虚内热明显者，加龟板、鳖甲、知母、黄柏等药以增加滋阴降火之力。

2. 外治疗法

（1）针灸治疗：取关元、行间、三阴交、足三里、阴陵泉、曲骨，配中极、阳陵泉、悬钟、归来、大敦。毫针刺，用泻法。每次取 3~5 穴，交替使用。

（2）药物外治

1）小茴香和大粒食盐炒热，装入布袋内，外熨阴囊、睾丸。每日 1~2 次，每次 2 小时。适用于寒型子痛。

2）生香附 100g、食盐 100g。炒热后加酒醋适量，布包频熨患处。适用于寒性和气滞型子痛。

3）七叶一枝花 60g、红花 10g、制乳香和制没药各 15g。水煎后熏洗患处，每日 2 次。适用于湿热型子痛。

4）老生姜用水洗净，切成约 0.2cm 厚的片，每次用 6~10 片外敷于患侧阴囊，并盖上纱布，兜起阴囊，每日或隔日更换 1 次，直到痊愈为止。适用于各种类型子痛。

（3）理疗：超短波、蜡疗、旋磁、频谱治疗仪、远红外线等理疗方法均可酌情使用。具体应用参照各说明书。

3. 成药及单验方

（1）成药

1）茴香橘核丸：每次 6~9g，1 日 2 次，温开水送服。适用寒湿、气滞型子痛。

2）十香丸：每服 1 丸，温开水送服，每日 2 次。适用于寒湿、气滞型子痛。

3）血竭胶囊：每次 4 粒，每日 3 次，口服。用于气滞血瘀型子痛。

4）血府逐瘀口服液：每次 10ml，每日 3 次，口服。用于血瘀型子痛。

5）逍遥丸：每次 8 粒，每日 3 次，口服。用于气滞型子痛。

（2）单验方

1）鲜荔枝核 60g，水煎后调红糖饭前服。适用于气滞性子痛。

2）丝瓜叶（烧存性）10g、鸡子壳（烧灰）5g，温酒调服。适用于寒性、气滞型子痛。

3）桂枝汤加味：桂枝、白芍、生姜各 10g，川楝子、大枣各 15g，甘草 5g，贯众 30~60g，生黄芪 10~30g。睾丸痛甚者，加橘核 15g、延胡索 10g；阴囊疼痛红肿而热，皮肤紧张光亮者，重用贯众，加龙胆草 15g，木通、苍术各 10g；瘀滞明显者，加桃仁、木香、红花各 10g；乏力者，加党参 20g。

五、预后转归

本病为不明原因性睾丸痉挛疼痛，治疗主要以中医为主，由于患者体质、地域、气候、用药的不同，其病情也可发生变化，如寒湿子痛可转化为湿热子痛，气滞子痛可转化为血瘀子痛，实证子痛可转化为虚证子痛，但预后良好，一般不会影响性功能及生育能力。

六、预防调护

（一）预防

1. 心情舒畅，劳逸结合，避免外伤。

2. 饮食搭配合理，忌食油腻、寒凉食物。

3. 清心寡欲，节制房事。

（二）调护

1. 局部热敷，保持外阴清洁卫生。

2. 合理配以食疗，促使疾病早日康复，常用食疗方如下。

（1）陈小麦（愈久愈好）磨粉，炒黄取 60g，加生姜末 10g，胡椒粉适量，开水浸成粥状，每日 1 次服。

（2）山楂片 15g、生姜片 10g，加红糖适量，代茶饮，每日 1 剂。

（3）蟹壳烧炭存性为末 10g，肉桂末 3g。红糖适量冲服，每日 1 次。

第十三节　睾丸硬结

睾丸硬结是各种原因导致睾丸或附睾发生硬化及结节的病症。本病以中老年人多见，一般预后良好，不影响性功能和生育能力，若合并其他病变，则有可能影响性功能和生育能力。中医学无此病记载，笔者认为可归入"疝证"范畴。

一、病因病机

（一）现代医学研究

原因不明，可能有睾丸外伤或炎症病史。

（二）中医学认识

1. **肝郁痰结**　情志不遂，或暴怒伤肝，肝气郁结，气机不畅，气滞痰凝，结于肾子，形成硬结。

2. **脾虚痰凝**　饮食不节，喜食肥甘，嗜酒无度，暴饮暴食，脾胃受损，痰湿内生，流注肾子，形成硬结。

3. **脉络阻滞**　睾丸损伤，或气滞日久，瘀血内结，脉络瘀滞，导致睾丸硬结的出现。

二、临床诊断

（一）辨病诊断

临床主要以睾丸或附睾硬度增加、表面出现结节为主症，或伴有阴囊部不适、疼痛等。实验室检查无异常发现。

（二）辨证诊断

1. **肝郁痰结型**　睾丸或附睾硬结，或局部胀痛不适，牵引少腹，痛无定处，兼见胸闷、善太息、烦躁易怒等症。舌淡，苔薄白，脉弦。

辨证要点：睾丸、附睾硬结，局部胀痛不适，痛无定处，胸闷善叹息。舌淡，苔薄白，脉弦。

2. **脾虚痰凝型**　多见于形体肥胖之人，睾丸附睾硬结，阴囊下坠不适，或见体倦身困，纳呆食少，口中黏腻。舌淡，苔腻，脉沉滑。

辨证要点：睾丸、附睾硬结，形体肥胖。舌淡，苔腻，脉滑。

3. **脉络瘀滞型**　睾丸附睾硬结，可能有轻度多次损伤史，或伴局部刺痛，痛处固定。舌质青紫或见瘀点瘀斑，苔白，脉涩。

辨证要点：睾丸、附睾硬结，或局部刺痛，痛无定处。舌暗或有瘀点、瘀斑，脉涩。

三、鉴别诊断

睾丸硬结既可以是一种疾病，也可以是一个症状，常见于睾丸附睾结核、睾丸梅毒、慢性睾丸附睾炎、睾丸附睾放线菌病、睾丸附睾肿瘤、阴囊内丝虫病等疾病中，故临床上需与这些疾病相鉴别。

1. **睾丸附睾结核**　可出现睾丸附睾硬结，但有泌尿系或身体其他部位结核病史。硬结常与阴囊粘连，形成窦道，经久不愈。输精管增粗变硬，呈串珠样改变，可并发睾丸鞘膜积液，分泌物涂片染色或结核分枝杆菌培养可以发现结核分枝杆菌，血沉增快，结核菌素试验阳性。

2. **睾丸梅毒**　睾丸硬化缩小或呈球状肿大，表面平滑或有硬结，触痛不敏感。有不洁性交史，急性期症状明显，表现为睾丸疼痛，从轻度不适到刀割样疼痛，可伴恶寒、发热、恶心呕吐等全身症状，晚期症状不明显。检查除睾丸硬结外，还常伴有鞘膜积液，附睾肿大，阴囊皮肤常形成溃疡，表面有渗液，腹股沟淋巴结可肿大。梅毒血清试验阳性，渗出液做暗视野检查可以发现螺旋体。

3. 慢性睾丸附睾炎　可有睾丸附睾硬结，但多由急性睾丸附睾炎转变而来，或为慢性前列腺炎、精索炎的并发症，常伴阴囊内坠胀不适，疼痛可向下腹部及股部放射。尿常规检查可见红白细胞，或前列腺液常规检查白细胞每高倍视野超过 10 个，而卵磷脂小体减少。

4. 睾丸附睾放线菌病　睾丸附睾浸润性硬结，有放牧史或其他部位放线菌感染史，见于牧民或农民，临床罕见。检查可见阴囊肿胀，皮肤溃疡，或有窦道形成，按压时有少量分泌物，镜检可见灰黄色的菌落颗粒，即"硫黄颗粒"，睾丸附睾轻度触痛。

5. 睾丸与附睾肿瘤　可出现睾丸或附睾硬结，但检查睾丸多呈球形肿大，质地坚硬，用手托之有沉重感，表面可不平，晚期则可出现转移症状。附睾检查肿块多发生在附睾尾部，良性者表面光滑，界限清楚，呈球形或卵圆形，较小，有弹性感；恶性肿瘤则表面不光滑，结节状，界限不清，质地硬。肿块病检可以发现肿瘤细胞，放射免疫检查、淋巴造影、B 超、放射性核素扫描、CT、磁共振成像等检查可发现病灶。

6. 阴囊内丝虫病　可伴发睾丸附睾硬结，但有在丝虫病流行地区的居住史。精索增厚，阴囊部钝痛、坠感，睾丸肿大压痛，附睾与输精管附近有浸润性硬结，阴囊皮肤增厚、粗糙。外周血液嗜酸性粒细胞增多，夜间采血能找到微丝蚴。

四、临床治疗

（一）提高临床疗效的基本要素

1. 明确病位、把握病机　本病病位在睾丸，但与肝、脾二脏关系密切，痰湿、瘀血为其主要病理因素。情志所伤及于肝，气机郁滞而为胀痛；瘀阻经络而为刺痛；脾虚痰浊内生，阻于经络者，多见于形体肥胖之人。要结合局部和全身症状，辨证施治。

2. 中西结合、内外施治　要依据病情，采用中西医结合疗法，如痛甚者，在辨证用药的同时，可配以各种理疗措施，以提高疗效。

（二）辨病治疗

主要为对症治疗，疼痛甚者给予镇痛剂，伴感染者给予抗生素治疗。

1. 双氯芬酸片，每次 25~50mg，每日 3 次，口服。

2. 吲哚美辛片，每次 25~50mg，每日 3 次，口服。

（三）辨证治疗

1. 辨证施治

（1）肝郁痰结型

治法：疏肝理气，化痰散结。

方药：柴胡疏肝散去甘草加味。柴胡 10g、香附 12g、枳壳 12g、郁金 12g、当归尾 15g、川芎 10g、昆布 15g、炒白芍 12g、浙贝母 10g、夏枯草 15g、生牡蛎 30g、延胡索 20g、路路通 20g。硬结坚硬不消者，可加炮山甲、王不留行、橘核以通络软坚；兼寒滞厥阴者，加桂枝、附子、当归、乌药、小茴香、鸡血藤以温经散寒；肝郁化热者，加牡丹皮、栀子。

（2）脾虚痰凝型

治法：健脾除湿，化痰散结。

方药：常用五苓散合二陈汤加减。茯苓 15g、猪苓 12g、泽泻 15g、炒白术 12g、桂枝 10g、陈皮 10g、制胆南星 6g、党参 12g、炒薏苡仁 20g、川芎 15g、当归尾 15g、川牛膝 15g。兼肾阳不足，形寒肢冷者，可加巴戟天、淫羊藿、菟丝子、小茴香、附子等药以温肾壮阳；痰湿郁久化热者，加龙胆草、夏枯草、车前子、黄柏、玄参等药以清利湿热。

（3）脉络瘀滞型

治法：活血化瘀，通络散结。

方药：桃红四物汤加味。当归尾 20g、川芎 15g、赤芍 15g、生地黄 15g、桃仁 10g、红花 15g、炒山甲 10g、王不留行 20g、荔枝核 15g、橘核 10g、蜈蚣 2 条、地鳖 10g。疼痛较甚者，加乳香、没药、三棱、莪术、延胡索以散结止痛；瘀血化热，灼伤肾阴者，可加龟板、鳖甲、玄参、怀牛膝、白芍以滋阴散结；体质不虚者，可配服大黄䗪虫丸。

2．外治疗法

（1）针灸治疗：选穴曲骨、中极、三阴交（双）、关元、大赫、鱼际、太冲、大敦。毫针泻法，留针 10 分钟，灸 10 分钟，6 次为 1 疗程。

（2）药物外治：红灵丹外敷阴囊，用胶布盖贴，隔日 1 换。

（3）理疗：可选用中药离子导入、超短波、频谱治疗仪、磁疗等方法治疗。

3．成药及单验方

（1）成药

1）散结灵片：每次 4 片，1 日 2 次，温开水送服。亦可吞服小金丹片，每次 4 片，每日 2 次，开水送服。

2）夏枯草膏：每次 1 汤匙，1 日 2 次，温开水化服。

3）内消瘰疬丸：每次 6~9g，1 日 2 次，温开水送服。

（2）单验方

1）夏枯草 30g，水煎或泡水当茶喝，日 1 剂，连服 1 个月为 1 疗程。

2）昆布、海藻各 30g，水煎服，每日 1 次，连服 1 个月为 1 疗程。

五、预后转归

本病多为良性疾患，一般无恶变倾向，不会影响性生活及生育能力，虽病程较长，但预后良好。

六、预防调护

（一）预防

1．保持心情舒畅，乐观开朗，避免郁怒伤肝。

2．饮食有节，禁食辛辣肥甘之品。

3．房事有节，戒除手淫，以免损伤肝肾。

（二）调护

1. 局部热敷，促进硬结消散。

2. 要注意精神调节，树立战胜疾病的信心，积极配合医生治疗。

第十四节 附 睾 炎

附睾炎是致病菌侵入附睾引起的炎症，是阴囊最常见的感染性疾病。临床按其发病特点有急、慢性之分；按其感染性质不同有非特异性与特异性（如结核性附睾炎等）之别。本节主要讨论非特异性附睾炎。

本病多见于 20~40 岁之中青年。常继发于前列腺炎、精囊炎或尿道炎，有时由于附睾炎和睾丸炎同时发病，不易区分，临床上又统称为睾丸附睾炎。中医称睾丸、附睾为"肾子"，附睾炎属于中医学"子痈"的范畴。

一、病因病机

（一）现代医学研究

西医学认为本病多为细菌感染引起，常见的致病菌有金黄色葡萄球菌、大肠埃希菌、变形杆菌、肠球菌及铜绿假单胞菌，多是尿道炎、精囊炎、前列腺炎逆行感染引起。因为附睾是一个管道系统，近端与睾丸相通，远端与输精管、精囊、前列腺、尿道等相连，所以外界的细菌容易顺着这条管道逆行侵入附睾。

1. 急性附睾炎

（1）病因：为逆行感染所致，致病菌以大肠埃希菌及葡萄球菌多见，常见的病因有3种：①因尿道留置导管和尿道内器械检查诱发前列腺、精囊或后尿道感染，亦可并发急性附睾炎。②前列腺切除术后，尤其是经尿道方式的前列腺切除术，由于射精管的开口在前列腺窝内，排尿时的尿流压力可使尿液逆流进射精管。前列腺切除术后 8~12 周内，尿液中常含有一定数量的细菌，从而引起急性附睾炎。感染也可循输精管周围淋巴管进入附睾。③一些性传播疾病，如淋病可以诱发附睾的急性炎症。

（2）病理：附睾感染可发生在一侧或双侧，但以一侧多见。急性附睾炎常先从附睾尾部发生，附睾管上皮出现水肿及脱屑，管腔内出现脓性分泌物。继而急性炎症经间质浸润蔓延到附睾体部及头部，形成微小脓肿，累及附睾全部，附睾旁鞘膜也分泌多量液体或脓液，精索也随之增厚。睾丸也可出现肿胀与充血。镜下观察见附睾组织充血水肿，有大量白细胞、浆细胞和淋巴细胞浸润以及脓肿形成，附睾的上皮细胞有坏死，晚期瘢痕组织形成使附睾管腔闭塞，故双侧附睾炎常造成不育。

2. 慢性附睾炎

（1）病因：部分患者是在急性期未治愈而转为慢性，或由较轻感染逐渐演变而来，但多数患者并无急性发作史，常为慢性前列腺炎、精囊炎的并发症。

（2）病理：病变多局限在尾部，有炎性结节出现，可发生纤维样变、局部发硬，显微镜下可见附睾组织内瘢痕形成，附睾小管闭塞，有一定量的淋巴细胞和浆细胞浸润。

（二）中医学认识

中医学认为本病多为感受寒湿或湿热，或嗜食肥甘，或房事不节，或跌仆外伤等引起。与肝、肾二经密切相关。

1. 湿热下注 外感湿热邪毒，侵犯肝经，循经下注，结于宗筋；或饮食不节，嗜食肥甘厚味，湿热内生，注于厥阴之络；应用不洁尿道器械，外邪趁机而入，客于下焦，生湿化热；憋尿忍精不泄，浊湿瘀精郁而生热，宗筋气血不畅，湿热煎熬，热胜肉腐则为痛。

2. 寒湿凝滞 素体阳虚，复感寒湿，循经结于阴器，寒凝则血滞，痰聚则络阻；或病久不愈，阳气已伤，阳虚生寒，寒凝痰聚，发为本病。

3. 肝气郁结 情志不调，肝气不舒，气机运行不畅，津血循行无力，生痰化瘀，痰瘀互结，瘀久化热，合而为病。

4. 外伤染毒 前阴者，宗筋之所聚，气血充盛，一旦遭受外伤、手术等，络伤血瘀，染毒化热而酿脓成痛，发为本病。

二、临床诊断

（一）辨病诊断

1. 急性附睾炎

（1）临床表现

1）症状：附睾炎常于一次剧烈运动或性交后发生，有下尿路手术导尿史及局部感染病史，突发阴囊内肿痛，疼痛剧烈，立位时加重，可放射至腹股沟、下腹部甚至腰部。附睾非常敏感，局部迅速肿大，有时在 3~4 小时内肿大 1 倍，伴寒战、发热等全身症状及膀胱激惹症状。

2）体征：患侧阴囊皮肤红肿、附睾肿大，明显压痛，有时伴鞘膜积液，重者精索增粗有压痛。如炎症浸润范围较广蔓延至睾丸时，睾丸与附睾界限不清，局部肿硬显著，为附睾睾丸炎。若有脓肿形成，则局部有波动感，可自行穿破形成漏管。有时尿道有分泌物，前列腺有相应的炎性改变。

（2）现代仪器诊断或病原学诊断：血常规检查中性粒细胞计数明显增高，若有尿道分泌物做涂片检查可发现相应的细菌，尿常规检查可异常或正常，B 超检查可发现附睾增大。

2. 慢性附睾炎

（1）临床表现

1）症状：有慢性前列腺炎、精囊炎或急性附睾炎病史，阴囊内疼痛、坠胀不适，疼痛放射至下腹部及股部，有时可急性发作。

2）体征：附睾轻度肿大、变硬并有硬结，局部轻压痛，同侧输精管增粗。

（2）现代仪器诊断或病原学诊断：并发慢性前列腺炎时，尿常规可见红、白细胞，前列腺液常规检查白细胞每高倍视野超过 10 个而卵磷脂小体减少。附睾 B 超检查有助诊断。

（二）辨证诊断

1. 热毒蕴结型 附睾肿胀疼痛，恶寒发热，口干，口苦，小便短赤，大便秘结，心烦。舌质红，苔黄，脉洪数。

辨证要点：附睾肿胀疼痛，恶寒发热，小便短赤，大便秘结。舌质红，苔黄，脉滑数。

2. 湿热下注型　睾丸肿胀疼痛，阴囊潮湿，大便不畅，胸脘痞闷。舌质红，苔黄腻，脉濡数。

辨证要点：睾丸肿胀疼痛，阴囊潮湿。舌质红，苔黄腻，脉濡数。

3. 寒湿凝滞型　睾丸疼痛，遇寒加重，得热则减，形寒肢冷，腰膝酸软。舌质淡，苔白腻，脉紧。

辨证要点：睾丸疼痛，遇寒加重，得热则减。舌淡，苔白，脉紧。

4. 气滞血瘀型　睾丸疼痛，牵及少腹，每遇情志刺激而加重，伴胸胁疼痛，善叹息。舌淡，苔白，脉弦。

辨证要点：睾丸疼痛，每遇情志刺激而加重。舌淡，苔白，脉弦。

三、鉴别诊断

1. 睾丸扭转　多发生于儿童，有剧烈活动等诱因，疼痛剧烈，精索呈麻绳状扭曲。扪诊附睾不在正常位置，而在睾丸的前面、侧面或上方。放射性核素睾丸扫描显示扭转侧血流灌注降低。

2. 急性淋菌性睾丸炎　有不洁性交史及急性淋病的临床表现，如尿频、尿急、尿痛及较多尿道分泌物，尿道脓液涂片染色检查可发现多核白细胞中有革兰阴性双球菌。

3. 结核性附睾炎　即附睾结核，有结核病史及结核病症状，如低热、盗汗等，多为慢性，附睾逐渐增大，压痛不明显，病灶常与阴囊壁层粘连或有脓肿、窦道形成，输精管增粗或形成串珠状结节，前列腺及精囊也有结核病灶，无菌性脓尿及结核分枝杆菌浓缩检查和培养阳性均可确诊。

4. 阴囊内丝虫病　阴囊局部疼痛且附睾肿胀有结节，有丝虫流行区居住史及丝虫感染史，精索增厚，迂曲扩张，可并发鞘膜积液，夜间采血可查到微丝蚴。

5. 睾丸肿瘤　发病突然的睾丸肿瘤亦有阴囊内疼痛，但肿瘤侧睾丸肿大，质地坚硬如石，沉重感明显，正常睾丸感觉消失，附睾常不易摸到，透光试验阴性。淋巴管造影术可能见到腹股沟淋巴结直至腹主动脉旁淋巴结出现充盈缺损，胸部 X 线片可见肺内有数目不等、大小不一的"棉花球"样阴影。

6. 睾丸外伤　有明显外伤史，局部疼痛剧烈，可放射到下腹部、腰部或上腹部，重者可发生痛性休克。检查可见阴囊肿胀，皮肤青紫瘀血，睾丸肿大坚硬，触痛明显，阴囊沉重，透光试验阴性，穿刺可见鲜血或褐色陈旧血。

7. 流行性腮腺炎性睾丸炎　有流行性腮腺炎病史，一般无尿路症状，尿液检查无脓细胞和细菌。

四、临床治疗

（一）提高临床疗效的基本要素

1. 及早使用抗生素　诊断一旦明确，尤其对急性附睾炎，应遵循及时、足量、敏感的原则，合理使用抗生素，可有效缩短病程，防止出现附睾结节。

2. 辨明虚实寒热 一般而言，急性子痈多属热证、实证，慢性子痈多属本虚标实。辨证时除观察全身情况外，更要重视局部情况，辨局部的疼痛情况、察脓液状况。如疼痛较剧、局限一处、伴有红肿灼热者属实证，热证；疼痛轻微、肿大缓慢、皮色不变，属虚证寒证。脓液稠厚有腥味，表明正气盛；脓液稀薄无味，则表明气血亏虚。

3. 注重外治 本病发病部位表浅，外治疗法可直接作用于患处，起效迅速。《理瀹骈文》曰："外治之理即内治之理，外治之药即内治之药。"本病的外治亦应符合辨证论治的原则。急性期多为湿热瘀阻致病，外治药物可选用大黄、黄柏、苦参、白花蛇舌草、蒲公英、败酱草、冰片、丹参、赤芍、血竭、桃仁、红花等单味药以及四黄膏、金黄膏、如意金黄散等复方药物，通过外敷、外洗、中药离子导入等方法作用于患处，可迅速改善症状，缓解红肿疼痛。慢性期有附睾结节组成，中医认为多为寒湿痰凝所致，可选用小茴香、肉桂、吴茱萸、军姜（姜用大黄制成）、胡椒等单味药及冲和膏、阳和膏、回阳玉龙膏等复方药通过热敷、外洗、坐浴等方法，温经散结，化瘀止痛，不但对于附睾结节疼痛者有明显的止痛效果，而且对于结节本身的消散吸收亦有较好的作用。

4. 重视合并症的处理 男性生殖系统与泌尿系统在解剖学及功能上密切相关，泌尿系感染与生殖系统感染常同时存在、互为因果；同时，生殖系统各器官之间的联系亦非常紧密，病原体可以顺着精道和尿道在各器官之间互相传播，这些均成为感染迁延不愈的原因。本病常与精囊炎、尿道炎和前列腺炎等病同时存在，故治疗上在针对主病的同时亦需要兼顾他病。

（二）辨病治疗

1. 药物治疗 ①一般治疗：卧床休息，托起阴囊，早期可用冰袋冷敷，避免性生活，后期可热敷或热水坐浴。②抗生素治疗：在使用抗生素前应留取尿液样本行细菌培养及药物敏感试验，常规行衣原体检测。经验性推荐使用头孢类抗生素静脉滴注加强力霉素或喹诺酮类抗生素口服。以后根据培养结果选择敏感抗生素，通常静脉给药 1~2 周后再口服抗菌药物 2~4 周。

（1）急性附睾炎

1）磺胺甲噁唑（复方新诺明片）：每次 2 片，每日 2 次，口服。

2）诺氟沙星片：每次 200mg，每日 3 次，口服。

3）环丙沙星：每次 500mg，每日 2 次，口服；或每次 200mg，静脉滴注，每日 2 次。

4）氧氟沙星：每次 0.2g，每日 2~3 次；或每次 200mg，静脉滴注，每日 2 次。

5）头孢唑林钠注射液：4~6g，静脉滴注，每日 1 次。

6）头孢拉定：每次 2g，静脉注射，每日 2 次。

如局部肿痛剧烈或合并有高热不退者，可短时间使用激素，一般不超过 3 天，能较快缓解病情，并对防止附睾结节的出现有一定帮助。常用地塞米松 5~10mg，氢化可的松 100~200mg 加入液体中静脉滴注。

（2）慢性附睾炎：可适当使用抗生素，但效果不明显。慢性附睾炎多同时伴见慢性前列腺炎，可采用治疗慢性前列腺炎的方法如口服米诺环素，每次 0.1g，1 日 2 次；多西环素，每次 0.1g，每日 2 次，连服 7 天。再结合热水坐浴、前列腺按摩。对于附睾局部也可做黄连素或新霉素离子透入，如果慢性附睾炎多次反复发作，可考虑做附睾切除，以彻底治疗。

2. 手术疗法

附睾炎多采用药物治疗。但急性附睾炎可累及睾丸或影响血运，部分导致睾丸缺血萎缩，甚至以后影响生育，所以部分患者应及时配合手术治疗。

（1）**手术指征**：急性附睾炎的手术指征可分为绝对指征和相对指征。绝对指征包括脓肿已形成或严重附睾炎引起的睾丸缺血，尤其对单睾患者，如阴囊固定或疼痛剧烈伴有高热，表示已经化脓或有化脓趋势，应立即手术。相对指征为急性附睾炎经有效药物治疗48小时后病情仍然恶化，且炎性肿块持续较长时间，经 B 超、超声多普勒检查和同位素扫描发现附睾肿大和睾丸缺血等并发症。

（2）**手术方法**：急性附睾炎常选择下列两种手术方法。

1）附睾精索外膜切开术：是控制症状、降低附睾精索内压力和保护睾丸血运的基本方法。在局部或脊髓腔内麻醉下，做阴囊切口，深达睾丸壁层鞘膜。切开后，在鞘膜腔内常可见纤维蛋白性渗出液，这时可将附睾外膜从头端到尾部纵行切开，不要切得很深，以免伤及附睾管。也可每隔 0.5cm 做一横切口，多处切开。精索粗硬者应将其外膜全层切开达正常处。

2）睾丸附睾切除术：属于破坏性手术，只有在睾丸已经坏死或化脓，形成经久不愈的皮肤瘘时才施行。对于慢性附睾炎反复发作形成的硬结，如患者没有生育要求，可行附睾结节切除术。

（三）辨证治疗

1. 辨证施治

（1）**热毒蕴结型**

治法：清热解毒，消肿散结。

方药：仙方活命饮加减。金银花 30g、炒山甲 6g、皂角刺 10g、连翘 30g、浙贝母 10g、蒲公英 20g、土茯苓 20g、生大黄 10g、野菊花 30g、天花粉 12g、赤芍 10g、生甘草 6g。

（2）**湿热下注型**

治法：清利湿热，解毒散结。

方药：龙胆泻肝汤加减。龙胆草 6g、栀子 10g、黄芩 12g、车前子 30g、生地黄 15g、生薏苡仁 30g、滑石 30g、泽泻 12g、金银花 20g、连翘 15g。

（3）**寒湿凝滞型**

治法：温经散寒，除湿止痛。

方药：天台乌药散加减。乌药 10g、小茴香 6g、吴茱萸 5g、荔枝核 10g、醋延胡索 15g、青皮 6g、当归尾 15g、川芎 10g。

（4）**气滞血瘀型**

治法：疏肝理气，化瘀止痛。

方药：柴胡疏肝散加减。柴胡 10g、当归尾 15g、川芎 12g、香附 12g、桃仁 12g、红花 15g、生炒蒲黄各 6g、川牛膝 15g、延胡索 15g。

2. 外治疗法

（1）药物外治

1）急性附睾炎：①脓未成者，用金黄膏外敷，也可用马鞭草叶捣烂，和蜜糖适量调匀敷贴患处；脓成者可切开排脓，并用八二丹或九一丹药线引流，以金黄膏贴盖；脓已尽则用生肌散或生肌白玉膏外敷。②玉枢丹 2 份、田七 1 份共研细末，用醋调敷患处。每日换药 1 次，以清热解毒消肿。③青黛、大黄末调水外敷患处以清热解毒。④生大黄、大枣（去核）、鲜生姜（去皮）各 60g，共捣如泥，敷贴阴囊。1 日 1 换，可解毒消肿。⑤青黛 30g、芒硝 60g，两药研细拌匀，加适量面粉，开水调和，敷在肿大的阴囊上，以解毒消肿。

2）慢性附睾炎：①冲和膏外敷以温经通络散结。②睾丸冷痛者，用小茴香 60g、荔枝核 15g、大青盐 60g，炒热置布袋内，局部热敷，以温经散寒止痛。③小茴香 30g、干姜 30g、四季葱 60g、净黄土 120g、大曲酒 45ml。先将小茴香和干姜碾细末，四季葱捣烂绞汁，再将黄土入锅内炒至变成褐色时，再倒入小茴香、干姜细末同炒，待闻到香气扑鼻时，倒入葱汁和酒，拌炒片刻即取起备用。用纱布 4 层托药，对准痛处先熏片刻，待不烫时敷于阴囊外面，静卧勿动，待不痛时则去掉敷药。有温经散寒止痛的功效。④胡椒 7~11 粒研末，加面粉调成糊状敷于患处。每日或隔日外敷 1 次，5 次为 1 疗程，可温经止痛。

（2）坐浴疗法

1）橘叶 15g、红花 10g。煎汤待温坐浴，每日 1~2 次，每次 15~20 分钟。

2）鱼腥草 60g，水煎后趁温淋洗阴部，每日 1 次。

（3）泉水浴法

单纯温泉或氡泉水温 39℃，坐浴，每日 1 次，20 次为 1 疗程。用于慢性附睾炎。

（4）理疗

1）黄连素离子导入法：患者大便后用 1‰黄连素 20ml 灌肠，然后以此药浸湿纱布置于会阴部，并连接在直流理疗器的阳极上，阴极敷于耻骨上，每次 20 分钟，每日 1 次，每 10 次为 1 个疗程。

2）超短波疗法：板状电极于患侧阴囊前后对置，间隙 1.5~2cm，微热量，10~15 分钟，每日 1 次，10~20 次为 1 疗程。急慢性均可应用。

3）频谱治疗仪、远红外线、紫外线照射、磁疗等均可酌情选用。

（5）针灸治疗

1）针灸：针刺三阴交、足三里、关元、曲骨、行间，以清热、解毒、止痛，均用泻法。或取患侧阳池穴，上置绿豆大艾柱，连灸 3 壮，每日 1 次，7 次为 1 个疗程。

2）耳针：取穴外生殖器、肾、肝、上屏尖。强刺激，留针 30~60 分钟，间歇运针，每日针 1~2 次，以通络止痛。

3）电针：取穴中极、曲骨、归来、肾俞、足三里、八髎、三阴交、大敦、行间。躯干用脉冲电流，四肢用感应电流，每日 1 次，每次 30~40 分钟。用于急、慢性附睾炎。

3. 成药及单验方

（1）成药

1）当归芦荟丸：每次 9g，每日 3 次，口服。用于湿热下注型患者。

2）龙胆泻肝丸：每次 9g，每日 3 次，口服。用于湿热下注型患者。

3）犀黄丸：每次 1 丸，每日 2 次，口服。用于毒火炽盛型患者。

4）橘核丸：每次 10g，每日 3 次，口服。用于肝气郁结型患者。

5）阳和丸：每次 2 丸，每日 3 次，口服。用于寒湿凝滞型患者。

6）血府逐瘀口服液：每次 10ml，每日 3 次，口服。用于气滞血瘀型患者。

（2）单验方治疗

1）内消连翘汤：橘核 10g、荔枝核 10g、夏枯草 15g、川楝子 10g、延胡索 10g、连翘 10g、泽兰 10g、白蔹 10g、红花 9g。每日 1 剂，水煎服。适用于慢性附睾炎。

2）活通汤：桃仁 9g、三棱 9g、莪术 9g、柴胡 9g、当归 9g、川芎 6g、香附 6g、小茴香 3g。每日 1 剂，水煎服。用于慢性附睾炎。

（四）名医治疗特色

许履和认为子痈治疗当"实则治肝"，"虚则补肾"。所谓实则治肝，系指前阴部急性化脓性感染，尤其早期未溃之时，多为湿热下注肝经实证，宜从肝论治，以清泄肝经湿热为主，以龙胆泻肝汤、枸橘汤（全枸橘、川楝子、秦艽、陈皮、赤芍、泽泻、防风、甘草）治之。所谓"虚则治肾"系指前阴部慢性炎症，或急性炎症后期溃后伤及阴液，常见肾阴不足虚证，治当从肾，以滋阴降火为主，以六味地黄丸为代表。临证时，当据病情加减应用。并可外敷金黄膏，将阴囊托起，卧床休息，每获良效。如已成脓，宜切开排脓，溃后按一般溃疡处理。

赵炳南认为子痈一病多为肝肾阴亏、兼有湿热下注所致。病初常见毒热炽盛，治宜重用清热解毒之药，并注意佐用活血消肿之品。医家治痈"以消为贵"，湿热下注必致气血瘀滞，早期清解与活血并用，一则去其热毒以遏其势；一则畅其气血以促其消。初期以炒皂角刺、红花、当归尾增其活血通透之力；肿块坚硬当加软坚散结之品，如三棱、莪术；气阴伤者以党参、熟地黄、石斛补益气血之阴；肿势欲溃用穿山甲一求速溃。病为湿热下注所致，始终应注意加用黄柏、白术等健脾利湿之品。

李今庸认为睾丸胀痛为临床所常见，或睾丸坠痛，或肿痛，其轻重程度常与患者情志变化关系密切。肝气郁结，痰浊阻滞，故见上症。治当疏肝理气，化瘀去浊，宜二陈汤加味。组成：陈皮 10g、茯苓 10g、制半夏 10g、青皮 10g、橘核 10g、荔枝核 10g、小茴香 10g、炙甘草 10g。兼尿黄、口苦，加川楝子 10g、延胡索 10g。临床应用，获效满意。

杨吉相认为附睾炎急性为痈，慢性为疽，子痈属阳证，子疽属阴证，二者可相互转化。治疗子痈主张内外兼治，药用柴胡、黄芩、栀子、蒲公英、紫花地丁、赤芍、桃仁、乳香、没药、川楝子、木通等。局部敷水调散（黄柏、煅石膏），以清热化瘀散结。一般敷药后即感患处发凉，疼痛缓解，随着湿热证候减退，适当增加软坚散结药物。若脓已成，宜及早切开排脓，托毒外泄，但切口不能过大，引流不宜过久，并外敷一效膏（朱砂、炙炉甘石、冰片、滑石）以提脓祛腐，生肌收口。内服上方去黄芩、川楝子，加生黄芪、穿山甲。子疽常用橘核、夏枯草、川楝子、桃仁、苏木、三棱、莪术等内服，据临床观察，效果良好。若已成瘘，证属阴证或半阴半阳证，专攻治瘘，难以取效，乃因瘘管为肿块液化外溃所致，治宜化痰软坚、托里生肌，以澄其源流，瘘才易痊愈。方用阳和汤加生黄芪、橘核、莪术、夏枯草、牡蛎。外敷一效膏，干则更换。

五、预后转归

本病为男科常见疾病，若治疗正确及时，注意休息与卫生，一般都能迅速痊愈，没有后遗症；如果失治误治，体质较差，又不注意休息与卫生，则容易由急性转为慢性，或慢性反复急性发作，或引起睾丸发炎，最终导致附睾与睾丸缺血坏死及纤维化，影响生育能力，双侧病变则有可能导致不育。

六、预防调护

（一）预防

1. 忌食酒、葱、蒜、辣椒和油炸煎炒等刺激性食物及油腻食物。
2. 加强锻炼，增强体质。
3. 注意环境与个人卫生，加强饮食营养。
4. 积极及时治疗泌尿生殖系感染。

（二）调护

1. 急性期卧床休息，用阴囊托或布带将阴囊托起；慢性期可适当活动。
2. 急性期宜冷敷，以减轻阴囊充血、水肿及疼痛；慢性期宜热敷，以改善局部循环，促进炎症吸收。

七、专方选介

1. 核莪术颗粒　橘核 15g、海藻 10g、昆布 10g、川楝子 15g、桃仁 6g、厚朴 15g、通草 10g、枳实 15g、延胡索 10g、肉桂 6g、木香 10g、三棱 10g、莪术 10g、牛膝 15g。采用单味中药配方颗粒。

2. 内消连翘丸　橘核 10g、荔枝核 10g、夏枯草 15g、川楝子 10g、玄参 10g、连翘 10g、泽兰 10g、白蔹 10g、红花 9g。适用于慢性附睾炎。

3. 活通汤　桃仁 9g、三棱 9g、莪术 9g、柴胡 9g、当归 9g、赤芍 6g、川芎 6g、红花 6g、香附 6g、小茴香 3g。每日 1 剂，水煎服，分 3 次服。

八、研究进展

（一）病因病机

附睾炎是现代医学的名称，清代以前的中医学论著无专门记述，其内容散见于"瘤疝"、"㿗疝"、"囊痛"、"子痛"等章节，至清代《外科证治全生集》才有专门记载，其曰："子痛与囊痛有别，子痛则睾丸硬痛，睾丸不肿而囊肿者为囊痛。"病因方面，古代医家多责之于肝，认为是湿热下注厥阴之络，气血凝滞而成。如《证治准绳》指出："足厥阴之经，环阴器，抵少腹，人之病此者，其发睾丸胀痛，连及少腹。"近代医家在病因病机方面也有了新的认识。

王沛等将病因病机分为以下 4 方面。①感受湿热：外感湿热，内蕴肝经，或嗜醇酒厚味，损伤脾胃，湿热内生，致湿热下注肾子，经络阻隔，气血阻滞而为肿为痛；或外肾不洁、外肾创伤等，湿热之邪直接客于肾子而病。若湿热蕴结不化，热甚肉腐成脓，则形成脓肿。湿热为患者多发为急性子痈。②寒湿侵袭：肾虚内生寒湿，或外感寒湿，致寒湿注于外肾，客于肾子而成，湿则为肿，寒则为痛，寒湿凝滞，气血不畅，瘀血不化，则病久不愈。寒湿郁久化热，则可腐肉成脓。寒湿所侵者多发为慢性子痈。③脏腑内伤：情志不舒，气郁化热，郁于肝经，疏泄失常，络脉瘀阻，或房事不洁，忍精不泄，瘀精浊血与湿热交作，结于肾子，亦成子痈。④外伤染毒：跌仆损伤或硬物撞伤肾子，使气血凝滞，经脉阻塞，如瘀血不能消散吸收，兼染邪毒，毒邪聚于肾子不去，瘀毒搏击，也能化热酿脓而成子痈。王琦、李国栋、安崇辰、李彪等都有相同或近似的论述。除此之外，谭异伦等尚提出素体阴虚，或大病久病之后耗伤肝肾，致肝肾阴虚，络脉失调，亦能诱发本病，使本病的病机更加完善。

（二）辨证思路

王琦将本病分为急性和慢性附睾丸炎两类进行论治。急性附睾炎多肿胀疼痛明显，可见脓肿、瘘管，或发热寒战；慢性附睾炎见附睾硬结，隐隐作痛，阴囊下坠，会阴不适。徐福松将本病分成三证：湿热蕴结多表现肾子灼痛坠胀，阴囊湿热松弛，或排尿短涩，舌苔黄腻，脉弦滑；寒客肝脉以肾子冷痛，遇寒加重，得热则舒；气滞血瘀多表现肾子胀痛，痛引少腹，肾子或有结节，按之痛甚。

（三）治法探讨

王琦在急性期治以清热利湿、解毒消痈，方以龙胆泻肝汤加减；慢性期治以疏肝散结、化痰软坚，方用四逆汤合消瘰丸加减；硬结不消加三棱、莪术、桃仁、红花、丹参等活血化瘀之品。

孙自学认为急性附睾炎常见中医证型为湿热下注型及热毒蕴结型。湿热下注型常采用清热利湿、解毒散结的治法；热毒蕴结型常采用清热解毒、消肿散结的治法。

陈德宁中西互参，三步论治，初期清中兼利，中期清消并重，后期消中兼补。并强调可合并使用抗生素尽快控制病情。

李彪等将本病分为急性期、慢性期，分别辨证，其中急性期又分为初、中、后三期辨证。初期为热郁肝经，失于疏泄，治以清热利湿，疏肝理气，方用枸橘汤加减；中期乃湿热下注肝经，热势高涨，正邪相争，内结为脓，治以清热解毒，利湿疏肝，直折其势，方选龙胆泻肝汤加紫花地丁、皂角刺；后期乃余毒湿热留滞，仍需疏肝解毒，方用五神汤合枸橘汤加减。慢性期气血凝结，余热未消，宜活血散结，以清解余热，方用金铃子散合少腹逐瘀汤加减。

（四）分型证治

徐福松分为三型：暑湿蕴结证以清热利湿为原则，方用龙胆泻肝汤加减；寒客肝脉证以温经散寒，行气止痛为原则，方用暖肝煎加减；气滞血瘀证以活血化瘀、理气止痛为原则，方用复元活血汤加减。

郭军将本病分为邪毒蕴结型、湿热下注型、气滞血瘀型、痰饮凝滞型、脾肾两虚型五型，分别应用仙方活命饮、龙胆泻肝汤、桃红四物汤、橘核丸、补中益气汤合六味地黄丸。

白遵光、杨明将急性附睾炎分为湿热下注、毒火壅盛、脓出毒泄三型，并分别应用龙胆泻肝汤、仙方活命饮、滋阴除湿汤加减（川芎、当归、白芍、熟地黄、柴胡、黄芩、陈皮、知母、浙贝母、泽泻、地骨皮等）治疗。慢性附睾炎分寒湿凝滞、肝气郁结、肾阳亏虚型，并分别以天台乌药散、橘核丸（橘核、川楝子、木香、小茴香、厚朴、延胡索、桃仁、海藻、昆布、路路通）、肾气丸加减治疗。

戚广崇将本病分为三型：湿热下注型、肝络失和型、瘀血阻滞型。

安崇辰将本病分为五型：寒湿子痈，以补益肝肾、温经散寒为治则，方选暖肝煎加减；湿热子痈，以清利肝经湿热为治则，方选龙胆泻肝汤加减；气滞子痈，以疏肝理气为治则，方选橘核丸加减；气滞血瘀子痈，以活血化瘀、疏肝理气为治则，方选复元活血汤加减；气虚子痈，以补中益气、疏肝通络为原则，方选补中益气汤合橘核丸加减。

（五）外治疗法

由于本病病位表浅，外用药可直接作用患处，起效较快，研究外治法的医者也较多。邹桃生用败酱草、千里光、马齿苋各 150~300g，三药合用或任选一味煎水局部熏洗或湿敷，或用鲜品捣烂外敷，再配合中药内服治疗本病，可迅速减轻患者痛苦，明显缩短疗程，及时有效地防止酿脓等变症的发生。李临刚、徐永等分别用金黄膏、金黄散外敷患处，均起到迅速消肿、减轻疼痛、缩短疗程的作用。何思良等用水调散（黄柏、煅石膏）外敷，配合口服汤药，治疗急性附睾睾丸炎 36 例，治愈 33 例，占 91.69%，基本治愈 3 例，占 8.31%，总有效率 100%。治疗时间最短 4 天，最长者 14 天，平均 9 天。外用水调散 1~3 天，局部肿痛均有不同程度缓解。

（六）评价及瞻望

附睾炎是男科的常见病、多发病。只要诊断及时、治疗正确，预后大多良好。近年来，在中医药或中西医结合防治本病方面，尤其对慢性附睾炎的治疗，显示了中医药的独特优势和良好发展前景。但也存在一定不足，如临床研究不科学且多为个案总结，缺乏统一的诊断、辨证分型和疗效判定标准，剂型以汤剂为主，患者难以坚持应用，实验研究开展的极少。应尽快制定统一标准，规范临床研究，加大剂型改革力度，注重有效方药的筛选，并深入开展相关实验研究。另外，由于本病位置较浅，外治疗法在本病的治疗中具有重要作用，故也应加强外治法的研究，如外用药物、针灸疗法等。要善于利用现代技术，积极开发融现代科技与传统疗法于一体的新疗法、新设备。

第十五节　附睾肿瘤

附睾肿瘤临床少见，据统计只占男性生殖系肿瘤的 2.5%。绝大多数为原发性，继发性可为精索肿瘤和睾丸及其鞘膜肿瘤的直接浸润、前列腺癌的逆行转移，以及恶性淋巴瘤、肝癌、肺癌、肾癌等的全身性扩散。原发性附睾肿瘤多为良性，恶性占 20%~30%。多数为单侧性病变，好发于 20~50 岁性功能活跃时期，良性的多在 40 岁以下，恶性的多在 50 岁以上。常见的附睾良性肿瘤有间皮瘤（又称为腺样瘤）和平滑肌瘤，一般预后良好。附睾恶性肿瘤常见的有附睾癌及平滑肌肉瘤，恶性程度很高。早期中医没有类似病名和病症的记载，和睾丸肿瘤一样，有学者拟名为"子岩"。

一、病因病机

（一）现代医学研究

附睾肿瘤病因不明。一般认为，与诱发肿瘤的常见因素如遗传、损伤、感染、放射线、化学致癌物质、病毒等都有一定关系，其中与附睾炎的关系较为密切。附睾肿瘤多为中胚叶瘤，以腺样瘤最为常见，占50%以上。关于其发生来源意见不一，多数学者认为来自间皮、中肾旁管等。镜下可见间质及腺样细胞，间质中可见网状纤维结缔组织、平滑肌细胞、毛细血管及淋巴细胞浸润。依成分不同，又被称为腺纤维瘤、腺纤维肉瘤、血管样瘤、淋巴腺瘤及间皮瘤等。

平滑肌瘤也较常见，约为腺瘤的1/10，可能系腺样瘤的偏向发展而成。其他肿瘤尚有纤维瘤、脂肪瘤、浆液性腺瘤、皮样囊肿、畸胎瘤、血管瘤、神经纤维瘤、硬胆脂瘤等。

乳头状腺瘤是附睾中唯一的上皮肿瘤，发生于附睾头部输出小管中，多为双侧性，可伴发 Hippel-Lindau 病。

附睾恶性肿瘤罕见，常见的有附睾癌、平滑肌肉瘤、横纹肌肉瘤、淋巴肉瘤、恶性黑色素瘤等。恶性程度高，增长迅速，早期可发生转移，转移途径同睾丸肿瘤。

（二）中医学认识

1. 天癸不充　先天禀赋不足，肾气亏虚，天癸不充，睾丸隐匿不下，腹腔环境温度高，日久蕴热化毒，形成子岩。

2. 瘀阻脉络　跌打损伤，手术不慎，睾丸损伤，血脉瘀滞，瘀血化热，瘀热相煎，酿毒成子岩。

3. 邪毒外侵　饮食不节或房劳过度，或邪毒感染，损伤肾阴，相火亢盛，肾精被灼，睾丸失养，日渐萎缩，久而形成子岩。

二、临床诊断

（一）辨病诊断

1. 临床表现

（1）症状：一般无明显临床症状，肿瘤过大时可发生阴囊坠胀疼痛，晚期恶性肿瘤发生转移时则可出现腰痛、腹痛、胃肠道梗阻、咳嗽等。

（2）体征：附睾肿块多发生于附睾尾部，良性病变，生长缓慢，肿瘤直径多在2cm以下。表面光滑，界限清楚，呈球形或卵圆形，质硬、实体、有弹性，无粘连和压痛。也可质地柔软，有囊性感，部分患者可伴有鞘膜积液。

恶性肿瘤可发生在附睾的任何部位，与睾丸分界不清，生长迅速，表面结节状、不光滑、质硬，精索多被累及，与附睾界限也不清，有半数合并鞘膜积液。积液量少，张力不高，多为血性胶冻样液体，透光试验阴性。病侧阴囊可增大、下垂，皮肤可有轻度肿胀，表浅静脉扩张，附睾肿块直径多在3cm以上，甚至达小儿头部大小，累及整个附睾、睾丸或精索。

2. 现代仪器诊断或病原学诊断

（1）附睾肿块组织病理学检查可以发现肿瘤细胞。

（2）淋巴造影可见腹膜后淋巴结有充盈缺损征象。

（3）B超、CT、磁共振成像可以发现肿块。

（二）辨证诊断

参看本章第九节"睾丸肿瘤"部分。

三、鉴别诊断

1. 附睾结核　附睾肿胀结节无疼痛。但结核结节局部不规则，质硬有触痛，输精管增厚变硬成串珠样，阴囊部也可有窦道形成，分泌物镜检、培养或动物接种结核分枝杆菌可为阳性。

2. 慢性附睾炎　附睾增大，有硬结伴输精管增粗，常并发慢性前列腺炎，触诊附睾尾部轻度肿大呈正常形态，有时尿常规及前列腺液常规检查可发现较多白细胞或脓细胞，病理检查见小管上皮肿胀，管腔内有渗出物，间质内有炎症细胞浸润。

3. 精液囊肿　附睾处无痛性结节，为位于附睾头部的球形肿块，表面光滑，波动感明显。B超检查附睾头部有圆形透声区，其大小一般在1~2cm之间，诊断性穿刺可抽出乳白色液体，镜检可见精子。

4. 睾丸鞘膜积液　阴囊内肿块，呈球形或梨形，表面光滑，囊性有波动感，透光试验阳性。诊断性穿刺后，睾丸附睾触诊正常。

四、临床治疗

（一）提高临床疗效的基本要素

参阅本章第九节"睾丸肿瘤"部分。

（二）辨病治疗

1. 药物治疗　参看本章第九节"睾丸肿瘤"部分。

2. 手术治疗　附睾良性肿瘤主要为手术治疗，行单纯肿瘤切除术。边界不清楚者术中应行快速组织学检查，根据病变性质确定切除范围。组织细胞分化差者术后应定期随访。

附睾恶性肿瘤应早期施行根治性睾丸切除术，并根据组织学类型选择进一步的治疗措施。以淋巴转移为主的肿瘤，如腺癌，应施以腹膜后淋巴结清除术，术后可辅以化疗；肉瘤以联合化疗为主，可辅以放疗；未分化癌对放疗较敏感，应以放疗为主，必要时辅以化疗，具体方法可参照睾丸肿瘤的治疗。

（三）辨证治疗

1. 辨证施治　参看本章第九节"睾丸肿瘤"部分。

2. 外治疗法　参看本章第九节"睾丸肿瘤"部分。

3. 成药及单验方

（1）成药：同本章第九节"睾丸肿瘤"部分。

（2）单验方：党参、白术、茯苓、薏苡仁、天花粉、莪术、大青叶、淡竹叶各12g，半枝莲、皂角刺、白花蛇舌草各 30g，蜂房 10g，甘草 3g，蟑螂 4~6 个（焙干研细末，冲服），将上药煎水约 1000ml，代茶饮，1~3 天 1 剂，连续服用。适应于附睾平滑肌肉瘤。

五、预后转归

附睾良性肿瘤预后良好，附睾恶性肿瘤则预后很差，多数在根治性睾丸切除术后 3~4 个月内局部复发或发生肺、肝及腹膜转移，60% 以上 2 年内死亡。

六、预防调护

参看本章第九节"睾丸肿瘤"部分。

第十六节 精液囊肿

精液囊肿是睾丸或附睾部出现含有精子成分的囊性肿块，为较常见的阴囊内囊性疾病，多发生于中年人，临床症状轻微。中医文献中没有类似病名、病症的记载，有的学者称为"阴囊内痰包"。

一、病因病机

（一）现代医学研究

1. 病因　精液囊肿形成的原因还不清楚，其病变解剖的确切部位也未完全了解。可能与输精管道部分阻塞、感染、性功能紊乱（如性欲旺盛、射精困难等）、附睾的慢性炎症、淋病和损伤有关。

2. 病理　精液囊肿内壁是一层假复层上皮，而外壁是颇厚的结缔组织，囊肿里的液体为乳白色，镜下可发现不活动的精子、脂肪小体、上皮细胞与淋巴细胞，在室温下短期放置后，液体中原先不活动的精子会开始活动。

（二）中医学认识

中医学认为，饮食不节，劳倦伤脾，痰湿内生；或情志不遂，郁怒伤肝，肝郁气滞，疏泄失常，则痰湿内阻，停积留著，久而则成囊肿；或素体肝肾阴虚，或久病伤阴，阴虚则虚火内生，炼液成痰，痰湿留置阴囊，久之则成囊肿。

二、临床诊断

（一）辨病诊断

1. 临床表现

（1）症状：本病多发生于 30~40 岁的青壮年，老年人偶有发生。一般无症状，如精液囊肿较大者，可出现阴囊部位的疼痛及下坠感。

（2）体征：睾丸或附睾部可触到边缘光滑，质软而有囊性感的圆形肿块，小的刚可扪及，大的达鸡蛋大小，酷似睾丸，多发于附睾头部，囊肿透光试验阳性。

2. 现代仪器诊断　囊肿穿刺液中可发现不活动的精子、脂肪小体、上皮细胞及淋巴细胞。

（二）辨证诊断

1. 气滞痰凝型　睾丸或附睾部可触及质地柔软的圆形肿物，边缘光滑有波动感，肿块小者可无明显不适，较大者可有阴囊坠胀疼痛感；多伴有情志抑郁、胸胁胀满、纳呆腹胀、大便溏薄等症。舌质淡，苔白，脉弦。

辨证要点：睾丸或附睾部可触及质地柔软的圆形肿物，边缘光滑，有波动感，胸胁胀满，情志抑郁。舌淡，苔白腻，脉弦滑。

2. 阴虚痰阻型　精液囊肿，伴性欲亢进，潮热盗汗，腰膝酸软，阳强易举，交不射精，或性交疼痛。舌质红，苔薄黄，脉细数。

辨证要点：精液囊肿，伴潮热盗汗，腰膝酸软。舌红，少苔或苔黄腻，脉滑数。

三、鉴别诊断

1. 睾丸鞘膜积液　肿块多呈球形或梨形，表面光滑，柔软而有波动感，无压痛，睾丸与附睾不易扪清，肿块穿刺液中不含精子，多呈透明无色液体。

2. 附睾结核　肿物呈结节状，可与皮肤粘连，甚至破溃形成慢性窦道，输精管常呈串珠状，透光试验阴性，结核菌素试验呈阳性，血沉常增快，肿物多位于附睾尾部。

3. 睾丸附件囊肿、睾旁囊肿　阴囊内囊性肿块，但较少见，囊肿多在睾丸上极，囊肿内容物镜检不含精子。

4. 精索鞘膜积液　阴囊内囊性肿块，位于精索部位，为卵圆形或柱形，体积较精液囊肿为大，牵拉睾丸或精索时，肿块随之下移。B超探查精索部位出现透声区。

四、临床治疗

（一）提高临床疗效的基本要素

1. 明辨病位　本病病变部位在阴囊内睾丸附睾旁，若为其他位置的囊性肿块则非本病。本病的发生主要与肝、脾、肾功能失调有关，其侧重不同，或以肝失疏泄为主，或以脾失健运为主，或以肾阴亏虚为主。临证时需结合全身情况及患者体质，查明病变的主要脏腑进行辨证施治，方能收到较好疗效。

2. 细审寒热　本病有肝郁脾虚、痰湿内阻而致，也有阴虚火旺、炼液成痰而致，故在临证时需细审寒热，分清属性，用药才能有的放矢，切中病机。

3. 综合治疗　在辨证用药的同时，结合具体病情，积极配合其他疗法，以综合施治提高疗效。

（二）辨病治疗

1. 药物治疗　一般不需内服药物，可用穿刺注射法治疗，即穿刺囊肿抽出积液后注入硬化剂，如无水酒精、奎宁乌拉坦溶液、654-2溶液、5%鱼肝油酸钠等。适用于较小的囊肿，但复发率较高，且易感染，目前多不主张应用。

2. X线照射　X线照射睾丸，可抑制睾丸精曲小管的分泌，从而使囊肿不再出现。适用于老年人或已有子女者。照射剂量为每6~8天6~8Gy，不会影响性欲，偶有睾丸萎缩。

3. 手术治疗 囊肿较大影响活动时，可行囊肿切除术，这是本病较有效的治疗方法。经阴囊切口显露游离囊肿，钳夹狭细的颈部，完整切除，颈部残端用肠线结扎。最好施行睾丸鞘膜翻转术，以防止鞘膜积液再生。

（三）辨证治疗

1. 辨证施治

（1）气滞痰凝型

治法：疏肝理气，化湿消痰。

方药：柴胡疏肝散合五苓散加减。柴胡 10g、当归 12g、白芍 15g、茯苓 15g、猪苓 12g、泽兰 25g、川牛膝 15g、片姜黄 10g、白僵蚕 12g、陈皮 10g、制半夏 10g、昆布 20g、海藻 20g、王不留行 15g。

（2）阴虚痰阻型

治法：滋阴降火，化痰散结。

方药：大补阴丸合消瘰丸加减。熟地黄 20g、黄柏 10g、龟板 15g、昆布 20g、海藻 20g、夏枯草 20g、白僵蚕 12g、川牛膝 15g、陈皮 10g、制半夏 15g。

2. 外治疗法 玉枢丹拌醋调成糊状，外敷患处，日换 1 次。

五、预后转归

精液囊肿病变小、症状轻，少有并发症及后遗症，预后良好，一般不会影响生育能力。

六、预防调护

（一）预防

1. 心情舒畅，戒郁怒；节制房事，禁止手淫，切忌纵欲；饮食有节，不嗜烟酒、肥甘。
2. 积极治疗泌尿生殖系感染，避免损伤及性功能紊乱，减少该病的诱发因素。

（二）调护

1. 囊肿较大、坠胀疼痛时，可用阴囊托将阴囊托起，以减轻痛苦。
2. 注意休息，保持阴囊清洁，防止感染。

第四章 精索与输精管疾病

第一节 精索与输精管道先天性异常

精索及输精管道的先天性异常比较罕见，临床上偶见输精管先天性异常的报告，主要有以下 3 类畸形。

一、输精管异位

1978 年 Kaplan 曾报道 8 例患者，年龄从出生到 30 岁，有一侧或双侧输精管异位，位置偏离精索或开口异常。其中 6 例还合并其他泌尿生殖器官畸形，有 3 例伴先天性肛门闭锁。

二、输精管缺如

这种畸形相对多见。1973 年有人报道 5 例，其中 4 例是双侧性缺如，1 例是单侧性缺如。4 例双侧缺如者年龄在 26~33 岁，因治疗不育经手术探查发现。1 例单侧缺如者 36 岁，在行绝育术时发现左侧输精管不存在。Kaplan 等在 28 年内从 2300 例有膀胱纤维变性病例中发现有 25 例输精管缺如。一般认为，先天性膀胱纤维变性或另一些泌尿生殖器官畸形常可伴发输精管缺如。上海第二医科大学附属第九人民医院泌尿科统计，1986~1988 年，对 36 例梗阻性无精子症病例在手术探查时发现，单侧或双侧输精管缺如者有 11 例，占 33.3% 左右，足见国内此类病例的发生率甚高。

三、输精管发育不全

发生这类畸形时，输精管虽存在，但发育不良，表现为输精管全部或部分纤细，或内腔闭锁不通。病理切片检查不存在炎症、肿瘤等病变，仅表现为输精管严重纤维化以及组织结构发育不良，这类患者往往因不育诊治而觉察。

输精管有先天性异常时，睾丸并非一定有畸形，因为胚胎发育时睾丸从生殖嵴上发生，输精管由中肾管萌出，而附睾、精囊、射精管也由中肾管发生。因此，当附睾、精囊等存在先天性畸形，或者肾与输尿管出现畸形时，往往会伴有上述输精管的先天性异常。双侧输精管先天性畸形者，一般没有生育能力。

第二节 精索静脉曲张

精索静脉曲张是精索静脉蔓状丛伸长扩张、迂曲，继而引起一系列临床症状的疾病。本病在男性青春期前即可发生，青春期后，随着年龄增长，发病率逐渐增高。多见于 18~

30岁青年男子，发病率各家报道极不一致，占男性人群的8%～23%，而在男性不育患者中则高达21%～42%，超过其他各种病因。传统观点认为，本病绝大多数发生在左侧，而右侧或双侧少见。经精索静脉造影证实，精索静脉曲张发生在左侧者为80%～98%，双侧者可达20%～58%。临床上本病有原发和继发之分，继发者多为腹膜后病变，如肾肿瘤、肾积水等阻碍精索内静脉血液回流所致。

中医文献中无此病名，根据其临床表现，属中医学"筋瘤"、"筋疝"等范畴。

一、病因病机

（一）现代医学研究

精索静脉曲张的原因复杂，而左肾静脉和右肾静脉的回流系统之间的内在解剖学差异起重要作用。从解剖学上看，睾丸及附睾静脉汇集成蔓状静脉丛，经3条径路回流：①在腹股沟管内汇成精索内静脉，在腹膜后上行，左侧精索内静脉成直角进入左肾静脉，右侧在右肾静脉下方约5cm处成锐角进入下腔静脉，直接进入右肾静脉者可达5%～10%。②经输精管静脉进入髂内静脉。③经提睾肌静脉至腹壁下静脉，汇入髂外静脉。左侧精索静脉曲张较右侧常见，可能原因为：①左侧精索内静脉行程长，并呈直角进入肾静脉，压力增加。②左精索内静脉可能受乙状结肠压迫。③左肾静脉在主动脉与肠系膜上动脉之间可能受压，影响左精索静脉回流（称为近端钳夹现象）。④右髂总动脉可压迫左髂总静脉，使左精索静脉部分回流受阻（称为远端钳夹现象）。⑤人的直立姿势影响静脉回流。⑥静脉瓣膜有防止血液回流的作用，精索静脉瓣膜缺如或功能不良均可导致血液回流。肿瘤、巨大肾积水等疾病可能影响精索静脉回流，导致继发性精索静脉曲张的发生。

（二）中医学认识

1. 病因

（1）肝肾亏虚：先天不足，肾气不充，或房劳失节，耗损肾精，精不生血，肝血亏虚，以致筋脉失养，脉络不和而发病。

（2）肝郁气滞：情志不遂，郁怒伤肝，肝气郁结，气血不畅，瘀血内阻而发病。

（3）饮食不节：过食醇酒厚味，损伤脾胃，生湿蕴热，湿热下注，壅阻血脉。

（4）感受寒湿：冒雨涉水或嗜食生冷，或房事后感寒，寒湿之邪内侵，凝滞肝脉。

（5）劳力过重：负重过大或经久站立，血滞于下；或阴部外伤，致筋脉受损，血络瘀滞。

2. 病机 房劳所伤，或感受寒湿，或湿热下注，或情志所伤，或劳力过重，致气血运行障碍，血脉瘀阻，筋脉失养而为本病。由于肝主宗筋，脉循阴器；足少阴之筋结于阴器，肾主二便，因此肝肾亏虚，是发病的内在病理基础。日久则瘀血停滞，故肝肾亏虚、瘀血内阻是该病的基本病机。

二、临床诊断

（一）辨病诊断

1. 临床表现

（1）症状：轻度精索静脉曲张一般无明显症状。病情较重者常有患侧阴囊肿大、坠胀感，或钝性隐痛，同侧睾丸、少腹有抽痛、坠胀不适感，站立过久、行走时间过长或重体力劳动可使症状加重，同时可伴有失眠多梦、乏力头晕等神经衰弱症状，甚者出现阳痿、早泄等性功能障碍。据统计，真正因本病症状而来就诊的精索静脉曲张患者不足35%，多为不育就诊检查时才发现。

（2）体征：典型患者在阴囊皮肤浅表可见扩张并扭曲的呈浅蓝色的蔓状血管丛，触诊可感觉到曲张静脉呈蚯蚓团状，平卧或按压后消失，站立时复现。不典型病例需采用Valsalva试验检查，被检者取站立位，检查者用手按压被检者腹部以加大腹压，并请患者屏气用力加大腹压以配合，再触摸阴囊内精索静脉，可发现轻度的精索静脉曲张。

根据以上检查，临床上将精索静脉曲张分为如下4级。① 0级：无精索静脉曲张表现，Valsalva试验也不能出现。②Ⅰ级：精索静脉不能摸到，但Valsalva试验时可出现。③Ⅱ级：精索静脉曲张可以摸到，但不能看见。④Ⅲ级：精索静脉曲张大而可见，容易摸到。

2. 现代仪器诊断

（1）红外线测温检查：由于精索静脉曲张时，患侧阴囊的温度尤其是静脉曲张部位的温度会升高，采用红外线照相机对被检查阴囊摄片，再分析精索静脉曲张的程度。也有人采用一般测温方法，记录阴囊各部位的温度来判断精索静脉曲张是否存在。

（2）超声检查：采用多普勒超声听诊技术，可以判断精索内静脉中血液反流情况。Hirsh采用此法将精索内静脉反流现象分为3级：①Ⅰ级：表示精索内静脉血液瘀滞，但无自发性静脉反流。②Ⅱ级：表示精索静脉发生间歇性反流。③Ⅲ级：表示精索内静脉发生持续性反流。另外，彩超检查对本病诊断也具有重要意义。

（3）静脉造影检查：由于精索静脉曲张时常有左肾血液逆流入左精索内静脉的特点，可进行左肾静脉或左精索内静脉造影，以观察精索静脉曲张的情况。一般经由大隐静脉或股静脉逆行插管通过股静脉、下腔静脉到左肾静脉或再进入左侧精索内静脉，注入造影剂。正常情况下，造影剂不应逆流充盈精索内静脉，如有精索内静脉曲张时，则发生逆流以及充盈精索内静脉，显示出静脉扩张的程度。若仅部分充盈，为轻度；若全部扩张充盈，则为重度。

（4）精液分析：可见精子计数低、活动力下降、精子形态学上不成熟、畸形精子较多等。

（二）辨证诊断

1. 湿热瘀阻型　阴囊坠胀，灼热疼痛或红肿，蚯蚓状团块较大，伴身重倦怠，脘腹痞闷，口中黏腻，恶心。舌红，苔黄腻，脉弦滑。

辨证要点：阴囊坠胀或疼痛，甚者如蚯蚓状团块，阴囊潮湿，身重体倦。舌红，苔黄腻，脉滑数。

2. 寒湿阻络型　阴囊坠胀发凉，睾丸疼痛，牵及少腹、会阴，甚至阳缩，局部青筋暴露，状若蚯蚓，久行、久立加重，平卧休息减轻，腰膝酸痛，精液清冷，形寒肢冷。舌淡，苔白，脉沉细。

辨证要点：阴囊坠胀怕冷，睾丸疼痛牵及少腹，甚者阴部青筋暴露，精液清稀，形寒肢冷。舌淡，苔白厚，脉弦。

3. 瘀血阻络型　阴囊青筋暴露，盘曲成团，状若蚯蚓，睾丸胀痛较甚，或伴面色晦暗，精液异常、少精。舌质暗或有瘀斑瘀点，苔白，脉弦涩。

辨证要点：阴囊青筋暴露，睾丸坠胀疼痛。舌质暗或有瘀斑、瘀点，脉弦涩。

4. 肝肾亏虚型　阴囊、睾丸坠胀不适，时有隐痛，阴囊青筋显露，伴头晕、目眩、腰膝酸软，失眠多梦，阳痿，不育。舌淡，苔白，脉沉细无力。

辨证要点：阴囊、睾丸坠胀不适，时有隐痛，头晕目眩耳鸣，腰膝酸软。舌淡，苔薄白，脉沉细无力。

三、鉴别诊断

1. 阴囊血肿　阴囊血肿之肿胀伴有皮色紫暗或有瘀斑，压痛明显，日久有阴囊皮肤增厚，多有外伤或手术史，与体位变化无关，穿刺可有血液。

2. 鞘膜积液　阴囊肿胀有波动感，与阴囊皮肤不粘连，睾丸不易摸到，透光试验阳性，穿刺可抽出液体。

3. 精索囊肿　一般局部症状不明显，仅限于阴囊内有圆形或半月形囊肿，界限清楚，透光试验阳性。

4. 丝虫性精索淋巴管扩张　精索迂曲、扩张、增厚，外观表现酷似精索静脉曲张，但有丝虫性精索炎病史，可伴有鞘膜积液，入睡后外周血液可查到微丝蚴。

四、临床治疗

（一）提高临床疗效的基本要素

1. 明确诊断，综合分析，选择相应治法　详问病史，结合体检，以明确诊断。有些患者有类似的症状，但体检未触及曲张的静脉；相反，有一些人体检可在局部触及严重的蚯蚓状曲张静脉，而患者却无明显的主观症状，这些患者诊断及治疗方法的选择应该很慎重，对高度怀疑者要及时进行相关现代仪器诊断。临床上以原发性精索静脉曲张多见。

原发性精索静脉曲张的治疗应根据患者有无不育、精液质量异常、临床症状或其他并发症，以及静脉曲张程度等情况区别对待。治疗方法包括手术治疗和非手术治疗，多数文献报道以手术治疗为主。

2. 明辨虚实　精索静脉曲张的基本病机为肝肾亏虚、瘀血内阻，临证时既要抓住这一特点，又要结合其他病理。肾阴虚者，补肾养阴；阳虚者，当温肾助阳；因于寒者，当温经散寒；因于湿热者，当清利湿热。谨守病机，选方用药。

3. 中西贯通　对诊断明确、又有明显症状或伴有不育并经药物治疗效果不佳者，当尽快手术。不育者手术后应尽可能辨证采用中药和西药，以尽快改善精液质量。现许多研究已证实，中药加手术的疗效明显优于单用中药或手术。

（二）辨病治疗

1. 手术治疗　手术适应证如下。

（1）成年临床患者手术适应证推荐如下：同时具备存在不育、睾丸生精功能下降、女方生育能力正常或虽然有不孕情况但可能治愈这3个条件。

（2）虽暂无生育要求，但检查发现精液质量异常者。

（3）精索静脉曲张伴发的相关症状（如会阴部或睾丸坠胀、疼痛等）较严重，明显影响生活质量，经保守治疗改善不明显者，可考虑行手术治疗。

（4）Ⅱ度或Ⅲ度精索静脉曲张，血睾酮水平明显下降，排除其他疾病所致者。

儿童期及青少年期精索静脉曲张应积极寻找有无原发疾病，青少年型精索静脉曲张手术适应证如下。

（1）精索静脉曲张引起患侧睾丸体积明显缩小。

（2）Ⅱ度或Ⅲ度精索静脉曲张。

（3）睾丸生精功能下降。

（4）精索静脉曲张引起较严重的相关症状者。

手术方法包括传统开放手术（常用途径包括经腹膜后途径和经腹膜沟途径）、显微外科手术、腹腔镜手术及介入栓塞术等。非手术方法包括药物治疗、心理干预、阴囊托法、降温疗法、饮食调节等。应根据患者具体情况及医生对技术的掌握情况而适当选择，必要时可以选择多种方法联合治疗。继发性精索静脉曲张应积极寻找和治疗原发病。

有资料认为，显微精索静脉结扎术是最为理想的治疗方式，Diegidio P 等综述了 PubMed 自 1995 年至 2011 年的英文相关文献，对比精索静脉曲张的不同治疗方式的妊娠率和并发症发生率，结果显示，显微经腹股沟下和经腹股沟途径精索静脉结扎术效果最佳。但目前尚未有统一的结论承认显微技术的优越性。

2. 药物治疗　对精索静脉曲张合并不育、精子活力差、精子计数少者，可配合西药治疗。

（1）氯米芬每日 50mg，口服，连服 3 个月。具有促进精子发生作用。

（2）人绒毛膜促性腺激素（HCG）1000~2000U，肌内注射，每周 2 次，共 3 个月。有激发睾丸分泌睾酮和促进生精的作用。

（3）其他药物，如左卡尼汀口服液、锌制剂、维生素 E 等，可能对改善精子质量有一定作用，可配合应用。

（三）辨证治疗

1. 辨证施治

（1）湿热瘀阻型

治法：清热利湿，化瘀通络。

方药：防己泽兰汤加减。萆薢 20g、茵陈 30g、车前子 30g（另包）、泽兰 25g、赤芍 15g、牡丹皮 15g、丹参 30g、川楝子 12g、青皮 12g、柴胡 10g、怀牛膝 20g、菟丝子 20g、路路通 20g、王不留行 20g。若湿邪较重，厌食，加苍术、麦芽；若阴囊肿物明显，加乳香、夏枯草。

（2）寒湿阻络型

治法：温经散寒，除湿通络。

方药：当归四逆汤合良附丸加减。当归尾 15g、制附子 10g、茯苓 15g、猪苓 20g、泽泻 15g、泽兰 20g、荔枝核 12g、橘核 12g、怀牛膝 20g、桂枝 10g、仙灵脾 15g、巴戟天 12g、乌药 6g、路路通 15g、王不留行 12g、丹参 25g。

（3）瘀血阻络型

治法：活血化瘀，通络止痛。

方药：少腹逐瘀汤加减。当归 12g、川芎 15g、赤芍 15g、川牛膝 20g、炒山甲 10g、王不留行 20g、路路通 15g、水蛭 5g（研末冲服）、菟丝子 20g、巴戟天 10g、红花 20g、丹参 30g、黄芪 15g。若团块状肿物较大，加皂角刺、荔枝核；若痛甚，加三七、川楝子。

（4）肝肾亏虚型

治法：补益肝肾，佐以通络。

方药：左归丸加减。熟地黄 20g、鹿角霜 10g（烊化）、菟丝子 20g、枸杞子 20g、山萸肉 15g、丹参 20g、川芎 15g、仙灵脾 10g、当归 15g、王不留行 15g、路路通 15g。偏阳虚者，加巴戟天 12g、仙茅 10g；兼瘀者，加鸡血藤 20g、炒山甲 10g。

2. 外治疗法

（1）药物外治

1）当归 15g、红花 15g、丹参 15g。水煎候温，用毛巾浸湿外敷患处。适用于轻度精索静脉曲张。

2）黄芪 30g、丹参 30g、鸡血藤 30g、小茴香 10g、红花 10g、羌活 10g。水煎，熏洗患处，每次 30 分钟，日 2 次。1 剂药可用 2~3 天，未生育者不宜使用。

（2）水针疗法：取廉泉，用当归注射液或丹参注射液，或经络通注射液 2~4ml，穴位注射，每日 1 次，左右穴位交替使用，15 天为 1 疗程，一般 1~4 个疗程。适用于轻、中度精索静脉曲张。

（3）按摩疗法：每晚睡前平卧，以右手示指和拇指缓慢按摩阴囊，以促进精索静脉血液回流。每次 20~30 分钟，每晚 1 次。

3. 成药及单验方

（1）成药

1）复方丹参片：每次 4~6 片，每日 3 次，口服。

2）血府逐瘀口服液：每次 10ml，每日 3 次，口服。

3）茴香橘核丸：每次 6g，每日 3 次，口服。

4）三七片：每次 5 片，每日 3 次，口服。

5）桂枝茯苓胶囊：每次 4 粒，每日 3 次，口服。

（2）单验方

1）七厘散 1g、全枸橘 6g。煎汤送下，1 日 2 次。用于瘀血阻络型精索静脉曲张。

2）茵陈 30g，佛手、荔枝核、黄皮核、萆薢、灯笼草各 18g，川楝子 15g，青皮 12g。日 1 剂，水煎服。用于湿热下注型精索静脉曲张。

3）化瘀通精汤：水蛭 12g、蜈蚣 2 条、三棱 10g、莪术 10g、大黄 12g、乳香 6g、川楝子 15g、荔枝核 15g、牛膝 10g、皂角刺 15g。水煎服，日 1 剂。适用于血瘀阻络型。久病致虚者，加黄芪、党参、当归。

4）保元生精汤：白芍 10g、白术 10g、全虫 12g、黄芪 10g、枸杞子 10g、续断 10g、党参 12g、熟附子 12g、山药 12g、当归 12g、菟丝子 10g、杜仲 12g、蛇床子 10g、鹿角胶 10g（烊化）。水煎服，日 1 剂。用于手术后精液仍异常且属脾肾两虚者。

5）活血生精汤：丹参 30g、刘寄奴 15g、鸡血藤 15g、王不留行 10g、牛膝 10g、桃仁 10g、红花 10g、车前子 10g（另包）、栀子 10g、紫石英 20g、菟丝子 10g。水煎服，每日 1 剂，分 2 次服。用于高位结扎术后精液仍异常且属气滞血瘀者。

6）通精煎：丹参 15g、莪术 15g、牛膝 15g、当归 10g、桃仁 10g、柴胡 10g、牡蛎 30g、黄芪 20g。每日 1 剂，水煎，分 2 次空腹口服。适用于精索静脉曲张合并不育属瘀血阻络者。兼睾丸偏坠、胀痛不舒、脉弦等肝经郁滞者，加橘叶、橘核各 10g，荔枝核 15g，小茴香 10g；阴囊湿痒、小便黄赤、舌苔黄腻等湿热者，加车前子 15g，知母 10g，黄柏 10g；阴囊下坠不收、神疲肢倦、脉细等气虚者，加党参 10g，白术 10g；形寒畏冷、睾丸处阴冷、脉沉迟等阳虚者，加熟附子 10g，桂枝 10g；口干舌红、五心烦热、脉细数等阴虚者，加生地黄 15g，白芍 10g，炙鳖甲 10g。

7）三棱、莪术、荔枝核各 18g，青皮 15g，川楝子、地鳖、黄皮核、乌药、炙甘草各 12g。每日 1 剂，水煎服。用于瘀阻型精索静脉曲张。

（四）新疗法

1. **精索内静脉栓塞疗法** 通过股静脉或颈内静脉插管，选择性插入精索内静脉，注射造影剂观察精索静脉的侧支及形态。常用的栓塞物质有 5% 鱼肝油酸钠、明胶海绵、脱落气囊、金属线圈、球伞及组织黏合剂等，行栓塞治疗，再次造影证实阻塞完全后才可拔管。该手术可在门诊局麻下进行，不会损伤精索动脉，可直接观察栓塞效果。据报道，此法成功率（包括静脉曲张消失、阴囊温度降低及精液质量改善等）可高达 85.7%，妊娠率达 45%。具有双侧可同时手术、不需第二切口等优点。其主要缺点是 15%～30% 病例因精索静脉与腰静脉或腔静脉或与肾包膜静脉有交通支，可发生交通支栓塞而影响该器官的功能等。目前已较广泛应用。

2. **中西医结合疗法** 孙自学教授采用益肾通络颗粒方联合手术治疗曲张性不育获得了满意疗效。益肾通络方主要由黄芪 20g、菟丝子 20g、仙灵脾 20g、丹参 10g、水蛭 3g、牛膝 10g 等组成，采用三九免煎服颗粒配方，每日 1 剂，水冲，分 2 次口服。3 个月为 1 个疗程。该方法的优势在于既可以解除精索静脉曲张对睾丸的持续损害、恢复睾丸功能，又可以明显改善患者的临床症状。在对提高配偶受孕率及精子的密度、活力、活动率以及降低畸形率等方面，优于仅使用中药和手术。

（五）名医治疗特色

郭军总结本病的病因病机是肾虚、肝郁、血瘀。瘀血既是本病的病理产物，又是本病的致病因素，提出治疗本病时均需加用或重用活血化瘀的药物，活血化瘀法贯穿治疗始终。同时强调中西医结合治疗，根据精索静脉曲张分度、临床症状以及治疗目的等选择保守治疗或者手术治疗。轻、中度精索静脉曲张影响精液质量或造成身体不适的可给予中药保守治疗，保守治疗效果不明显者可配合手术治疗。治疗以疏肝活血为主，佐以补肾，药用柴胡、青皮、川芎、白芍、当归等。病久损伤正气者，或先天禀赋不足伴肝郁血瘀者以补肾为主，佐以疏肝活血，药用熟地黄、山茱萸、山药、菟丝子、赤芍、丹参等。伴精子数目不足者加以五子衍宗丸，伴失眠梦多者参以酸枣仁、生龙骨、生牡蛎，伴阴囊疼痛明显者和以延胡索、白芷、三棱，伴阴囊灼热潮湿者加黄柏、栀子、知母。对于重度精索静脉曲张建议先手术治疗，术后配合中药。临床上发现不少患者术后精液质量改善的状况仍然不尽人意，手术损伤人体正气，导致气虚血瘀，应益气活血补肾，改善手术局部的血运，药用黄芪、党参、白术、枸杞子、菟丝子、鸡血藤、丹参、王不留行等。活血化瘀时善用虫类药，如蜈蚣、地龙、全蝎等。

陈德宁认为血行不畅、血脉瘀滞是本病共性病机。脉中之血所以瘀滞，或与（中）气虚无力推动血行有关，或为厥阴肝经失疏、气滞血瘀使然。气虚血行乏力者，属虚证，治宜补气活血，佐以升提；肝郁气滞血瘀者，属实证，治宜疏肝理气，活血通络。陈教授对气滞血瘀精索静脉曲张致不育者，常借用治疗慢性前列腺炎的自拟验方——前痛定加减治疗，疗效显著。前痛定方由柴胡、白芍、枳实、川楝子、延胡索、乌药、橘核、桃仁、红花、黄柏、车前子、甘草等组成。

郭子光认为本病的病位应在肝，足厥阴肝经"循股阴，入毛中，环阴器，抵小腹，挟胃，属肝，络胆，上贯膈，布胁肋"，足厥阴之筋则"上循阴股，结于阴器，络诸筋"，表现出阴囊坠胀、疼痛。"循喉咙"，则可见口干苦等症状。肝失疏泄，则气滞而为郁，血涩而为瘀，水停而为湿。治宜疏肝活血、行气止痛，方选丹柏四逆散加减（药物组成：柴胡、白芍、甘草、枳壳、香附、川楝子、荔枝核、延胡索、赤芍、牡丹皮、黄柏、白花蛇舌草）。六气皆从火化，且瘀血亦可生热，故在处方中加入大队清热药，这也是郭老在长期临证中总结出来的辨证规律。

五、预后转归

轻度精索静脉曲张一般不会引起明显症状，预后良好。对并发不育者，其预后转归与治疗是否及时、方法是否正确，以及精索静脉曲张所致睾丸的病理损伤程度有关。一般而言，诊断及时正确、内分泌检查 FSH 正常者，预后转归较好，反之则差。

六、预防调护

1. 节制房事，减少局部充血。

2. 忌食辛辣刺激食物，保持大便通畅。

3. 避免剧烈活动及强体力劳动，防止腹压增高而加重病情。

4. 长期穿紧身裤、用阴囊托，虽能改善症状，但不利阴囊散热，有碍生精功能，对未生育者不宜使用。

5. 科学配以食疗，促进疾病康复。

1）生薏苡仁 50g、赤小豆 50g、当归尾 30g，王不留行 30g。先将后两味布包水煎取汤，之后加薏苡仁、赤小豆，煎煮为粥，随意食用。用于湿热下注型精索静脉曲张不育。

2）糯米粥：鱼鳔胶 30g、糯米 50g。先用糯米煮粥，半熟，加入鱼鳔胶，一同煮熟食用。每 2 日服 1 次，连用 10 次。具有补肾填精之效，用于本病术后精子数仍少、活力低下者。

3）木耳汤：白木耳 30g、鹿角胶 7.5g、冰糖 15g。将白木耳用温水发泡，去杂质，加水煎，待木耳熟透后，加入鹿角胶、冰糖，使之烊化即可。用于精索静脉曲张术后精子活力仍低下者。

七、专方选介

1. 通精灵 柴胡8g、炒露蜂房5g、红花10g、丹参20g、三七粉6g、枸杞子15g、五加皮15g、菟丝子20g、煅龙骨30g、煅牡蛎30g。该方既来源于崔云教授的多年临床实践，又在前期的动物实验中得到验证，疗效确切。

2. 棱莪丹七子汤 黄芪35g、三棱10g、丹参15g、莪术10g、红花5g、三七粉1包（每包为5g）、王不留行10g、女贞子20g、桑椹子20g、车前子（包煎）10g、菟丝子20g、覆盆子10g。阴虚者，加麦冬、沙参各10g；阳虚者，加仙茅10g、巴戟天15g；腰痛者，加桑寄生、葛根各15g，杜仲10g；湿热下注者，加石韦、萆薢各10g；睾丸坠胀隐痛者，加荔枝核、橘核、乳香、没药各10g。临床疗效确切。

3. 补肾还五汤 黄芪50g，山萸肉、忍冬藤、路路通、荔枝核各30g，杜仲、当归、川芎、赤芍、川牛膝、延胡索、牡丹皮各12g，地龙15g，党参20g，升麻、甘草各3g。水煎，每日1剂，早晚各1次口服。1个月为1疗程，连服3个疗程。

4. 活血生精煎 生黄芪30g、山药20g、丹参20g、制黄精15g、柴胡15g、生地黄15g、莪术12g、当归10g、桃仁10g、红花10g、川牛膝10g、菟丝子10g、五味子10g、车前子（包煎）10g、枸杞子10g、橘核10g、覆盆子10g、小茴香10g。治疗69例精索静脉曲张性不育，有效23例，怀孕41例、无效5例，总有效率92.75%。

八、研究进展

（一）病因病机

1. 中医病机研究 徐福松认为精索静脉曲张性不育发病是肝肾不足、气滞血瘀，或久站、长期举重担物，使血行不畅，蕴而化热，血不养睾，热灼精伤。崔云认为该病多为先天不足，肝肾亏虚、气血失和而致血流不畅、络脉瘀血阻滞，瘀血不去，新血不能布达，使睾丸失养，精子无所生而致不育。刘保兴等指出肾虚是精索静脉曲张性弱精子症的主要病因，肝郁是精索静脉曲张性弱精子症的重要因素，瘀血是精索静脉曲张性弱精子症的最终病理产物。李彪等指出本病病位在肾囊脉道，由瘀血聚积、阻滞脉络而成。前阴乃肝肾所主，瘀滞之变，主要责于肝肾。若肝气郁结，则血随气滞，肝脉瘀阻，久而为筋瘤；或肾气不足，感受寒湿，气血阻滞，瘀血聚积而成；此外劳倦脾胃，中气下陷，脉络失养也可诱发本病。王均贵根据"精血同源"的理论，提出精索静脉曲张并不育是局部经脉不畅造成"肾血瘀"、"肾精瘀"，乃为肾之实证。病机是精气血运行障碍，治疗当以通为主，益肾为辅。总之，尽管各医家对精索静脉曲张并不育的病因病机认识在表述上有一定差异，但均认为"瘀阻脉络，精道瘀滞"是其主要病机，肾气亏虚是该病发生的根本，肝郁气滞、寒湿内侵、湿热下注则是诱发本病的关键，或为该病的病理因素，它们常相互影响，互为因果。

2. 现代医学机制探讨 许多研究资料表明，精索静脉曲张性不育的睾丸存在着明显的生殖病理改变。主要表现在精曲小管管径缩小，生精细胞广泛脱落、坏死，导致生精功能低下和生精阻滞等。此外，非曲张侧睾丸也存在与曲张侧相似的病理改变，其发生机制未明。至于精索静脉曲张所致不育的机制，目前尚未明了。

（二）临床研究

1. 关于诊断　目前，临床诊断精索静脉曲张的方法主要有4种，包括临床体检手法、彩色多普勒超声血流图、精索内静脉造影及放射性核素阴囊血池扫描。精索内静脉造影能在确定左侧精索静脉血液反流的同时进行精索内静脉栓塞治疗，具有检查与治疗同时进行、一次完成的优点，但该方法无法进行右侧精索内静脉造影与栓塞治疗，而且该技术需要一定设备且对技术要求相对较高，因此限制了其在临床的进一步应用。放射性核素阴囊血池扫描检查法对右侧精索静脉曲张不敏感，容易导致漏诊，目前临床已经弃用。当前临床上精索静脉曲张的诊断主要以临床体检进行筛选，然后选用彩色多普勒超声血流图进行进一步确诊。彩超对精索静脉管径、精索静脉内血液有无反流、反流速度和反流持续时间等可进行准确的测量，对精索静脉曲张的诊断有具体的量化指标，且方便、安全、无辐射、重复性好，所以彩超已逐步替代较早期的精索静脉造影，成为精索静脉曲张重要的诊断方法之一。

2. 关于治疗　多数精索静脉曲张患者无自觉不适，常在体检时被发现，或因不育就诊时被查出。有症状者多表现为阴囊坠胀不适或坠痛，疼痛可向腹股沟区、下腹部放射，站立行走时加重，平卧休息后减轻。男性不育伴精索静脉曲张患者其治疗目的主要是改善精液质量，提高配偶的受孕率，可以通过手术治疗、药物治疗及辅助生殖技术来实现。根据2014版《中国泌尿外科疾病诊断治疗指南》，其手术适应证主要如下。①精索静脉曲张性不育者，精液检查存在异常，病史与体检未发现其他影响生育的疾病，内分泌检查正常，女方生育力检查无异常，无论精索静脉曲张的轻重，只要精索静脉曲张诊断确立，应及时手术。②重度精索静脉曲张伴有明显症状者，如多站立后即感阴囊坠胀痛等，体检发现睾丸明显缩小，即使已生育，若患者有治疗愿望也可考虑手术。③临床观察发现前列腺炎、精囊炎在精索静脉曲张患者中的发病率明显增加，为正常人的2倍，因此，若上述两病同时存在，而且前列腺炎久治不愈者，可选择行精索静脉曲张手术。④青少年期的精索静脉曲张往往导致睾丸病理性渐进性的改变，故目前主张对青少年期精索静脉曲张伴有睾丸容积缩小者尽早手术治疗，有助于预防成年后不育。⑤对于轻度精索静脉曲张患者，如精液分析正常，应每1~2年定期随访，一旦出现精液分析异常、睾丸缩小、质地变软应及时手术。⑥对于精索静脉曲张同时伴有非梗阻性因素所致的少精子症患者，建议同时施行睾丸活检和精索静脉曲张手术，有助于施行辅助生殖。

精索静脉曲张理想的手术方法应该具有较低的并发症发生率及复发率，并综合考虑其改善精液质量及提高妊娠率的作用。常用的手术方法包括开放手术、腹腔镜手术及显微镜下精索静脉曲张结扎术。显微外科手术治疗精索静脉曲张具有复发率低、并发症少的优势，近年来随着显微技术的发展，显微手术治疗精索静脉曲张被越来越多的患者和医生接受。蒲军等将97例原发性精索静脉曲张患者根据手术方式随机分为3组：经腹股沟精索静脉高位结扎组（开放手术组）38例，腹腔镜下精索静脉高位结扎组（腹腔镜组）33例、显微镜下精索静脉结扎组（显微镜组）26例，术后随访12月，对比分析3组患者的手术治疗近期效果及并发症。结果显示，除手术时间较长外，显微镜下精索静脉结扎术具有动脉识别率高、疗效好、并发症少、住院时间短等优势，值得临床应用。

近年来采用中医药辨证施治或专方加减治疗精索静脉曲张性不育取得了良好效果。在中西医结合，即手术加中药研究方面，也取得了一定进展，并显示了独特优势和良好发展前景。如孙自学等以精索内静脉高位结扎术（经腹股沟）联合中药益肾通络方（黄芪、菟丝子、仙灵脾、丹参、水蛭、牛膝等组成）27 例，与单纯益肾通络方组 27 例、单纯精索内静脉高位结扎术组 27 例对照进行研究。江志勇等以显微镜下精索静脉结扎术结合中药（龟胶、黄柏、知母、山萸肉、巴戟天、菟丝子、车前子、王不留行、覆盆子、桃仁、芍药、生地等）治疗 54 例，对照单纯中药治疗 24 例和单纯低位显微镜下精索静脉结扎术 57 例。其研究结果均表明，精索静脉结扎术结合中药治疗效果优于单纯中药治疗及单纯手术治疗。

（三）评价与瞻望

截至目前，精索静脉曲张的手术对精索静脉曲张本身的治疗疗效是肯定的，但术后精子质量的改善及受孕率都不理想。中医药虽然在治疗精索静脉曲张本身病变方面并无多大益处，但在改善精子质量、提高受孕率方面具有一定优势。手术加中药，取长补短治疗曲张性不育获得良好效果。今后应加强中医药或中西医结合治疗曲张性不育的前瞻性研究，进一步探索曲张所致不育的机制，加大中医药治疗曲张性不育机制研究，开展相关实验研究，筛选有效方药以及最佳手术加中药治疗方案。

第三节　精索鞘膜积液

精索鞘膜积液是鞘膜积液的一种。正常情况下，精索鞘状突在出生前或出生后短期内自行闭锁，形成纤维索。由于精索鞘状突部分未闭而形成囊性腔隙，当鞘膜本身或邻近器官出现病变时，形成囊性积液。本病属中医学"水疝"范畴。

一、病因病机

（一）现代医学研究

精索鞘膜积液可分为原发性（即特发性）及继发性（症状性）两种。原发性无明显诱因，病程缓慢，病理检查常见鞘膜慢性炎症反应，积液为淡黄色、清亮、比重 1.010～1.025 的渗出液，蛋白占 3%～6%，含电解质、纤维蛋白原、上皮及淋巴细胞，可能与慢性创伤及炎症有关。继发性精索鞘膜积液均有原发疾病，如精索炎、结核、肿瘤、创伤、阴囊及腹股沟手术以及某些全身性疾病。急性发作者，鞘膜积液多混浊，如有出血则为棕色，含大量红、白细胞。炎症较重时，积液为脓性。鞘膜壁常有纤维斑块或钙化、增厚改变，可见扁平或乳突状隆起。慢性精索鞘膜积液因张力增大而影响睾丸血运和温度调节，引起睾丸萎缩，甚至影响生育力。婴幼儿先天性精索鞘膜积液多与其淋巴系统发育迟缓有关，当鞘膜的淋巴系统发育完善，积液可自行吸收。

（二）中医学认识

1. 病因

（1）肾气不充：气化失司，水湿停聚前阴。

（2）寒湿凝聚：地处潮湿，或身劳汗出为风寒湿气侵淫，或素体阳弱，贪食生冷，脾虚不运，寒湿内生，客于下焦，凝聚阴器。

（3）湿热下注：素食辛辣厚味，蕴湿生热，或寒湿久羁，郁而化热，湿热下注肝经，侵淫阴囊而成。

（4）跌仆损伤：前阴外伤或手术不慎，血瘀络阻，血滞水停，而发本病。

2. 病机　气血阻滞、水液停聚是本病的基本病机。先天不足、外感寒湿、湿热下注、跌仆损伤等均是导致脉络瘀阻、水液停聚的间接因素。由于厥阴肝经绕阴器、络睾丸；肾为水脏，化生水液，前阴为肾所主；太阴脾经和任脉亦经过前阴及小腹，而本病之发病部位在厥阴肝经和任脉循行之处，故与此二经关系密切，所涉脏腑以肝、脾、肾为主。

二、临床诊断

（一）辨病诊断

1. 临床表现

（1）症状：精索鞘膜积液一般无明显不适。当积液量多、囊肿增大、张力高时，可有阴囊坠胀感或牵扯痛，巨大的精索鞘膜积液可影响行动、排尿及性生活。

（2）体征：检查时可在精索上扪及囊性肿块，光滑、柔软，触之有波动感；当囊内张力较大时，肿块较硬，但活动度大，牵拉睾丸或精索时肿块随之下移。可为多囊性，张力大，沿精索走向生长，其下方可触及正常的睾丸、附睾。透光试验阳性，诊断性穿刺抽液可立即诊断，但对疑为精索肿瘤或伴有疝者，禁忌穿刺。

2. 现代仪器诊断　阴囊部 B 超有助于诊断。

（二）辨证诊断

1. 寒湿凝结型　阴囊肿胀，重坠明显，状如水晶，或小腹部不适，按之作水声，阴部冷湿，腰部发凉。舌淡，苔白腻，脉沉滑。

辨证要点：阴囊肿胀，重坠明显，阴部湿冷，腰部发凉。舌淡，苔白腻，脉沉滑。

2. 湿热下注型　阴囊肿痛灼热，甚至皮肤溃破，滋生黄水，胸脘痞闷，小便短赤，大便黏腻不爽。舌苔黄腻，脉弦滑数。

辨证要点：阴囊肿痛灼热，潮湿。舌苔黄腻，脉弦滑数。

三、鉴别诊断

1. 精索囊肿　常位于睾丸后上方，与附睾头贴近，一般呈圆形或椭圆形，体积不大，豆状至花生粒大小，穿刺可获得乳白色或清亮透明液体，多半张力较大。

2. 精索血肿　有外伤或手术史，阴囊皮肤出现瘀血，有弹性感。由于凝血块常使肿物欠光滑，透光试验阴性。穿刺液为鲜血、褐色陈旧血液或血块。

3. 精索肿瘤　起病缓慢，病程长。肿物托起时有沉重性实质感，无弹性，透光试验阴性。活组织检查有助于鉴别。

4. 睾丸鞘膜积液　同属于鞘膜积液，但精索鞘膜积液发生在精索，睾丸鞘膜积液发生在睾丸，较容易分辨。

四、临床治疗

（一）提高临床疗效的基本要素

1. 明确辨证　本病为有形之病，常为寒湿或湿热之邪客居足厥阴肝经而成。病性有寒、热、虚、实之别。虚者，多为肾气亏虚；实者，常为水湿停聚，气滞血瘀；寒者，以寒湿凝滞肝脉多见；热者，多为湿热下注肝脉。治疗当以疏肝理气为大法。寒湿者，宜散寒除湿，活血通络；湿热者，当清利湿热；兼虚者，当温补肝肾。

2. 中西汇通　轻度精索鞘膜积液，采用中医药或局部注射药物治疗，一般可获较好效果；保守治疗无效或积液较重者，宜及时手术。

（二）辨病治疗

1. 药物治疗　对轻度精索鞘膜积液，可先将囊液抽净，然后以奎宁乌拉坦溶液（盐酸奎宁 12.5g、乌拉坦 6.25g、盐酸普鲁卡因 0.5g，稀盐酸适量加注射用水 100ml，pH 值为 5）注入囊腔。剂量：婴儿 0.3～1.0ml，儿童 0.5～2.0ml，成人 4ml。注射后轻轻按摩阴囊，使药液均匀分布。1 周后如积液复发可重复注射 1～2 次。严格无菌操作，防止感染。

Levine（1988 年）对 25 例（38 个）睾丸鞘膜积液（积液量在 20～780ml）在鞘膜内抽液后注入四环素治疗。患者满意成功率达 93%，一次成功率达 75%，个别病例需治疗 2～3 次。平均随访 5 个月未见复发，合并血肿及附睾炎各 1 例。

治疗方法为穿刺前常规行阴囊超声检查，明确睾丸及附睾无病变存在，再行精索阻滞麻醉或阴囊皮肤局部麻醉，穿刺抽出液体后注入四环素溶液。小于 50ml 的积液注入 5ml 四环素溶液，大于 50ml 积液则注入 10ml。一般肿块可缩小 90% 以上。四环素溶液配方为四环素 10%、利多卡因 2%。

交通性鞘膜积液不能使用此法，以避免四环素溶液流入腹腔而出现严重的并发症。Odell（1979 年）认为，使用四环素或其他硬化剂可能阻断附睾，有的患者伴有术后疼痛等并发症，并可出现积液复发，而且复发的鞘膜积液为多房性，给手术治疗带来很大困难。

2. 手术治疗　药物治疗无效时可考虑手术切除鞘膜囊。较大的鞘膜积液且伴有明显症状，以及超声检查或扪及睾丸肿块，均为手术治疗的指征。手术入路可分为经腹股沟途径和经阴囊途径两种。

血肿形成是手术治疗最常见的并发症，因此切口选择及仔细止血均是预防血肿形成的重要措施。此外对于希望今后能生育者，手术的危险性是损伤附睾及其血运。某些较大的鞘膜积液，附睾的解剖学关系并不清晰，因此，无论切口途径的如何选择，均应注意避免损伤附睾的血供，特别是鞘膜上纤曲的血管。

（三）辨证治疗

精索鞘膜积液如果不多且无症状者，可不做治疗，婴幼儿患者部分可自愈。

1. 辨证施治

（1）寒湿凝滞型

治法：温散寒湿，化气行水，佐以活血。

方药：五苓散合导气汤加减。吴茱萸 3g、茯苓 15g、猪苓 20g、泽兰 30g、白术 12g、乌药 10g、小茴香 10g、荔枝核 10g、橘核 10g、泽泻 15g、桂枝 12g、川芎 10g。腰部冷痛者，加狗脊 15g、仙茅 10g；阴囊肿硬者，加桃仁、红花；坠胀明显者，加升麻、丝瓜络。

（2）湿热下注型

治法：清利湿热。

方药：龙胆泻肝汤加金银花、连翘、蒲公英。

龙胆草 6g、栀子 10g、黄芩 10g、柴胡 10g、车前子 25g（另包）、泽兰 20g、泽泻 20g、木通 10g、甘草 6g、当归 10g、生地黄 10g、蒲公英 15g、金银花 20g、连翘 15g。小便短赤者，加淡竹叶、滑石；大便黏滞不畅、肛门灼热者，加大黄、厚朴。

2. 外治疗法

（1）药物外治

1）消肿散瘀膏：大黄、干姜各 12g，官桂、白及、血竭、赤芍各 6g，麻黄、红花、半夏各 3g，赤小豆 9g。共研细末，凡士林加温熔化，以 2∶1 比例搅拌均匀，待温外敷患处。

2）艾叶 30g、防风 15g、萆薢 15g、丹参 15g、蜈蚣 2 条。水煎，外洗或热敷患处，每次 30 分钟，每日 2 次。每剂药可用 2~3 天。

3）五倍子、枯矾各 10g。加水约 300ml，煎煮半小时，取汁，放置微温后，将阴囊放入药液中浸洗，并用纱布湿敷患处，每日 2~3 次，每次 20~30 分钟。注意用药前先以温水洗净外阴部。下次药液加温后再用。

4）金银花、蝉蜕各 30g，紫苏叶 15g。将上药水煎 2 次，取汁混合。用纱布蘸药液外洗或热敷患处，每次 30 分钟，每日 2~3 次，每剂药用 2~3 天。用于小儿鞘膜积液。

5）八角茴香、大枣各适量，蜂蜜少许。将八角茴香、大枣共研细末，用蜂蜜调成药饼备用。取药饼敷于肚脐上，再用小茴香、老尘土装入布袋热敷于阴囊上，每次 20 分钟。

（2）针灸治疗：取穴大敦、横骨、阴廉、曲泉、三阴交、关元、气海。每次选 2~3 穴，采用补法。还可灸关元、气海。

（3）按摩：沿精索走向进行局部按摩，有助于积液吸收。

（4）理疗：可选用磁疗或热敷局部。

3. 成药及单验方

（1）成药

1）茴楝五苓散：方中五苓散温阳化气行水，川楝子、小茴香疏肝理气散结。每次 3g，每日 3 次口服。

2）禹功散：方中牵牛子逐水利湿，小茴香理气暖肝肾。每次 3g，每日 3 次口服。

（2）单验方

1）巴戟天 6g、荔枝核 6g、小茴香 3g、葫芦巴 3g。水煎服，每日 1 剂。

2）萹蓄草、生薏米各 30g。每日 1 剂，水煎分 3 次饭前服。

3）泽兰 30g、荔枝核 15g、冬瓜皮 30g。每日 1 剂，水煎服。

（四）名医治疗特色

曹开镛将精索鞘膜积液分两型辨证论治。①湿热型：起病突然，阴囊肿大，状如水晶，热胀而发红，舌质红，脉弦数。药用车前子 10g（另包）、猪苓 10g、茯苓 10g、泽泻 10g、瞿麦 10g、木通 10g、白术 15g、滑石 15g、冬瓜皮 15g、大腹皮 1g、桂枝 6g。②寒湿型：起病较慢，积液多为单侧性，且以左侧较多，其形如梨，甚则阴囊逐渐增大而行动不便，舌质淡，苔白，脉沉迟。药用川楝子 15g、陈皮 10g、乌药 15g、小茴香 15g、泽泻 10g、橘核 15g、柴胡 10g、吴茱萸 10g、茯苓皮 15g、白术 15g、肉苁蓉 15g、熟地黄 15g。水煎服，每日 1 剂。

五、预后转归

本病若及时诊断，正确治疗，预后良好。若失治误治，转为慢性精索鞘膜积液，影响睾丸血运，可导致睾丸萎缩，影响生育，预后较差。

六、预防调护

本病的预防应从先天作起，如加强孕妇营养，提高胎儿素质。平时要注意体质锻炼，增强抗病能力，避免寒湿浸渍。还应调情志、慎起居、节饮食，禁食辛辣厚味。

第四节　精索囊肿

精索囊肿是指在精索上形成的囊性肿物，常位于睾丸后上方，与附睾相近。中医文献无此病名，主要为肝郁脾虚、痰湿内阻所致。多见于青壮年。

一、病因病机

（一）现代医学研究

精索囊肿发病原因不明，可能与性欲强盛，附睾、精索感染或输送精子的管道部分梗阻有关。

（二）中医学认识

肝主宗筋，足厥阴肝经循阴器、抵少腹。若饮食不节，劳倦伤脾，痰湿内生；或情志抑郁，肝气不疏，则痰湿之邪留注肝经，客于下焦，日久而成。

二、临床诊断

（一）辨病诊断

精索囊肿小者可无明显不适，较大者有阴囊坠胀或疼痛，或伴有胸胁胀满、纳呆腹胀、便溏等症状。检查时可在睾丸后上方近附睾处精索触及质地柔软的圆形肿物，触之有波动感，肿物透光试验阳性。若做囊肿穿刺，穿刺液中可见精子。

（二）辨证诊断

肝郁脾虚证：睾丸后上方近附睾处精索可触到质地柔软的囊性肿物，触之有波动感。囊肿小者可无明显不适，较大者可有阴囊坠胀及疼痛感。情志抑郁，胸胁胀满，纳呆腹胀，大便溏薄。舌淡，苔薄白，脉弦。

辨证要点：睾丸后上方近附睾处精索可触及柔软的囊性肿物。胸胁胀满，精神抑郁，纳差，腹胀，便溏。舌淡，苔薄白，脉弦。

三、鉴别诊断

本病应与精索鞘膜积液加以鉴别。精索囊肿穿刺液内多含精子，而精索鞘膜积液内无精子，可资鉴别。

四、临床治疗

（一）提高临床疗效的基本要素

1. 明确诊断　详细询问病史，仔细检查阴囊局部情况，精索囊肿为一囊性肿物，质软，触及有波动感。必要时可行局部穿刺，以穿刺液中有不活动的精子为诊断依据。

2. 正确辨证　本病以肝郁脾虚型为常见，治疗以疏肝理气、化湿消痰为原则。由于气滞常兼血瘀，无湿则无以生痰，所以临证又可根据其不同兼证，或佐以活血化瘀，或重在健脾燥湿，权在变通之中。

（二）辨病治疗

1. 药物疗法　反复穿刺抽液或注入硬化剂。

2. 手术切除　囊肿较大、服药无效时，可考虑手术治疗。

（三）辨证治疗

1. 辨证施治　本病以肝郁脾虚型常见，具体治疗如下。

治法：疏肝健脾、除湿，佐以化瘀通络

方药：逍遥散加减。柴胡 10g、当归尾 15g、白芍 12g、白术 10g、茯苓 15g、猪苓 15g、桂枝 10g、甘草 6g、昆布 20g、海藻 20g、川牛膝 20g、王不留行 15g、炮山甲 6g。

2. 外治疗法

（1）阴囊托治疗：囊肿较大、坠胀疼痛严重者，可用阴囊托将阴囊托起，以减轻其痛苦。

（2）按摩治疗：沿精索走行，按压囊肿，均匀用力，以达到活血消肿的目的。

（3）X 线照射：无需生育的老年患者，可做小剂量 X 线局部照射，一般可连续照射3~6 天，促使囊肿萎缩。

五、预后转归

本病预后良好，精索囊肿较大、持续时间较长，可能会引起睾丸、附睾血运障碍，影响生育。

六、预防调护

本病预防主要注意精神调节，避免郁怒伤肝；节制房事，切忌纵欲，以免劳伤肝肾；饮食有节，不嗜食辛辣厚味，以免伤脾生痰。一旦患病，注意休息，耐心调治。

第五节 精索扭转

精索扭转又称睾丸扭转，是精索与睾丸的血管意外，牵涉到阴囊内容物，最终导致睾丸梗塞或坏死的一种急症。发病并不少见，从新生儿至70岁老年人均可发生。国内发病年龄为2~52岁，以20岁以内者多，12~18岁者占65%。病以左侧多于右侧。扭转方向多由外侧向中线扭转，即右侧顺时针方向、左侧逆时针方向。中医文献无此病名，可参考"子痛"、"疝痛"进行辨治。

一、病因病机

（一）现代医学研究

本病多发生在睡眠中或睡眠后刚起床时，也可为运动、外力使体位突然改变，引起睾丸过度活动所致。主要是睾丸系膜先天性过长造成睾丸与精索过度游离与活动。在睡眠中，迷走神经兴奋、提睾肌随阴茎勃起而收缩力增强，如提睾肌收缩过猛或全身突然用力时，精索、附睾及睾丸会发生360°以上的扭转，阻断睾丸血液供应，睾丸缺血随之发生梗死。根据扭转情况，一般分为两类：一类是鞘膜内扭转，正常鞘膜的脏层并非全部覆盖睾丸和附睾，作为鞘膜一部分的睾丸系膜从睾丸的固定面上反折。正常情况下睾丸系膜在垂直方向上造成睾丸与精索扭转十分困难，但是某些胚胎发育异常可造成睾丸系膜过长，或使得睾丸在鞘膜内过度游离与活动，从而发生扭转。另一类是鞘膜外扭转，儿童多见。阴囊里的鞘膜连同内部的精索一起扭转，造成这种情况的原因是壁层鞘膜和阴囊壁或腹股沟管内面依附松弛，患隐睾症时尤其好发。

（二）中医学认识

肾为先天之本，肝主宗筋，肝肾同源。禀赋不足，肾气虚弱，肝用不及，睾系筋脉柔弱、迁长，维系无力，复因剧烈活动，体位大幅度改变，或外力作用，导致筋脉扭转，或气滞血瘀而突发此病。

二、临床诊断

（一）辨病诊断

1. 临床表现

（1）症状：精索扭转发病急骤，来势凶猛。主要表现为睾丸疼痛，常在睡眠中突然痛醒。初起为局限在阴囊的隐痛，继之加剧并变为持续性剧烈疼痛，可向腹股沟韧带和下腹部放射，同时伴恶心、呕吐、发热。

（2）体征：阴囊部位出现红肿、压痛，附睾不能清楚触及，随着病程发展，阴囊内容物会逐渐肿胀，并在鞘膜囊内出现积液，最终睾丸、附睾或部分精索会缺血坏死和发黑。有时发生不完全性梗塞和缺血，扭转几天后疼痛会逐渐消失，睾丸和附睾也会逐渐萎缩而失去功能。偶尔，有的患者会间歇发作，每次发作持续时间很短，用手推摸或体位改变后又能自行复位，可反复发作，但睾丸会逐渐变小，失去功能。

2. 现代仪器诊断 检查时患侧睾丸明显肿胀，并提高呈横位。阴囊抬高试验即普恩征（Prehn 征）阳性，即抬高阴囊时，睾丸疼痛加剧。Levy 等提出采用放射性同位素^{99m}Tc 做阴囊睾丸扫描，可诊断急性精索扭转。

对阴囊内睾丸缺如的急腹症患者，要高度怀疑有隐睾扭转的可能。

（二）辨证诊断

多表现为肝脉瘀阻证，症见阴囊部位突发剧烈疼痛，向腹股沟和下腹部放射，阴囊红肿、压痛，伴有恶心、呕吐或发热；或疼痛呈间歇性，反复发作。

辨证要点：阴囊部突发剧烈疼痛，并向腹股沟和下腹部放射。舌质紫暗，脉涩。

三、鉴别诊断

1. 急性附睾炎 也表现为阴囊部位突发疼痛，可沿精索放射到腰部，疼痛程度比较剧烈，易与精索扭转混淆。急性附睾炎多见于成年男子，精索扭转多见于青少年。前者多伴有血象增高，能比较清楚地触及肿大的附睾轮廓；而精索扭转时，睾丸和附睾界限不清楚。做阴囊抬高试验，将阴囊轻柔地托起到耻骨联合部位，如果疼痛症状消失，则是急性附睾炎；如果阴囊托起后疼痛加剧，则提示精索扭转。

2. 嵌顿性疝 可有突发腹痛及阴囊肿大疼痛。常发生在重体力劳动或排便等腹内压力骤增时，腹股沟及阴囊突然肿大；还可伴有恶心、呕吐、便秘、腹胀等机械性肠梗阻的征象。病前多有腹股沟处疝内容物突入阴囊，用手托起或取平卧位可消失。精索扭转无内容物突入阴囊。

3. 输尿管结石 常有腰部及两侧小腹部剧烈阵发性绞痛，向外生殖器放射，易与精索扭转相混淆，但前者 X 线尿路平片或造影可发现结石，尿中可有红、白细胞，可资鉴别。

4. 急性阑尾炎 有转移性右下腹痛，伴恶心、呕吐、发热，麦氏点压痛阳性。检查血象白细胞增高，可见腹膜刺激征，精索扭转则无。

四、临床治疗

（一）提高临床疗效的基本要素

本病的病机关键是气血逆乱、血脉不通，病位在肝经、睾系，抓住该病的基本特征以尽早确诊，据病情立即手术或保守治疗或采用中西医结合疗法。

（二）辨病治疗

精索扭转一旦明确诊断后，应该立即手术治疗，对于扭转发病在 3~4 小时以内者，通过复位和精索固定术，能解除精索绞痛症状，恢复睾丸、附睾的血液供应。扭转时间超过3~4 小时，睾丸梗塞或已经发生坏死，已是不可逆转，需将其切除。对于反复发作、每次时间较短或能自行复位的病例，可采用中西医结合治疗，但为了防止睾丸萎缩而丧失功能，应该尽早施行精索固定术。

（三）辨证治疗

1. 辨证施治 本病主要为肝脉瘀阻证，具体治疗如下。

治法：活血通络，理气止痛。

方药：复元活血汤加减。柴胡 10g、红花 12g、穿山甲 10g、桃仁 12g、醋延胡索 20g、蜈蚣 2 条、川楝子 10g、荔枝核 10g、川牛膝 20g、天花粉 10g、赤芍和白芍各 15g、炙甘草 5g。

2. 外治疗法

体针：选大敦、太冲、行间、阳陵泉、足临泣、三阴交，毫针刺，用泻法。耳针：选外生殖器、肝、肾、交感、小肠，强刺激，每次 2~3 穴，留针 20~30 分钟。日 1 次，10 次为 1 疗程。

五、预后转归

本病发病急骤，多为暴力所致，若治疗及时尚可治愈。睾丸和附睾血液供应中断，可致睾丸萎缩，功能丧失，从而影响生育，预后不良。

六、预防调护

（一）预防

1. 倡导优生优育，防止先天性畸形。

2. 慎起居，禁房事，调情志，节饮食。

（二）调护

1. 一旦患病，尽早治疗，注意休息。

2. 对行睾丸固定术的患者，应该长期随访，观察睾丸大小、质地状况，一般随访 3~6 个月；对性功能和生精功能的观察则应该随访到青春期。

第六节 精索血肿

精索血肿即发生于精索部位的瘀血肿块。多为外伤或手术后引起，表现为精索肿物，伴阴囊部坠胀疼痛。中医无此病名，笔者认为可归"血疝"范畴。

一、病因病机

（一）现代医学研究

多由于钝性外伤，如踢伤、跌伤或挤压伤等，伤及精索；或阴囊及精索部位的其他手术，伤及精索，血液外渗而形成精索血肿。

（二）中医学认识

因外伤或手术创伤，损及血脉，血溢脉外，瘀浊不去导致血瘀，血瘀则气滞，从而形成瘀血肿块，甚者血脉不畅，导致睾丸萎缩。

二、临床诊断

（一）辨病诊断

1. **临床表现** 外伤或手术后于精索部位发现一圆形或椭圆形肿物，局部有压痛，肿物质地中等，阴囊部坠胀不适，病久还可因肿物阻塞发生不育。

2. 现代仪器诊断　肿块穿刺有暗红色血液，B超检查及同位素扫描等有助于诊断。

（二）辨证诊断

1. 初期　精索瘀血肿胀，伴阴囊坠胀疼痛，穿刺可抽出暗红色血液。瘀血化热可使疼痛加重，局部有灼热感。舌质红，苔黄，脉涩。

辨证要点：精索部位瘀血肿胀，阴囊坠胀疼痛明显。舌红，质紫暗，脉弦。

2. 中后期　精索部位血肿形成日久，肿块变硬，疼痛减轻仍有坠胀不适，甚则睾丸萎缩导致不育。

辨证要点：精索部位血肿形成日久，肿块变硬，疼痛减轻，甚则睾丸萎缩。舌质暗，脉涩。

三、鉴别诊断

1. 精索鞘膜积液　为一囊性肿物，有波动感，穿刺抽液为黄色液体。精索血肿则是外伤或手术引起的肿块，质地中等，压痛明显，穿刺抽液为血性液体。

2. 精索肿瘤　精索血肿日久，肿块易与精索肿瘤相混淆，可根据病史、体征、活组织检查进行鉴别。一般精索血肿发生于外伤之后，发病较突然，精索肿瘤发病较缓。确切诊断需做活组织检查。

3. 精索囊肿　也易与精索血肿相混。精索囊肿穿刺抽液为乳白色液体，而精索血肿穿刺液为血性液体。

四、临床治疗

（一）提高临床疗效的基本要素

首先要明确诊断，积极采用中西医结合疗法。据发病时间及疼痛性质、轻重，详辨虚实。一般早期多为实证，当化瘀止血、消肿止痛。后期常为虚实兼杂，当通络散结、扶正。可配合理疗措施，以提高疗效，早日康复。

（二）辨病治疗

1. 药物治疗

（1）疼痛剧烈可选用镇痛药物，如吲哚美辛25mg，每日3次，口服；双氯芬酸片25mg，每日3次，口服。

（2）止血药可选用卡巴克络片，每次2.5~5mg，每日3次，口服；维生素K_3片，每次4mg，每日3次，口服。

2. 手术治疗　对精索血肿日久、肿块较大者，可行手术切除。

（三）辨证治疗

1. 辨证施治

（1）初期

治法：化瘀止血，消肿定痛。

方药：十灰散合花蕊石散加减。大蓟、小蓟各10g，仙鹤草30g，生炒蒲黄各10g，花蕊石 20g，墨旱莲 20g，茜草根 15g，三七 3g（冲服），川楝子 12g，侧柏叶 15g，制乳香、制没药各 6g。

（2）中后期

治法：化瘀散结，活血通络。

方药：复方活血汤加减。柴胡 10g、当归 12g、炒山甲 6g、生牡蛎 30g、荔枝核 10g、丹参 30g、桃仁 10g、红花 12g、川牛膝 20g、水蛭 3g（研末冲服）。气虚者，加黄芪；阴虚者，加制何首乌、熟地黄；阳虚者，加仙灵脾、菟丝子。

2. 外治疗法

（1）药物外治

1）红花酒精外搽患处。

2）桃仁、红花、丹参、乳香、没药、大黄各等分。水煎熏洗患处。

3）苏木 40g、红花 30g、生大黄 30g。水煎洗患处。

（2）按摩治疗：精索血肿日久成块者，可用示指与拇指沿精索走向均匀用力推按，促其消散，每日做 4 次，每次 10 分钟。

（3）阴囊托治疗：精索血肿较大，阴囊坠胀明显，可用阴囊托抬高阴囊，减轻症状。

（4）理疗：可选用神灯、短波治疗仪等照射。

3. 成药及单验方

（1）成药

1）跌打丸：每次 6g，每日 3 次，口服。

2）桂枝茯苓胶囊：每次 4 粒，每日 3 次，口服。

3）三七片：每次 5 片，每日 3 次，口服。

4）血府逐瘀口服液：每次 10ml，每日 3 次，口服。

（2）单验方

1）血竭 3g，每日 2 次，冲服。

2）炒山甲 5g、水蛭 5g。共研细末，每次 3g，每日 2 次，口服。

五、预后转归

精索血肿较小者，一般可完全吸收而痊愈，预后良好。如治疗不当或血肿较大，瘀血不能完全消散而成肿块者，有时可影响生育，预后较差。

六、预防调护

1. 避免外伤，手术勿损伤精索部血管。

2. 患病早期（24 小时以内）可用冷敷以减少出血；24 小时后可用热敷促进瘀血吸收。

第七节 精索肿瘤

精索肿瘤是阴囊内睾丸外肿瘤中最常见者，有良性和恶性之分，发病率各占半数。中医文献中无此病名。

一、病因病机

（一）现代医学研究

精索肿瘤的病因目前尚未明了，一般认为炎症或损伤可能是诱发因素。精索的继发性肿瘤，多由邻近脏器转移而来，如前列腺癌、睾丸或附睾肿瘤的精索转移与浸润。此外，有报道胃癌、鼻咽部肿瘤转移到睾丸、附睾而影响精索者。

（二）中医学认识

1. 病因

（1）感受外邪：外感寒湿，瘀久化热，或受湿热火毒之邪侵袭，客于肝经，下注前阴，留恋不去，经脉阻滞，蕴郁酿毒发为本病。

（2）饮食失节：过食五味、鱼腥乳酪，强食生冷果菜或酒面炙爆之品，一则致癌物质随饮食进入机体，成为诱发本病的直接诱因；二则损伤脾胃，运化失司，生湿聚痰流注下焦，停积睾系而发病。

（3）跌仆损伤：前阴因跌仆损伤，瘀血阻滞，经脉不通，久之瘀热酿毒致病。

（4）先天因素：素禀不足，肝肾亏虚，相火内灼，炼津为痰，痰火郁结而成。

（5）情志因素：忧思抑郁，所愿不遂或暴怒伤肝，肝失疏泄，气机不利，经脉不畅，导致瘀血、痰浊内生。

（6）瘀浊阻滞：恣情纵欲，房事失节，忍精不射等易致败精、瘀浊阻于精道；精索自身炎症或邻近器官炎症，日久不愈，炎性分泌物排泄不畅，长期慢性刺激，亦是诱因之一。

（7）他病转来：多为前列腺、睾丸、附睾部位的肿瘤转移所致。

2. 病机　足厥阴肝经循阴器、入毛中，精索乃肝脉所属。精索肿瘤虽为局部表现，但却是一种全身性疾病。致病因素虽多，多以内因为主，其中情志内伤最为重要。情志内伤导致脏腑经络功能障碍，气血紊乱，发生气滞、血瘀、痰凝、湿聚、火毒结聚，引起肿块发生，是本病的主要病机。

二、临床诊断

（一）辨病诊断

1. 临床表现

（1）症状

1）精索良性肿瘤：一般病程较长，有的可达10~15年。双侧良性肿瘤十分罕见，大多数精索肿瘤尤其是脂肪瘤以左侧发病更为多见。发病率较高的为脂肪瘤和纤维瘤、皮样囊肿，其次为淋巴瘤、黏液瘤、平滑肌瘤、血管瘤、畸胎瘤等。临床上患者主要表现为阴囊部胀闷不适，瘤体大时可有坠胀疼痛，检查可发现阴囊部肿物。脂肪瘤是最常见的精索良性肿瘤，约占42%。发病年龄多在50岁左右，绝大多数为单侧单发，少数单侧多发，偶见双侧。脂肪瘤一般较小，生长缓慢。精索脂肪瘤血液供应源于精索血管，表面有完整的鞘膜覆盖，围绕精索生长，向上可延伸至腹股沟管，向下可至附睾或睾丸。肿瘤扩张腹股沟管和重力牵拉可使腹膜成漏斗状，易发生腹股沟斜疝或脂肪性疝。低位精索脂肪瘤可误诊为鞘膜积液或睾丸肿瘤。纤维瘤亦是精索良性肿瘤之一，约占28%。它可发生于任何年龄，多单侧发病，好发于近附睾部精索，可为单纯纤维瘤或混合性纤维瘤，以前者多见，且形体较小，呈圆形，表面光滑，质硬。

2）精索恶性肿瘤：发生于精索的恶性肿瘤一般起病迅速，发展很快，但偶尔也有病程较长者，双侧发病十分罕见。精索肉瘤是最常见的精索恶性肿瘤，不仅发病率高，而且常与脂肪瘤一起发生，一部分脂肪瘤也会恶化成恶性肿瘤，而脂肪瘤往往又是最为常见的精索肿瘤。精索肉瘤的种类繁多，例如纤维肉瘤、黏液肉瘤、平滑肌肉瘤、脂肪黏液纤维肉瘤、脂肪骨纤维肉瘤、淋巴肉瘤和网状肉瘤等。有不少精索恶性肿瘤，开始是一种良性肿瘤，病程迁延，发生恶变，发展骤然加速，具有很高的死亡率。精索恶性肿瘤的淋巴转移途径主要是沿腹主动脉及下腔静脉进入腹膜后腰部淋巴结，也可侵及腹股沟淋巴结以及继发性地侵犯邻近的皮肤。

精索恶性肿瘤一般初期可无明显症状，随着病情的进展可有多种临床症状，如阴囊坠胀疼痛，严重者腹股沟及阴囊部溃烂、淋巴结肿大等。

（2）体征：阴囊内触及肿块，与精索相连，精索增粗，肿块质地较硬，肿块较大时托起阴囊有沉重感。

2. 现代仪器诊断

（1）血常规检查：精索良性肿瘤晚期出现轻度贫血，恶性肿瘤呈进行性血红蛋白降低，血沉加快。

（2）B超检查：阴囊内有囊性或实性肿块，透光试验囊性肿块为阳性，实性肿块为阴性。

（3）CT扫描：对鉴别肿块是囊性或实性，准确率90%~100%，并可区分肿瘤中心液化与囊肿。

（4）病理组织学检查：可区分良性和恶性，并能确定癌的组织学分类。

（二）辨证诊断

1. 痰瘀交阻型 精索上扪及不规则肿块，质硬，无痛或微痛，全身症状不明显，或伴胸胁痞闷不舒，少腹不适。舌暗，苔白，脉弦涩。

辨证要点：精索上触及不规则肿瘤，质硬。舌暗，苔白腻，脉涩。

2. 热毒蕴结型 精索肿块增大质硬，阴囊胀坠疼痛，无全身症状，或有低热，小便黄，大便干。舌红，苔黄，脉弦数。

辨证要点：精索肿块肿大质硬，阴囊坠胀疼痛。舌质红，苔黄，脉弦数。

3. 阴虚火旺型 精索肿物硬结明显，隐隐作痛，伴午后低热，头晕耳鸣，腰膝酸软，身体消瘦，或有遗精、血精。舌红，少苔，脉细数。

辨证要点：精索肿物明显，质硬，潮热盗汗，腰膝酸软。舌红，少苔，脉细数。

4. 气血两虚型 精索肿块硬结，伴见形体消瘦，面色无华，神疲倦怠。舌淡，苔少，脉细弱无力。

辨证要点：精索肿块硬结，神疲乏力，面色不华。舌淡，少苔，脉细弱无力。

三、鉴别诊断

1. **腹股沟斜疝**　疝气可见阴囊部有坠胀疼痛，阴囊肿物在站立、行走、咳嗽或劳动时出现，患者平卧位或用手可将突入阴囊内容物回纳入腹腔，而肿瘤则不能。

2. **精索囊肿**　易与肿瘤混淆，前者为一囊性肿物，质地柔软，触之有波动感，抽刺液体为淡黄或乳白色。肿瘤多为实性肿物或肿物内有溃烂组织，质地硬，不规则，无压痛，活动度小。

3. **精索鞘膜积液**　质地较软，抽刺液体为淡黄色，透光试验阳性。肿瘤多较硬或有溃烂组织，透光试验阴性。

四、临床治疗

（一）提高临床疗效的基本要素

1. **明确诊断**　若阴囊内或精索部位出现无痛性肿块，肿块不活动、质地坚硬或囊性，肿块与精索相连，托起阴囊有沉重感，即应考虑本病，并借助现代检查技术尽快确诊。

2. **辨清虚实**　本病为肝肾亏虚、痰湿瘀毒内侵所致，证有虚实之分。一般早期多为实证，或痰瘀交阻，或热毒蕴结；晚期多为本虚标实之证或虚证，如肝肾阴虚、气血虚弱等。当谨守病机，辨证治疗。

3. **中西贯通**　精索恶性肿瘤一经确诊，当立即手术或放化疗；若同时配用中药，可提高机体免疫力，降低毒性反应，提高临床疗效，改善患者生存质量。

（二）辨病治疗

1. **精索恶性肿瘤**

（1）手术治疗：早期诊断与手术切除是治疗成功的关键，精索肉瘤手术需做根治性睾丸切除术，精索在内环口处切断并切除；有淋巴转移还需行经腹根治性淋巴结清扫术，并加用化疗、放疗或中药治疗。

（2）放射治疗：宜在精索恶性肿瘤根治性睾丸切除术伤口愈合后即开始。施行腹膜淋巴结清除术的患者应在术后 2~3 周，伤口愈合，患者全身情况好转时即开始。以小剂量"五野照射法"治疗，五野是：①耻骨上野 10cm×10cm，包括腹股沟及髂血管淋巴结，下界达阴茎根部，内侧越中线 2cm。②下腹部野 10cm×15cm。③上腹部野 10cm×10cm。④⑤野应与②③野相称。双侧性肿瘤患者照射两侧耻骨上区。

照射顺序由下向上，照射采用^{60}Co，高电压照射法、超高电压照射法等，后者并发症发生率较低。近年来采用多固定野照射法、旋转照射法（240°~360°）对腹部照射，可使肾脏和脊柱的接受剂量大为减少。照射剂量取决于肿瘤的组织学类型，照射时间取决于治疗剂量和患者的耐受性。精索恶性肿瘤以肉瘤为主、不伴有转移病灶者，做预防性腹部照射治疗，3~4 周内照射 2500~3000rad。有转移者，4 周内照射 3000~5000rad。照射点为已知的转移区和易发生的区域。

（3）化学治疗：放化疗对肉瘤效果较差，宜联合应用。化疗以联合化疗方案为佳，选长春新碱、放线菌素等。

2. **精索良性肿瘤**　以手术切除为主，不宜手术者可采用中西医结合疗法。

（三）辨证治疗

1. 辨证施治

（1）痰瘀交阻型

治法：除痰化瘀，软坚散结。

方药：橘核汤加减。陈皮 10g、制半夏 10g、茯苓 15g、昆布 20g、海藻 12g、橘核 10g、当归尾 15g、半枝莲 20g、山慈菇 12g、荔枝核 10g。

（2）热毒蕴结型

治则：清热解毒，化瘀散结。

方药：桃仁四物汤合五味消毒饮加减。桃仁 10g、赤芍 12g、牡丹皮 10g、当归 10g、白花蛇舌草 30g、金银花 20g、蒲公英 20g、紫花地丁 20g、野菊花 25g、半枝莲 30g、七叶一枝花 15g。

（3）阴虚火旺型

治法：滋阴降火，解毒散结。

方药：知柏地黄汤加减。生、熟地黄各 15g、生山药 15g、山萸肉 15g、太子参 20g、知母 10g、黄柏 10g、白花蛇舌草 20g、半枝莲 15g、山慈菇 12g、泽泻 10g、泽兰 15g。

（4）气血两虚型

治法：补益气血，佐以解毒。

方药：人参养荣汤加减。黄芪 30g、党参 12g、白术 15g、当归 15g、熟地黄 15g、白芍 15g、川芎 15g、阿胶 10g（烊化）、制何首乌 20g、半枝莲 15g、白花蛇舌草 30g、山慈菇 12g。

2. 外治法

（1）药物外治

1）有溃烂者可用艾叶 30g、防风 30g、苦参 30g，水煎，熏洗患部。

2）红灵丹或消肿散瘀膏外敷患处，间日 1 换。适用于较小的精索肿瘤。

3）落得打 30g，煎煮取汁，熏洗患处，每日 1 剂。

（2）针灸治疗

取大敦、气海、太冲、三阴交、太溪、丰隆、足三里，毫针刺，用补法。耳针选外生殖器、肝、脾、肾、交感，强刺激，留针 10~20 分钟，10 天为 1 疗程。

3. 成药及单验方

（1）成药

1）六味地黄丸：每次 8 粒，每日 3 次，口服。用于晚期肿瘤或放、化疗的辅助治疗。

2）生脉饮口服液：每次 10ml，每日 2 次，口服。用于辅助治疗。

3）桂枝茯苓胶囊：每次 4 粒，每日 3 次，口服。

（2）单验方

1）夏枯草 60g，水煎服，每日 1 剂，连服 1~3 个月。

2）昆布、海藻各 30g，水煎服，每日 1 剂。

3）海藻溃坚丸：海藻、昆布、海带、桃仁、延胡索、木香、青皮、小茴香、荔枝核、橘核、吴茱萸、肉桂、木通适量，泛蜜为丸，每丸6g，每日2次，口服。

五、预后转归

精索良性肿瘤生长缓慢，一般预后较好，但脂肪瘤有一部分可恶化成脂肪肉瘤，应提高警惕。精索恶性肿瘤癌肿浸润，生长迅速，容易发生淋巴结或血行转移，预后不良，一般而言，一旦确诊，多在1~2年内死亡，故应早期诊断、及时手术。

六、预防调护

（一）预防
1. 调畅情志，乐观豁达。
2. 注意保暖，不宜过劳。
3. 戒除手淫，节制房事。
4. 注意饮食保健，不食焦化和熏制食品（参照前列腺癌有关内容）。

（二）调护
1. 保持良好心态，树立战胜疾病信心，积极配合各种治疗。
2. 科学配合食疗，促进疾病康复（参照前列腺癌有关内容）。

第八节　精　索　炎

精索炎是精索中除输精管以外的组织感染，包括血管、淋巴管和结缔组织等，绝大部分是急性发作，病原体多为葡萄球菌、链球菌也可为结核分枝杆菌、血丝虫、淋病奈瑟菌等感染引起。细菌等病原体侵入淋巴管而累及整个精索组织，表现为沿精索走向出现疼痛，并向阴囊、阴茎与会阴放射，全身症状可伴有发热、畏寒等。中医文献无此病名，临证常以"囊痈"施治。

一、病因病机

（一）现代医学研究

精索炎多为泌尿、生殖系感染蔓延所致，其感染途径有血行感染、淋巴感染和直接蔓延3种，其中直接蔓延是最常见的感染途径。由于精索在解剖上与前列腺、精囊、睾丸、附睾相邻，来自邻近器官的感染可蔓延至精索诱发精索炎。精索炎多为葡萄球菌、链球菌及血丝虫、结核分枝杆菌、性病病原体感染所致。因感染的病原体不同，其病理改变也有差别。普通性精索炎病理改变为充血、水肿、渗出增加，炎性白细胞浸润，后期形成纤维增生；结核性精索炎病理改变为干酪样变、空洞形成和纤维化，病变范围一般局限在管壁内；丝虫性精索炎丝虫寄生于淋巴管内；性病性精索炎导致精索广泛性充血、水肿。

（二）中医学认识

肝主宗筋，肾主二阴。若平素恣情纵欲，耗伤肾精，湿热毒邪内侵；或嗜食辛辣厚味，损伤脾胃，湿浊内生，蕴郁化热，湿热下注；郁怒伤肝，肝失疏泄，气机阻滞，津液不归正化，日久变生痰浊，痰湿互结，稽留不去，气血不畅，脉络瘀阻，可致精索增粗、变硬。本病所涉脏腑以肝、肾为主，病理因素为湿热、毒邪、瘀血、痰浊，临证以实为主或虚实兼杂。

二、临床诊断

(一) 辨病诊断

1. 临床表现

（1）症状：急性精索炎多表现为患侧部位肿胀、疼痛，疼痛放射到阴囊、阴茎、会阴及下腹部、阴囊部，每劳累或站立过久而加重，平卧则减轻，可伴有恶寒、发热。慢性者少腹、睾丸呈牵引样坠胀疼痛，精索肿硬，皮色不变。

（2）体征：体检患侧精索肿胀，触诊精索变硬、变粗。性病性精索炎部位可有肿块；结核性者输精管可触及多处硬结，成串珠状，严重者可溃破形成窦道；丝虫性者精索变硬，伴有下肢象皮肿。

2. 病原学诊断　血常规检查，白细胞数增高。结核性精索炎精液检测可查出抗酸杆菌，选择性尿道造影可明确诊断；丝虫性精索炎在病变组织或血液中可查出成虫或幼虫；性病性精索炎常在分泌液中找到病原体。

(二) 辨证诊断

1. 热毒蕴结型　精索部位疼痛，并向阴囊部、阴茎与会阴部放射，局部灼热、红肿；伴恶寒、发热、口渴、小便短赤、大便干。舌质红，苔黄，脉洪数。

辨证要点：精索部位红肿疼痛，心烦，小便短赤，大便秘结。舌红，苔黄，脉洪数。

2. 湿热下注型　阴囊部肿胀疼痛，并向阴茎、少腹部放射，胸脘痞满，口苦纳呆，小便短赤，大便不爽。舌红，苔黄腻，脉濡数。

辨证要点：阴囊部肿胀疼痛，口苦溺赤。舌红，苔黄腻，脉濡数。

3. 痰瘀交阻型　阴囊胀痛，牵及少腹、会阴等处不适，精索区肿硬，可触及结节包块。舌暗，苔白，脉涩。

辨证要点：阴囊精索部坠胀疼痛，精索变粗，增厚变硬，有结节包块，压痛明显。舌暗，苔白，脉涩。

三、鉴别诊断

精索炎有时需与急慢性附睾炎相鉴别。精索炎是沿精索走向出现疼痛，可向阴囊、阴茎、会阴部放射，可为刺痛、灼痛、抽痛或隐痛。急性附睾炎一般急性发作，表现为阴囊部位突发性疼痛，疼痛可至精索放射到腰部，较剧烈；检查附睾明显肿胀、明显压痛，表面皮肤微红。精索炎时检查睾丸及附睾无明显增大，无压痛及腹部压痛。慢性附睾炎可有类似精索炎的疼痛，一般为隐痛，但检查附睾一般可见附睾呈硬块状，有轻度压痛与不适，可伴有精索增粗、输精管直径增粗现象。

四、临床治疗

（一）提高临床疗效的基本要素

1. 明确诊断　这是采用正确治疗方法的关键。要详问病中，认真体检，仔细鉴别。一般而言，地方性精索炎有地方流行特点，是一种类似蜂窝织炎的急性精索感染，病因未明，可能是链球菌流行感染；结核性精索炎常有原发结核病灶；丝虫性者有象皮肿，血中可找到微丝蚴；性病性精索炎有性病史。

2. 详辨虚实　本病为肝肾亏损、湿热毒邪内侵所致，证有虚实之别。早期多为实证，后期多为虚实兼杂。当谨守病机，辨证施治。

（二）辨病治疗

1. 药物治疗

（1）急性精索炎：首选青霉素钠针80万~120万U单位，肌内注射，每天2次，7天为1疗程，或800万U静脉滴注，7天为1疗程；或红霉素片0.5g，每天4次口服，7~14天为1疗程。也可据药敏试验选择抗生素。

（2）性病性精索炎：根据性病病原体的种类，选择抗生素（参照中篇第九章"性传播疾病"有关内容）。

（3）结核性精索炎：首选抗结核药物，一般联合应用。链霉素针0.75g，每天1次，肌内注射；异烟肼0.3g，晨起顿服；利福平0.3g，每天1次，晨起顿服。一般3个月为1疗程。用药期间注意定期复查肝功能。

（4）丝虫性精索炎：口服卡巴肿0.5g，加枸橼酸乙胺嗪50mg，每天2次，7~10天为1疗程。

2. 其他疗法　可用布带或阴囊托托起阴囊，或平卧休息。

（三）辨证治疗

1. 辨证施治

（1）热毒蕴结型

治法：清热解毒，凉血散结。

方药：五味消毒饮加味。金银花30g、连翘25g、蒲公英20g、紫花地丁30g、生大黄10g、栀子10g、牡丹皮15g、生牡蛎30g、生甘草10g、天花粉10g。

（2）湿热下注型

治法：清利湿热，佐以解毒散结。

方药：龙胆泻肝汤加减。龙胆草6g、栀子10g、黄芩6g、柴胡6g、川楝子12g、生地黄15g、牡丹皮12g、泽泻12g、赤芍15g、金银花20g、连翘15g、生牡蛎20g。

（3）痰瘀交阻型

治法：活血化瘀，除痰散结。

方药：血府逐瘀汤加减。桃仁12g、丹参25g、红花15g、当归15g、川牛膝20g、荔枝核10g、陈皮10g、制半夏10g、茯苓15g、生牡蛎25g、川芎19g。气虚者，加黄芪、党参；肝肾亏虚者，加毛狗脊、川续断、杜仲、桑寄生；精索增粗变硬者，加昆布、海藻。

2. 外治疗法

（1）外洗疗法：制乳香、制没药各 15g，七叶一枝花 60g，羌活 15g，小茴香 10g，丹参 30g。水煎，熏洗局部，每次 20 分钟，日 2 次。

（2）针灸疗法：取穴行间、阴陵泉、阳陵泉、悬钟、大敦，毫针刺，用泻法；三阴交、关元、中极用补法，每日 1 次。

（3）理疗：可选用磁疗及热敷，或配用其他理疗设备。

（四）新疗法选粹

精索封闭：先剃净阴毛，常规消毒腹股沟区和患侧阴囊，在外环口下方找到精索，用左手固定，右手持注射针头刺入精索鞘膜内，针头轻轻左右摆动时精索随之移动，表明刺入位置正确，回抽无血即可推药，一侧推入 0.25% 普鲁卡因 40ml，拔针后将患者阴囊托起，卧床休息 2 天。

五、预后转归

初期绝大部分为急性发作，经过临床治疗可痊愈，预后良好。如迁延不愈转为慢性，可见精索增粗、变硬，严重者可引起不育。

六、预防调护

1. 洁身自好，预防性病。

2. 积极治疗泌尿生殖系感染。

3. 注意饮食调理，勿食辛辣厚味。

4. 治疗期间，避免性刺激，禁房事，以减缓性器官的充血。

第九节 输 精 管 炎

输精管炎即感染局限在输精管，常是一种输精管的节段性感染，包括睾丸段、精索段、盆腔段输精管感染。急性发作时表现为输精管明显疼痛和触痛；亚急性或慢性发作者则表现为输精管变粗、变硬，呈纤维化和结节般串珠状肿大。

输精管炎多合并有附睾炎、睾丸炎、前列腺炎等。中医文献无此病名，可概属于"子痛"范畴。

一、病因病机

（一）现代医学研究

急性输精管炎多为普通细菌感染所致，病程较短；亚急性或慢性感染多为特殊病原体感染，如结核性感染、淋病性感染等，一般多为邻近器官如前列腺、睾丸、附睾、精囊部位的感染蔓延所致。另外，肉芽肿性输精管炎是精索受到损伤或施行输精管结扎术导致输精管上出现无痛性肿块。目前认为是一种自身免疫性疾病，当输精管损伤或结扎时，精子穿透或外渗到周围组织，引起自身免疫反应导致输精管肉芽肿改变。

（二）中医学认识

1. 肝肾亏虚、感受湿热毒邪　素体肝肾不足或房劳不节，伤及肝肾，肝肾亏虚，易感邪毒；若感受湿热邪毒，下注肝经，阻滞气机，壅阻肝脉而致输精管道疼痛。

2. 饮食所伤、湿热内生　平素喜食肥甘厚味或辛辣之物，嗜酒伤脾，湿热内蕴，下注肝经，阻滞气机，壅阻肝脉而成本病。

湿热日久不去，阻遏气机，而致气滞血瘀；湿热之邪灼伤阴液，湿邪酿生痰浊而致痰凝，最后致血瘀痰凝、阻滞肝脉形成输精管道增粗、变硬等本虚标实之证。

二、临床诊断

（一）辨病诊断

1. 临床表现

（1）症状：急性输精管炎患侧阴囊坠胀疼痛，皮肤红肿，疼痛牵及腹部及同侧大腿根部；伴恶寒、发热，输精管周围可形成化脓性病灶。慢性输精管炎患侧阴囊坠胀疼痛，起病缓慢，有反复发作史。肉芽肿性输精管炎多发生于输精管损伤和结扎术后，可见输精管有一无痛性肿块。

（2）体征：阴囊红肿、触痛，可触及阴囊段输精管增粗、变硬。如伴有附睾炎时可有附睾肿大，触痛明显。

2. 病原学诊断　血常规化验白细胞数增高，精液常规检查可出现异常红细胞或白细胞。

（二）辨证诊断

1. 热毒蕴结型　阴囊坠胀疼痛，牵及少腹及大腿疼痛，疼痛拒按，局部灼热红肿，可伴恶寒、发热。舌红，苔黄，脉数。

辨证要点：阴囊坠胀疼痛，局部红肿、灼热。舌红，苔黄，脉数。

2. 瘀阻脉络型　阴囊坠胀疼痛较轻，压痛不显著，精索增粗、变硬。舌暗，有瘀点、瘀斑，脉涩。

辨证要点：阴囊内精索增粗、变硬，坠胀不舒。舌暗，有瘀点、瘀斑，脉涩。

三、鉴别诊断

1. 急性睾丸炎　表现为睾丸疼痛伴高热，检查睾丸局部压痛、红肿，阴囊部皮肤发红。输精管炎为输精管疼痛及触痛，无睾丸压痛及红肿。

2. 附睾炎　急性附睾炎表现为阴囊部位突发性疼痛，沿精索放射到腰部。输精管炎表现为输精管部位疼痛和触痛。慢性附睾炎时附睾有硬块感，有轻压痛，有时可影响到输精管致其增粗。单纯输精管炎时无附睾压痛及变硬。

3. 精索炎　表现为沿精索走向出现疼痛，并向阴囊、阴茎、会阴部放射，还可有精索增粗、变硬。输精管炎为输精管疼痛，可见输精管触痛与增粗变硬，可资鉴别。

4. 附睾结核　往往合并慢性输精管炎，但发生附睾结核时附睾可扪及结核结节、质硬，同时输精管上可扪及串珠状结节。

四、临床治疗

（一）提高临床疗效的基本要素

1. 详查病情、明确诊断　由于精索肿块的病因繁多，本病在诊断上有一定困难，要求医生具备丰富的临床经验，进行细致的临床检查，确定诊断。

2. 中西结合、综合治疗　急性者应积极抗炎治疗；亚急性和慢性者应中西结合施治，提高疗效。

（二）辨病治疗

1. 急性输精管炎患者应卧床休息，用阴囊托托起阴囊，以减轻痛苦。

2. 疼痛严重者，予吲哚美辛 50mg，每日 3 次口服；或双氯芬酸片 25mg，每日 3 次口服；或用 1% 普鲁卡因 10ml，做精索封闭，每周 1 次。

3. 抗生素的应用：青霉素钠针 80 万~120 万 U；肌内注射；或青霉素钠针 800 万 U，配液体静脉滴注；或根据药敏试验选用。

4. 肉芽肿性输精管炎宜激素与抗生素联合应用。

5. 若已化脓者，应及时切开引流。

6. 发生慢性输精管炎时，输精管增粗变硬，症状明显，肿块较大可以手术切除。

（三）辨证治疗

1. 辨证施治

（1）热毒蕴结型

治法：清热解毒，消肿散结。

方药：仙方活命饮加减。金银花 20g、连翘 20g、蒲公英 20g、紫花地丁 15g、皂角刺 10g、野菊花 20g、牡丹皮 15g、生甘草 10g、生薏苡仁 30g、白芷 10g。湿热较甚者，加龙胆草、车前子；睾丸坠胀疼痛明显者，加川楝子、荔枝核；化脓者，加冬瓜仁、败酱草。

（2）瘀阻脉络型

治法：化瘀通络，解毒散结。

方药：桃红四物汤加减。桃仁 12g、红花 15g、当归 10g、川芎 10g、金银花 20g、连翘 20g、炒山甲 10g、王不留行 15g、川牛膝 20g、丹参 20g、荔枝核 12g。输精管痛性结节肿硬者，加蒲黄、生牡蛎，以散结消肿；肝肾亏虚者，加桑寄生、狗脊、熟地黄等。

2. 外治疗法

（1）药物外治

1）急性期输精管明显疼痛及触痛、红肿者，可用如意金黄散外敷，用蛋清或凡士林调敷，以清热解毒。慢性期输精管增粗变硬者，可用乳香、五倍子、没药、大黄共研细末，调敷患处。

2）50% 芒硝溶液，湿敷阴囊。慢性炎症也可用马齿苋、芒硝、红花各适量，水煎熏洗患处，每日 2 次，每次 15 分钟。

3）白矾 60g，雄黄 30g，生甘草 15g。水煎，熏洗患处，每日 1~2 次。

（2）针灸治疗：取太冲、行间、大敦、悬钟、阳陵泉、足三里，用毫针针刺，施泻法，以清利肝经湿热。肝肾亏虚者加三阴交、太溪。还可配合耳针治疗，选取外生殖器、肝、肾、脾，强刺激，留针 10~20 分钟。

3. 成药及单验方

（1）鲜车前草 60g、鲜蒲公英 60g。水煎服，对急性输精管炎有效。

（2）生薏米 60g、败酱草 30g、夏枯草 30g、车前子 15g。每日 1 剂，水煎服。

五、预后转归

本病急性期若及时诊断，正确治疗，一般症状迅速消失，很快痊愈，预后良好。治疗不及时或用药不当，可致病情迁延成为慢性。慢性输精管炎预后较差，可致输精管阻塞，引起不育。

六、预防调护

（一）预防

1. 积极预防或治疗泌尿生殖系感染。

2. 对阴囊手术，如输精管结扎术要严格无菌操作。

3. 加强锻炼，增强体质。

4. 调畅情志，合理饮食，禁食辛辣。

（二）调护

1. 急性期可做冷敷以减轻疼痛，慢性期可做热敷。

2. 患病期间戒手淫，忌房事。

3. 可配合各种理疗措施，加快康复，如超声波可升高局部组织温度，改善局部循环，消肿散结功效明显；激光可通过光、热效应和电磁场作用等，达到消炎、镇痛、消肿功效。这些可在医生指导下选择使用。

第五章　前列腺病

第一节　前列腺先天性异常

前列腺先天性异常主要包括前列腺缺如、前列腺前叶存留、前列腺囊肿。中医学无该方面的记载，对该类疾病缺乏有效治疗手段。了解这些病变，对上述先天异常引起的不育及其他病变可减少治疗的盲目性。

一、前列腺缺如

先天性前列腺缺如常在进入青春期后始发现，或婚后进行不育检查时发现。肛诊未能触及前列腺，而在前列腺位置触及坚硬的耻骨。尿道造影发现常态下前列腺段尿道的收缩状态消失，这是因为该处不存在前列腺收缩。由于前列腺液不分泌，射精量明显减少，或射出的精液长时间不液化；有的伴有睾丸发育不全，可致性功能紊乱，出现性功能减退；有的 5α还原酶缺乏，致外阴呈女性型，但由于体内存在睾丸，青春期后睾酮分泌增多，故第二性征发育正常，唯外阴呈女性型，阴蒂较正常稍增大。另外，还有部分前列腺缺如，在输精管单侧缺如的同时，同侧前列腺可能缺如。

二、前列腺前叶存留

前列腺前叶为两侧叶于尿道之前的肌纤维组织，临床上无重要性。正常情况下前列腺前叶在胎儿期退化，仅残存少部。如前叶不退化，至成年可增生肥大，呈豌豆大小或更大，压迫前列腺尿道而出现尿频、尿急、排尿困难、尿线变细等症状，依其增大程度，症状或轻或重。临床治疗可经尿道镜电凝切除。

三、前列腺囊肿

前列腺腺体由于先天性或后天性原因发生囊性病变，称为前列腺囊肿。本节主要阐述前列腺先天性囊肿。先天性囊肿发生于中肾管或副中肾管系统残余部分，又称前列腺小囊。囊肿壁由肌纤维组成，常位于前列腺上方，膀胱后面的正中线，体积较大，可同时伴有尿道下裂、隐睾、肾发育不良等先天性畸形。先天性前列腺囊肿诊断要点如下。

1. 尿频、尿急、尿线变细，排尿困难，有残余尿或发生尿潴留。
2. 常伴有尿道下裂、隐睾、肾发育不全或不发育。
3. 直肠指检，前列腺上可触及囊肿。
4. B 超检查，显示前列腺（上方）囊性肿物。

5. 膀胱镜检查，在膀胱颈部有半圆形或有蒂圆形透明肿物。

治疗方法如下。

1. 较小囊肿可经会阴或直肠穿刺抽吸，注意防止感染和复发。

2. 较大囊肿经耻骨后或会阴径路手术切除，术中注意防止损伤邻近精囊及输尿管。

3. 如囊肿突入膀胱，可经膀胱手术切除或经尿道电切，去除大部囊肿顶部，使其充分引流。

第二节　急性细菌性前列腺炎

急性细菌性前列腺炎是细菌侵犯腺体后，引起腺体出现急性充血、肿胀、化脓等改变，临床以突然发热、恶寒、尿频、尿急、尿痛以及会阴、肛门部疼痛为特征。

中医学无此病名，但属于中医学"淋证"、"淋浊"范畴，若形成脓肿则称"悬痈"、"穿裆发"。

一、病因病机

（一）现代医学研究

现代医学认为细菌性前列腺炎的致病菌类型及发病率与泌尿系感染相似，其致病菌主要为大肠埃希菌，而由变形杆菌、肠杆菌、克雷伯菌、假单胞菌属、沙雷菌属以及革兰阳性菌引起者较少见，大多数前列腺炎为单种病菌所致，极少数为多种细菌同时感染。尽管国内有不少报道前列腺液培养发现革兰阳性菌，如葡萄球菌属、链球菌等，但其致病性尚不确定。

1. 细菌入侵前列腺的途径　主要有 3 种。

（1）经尿道直接蔓延：特别是上尿道感染时，行导尿或其他尿道器械检查，细菌可直接扩散到前列腺。

（2）经血行感染：细菌来源于皮肤疮疡、牙龈炎、扁桃腺炎，或身体其他部位的感染。

（3）淋巴感染：由邻近器官的炎症如直肠、结肠、下尿路病变通过淋巴管引起前列腺感染。不洁性交、过度饮酒、过度疲劳、房事过频，或会阴损伤等常为诱发因素。

2. 急性前列腺炎分类　可依炎症发展的程度分类如下。

（1）卡他性前列腺炎：感染由前列腺排泄管向腺腔蔓延，前列腺充血、水肿及渗出增加，腔内腺上皮有轻度炎症细胞浸润伴上皮细胞脱落。

（2）滤泡性前列腺炎：前列腺腺管炎症进一步发展，充血水肿加剧，有脓细胞浸润，腺管上皮脱落，可使管腔狭窄或闭塞，可形成小的脓肿。

（3）实质性前列腺炎：炎症发展使整个前列腺受累，腺管上皮坏死脱落，腺体炎细胞弥漫性浸润，有多个小脓肿形成。

（4）前列腺脓肿：前列腺实质炎性病变继续发展，使化脓性病灶扩大，融合形成前列腺脓肿，脓肿可向前列腺周围蔓延形成前列腺周围脓肿，或向尿道、直肠及会阴穿破。

（二）中医学认识

中医学认为引起本病的原因主要为毒邪内侵，恣情纵欲，湿热下注，其病机为邪恋精室，气血郁阻。

1. **毒邪内侵**　不洁性交，或下身不洁，湿热毒邪自溺窍入侵精室，而发本病。

2. **湿热下注**　嗜食辛辣肥甘厚味，酿生湿热，下注精室。

二、临床诊断

（一）辨病诊断

1. **临床表现**　本病起病急，症状明显，可表现为全身或局部症状。

（1）全身症状：高热畏寒，食欲不振，全身酸痛，甚者有明显毒血症。

（2）局部症状：尿频、尿急、尿痛、尿余沥不尽，终末血尿，甚者尿闭。肛门、会阴部坠胀疼痛，常放射到小腹或大腿根部。急性细菌性前列腺炎若发病1周后病情未缓解，易形成前列腺脓肿。

（3）体征：肛门指诊，前列腺触痛明显且明显肿大，有灼热感；若有波动感，提示前列腺脓肿形成。

2. **现代仪器诊断或病原学诊断**

（1）血常规检查，白细胞数明显升高，可在 $20 \times 10^9/L$ 以上。

（2）尿常规检查，可见大量脓细胞、红细胞等。

（3）尿道分泌物镜检，有大量成堆白细胞。

（4）尿道分泌物细菌培养阳性。

（5）前列腺B超有助于诊断和鉴别诊断。

（二）辨证诊断

患者常有恶寒发热、尿频、尿急，肛门、会阴部坠胀疼痛，痛苦面容。舌质红，苔黄腻，脉濡数或滑数。

1. **湿热蕴结型**　尿频、尿痛、尿急、排尿困难，小便黄，尿道灼热，甚者尿道口有分泌物，肛门、会阴部坠胀疼痛或不适，口干，口苦。舌红，苔黄腻，脉濡数或滑数。

辨证要点：尿频、尿急、尿痛，肛门、会阴部坠胀疼痛不适，口苦，黏腻。舌质红，苔黄腻，脉濡数。

2. **热毒壅盛型**　恶寒发热持续难退，尿频、尿急、尿痛，排尿困难，肛门、会阴部坠胀疼痛，甚则腹股沟、耻骨亦疼痛，小便短赤，大便秘结。舌红，苔黄，脉弦滑数。

辨证要点：恶寒发热持续难退，尿频、尿急、尿痛，排尿困难。舌红，苔黄，脉弦滑数。

三、鉴别诊断

急性细菌性前列腺炎应与以下几种疾病相鉴别。

1. **急性充血性前列腺**　为非细菌性前列腺炎，主要是前列腺液排泄不畅致前列腺充血水肿，表现为尿道有分泌物溢出，会阴部、腰脊及睾丸疼痛等。本病与急性细菌性前列腺炎比较，无发热、膀胱刺激征和全身症状。肛诊前列腺肿大，有轻压痛，抗生素治疗无效。

2. 急性膀胱炎　尿频、尿急、尿痛或伴恶寒发热，但前列腺肛诊不肿大、无压痛；前列腺液常规检查无白细胞。

3. 急性淋病　尿道口有脓性分泌物，尿频、尿急、尿痛，极少恶寒发热。肛诊前列腺正常，尿道分泌物涂片或培养等检查可查出革兰阴性淋病奈瑟菌，可资鉴别。

4. 急性肾盂肾炎　也可表现为恶寒发热、膀胱刺激征以及腰骶疼痛等症状，但肛诊前列腺正常；尿液以及双肾B超等检查可助鉴别。

四、临床治疗

（一）提高临床疗效的基本要素

1. 详察病机　详问病史，结合症状、体征和实验室检查以明确病因病机。热毒壅盛证常先出现恶寒发热；湿热蕴结证常全身症状和局部症状同时出现，热毒症状多较重。

2. 及时正确应用抗生素　由于前列腺的特殊解剖结构，一般抗生素难以透过被膜起到治疗作用，故选择抗生素要遵守敏感、高效、弱碱性、解离系数在血浆中呈非离子化的原则，目前常使用喹诺酮类抗生素。

3. 注意生活调理　急性期要卧床休息，禁食辛辣，多饮温开水，保持大便通畅，这对提高临床效果大有裨益。

（二）辨病治疗

1. 药物治疗

（1）抗感染：首选喹诺酮类抗生素，如氟罗沙星（天方罗欣片）0.2g，每日1次，口服，连用7日为1疗程；或选氟罗沙星注射液（洛菲）、氧氟沙星或环丙沙星。毒血症状明显者，可配合使用头孢曲松钠针2g，或头孢噻肟钠针2g，加入生理盐水中静脉滴注。也可选用氨苄西林等。

（2）膀胱刺激征明显者，可予解痉剂，如普鲁本辛片，每次30mg，每日3次，口服。

（3）大便干结者，可口服果导片，每次3片，每日1次。疼痛剧烈者，可予吲哚美辛片50mg，每日3次，口服；或双氯芬酸片50mg，每日3次，口服。

2. 其他疗法　可配合温水坐浴。一些理疗措施，如超声、微波等也可根据情况选择使用。若伴有急性尿潴留，当试行导尿，必要时做膀胱穿刺。

（三）辨证治疗

1. 辨证施治

（1）湿热蕴结型

治法：清利湿热，佐以解毒散结。

方药：龙胆泻肝汤加减。龙胆草6g、萆薢20g、车前子30g（另包）、生薏苡仁25g、黄连10g、金银花20g、生地黄20g、栀子10g、黄芩10g、皂角刺10g、连翘20g、生大黄10g。有血尿者，加白茅根、大蓟、小蓟、墨旱莲、茜草、琥珀等。

（2）热毒壅盛型

治法：清热解毒，凉血活血。

方药：仙方活命饮加减。金银花20g、皂角刺12g、野菊花25g、紫花地丁20g、紫背天葵 15g、蒲公英 20g、川贝母 10g、天花粉 12g、生大黄 10g、生薏苡仁 30g、赤芍 10g。

2. 外治疗法

（1）药液坐浴：生大黄 30g、黄柏 20g、蒲公英 30g、败酱草 30g、冰片 1g。先将诸药混合（冰片除外），加适量水煎煮，取汁后入冰片熔化，水温控制在 45℃ 左右，坐浴，每日 2 次，每次 15~20 分钟。对缓解局部充血、促进炎症消退具有一定作用。

（2）野菊花栓：每日早晚各 1 次塞肛，可减轻肛门灼热疼痛。

（3）灌肠疗法：金黄散 15~30g、山薯粉或藕粉适量，加水 200ml，调糊状，待凉后保留灌肠，每日 1 剂，手法务必轻柔。

五、预后转归

若及时诊断、积极正确治疗，均能痊愈，预后良好。若失治误治，病程延长，可转为慢性前列腺炎；若治疗无效，症状、体征进一步加重，形成前列腺脓肿，当切开引流。

六、预防调护

（一）预防

1. 积极预防和治疗身体其他部位的感染，如泌尿系感染、扁桃腺炎、皮肤疮疡等，以免细菌扩散。

2. 针对泌尿系的一些特殊检查，如尿道器械检查、导尿等，应严格无菌操作。

3. 肛诊或前列腺按摩时，务必做到手法轻柔、用力均匀，切忌"粗、猛、狠"。

（二）调护

1. 急性期应卧床休息，多饮开水，饮食宜清淡富有营养，禁食辛辣厚味，保持大便通畅。

2. 急性期严禁前列腺按摩以及尿道器械检查，以防感染扩散。

3. 急性期应禁止性生活，避免性兴奋，以缓解前列腺充血。

七、研究进展

急性细菌性前列腺炎临床均以抗生素治疗为主，尤其是近年来喹诺酮类药物的广泛应用，使本病的治愈率得以极大提高。以中药为主治疗该病的临床报道较少，所用药物为清热解毒、消肿散结、清热利尿之品，如金银花、蒲公英、白花蛇舌草、连翘、野菊花、败酱草、紫花地丁、紫背天葵、生甘草、冬葵子、滑石、车前子、赤芍、牡丹皮等。

第三节　慢性前列腺炎

慢性前列腺炎是青壮年男性的一种常见病，好发于 20~50 岁之间，据有关资料统计发生率为 10%。本病病程较长，表现复杂且无特异性。

中医学文献中无此病名，但据其表现，可概属于中医学"肾虚腰痛"、"淋浊"、"癃闭"等范畴。

一、病因病机

（一）现代医学研究

慢性前列腺炎的病因病理较为复杂，许多病因尚未明了，目前一般将该病分为细菌性前列腺炎和非细菌性前列腺炎两类。

1. **慢性细菌性前列腺炎**　其致病菌目前公认为大肠埃希菌，变形杆菌属、克雷伯菌属等感染则较少见（可与上篇第一章"男科病国内外研究现状及前景"有关内容互参）。

（1）急性前列腺炎未彻底治愈而转为慢性。

（2）身体其他部位的感染灶经血行播散到前列腺。

（3）后尿道感染、尿道器械的应用及上尿路感染使细菌经尿道进入前列腺。

（4）前列腺内尿液反流。

（5）邻近器官感染，如结肠炎等，直接或经淋巴播散到前列腺。

（6）性事过频、手淫过度、久坐等均为诱发因素。

2. **慢性非细菌性前列腺炎**　一般认为，各种原因导致前列腺反复充血、水肿，是其发生的重要因素。

（1）性交中断、忍精不泄，或恣情纵欲、过度手淫等，引起前列腺充血甚至水肿。

（2）会阴部直接压迫，如长时间骑自行车、骑马、久坐，可致充血。

（3）不适当的前列腺按摩，以及过食辛辣、烟酒过度等，均可诱发前列腺充血。至于衣原体、支原体能否引起前列腺炎，目前尚存争议。

慢性细菌性前列腺炎的病理改变为腺泡、腺泡间质呈炎性反应，有多核细胞、淋巴细胞、浆细胞和巨噬细胞浸润及结缔组织增生，坏死灶纤维化，腺管管腔变窄，或小管被脓细胞和上皮细胞堵塞引起腺泡扩张，腺体呈现柔韧感觉，最后腺体结构破坏皱缩而成纤维化。前列腺因纤维性变而质地变硬或缩小，严重时纤维化可波及后尿道，使膀胱颈硬化。无菌性前列腺炎前列腺组织虽也呈炎症表现，但不似细菌感染所致的前列腺炎，有大量炎症细胞浸润，前列腺纤维化现象少见。

（二）中医学认识

中医学认为肝肾同源，肾藏精、司二便，腰为肾之府，肝藏血、主疏泄，且与气血运行关系密切。足厥阴肝经绕阴器、抵少腹。如果肝肾亏损，功能失调，会出现腰骶酸痛、尿频尿急、尿余沥不尽；肝气郁滞、血脉不畅，则可见少腹、会阴或睾丸坠胀不适甚则疼痛；若湿热毒邪内侵，膀胱气化失司，可见尿频、尿急、尿痛。以上这些症状均是慢性前列腺炎的主要临床表现。具体病因病机有如下几点。

1. **湿热蕴结**　嗜食辛辣肥甘厚味，或烟酒太过，蕴湿生热，下注精室，或湿热毒邪内侵前列腺而为病。

2. **瘀阻精道**　长时间骑自行车，久坐，或忍精不泄，或情志所伤，气血运行受阻，引起瘀血内生，阻滞精道，而患本病。

3. **阴虚火旺**　手淫过度，或恣情纵欲，或过食温燥之品，肾精亏伐，阴虚火旺，性事易举，前列腺反复充血、水肿而致病。

4. 肝肾亏虚 平素体质虚弱，或房事不节，损伤肝肾，肝虚则影响气血运行，肾虚则膀胱气化失司，从而引发前列腺炎。

二、临床诊断

（一）辨病诊断

1. 临床资料收集

（1）详问病史：急性前列腺炎迁延未愈，可转为慢性，但大多数慢性前列腺炎患者并无急性感染过程。

（2）症状：常表现为尿频、尿急、尿痛、尿余沥不尽、尿等待等。会阴部、肛门，或少腹部、腹股沟部、睾丸坠胀疼痛或不适。尿道口有滴白，常在小便末或大便后发生。有时可表现为尿道灼热。生殖系症状主要为性欲下降、勃起障碍甚则血精等。全身症状可表现为精神抑郁、失眠多梦、神疲乏力、腰膝酸软等。

（3）体征：肛诊前列腺可有轻度压痛，前列腺大小不等，质地各异，表面可有小结节。前列腺大者，质地较软；前列腺小者，质地较硬，也有大小质地均正常者。

2. 现代仪器诊断或病原学诊断

（1）前列腺液检查：按摩前列腺液进行镜检，若白细胞≥10个/高倍视野或白细胞有成堆现象，即可诊断；卵磷脂小体减少或消失。

（2）前列腺液培养：对慢性前列腺炎的诊断，尤其对慢性细菌性前列腺炎和非细菌性前列腺炎的鉴别诊断，具有重要参考价值。

（3）细菌学定位检查（四段培养）：可将前列腺炎、尿道炎或尿路感染加以区别。方法是消毒尿道口并留初尿10ml，做标本（VB1）代表尿道标本；排尿200ml弃去，再留中段尿10ml（VB2）代表膀胱标本；然后按摩前列腺液，做标本（EPS）；前列腺按摩后立即排尿10ml 做标本（VB3）代表前列腺及后尿道标本。所有标本均做细菌培养加计数及药敏试验，若VB2细菌性多并超过1000个/毫升，为膀胱炎；VB1细菌最高污染值为100菌落/毫升，当VB2无菌、VB1菌数明显超过EPS或VB3时，可诊断为尿道炎；若VB1及VB2阴性或<3000个菌落数/毫升，而EPS或VB3超过5000菌数/毫升，即VB3为VB1的2倍时，可诊断为细菌性前列腺炎；若VB1等4个标本均无菌，即可诊断为无菌性前列腺炎。

因该方法比较繁琐，推荐使用两杯法或按摩前后试验（PPMT），后者的诊断准确率>96%。

（4）前列腺液pH测定：一般认为，在正常情况下，前列腺液的pH为6.5左右。慢性前列腺炎时，pH则明显升高。前列腺液pH测定不仅可作为该病诊断的参考，也可作为疗效判定的一个指标。

（5）前列腺液免疫球蛋白测定：在慢性前列腺炎的前列腺液中，3种免疫球蛋白均有不同程度的增加，其中IgA最明显，其次为IgG，而且这种增加在慢性细菌性前列腺炎更为明显。

（6）前列腺B超测定：对慢性前列腺炎的诊断具有重要参考价值。

（7）前列腺穿刺活检：对慢性前列腺炎的诊断有决定性意义，但对区分细菌性或非细菌性前列腺炎价值不大，再加上具有一定创伤，故临床较少应用。

（二）辨证诊断

慢性前列腺炎患者常有尿频、尿急、尿余沥不尽，精神抑郁，腰膝酸软，神疲乏力，头晕耳鸣，少腹、会阴、睾丸等处坠胀疼痛。舌质红，苔黄腻，或舌淡，苔薄白、质暗，有瘀点、瘀斑，脉濡数，或沉细，或涩等。

1. 湿热蕴结型　尿频、尿急、尿痛、尿余沥不尽，尿道有灼热感，小便黄，或尿道口滴白，睾丸、会阴、少腹等处坠胀疼痛，阴囊潮湿，口苦，口干黏腻。舌质红，苔黄腻，脉滑数或濡数。

辨证要点：尿频、尿急、尿余沥不尽，尿道灼热，睾丸、会阴、少腹等处坠胀疼痛，尿道口滴白，阴囊潮湿。舌质红，苔黄腻，脉濡数。

2. 阴虚火旺型　尿频、尿急、尿道口灼热，会阴及少腹隐痛，失眠多梦，阳事易举，腰膝酸软，头晕耳鸣，潮热盗汗，小便短少。舌红，少苔，脉细数。

辨证要点：尿频、尿急、尿道口灼热，会阴及睾丸、少腹隐痛，腰膝酸软，头晕耳鸣，五心烦热，盗汗。舌红，少苔，脉细数。

3. 脾肾两虚型　尿频、尿急、尿余沥不尽，排尿困难，尿等待，少腹、睾丸坠胀不适，尿道口滴白，纳差，腹胀，腰膝酸软，神疲乏力，形寒肢冷，性欲下降。舌淡，苔白，脉沉细。

辨证要点：尿频、尿急、尿余沥不尽、尿等待，少腹、睾丸坠胀不适，甚则疼痛，尿道口滴白，腰膝酸软，形寒肢冷，纳差，腹胀，神疲乏力。舌淡，苔白，脉沉细。

4. 气滞血瘀型　尿频、尿余沥不尽、尿等待，会阴及小腹、睾丸胀痛或刺痛，前列腺指诊质地较硬或有结节。舌质暗，有瘀点、瘀斑，脉涩。

辨证要点：尿频、尿余沥不尽、尿等待，会阴及小腹、睾丸胀痛或刺痛。舌质暗，脉涩。

三、鉴别诊断

1. 前列腺痛　会阴部和耻骨上区疼痛或压痛，有排尿异常等症状，但前列腺触诊正常，培养无菌。

2. 精囊炎　多同时合并慢性前列腺炎，临床表现相似，血精是精囊炎的主要特征，B超或 CT 检查可发现精囊增大，呈炎症改变。

3. 肉芽肿性前列腺炎　可有尿频、尿急、尿痛、发热、会阴部疼痛不适等症状，但病情发展较快，可迅速发生尿潴留。经前列腺穿刺活检，组织学检查表现为肉芽肿性反应。

4. 前列腺增生症　多发生于 50 岁以上老年男性，以夜尿频多、排尿困难为其主要临床表现。肛诊或 B 超、CT 检查可助鉴别。

5. 前列腺癌　晚期可出现尿频、尿痛、排尿困难等症状，但全身情况较差。肛诊前列腺质地坚硬，表面高低不平。前列腺特异性抗原（PSA）增高，前列腺穿刺组织检查可以发现癌细胞。B 超或 CT 检查可资鉴别。

6. 前列腺结石　可出现腰骶部、会阴部疼痛等症状。骨盆 X 线平片或前列腺 B 超检查可助鉴别。

7. 前列腺结核　症状与前列腺炎相似，但具有泌尿系结核及其他部位结核的病史。肛诊前列腺呈不规则结节状。附睾肿大变硬，输精管有串珠状硬结。精液直接涂片或结核分枝杆菌培养可以查到结核分枝杆菌。前列腺活组织检查可见结核结节或干酪样坏死。

四、临床治疗

（一）提高临床疗效的基本要素

1. 明确诊断　慢性前列腺炎尽管病因复杂，但目前一般分为细菌性前列腺炎和非细菌性前列腺炎两类，在条件许可的情况下，尽可能予以区分，这对采取针对性治疗、提高临床疗效十分重要。

2. 分清寒热虚实　本病有寒热之别，寒者为寒凝血脉，阳虚内寒，血脉瘀阻；热证为湿热下注，阴虚内热；或以虚为主，或以实为主，或虚实兼杂。临证当详细区分，以防犯虚虚实实之戒。

3. 结合局部辨证　在治疗时，除全身整体辨证外，应结合前列腺指诊和各种理化检查局部辨证。湿热下注证，肛诊前列腺多肿大，压痛明显，可有灼热感，前列腺液常规检查白细胞多成堆；脾肾虚弱证，前列腺虽肿大，但质地较软，前列腺液易按出，白细胞并不多，卵磷脂小体明显减少；瘀血内阻证，前列腺质地偏硬，可有结节但光滑，前列腺液按出困难，卵磷脂小体减少明显。另外，应根据慢性前列腺炎的基本病理特点，无论何种证型均应适当加入一些活血化瘀、通络散结消肿之品，如炒山甲、王不留行、路路通、蜈蚣、水蛭、地鳖等。

4. 综合施治　由于对慢性前列腺炎目前尚无较好疗法，每一种治法均有一定的优势和不足，故应两种或两种以上疗法综合应用，以取长补短。如中西医结合治疗、内服药物与外用药物相结合、各种理疗器械的运用等，以提高疗效。

（二）辨病治疗

1. 抗生素的应用　选用一些能够透过前列腺包膜，在前列腺组织内浓度较高的抗生素，目前常选用喹诺酮类药物，如环丙沙星片，每次0.2g，每日4次口服；或氟罗沙星（天方罗欣片），每次0.2g，每日1次口服，连用15日为1疗程。根据情况也可选用大环内酯类药物如红霉素、四环素或联磺甲氧苄啶（增效联磺片）等。治疗时间应足够长，一般为2~3个月。

2. 输精管中注射药物　用针头穿刺阴囊皮下浅部的输精管，然后注入抗菌药物，如1%新霉素、1%卡那霉素或其他敏感抗生素，每次4~6ml，每周1~2次，4次为1疗程。

3. 前列腺局部注射抗菌药物　选用头孢曲松钠、头孢噻肟钠、庆大霉素、卡那霉素等单独或联合应用，经会阴或直肠做前列腺两侧叶注射，每次注入2ml，每周1~2次，10次为1疗程，两侧叶可交替注射。具体方法：患者取截石位，臀部垫高，常规消毒，用18号腰麻针或8号心内注射针取1%普鲁卡因4~6ml，于肛门前方12点位置上1cm处局麻后直刺入5~6cm。可用左示指在直肠引导下注入。自觉有落空松弛感，则针进入前列腺内，抽吸无回血，更换有抗生素的注射器，注入药物。要严格掌握适应证，非特殊病例目前该疗法使用较少。

4. 前列腺周围药物注射　四环素 0.25g、0.25%普鲁卡因 20ml，经会阴注入前列腺周围。若前列腺有纤维化表现，可改用四环素 0.1g、0.25%普鲁卡因 20ml、可的松 10mg，每周注射 1~2 次。

5. 理疗　可在前列腺局部采用 5%新霉素溶液 2ml 加 0.5%醋酸泼尼松 1ml 做离子透入，每次 20 分钟，隔日 1 次，10 次为 1 疗程。直肠内超声波透入抗生素、氦-氖激光会阴穴照射、磁疗等均可配合应用。抗生素一般用于慢性细菌性前列腺炎，对非细菌性前列腺炎原则上不予应用。

6. 前列腺按摩　每周按摩前列腺 1 次，对畅通腺管、改善局部微循环、促进疾病早日康复具有一定帮助，但务必做到手法"轻、柔、缓"。

7. 适当应用抗胆碱药物　尿频、尿急、尿痛明显者，可用溴丙胺太林片 30mg，每日 3 次口服。疼痛较重者，可用吲哚美辛 25mg 或双氯芬酸 25mg，口服，缓解疼痛。

8. 试用 α 受体阻滞剂

（1）坦索罗辛（哈乐胶囊）每次 0.2mg，每晚 1 次口服。

（2）甲磺酸多沙唑嗪（可多华）4mg，每日 1 次口服。

（三）辨证治疗

1. 辨证施治

（1）湿热蕴结型

治法：清热利湿，解毒排浊。

方药：程氏萆薢分清饮合八正散加减。萆薢 20g、滑石 30g、黄柏 10g、瞿麦 15g、萹蓄 12g、车前子 25g（另包）、虎杖 20g、败酱草 20g、鸡血藤 15g、石菖蒲 10g、赤芍 15g、丹参 20g、王不留行 15g、路路通 15g。大便干者，加生大黄；湿热较重者，加龙胆草、生薏苡仁。

（2）阴虚火旺型

治法：滋阴清热，利湿导浊。

方药：知柏地黄汤加减。知母 10g、黄柏 6g、生熟地黄各 20g、生山药 15g、山萸肉 15g、牡丹皮 15g、泽泻 15g、川楝子 10g、泽兰 10g、赤芍 15g、女贞子 15g、墨旱莲 12g。尿道滴白者，加萆薢。

（3）脾肾两虚型

治法：补脾益肾。

方药：五子衍宗丸合四君子汤加味。菟丝子 30g、枸杞子 15g、覆盆子 15g、五味子 15g、车前子 25g（另包）、黄芪 30g、党参 15g、白术 15g、丹参 15g、荔枝核 10g、熟地黄 20g、山萸肉 15g。肛门、会阴坠胀较重者，加柴胡、升麻、红参；尿道滴白频繁者，加金樱子、芡实、煅牡蛎。

（4）气滞血瘀型

治法：活血化瘀，行气导滞。

方药：少腹逐瘀汤加减。桃仁 12g、红花 15g、当归 12g、川芎 10g、丹参 20g、荔枝核

10g、柴胡 10g、青皮 6g、炒山甲 10g、鸡血藤 15g、败酱草 25g、白花蛇舌草 20g。前列腺质地较硬，有结节者，加三棱、莪术；会阴、睾丸等处疼痛较甚者，加三七、醋延胡索；尿道刺痛者，加琥珀粉。

2. 外治疗法

（1）体针疗法

1）取肾俞、膀胱俞、关元、三阴交、中极，针刺用平补平泻手法，每日或隔日 1 次，10~15 次为 1 疗程。

2）取腰阳关、关元、气海、中极、肾俞、命门、志室、三阴交、足三里，以上穴分组交替使用，每日或隔日 1 次，采用中弱刺激，可配合艾条灸法。

3）前列腺穴（位于会阴穴与肛门之中点），采用提插捻转手法，重刺激不留针。

4）取两组穴：会阴、肾俞，次髎、关元。两组交替使用，每日 1 次，采用捻转手法，留针 30 分钟，每隔 10 分钟行针 1 次。

（2）耳针疗法

1）选肾、膀胱、尿道、盆腔，强刺激，每日或隔日 1 次，10~15 次为 1 疗程。

2）取前列腺内分泌、皮质下，针刺用中等刺激，每日 1 次，留针 20 分钟，或贴耳穴。

（3）水针疗法：取穴会阴、命门，或肾俞、关元、三阴交。用复方丹参注射液 2ml 或当归注射液 2ml，与 2% 盐酸利多卡因 2ml 混合，每穴注射 1~2ml，隔日注射 1 次，7 次为 1 疗程。

（4）推拿疗法：背部取穴肾俞、膀胱俞、八髎、长强。腹部取穴中极、关元、气海、神阙。下肢取穴阴陵泉、阳陵泉、三阴交。方法：腰骶部以滚法或按揉法施术 3 分钟；肾俞、膀胱俞及长强各穴点揉 1 分钟，以酸胀为度；以一指禅推中极、气海各 3 分钟；双手叠掌顺时针按摩气海穴周围 5 分钟，手法柔和有渗透力，以下腹部温暖舒适为度，再用右手掌向顺时针边摩边振关元处约 5 分钟，摩法频率为 120 次/分，震法频率约为 600 次/分。接着术者以两手拇指分别按于气海穴，嘱患者深呼吸，呼气时稍用力往下按，吸气时随之轻轻上提，但拇指掌面不可离开施术部位。第五次患者呼气到极限时，术者突然提起两手拇指，使患者腹部随之向外反弹，共做 5~10 遍，然后以右手的掌面用疏法从神阙、气海、关元穴顺着往下疏，共做 3~5 遍。点按左右居髎穴 1 分钟，以拇指或中指点按下肢穴位各 1 分钟术毕。以上手法治疗，隔日 1 次，每次 30 分钟，15 次为 1 疗程。

（5）栓剂塞肛疗法

1）野菊花栓每次 1 枚，每日早、晚塞肛，15 日为 1 疗程。

2）前列栓每日早、晚各 1 枚塞肛，15 日为 1 疗程。

（6）中药坐浴疗法

1）鸡血藤 40g、生大黄 30g、苏木 40g、红花 30g、败酱草 30g、川楝子 15g。加适量水，煎煮取汁，放入大盆中，先熏后坐浴，每次 20~30 分钟，每日 1~2 次。适用于湿热兼瘀型慢性前列腺炎。

2）苦参 30g、金银花 30g、蒲公英 30g、黄柏 20g、赤芍 30g、红花 20g。加适量水，煎煮取汁，先熏洗，后坐浴，每次 15~30 分钟，每日 1~2 次。适用于湿热型慢性前列腺炎。

（7）中药外敷疗法

1）白胡椒7粒、麝香0.15g。先将白胡椒研为细末，备用。用法：先将白胡椒粉盖在上面，再用胶布固定，每隔7日换药1次，再继续敷3天，连用10日为1疗程。该方具有清热止痛、通利小便之功能。可用于各型慢性前列腺炎。

2）乳香、没药各30g，血竭2g，冰片0.5g。先将乳香、没药醇提，干燥，后入血竭混匀，备用。用法：取适量药粉，以老陈醋调和，并加入冰片，拌匀后外敷神阙穴、关元穴、会阴穴，外用胶布固定。用于瘀血内阻型慢性前列腺炎。

（8）中药保留灌肠疗法

1）黄柏15g、毛冬青30g、赤芍30g、三棱15g、莪术15g、鸡血藤30g、生甘草15g、野菊花30g。加适量水，煎煮取汁150ml，温度控制在40℃左右，保留灌肠1~2小时，每日1次，10日为1疗程。

2）制乳香、没药各15g，苏木30g，红花30g，川楝子20g，金银花20g，蒲公英20g。加适量水煎煮取汁150ml，温度控制在40℃左右，保留灌肠1~2小时，每日1次，10日为1疗程。

（9）中药离子导入法

1）用前列腺灌肠液、黄柏液或毛冬青灌肠液，使用直流感应电流机等电子定向流动原理的离子导入仪器，在负极套垫上浸泡药液，输入电流，每次治疗时间20分钟，隔日1次，10次为1疗程。套垫于腹侧覆盖于耻骨联合及部分小腹，包括关元、中极、曲骨、横骨（双）、大赫（双）等穴位，背侧覆盖于骶骨及次髎（双）、中髎（双）、膀胱俞（双）、中膂（双）等穴位。其治疗原理为电流使电极板下浸有中药药液的纱布垫释放中药离子，根据经络传变的原理直接或间接导入病变部位。

2）三棱15g、莪术15g、黄柏20g、败酱草30g、穿山甲15g、皂角刺15g。制成药液100ml，温度约40℃，吸取50ml保留灌肠。灌肠后在体表腰骶部-耻骨联合部分别放置直流感应电疗机的2个电极，主极放在腰骶部，负极放在耻骨联合部，接通直流电。主负极极性交替使用，电流强度以患者能耐受为度。通电时间每次25分钟，每日或隔日1次，10次为1疗程。

3. 成药及单验方

（1）成药

1）翁沥通胶囊：每日2次，每次3粒口服。4周为1疗程。适用于湿热瘀阻型慢性前列腺炎。

2）清浊祛毒丸：每次6g，每日3次口服。用于湿热下注型。

3）前列舒通胶囊：每次4粒，每日3次，口服。4周为1疗程。用于瘀血兼湿热型。

4）宁泌泰胶囊：每次4粒，每日3次，4周为1疗程。用于湿热瘀阻型慢性前列腺炎。

5）前列康：每次4~6片，每日3次，口服。用于各型慢性前列腺炎。

6）知柏地黄丸：每次8粒，每日2次，口服。用于阴虚火旺型。

（2）单验方

1）三七粉3g，每日2次，口服。用于瘀血型慢性前列腺炎。

2）琥珀 3g，每日 2 次，口服。用于湿热兼瘀型慢性前列腺炎。

3）当归 10g、浙贝母 10g、苦参 10g、滑石 15g。每日 1 剂，水煎，分 2 次服用。适用于尿道灼热、滴白频繁的湿热型慢性前列腺炎。

4）桂枝 10g、茯苓 10g、桃仁 10g、赤芍 15g、牡丹皮 10g。每日 1 剂，水煎，分 2 次服用。用于气滞血瘀型慢性前列腺炎。

5）熟地黄 20g、桑螵蛸 10g、萆薢 15g。每日 1 剂，水煎，分 2 次服用。用于阴虚兼湿热型慢性前列腺炎。

（四）新疗法选粹

1. 穴位埋线治疗湿热瘀阻型慢性盆腔疼痛综合征

埋线组：取穴三阴交、曲骨、会阴、足三里、中极、肾俞。操作：患者仰卧位取三阴交、曲骨、会阴、足三里、中极穴，患者俯卧位取肾俞穴。常规局部皮肤消毒后，医生戴无菌手套，镊取一段长约 1cm 的 0 号羊肠线，在一次性埋线针前端穿入，后接针芯；左手绷紧进针部位的皮肤，右手持针，刺入穴位，产生酸、困、胀得气感后，边推针芯，边退针管，将羊肠线埋植在穴位的皮下组织或肌肉内，针孔处贴创可贴 2 天，2 天内禁沐浴。2 周埋线 1 次，4 周为 1 疗程，治疗 2 个疗程后统计疗效。对照西药组：给予口服盐酸坦索罗辛胶囊 0.2mg，每天 1 次；吲哚美辛缓释片 75mg，每天 1 次。比较两组患者治疗前后中医症候评分、美国国立卫生研究院慢性前列腺炎症状指数（NIH-CSPI）总评分及疼痛评分、前列腺液中卵磷脂小体个数、焦虑自评量表（SAS）及抑郁自评量表（SDS）评分等指标的变化，并评定两组疗效。结论：穴位埋线治疗湿热瘀阻型慢性盆腔疼痛综合征疗效优于常规西药治疗，能够明显缓解患者临床症状，改善患者焦虑抑郁状态，增加卵磷脂小体数目。

2. 经会阴超声治疗慢性前列腺炎

北京中医药大学东直门医院李海松等采用以下疗法治疗慢性前列腺炎，取得了较好的疗效。采用超声仪治疗（型号：GR.QLX；产品生产许可证号：京药监械 20090048 号，超声波采用连续发射的方式，频率 1.79MHz，功率 3.15W，探头直径约 4cm），打开仪器电源，设置好治疗参数及治疗时间，在患者会阴部位涂抹耦合剂，然后将治疗头对准会阴部位，开始点击治疗软件进行治疗；在治疗时，应使治疗头进行顺时针或逆时针缓慢移动，移动半径约 2cm，每分钟约 10 圈。10 分钟/次，隔日 1 次，疗程 2 周，共 7 次。同时设对照组，其使用的超声治疗仪为外形、操作完全一致但不产生超声的超声治疗仪。结果：治疗组患者在疼痛症状、排尿症状、生活质量方面均有显著改善，优于对照组。

3. 电针联合体外高频热疗治疗慢性前列腺炎

治疗方法：①电针治疗：采用 Φ0.35mm×75mm 规格毫针和苏州医疗用品厂生产的华佗牌 SDZ-Ⅱ型电子针疗仪。患者侧卧位，取中极、关元、气海、肾俞、膀胱俞、次髎，边进针边行针（实证用泻法，虚证用补法）。患者自觉酸麻重胀得气后，接以电子针疗仪输出电极。选用疏密波，频率设为 50Hz，从 0Hz 开始，逐渐加大能量，以患者能耐受且无明显不适为度，治疗时间 30 分钟，每天 1 次。②体外高频热疗：采用珠海和佳医疗设备股份有限公司生产的 HG-2000Ⅲ型体外高频热疗机。治疗前嘱患者取下身上所有金属物品，排空小便。取平卧位，治疗时以耻骨联合下缘为中心，体表距离电极板 5~7cm，治疗区域温度控制在 42~43℃，每次治疗时间为 1 小时，每 2 天治疗 1 次。③药物治疗：辨证给予中药，盐酸坦洛新缓释片（积大本特）每天 0.2mg，睡前口服，细菌性前列腺炎给予敏感抗生素。通过对 31 例患者的临床观察，效果良好。

（五）名医治疗特色

罗元恺认为慢性前列腺炎，或无症状，或尿频、尿涩痛，阴囊坠胀，舌红，苔黄腻，脉弦滑。宜清利湿热，方用八正散加减。若病程日久，或失治误治，气阴两伤者，应在清利之中，佐以益气养阴、活血化瘀。罗老曾拟"二参汤"，以苦参、川萆薢、滑石、甘草清利湿热，太子参、山药、茯苓健脾益气，生地黄养阴清热，桃仁活血化瘀，使邪去而不苦寒伤阴。如面色晦暗，或虚浮，舌暗而淡胖，苔白腻，为湿浊内困，脾阳不振，气分已伤，更不宜苦寒峻利，以防伤正气，宜健脾益气渗湿，可用四君子汤加泽泻、川萆薢、山药、车前子之类；如脾肾两虚，酌加巴戟天、菟丝子、肉苁蓉之类平补阴阳、补而不燥的补肾药，以固其本。并强调临证之时，既要辨病，更要辨证，标本兼顾，祛邪而不伤正，固本而不留邪。

王琦根据慢性前列腺炎的中医病机，治疗上在清热解毒杀灭微生物及活血化瘀改善前列腺供血的基础上，遵中医"腑以通为用"的原则，选用排浊之品，保证瘀积之物排出，常用排浊药物为浙贝母、天花粉、石菖蒲、薏苡仁、冬瓜仁等。主张分期以基础方论治。初中期是以湿热为患的寒热夹杂证为主，瘀浊阻滞证为次，湿热为病则见热证，且秽浊之物较多；病久湿易郁遏阳气，则又见寒证，故呈寒热兼杂。后期以瘀浊互结症状为主，湿热表现为次。治疗以基础方分期加减，该方以"清热解毒、祛瘀排浊、浊去湿清"为其组方原则，药物为当归、浙贝母、苦参、黄柏、蒲公英、石菖蒲、牡丹皮、水蛭、乌药。初中期（寒热夹杂）合薏苡附子败酱散加减；后期（瘀浊互结）合桂枝茯苓丸加减。在治疗思路上王琦教授指出以下几点。①注重慢性前列腺炎的基本病理，即前列腺组织有炎症细胞浸润和腺叶中纤维组织增生、变性，在治疗过程中应抓住这一基本特点。②辨证论治与分期治疗相结合，以加强治疗的针对性，提高临床疗效。③宏观辨证与微观辨证相结合。现代医学的检测手段使中医的传统四诊延伸到微观世界，故辨证把宏观与微观结合起来，以探讨前列腺各种实验检测指标的临床辨证意义。④基本方的确定与运用，应围绕慢性前列腺炎的基本病理和中医对本病的病机认识来定，在治疗过程中针对体质、并发症等辨证加减。⑤忌一味苦寒清热解毒，以防苦寒伤阳。临床上许多治疗慢性前列腺炎的方剂和用药，如桂枝茯苓丸之桂枝、黄柏配乌药，薏苡附子败酱散用附子、引火归原之肉桂等即是启迪。

徐福松一般将前列腺炎分为 5 型证治。①湿热肾虚并重型：治当消补兼施，通塞并用，补肾导湿。以自拟草菟汤加减，药用萆薢、菟丝子、茯苓、车前子（包）、泽泻、续断、沙苑子各 10g，石菖蒲（另包）、生甘草各 3g 等。性功能障碍者加枸杞子 10g；会阴下坠明显者加补中益气口服液；睾丸胀痛明显者加川楝子、枸橘各 10g，口干欲饮加天花粉 10g。②湿热为重型：治宜清热化湿通淋，以自拟前列腺 1 号方加减。药用忍冬藤、紫花地丁各 30g，荔枝草、黑山栀各 15g，车前子 10g，淡竹叶 6g，野菊花 30g，三棱、莪术、牡丹皮、丹参各 10g 等。睾丸酸胀明显者加木瓜、汉防己各 10g；滴白明显者加金樱子、芡实各 10g。③瘀血为重型，治当活血化瘀通淋，以自拟前列腺 3 号方加减。药用丹参 10g，红花 6g，制乳香、制没药各 10g，赤芍、泽兰、川楝子各 10g，香附 6g，王不留行 10g，小茴香 6g。腰酸明显者加杜仲、怀牛膝各 10g；纳差者加鸡内金 10g，尿流分叉加陈葫芦 30g。④肝郁为重型：治当疏肝解郁，理气通淋，并重视心理疏导。以自拟前列腺 2 号方加减。药用青皮、陈皮、延胡索、川楝子、枳壳各 10g，香附 6g，龙胆草 3g，当归 10g，小茴香 6g 等。阳痿者加九香虫 6g；腰酸明显者加枸杞子、菟丝子各 10g；阴茎胀痛者加赤芍 10g；夜寐不安伴有轻度神经衰弱者加酸枣仁 10g、牡蛎 20g。⑤肾阴不足型：宜用酸甘化阴法，养阴清热，以自拟酸甘化阴汤加减。药用乌梅、五味子、白芍、天花粉、生地黄、黄精、制首乌、海藻、昆布各 10g 等。早泄者加莲须、芡实各 10g；阳痿者加露蜂房 10g；会阴肛门下坠明显者加黄芪、党参各 10g。

崔学教在治疗上主张如下。①辨证分型，知常达变：对一些难治性慢性前列腺炎，辨证分型以气虚夹瘀阻型或实热夹阴虚型为主，用化瘀消肿、通络散结之法，方用自拟泽兰通淋汤。药物为土茯苓、王不留行、路路通、三棱、莪术之属；或以清热利湿、祛痰通淋为则，方用自拟土茯苓饮，药用野菊花、蒲公英、珍珠草、黄柏之类，佐以黄芪、党参补中益气，权衡补泻，以达驱邪不伤正，补益不留邪的目的。②用药力专，配伍协调：崔氏在治疗上施法果断，用药力专，辨证立法，善抓主要矛盾，强调围绕病症的主要矛盾来处方论治，不仅在药物选择上突出体现治法特色，药量亦显偏重，如补益多用黄芪、党参、肉苁蓉各 30g；化瘀则以三棱、莪术各 15g，泽兰 30g；清热利湿多以土茯苓、蒲公英、珍珠草各 30g 等。另外，在药物配伍上，也注意辨证周全，协调用药，尤其重视药对的应用，如牛大力与党参，前者为土黄芪，补气而无芪燥之弊；土茯苓与蒲公英，清热解毒利湿，无寒凉伤胃之虑；丹参与槐花，取槐榆散治疗肛痔疾病中应用之义，凉血活血，促进血液回流；毛冬青与凌霄花，清瘀热于微络，以防瘀热伏络，邪恋复发；其他如龙胆草与栀子、萹蓄与瞿麦、滑石与甘草等经典配伍亦多应用。③内外用药，全面治疗：在内服药物治疗的同时，注意配用外治法，如崔氏开发研制的"前列安栓"，是针对湿、瘀、热病机而设，由黄柏、虎杖、栀子、大黄、泽兰、石菖蒲等组成，制成栓剂，直肠给药，具有较好的抗炎、镇痛和改善局部循环的作用。④药语同疗，身心共调：针对慢性前列腺炎病因复杂、缠绵难愈、多伴有不同程度的心理障碍这一特点，崔氏还十分重视患者的心理调治。

刘猷枋首先根据患者的病史、临床症状、前列腺触诊及理化检查等进行综合分析，将慢性前列腺炎分成 3 类。①轻证：病程不长，前列腺触诊一般正常，前列腺液中白细胞数稍增高（20~50 个/高倍镜视野），卵磷脂小体显著减少。②重证：病程较长，前列腺腺体变硬，有压痛，前列腺液中脓细胞满视野或成堆，卵磷脂小体显著减少。③顽固证：病程数年到数十年，疼痛症状持续较重，前列腺腺体硬韧，纤维化明显，多可触及硬韧的精囊，前列腺液不易取出或有成堆脓细胞。刘氏通过长期的临床观察，指出慢性前列腺炎的本质问题是瘀阻经脉，瘀结成块的血瘀证临床上最为常见，包括重证及顽固证中的大部分病例，其病程较长，症状以疼痛为主，前列腺腺体硬韧而缩小，不规则，前列腺液不易取出，或有成堆脓细胞，而其他证型较为少见，如肾虚型、湿热下注型。在治疗上以活血化瘀导滞为其主要方法，以丹参、红花等为主组方。瘀滞重者加祛瘀药，如泽兰、赤芍、桃仁、王不留行、穿山甲等。适当配合理气药，如青皮、香附、木香、川楝子以行气止痛，再据病情的寒热虚实进行加减。兼虚寒者加温经散寒药，如乌药、益智仁、巴戟天；瘀血化热者配以荡涤瘀热、解毒药，如蒲公英、败酱草等；逐瘀过猛易于伤正，瘀久正虚者配以补养气血药，如黄芪、当归、党参、何首乌等，使瘀消而正不伤；兼有膀胱湿热下注者加清热利湿药，如滑石、萹蓄、瞿麦、赤小豆等；肾虚者加补肾药，如仙灵脾、巴戟天、肉苁蓉、女贞子等。对慢性前列腺炎的治疗不应依赖单一药物，而应从祛除病因、改善慢性充血、促进引流及炎症和纤维化的吸收，以及调整患者整体功能等方面综合考虑。总结出以活血化瘀为主，辅以行气，酌加解毒、补肾的中药制剂"前列腺蜜丸"（1963年制：丹参、泽兰、赤芍、桃仁泥、红花、王不留行、败酱草、蒲公英、山甲片、没药、石韦、枸杞子各9g。1969年制：上方去蒲公英、山甲片、石韦、枸杞子，加白芷、乳香、川楝子、青皮、小茴香各9g。每丸9g，每日2次，每次2丸，也可作水煎剂服用）。本方应用20余年，疗效满意。

房芝萱认为慢性前列腺炎以肾中虚寒为本、寒湿凝滞为标，对其治疗注重辨证论治，分清标本缓急，宗"急标缓本"、"先标后本"的原则。在整个治疗过程中分为两步：始则化浊利水为主，佐以温肾散寒，以祛除寒湿之邪；待寒湿之邪基本祛除，继而补肾健脾为主，佐以活血利湿。利水化浊之药贯穿治疗始终。治标验方：白芥子10g、上肉桂10g、猪苓10g、瞿麦10g、萹蓄10g、石韦10g、牛膝10g、车前子10g（包）、川楝子15g、琥珀3g（另冲）。治本验方：萹蓄10g、当归尾10g、赤芍10g、牛膝10g、车前子10g（另包）、六一散18g（另包）、猪苓12g、云茯苓21g。据病情灵活加减。腰痛重者，加杜仲、川断、狗脊、桑寄生；四肢倦怠明显者，加生黄芪、党参；阴囊、肛门潮湿者，加茯苓皮、炒苍术、炒薏苡仁；附睾硬结伴疼痛者，加小茴香、橘核、荔枝核；白浊多者，加海金沙、巴戟天；尿出不畅者，选加萆薢、木通、灯心草、淡竹叶；小便频数者，选加金樱子、覆盆子、桑螵蛸；尿痛不减者，加海金沙，或川楝子加量；食少纳差者，加焦四仙、白术、鸡内金。治愈后，为巩固疗效、防止复发，可酌服肾气丸、知柏地黄丸等。

丁光迪认为慢性前列腺炎属于痈疡，临床治疗应抓"标本"二字。常采用"治本顾标"法，常以良方妙香散（山药、茯苓、茯神、远志、黄芪、人参、桔梗、木香、朱砂、麝香）合六味地黄汤治本，薏苡附子败酱散顾标，以此为基本方药。指出其中两味药值得注意：一味为麝香，因该病病灶在隐深之处，非用香窜之药不能透达病所，而且它"能蚀一切痈疮脓水"，一些久病不愈者，用黄酒调服0.3g，连服3~5天。一般用石菖蒲替代。另一味是附子，它有治"痈疽不敛，久漏冷疮"的作用，能冲开道路，引药入于下焦，并有引火归元之功。随症加减。湿重者，用白芷、苍术；见阴伤，以威喜丸易茯苓，通补兼顾；如尿道作痒，有灼热感，加当归、贝母、苦参，去山萸肉；寐差多梦，加莲子青芯、首乌藤，并可与茯神、远志交替使用；兼遗精、滑精，加金樱子、芡实；气虚者，去泽泻、牡丹皮、朱砂、桔梗；兼阳痿者，加五味子、枸杞子、巴戟天、仙灵脾；下腹痛者，加乌药、延胡索。检查前列腺增大，有炎症浸润，加丹参、赤芍，或桃仁、红花交替用；前列腺有硬结或变硬，有压痛，加醋炒三棱、莪术，或山甲片、昆布交替用。

施汉章按5型辨证论治。①湿热邪毒蕴结：用清热利湿活血法，临床常用方：败酱草15g、虎杖10g、赤芍20g、王不留行10g、薏苡仁30g、萆薢15g、黄柏10g、石菖蒲10g、石韦10g、木通10g、蒲公英15g。湿热盛而排尿疼痛加龙葵、白茅根、淡竹叶、灯心草、滑石；湿者去黄柏，加茯苓、泽泻；小便滴白加益智仁、乌药；疼痛明显加乳香、没药、徐长卿；尿道发痒加白鲜皮。②久病入络、血瘀气滞：以活血化瘀为主，佐清利之法。施老认为前列腺局部血液循环障碍、络脉瘀阻，是本病缠绵难愈的又一病理。常用基本方：当归10g、丹参20g、王不留行10g、赤芍15g、柴胡5g、延胡索10g、川楝子10g、败酱草15g、香附10g。若痛甚加乳香、没药、徐长卿；睾丸疼痛加橘核、荔枝核、小茴香；小便滴白加益智仁、萆薢、乌药；舌苔黄、湿热甚者加冬葵子、虎杖、石韦；舌苔白、湿浊明显加薏苡仁、茯苓。③脾肾两虚：用健脾益肾法。施老认为脾虚不运，肾虚失固，气化呆滞，精微不荣人体，反产生寒湿之邪，抑或痰浊之物，蕴结不化，是前列腺炎经久不愈的重要因素。常用基本方：萆薢15g、薏苡仁30g、茯苓10g、石菖蒲10g、益智仁10g、乌药10g、苍术15g、菟丝子15g。兼痰者加陈皮、法半夏、海藻；瘀血加王不留行、丹参；腰酸加杜仲、牛膝、续断；早泄加莲须、芡实、沙苑子；神疲乏力加黄芪、党参；阳痿加沙苑子、巴戟天、淫羊藿。④肾阳亏虚：用养肝血补阳法。前列腺炎的发生和不易治愈的根本系于肾虚气化障碍。患者多有小便淋漓，或小便夹精，大便时尿道滴白，腰膝酸软酸痛，四肢怕冷，性功能障碍，舌淡苔白，脉沉细。治疗用基本方：柴胡5g、当归10g、白芍10g、蜈蚣3条、甘草10g、淫羊藿10g、菟丝子15g、枸杞子10g、巴戟天10g、紫菀6g、党参20g。若腰痛加杜仲、补骨脂、核桃肉；早泄加桑螵蛸、芡实、金樱子、石菖蒲；滴白加萆薢、益智仁。⑤肾阴不足：用滋阴化浊法。患者会阴部有坠胀感，尿道口时流白色黏液或黏丝，小便量少而黄，腰膝酸软，五心烦热，舌红，少苔，脉细数。常用方：熟地黄10g、山茱萸10g、牡丹皮10g、茯苓10g、泽泻10g、萆薢25g、黄柏10g、莲子心10g、女贞子15g、王不留行10g。尿痛加木通、淡竹叶、灯心草；湿热盛加滑石、猪苓、冬葵子；失眠加黄连、肉桂；血精加墨旱莲；疼痛加徐长卿、川楝子。

五、预后转归

慢性前列腺炎并不直接影响患者生命，但由于其病情复杂，缠绵难愈，给患者的身心健康造成极大伤害。大部分慢性前列腺炎患者，若经正确施治、综合调理，能获得明显好转或痊愈，预后良好，少数患者可发生不育。有些患者可伴有性功能障碍，多为心理障碍所致，与本病是否有直接联系，目前尚缺乏确凿证据。

六、预防调护

（一）预防

1. 加强锻炼，增强体质。
2. 不宜长时间骑自行车、骑马、久坐。
3. 积极治疗各种感染，尤其是泌尿生殖系感染，如尿道炎、膀胱炎、肾盂肾炎等。
4. 饮食要清淡而富有营养，忌食辛辣厚味，戒烟酒，以减少前列腺充血。
5. 戒手淫，节房事。

（二）调护

1. 由于本病病程较长，一般为3~6个月，患者要严格遵守医嘱，坚持治疗。
2. 注意精神情志调节，保持良好心态，对本病的康复具有积极作用。

3. 重视心理调护。由于慢性前列腺炎患者多伴有不同程度的心理障碍，如抑郁、悲观失望、紧张、恐惧、对治疗缺乏信心等，作为医护人员应倾听患者的诉说，与患者做真挚的朋友，在生活上予以关心，在精神上给予鼓励，让患者树立战胜疾病的信心，这对疾病的早日康复十分重要。

4. 科学配合食疗，以提高疗效、缩短疗程，常用食疗方如下。

（1）腰花杜仲汤：羊肾（或猪肾）1对、杜仲15g、盐葱适量。先把肾切开，去膜切花，放入调料与杜仲同炖，炖熟猪腰花，可喝汤吃腰花。用于肾虚型慢性前列腺炎。

（2）赤小豆鲫鱼粥：鲫鱼1~2条、赤小豆50g。先煮鱼取汁，另水煮赤小豆做粥，待熟入鱼汁调匀，随意食用。用于湿浊下注型慢性前列腺炎。

（3）白果冬瓜子饮：白果10枚、冬瓜子30g、莲子肉15g、胡椒1.5g、白糖少许。用水煮熬后去渣，入白糖少许。1日饮2~3次，每次100~200ml。用于肾气亏虚型慢性前列腺炎。

（4）芦荟淡瓜子饮：芦荟汁6~7匙、淡瓜子仁30枚。上两味，稍炖温，饭前饮，每日2次。用于湿热下注型慢性前列腺炎。

（5）黄陈粥：黄芪30~60g、粳米60g、陈皮末1g、红糖适量。先将黄芪煎汤去渣入粳米、红糖煮粥，后入陈皮末稍沸即可，分早、晚食用。用于脾气亏虚型慢性前列腺炎。

（6）丝瓜粥：鲜丝瓜嫩者1条、白米50g、白糖适量。先将米做粥，未熟时放入鲜丝瓜（洗净切成粗段），待粥熟去丝瓜，加糖调匀，早餐食之。用于湿热下注型慢性前列腺炎。

（7）芡实粉粥：芡实粉、核桃仁、红枣肉适量。把核桃仁研碎，与红枣肉、芡实粉同煮。每日1餐。用于肾虚型慢性前列腺炎。

（8）生地黄蒸鸡：乌鸡1只、生地黄250g、饴糖150g。先将鸡去毛肠肚洗净，再将生地黄切成细丝与饴糖混合均匀，放入鸡腹中缝固，置盆中用蒸锅蒸熟，不加五味佐料，但食其肉。用于肾精亏虚型慢性前列腺炎。

（9）山药粥：山药、羊肉各500g，白米250g。羊肉煮熟后研泥，山药研泥，肉汤内下米，共煮为粥。用于气血亏虚型慢性前列腺炎。

（10）莲子茯苓糕：茯苓、莲子肉、山药、芡实各60g，熟地黄、山萸肉各20g，精面粉150g，核桃仁50g，枸杞子30g，食盐6g，蜂蜜50g，糖适量。将莲子、山药、芡实、茯苓蒸熟捣烂与精面粉和匀，以熟地黄、山萸肉蒸浓汁代水和面，加白糖、食盐揉匀，铺于蒸笼布上，撒上核桃仁、枸杞子，按入面团上，再以蜂蜜淋面上，蒸熟即可食。用于肾虚型慢性前列腺炎。

（11）二仙饮：山药50g、山楂100g。每日1剂，滚水泡服频饮。用于肾虚型慢性前列腺炎。

（12）茯苓粉粥：茯苓粉30g、白米30g、红枣（去核）7个。先煮米煮沸后放入红枣，至将成时放入茯苓粉，用筷搅匀为粥，或加糖少许，可作早餐或辅食。用于脾虚型慢性前列腺炎。

七、专方选介

1. 丁桂散贴敷神阙穴、会阴穴　丁桂散由北京中医药大学东直门医院制剂室统一提供颗粒剂型，并按丁香：肉桂＝3∶10 比例包装成每袋 1g。使用方法：取丁桂散（比例为 3∶10）1 袋，倒入一次性尿杯，用 1ml 注射器取 1ml 温水，用温水将丁桂散调和成均匀的质团，用适度温水清洗神阙穴或会阴穴，用干净的棉球擦干，再把药团均匀的敷于神阙穴或会阴穴，再以一次性医用敷料进行固定，并于每晚 8∶00 换药 1 次，将 160 例患者等分为丁桂散贴敷神阙穴组（A 组）、丁桂散贴敷会阴穴组（B 组）。结果：参照 NIH-CPSI 量表评分，两组总有效率依次为 51.35%、55.37%，A 组与 B 组比较无统计学差异（$P>0.05$）；参照中医证候评分，两组总有效率依次为 51.35%、53.96%，A 组与 B 组比较无统计学差异（$P>0.05$）。两组在治疗期间未出现明显不良反应。结论：丁桂散贴敷神阙穴、会阴穴治疗慢性前列腺炎（气滞血瘀型）安全有效性相当。

2. 黄芪红藤汤 黄芪 15g、鸡血藤（红藤）30g、白花蛇舌草 15g、虎杖 10g、制大黄 10g、三棱 10g、莪术 10g、丹参 12g、浙贝母 15g、桂枝 6g、当归 10g、赤芍 10g、甘草 5g。根据临床症状轻重酌情加减。用药方法：将中药加水 700ml，用文火煎至 150ml，用纱布滤过，出头汁，待药温降至 38~40℃时倒入一次性灌肠袋内备用，保留灌肠前嘱患者排空大便，然后用一次性灌肠器将药液缓慢注入直肠内，完毕嘱患者卧床休息 0.5~1 小时，而后可自由活动。最好夜间进行，尽量保留至次日清晨。药物二煎加水 500ml，煎至 150ml 供内服。每日 1 剂，15 剂为 1 疗程，治疗 1~2 疗程。治疗期间忌辛辣烟酒等刺激性食物，避免性生活。60 例患者经 1~2 疗程的治疗，痊愈 31 例、有效 26 例、无效 3 例，总有效率 95%。

3. 曾庆琪前列腺炎Ⅰ号方 萆薢 15g、石菖蒲 10g、台乌药 10g、威灵仙 15g、冬瓜子 10g、白芷 10g、马鞭草 15g、茯苓 10g、皂角刺 15g、菟丝子 15g、五味子 6g、牡蛎 30g（先煎）。本方为曾庆琪教授经验方，对肾虚湿热瘀阻型慢性前列腺炎的治疗效果颇佳，能有效降低患者 NIH-CPSI 总评分和疼痛症状。

4. 三郁提气方 三棱、莪术、郁金各 15g，生黄芪 90g，枳壳 10g，升麻、柴胡各 6g，当归 15g，浙贝母（打碎）10g，苦参 10g，赤芍、白芍各 30g，生甘草 15g。阳虚加制附子 3~30g（超过 12g，先煎 40 分钟）、补骨脂 15g；尿路刺痛明显加石韦、车前子各 30g，琥珀（冲服）6g；失眠多梦加生龙骨、生牡蛎、炒酸枣仁各 30g，知母、黄柏各 10g；心烦焦虑加莲子心 3g，牡丹皮、炒栀子各 10g；心胸憋闷加瓜蒌 30g，薤白、丹参各 15g；大便黏滞不爽加生薏苡仁、马齿苋各 30g，槟榔 10g；伴阳痿早泄加肉苁蓉、阳起石各 15g，蜈蚣 2 条；会阴憋胀明显加乌药、王不留行各 15g，橘核、荔枝核各 30g。2 日 1 剂，上药冷水浸泡 1 小时，文火煎 30 分钟，煎煮 2 次共取汁 600ml，分早、晚 2 次服，每次服 150ml，15 日为 1 个疗程。本组 30 例，临床治愈 18 例、显效 10 例、有效 2 例、无效 0 例，总有效率 100%。

5. 前列解毒汤 萆薢 30g、土茯苓 15g、黄柏 10g、车前子 10g、海金沙 30g、败酱草 30g、石菖蒲 6g、丹参 10g、三棱 10g、莪术 10g、王不留行 10g。每日 1 剂，分早晚两次煎煮，每次取煎液 200ml，配合琥珀粉 5g（研末）服用，疗程为 4 周。治疗期间，如合并特殊症状，可以上方做适当药物加减。治疗 55 例患者，临床治愈 18 例，占 32.7%；显效 21 例，占 38.1%；有效 8 例，占 14.6%；无效 8 例，占 14.6%，总有效率为 85.4%。

八、研究进展

（一）病因病机

慢性前列腺炎病因复杂，中医多以"精浊"论治。《诸病源候论》云："诸淋，由肾虚而膀胱湿热也……肾虚则小便数，膀胱热则水下涩，数而且涩，则淋沥不宣。"又如《景岳全书》云："便浊证有赤白之分，有精溺之辨，凡赤者多出于火，白者寒热皆有之，由精而为浊者动在心肾，由溺而为浊者，其病在膀胱肝肾。"又曰："浊证……有热者当辨心肾，清之，无热者当求脾肾而固之、举之，治浊法无出此诶。"《中医病证诊断疗效标准》中将前列腺炎命名为精浊，《中医临床诊疗术语·疾病部分》将精浊的病因总结为湿热下注、阴虚火旺、精室瘀阻等。本病早期以湿热下注多见，中期多为湿热瘀阻，后期多伴脾肾亏虚，湿、热、瘀、滞和虚贯穿在慢性前列腺炎不同阶段。崔学教认为慢性前列腺炎为本虚标实之证，虚为肝肾阴虚，实为瘀、热、湿相结入络，病变日久，虚实夹杂，阴阳难调。丁光迪认为本病为中医之"白浊"，该病之本在于心肾与肝肾之间，与心、肝、肾三脏关系密切，其总的病理变化为阴虚阳旺，本虚标实。孙自学通过临床分析，指出肝肾亏虚是该病的基本病机，湿热毒邪内侵是其发生的关键，气虚、血瘀是疾病发展的必然结果，其总病机是虚实夹杂。戴西湖认为慢性前列腺炎以肝郁、湿阻、血瘀为主要矛盾，治当以疏肝、除湿、化瘀为大法。李曰庆认为对于大多数初中期慢性前列腺炎患者来说，以湿热夹瘀之病机最为多见。江海身等指出慢性前列腺炎与奇经关系密切，认为本病之热乃相火引起，扰动精室，可移于膀胱，此乃精道为病，兼及水道，而非泌尿系感染纯系水道为病。从解剖学部位来看，前列腺与中医学中的"精关"、"血室"相合，层次较深，且与奇经（任、冲、督三脉）相属，为一般药力所难及。总之，综观各家认识，慢性前列腺炎的病因病机不外虚、实两种，虚为肾虚、气虚，实为气滞、湿热、瘀血，所及脏腑以肝、肾、心、脾为主，为本虚标实之症，临床以虚实兼杂居多。

目前研究认为前列腺疼痛综合征（prostate pain syndrome，PPS）是一种具有多种病因、不同进展途径和多样症状的异质性临床综合征，难以用单一病因或机制进行解释。PPS好发于受一种或多种诱发因素单次、反复或持续刺激的易感人群。这些潜在的诱发因素包括感染、遗传、解剖、神经肌肉、内分泌、免疫（包括自身免疫）或心理机制，可导致外周组织自身持续的免疫炎症和（或）神经损伤，产生急性以及之后的慢性疼痛。基于外周及中枢神经系统的神经重塑导致感觉过敏，形成一种中枢性的神经性疼痛状态，这也是PPS寻找不到组织损害的原因。越来越多的证据表明PPS中的疼痛与神经系统特别是中枢神经系统的改变有关。

（二）辨证思路

1. 从湿热血瘀论治　湿热血瘀是慢性前列腺炎最常见证型，主要临床表现有尿频、尿急、尿痛或不明显；尿不尽感或排尿烧灼感，或有刺痛，甚至排尿困难、尿潴留；下腹部或会阴部隐痛，后尿道肛门会阴区坠胀不适、睾丸坠胀、腰背酸痛乏力等，部分患者伴有不同程度失眠健忘等神经功能紊乱症状，苔黄腻，脉滑数或涩。桂枝茯苓丸合八正散两方合用，既可清湿热，亦可活血化瘀，药证相符。方中萹蓄、瞿麦、车前子清热利水通淋，佐以栀子清泄三焦，增强清热利水通淋之功；大黄荡涤邪热，使湿热从大便而去，并能活血祛瘀。同时在解剖学位置上，前列腺和直肠位置毗邻，前列腺处湿热壅滞致水肿肥大，可直接影响直肠传导功能，导致大便不畅，用大黄可使大便通畅，有助于前列腺病症的缓解；桂枝辛甘且温，温通血脉，以行瘀滞，并与方中诸多寒凉药相配伍，能防止寒凉冰伏，有助于瘀滞消散；桃仁活血化瘀，牡丹皮、赤芍味苦而微寒，既可活血以散瘀，又能凉血以清退瘀久所化之热，芍药并能缓急止痛，茯苓健脾益胃，扶助正气且淡渗利湿以助利水通淋之功；滑石善能滑利窍道，清热渗湿，利水通淋，正如药品化义中所说体滑主利窍，味淡主渗热，滑石合甘草，即六一散、木通上清心火，下利湿热，使湿热之邪从小便而解。诸药合用，共奏清热利湿，活血化瘀之功。

2. 从血瘀论治　慢性前列腺炎有不同程度的下腹、会阴、腰骶等骨盆区域的疼痛和不适，伴睾丸坠胀疼痛、阴囊潮湿、尿后滴白、舌质红或有瘀点、瘀斑。直肠指检前列腺正常或表面不平或不对称，可触及不规则的炎性硬结，并有压痛，这些表现都可以为瘀所致，符合中医"不通则痛、瘀滞则肿、瘀滞则凝"等理论。近几年来临床治疗也逐步从清利湿热为主转为活血化瘀为主，活血化瘀中药大量应用于治疗慢性前列腺炎。大样本 Meta 分析也提示活血化瘀法治疗慢性前列腺炎临床疗效显著优于对照组。现代药理研究提示活血化瘀药具有显著的扩血管、降低血液黏稠度以及改善红细胞变形能力等作用，使腺体微循环得以改善，前列腺上皮细胞膜通透性增加，同时随证配合清热、利湿、补益之品，促进体内残精迅速通泄，纤维瘢痕组织软化、吸收，腺小管通畅。与此同时也存在一些问题需要解决。①需要建立用于诊断、治疗的统一指标体系。②对活血化瘀法治疗慢性前列腺炎的机制需进一步研究。③需建立适用于活血化瘀法治疗慢性前列腺炎的动物模型。这些方面都妨碍活血化瘀法治疗慢性前列腺炎的疗效认证。在治疗上要注意辨证分型、审因论治，尤其要注意化瘀通络，常用药有水蛭、僵蚕、穿山甲、地龙、鳖甲等。叶天士又言"络以辛为泄"，常用桂枝、细辛、檀香、薤白、乳香等。上述药物在辨证的基础上可以酌情加用。

3. 从疮疡论治　慢性前列腺炎与疮疡在发病原因、病理特点等方面有许多相似之处，可概属于疮疡之内"痈"范畴。治疗上，河南省中医院男科采用治疗疮疡的"消、托、补"三法，用于慢性前列腺炎的不同发展阶段和不同证型。主张在辨证内治的同时积极配合外治疗法，注意生活调理、加强锻炼等，以获得更好效果，减少复发。

（1）消法：主要用于慢性前列腺炎热毒蕴结证或湿热蕴结证，症状特点为尿频、尿急、尿余沥不尽，小便后尿道根部隐痛不适，阴囊潮湿，会阴部或小腹部胀痛不适，舌质红，苔黄腻，脉滑数。前列腺指诊触痛明显，或前列腺肿大；前列腺液检查白细胞计数升高。此期应同于疮疡的初期，整体辨证为热毒蕴结证，应用消法以清热利湿、解毒散结、活血化瘀，予自拟前列腺 1 号方加减。常用药物有金银花、马鞭草、连翘、蒲公英、鸡血藤、败酱草、野菊花、赤芍、牡丹皮、天花粉、玄参、知母、黄柏、草薢、赤芍、泽兰、益母草、三棱、莪术、穿山甲、地龙等。

（2）托法：主要应用补益药物，托毒外出，适用于慢性前列腺炎虚实兼杂证、湿热兼瘀证或肾虚湿热证等。症状特点为尿频、尿急、尿道滴白，小腹、会阴、肛门部坠胀疼痛，同时伴有乏力、头晕耳鸣、腰膝酸软等症状。前列腺指诊前列腺肿大或触痛。治疗当消、托并用，攻补兼施，或以消法为主，或以托法主。在清热解毒利湿的同时，加入补益气血或补益肝肾的药物。治疗以自拟前列腺2号方加减。常用药物有金银花、蒲公英、连翘、败酱草、鸡血藤、野菊花、半枝莲、黄芪、炒穿山甲、川芎、皂角刺、生薏苡仁、丹参、赤芍、制乳香、制没药、熟地黄、菟丝子等药物。

（3）补法：主要用于慢性前列腺炎虚证，气血亏虚证或肾虚证等。主要表现为尿频、尿余沥不尽、尿无力、夜尿多，乏力，腰膝酸软，性功能下降，舌淡，苔薄白，脉沉或弱无力。前列腺指诊前列腺体积缩小，质地软，前列腺液少，质地较稀。治疗上当补益气血、健脾补肾，常用八珍汤或五子衍宗丸加减。常用药物有黄芪、白术、当归、鸡血藤、熟地黄、山茱萸、菟丝子、枸杞子、沙苑子、五味子、玄参、麦冬、丹参、赤芍等。

（三）治法探讨

1. 中医治法研究

（1）内治法：李曰庆据慢性前列腺炎湿热夹瘀的基本病机，主张以清热利湿与活血化瘀并用为基本治法。该法临床使用较普遍，李淑英等曾对使用该法的43篇文章所涉及的药物进行统计分析，计110种药物，其中用药频度在10次以上者，清热药依次为黄柏、败酱草、蒲公英、车前子等，活血药依次为王不留行、土茯苓、穿山甲、桃仁、牛膝、丹参、甘草、赤芍等，5~9次的有白花蛇舌草、木通、虎杖、牡丹皮、栀子、石菖蒲、泽兰、红花、皂角刺、茯苓、泽泻、延胡索等。刘猷枋常以活血化瘀为大法，临床常用药物有丹参、牛膝、红花、赤芍、泽兰、穿山甲、王不留行、皂角刺、郁金、桃仁、白芷等。有学者认为该病缠绵难愈的根本乃肾虚不化，治当以补肾为大法。据统计所用药物为熟地黄、山药、枸杞子、菟丝子、山茱萸、淫羊藿、牛膝、龟板等。有人将慢性前列腺炎的局部病理改变与局部辨证相结合，进行微观层次的辨证施治，也取得了较好效果。综观文献报道，本病的中医药治法以清热利湿、活血通络、益肾散结三法为主，临证常联合运用。

（2）外治疗法：常用有直肠用药、针灸、外敷等。经肛门直肠用药利于药物吸收，同时药物能够以直肠分泌液为媒介，通过直肠黏膜进入淋巴系统而被吸收，可以在前列腺组织内形成较高的药物浓度。常用野菊花栓或中药汤剂灌肠，对慢性前列腺炎均有较好疗效。

1）神阙穴外敷：肚脐中央为神阙穴，隶属于阴脉之海——任脉，任脉与督脉相表里，与脏腑经络关系十分密切，药物可以通过神阙穴渗入脏腑经络而起到治疗作用。神阙穴在疾病的发生发展及治疗上具有重要的作用。脐部用药不经过肝脏代谢，避免了药物对消化道的刺激，以及肝脏首过效应对药物有效成分的破坏，可以更好地发挥治疗效果，有人通过临床研究发现，使用丁桂散敷脐治疗慢性前列腺炎气滞血瘀证有效率为81.2%。丁桂散由丁香和肉桂组成，其中丁香行气活血，肉桂温经通络，两者合用有温经散寒、行气止痛之功效，使用时需要避免局部过敏等不良反应，例如使用防过敏敷料、减少单次持续贴敷时间、使用刺激性较小的调和剂等，如果出现药物过敏，需要及时停药，对症处理。

2）针灸疗法：治疗慢性前列腺炎具有起效快、作用明显、无明显副作用等特点。其作用机制有如下几方面。①针灸可以改善前列腺局部血液循环。针灸可以反射性刺激支配前列腺的盆丛神经和骶丛神经，使前列腺、膀胱平滑肌紧张状态得以调整，改善前列腺局部血液循环。冀来喜对Wistar大鼠取秩边穴模拟临床深刺，用激光多普勒血流仪观察大鼠前列腺腹叶表面微循环状态。结果发现针刺秩边穴刺激了分布在前列腺会阴区域的盆腔内脏神经丛、前列腺神经等，使前列腺局部血流速度增加、血液量增多，显著高于模型组。②针灸可改善膀胱、尿道功能。针灸可通过调节神经内分泌功能，降低交感神经和阴部神经的兴奋性，促使盆底肌和尿道括约肌松弛，从而调节膀胱、尿道功能。申鹏飞将电针用于SD大鼠的会阳、中膂俞，分别于针刺后3天、10天进行尿流动力学测定。结果显示，电针会阳、中膂俞可调整大鼠膀胱尿流动力学指标，降低较高的膀胱内压，使低顺应性膀胱改善，抑制膀胱功能活动亢进，提高尿流率。并且电针可使膀胱平滑肌肌纤维肿胀肥大减轻，间质水肿消失，前列腺腺泡扩大，间质水肿充血及炎症细胞浸润较模型组明显减轻，腺泡中央未见炎症细胞充盈。③针灸可以调节细胞因子与微量元素。免疫因素是慢性前列腺炎的重要致病因素，TNF-α、IL-2是重要的炎症介质，惠建萍等针刺Wistar大鼠关元、曲骨、行间三穴，治疗20天后，测定血清中TNF-α、IL-2的含量。结果显示，针刺组大鼠血清中的TNF-α、IL-2水平较药物组显著降低。李志刚等观察电针治疗慢性前列腺炎，在治疗前后比较前列腺液中锌、铜及超氧化物歧化酶（SOD）的含量。选中极、关元、气海3穴，电针频率为20~40次/秒，每次30分钟，每日1次。结果提示，电针可提高患者前列腺液中SOD水平，消除氧自由基，具有抗氧化作用，同时可提高慢性前列腺炎患者前列腺液中锌含量。

针灸方法：具体如下。常规针刺：《针灸甲乙经·肾小肠受病发腹胀腰痛引少腹控睾第八》曰："腰痛骶寒，仰急难，痛下重，不得小便，秩边穴主之。"王琳采用秩边为主穴，辅以中极、肾俞、三阴交、前列腺穴等穴治疗慢性前列腺炎，临床有效率可达94.1%。肾主水，司膀胱之气化。针灸多取足少阴肾经、足太阳膀胱经之俞穴，同时配以任督二脉、足太阴脾经、足少阳胆经等经脉之穴，辨经、辨证论治。张冰对80例慢性前列腺炎患者进行针刺治疗，取穴两组，一组为关元、中极、阴陵泉、三阴交；二组为会阳、肾俞。每日1次，10次为1疗程。2~3个疗程后对比治疗前后症状和前列腺液（EPS），总有效率达97.5%。

透穴：《灵枢·癫狂》曰"内闭不得溲，骶上以长针"。长针深刺法恰能"气至病所"。胡丙成等采用中极透曲骨，水道透气冲（双侧），秩边透会阳（双侧），每日针刺1次，留针20分钟，30日为1疗程，治疗48例慢性前列腺炎患者，总有效率明显高于口服舍尼通药物对照组。针灸治病，贵在得气，透穴可使患者产生强烈针感，向小腹、阴茎、阴囊、会阴、腰骶部放射。一般来说，针感越好，疗效亦佳。

温针灸：《医学入门》曰"药之不及，针之不到，必须灸之"。温针灸是在针刺的基础上，施以灸法。针刺疏通经络气血的作用较好，而艾灸兼具温通和温补的双重功效，两者结合可以有效刺激经气，调整脏腑功能。陈仲新将125例慢性前列腺炎患者随机分为温针灸组、针刺组、西药组。温针灸组取肾俞、肝俞、秩边、关元、中极、阴陵泉、三阴交，每日1次，行捻转补泻法，得气后予以艾灸；针刺组取穴同温针灸组；西药组口服舍尼通；三组分别治疗1月。依照NIH-CPSI进行比较。结果三组NIH-CPSI积分均比治疗前下降（$P<0.01$），治疗后温针灸组积分较针刺组、西药组下降明显（$P<0.01$）。现代医学证明温针灸具有扩张血管和淋巴管、加快血液循环、减少炎症渗出、加速炎症渗出物吸收、消除炎症的作用。

电针：是在针刺得气基础上，在针上通以接近人体生物电的微量电流，通过脉冲电的作用，提高对疾病的疗效。王凤艳等随机将60名慢性前列腺炎患者分为电针组和对照组。电针组取穴曲骨、中极、气海、肾俞、膀胱俞等，针刺得气使用 G6805 型电针仪，正极接中极穴，负极接曲骨穴，波形为连续波，频率为 40~80Hz，以患者能耐受为度，每次 30 分钟，每日 1 次，6 次为 1 疗程，连续治疗 2 个疗程。根据 NIH-CPSI 评分，电针组优于常规药物治疗对照组（$P<0.05$）。

放血疗法：《灵枢·九针十二原》记载："锋针者，刃三隅，以发痼疾。"《灵枢·官针》又记载："病在经络痼痹者……病在五脏固居者，取以锋针。""锋针"即当代三棱针。现代研究表明，刺络放血可促进人体新陈代谢，通过神经体液调节作用，改善微循环；可以阻止炎症反应过度和促进炎症反应恢复；还可激发体内的防御功能。宋世庆等采取至阴穴放血疗法治疗 62 例慢性前列腺炎患者，快速点刺出血 30 滴，每日 1 次，左右两侧交替点刺，10 日 1 疗程，治疗 1 个月观察疗效，总有效率达 91.9%。

穴位注射与埋线：穴位注射可以将针刺、药物药理作用以及药水的渗透刺激作用结合在一起发挥综合效能。臧洪学等采用穴位注射埋线疗法治疗慢性前列腺炎 45 例，治疗组取穴三阴交、会阴、膀胱俞、肾俞、足三里、关元。注射 2%利多卡因和复方丹参注射液混合液 2ml，然后将 3/0 号或 4/0 号羊肠线埋于皮下组织或肌层内。对照组选穴相同，每周穴位注射 2 次。8 周为 1 疗程。结果表明，治疗组总有效率 93.3%，明显优于对照组（$P<0.01$）。穴位注射和埋线可以激发经络气血，协调机体功能，是传统针灸和近代组织疗法的结晶。

有关针灸治疗更多内容请见本节"外治疗法"有关内容。

2. 现代医学治疗进展

现代医学治疗时多倾向根据病情制订个体化原则，选择综合治疗措施，同时注重心理辅导。常规治疗药物主要有：抗生素针对微生物等病原体感染，受体阻滞剂用于改善排尿异常，抗炎镇痛药用于缓解疼痛不适症状，5 羟色胺受体再摄取抑制剂（SSRI）用于缓解患者焦虑紧张的情绪。还有一些激素、植物药、骨骼肌松弛药等，也常配合前列腺理疗等方法。尽管慢性前列腺炎的疗法甚多，但疗效均不如意，目前尚缺乏统一、规范的治疗方案。

随着病因学研究的深入，现已认识到无法使用单一的理论去解释慢性前列腺炎/慢性前列腺疼痛综合征（CP/CPPS）的全部生理病理过程。作为具有不同临床表现及不同病程的临床综合征，多种因素共同参与，决定了每个 CP/CPPS 患者都是独特的个体。在不断的临床实践中，也发现了目前国际统一使用的 NIH-CPSI 评分系统的局限性，虽然该评分系统统一了 CP/CPPS 症状评价系统，促进了临床随机对照试验（randomizedcontrolledtrials，RCTs）的开展，临床医生借助各项评分可以评估患者的症状严重程度并观察治疗效果，但该评分系统主要着眼于排尿及疼痛症状，缺乏对患者心理异常、感染情况等症状的评价，无法对这些症状进行相对应治疗，一部分患者无法获得满意疗效，这也是绝大多数设计良好、大样本的 RCTs 得出众多临床常用药物包括左氧氟沙星、罗非昔布、阿夫唑嗪等疗效与安慰剂相比无显著差异的原因。正是对发病机制及 NIH-CPSI 局限性的认识，Shoskes 等在雪花假说（snow flake hypothesis）的基础上，提出了 CP/CPPS 个性化特征临床评估工具——临床表型分类系统（UPOINT），用于指导临床评价和治疗。

UPOINT 根据患者的临床特征，将患者分为一个或多个表型，每一个表型给予相应的治疗方法，具体分型如下：尿路症状（U 分型）、社会心理异常（P 分型）、器官特异性表现

（O 分型）、感染（I 分型）、神经性功能障碍（N 分型）和肌肉压痛（T 分型）。①尿路症状（U 分型）：有以下症状之一考虑有尿路症状：排尿后残余尿容量>100ml；CPSI 排尿症状评分>4 分；患者主诉受到尿频、尿急、夜尿等症状困扰；尿流率<150ml 或呈现梗阻模式。建议治疗的措施有应用 α 受体阻滞剂如多沙唑嗪、阿夫唑嗪等，抗胆碱能药物如托特罗定等。②社会心理异常（P 分型）：包括临床抑郁症；不良应对方式或行为，如灾难化（症状的放大或反刍、绝望）或不良的人际关系。建议的治疗措施有心理咨询、认知行为治疗、抗抑郁药物、抗焦虑药物等。③器官特异性表现（O 分型）：包括特异性前列腺疼痛；前列腺液中白细胞增多；广泛的前列腺钙化等。建议治疗的措施有应用 α 受体阻滞剂、5α 还原酶抑制剂、植物制剂（如槲皮素、花粉萃取物）及前列腺按摩等。④感染（I 分型）：排除急性或慢性细菌性前列腺炎（Ⅰ型和Ⅱ型前列腺炎），前列腺液内存在革兰阴性杆菌或革兰阳性肠球菌，过去对抗生素治疗反应良好者。治疗可以依据药敏试验进行抗生素治疗。⑤神经性功能障碍（N 分型）：表现为超出腹部和盆腔区域的疼痛、慢性疲劳综合征、纤维肌痛、肠易激综合征。推荐的治疗措施为应用神经调节剂（如三环类抗抑郁药物、加巴喷丁）及相关疾病的特异性治疗。⑥肌肉压痛（T 分型）：会阴或盆底或侧壁压痛和（或）肌肉痉挛或扳机点。建议的治疗措施有应用骨骼肌松弛剂、针对盆腔的物理治疗、综合治疗、运动。

基于 UPOINT 的治疗目标在于改善症状、提高生活质量及恢复功能，目前在欧美使用并进行了相关的研究，随着因子数目的增加，患者的症状严重程度也随之增加，UPOINT 能够反映患者疾病的异质性及其他方面的问题，Shoskes 等探索了 UPOINT 指导 CP/CPPS 临床治疗的疗效，经过 50 周随访，U 因子阳性的患者使用阿夫唑嗪和（或）托特罗定，P 因子阳性的患者由精神科医生实施干预治疗，O 因子阳性的患者使用槲皮素（500mg/d，每日 2 次），I 因子阳性的患者使用克拉霉素（500mg/d，每日 2 次，服用 10 天）或其他在前列腺内浓度较高的抗生素，N 因子阳性的患者使用阿米替林（起始剂量 10mg/d，根据病情需要，最大剂量为 50mg/d）或普瑞巴林（起始剂量 75mg/d，每日 2 次，根据病情需要，最大剂量为 150mg/d，每日 2 次），T 因子阳性的患者使用理疗或肌筋膜放松术。50 周的观察随访后，84% 的患者 NIH-CPSI 评分有 6 分以上的下降，这表明 UPOINT 在治疗中具有良好的临床应用前景，值得进一步研究与探讨。

（四）分型证治

尽管专方专药用于治疗慢性前列腺炎医生易于掌握，患者使用方便，易于接受，并便于临床推广运用，但辨证分型论治由于更针对病机，疗效更为理想，临床仍广泛应用。

李兰群等人通过对 1322 例病例观察发现，慢性前列腺炎临床证型以湿热下注证、气滞血瘀证为主，且两证多合并出现；肾阳虚证、肝肾阴虚证比较少见，且多为兼夹证。同时周青及李海松及等人所做的大样本临床流行病学调查得出的结果亦为慢性前列腺炎中医辨证分型以湿热下注证与气滞血瘀证多见。徐福松将本病分成湿热、瘀血、中虚、肾虚、混合 5 个证型，认为单独出现者较少，虚实夹杂者为多，即混合型者多。因肾虚是发病之本，其他各型均可见肾虚，其中又以肾虚兼湿热者最多。周青等对 1083 例慢性前列腺炎中医证型分布进行了调查研究，发现本病中医证型多表现为兼夹证，且以湿热蕴阻证兼气滞血瘀证出现频次最高，其次为湿热蕴阻证兼气滞血瘀证兼肾阳不足证，这两类证占所有证型 70% 以上。

调查研究结果显示，湿热瘀阻是本病的基本病机，湿热夹瘀证是其临床最常见中医证型。我们在临床中发现由于慢性前列腺炎病情缠绵，患者自觉此病难以治愈，缺乏信心，自控能力下降，导致心理负担加重。患者常抑郁焦虑，又因为患病日久，常出现倦怠乏力、体质虚弱等症状，慢性前列腺炎中广泛存在肝气郁结和中气不足证候。对慢性前列腺炎患者进行调查研究显示慢性前列腺炎患者伴有焦虑、抑郁的发生率分别为41.0%和54.5%。因此，提出了慢性前列腺炎肝气郁结证、中气不足证2个中医证型，将慢性前列腺炎辨证分为湿热蕴结证、气滞血瘀证、火旺证、肾阳虚损证、肝气郁结证、中气不足证6个证型。对慢性前列腺炎的证型分布规律进行了研究。研究结果显示：证型非均衡分布，对证型出现频率进行统计发现，湿热蕴结证为74.07%，气滞血瘀证89.76%，阴虚火旺证13.62%，肾阳虚损证22.55%，肝气郁结证37.8%，中气不足证27.3%。所以，在所有证型中气滞血瘀证最多见，单一证型少见，多为复合证型，即多个证型相互夹杂。临床中，慢性前列腺炎的证型常夹杂出现，多以两证相兼出现，部分以三证相兼出现，单一证型较少出现，仅占18.41%。其中，二证兼见者，湿热蕴结证合气滞血瘀证最多，占50.11%；三证兼见者，湿热蕴结证合气滞血瘀证合肝肾阴虚证占10.24%，湿热蕴结证合气滞血瘀证合肾阳虚损证占7.95%。证型可动态变化，即证型之间可相互转化。慢性前列腺炎发病初期以邪实为主，且湿热瘀血多交互为患，失治或误治，导致病情迁延反复，耗伤肾气，则以虚实夹杂证为主。总之，尽管慢性前列腺炎的分型证治有一定差异，但均不离基本证型，即：①湿热蕴结型，方用萆薢分清饮加减。②肾虚型偏肾阴虚者，常用六味地黄汤加减；偏肾阳虚者，用右归丸加减。③脾肾两虚型，常用五子衍宗丸合四君子汤加减。④气滞血瘀型，常用少腹逐瘀汤加减。

（五）中药研究

1. 单药研究

（1）刺蒺藜：《神农本草经》云："刺蒺藜主恶血，破瘀结积聚，喉痹，乳难。"慢性前列腺炎是体内有寒积、热积、气积、血瘀等毒素，长期蕴结，造成生理功能不正常，治疗关键在于排积祛毒。刺蒺藜可破瘀结积聚、排毒，另因其利尿作用，邪有出路，从而减轻炎症反应，刺蒺藜入肝经，肝经循阴器，有利于引药归经，直达病所治疗前列腺炎症。另有研究结果显示，慢性前列腺炎患者生存质量较正常人显著下降，生理功能、社会功能、精神心理方面等都有不同程度的影响，所以慢性前列腺炎的治疗不仅要解除患者病痛带来的痛苦，也要合理改善患者的心理状态。刺蒺藜疏肝解郁、调畅情志，有助于疾病痊愈。近年来，一些动物实验和临床研究在肯定蒺藜提取物具有增加性欲和生殖药理作用的同时，认为其增加促黄体素（LH）和T分泌的作用不明显。有研究显示，刺蒺藜水煎剂能明显提高小鼠红细胞超氧化物歧化酶活性，降低丙二醛（MDA）含量，提示蒺藜能提高小鼠抗氧化作用，延缓小鼠红细胞衰老。刺蒺藜果实提取物对金黄色葡萄球菌、芽胞杆菌、白喉杆菌、大肠埃希菌、变形杆菌等均有很强的抑菌作用。

（2）雷公藤多苷片：雷公藤多苷是从雷公藤属植物中提取的有效成分之一，临床已广泛用于类风湿关节炎、红斑狼疮、肾小球肾炎等多种自身免疫性疾病的治疗。其对于前列腺炎动物模型的治疗作用已被证实，通过对细胞因子抑制，慢性非细菌性前列腺炎的炎症明显好转。方法：雷公藤多苷20mg，3次/日，30日为1疗程。对治疗慢性难治性ⅢB型前列腺炎取得了比较满意的临床效果。雷公藤多苷治疗慢性难治性ⅢB型前列腺炎安全、近期疗效好且费用低，不失为一种较好的治疗方法，特别是对慢性难治性ⅢB型前列腺炎。但远期疗效、不良反应有待更多病例观察。

2. 复方研究

前列腺炎1号，由草薢、石菖蒲、台乌药、冬瓜子、白芷、马鞭草、败酱草、薏苡仁、水蛭等组成，诸药合用，寓补于通，标本兼顾，共奏益肾化湿泄浊、通络止痛之功，使湿热可清，瘀滞可通，其主要适应证为肾虚湿热瘀阻证，与慢性前列腺炎的主要病因病机相符，因而具有较好的治效果。实验研究表明该方能有效降低 CNP 大鼠模型血清 IL-2、IL-6 的表达水平，从而改善局部免疫功能，抑制炎症反应。

韩冰等报告 76.47% 的慢性前列腺炎患者吞噬细胞吞噬率降低，94.21% 的患者吞噬指数降低，而一些中药，如黄芪等可显著提高吞噬细胞的功能，益前列（主要由蒲公英、虎杖、大黄、丹参、杜仲等组成）具有清热解毒、利湿导浊、补肾化瘀、益气通络之效，对实验性前列腺炎病理模型作用的实验研究表明，本方具有较强的体内抑菌作用，可以改善前列腺的局部血液循环，促进炎症吸收及病损修复，可以纠正前列腺局部免疫紊乱。前列腺方（由丹参、泽兰、赤芍、败酱草、穿山甲、枸杞子等组成）具有改善微循环，促进血流，降低血液黏稠度，并可减轻实验性前列腺炎病理模型的炎症细胞浸润和纤维组织增生，促进腺细胞分泌作用。治疗慢性前列腺炎常用的一些中药如木通、猪苓、龙胆草、草薢、丹参等均有不同程度的促进血液循环、抗菌消炎等作用。一些补肾药，如熟地黄、菟丝子等，具有改善内分泌、增强免疫力的功效。

（六）外治疗法

1. 针灸疗法

白耀辉等用仿灸仪治疗本病取得较好效果。取关元、气海、会阴，仿灸仪灸头分别对准上述穴位，每次治疗 20 分钟，10 次为 1 疗程。马培功等用艾条架固定在会阴穴上施灸，取肾俞、次髎、大敦、三阴交、关元等穴，每次 20～40 分钟，灸后患者注意休息，疗程间隔 2～3 天，3 个疗程后判定疗效，治疗 189 例，总有效率 89.9%。

耳针及耳压法：尉迟静选前列腺穴（此穴位于耳甲艇内上方与耳垂内侧中部）、附睾穴及肾上腺穴，采用双耳埋针治疗 2 例，每 5 天更换耳穴 1 次，10 次为 1 疗程，结果 2 个疗程即愈。远惠茹选肾、膀胱、肾上腺、皮质下、三焦、神门、内分泌、肝俞，用王不留行籽按摩，每穴每天按压 3 次，每次每穴按压 10 次，4 周为 1 疗程，治疗 62 例慢性前列腺炎，取得了满意疗效。刘建新用耳穴按压法（取肾、内分泌、前列腺、三焦、肝等穴），配以脐药外敷（独头蒜 1 个、栀子 3 枚），并服用诺氟沙星，10 天为 1 疗程，治疗本病 96 例，治愈 73 例、好转 16 例、无效 7 例。

辨证取穴：张建平等将本病分 3 型。①湿热下注型：治宜清热利湿。取膀胱俞、三阴交、中极、阴陵泉、八髎、曲骨，均为双侧。进针后，施以泻法，留针 1 小时。②气滞血瘀型：治宜理气活血。取中极、气海、血海、膈俞、肝俞、太冲、阴廉泉、三阴交，均取双侧。进针后，施以泻法，留针 1 小时。出针后针刺穴位拔罐 5 分钟。③肾阳不足型：治宜补肾壮阳。取关元、三阴交、秩边、阴陵泉、命门、肾俞、太溪，均为双侧。进针后施以平补平泻手法，留针1小时。其中命门、关元、足三里加用温针灸。拔针后背俞穴拔罐5分钟。以上各型均每日针灸1次。治疗慢性前列腺炎25例，痊愈12例、显效6例、有效4例、无效3例，总有效率88.0%。

杨丽荣以针药结合治疗慢性前列腺炎，虚证以补肾益气、健脾化湿为主，实证以理气活血、清热化湿为主。主穴：气海、关元、中极、阴陵泉（双侧）、三阴交（双侧）、会阴。辨证选穴加减：湿热下注型加天枢、阳陵泉、脾俞、胃俞，气滞血瘀型加血海、行间、太冲，肝肾阴虚型加阴谷、肾俞、三焦俞、太溪，肾阳不足型加肾俞、涌泉、长强。操作方法：以上穴位根据证候，每次选取5~7穴，选用2~3寸毫针，直刺1~3寸，实证用提插捻转泻法，虚证用提插捻转补法，针感放射至前阴部，留针20分钟。慢性证候虚象较重者，可取关元、气海、中极、肾俞用艾条灸法或隔姜灸法，每日1次。15次为1个疗程，治疗3个疗程。针刺治疗同时应用清热化瘀补肾汤，随证加减药物。针药结合治疗慢性前列腺炎38例，临床痊愈23例、显效12例、有效2例、无效1例，总有效率97.4%。

袁少英等以青龙摆尾法针刺治疗慢性骨盆疼痛综合征47例，取穴中极、归来、阴陵泉、三阴交、关元、水道、血海、太冲。上述穴位进针得气后，提针至穴位浅层（天部）按倒针身，以针尖指向病所，执住针柄不进不退，向左右（45°）慢慢摆动，往返摆针如扶舟橹之状，摆摇九阳之数，使针感慢慢扩散，间歇运针10分钟后，用电针留针20分钟，结果50例除中间脱落3例外，治愈14例（占29.8%）、显效19例（占40.4%）、有效9例（占19.1%）、无效5例（占10.6%），有效率89.4%。

赵耀东等用温通针法靶向透刺治疗慢性前列腺炎，取穴：主穴取中极、关元、气海、大横、气冲；湿热盛加三阴交、阴陵泉，寒湿盛加肾俞、志室，体虚加足三里，肝郁气滞加太冲、阳陵泉，肾虚加太溪、肾俞，腰骶部酸困疼痛加肾俞、次髎。操作：患者取仰卧位，穴位皮肤常规消毒后，所有主穴选用直径0.30~0.35mm、长75mm不锈钢毫针，针尖朝向前列腺局部直刺进针70mm，得气后行温通针法，即左手（押手）加重力量向下向内按压穴位，右手拇指向前连续捻按9次，针下沉紧后，针尖拉着感应的部位连续重插轻提9次，拇指再向前连续捻按9次，针尖顶着有感应的部位推努守气，使针下继续沉紧，此时医者押手可明显感觉到经气冲动，患者前列腺局部及会阴部有非常强的酸麻胀痛等感觉。每穴操作60秒，留针30分钟，然后慢慢将针拔出，以消毒干棉球按压针孔。其余配穴选用直径0.30~0.35mm、长40mm不锈钢毫针，进针35mm，得气后行虚补实泻手法。每次留针30分钟，15分钟行针1次。每天1次。治疗30例，治愈24例、好转4例、无效2例，有效率93.33%。

2. 外敷疗法

刘绍明等采用芎柏前列散穴位贴敷治疗Ⅲ型前列腺炎，芎柏前列散药物组成：黄柏10g、川芎10g、赤芍10g、白芷10g、肉桂6g、片姜黄10g、头花蓼4g、冰片1.5g，1副，黄酒调糊，涂于空白药贴上。在室温下将药贴贴敷在次髎、中极、关元、会阴、长强穴上，保留12小时，间隔12小时后更换新贴。每日治疗1次，8次为1疗程，连续治疗2个疗程，疗程间休息2天。治疗36例，脱落5例、显效13例、有效17例、无效1例，总有效率为96.8%。

朱闽等采用湿热消外敷热导入疗法治疗慢性前列腺炎，共治疗109例，其中Ⅱ型31例、ⅢA型36例、ⅢB型42例，治疗组采用肾俞穴外敷湿热消（主要由黄柏、王不留行、土茯苓、桃仁、红花等组成，由广西中医学院附属瑞康医院制剂科制备提供），并用特定电磁波谱 TDP 照射进行热导入，1 日 1 次，每次照射 10 分钟，照射完成 1 小时后取下药物，30 天为 1 个疗程。治疗 1 个疗程后结果显示 Ⅱ 型治疗组 31 例，治愈 5 例、显效 12 例、有效 10 例、无效 4 例；ⅢA 型治疗组 36 例，治愈 10 例、显效 13 例、有效 8 例、无效 5 例；ⅢB 型治疗组 42 例，治愈 9 例、显效 11 例、有效 15 例、无效 7 例。

3. 中药坐浴熏洗

雒焕文将 225 例患者随机分为 2 组，治疗组采用仙灵大黄汤（自拟）坐浴治疗。处方：淫羊藿 60g，大黄 20g，丝瓜络、青皮、川楝子、王不留行、丹参各 12g，红花、制乳香、制没药、牛膝、萆薢、石菖蒲各 9g。布包，加水 4000ml 浸泡 40 分钟，煮沸后再煎 30 分钟，煎取药液约 2500ml 左右，待药液温度降至 60~70℃后置于专制的熏洗椅上，嘱患者熏蒸会阴部 20~30 分钟，药液温度降至 40~43℃时，会阴部坐浴，每晚 1 次，每次 20 分钟以上，必要时再次加温，1 付药可反复应用 3 天（加热后再用）。对照组口服前列康（甘肃河西制药有限责任公司，批号 110702），每次 3 片，3 次/天。治疗组 150 例，对照组 75 例，2 组疗程均为 2 个月。结果表明，治疗组治疗前后症状积分差值明显高于对照组。

任天彬选取中药（黄柏 30g、苍术 30g、木通 30g、龙胆草 30g、车前子 30g、大黄 30g、蒲公英 20g、路路通 20g、赤芍 20g、薏苡仁 20g、丹参 20g）坐浴，治疗慢性前列腺炎 62 例，每天 2 次，每次 30~40 分钟，7 天为 1 个疗程。7 天后治疗总有效率 87.1%。

4. 直肠用药

李丽红等将 196 例患者随机分为 2 组，治疗组：中药灌肠以清热解毒、活血化瘀、消肿散结为治疗原则，根据症状轻重酌情加减。方以薏米仁 30g、炙附子 5g、败酱草 20g、蒲公英 30g、马齿苋 30g、透骨草 20g（或米壳 9g）、大黄 3g、鸡血藤 10g、三棱 10g、莪术 10g 等为 1 剂，水煎取汁 160ml，保留灌肠。每日取煎汁 80ml，温度以 42~45℃为宜，灌肠 1 次，保留时间为 30 分钟，10 天为 1 疗程，对照组：口服甲磺酸多沙唑嗪缓释片（可多华），口服 1 片/次，每天 1 次，14 天为 1 疗程。治疗 1 个疗程后，治疗组总有效率为 93.88%，对照组总有效率为 62.24%。治疗组随访 45 例，复发 3 例；对照组随访 38 例，复发 9 例。2 组比较治疗组复发率明显低于对照组。

李晓阳等采用化浊通瘀汤（萆薢、川楝子、赤芍、白芷、桂枝、茯苓各 15g，盐黄柏、焦栀子、醋延胡索、制没药、牡丹皮、川芎、小茴香、甘草各 10g），急性发作或伴随发热，加金银花 15~30g、连翘 15~30g、蒲公英 30g、败酱草 30g、紫花地丁 15~30g；伴随脾虚便溏，加茯苓 20g、砂仁 10g（后下）、干姜 12g、白术 15g；腰脊困痛，加桑寄生 15g、狗脊 15g；气虚乏困，加生黄芪 30g~50g；阴囊潮湿，加苍术 15g、薏苡仁 30g。配合直肠滴入，方法：嘱患者排空二便后进行操作。选用前列腺灌肠液（由水蛭、大黄、红花、蒲公英等组成）250 毫升/瓶，单次滴入 50ml。将灌肠液加温至 38~40℃（应随季节及患者体验调节），患者取左侧卧位，以输液器连接后排气，连接宝鸡德尔医疗器械有限公司生产的 14 号 DRE-1 型吸痰管，以液态石蜡油润滑导管，缓慢轻柔插入肛门内 10~15cm，调整滴速至 50~60 滴/分。滴注完毕，轻轻拔出导管。1 天 1 次，10 天为 1 疗程，每疗程间隔 1~2 天，共 3 疗程。治疗 84 例，治愈 22 例、显效 31 例、有效 25 例、无效 6 例，总有效率 92.85%。

(七) 评价及瞻望

慢性前列腺炎是青壮年男性的一种常见病、多发病。目前对其发生机制并未明了，对其治疗现代医学仍以抗生素为主，但临床效果并不理想。中医药在治疗慢性前列腺炎方面显示了独特优势和很好的发展势头。无论是专药、专方，还是辨证施治、外用疗法，均收得了较好疗效。但我们也应看到，中医药在防治本病的研究方面也存在着许多不足，如临床研究缺乏科学设计和大样本的研究资料，实验研究开展较少，这就导致了研究结论可信度低、重复性差。今后应加强中药复方的研究以及作用机制的探讨，以便进行有效药理成分鉴定和临床新药的研制。进一步加大中西医结合防治本病的研究力度，要积极运用现代技术，开发研制融传统疗法（如药物外敷、针灸、直肠用药）与现代科技于一体的新器械、新疗法。

第四节　前列腺增生症

良性前列腺增生症（benign prostatic hyperplasia，BPH）是引起中老年男性排尿障碍最为常见的一种良性病变。主要表现为组织学上前列腺间质和腺体成分增生、解剖学上前列腺增大（benign prostatic enlargement，BPF）、尿动力学上膀胱出口梗阻（bladder outlet obstruction，BOO）和以下尿路症状（lower urinary tract symptoms，LUTS）为主的临床症状。组织学上BPH的发病率随年龄增长而增加，最初通常发生在40岁左右。60~70岁发病率达75%，80岁时达85%，90岁时发病率达100%。

前列腺增生症属中医"癃闭"范畴。其中，排尿困难、点滴而下、余沥不尽、小便不利者称为"癃"，病势较缓；小便不得出、病势较急者为称"闭"。

一、病因病机

(一) 现代医学研究

前列腺增生的机制仍未明了，可能是上皮和间质细胞增生和细胞凋亡的平衡性破坏引起。相关因素有雄激素及其与雌激素的相互作用、前列腺间质-腺上皮细胞的相互作用、生长因子、炎症细胞、神经递质及遗传因素等。

1. 病因

（1）双氢睾酮（DHT）学说：前列腺增生的发病率随年龄增加而增加，青少年时切除睾丸（如清宫太监），60岁以后从不发生前列腺增生症，这表明前列腺增生的发生与性激素密切相关，功能性睾丸的存在是其必要条件。近年来，对双氢睾酮的实验研究有了新的进展，对BPH的病因倾向于双氢睾酮假说。国内外许多学者证实BPH组织中雄激素受体密度、5α还原酶活性及双氢睾酮含量均升高，但BPH患者外周血雄激素水平低于年轻人，与同龄非BPH无显著差异，提示前列腺组织内雄激素代谢异常与BPH发生有关。

（2）胚胎再唤醒学说：认为前列腺增生是再唤醒尿生殖窦的遗传能力间质增殖。其依据是：①前列腺增生早期病变在尿道周围腺体、精阜附近的腺体和基质，正好是前列腺发生地。②胚胎的尿生殖窦放在含雄激素的环境中，可发生和前列腺增生相似的组织。

（3）干细胞学说：Isaacs和Coftey（1987年）提出了干细胞学说。正常成年男性的前列腺在干细胞的作用下处于稳定状态，即前列腺细胞的增生和死亡保持平衡，故前列腺中的细胞总数保持不变。干细胞学说认为 BPH 的发生是细胞产生与细胞死亡失衡的结果。

2. 病理

McNeal 将前列腺分为外周带、中央带、移行带和尿道周围腺体区。所有 BPH 结节发生于移行带和尿道周围腺体区。前列腺增生是基质和上皮的增生，基质增生是 BPH 的重要病理特征。前列腺增生时，首先在前列腺尿道段的黏膜下腺区域内出现多个中心的纤维肌肉结节。然后刺激邻近的上皮细胞增生并侵入增生的结节内，形成基质腺瘤。增生的前列腺结节不断扩大，压迫外层的真正前列腺，形成外科包膜。前列腺切除术只切除掉了增生的尿道周围腺体，并非把前列腺全部摘除，故仍有再发 BPH 及发生前列腺癌的可能。在前列腺和膀胱颈部有丰富的 α 受体，尤其是 α1 受体，激活这种肾上腺素能受体可以明显提高前列腺尿道阻力。

其病理生理改变为 BPH 导致后尿道延长、受压变形、狭窄和尿道阻力增加，引起膀胱高压并出现相关排尿期症状。随着膀胱压力增加，膀胱逼尿肌代偿性肥厚、逼尿肌不稳定并引起相关储尿期症状。排尿期症状包括排尿踌躇、排尿困难和间断性排尿等；储尿期症状包括尿频、尿急、尿失禁及夜尿增多等；排尿后症状包括排尿不尽、尿后滴沥等。

（二）中医学认识

本病属中医学的"癃闭"范畴。中医学认为 BPH 是男子进入"七八"之年，肾气亏虚，肾之阴阳不足所致。肾气虚衰，是其发生的根本，瘀血、痰浊、湿热等是 BPH 发展过程中产生的病理产物，它们相互影响，互为因果。常见的病因病机有如下几方面。

1. 湿热蕴结　男子"七八"，肾气亏虚，不能正常化气行水，故夜尿增多。若水湿内停，蕴而化热，或素食辛辣厚味，酿生湿热，或外阴不洁，湿热下注，进而影响膀胱气化，BPH 症状进一步加重。

2. 脾肾气虚　年老体衰，肾不温煦脾土，脾肾双亏，不能化气行水，致痰湿内生，蕴于下焦。气虚推动乏力，从而使膀胱气化不利。

3. 气滞血瘀　情志刺激，肝气郁结，疏泄不及，久之瘀血内停，影响三焦水液代谢。

4. 肾阴虚　年老体弱或素体阴虚，无水可化。

5. 肾阳虚　肾阳亏虚，不能正常化气行水，膀胱气化无力，故见排尿困难。

二、临床诊断

（一）辨病诊断

1. 临床表现

有些前列腺增生症患者平素毫无症状，常因过度饮酒、过度性生活或服用抗胆碱类药，如阿托品、溴丙胺太林等，而突然发生急性尿潴留，这时去医院检查才发现患有前列腺增生症。另外，老年人患有疝、脱肛、痔核时，也应注意检查前列腺。

BPH 前列腺体积大小与临床症状并不成正比，关键看增生发生的部位。所以老年人在健康体检时，发现前列腺体积增大，但若无临床症状，也不必紧张。

BPH 的症状主要是由于前列腺部尿道弯曲、延长、变窄，尿道阻力增加，膀胱逼尿肌代偿性增厚和失代偿，致下尿路梗阻，且症状常因感染而加重。常见症状如下。

（1）尿频：夜尿次数增多是下尿路梗阻最早期症状。随着梗阻加重，白天也出现尿频。

（2）排尿困难：最初表现为排尿起始延长，起床第 1 次小便尤为明显。随着膀胱颈变窄，逼尿肌收缩力减退，尿细如线、无力，并逐渐出现尿潴留。

（3）尿失禁：患者尚未自主排尿，小便即点滴而出。这是由于随着逼尿肌收缩无力，膀胱残余尿量增加，膀胱内压升高，有效容量减少，以致从肾脏排到膀胱的尿液仅数十毫升即达膀胱的最大容量，从而出现尿频或充盈性尿失禁。

（4）血尿：增生的前列腺腺体表面静脉血管曲张，前列腺尿道及膀胱颈黏膜下毛细血管充血且受到增大的腺体牵拉，当膀胱收缩时，毛细血管破裂出血，而见肉眼血尿或镜下血尿，但多为一时性。若同时并发膀胱炎或膀胱结石，则血尿常可出现。

（5）急性尿潴留：BPH 发展到一定程度，尿液排出困难，若遇寒冷、疲劳、饮酒等诱发因素，可导致膀胱出口突然阻塞，而发生急性尿潴留。

（6）尿毒症：BPH 引起下尿路梗阻又未正确治疗，继发肾积水，致晚期肾功能不全，出现纳差、贫血、血压升高，或意识模糊，甚则昏迷等一系列尿毒症症状。

（7）直肠指诊（digital rectal examination，DRE）：是最简便和最先察觉 BPH 的检查方法。检查时需注意前列腺大小、质地，中央沟是否存在变浅，是否有结节。一般将增生的前列腺分为 3 度。①Ⅰ度：增生似鸡蛋状，中央沟变浅。②Ⅱ度增生似鸭蛋状，中央沟可能消失。③Ⅲ度增生似鹅蛋状，中央沟消失。

（8）国际前列腺症状评分（IPSS）：是目前国际公认的判断 BPH 患者症状严重程度的最佳手段。IPSS 患者分类如下（0~35 分）：轻度症状：0~7 分；中度症状：8~19 分；重度症状：20~35 分。见表 2-5-1。

表 2-5-1　国际前列腺症状评分

在最近一个月内您是否有以下症状？	无	在五次中					症状评分
		少于一次	少于半数	大约半数	多于半数	几乎每次	
1. 是否经常有尿不尽感？	0	1	2	3	4	5	
2. 两次排尿间隔是否经常小于两小时？	0	1	2	3	4	5	
3. 是否曾经有间断性排尿？	0	1	2	3	4	5	
4. 是否有排尿不能等待现象？	0	1	2	3	4	5	
5. 是否有尿线变细现象？	0	1	2	3	4	5	
6. 是否需要用力及使劲才能开始排尿？	0	1	2	3	4	5	
7. 从入睡到早起一般需要起来排尿几次？	没有	1 次	2 次	3 次	4 次	5 次	
症状总评分 =	0	1	2	3	4	5	

（9）生活质量指数（QOL）评分：QOL 评分（0~6 分）是对 BPH 患者受 LUTS 困扰程度，其对生活质量影响的评价方法。见表 2-5-2。

表 2-5-2　生活质量指数评分

	高兴	满意	大致满意	还可以	不太满意	苦恼	很糟
如果在您今后的生活中始终伴有现在的排尿症状，您认为如何？	0	1	2	3	4	5	6
生活质量评分（QOL）=							

2. 现代仪器诊断

（1）B超检查：操作简便，无创伤，可测出前列腺的形态、大小、突入膀胱的情况，还可了解膀胱内病变，如肿瘤、结石或憩室等。其检查途径主要有经直肠和经腹两种，另外还有经会阴等。目前多采用经直肠检测。经腹部 B 超检查膀胱需充盈，还可测定膀胱残余尿量，可了解有无肾积水存在。前列腺体积＝0.52×左右径×上下径×前后径，简化公式计算前列腺的体积（ml）约等于前列腺的重量（g）。

（2）膀胱镜检查：观察膀胱颈部和前列腺增生的程度。

（3）残余尿测定：排尿后即时测定膀胱内的残余尿量。可经腹部 B 超测定，残余尿容积 $V=3/4\pi R^3$，R 为膀胱内残余尿的上下径和左右径的平均值（cm）。也可采用导尿法，但有一定痛苦。

（4）下尿路尿流动力学检查：可以判断下尿路有无梗阻及梗阻程度，常用方法如下。

1）尿流率测定：有专用的尿流率计测定尿流率各项参数，即最大尿流率（MFR）、平均尿流率（AFR）、排尿时间（T）、尿量（V）等，其中 MFR 是最简便且比较可靠的参数。当尿量≥200ml 时，MFR 较准确，此时 MFR≤10ml/s 则提示下尿路有梗阻。对于尿流率异常者，可同时进行膀胱、尿道测压。它能准确反映是否梗阻、梗阻部位及膀胱功能。在最大尿流率时，如膀胱内压>9.81kPa（100cm H_2O），不论 MFR 正常与否均应诊断为下尿路梗阻。

2）充盈性膀胱测压：连续记录膀胱容量-压力相互关系和膀胱感觉功能，以判定逼尿肌功能。正常储尿期，膀胱受容性舒张，膀胱内压≤15cm H_2O，无异常收缩，膀胱感觉正常。出现无抑制性收缩，膀胱内压过高或膀胱尿意容量过小，分别称为不稳定膀胱、低顺应性膀胱和膀胱感觉过敏。正常排尿期逼尿期应呈持续有力地收缩，若逼尿肌收缩压始终≤15cm H_2O，则可能为膀胱无力。

3）压力/流率检查：同步检查、同步记录膀胱压和尿流率，以判定梗阻及其程度。该检查是反映有无梗阻的最佳方法。常用的参数为计算尿道阻力及逼尿肌收缩功能。最小尿道阻力是常用指标之一，是指最大尿流率时的尿道阻力。膀胱压力高和（或）尿流率低，尿道阻力均升高，表明梗阻。

4）尿道压力图检查：连续记录储尿期后尿道的长度及后尿道各段压力分布，以判定 BPH 梗阻及程度。从图像上可取得膀胱颈压、膀胱颈长、前列腺压及前列腺近部长（相当于精阜部压力和精阜至膀胱颈的长度）、前列腺长、最大尿道压（相当于膜部尿道压力）及尿道关闭面积等，图像形状可分为坡形、梯形、鞍形。坡型主要见于前列腺较小者，鞍形则主要见于 BPH。

（5）X 线检查：泌尿系平片可发现有无肾、输尿管、膀胱及前列腺结石等；静脉尿路造影可明确是否存在下尿路梗阻引起的肾盂、输尿管扩张及肾功能情况；膀胱造影可观察膀胱颈部及底部受压变形情况；尿路造影可显示前列腺尿道段的狭窄；前列腺造影可确定前列腺大小、密度及病变性质等。

（6）前列腺特异抗原（PSA）和肾功能检查：PSA 并非前列腺癌所特有，前列腺增生、前列腺炎等也可引起 PSA 升高。由于长时间尿潴留影响肾功能，血肌酐、尿素氮都可能升高。

（7）磁共振（MRI）和 CT 检查：对前列腺增生的诊断一般不做该检查，只有当怀疑前列腺肿瘤时，方做此项检查。

3. BPH 诊断流程图　见图 2-5-1。

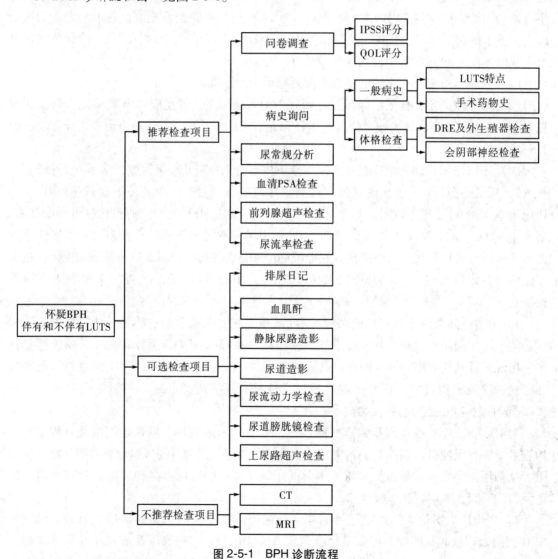

图 2-5-1　BPH 诊断流程

（二）辨证诊断

1. 湿热蕴结型　小便频数短涩，或点滴不通，量少尿赤，少腹胀满艰涩，口苦。舌质红，苔黄腻，脉滑数。

辨证要点：小便频数短涩而痛，或点滴不通。舌质红，苔黄腻，脉滑数。

2. 脾肾气虚型　尿频，尿等待，排尿无力，小便困难，欲出不能，少腹坠胀，纳差，乏力，腰膝酸软，头晕耳鸣。舌淡，苔薄白，脉细弱。

辨证要点：尿频，尿等待，排尿无力，少腹坠胀，腰膝酸软，神疲乏力。舌淡，苔薄白，脉沉细弱。

3. 气滞血瘀型　小便排出不畅，尿细如线，或小便阻塞不通，会阴憋胀，小腹胀满隐痛。舌质暗或有瘀斑，脉弦或细涩。

辨证要点：小便排出不畅，尿细如线，少腹或会阴部坠胀疼痛或刺痛。舌质暗或有瘀点、瘀斑，脉弦涩或细涩。

4. 气阴两虚型　尿细如线，缓而无力，余沥不畅，时欲小便而量不多，时发时止，遇劳即发，乏力，潮热，头晕耳鸣，腰膝酸软。舌淡，苔薄白或薄黄，脉细数。

辨证要点：尿细如线，余沥不畅，尿量少，神疲乏力，潮热盗汗，心烦口干。舌淡，苔薄黄，脉细数无力。

5. 肾阳不足型　小便频数，余沥不尽，畏寒肢冷，腰膝酸软。舌淡胖有齿痕，脉沉细。

辨证要点：小便频数，余沥不尽，夜尿多，腰膝酸软，形寒肢冷。舌淡胖有齿痕，脉沉细。

三、鉴别诊断

1. 慢性前列腺炎　青壮年为其高发期，前列腺体积可增大，前列腺液检查可见成堆脓细胞或每高倍视野超过 10 个白细胞。

2. 尿道狭窄　症状表现尿流如线，排尿不畅，无力，甚则出现急性或慢性尿潴留。常有骨盆、会阴部、尿道器械操作损伤史和尿道外伤史。一般经尿道探查或尿路造影即可明确。

3. 神经源性膀胱　常有脊髓或周围神经外伤史，肿瘤、糖尿病、脊椎疾病、多发性硬化症等病史，以及药物损伤史如长期应用抗胆碱、降压、抗组胺药，导致膀胱尿道功能失调，引起下尿路梗阻。一般通过神经系统检查，如肌电图、脑电图检查等即可鉴别。

4. 膀胱颈纤维化　继发于炎症病变，呈慢性进行性排尿困难。发病年龄较轻，病史长。30 岁左右可能开始轻度排尿困难，但不被患者所重视；40~50 岁时，排尿困难逐渐加重，但肛诊前列腺不大。膀胱镜检查是最可靠的鉴别诊断方法，一般表现为前列腺不大、膀胱颈较紧、后唇升高，或有细小的小梁形成。

5. 前列腺肉瘤　主要表现为排尿困难、急性尿潴留等膀胱颈部梗阻症状，呈进行性加重。好发于小儿，特别是 10 岁以下儿童，也见于青年。肉瘤生长较快，并充满前列腺突入膀胱。肛诊前列腺高度增大，软如囊性。

6. 前列腺结核　常并见泌尿系统及其他器官结核。可出现血精、精液减少、射精疼痛等，甚则阴囊或会阴部结核窦道形成。肛诊前列腺呈结节状，表面不规则，质地较硬，轻度压痛。在精液或前列腺液中查出结核分枝杆菌即明确鉴别。

7. 前列腺癌　发病年龄、早期症状与 BPH 相似，并可同时存在。但前列腺癌病程短、进展快，呈进行性排尿困难。肛诊前列腺常不对称，可触及不规则结节，质地较硬，表面不光滑，界限不清。血清前列腺特异性抗原（PSA）检测以及 MRI 等检查可助鉴别。必要时进行前列腺活组织检查。

8. 膀胱肿瘤　虽然可引起排尿困难或尿潴留，但大多数患者以血尿为第一症状，且多为无痛性血尿，少数为镜下血尿。通过膀胱镜检查、CT 检查即可鉴别。

四、临床治疗

（一）提高临床疗效的基本要素

1. 明确诊断　本病多发于 50 岁以上的老年人，凡遇年逾半百，出现夜尿频多、尿余沥不尽，或突然发生急性尿潴留者，均应考虑到本病的可能，以便采取措施，及时治疗。

2. 详加辨证　本病有寒热虚实之别，临证当详加辨析。虚者多为肾阴虚或肾阳虚或脾肾两虚，实者多为湿热、瘀血、痰浊，临床多表现为虚实兼杂证。一般而言，BPH 合并感染者，多为湿热下注；平素怕冷、前列腺大而软者，属肾阳虚证；体质较瘦、前列腺增生明显、排尿困难出现较迟者，属气阴两虚的虚热证；体质丰盛、素体气虚、排尿困难、前列腺增生不明显者，为脾肾气虚证。

3. 中西结合　前列腺增生发生急性尿潴留时，当及时采取导尿术，或配合针灸、理疗，或应用 α 受体阻滞剂，起效较快，但有一定副作用，不能使前列腺体积缩小。中药辨证施治虽起效较慢，但能较好地改善全身症状，长期服用可使前列腺体积缩小。故对前列腺增生症患者，要积极采用中西医结合方案，以提高疗效。

（二）辨病治疗

BPH 前列腺体积大小并不能完全代表病情程度，根据病情轻重采取相应的治疗措施，对没有临床症状的患者，可观察等待；对于有临床表现者，要积极配合医生治疗。

1. 药物治疗

（1）α 受体阻滞剂：适用于有中重度下尿路症状的 BPH 患者。有患者用该制剂后数小时症状即可改善。如果用 1 个月无明显效果者，不应继续应用。这类药物的副作用主要有头晕、头痛、乏力、困倦、直立性低血压和异常射精等。这类药物常用的有：①特拉唑嗪：选择性 α1 受体阻滞剂。每次 2mg，每晚 1 次，每晚睡前口服。②坦索罗辛胶囊：高选择性 α1 受体阻滞剂。每次 0.2mg，每晚 1 次，口服。③其他：选择性 α1 受体阻滞剂如多沙唑嗪、阿夫唑嗪和高选择性 α1 受体阻滞剂如萘哌地尔、赛洛多辛等，也可根据情况选用。

（2）5α 还原酶抑制剂：可使前列腺内双氢睾酮下降、上皮退化、体积缩小，但起效较慢，随机对照试验的结果显示使用 6~12 个月后获得最大疗效，长期疗效已获得证实，连续治疗 6 年疗效持续稳定。这类药物还可减少 BPH 患者血尿的发生率。5α 还原酶抑制剂能降低血清 PSA 水平，服用 6 个月以上可使 PSA 水平降低 50% 左右。这类药物常见副作用有勃起功能障碍、射精异常、性欲低下和男性乳房女性化、乳腺痛等。适用于治疗前列腺体积增大同时伴中重度下尿路症状的 BPH 患者。也可用于防止 BPH 临床进展，包括减少急性尿潴留或降低 BPH 接受手术治疗的风险。常用的有非那雄胺和度他雄胺。非那雄胺，每次 5mg，每日 1 次口服。

（3）M 受体拮抗剂：通过阻断膀胱毒蕈碱（M）受体（主要是 M2 和 M3 亚型），缓解逼尿肌过度收缩，降低膀胱敏感性，从而改善 BPH 患者的储尿期症状。下尿路症状以储尿期症状为主时，M 受体拮抗剂可以独立使用。治疗过程中，应严密观察残余尿的变化。欧美等地众多研究表明残余尿量超过 200ml 时，M 受体拮抗剂应慎用，逼尿肌收缩无力时不能使用。尿潴留、胃潴留、青光眼以及对 M 受体拮抗剂过敏者禁止使用。这类药物的不良反应主要有口干、头晕、便秘、排尿困难和视物模糊等，多见于用药 2 周内和年龄超过 66 岁的患者。目前临床常用的有托特罗定和索利那新。索利那新，每次 5mg，每日 1 次口服。

（4）**药物联合治疗**：具体如下。

1）α1 受体阻滞剂联合 5α 还原酶抑制剂：适用于有中重度下尿路症状并且有前列腺增生进展风险的 BPH 患者。

2）α1 受体阻滞剂联合 M 受体拮抗剂：适用于以储尿期症状为主的中重度下尿路症状患者。二者联合应用，既可改善排尿期症状，又可缓解储尿期症状，从而提高疗效。联合治疗方案有两种：先应用α1 受体阻滞剂，如储尿期症状改善不明显时再加用 M 受体拮抗剂，或同时使用α1 受体阻滞剂和 M 受体拮抗剂。联合使用时必须监测残余尿量的变化。对于有急性尿潴留史、残余尿量超过 200ml 的 BPH 患者，M 受体拮抗剂应慎用。

（5）**植物制剂**：如常用的花粉制剂，这类药物作用缓慢，但无明显不良反应，适于长期服用。常用的有舍尼通、前列康等。

2. **手术和微创治疗** 适用于有中重度下尿路症状并已明显影响生活质量的 BPH 患者，尤其是对药物治疗效果不佳或拒绝接受药物治疗的患者。

当前列腺增生症患者有如下并发症时，建议采用手术和微创治疗。①反复尿潴留（至少在 1 次拔管后不能排尿或两次尿潴留）。②反复出现血尿，药物治疗无效。③反复泌尿系感染。④继发性上尿路积水（伴或不伴肾功能损害）。此外，BPH 患者合并腹股沟疝、严重痔疮或脱肛，临床判断不解除下尿路梗阻难以达到治疗效果者，应当考虑手术或微创治疗。

目前，研究认为残余尿量的测定受影响因素较多，不能以残余尿量的多少作为手术指征，但如残余尿量明显增多以致充溢性尿失禁的 BPH 患者应当考虑手术或微创治疗。

经典的外科手术方法有经尿道前列腺电切术（transurethral resection of the prostate，TURP）、经尿道前列腺切开术（transurethral incision of the prostate，TUIP）和开放性前列腺摘除术。目前 TURP 仍是 BPH 治疗的"金标准"。

作为 TURP 或 TUIP 的替代治疗手段，经尿道前列腺电气化术（transurethral electrovaporization of the prostate，TUVP）、经尿道前列腺等离子双极电切术（bipolar transurethral plasmaKinetic prostatectomy，TUPKP）和经尿道等离子前列腺剜除术（transurethral plasmakinetic enucleation of the prostate，TUKEP），目前也广泛用于临床。

（1）**TURP 和 TUIP**：TURP 主要适用于前列腺体积在 80ml 以下的 BPH 患者。该方法可导致经尿道电切综合征（TUR-S，发生率约 2%）、术中出血多和手术时间长等。随着各种微创技术的发展，近年来 TURP 的比例有所下降。TUIP 技术已被重新重视，对于前列腺体积小于 30ml 的患者，可能取代 TURP 的治疗。

（2）TUPKP：使用等离子双极电切系统，并以与单极 TURP 相似的方式进行经尿道前列腺切除术。关键是采用生理盐水冲洗，很少发生 TUR-S。与 TURP 比较，TUPKP 的主要优点是术中、术后出血少，输血率低和缩短术后导尿和住院时间。远期并发症与 TURP 相似。

（3）TUKEP：通过改变 TUPKP 的切割方法将前列腺于包膜内切除，更加符合前列腺解剖结构，具有切除前列腺增生组织更完整、术后复发率低、术中出血少等特点。对于体积大于 80ml 的 BPH 患者也可应用。

（4）TUVP：适用于凝血功能较差和前列腺体积较小的 BPH 患者，是除 TUIP 或 TURP 外的另一种选择。其止血效果更好，远期并发症与 TURP 相似。

（5）开放性前列腺摘除术：适用于前列腺体积大于 80ml 的 BPH 患者，特别是合并膀胱结石或合并膀胱憩室需一并手术者。常用手术方式有耻骨上前列腺摘除术和耻骨后前列腺摘除术。

（6）激光治疗：激光对软组织具有凝固、焦化和气化作用，止血效果好，镜下视野清晰，不必频繁冲洗。十多年来，经尿道激光手术已经成为 BPH 的主要治疗方法。目前，用于经尿道治疗 BPH 的激光主要有 Ho：YAG 激光（钬激光）、KTP 激光（绿激光）和 $2\mu m$ 激光（铥激光）。激光手术的优点是术中出血相对较少及无 TUR-S。尤其适合高危因素的患者。

3. 其他疗法

（1）前列腺扩张疗法：适用于有排尿困难或尿潴留且增生发生在两侧叶、高龄体弱且畏惧手术者，对中叶增生无效。常用的扩张方法有球囊导管扩张及自动定位前列腺扩张器扩张两种。

（2）前列腺支架管置入：仅适用于高危患者，主要限于有尿潴留或严重的梗阻症状且处于高危的患者，或拒绝其他介入性治疗者。支架种类较多，国内目前常用的有钛镍形态记忆合金支架和不锈钢支架。

（3）射频治疗：适用于夜尿次数增多、排尿困难或拒绝手术的中轻度 BPH 患者。射频电极一般经尿道置入。利用射频产生的热效应，对前列腺组织产生凝固作用，使局部坏死、脱落，继而解除梗阻。

（4）经尿道微波治疗：微波是一种高频电磁波，照射在生物组织时产生热效应。通常微波加温到 $38\sim43{}^\circ\mathrm{C}$ 时，正常组织氧分压提高、血流量增加、白细胞及淋巴细胞浸润，提高了生物组织的免疫力，常用于理疗以促进病变康复。温度超过 $60{}^\circ\mathrm{C}$ 时，可发生组织蛋白凝固。微波加电切治疗 BPH，即利用热凝固原理使蛋白凝固及血管闭塞，减少电切时出血。

（三）辨证治疗

1. 辨证施治

（1）湿热蕴结型

治法：清利湿热，消瘀散结。

方药：八正散、龙胆泻肝汤加减。龙胆草 6g、车前子 20g（包）、通草 10g、滑石 30g、瞿麦 10g、萹蓄 10g、栀子 10g、王不留行 10g、牡丹皮 12g、赤芍 12g。大便秘结者，加大黄以通腑泻热；血尿者，加大蓟、小蓟、琥珀以凉血止血，清热通淋。

（2）脾肾气虚型

治法：补中益气，升清降浊。

方药：补中益气汤加减。黄芪 30g、白术 12g、党参 15g、柴胡 10g、升麻 10g、王不留行 10g、当归 10g、桔梗 10g、桂枝 12g、茯苓 15g、炒薏苡仁 20g。前列腺增大明显者，加莪术、水蛭、地龙以破瘀散结。

（3）气滞血瘀型

治法：活血通络，散结利水。

方药：桂枝茯苓丸加减。桂枝 10g、茯苓 15g、桃仁 12g、红花 15g、赤芍 15g、川牛膝 15g、泽兰 20g、车前子 20g（包）、炒山甲 10g（先煎）、琥珀 3g（研末冲服）、通草 10g。可加入莪术、水蛭破瘀散结，海藻、昆布软坚散结。

（4）气阴两虚型

治法：益气养阴，温阳行水。

方药：六味地黄汤合黄芪甘草汤加减。黄芪 30g、熟地黄 15g、淮山药 12g、山萸肉 10g、泽泻 12g、茯苓 15g、牡丹皮 15g、王不留行 12g、丹参 20g、赤芍 20g、陈皮 12g。口干咽燥、潮热盗汗明显者，加知母、黄柏、天花粉以滋阴清热、生津。

（5）肾阳不足型

治法：温肾助阳，化气行水。

方药：济生肾气丸加减。车前子 15g（包）、川牛膝 15g、泽泻 15g、泽兰 20g、熟地黄 15g、淮山药 12g、山萸肉 12g、茯苓 15g、制附子 12g、肉桂 10g（后下）。肾阳不足，前列腺增生大而软者，加海藻、昆布、牡蛎以软坚散结；质地较硬者，加莪术、水蛭破瘀散结。

2. 外治疗法

（1）针灸疗法

1）体针：治疗急性尿潴留：①穴位取双合谷、双三阴交。强刺激 2 分钟，达患者较难忍受之程度，留针 5 分钟出针。②穴位取关元、中极。气虚者配足三里、气海、肺俞、阴谷，湿热阻滞者配三阴交、阳陵泉。虚证用补法或平补平泻手法，实证用泻法。

辨证取穴：①虚证取阴谷、肾俞、三焦俞、气海、委阳、脾俞。针用补法，或用灸。②实证取三阴交、阴陵泉、膀胱俞、中极。针用泻法，不灸。

2）耳针：取膀胱、肾、尿道、三焦。中等刺激。每次选 1~2 穴，留针 40~60 分钟，每 10~15 分钟捻针 1 次。

3）电针：针双侧维道，沿皮刺，针尖向曲骨透刺，约 2~3 寸。通电 15~30 分钟。

4）灸法：以艾条于三焦俞、小肠俞、中极、中封、太冲穴上灸 10~30 分钟。

5）其他：用火针点刺曲骨、会阴穴。

（2）药物外敷疗法

1）白矾、生盐各 7.5g，共研末，以纸圈围脐，填药在其中，滴冷水于药上，其小便即通。

2）独头蒜 1 个、栀子 3 枚、盐少许，捣烂，摊纸贴脐部，以通为度。

3）葱白 50g，捣碎，入麝香少许拌匀，分 2 包，先置脐上 1 包，热熨 15 分钟，再换 1 包，以冰为熨 15 分钟，交替使用，以通为度。

4）男康灵前列腺脐贴，贴于神阙（脐）穴，每贴用 5 日，每用 1 贴后停用 2 日至 3 日，5 贴为 1 疗程。

5）醋制甘遂 1~2g，烘干，研细末，用醋调膏，纱布包裹，敷于神阙、脐下 1.3 寸处，外用胶布固定，1 周换药 1 次。

6）艾叶 60g、石菖蒲 30g，炒热以布包之，热熨脐部（神阙），冷则去之。

7）甘遂 9g、冰片 6g，研极细末，加适量面粉，用温水调制成糊状，外敷于脐下中极穴。

8）食盐 500g，切碎生葱 250g，与食盐同炒热，以布包之，待温度适宜时，熨暖小腹部，冷则易之。

（3）直肠用药疗法

1）野菊花栓，睡前和晨起排便后塞肛，每次 1 枚，每日 2 次，15 日为 1 疗程。

2）前列安栓具有活血通络、清热散结之功能。睡前和晨起排便后塞肛，每次 1 枚，每日 2 次，20 日为 1 疗程。

3. 成药及单验方

（1）成药

1）金匮肾气丸：功能为温补肾阳，剂型为浓缩水丸。每次 8 粒，每日 2 次口服。用于肾阳亏虚型前列腺增生症。

2）六味地黄丸：功能为滋补肝肾、养阴填精，剂型为浓缩水丸。每次 8 粒，每日 3 次口服。用于肾阴亏虚型前列腺增生症。

3）补中益气丸：功能为补中益气、升阳利水，剂型为浓缩水丸。每次 8 粒，每日 3 次口服。用于中气亏虚型前列腺增生症。

4）翁沥通胶囊：功能为化瘀散结、益肾清热。每次 4 粒，每日 3 次口服。用于肾虚兼瘀热型前列腺增生症。

5）桂枝茯苓胶囊：功能为软坚散结、活血通络。每次 4 粒，每日 3 次口服。用于尿道瘀阻型前列腺增生症。

（2）单验方

1）培元活血方：制何首乌 15g，煅牡蛎 20g，桂枝、地鳖各 5g，补骨脂、桑螵蛸、车前子（另包）、川牛膝、生大黄、桃仁各 10g。每日 1 剂，水煎服，分 2 次服用。

2）利水消癃汤：沉香片 2g（后下），黄柏、知母、石韦、当归、皂角刺各 9g，车前子、赤芍、白芍、菟丝子、巴戟天各 12g，生甘草 3g。每日 1 剂，水煎服，分 2 次服用。

3）保元通闭汤：生黄芪 100g，滑石 30g，琥珀 3g。将黄芪、滑石加水适量，煎 2 次，取汁和匀，再把琥珀研粉兑入，分 2 次空腹服下。该方具有益气扶正、祛瘀通闭之效，用于前列腺增生症属于气虚血瘀者。

4）疏肝萎腺汤：柴胡 9g、枳壳 10g、赤芍 10g、海藻 12g、昆布 12g、夏枯草 15g、浙贝母 10g、琥珀 10g（另冲）、虎杖 10g、穿山甲 12g、水蛭 12g、王不留行 12g。每日 1 剂，水煎，分 2 次服。

5）贝母合剂：贝母、苦参、党参各 25g。水煎服，每日 1 剂，分 3 次服用。有排尿困难或急性尿潴留者，先导尿，再口服贝母合剂，一般连服 3~5 剂即见效。

6）癃闭散：炒山甲、肉桂。二者以 6:4 的比例制成散剂，每日 2 次，每次 10g，用蜜水冲服，20 日为 1 个疗程。

7）棕榈根 100g，水煎，加红糖适量，口服，3~8 日即可收到满意效果。

8）新鲜垂柳嫩根 500g，小红参 10g，水煎代茶饮。

9）蟋蟀粉，每日 3g，温水 1 次送服。气虚者加补中益气汤，湿热者加龙胆泻肝汤。

（四）名医治疗特色

王琦认为前列腺增生属中医"癃闭"范畴，年老体衰、肾气亏虚是前列腺增生症的发病基础，劳力过度、情志刺激、外感六淫、饮食不节是常见的发病条件，瘀血、痰浊、湿热是基本的病理因素，本虚标实是基本病机特点。治疗注重辨病与辨证相结合，喜用经方、名方，如常把具有活血化瘀、消癥作用的桂枝茯苓丸改为汤剂治疗本病，加炙鳖甲、炮山甲、土鳖虫加强活血化瘀、缓消癥块之作用；加路路通、威灵仙通络解痉，以利小便排出。在临证中，尊古而不拘于古，往往根据临床经验创制新方，这些自拟方来源于临床实践，又在临床中反复验证，疗效堪佳，如合并慢性前列腺炎时常配合自拟方五草汤（车前草、鱼腥草、白花蛇舌草、益母草、茜草）。

徐福松认为本病的发生是因虚而致实，肾虚是发病的主要原因，为发病之本，血瘀下焦是发病之标。膀胱湿热和肺热气闭分别是前列腺增生症的诱因和伴随证型，癃闭日久可致水道不通，尿毒潴留，肾功能衰竭。宜以扶元补虚治其本，化瘀软坚治其标。虚应以益肾为主兼补脾，使肾之阴阳平衡、开阖有度、脾之升降有序、统摄有权；治标应活血化瘀、软坚散结、行气导滞，使腺体缩小、梗阻程度减轻。

李曰庆强调该病的基本病机为肾虚血瘀，辨证论治大多在此基础上进行。他认为年老肾虚为发病之本，瘀血内结为发病之标，本虚标实是本病的病机特点。治疗应以补肾活血为主，实践证明只要气行血畅，症状多可改善。由此在临床上用具有补肾活血功用的自拟方治疗，取得了较好临床效果。该方主要由黄芪、菟丝子、牛膝、肉桂、穿山甲、水蛭、王不留行、泽泻、肉苁蓉、浙贝母等组成。同时强调治疗本病要在补肾活血的基础上运用化痰散结之法，常用药物有夏枯草、海藻、昆布、生牡蛎、橘核、浙贝母等。

叶景华认为瘀血是前列腺增生的病理变化之一。其中医病因病机复杂多端，病程较长，久病致瘀致虚，故活血化瘀是治疗前列腺增生症的主要原则。痰、浊、败精、瘀血内停，阻塞膀胱，经络痹阻，气化不利，水道不畅而成癃闭；肾气虚衰，不能推动气血运行，致前列腺阴血瘀结而增生。治宜补肾活血化瘀，以标本兼治为原则。设立以补肾活血化瘀为主的通淋粉为基本方行辨病治疗，再根据症状辨证随证加减。通淋粉药用：肉桂 3g、炮山甲 10g、土鳖虫 10g、王不留行子 30g。研细末，吞服，每次 2g，每日 3 次。

秦国政认为本病病位在膀胱、精室，且与肺、脾、肝、肾及三焦密切关系。对本病的治疗要病证结合，首分虚实。以扶元补虚治其本，以通瘀消积治其标。标实者，常选用清热、利湿、化瘀、软坚之品组方，药用蒲公英、冬葵子、车前子、石韦、瞿麦、通草、三棱、莪术、怀牛膝、炒王不留行、路路通等。热咳嗽者，加全瓜蒌、前胡、枳壳、桔梗；口苦而干、苔黄腻者，加龙胆草、夏枯草；血尿者，加白茅根、生蒲黄、刺猬皮；尿痛者，加金钱草、海金沙；尿脓者，加败酱草、鱼腥草、仙鹤草；小便不利、少腹胀痛者，加石菖蒲、炮穿山甲等。本虚者，常选用补益肝肾、化瘀软坚之品组方，药用熟地黄、菟丝子、怀牛膝、续断、补骨脂、醋柴胡、炮穿山甲、炒王不留行、桂枝等。小便淋漓不尽者，加五加皮、益智仁、桑螵蛸；小便不爽者，加琥珀粉、沉香；下焦湿热者，加败酱草、赤芍；气虚瘀阻甚者，加生黄芪、刘寄奴等。

邓铁涛常以前列腺肥大方治疗 BPH，取得了较好效果。组方为黄芪 30g、荔枝核 10g、橘核 10g、王不留行 12g、滑石 20g、木通 10g、茯苓 15g、炒山甲 15g、甘草 5g、两头尖 10g、玉米须 30g。尿频、尿急、尿涩痛者，加珍珠草 15g、小叶凤尾草 15g；血淋者，加白茅根 30g、三叶人字草 30g、淡豆豉 10g。

印会河常从肝论治本病，因为现代医学所述的前列腺部位，正是足厥阴肝经循行所过之处，故不断增生肿大的前列腺压迫尿道所致的"癃闭"，可视作肝经瘀积所致。老年人前列腺肥大，常为肾脏精气亏损，阴阳失和，经脉不利，相火妄动，煎熬津血，致使痰凝瘀阻滞结肝经而成。可用疏肝散结之法，基本组成柴胡、牛膝、当归、赤芍、丹参、牡蛎、海藻、昆布、海浮石、玄参、贝母、夏枯草等，上药为粉，胶囊装制。本方具有消积散结、疏肝理气之功，经临床反复验证，疗效满意。

五、预防调护

1. 养成良好的饮食习惯，饮食宜清淡富有营养，多食蔬菜瓜果，保持大便通畅。现代研究表明，增生的腺体内胆固醇的含量为正常腺体的 2 倍，故改善饮食结构、少食胆固醇含量高的食物如蛋黄、肥肉、动物内脏等，多食鱼、海带等，对预防 BPH 发生具有积极意义。辛辣之物如辣椒、酒等，已发生前列腺增生者原则上应禁食，因为其易引起前列腺充血，加重排尿困难，甚者导致急性尿潴留。如确有饮酒嗜好者，应于午餐时少用，晚上不可饮用。

2. 鼓励前列腺增生症患者多饮水，多排小便，尤其对膀胱已有残余尿者更为重要，因为其可以加强对尿道的冲洗，冲淡残余尿，以防泌尿系感染，避免加重排尿困难。多饮水时间宜在中午，下午或晚上尽可能少用或不用。

3. 禁用能诱发或加重尿潴留的药物，如抗胆碱类药物阿托品、东莨菪碱、山莨菪碱（654-2）、颠茄片等，强效利尿药如呋塞米、依他尼酸等，抗精神病药如氯丙嗪、奋乃静等，平喘药如氨茶碱、麻黄素、奥西那林等，抗过敏药如异丙嗪、赛庚啶、茶苯海明、氯苯那敏等，其他如中药华山参片、枳实以及某些含氯苯那敏的药也尽可能不用。

4. 对采取手术（开放性手术、经尿道电切术）的 BPH 患者，要及时测血压、体温、脉搏和呼吸。要经常查看导尿管是否脱落、尿量多少、出血量如何等。当冲洗液清晰时，要及时拔除导尿管。

5. 对采取热疗（如射频、微波等）的 BPH 患者，由于留置导尿管时间较长，应经常更换新的导尿管，以防泌尿系感染。

6. BPH 患者由于排尿困难、尿次频多等，不敢参加社会活动，不敢出入公共场所，或者故意忍尿、憋尿，导致烦恼、抑郁。这种不健康的心理状态对疾病的康复极其不利。要让患者明白，人体衰老是生命的必然，前列腺增生症是一种老年病，只要积极治疗、加强锻炼，就能较好康复，提高生存质量。该病对人的生命并无直接危险，甚至有些 BPH 患者，当前列腺增生到一定程度，或到一定年龄后，前列腺体积反会缩小，症状也自然缓解。其正确态度应是：坚持治疗，对生活充满希望和信心。

7. BPH 患者要少骑自行车，避免久坐，如长时间坐着看电视、打麻将等。要经常变换体位，保持适度性生活，以防前列腺长时间充血、瘀血，使病情加重或诱发急性尿潴留。

8. 对在健康体检中发现前列腺增生的老年人，只要临床无任何排尿困难症状，且肝、肾功能正常，原则上等待观察治疗，不应急于处理，但应每年至少进行 1 次前列腺检查，以了解病情有无进展，是否有合并症，以便决定是否采取治疗措施。

9. 有些患者 BPH 病变呈隐袭性发展，来诊时出现尿毒症状，故老年男性如有排尿异常应及时就诊。

10. 前列腺增生症患者要定期检查 PSA。PSA 联合直肠指诊的前列腺癌检出率明显高于单独行直肠指诊。尽管 BPH 不会引起前列腺癌，但却是患前列腺癌的高危因素。

11. 科学合理辅以食疗，对 BPH 的康复具有积极意义，常用食疗方如下。

（1）向日葵心 30g、猪瘦肉 10g。同煎，吃肉喝汤，每日 1 次。

（2）杏梨石韦饮：苦杏仁 10g、石韦 12g、车前草 15g、大鸭梨 1 个、冰糖少许。把杏仁去皮尖打碎，鸭梨去核切块，与石韦、车前草加适量水共煮，待熟入冰糖。代茶饮，不限量。该方有泻肺火、利水道之功，用于肺热炽盛、下移三焦型前列腺增生症。

（3）利尿黄瓜汤：黄瓜 1 个，萹蓄 15g，瞿麦 10g，味精、盐、香油适量。先煎萹蓄、瞿麦，去渣取汁，把药汁重新煮沸，兑入黄瓜片，加调料，置冷后即可食用。

（4）参芪冬瓜汤：黄芪 20g，党参 15g，冬瓜 50g，味精、香油、盐适量。把黄芪、党参煮至冬瓜能食，加调料即成，可佐餐用。该方可健脾益气，升阳利尿。

（5）桂浆粥：肉桂 5g、车前草 30g、粳米 50g。先煎肉桂、车前草，去渣取汁，后入粳米煮粥，熟后加入红糖，空腹食用。该方可温阳利水，用于肾阳虚型前列腺增生症。

（6）南瓜子：把南瓜子作零食，常吃即可。

六、专方选介

1. 前列通闭汤　熟地黄 20g、山茱萸 15g、鹿角胶 20g、枸杞子 20g、补骨脂 15g、柴胡 15g、枳壳 15g、桃仁 12g、红花 10g、当归 12g、赤芍 15g、川芎 10g、三棱 10g、莪术 10g、青皮 10g、川楝子 12g、海藻 10g、王不留行 15g、车前子 10g、泽泻 10g、川牛膝 10g。加减：伴尿频、尿急、尿痛等下焦湿热者，加萹蓄、栀子各 15g，黄柏 20g；尿混浊如米泔者，加萆薢 10g、石菖蒲 10g；失禁者，去车前子、泽泻，加益智仁 10g、覆盆子 15g；伴血尿者，加白茅根 15g；夜尿频者，加覆盆子 15g；便秘者，加大黄（后下）6g、火麻仁 30g。随证加减，治疗 40 例前列腺增生症患者，并设对照组 40 例口服前列康片，两组均 30 天为 1 个疗程，服用 3 个疗程后观察疗效。结果表明，治疗组总有效率为 92.5%，对照组总有效率为 60.0%，两组差异有统计学意义（*P*<0.05）。

2. 滋肾通关片　由李东垣滋肾丸加减，主要由知母、黄柏、肉桂、鳖甲、王不留行、牡蛎组成，为广东省中医院院内制剂，规格：60 片/瓶，每次 10 粒，每日 3 次，连续服药 15 天为 1 疗程，总疗程 30 天。治疗 BPH 患者 80 例，经治疗 1 个月，显效 31 例（41.3%）、有效 26 例（34.7%）、无效 18 例（24%），总有效率为 76%，短期服用滋肾通关片可以改善 BPH 患者的排尿症状、提高最大尿流率、减少残余尿，但未能缩小前列腺体积，对轻度、中度 BPH 患者疗效肯定。

3. 通关丸合八味地黄丸加减　知母 15g、黄柏 15g、肉桂 10g、附子 10g、熟地黄 25g、山茱萸 15g、山药 15g、茯苓 15g、牡丹皮 15g、泽泻 15g、三棱 15g、莪术 15g、桃仁 15g、赤芍 15g。兼下焦湿热，症状明显而出现尿黄赤、尿道灼热疼痛、舌根部苔黄厚腻、脉弦滑数者，可加瞿麦 20g、萹蓄 20g、蒲公英 30g、白花蛇舌草 30g。治疗前列腺增生症 30 例，显效 13 例、有效 17 例，总有效率为 100%。

七、研究进展

（一）病因病机

前列腺增生症属中医"精癃"范畴。徐福松认为本病应先分虚实，虚者多为肾阳不足，治以益肾化气、软坚散结；实者多为湿热瘀阻，治以清热利湿、化瘀散结。李曰庆认为本病的基本病机为肾虚血瘀，其主张治疗以补肾活血为主，实践证明，只要气行血畅，症状多可改善。王琦在病机上尤重血瘀，治疗上以疏通为第一要义。秦国政认为本病属肾虚血瘀、水阻膀胱、决渎失司，治疗以扶元补虚治其本，以通瘀消积治其标。崔学教认为肾气虚是前列腺增生症发病的基础病因，治法以补肾益气、祛瘀软坚为主。高廷欣认为前列腺增生症的基本病机是膀胱气化不利合气机阻滞，应用气化通癃法治疗，方用春泽汤化气行水。宋春生等依据络病学说，认为前列腺入通于肺，前列腺疾病的局部病机为络脉不通，整体病机为肺络不畅，遵照"络以通为用"理论治疗前列腺疾病，以疏通脉络为基本法则。综上，我们认为肾虚是前列腺增生症发生之本，痰浊、瘀血、湿热是疾病发展过程中必然出现的病理现象，它们之间相互影响、互为因果。其病位在膀胱，与肺、脾、肾、三焦功能失调密切相关。证属本虚标实，临床以虚实兼杂多见（与上篇第一章"男科病国内外研究现状及前景"有关内容互参）。

前列腺作为雄激素的依赖性器官，其生长、结构的维持及功能的完整均需要睾丸提供的循环雄激素的支持。睾酮在 5α 还原酶的作用下转化为双氢睾酮，从而发挥雄激素对前列腺的刺激增长作用，导致前列腺肥大增生，这就是双氢睾酮学说；间质细胞在前列腺生长中起重要作用，动物实验表明将胚胎间质植入正常大鼠前列腺可诱发 BPH，而且增生程度与植入量呈正比；前列腺组织中的碱性成纤维细胞生长因子（bFGF）具有刺激有丝分裂、形态形成及血管生成等作用，有报道 bFGF 可促成纤维细胞有丝分裂，而 BPH 组织中的 bFGF 水平是正常前列腺组织的 2~3 倍，同时 BPH 中 bFGFmRNA 表达显著增高，能以旁分泌的方式刺激前列腺上皮细胞增生，导致 BPH；近年来关于一氧化氮（NO）对前列腺功能的调节研究越来越受到重视，有学者认为 NO 作为一种重要的细胞内信使，其生理活性的改变与 BPH 病理生理变化有一定关系。一氧化氮合酶（NOS）是 NO 生成的关键酶，通过免疫组化法可检测出 NOS 在前列腺基质神经纤维和腺上皮组织中均有表达，提示 NO 可能参与前列腺分泌功能的调节。

（二）治法研究

综合目前有关中医药治疗本病的报道，其治法主要有补肾法、活血化瘀法、益气健脾法、软坚散结法、化痰清利法，或两种及两种以上治法联合应用，如补肾化瘀散结法、补肾健脾散结法等，临床均取得了一定疗效。但同时也存在一定不足，如将"增生"均视为"瘀血阻滞"，一味大量应用活血化瘀或破瘀之品，如桃仁、红花、山甲、水蛭、地鳖等，结果非但效果不佳，且大伤正气；忽视了一些可改善血液流变性的补益之品，如健脾、补肾、调肝药物；将"尿潴留"与"水饮内停"等同，从而一味应用清利之品，如猪苓、泽泻、车前子等，结果病情反而加重；单纯辨证施治，治疗缺乏针对性；治疗方法比较单一，用药途径仍以口服为主等。据此郝朝军等指出在治法上应当：①标本兼顾，综合立法。本病病程较长，呈慢性过程，好发于 50 岁以上，肾虚乃发病之本，治疗当首顾本元；在慢性过程中，常因虚致湿热、痰凝、瘀血等，形成本虚标实之证，在治疗上宜标本兼治。②辨证辨病相结合。了解增生的病理特点，既要宏观辨证把握整体，又要微观辨证明确病理特征，使辨证与辨病有机统一，治疗要有针对性，疗效方能提高。③下病取上，提壶取盖。该病引起的小便不利、水液内停，治疗应注意从肺着手，加入宣肺之品，下病取上，欲降先升，往往可使症状得以缓解。④多途径给药。除口服药以外，应重视局部用药，如前列腺注射、直肠用药等，可进一步提高药物的利用度，起效尤为迅速。此外，尚需注意配合按摩、针灸、外敷、坐浴等法的应用。

（三）分型证治

近年来，尽管专方专药治疗本病取得了一定疗效，但辨证分型论治仍是其主要治法。张振东等将其分为两型。湿热蕴结型，药用金银花、黄柏、栀子、瞿麦、萹蓄、木通、甘草梢、牛膝、大黄；脾肾阳虚型，药用黄芪、党参、乌药、制附子、巴戟天、橘核、茯苓、炒穿山甲、车前子、女贞子。前列腺质硬者，加三棱、莪术；尿浊者，加萆薢、芡实等。治疗 BPH 82 例，结果显效 33 例、有效 36 例、无效 13 例。沈楚翘把该病辨证分为气（阳）虚型和阴虚型，前者用补肾利尿汤（黄芪、党参、桔梗、乌药、覆盆子、茯苓、泽泻、牡丹皮）；后者用养阴利尿汤（太子参、麦冬、石斛、乌药、山药、覆盆子、茯苓、泽泻、牡丹皮、知母、黄柏、车前子），也取得了较好效果。张国铿从肺、脾、肾三焦入手辨证论治：肺热气滞，以黄芩清肺饮加减；湿热下注，八正散加减；中气不足，补中益气汤加减；肾阳衰微，济生肾气丸加减。颜开明分四型治疗：阴虚火旺、阳无以化者，六味地黄汤加减；肾阳虚弱、命门火衰者，济生肾气丸加减；脾气虚弱、膀胱气化失职者，老人癃闭汤加减（黄芪、党参、王不留行、莲子、茯苓、白果、车前子、吴茱萸、肉桂）；膀胱积热、气化不利者，公英葫芦茶治之（冬葵子、车前子、瞿麦、萹蓄、石韦、葫芦茶、蒲公英、碧玉散、女贞子、墨旱莲、小蓟、苎麻）。林君玉分三型证治：脾肾阳虚型，治宜温补脾肾、化气行水，药用黄芪、附子、肉桂、丹参、泽泻、山药、茯苓、党参、淫羊藿、乌药。肾阴不足型，治宜育阴滋肾、通关利水，药用知母，黄柏、肉桂、生地黄、山萸肉、牡丹皮、泽泻、山药、苍术、女贞子。瘀浊湿热型，治宜化瘀祛浊、清热利湿。药用生大黄、木通、瞿麦、滑石、琥珀、牛膝、桃仁、红花、甘草。综合各种报道，前列腺增生症常见证型施治如下。

1. 湿热蕴结型　八正散合龙胆泻肝汤加减。
2. 脾肾气虚型　补中益气汤合济生肾气丸加减。
3. 气滞血瘀型　桂枝茯苓丸加减。
4. 气阴两虚型　六味地黄汤合黄芪甘草汤加减。
5. 肾阳衰微型　济生肾气丸加减。

（四）中药研究

1. 单药研究　董能本等发现补骨脂素能够显著降低 BPH 模型大鼠的前列腺湿重及体积；洪寅等发现桂枝水煎剂可明显降低 BPH 模型大鼠的前列腺湿重与前列腺指数，显著改善大鼠的前列腺病理组织学变化；成亮等研究发现参桂提取物可明显抑制大鼠前列腺增生，使大鼠尿程延长、尿量增加、剩余尿量减少、排尿阈值压均有下降；赵兴梅等发现蜣螂提取物可显著抑制去甲肾上腺素诱发兔离体膀胱三角的收缩，其中 85% 乙醇提取物还可显著抑制丙酸睾酮所致的小鼠前列腺增生；张立石等发现虎耳草提取物在体外可抑制成纤维细胞增生，诱导成纤维细胞凋亡，且有一定的量效关系，提示虎耳草可作为细胞凋亡诱导剂用于前列腺增生的治疗。此外，大豆异黄酮、榆白皮、枸杞子、紫锥花、人参等也经实验证明能够对抗实验性大鼠的前列腺增生。

2. 复方研究　具体如下。

1）前列安丸：由淫羊藿、蛇床子、冬葵子、黄柏等组成，对照组应用癃闭舒胶囊。结果两组总疗效比较无显著性差异，但在改善患者症状如夜尿次数、腰膝酸软、尿线情况以及提高患者最大尿流率、降低患者泌尿症状困扰评分方面，治疗组均明显优于对照组，且有较高的安全性。

2）消癃通闭胶囊：由山豆根、茯苓、川牛膝、桔梗、益母草、黄芪、肉桂、莪术、生薏苡仁等组成。用于治疗前列腺增生症，取得了较好疗效。药理研究表明本品可以明显抑制实验大鼠前列腺增生，表现为明显减少前列腺体积、降低前列腺湿重和干重及大鼠精囊腺的湿重、抑制前列腺小叶增生及腺上皮细胞分泌。

3）癃淋安康：主要由黄芪、补骨脂、茯苓、丹参、赤芍等组成。朱理璎用本品治疗 BPH 173 例，疗效满意。实验表明，它具有拮抗外源性激素所致大鼠雄激素紊乱的作用，并对雄激素紊乱有调节和平衡作用，即本药对大鼠外源性激素紊乱有双向调节和平衡作用，镜下观察各实验组大鼠前列腺组织，发现本品对间质纤维增生有一定的治疗和恢复作用。

4）复方琥角片：由鹿角片、琥珀等组成。彭培初以本品治疗 BPH 50 例，并设 30 例尿通治疗为对照组。结果表明，复方琥角片组排尿难度积分、夜尿次数均比对照组减少，前列腺腺体缩小率、平均尿流率均高于对照组（$P<0.01$，$P<0.05$）。实验表明，本中药对大、小鼠实验性前列腺增生有明显抑制作用，表现为前列腺重量减轻、指数变低、抑制腺上皮乳头状增生、减轻前列腺腔分泌物潴留（与上篇第一章"男科病国内外研究现状及前景"有

关内容互参）。

（五）外治疗法

1. **针灸疗法** 黄移生等采用秩边齐刺为主，配伍旁水道、旁归来等穴单纯针刺，治疗良性前列腺增生症 200 例，总有效率达 88.0%。认为针刺可通过神经调节功能、调节腺体微循环、改善腺体内部结构、抑制前列腺增生、减轻尿道受压情况，从而达到治疗目的。

李璟等采用多中心协作随机对照的方法，将 150 例患者随机分为芒针组（72 例）和常规针刺组（78 例），选用中极、秩边为主穴，进行针刺治疗，治疗 2 个疗程后观察疗效，芒针组有效率为 83.3%，常规针刺组有效率为 44.9%。芒针组能有效改善 I-PSS 症状积分、增加尿流率、减少残余尿量，与常规针刺组比较有统计学意义（$P<0.05$）。

张永刚等将 84 例患者随机平均分为观察组和对照组，对照组口服坦索罗辛缓释胶囊；观察组在对照组治疗基础上，加用电针针刺足运感区、曲骨、关元、中极、横骨穴予以治疗。结果发现观察组总有效率为 92.9%，对照组为 76.2%，观察组治疗后 I-PSS 评分、QOL 评分、MFR 和 PVR 变化均优于对照组（$P<0.05$ 或 $P<0.01$）。认为在西药常规治疗基础上联合头部电针法能够提高良性前列腺增生的临床疗效。

Wang 等对 80 例前列腺增生症患者选用双足运感区、生殖区进行针刺治疗，观察到治疗后有效率为 72.5%，治疗后最大尿流率、残余尿量、I-PSS 积分、QOL 评分等均有改善。

王占伟等选用两组穴位：肾俞、中极、三阴交、百会，次髎、曲骨、阴陵泉、阿是穴（会阴左右旁 0.5 寸处，共 2 穴），让患者选取合适体位，对所选的穴位常规消毒，采用微火针（0.35mm×25mm 毫针）在酒精灯上烧红针尖后，快速点刺上述穴位各 2~3 针，深度 0.2~0.5 寸，然后用酒精棉球轻轻按压针孔片刻，针孔易感染者覆盖创可贴。经 2 个疗程的治疗，总有效率达 97.3%。

严伟等令患者平卧，将发酵附子饼放在关元穴，药饼上置圆锥形艾炷施灸，治疗肾阳虚型前列腺增生症 47 例。治疗 6 周后，发现艾灸能改善 I-PSS 积分和中医症状积分、提高最大尿流率及减少膀胱残余尿量。

徐浩等选用中极、关元、水道等穴施以温针灸治疗前列腺增生症 66 例。治疗 4 个疗程后，总有效率达 96.96%。

2. **药物熏洗坐浴疗法** 贾美华以芒硝为主组方：芒硝、益母草、天花粉、生葱各 30g，大黄、白芷、艾叶、车前子各 10g。水煎取药液约 2000ml 倾于盆内，坐盆上先熏蒸，水温稍降后以毛巾浸渍药液熨洗会阴部，待水温能耐受时坐入盆中，直至水凉为止，每日 2~3 次。据观察，使用本法 10~20 日后，前列腺体积明显缩小、尿路梗阻症状改善。

3. **外敷疗法** 张德才用葱白 5 节，捣烂成饼，入麝香 1g，贴脐热敷，治疗前列腺增生所致急性尿潴留，1 小时后可排尿 150ml，用药 3 日，每日小便约 1600ml。也有人用豆豉、山栀子、青葱、食盐共捣成饼，或用麝香与田螺捣烂，与麝香匀和，水调敷关元穴，也获得了较好效果。张信义用皂矾、黄药子研粉敷脐，治疗前列腺增生性尿潴留，取得满意效果。方法为：将皂矾、黄药子各少许研成药末，置于患者脐中，上覆一毛巾，然后取温水逐步从毛巾上向脐中滴入，使皂矾、黄药子慢慢在脐部熔化、吸收，一般在半小时左右即开始排尿，若半小时仍无排尿，可重复使用，大多使用 2~3 次即可排尿。

（六）评价及瞻望

前列腺增生症是老年男性常见病之一，不仅引起下尿路梗阻、出现排尿困难，还容易导致出血、感染、结石、憩室和梗阻性肾功能不全等，病情比较复杂，所以在临床诊治时要予以高度重视。在治疗上手术仍是主要方法。随着科技发展，各科非手术疗法不断面世，如各种介入疗法等，这必将给提高前列腺增生症的治疗效果带来希望。

近年来在中医药防治本病研究方面取得了一定进展，显示了良好的发展前景，辨治本病多以老年肾虚、气虚为本，痰瘀凝滞或湿热内蕴为标选方用药。其治疗手段较多，如药物内服、药物外用、针灸、按摩等，均有一定疗效。目前存在的问题主要有：临床研究设计欠合理，缺乏全国多中心、大样本的随机试验研究，实验研究开展的较少，药物剂型仍以汤剂为主等。今后应在已往研究成果的基础上，使临床研究科学化，尽快制定统一标准，成立全国前列腺增生防治协作组，开展本病的前瞻性研究，加大有效方药的筛选力度，以及对疗效确切方药有效成分的分析，加快中药剂型改革步伐，加强非药物疗法对本病的防治。我们相信，随着这些工作深入广泛的开展，不久的将来必然会形成具有中国特色的前列腺增生症防治手段，造福更多患者。

第五节　前　列　腺　癌

前列腺癌在世界范围内发病率在男性所有恶性肿瘤中位居第二。近年来前列腺癌的发病率在我国也日渐增高，已引起有关方面的高度重视。由于本病症状隐匿，易与其他病相混淆，常不能获得及时诊治。根据其临床表现，本病可归属于中医学"癃闭"、"淋证"、"血证"等范畴。

一、病因病机

（一）流行病学

据报道，在美国每年新增前列腺癌病例 10 万以上，且随年龄增长发病率明显提高。据美国统计，人群中 50 岁以上男性尸解前列腺癌发生率占 30%，而 80~90 岁男性前列腺癌中 50% 以上有镜下癌。我国前列腺癌的发生率随着生活水平提高、人均寿命延长，也日渐增高，上海市 1963~1965 年发病率为 0.01（1/10 万），1972~1979 年则上升到 1.3；北京市 1985~1987 年发病率和死亡率分别为 2.41 和 1.19。根据我国癌症中心的最新数据，前列腺癌自 2008 年起成为泌尿系统中发病率最高的肿瘤，2009 年的发病率达到 9.92/10 万，在男性恶性肿瘤发病率排名第 6；死亡率达到 4.19/10 万，在所有男性恶性肿瘤中位居第 9。2012 年世界范围的调查结果显示，1988~1994 年，中国每年前列腺癌发病率的增长率为 2.1%，而 1994~2002 年，前列腺癌的发病率每年增长 13.4%。

（二）现代医学研究

前列腺癌的发病原因目前尚未明了，许多学者认为下列因素可能与本病的发生关系密切。

（1）遗传因素：研究发现本病有明显的家族史，在其亲属中发病率较高，故推测可能与遗传有关。目前，针对中国前列腺癌患者进行的全基因组关联研究发现，9q31.2（rs817826）和 19q13.4（rs103294）与中国人前列腺癌相关，这也证实了中国人群与欧美人群前列腺癌遗传易感性的差异，这两个 SNP 有望用于中国人前列腺癌的风险预测。

（2）性激素失调：在青春期前切除睾丸不会患前列腺癌，肿瘤在雄激素的作用下可迅速发展；NKNeal 观察发现，前列腺癌多发于中老年，但实际开始于雄激素作用下的"年轻"腺体而非"衰老"腺体，有人指出青春期性激素过多是助癌因素。有调查表明，性活动过早、子女数较多的人，前列腺癌发病率较高。另外，使用雌激素可使肿瘤生长缓慢。以上证据表明，男性性激素平衡紊乱可能是本病发生的重要因素。

（3）生活环境因素：有人认为高脂饮食可诱发本病，在工作环境中接触镉易诱发前列腺癌。

（4）感染因素：据调查，前列腺癌患者既往多有泌尿生殖系感染史，故有人推测慢性炎症刺激可能是本病发生的诱因，但到目前为止缺乏充分的证据。

（三）中医学认识

1. 痰瘀凝结　年老体衰，正气亏虚，瘀血内生，或房劳过度，阴虚火旺，炼津为痰，痰瘀凝结而发本病。

2. 湿热毒邪内结　素食辛辣、膏粱厚味，酿生湿热，湿热内蕴，久郁化毒，湿热毒邪结于下焦而发本病。

3. 气血亏虚　疾病日久，精室宿毒，耗伤气血，阴阳俱损，导致全身衰竭。

二、临床诊断

（一）辨病诊断

1. 临床表现

（1）症状：早期可无明显症状，但随着病情发展，可出现尿频、尿急、排尿困难、尿流变细、尿流缓慢、夜尿增多等。若合并感染可出现尿频、尿急、尿痛等膀胱刺激征。早期前列腺癌即可转移，约5%的患者因转移而出现症状来就诊。常见移行症状为腰骶部疼痛，并向髋、腰部放射。骨转移引起局部骨骼疼痛，肺转移可见咳嗽、胸痛、胸腔积液等，肝转移时右上腹部可打到肿块，淋巴结转移常在骨上触及肿块等。淋巴结转移最常见，其次是骨转移，但骨转移在诊断上尤具价值。后期出现全身症状，如消瘦、乏力、贫血、肾功能损害、血尿等。

（2）体征：肛诊是该病的重要检查方法，但早期未必能及时发现，病变发展到一定程度，可触摸到多个大小不等结节，或结节大如鸡蛋，质地坚硬如石，高低不平，邻近的精囊也可变大、变硬。

2. 现代仪器诊断或病原学诊断

（1）血清酸性磷酸酶（ACP）测定：前列腺酸性磷酸酶（PAP）是由前列腺上皮细胞分泌的一种酸性磷酸酶，前列腺癌组织也能分泌，由于癌肿阻塞腺管及向远处转移，PAP无法排出而直接渗入血液，故 ACP 升高。ACP 正常值<2.5μg/L，50%~70%的患者可增高。其可作为前列腺癌的辅助诊断。需注意，在测定 ACP 前 24 小时内严禁前列腺按摩。

（2）前列腺特异性抗原（PSA）测定：PSA 是目前前列腺癌最敏感的标志物，可用于前列腺癌的早期诊断。但前列腺受到挤压后，PSA 值会出现假阳性，因而做 PSA 测定的前 2 周禁忌前列腺肛诊。

（3）B 超检查：有助于早期发现前列腺癌，表现为前列腺包膜反射不连续、不光滑，内部回声不均匀，左右对比不对称。CT 诊断率不如 B 超。

（4）同位素扫描：^{87m}Sr、^{99m}Tc 等放射性同位素骨骼扫描，能早期正确发现骨转移病灶。

（5）前列腺活组织检查：是确诊前列腺癌的绝对依据。常用活检方式如下。①经直肠前列腺穿刺活检：准确、可靠，是最常用的一种方式。②经会阴穿刺活检：准确性较差，阳性率低，在 B 超引导下穿刺可提高准确性。③前列腺细针抽吸细胞学检查：可经直肠前列腺细针抽吸后行细胞学检查，优点是准确、痛苦小，缺点是不易区分良性非典型细胞与分化较好的前列腺癌细胞。

3. 病理诊断　前列腺癌的病理分期推荐使用 Gleason 评分系统，前列腺癌组织分为主要分级区和次要分级区，每区的 Gleason 分值为 1~5，Gleason 评分把主要分级区和次要分级区的 Gleason 分值相加，形成癌组织分级常数。分级标准见表 2-5-3。

表 2-5-3　前列腺癌 Gleason 分级的病理形态

Gleason 分级	病理形态
1	单个腺体大小相对一致，形成边界清晰的结节；这个级别罕见
2	单个腺体大小相对一致，但是形成的结节周围稍微不规则，肿瘤性腺体轻度浸润到周围的非肿瘤前列腺组织；这个级别少见，主要见于移行区的腺癌
3	肿瘤细胞形成单个腺体，肿瘤性腺体浸润和穿插在正常的腺体之间；腺体的大小和形态变化大，一般腺体大小比 Gleason1 级和 2 级要小
4	小的腺体融合、腺腔形成差的腺体、筛状结构腺体、肾脏小球样腺体、肿瘤细胞超肾样结构、前列腺导管腺癌
5	单个肿瘤细胞或形成肿瘤细胞呈条索状生长，不形成腺腔而是成片生长的肿瘤细胞，筛状结构伴有粉刺样坏死

4. 前列腺癌的一些亚型和特殊形态的腺癌的 Gleason 评分

（1）前列腺导管腺癌：Gleason 分级为 4 级。

（2）前列腺黏液腺癌：依黏液中的腺体结构而定，即忽视黏液而依据腺体的结构给予 Gleason 分级和评分。

（3）前列腺腺癌细胞含有细胞质内空泡（印戒样细胞）：应该忽视这些空泡，根据腺体本身的结构给出 Gleason 分级和评分。

（4）前列腺腺癌含有胶原性微结节（黏液性纤维增生）：忽略胶原性微结节，根据腺体的结构给出 Gleason 分级和评分。

（5）泡沫样腺体前列腺癌：忽略泡沫样细胞质，根据腺体本身的结构给出 Gleason 分级和评分。

（6）假增生性前列腺腺癌：Gleason 分级为 3 级。

（7）前列腺小细胞癌：不进行 Gleason 分级和评分。

5. 分期诊断　前列腺癌分期可以指导选择治疗方法和评价预后。通过 DRE、CT、MRI、骨扫描以及淋巴结切除来明确分期，推荐 2002 年 AJCC 的 TNM 分期系统，见表 2-5-4。

（1）T 分期：表示原发肿瘤的局部情况，主要通过 DRE、MRI 和前列腺穿刺阳性活检数目和部位来确定，肿瘤病理分级和 PSA 可协助分期。

（2）N 分期：表示淋巴结情况，只有通过淋巴结切除才能准确了解淋巴结转移情况。CT、MRI 和 B 超可协助 N 分期。N 分期对准备采用治愈性疗法的患者较重要。分期低于 T2、PSA<20ng/ml 和 Gleason 评分≤6 的患者淋巴结转移的概率<10%。N 分期的金标准是开放或腹腔镜淋巴结切除术。

（3）M 分期：主要针对骨转移，全身核素骨显像、MRI、X 线检查是主要的检查方法。一旦前列腺癌诊断确立，建议进行全身核素骨显像检查。如果核素骨显像发现可疑病灶又不能明确诊断可选择 MRI 等检查明确诊断。

表 2-5-4　前列腺癌 TNM 分期（AJCC，2002 年）

原发肿瘤（T）			
临床		病理（pT）*	
Tx	原发肿瘤不能评估	pT$_2$*	局限于前列腺
T$_0$	无原发肿瘤证据	pT$_{2a}$	肿瘤局限于单叶的 1/2
T$_1$	不能被扪及和影像学难以发现临床隐匿肿瘤	pT$_{2b}$	肿瘤超过单叶的 1/2 但限于该单叶
T$_{1a}$	偶发肿瘤，体积小于所切除组织体积的 5%	pT$_{2c}$	肿瘤侵犯两叶
T$_{1b}$	偶发肿瘤，体积大于所切除组织体积的 5%	pT$_3$	突破前列腺
T$_{1c}$	穿刺活检发现肿瘤（如由于 PSA 升高）	pT$_{3a}$	突破前列腺
T$_2$	局限于前列腺内的肿瘤	pT$_{3b}$	侵犯精囊
T$_{2a}$	肿瘤局限于单叶的 1/2（≤1/2）	pT$_4$	侵犯膀胱和直肠
T$_{2b}$	肿瘤超过单叶的 1/2 但仅限于该单叶		
T$_{2c}$	肿瘤侵犯两叶		
T$_3$	肿瘤突破前列腺包膜**		
T$_{3a}$	肿瘤侵犯包膜外（单侧或双侧）		
T$_{3b}$	肿瘤侵犯精囊		
T$_4$	肿瘤固定或侵犯除精囊外的其他邻近组织结构，如膀胱颈、尿道外括约肌、直肠、肛提肌和（或）盆壁		

续　表

原发肿瘤（T）			

区域淋巴结（N）***

临床		病理（pN）	
N_x	区域淋巴结不能评价	pN_x	无区域淋巴结取材标本
N_0	无区域淋巴结转移	pN_0	无区域淋巴结转移
N_1	区域淋巴结转移	pN_1	区域淋巴结转移

远处转移（M）****

M_x	远处转移无法评估
M_0	无远处转移
M_1	
M_{1a}	有区域淋巴结以外的淋巴结转移
M_{1b}	骨转移
M_{1c}	其他器官组织转移

分期编组

Ⅰ期	T_{1a}	N_0	M_0	G_1
Ⅱ期	T_{1a}	N_0	M_0	G_2，$G_3 \sim G_4$
	T_{1b}	N_0	M_0	任何 G
	T_{1c}	N_0	M_0	任何 G
	T_1	N_0	M_0	任何 G
	T_2	N_0	M_0	任何 G
Ⅲ期	T_3	N_0	M_0	任何 G
Ⅳ期	T_4	N_0	M_0	任何 G
	任何 T	N_1	M_0	任何 G
	任何 T	任何 N	M_1	任何 G

病理分级

G_X	病理分级不能评价
G_1	分化良好（轻度异形）（Gleason 2~4）
G_2	分化中等（中度异形）（Gleason 5~6）
$G_3 \sim G_4$	分化差或未分化（重度异形）（Gleason 7~10）

注：1. ＊表示穿刺活检发现的单叶或两叶肿瘤，但临床无法扪及或影像学不能发现的定为 T_{1c}；2. ＊＊表示侵犯前列腺尖部或前列腺包膜但未突破包膜的定为 T_2，非 T_3；3. ＊＊＊表示不超过 0.2cm 的转移定为 pN_1mi；4. ＊＊＊＊表示当转移多于一处，为最晚的分期。

6. 危险因素分析判断 根据血清 PSA、Gleason 评分和临床分期将前列腺分为低、中、高危 3 个等级，以便指导治疗和判断预后，见表 2-5-5。

表 2-5-5 前列腺危险因素等级

指标 2	低危	中危	高危
PSA（ng/ml）	<10	10~20	>20
Gleason 评分	≤6	7	≥8
临床分期	≤T_{2a}	T_{2b}	≥T_{2c}

7. 常用的化疗方案 见表 2-5-6。

表 2-5-6 常用化疗方案

类型	具体方法
DP 方案	多西紫杉醇 60~75mg/m²，静脉注射，第 1 日；泼尼松 5mg，口服，每日 2 次，第 1~21 日；21 日为 1 周期
MP 方案	米托蒽醌 10~12mg/m²，静注，第 1 日；泼尼松 5mg，口服，每日 2 次，第 1~21 日；21 日为 1 周期
EMP 方案	雌二醇氮芥 600mg/（m²·d），分 2 次口服，共 3~4 个月
CFP 方案	顺铂 50mg/m²，静脉滴注，第 1 日；环磷酰胺 500mg/m²，静脉注射，第 1 日；氟尿嘧啶 500mg/m²，静脉滴注，第 1 日；21 日为 1 周期
FAM 方案	多柔比星 50mg/m²，静脉注射，第 1 日；丝裂霉素 5mg/m²，静脉注射，第 1、2 日；氟尿嘧啶 750mg/m²，静脉滴注，第 1、2 日；21 日为 1 周期

（二）辨证诊断

患者早期常无症状，随着病情发展，会出现排尿困难、潮热盗汗、神疲乏力、腰膝酸软、舌暗，苔薄，脉细数等，或脉细涩等。常见证型如下。

1. 气滞血瘀型 初期无明显症状，肛诊可触及前列腺结节坚硬如石，或尿频、尿急、尿等待，少腹胀痛。舌质暗，有瘀点，脉涩。

辨证要点：尿频、尿急、尿细如线、尿等待，少腹胀痛，肛诊可触及前列腺结节，坚硬如石。舌暗，有瘀点，脉涩。

2. 湿热下注型 尿频、尿急、尿痛，小便淋沥不畅，小便短赤，口苦烦躁。舌质红，苔黄腻，脉濡数或滑数。

辨证要点：尿频、尿急、尿痛、小便淋沥不畅。舌质红，苔黄腻，脉濡数或滑数。

3. 肾阴亏虚型　小便滴沥不畅，或伴血尿，肛诊可触及前列腺结节或肿块，潮热盗汗，腰膝酸软，五心烦热，口干咽燥。舌红，少苔，脉细数。

辨证要点：小便滴沥不畅，潮热盗汗，腰膝酸软，头晕耳鸣。舌红，少苔，脉细数。

4. 肾阳虚衰型　小便不能或滴沥不爽，尿频、排出无力，腰膝酸软，头晕耳鸣，形寒肢冷。舌淡，苔薄白，边有齿痕，脉细弱无力。肛诊可触及肿大的前列腺。

辨证要点：尿频、尿急、排尿困难，甚者尿闭不通，形寒肢冷，腰膝酸软，头晕耳鸣，乏力。舌淡，苔薄白，边有齿痕，脉沉细无力。

5. 气血亏虚型　尿闭不通，神疲乏力，形体消瘦，面色㿠白，纳差，下肢浮肿，肛诊前列腺肿大坚硬。舌淡，苔薄白，脉细弱无力。此型多见于疾病晚期或前列腺癌术后。

辨证要点：排尿困难较重，甚者尿闭不通，形体消瘦，神疲乏力，面色不华。舌淡，苔薄白，脉细弱无力。

三、鉴别诊断

本病当与慢性前列腺炎、前列腺增生症、前列腺结核、前列腺结石、前列腺肉瘤、膀胱肿瘤等相鉴别，详见有关章节。

四、临床治疗

（一）提高临床疗效的基本要素

1. 及早诊断　前列腺癌早期常无症状且可发生转移，为及时诊断和治疗带来困难。凡年龄在 50 岁以上，无论有无排尿异常或其他症状，都应定期进行前列腺检查，如肛诊、前列腺 B 超、PSA 测定等。对高度怀疑者，应进行前列腺组织穿刺活检，以明确诊断，及早采取治疗措施。

2. 详辨虚实　在明确诊断、辨病治疗的同时，应根据患者的具体情况辨证用药。初期正气未衰，邪气较盛，多属实证；中期前列腺癌肿增大，排尿困难明显，属虚实兼杂；后期属虚证。初期当祛邪为主，中期攻补兼施，后期以补益为主。

3. 中西汇通　前列腺癌一经确诊，常采取手术切除或放、化疗。这些疗法尽管可切除病灶，或杀死、杀伤癌细胞，但又有许多不良反应，可使正气大虚，生存质量较差。若辨证使用中药，可增效减毒，又可增强机体免疫力，改善患者生存质量。

（二）辨病治疗

1. 观察治疗　对明确诊断的患者进行密切观察，直到有局部症状（下尿路梗阻、疼痛和骨相关事件等）出现，才对其采取姑息性治疗，如下尿路微创术、内分泌治疗、放疗等，以缓解转移病灶症状，是一种保守治疗前列腺癌的方法。用于不愿意或体弱不适合接受主动治疗的前列腺癌患者。观察等待指征：①晚期（M_1）患者。②预期寿命小于 5 年的患者，充分告知但拒绝接受积极治疗引起的不良反应。③临床 $T_1 \sim T_2$、分化良好（Gleason 2～4）的前列腺癌，患者预期寿命大于 10 年，充分告知但拒绝接受积极治疗。

主动监测：对已明确诊断、有治愈适应证，但因担心生活质量、手术风险等，不即刻主动治疗者，要密切随访，在肿瘤进展达到预期设定的疾病进展阈值时再给予治疗。主要针对临床风险较低且有根治可能的前列腺癌患者。

2. **手术治疗** 是治愈局限性前列腺癌最有效的方法之一。主要手术方式有传统的开放性经会阴、经耻骨后前列腺癌根治术，以及近年发展的腹腔镜前列腺癌根治术和机器人辅助腹腔镜前列腺癌根治术。

（1）**适应证**：用于可治愈的前列腺癌。适应证要考虑肿瘤的临床分期、预期寿命和总体健康状况。

1）临床分期：①T_1~T_{2c}期推荐根治手术。②T_{3a}期推荐手术。③T_{3b}~T_4期严格筛选后（如肿瘤未侵犯尿道括约肌或未与盆壁固定、肿瘤体积相对较小）可行根治术并辅以综合治疗。④有学者主张 N_1 期对淋巴结阳性患者行根治术，术后予以辅助治疗，可使患者生存受益。

2）预期寿命：预期寿命≥10 年者可选择根治术。

3）健康状况：原则上只要身体状况良好，没有严重心肺疾病的患者适合根治术。

4）PSA 或 Gleason 评分高危患者的处理：对于 PSA≥20 或 Gleason 评分≥8 的局限性前列腺癌患者符合上述分期和预期寿命条件的，行根治术后可给予其他辅助治疗。

（2）**禁忌证**：①患有严重的心血管疾病、肺功能不良等。②有严重出血倾向或血液凝固性疾病。③骨转移或其他远处转移。④预期寿命不足 10 年。

3. **内分泌治疗** 目前临床内分泌治疗的方案主要有：单纯去势（手术或药物去势，Castration）、单一抗雄激素治疗（AAM）、雄激素生物合成抑制剂、最大限度雄激素阻断（MAB）、根治性治疗前新辅助内分泌治疗（NHT）、间歇内分泌治疗（IHT 或 IAD）、根治性治疗后辅助内分泌治疗（AHT）。

（1）**适应证**：①转移前列腺癌，包括 N_1 和 M_1 期（去势、最大限度雄激素阻断）。②局限早期前列腺癌或局部进展前列腺癌，无法行根治性前列腺切除术或放射治疗（去势、最大限度雄激素阻断、间歇内分泌治疗）。③根治性前列腺切除术或根治性放疗前的新辅助内分泌治疗（去势、最大限度雄激素阻断）。④配合放射治疗的辅助内分泌治疗（去势或最大限度雄激素阻断）。⑤治愈性治疗后局部复发，但无法再行局部治疗（去势或最大限度雄激素阻断、间歇内分泌治疗）。⑥治愈性治疗后远处转移（去势、最大限度雄激素阻断、间歇内分泌治疗）。⑦去势抵抗期的雄激素持续抑制（去势、雄激素生物合成抑制剂）。

（2）**方法**：具体介绍如下。

1）去势疗法：常用方法如下。①手术去势：可使睾酮迅速且持续下降至极低水平（去势水平）。②药物去势：常用药物有亮丙瑞林、戈舍瑞林（goserelin）、曲普瑞林（triptorelin）等。也可使用雌性激素。

2）单一抗雄激素治疗（AAM）：单一应用较高剂量的雄激素受体拮抗剂，可抑制雄激素对前列腺癌的刺激作用及雄激素依赖前列腺癌的生长，而且几乎不影响患者血清睾酮和黄体生成素的水平。适用于治疗局部晚期、无远处转移的前列腺癌，即 $T_{3~4}N_xM_0$。推荐用非类固醇抗雄激素类药物，如比卡鲁胺 150mg，每日 1 次。

3）雄激素生物合成抑制剂治疗：前列腺癌经去势治疗后，体内仍存在低水平雄激素，前列腺也可产生雄激素。常用的醋酸阿比特龙可抑制雄激素合成途径的关键酶 CYP17，从而抑制睾丸、肾上腺和前列腺癌细胞的雄激素合成。

4）最大限度雄激素阻断：可同时去除或阻断睾丸来源和肾上腺来源的雄激素。常用方法为去势加抗雄激素药物。抗雄激素药物主要是非类固醇抗雄激素类药物如比卡鲁胺。

5）根治性治疗前新辅助内分泌治疗：适应于 T_2、T_{3a} 期。目的是在根治性前列腺切除术前，对前列腺癌患者进行一定时间的内分泌治疗，以缩小肿瘤体积、降低临床分期、降低前列腺切缘肿瘤阳性率。

6）间歇内分泌治疗：其优势包括提高患者生活质量，降低治疗成本，可能延长肿瘤对雄激素依赖的时间。治疗模式多采用 MAB 方法，也可用药物去势。

7）根治性治疗后辅助内分泌治疗：是前列腺癌根治性手术后或根治性放疗后，辅以内分泌治疗。适应证：①根治术后病理切缘阳性。②术后病理淋巴结阳性（pN+）。③术后病理证实为 T_3 期（pT_3）或 ≤T_2 期但伴高危因素（Gleason>7，PSA≥20ng/ml）。④局限性前列腺癌若伴有 Gleason>7，PSA≥20ng/ml，在根治性放疗后可进行 AHT。⑤局部晚期的前列腺癌放疗后可进行 AHT。可采用的方式为最大限度雄激素阻断、药物或手术去势、抗雄激素治疗。

4. 外放射治疗（EBRT） 和手术治疗一样，是前列腺癌的根治性手段。适用于各期前列腺癌患者。前列腺癌外放射治疗的适应证和推荐意见见表 2-5-7。

表 2-5-7 前列腺癌外放射治疗的适应证和推荐意见

危险度分级	方案选择	外放疗联合 ADT 原则
低危	放疗和手术均是首选方法，老年患者建议首选放疗	IMRT/3D-CRT，建议有条件的医院每日使用 IGRT
中危	放疗和手术均是首选方法，老年患者建议首选放疗	IMRT/3D-CRT±短程新辅助/同期/辅助 ADT（4~6 个月），建议有条件的医院每日使用 IGRT
高危	放疗是首选方法	IMRT/3D-CRT＋长程新辅助/同期/辅助 ADT（2~3 年），建议有条件的医院每日使用 IGRT
局部进展	放疗是首选方法，前列腺无固定的患者也可选择手术	IMRT/3D-CRT＋长程新辅助/同期/辅助 ADT（2~3 年），建议有条件的医院每日使用 IGRT
淋巴结转移	放疗联合内分泌治疗，一般状况差、不能耐受者可选择单纯 ADT	IMRT/3D-CRT＋长程新辅助/同期/辅助 ADT（2~3 年），建议有条件的医院每日使用 IGRT
远处转移	首选 ADT，放疗可作为减症治疗手段	IMRT/3D-CRT，四肢或远离重要器官的骨转移可使用传统二维放疗
术后放疗	辅助放疗：适用于术后 pT_3~pT_4，或切缘阳性，或 GS8~GS10 者 挽救放疗：适用于术后 PSA 未降至测不出水平，或生化复发	从术后症状（如尿失禁）缓解开始，原则上不超过 1 年，尽早开始，或在 PSA<1ng/ml 且 PSA 倍增时间短的时候开始

注：三维适形放射治疗（3D-CRT）、强调放射治疗（IMRT）、图像引导下的放射治疗（IGRT）、内分泌治疗（ADT）

5. 化疗 前列腺癌常用化疗方案见表 2-5-8。

表 2-5-8 常用的化疗方案

类型	具体方法
DP 方案	多西紫杉醇 60~75mg/m², 静脉注射, 第 1 日; 泼尼松 5mg, 口服, 每日 2 次, 第 1~21 日; 21 日为 1 周期
MP 方案	米托蒽醌 10~12mg/m², 静脉注射, 第 1 日; 泼尼松 5mg, 口服, 每日 2 次, 第 1~21 日; 21 日为 1 周期
EMP 方案	雌二醇氮芥 600mg/(m²·d), 分 2 次口服; 共 3~4 个月
CFP 方案	顺铂 50mg/m², 静脉滴注, 第 1 日; 环磷酰胺 500mg/m², 静脉注射, 第 1 日; 氟尿嘧啶 500mg/m², 静脉滴注, 第 1 日。21 日为 1 周期
FAM 方案	多柔比星 50mg/m², 静脉注射, 第 1 日; 丝裂霉素 5mg/m², 静脉注射, 第 1、2 日; 氟尿嘧啶 750mg/m², 静脉滴注, 第 1、2 日; 21 日为 1 周期

此外, 可根据患者具体情况选用前列腺癌近距离照射治疗、试验性前列腺癌局部治疗等。做好前列腺癌的随访。

（三）辨证治疗

1. 辨证施治

（1）气滞血瘀型

治法: 化瘀散结, 理气通络, 佐以解毒。

方药: 桃红四物汤加减。桃仁 12g、红花 15g、当归 15g、赤芍 15g、郁金 15g、柴胡 10g、荔枝核 10g、水蛭 5g（另研末冲服）、半枝莲 30g、白花蛇舌草 30g、七叶一枝花 30g、猪苓 15g、泽兰 15g、黄芪 30g、甘草 6g。

（2）湿热下注型

治法: 清利湿热, 解毒散结。

方药: 八正散合五味消毒饮加减。滑石 30g、萹蓄 12g、瞿麦 12g、车前子 25g（另包）、大黄 10g、金银花 30g、山慈菇 10g、蒲公英 20g、紫花地丁 20g、七叶一枝花 15g、白花蛇舌草 30g、半枝莲 25g、生薏苡仁 30g、莪术 15g、甘草 10g。

（3）肾阴亏虚型

治法: 滋阴清热, 解毒散结。

方药: 知柏地黄汤加味。熟地黄 15g、山萸肉 15g、生山药 20g、牡丹皮 12g、泽泻 15g、茯苓 15g、太子参 25g、七叶一枝花 15g、半枝莲 25g、山慈菇 10g、莪术 10g、赤芍 15g、知母 10g、黄柏 12g。

（4）肾阳虚衰型

治法: 温肾助阳, 解毒散结。

方药：济生肾气丸加减。熟地黄 15g、山萸肉 15g、山药 15g、制附子 6g、肉桂 10g（后下）、牛膝 15g、车前子 20g（另包）、半枝莲 30g、七叶一枝花 30g、黄芪 30g、当归 10g、莪术 15g。

（5）气血亏虚型

治法：补益气血，佐以解毒。

方药：十全大补汤加减。黄芪 30g、人参 10g、白术 12g、茯苓 15g、当归 15g、制何首乌 30g、熟地黄 10g、白芍 15g、太子参 30g、阿胶 10g（烊化）、山慈菇 10g、白花蛇舌草 20g。

2. 外治疗法

（1）针灸疗法

1）针刺足三里、中极、三阴交、阴陵泉等穴，反复捻转提插，强刺激，体虚者可灸关元、气海，并可采用少腹、膀胱区按摩。

2）刺环跳、肾俞、夹脊、昆仑等穴，寒湿配风府、腰阳关，肾虚配命门、志室、太溪。实证用泻法，虚证用补法，或补泻兼施。

（2）外敷疗法

1）独头蒜 1 个、栀子 3 枚、盐少许。捣烂，摊纸，贴脐部，良久可通。用于前列腺癌所致急性尿潴留。

2）葱白 1 斤，捣碎，入麝香少许拌匀，分 2 包，先置脐上 1 包，热熨约 15 分钟，再换 1 包，以冰水熨 15 分钟，交替使用，以通为度。用于前列腺癌所致急性尿潴留。

（3）膏药外贴

1）癌敌膏：由莪术、露蜂房、蛇莓、白英、龙葵、白花蛇舌草等药配制而成。把膏药烤热后，贴于神阙穴、阿是穴，每 2 日更换 1 次，12 次为 1 疗程（中间间歇 6 天）。如有剩余膏药粘在皮肤上，可将膏药袋撕开；用内面粘下残留在皮肤上的膏药（《新兴膏药应用指南》）。

2）阿魏膏：由独活、羌活、玄参、官桂、赤芍、甲片、生地黄、雄鼠矢、大黄、白芷、天麻各 15g，红花 15g，土木鳖 20 个。制法：用麻油 1 斤煎，去渣，下黄丹 6 两 5 钱，再煎，入芒硝、阿魏、乳香、没药各 15g，再入苏合油 15、麝香 9g，调匀成膏。取药膏适量，贴痞块上，用热熨斗熨之（《中国膏药药膏糁药全书》）。

3. 成药及单验方

（1）三蛭丸：鸡内金、水蛭、土鳖虫、红丽参、白矾、三棱、莪术、炒干漆、蛇床子各等分。上药共为细末，水泛为丸，如绿豆大小。每次服 3~6g，每日 3 次，用黄芪 30g 煎汤送服。

（2）龟板胶 15g，烊化冲服，每日 1~2 次。用于放、化疗后白细胞与血小板减少。

（3）大蓟、小蓟各 18g，薄荷 9g。水煎服，每日 1 剂。

（4）半枝莲 30g、七叶一枝花 15g、黄芪 30g。每日 1 剂，水煎服。

（四）名医治疗特色

张亚强认为本病的治疗当以扶正培本为治则，采用补益脾肾、清热利湿、祛瘀解毒为主要治法，创制前列消癥汤（黄芪、山药、黄精、猪苓、薏苡仁、龙葵、白英、白花蛇舌草、土贝母、莪术），并随证加减运用。湿热蕴结型合八正散加减，药用车前子、萹蓄、瞿麦、滑石、猪苓、薏苡仁、龙葵、白英、土贝母、莪术、甘草；瘀毒互结型合四物汤加减，药用当归、熟地黄、丹参、三棱、莪术、山药、猪苓、薏苡仁、龙葵、白英、白花蛇舌草、土贝母、陈皮、甘草；脾肾亏虚型合六味地黄汤加减，药用熟地黄、山药、白术、山茱萸、泽泻、黄芪、太子参、猪苓、薏苡仁、龙葵、白英、莪术。前列腺癌的发生、发展与转归多与雄激素有关，一些补肾壮阳之品如鹿茸、人参、冬虫夏草、淫羊藿、肉苁蓉等有雄激素样作用，因此，临证需慎用补肾阳药物，以免加重病情。

周智恒在临证中发现，不同时期的前列腺癌中医证型亦不同。早期激素依赖型前列腺癌多表现为痰浊湿邪壅阻尿窍，治疗以攻消为主；中期激素依赖型前列腺癌多表现为邪盛正衰肝肾亏虚，治疗以滋阴泄浊为主；晚期已有远处转移（>T3期）则多见脾肾两亏、气滞血瘀，治疗以补益脾肾、活血化瘀为主。还发现雌激素样中药对前列腺癌普遍有效，特别是前列腺癌晚期，病患在经历手术、药物副作用、病灶转移等诸多不适后，经常会有耗气伤阴的症状。以此为依据创定处方"前列负阴方"，针对前列腺癌病性病理特征及晚期癌症转移灶的局部症状治疗尤为有益，此亦为周老治疗前列腺癌的一大特色。以此小复方为主加入到正常辨证论治的中药复方中治疗临床各型前列腺癌（激素依赖型、非依赖型），取得理想疗效。

孙桂芝认为前列腺癌的病因病机当中西医合参方能透彻。肝肾同源，人体正气精血亏虚是发生该病的前提和基础。年高脾阳不振，脾气亏虚或高脂饮食、过量饮用咖啡和酒类，嗜食肥甘厚味，脾胃运化失司，化湿生热，蕴久成毒，也是该疾病发生的必要条件，并且湿邪重浊，易积滞在前列腺所处的下焦，湿热伴随着前列腺癌发生、发展的始终。雄激素和雌激素平衡的失调，特别是雄激素的变化，与前列腺癌的发生有相关性。前列腺癌的治疗中，当仔细推敲具体病机，辨准正邪虚实、寒热气血关系，再以主证选方，结合兼证，灵活加减，并辅以解毒抗癌。脾肾亏虚多以右归丸合四君子汤加减，湿热蕴结方选八正散合小蓟饮子加减，瘀毒互结方多选用四物汤加减，气血双亏方选生脉饮合八珍汤加减。同时注重临证中方药加减，临床收效颇多。

五、预后转归

前列腺癌的预后转归与能否及早诊断、正确施治等因素密切相关。早期局限在前列腺包膜内的前列腺癌，通过根治性手术切除，预后良好；对于前列腺癌穿出包膜但远处转移不明显者，经综合治疗，5年生存率较高，可在50%以上；远处转移者预后不良，5年生存率仅30%左右；有淋巴转移者预后差，在同一期间内，细胞分化好的预后较好。

六、预防调护

1. 50岁以上老年人应定期进行前列腺检查，如肛诊、B超等，以及早发现。
2. 前列腺癌患者严禁按摩，以防癌细胞扩散。
3. 注意调畅情志，保持良好心态，树立战胜癌魔的信心，积极配合医生治疗。

4. 中医日光浴、温泉浴等对该病的康复均有积极作用，应在医护人员的指导下，根据自身情况，配合应用。

5. 注意饮食调理，平素要少食或不食熏制或油炸食品，因为这类食物中含有致癌物质。不食烧焦的肉食品和发霉的粮食制品，因为焦化的蛋白质有毒性，发霉粮食中所含的黄曲霉素是一种强烈的致癌物质。平素饮食要多样化，不要偏食。要多食富含维生素 A、维生素 C 的水果，如山楂、无花果、猕猴桃、荸荠、苹果、菠萝等，有研究证实它们有较好的抗癌、防癌作用。常食新鲜蔬菜，如卷心菜、菜花、大蒜、胡萝卜、扁豆、百合、洋葱、太古菜、白菜等。宜食银耳、香菇、木耳、蘑菇等食物。多食有营养的干果种子类食物，如芝麻、南瓜子、西瓜子、花生、绿豆等。其他富含维生素和微量元素的食品，如瘦肉、蜂乳、牛奶、海带、紫菜等也应常食。这些食品不仅是美味佳品，也有较好的抗癌、防癌作用。

6. 科学配合食疗，对前列腺癌的康复具有积极作用。

（1）淮山药 15g、山萸肉 9g、女贞子 15g、龟板 30g、槐覃 6g。煎汤去渣后炖猪瘦肉 60g。每日 1 剂，水煎服，连用 15 日。用于肝肾阴虚型。

（2）炒车前子 10g、韭菜子 6g、核桃仁 3 个、薏苡仁 30g。韭菜子炒黄与核桃仁、薏苡仁、炒车前子一起加水煮粥。每日 1 剂，连用 15 日。用于湿热下注型。

（3）当归、黄芪各 30g，羊肉 250g，生姜 15g。当归、黄芪用布包煎，羊肉切块，砂锅内炖烂熟。每日 1 次，连用 5~10 日。用于气血亏虚型。

七、专方选介

1. 知柏地黄汤加味　基本方为知母、黄柏、熟地黄、干山药、山茱萸、泽泻、牡丹皮、土茯苓、白花蛇舌草、仙鹤草、半枝莲、夏枯草、琥珀。腹痛甚者，加延胡索；有尿血或镜下血尿者，加蒲黄、二至丸、女贞子、墨旱莲；贫血者，加当归；阴虚甚者，加麦冬、山药加量；舌淡边有齿印、苔薄白而润、舌根腻者，去知母、黄柏，加附片、桂枝、乌药、益智仁。治疗早期前列腺癌 38 例，连续服用 13 个月。结果表明，31 例有效，其中 9 例 PSA 恢复正常，11 例 PSA 降低，7 例无效。

2. 前列消癥汤　基本方为生薏苡仁 40g、炙黄芪 15g、黄精 15g、白花蛇舌草 15g、土贝母 15g、莪术 10g、猪苓 10g。西医对照组治疗如下。①内分泌治疗：皮下注射戈舍瑞林 3.75mg，每月 1 次；口服醋酸甲地孕酮 160mg，3 次/日。②双膦酸盐治疗：针对存在骨转移的患者，连续 3 日静脉输注帕米膦酸二钠，总量 90mg，每月 1 次。中西医治疗组在以上西医治疗的基础上加用前列消癥汤治疗，治疗周期为 3 个月。结果：两组患者治疗前血清 PSA 水平相似（$P>0.05$）。治疗后，西医对照组血清 PSA 显著升高（$P<0.01$），而中西医治疗组血清 PSA 与治疗前相比基本保持稳定（$P>0.05$），并显著低于西医对照组（$P<0.05$）。并且在生活质量和疾病相关焦虑程度改善方面有明显优势。

八、研究进展

（一）病因病机

前列腺癌早期的临床症状少，大部分患者确诊时已到晚期，失去手术根治时机。行前列腺癌根治术的患者，有 27%~53% 在术后 10 年内局部复发或远处转移。内分泌治疗是目前晚期前列腺癌的主要治疗方法，但经过中位时间 14~30 个月后，几乎所有前列腺癌患者最终转为雄激素非依赖型前列腺癌，进而发展为激素难治性前列腺癌。前列腺癌在古代医家并无系统论述，综合现代文献，中医药在诊治前列腺癌方面还处于摸索阶段。

陈志强认为，本虚标实、虚实夹杂、以虚为主是晚期前列腺癌病因病机的特点。由于自身年老体弱，脏腑气血虚衰，加之经受癌毒长时间侵袭，耗散正气；放疗化疗在杀灭癌细胞的同时，一定程度上也耗伤了人体正气。因此，正气亏虚是晚期前列腺癌的内在病因。其次，外感邪毒乘虚内侵，或脏腑虚衰，气血津液运化失司，湿热、痰浊内生，局部气滞血瘀，癥瘕、积聚乃成。本虚以阴阳失调、脾肾两虚为主，邪实以兼夹湿、痰、瘀、毒等为多见。魏睦新认为前列腺癌是肝肾虚损、气滞痰瘀阻络所致，其形成机制如下。①饮食不节：嗜食肥甘厚味、生冷辛辣之品，或喜烟酒，日久致湿热之邪内蕴，湿阻气血、热蕴成毒，结于下焦。②肝郁气滞：暴怒急躁或长期抑郁，情志不舒，气滞经脉，血瘀不行，结于会阴。③脾肾两虚：房劳过度，肾脏阴阳俱损，或素体不足，久病体虚，肾脾两虚，运化营养失调，瘀血败精聚积下焦。彭培初认为，前列腺癌是脏腑功能障碍，经络气血运行失常，气滞血瘀、痰凝毒聚相互交结而成。早期真阴受损，晚期阴损及阳、寒凝湿滞。曹志成认为该病的病因病机责之于饮食不节，肝郁气滞，脾肾两虚。戴笛等认为前列腺癌的脏腑病变主要责之于肾与膀胱，并与老龄功能减退、其他脏腑虚衰等有关。其病机或由于湿热内聚，或瘀血内停，或疫毒凝结，或嗜食辛辣，或年老肾衰等。商建伟认为前列腺癌病位在膀胱精室，主要病因病机为肾气亏虚、痰瘀内阻、湿热下注。晚期列腺癌发病隐匿，生长缓慢，多数患者发现时已属晚期，且几乎都会发展为激素非依赖型前列腺癌，人体经受邪毒的长久侵袭，必然导致正气亏损、脏腑衰弱。胡瑞认为患者多为老年男性，本身正气不足，外邪可乘虚而入，祛邪必伤正，久病正气受损，毒邪侵袭，必然出现脾肾阴阳两虚证候，发展为激素非依赖型前列腺癌。王树声、张亚强、潘明跃等结合临床实践，亦总结出本虚标实、虚实夹杂、以虚为主是晚期前列腺癌病因病机总的特点。

（二）辨证思路

楚延春等认为前列腺癌辨证首先当辨虚实。实证主要有湿热蕴结、气滞血瘀、湿聚痰凝等，虚证主要有肾脏亏虚、气血双亏及气阴两伤。丁永峰等通过分析 77 例前列腺癌临床资料发现，气滞血瘀、湿热蕴结、痰瘀闭阻为前列腺癌常见证型，认为治疗前列腺癌应以行气活血、祛痰利湿为主。张亚强则将前列腺癌辨证分为湿热蕴结型、瘀毒互结型及脾肾亏虚型，并以扶正培本为治则，采用补益脾肾、清热利湿、祛瘀解毒为主要治法，创制前列消癥汤（黄芪、山药、黄精、猪苓、薏苡仁、龙葵、白毛藤、白花蛇舌草、土贝母、莪术），随证加减运用。但临床中医师治疗该病时，均以西医治疗前列腺癌的分期特点和引起的并发症以及对机体造成的损伤为出发点，辨其寒热虚实、表里阴阳。虚者当以肾虚为主，或脾肾阳虚，或肝肾阴虚，扶正则以补肾为先；邪实为病不外湿、痰、瘀、热、毒，祛邪则主要以清热利湿、活血祛瘀、解毒散结为主。

（三）治法探讨

以西医前列腺癌分期特点和引起的并发症为导向进行辨治，如王树声等根据不同病情分期进行辨治。①内分泌治疗期：由于正气受损、内分泌药物副作用，出现肺脾气阴两虚证，药用黄芪、太子参、麦冬、浮小麦、白术、半枝莲、泽兰、炙甘草，并予生脉注射液或参麦注射液静脉滴注。②雄激素非依赖型前列腺癌：正气进一步受损，毒邪扩散，出现脾肾阴阳两虚证，药用黄芪、太子参、黄精、巴戟天、龟甲、半枝莲、泽兰、枸杞、炙甘草、陈皮，并予参芪扶正液静脉滴注。③激素难治性前列腺癌：病情发展，正虚邪恋，出现脾肾阳气虚证，药用黄芪、党参、白术、茯苓、熟附子、全蝎、菟丝子、白芍、枸杞子、半枝莲、炙甘草，并予参附注射液静脉滴注。④晚期骨转移：出现肾阳虚证，方用真武汤加减，并予参附注射液静脉滴注。⑤放疗术后：出现阴虚瘀热证，药用水牛角、生地黄、赤芍、牡丹皮、山茱萸、鳖甲、女贞子，并予毛冬、青槐花、地榆、蒲公英煎液保留灌肠。⑥前列腺癌根治术后尿失禁：多为阳气虚弱、气虚不摄证，以缩泉丸、真武汤、左归丸加减，并用参芪扶正注射液，配合灸法（艾灸气海、关元穴）、电刺激生物反馈盆底治疗及提肛训练。彭培初根据不同分期辨治，具体方法如下。①内分泌治疗期：多为肾、肝、肺阴虚之证，当壮水以制阳光，辅以软坚散结，常配以滋水涵木、金水相生之法。药用熟地黄、知母、黄柏、龟甲、玄参、浙贝母、牡蛎、龙胆、栀子。②去势抵抗性前列腺癌（包括非依赖性和难治性）：为阳衰血亏、寒凝湿滞之证，应重用温经散寒之剂温阳补血、散寒通滞，从而缓解骨转移疼痛，用阳和汤加穿山甲、半枝莲、白花蛇舌草、蜀羊泉、附片。③前列腺癌根治术后尿失禁：为肾精不足、精关不固之证，治以补肾培元，用六味地黄丸加枸杞、何首乌治疗。

（四）分型论治

近年来，辨证论治前列腺癌临床应用广泛，但辨证分型仍没有形成统一的认识与标准。多位医家总结魏睦新、周维顺的治疗经验，根据前列腺癌的病程进展将其辨证分型为三型：初期多为湿热下注、湿热蕴结，治宜清热解毒、利湿散结，可用萆薢分清饮或八正散加减；中期多为肝肾阴虚，治宜滋阴降火、解毒散结，方用六味地黄丸加减或知柏地黄汤加减；晚期多为气血两虚，治宜补益气血、培补肾元，可用右归饮加减或十全大补汤加减。郭军教授将前列腺癌分为三型：湿热蕴结，治疗当以活血化瘀、清热解毒为主，方用八正散加减；痰瘀闭阻，应以软坚散结、祛瘀化痰为治法，方用膈下逐瘀汤加减；气血两虚，宜补益气血、扶正祛瘀，方用金匮肾气丸加减。黄桂军等在探讨前列腺癌中医证型与实验室指标关系中亦将临床分型分为三型：即湿热蕴结型（激素依赖型前列腺癌）、气滞血瘀型（非激素依赖型前列腺癌）、痰瘀闭阻型（骨转移型前列腺癌）。丁永锋等通过77例前列腺癌观察并结合相关指标分析，将前列腺癌分为肺热失宣、湿热蕴结、气滞血瘀、痰瘀闭阻、气血亏虚五种证型。李远鹏将前列腺癌的证型归纳为湿热型、瘀毒型、痰瘀互结型、肾阴虚型、肾阳虚型五种。湿热型，治以清热利湿、解毒通淋，方用八正散加减；瘀毒型，治以清热解毒、活血化瘀，方用五味消毒饮和血府逐瘀汤加减；痰瘀互结型，治以解毒散结、化痰逐瘀，方用血府逐瘀汤和温胆汤加减；肾阴虚型，治以滋养肾阴，方用左归饮加减；肾阳虚型，治以温补肾阳，方用右归饮加减。陈志强指导的晚期前列腺癌中医辨证分型方式及中西医结合治疗的研究，通过文献研究及前期广东省中医院103例D期前列腺癌住院病例回顾性分析，并对160例D期前列腺癌患者进行证候调查聚类分析，结果表明，脾气虚证、气血两虚证、阴虚火旺证、血瘀证、肾气虚证、下焦湿热证、阴虚痰热证、阳虚证为晚期前列腺癌最常见的8种证型，并提出应用扶正抑瘤法治疗晚期前列腺癌，制定了扶正抑瘤法治疗前列腺癌的基本方。综上，由于前列腺癌临床表现复杂，不同医家对证治分型认识不尽相同，但针对前列腺癌总的病因病机，湿热下注、痰瘀互结、肝肾阴虚、气血两虚四种证型已被临床科研所采用。

（五）中药研究

1. **单味药研究** 张育军等在中晚期前列腺癌治疗中利用中药鸦胆子的提取物——鸦胆子油乳联合内分泌治疗，取得优于单纯内分泌治疗的疗效。近年来对主要成分为薏苡油的康莱特注射液的研究表明，其可发挥阻滞细胞有丝分裂、诱导细胞凋亡、杀伤肿瘤细胞以及增强免疫力的作用，可用于前列腺癌的临床治疗。短期内以参附注射液为手段的温阳益气法虽不能明显提高晚期前列腺癌患者的免疫水平，但可以改善其生活质量水平。

2. **复方研究** 余绍龙等通过对比六味地黄汤联合内分泌治疗对晚期前列腺癌的治疗效果，发现六味地黄汤与其具有正相关作用。古炽明等研究扶正抑瘤基本方对激素非依赖型前列腺癌的影响，发现扶正抑瘤法可有效提高患者前列腺特异性抗原水平，改善激素非依赖型前列腺癌的临床症状，明显改善患者生存质量，对晚期前列腺癌具有良好的应用前景。黄桂军等通过研究扶正抑瘤汤对晚期前列腺癌患者的影响，发现临床加用扶正抑瘤汤可以延长疾病进展时间、中位生存期及生存期，降低病死率，改善生活质量。彭培初于临床辨证论治中运用阳和汤及大补阴丸、六味地黄丸、消瘰丸等中成药治疗前列腺癌，收效甚佳。此外，一些学者运用益气解毒祛瘀方、川龙抑癌汤、前列负阴方等单方、复方治疗或联合西医治疗前列腺癌，亦取得良好疗效。

第六节 精 阜 炎

精阜炎是精阜非特异性感染引起的急慢性炎症。临床以不同程度的尿道激惹症状，或仅有少量的血尿或前段血尿为主要临床表现。本病相当于中医学"血淋"。

一、病因病机

（一）现代医学研究

精阜位于前列腺尿道底，前列腺导管开口于其两侧，感染途径可为尿路感染和前列腺感染，故其感染往往说明有前列腺炎或膀胱炎。其病理变化是精阜充血水肿。若长期反复发作，可有纤维组织增生、瘢痕形成。

（二）中医学认识

素体阴虚或恣情纵欲，大病久病伤及肾阴，阴虚而火旺，虚火灼络，络伤而血溢；性事不洁，湿热毒邪内侵或嗜食辛辣肥甘厚味，酿生湿热，湿热下注，灼伤精阜血络，而发本病。

二、临床诊断

（一）辨病诊断

1. 临床表现　少量血尿，尿频、尿急、尿痛，排尿不适，尿道有灼热感，或仅有少量尿道出血或前段血尿。

2. 现代仪器诊断　膀胱尿道镜检查见精阜充血水肿、胀大，但表面光滑、边界清楚。

（二）辨证诊断

本病以膀胱湿热证为主要临床表现，病位在下焦，属实证、热证。亦有虚火灼络所致者，属虚证、热证。

1. 急性期　少量血尿或前尿段有血尿，尿频、尿急、尿痛，排尿不适，尿道有烧灼感，伴发热，口干口苦，小便黄赤，大便秘结，阴囊潮湿。舌红，苔黄腻，脉濡数。

辨证要点：少量血尿或前段血尿，尿频、尿急、尿痛，阴囊潮湿。舌红，苔黄腻，脉濡数。

2. 慢性期　少量血尿，反复不愈，伴尿道刺痛不适，或有灼热感，口干咽燥，潮热盗汗，大便干，小便黄。舌质紫暗，有瘀斑瘀点，苔薄黄稍腻，脉弦细或细数。

辨证要点：少量血尿，反复不愈，伴尿道刺痛。舌质紫暗，苔薄黄稍腻，脉弦细或细数。

三、鉴别诊断

需与后尿道肿瘤相鉴别。后尿道肿瘤亦可出现与精阜炎相似症状，如少量尿道出血或前段血尿，活组织检查可资鉴别。

四、临床治疗

（一）提高临床疗效的基本要素

1. 明确诊断　本病无特异征象，只有通过膀胱尿道镜检查方可确诊。

2. 分清虚实　本病起病急者，尿路刺激征明显，多为湿热下注所致，为实证。慢性者，症状不明显，少量血尿，反复发作，多为阴虚火旺之虚证或夹有瘀血之虚实错杂证。

（二）辨病治疗

1. 药物治疗

（1）抗生素，如诺氟沙星 0.2g，每日 4 次，口服；环丙沙星 0.4g，每日 3 次，口服；红霉素片 0.5g，每日 4 次，口服。

（2）膀胱刺激症状明显者可选用解痉剂。

2. 局部治疗　可经膀胱尿道镜行高频电或药物烧灼，亦可行电烙切除。

（三）辨证治疗

1. 分期治疗方案

（1）急性期

治法：清热利湿，凉血止血。

方药：小蓟饮子加减。小蓟 15g、生地黄 20g、当归 15g、山栀 12g、甘草 6g。

（2）慢性期

治法：活血止血。

方药：桃红四物汤加味。桃仁 10g、红花 15g、当归 15g、川芎 10g、赤芍 15g、生地黄 20g、蒲黄 15g。阴虚症状明显者，加墨旱莲、女贞子。

2. 成药及单验方

（1）成药

1）血府逐瘀口服液：每次 10ml，每日 3 次，口服。用于瘀血阻滞征象明显者。

2）知柏地黄丸：每次 8 粒，每日 3 次，口服。用于阴虚火旺征象明显者。

3）龙胆泻肝丸：每次 6g，每日 3 次，口服。用于湿热下注型。

（2）单验方

1）三七粉 3g，每日 2 次，口服。用于血尿反复不愈者。

2）琥珀粉 1.5g，每日 2 次，冲服。用于排尿涩痛者。

五、预后转归

精阜炎经中、西医综合治疗后，预后良好。若失治误治，反复发作不愈，可致精阜纤维组织增生，形成瘢痕，阻塞射精管口，引起不育。

六、预防调护

1. 出血期间禁忌房事。

2. 平时注意房事卫生及外阴清洁，保持有规律的性生活。

3. 忌食辛辣刺激、肥甘厚味之品，戒除烟酒。

4. 多饮水，保持小便通畅。

第六章　精囊疾病

第一节　精囊的先天性异常

精囊的先天性异常发病率极低，有先天缺如、先天发育不良及先天囊肿等。先天缺如、先天发育不良引起男性不育，并常伴有其他泌尿生殖系异常，或出现第二性征发育不全，或外阴呈女性型。根据精囊先天性异常表现，本病似属中医学"五不男"，即"天、漏、犍、怯、变"范畴。

一、病因病机

当胚胎第6周向男性分化时，中肾导管及一部分中肾小管保留下来形成精囊、输精管、射精管、附睾管及睾丸输出管。在这一过程中，如发生分化异常，未形成精囊，即造成精囊缺如或中肾管发育障碍，可致精囊发育不良。中肾导管分化不良亦可造成精囊先天性囊肿。

二、临床诊断

（一）精囊腺先天缺如和发育不良

本病患者精囊单侧缺如或发育不良，可不出现临床症状；双侧缺如或发育不良，可致精液量很少（<1ml），且引起男子不育。肛诊未触及精囊腺或精囊腺大小异常，输精管造影或射精管插管可明确诊断，B超提示未见精囊腺回声。

（二）精囊囊肿

1. 症状　囊肿压迫膀胱出口及尿道致尿路梗阻，出现尿频、尿急、尿线变细，排尿困难，甚则肾积水，引起肾功能损害。

2. 体征　肛诊可在前列腺上方精囊位置扪及囊肿。

3. 辅助检查　囊肿穿刺抽吸出血性液体并有精虫存在，输精管插管或造影可协助诊断，B超扫描可显示囊肿大小、位置及囊壁情况。

三、鉴别诊断

1. 精囊缺如引起不育的鉴别　精囊腺缺如表现为无精子症或少精子症，应与睾丸功能低下引起者相鉴别。前者睾丸发育正常，内分泌激素水平测定常在正常范围；后者睾丸发育较小、质软，或为隐睾，激素水平常异常。精囊缺如常合并输精管缺如，触诊无输精管索状结构。

2. 先天性精囊囊肿与继发因素所致的囊肿鉴别　先天性精囊囊肿发生于幼儿，青少年时代症状明显，表现为尿道压迫症状。继发性精囊囊肿常为炎症致精囊出口或射精管闭塞、狭窄而形成，亦可有尿道或局部压迫症状，根据其发病病因及时间可资鉴别。

四、临床治疗

先天性精囊囊肿一旦确诊，可根据情况行精囊切除术，单纯穿刺抽液不能解决问题。精囊缺如尚缺乏有效治疗手段。

五、预后转归

本病属先天性发育异常，目前无有效治疗方法。根据实际情况，需解决生育问题者，可选用人工授精或其他辅助生育技术等；精囊囊肿压迫症状明显、影响身体健康者，行精囊切除术后可消除症状。

第二节　精　囊　炎

精囊炎是男性生殖系统常见的感染性疾病之一。临床可分急性精囊炎与慢性精囊炎两类，以后者较多见。发病年龄常在 20~40 岁之间。其临床主要特征是"血精"，即精液里混有不同程度的血液，可伴有尿频、尿急、尿痛、射精疼痛、会阴不适等症状，因其与前列腺炎在病因和感染途径方面相同，故常与前列腺炎同时发生，且是复发性附睾炎的病因。根据其临床表现，精囊炎属中医学"血证"范畴，与中医学"血精症"相似。

一、病因病机

（一）现代医学研究

精囊位于前列腺的上方、输精管壶腹部的外侧、膀胱底和直肠之间，左右各一，为椭圆形肌性囊，其末端与输精管汇合成射精管，开口于尿道前列腺部。过去认为其作用是贮藏精子，故称精囊。近年来有人主张称为精囊腺，因其是具有分泌功能的器官，其分泌液参与构成精液，作为营养物质供应给精子，有助于精子的活动。

精囊腺在解剖位置上与前列腺、膀胱、附睾相邻，且通过尿道、输精管、射精管相互交通，故身体其他部位的炎症常可侵犯精囊腺。其感染途径主要如下。①上行感染：细菌可由尿道、射精管上行蔓延至精囊腺。②血行感染：身体其他部位感染性病灶的病原体通过血液循环至精囊腺。③淋巴感染：泌尿生殖道、肠道及其他部位的炎症通过淋巴循环途径引起精囊腺感染。精囊腺有许多黏膜皱襞及曲折，分泌物易于积聚，引流不畅，为细菌生长繁殖的适宜环境。其病理变化为明显的黏膜肿胀、充血及出血，正常精囊壁略具透明的特点亦消失，腺腔因炎症闭塞或脓肿形成，严重时脓肿还会向邻近组织扩散，甚至破溃而进入膀胱后壁。如急性精囊炎未彻底控制，易转成慢性炎症，可致精囊萎缩。

（二）中医学认识

中医学认为本病病位在精室，以肉眼血精或镜下血精为其特征。本病病因病机复杂，但亦不外虚实两类。湿热邪毒侵袭精室，损伤精室血络，迫血妄行，血随精出；或久病入络，气滞血瘀，血不循经；或病程迁延，邪毒未尽，损伤阴液，虚火灼伤血络；或脾肾亏损，不能统摄血液、精液，精血俱出。其病因病机有以下几方面。

1. 下焦湿热　素体肥胖，或嗜食辛辣之品，或恣食肥甘厚味，损伤脾胃，运化失职，蕴湿生热，或湿热之邪侵袭人体，郁于下焦；或肝胆湿热下注精室；或性交不洁，湿毒侵袭，均可致湿热内生，循经入络，扰动精室，灼伤血络，迫血妄行而致血精。

2. 阴虚火旺　素体阴虚，或恣情纵欲，房事不节，手淫过度，阴精内耗；或湿热之邪不去，久病灼阴，阴血不足；或过服温燥助阳之品，热盛伤阴，阴虚火旺，热扰精室，灼伤血络，发为本病。

3. 脾肾两虚　劳倦过度，久病体虚，损伤脾肾，脾虚不能摄血，肾虚不能固精，精血俱下而成血精。

4. 瘀血阻滞　跌仆损伤阴部血脉，或久病久卧伤气，气虚推动无力，血行瘀滞；肝气郁结，气滞血停，血液瘀滞血脉，血行不得归经，随精外出而成血精。

二、临床诊断

（一）辨病诊断

1. 临床表现

（1）症状：本病多见于成年男性，主要症状为血精。急性精囊炎与急性前列腺炎表现相似，可见尿频、尿急、尿痛，会阴部及肛门胀痛，伴有寒战高热，甚则出现终末血尿及排尿困难，性交时由于射精剧烈疼痛而出现暂时性射精抑制，精液呈红色或带血块。慢性精囊炎的主要特点为间歇性血精，精液呈粉红色、暗红色或血块，这种血精情况可持续较长时间；耻骨上区隐痛，并伴会阴部不适；性欲减退、早泄、遗精和射精疼痛，尤以射精时疼痛加剧。

（2）体征：急性精囊炎时肛诊可触及肿大的精囊腺，压痛明显，下腹部、会阴部亦可有压痛；慢性者精囊常无增大，但按压前列腺附近可有轻压痛。

2. 现代仪器诊断

（1）血常规：急性者可见白细胞总数增多。

（2）精液分析：可出现大量红细胞、白细胞，急性者尤为明显；精子活动率、活力可下降。

（3）精液细菌培养：常可培养出致病菌。

（4）经直肠 B 超或 CT 检查：常提示精囊腺体积增大，囊壁壁厚，边缘粗糙，囊内透声差。

（5）精囊造影检查：主要适用于慢性精囊炎。方法是经射精管口插管逆行造影，或穿刺输精管注入造影剂后摄片，可见精囊形态不规则，边缘欠光滑。

（二）辨证诊断

精囊炎有急性和慢性之分，临床表现错综复杂，故临证当分清缓急，辨明虚实。实证一般病程较短，精液鲜红、量多，并伴射精疼痛、尿频、尿黄、尿道灼热感；虚证病程较长，精液量少色淡，并伴腰膝酸软、四肢乏力等症状。

1. 湿热下注型　病程较短，精液色鲜红、量多，射精疼痛，早泄，尿痛，尿黄，阴囊潮湿，口苦咽干，会阴、小腹部疼痛。舌质红，苔黄腻，脉弦滑而数。

辨证要点：血精，阴囊潮湿，会阴及小腹部疼痛。舌质红，苔黄腻，脉弦滑数。

2. 阴虚火旺型　精液量少色红，痛性射精，早泄，腰膝酸软，头晕耳鸣，五心烦热，潮热盗汗，便干溲黄，会阴部隐痛。舌红有裂纹，苔少，脉细数。

辨证要点：精液带血，量少，腰膝酸软，头晕耳鸣，潮热盗汗。舌红，苔少，脉细数。

3. 脾肾两虚型　精液色淡红，神疲肢倦，腰膝酸软，畏寒，性欲减退或阳痿，失眠多梦。舌淡，苔薄白，脉沉弱无力。

辨证要点：精液色淡红，神疲肢倦，腰膝酸软。舌淡，苔薄白，脉沉弱无力。

4. 瘀血阻滞型　精液色暗红或有血块，会阴部刺痛，或有阴部外伤史。舌质暗有瘀斑瘀点，脉涩。

辨证要点：精液色暗红或有血块。舌质暗有瘀斑瘀点，脉涩。

三、鉴别诊断

（一）现代医学鉴别诊断

1. 前列腺精囊结核　与精囊炎相比，该病发生时间较晚，精液量减少，呈粉红色，带有血丝，精子计数减少甚则无精子。直肠、会阴部疼痛，射精疼痛较明显，排尿困难。精液镜检见红细胞、脓细胞。肛诊前列腺及精囊有浸润及硬结。X线摄片精囊区有钙化影；造影见精囊轮廓不规则，扩张或破坏；结核菌素试验有助于鉴别。

2. 精囊囊肿　发生时间较晚，精液呈淡红色，精子计数及精液量略减少，无射精痛，囊肿较大压迫周围组织时可见腹部、腰部疼痛，排尿困难，可影响生育，肛诊常触及。

3. 精囊癌　精液呈鲜红色，量及精子数目均下降，无射精疼痛，腹股沟及睾丸疼痛，有尿频、尿痛及血尿。肛诊可触及精囊不规则硬结，造影精囊轮廓不清有破坏。发病年龄较精囊炎者为高。

4. 前列腺结石、精囊结石　可见精液量减少、色暗红，精子计数下降，射精痛存在，合并感染时会阴部放射痛，阴茎疼痛明显，排尿困难常存在，但不影响生育。肛诊可见局部增大压痛，B超可了解结石情况，但注意与钙化影区别。发病年龄常在40岁以上。

5. 淋病性精囊炎　有不洁性生活史或其他传染源接触史，精液色红，镜检可查到淋病奈瑟菌，肛诊触痛明显。青年人发病率高。

（二）中医病证鉴别诊断

血精症常与血尿、血淋相鉴别，它们发病原因可相同，但病位不同。血精症是以精液带血为主症，伴有射精疼痛、阴囊潮湿、影响生育等；血尿是以小便色红但不伴淋漓涩痛为主症，无精液色红，常不影响生育；血淋是以小便色红伴淋漓涩痛为主症，一般不影响生育。上述三症虽有区别，但临床亦可互见。

四、临床治疗

（一）提高临床疗效的基本要素

1. 明确诊断　血精是该病的主要特征。抓住这一特征，并结合病史和相关实验室检查，注意鉴别，做出正确诊断。

2. 详辨虚实　血精有虚实之别，虚者阴血亏虚，脾肾亏损；实者湿热下注，瘀阻精道。临证当详察，以防犯虚虚实实之戒。

3. 中西汇通　急性期当及时应用敏感抗生素，尽快控制病情。对于急、慢性精囊炎，在使用抗生素的同时均可辨证使用中药，中西结合、优势互补。也可积极辅以理疗措施，以提高疗效。

4. 积极治疗并发症　精囊炎常合并前列腺炎等近器官病变，故在治疗精囊炎的同时也应积极治疗其并发症，同时注意生活调理，以提高疗效。

（二）辨病治疗

发生急性精囊炎时应注意休息，暂停房事，保持大便通畅。慢性者可定期做前列腺按摩，有助于精囊液排出与引流，利于疾病康复。对精囊形成脓肿者，经直肠或会阴切开引流。对于血精症伴全身症状明显的急性炎症，以敏感抗生素治疗为主。如血精症状较明显，可适当选用止血药物。

1. 抗生素的应用　对细菌培养阳性者，可根据药敏结果选用敏感性高的药物。常用药物有大环内酯类、喹诺酮类、磺胺类及头孢菌素类等。可疑感染但细菌培养阴性者，应考虑到衣原体、类杆菌感染的可能，可予多西环素、四环素、甲硝唑等治疗。抗生素的应用当足量、按疗程，方可收到理想效果。

（1）磺胺甲噁唑（复方新诺明片）：每次 2 片，每日 2 次，口服，首次加倍。

（2）诺氟沙星胶囊：每次 300mg，每日 3 次，口服。

（3）环丙沙星：每次 500mg，每日 2 次，口服；或每日 200mg，静脉滴注，每日 2 次。

（4）罗红霉素片：每次 150mg，每日 2 次，口服。

（5）头孢拉定：每次 0.5g，每日 4 次，口服；或每次 2g，静脉滴注，每日 2 次。

除全身应用敏感抗生素治疗外，尚可局部用药。方法为通过手术先置入输精管导管，选用适当抗生素，通过导管注入药物，使局部药物浓度增高，以起到较快的治疗效果。

2. 止血药物的选用

（1）卡巴克洛：每次 5mg，每日 3 次，口服；或每日 10mg，肌内注射。

（2）维生素 K_3：每次 4mg，每日 3 次，口服；或每日 8mg，肌内注射。

（3）止血敏针：每次 0.25~0.75g，静脉注射或肌内注射，每日 2 次。

3. 精囊前列腺按摩　每周 1~2 次，持续 4 周。适用于慢性精囊炎郁积较明显的患者。适当延长按摩时间，有利于精囊液的排空。急性者或合并急性前列腺炎者禁用。

4. 离子导入法　患者排空大便后用 1% 黄连素溶液 20ml 灌肠，然后用药液浸湿纱布并垫置于会阴部位，将浸湿的纱布与直流电理疗器阳极相连接，阴极置于耻骨上，电流 8~20mA，每次透入 20 分钟。每日 1 次，10 次为 1 疗程。

5. 导管引流术　于尿道镜下用导管进行射精管口扩张，通入约 2~2.5cm，以利于引流。适用于慢性精囊炎顽固不愈者。

6. 手术治疗　精囊炎通常不需行手术治疗，但有部分患者可伴有精液潴留或精囊腺脓肿，患者自觉会阴胀痛，直肠指诊发现精囊肿大、有波动感和压痛，B 超及 CT 等检查发现精囊有积液或积脓，需经会阴穿刺抽液减压，或从直肠或会阴部切开引流。

7. 常见并发症及处理

（1）**前列腺炎**：精囊腺和前列腺位置毗邻，易相互感染，故往往将精囊炎与前列腺炎同时治疗。前列腺炎的处理见有关章节。

（2）**尿道炎**：精囊腺通过射精管开口于后尿道，故尿道和精囊腺的炎症亦可互相影响。尿道炎位置表浅，临床较易处理；精囊腺位置较深，病情表现复杂，疗效较尿道炎为慢。二者除了药物治疗外均需多饮水，以增加尿量，使细菌排出体外；注意个人卫生，保持会阴部清洁，防止病菌上行感染。

（三）辨证治疗

1. 辨证施治

（1）**下焦湿热型**

治法：清热利湿，凉血止血。

方药：龙胆泻肝汤加减。龙胆草 6g、栀子 15g、黄芩 12g、柴胡 12g、生地黄 20g、车前子（另包）20g、泽泻 12g、木通 6g、生甘草 5g、当归 15g。尿痛较重者，加淡竹叶 12g、灯心草 6g，阴囊潮湿明显者，加萆薢 20g。

（2）**阴虚火旺型**

治法：滋阴降火止血。

方药：知柏地黄汤加减。知母 20g、黄柏 12g、生地黄 20g、山药 20g、山萸肉 15g、云苓 25g、泽泻 12g、牡丹皮 10g、大蓟和小蓟各 15g、仙鹤草 20g、墨旱莲 15g。口燥咽干者，加麦冬 20g、玄参 20g；遗精盗汗者，加五味子 15g、芡实 12g。

（3）**脾肾两虚型**

治法：健脾益肾，固涩止血。

方药：归脾汤合二至丸加减。党参 15g、炒白术 20g、黄芪 25g、当归 15g、云苓 15g、木香 6g、龙眼肉 10g、甘草 5g、墨旱莲 20g、女贞子 15g、仙鹤草 30g。气虚下陷者，加柴胡 6g、升麻 3g；头晕耳鸣、记忆力减退者，加紫河车 5g（冲服）。

（4）**瘀血阻滞型**

治法：活血化瘀，行气止血。

方药：桃红四物汤加减。桃仁 10g、红花 15g、当归 15g、赤芍 12g、川芎 10g、生地黄 20g、生炒蒲黄各 10g。血精色暗明显者，加三七粉（冲）3g；血瘀挟湿热者，加龙胆草 10g。

2. 外治疗法

（1）**药物灌肠**：以清热解毒、活血化瘀类中药（金黄散等）适量，加水 200ml，调煮成薄糊状。温度适宜时，行保留灌肠 30 分钟，后臀部抬高，卧床 1 小时，每日 1 次。

（2）**体针治疗**：取穴会阴、肾俞。采用泻法重刺激，不留针，每日或隔日 1 次，10 次为 1 疗程。阴虚火旺型加太冲、照海、太溪、曲骨穴，平补平泻；湿热下注加阴陵泉、三阴交、太冲、行间、中极穴，用泻法；外伤血瘀型加次髎、委中、照海、中极穴，用泻法；脾肾气虚型加肾俞、脾俞、三阴交、太溪、足三里、气海穴，用补法。

（3）耳针治疗：取穴外生殖器、肾、神门等。用王不留行籽贴敷穴位，时时按压，加强穴位刺激，每3日换1次。

（4）梅花针疗法：取穴华佗夹脊穴。扣刺以少量出血为度。可凉血活血。

（5）水针疗法：以复方丹参注射液2ml或黄连素注射液2ml，在中极穴或阿是穴刺入得气后推注药液，每日1次。

3. 成药及单验方

（1）成药

1）龙胆泻肝丸：每次3~6g，每日2次，口服。用于治疗湿热下注型患者。

2）当归龙荟丸：每次6g，每日2次，口服。用于治疗湿热下注型患者。

3）大补阴丸：每次6~9g，每日2~3次，口服。治疗阴虚火旺型患者。

4）知柏地黄丸：每次8粒，每日2次，口服。用于治疗阴虚火旺型患者。

5）桂枝茯苓胶囊：每次3粒，每日2次，口服。用于治疗气滞血瘀型患者。

6）大黄蟅虫丸：每次3~6g，每日2次，口服。用于治疗气滞血瘀型患者。

7）无比山药丸：每次6g，每日2次，口服。用于治疗脾肾两虚型患者。

8）金匮肾气丸：每次8粒，每日2次，口服。用于治疗肾气不足型患者。

（2）单验方

1）龙仙汤：鱼腥草、仙鹤草、地龙、蒲公英、牛膝各30g，知母、黄柏、川楝子各15g，覆盆子20g，猪肾1具。每日1剂，30日为1疗程。适用于慢性精囊炎。病程长伴有肾阴虚者，加生地黄、何首乌、山萸肉；精液夹血较多者，加墨旱莲、三七粉。

2）紫草200g，研细粉末，每服6g，每日2次，温开水送服，15日为1疗程；或用紫草25g，水煎日服2次，同时配合坐浴。用生大黄50g，煎水坐浴，将会阴浸入药液中15~30分钟，每日1次。

3）清精汤：黄柏10g、赤芍10g、车前子15g、金银花炭10g、牡丹皮炭10g、牛膝12g、白茅根30g、焦栀子10g、小蓟10g、甘草6g。用于湿热下注型。随症加减：阴虚火旺者，加龟甲20g、鳖甲20g、生地黄30g；脾肾两虚者，加杜仲15g、红花6g、三七末3g。

4）加味三妙丸：苍术9g、黄柏9g、牛膝9g、地锦草30g、马鞭草30g、一枝黄花20g、甘草6g。适用于湿热下注型。

5）血精汤：枸杞子15g、菟丝子20g、金樱子20g、女贞子15g、五味子15g、栀子15g、生地黄15g、侧柏叶15g、生艾叶15g、黑芥穗15g、生荷叶15g、车前子25g。根据血精多少，酌加血余炭、阿胶、小蓟、白茅根。每日1剂。适用于阴虚火旺型。

（四）名医治疗特色

金保方以水牛角片30g、女贞子10g、墨旱莲10g、生地黄10g、山茱萸10g、山药15g、茯苓10g、泽泻10g、牡丹皮炭10g、芦根20g、白茅根20g、茜草炭10g、炒黄芩10g、栀子10g、仙鹤草10g、车前子10g、马鞭草20g组方。主治血精因迁延不愈，肝郁不舒，气机不调，忧思伤脾，运化不畅，渐成诸症，病理产物长期瘀积精室者。

杜宝俊以苍术、黄柏、生薏苡仁、川牛膝、生地黄、木通、蒲黄炭、藕节炭、大蓟、小蓟、当归、白茅根、仙鹤草、紫草、三七粉组方。主要治疗因湿热之邪灼伤血络而成血精。

常德贵以生地黄 58g、赤芍 14g、牡丹皮 14g、熟大黄 9g、当归尾 14g、桃仁 14g、红花 14g、穿山甲 14g、三七粉（冲服）9g、水牛角 14g、生蒲黄（包煎）14g、藕节 14g、路路通 17g、仙鹤草 14g 组方。治疗因络破血溢、瘀血内阻而致血精者。

郭军以盐知母 10g、盐黄柏 10g、怀牛膝 15g、仙鹤草 12g、牡丹皮 12g、三七粉 3g、柴胡 15g、大蓟和小蓟各 10g、白茅根 30g、蒲公英 30g、川楝子 10g、地榆炭 10g、蒲黄炭 10g、桃仁 9g、甘草 6g 组方。主治气血瘀滞型血精。

五、预防调护

本病的发生与纵欲过度、不注意个人卫生以及过食辛辣燥热之品有直接关系。有报道指出，通过合理的生活调理，本病有自愈倾向，因此日常生活、饮食及精神调理对本病的康复有重要意义。

（一）预防

1. 注意外阴部清洁，包皮过长及包茎者应及时手术。
2. 积极治疗泌尿生殖系或其他部位感染。
3. 禁食辛辣厚味。
4. 性生活要有规律，戒除手淫。
5. 加强锻炼，增强体质。
6. 避免长时间对会阴部的压迫，如勿长时间骑自行车、久坐等。

（二）调护

1. 饮食调护　应以清淡饮食为主，忌食肥甘厚味、辛辣燥热之品，可科学配合食疗。

（1）马兰莲子汤：鲜马兰头 20g、鲜白茅根 120g、莲子去心 12g、白糖适量。先将马兰头、鲜白茅根加清水适量，火煮取汁，再加水发莲子、红枣、清水适量，用文火煮 1 小时左右，食时加白糖调味，饮汤食莲子、红枣。具有清热利湿之功效。用于湿热下注型。

（2）白茅芥藕汤：芥菜 30g、白茅根 30g、藕节 60g、白糖适量。藕节洗净，切成小块，同芥菜、白茅根放在一起，加清水适量，用中火煮沸后，再加白糖适量，稍煮即可食用。用于下焦湿热型。

（3）桃仁粥：桃仁 10g、粳米 50g、白糖适量。先将桃仁洗净，除去皮尖，捣烂如泥备用；粳米淘洗干净，放在不锈钢锅内，加清水适量，用中火煮后，再用文火慢煎，待粥将成时，再加桃仁泥、白糖适量，煮沸即可食用。具有活血通络之功能。用于瘀血阻滞型。

（4）红枸黄火煲蛋：枸杞子 15g、黄花 15g、鸡蛋 2 只。将枸杞子、黄花、鸡蛋加水煮熟后，除去蛋壳，再煮片刻即可食用。适用于脾肾两虚型的调理。

（5）鲤鱼汤：鲤鱼、胡椒、小茴香、葱、姜做汤服食。用于湿热下注型的调护。

（6）生地黄粥：生地黄汁 150ml、陈仓米适量。将生地黄汁加入陈仓米粥中，搅烂令匀，食之。用于阴虚火旺型的调理。

（7）鲜藕粥：陈槐花 10g、粳米 30g、鲜藕 60g、红糖适量。先煮鲜藕及米取汤，将槐花研面调入米汤中，放红糖适量调服。用于阴虚火旺型。

（8）芡实粉粥：芡实粉、核桃肉、红枣肉。如常法煮粥，核桃带衣研碎，和红枣肉一起入粥同煮，加汤亦可。适用于脾肾两虚型。

（9）鳖汤：鳖1只，用开水烫死，揭开鳖甲，去内脏、头、爪，把鳖肉放入锅内加适量水、姜片、葱段，大火煮沸后改小火煨至肉熟时，放入发好的银耳15g及药袋（内装知母、黄柏、生地黄、墨旱莲各10g），待鳖肉软烂时出锅，用味精调味，吃肉饮汤。用于阴虚火旺、灼伤血络型的调理。

2. 精神调护　劝导患者应克服紧张焦虑的情绪，以科学的态度对待本病。不能讳疾忌医，应积极配合医生治疗，避免延误治疗时机；不要过于担心，以平常的心态从事日常工作学习，培养广泛的兴趣和爱好，转移注意力，保持乐观的情绪，争取早日康复。

六、专方选介

1. **二至茜草汤**　墨旱莲20g、女贞子15g、茜草15g、蒲黄炭10g、紫珠15g、大蓟和小蓟各15g、白茅根20g、仙鹤草20g、藕节20g、蒲公英20g、黄柏10g、生地黄15g。随症加减，治疗本症90例，其中有效71例、显效13例，总有效率93.33%。

2. **清精汤**　生地黄12g、大蓟和小蓟各15g、地榆炭10g、生黄芪20g、茯苓15g、牛膝10g、知母10g、黄柏10g、三七粉3g（冲服）、白茅根20g。随症加减，治疗本症21例，其中有效12例，显效7例，总有效率90.04%。

3. **补肾调冲止血汤**　续断10g、鹿角胶（烊化）10g、阿胶珠10g、女贞子10g、墨旱莲10g、茜草10g、乌贼骨20g、当归10g、黄柏6g。随症加减，血热者，加生地黄10g、白茅根10g、地榆10g；血瘀者，加三七粉（冲服）6g、仙鹤草10g、血余炭10g。治疗本症30例，总有效率100%。

4. **牛角二至地黄汤**　水牛角片20g（先煎）、女贞子10g、墨旱莲10g、生地黄10g、牡丹皮（炭）10g、泽泻10g、茯苓10g、山茱萸10g、山药20g、苎麻根10g、白茅根10g、栀子10g。随证加减，盗汗加牡蛎、糯稻根须，腰酸加续断、杜仲、桑寄生，头晕加枸杞子、沙苑子、甘菊，气虚乏力加黄芪、党参，小腹胀痛加川楝子、延胡索，遗精加莲子心、金樱子、芡实。治疗本病30例，总有效率86.7%。

七、研究进展

（一）病因病机

本病最早的论述见于隋代巢元方《诸病源候论》，曰："此劳伤肾气故也。肾藏精，精者，血之所成也。虚劳则生七伤六极，气血俱损，肾家偏虚，不能藏精，故精血俱出也。"指出本病的发生与"房劳过度"，"肾气虚不能藏精"有关。近年来，随着中医男科的设立，对本病的研究日渐深入，本病病因病机也得到了进一步发展完善，主要有以下几点。

1. **阴虚火旺论**　多数学者都认为这是本病的主要病因。杨伟文等认为房事不节，或久服辛燥壮阳之品，耗伤阴精，肾阴不足，阴虚火旺，扰动精室，迫血妄行，血未及化精，则精液中夹有鲜红色血液。曹汉东亦认为病本不离肝肾。青壮年者易发本病，因其情欲旺盛，易思易动，如情志不畅，久郁失达，相火妄动，或因房事太过，手淫频繁，极易损耗真阴，虚火从生，乃至精室被扰，伤络动血。

2. 湿热下注论 这是另一主要病因。俞大毛认为肝郁化火，疏泄失职，湿热蕴结下扰精室，灼伤血络。杨德明认为平素喜食肥甘厚味，湿热蕴结于下焦，扰动精室，损伤血络，致令精血俱下。王沛等认为感受湿热毒邪或湿热秽浊之气，性交不洁，感受湿毒，均致湿热火毒蕴结下焦，扰动精室，灼伤血络，精血同下。

3. 脾肾两虚论 谭新华认为思虑较多，忧思气结则伤脾，年老肾气虚衰，成脾肾两虚，脾虚不统，肾虚不固，致精血俱出，表现为长期射精带血。薛建国认为气血不足，加之病程日久，气血暗耗，甚则失治误治，反复发作，气血更虚，累及心脾，脾气既损，血失统摄，溢于脉外，迁延不愈。

4. 瘀血阻络论 俞大毛认为阴部突受外伤，破络血溢，瘀血内阻，以致新血不得归经。唐惠川认为局部病变治疗失当，损伤精室血络而成血精，复因失治以致迁延不愈，血精日久，血行不畅而成瘀。江海身等认为房事邪术，忍精不泄，或思欲不遂，精伤离位，以致瘀血败精阻络，血不循经，则生本病。

（二）治法探讨

本病的治疗要注意活血化瘀中药的适当运用。慢性精囊炎迁延不愈的原因之一是精囊炎性水肿，引流不畅。中医认为这一病机与外邪侵犯精囊，引起局部气机失调、血行不畅，导致气滞血瘀有关，而且离经之血多是瘀血，故治疗上主张辨证论治的同时，适当酌加活血化瘀中药，如桃仁、地龙、丹参、泽兰、王不留行、赤芍、虎杖、三七、花蕊石、琥珀等，以活血通络、祛瘀消肿。

王琦主张血精之治重在清、化，常分3型论治。肝经湿热型，以龙胆泻肝汤为主方，常可加入四乌贼骨－芦茹丸并三七粉化瘀止血；瘀热扰精型，用四乌贼骨－芦茹丸合蒲黄散加牡丹皮、栀子、香附、木贼草；阴虚火旺型选用大补阴丸与二至丸、四乌贼骨－芦茹丸加车前子、三七治之。

徐福松认为滋阴降火是治血精之常，多采用二至地黄汤加减，以补益肝肾、滋阴降火。盗汗者，加牡蛎、糯稻根须；腰痛者，加川续断、杜仲、寄生；头晕者，加枸杞子、沙苑子、菊花；舌有龟裂或剥苔者，参入大补阴丸、天花粉、阿胶等。清热化湿用治血精之变，用于兼有男性生殖系统其他炎症，如睾丸炎、附睾炎、前列腺炎、尿道炎等。在滋阴降火的基础上，加入清热化湿之品，如四妙散、碧玉散、土茯苓、车前草、荔枝核等。补益气血是治血精之本，可以补中益气汤、归脾汤、八珍汤为主，加入芡实、麦芽、神曲等。凉血止血是治血精之标，分别在每一型的方药中加入苎麻根、小蓟、侧柏炭、血余炭、藕节炭等。

孙自学认为，血精之成虚实皆可为之，治疗原则为辨证以治本，化瘀止血以治标。血溢于精液之中，治疗当以止血为要，治法有滋阴降火、凉血止血、益气止血。湿热下注者，当清热利湿、凉血止血；瘀血阻滞者，当活血化瘀、通络止血。然离经之血，溢出脉外即成瘀血，瘀血不去，新血不得归经，出血不止；瘀血阻碍气机，又成为新的致病因素，致使血精反复发作，难以治愈。化瘀止血以治标不仅能止血而不留瘀，又能祛瘀而止血，一举两得。所以孙教授较重视化瘀止血药和活血化瘀药的应用，常用三七、蒲黄、花蕊石、赤芍等药化瘀止血，瘀血重者加水蛭、三棱、莪术等破血行气以化瘀。

郭军认为本病的中医传统治疗多从肾与相火论治，认为肾阴不足，采用滋阴降火、凉血止血、清热利湿等法。但临证时久用此法而迁延日久不愈者，亦屡见不鲜。郭教授在传统治疗方法基础上，根据"久病入络，久病必瘀"之训，权衡运用化瘀止血法，使瘀血去，血自归经。对血精的辨证治则体现在分初期、中期、晚期3期辨证论治。①初期（湿热伤络）：血精颜色鲜红，病机以肝经湿热为主，兼肝气郁结，多采用龙胆泻肝汤加减，以清热利湿为主，凉血止血。②中期（气血瘀滞）：以气滞血瘀为主，兼肝郁夹湿热，多采用西苑医院男科经验方血精汤治之，以活血凉血兼疏肝止痛。③后期（肾虚挟瘀）：以脾肾亏虚为主，兼瘀血阻滞，多采用补中益气汤加减，以补肾健脾为主，活血化瘀。

杜宝俊以清热利湿、凉血止血，滋补肝肾、潜火凉血，补益脾肾、益气止血，清心降火、凉血止血，活血化瘀、收敛止血5法治疗本病，取得了较好效果。他认为血精的治疗应根据患者病情变化分期治疗，初期治宜清热凉血止血，中期治宜活血化瘀，后期治宜滋阴降火、补气益气。同时强调血精症治疗之中不可过敛、过行或过补，过敛则留瘀，过行则血甚，过补则滋腻。

俞大毛以滋阴降火、凉血止血，清热利湿、泻火凉血，解毒清热、凉血活血，健脾补肾、益气摄血，活血化瘀、通络止血5法治疗本病，取得了较好效果。他认为由于致病因素不同，加上人体体质各异，血精之症常见虚中夹实、实中夹虚，治疗时上述方法往往相互交替运用。曹汉东认为前阴为肝经所系，肾所司，血精出自前阴，病本不离肝肾，故宜从肝肾论治，以滋阴降火、凉血止血为大法。治疗本病的方法较多，但辨证分型仍是临床治疗中最有效的方法之一。

薛建国认为，血精症虽以阴虚火旺、迫血妄行为多，但湿热下注、脾不统血、瘀血阻滞亦不鲜见。其治疗阴虚火旺、迫血妄行者，多采用二至丸合知柏地黄汤加减，以滋阴降火、凉血止血；湿热下注、热邪伤络者，采用小蓟饮子加减，以清热利湿、凉血止血；脾不统血者，采用归脾汤加减，以健脾养心、益气摄血；瘀血阻滞者，采用少腹逐瘀汤加减，以活血行气、散瘀止血。

（三）中药研究

临床上使用中药，尤其是健脾益肾类及活血化瘀类药物起到了良好的治疗效果。

1. 健脾益肾药　白术、云苓、木香、杜仲、寄生等能增强机体对各种有害刺激的非特异性抵抗力，能升高外周白细胞总数、增强网状内皮系统的吞噬功能，从而起到消除炎症的作用。

2. 活血化瘀药　桃仁、红花、虎杖等药物能改善毛细血管通透性，增强吞噬细胞功能，抑制炎症反应，促进损伤组织的修复及细胞再生，抑制组织异常增生，调节结缔组织代谢，起到改善微循环、镇静、镇痛、抗菌、抗炎的作用。

（四）外治疗法

1. 中药外用　河南省中医院男科在临床上常用丹参、生大黄、赤芍、延胡索、败酱草、血竭等，水煎灌肠，每日1次，连用7日为1疗程。该方具有活血止血、解毒利湿、止痛之功效。直肠用药使药力直达病所，起到较快的治疗效果。不方便灌肠者可用前列栓塞肛，每日1次。

2. 针灸疗法　是中医治疗精囊炎常用的一种治法，它通过经络的传导，调整阴阳、补虚泻实。李国良等分型取穴，阴虚络伤型取肾俞、血海、太冲、阳谷、三阴交，气血不足、肾气不固型取肾俞、神阙、气海、足三里、会阴，湿热下注型取肾俞、中极、阴陵泉，采用虚补实泻手法，并配合灸法（雀啄灸，一般灸 3~5 分钟）。治疗本病 11 例，全部治愈。

（五）评价及瞻望

中医药治疗精囊炎，尤其是慢性精囊炎，具有效果肯定、不易复发、标本兼治、无不良反应等优点，且可通过全身用药、局部用药等多途径对人体进行调节。但对急性精囊炎有寒战、高热症状的患者，仍需配合抗生素等药物的应用。在抗生素的选择上，尽可能选用敏感性药物，避免长期服用单一药物而产生耐药等副作用。在日常生活中应进一步提高人民群众的防病意识，降低感染性疾病的发病率，洁身自好，杜绝性传播疾病，以降低精囊炎的发生。

第三节　精囊结核

精囊结核是泌尿系结核或身体其他原发结核病灶的继发病变，属男性生殖系结核。在生殖系统中发病率仅次于前列腺结核。男性生殖系结核不论是经尿路感染或经血行感染，多数都是首先在精囊、前列腺中引起病变。感染结核分枝杆菌的尿液经前列腺导管或射精管进入腺体，所以往往从管腔开始，逐步向实质侵入，并可经输精管到达附睾和睾丸，所以常同时有附睾、睾丸结核。如果是血行感染，则可能首先在黏膜下或腺体实质形成病灶。本病以 20~40 岁青年为多见。精囊结核位置深藏，常被忽视，临床上没有特定的症状或仅有血精、射精疼痛、精液减少等表现。严重者阴囊或会阴部形成结核性窦道，脓肿破溃时有脓液流出。发生病变后，不做直肠指诊无法发现，即使做直肠指诊，有时也难以确定。精囊结核属中医学"痰核"、"血精"、"精液清冷"、"寒精"、"肾痨"等病证范畴，其他会阴部或阴囊形成的结核窦道则类似中医学"穿裆漏"或"阴囊漏"。本病发生系"痨虫"所致。

一、病因病机

（一）现代医学研究

1. 流行病学　一组对 105 例男性生殖系结核的病理检查中发现，精囊结核占 61.9%、前列腺结核占 95.2%、附睾结核占 48.5%、睾丸结核占 29.5%。

2. 发病机制　虽然目前还有一些不同意见，但从现有资料可知与泌尿系结核有密切关系，其多数是肾结核的继发病，尿液里的结核分枝杆菌经后尿道感染生殖系；也可在肾受到结核分枝杆菌感染的同时，经血行受到感染，与肾同为身体其他原发结核病灶（主要是肺结核）的继发病变。

结核感染的途径主要有以下 2 条。①血行传播：结核分枝杆菌通过血液直接传播到精囊腺内，与血行感染相对应的淋巴途径也能造成结核感染。一般认为经血行感染的生殖系结核病少见，若为血行感染，可首先在黏膜下或腺体实质形成结核病灶。②下行感染：结核分枝杆菌先侵犯肾脏，然后经膀胱至前列腺部尿道，由此逆行感染精囊腺。

由于男性生殖系结核发病常为多脏器同时发病，对于先发生的部位有许多不同看法。有的认为是先起源于附睾，由附睾血行播散到精囊腺内，因临床附睾结核多见，且有人附睾切除后，并存的精囊结核也随之消失；有的认为起源于精囊，由精囊侵犯附睾、前列腺，依据是附睾结核多同时有精囊结核；也有认为附睾和精囊同时发病。但目前多倾向认为是前列腺结核引起精囊结核。

病理上，大多数患者两侧同时或先后发病。早期在精囊腺管壁或射精管部位形成结节，并逐渐向精囊发展，形成精囊结核结节。精囊结核结节常形成坚硬的纤维肿块，很少发生干酪样坏死而形成空洞。病变偶可破溃到精囊周围，在会阴部形成窦道。

（二）中医学认识

中医学认为，精囊结核的发生为先天禀赋不足，以及大病久病未复而致"瘵虫"感染；或因于素体阴虚，房事过度，或少年频犯手淫，肾精亏损而发本病。因此，其发病主要有两方面，一是"瘵虫"感染，二是正气虚弱。"瘵虫"是致病外因，正虚是发病内因。正气不足，"瘵虫"感染，酿生痰浊，加之肾精亏虚，阴虚火旺，灼津为痰，或肾阳不足，寒凝痰结而致本病。

1. 痰浊下注　正气不足，感染"瘵虫"，酿生痰浊。酒色过度，房事早伐，损伤肝肾，痰浊乘虚下注，流结于精囊而成本病。

2. 痰热互结　痰浊不消，渐生蕴热，损伤血络，致精囊溃疡。痰浊不去，蕴热不除，互相交结，日久酿生脓肿，严重时脓肿溃破。

3. 肾气（阳）不足　房事过频或脓肿溃久不愈，均可致人体肾气（阳）不足，正气亏虚，使邪气独居，病变经久不得恢复。

4. 气阴两亏　脓肿溃后，耗伤气血，迁延日久难愈。

二、临床诊断

（一）辨病诊断

1. 临床表现

（1）症状：精囊结核病情发展缓慢，多无明显症状，或仅有会阴部、直肠区不适感。当精囊组织、黏膜受到破坏时，方可出现一系列临床症状。

1）血精或射精疼痛：精囊黏膜受到结核破坏，引起溃疡出血，出现血精，精液呈粉红色或带有血丝，严重时精液呈血液状。射精时由于精囊收缩等加重溃疡出血，出现射精疼痛。

2）精液量减少：结核破坏精囊导致分泌精囊液减少，或导致射精管排泄不畅，引起精液量减少。

3）泌尿系症状：精囊因结核感染而肿大，可压迫周围组织，影响尿道而出现排尿困难。若结核感染影响膀胱尿道，可出现尿频、尿急、尿痛、尿混浊等。

4）性功能障碍：可出现性欲减退、阳痿、早泄、痛性异常勃起等性功能障碍表现。

5）会阴部及全身症状：阴囊或会阴部形成结核性窦道，可经常排出黄绿色脓液。全身症状可出现低热、盗汗、乏力等中毒症状。

（2）体征：肛诊检查早期精囊外形可正常或有结节，病变明显时，精囊下极能触及坚硬肿块。

2. 现代仪器诊断或病原学诊断

（1）精液、尿液检查：精液镜检可见红细胞及白细胞，可找到结核分枝杆菌。尿液检查发现蛋白、红细胞、白细胞有助于诊断。尿液、精液直接涂片或结核分枝杆菌培养可发现结核分枝杆菌。

（2）X线检查：可见精囊、输精管钙化影，必要时行输精管–精囊造影术，可见输精管狭窄、梗阻，精囊扭曲、轮廓不规则扩张和破坏。

（3）经直肠超声检查：能准确地了解精囊腺情况。

（二）辨证诊断

本病病因系"痨虫"感染，临床皆有身体虚损之象，临证时要根据症状表现仔细辨别所属证型。因本病有时症状不明显，不能以症状的轻重来区分病情轻重。

1. 痰浊下注型　会阴部、直肠区疼痛或不适感，肛诊可触及结节。舌质淡，苔薄白，脉弦细。

辨证要点：阴部疼痛或不适，肛诊触及结节。舌质淡，苔薄白。

2. 痰热互结型　精液量少、血精，射精疼痛，会阴部疼痛，伴尿频、尿急、尿痛，潮热盗汗，腰膝酸软，周身乏力。舌质红，苔黄腻，脉滑数。

辨证要点：射精疼痛，伴尿频、尿急、尿痛，潮热盗汗。舌红，苔黄腻，脉滑数。

3. 肾气（阳）不足型　精液稀薄量少，身体疲乏或羸瘦，腰膝酸软，会阴部不适，小便频数或夜尿频多。舌质淡红，苔薄白，脉细弱。

辨证要点：精液量少稀薄，腰膝酸软，形寒肢冷，尿频。舌质淡红，苔薄白，脉细弱。

4. 气阴两亏型　会阴或阴囊部出现窦道，流出黄绿色脓液，面色萎黄，体倦乏力，低热自汗，畏寒肢冷。舌质淡，苔薄白，脉细无力。

辨证要点：会阴或阴囊部出现窦道，流出黄绿色脓液，低热自汗。舌质淡，苔薄白，脉细无力。

三、鉴别诊断

（一）现代医学鉴别诊断

1. 前列腺结核　常与精囊结核并发。但前列腺结核压迫尿道所出现的症状比较明显，甚则小便点滴而下，会阴及阴囊部出现窦道也较精囊结核出现时间早。肛诊前列腺有大小不等结节、压痛。

2. 精囊炎　亦以血精、射精疼痛为主要症状，但精液结核分枝杆菌培养阴性，且无会阴、阴囊、窦道形成；肛诊精囊可肿大，常无结节。

（二）中医病证鉴别诊断

本病初、中期以血精为主要表现，应与血尿、血淋鉴别。本病精液色红，小便可正常；血尿为尿液色红，无血精及排尿不适；血淋为小便淋漓涩痛或伴尿液色红，无精液颜色改变。晚期形成窦道应与囊痈溃破后相鉴别。囊痈为阴囊部受邪后出现红肿热痛，渐至成脓溃破；本病形成窦道后流出黄绿色脓液，出现寒冷等一派虚寒之象，无局部红肿热痛等症状。

四、临床治疗

（一）提高临床疗效的基本要素

精囊结核常继发于泌尿系结核、肺结核或骨结核，多与附睾结核合并发生，故临床上遇到精囊以外部位结核时，要及时、足量使用抗结核药物，按疗程正规治疗，防止精囊结核的发生。中医认为本病是患者素体虚弱，感染"痨虫"所致，故在防护方面，平时要顾护正气、增强体质，"正气存内，邪不可干"；减少感染"痨虫"机会，切断传播途径。积极配合中药施治，以增强体质、提高免疫能力、降低抗结核药物不良反应，以提高疗效。

（二）辨病治疗

1. **一般治疗**　注意卧床休息，增加营养，多食富含纤维素的食物。

2. **药物治疗**　全身治疗和抗结核药物治疗有一定效果。可采取链霉素、异烟肼、对氨基水杨酸 3 种药物联合应用的方法。链霉素每日 1g，分 2 次肌内注射，先用 2 周，以后每周 2 次，每次 1g，但 20 日后，要做 1 次药敏试验；异烟肼每日 1 次，每次 300mg，清晨空腹顿服，但长期服用需加维生素 B_6，以防止神经反应；对氨基水杨酸，每次 2~4g，每日 3 次，口服。上述 3 种药物，可任选 2 种联合应用，1 个月为 1 疗程，一般需服用 6 个月至 1 年。若疗效不佳，可改用利福平、氨硫脲、卡那霉素、环丝氨酸、吡嗪酰胺、乙硫异烟胺等。注意抗结核治疗应坚持至结核痊愈。痊愈标准主要是尿液、前列腺液结核分枝杆菌涂片和培养阴性，症状消失。

3. **手术治疗**　精囊结核一般不采用手术疗法。若抗结核治疗无法控制，症状严重、空洞较大、窦道经久不愈，可行病灶清除术，切除病变精囊腺，或将窦道切除。合并附睾结核者，施行附睾切除术后，精囊病变多能逐渐好转。

（三）辨证治疗

1. 辨证施治

（1）**痰浊下注型**

治法：温化痰浊，软坚散结。

方药：阳和汤加味。鹿角胶（烊化）20g、肉桂 6g、熟地黄 20g、白芥子 10g、麻黄 6g、干姜 15g、陈皮 10g、制胆南星 6g、甘草 6g。加小金丹软坚散结。

（2）**痰热互结型**

治法：止血散结，化瘀清热。

方药：补络补管汤加减。龙骨 30g（先煎）、牡蛎 30g（先煎）、山萸肉 20g、三七粉 3g（冲）。加浙贝母、海藻、昆布以消痰软坚散结，茜草、蒲黄以止血活血。

（3）**肾气（阳）不足型**

治法：补益肾气，滋阴填精。

方药：五子衍宗丸加减。菟丝子 30g、车前子 15g（另包）、五味子 15g、覆盆子 15g、枸杞子 15g、川牛膝 15g、僵蚕 12g、鹿角胶 10g、夏枯草 30g。伴有阳痿、早泄、手足发凉者，加仙灵脾 15g、仙茅 15g、制附子 10g。

（4）气阴两亏型

治法：补益气血，排脓散结。

方药：千金内托散加减。黄芪 30g、人参 15g、当归 15g、川芎 15g、防风 15g、桔梗 10g、厚朴 15g、桂枝 6g、制何首乌 20g、麦冬 15g、黄精 15g、白芷 10g、甘草 6g。可加熟地黄滋阴补血，鹿角胶益精补阳，小金丹软坚散结。

2. 外治疗法

（1）会阴部、阴囊部窦道，可用千金散药线祛腐生肌，或用五五丹药线提脓祛腐，脓尽以生肌散收口。

（2）二白散：生南星、贝母各等分，研末，醋调，外敷会阴部。

（3）净灵脂、白芥子各 15g，生甘草 6g，研末，大蒜泥 15g，同时捣匀，入醋少许，摊纱布上，敷颈椎至腰椎夹脊旁开 1 寸半，约 1~2 小时，皮肤有灼热感去之，7 日 1 次。多适用于肺结核合并精囊结核者。

3. 成药单验方

（1）成药

1）六味地黄丸：每次 8 粒，每日 3 次，口服。用于肾阴亏虚型。

2）十全大补丸：每次 6g，每日 3 次，口服。用于气血两虚型。

（2）单验方

1）萹蓄 60g、百部 10g，水煎服，每日 1 剂。

2）百部 150g、鳖甲 50g、穿山甲 50g，炼蜜为丸服。

3）玄参、煅牡蛎、浙贝母各等分，炼蜜为丸服。

五、预后转归

精囊结核经抗结核药物积极治疗，多能控制病情发展而痊愈，预后良好。若失治、误治，可导致病情发展，出现长时间血精、射精疼痛，除给患者带来身体上的痛苦外，还易造成精神压力过重，出现精神症状，并发性功能障碍。病情严重者可影响生育。

六、预防调护

1. 注意休息，增加营养及维生素摄入，多食鱼、甲鱼、鸡、鸭、牛羊乳及木耳、百合、水果之类。

2. 忌食辛辣肥甘厚味之品，戒除烟酒。

3. 房事适度，症状发作期间忌房事。

4. 精囊结核愈后，还需注意全身有无其他结核，若有则需继续积极治疗，以防止本病再次复发。

5. 畅情志，禁恼怒，断妄行，保持乐观向上。

6. 加强体育锻炼，增强抗病能力。

7. 避免与结核患者接触。

第七章 男性性功能障碍

第一节 勃起功能障碍

勃起功能障碍（ED）是男性最常见的性功能障碍之一，是指行房时阴茎持续或反复地不能获得或维持足够硬度的勃起以进行性交的疾病。曾称为"阳萎"，中医学也称"阳痿"，尚有"筋痿"、"阴器不用"、"不起"等名称。

一、病因病机

（一）现代医学研究

1. 流行病学　1985 年和 1987 年 Sunder 对全英各地区 15 000 名女性和 5000 名男性进行问卷调查，结果 7% 的男性承认自己有 ED，8% 的女性认为自己的丈夫患有 ED。可见 ED 在普通人群中发病率之高。难怪 Riley（1988 年）曾说，男子一生中不可能不出现 ED 症状，只不过大部分人不必求诊罢了。

对特殊群体、性专科门诊的调查，虽不能反映 ED 的发生率，但可从侧面了解 ED 的流行情况。1987 年 Riley 等对高血压群体的调查发现，始终不能勃起者为 7%、经常不能勃起者占 10%，同时发现抗高血压药物可明显增加 ED 发病率。Clatan（1981 年）在性病科门诊调查发现，7% 的男性有 ED。Swan 和 Wilson（1979 年）在精神病科门诊中，发现 12% 的男性伴有性功能障碍。Meyer（1979 年）报告 ED 患者占男性性功能障碍的 74.3%，平均求诊年龄为 49 岁，且随着年龄增加，ED 求诊者增多，高峰在 46 岁到老年。由以上资料可见，ED 在欧美地区的确是一种常见病。美国精神病学会（APA，1987 年）总结欧美学者调查资料，指出普通人群中 ED 约占 8%。

那么 ED 在我国的发病率如何呢？最新的流行病学数据显示 ED 在我国也具有较高的患病率。据统计，我国 11 城市医院门诊就诊的 ED 患者中，30~50 岁的 ED 患者占 60% 以上，中度和重度的 ED 患者分别占 42.9% 和 29.9%。2000 年上海市 1582 名中老年男性（年龄 62.1±9.21 岁）的 ED 患病率为 73.1%。2003 年在北京、重庆及广州 3 个地区调查，2226 名中年男性（年龄 40.2±5.8 岁）的 ED 患病率为 40.2%；同年，北京市社区调查，1247 名已婚男性中 40 岁以上者 ED 患病率为 54.5%；2010 年 BPC-BPH 研究小组调查北京市社区 50~93 岁（64.5±9.8 岁）男性共 1644 名，ED 患病率为 90.45%；另一组针对北京地区 60 岁以上（71.4±5.8 岁）的 764 名男性在健康体检中进行问卷调查，结果表明，ED 的患病率为 89.4%。

综合上所述，ED 的患病率随年龄增加而升高。以上 ED 的流行病学报告结果波动较大，主要与研究设计和方法，以及被调查者的年龄分布和社会经济地位有关。

2. 阴茎勃起机制　阴茎勃起是阴茎海绵体组织充血的结果，其勃起的机制涉及阴茎的正常解剖结构、大脑皮质、神经通路、脊髓、局部刺激及内分泌水平、精神心理等诸多因素，分述如下。

（1）阴茎的解剖生理：阴茎是男性的重要生殖器官之一，由3条长柱形的海绵体构成，腹侧中间的1条因有尿道通过，称为尿道海绵体；背侧并列的2条称阴茎海绵体。尿道海绵体前端膨大形成阴茎头。阴茎海绵体为结缔组织和平滑肌形成的海绵状结构，其内部有许多互相交通的小腔隙和血管。当海绵体充血时阴茎勃起。阴茎的血液供应十分丰富，其动脉血管分深浅两组。深组动脉从阴部内动脉分支，其中一支进入阴茎脚，称为阴茎深动脉，是阴茎供血的主要血管。阴茎静脉也分深浅两组，深组静脉来自阴茎勃起组织，引入阴茎背侧深静脉。当阴茎的动、静脉发生病变或损伤时可发生勃起障碍。

（2）阴茎勃起的神经生理学：阴茎的神经受脑脊髓神经系统和自主神经系统共同控制。阴茎背神经属于脑脊髓神经，是阴茎的感觉神经，从骶2、骶3、骶4神经来源的阴部神经分支走行于阴茎背动脉的两侧，供应阴茎龟头及阴茎皮肤。自主神经供应阴茎勃起组织，其来自腹下神经丛的副交感神经，与动脉伴行，到达阴茎海绵体和尿道海绵体，副交感神经兴奋引起血管扩张而阴茎勃起，故又称勃起神经。控制血管收缩的神经是交感神经。阴茎勃起是一种神经生理反射。性兴奋可以为生殖器感觉神经末梢的刺激或机体其他部位的条件反射刺激所引起。这些刺激经传入神经传入到脊髓性兴奋低级中枢和大脑性兴奋高级中枢，经一系列神经活动，产生性兴奋信号，经脊髓传出神经支配外生殖器，引起阴茎海绵体内的一系列血流动力学变化，从而使阴茎勃起。

（3）阴茎勃起时血流动力学变化：在阴茎勃起时，阴茎内血流动力学的变化过程，学术界尚未统一认识。但目前比较一致的看法有以下几点。

1）阴茎海绵体静脉窦开放：阴茎海绵体由无数静脉窦组成，在非勃起状态时静脉窦闭合，要使阴茎达到充分而完全的勃起，务必使静脉窦充分开放，促使大量血流在一定时间内灌注入阴茎海绵体。

2）阴茎海绵体内动-静脉（A-V）分流受阻：有学者通过尸体观察，发现阴茎海绵体深动脉和尿道海绵体静脉之间有动静脉分流。阴茎在自然状态下，分流动脉扩张，A-V分流通畅，血液从海绵体直接汇入尿道海绵体静脉。当阴茎勃起时，分流动脉收缩，A-V分流受阻，血液进入海绵体后呈潴留状态，使勃起得以持续。

3）阴茎动脉内的特殊结构：为适应阴茎勃起的需要，阴茎海绵体的深动脉及阴茎背动脉，勃起时可伸长，均为螺旋动脉，其内膜有特殊形态结构，即动脉内膜有占位不规则的凸出垫，由于这个结构是Ebner于1900年发现的，故称Ebner垫。当阴茎松弛时，Ebner垫的纵纤维呈紧张状态，自血管腔内凸出，阻碍部分血流量。勃起时，该垫的纵纤维松弛，其凸出部分变为平坦。这样可起两个作用：一是血管可以延长适应勃起后阴茎长度的增加；二是血管腔容量增加，使供应海绵体的血流量进一步增加。有报告男性一般在38岁后，血管内膜与Ebner垫会发生纤维化改变，或钙化或血栓形成，致使管壁失去弹性，勃起时缺乏扩张和伸张能力，从而影响对阴茎海绵体的血供，这是中年后勃起能力逐渐变弱的一个血管性因素。

（4）阴茎勃起的神经递质调控：近年来，对阴茎勃起机制的研究重点已转向对影响阴茎勃起的神经递质的探索，主要有以下两大类。

1）周围神经介质：在阴茎勃起调控中占据极为重要的地位。这类介质不仅来源于神经末梢，也可由血管内皮细胞产生，具有代表性的有一氧化氮（NO）、去甲肾上腺素（NA）、乙酰胆碱（Ach）及一些神经肽类物质。①一氧化氮：1985 年，Hedlund 采用电刺激诱导离体人阴茎海绵体平滑肌舒张，且这种舒张作用不能被胆碱能阻滞剂阿托品和肾上腺素能阻滞剂胍乙啶所缓解，由此判定阴茎海绵体中存在着非肾上腺素能、非胆碱能（NANC）的神经调控介质，后来证明这种物质即是 NO。NO 在一系列 NO 酶系（NOS）催化作用下合成，NOS 作用于 L-精氨酸的胍基氮末端后，产生等量的 L-胍氨酸和 NO。以往研究认为，阴茎组织中的 NO 有血窦内细胞系和非肾上腺素能非胆碱能（NANC）神经纤维两种来源，通过激活可溶性鸟苷酸环化酶（CGMP）系统，舒张阴茎海绵体平滑肌及扩张阴茎动脉，共同诱发阴茎勃起。而近年研究发现，阴茎海绵体中的副交感神经也有产生 NOS 的作用，且 NOS 抑制剂甲基精氨酸（L-NAME）可完全阻断电刺激引起的阴茎勃起反应。NO 的作用效应受诸多因素影响，除年龄因素外，海绵体中氧张力水平对 NO 活性具有至关重要的影响。经观察发现，当阴茎处于疲软状态时，氧张力逐渐降低，当氧张力小于 6.5kPa（50mmHg）时，电生理显示平滑肌细胞对电刺激所产生的松弛反应明显受到抑制，其原因可能是阴茎海绵体内氧张力下降导致 NOS 的活力减退。②去甲肾上腺素：阴茎局部的神经由自主神经（交感、副交感神经）和体神经共同支配，这一点前面已经谈过。作为交感神经，其神经递质主要是去甲肾上腺素，它的作用兼有兴奋或抑制两种，如以 α 肾上腺素受体为主，则产生收缩效应；若以 β 肾上腺素能受体为主，则产生松弛效应。人类阴茎组织中 α 肾上腺素受体量大大超过 β 肾上腺素能受体量（10:1），有关 β 肾上腺素能受体在阴茎组织中的作用，目前尚未明了。α 受体分为 α1 和 α2，它们在调节阴茎动脉平滑肌张力中起重要作用。近年研究表明，在海绵体间隙的平滑肌 NA 受体中，以 α1 受体的作用尤为显著，故临床上采用 α 肾上腺素能阻滞剂治疗勃起功能障碍。相反，拟 α 肾上腺素受体激动剂可导致阴茎海绵体收缩，阴茎软缩。③乙酰胆碱：阴茎海绵体的副交感神经兴奋，释放 ACh，会导致平滑肌松弛。最近，国外学者发现 ACh 导致平滑肌舒张的作用可被 NOS 抑制剂阻滞，所以 ACh 在阴茎海绵体平滑肌中的作用尚不确切。④血管活性肠多肽（VIP）：是由位于阴茎海绵体平滑肌和血管周围的自主神经末梢分泌，它与受体结合，经过一系列化学变化产生舒血管作用。以往人们认为 VIP 是一种 NANC，但有人把 VIP 用于正常人和勃起功能障碍者，结果发现单纯 VIP 只引起中度阴茎肿胀反应，并不导致阴茎充分勃起。可见，VIP 作为 NANC 介质的实际作用有待研究。⑤神经肽（NPY）：是伴随 NA 由阴茎海绵体中的 α 肾上腺素能神经末梢所释放，对平滑肌具有收缩作用。研究表明，在阴茎小动脉、阴茎背深静脉及环状静脉等周围均有该类物质，它可直接作用于血管平滑肌，引起平滑肌收缩，并不受肾上腺素能阻滞剂的影响。⑥前列腺素（PGS）：人的阴茎血管及海绵体组织具有合成多种前列腺素的能力，如前列腺素 E_1（PGE_1）、前列腺素 E_2（PGE_2）等。实验表明，PGS 具有较好的松弛海绵体组织作用，因而于 1986 年，国外学者率先应用 PGE_1 进行阴茎海绵体注射治疗勃起功能障碍，并获得了较好疗效。目前 PGS 已是临床上运用较广泛的一种阴茎勃起介质。⑦内皮素（ET）：阴茎海绵体平滑肌细胞和血管内皮组织均能合成 ET。人阴茎海绵体中存在 3 种 ET，即 ET-1、ET-2、ET-3，以 ET-1 对平滑肌的收缩作用最强，ET-1 主要存在于内皮细胞，目前 ET-1 已作为阴茎勃起组织中一种新的介质而被研究。

2）中枢神经递质：尽管在人体中的作用尚未证实，但大量动物实验已证实下丘脑在阴茎勃起中起重要作用，在下丘脑中有一些区域与阴茎勃起调控相关，包括视前交叉核（MPON）和视旁核（PVN），它可通过脊髓神经向下传导至阴茎。动物实验表明，通过这些通道发挥效应的神经介质主要有儿茶酚胺、5-羟色胺（5-HT）、多巴胺、缩宫素、催乳素等。它们如何在人阴茎勃起过程中发挥作用，目前仍处于研究中。

总之，对阴茎勃起机制的研究，随着现代电生理、免疫和分子生物学技术的提高，已经发展到细胞内以及细胞间激素水平的变化、递质的传导这一深层次的探索，目前周围神经介质在阴茎勃起中的作用已获得较为详尽、全面的阐述。尽管中枢神经在阴茎勃起中的调控作用极为复杂，但其作为阴茎勃起调控介质在治疗勃起功能障碍中的潜力已逐渐被人们所认识，相信在不久的将来，对中枢神经介质在阴茎勃起中的调控作用也必然会获得新的认识。

3. 勃起功能障碍的分类　ED 有多种分类方法，可据病史、病理生理机制、发病诱因、病情程度及是否合并其他性功能障碍等不同对 ED 进行分类。

（1）**按发病时间分类**：①原发性 ED：指从首次性交即不能正常诱发勃起和（或）者维持勃起。包括原发心理性 ED 和原发器质性 ED。②继发性 ED：是相对于原发性 ED 而言，指有正常勃起或性交经历之后出现的勃起功能障碍。

（2）**按程度分类**：目前，多用 IIEF-5 量表评价 ED 病变程度。

各项得分相加，≥22 分为勃起功能正常；12~21 分为轻度 ED；8~11 分为中度 ED；5~7 分为重度 ED。

（3）**按阴茎勃起硬度分级**：①Ⅰ级：阴茎只胀大但不硬，为重度 ED。②Ⅱ级：硬度不足以插入阴道，为中度 ED。③Ⅲ级：能插入阴道但不坚挺，为轻度 ED。④Ⅳ级：阴茎勃起坚挺，为勃起功能正常。

（4）**按是否合并其他性功能障碍分类**：①单纯性 ED：指不伴有其他性功能障碍而单独发生 ED。往往仅有轻中度 ED 和 ED 病史较短的患者属于此种类型。②复合性 ED：指合并其他性功能障碍的 ED。常见合并发生的性功能障碍包括射精功能障碍和性欲障碍。

（5）**按 ED 病因分类**：一般分为功能性 ED 和器质性 ED。后者又包括神经性 ED、血管性 ED、内分泌性 ED、药物性 ED 等。

4. 勃起功能障碍病因

（1）**精神性原因**：精神心理因素是导致功能性 ED 的主要病因。常见原因如下。①性知识缺乏、家庭关系不和、不健康的性信息、性行为的影响。②夫妻之间不忠实、女方性障碍、家中突发各种事件等。③对性交失败的恐惧感、犯罪感，对配偶不欣赏、缺乏吸引力，或婚姻缺乏感情基础。④过度疲劳、情绪压抑、性生活环境不理想等。以上这些因素如果导致大脑皮质对性兴奋的抑制作用加强，即可发生勃起障碍。另外，性生活过度或长期频繁手淫，均可使神经系统经常处于高度兴奋状态，最终因兴奋过度而衰竭，脊髓勃起中枢兴奋性降低也可勃起障碍。这就是我们经常所说的"勃起障碍之病生于过"的道理。

（2）器质性原因

1）内分泌异常：常见原因如下。

性腺功能减退症：男子性腺（睾丸）分泌睾酮是阴茎正常勃起的一个重要因素，任何导致血睾酮水平降低的疾患几乎不可避免地使勃起功能受损。原发性性腺功能减退患者病变部位在睾丸，其血清睾酮降低，伴有血清 LH 和（或）FSH 升高，故又称高促性腺素性性腺功能减退症。这类患者大多有严重的不可逆转的睾丸功能损害。先天性因素有克氏综合征及双侧无睾症等，后天性因素有性腺损伤和全身性疾病等。

继发性性腺功能减退患者病变部位在下丘脑或垂体，血清 LH、FSH 和睾酮均降低，也称为低促性腺素性性腺功能减退。先天性因素有选择性 GnRH 缺乏症、选择性 LH 缺乏症、先天性促性腺素综合征，后天性因素有损伤（创伤、梗塞性疾病、肿瘤、手术、放疗等）、外源性或内源性激素（雄激素、雌激素、糖皮质激素、生长素、甲状腺素）过多、高泌乳素血症（特发性、药物性、肿瘤性）等。

雄激素合成减少或作用障碍：在几种罕见的遗传疾病中由于酶的缺乏，睾酮合成减少，以致出生时生殖器畸形或男性化不足。5α 还原酶异常或缺乏雄激素受体造成雄激素不敏感。雄激素不敏感综合征临床可表现为不育到两性畸形。

甲状腺疾病：甲状腺素异常可以改变下丘脑-垂体-性腺轴功能，引起 ED。甲状腺功能亢进患者体内雌二醇分泌量增加及其代谢产物的清除减少，使血清雌二醇水平升高、睾酮对 HCG 的应答减弱。甲亢患者性欲减退可能与甲状腺素的高代谢作用和循环中雌二醇升高抑制间质细胞功能有关。此外，甲状腺功能减退者也可发生 ED，这类患者血清睾酮水平降低。血清泌乳素增高的原发性甲状腺功能减退者也可发生 ED。其他内分泌疾患如肢端肥大症、库欣综合征等也可引起 ED。

2）代谢性疾病：以糖尿病引起 ED 最为多见，发生率高达 30%～70%，比非糖尿病患者高 2～5 倍。其发生率与糖尿病患者年龄和病程的长短有关。尽管糖尿病导致的病理生理改变较复杂，包括神经血管等多方面的因素，但实质上，起启动作用的仍可能是内分泌因素。糖尿病患者可发生不同程度的自主神经、躯体神经以及周围神经功能性、器质性或神经递质改变。糖尿病还可引起阴茎海绵体白膜异常，主要表现为包膜厚度增加，胶原波浪样结构消失，海绵体与平滑肌之间胶原纤维大量增生致使海绵体顺应性下降，即海绵体舒张功能受损。血脂代谢异常也是 ED 重要的危险因素，其机制尚无定论，可能涉及血管结构与功能、内皮细胞、平滑肌及神经等的改变。40 岁以上男性高脂血症与 ED 关系更为密切。多数研究认为，血脂异常主要通过两种方式影响阴茎动脉血流：一是导致髂内动脉、阴部内动脉和阴茎动脉等大血管粥样硬化，减少了阴茎动脉血流量；二是损伤血管内皮细胞，影响阴茎勃起过程中的血管平滑肌松弛。

3）血管性病因：正常的血管功能是阴茎生理性勃起的基础。血管性病变是 ED 的主要原因，约占 ED 的 50%，并随着男性年龄的增加发病率有明显增加的趋势。动脉性 ED 是 40 岁以上男性发生 ED 常见的原因之一。造成 ED 的动脉性原因包括任何可能导致阴茎海绵体动脉血流减少的疾病，如动脉粥样硬化、动脉损伤、动脉狭窄、阴部动脉分流及心功能异常等。高血压与勃起功能障碍的发生有共同的危险因素，几乎所有能导致高血压的危险因素，如吸烟、高脂血症、肥胖等均能增加 ED 的发病率。

静脉性 ED 的发病率也较高，约占 ED 患者的 25%～78%，包括阴茎白膜、海绵窦内平滑肌减少所致的静脉漏。静脉病变常见的原因有先天性静脉发育不全、各种原因造成的瓣膜功能受损（老年人静脉退化、吸烟、创伤、糖尿病等可能使静脉受损后出现闭塞功能障碍）、海绵体白膜变薄、异常静脉交通支和阴茎异常勃起手术治疗后造成的异常分流等。临床及形态学资料提示，随着年龄增加，静脉漏也随之增多。

4）神经性病因：大脑、脊髓、海绵体神经、阴部神经以及神经末梢、小动脉及海绵体上的感受器病变可引起 ED，由于损伤部位不同，其病理生理学机制也不同。①中枢神经系统疾病：大脑疾病如脑血管意外、帕金森病、肿瘤、癫痫、阿尔茨海默病及器质性精神病等可能引起下丘脑中枢功能紊乱，或脊髓中枢过度抑制而引起 ED。②脊髓损伤：引起的 ED 取决于损伤的程度及损伤部位。上段脊髓完全损伤后，95% 的患者有勃起能力（反射性勃起）；而下端脊髓完全损伤的患者，仅 25% 的人能保留勃起功能（心理性勃起）；但是若为不完全损伤，两组 90% 以上的患者保存有勃起能力。目前认为胸腰段交感神经通路可能传送心理性勃起的冲动，只有 25% 的下段脊髓完全损伤患者通过交感通路获得勃起，显然骶段副交感神经元是最重要的勃起中枢。③周围神经损伤或病变：骨盆骨折，结直肠、膀胱、前列腺等器官的手术可能损伤海绵体神经或阴部神经，破坏神经通路，导致勃起障碍。

5）药物性病因：近年来对药物导致 ED 的认识逐渐提高，但其机制尚未明了。部分可能引起 ED 的药物有高血压药（如利尿剂和 β 受体阻滞剂）、抗抑郁药、抗精神病药、抗雄激素药、抗组胺药、毒品（海洛因、可卡因及美沙酮等）等。

6）生殖器畸形：小阴茎、阴茎弯曲等可引起 ED。

（3）混合性病因：通常情况下，ED 是多种疾病不同病理过程中的一种表现，即 ED 可为一种或多种疾病和其他因素引起，常见的有糖尿病、高血压、心脑血管疾病、外伤、手术损伤等原发疾病，以及精神心理、药物、生活方式及社会环境因素等。各种疾病及致病因素通过不同或共同的途径导致 ED 发生。

5. ED 的危险因素　ED 与男性老龄化密切相关，美国流行病学调查显示，小于 40 岁的患病率仅为 1%～9%，而 60～69 岁的患病率增高，为 20%～40%，当年龄增高至 79～80 岁时，患病率高达 50%～75%。吸烟、嗜酒、缺乏运动、性生活不规律等生活方式以及肥胖、动脉粥样硬化、糖尿病、高血压和血脂异常代谢性疾病、抑郁症、下尿路症状（LUTS）、良性前列腺增生（BPH）等是影响其发生早晚和严重程度的重要因素。

（二）中医学认识

中医学认为肾主生殖，开窍于二阴，为作强之官；前阴为宗筋之汇；肝藏血，主疏泄，调气机，其经脉绕阴器抵少腹；心主神，调血脉；脾为气血化生之源。阴茎的正常勃起必赖气血充养和调畅，必须精、神俱至。故勃起功能障碍的发生，所涉脏腑为肾、肝、脾、心，其中以肾为主；勃起功能障碍的病理因素以湿热、瘀血、痰湿居多。常见的病因病机有如下几方面。

1. 肾精亏虚　多为先天禀赋不足，或恣情纵欲，或频繁手淫，致肾精亏损，宗筋失养，而发勃起障碍。

2. 命门火衰　房事无节，或手淫过度，致肾阳亏虚，而发本病。

3. 肝气郁结　情志不舒，郁怒伤肝，或所愿不遂致宗筋驰纵而发勃起功能障碍。

4. 心脾两虚　忧思过度，伤及心脾，心伤而神怯，脾虚气血亏乏，宗筋失养，故阳事不举。

5. 湿热下注　过食辛辣厚味，酿湿生热，下注肝胆，损及宗筋，而致本病。

6. 恐惧伤肾　卒受惊恐，恐则气下伤肾，气陷精怯，而发勃起功能障碍。

7. 瘀血内阻　久病入络，或跌仆损伤，致瘀血内阻宗筋，而生本病。

二、临床诊断

（一）辨病诊断

1. 临床资料收集　ED 的诊断主要依据患者主诉，因此获得客观而准确的病史是该病诊断的关键，同时需要一系列查体和必要的相关检查。

（1）症状：阴茎不能勃起或勃起不坚，不能完成正常性生活且持续 3 个月以上者。但具有明显致病原因者不限于此时间，如外伤、手术等。

（2）病史：了解病史，对勃起功能障碍的正确诊断具有重要意义。所以，医生一定要对患者关心、同情以获得患者的信任，使其能详细诉说病史。要了解勃起功能障碍的发生及发展情况，是突然不能勃起，还是逐渐下降；阴茎能否勃起，在什么情况下勃起；有无明显发病诱因，如有无精神创伤史、外伤史如脊髓损伤、脑外伤、交感神经切除术、生殖器和骨盆创伤、尿道与前列腺手术、盆腔脏器手术等；有无糖尿病、高血压、动脉粥样硬化等、有无过度手淫史或恣情纵欲史，是否酗酒等。了解夫妻感情、家庭环境、工作性质以及以往用药情况等。

（3）体格检查：除全身检查外，应重点检查外生殖器、睾丸、乳房、神经系统。如有无睾丸，睾丸的大小和质地如何；阴茎有无畸形、包茎、龟头炎、包皮炎等，是否做过包皮手术；患者的第二性征发育情况及有无男性乳房发育等。检查肛门括约肌张力，以了解球海绵体反射是否正常。通过下肢检查排除明显的神经异常，如运动障碍、感觉丧失、异常深腱反射或异常 Barbinski 反射。

2. 现代仪器诊断

（1）激素测定：做 T、FSH、LH、PRL 测定。勃起功能障碍患者至少应做 1 次 T 测定，若结果正常，其他激素不需测定。若首次检查较低，最好重复 1 次，并同时做 FSH、LH、PRL。若 T 低下，而 FSH、LH 正常或增高，则为原发性睾丸功能不全，可能出现睾丸萎缩或无睾丸，或睾丸坚实度降低。若性腺功能低下是继发于下丘脑垂体病变，睾丸大小可正常，但一般血清 PRL 升高，这类患者血清睾酮并不降低。

（2）神经系统检查：患者逐渐丧失勃起能力，或不能维持勃起，并发展到在任何情况下都不能勃起，应考虑有神经方面的病变。神经诱发电位检查包括多种检查，包括阴茎感觉阈值测定、球海绵体反射潜伏时间、阴茎海绵体肌电图、躯体感觉诱发电位及括约肌肌电图等。目前相关研究甚少，应用价值尚需进一步临床验证。目前应用较多的检查为球海绵体反射潜伏时间（bulbocavernosus reflex，BCR），该法主要用于神经性 ED 的间接诊断和鉴别诊断。该检查在阴茎冠状沟和其近侧 3cm 处分别放置环状刺激电极，在双侧球海绵体肌插入同心圆针式电极记录反射信号；由直流电刺激器发出方形波刺激，测量并记录刺激开始至反应起始的潜伏时间。BCR 的正常均值是 30~45 毫秒，超过均值 3 个标准差以上者为异常，提示有神经性病变的可能。

（3）阴茎夜间勃起测试（nocturnal penile tumescence，NPT）：夜间阴茎勃起是健康男性从婴儿至成年的生理现象，是临床上鉴别心理性和器质性 ED 的重要方法。NPT 是一种能够连续记录夜间阴茎胀大程度、硬度、勃起次数及持续时间的方法，可以在家中监测。正常人夜间 8 小时熟睡时阴茎勃起约 3~6 次，每次持续 15 分钟以上。勃起硬度>70% 为正常勃起，40%~70% 为无效勃起，<40% 为无硬度性勃起。由于该监测方法也受睡眠状态的影响，通常需要连续观察 2~3 个夜晚，以便更准确地了解患者夜间勃起情况。

（4）血管系检查：具体如下。

1）阴茎海绵体注射血管活性药物试验（intracavernous injection，ICI）：主要用于鉴别血管性、心理性和神经性 ED。注射药物的剂量常因人而异，一般为前列腺素 E_1 10~20μg，或罂粟碱 15~60mg（或加酚妥拉明 1~2mg），也可混合使用。注药后 10 分钟之内测量阴茎长度、周径以及勃起阴茎硬度。勃起硬度≥Ⅲ级，持续 30 分钟以上为阳性勃起反应；若勃起硬度≤Ⅱ级，提示有血管病变；硬度Ⅱ~Ⅲ级为可疑。注药 15 分钟后阴茎缓慢勃起，常表明阴茎动脉供血不全。若注药后勃起较快，但迅速疲软，提示阴茎静脉闭塞功能障碍。精神心理、试验环境和药物剂量均可影响试验结果，故勃起不佳也不能肯定有血管病变，需进行进一步检查。ICI 试验可发生低血压、头痛、血肿、海绵体炎、尿道损伤和异常勃起等不良反应。规范操作可以减少阴茎血肿及尿道损伤的发生。阴茎根部扎止血带可以降低低血压和头痛的发生率，如注药后阴茎勃起超过 1 小时患者应及时到医院就诊，避免异常勃起造成阴茎损伤。

2）阴茎彩色多普勒超声检查（color doppler duplex ultrasonography，CDDU）：是目前用于诊断血管性 ED 最有价值的方法之一。评价阴茎内血管功能的常用参数有海绵体动脉直径、收缩期峰值流速（peak systolic velocity，PSV）、舒张末期流速（end-diastolic velocity，EDV）和阻力指数（resistance index，RI）。目前该方法还没有统一的正常值。一般认为，注射血管活性药物后阴茎海绵体动脉直径>0.7mm 或增大 75% 以上、PSV≥30cm/s、EDV<5cm/s、RI>0.8 为正常。PSV<30cm/s，提示动脉供血不足；EDV>5cm/s，RI<0.8，提示阴茎静脉闭塞功能不全。

3）阴茎海绵体灌注测压及造影：阴茎海绵体造影术用于诊断静脉性 ED，阴茎海绵体造影的适应证如下。①疑有阴茎静脉闭合功能不全，行静脉手术之前。②行阴茎动脉血管重建手术前，排除静脉阻闭功能不全。③疑阴茎海绵体病变者。注入血管活性药物前列腺素 E1 10~20μg（或罂粟碱 15~60mg，或酚妥拉明 1~2mg），5~10 分钟海绵体平滑肌松弛，用 80~120ml/min 流量快速注入造影剂。静脉功能正常者在海绵体内压 100mmHg 时，维持灌流速度应低于 10ml/min，停止灌注后 30 秒内海绵体内压下降不应超过 50mmHg。观察阴茎海绵体形态、阴茎和盆腔静脉回流情况。在注入造影剂后 30~60 秒、90 秒、120 秒及 900 秒时摄前后位片。静脉漏的 X 线表现：阴茎背深静脉及前列腺周围静脉丛显影、阴部内、外静脉系统显影、阴茎浅静脉显影、尿道海绵体显影、少数患者可发现会阴丛显影。静脉闭塞功能正常者在海绵体外难以见到造影剂影像。先天性或创伤性静脉漏者可分别在阴茎脚或损伤处显示静脉漏影像。海绵体或白膜病变性静脉漏的典型表现是阴茎所有静脉通道的弥漫性泄漏。

4）阴部内动脉造影：选择性阴部内动脉造影术主要适应证如下。①骨盆外伤后 ED。②原发性 ED，疑阴部内动脉血管畸形。③NPT 和 ICI 试验反应阴性，需要进一步诊断者。④彩色多普勒超声检查显示动脉供血不全并准备行血管重建手术者。选择性阴茎动脉造影可以明确动脉病变部位和程度，并可同时进行扩张或介入治疗。由于该技术并非绝对安全，可造成出血或动脉内膜剥脱等并发症，所以要慎重采用。

（二）辨证诊断

由于导致勃起障碍的病因较多，临床表现也颇为复杂。或神情抑郁，善叹息；或形体肥胖，畏寒肢凉；或舌苔黄腻，舌质有瘀点、瘀斑；或脉沉细无力，或脉弦、沉涩等。

1. 肾阴亏损型　勃起功能障碍，头晕耳鸣，腰膝酸软，神疲乏力，潮热盗汗，遗精，五心烦热。舌红，苔少，脉细数。

辨证要点：阳事不举，头晕耳鸣，腰膝酸软，五心烦热。舌红，苔少，脉细数。

2. 命门火衰型　勃起功能障碍，腰膝酸软，畏寒肢冷，精冷滑泄，小便清长，精神萎靡。舌淡，苔白，脉沉细无力。

辨证要点：勃起功能障碍，腰酸畏寒，头晕耳鸣。舌淡，苔白，脉沉细无力。

3. 肝气郁结型　勃起功能障碍，胸胁胀满，善叹息，情志抑郁，急躁易怒。舌淡，苔白，脉弦。

辨证要点：勃起障碍，胸胁胀满，善叹息，常有明显的情志因素。舌淡，苔白，脉弦。

4. 湿热下注型　勃起功能障碍，阴囊潮湿、瘙痒，心烦，口苦，胸胁胀痛，灼热，食欲不振，大便黏滞，小便短赤。舌质红，苔黄腻，脉滑数。

辨证要点：勃起功能障碍，阴囊潮湿。舌质红，苔黄腻，脉滑数。

5. 寒凝肝脉型　勃起功能障碍，少腹牵引睾丸坠胀冷痛，遇寒加重，得热则减。舌苔白滑，脉沉弦或沉迟。

辨证要点：勃起功能障碍，少腹牵引睾丸坠胀冷痛。舌苔白滑，脉沉弦，或沉迟。

6. 痰湿阻络型　勃起功能障碍，形体肥胖，身重胸闷，纳呆，嗜睡，小便不利。舌体胖大有齿痕，苔白腻，脉滑。

辨证要点：勃起功能障碍，形体肥胖，胸闷纳呆，嗜睡。舌淡，苔白腻，脉滑。

7. 败精瘀阻型　勃起功能障碍，少腹牵引睾丸疼痛，胸胁窜痛。舌质紫暗，或有瘀点瘀斑，脉涩。

辨证要点：勃起功能障碍，少腹睾丸疼痛。舌暗有瘀点，脉涩。

8. 心脾两虚型　勃起功能障碍，神疲乏力，纳差，腹胀，便溏，面色不华，心悸，失眠。舌淡，苔薄，脉虚细或结代。

辨证要点：勃起功能障碍，纳差，腹胀，心悸，失眠，乏力。舌淡，苔薄，脉细弱。

9. 恐惧伤肾型　勃起功能障碍，心虚胆怯易惊，夜眠不宁，噩梦频多，心情烦躁。舌淡，苔白，脉弦。

辨证要点：勃起功能障碍，心虚胆怯易惊。舌淡，苔白，脉弦。

三、鉴别诊断

（一）现代医学鉴别诊断

1. 功能性勃起障碍与器质性勃起障碍　功能性 ED 发生多突然，而器质性 ED 发生多缓慢，并且逐渐加重，但外伤、手术等引起的 ED，发生也较突然。功能性 ED 在某些情况下能勃起如手淫、色情刺激等，而器质性 ED 无论何种情况均不能勃起。另外，功能性 ED 多有夜间勃起，而器质性 ED 则没有。除以上几点外，尚需各种化验检查。

2. 勃起功能障碍与早泄　早泄是指阴茎能勃起，性交时间极短即排精，甚则两人身体一接触，尚未进行性器官接触即射精，从而导致阴茎痿软而不能继续进行性交。勃起功能障碍是指阴茎不能勃起，或举而不坚，以致不能继续进行性生活。勃起功能障碍和早泄可互相伴有。

（二）中医病证鉴别诊断

勃起功能障碍临床见证较多，应与阳缩相鉴别。阳缩证起病急骤，以阴茎内缩抽痛，伴少腹拘急、疼痛剧烈、畏寒肢冷为特征。勃起功能障碍是指阴茎不能勃起，或勃而不坚，不能进行性生活，但不出现阴茎内缩、少腹疼痛等症。阳缩的病机多是外感寒邪、凝滞肝脉。

四、临床治疗

（一）提高临床疗效的基本要素

1. 详察病因　导致勃起功能障碍的病因较多，所以找出致病的主要原因，对明确诊断、提高疗效起着非常重要的作用。详问病史并结合临床症状及相关检查，方能做出正确的病因诊断。如手淫过度，或恣情纵欲，耗伐过度，命门火衰，宗筋失于温养所致者，治当温补肾阳为主；忧思过度，伤及心脾，神不守舍，气血乏源，宗筋失养所致者，当补血益气、调养心脾为主；湿热浸淫，或过食肥甘辛辣，湿热内生，循肝经下注宗筋，宗筋驰纵而致者，当清肝利胆、去除湿热；忧愁恼怒，气血紊乱，宗筋失充所致者，当疏肝理气、调和气血；形体肥胖，阳事不举者，当化痰除湿通络为主；年高体衰所致者，宜从痰、瘀着手，从肾论治等。

2. 细辨虚实　勃起功能障碍有虚实之分，虚者，肾阴虚，肾火衰，心脾亏；实者，肝气郁结，湿热下注，痰瘀阻络；或虚实兼见。从临床看，青壮年实证多见，老年人虚证居多。

3. 分清寒热　导致勃起功能障碍的病因病机不同，故其寒热性质也各异。热证者，湿与热常相兼为患，侵及肝脉，临床表现为阴囊潮湿、口苦、苔黄腻、脉弦数；或肾阴亏虚，火热上扰，可兼见腰膝酸软、潮热盗汗、舌质红、少苔、脉细数。寒证者，或寒邪侵及肝经，凝滞血脉，可兼见阴囊湿冷、少腹冷痛、苔白、脉沉迟；或命门火衰，临床可兼见形寒肢冷、夜尿频多、小便清长、腰膝酸软、舌淡、脉沉细。

4. 明确病位 勃起功能障碍所涉脏腑主要为肝、肾、心、脾。因病因所犯部位不同，勃起功能障碍病位各异。因忧愁、郁怒等情志所伤或湿热所犯者，病位在肝；因房事劳伤，肾精亏虚，或命门火衰者，病位在肾；卒受惊恐者，病位多在胆与心；因思虑过度者，病位在心和脾。临床上或单个脏腑为患，或多个脏腑同时受累。

5. 中西贯通 现代医学认为，内分泌功能失常、相关神经损伤及血管病变等均可导致勃起功能障碍。治疗时，一定要在明确诊断的前提下，采取相应的施治方法。如自主神经功能紊乱所致者，可辨证选用一些疏肝理气的药，药理作用研究表明，这些药物具有较好的调整神经功能的作用；血管阻塞性疾病所致者，可用一些活血化瘀药，研究表明，这些药物如丹参、桃仁、水蛭、蜈蚣等具有较好的改善微循环、降低血液黏稠度等功能；对激素缺乏或内分泌功能紊乱所致者，可用一些补肾壮阳、填精的中药，如鹿茸、鹿角胶、仙灵脾等，研究证实，它们可改善性腺功能，增强免疫能力等；对脑垂体肿瘤、肾上腺肿瘤所致勃起功能障碍及静脉性勃起功能障碍等，要及早采取手术。

6. 重视心理 由于受传统观念的影响，许多患者患病后不去就诊，或羞于告人，或投医无门，或随意用药。勃起功能障碍患者因疾病本身产生的伤害和烦恼，远不及精神心理障碍所造成的压力和痛苦。这些不正常的心理因素又会加重病情，二者互为因果。所以对勃起功能障碍（无论精神性还是器质性）患者的心理调治和精神疏导，应贯穿于治疗始终。我们每个医生都应与患者做真挚的朋友，用我们的爱心与关心去感化他，以我们的信心和诚心去帮助他，以解除患者的忧愁和恐惧，培养其良好的情绪，让患者对治疗充满希望和信心。

（二）辨病治疗

ED 治疗的目的是全面康复。基础治疗（适度锻炼、减肥等）、调整不良生活方式和积极治疗基础疾病（高血压、高血脂和糖尿病等），是促进 ED 全面康复的重要措施。

1. 药物治疗

（1）PDE_5 抑制剂治疗：5 型磷酸二酯酶（PDE_5）抑制剂使用方便、安全、有效，是目前治疗 ED 的首选药物。PDE_5 主要分布在阴茎海绵体平滑肌中，能够特异性降解阴茎海绵体平滑肌细胞内 NO 诱导下合成的第二信使 cGMP，使其浓度降低，抑制阴茎海绵体平滑肌松弛，使阴茎保持疲软状态。性刺激促使阴茎海绵体神经末梢和内皮细胞释放 NO，增加 cGMP 的生物合成。口服 PDE_5 抑制剂后，抑制 cGMP 的降解而提高其浓度，促使海绵体平滑肌松弛，引起阴茎海绵体动脉扩张，海绵体窦膨胀而血液充盈，强化阴茎勃起。目前常用的 PDE_5 抑制剂包括西地那非、他达拉非和伐地那非，三者药理作用机制相同，口服后需足够性刺激才能增强勃起功能，对 ED 患者总体有效率为 80% 左右。

近年有研究表明，长程治疗（chronic administration），可改善血管内皮功能、提高血管弹性，有助于促进患者勃起功能"正常化（normalization）"。

1）西地那非（sildenafil）：商品名为万艾可，1998 年上市，剂量分别为 50mg 和 100mg。西地那非推荐起始足量，根据疗效与不良反应调整剂量。西地那非 50mg 和 100mg 的有效率分别为 77% 和 84%，安慰剂有效率为 25%。西地那非对于糖尿病患者勃起功能改善率为 66.6%，性交的成功率为 63%；安慰剂对照组分别为 28.6% 和 33%。西地那非在口服后 30~60 分钟起效，高脂饮食后可能影响吸收，但饮食对药效影响不大，酒精对其药代动力学无明显影响。

2）他达拉非（tadalafil）：商品名为希爱力，2003年批准用于临床。他达拉非的结构与西地那非和伐地那非有明显差别，具有半衰期长（17.5小时）的特点。他达拉非的有效浓度可维持36小时。饮食对其药效影响不大，酒精对药代动力学无明显影响。服用他达拉非10mg和20mg的患者，有效率分别为67%和81%；安慰剂为35%。统计显示，他达拉非可显著提高患者国际勃起功能指数（IIEF）、性生活日记（SEP）2和3、综合评价问题（GAQ）和满意度评分。他达拉非推荐起始足量，根据疗效与不良反应调整剂量。他达拉非可使64%的糖尿病性ED患者勃起功能得到改善；对照组为25%。

3）伐地那非（vardenafil）：商品名为艾力达，2003年上市。其结构与西地那非有轻微差异，临床总体疗效和西地那非类似，脂肪餐可影响其吸收，酒精对其疗效无明显影响。伐地那非10mg和20mg的有效率分别为76%和80%。临床研究结果显示伐地那非可以显著提高IIEF、SEP2、SEP3、GAQ和满意度评分；伐地那非推荐起始足量，根据疗效与不良反应调整剂量。伐地那非可使72%的糖尿病患者勃起功能得到改善，安慰剂为13%。

（2）育亨宾碱（姜必治）：是$\alpha 2$肾上腺素能阻滞剂。常用剂量是每天3次，每次6mg。若发生胃或神经症状而不能耐受时可减小剂量，即每天3次，每次2mg，并逐渐增加（每周加倍），直到每天18mg，用药至少需要维持10周。可有心悸、失眠、眩晕等不良反应。可用于神经衰弱性勃起功能障碍和糖尿病性勃起功能障碍。在PDE_5抑制剂问世之前应用较为广泛，但其有效性及安全性尚未得到充分的评估。

（3）曲唑酮（trazodone）：是5-羟色胺2C受体（5-HT2C）激动剂，也是5-HT1A受体阻滞剂。该药除作用于中枢神经系统外，还能阻断$\alpha 2$受体。其发挥作用的机制可能是阻断$\alpha 2$受体、松弛血管及海绵体平滑肌，从而使阴茎海绵体内的血供增加诱导勃起。虽然有临床上报道曲唑酮治疗ED有效，但荟萃分析结果提示与安慰剂差异无统计学意义。

（4）罂粟碱与酚妥拉明：二者属于周围血管扩张药物或血管活性药物。单用一种药物行海绵体注射即可促使阴茎勃起，二药联合应用效果更好且副作用更少。常用剂量为酚妥拉明0.5~1mg，罂粟碱30mg，阴茎海绵体内注射。主要用于功能性勃起功能障碍、神经性勃起功能障碍以及血管因素所致但易于维持的勃起功能障碍。不良反应是阴茎异常勃起、阴茎局部痛，长期应用可致局部纤维化。

（5）前列腺素E_1：是血管扩张和平滑肌松弛剂，在性交前自我注射前列腺素E_1 5~40μg，勃起时间可维持0.5~4小时，剂量和勃起持续时间呈正相关。无明显副作用，适应证同上。

（6）内分泌药物：主要适用于真正激素缺乏的勃起功能障碍患者。

1）性激素及促性腺激素：用于下丘脑及垂体疾患、原发性性腺功能不全等。无生育要求及先天异常者如无睾症等，当首选睾酮治疗。常用十一酸睾酮（安特尔胶丸）。每次80mg，每天2次，口服，根据病情适度调整剂量。

高泌乳素血症伴有ED者，可用溴隐亭，开始2.5mg/d，逐渐增加至每次2.5mg，每天3次。直到PRL恢复正常，若此时睾酮仍低，可补充睾酮。对垂体肿瘤致PRL升高者应手术治疗。

2）肾上腺皮质激素及甲状腺激素：主要适用于肾上腺皮质及甲状腺功能减退者。

2. 真空装置按需治疗　真空装置通过负压将血液吸入阴茎海绵体中，然后在阴茎根部套入缩窄环阻止血液回流以维持勃起。该方法适用于 PDE$_5$ 抑制剂治疗无效或不能耐受药物治疗的患者，尤其适用于偶尔有性生活的老年患者。不良反应包括阴茎疼痛、麻木、射精延迟等。使用时应告知患者，负压助勃时间不宜超过 30 分钟。禁忌证包括自发性异常勃起、间歇性异常勃起和阴茎严重畸形患者。

3. 手术治疗

（1）阴茎静脉漏的手术治疗：静脉闭塞功能障碍（静脉漏）性 ED 的血流动力学基本明确，但是较难鉴别功能性异常（平滑肌功能障碍）和解剖学结构缺陷（白膜异常）。目前，对于静脉闭塞功能障碍性 ED，没有明确的标准化诊断程序，随机对照的临床研究结果并不充分，其手术的有效性尚待验证。手术适应证为单纯静脉瘘，海绵体平滑肌及白膜结构及功能正常；阴茎海绵体动脉供血正常。

（2）动脉性 ED 的手术治疗：血管性 ED 的手术治疗已经有 30 多年的历史，手术方式多种多样，但是由于选择标准、疗效评价并未统一，其效果尚存争议，而显微外科技术的应用也未实现标准化，仅作为可选择的方法之一。手术适应证：年龄小于 55 岁、不吸烟或已戒烟者、合并糖尿病、无静脉瘘存在、阴部内动脉狭窄。

（3）假体植入治疗：适应证：口服药物及其他治疗无效、不能接受或不能耐受已有治疗方法。绝对禁忌证：存在全身、皮肤或尿道感染者。相对禁忌证：存在阴茎严重畸形、阴茎发育不良、阴茎血管瘤，未有效治疗的精神心理障碍患者拟接受阴茎假体植入手术，术前准备的主要目的是降低感染风险。

（三）辨证治疗

1. 辨证施治

（1）**肾阴亏损型**

治法：滋阴补肾。

方药：左归丸加味。熟地黄 15g、枸杞子 20g、山萸肉 15g、山药 15g、菟丝子 20g、鹿角胶 12g（烊化）、龟板胶 12g（烊化）、仙灵脾 15g、陈皮 10g。阴虚火旺者，加生地黄、牡丹皮、栀子。

（2）**命门火衰型**

治法：温补命门之火。

方药：右归丸加味。熟地黄 12g、山药 15g、山萸肉 15g、枸杞子 20g、菟丝子 20g、杜仲 12g、鹿角胶 10g（烊化）、制附子 10g、当归 10g、丹参 15g、巴戟天 15g、仙灵脾 12g、陈皮 10g。

（3）**肝气郁结型**

治法：疏肝理气，解郁散结。

方药：逍遥散加减。柴胡 6g、白芍 12g、当归 12g、白蒺藜 15g、佛手花 10g（后下）、薄荷 5g（后下）、炙甘草 6g、醋延胡索 10g。肝郁日久化火，症见胸胁灼痛，口苦，口干，舌红，苔薄黄，脉弦数，宜于上方加牡丹皮 12g、栀子 10g。

（4）湿热下注型

治法：清利肝胆湿热。

方药：龙胆泻肝汤加味。龙胆草 6g、栀子 10g、黄芩 12g、柴胡 10g、茯苓 15g、泽泻 20g、车前子 25g、木通 6g、当归 10g、生地黄 10g、蛇床子 12g、仙灵脾 12g。

（5）寒凝肝脉型

治法：暖肝散寒，温经通络。

方药：暖肝煎加味。枸杞子 20g、小茴香 10g、肉桂 10g、乌药 10g、沉香 5g、茯苓 15g、仙灵脾 15g、巴戟天 12g、仙茅 10g、吴茱萸 3g、山萸肉 15g。

（6）痰湿阻络型

治法：化痰，祛瘀，通络。

方药：僵蚕达络饮。白僵蚕 10g、陈皮 12g、制半夏 12g、茯苓 15g、薏苡仁 20g、瓜蒌 10g、黄芪 12g、露蜂房 12g、生蒲黄 6g、桂枝 10g、路路通 15g、九香虫 10g。

（7）败精瘀阻型

治法：活血化瘀通络。

方药：血府逐瘀汤加减。当归 15g、蜈蚣 2 条、川芎 12g、丹参 20g、赤芍 12g、水蛭 6g、红花 12g、桃仁 12g、柴胡 10g、川牛膝 15g、地龙 10g、路路通 15g。

（8）心脾两虚型

治法：益气养血，补养心脾。

方药：归脾汤加味。黄芪 15g、白术 12g、茯神 12g、龙眼肉 12g、炒酸枣仁 15g、红参 10g、当归 6g、木香 6g、仙灵脾 15g、巴戟天 15g、远志 10g。

（9）恐惧伤肾型

治法：益肾补肝，安神定志。

方药：启阳娱心丹加减。菟丝子 20g、红参 10g、当归 15g、白芍 15g、远志 12g、茯神 15g、石菖蒲 15g、生枣仁 15g、佛手 12g、柴胡 6g、珍珠母 25g（先煎）、山药 15g、甘草 6g。

2. 外治疗法

（1）针刺治疗：取肾俞、命门、三阴交、足三里、关元、气海、中极、八髎、脾俞等穴。虚证用补法，实证用泻法。针刺下腹部穴位时，必须使针感传到会阴部或阴茎。也可根据具体证候选穴，如肾虚者，取关元、中脘、肾俞、三阴交、百会为主穴，印堂、气海、大椎、命门为配穴；肝郁者，取会阴、曲骨为主穴，急脉、中极、行间为配穴；心脾两虚者，取心俞、内关、三阴交、关元、肾俞为主穴，足三里、大椎、印堂为配穴；湿热下注者，取蠡沟、关元、三阴交、阳陵泉为主穴，肾俞、肝俞、胆俞、太冲为配穴；器质性者，取肾俞、八髎、命门、环跳、膈俞为主穴，关元、气海、阳陵泉、足三里、太冲、百会、印堂为配穴。

（2）灸法治疗：取关元、气海、中极、曲骨、命门，温药重灸，每日 1 次，每穴灸 3~5 壮。

（3）针灸并用：取关元、中极、太溪，针刺得气后留针，并温针灸 3~5 壮；另取会阴穴以艾条温和灸与雀啄灸交替使用。也可以针刺次髎、曲骨、阴廉和灸大敦、神阙为主进行治疗，每日 1 次，15 日为 1 疗程。

（4）水针治疗：取关元、中极、肾俞穴，垂直刺入 0.5~1 寸后转动针头，使针感传到阴茎，注入丹参注射液或鹿茸精、胎盘组织液等，每穴 0.5~1ml，间日 1 次，10 次为 1 疗程。也可据证选其他穴位，如曲骨、足三里、命门等。

（5）针刺与水针并用：针刺阳痿穴。阳痿穴是一组穴位，即肚脐部（神阙）到耻骨联合上（曲骨穴）联线之任脉上 1/3、中 1/3、下 1/3 各 1 穴，中 1/3 穴旁开各 1 寸 2 穴，共5 穴。隔日针刺 1 次，留针 20 分钟，用补法，12 次为 1 疗程，针刺时以阴茎处有麻串感为度；同时针三阴交。穴位注射用长强穴，用 0.5% 普鲁卡因（皮试）20ml，7 号针头注射，每周 2 次，12 次为 1 疗程。方法：会阴部常规消毒，顺长强穴刺入，沿尾骨上刺至坐骨直肠窝处将药物注入，切勿注入直肠。

（6）耳针治疗

1）取肾、皮质下、外生殖器，选用适当大小胶布，在胶布中央粘上王不留行子后贴于上述 3 穴（王不留行子对准穴位），再用手指稍加压。两耳交替进行，每周 2 次，10 次为1 疗程。

2）取精宫、睾丸、内分泌、外生殖器等，采用中刺激，每次取 2~3 穴，针 5~10 分钟，隔日 1 次，10 次为 1 疗程。

（7）贴敷法治疗

1）贴脐膏药：阳起石、蛇床子、香附、韭菜子各 3g，土狗（去翅足火煅）7 个，大枫子（去壳）、麝香、硫黄各 1.5g。共研细末，炼蜜为丸如指顶大。同房前 1 小时以 1~2 丸用油纸护贴脐上，外盖纱布，胶布固定，房事毕去药。用于肾阳虚型勃起功能障碍。

2）敷脐方：白蒺藜 30g、细辛 30g、生硫黄 30g、吴茱萸 15g、穿山甲 10g、制马钱子10g、冰片 5g。上药共研细末，装瓶备用。每用 3g 津调敷脐，并敷曲骨穴，胶布固定，2 日1 换，上用暖水袋熨之。用于勃起功能障碍。

（8）推拿治疗

1）可自擦或按丹田、命门、会阴和涌泉等穴，也可按摩睾丸、阴囊和少腹部，手法轻柔，用力均匀适中。

2）取神阙、气海、关元、中极。采用按、揉、摩手法。操作方法：让患者仰卧，先用掌根按神阙穴，以脐下有温热感为度，手法宜柔和而深沉，时间约 3 分钟。再用鱼际按揉气海、关元、中极，每穴各约 2 分钟。然后在气海、关元处用掌摩法治疗约 3 分钟，以小腹部有温热感为度。

3）取肾俞、命门、腰阳关、次髎、中髎，采用按、揉、擦、一指禅推点法。操作方法：患者仰卧，先按揉肾俞、命门，手法不宜太重，有微感酸胀后，每穴持续按揉 2 分钟。再用一指禅推次髎、中髎，每穴 1 分钟，然后改用点揉法，刺激要稍重，每穴约 1 分钟。之后摩擦腰阳关，以小腹部透热为度。

3. 成药及单验方

（1）成药

1）六味地黄丸：每次 8 粒，每日 3 次，口服。用于肝肾阴虚型勃起功能障碍。

2）金匮肾气丸：每次 8 粒，每日 2 次，分早晚服。用于肾阳虚所致勃起功能障碍。

3）龟龄集胶囊：每次 3 粒，每日 3 次，口服。用于肾阳亏虚所致勃起功能障碍。

4）复方玄驹胶囊：每次 3 粒，每日 3 次，口服。用于肾阳亏损所致勃起功能障碍。

5）五子衍宗软胶囊：每次 3 粒，每日 3 次，口服。用于肾虚遗精所致勃起功能障碍。

6）龙胆泻肝丸：每次 6g，每日 2 次，口服。用于肝胆湿热所致勃起功能障碍。

7）逍遥丸：每次 8 粒，每日 3 次，口服。用于肝气郁结所致勃起功能障碍。

8）归脾丸：每次 8 粒，每日 3 次，口服。用于心脾两虚型所致勃起功能障碍。

9）右归胶囊：每次 3 粒，每日 3 次，口服。用于肾阳亏虚所致勃起功能障碍。

10）生精胶囊：每次 4 粒，每日 3 次，口服。用于肾阳虚型勃起功能障碍。

（2）单验方

1）蛤蚧尾 10g、鹿茸粉 5g。共研末，分 10 包，每次半包空腹服。用于肾阳虚型勃起功能障碍。

2）抗痿灵：蜈蚣 18g，当归、白芍、甘草各 60g。共研细末，分 40 包，每次半包或 1 包，早晚各 1 次，空腹白酒或黄酒送服。15 日为 1 疗程。

3）羊藿酒：淫羊藿 50g，取 0.5kg 白酒浸之，1 周后即可服用，久用效佳。

4）参蛤酒：红参 30g（或西洋参 20g）、蛤蚧 12g、枸杞子 100g。用 500~1000ml 60°白酒（以浸没所有药物为度）浸泡 20 日，即可服用。每次 10ml，早晚空腹服。

5）仙灵脾 12g、水蛭 10g。适当增加剂量后，研细末装胶囊。每次 3 粒，每日 3 次，口服。

6）蚕蛾散：雄蚕蛾 30g，文火焙干研末，每晚吞服 3g。用于肾阳虚型勃起功能障碍。

7）阳起石饮：阳起石 50g，水煎，每日 1 剂，分 2 次温服。用于肾阳虚型勃起功能障碍。

8）兴阳散：硫黄、蛇床子、仙茅各等分。将各药研极细末，调匀。每次 10g，早晚温开水送服。用于肾阳虚勃起功能障碍。

总之，勃起功能障碍的治疗选择，要遵循安全有效、方便无创的原则，据病情选择不同的治疗方案。一般来说，基础治疗、生活方式调整、基础疾病控制、心理疏导和性生活指导是基本治疗措施。一线治疗包括 PDE_5 抑制剂、中成药，二线治疗主要有真空装置（VED）、海绵体活性药物注射（ICI），三线治疗包括动脉手术、静脉瘘手术假体植入。

（四）新疗法选粹

ED 栓治疗功能性勃起功能障碍：由河南省中医院男科与河南省中医研究院联合开发研制，对功能性勃起功能障碍具有较好疗效。

药物组成：蛇床子、丹参、蜂房、红参、柴胡、巴戟天、麝香等十多味药物采用现代技术提取加工而成。

功能：温肾壮阳，疏肝解郁，活血通络。

主治：肝郁肾虚型勃起功能障碍。

用法：每晚睡前或性生活 1 小时前塞肛 1 枚。连用 15 日为 1 疗程。

使用该栓剂治疗的同时宜配合心理疏导，并禁食辛辣、生冷，节制房事，以提高疗效。

（五）名医治疗特色

1. 王琦认为疏肝通络是本病治疗大法，阳痿患者的就诊年龄大多为青壮年，多数肾气、天癸充实，亏虚并不多见。临床常用柴胡、白蒺藜、石菖蒲等疏肝行气之品，使肝气调达，疏泄正常，气血得运而痿证可愈。

1）肝肾并调：乙癸同调，肝藏血，肾藏精，相互资生；肝主疏泄，肾主封藏，相辅相成。临床多用滋肝益肾法，药用菟丝子、五味子、肉苁蓉等。

2）兴阳振痿，慎用温补壮阳药：对阳痿患者滥用壮阳类中成药或性激素，临床往往适得其反。过多地使用雄激素，可抑制男性下丘脑-垂体-睾丸轴的兴奋性，还可使男性前列腺肥大或前列腺癌加重。滥用肾上腺皮质激素可使垂体分泌促性腺激素的量减少或受到抑制。中药附子、鹿茸等温热壮阳之品有类似上述作用，有助火劫阴之弊，故需慎用。

3）对病对症，注意药物属性：在辨证施治的基础上，应对病对症，根据药物属性进行化裁。白蒺藜善治肝郁之阳痿；蜈蚣善治阳痿，通达瘀脉，辛温入肝经，其"走窜力量速，内而脏腑，外而经络，凡气血凝聚之处皆能开之"；蛇床子味苦平，主妇人阴中肿痛、男子阳痿湿热，与龙胆泻肝汤配伍，实为治疗肝经湿热阳痿之良药；水蛭、地龙、赤芍、路路通皆为活血通络治痿之良药，其中水蛭咸平入肝经，善通经破滞。菟丝子、肉苁蓉、淫羊藿、巴戟天、紫梢花为治疗命门火衰阳痿的常用之品；茯神、远志、石菖蒲具有安神定志起痿之功，惊恐伤肾者多用之；露蜂房、九香虫、白僵蚕等皆为通络走窜之品，阳痿用药亦常选之。

4）注重体质，药疗与食疗并用：在临证治疗的同时，应注重体质的改善，药物治疗与饮食调养互用。湿热体质以萆薢、地龙之属渗湿清热，辅以冬瓜粥饮食调养；痰湿体质予以茯苓、苍术、荷叶、蒲黄为主药的轻健胶囊（自制）化痰消脂，配食薏米粥、茯苓饼健脾祛痰；瘀血质者以四物汤通血，加牛膝、水蛭活血通络，并宜常食桃仁泥；阴虚体质以天冬、麦冬、生地黄、女贞子、枸杞子等滋阴润燥，平时可选择银耳羹、虫草炖水鸭、龟肉等。不同年龄、体质特性的阳痿，调治亦有区别。年轻人体质多偏湿热、阴虚，治当侧重祛湿热或养阴润燥；年高之人多源于肾气或肾精亏虚，治当侧重滋补肝肾。

2. 徐福松认为勃起功能障碍病机不外虚实两端，并要辨证看待。实者责之于肝，虚者责之于肾；其中肝郁不舒、湿热下注、血脉瘀滞为肝实勃起功能障碍的常见证型；同时强调治疗阳痿要重视心脑。

3. 崔学教重视疏肝活血，从肝论治，以疏肝解郁、活血通络起痿立法，将疏肝活血法贯穿于阳痿治疗的全过程。在传统辨证的基础上，加入具有疏肝活血作用的药物，如四逆散、柴胡疏肝散、桃红四物汤、血府逐瘀汤、失笑散等，以改善阴茎血流状态而治疗阳痿。用药以刺蒺藜为首选，因本品辛散，专入肝经，又有疏肝理气解郁之效，常与柴胡、香附、青皮等疏肝理气之品相配；次为柴胡，其可条达肝气，使宗筋和畅，还可引诸药入肝经。活血诸药，以"血中之气药"川芎为先，既活血又行气，可加速充血，明显改善阴茎海绵体的血液循环；其次为当归，既补血又活血，使宗筋得养。

1）善用虫类药物：在疏肝活血的基础上加用虫类药物，如蜈蚣、水蛭、九香虫、地龙、僵蚕等。虫类药可搜风通络，温行血脉，力达宗筋，其尤偏爱蜈蚣、水蛭。蜈蚣辛温，通达走窜之力甚速。用量宜足，最大可至 15g。年老体弱者从小剂量开始试用，逐渐加大药量。水蛭性平，功善破血逐瘀通经。生用最佳，不宜入煎剂，研末后吞服（4~6g），可避免加热煎煮后破坏其有效成分。凝血功能不良者应慎用或忌用。虫类药物多系辛温之品，宜耗气伤津，气虚者宜以人参汤送服或补中益气丸同服；津亏者可与枸杞子、麦冬等养阴之品配伍，使气血畅而无伤正之弊。

2）中西药并用：先以西药助阴茎勃起，再继服中药，后逐渐减少西药用量。在中药治疗的同时，每周使用 2 次西地那非，第 1 周口服西地那非，每次 50~100mg，第 2 周则减为 25~50mg，第 3 周单服中药，可取得良好治疗效果。

方药中勃起功能障碍阴虚者多为青壮年，阳虚者多为老年。前者性欲亢进，后者性欲减退。阴虚者全身情况良好，阳虚者则较为衰弱。治疗上常用滋阴而略偏于温的五子衍宗丸，少加一、二味补阳药物，以期阴中求阳。

五、预后转归

勃起功能障碍虽然不会直接危及生命，但可影响生活质量，伤害夫妻感情，甚者导致家庭破裂，所以患病后要积极治疗。勃起功能障碍经过正确的治疗，多数可以治愈或明显好转。勃起功能障碍能否痊愈，取决于疾病的性质和发病年龄。一般而言，功能性勃起功能障碍经过心理治疗、精神疏导，多数患者的性功能可以获得改善；少数精神性勃起功能障碍难以治疗，有时愈后还易反复。器质性勃起功能障碍的预后差异较大，如药物性勃起功能障碍，找出某种药物所致后，停药或改换其他药物后，病情也会逐渐好转；内分泌性勃起功能障碍，一旦查清原因，经相应治疗，性功能会逐渐恢复；血管性勃起功能障碍，保守疗法效果多不理想，最好能及时手术。神经性勃起功能障碍，只要不是中枢性严重损伤或盆腔手术创伤，经正确治疗后，大多可以恢复性功能。对生殖器及全身疾病所致的勃起功能障碍，原发病治愈或好转后勃起功能障碍也多能治愈。从发病年龄来说，青壮年勃起功能障碍易治、获效较快，老年人不易治、起效慢。糖尿病性勃起功能障碍，临床发病率较高，治疗难度较大，且致病机制不明。对糖尿病患者的勃起功能障碍，一定要搞清勃起功能障碍的出现是在糖尿病之前还是之后。一般在糖尿病早期，对血糖控制较好而仍有勃起功能障碍者，治愈概率较低。

六、预防调护

（一）预防

1. 调畅情志　勃起功能障碍的发生与精神因素密切相关，故无论何时，都应保持一个良好的心境，遇到烦心事，要想得开、放得下，切忌忧愁郁怒，尤其是长时间的情绪压抑。

2. 节制饮食　饮食有节、起居有常，不可以酒为浆，过食辛辣肥甘，以免蕴湿生热而生此病。要加强锻炼，增强体质，提高抗病能力。

3. 房事有度　未婚青年要正确对待性关系，不看黄色书刊、音像，养成良好的生活习惯，切勿过度手淫；对偶尔发生的自慰性手淫，切勿自责、后悔、高度紧张。已婚者要节制房事，切勿恣情纵欲，在心情不佳、身体疲劳或患病期间，应暂停性生活。

4. 及时治疗其他疾病　积极治疗可能导致勃起功能障碍的疾病，如高血压、糖尿病、肝病等，避免服用可能引起勃起功能障碍的药物。对因特殊情况偶发勃起功能障碍，妻子应能充分理解，并给予丈夫更多关心和体贴，切勿指责、埋怨对方。

5. 普及性知识　加强性知识教育（包括青春期教育和婚前性教育），正确对待性的自然生理功能，掌握一些性生活常识和技巧等，对预防功能性勃起功能障碍的发生具有重要意义。

6. 避免外伤　会阴部损伤对勃起功能有影响，故应避免一切会导致阴部损伤的活动和体位。如骑摩托车、自行车及骑马等，应保持身体的着力部位在臀部。

7. 早期治疗　患病后要坦然面对，切勿惊慌；及时诊治，查清原因，早期治疗；切忌讳疾忌医、隐瞒病情，贻误治疗时机。

（二）调护

1. 饮食调理　在日常生活中，许多食品对人体具有一定的补益作用，其中有些可增强性功能，这类食品常见的有以下几种。

（1）果仁类：松仁、核桃仁、板栗、棕仁、枸杞子、龙眼肉、花生等。

（2）昆虫类：食用蚂蚁、蝗虫、蚕蛹、蜂蛹等。

（3）肉类：羊睾、鸡睾、猪肾、牛肾、羊肾、狗鞭、牛鞭、鹿鞭、鹿血、羊血等。

（4）鱼贝类：甲鱼、乌龟、黄鳝、泥鳅、鲫鱼、鳜鱼、海贝、大虾等。其他如菜蛇、蛤蚧、田鸡等对性功能均有一定的增强作用，可适当选用。

2. 常见病所致勃起功能障碍调护　对糖尿病性勃起功能障碍，首先要控制血糖、戒除烟酒；其次要积极预防糖尿病并发症，如血管病变、神经病变等，可配合使用一些活血通络、改善微循环的药物，如维脑路通、消栓通络片等；对已出现肢体麻木者，应加服 B 族维生素或多食富含维生素的食物等；还要加强锻炼，如练太极拳、慢跑等；对一些温肾壮阳的药物或食品尽可能不用或少用。

血管性勃起功能障碍，尤其年龄较大者一定要注意饮食，以低脂、低热量为主，戒烟酒，多食新鲜蔬菜水果，多食豆腐、洋葱；加强锻炼，如游泳、跑步、打太极拳等；可以服用一些活血通脉、益肾填精的中成药，如益肾通脉胶囊等。

肾病性勃起功能障碍，在饮食上要低盐，以减轻肾脏负担。不要轻易使用壮阳膳食，如牛鞭、羊睾之类，因为有些肾病"虚不受补"，还是以清淡饮食为佳。一些壮阳酒更不能饮用，一些饮料如雪碧、可乐等也不宜饮用。

3. 食疗

（1）虫草炖胎盘：冬虫夏草 10~15g，鲜胎盘 1 个。把胎盘洗净切块，用文火与冬虫夏草共煮，炖熟后稍加佐料食用。具有补气养血、兴阳起痿之功能，用于肾虚勃起功能障碍。

（2）蒸羊睾：取葱管数根，内装虾仁，以填满葱管为度，文火焙干，研细末。每天早晨冲服 6g。另用羊睾 1 对，加陈酒少许蒸熟，每天早晨食之。1 个月为 1 疗程。具有温肾壮阳之功能，用于命门火衰勃起功能障碍。

（3）药虾酱：韭菜子 30g，枸杞子、蛇床子各 15g，菟丝子 10g。水煎服，每日 1 剂。另取鲜大虾 40g，剪头去尾，略捣烂，加醋适量即成。该方温而不燥，用于肾阳亏虚勃起功能障碍。

（4）肉苁蓉炖羊肾：肉苁蓉 5~10g，羊肾 1 对，共煮熟调味食用。治命门火衰勃起功能障碍。

（5）虾仁煨羊肉：羊肉 250g，洗净切块，加清水适量，微火煨炖，待七成熟时，加虾仁 25g、生姜 5 片，并加调料如盐、味精少许，即可食用。有补肾助阳功效，用于老年人肾虚勃起功能障碍。

（6）虫草炖甲鱼：冬虫夏草 10g，甲鱼 1 只。将宰好的甲鱼切成 3~4 块，放入锅内煮一下捞出，割开四肢，剥去腿，油洗净；虫草用温水洗净，把大枣用开水泡胀并切块。甲鱼放在汤碗中，上放虫草、红枣，加料酒、盐、葱节、姜片、蒜瓣，上蒸笼蒸，熟后食用。本品有温阳益气、滋阴固肾作用，用于肾虚勃起功能障碍、遗精。

（7）麻雀蛋双子汤：麻雀蛋 10 个，用水煮熟，剥去壳。菟丝子、枸杞子各 15g，加水煎约 30 分钟，下雀蛋再煮 10 分钟。饮汤吃蛋，连吃多次。具有补益肝肾作用，用于肝肾两虚勃起功能障碍。

（8）狗鞭散：狗鞭 1 具，锅内放砂炒热，入狗鞭于锅内炒至松脆后，取出研末。每服 3g，每日 2 次，温开水送下。用于肾阳虚勃起功能障碍及精冷。

（9）穿山甲佛手煲鸡蛋：穿山甲 12g、佛手 20g、鸡蛋 2 个。加水同煮，蛋熟后去壳，取蛋再煎 15 分钟。吃蛋喝汤，间日 1 次，连用半月。本品具有散郁结、补精气、鼓阳道之作用，用于肝气郁结型勃起功能障碍。

（10）薏仁扁豆粥：生薏苡仁 50g、生扁豆 50g、赤小豆 50g。加适量水，共煮，待熟后可作粥随意食用。三药合用具有清利湿热及健脾之功效，用于湿热下注所致勃起功能障碍。

4. 按摩点穴

（1）按摩保健：①每日起床与临睡前各按摩足心 1 次，每次先用左手心按摩右足心 100 下，再用右手心按摩左足心 100 下。动作要缓和、连贯、轻重适宜。坚持每日早晨先练太极拳，之后慢跑 15 分钟，再快走 25 分钟，晚饭后散步 30~60 分钟。以上方法同时进行，14 日为 1 疗程。②黎明未起床时，以两手紧握贴天枢穴向下擦至曲骨穴，往返按摩至发热为止，再将脐下至耻骨部擦热为止。

（2）点穴保健

1）手法按摩及揉搓肾俞、腰阳关、关元、命门、会阴各 1 分钟。点按肾俞、腰阳关，揉搓命门，以腹部有温热感为度，有补益肾阳、温壮元阳之功效。点按关元，以温补下元，固摄精气。揉按会阴穴，可使气血聚于阴部，有兴阳起痿之功。

2）手法点按揉及一指托天法于肾俞、内关、大陵、少府、神门、太冲、太溪穴。要求点按肾俞，以滋补肾阳；点按内关、大陵、少府、神门以宁心安神定志。点按肝经太冲穴，能使阴茎硬度足；点揉肾经太溪穴，可益气固精。一指托天法有升阳固脱作用；主治惊恐伤肾所致勃起功能障碍。

3）手法按揉补于心俞、脾俞、元关、气海、足三里各穴 1 分钟。点按揉心俞、脾俞以促生化之源，关元、气海补益下焦元气，足三里调和营卫、补中益气。

5. 勃起功能障碍家庭作业　勃起功能障碍患者的家庭作业，通常包括性器官意念转移、性器官意念集中、阴道含入和阴道含入时的移动 4 个阶段。大多数心理性勃起功能障碍的病例，在性器官意念转移或集中的练习期间开始产生勃起。一个较有用的策略就是建议男性在性治疗程序的初期阶段尽量避免阴茎勃起，这样可消除要产生勃起的精神压力，有时会促使勃起产生。这种方法称作"反论目的"。

配偶双方应在性器官抚摸时使用洗液剂，男方应当把全部注意力集中在他正在体验的性欲感觉上。有勃起困难的男性需不时注意自己是否能够勃起，如果能够勃起，应注意勃起的程度。一些配偶反映，在早晨散步之后马上进行家庭作业，通常能获得快感。此时，男方能有最大限度的勃起反应，这对于年龄较大的配偶是一个非常有用的建议。

如果一对配偶已经花了两三周练习性器官意念集中，还没有开始勃起，或只是微弱勃起，治疗人员可以提出进一步建议。如果配偶双方可以接受，男方可用性幻想来提高他的性快感，并排除消极的思想情绪；也可以采用刺激性器官的方法，如女方先刺激阴茎，然后抚摸男性的其他部位，特别是抚摸阴囊和大腿内侧，效果很好；如果他们愿意接受，也可以鼓励配偶双方进行"口交"。

性器官意念集中练习若已顺利完成，男方应能产生勃起，这时应建议采取"盛衰技巧"。这种方法是：在做家庭作业时，一旦男方有了充分勃起，他们应马上停止抚摸，让勃起消失，然后重新开始抚摸。女方慢慢地再抚摸男方的阴茎，男方通常发现勃起又重新开始。这个过程可以在一次家庭作业时重复二三次。这种方法对消除一些开始失去勃起的男性的恐惧心理非常有效，因为他们常对自己失去勃起感到不安，然后自认为勃起不再恢复，"盛衰"过程有助于消除男性患者希望在整个爱抚练习中保持勃起的精神负担。

由于一些配偶认为射精应当在阴道里面产生，给男方增加了一些压力，因此，应当鼓励男方在阴道外射精。如前所述，阴道插入时通常引起有勃起困难男性的很大焦虑，因为这时他感到最大的压力就是能否维持勃起。因此，阴道含入这一阶段是十分重要的，应当由女方来插入他的阴茎。因为男方任何笨拙的行动都可能导致勃起消失。一旦阴茎插入阴道，男方可以轻轻向深部推进，以便得到刺激，或者由女方进行。阴道含入的时间开始是短暂的，在这时候，女方可以进一步扩大对男方的刺激，阴道含入练习一般都要经过几次失败才能成功。治疗人员应当对此加以解释，并鼓励全心全意进行练习。配偶双方成功地完成了几次阴道含入练习后，就可以进行家庭作业程序中的其他部分。

七、专方选介

1. 二地鳖甲煎　生熟地黄各 10g、菟丝子 10g、茯苓 10g、枸杞子 10g、五味子 10g、金樱子 10g、牡丹皮 10g、丹参 10g、天花粉 10g、川续断 10g、桑寄生 10g、鳖甲 20g、牡蛎 20g。每日 1 剂，分 2 次服用，餐后 1~2 小时温开水冲服，8 周为 1 个疗程。二地鳖甲煎可以增强大鼠的阴茎勃起功能，能抑制大鼠睾丸间质细胞凋亡。治疗肾阴虚证阳痿 30 例，治疗 8 周为 1 个疗程。控制 2 例、显效 10 例、有效 7 例、无效 11 例，总有效率（临床控制+显效+有效）63.33%。患者血清 T 浓度显著升高，E_2、LH、FSH、PRL 浓度显著降低。

2. 益肾活血方　淫羊藿 10g、巴戟天 10g、水蛭 3g、紫河车 3g、红景天 15g、红花 6g、熟地黄 10g、山茱萸 6g、女贞子 10g、素馨花 6g。加味法：偏阳虚者，加鹿角片 3g、潼蒺藜

10g；偏阴虚者，加泽泻 10g、牡丹皮 6g；偏血瘀者，加丹参 10g、桃仁 10g。药物使用中药配方颗粒。每日 1 剂，水冲至 250ml，分 3 次服用，45 日为 1 个疗程。治疗 110 例，显效 45 例、有效 36 例、无效 29 例。

3. 益气养阴活血方　黄芪 30g、太子参 20g、山药 20g、山茱萸 15g、天花粉 15g、麦冬 15g、五味子 10g、天冬 15g、生地黄 15g、当归 10g、何首乌 15g、仙灵脾 20g、丹参 20g、肉苁蓉 15g、锁阳 15g 等组成。1 剂/日。用于糖尿病勃起功能障碍患者。共治疗 40 例，治愈 6 例、显效 9 例、有效 14 例、无效 11 例，总有效率 72.5%。

八、研究进展

（一）病因病机

目前中医对阳痿的研究仍以挖掘古医籍理论精华为主，探寻历代名医论治思想，重视多角度探讨病因病机，并注重与现代研究相结合。

王琦进一步对宗筋理论发掘和总结，系统总结了《黄帝内经》中宗筋与足厥阴肝经、足少阴肾经、足阳明胃经、奇经八脉的关系，认为抑郁伤肝宗筋无能、肾气不足宗筋失养、湿热下注宗筋松弛、阳明受损宗筋失润、血脉瘀滞宗筋失养均可致痿。

周少虎等从病机沿革的角度解析阳痿的发病机制，认为久病多瘀、久病多虚、怪病难病多痰是慢性疾病发展过程中的普遍病理变化，多表现为虚实夹杂证，或因虚致实，或因实致虚，很少有单纯的实证或虚证，反映到阳痿的病理变化上也是如此。从阳痿病机的虚实变化看，虽然有因脏腑亏损而痿者，但更多的是痰、湿、湿热、瘀、郁等邪实以及虚实夹杂而致病。对于阳痿中医病机学中的虚实病机规律来说，在当代社会环境条件下，实多虚少是现代人类阳痿病机学上的普遍规律之一。

秦国政采用流行病学研究方法通过较大样本从医学、心理学、社会学等角度对阳痿中医发病学进行调研。结果表明，在当代社会环境条件下，从病因学来说，房劳损伤已不再是主因，情志之变则是主要病因学基础，不良生活习惯是不可忽视的因素；从病机学来说，实多虚少是病机转变的普遍规律，脏腑功能改变以肝肾为中心而涉及其他脏腑；从基本病理学来说，最基本的病理变化是肝郁肾虚血瘀，其中肝郁是主要病理特点、肾虚是主要病理趋势、血瘀是最终病理趋势，而且三者有机联系，互为因果、共同作用。

应荐等认为对于 ED 来讲，中医更偏重于整体认识。勃起功能障碍看似"局部病变"，实与人体脏腑经络气血的盛衰有密切关系。阴茎勃起与五脏功能密切相关，肾主阴器之功能，肝司阴器之活动，心主神明以主宰玉茎之勃起，肺朝百脉输精以养外肾，脾主运化摄纳以养先天。五脏功能正常，勃起功能才得以行。

吴茂林对糖尿病性 ED 从毒损络瘀的角度进行了探讨。糖尿病性 ED 属于周围血管病变，造成血管脂质过氧化损伤的氧自由基以及糖毒属于中医毒邪学说中"内毒"范畴。

在诊断上，近年有学者发现内皮微粒（endothelial microparticles，EMP）不仅是内皮功能紊乱的标志，还可能作为一种新的诊疗勃起功能障碍的重要生物标志物。细胞膜微粒是细胞激活、受损和（或）凋亡时从质膜上脱落的亚微米囊泡。在正常的机体中，它有多种细胞来源（血小板、白细胞、内皮细胞等），但是在病理条件下其数量会发生改变，因此能够作为评价血管内皮功能的一种标志，同时对于炎症反应、血管损伤、血管生成、血栓形成等病理生理过程都具有重要生物学意义。通过测定血浆内 EMP 浓度是否能够区分器质性 ED 和心理性 ED，并且在药物治疗 ED 后，EMP 是否能够作为一种量化指标评价 ED 患者的预后。

（二）辨证思路

1. 从肾论治分阴阳　勃起功能障碍从肾论治，临床上分温补肾阳、补肾养阴及温肾滋阴三法。如郑文华自拟振痿汤（仙灵脾、韭菜子、阳起石等）以温肾壮阳，治疗勃起功能障碍取良效；刘春甫以自拟滋阴起痿汤（熟地、制何首乌、枸杞子、山药、阳起石、黄狗肾）以滋阴补肾治勃起功能障碍，获得较好效果。勃起功能障碍久病不愈，必致阳虚及阴或阴虚及阳，出现阴阳俱虚，治当温肾滋阴。综合各种文献报道，临床常用的补肾壮阳药有仙灵脾、蛇床子、仙茅、巴戟天、田大云、菟丝子、鹿茸、鹿角胶、雄蚕蛾、阳起石、锁阳、制附子、肉桂、紫河车、海马、韭菜子、黄狗肾、补骨脂、川续断等；常用的滋阴益肾药有熟地黄、山萸肉、龟板胶、枸杞子、制何首乌、山药等。

2. 从肝论治视病因　王琦提出勃起功能障碍当从肝论治，并据不同病因采取不同治法。情志所伤致肝郁气滞者，当疏达气机，常用柴胡、香附、佛手、郁金、白蒺藜等；缘于湿热者，当清利肝胆，可选龙胆草、生薏苡仁、车前子、泽泻、白茅根等；肝阴虚者，当养阴清热，方选一贯煎加减；寒凝肝脉者，当暖肝散寒通络，方用暖肝煎加减。

3. 从瘀论治据病情　勃起功能障碍久治不愈，无论有无瘀象表现，均可依病情适当加入一些活血通络之品，或益肾活血，或益气化瘀。如徐湛芝以自拟新兴阳 1 号粉（以蜈蚣为主药）及兴阳 1 号冲剂（熟地黄、仙灵脾、蜈蚣等），均取得了理想效果。常用的活血通络之品有蜈蚣、炒山甲、地龙、水蛭、路路通、丹参、川芎、王不留行等。

4. 从痰论治看体质　朱曾柏认为有些勃起功能障碍为痰蕴宗筋所致，故常以化痰为主，兼以舒肝启脾为法，常取佳效。程远文治勃起功能障碍，分湿痰、热痰、寒痰、痰瘀四型，辨证选药，收效很好。这类患者常形体肥胖，或舌苔白腻、脉滑，或年老脂高。常用的化痰除湿之品有陈皮、制半夏、茯苓、白僵蚕、白芥子等。

5. 综合施治提高疗效　目前勃起功能障碍的治疗方法较多，如中药内服及外敷、针灸、按摩等，每种治法都有其自身优势，若能根据病情选两种或两种以上方法联合应用，必能提高疗效。如王根基将 513 例勃起功能障碍患者，分为针刺组（取阳痿、命门、次髎等穴）、中药组（补益活血药为主）、针药结合组（两种方法并用）进行治疗，结果表明，针药结合组治愈率和总有效率均高于单独使用者。由此可见综合施治的优势。

（三）治法探讨

钱彦方总结王琦治疗勃起功能障碍的经验是寻求病因、辨证与辨病相结合，注重体质、因人施治，注重调肝、以疏泄为主，不惟药石、兼顾咨询指导。何松林指出，辨证勃起功能障碍，凡属虚证，无论是气虚、血虚，还是阴虚，均应适当选用两三味补肾壮阳药，对提高疗效大有裨益；对肝郁气滞者，行气开郁当不忘柔润，应稍加麦冬、枸杞以养肝体；湿困脾胃者，当除湿与助阳并投。沈坚华治勃起功能障碍，据辨证分别采用温补命门、填精益髓、滋阴降火、补益心脾、疏肝理气五法。李庆升以理气活血为大法。王海江主张化痰除湿治勃起功能障碍。

低强度体外冲击波治疗（LI-ESWT）勃起功能障碍：体外冲击波是由电磁冲击波源、液电冲击波源、压电冲击波源产生的单脉冲的纵向声波，它和超声波一样可以经水或软组织传播。Wang 和 Lee 等发现 LI-ESWT 可以刺激血管生成相关因子的表达，如内皮—氧化氮合成酶（eNOS），血管内皮生长因子（VEGF）和增生细胞核抗原（PCNA），刺激血管扩张，促进血液循环。近年来有关文献报道已将体外冲击波用于治疗男性疾病中，如阴茎硬结症、慢性前列腺炎/慢性骨盆疼痛综合征等，且治疗中均未发现明显不良反应。

2010 年 Vardi 等用 LI-ESWT 治疗血管源性 ED：选择了对口服 PDE_5 抑制剂有效的 ED 患者共 20 名，将低强度体外冲击波治疗仪定位在阴茎与小腿部 5 个不同的解剖学位点（2 个为小腿部，3 个为阴茎轴）进行治疗。每个解剖点以能量密度 0.18~0.25mJ/mm^2、冲击频率 120 次/分冲击 300 次，持续 3 分钟。每周治疗 2 次，治疗 3 周后，间歇 3 周，再重复 3 周。受试者在接受 LI-ESW 治疗后国际勃起功能（IIEF）评分平均从 13.5 分提高到 20.9 分，阴茎勃起硬度较治疗前也有较大提高，并且受试者的阴茎血管内皮功能、阴茎血流灌注也较治疗前有显著改善。经过 6 个月的随访，10 名患者有自发勃起功能、有足够的插入硬度以及不需要 PDE_5 抑制剂治疗。

为了调查体外冲击波治疗 ED 的最佳治疗剂量以及作用机制，Jinn Liu 等人进行了相关研究，发现不同剂量 LI-ESW 治疗可以改善糖尿病大鼠阴茎海绵体成纤维、平滑肌的病理改变，包括增加平滑肌细胞及内皮含量、神经细胞对 eNOS 的表达。效果最佳的是 LE-SWT 300 组（冲击治疗 300 次）。因此，每次 300 冲击可能是治疗糖尿病性 ED 最理想的剂量。

（四）分型论治

目前尽管治疗勃起功能障碍的专方专药较多，但辨证分型论治仍是临床最常用、最有效的方法之一。

徐福松治疗阳痿分 9 型论治：阴虚火旺证，方用二地鳖甲煎（《男科纲目》）加减；命门火衰证，方用还少丹（《杨氏家藏方》）加减；心脾两虚证，方用启阳娱心丹加减；恐惧伤肾证，方用桂枝龙骨牡蛎汤（《伤寒论》）加减；肝郁不疏证，方用沈氏达郁汤（《沈氏尊生书》）加减；湿热下注证，方用柴胡胜湿汤（《男性病治疗》）加减；血脉瘀滞证，方用活血散瘀汤（《男科纲目》）；寒凝肝脉方用十二味温经丸；痰湿阻滞证，方用僵蚕达络饮加减。

王琦分 11 型论治：肝气郁结证，方用逍遥散合四逆散加味；肝气横逆证，方用逍遥散加味；肝经湿热证，方用龙胆泻肝汤加味；瘀血阻络证，方用蜈蚣达络汤；命门火衰证，方用寒谷春生丹；肾阴亏虚证，方用左归丸；寒滞肝脉证，方用暖肝煎加味；胆虚惊恐伤肾证，方用启阳娱心丹；肝血虚证，方用归脾汤；痰湿阻络证，方用僵蚕达络饮；脾胃气虚证，方用九香长春饮。

乔振纲常以 5 型施治：中气不足、气虚下陷型，方用补中益气汤加仙灵脾、巴戟天等；痰湿阻络型，方用二陈汤加减；肝郁不舒型，方用逍遥丸加炒山甲、蜈蚣、川芎等；外伤致瘀者，方用四物汤加三七、水蛭、地鳖等；肾虚型，药选仙灵脾、巴戟天、海狗肾、鹿角胶、蜈蚣、制马钱子等。总之，综合各种临床报道，目前常把勃起功能障碍分为以下证型施治。

1. 肾阳亏虚型　方用右归丸、阳起石或五子衍宗丸加减。
2. 肾阴不足型　方用六味地黄丸或左归丸加减。
3. 肝胆湿热型　方用龙胆泻肝汤加味。
4. 瘀血阻络型　方用血府逐瘀汤加减。
5. 心脾两虚型　方用归脾汤加味。
6. 痰湿内阻型　方用二陈汤加味。
7. 肝气不舒型　方用柴胡疏肝散或逍遥散加减。
8. 惊恐伤肾型　方用安神定志丸或启阳娱心丹加减。
9. 寒凝肝脉型　方用暖肝煎加减。

（五）中药研究

临床上使用中药，尤其是补肾药物治疗勃起功能障碍获得了较好效果。对一些药物或效方的作用机制近年来也做了一些研究。

1. 补肾壮阳药　邝安等进行了附子、仙灵脾、肉苁蓉、肉桂对正常雄性大鼠肾上腺皮质、睾丸及甲状腺激素浓度影响的研究，发现上述药物均有提高血皮质酮的作用，以肉苁蓉最为显著（$P<0.001$）。

吴国忠综述了壮阳中药现代药理研究进展，指出壮阳中药（如仙灵脾、巴戟天等）对中枢神经系统有双向调节作用，具有性激素及促性腺激素样作用，对动物前列腺、睾丸、提肛肌、卵巢等有增重作用，对免疫活性有促进作用。

2. 益肾填精药　马正立等做了益肾填精药物（如菟丝子、鹿角胶等）对老年大鼠下丘脑-垂体-性腺-胸腺轴作用的形态学研究，发现中药能使视上核、视旁核的甲乙两型细胞比例得到改善，使垂体前叶 GH 细胞及 LH 细胞和 FSH 细胞数量增高、结构功能趋向正常，并能使生殖器的形态结构和有关酶的活性得到改善和恢复。

3. 效方研究

（1）五子衍宗液（丸）：由菟丝子、枸杞子、覆盆子、五味子、车前子组成。

王学美等进行了五子衍宗液对雄性大鼠下丘脑单胺类递质、性激素和生育能力的影响的研究，结果表明，该方可升高老龄大鼠下丘脑去甲肾上腺素（NE）含量，降低 5-羟色胺（5-HT）含量和 5-HT/多巴胺（DA）比值；升高老龄大鼠 T 含量，降低雌二醇（E_2）/T 比值。

（2）延龄长春丹：主要由鹿茸、海马、蛤蚧、龟板、生晒参、仙灵脾、蛇床子等组成。研究表明，延龄长春丹能使未成年小鼠包皮腺湿重增加，可使前列腺贮精、湿重增加以及小鼠血浆睾酮水平上升，表明该方具有促性腺激素样作用。延龄长春丹具有促进 DNA 和蛋白质合成作用，可提高小鼠循环抗体 IgG 水平，增加雄性果蝇觅饮次数，表明该方具有延缓衰老、调节脂蛋白代谢的功效。

（3）固真方：主要由肉苁蓉、覆盆子等 6 味药物组成。赵伟康等进行了该方对老年雄性大鼠下丘脑-垂体-性腺-胸腺轴的作用的研究，结果发现该方可延缓老年雄性大鼠胸腺年龄性退化，提高胸腺重量，增加胸腺蛋白质和核酸含量，对下丘脑-垂体-性腺-胸腺轴的各个层次的老龄化均有不同程度的纠正作用。

（六）外治疗法

1. 中药外用 江立军以壮阳散外敷神阙穴治疗勃起功能障碍。药物组成：肉苁蓉、五味子、菟丝子、远志、蛇床子各 10g。打细粉，外敷神阙穴，3 克/次，2 小时/次，2 次/天。1 个疗程 30 天。该方可温肾阳、益肾精、平衡阴阳，通过神阙穴外敷，药力直达病所。临床观察表明效果良好。

彭建用中药熏脐治疗糖尿病性勃起功能障碍。药物组成：麝香 0.1g，鹿茸、蛤蚧、人参各 0.3g，皂角、当归、白芍、甘草 4 味药提取物（水煎提取法）1g。上药共 2g，研为细末，用水调成糊状敷于脐部，施艾条温和灸 5~10 分钟，2 天 1 次，10 天为 1 疗程。获得了满意疗效。

王广见以中药外涂治勃起功能障碍取得良效。方法为：取葱白适量捣碎成饼，包蛇床子、急性子各 40%、米壳 10%、蟾酥 8%，外裹白纸 2 层，用水浸湿，置火中煨热，换纸再煨反复 7 次，去葱白，兑入麝香 2%，共研细粉，贮封备用。于性交前用 50° 白酒调药粉 0.1~0.3g 成稀糊状，涂于龟头及冠状沟处。在 30 分钟左右兴阳振痿，用温开水洗净，即可性交。该药具有活血通络、兴阳振痿之功效，直接用于性敏感区-龟头冠状沟处，可使阴茎海绵体迅速充血而勃起以治勃起功能障碍。

李积敏以慎言壮元脐贴治勃起功能障碍。该方主要由仙灵脾、阳起石、蛇床子、生硫黄、五倍子、麝香等组成。方法：对脐部（神阙）常规消毒，把药芯贴脐，对准穴位贴上固定，2 日换药 1 次，15 日为 1 疗程。该方具有温补命门、活血通脉之效。通过神阙穴外敷，药力直达病所，通过对该穴的刺激和经络调整，补虚泻实、调整阴阳而治勃起功能障碍。

2. 针灸疗法 采用针灸治疗勃起功能障碍，是临床上较为常用的一种疗法，往往能起到药物难于获得的效果。王根基等取阳痿、命门、次髎（双）、太溪（双）为一组穴；以中极透曲骨、大赫透横骨、太冲（双），采用 2.5 寸毫针平补平泻，治疗勃起功能障碍取得满意疗效。王会仁以关元配三阴交，用 3 寸毫针刺关元，由上向下透刺中极穴，三阴交直刺，得气后，用艾条灸每穴 20 分钟，治疗勃起功能障碍 214 例，痊愈 144 例、好转 42 例、无效 28 例。王泽涛辨证取穴治勃起功能障碍，肾虚者取肾俞、命门、志室、气海、关元、中极、足三里，针刺用补法，针后再灸肾俞、命门、气海、关元，灸到局部皮肤微红为度；湿热下注型取阴陵泉、三阴交、太冲、太溪、中极、肾俞，用泻法。每日治疗 1 次，治疗 105 例，痊愈 87 例、显效 15 例、好转 3 例。周庆生灸关元、肾俞、足三里、三阴交，灸后加压按摩关元、肾俞，治疗勃起功能障碍 550 例，结果痊愈 512 例、显效 18 例、有效 9 例。一般而言，虚证勃起功能障碍针刺（补法）与灸法并用效果较佳，实证均用针刺（泻法）。常用穴位为三阴交、关元、气海、命门、肾俞、中极、曲骨、足三里、阴陵泉、蠡沟、次髎、会阴、阳痿等穴。

3. 水针疗法 近年来，采用穴位注射药物治疗勃起功能障碍也取得了较好效果。俞瑜等取关元、三阴交、命门、阳关等穴，轮流注射硝酸士的宁（2mg/ml），除三阴交穴注射 0.5ml 外，其余穴均注 1ml，2 日 1 次，7 次为 1 疗程。治疗勃起功能障碍 50 例，结果痊愈 46 例、有效 1 例、无效 3 例。薛耀锺先以毫针刺长强、命门和肾俞，后取维生素 B_1 2ml 和维生素 B_{12} 2ml，混匀后注入长强穴 1.6ml，命门及双肾穴各 0.8ml，治疗勃起功能障碍有效率达 95.4%，随访 2 年以上均无复发。朱遇春将 76 例勃起功能障碍患者随机分为针刺组 28 例（以关元、三阴交及肾俞、命门、次髎、八髎 2 组交替针刺）、针注组 48 例（针关元、三阴交，穴位注射取八髎穴，药用 5% 葡萄糖 31ml 加士的宁 1 支，垂直注入八髎穴）。结果分别治愈 18 例、41 例，有效 5 例、0 例，无效 5 例、2 例。其有效率比较有显著性差异（$P<0.05$）。穴位注射治勃起功能障碍，可起针刺和药物治疗双重作用。注射常用药物有当归注射液、丹参注射液、胎盘针、鹿茸精、维生素 B_1 针、维生素 B_2 针、硝酸士的宁等，可据病情灵活选用。

（七）评价及瞻望

中医药治疗勃起功能障碍，尤其对功能性勃起功能障碍、一些内分泌性勃起功能障碍和血管性勃起功能障碍等，具有疗效肯定、标本兼治、无明显不良反应等优点。其作用是多途径、多层次、多方位等对人体综合调节的结果，如改善内分泌、调整神经功能、抗衰老、改善血液循环等。非药物疗法如按摩、针灸、外敷等也以其良好的效果，深受广大患者欢迎，充分显示了中医药在勃起功能障碍治疗方面的优势和良好的发展前景。

毋庸讳言，目前中医药对勃起功能障碍的治疗及研究尚有诸多不足之处。如中药剂型仍以传统的汤、丸、散为主，缺乏创新。应根据勃起功能障碍这一疾病的自身特点，对剂型进行改革，如外搽剂、注射剂等，以迅速获效。勃起功能障碍尚缺乏全国统一的诊断、治疗、中医证型及疗效判定标准，许多临床报道仅是个人经验总结，一些临床研究缺乏客观指标且样本数少，结果缺乏科学性、可比性、重复性。这些均影响和限制了勃起功能障碍有效或特效单味药物或复方的筛选。在中医药治疗勃起功能障碍机制研究方面，尽管已经做了许多工作，但多是通过现代科技手段来证实中医药治疗勃起功能障碍的作用，并未探讨中医药治疗勃起功能障碍的根本所在，如起效的中药成分是什么，它与调节阴茎勃起的神经递质之间有何联系等。我们相信，随着对阴茎勃起机制的进一步探索和中药治疗勃起功能障碍机制的阐明，中医药治疗勃起功能障碍必然会获得重大突破。

非药物疗法，尤其是心理疏导在勃起功能障碍的治疗中具有重要作用，今后应加以重视和研究。应加大勃起功能障碍康复治疗设备的研究力度，把传统的治疗特色如按摩、针灸、外敷药物等与现代高科技成果有机结合，研制出融康复、治疗、保健等功能于一体的新仪器，以满足广大患者需要。

第二节 早 泄

早泄（premature，PE）是指性交时间极短，甚至勃起的阴茎尚未插入阴道或正当进入阴道或者刚刚插入尚未抽动即发生射精，且不能自我控制，以致不能进行正常性交活动的一种疾病。又称为射精过早症。为男科临床常见的一种性功能障碍，既可单独为病，又可与阳痿、遗精相伴出现。

关于 PE 的定义，至今没有达成共识。但是所有的定义都包括 3 个要素：射精潜伏期短、控制射精能力差、性满足程度低。国际性医学会（International Society for Sexual Medicine，ISSM）从循证医学角度指出早泄的定义应包括以下 3 点。①射精总是或者几乎发生在阴茎插入阴道 1 分钟以内。②不能在阴茎全部或几乎全部进入阴道后延迟射精。③消极的个人精神心理因素，如苦恼、忧虑、挫折感和（或）逃避性活动等。该定义仅限于经阴道性交的原发性 PE，已发表的客观数据还不足以对继发性 PE 做出循证医学的定义。因其具有循证医学基础，目前临床上推荐使用该定义。

早泄为中西医通用之病名，中医又称为"鸡精"。

一、病因病机

（一）现代医学研究

1. 早泄的分类　早泄作为一种综合征，有学者曾将其分成原发性早泄和继发性早泄两大类。近来有学者提出与原发性早泄和继发性早泄截然不同的两种早泄综合征。这两种早泄综合征均有正常射精潜伏期，常会出现正常的射精表现，故常被视为非病理综合征。现综合四种早泄的表现将其分为原发性早泄、继发性早泄、境遇性早泄和早泄样射精功能障碍。

（1）原发性早泄：较少见，难诊断，特点是：第一次性交出现、对性伴侣没有选择性、每次性交都发生过早射精。

（2）继发性早泄：是后天获得的早泄，有明确的生理或心理病因，特点如下。①过早射精发生在一个明确的时间。②发生过早射精前射精时间正常。③可能是逐渐出现或者突然出现。④可能继发于其他疾病如泌尿外科疾病、甲状腺疾病或者心理疾病等。

（3）境遇性早泄：国内也有学者将此类早泄称为"自然变异性早泄"。此类患者的射精时间有长有短，过早射精时而出现。这种早泄不一定都是病理过程，具体特点如下。①过早射精不是持续发生，发生时间没有规律。②在将要射精时，控制射精的能力降低，但有时正常，这点不是诊断的必要条件。

（4）早泄样射精功能障碍：此类患者射精潜伏时间往往在正常范围，患者主观上认为自己早泄。此类早泄不能算是真正的病理过程，通常隐藏着心理障碍或者与性伴侣的关系问题。此类早泄的特点如下。①主观认为持续或者非持续射精过快。②患者对自己想象中的过早射精或者不能控制射精焦虑。③实际插入阴道射精潜伏时间正常甚至很长。④在将要射精时，控制射精的能力降低。⑤用其他精神障碍不能解释患者的焦虑。

2. 早泄的病因病理　以前认为 PE 可能是心理和人际因素所致，近年研究表明 PE 也许是躯体疾病或神经生理功能紊乱所致，而心理/环境因素可能维持或强化 PE 的发生。龟头高度敏感、阴部神经在大脑皮质的定位、中枢 5-羟色胺能神经递质紊乱、勃起困难、前列腺炎、某些药物因素、慢性盆腔疼痛综合征、甲状腺功能异常均可能是 PE 的发生原因。但目前缺乏大样本和循证医学的证据支持。PE 可能与遗传因素有关，但仍需大样本的研究调查来证实这种观点。

生理上，正常射精系男女经过性交活动，在充分心理、生理交流的情况下男性生殖系统性能量释放的一种表现。正常射精时，男女双方均得到充分的心理、生理上的性满足。射精是一种正常的生理现象，射精过程是在大脑中枢神经、脊髓神经、骶髓初级神经以及内分泌系统共同调节下由泌尿生殖系统协同完成的一系列复杂的生理反射过程。在正常性交情况下，生殖器官的感觉神经感受刺激的冲动，经阴部神经传入到脊髓的勃起中枢，经盆腔神经

（亦称勃起神经）传出，刺激到达生殖器官可反射性地引起生殖器官充血。高级性中枢所受到的多源性影响也能诱发兴奋或导致抑制。位于腰骶部射精中枢的兴奋一般比勃起中枢要慢。性交过程中一系列的性刺激积累达到一定程度（射精中枢兴奋阈值），才引起射精中枢的兴奋，其兴奋冲动传出经腹下神经，在腹下神经从交换神经元后到达生殖器，可反射性地引起附睾、输精管、前列腺、精囊腺和尿道内口平滑肌收缩，引起泄精。同时，脊髓中枢将冲动通过体神经-阴部神经传递到由其支配的球海绵体肌、坐骨海绵体肌和其他会阴部肌肉，使其节律性收缩，引起射精而达到性高潮。早泄是发生在双方性欲满足之前的不可控制的射精，可为高级性中枢受到心理等多种影响而发生兴奋、抑制失调，进而影响射精中枢，或射精中枢兴奋所需的阈值过低、传入的性刺激太强，以及中枢神经、周围神经兴奋过高造成射精功能失控所致。

（二）中医学认识

中医学认识到本病虽与五脏有关，但以心、肝、肾三脏尤为重要，凡病可以影响到上述三脏功能者，多可发生早泄。肝主疏泄，肾主闭藏，心主神明且为五脏六腑之大主，本病的发生为多脏腑功能异常而共同作用的结果，其病因病机可分以下几方面。

1. 肝经湿热　情志不调，肝气郁结，郁而化火；或外阴不洁，感受毒邪，或嗜食肥甘厚味，湿热内生，湿热之邪循经流注肝脉且下注于阴器，扰动精关，以致精关约束无权，精液失控，故交而早泄。

2. 阴虚火旺　素体阴虚或年老体衰，或热病伤阴，房劳过度，阴精欲竭，火扰于内，精不内守而成早泄。

3. 肾气不固　先天禀赋不足，久劳伤气，累及于肾或早婚多产致肾气虚衰，精关不固，每临房事，未交即泄。

4. 心脾两虚　忧思过度，暗耗心血，或饮食不节，损伤脾胃，心脾两虚，君主失统，脾气失摄，而致早泄。

二、临床诊断

（一）辨病诊断

1. 详细询问病史　包括性生活史和一般病史。性生活史主要了解早泄的诱因、频率、出现以及持续的时间，控制射精能力，阴道内射精潜伏期，出现早泄的环境因素、性刺激强度及性伴侣情况，性行为双方感情情况，性交的特性和频率，射精及性高潮情况，早泄的进展及演变情况，早泄对性行为双方心理因素和生活质量的影响，是否合并其他性功能障碍。一般病史要了解患者健康状况、教育背景、心血管疾病史、内分泌疾病史、神经系统疾病史、泌尿生殖系疾病史、外伤史、手术史、药物应用史、心理疾病及治疗史、性心理状况及其他全身疾病史。对于原发性早泄，要了解家族或遗传史、成长及生活史、精神创伤史、性心理及性取向。

2. 现代仪器检查　首先要做生殖系统体检，了解阴茎、睾丸、附睾和男性第二性征状况，并根据患者情况，选择性进行神经系统检查（提睾反射、球海绵体反射、肛门括约肌紧张度）、实验室检查（前列腺液常规、精液常规、内分泌激素检查）和特殊辅助检查如神经生理学检查（背神经感觉诱发电位、神经肌电图检查）、自主神经功能检查、阴茎血管检查、膀胱镜检查、经直肠超声检查、尿流率检查、勃起功能检查和阴茎震动刺激实验等。

3. 早泄诊断工具　见表 2-7-1。

表 2-7-1　早泄诊断工具

	没有困难	有点困难	适度困难	非常困难	极度困难
1. 对你来说延迟射精有多困难？	0	1	2	3	4
	几乎没有	少于半数	大约一半	超过半数	几乎总是
2. 你有过在你意愿之前射精吗？	0	1	2	3	4
3. 你有过在很小刺激的情况下射精吗？	0	1	2	3	4
	一点也没有	轻度	一般	非常	极度
4. 由于在预想之前射精，你是否因此感到沮丧？	0	1	2	3	4
5. 你对你的射精时间无法让你的伴侣达到性满足的关注度是	0	1	2	3	4

评分标准：评分 ≥11 分建议诊断早泄，9~10 分建议进一步评估，<9 分诊断早泄概率较小。

4. 早泄诊断流程　见图 2-7-1。

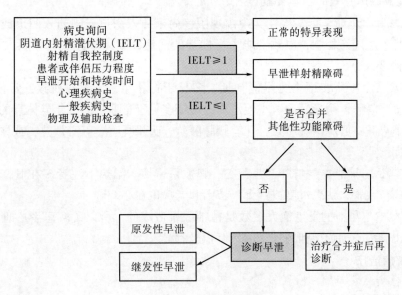

图 2-7-1　早泄诊断流程

（二）辨证诊断

1. **肝经湿热型**　性欲亢进，交合则泄，头晕目眩，口苦咽干，急躁易怒，阴囊潮湿，小便短赤。舌红，苔黄腻，脉弦数或弦滑。

辨证要点：射精过快，口苦咽干，急躁易怒，阴囊潮湿。舌红，苔黄腻，脉弦数或弦滑。

2. **阴虚火旺型**　阳强易举，射精过快，腰膝酸软，头晕耳鸣，五心烦热，潮热盗汗，颧红咽干，梦遗滑精。舌红，少苔，有裂纹，脉细数。

辨证要点：阳强易举，早泄，腰膝酸软，头晕耳鸣，五心烦热，潮热盗汗。舌红，少苔，脉细数。

3. **肾气不固型**　性欲减退，射精过早，腰膝酸软，阳痿遗精，夜尿频多。舌淡，苔白，脉沉弱无力。

辨证要点：早泄伴见阳痿，腰酸，尿频。舌淡苔白，脉沉弱无力。

4. **心脾两虚型**　早泄，心悸气短，失眠多梦，周身乏力，纳差，腹胀。面色㿠白。舌淡，苔白，脉细弱无力。

辨证要点：早泄，心悸气短，乏力、纳差。舌淡，苔白，脉细弱无力。

三、鉴别诊断

临床上早泄应与勃起功能障碍、遗精相鉴别，详见有关章节。

四、临床治疗

（一）提高临床疗效的基本要素

1. **掌握特征**　早泄是指多次性交中出现阴茎尚未插入阴道或刚插入阴道或抽动时间极短即射精，且不能随意控制，以致不能进行性交的病症，临床应注意与自诉"性交时间不够长"而就诊者区分。

2. **辨明虚实**　本病实证多为早泄初期，多见于青壮年，为湿热所致，常伴性欲亢进、口苦咽干、急躁易怒、阴囊潮湿、小便短赤；虚证多见于早泄日久或年老体衰的患者，为肾气不固、阴虚火旺、心脾两虚所致，伴有腰膝酸软、头晕耳鸣、五心烦热，或尿频遗精，或心悸气短等症。

3. **明确病位**　早泄主要与肝、肾、心、脾关系密切。湿热下注者多在肝，阴虚火旺及肾气不固者病位在肾，忧思过度或饮食不节引起者病位在心、脾。

4. **注重心理**　早泄的发生绝大多数是精神因素造成的，所以了解患者心理及性生活状况，对采取正确的心理疏导和精神调治具有积极意义。

（二）辨病治疗

1. 一般治疗

（1）避免在身体疲劳的情况下进行性生活。

（2）生活有规律，保证充足睡眠，适当增加营养。

（3）选择合适的性交时间。性生活最好安排在节假日、休息日或其他时间较宽松时进行，这样不会因为考虑上班时间等而匆忙行事，草率地完成性交活动。

（4）女方在性生活中，要更加亲切、关怀和体贴丈夫，给予鼓励，密切配合，有助于男性性功能恢复。

（5）降低阴茎的抽动。这包括两方面的含义，即阴茎在阴道内抽动的速度与幅度。降低阴茎在阴道内抽动，可降低射精中枢的兴奋性。阴茎在阴道内暂停抽动，可遏制要射精的感觉。当阴茎松弛时再开始抽动，使阴茎变硬，如此反复训练，即可延长性交时间，待女方达到性高潮时再射精。

（6）性交时使用避孕套。男方带避孕套进行性交可降低阴茎在阴道内所受到的性刺激，延长性交时间，避免发生早泄。但此方法因降低了男方性感受，有些男性不愿接受。

2. 药物治疗

（1）选择性 5-羟色胺再摄取抑制剂（selective serotonin reuptake inhibitors，SSRIs）和三环类抗抑郁剂（tricyclic antidepressants，TCAs）：神经药理学研究发现抑制 5-羟色胺（5-HT）的再吸收可以延迟男性射精冲动。SSRIs 通过抑制突触前膜 5-HT 的再摄取，提高突触间隙 5-HT 的浓度，激活突触后膜相关的 5-HT 受体，提高射精阈值，发挥其延迟射精的功能。目前 SSRIs 已成为治疗早泄的首选药物，临床常用的 SSRIs 包括达泊西汀、舍曲林、帕罗西汀、氟西汀、西酞普兰、马来酸氟伏沙明等。TCAs 药物有氯米帕明等。

1）达泊西汀（dapoxetine）：是第一个也是目前唯一一个被 FDA 批准用于治疗早泄的药物。达泊西汀经全球多中心 6000 余例的临床试验研究，疗效已得到肯定，现已被多个国家批准用于临床治疗早泄。它作为早泄按需治疗的 SSRIs 类药物，起效快、半衰期短、快速吸收，1.5 小时到达峰值。一般在性生活前 2~3 小时口服 30mg。达泊西汀的不良反应较少见，主要包括恶心（8.7%~20.1%）、嗜睡（3.1%~4.7%）、腹泻（3.9%~6.8%）、头痛（5.9%~6.8%）、眩晕（3.0%~6.2%）、鼻炎（3.2%~2.9%）等，表现为剂量依赖性。

2）其他主治疾病非早泄的 SSRIs 类药物：常用药物和用法：帕罗西汀 10~40mg，舍曲林 25~200mg，氟西汀 10~60mg，每日服用。SSRIs 治疗 PE 的不良反应较少见且一般较轻，可以耐受，常发生在治疗开始的第 1 周，在持续治疗 2~3 周后消失。不良反应包括乏力、疲倦、打哈欠、恶心、口干、腹泻或出汗等，其他如性欲减退、性快感缺失、ED、不射精亦有零星报道。

3）TCAs：一项对照研究发现，性行为前 4~6 小时按需服用氯米帕明与每日服用相同剂量氯米帕明相比，两者 IELT 均有不同程度延长，但按需服用 IELT 较基线增加值低于每日服用。氯米帕明的主要不良反应包括疲倦（3%~30%）、呕吐（30%）、头晕（14%）、口干（10%~23%）和 ED（20%）。氯米帕明抑制单胺氧化酶再摄取，可增强内源性和外源性儿茶酚胺的作用，表现为奎尼丁样作用和抗肾上腺素能样效应，如出现心电图异常和心悸等。

（2）5 型磷酸二酯酶（PDE_5）抑制剂：相关研究支持 PDE_5 抑制剂治疗 PE 有效，其确切机制尚不明了。有报道可能由于 PDE_5 抑制剂抑制射精管、输精管、精囊、后尿道平滑肌上的 PDE_5 活性，从而使平滑肌舒张、射精潜伏期延长。也有分析患者服用 PDE_5 抑制剂后，可能因为患者阴茎勃起硬度增加而减少焦虑，下调勃起的性唤起阈值，从而使得射精阈值增加。有报道单独应用 PDE_5 抑制剂可提高早泄患者射精潜伏期，但多数学者主张联合使用，较多文献支持 PDE_5 抑制剂联合 SSRIs 或局部麻醉药物，其疗效明显优于单用。对于合并有

ED 的早泄患者，可采用 PDE₅ 抑制剂或联合治疗。

（3）局部麻醉药物：如凝胶、霜剂或喷雾状的利多卡因和（或）丙胺卡因混合制剂，在性交前 10~20 分钟使用，其不良反应与药物剂量相关，包括剂量过大导致龟头麻木，偶有引起 ED 的报道。SS 乳膏是由多种中草药揿取液制成的复合制剂，用法是性交前 1 小时涂抹于阴茎头，性交前洗净。

（4）其他药物：如肾上腺素能受体拮抗剂、曲马多对一些特殊病例可选择使用。尤其是曲马多，是一种中枢阿片受体激动剂，被批准作为镇痛剂而广泛应用于临床。长期服用会造成药物成瘾性以及存在较多的不良反应，因此使用时要特别慎重。

3. **手术治疗**　对于行为和（或）药物治疗无效的原发性 PE 患者，有文献报道可采取手术治疗，手术方法包括选择性阴茎背神经切断术和透明质酸凝胶阴茎龟头增大术，但其总体和远期疗效有待进一步探讨。手术可能导致阴茎感觉减退、ED 甚或阴茎勃起功能永久丧失，其风险远大于收益，故选用时一定要与患者充分沟通，谨慎使用。

（三）辨证治疗

1. *辨证施治*

（1）**肝经湿热型**

治法：清热利湿。

方药：龙胆泻肝汤加味。龙胆草 6g、栀子 15g、黄芩 12g、柴胡 12g、生地黄 20g、车前子 20g（包）、泽泻 12g、生薏苡仁 25g、木通 6g、当归 15g、甘草 6g。

（2）**阴虚火旺型**

治法：滋阴降火。

方药：知柏地黄汤加味。知母 12g、黄柏 12g、熟地黄 20g、山药 20g、山茱萸 15g、云苓 15g、泽泻 15g、牡丹皮 15g、炒枣仁 12g。

（3）**肾气不固型**

治法：温阳益肾，收涩固精。

方药：金匮肾气丸加味。制附子 6g、肉桂 6g、熟地黄 20g、山药 15g、山萸肉 15g、云苓 15g、泽泻 15g、牡丹皮 15g、金樱子 15g、芡实 12g。

（4）**心脾两虚型**

治法：补益心脾。

方药：归脾汤加味。黄芪 30g、党参 15g、炒白术 15g、当归 15g、茯神 15g、远志 10g、炒枣仁 15g、木香 6g、龙眼肉 15g、炙甘草 6g、升麻 3g。

2. *外治疗法*

（1）**针灸疗法**

1）针刺治疗：取肾俞、志室、命门、三阴交等穴，平补平泻。根据证型不同进行加减配穴。肝经湿热加丰隆、阳陵泉、太冲、太溪，用泻法；阴虚火旺加涌泉、照海、太冲等，宜平补平泻；肾气不固加中极、关元等，用补法；心脾两虚加脾俞、内关、神门等，用补法。每日 1 次，10 日为 1 疗程。

2）耳针疗法：取肾、精宫、神门、内分泌等穴，每次选 2~3 穴，用皮内针埋藏，或王不留行籽贴压，均 3~5 日更换。贴压期间应自行频频按压。

3）穴位注射：取穴：肾俞（双）、气海，小肠俞（双）、关元，中极、膀胱俞（双）。药物用胎盘组织液 2ml 1 支（或维生素 B$_{12}$ 1ml 1 支），加 0.5% 普鲁卡因，加至 10ml，分注于 3 组穴位。一般采用 5 号长注射针头。取穴要准确，深浅适度，得气后方可推药。一般腹部穴位针感多放射至龟头，背部俞穴多放射至会阴部。每 10 次为 1 疗程，可以连续施治，不必休息。一般早泄患者在封闭疗法第 1 个疗程后期（多在第七八针时），便出现黎明前有异乎寻常的举阳现象，此为见效之征，3 个疗程可愈。

（2）**药物外治**

1）取五倍子 20g，文火煎熬半小时，再加入适量温开水，乘热熏蒸阴茎龟头数分钟。待水温下降 40℃ 左右时，可将龟头浸泡到药液中 5~10 分钟。每晚 1 次，15~20 日为 1 疗程，一般 1~2 个疗程，待龟头黏膜变厚变粗即可。在治疗期间禁止性交。

2）药用细辛、丁香各 20g。将两药浸泡入 95% 酒精 100ml 内，半个月即可。使用时，以此浸出液涂搽阴茎之龟头部位，经 1.5~3 分钟后，即可行房事。对精神因素所致的早泄更为有效，单用此法即能治愈。

3）米壳粉、诃子粉、煅龙骨粉各等分，用冷开水调成稀糊状，于性交前半小时涂抹于龟头部。

4）蛇床子 10g、地骨皮 10g、石榴皮 10g。煎汤后熏洗阴部，药液转温后浸泡阴部，浸泡后即可性交。

5）露蜂房、白芷各 10g。共研细末，用醋调成面团状，临睡前敷脐，外用纱布盖上，以胶布固定，每日或隔日 1 次，3~5 次为 1 疗程。

6）米壳 2g，五倍子 3g，蜜炙，为末，以醋调成膏状，裹于脐部，纱布固定，7 日换 1 次。

7）金樱子 10g、生牡蛎 15g、芡实 20g、莲子肉 10g、益智仁 10g、白蒺藜 15g。上药共研细末后放入做成腰带内，缚于腰间及下腹部。

（3）**推拿治疗**：每晚睡前，可用双手指依次揉按双足内外踝下后方、足心涌泉及双足大趾，亦可按顺逆时针方向旋转足大趾各 10 次，同时按压关元、中极、气海、肾俞等穴。

3. 成药及单验方

（1）**成药**

1）龙胆泻肝丸：每次 6g，每日 3 次，口服。用于肝经湿热型早泄。

2）知柏地黄丸：每次 8 粒，每日 2 次，口服。用于阴虚火旺型早泄。

3）金匮肾气丸：每次 8 粒，每日 2 次，口服。用于肾气不固型早泄。

4）归脾丸：每次 8 粒，每日 2 次，口服。用于心脾两虚型早泄。

5）金锁固精丸：每次 6g，每日 3 次，口服。用于肾气不固型早泄。

6）五子衍宗软胶囊 3 粒 g，每日 3 次，口服。用于肾精亏虚型早泄。

（2）**单验方**

1）巴戟酒：巴戟天 60g、熟地黄 45g、枸杞子 30g、制附子 20g、甘菊花 60g、川椒 30g、醇酒 1500g。以上药共捣碎，置于净瓶中，醇酒浸泡，密封，5 日后开取，弃药渣饮用。每次空腹温饮 10~20ml，每日早晚各服 1 次。

2）金樱子 15g、粳米 100g。水煎，早晚温热服。

3）五味子 10g、巴戟天 10g、酸枣仁 10g。每日 1 剂，水煎服。

4）鹿衔草 30g、熟地黄 20g、山药 30g、巴戟天 15g、枸杞子 15g、茯苓 10g、淫羊藿 20g、肉桂 5g、熟附子 15g（先煎）、五味子 12g、鹿角胶 10g（烊化）。功能温肾纳气、固肾涩精，治肾气不固型早泄。

5）五倍子 250g、茯苓 60g、龙骨 30g。共为细末，水糊丸如梧桐子大。每取 6g，日服 2 次。可用于各型早泄。

6）芡实丸：鸡头实 500 个、七夕莲花须 30g、山茱萸 30g、沙苑子 150g、刺蒺藜 150g、覆盆子 60g、龙骨 15g。上药为末，炼蜜为丸如梧桐子大，每服六七十丸。空心莲肉煎汤送下。治阳虚早泄。

7）固精汤：山萸肉、金樱子、五倍子、五味子、刺猬皮、覆盆子、胡桃夹、大枣各 20g，浸入 1000ml 白酒中，密封置于阴暗处 1~2 周。可于性交前服用 40~50ml，每晚佐餐用 74ml。

4. 其他疗法

（1）心理疗法：由于早泄的发生与精神因素密切相关，心理疏导对早泄的治疗有非常重要的作用。要求患者了解一些性生理知识，以解除其紧张状态，消除恐惧心理，逐渐掌握性生活规律，避免早泄的发生。提倡性事前夫妇之间进行爱抚，因男女的性欲和性兴奋有一定差异，爱抚过程可使男女间情欲协调，达到性和谐，性和谐是男女双方获得性满足的必要条件。女方在性生活前要学会主动，在男方射精失控的情况下切忌抱怨、责备，而应当给对方以理解、鼓励，总结经验，让男方在精神上对下一次性交成功充满自信。对于偶尔一次早泄，男方也不必恐惧、焦虑，当树立信心，彻底放松，为下次成功打下基础。尤其是新婚夫妇及性欲淡漠者，更要促进其感情交流，使其对性有清楚的认识。对有手淫习惯的患者要让其对手淫有正确的认识，清楚手淫对人身体的危害远小于患者心理上的恐惧。

患者对性和病情有充分了解后，调动自身积极性，并在性交中分散注意力，以达到克服紧张、焦虑的目的。在心理上，患者一旦出现早泄，造成心理紧张，又成为下一次早泄的病因，因此在治疗中让患者了解自身的紧张是早泄的原因之一，解除自己的思想顾虑则能治疗早泄。性生活中，男方既可以注意女方的性感觉，也可以转移注意力，回忆性交以外的事，往往可以推迟性高潮的到来。这类治疗开始时往往失败，但稍加训练可明显改善。

（2）性行为疗法：是心理疗法的延续。最初进行非性器官的肉体及情感交流，这个阶段的目的是打破性抑制屏障，不断熟悉对方的躯体和情感需要，在这个阶段应禁止性交；之后进行性器官的抚弄，这个阶段仍不性交，在训练过程中尽量体会身心的欣快感，其目的是使夫妻双方的性感都集中到性器官上；最后进行治疗性性交活动，即针对不同情况给予特殊的治疗方法。

1）动停技术：这一方法首先由 James Seman 提出，故又称为 Seman 法。早泄的发生是由于射精所需的阈值过低。通过练习提高射精阈值，可消除刺激与反应间的联系。采用本法时，男方取坐位或仰卧位，女方坐在男方身旁或两腿之间，用手淫的方法刺激阴茎使其勃起，然后女方开始缓慢地抚弄男方阴茎，直至男方有射精感时，由男方示意停止手淫刺激，让男方情欲逐渐消退，再开始手淫刺激阴茎。如此反复进行，每次 15~30 分钟，每日练习

1~2次，直到男方能耐受较长、较强的刺激而又不射精为止。这一方法需要夫妻双方长期配合，练习不能间断。在练习阶段频繁发生性交会影响疗效，偶尔一次性交射精，最好采用女上位性交，在快要射精时，可停止抽动来延迟射精时间。对于未插入阴道就射精的严重早泄患者，最好让他将精液射在女方阴部或阴道口处以增强他的自信心。另外，允许男性自己轻度手淫刺激练习，提高耐受性。在训练阶段应避免过度疲劳和生活不稳定情况，以防练习中断。

这种训练方法可提高男性生殖器官感觉神经的阈值，延缓射精中枢的兴奋，逐渐使男方适应在阴道内抑制射精中枢兴奋，达到延长性交持续时间的目的。这一方法还可充分调动女方的情欲，促使女方较快地进入性反应周期中的兴奋期。男方受到延缓射精中枢兴奋性的训练，女方受到较快进入性兴奋期的训练，可促进夫妻双方性生活的和谐。

2）配偶挤捏法：又称为耐受性训练法、阴茎挤捏法。是诸法中最为有效的治疗方法。这是一种通过训练加强男方控制射精能力以提高女方性快感的方法，反复训练能很快达到目的，并正常地进入性生活。本方法可能会暂时使阴茎勃起程度减弱，但不影响今后的性生活与勃起硬度。采用本方法时，男方仰卧，女方坐在男方身旁或两腿之间，通过手淫方法使男方阴茎勃起，在快要射精时，男方示意女方，女方则把拇指放在阴茎系带部位（冠状沟腹测），同一手示指、中指放在阴茎背侧面，示指、中指靠拢，3个手指从前后方用力挤压冠状沟附近的龟头和阴茎前端约4秒钟，男方的射精感消失，然后突然放松手指，如此反复挤捏→放松→挤捏，增强男方对射精动作的控制，延缓射精时间，达到延长性交持续时间的目的。挤捏时所用的压力与勃起的硬度成正比，阴茎勃起硬度强时，挤捏用力要大，阴茎勃起不十分坚强时，用力要轻。恰当运用该方法无明显痛苦。经过4~5次反复训练后，可让丈夫射精。经过几次挤捏训练后，如不存在其他性问题，男方自信心建立起来后，即可将此方法转移到性交。此时男方取仰卧位，女方取上位，在将阴茎插入阴道前，应由女方先挤捏阴茎1次，然后由女方将阴茎插入阴道内，先静止不动，双方相互爱抚身体各部。阴茎在阴道短时静置后，退出阴道，由女方再挤捏1次，然后再送入阴道。此时，女方可以缓慢地上下动作，可将上下抽动与暂停相结合，当男方感到快要射精时，应及时提示女方，女方应及时退出阴茎，再进行挤捏，然后再进行性交，如此反复训练，可增强挤捏技术的效果，如阴茎在阴道内能持续勃起4~5分钟，则可让女方加快上下抽动摩擦的速度，使男方射精，当上述训练使男方射精得以延缓、性交持续时间得到延长后，可改用阴茎根部挤捏法。方法是：在性交时，当男方有要射精感觉时，男方示意暂停抽动，阴茎后半部分退出阴道，而前半部分仍在阴道中。此时，女方用拇指放在阴茎根部的下侧，示指、中指放在阴茎根部的背侧，3个手指在前后方向上用力挤捏阴茎根部，直至男方的射精感觉消失后，突然放松手指压进，然后再开始性交，如此反复训练5~6次，当阴茎能在阴道内持续抽动摩擦达5分钟左右时，则使男方射精。经过2周左右的训练，多数患者能有效地延缓射精时间。本方法一般需持续训练3~6个月后疗效方可持久。

3）牵拉阴囊法：性兴奋时提睾肌收缩，阴囊收缩，睾丸上提。当男方高度兴奋、性高潮即将到来时，男方或女方向下牵拉阴囊或睾丸，一张一弛，逐渐体会，摸清适合自己的快慢节律，可降低兴奋性，延缓射精。本方法操作简单，关键是掌握牵拉的时间。过早牵拉达不到延缓射精的目的，甚至反使阴茎疲软，牵拉过晚则不能阻止射精。主要靠自己掌握，男女双方巧妙配合，逐渐摸索最佳牵拉时间和频率，以达到延长性交持续时间的目的。

4）缓激技术：治疗原则是延缓对男方生殖器的刺激，推迟射精反射的出现，激起女方的性欲，激发女方性高潮的出现。具体方法是：在性生活前，通过多种方式相互表达抚爱和温情，当女方已经知道男方的性交要求后，决不可立即进行性交，而男方此时应更加充分刺激女方动情区，激发女方的性欲。阴茎进入阴道后，首先要避免龟头受到剧烈的刺激，因为在性反应周期中的兴奋期和持续期内，女性阴道内 2/3 的区域是扩张的，如阴茎全部送入阴道，则阴茎龟头、冠状沟系带等性交敏感区均在阴道内 2/3 的扩张区内。此时，男方不宜做抽动摩擦动作而应做缓慢的撼动或小幅度的捣杵动作，以避免龟头等敏感部位受到较大的刺激，同时可充分刺激女方的大小阴唇、会阴前庭、阴蒂及阴道口等性敏感区。当男方出现要射精的感觉时，应立即暂停性交活动，将阴茎抽出阴道，放在体外，等待射精的感觉完全消退后，再开始性交活动。当女方性高潮到来时，男方再做大幅度的抽动，实现自己的性高潮。这样反复间断训练，可防止射精过早出现，延长性交时间。

5）间歇法：在性生活中，要降低阴茎在阴道内抽动的幅度、速度，有射精感时即暂停抽动，待阴茎松弛后再开始抽动，这样反复进行多能延长性交时间。另外，要找到一种刺激较小的性交体位（一般为女上位）。

（四）名医治疗特色

方药中认为治疗早泄要慎用壮阳药。本病多为伤阴所致，过用壮阳药物，更耗伤阴液，出现阴虚之证。早泄患者，阴虚者多为青、中年，阳虚者多为老年，前者性欲亢进，后者淡漠；阴虚者全身情况良好，精神充沛，兼有其他阴虚之象，阳虚者则为衰弱，并有明显阳虚之证。在临床上，对阴虚者采用知柏地黄丸以养阴降火；对于阳虚者，考虑其阴损及阳，于滋阴药中略加温补之品。常以滋阴而略偏于温的五子衍宗丸为主，少加一二味补阳药物，以达阴中求阳之功。

陈德宁治疗早泄常以滋阴降火、交通心肾、涩精止遗为法，予验方加味知柏地黄汤加减治疗。临床运用时，可根据患者的病症特点适当予以加减：口舌生疮、舌前尖红者，加灯心草、淡竹叶、川木通；耳鸣耳聋、心悸失眠者，加磁石、石菖蒲、龙齿；心神恍惚、面色无华者，加酸枣仁、首乌藤、柏子仁；情绪抑郁、胸闷烦躁者，加合欢皮、合欢花、郁金、素馨花；小便短赤者，加蒲公英、白花蛇舌草、车前子等。

郭军根据前人论述，结合自身临床经验，认为早泄病机当以心肾两虚为本；以肝郁湿热为标。治疗早泄时，使用中药内服，临床常用翘芍合剂，此方由连翘 20g、白芍 15g、柴胡 15g、石菖蒲 15g、巴戟天 15g、生黄芪 10g 组成，具有疏肝、补气、固精的功效。

张敏建认为早泄治疗当以调和阴阳、固精止泻为主，常以桂枝加龙骨牡蛎汤（桂枝、生姜、白芍、大枣、甘草、龙骨、牡蛎）临证化裁。阴虚火旺者，合二至丸（女贞子、墨旱莲）加知母、黄柏；肝郁肾阳虚者，合柴胡三仙汤（柴胡、淫羊藿、仙茅、威灵仙）；肾气不固者，合水陆二仙丹（金樱子、芡实）；肾虚夹湿者，加三仁汤中的三仁，并重用薏苡仁达 50g。

五、预后转归

早泄多为精神因素所致。若能采取正确的心理治疗、药物治疗及性行为疗法等综合施治，往往可使性交时间逐渐延长，性生活逐渐和谐，直至早泄现象完全消失，其预后较好。

所以，如果患者身体健康，大多数患者能获痊愈。对曾经具有良好的射精控制能力而后成为早泄者，其早泄可能自愈，也可能是某种疾病的先兆，对此类患者进行泌尿、神经系统的详细检查实属必要。当查出原发病因后积极治疗，预后尚好。单纯性早泄不会发生阳痿，有的患者终生均快速射精，阴茎勃起一直较好。一些患者由于不能及时治疗，或由于一两次过早射精而出现恐惧、焦虑，甚则认为是性功能衰竭，进一步加重了病情，以致出现阳痿、性欲低下等。

早泄对生育的影响主要取决于阴茎能否插入女方生殖道，如能插入阴道，即使早泄也不影响生育力。只有早泄发生在阴茎插入阴道之前才可影响生育。

六、预防调护

（一）预防

1. 普及性知识　由于早泄与性知识缺乏等因素有关，成年人特别是新婚夫妇应了解相关的性知识，认识到性是生活中不可缺少的一部分，适当的性活动不但对身体无害，反而有利于身心健康，也不要将自以为性交时间不够长误认为早泄。注意夫妻间相互体贴、配合与鼓励，消除性交前紧张、恐惧心理，性生活环境要力求安静、安全，延长性交前的爱抚时间，避免仓促行事，这对诊治早泄具有积极作用。

2. 锻炼体质　加强身体锻炼，保持充沛的精力与体力行房，以免身体不支养成快速射精的习惯。

3. 房事有节　节制房事，避免剧烈的性欲冲动，更不能在一次性交早泄后几小时内再次性交，企图利用前一次性交后抑制状态来延长第二次性交时间，这样重复性交往往适得其反。

（二）调护

1. 调畅情志　本病与精神因素密切相关，故保持良好心态、增强治疗信心，对本病的康复极其重要。

2. 调理饮食　饮食宜清淡而富有营养，忌辛辣、肥甘厚味，避免损伤脾胃以防湿热内生，加重病情。

3. 配合食疗

（1）酒煮虾：当归 25g、红枣 20 枚，鲜虾 500g、鸡肉 500g、北菇 50g、玫瑰露适量。把当归、北菇、红枣、鸡肉洗净，制成汤汁，浇玫瑰露酒，置火锅内烧开，将虾放进汤内涮熟即可食。具有补血壮阳之功能，用于阳虚所致之早泄。

（2）药制羊肾：山羊肾 1 个、杜仲 1g、小茴香 0.5g、巴戟肉 1g、韭菜子 0.5g、炒食盐适量。将羊肾从内侧剖开，洗净去筋膜，将诸药与食盐放入后，用线扎紧，置容器内蒸 30~50 分钟。去净肾内药物，将肾切成片，于晚间食用。具有扶阳补肾之功效，用于肾阳不足所致之早泄。

（3）枸杞炖羊肉：羊腿肉 1000g，枸杞子 20g，清汤 2000g，葱、姜、盐、味精、料酒、花生油各适量。将羊肉处理干净，入开水锅内煮透，再用冷水洗净，切成小块；烧热铁锅下羊肉，姜片煸炒，放料酒炝锅，炒透后，将羊肉、姜片一同倒入大砂锅，放入枸杞、清汤、盐、葱，烧开后用小火炖烂，拣出葱、姜，放入味精即成。佐餐食用。具有益精明目、补肾强筋之功。用于肾阳不足型早泄。

（4）虫草炖甲鱼：甲鱼1000g，冬虫夏草10g，红枣20g，鸡清汤1000g，盐、料酒、味精、葱、姜、蒜各适量。宰杀甲鱼后，切成4大块，放入锅中煮沸，捞出洗净，洗净虫草，用开水浸泡红枣。放甲鱼入汤碗中，再放上虫草、红枣，加料酒、盐、葱、姜、蒜和鸡清汤，上笼蒸熟取出，佐餐食。具有滋阴益气、补气固精之功，用于治疗肾阴、肾阳不足之早泄。

（5）北芪杞子炖乳鸽：北黄芪30g、枸杞子30g、乳鸽1只（去毛和内脏）。将上3味放炖盅内，加水适量，隔水炖熟，饮汤吃肉。一般3日炖1次，3~5次为1疗程，1疗程即可显效。具有补益心脾、固摄精气之功，用于心脾两虚型早泄。

（6）车前草煲猪小肚：鲜车前草60~90g、猪小肚200g。将猪小肚切成小块加水，与车前草煲汤，加适量盐。有清热利湿之功，用于湿热下注型早泄。

（7）黄芪粥：黄芪30g、粳米50g。先用水煮黄芪取汁去渣，再用药汁煮米成粥，作早餐食用。有健脾益气之功，用于脾气亏虚型早泄。

（8）腐皮白果粥：白果9~12g、腐皮45~80g、白米适量。将白果去壳和蕊，与腐皮、白米置于砂锅中加水适量煮粥，每日1次，作早餐食。用于肾气虚弱所致之早泄。

（9）胡桃粟子糖羹：胡桃肉30~50g、粟子30~50g。先将粟子炒熟去皮，与胡桃肉同捣成泥，加入白糖适量拌匀即可食用。有补益肾精之功，用于肾虚精亏之早泄。

（10）五味子膏：五味子100g、蜜1000g。将五味子水浸后去核，再用水洗，尽量洗去其味，过滤，加入上等蜜，在火上慢熬成膏，收存瓶中。每次食用1~2匙。具有滋阴涩精之功，用于肾阴不足早泄。

七、专方选介

1. 安神补心汤　牛膝20g、酸枣仁30g、茯苓10g、生地黄10g、熟地黄10g、山药10g、柏子仁10g、丹参10g、黄连10g、黄柏10g、郁金10g、延胡索10g、当归10g、牡蛎10g、红花10g。偏阳虚者，加杜仲10g、补骨脂10g、肉桂3g；偏阴虚者，加制何首乌10g、枸杞子10g、知母6g、炙甘草3g。治疗早泄46例，治愈率为86.9%，总有效率为97.8%。

2. 补肾固精方　熟地黄20g、莲子20g、白芍20g、沙苑子15g、山茱萸15g、莲须15g、鸡内金30g、煅龙骨30g、煅牡蛎30g、芡实30g、金樱子10g、五倍子10g、五味子10g、柴胡10g。治疗本病54例，总有效率100%。

3. 固精止泄汤　巴戟天20g、淫羊藿15g、山茱萸15g、金樱子20g、五味子10g、乌梅15g、郁金15g、石菖蒲12g、白芍15g、莲子20g、煅龙骨20g（先下）、煅牡蛎20g（先下）。治疗本病40例，总满意度82.5%。

4. 龙牡镇元汤　龙骨20g、牡蛎15g、金樱子10g、黄柏6g、党参10g、茯神10g、巴戟天10g、芡实10g、桑螵蛸10g、菟丝子10g、知母10g。治疗本病32例，总有效率100%。

5. 乌梅甘草汤　乌梅10g、甘草10g、生地黄10g、白芍10g、知母10g、天花粉10g、泽泻10g。治疗本病36例，总有效率80.6%。

八、研究进展

（一）病因病机

1. 中医病因病机研究　中医认为，精液的封藏与施泄与人体脏腑经络有非常密切的关系。有赖于心、肝、脾、肾等的共同作用及人体阴阳的相对平衡。肾主藏精、肝主疏泄、心主神明、脾主统摄，四脏共司精关之开合，与精液的闭藏和施泄密切相关。王琦等认为无论是阴虚火旺，还是湿热下注，或肾气亏虚，均可影响肝之疏泄，肾之封藏，以致疏泄不利，封藏失职，精关约束无权，精关易开，精液外泄，而见交则早泄。该病与肝肾关系最为密切，其基本病机是精关约束无权，精液封藏失职。徐福松等认为本病的发生与心、肝、肾关系最为密切。早泄有虚有实，虚有阴虚火旺、肾气不足、心脾亏虚；实有心火炽盛、肝火亢盛、湿热下注。曹开镛等主张肝经湿热、肾气不固、阴虚阳亢是其主要病机。李曰庆等强调肝经湿热、阴虚阳亢、肾气不固、心脾虚损为其主要病机。张亚强等认为，早泄之病因不外乎阴阳失调。本病有虚实之异，实证多为相火炽盛所致，虚证缘于阴虚阳亢或肾虚不固。综上所述，无论是阴虚火旺，还是肾气亏虚，或五志化火均可影响肝之疏泄、肾之封藏、脾之统摄、心之藏神，以致疏泄不利、封藏失职、神明失守、统摄无权，使精关约束无权，精关易开、精液外泄，而见交则早泄。

总之，本病与心、肝、脾、肾四脏关系最为密切，其制在心、其藏在肾、其动在肝、其统在脾。精关约束无权、精液封藏失职是本病的基本病机变化。

2. 西医发病机制研究　有学者探讨原发性早泄患者血清叶酸水平的变化，并分析其影响早泄的可能机制。研究发现，叶酸是一种水溶性 B 族维生素，参与体内一碳单位的转移和利用。四氢叶酸是叶酸的活性形式，是一碳单位的载体。叶酸在甲硫氨酸转化为 S-腺苷甲硫氨酸（S-adenosylme-thionine，SAM）过程中起着重要作用，而 SAM 又影响 5-HT 的代谢。另外，叶酸在四氢生物蝶呤（tetrahydrobiopterin，BH_4）合成过程中扮演重要角色，BH_4 是苯丙氨酸、色氨酸羟化的重要辅助因子，而苯丙氨酸、色氨酸羟化正是多巴胺、去甲肾上腺素、5-HT 合成的限速步骤。由此可见，叶酸对 5-HT 代谢的影响虽然是间接的，但是非常重要的。BH_4 是叶酸的一种有活性、不稳定的还原态。NO 合酶的生理功能是合成 NO。BH_4 是 NO 合酶的重要辅助因子，影响 NO 合酶的生物活性，为 NO 合成提供电子，是 NO 合成过程中必不可少的物质，适当浓度的 BH_4 对维持机体正常水平的 NO 有重要作用。在 BH_4 含量充足时，NO 合酶可以使底物 L-精氨酸氧化成 L-胍氨酸，同时生成 NO；BH_4 缺乏时，NO 合酶脱偶联，其结果是 NO 生成减少，主要产生超氧化物，损伤血管内皮。由此可见，PE 的发生与 5-HT 和 NO/cGMP 系统密切相关，而叶酸又通过不同途径影响这两种重要神经递质的代谢。叶酸代谢障碍必然会影响到 5-HT 和 NO/cGMP 代谢。本研究结果显示，PE 患者血清叶酸水平显著低于正常男性，推测由于叶酸水平下降，降低了 5-HT、NO 水平，干扰了中枢和外周的射精通路，泌尿生殖道 NO/cGMP 功能异常，IELT 缩短，导致 PE。其他有关研究内容见相关章节。

（二）辨证思路

1. 从肾论治　古今医者大多推崇"病早泄者，多责之于肾"。《圣经总录》言："肾者，主蛰，封藏之本，精之处也，盖肾受五脏六腑之精而藏之，气盛则输泻有常。"说明精藏于肾，要发挥精的生理效应而不无故流失，依赖于肾的闭藏与激发作用的协调。由此可见，肾的功能正常与否与早泄的发病关系十分密切，从肾论治是治疗早泄的基本治法。李成富、伍新林等采用补肾添精法治疗早泄，总有效率在 90% 以上。常用的补肾药有鹿茸、阳起石、韭菜子、覆盆子、菟丝子、熟地黄、锁阳、狗肾、补骨脂、仙茅、仙灵脾、龟板、鹿角胶、海马、枸杞子、巴戟天、金樱子、芡实等。

2. **从肝论治** 早泄与肝关系密切，缘于精液排泄通畅有度，需受命于肝之疏泄功能。《格致余论·阳有余阴不足论》提出："主闭藏者肾也，司疏泄者肝也。"说明男子精液的闭藏与施泄，是肝、肾二脏之气的闭藏与疏泄作用相互协调的结果；此外，肝之疏泄功能还直接作用于男子排精。肝之疏泄失司，则宗筋失养，开阖失常发为早泄，故从肝论治亦为早泄的常见治法之一。卢太坤临床采用四逆散加减治疗早泄，取得满意疗效。需要注意的是，益肝勿忘补肾，治疗时需加枸杞子、生地黄，使肝、肾协调，方能奏效。常用的疏肝养肝药物有柴胡、白芍、枳壳、白蒺藜、薄荷、当归、川楝子等。

3. **从心论治** 心为"藏神之脏、五脏六腑之大主"，主宰人类的精神意识思维及生命活动。心主神明，心在性事活动中具有主宰始终之功。《景岳全书》云："盖精之藏制虽在肾，而精之主宰在心，故精之蓄泄无非听命于心。"由此可见，早泄发病与心关系密切。温志鹏等采用安心神法（自拟安神锁阳方）治疗早泄80例，用药4周后，发现安心神法能延长患者的射精潜伏期，提高夫妻双方的性满意度，所以安心神法可作为治疗早泄的法则之一。常用的安神宁心药物有酸枣仁、首乌藤、珍珠母、柏子仁、远志、莲子心、石菖蒲、茯神等。

4. **从脾论治** 金元四大家李东垣曾言"内伤脾胃，百病由生"，男性疾病虽有自身固有的生理及心理特征，但其与脾胃关系亦十分密切。脾胃位于中焦，通连上下，为气机升降之枢纽，其升上输心肺，降则下归肝肾。只有脏腑气机的升降出入处于相对平衡状态，才能维持人体正常的生理功能。若升降失常，则百病始发。心主血脉又主神志，脾主统血，精血同源而互生，若思虑过度，劳倦伤神，均可以使心血、脾气受伤，气血不足则固摄无力，也会出现早泄。何梦瑶治疗早泄更是倡导"以湿治脱，未止，不如湾心；湾心不止，不如升阳"及"升阳最妙，肾气独沉者宜升，脾湿下滞者宜升，肝郁者宜升，不止一途也"。常用的调理脾胃药物有党参、白术、茯苓、白扁豆、炒薏米、砂仁、山药、黄芪、木香、生姜、大枣、龙眼肉等。

（三）治法探讨

1. **中医治法探讨** 吕循礼等治疗早泄用六法施治。第一法：养心益肾，调理阴阳。证候可见性格内向，有心理障碍，心悸易惊，或失眠多梦。常用桂枝加龙骨牡蛎汤、酸枣仁汤等方，酌加五味子、芡实。第二法：滋阴清热，固涩精关。常用知柏地黄汤、黄连阿胶汤等方，重用滋阴清热之品，酌加降火固涩之药，如沙苑子、龙骨、牡蛎等。第三法：健脾安神益肾法。针对具有脾虚症状者，常用人参归脾汤、补中益气汤等方，酌加芡实、莲须等。第四法：清泻相火法。常用知柏地黄汤、龙胆泻肝汤等方，酌加五味子、莲须等。有时可以少佐附子、肉桂，以引火归原，即所谓"阳中求阴"。第五法：活血化瘀法。对于伴有精囊炎、前列腺炎、病程较长者，"久病必瘀"，可选桃核承气汤之属，酌加知母、黄柏、赤芍等。第六法：温肾固涩法。常用金匮肾气丸化裁，酌加龟甲、覆盆子之类。

2. **现代治疗概况** 十年来，对早泄的西医治疗如心理/行为治疗、药物治疗和手术治疗等，取得了进展，尤其是必利劲（盐酸达泊西汀片）的上市，使得早泄的治疗取得了新的突破。相关研究见早泄治疗有关内容。

中篇 各论 ◀ *521*

（四）分型论治

中医学强调"同病异治"、"异病同治"，之所以可如此，关键就在于"证"之异同。其深层含义为："病同证不同，其治就不同；证同病不同，其治就可同。"中医治病之精髓在于辨证求因，唯有辨证准确、论治得当，方能效如桴鼓。目前尽管治疗早泄的专方专药较多，但辨证分型论治仍是临床最常用、最有效的方法之一。

王琦等将早泄分三型治疗。①肝经湿热证，方用龙胆泻肝汤加减。②阴虚火旺证，方用知柏地黄丸或大补阴丸加减。③肾气不固证，方用金匮肾气丸加减。

徐福松将早泄辨为五型治疗。①心脾两虚型，治以归脾汤加减。②君相火旺型，治以三才封髓丹加减。③心虚肝旺型，治以柴胡桂枝龙骨牡蛎汤加减。④气阴两亏型，治以六味地黄汤化裁。⑤肝经湿热型，治以龙胆泻肝汤化裁。

李曰庆、张亚强将早泄分为四型论治。①心脾两虚型，治以启阳娱心丹或归脾汤加减。②肝胆湿热型，治以龙胆泻肝汤加减。③阴虚火旺型，治以大补阴丸合知柏地黄汤加减。④肾气不足型，治以右归饮或金匮肾气丸加减。

许成志将早泄分为六型辨治。①心肾失交、阴虚火旺型，治以桂枝加龙骨牡蛎汤或黄连清心饮。②精虚肾亏、精关不固型，治以知柏地黄汤。③脾胃虚弱、气虚不摄型，治以补中益气汤。④肝郁气滞、湿热下注型，治用龙胆泻肝汤。⑤气虚血瘀、郁而化热型，治以抵当汤加减。⑥肾气亏虚、阴阳俱损型，治以金匮肾气丸加减。

总之，精之藏泄，主要由肾脏所司，但与心、脾、肝的关系也很密切。目前临床将早泄分为以下证型论治：①心脾两虚型：治以启阳娱心丹或归脾汤加减。②肝胆湿热型：治以龙胆泻肝汤加减。③阴虚火旺型：治以大补阴丸合知柏地黄汤加减。④肾气不足型：治以右归饮或金匮肾气丸加减。⑤心肾失交型：治以桂枝加龙骨牡蛎汤加减。

（五）外治法

1. 针刺治疗

（1）**肾气不固证**：选关元、肾俞、命门、志室、太溪、三阴交。均用补法。每日1次。

（2）**阴虚火旺证**：选关元、肾俞、志室、照海、太溪、行间、三阴交。均用平补平泻法。每日1次。

（3）**心脾两虚证**：选心俞、脾俞、肾俞、章门、关元、足三里、三阴交。均用补法。每日1次。

（4）**心肾不交证**：选关元、太溪、神门、志室、大赫、三阴交。用补泻兼施法。每日1次。

（5）**肝经湿热证**：选肝俞、行间、侠溪、三阴交、中极、膀胱俞、次髎。均用泻法。每日1次。

（6）**肝气郁结证**：选太冲、行间、神门、大陵、肝俞、心俞、期门、膻中。均用泻法。每日1次。

2. **灸法治疗**　采用灸法或其他理疗法对关元、三阴交、太溪、命门、肾俞等穴加温，可以加强性能力和持续能力。采用灸法，至热不可耐时移开，一次后再灸，周而复始。10余天后可见效，贵在坚持，注意与其他措施配合使用。当然这些穴位也可以采用揉按的方法，每次揉按这些穴位至微酸痛。

（六）评价及瞻望

早泄是男性常见的性功能障碍之一，由于直接影响夫妻双方的正常性生活，给患者在精神上造成了很大压力。近年来虽然早泄的定义仍未确定，但在治疗上已取得了满意的效果，早泄已不再是难治之症。

中医药治疗早泄不及西医起效迅速，但并发症少、不易复发且可综合调理。西药治疗主要是增强性抑制力，但有引起不射精、性兴奋性降低、勃起不坚，甚至阳痿等并发症的可能，而且不宜长期应用，停药后易复发，故应探讨中西医结合最佳治疗方案。

第三节　阴茎异常勃起

阴茎异常勃起是指与性欲和性刺激无关，持续 4 小时以上的阴茎持续勃起状态。可分为缺血性（低流量型、静脉型）（low-flow priapism，LFP）和非缺血性（高流量型、动脉型）（high-flow priapism，HFP），其中以缺血性阴茎异常勃起较常见。是男科的一种急症，可发于任何年龄，但以青壮年多见，常与某些特定病因有关。其临床特点为发病突然，阴茎海绵体因持续充血而疼痛、肿胀，一般不会自行缓解。

本病在中医学文献中有不同的病名，如《灵枢经·经筋》称"纵挺不收"，《诸病源候论》称"强中"，《石室秘录》称"阳强不倒"。另外，还有"阳强"、"阳举不倒"、"茎强不痿"、"玉茎长硬不痿"、"阳茎挺长"等不同称谓。近代多称"阳强"。

一、病因病机

（一）现代医学研究

1. 流行病学　据有关资料统计，阴茎异常勃起每年发生率为 1.5/100000，其发生高峰在 5~10 岁和 20~50 岁。近 10 年国内核心期刊报道的阴茎异常勃起共 515 例，平均年龄 35 岁（8~74 岁），其中低流量型阴茎异常勃起为 403 例，占总病例数的 78.3%，平均年龄 35 岁（8~74 岁）。低流量型阴茎异常勃起病例中，阴茎海绵体注射血管活性药物（罂粟碱、前列腺素 E1 等）导致者 139 例，白血病导致者 82 例，输注藻酸双酯钠导致者 33 例，与肿瘤相关者 26 例，镰状细胞性贫血导致者 17 例。高流量型阴茎异常勃起 112 例，占总病例数的 21.7%，平均年龄 36 岁（13~55 岁）。高流量型阴茎异常勃起病例中，外伤导致者 102 例（占 91.1%），其他 10 例病因分别为手术、性交及不明原因。

2. 病因病机

（1）缺血性阴茎异常勃起：是临床最常见的阴茎异常勃起类型，其特点是阴茎海绵体静脉血流出量减少，血液滞留，海绵体内压力增高，动脉血流入量减少，甚至停滞，阴茎海绵体出现缺氧和酸中毒，临床表现为阴茎持续坚硬勃起和疼痛，预后较差。常见病因如下。

1）血液系统疾病：缺血性阴茎异常勃起与血液高凝状态有关，最常见的是镰状细胞贫血、白血病、血红蛋白 C 病、地中海贫血、红细胞增多症、血小板增多症、血小板减少症以及磷酸葡萄糖异构酶缺乏症等。镰状细胞贫血是较常见的引起儿童低流量型阴茎异常勃起的原因，主要是镰状红细胞导致白膜下小静脉阻塞使阴茎静脉回流障碍引起。白血病诱发阴茎异常勃起的机制可能与白细胞数目增高引起血液黏稠度增加有关。

2）药物性：阴茎海绵体内血管活性药物注射的广泛应用，使得缺血性阴茎异常勃起的发生率明显增加（5%~21%）。国内报道，34.5%的阴茎异常勃起源于血管活性药物的海绵体注射，其中以罂粟碱或其复合型血管活性药物发生率最高，但类似情况在国外仅占5%，而注射前列腺素E1引起者少见，仅占1%。

抗抑郁药、镇静剂如氯氮平、氯丙嗪、奋乃静、安非他酮、曲唑酮、氯西汀、舍曲林等，某些抗高血压药如肼屈嗪、胍乙腚、哌唑嗪等，抗凝剂如肝素、香豆素、法华林等，滥用可卡因、大麻、酒精等，也可引起阴茎异常勃起。医源性因素，如连续硬膜外麻醉因外周血管扩张可诱发阴茎异常勃起。此外，也有关于PDE_5抑制剂和大剂量使用睾酮引起阴茎异常勃起的报告。

3）肿瘤：一些盆腔肿瘤与阴茎异常勃起的发生有关，如膀胱癌、前列腺癌、尿道癌和转移至阴茎的肿瘤等。主要原因是肿瘤组织阻塞、压迫血管，阻断阴茎静脉回流或取代海绵窦后，残余海绵体内血液淤积和血栓形成。阴茎癌的直接浸润以及腹膜后纤维化，均可压迫血管，阻断阴茎静脉回流，导致异常勃起。

4）神经因素：传染病（如梅毒）、脑瘤、癫痫、中毒及脑脊髓损伤等，均有可能影响勃起中枢；脊髓损伤（特别是高位脊髓损伤）也可引起阴茎异常勃起；极少数椎管狭窄患者（比如马尾压迫综合征）可发生阴茎异常勃起。

5）炎症和感染：盆腔感染导致血管神经束受压是引起缺血性阴茎异常勃起的原因之一。

6）特发性因素：30%~50%的阴茎异常勃起为特发性，原因不清，且多为缺血性阴茎异常勃起。

（2）非缺血性阴茎异常勃起：多数非缺血性阴茎异常勃起患者有会阴部、阴茎外伤史。阴茎海绵体动脉与海绵体窦形成异常的血管通道，使动脉灌流和静脉回流功能失衡，阴茎海绵体内血液的高灌注率和低流出率是非缺血性阴茎异常勃起的发病机制。常见病因如下。

1）会阴部、阴茎损伤：这是最为常见原因，一般不立即发病，可能因正常凝血机制暂时阻止动脉血外流，后因夜间阴茎勃起、性刺激或某些药物作用，使受损海绵体动脉扩张以及动脉壁拉长，取代了无结构的凝血块，动脉血直接从受损处流入海绵窦内形成海绵体动脉——海绵体窦状隙瘘，从而发生非缺血性阴茎异常勃起。此外，局部前列腺素和其他血管舒张因子的释放，抑制血小板凝集等局部止血机制，也是使这种异常血流贯注持续存在的另一原因。

2）弥漫性体血管角质瘤（Fabry病）：是一种遗传性代谢性疾病，导致非缺血性阴茎异常勃起。

（二）中医学认识

中医学认为，足厥阴肝经循阴器，肝之经筋结于阴器、络诸筋，故肝主宗筋。若肝经热盛，络脉瘀阻，则宗筋驰纵不收。肾开窍于二阴，肾阴不足，阴虚火旺，相火妄动，肝阳恣纵，故阳强不倒。

1. 病因

（1）情志所伤：情志不舒，肝气郁结，郁久化火或暴怒伤肝，肝火亢盛，肝火循经下扰阴器，宗筋热盛则纵挺不收而发阳强。

（2）饮食所伤：嗜食辛辣刺激、肥甘厚味之品，酿湿生热，湿热循肝经下注，热毒内扰，引动龙雷之火，而为强中。

（3）肾精不足：先天禀赋不足，手淫过度，房事过频，或服丹石壮阳药，燥热积于肾中，阴精内耗，肾阴亏虚，阴虚火旺，相火妄动，肝阳姿纵，故玉茎不倒。

（4）败精瘀阻：房事过度，或性交中断，忍精不泄，败精留滞，瘀阻精道，宗筋脉络失和，则致茎强不痿。

（5）跌仆损伤：不慎跌仆，腰膝外伤或茎举过久，气血瘀滞，茎络遏阻，故玉茎长硬不痿。

2. 病机　在正常情况下，男子性交时气血充于宗筋，阴茎怒、大、坚、热，交合完毕，气血各归其所，阴茎痿软。若上述诸多因素持久存在则阴茎久而不痿，且可瘀血程度加重。所以，阴茎局部瘀血阻滞是本病的基本病机，所涉脏腑以肝、肾为主，临证有虚、实之别。

二、临床诊断

要根据患者的主诉、病史、体检及辅助检查结果进行综合评判，关键在于尽早判断是否存在阴茎海绵体缺血性表现，因为缺血性阴茎异常勃起需要尽早处理。

（一）辨病诊断

1. 临床表现　阴茎异常勃起的主要症状为非性刺激下持续4小时以上的疼痛或无明显疼痛的阴茎勃起，通过问诊和体检基本可以明确诊断。

（1）病史：详细询问病史有助于寻找可能的病因，并在局部对症治疗的同时积极处理原发病。病史主要包括阴茎异常勃起的持续时间及变化情况；疼痛的性质及程度；以往异常勃起发作次数、发作原因、治疗方法和疗效；与阴茎异常勃起相关的药物使用情况，如抗高血压、抗凝、抗抑郁药物，PDE_5抑制剂、藻酸双酯钠及阴茎海绵体注射的血管活性药物等；有无外伤情况，尤其是会阴部骑跨伤史；既往病史如镰状细胞贫血或其他血液疾病史、肿瘤病史、神经系统病史（癫痫、脑动脉瘤、椎间盘突出、损伤性截瘫等）等。

（2）体征：体检证实阴茎海绵体明显胀满，张力大，龟头及尿道海绵体则痿软。查体要注意是否可触及海绵体搏动。缺血性阴茎异常勃起的阴茎勃起硬度为4级（完全勃起、坚硬），皮温较低、颜色暗紫，疼痛明显，很少能触及海绵体搏动；非缺血性阴茎异常勃起阴茎勃起硬度多为2~3级（不完全勃起、硬度一般），皮温稍高，可触及海绵体搏动，疼痛不明显。腹部、会阴部和肛诊检查，偶可发现这些部位的创伤或恶性肿瘤的证据。

2. 现代仪器诊断

（1）彩色多普勒超声检查：是鉴别缺血性和非缺血性阴茎异常勃起的主要检测手段。缺血性阴茎异常勃起患者的海绵体动脉和海绵窦血流速度缓慢或消失；非缺血性阴茎异常勃起患者的海绵体动脉和海绵窦有正常或高流速的血流，有时可显示海绵体动脉周围高速的动脉血湍流现象和动脉-海绵体痿。彩色多普勒超声可以评估阴茎海绵体结构状态，可能发现阴茎海绵体动-静脉瘘或假性动脉瘤，有助于确定损伤部位，为进一步血管造影和栓塞做准备。

（2）动脉造影：是一项有创检查，主要用于非缺血性阴茎异常勃起。目前多采用高选择性双侧阴部内动脉造影术，用于阴茎海绵体动脉瘘和假性动脉瘤的确定和定位诊断，如有需要可施行动脉栓塞术。

（3）实验室检查：包括以下几种。

1）血液学检查：白细胞计数和分类、血小板计数检查可发现血液病患者，同时帮助判断是否存在急性感染；镰状细胞贫血患者的网织红细胞计数升高；血红蛋白电泳有助于诊断镰状细胞贫血或其他血红蛋白病。

2）阴茎海绵体内血气分析：是区分缺血性和非缺血性阴茎异常勃起的可靠诊断方法之一，应尽早检查。缺血性阴茎异常勃起患者，血气分析的典型表现为 $PO_2 < 30mmHg$，$PCO_2 > 60mmHg$，$pH < 7.25$；非缺血性阴茎异常勃起患者阴茎海绵体内血液充足、鲜红色，血气分析结果与正常动脉血相似。正常动脉血：$PO_2 > 90mmHg$，$PCO_2 < 40mmHg$，$pH = 7.4$。

3. 阴茎异常勃起诊治流程　见图 2-7-2。

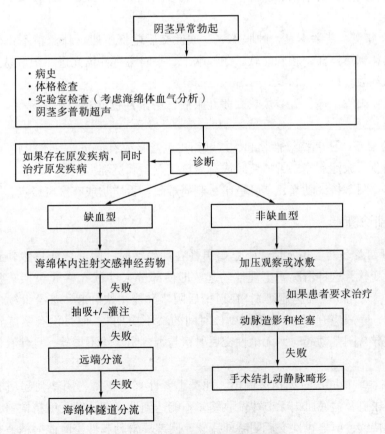

图 2-7-2　阴茎异常勃起诊治流程

（二）辨证诊断

本病致病因素较为复杂，但其机制不外虚实两端。虚者多为房劳过度、过服丹石类药物、先天禀赋不足等原因致肝肾阴虚，相火亢盛；实者多为肝经火盛、湿热下注或跌仆损伤、瘀血阻滞。

肝气郁结，郁而化火，病位在肝；嗜食肥甘辛辣，蕴酿湿热，循厥阴经下注，病位在肝；跌仆损伤，瘀血阻滞宗筋，病位在肝；房事过频，性交不断，败精阻络，病位在肝；恣情纵欲，手淫过度，肾精亏损，病位在肾；过服丹石类壮阳药，灼伤阴精，病位在肝肾。

1. **肝经火旺型**　阴茎持续痛性勃起，茎强不痿，伴烦躁易怒，面红目赤，口苦咽干，两胁胀痛。舌质红，苔黄，脉弦数有力。

辨证要点：阴茎持续痛性勃起，伴烦躁易怒，面红目赤。舌红，苔黄，脉弦数有力。

2. **肝经湿热型**　阴茎久挺不衰，肿胀疼痛，颜色晦暗，伴阴囊潮湿，肢体困倦，汗出黏腻，咽干口苦，口渴不欲饮，小便黄赤，尿道灼热，大便秘结。舌质红，苔黄腻，脉弦滑数。

辨证要点：阴茎纵挺不收，阴囊潮湿，下肢酸困，口干不欲饮，小便黄赤。舌红，苔黄腻，脉弦滑数。

3. **阴虚火旺型**　茎举不衰，肿胀疼痛，或性交后坚挺不收，伴流精不止，睾丸发胀疼痛，五心烦热，潮热盗汗，腰膝酸软，颧红咽干，平时可有性欲亢进，阳事易兴。舌红有裂纹，苔少，脉细数。

辨证要点：阳举不痿，五心烦热，睾丸胀痛，平素性欲亢进，阳事易兴。舌红，苔少，脉细数。

4. **茎络瘀阻型**　阴茎持续性勃起，茎肿而皮色紫暗或有瘀斑，呈木状肿硬，刺痛难耐，可兼有少腹拘急，尿涩而痛。舌质紫暗或有瘀斑瘀点，脉沉涩。

辨证要点：阴茎持续勃起，茎肿色暗，刺痛难耐。舌质暗或有瘀斑瘀点，脉沉涩。

三、鉴别诊断

1. **生理性阴茎勃起**　正常情况下已婚男性在性生活时，阴茎皆能自然勃起，一般在泄精后阴茎自然变软，这种情况属生理性勃起。即使部分人性欲亢盛（包括某些疾病，如垂体 LH 分泌瘤、睾丸间质细胞瘤等），在射精后阴茎又能很快勃起，甚至继续性交，但从泄精到重新勃起，一般应有 15 分钟甚则更长时间的"不应期"，而且没有阴茎异常勃起的阴茎疼痛。发生异常阴茎勃起时，无论性交后射精与否，阴茎均不痿软，且伴有异常勃起的其他症状和体征。

2. **不射精症**　指同房时无精液流出。此类患者性兴奋正常，阴茎勃起功能良好，性交活动正常，但尿道及盆底肌肉无节律性收缩，不能达到性高潮，即无射精快感，本病久交不泄，阴茎勃起持续，但停止性交后阴茎即疲软。阴茎异常勃起性交时能射精，有性高潮及性快感，但阴茎在泄精后仍能持续勃起，有的可达数天或以上。两者不能混淆，其发病机制及治疗迥异。

四、临床治疗

（一）提高临床疗效的基本要素

1. 明确病因　由于导致阴茎异常勃起的病因较多，在处理前应尽可能查清原因，以便采取针对性措施，去除病因。

2. 正确区分阴茎异常勃起类别　阴茎异常勃起有高血流型和低血流型之别，临证当详细区分，这对治疗方案的制订、提高疗效具有积极意义。缺血性阴茎异常勃起一旦确诊需要立即治疗。最初的治疗应为阴茎海绵体减压和阴茎海绵体内注射拟交感神经药物，并可重复进行；当海绵体减压和海绵体注射治疗无效时，可选择手术治疗。非缺血性阴茎异常勃起首先推荐保守治疗并密切观察病情变化。对保守治疗无效，并明确有阴茎海绵体动脉病变者，可行高选择性阴部内动脉栓塞术或开放性手术治疗。低流量型阴茎异常勃起与高流量型阴茎异常勃起鉴别见下表2-7-2。

表 2-7-2　阴茎异常勃起低流量型与高流量型鉴别

项目	低流量型	高流量型
海绵体硬度	通常 4 级（完全勃起）	通常 2~3 级（不完全勃起）
阴茎疼痛	常见	无或很少有
血气分析	低氧血症、酸中毒	与动脉血相似
会阴、阴茎外伤	少见	常见
海绵体注射血管活性药物	常见	少见
血液系统疾病	常见	罕见
相关药物因素	常见	少见
导致阳痿风险	高	低
保守治疗	不推荐	推荐

3. 详辨虚实寒热　本病证有虚实之分，虚者为阴血亏虚，虚火内炽；实为肝经湿热、实火，茎络瘀阻。当详加辨证，谨守病机，防犯虚虚实实之戒。

4. 综合施治　本病的处理方法较多，但每一种方法均有一定的局限性，故在治疗时宜诸法并用，以提高疗效。

（二）辨病治疗

阴茎异常勃起的治疗目的是消除持续勃起状态、恢复阴茎海绵体正常血流和保护阴茎勃起功能。一般推荐采取阶梯式的治疗方式，从简便无创到有创。

1. 缺血性阴茎异常勃起的治疗　一旦确诊需要立即治疗。最初的治疗应为阴茎海绵体减压和阴茎海绵体内注射拟交感神经药物，并可重复进行；当海绵体减压和海绵体注射治疗无效时，可选择手术治疗。

（1）缺血性阴茎异常勃起的药物治疗

1）针对病因治疗：积极治疗原发病，如镰状细胞贫血或其他血液系统疾病的患者，可视病情决定是否进行阴茎海绵体局部对症处理。

2）一般治疗：使用镇静、镇痛药物，如地西泮、氯氮䓬、苯巴比妥、布桂嗪等；可行阴茎局部冷敷、口服拟交感神经药物缩血管等，有些患者可得到缓解或完全解除。

3）阴茎海绵体注射药物治疗：常用的拟交感神经药物有间羟胺（阿拉明）、去氧肾上腺素（新福林）和肾上腺素等。间羟胺是一种选择性肾上腺素能受体激动剂，无间接的神经递质释放作用，对阴茎异常勃起具有较好的治疗作用，心血管不良反应也较小。新福林、肾上腺素、麻黄素和去甲肾上腺素也有类似效果。

注射方法：患者平卧位，可在注射前预防性应用抗高血压药物（如舌下含服硝苯地平缓释片 12.5mg）；将间羟胺用生理盐水 10 倍稀释，取 0.5~1ml 海绵体内注射；新福林可用生理盐水稀释成 100μg/ml，每次海绵体内注射 1ml，而后按压注射点，轻柔按摩阴茎海绵体；若无效，可每隔 5~10 分钟重复，一般间羟胺总剂量不超过 6mg，新福林总剂量不超过 1000μg。每次使用肾上腺素 10μg、麻黄素 50μg 或去甲肾上腺素 10μg 也可取得类似效果。该法对早期缺血性阴茎异常勃起效果较好，与阴茎海绵体减压同时应用疗效更佳。

特别注意：海绵体注射治疗期间要密切观察病情，急性血压升高、头痛、面色苍白、反射性心动过速、心律失常是其主要不良反应；心血管风险较高的患者应慎用，并同时进行心血管监护。

阴茎海绵体内药物注射 1 小时，如果仍无缓解，需进一步治疗。

4）阴茎海绵体减压治疗：在局麻和无菌条件下进行。会阴部消毒后，阴茎根部阻滞麻醉，用粗注射针头穿刺阴茎海绵体或阴茎头，或对流穿刺冲洗，吸出积血，直至流出的血液颜色变红、阴茎变软，以使阴茎海绵体内血流恢复正常，注意挤压阴茎海绵体脚，并冲洗至阴茎海绵体变软；此后，应定期挤压阴茎海绵体以促进血液回流。此法可重复进行，疗效为 30%~50%。海绵体注射或减压处理后，阴茎呈半勃起状态即可；一般很少发生自发性再勃起，一旦发生可重复处理，并可以与海绵体注射拟交感神经药物联合使用。

（2）缺血性阴茎异常勃起的手术治疗

在以上治疗无效后，可考虑采用海绵体分流术。异常勃起超过 24 小时，由于缺血和酸中毒损害海绵体内平滑肌细胞对拟交感神经药物的反应性，拟交感神经药物的效果可能明显降低。如缺血性阴茎异常勃起超过 72 小时可直接考虑手术处理。

手术方法分为远端分流（Winter 法、Ebbehoj 法和 Al-Ghorab 法）、近端分流（Quackles 法和 Grayhack 法）。建议首选远端分流术，近端分流术使用较少。

Winter 法就是用 Tru-cut 穿刺针于阴茎头部穿通至阴茎海绵体尖，Ebbehoj 法就是用尖刀于阴茎头部穿通至阴茎海绵体尖，Al-Ghorab 法是经阴茎头背侧冠状沟切口切至阴茎海绵体尖端。Al-Ghorab 法的疗效好于 Winter 法。Quackles 法是指近端阴茎海绵体与尿道海绵体吻合，Grayhack 法是阴茎海绵体与大隐静脉吻合或阴茎海绵体与阴茎背深静脉吻合。近端分流术较远端分流术的技术要求高、并发症多，尤其是术后 ED 的发生率更高，较少使用。

对于持续时间较长的阴茎异常勃起（>48 小时），以上分流术常难以达到满意疗效，采用 T 形分流+海绵体隧道术或 Al-Ghorab+海绵体隧道术对长时间异常勃起有较好效果，但此类术式对海绵体平滑肌有一定程度的损伤，可能增加术后 ED 的发生率。长时间的异常勃起可导致海绵体平滑肌出现不可逆的纤维化，即使分流使阴茎疲软，但仍可因海绵体严重纤维化而发生阴茎短缩，给以后的阴茎假体植入术带来困难。因此，为了保留阴茎长度和减少手术并发症，有学者认为可一期行阴茎假体植入术，但需切实做好病情评估。

2. 非缺血性阴茎异常勃起的治疗

（1）保守治疗：包括阴茎局部冰敷、加压包扎和特定位置（如会阴部等）压迫等。多数非缺血性阴茎异常勃起可自行缓解。

（2）选择性动脉栓塞：对于经保守治疗无效且持续不能缓解的非缺血性阴茎异常勃起患者，推荐应用高选择性海绵体动脉栓塞术。高选择性血管造影及栓塞术是目前诊断和治疗非缺血性阴茎异常勃起较为常用、效果明确、安全迅速、预后良好的方法。

动脉栓塞应用可吸收性材料，如明胶海绵、自体血凝块等，可降低 ED 和其他并发症的风险。有研究表明，使用可吸收材料进行栓塞可使 74% 的非缺血性异常勃起缓解，术后 ED 的发生率仅为 5%；使用不可吸收材料，如钢圈等进行栓塞，可使 78% 的患者病情缓解，术后 ED 的发生率则高达 39%。

（3）手术治疗：当其他疗法均无效后，可选择手术治疗。手术结扎动脉瘘口或切除假性动脉瘤的有效率在 60% 以上，但手术难度较大，术中找到瘘口是关键，需要借助术中超声，术后 ED 的发生率相对较高。

（三）辨证治疗

1. 辨证施治

（1）肝经火旺型

治法：清肝泻火，化瘀软坚。

方药：当归芦荟丸加味。全当归 15g、龙胆草 6g、栀子 10g、黄连 6g、黄芩 12g、黄柏 15g、大黄 6g、木香 6g、夏枯草 15g、芦荟 12g、麝香 0.5g（另冲）。局部瘀血征象明显者加水蛭、虎杖等。

（2）肝经湿热型

治法：清热利湿，散瘀软坚。

方药：龙胆泻肝汤加味。龙胆草 6g、栀子 12g、黄芩 12g、柴胡 12g、生地黄 15g、车前子（包）15g、泽泻 15g、木通 6g、甘草 6g。可酌加赤芍、桃仁、红花以增强活血凉血散结之功。

（3）阴虚火旺型

治法：滋补肝肾，降火软坚。

方药：知柏地黄汤加减。知母 15g、黄柏 12g、熟地黄 20g、山药 15g、山萸肉 12g、云苓 15g、泽泻 15g、牡丹皮 15g。可加生牡蛎、玄参、石决明等滋阴软坚之品。此外还可加肉桂 3g、吴茱萸 3g 以引火归原。

（4）茎络瘀阻型

治法：化瘀通络，软坚止痛。

方药：桃红四物汤加味。桃仁 10g、红花 15g、当归 15g、川芎 15g、赤芍 15g、生地黄 20g、制乳没各 6g、柴胡 12g、海藻 12g。排尿困难者，加琥珀、穿山甲；疼痛较重者，加川楝子、延胡索；局部发凉者，加桂枝、黄芪；木硬肿胀明显者，加鳖甲、龟板等。

2. 外治疗法

（1）针灸治疗：取穴蠡沟、照海、气海、丰隆、八髎、三阴交、关元、肾俞。可根据辨证加减应用。肝胆火盛、肝经湿热者，选穴太冲、三阴交、行间、肝俞、胆俞、膀胱俞；阴虚火旺者，选穴太溪、气海、照海、行间、太冲；茎络瘀阻者，选穴秩边、三阴交等。虚证用补法，实证用泻法。

（2）推拿疗法

1）按揉阳陵泉、太冲穴。患者可自行坐在靠背椅上，双下肢抬高，双手揉按阳陵泉、太冲穴，以酸麻胀为度。每日 2~3 次，每次 6~10 分钟。

2）按压心俞、肝俞、肾俞。患者侧卧位，医生坐其背后，双手交替揉按心俞、肾俞，以酸麻胀为度，每日 2 次，每次 10~15 分钟。

3）点按双侧三阴交、太冲、涌泉穴，各 1 分钟左右，每日 1~2 次。

4）从下脘用手掌推法推至曲骨，反复 30~50 次。

（3）药物外治

1）芒硝 120g，两手捧住，任其流水，阳自缩。

2）缩阳丹：水蛭 9 条，入水盆养至七月七日，取出阴干，称其重量。水蛭、麝香、苏叶各等分，研细末，蜜和为饼，用少许搽左足心，立刻阳缩。

3）丝瓜汁调五倍子末敷之即愈。

4）生石膏、芒硝各 100g，大黄汁适量。用大黄汁调生石膏、芒硝末，外敷阴茎、少腹、会阴部。

5）黄连、黄柏、栀子、青皮、白芷各 10g，川楝子 20g，丁香 6g。上药共压细粉。取药粉适量，以水调成糊，填入脐中，盖纱布，胶布固定。每日用药 1 次。

6）芒硝、冰片各等量。研粉，装瓶备用。水调面粉和成面团，搓条围于脐周，面卷内放芒硝、冰片末 5g，渐滴冷水于药上，令药溶。

3. 成药及单验方

（1）成药

1）丹栀逍遥丸：每次 8 粒，每日 3 次，口服。用于肝经火盛型阴茎异常勃起。

2）龙胆泻肝丸：每次 3g，每日 2 次，口服。用于肝经实火、肝胆湿热型阴茎异常勃起。

3）知柏地黄丸：每次 8 粒，每日 3 次，口服。用于阴虚火旺所致阴茎异常勃起。

4）大黄丸：每次 1 丸，每日 2 次，口服。用于茎络阻滞型阴茎异常勃起。

上述中成药药力较缓，很难在短期内使阴茎异常勃起有较为理想的改善。故在应用中成药的同时采用其他治疗方法。亦可在阴茎异常勃起消退后针对证候应用，以改善患者全身症状，预防复发。

（2）单验方

1）华佗治强中神方：玄参、麦冬各 30g，肉桂 9g。水煎服。

2）倒阳汤：黄柏、知母各30g。水煎服。

3）泽泻15g，煎汤代茶饮。

4）桃红饮：桃仁、红花、升麻、肉苁蓉、黄柏各9g，王不留行、菟丝子各12g，党参、黄芪各15g，桔梗6g。水煎，每日1剂，分2次温服。

5）柴胡10g、黄芩10g、半夏7g、党参7g、酒炒黄柏10g、车前子15g、泽泻12g、佩兰10g、姜枣各5g。水煎服，每日1剂。适用于湿热内蕴、肝郁化火之强中。

6）知母、黄柏各12g，制首乌、熟地黄、龟板、牡丹皮、赤芍、山药、枸杞子各15g，生地黄、女贞子各20g，肉桂3g。水煎服，每日1剂。功能滋阴补肾、引火归元。

7）引火两安汤：玄参30g、麦冬60g、牡丹皮15g、沙参30g、黄连3g、肉桂3g。水煎服。功能清心补肾，迅解心肾二火，用于心肾二火齐动之阳强不倒。

8）沙参、枸杞子、生地黄、麦冬各15g，当归、川楝子、桃仁、川芎、赤芍、红花各10g。每日1剂，水煎服。

9）猪肾荠苨汤：猪肾1只去脂膜、大豆1升、荠苨90g、人参60g、磁石60g（碎）、知母60g、葛根60g、黄芩60g、瓜蒌60g、甘草60g、石膏90g。水煎服。解肾中石垫，用于服用五石之强中。

10）知母、黄柏、龙骨、大黄、枳壳各10g。水煎服。适用于下焦湿热者。

（四）名医治疗特色

周安方认为肝肾阴虚则相火妄动，相火妄动则异常勃起；阴茎疼痛、舌色略绛，存在血瘀茎络之象，血瘀茎络则络血回流受阻，回流受阻则异常勃起。因此，药用滋阴降火之黄柏、知母、生地黄、玄参、牡丹皮、赤芍等以泻妄动之相火；用活血化瘀之乳香、没药、郁金、红花、延胡索、三七等以促络血之回流。相火得以制约，络血得以回流，故异常勃起随之而愈。

徐福松治疗证属阴虚火旺、痰浊阻络之阳强。予滋阴泻火，佐以化痰疏络。方取知柏地黄丸合大补阴丸化裁，以生地黄易熟地黄，合知母、龟板滋补久竭之阴；以黄柏、牡丹皮、泽泻、山栀清热降火；取海藻、昆布、龙牡软坚润下，化浊散络以散坚挺之实；牛膝引三焦之火下行，折其阳亢。随诊加珍珠母、灵磁石、寒水石入肾走血，潜阳下阴；少佐肉桂引火归原。诸药配伍，共奏滋阴降火、育阴潜阳、软坚散结、培本清源之功效。

王焕生认为本病在辨证肝胆火旺的同时应注意瘀血阻滞之证，在清利肝火的同时使用桃仁、红花、丹参、赤芍、川芎、当归等化瘀之品，以增疗效。

五、预后转归

阴茎异常勃起是一种男科急症。动脉血流量过多引起者，发病时间即使达数天，甚至数月，仍有可能治愈，且后遗症少，预后较好；静脉回流受阻引起者，必须尽快处理，否则容易引起阴茎海绵体纤维化，最终导致永久性阳痿。

六、预防调护

1. 注意节房事，戒手淫，以免损伤肾精；避免各种强烈的性刺激，不要酒后纵欲，任意延长性交时间。

2. 注意精神调节，不可郁怒伤肝；注意劳逸结合，不宜长期曲运心脾。

3. 不宜过服五石（紫石英、白石英、赤石脂、硫黄、钟乳石）等壮肾温热药，以免因肾中积热而发生阳强。

4. 少食肥甘厚味，避免嗜酒成癖，免生湿热。

5. 行房不能排精时，应及时检查治疗，以排除其他疾病引起阳强的可能。对继发性阴茎异常勃起应注意对原发病的治疗。

6. 一旦患病，不要紧张，及早就医治疗。本病属男科急症，若 24 小时内药物治疗无效者，应及时手术，以减少后遗症的发生。

七、研究进展

（一）病因病机

1. **火热内蕴**　湿热下注是该病重要病因。好酒贪杯，恣食肥甘，湿热下注宗筋，充盈脉道，以致阴茎举而不衰，阳强不倒。即《灵枢经·经筋》所谓"伤于热则纵挺不收"。石志超认为多数人为助房事，误服、久服丹石之品，致毒火内盛，蕴湿生热，湿热下注，邪火湿热灼伤宗筋而致阳强。秦亮认为本病是由于平素喜饮烈酒，脾胃受伤，运化失职，水湿内停，郁久化热，湿热下注，瘀阻阴部脉络，经络不通而成。

2. **阴虚阳亢**　色欲过度，房事不节，致肾水亏乏，相火妄动；或久服温阳类药物致火胜水涸，相火无制而致阳强。朱士伏认为肾阴亏耗，无以济阳，命火浮动可发强中。

3. **阴部损伤**　阴部损伤，或久病入络，或阳强日久不愈，以致阴茎脉络瘀血阻滞。王琦认为阳强经久不愈，瘀血停聚，茎络被阻，亦可引发或加重阴茎异常勃起。

4. **败精阻络**　宗筋瘀滞，瘀而不通，致气血流畅失调而致阴茎久挺不痿。石志超认为贪恋房事而忍精延欢，或交合非法而涩精不泄，久而久之，败精难泄，阻滞宗筋脉络，可致本病。

（二）辨证思路

在阳强的各种致病因素中，皆有热瘀之存在。如肝气郁结，郁久可化热；暴怒伤肝，起亟可致热；酒浆汤醴、肥甘厚味，可蕴结生热；三鞭参茸，房术五石，可致肾中积热；恣情纵欲，肝肾阴亏，可致相火亢奋；跌打损伤，瘀久生热等。各种致病因素引起阴茎异常勃起均以局部瘀血阻滞为病理基础。因此在治疗上除了针对病因病机治疗外，均可酌用活血化瘀之品。

（三）治法探讨

各种病因导致本病均以瘀血阻络为病理基础，在确定正确治则的同时，尚需注意下述问题：用药不宜温燥，阳强多为实证、热证，故不可轻投补气助阳燥热之品，如误投此类，致使阳热更趋壅盛，阴血更受煎灼，病症益甚；防止苦寒药物伤正，应用此类药物，当中病即止，继而致以甘凉、咸寒之品，以防苦寒伤阴，苦寒伤阳，遗留后患；用药以通补为宜，对于阳强精流不止者，切忌急于固涩，以防闭门留寇，邪热难散，经脉涩滞，气血更阻，茎体愈强；注重性功的调理，本病经适当处理后，绝大多数可治愈，愈后性功能正常，但少数患者，因长时间茎络阻滞、气血失运，愈后伴有不同程度的性功能下降，故阳强愈后，为使性功能恢复正常，除短期节制性生活外，还应适当培补下元、活血化瘀，畅通宗筋脉络，以冀全功。

（四）分型论治

王付等将该病分为5型论治。①阴虚瘀血型：治以清热育阴，活血化瘀。方选知柏抵当汤；盗汗明显者加生地黄、枸杞子、五味子以敛阴滋阴补血；失眠多梦者加酸枣仁、远志以益血开窍安神；小便不利者加淡竹叶、车前子以清心利水；头晕目眩者加菊花、枸杞子以滋荣清窍等。②阴虚热结型：治以滋补阴津，泻热制阳。方选大承大补汤；阴虚明显者加枸杞子、女贞子、生地黄以滋阴凉血泻火；阳热盛者加栀子、石膏以清泻盛热；心烦者加黄连、淡竹叶、麦冬以清心除烦益阴等。③阴虚肝火型：治以滋阴降火，制阳入阴。方选四逆知柏汤；血热者加水牛角、玄参以清热凉血；阴虚甚者加牡蛎、鳖甲以滋阴软坚；火旺者加黄连、麦冬以清热滋阴降火等。④心肾虚热型：治以清心泻火，育阴益肾。方选黄阿大补汤；心热者加水牛角、淡竹叶以清泻心热；肾阴虚者加枸杞子、女贞子以滋阴益肾；耳鸣者加朱砂、磁石以清心益肾；腰酸者加牛膝、杜仲以补肾强骨等。⑤心火内扰型：治以清心泻火，和调宗筋。方选泻心导赤汤；心火甚者加栀子、淡竹叶以清泻心热；肝火甚者加龙胆草、柴胡以清泻肝火；小便少者加茯苓、泽泻、滑石以清热利湿；口渴甚者加生地黄、玄参以滋阴生津等。

徐福松将阴茎异常勃起分6型施治。①肝肾阴虚、相火妄动型：治以滋养肝肾、滋阴降火，方选知柏地黄汤加味。②肝火亢盛型：治以清肝泻火，方选柴胡清肝汤加味。③肝郁化火、湿热下注型：治宜清热利湿，以龙胆泻肝汤、八正散化裁。④败精阻窍型：治以化瘀通窍、活血通络，方选虎杖散、血府逐瘀汤加味。⑤瘀血阻滞、相火亢动型：治以化瘀通络、引火归原，方用血府逐瘀汤加减。⑥阴虚火旺、痰浊阻络型：治以滋阴泻火、佐以化痰疏络，方选知柏地黄汤合大补阴丸加减。

总之，综合近年来各临床报道，常将本病分为下述证型施治。

1. **肝经火旺型** 阴茎持续勃起疼痛，纵挺不收，伴烦躁易怒，面红目赤，口苦咽干，目眩耳鸣。舌质红绛，舌苔干黄，脉弦而有力。治当清肝泻火，化瘀软坚。方选当归芦荟丸加减。

2. **肝经湿热型** 阴茎异常勃起持续时间较长，疼痛较剧烈，排尿困难，尿赤涩痛，便秘，口干苦。苔黄，脉弦有力。治当清肝泻火为主。常用龙胆泻肝丸或丹栀逍遥散加减。

3. **阴虚火旺型** 阴茎异常勃起持续时间较短，阴茎色青灰、疼痛轻，或时有精液自出，口干。舌红，脉细数。治当滋阴降火为主。常用知柏地黄汤或大补阴丸、六味地黄汤加减。

4. **茎络瘀阻型** 该型可以是原发，也可以是继发。临床或有局部外伤史，或阴茎异常勃起日久不衰，久治不愈。阴茎色青紫，坚硬无弹性或疼痛剧烈，口唇及舌质可见瘀斑，脉细涩。治以活血化瘀为主。方用桃仁四物汤、血府逐瘀汤、通窍活血汤或活络效灵丹加减。

（五）外治疗法

1. **中药外用** 有人用玄明粉5~6g，放在左手掌心中，旋以右手盖上，两手频频搓擦，药粉搓化成水即可。一般药粉搓化成水，阳强即倒。

2. **针灸疗法** 王剑发针刺太冲穴、三阴交穴，用泻法，治愈 1 例强中症。杨介宾以滋养肾阴、清泻肝胆、宁心泻火之法，针刺太冲透涌泉、太溪、次髎及三阴交、神门、照海、会阴两组穴位。每次 1 组，每日 1 次，交替使用，用重泻手法，治愈 1 例强中症。袁清顺针刺中极、蠡沟（双），用泻法，治愈 1 例注射罂粟碱引起的阴茎胀痛。孙维民针刺双侧蠡沟（用泻法）、照海（用平补平泻法），治愈证属阴虚阳亢、相火妄动之阳强 1 例。杜振成采用补阴泻热、通调督任之治则，选前顶、关元穴，用泻法，治愈 1 例阳强。另有人以滋阴补肾法治愈本症，取中极、三阴交、太溪及大赫、太溪、太冲两组穴位，交替针刺，留针 20 分钟，用捻转补法配合呼吸补法，每日 1 次。有人针刺气海、丰隆穴治愈本症。

（六）评价及瞻望

阴茎异常勃起是较严重的性功能障碍。近代随着男科学的发展，对于该病的报道日渐增多。对于其治疗，西医主要采用局部抽血、冲洗、动脉栓塞、手术治疗，而口服药物疗效不甚满意。根据近年有关本病的报道，中医主要采用滋阴泻火、清利肝胆湿热、活血化瘀、化痰软坚等法，方选知柏地黄汤、当归芦荟丸、龙胆泻肝汤、血府逐瘀汤、温胆汤等治疗，同时还配合推拿、针灸及其他外治法，均取得一定疗效，为本病的非手术治疗提供了一条有效途径。但是纵观各临床报道，治疗本病都局限于阴茎局部肿胀、坚硬不痿的症状进行辨证施治，而忽视了全身辨证，忽视了本病虚实错杂的复杂性。因而在辨证时应整体与局部辨证相结合，勿忘热、瘀，勿拘火、瘀。如此整体调理，阴平阳秘，有利于阴精复来，有利于减少永久性阳痿等后遗症的发生。虽然近年对本病报道日渐增多，但大都为个案或小样本，缺乏深层次的研究。阴茎异常勃起治疗成功的标志是恢复阴茎海绵体循环，使异常的勃起消退，以及保持正常的性功能。就目前病案报道，多数以勃起的阴茎痿软为成功标志，而忽略了勃起消退后性功能的跟踪报道，从而影响了对疗效的确切评定。如何在治愈阴茎异常勃起的同时又不损害性功能，如何最大限度地减少手术治疗阴茎异常勃起等，将是今后中医或中西医结合治疗该病研究的重要课题。

第四节　不　射　精

不射精是指成年男子在性活动中有正常的性兴奋和阴茎勃起，能持续足够长的时间，但性交中达不到性高潮，无精液射出的一种病证。又称为射精不能、射精障碍。中医文献中无此病名，多将其归入"阳强"、"不育"、"精不泄"、"精闭"等范畴。

一、病因病机

（一）现代医学研究

1. **流行病学** 本病的发病率由于地区性等客观原因差异较大。国外有人报告了 450 例男性性功能障碍患者中，不射精者仅有 17 名，占 4%。国内江鱼等报告的 2087 例男性不育患者中，不射精者占 32.3%。虽然两组人群因种族差异无法对照，但从 2087 例男性不育患者中不射精症所占的比例来看，还是远远超出了国外水平。另有人统计不射精症约占男子性功能不全就诊者的28%，且是造成男子不育的原因之一。在1份1836例男性不育调查中，属功能性不射精者364例，约占20%。有学者统计，在2年内诊治的1000余例男性不育患者中，性功能障碍180例，其中不射精者130例，占性功能障碍引起不育的72%，还有人统计，本病中70%的患者是性知识缺乏及性交方法不当所引起。

2. 射精机制　当龟头等处受到足够的刺激，发生性兴奋，通过大脑皮质、丘脑下部高级中枢向下传导至脊髓的射精中枢引起膀胱颈内括约肌痉挛收缩，以防精液逆行射入膀胱；输精管、精囊、前列腺、尿道等处肌肉节律性收缩，将精液从尿道外口射出。

3. 不射精症的分类　本病尚无统一的分类方法，大多数临床医生将其分为功能性和器质性两类。亦有分为原发性和继发性者。

（1）功能性不射精：多与大脑皮质、丘脑下部高级中枢功能紊乱，使脊髓射精中枢受到抑制，性交时刺激达不到射精反射所需的阈值有关，而在睡眠状态时皮质下中枢活动加强，性梦时可使射精中枢兴奋而引起射精。功能性不射精常为性知识缺乏引起，经性指导、心理及药物治疗后多能治愈。

（2）器质性不射精：多与先天性疾病或手术、外伤等造成脊髓、腰骶交感神经节损伤或输精管断裂、阻塞等有关。此类患者无论在性交中还是睡梦中均无射精现象。发生器质性不射精时要积极治疗原发病，其疗程亦较长。

（3）原发性不射精：为先天发育异常或性知识缺乏所引起。

（4）继发性不射精：是指原来有过射精，后因其他原因导致不射精。例如因受爱妻的指责而不射精者、因射精管炎性阻塞不射精者、手淫时能射精而在阴道内不射精者、选择性不射精者，以及由于性交过频、劳累、酗酒、抑郁和其他精神因素出现继发性偶然不射精者。

4. 病因病理

（1）病因

1）性知识缺乏及精神因素：在性交时，阴茎插入阴道后未做提插动作，或提插的幅度与频度不够等，因无摩擦或摩擦无力，未达到射精中枢兴奋所需要的阈值。不正确的性教育影响，如认为性生活是不健康行为，或认为是例行公事等，对配偶的敌视、排斥以及害怕对方妊娠。缺乏良好的性交心理与性交环境，如性恐惧、性抑制、性交不协调等。该因素引起的不射精占90%。

2）器质性因素：神经性（包括中枢神经病变、脊柱裂、胸椎以下脊髓病变、糖尿病性周围神经病变、多发性硬化症等）、手术后（包括腰交感神经节切除术、主-髂动脉手术、前列腺切除术后，或腹会阴直肠癌根治术后）、创伤后（致脊髓损伤、骨盆骨折及尿道损伤等）、附属性腺障碍（原发性或继发性睾丸发育不全、精囊或前列腺缺如、阴茎包皮过长、包茎等）造成脊髓、腰骶神经节损伤或输精管断裂、阻塞等。

3）药物影响：影响交感神经兴奋的药物，如精神性药物（甲硫哒嗪、氯丙嗪）、抗高血压药（胍乙啶、α-甲基多巴）、镇静药物（巴比妥类）、抗雄激素类以及α肾上腺素能阻滞剂等都可以造成不射精。

4）毒性物质影响：慢性酒精中毒、可卡因慢性中毒、尼古丁中毒、吗啡成瘾等也会抑制射精。

（2）病理

1）射精中枢抑制：各种原因造成大脑皮质对射精中枢的抑制过强，使射精中枢兴奋所需的刺激阈值过高，及某些药物的作用造成射精中枢处于抑制状态而难以引起兴奋。

2）输精管道不通：先天性输精管缺如、阻塞及畸形；泌尿生殖器官感染如精囊炎、附睾结核等炎性病变，造成输精管水肿、纤维化等；前列腺炎造成前列腺充血水肿，压迫输精管口，导致输精管阻塞；精索囊肿、钙化、萎缩，可使输精管受压或纤维化，阻碍精液排出；手术外伤等可造成输精管狭窄阻塞等。

（二）中医学认识

中医学认为，射精是由心神主持，在肝的疏泄与肾的封藏相互协调下完成的。心为神明之府，肝主宗筋，肾开窍于二阴，君相二火相互作用使阴茎勃起，达到一定程度，在神明的主持下宗筋发生一系列排泄活动，精关开启，生殖之精排出，完成房事。如在房事过程中，某种原因影响上述活动，可导致本病发生。其病因病机常见有如下几方面。

1. 病因

（1）肝气郁结：情志不调，郁怒伤肝，肝失条达，疏泄失常；或其他脏腑功能失调而致肝气郁滞，致使精关开合失调，不能射精。

（2）瘀血内阻：气滞日久或外伤等致气滞血瘀，瘀血阻滞、痹阻精道，精之正常通道受阻，故交合时精不射出。

（3）肾精不足：房劳过度，肾精亏虚，或先天禀赋不足，或大病久病之后，肾气不充，虽勉能交合，但终因无精排出或排精无力，终成不射精。

（4）湿热蕴结：外感湿邪，或嗜食肥甘，或药物苦寒，均可影响脾胃运化，致湿热内生，下注宗筋，阻滞精窍，精关不开，交而不射。

（5）心火独亢：房事不节、纵欲过度或手淫过频，精失过多，肾阴损耗而致心火独亢。"精藏于肾，其主在心"，所以精为心所主，心肾不交，精关不开，故交而不泄。

2. 病机　无论是外感六淫、饮食不节，抑或情志失调、房劳过度，引起湿热蕴结或气滞血瘀或肾精亏虚，均可导致脏腑功能失调，三焦气化不利，湿热瘀血等阻闭精窍或肾精亏虚，气虚无力，精关不开，或无精以泄。其证有虚实之别，实者乃湿热瘀血等病邪痹阻精窍，以致精道瘀阻；虚者为肝肾亏虚，精关开合失调，而致不能射精，或心火独亢，不能下通于相火以致不能射精。总之，该病的基本病机为精道阻滞，精窍不开，以致精液不能外泄。其病变脏腑为心、肝、肾、脾。

二、临床诊断

（一）辨病诊断

1. 临床表现　性交时阴茎尚能勃起，能维持较长时间，但无性欲高潮和射精快感，亦无精液排出，停止性交阴茎即痿软。功能性不射精虽在性交过程中无射精，但有梦遗现象或手淫时有精液排出，器质性不射精在任何情况下均无精液泄出；原发性不射精是指性交中从未有过射精；继发性不射精是原来性交时有射精，后因某种原因而致不射精。

2. 现代仪器诊断

（1）输精管道放射检查：对确定精道机械性梗阻及先天性输精管道畸形颇有价值。从放射角度可将输精管道大致分为3个部分：附睾和输精管、输精管和精囊、尿道及附属物。

（2）尿液检查：性交后取尿液进行离心检查，寻找尿液中是否混有精子，或进行果糖测定，以排除膀胱颈松弛而致的逆行射精症。

（3）彩色多普勒超声检查：可了解精囊有无扩张或缺如。

（4）CT扫描检查：对于可疑颅内病变所致的不射精症，应做头颅CT检查，以确定病位及性质。对于怀疑有腰椎、胸椎、骶椎病变的患者，应做椎管造影术或CT扫描，以明确诊断。

（二）辨证诊断

1. 肝气郁结型　交而不射，性欲减退，胸胁少腹胀痛，情志抑郁，嗳气，善太息，可有梦遗或手淫时射精，常随情绪波动而减轻或加重。舌质淡红，苔白，脉沉弦。

辨证要点：交而不射，胸胁胀满疼痛，情志抑郁，常随情绪波动而减轻或加重。舌淡红，苔白，脉沉弦。

2. 瘀血内阻型　阴茎勃起色紫暗、刺痛，交而不射，常有阴部胀痛不适或胸腹满闷，性情急躁。舌质紫暗，边有瘀点或瘀斑，脉沉细涩。

辨证要点：交而不射，阴茎勃起刺痛、色暗，胸胁闷胀不舒。舌质紫暗，脉沉细涩。

3. 肾精不足型　性欲减退，阴茎勃而不坚或交而不射，伴有腰膝酸软，头晕耳鸣，健忘多梦，发堕齿槁，舌淡，脉沉。偏阴虚可见五心烦热，潮热盗汗，遗精，舌质红，苔少，脉细数；偏阳虚见畏寒肢冷，小便清长，或勃起不坚，甚则阳痿，舌淡，脉沉迟。

辨证要点：久交不射，伴腰膝酸软，耳鸣头晕，勃起欠佳，或有五心烦热，潮热盗汗，舌红少苔，脉细数；或畏寒肢冷，小便清长，舌淡，脉沉迟。

4. 湿热蕴结型　阴茎勃起，久交不射，可有遗精，伴脘腹胀满，纳差，小便短赤，阴囊潮湿，四肢沉重乏力。舌红，苔黄腻，脉滑数。

辨证要点：久交不射，伴阴囊潮湿，四肢沉重，纳差。舌红，苔黄腻，脉滑数。

5. 心火独亢型　性欲亢进，阳强易举，每欲交合，精难射出，心烦易怒，不寐，时有梦遗失精，口舌生疮。舌质红，脉弦细数。

辨证要点：交而不射，性欲亢进，口舌生疮。舌质红，脉弦细数。

三、鉴别诊断

1. 阴茎异常勃起　详见本章第三节"阴茎异常勃起"有关内容。

2. 逆行射精　与不射精症均为性交时无精液射出体外。逆行射精多有性欲高潮的快感和射精感觉，但无精液射出，而是逆流入膀胱，确诊的依据是性交后尿液检查可有精子或有果糖存在。其病理主要为性交射精时，膀胱内括约肌关闭不全，导致精液逆行射入膀胱，为器质性病变。不射精症虽然性交时亦无精液流出，但性交时既无性高潮快感，亦无射精动作，性交后留取尿液，离心沉淀后涂薄片，在显微镜下观察无精子存在，同时新鲜尿液果糖定性为阴性。其病理主要为射精中枢处于抑制状态或输精管道不通，精液不能射出。

3. 遗精　一部分不射精症患者伴有遗精现象。本病与遗精的共同点是都在睡眠时有精液流出，但遗精除了在睡眠时有精液流出外，在性交时有射精快感及射精动作，而不射精则无。

4. 其他病症　不射精症与射精迟缓、射精无力及射精不完全有一定区别。射精迟缓即性交时间明显延长（不包括人为控制），但最终均能达到性高潮而出现射精，其病变也为射精中枢的兴奋性减弱，但长时间刺激后，尚能达到射精所需的阈值，其病变较不射精为轻。射精无力即性交射精时，自觉阴茎抽动无力，有精液非射出而似缓缓流出之感觉，其病理主要为性兴奋达到高潮时输精管、精囊、前列腺、尿道及提睾肌等肌肉收缩乏力所致。射精不完全即每次性交射精时，进入后尿道的精液未能完全排出而致射精不完全，其病理主要为精神心理因素造成。

四、临床治疗

（一）提高临床疗效的基本要素

1. 分清虚实、辨明病位　不射精症当分清虚实。临床有虚证、有实证，亦有虚实夹杂者，且各证型间可以相互转化，或合而为病，所以在临床治疗中根据不同的病机变化，辨证治疗，才能有的放矢。本症早期多为实证，后期多为虚证或虚实夹杂，病位多在肾、肝、脾、心。其总病机是各种原因导致的精关阻滞不通和开启失司，前者多实，后者多虚。治疗当循"虚者补之、实者泻之"的治疗原则，选方用药，以提高疗效、缩短疗程。

2. 中西结合、优势互补　不射精症有功能性和器质性之别。中西医在诊治方面各有其优势，如输精管道阻塞者应及早手术；功能性者在针对病因施治的同时，辨证采用中药，可提高疗效。

3. 重视心理、加强疏导　由于对性知识了解甚少，人为因素造成性刺激强度不够，达不到射精中枢兴奋所需要的阈值，如性交体位不妥及阴茎抽送的频度低、幅度小等。还有人认为"性"是不道德的、肮脏的，故意抑制性欲望及射精，或认为"精液"是人身体强健之根本，抑制射精。对性伙伴的敌视等因素也可抑制射精中枢兴奋性而致不射精。

（二）辨病治疗

1. 药物治疗

（1）性交前 1 小时半左右口服盐酸麻黄素 50～70mg。该药为肾上腺素能受体兴奋剂，可使交感神经节后纤维释放儿茶酚胺，增强输精管道平滑肌收缩，常可获得成功射精。也可于性交前静脉注射 60mg 脱羟肾上腺素。上述两药有升高血压的作用，故高血压、冠心病者忌用。

（2）左旋多巴每次 0.25g，每日 3 次口服，能抑制催乳素的水平并能增加血液循环中生长激素和肾上腺素水平，使大脑皮质兴奋作用增强。适用于不射精伴有低强型膀胱内压曲线，提示高位中枢异常者。

（3）雄激素水平偏低伴性功能减退者，可适当补充雄激素，如丙酸睾酮、绒毛膜促性腺激素。

（4）对前列腺炎或其他泌尿系感染引起炎性水肿、充血等造成的不射精，可采取抗感染治疗。

（5）对高位清扫手术损伤胸腰交感神经所致的不射精症可用维生素 B_1 10mg，每日 3 次口服；维生素 E 100mg，每日 3 次口服。脊髓损伤者无特殊治疗，取决于脊髓病变恢复的程度。

2. 性感集中疗法　功能性不射精多因心理因素加强了中枢抑制，治疗以消除神经中枢对射精的抑制为主。医生要对患者进行必要的性知识指导，使患者树立信心，正确对待性生活。如果能获得一次成功的阴道内射精，就会永久改变射精功能障碍。在进行性感集中疗法时，夫妇双方相互抚摸达到感觉集中，提高身体的感受力，唤起性反应，加强局部刺激，以达到射精目的。

3. 电动按摩器的局部刺激法　在医生的指导下，使用电动按摩器局部刺激诱发射精，常可获得较好疗效。有人报告，有一半以上的患者在首次治疗中即可恢复正常，而其余的人经过 10 余次的治疗也能治愈。开始时需持续刺激 10~15 分钟，以后只要有 5 分钟即可达到射精目的。刺激部位以龟头、系带处为主，也可沿阴茎杆上下移动。本疗法适用于功能性不射精。

4. 针对病因治疗　对于器质性病变所致的不射精，要查明原发病因，积极治疗原发病。如病变部位在附睾尾部可做输精管与附睾头体部的吻合术，对肿瘤或囊肿压迫造成的阻塞可做肿瘤或囊肿切除术。

（三）辨证治疗

1. 辨证施治

（1）肝气郁结型

治法：疏肝解郁，通精开窍。

方药：柴胡疏肝散加减。柴胡 12g、白芍 15g、枳壳 12g、陈皮 15g、川芎 12g、路路通 12g、王不留行 15g、香橼 10g、香附 15g、甘草 6g。肝气郁结兼有脾虚者，可选用逍遥散加减；久郁化火者，可加黄芩、牡丹皮、栀子等。

（2）瘀血内阻型

治法：活血化瘀，通精开窍。

方药：血府逐瘀汤加减。当归 15g、生地黄 20g、桃仁 10g、红花 15g、桔梗 6g、赤芍 15g、柴胡 12g、川芎 10g、枳壳 12g、路路通 15g、炒山甲 10g、川牛膝 15g、甘草 6g。另可加蜈蚣 2 条、露蜂房 10g。

（3）肾精不足型

治法：补肾填精，温阳益气。

方药：左归丸或右归丸加减。熟地黄 20g、山药 15g、山萸肉 15g、枸杞子 20g、菟丝子 30g、鹿角胶 20g（烊化）。偏阴精不足者，加川牛膝 15g、龟板胶 15g（烊化）；偏肾阳虚弱者，加杜仲 20g、当归 15g、制附子 6g、肉桂 6g；阴虚火旺明显者，加知母、黄柏。

（4）湿热蕴结型

治法：清热利湿，行气通关。

方药：龙胆泻肝汤加减。龙胆草 6g、栀子 15g、黄芩 12g、柴胡 12g、生地黄 20g、车前子15g（包）、泽泻15g、木通6g、当归15g、甘草6g。可加萆薢、生薏苡仁以加强利湿之功，加石菖蒲以清利痰湿、通关开窍。

（5）心火独亢型

治法：滋阴降火，交通心肾。

方药：交泰丸或金匮肾气丸加味。黄连10g、制附子6g、肉桂6g、生地黄20g、山药20g、山茱萸15g、云苓15g、泽泻15g、丹皮15g。

2. 外治疗法

（1）针灸治疗

1）体针：肾精亏损者常选肾俞、八髎、三阴交、曲骨、关元、中极等穴位，针刺行强刺激或平补平泻。可配合电针治疗。阳虚明显者可同时用灸法；湿热下注者选三阴交、阴陵泉、丰隆、中极等穴，行针用泻法；瘀血阻滞者可选大椎、膈俞、中极、八髎等穴，用泻法；心火独亢者选肾俞、肝俞、中极、关元、足三里等穴，用补法；肝气郁结者选足三里、阴陵泉、肝俞、肾俞等穴，用平补平泻法。

2）耳穴疗法：可选内分泌、皮质下、神门、肾、肝等穴位，进行按压或针刺，每日2次，每次15~20分钟。

（2）按摩治疗

1）患者自然仰卧位，双腿自然放松，双掌四指并拢，托住阴囊，轻轻挤压睾丸，前后轻轻搓动，每天睡前及早晨起床前各做5分钟，半月为1疗程。

2）拇指及中指均匀揉按三阴交、足三里、肾俞穴，以感觉到酸、麻、胀为度。每次按摩10~15分钟，双侧交替进行，每日2~3次。

3）平卧位，双腿微屈，自然放松，双掌交叠，以手掌根部轻轻按揉气海、关元，顺时针、逆时针各按摩120次，间歇进行。

3. 成药及单验方

（1）成药

1）逍遥丸：每次8粒，每日2次，口服。适用于肝气郁结型。

2）龙胆泻肝丸：每次6g，每日3次，口服。适用于肝郁化火型和湿热蕴结型。

3）血府逐瘀口服液：每次10ml，每日3次。适用于瘀血阻滞型。

4）知柏地黄丸：每次8粒，每日2次，口服。适用于阴虚火旺者。

5）金匮肾气丸：每次8粒，每日2次，口服。适用于心肾不交者。

（2）单验方

1）麝香0.3g，敷脐，以通关开窍。可用于各型不射精。

2）穿山甲、王不留行各15g，路路通、怀牛膝各10g。水煎服，每日1剂，连服7剂。

3）同房前，用甘松15g煎汤，熏洗会阴部。

4）远志9g、菖蒲9g。水煎服，每日1剂。

5）制马钱子12g、生麻黄12g、石菖蒲12g、蜈蚣18条、当归60g、杭白芍60g、生甘草60g。共研细末，分40包，每晚1包，黄酒送服。

6）马钱通关散：马钱子0.3g、蜈蚣0.5g、冰片0.1g。共研细末，每晚睡前1.5小时，用麻黄、菖蒲、虎杖、甘草各 6g, 煎汤送服, 30 日为 1 疗程。适用于各种不射精。

7) 酸枣仁散: 酸枣仁 30g、细茶末 60g。共为细末, 每次 6g, 以人参须 6g 煎汤送服, 每日 2 次。

8) 通精冲剂: 土鳖虫、威灵仙、麻黄等分研末。同房前 4~6 小时服 10g, 1 月为 1 疗程。

9) 通乳丹: 人参、黄芪、当归各 12g, 麦冬、木通各 9g, 桔梗、路路通、王不留行、石菖蒲各 6g。水煎服, 日 1 剂。

(四) 新疗法选粹

用超短波治疗仪进行治疗, 取穴可交替选用足三里、三阴交、涌泉、中极、关元、气海、阴谷、肾俞等穴位, 具有一定的治疗作用, 每次 30 分钟, 每日 1 次, 15 日为 1 疗程。

(五) 名医治疗特色

徐福松认为不射精其病在肾。治疗时应根据临床所见, 分清主次, 掌握标本。本病早期, 以性欲旺盛, 阳强不倒, 射精不能, 遗精频繁为多, 治疗当以通精窍为主, 只要同房时能够射精, 其余诸症均可随之改善。本病后期, 则以性欲减退, 阳痿难起, 射精不能, 遗精减少, 治疗当以增强性功能为主, 然后始能言及治疗不射精。欲促射精, 多用疏、导、调三法。所谓疏, 就是疏肝理气, 以恢复疏泄功能; 所谓导, 就是导湿热之蕴滞, 导精液之下达; 所谓调, 就是调和气血, 调理肾经的开合功能, 使之归于常度。同时重视个体化治疗, 徐老曾云:"行医贵有悟心"。首先通过四诊, 悟出患者的脉理和心理, 然后悟出其中的医理和哲理, 最后因人、因时、因地、因病、因源而宜。对症下药, 审因疏导, 始克有效。

郭连澍认为正常射精由元神主持, 肝之疏泄与肾之封藏相互协调而完成, 病理性不射精本质上是一种神志病, 即射精中枢不能唤醒的表现。不射精临床辨证分虚实两类, 虚证多为肝肾亏虚, 精关开阖失调所致; 实证多因寒湿、瘀血、湿热等阻滞经络 (督脉), 精窍郁闭而发病。治疗上以开窍法为主, 但郭连澍教授使用开窍法治疗不射精不是采用石菖蒲、冰片、麻黄等经典之味, 而是广义开窍, 指出驱邪就是开窍。寒湿阻滞者采用温经开窍法, 常用药有桂枝、吴茱萸、细辛、乌药、小茴香、炮姜等; 瘀血阻滞者采用活血开窍法, 常用药有路路通、川芎、苏木、桃仁、红花、蜈蚣、五灵脂等; 湿热阻滞者采用化湿开窍法, 常用药有龙胆草、泽泻、车前子、黄柏、地龙等。对于虚证患者多使用补肾填精之味, 如菟丝子、枸杞子、山茱萸、蛇床子、仙茅、巴戟天等, 不用疏肝解郁之味亦达到肝气疏泄、情志舒畅、恢复男子射精的疗效。同时还提倡针药合用, 于 20 世纪 80 年代提出针刺会阴穴为主治疗不射精, 针刺使用强刺激或电针使针感向阴茎龟头放射, 临床可配合会阳、三阴交、中极等穴位。往往可起到药物无法比拟的作用, 形成了国内独有的治疗特色。

郭军认为功能性不射精的主要病机为肝郁肾虚, 治疗当以疏肝补肾为重, 而疏肝解郁、通利精关是治疗本病的关键。不论功能性不射精辨证为何种证型, 都有精窍郁阻的病理存在, 因此在治疗中开窍贯彻始终。在辨证治疗功能性不射精的基础之上, 配合开窍通利法, 从而达到标本兼治的目的。每在治疗功能性不射精时, 大多加入虫类药物, 如蜈蚣、地龙、全蝎、蜂房等。虫类擅动, 飞升走窜, 虫能入窍络, 性峻力猛而专, 有通水道通利血脉及九窍之功, 使宗筋调节有制, 疏通精关。除了药物疗法外, 还常配合精神心理治疗等。

五、预后转归

功能性不射精经过系统的性知识普及、心理及药物、针灸等治疗，见效较快，多能获得痊愈。器质性不射精，如神经系统健全，原发病治愈后也多能获得改善；若神经系统受到损伤，如腰部交感神经切除术、脊髓损伤及先天性附属性腺发育不良等，其预后较差。在疾病的治疗过程中，若由开始无精液排出变为有少量精液排出，或偶有一次正常射精则为病情转轻，病情渐向痊愈；若偶有一次正常射精，或有少量精液排泄，逐渐出现无精液排出，则多为病势加重。若有失治、误治也可变生其他病证，常在不射精的同时，伴有强中、阳痿、性欲淡漠或终生不育。

六、预防调护

（一）预防

1. 注意婚前性教育和性指导，树立正确的性观念。掌握一些性解剖学及性生活知识，了解和掌握正常的性交方法和性反应过程，有利于消除性紧张和性羞怯心理。不宜过度节制性生活，因性生活次数太少，不利于雄激素的释放。

2. 注意生活要有规律，加强体育锻炼以增强体质，如打太极拳等有利于身心健康。

3. 避免服用对性功能有损害的药物，如胍乙啶、奋乃静、吩噻类药品等均可导致不射精。

4. 节制房事，以养肾精。正常的性交能使夫妻关系愉悦，增进感情交流。如性生活过频或手淫过度，能使射精中枢兴奋过度而衰竭，造成射精困难。

（二）调护

1. 精神调护　不射精患者往往精神负担较重，自信心大受挫折，医生及家属要进行耐心指导劝慰。妻子应鼓励患者树立信心，建立美满、健康、和谐的家庭环境，提高生活质量。可常服六味地黄丸、逍遥丸等药物及进行太极拳锻炼等以增强体质，有利于本病恢复。

2. 饮食调护　饮食宜清淡，少食辛辣助阳之品。

3. 食疗

（1）桑椹粥：桑椹子50g（鲜品用100g），水泡洗净，加粳米250g，共煮为粥，分次食用。适用于心脾两虚、肾精亏虚型不射精。

（2）山药莲子粥：山药30g（鲜用100g）、莲子肉15g、粳米120g。水适量，煮为粥，分次食用。适用于心脾气虚、阴虚火旺之不射精。

（3）菟丝甲鱼：甲鱼1只（大小适量），先在水中放置数天，待其吐尽泥土，然后剁成小块，取菟丝子30g纱布包好，一起入砂锅，文火炖熟致烂，去菟丝子，放食盐少许，分次食用。适用于肾精亏虚、命门火衰之不射精。

（4）砂锅炖羊睾丸：羊睾丸1具，洗净剖开，放桂皮、小茴香少许，水适量，用砂锅文火炖熟，放食盐米醋少许，分次食用。适用于肾精亏虚、命门火衰之不射精。

（5）山药汤：圆山药200g、茯苓60g、白糖适量、糯米粉半斤。把茯苓煎取汁约150g，山药洗净煮熟去皮，加白糖及胡椒粉少许，以勺压拌调匀成泥陷，然后用茯苓汁加水调拌糯米粉成软料，与山药陷包成汤圆，煮熟分次食用。适用于心脾两虚型不射精。

（6）翠玉汤：银耳30g、通草6g、王不留行15g。把通草与王不留行洗净布包，与银耳一起放入锅，用文火煎炖至银耳熟烂，去布包，加砂糖少许，饮汤食银耳。每日1次，10次为1疗程。适用于湿热下注、精道瘀阻型不射精。

七、专方选介

1. 逍遥通精汤　柴胡10g、当归10g、八月札10g、王不留行10g、石菖蒲10g、白芍10g、郁金15g、香附15g、路路通15g、丹参20g、炮山甲6g、生麻黄6g。加减：肝郁化热者，加龙胆草、栀子；瘀血者，加桃仁、红花；湿热蕴结者，加黄柏、萆薢；肾精亏虚者，加仙灵脾、巴戟天。治疗功能性不射精76例，总有效率77.63%。

2. 强精汤　黄芪20g、当归15g、熟地黄10g、何首乌10g、五味子10g、菟丝子15g、覆盆子10g、肉苁蓉20g、仙灵脾10g、川牛膝15g、蜈蚣2条。水煎200ml，每日2次口服，疗程为3个月。治疗本病52例，总有效率为90.4%。

3. 通精活血汤　麻黄5g、当归10g、僵蚕10g、王不留行20g、地龙15g、柴胡10g、川芎10g、穿山甲10g、菖蒲20g、川牛膝15g、全蝎6g、丹参20g、蜈蚣5g。加减：偏肾阳虚者，加仙灵脾、肉苁蓉、阳起石；偏肾阴虚者，加熟地黄、鳖甲、何首乌；偏湿热者，加车前子、路路通、薏苡仁；肝郁气滞者，加香附、郁金、姜黄。治疗本病32例，总有效率为90.6%。

4. 红白皂龙汤　红花10g、白毛夏枯草20g、皂角刺10g、干地龙10g、泽兰10g、泽泻10g、炮甲片（先煎）10g、路路通10g、车前子（包煎）10g、制淫羊藿8g、玉桔梗5g、枸杞子12g、野菊花12g、橘络核各10g、生黄芪20g。治疗湿热瘀阻精窍型不射精。

八、研究进展

（一）病因病机

近年来人们对不射精的病因病机有了更进一步的认识，提出一些新的观点，有人认为情志失调是本病的重要因素，提出"从肝论治"；还有人根据不射精主要为青壮年患病，且多体质强壮，有久交不泄等阳亢症状，认为不射精以实证为主，多为"痰热瘀阻，精窍不利"所致。多数医家认为不射精的基本病机为多种原因造成精关开合功能失调，虚实不同，实证主要为肝气郁结、湿热阻滞、气滞血瘀、痰瘀互结等造成精道阻塞、精关不开，虚证主要为肾气亏虚、精窍不开或心脾亏虚、精少不射等。王琦认为不射精的病机可概括为两方面：一是湿热瘀血等病邪闭阻精巧，以致精道瘀阻，不能射精；二是肝肾亏虚，精关开合失调，而致不能射精。无论虚证还是实证，其根本都由于精道阻滞，精窍不开，以致精液不能外泄。徐福松等认为，肝肾气血阴阳失调及痰湿瘀血阻滞精道是本病的主要病机。肾为作强之官，主藏精，兼司射精；肾亏精关开合失度，为本病的病机关键。李海松认为不射精的病机为肾虚为本、血瘀为标，在临床中不射精的病因病机单因素的较少，常常兼夹他症，而且虚实夹杂，或虚中夹实，或实中带虚。陈成博等认为，本病主要为精神神志不调，以致肝气郁结，疏泄失常，精气开合不利，不能射精，或气滞日久，瘀血阻滞，痹阻精道而不射精，或者有久病或房劳等损伤肝肾，以致肾虚精亏，气虚无力，精气不开而致不射精。如李广振指出，不射精症的病因，以肾阳虚衰和肝失疏泄为关键，因肾主二阴，藏真阴而寓元阳，肾阳虚衰，不能鼓动精室，则精液不得射出；肝主疏泄，其经脉绕阴器，肝失疏泄之司，精关郁闭，则精液亦不能射出。杨先知认为，男性不射精，多因早婚纵欲，酗酒狂欢，禀赋不足；或长期手淫致肾阴耗损，精失过多，肾虚精亏，阴虚阳亢致相火亢盛不能上济于心，或由于思虑忧郁、恐惧不安，情感失调，肝郁不舒，气滞血瘀，精关开启失调；或先天禀赋不足，戕伐太过，命门火衰，无力推精外出；或过食膏粱厚味，损伤脾胃，运化失常，滋生湿热，湿热下注，膀胱气化失常，精关开启不利等造成。

（二）辨证思路

关于不射精的辨证，许多医家从虚实立论，然后根据不同的证候特点，再确立相应证型。王琦根据自己的经验，将不射精分为肝郁化火、瘀血阻滞、阴虚火旺、肾阳不足、心脾两虚等证型，此较为实用。董和平将不射精分为肝郁阻遏型、湿热阻窍型、瘀血涩滞型、肾精亏损型，并取得了较好疗效。毛景生将本病分为：肾阳虚相火亢盛型、肝经郁热相火亢盛型、肾气虚精窍不开型，用于指导临床治疗，取得了满意疗效。

（三）治法探讨

本病临床发病原因较多，有精神情志因素、有外感六淫、有饮食所伤等，在其治则的制定方面，一方面包括药物治疗的辨证处理，另一方面应高度重视性行为指导和心理疏导疗法。综合治疗较单纯一方一药为优，可大大提高临床疗效。

（四）分型论治

徐福松治疗不射精分为6型：命门火衰证，方用右归饮加减；阴虚火旺证，方用知柏地黄汤加减；心脾两虚证，方用归脾汤加减；肝郁化火证，方用丹栀逍遥散加减；湿热壅阻证，方用龙胆泻肝汤加减；瘀血阻滞证，方用血府逐瘀汤加减。王琦等分4型：肝郁气滞证，方用四逆散或柴胡疏肝散加减；瘀血阻滞证，方用血府逐瘀汤或少腹逐瘀汤加减；湿热蕴结证，方用四妙散加味；肾虚精亏证，方用右归丸加减。王劲松等将本病分为6型：湿热浊滞、精道失畅，方选加味二妙散、大分清饮合抽薪饮加减，药用黄芩、黄柏、石斛、栀子、枳壳、泽泻、苍术、当归、防己、萆薢、土茯苓、龟板、车前子、川牛膝、石菖蒲等；肝郁血瘀、疏泄不及，方选达郁汤、宣志汤合血府逐瘀汤化裁，药用柴胡、香附、川芎、白蒺藜、酸枣仁、石菖蒲、远志、当归、巴戟天、熟地黄、桃仁、红花、枳壳、川牛膝、蜈蚣等；寒凝痰滞、窍道遏阻，方选九仙灵应散、赞育丹合通窍活血汤加减，药用附片、蛇床子、石菖蒲、远志、川芎、赤芍、小茴香、枸杞子、杜仲、淫羊藿、巴戟天、山茱萸、红花、川牛膝、生麻黄等；气血两虚、精室失养，方选当归补血汤、火土既济丹合启阳娱心丹化裁，药用当归、黄芪、人参、山茱萸、菟丝子、巴戟天、远志、茯神、石菖蒲、川芎、酸枣仁、白芍、丹参、怀牛膝、路路通等；阴伤液耗、精室亏空，方选引火两安汤、加减济心丹合虎潜丸加减，药用熟地黄、黄精、麦冬、北沙参、酸枣仁、人参、丹参、肉桂、黄柏、干姜、茯苓、龟板、巴戟天、怀牛膝、地龙等；阳虚体弱、命门火衰；方选右归饮、扶命生火丹合大补元煎化裁，药用熟地黄、山茱萸、枸杞子、杜仲、肉桂、附片、巴戟天、黄芪、当归、生枣仁、五味子、人参、石菖蒲、怀牛膝、细辛等。综合各类报告，常把本病分以下几型辨证施治。

1. 肝气郁结型　方用柴胡疏肝散或四逆散加减。
2. 瘀血内阻型　方用血府逐瘀汤加减。
3. 肾精不足型　方用左归丸或右归丸加减。
4. 湿热蕴结型　方用龙胆泻肝汤加减。
5. 心火独亢型　交泰丸或金匮肾气丸加减。

（五）外治疗法

杜杰采用针刺治疗不射精，取穴：肝俞、肾俞、大肠俞、膀胱俞、次髎、关元。操作手法：肝俞、肾俞、大肠俞、膀胱俞用1.5~2寸毫针，平刺1.2~1.5寸得气后，单向捻转使纤维缠绕针体，然后做小幅度快速牵拉，如针松弛后稍稍进针再单向捻转牵拉，使局部有酸胀痛的针感。每穴反复操作10分钟。双侧穴位隔日交替使用。关元、次髎穴直刺不做牵拉。关元穴针感要放射到龟头和尿道，使患者尿道中有抽动感。次髎穴的针感要放射到阴茎或会阴。每日针刺1次，10日为1个疗程，休息5日，再行第2个疗程，6个疗程后统计疗效。治疗116例，痊愈98例，占84.5%。王慎鸿等采用电动按摩刺激气海、关元、中极等穴位，治疗不射精取得较好的疗效。操作方法：采用电动按摩器，选择圆尖头型和伞状型两种不同的橡胶按摩头。在安静无干扰的环境中，患者平仰卧位，取气海、关元和中极穴，以圆尖头型按摩器中档转速轻压穴位，随着时间延长，可见阴茎逐渐充盈、勃起、坚挺。当患者意念有射精的感觉时，即改用伞状型按摩头，持续不断地按摩阴茎头及冠状沟，并增强刺激强度，很快便可射精。按摩时间最长20~25分钟，随着次数增加，时间缩短，刺激趋缓，最短约10~12分钟。按摩1周1次，共治疗3~8次，平均4次。治疗33例中能自然射精者25例，占76%。外用三脑通精散（樟脑、龙脑、薄荷脑各等分，和匀捣碎密封），傍晚取0.6~1g纳脐中，再浸入白酒1~2滴，以胶布固封。

（六）评价及瞻望

根据近年的临床报道，中医治疗不射精，治愈率为70%~96%，充分表明中医在治疗方面的优势。但也存在一些问题，如尚缺乏统一的诊疗标准，中药及针灸的作用机制尚不十分明确等。在治疗上必要时采用中西医结合的方法。不射精临床并不罕见，在男性不育中占一定比例，应引起足够重视。同时，应强化预防措施，普及性生理、性心理常识，充分体现中医学"未病先防、既病防变"的指导思想。

第五节　性欲低下

性欲低下是指在体内外各种因素作用下，不能发生性兴奋，也没有进行性交的欲望，使性生活能力和性行为水平皆降低的病证，也称性欲抑制或无性欲。

传统中医对此没有明确的命名，常归于阳痿论治。现代中医认为，性欲低下是先天不足、天癸不充、命门虚衰或劳心思虑过度，损伤心脾，或郁怒伤肝，久病伤阴耗血，肝络失养所致。

一、病因病机

（一）现代医学研究

1. 流行病学　在人群中还不能肯定是否有毫无性欲的人，即一直没有性欲的人。然而临床确实了解到一些人强烈地抑制性欲，以致在生活中似乎没有性欲。性欲水平个体差异极大，临床判断标准在不同地区也各不相同，所以仅依据文献报道并不能明确男性性欲低下的发生率。我国无这方面的确切统计。Frank 等调查报告，在判断力正常、受过良好教育的人群中，16%的男性有性欲低下。Steele 报告在 500 对未育夫妇中，性欲低下的男性为 20%。Lief 对 115 例的调查结果表明，男性性欲低下者占 18.7%。

2. 病因病理　现代医学对于性欲低下的病因学认识尚不够明确，可以是器质性的，也可以是精神性的。精神心理因素对性欲的抑制作用较为常见。人体由下丘脑-垂体-性腺轴主宰着整个生殖活动，只要其中某一环节出现问题，就可以导致性欲异常。几乎所有的严重全身性疾病、慢性病、极度疲劳以及服用某些药物都可以降低性兴奋。这类患者性欲减退只不过是病变的早期表现，大多数都会出现其他性功能障碍。

（1）精神因素：多与夫妇双方感情矛盾或破裂和社会活动中的精神压力或工作压力过重有关。如初次性交失败，婚姻不美满、不协调，害怕妊娠或性病，强奸、乱伦等性生活的创伤、刺激，不正常的性关系，被性伴侣在性生活时的嘲弄或贬低、责骂，长期精神压抑，精神情绪不佳，对性行为存在内疚情绪，自信心不足，神经过敏等都可诱发心理障碍而导致性欲低下。

应特别注意的是，夫妻关系与性欲关系十分密切。夫妻之间如存在敌对情绪、彼此冲突、关系紧张、缺乏交流、缺少相互尊重、感情危机等均可导致夫妻间性吸引力逐渐削弱，甚至导致性欲低下。特别是那些走向离婚边缘的夫妇，他们之间的性和谐已荡然无存，继发性欲低下则不足为奇。

性欲低下还可继发于其他性功能障碍，如阴茎异常勃起、早泄、不射精等。这类患者为避免性生活失败，常通过潜意识使性欲要求降低，久之可导致性欲低下。

（2）疾病因素：各种严重全身性疾病、生殖系统疾病、内分泌疾病都可引起性欲低下，如帕金森综合征、男性更年期综合征、结核病、肝脏疾病（如慢性活动性肝炎、肝硬化等）、营养代谢性疾病（如低血糖、低血钾、糖尿病、营养不良、贫血）、慢性肾功能衰竭、充血性心力衰竭、血液病、脑肿瘤、脑血管疾病、慢性阻塞性肺部疾病、结缔组织病、寄生虫感染、前列腺炎、恶性肿瘤等。

睾酮水平低下、缺乏导致男性性欲低下。睾酮分泌受垂体、肾上腺、甲状腺等内分泌功能的直接或间接影响。这些内分泌疾病（如垂体功能减退、甲状腺功能减退、醛固酮增多症、库欣综合征、克氏综合征等）会引起性欲改变。

（3）药物因素：有些药物可通过血脑屏障抑制性兴奋中枢，阻断中枢多巴胺系统，抑制中枢交感神经系统，也可导致疲惫不适、烦躁不安而间接影响性欲。有些药物如西咪替丁，可使血浆催乳素水平升高而使性欲降低。口服抗雄激素、雌激素药物可严重导致男性性欲低下。可导致性欲减退的常见药物有利血平、螺内酯、甲基多巴、抗组胺药、巴比妥、苯妥英钠、大麻、普萘洛尔等。

（4）年龄因素：年龄影响性要求、性满足和完成性行为的能力。随着年龄增长，性欲同身体其他各组织器官的功能一样逐渐衰退，但与年龄并不完全呈正相关，早者 50~60 岁即完全停止性生活，而有的甚至 80 岁以上仍有性交欲望。

除上述四方面的因素外，工作紧张、过度劳累等均可引起体力和精力暂时性下降，亦可导致暂时性性欲低下，但只要体力恢复，性欲即可恢复。酗酒可抑制垂体促性腺激素分泌，减少睾酮合成，睾酮清除率加速而使血睾酮下降，从而致性欲低下。临床上很难将器质性和精神性严格区分，只能依据个人经验和某些诊断方法予以判定，无法进行精确的实验测定，而且性欲低下现象的产生也多是几种因素综合作用的结果。

（二）中医学认识

中医学认为性欲低下的病因是先天禀赋不足，天癸不充，命门火衰，或思虑过度伤及心脾，或久郁伤肝及久病耗伤阴血，肝络失养所致。性欲的产生是由神、气、血协调而发，肾主生殖，寓真阳之气；心主神明及血脉；肝藏血主疏泄；脾为后天之本，气血生化之源。上述任何一脏受损，或诸脏合病，均易引起性欲低下。

三、临床诊断

（一）辨病诊断

1. 临床资料收集　性欲低下是一种较为顽固的"疾病"。它与配偶或性伙伴关系不和，或环境因素、疾病、药物引起的一时性性欲不强不同。

（1）症状：有规律的性生活中发生性欲降低，有性刺激亦无性欲产生，自觉无任何性要求。

（2）体征：一般无明显体征，某种疾病引起者多有原发病相应的临床体征。

（3）病史：有些患者和某个性伴侣的性活动表现为性欲低下，而与另一个性伴侣的性活动则正常，那么就是以暂时性或处境性为特征的心理性性欲低下；器质性因素所致的性欲低下都有顽固性和持续性特点，经过系统全面的全身检查可发现影响性欲的全身性疾病。

2. 现代仪器诊断　测定血清睾酮时，部分患者可有降低，亦可见某些相应疾病的内分泌激素降低。

（二）辨证诊断

1. 肾阳不足型　性欲低下，腰膝酸软，头晕耳鸣，畏寒肢冷，神疲倦怠，面色㿠白，或见勃起功能障碍。舌质淡，舌体胖大，边有齿印，脉沉弱无力。

辨证要点：性欲低下，腰膝酸软，头晕耳鸣，畏寒肢冷，或见勃起功能障碍。舌淡胖，脉沉弱无力。

2. 心脾两虚型　性欲低下，心悸、失眠、健忘多梦，纳呆，腹胀，便溏，面色无华，神疲乏力，或见勃起功能障碍。舌淡，苔薄白，脉弱。

辨证要点：性欲低下，心悸、失眠、多梦，纳差，便溏，面色无华。舌淡，苔薄白，脉弱。

3. 肝气郁结型　性欲低下，胸胁胀痛，走窜不定，善叹息，情绪不宁，或伴勃起功能障碍。舌淡，苔薄白，脉弦细。

辨证要点：性欲低下，胸胁胀痛，情绪不宁。舌淡，苔薄白，脉弦细。

四、鉴别诊断

1. **性厌恶** 是患者对性活动或性活动思想的一种持续性憎恶反应。其性感觉及性功能往往正常，只是对于产生性活动感觉有厌恶情绪，在性活动中显露身体和触摸爱人比性交心理上更为痛苦，他们的性唤起多未受损，故男性性厌恶患者性交和射精活动往往正常。有些患者可能是处境性的，即仅在与某配偶生活中或与异性接触时发病。还有一种为病态性憎恶反应，是属生理性的，临床表现有周身出汗、恶心、呕吐、腹泻或心悸。性欲低下者只是对性活动不感兴趣，对自己或他人的性活动无憎恶反应。另外性厌恶患者年龄多在 40 岁以下，而性欲低下患者则可发生在任何年龄。

2. **勃起功能障碍** 是指性交时阴茎不勃起或勃起不坚，或虽能勃起但不能完成性交，而性欲望较为正常。性欲低下指没有性交的欲望或者说根本没有性活动的思想。尽管大部分性欲低下患者也有勃起功能障碍，但有些患者勃起功能正常。精神因素引起的性欲低下和勃起功能障碍可同时发病或相互转化。

五、临床治疗

（一）提高临床疗效的基本要素

1. **审证求因** 本病病因较多，常见的有先天禀赋不足，肾气亏虚，或思虑过度，心脾两虚，或郁怒伤肝，久病耗伤阴血等。临证当详审，以明确病因进行针对性治疗。

2. **明确病位** 性欲低下主要与心、肾、肝、脾有关。先天不足或大病久病引起者，多责之于肾；思虑过度，多责之于心脾；情志不畅引起者，多责之于肝。各脏腑既可单独为病，亦可合而为患。

3. **分清虚实** 性欲低下有虚证、有实证。若症见腰膝酸软、头晕耳鸣、畏寒肢冷，或心悸、失眠、健忘、多梦、纳呆、腹胀、便溏为虚证；若伴情志不畅、胸胁胀痛、善叹息多为实证；亦有虚实夹杂者。

4. **因人制宜** 大多数患者可积极配合医生治疗，少数患者根本就不愿接受治疗，通过心理开导逐步转为愿接受治疗，可明显提高临床效果。

（二）辨病治疗

对精神因素引起者，应从心理角度来解决；对器质性或药物引起者，有时只需治疗原发病或停用某种药即可达到治疗的目的；年龄因素致血清睾酮降低者可适当补充雄激素。

（三）辨证治疗

1. **辨证施治**

（1）**肾阳不足型**

治法：温肾壮阳。

方药：右归丸加味。熟地黄 20g、山药 15g、山茱萸 15g、鹿角胶 20g（烊化）、制附子 6g、肉桂 3g、枸杞子 20g、菟丝子 30g、杜仲 20g、当归 15g、陈皮 15g、仙灵脾 15g。阴茎不能勃起者加韭菜子、阳起石。

（2）心脾两虚型

治法：补益心脾。

方药：归脾汤加味。党参 10g、白术 15g、黄芪 30g、当归 15g、茯神 15g、远志 12g、炒酸枣仁 12g、木香 6g、龙眼肉 15g、甘草 10g。加蛇床子、仙灵脾振奋阳气以提高性欲。

（3）肝气郁结型

治法：疏肝解郁。

方药：柴胡疏肝散加味。柴胡 12g、白芍 15g、枳壳 12g、陈皮 15g、川芎 10g、香附 15g、甘草 6g。可加蜈蚣、仙灵脾通络兴阳，加茯神、远志宁神定志。

2. 外治疗法

（1）针刺治疗：肾阳不足者可选肾俞、中极、关元、气海等穴，用补法；心脾两虚者选穴心俞、脾俞、足三里、内关、神门等，用补法；肝气郁结者选阳陵泉、肝俞、神门等穴，用泻法。每次针刺 20~30 分钟，10 日为 1 疗程。

（2）耳针治疗：取肾、肝、内分泌、精宫、脑点等穴，用王不留行籽以胶布贴穴位，2~3 日换 1 次，每日早、中、晚睡前各刺激上述穴位 5~10 分钟。

（3）水针疗法：根据不同证型，每次选 2 个穴位各注射维生素 B_1 针 1ml（100mg/2ml），隔日 1 次，5 次为 1 疗程。

3. 成药及单验方

（1）成药

1）金匮肾气丸：每次 8 粒，每日 2 次，口服。用于肾阳不足型。

2）归脾丸：每次 8 粒，每日 2 次，口服。用于心脾两虚所致者。

3）逍遥丸：每次 8 粒，每日 3 次，口服。用于肝气郁结型。

4）复方玄驹胶囊：每次 3 粒，每日 3 次，口服。用于肾虚所致者。

5）龟灵集胶囊：每次 3 粒，每日 3 次，口服。用于肾阳虚所致者。

6）疏肝益阳胶囊：每次 4 粒，每日 3 次，口服。用于肝郁肾虚所致者。

（2）单验方

1）蜂房 100g，研末冲服，每次 3g，每日 2 次。

2）蛇床子 12g、熟地黄 15g。每日 1 剂，水煎服。用于肾虚型性欲低下。

3）菖蒲 6g、合欢花 10g。水煎服，每日 1 剂。

六、预后转归

在同意接受治疗的患者中，解除引起器质性性欲低下的因素或进行适当的心理疏导，多能向好的方向转化，甚至治愈。不愿接受治疗或经治疗无效的患者表现为持续的性欲低下，极少因为家庭或社会的原因而发生精神病。

七、预防调护

如能找到致病的器质性疾病或药物等因素，应去除这方面的病因。大多数性欲低下是精神因素引起的，性咨询指导是治疗的重要措施。在生活中解除思想负担，夫妻双方互相体贴，建立和谐的性生活，加强夫妻间的情感交流和性交中感受的交流，对于一时性性欲低下或勃起功能障碍，妻子要给予安慰和鼓励，夫妻间的信任、和睦、尊重以及充分交流是预防和调理性欲低下的基础。对于性生活环境因素引起的性欲低下，要去环境中不利因素，如适当调整住房条件。

夫妻间交流要注意以下几点。①当过完性生活，并且双方都感到愉快之时，妻子可向丈夫表明喜欢丈夫在性生活中的哪些做法，要注意只说那些让自己非常舒适和愉快的事，暂时不提不好的方面或者不满意的地方，这样可以鼓励丈夫，调动他在性生活中的积极主动性。②夫妻间在性生活之前、之中和之后，双方能有充满柔情蜜意的交谈或者其他方式的交流，例如表情、动作、手势、声响等。③妻子总结出自己在 1 个月内的哪些天里更容易产生过性生活的欲望，并且把这个大概的规律告诉丈夫。④夫妻共同探讨性生活中的一些具体做法，告诉对方不喜欢他（她）哪些做法，帮助对方避免那些做法。

第六节 性 厌 恶

性厌恶是指对正常性活动或性活动思想的一种持续性憎恶反应，轻者只对某个特异的异性接触时出现性厌恶状态，而对大多数异性接触时无任何异常表现；严重者甚至对任何异性接触都非常厌恶，并对性接触和性活动产生惊恐反应，出现心悸、头晕、周身大汗、恶心、呕吐、腹痛、腹泻等症状。男女皆可发病，女性多见，男性性厌恶者较少。性厌恶多在40 岁以下出现。中医文献中曾有过"憎女子"的记载，但对此种情况的认识不够明确。

一、病因病机

（一）现代医学研究

西医多认为性厌恶是精神心理因素造成的，男性青春期体象很差或自信心很低，如男子阴茎短小或自认为短小、女性型乳房、过度肥胖，使他们回避性生活。青少年时期受到不正确的性教育、性创伤经历（如乱伦、失恋等）、对性行为的误解，都可以引起对性活动的憎恶，特别是在正常的性生活时产生联想，可诱发性厌恶，青少年时期双亲对性的错误认识和抵制态度，可导致患者成年后出现性厌恶。多次性活动失败（如勃起功能障碍、早泄等）而产生失望情绪，遭受凌辱或耻笑，久之可诱发性厌恶；或发现妻子有外遇等而拒绝性活动，最后这种抵触情绪可发展到厌烦性生活的地步。个别患者的性厌恶与强迫性神经官能症、焦虑性神经官能症或性格紊乱、人格障碍等有关。但性厌恶患者有哪些病理性变化，就目前研究来看，尚未能找到确切的因素。

（二）中医学认识

中医学认为本病多与思虑过度，伤及心脾，心神失养；或房事惊恐，伤及肾阴，阴虚火旺，上扰心神等有关。所涉及脏器主要为心、脾、肾。心主宰人的精神、意识、思维活动，为思欲之源泉；脾在志为思，又藏意，且为气血生化之源；肾主生殖，又生髓通于脑。三脏受损皆可发病，其中两脏或两脏以上合而为病者较为复杂。常见病因病机有如下两方面。

1. 心脾两虚　少年思念不遂，或青年求偶不成，思虑忧愁过度，日久伤及心脾，心神失养，则神志失控，产生性厌恶。

2. 阴虚火旺　房事时受到惊恐，或少年时因不良性刺激而惊恐，恐则伤肾，损及肾阴，致阴虚火旺，上扰心神，神不守舍，思欲失常，产生性厌恶。

二、临床诊断

（一）辨病诊断

性厌恶的诊断并不是出现对某位异性有性反感，或对某种性交方式（如口-生殖器性活动）反感，或某种状态下对性活动的厌恶情绪就成立。真正的性厌恶患者想到性交时就毫无道理地甚感不安和忧虑，常可因一次接吻、拥抱或抚摸即可诱发这种反应，有的性想象比性活动本身更能引起焦虑，有时显露身体和触摸爱人比性交更困难。诊断无特异性的实验及辅助检查，常依据其症状与体征而进行诊断。

常见40岁以下男性突然发病，对性行为和性活动思想持续性厌恶反应，对性生活厌倦、恐惧或忧虑，重者周身汗出、恶心、呕吐、腹泻、失眠、头晕或心悸等。男性性厌恶患者性交和射精活动往往正常。

（二）辨证诊断

中医认识本病只知是一种怪病，多从忧思惊恐来考虑。

1. 心脾两虚型　厌恶房事，食欲不振，腹胀便溏，周身乏力，心悸不寐，汗出。舌红，苔少，脉细。

辨证要点：厌恶房事，纳差，腹泻，心悸。舌红，苔少，脉细。

2. 阴虚火旺型　厌恶房事，闻之则恐，焦虑不安，心悸怔忡，腰膝酸软，头晕耳鸣。舌红，苔少，脉细数。

辨证要点：厌恶房事，闻之则恐，腰膝酸软。舌红，苔少，脉细数。

三、鉴别诊断

性厌恶应与性欲低下鉴别（见本章第五节"性欲低下"有关内容）。

四、临床治疗

（一）提高临床疗效的基本要素

1. 详察病史　本病多因受过不良性刺激或夫妻感情不和或精神心理方面等疾患而发生。问清病因，有利于进行针对性治疗。

2. 抓住特征　本病表现为对性活动或性活动思想的持续憎恶，根据病史不难辨别。

3. 明确病位　思虑过度或所思不遂引起者除性厌恶外，还伴有纳差、腹泻、心悸、不寐等症状，病位在心脾。房事惊恐引起者，常伴闻性则恐、心悸、怔忡、腰膝酸软、头晕耳鸣，病位在肾。

（二）辨病治疗

西医对本病的认识不明确，只认为与精神心理因素关系密切，因此在治疗上基本以心理咨询为主要手段，在运用其他治疗方法时，心理治疗又是一种不可缺少的辅助治疗方法。在心理治疗时患者首先要建立治疗的动力和决心，克服恐惧心理，避免治疗中阻抗性行为。同时要制订详细可行的治疗计划，不断督促治疗训练，逐渐深入治疗。性厌恶者如能积极主动治疗，夫妇双方密切配合，经医生系统有效的性指导，多能根除病因。在开始治疗时，对患者的所有活动（包括性活动）都要加以控制，然后进行性感觉集中练习，逐渐由接触皮肤、乳房及外生殖器到性交，让其尝到性快感的乐趣而达到治愈的目的。

（三）辨证治疗

1. 辨证施治

（1）心脾两虚型

治法：补益心脾、安神定志。

方药：归脾汤加味。党参15g、白术20g、黄芪30g、当归15g、茯神15g、远志12g、炒枣仁15g、木香6g、龙眼肉12g、朱砂0.5g（另）。恶心呕吐加姜半夏、竹茹等。

（2）阴虚火旺型

治法：益肾养阴，重镇安神。

方药：安神定志丸加味。茯苓15g、茯神12g、远志12g、人参10g、石菖蒲30g、龙齿20g、生牡蛎20g、合欢皮15g。

2. 外治疗法

（1）针刺治疗：针刺神门、内关、三阴交、肾俞等穴位，每日1次，每次20~30分钟，平补平泻，10次为1疗程。

（2）耳针治疗：神门、心、皮质下脑点埋针或王不留行籽贴穴位，每次按压5分钟，每日2次，2日换1次。

（3）贴敷法：以麝香、大云、甘遂末少许，共研粉末，取0.5~1.0g放入神阙穴，外用胶布贴敷固定，3~5日换1次。

五、预后转归

性厌恶的产生主要为精神心理性刺激引起，它对于精神活动反过来又有一定的影响，如不加治疗，长期的精神压抑会使情绪变得更加异常。但临床中要注意，某些性厌恶确是由精神病表现出来的。性厌恶患者如能积极治疗，夫妇双方与医生的指导密切配合，并且医生的性指导水平确实可靠，那么经过一段时间的系统治疗，大部分患者病因都能根除，但也有一部分容易复发，还有一部分人治疗无效。

六、预防调护

对青少年进行科学的性教育是预防性厌恶发生的重要方法之一。对于有性创伤史的孩子要尽量提供保密环境，并通过心理治疗努力驱除其心中的阴影。避免不良的性刺激和夫妻感情和睦及对性有一个共同的理解和兴趣很重要，要努力建立起和谐的夫妻性关系，亦不要把其他情况下的不满足发泄到夫妻性生活当中去。其中最重要的是承认性活动在人类生活中不仅是自然现象，而且也是一个重要组成部分。要努力学习性知识，交流性感觉。在患病期间，要尽量减少带有性交目的的性活动，特别是女方不能将对男方的不满情绪表露于性接触及日常生活中。一旦患了性厌恶，要及时找医生进行咨询和治疗。

第七节 性欲亢进

性欲亢进是指性欲望、性冲动过分强烈和旺盛，临床表现为出现频繁的性兴奋，性行为要求异常迫切，频繁（一天数次）长时间性交，甚至不分场合及时间均有性活动（包括性交）要求，否则即感到不满足。另外，有的人在一天里 5 次自慰，也算性欲亢进的表现。在中医文献中，本病多被列入"阳强"病篇中论述。

一、病因病机

（一）现代医学研究

1. 流行病学 关于性欲亢进的发病率在国内尚未见有关调查数据。据美国性治疗专家帕特里克分析，在美国约 1% 的人（包括男性和女性）有性欲亢进，男女比例无显著差距，男性可能略少些。主要表现为每天要求数次性活动（包括性交），而且经常更换性伙伴。在我国这种情况较少见，就以临床诊治来看，肯定少于 1% 这个数据。

2. 病因病理 西医多从精神因素和器质性病变两个方面来考虑，认为整日溺沉于酒色之人，有成瘾性，性欲亢进；而另外一些脑部疾患因使激素水平紊乱也容易诱发，具体有以下几方面。

青年人身体健壮、精力旺盛者，睾酮分泌旺盛，性生殖能力较强时性欲多旺盛，太过则出现亢进。大脑或下丘脑中枢出现病变或对性激素敏感性增强；精神疾患者，失去中枢调控，缺乏理智，按本能要求，一味追求性活动，会出现性欲过盛，行为异常。有些药物降低中枢性抑制，或增强性兴奋，均可引起性欲亢进。少数人为社会精神因素引起，他们对色情小说、淫秽录像等特别有兴趣，反复接受大量性刺激，受本能的驱使，整天沉迷于酒色之中，理智失去控制，亦可引起性成瘾。躁狂症由于精神失调对性兴奋抑制能力下降，出现性欲亢进，主要表现为情感高涨、欣快、动作过多，思维奔逸和冲动行为等。精神分裂症开始也许会性欲减退，但随后失去理智，亦有不少人出现性欲亢进，他们表现为语言下流、行为不端、过度手淫、频繁性交，甚则搅乱人群。垂体 LH 分泌瘤、睾丸间质细胞瘤或增生等使垂体前叶促性腺激素或睾丸雄激素分泌过多，都会导致性欲亢进；颅内某些肿瘤可引起青春期前儿童性早熟或成人性欲亢进。垂体生长激素分泌瘤早期可反射性引起腺体分泌过多的生长激素，出现性欲亢进，晚期则表现为性欲减退或丧失。在前脑损伤时，由于缺少抑制可表现为对性活动兴趣增加；甲状腺功能亢进也可表现为多种形式的性功能和性行为紊乱，其中 10%~20% 的患者早期有性欲亢进表现，特别是轻度甲亢患者，但大多数甲亢患者性欲减退，甚至血睾酮含量下降，睾酮储备功能降低。有些药物通过解除性抑制引起性欲亢进。毒品成瘾亦有可能引起性欲亢进。

（二）中医学认识

现代中医多认为性欲亢进的产生与思淫过度、所愿不遂致相火妄动，或素体阴虚火旺有关；另外，瘿病、脏躁也可诱发。

1. 肝郁化火　思慕色欲，所思不遂致肝气郁结，久郁化火，木火相煽，君火妄动，欲火内扰终致性欲亢进。

2. 阴虚火旺　素体阴虚或房事过频，手淫过度，伤及肾阴，阴虚火旺，上扰君火，欲火内炽，性欲亢进。

二、临床诊断

（一）辨病诊断

临床表现为性交过频、过快、过剧，甚则遇见异性即有性兴奋、性冲动，如得不到满足，则烦躁不安。可有脑部肿瘤、甲状腺功能亢进、精神病病史或服用某些药物等病史。精神因素引起者无任何体征，器质性疾病引起者可有相应体征。

（二）辨证诊断

性欲亢进受君火妄动的影响较大，但导致君火炽盛的原因不外乎肝郁化火和阴虚火旺两种。

1. 肝郁化火型　性欲亢进，烦躁易怒，面红目赤，口苦咽干，心烦失眠，口舌生疮。舌质红，苔薄黄，脉弦数。

辨证要点：性欲亢进，心烦易怒，口苦咽干。舌红，苔薄黄，脉弦数。

2. 阴虚火旺型　性欲亢进，腰膝酸软，头晕耳鸣，五心烦热，潮热盗汗，颧红咽干，男子遗精，阳强易举，小便短赤，大便秘结。舌质红，少苔，脉细数。

辨证要点：性欲亢进，腰膝酸软，阳强易举，五心烦热。舌红，少苔，脉细数。

三、鉴别诊断

1. 不射精　因无性高潮和射精，可重复性交而表现为性交过频和性交时间过长；性欲亢进虽交合频繁，但每次都可完成性交的全过程（性兴奋→阴茎勃起→性交→性高潮→阴茎疲软），此为两者鉴别的要点。

2. 阴茎异常勃起　表现为阴茎勃起持久不衰，短则数小时，甚则数天，即便偶能性交，可射精，但亦不痿软。大部分患者因阴茎痛性勃起，或插入阴道时有不适感，而不欲性交。是一种男科急症，如不及时处理，可遗留永久性勃起功能障碍等后遗症。而性欲亢进表现为阴茎易勃起，勃起不伴疼痛，性交欲望强烈，交合泄精则阴茎痿软或有时自动痿软，但很快又会产生性欲望，多次性交亦不能满足。

3. 生理性性欲旺盛　身体健壮、精力旺盛的人，可能有一天数次性交，特别是一些青年男女，新婚宴尔，情投意合，房事较多，不应视为异常。他们多能达到性满足，而且这种一天数次性交的情况也不会长久，随着身体情趣的改变，性生活变得克制、和谐。还有一些长期分居的夫妇，探亲时可能表现为频繁性交。这些均为生理现象，对人对己不构成任何危害，当与性欲亢进相鉴别。

四、临床治疗

性欲亢进患者不论是进行性交还是自慰都会成瘾，这种性成瘾支配他们的思维和生活，发展为每日的性成瘾活动，有时会对异性采取进攻行为，严重影响生活和人际关系。这种性成瘾行为甚至面对惩罚和威吓或自己强烈的表示悔恨和罪过之后仍不能改正，因此对本病的治疗相当重要。

（一）提高临床疗效的基本要素

性欲亢进与许多因素有关，诸如患者对性的认识偏移，思虑过度，所念不遂，肝郁化火或禀赋不足，手淫过度，阴虚火旺，某些药物、毒品等。临证时，必须详察病因，以便有针对性的治疗。审清病因之后应谨守病机，分清虚火实火。虚火表现为性欲亢进，腰膝酸软；实火表现除性欲亢进外，还有烦躁易怒，潮热盗汗，五心烦热，口苦咽干，口舌生疮，舌红，苔薄黄，脉弦数。

（二）辨病治疗

1. 药物治疗　使用安眠、镇静剂以降低患者性兴奋。地西泮（安定）0.5mg，口服，每日3次；或氯米帕明25mg，每日3次口服；谷维素片30mg，口服，每日3次。严重者可服用使中枢兴奋缓解的药物。性早熟和性早熟犯罪者，可用雄激素拮抗剂，如醋酸甲基乙酰氧孕前酮（MPA）以降低性欲。其他病如甲亢等引起者，应积极治疗原发病。

2. 手术治疗　器质性病变如脑部肿瘤等引起者应及早手术。

（三）辨证治疗

1. 辨证施治

（1）肝郁化火型

治法：疏肝解郁，清泻相火。

方药：丹栀逍遥散加减。牡丹皮15g、栀子12g、当归15g、白芍20g、柴胡12g、夏枯草12g、云苓15g、白术15g、甘草5g。肝经湿热盛、口中黏腻、苔黄者，加龙胆草。

（2）阴虚火旺型

治法：滋阴降火。

方药：大补阴丸加减。知母15g、黄柏12g、龟板20g、生地黄20g、牡丹皮15g、生龙牡各30g。

2. 外治疗法

肝郁化火型，选阳陵泉、行间、太冲、肝俞，施以泻法，每次20分钟，每日1次；阴虚火旺型，选穴肾俞、命门、关元、三阴交，施以补法，每次20分钟，每日1次。

3. 成药

（1）龙胆泻肝丸：每次3g，每日2次，口服。用于肝经火旺者。

（2）知柏地黄丸：每次8粒，每日2次，口服。用于阴虚火旺者。

五、预后转归

性欲亢进的患者表现为整天沉于性冲动之中，从各方面都表现出对性的渴求，为了获得性满足，寻找一切可能的性交对象和一切可能的性交机会。当这种欲望强烈而又无处宣泄时，患者便出现焦虑、易激惹、心慌、头昏、失眠、四肢无力、发呆，更有甚者可因痛苦不堪或极度羞愧而自杀，影响社会稳定。因为性欲得不到满足，严重消耗精力，影响正常的工作和生活，甚至走向犯罪，也影响了社会安定。如果不经治疗，亦可能因每日泄精耗气过多，出现房劳伤，身体变得极度虚弱，出现类似吸毒者的体象，身体抵抗力差，易致各种病毒或细菌感染。但是性欲亢进患者经合理治疗和调节日常生活，是较容易得到治愈的。对于脑部等器质性病变引起者，必要时配合手术治疗，大多预后良好。

六、预防调护

青春期性欲亢进多属生理性，应从心理上予以正确引导，使之掌握一定的性知识。成年人性欲亢进可能因其他疾病引起，需找出原发病进行有针对性的治疗，以防纵欲过度引起性抑制。宣传性知识、普及性教育，青春期发育少年远离黄色书刊、色情小说等，积极参加有益的体育锻炼，把注意力集中到学习生活中是预防性欲亢进的有效措施。对性欲亢进者运用抑制性欲的中西药物宜暂不宜久，以免抑制过度而引起性欲减退。

七、研究进展

性欲旺盛与否取决于肾气的强弱。脾胃为气血生化之源，故肾气充与不充有赖于脾胃功能之好坏。体力劳动者，胃强善啖，精气多旺，其于欲事多强；脑力劳动者，纳谷不旺，精气多虚，其于欲事多弱。

在治疗上，药理研究证明，知母可降低神经系统的兴奋性，配黄柏能降低性神经的兴奋性，酸枣仁可降低大脑皮质的过度兴奋，故能减少性冲动，有利于性功能恢复。

第八节　逆　行　射　精

逆行射精是指阴茎勃起功能正常，性交时能达到性高潮，有射精的感觉，但无精液或仅有少量精液从尿道外口射出，部分或全部精液从后尿道逆行射入膀胱的一种病证。本病亦是引起男性不育的常见原因之一。本病常归属于中医学"不育"、"少精"等范畴。

一、病因病机

（一）现代医学研究

1. 射精机制　尿道内口的内纵、外环两层平滑肌由膀胱的内纵、外环两层平滑肌的延伸部位交错而成，组成了尿道内括约肌。膀胱颈部、尿道内括约肌有丰富的 α 肾上腺素能受体，受交感神经支配。正常的射精包括泄精、尿道内口关闭和射精 3 个生理过程。当生殖器受到的刺激通过阴部神经传入到大脑高级射精中枢后，回传的冲动经胸腰椎交感神经节引起前列腺、附睾和输精管收缩，把精液泄入后尿道，射精过程中膀胱内括约肌处于痉挛收缩状态，防止精液流入膀胱，回传到骶部副交感神经的冲动，一方面使会阴部球海绵体肌及坐骨海绵体肌产生节律性收缩，一方面使尿道外括约肌松弛，输精管和膀胱之间形成一反压力差，迫使精液从压力低的尿道外口射出。

2. 逆行射精的病因　任何干扰膀胱解剖生理功能，或阻断下尿路交感神经支配的因素，都将造成膀胱颈部和尿道外括约肌功能的共济失调，使膀胱内括约肌松弛、关闭不全，而外括约肌反而收缩，则会使已进入尿道前列腺部的精液逆向射入膀胱而造成逆行射精。逆行射精的常见病因有以下几种。

（1）先天性尿道瓣膜、膀胱颈挛缩、脊柱裂、膀胱憩室及膀胱尿道、精阜的慢性炎症，引起膀胱括约肌功能失调而致逆行射精。

（2）严重尿道狭窄时只能通过少量尿液，而精液黏稠度高常不能通过，在阴茎勃起时狭窄更为严重，以致精液被迫向后通过内括约肌进入膀胱。巨大膀胱结石患者长期持续用力排尿，可引起内括约肌功能过度代偿，最后丧失收缩能力，导致射精时精液逆流。

（3）手术外伤等损伤交感神经　骨盆骨折、尿道撕裂、手术损伤膀胱颈部括约肌及经尿道切除前列腺和膀胱颈部等，均可造成膀胱颈部括约肌功能丧失，致射精时膀胱颈部不能关闭。各种盆腔内手术，如直肠癌根治术、后腹膜淋巴结清扫术、腰交感神经切除术、腹主动脉瘤切除术，均可影响支配后尿道的交感神经，导致逆行射精。但局限性交感神经切断并不一定产生射精障碍。

（4）神经内分泌疾患　如糖尿病神经病变，支配后尿道的远近端括约肌因神经系统或局部病变发生括约肌功能失调而致逆行射精。

（5）药物因素　肾上腺素能阻滞剂，如胍乙啶、利血平、盐酸甲硫哒嗪、溴苄胺及苯甲胍等都可引起逆行射精。

3. 逆行射精的病理　该病主要是各种原因造成膀胱颈部内括约肌在射精时不能收缩关闭，处于松弛状态，而尿道外括约肌在射精时产生一种能松弛神经的共济失调状态，使精液被逆行射入膀胱，其病变以器质性为多见。根据原发病的不同有不同的病理变化。

（二）中医学认识

中医认为本病主要为肾气亏虚，阴阳失调，推动无力，以致精液无力射出，反而逆行流入膀胱；或为气滞血瘀、湿浊内阻精道，致使精液不循常道，逆行泄入膀胱。前者属虚，后者属实，但二者常相互影响。肾气亏虚，推摄无力，则可致败精、瘀血等阻滞；精道瘀阻，日久不通，亦可损伤肾气而出现虚实夹杂之象。常见病因病机分述于下。

1. 肾气亏虚　多因先天禀赋不足，恣情纵欲，房劳过度，损伤肾气，以致肾气不足，无力摄精以行常道。

2. 气滞血瘀　情志不畅，气机郁滞，气滞而血亦瘀，或外伤、手术损及阴器，致精道瘀阻，以致精液不循常道而逆行进入膀胱。

3. 湿浊阻滞　脾虚湿盛或外感湿邪致水湿内停，下注宗筋，阻滞精道，使精液逆行而入膀胱。

二、临床诊断

（一）辨病诊断

1. 临床诊断

（1）症状：性交或手淫时有性高潮及射精快感出现，但尿道口无精液射出。性交后第1次小便混浊。

（2）病史：需注意有无会阴部及尿道外伤史，有无下腹部和盆腔手术史，有无膀胱颈部及前列腺手术史及有无长期服用降压药史、糖尿病史等。

2. 现代仪器诊断

（1）果糖测定：性交后第 1 次尿液离心沉淀后涂薄片镜检可发现大量精子，果糖定性检查阳性。

（2）膀胱造影：膀胱造影检查可以观察膀胱收缩时膀胱颈部的功能。排尿时用手捏住尿道口，阻滞造影剂流出，摄取前后位及左、右斜位 X 线片，可更好地显示后尿道。逆行尿道造影适用于前尿道有狭窄病变者。膀胱镜检查可发现膀胱颈口松弛、扩大，精阜与膀胱颈的距离缩短。

（二）辨证诊断

1. 肾气亏虚型　性交不射精，有性高潮和射精感觉，随即阴茎痿软，性交后小便混浊，伴性欲低下或勃起不坚，腰膝酸软，头晕耳鸣。舌淡，苔薄白，脉沉细无力。

辨证要点：性交无精液射出，但有射精感觉，射后阴茎痿软，伴腰膝酸软，头晕耳鸣。舌淡，苔薄白，脉沉细无力。

2. 气滞血瘀型　性交不射精，有射精快感，阴茎勃起色紫暗，或有会阴外伤手术史，伴少腹、胁肋胀痛。舌质紫暗，脉沉涩。

辨证要点：同房无精液射出，但有射精快感，阴茎勃起色紫暗，两胁、少腹胀痛。舌质紫暗，脉沉涩。

3. 湿浊阻滞型　性交有快感但无精液射出，伴阴囊潮湿，小便混浊，淋漓不畅。舌红，苔黄腻，脉濡数。

辨证要点：性交有快感，无精液射出，阴囊潮湿。舌红，苔黄腻，脉濡数。

三、鉴别诊断

逆行射精当与不射精相鉴别（详见本章第四节"不射精"篇）。

四、临床治疗

（一）提高临床疗效的基本要素

1. 了解病史　原发性逆行射精在临床上较为少见，多数患者常因不育检查时偶然发现。发生继发性逆行射精时，应了解有无骨盆骨折、尿道外伤或膀胱颈部手术（如前列腺摘除）等，以及有无糖尿病史，有无服过肾上腺素能阻滞剂等情况，以明确发病原因，针对治疗。

2. 抓住特征　本病以性交中有性交高潮和射精动作出现，尿道外口无或仅有少量精液流出为特征，性交后第 1 次尿液检查有大量精子。

3. 分清虚实　逆行射精临证有虚实之别。实证多为气滞血瘀、湿热阻滞，虚证多为肾气不足。其临床表现各不相同，当仔细辨别。

4. 男女同时检查　治疗逆行射精的一个重要目的是生育，所以在男方治疗的同时，应检查女方生育力，如宫腔镜检查、排卵检测、输卵管检查等。

（二）辨病治疗

1. 药物治疗　对本病治疗可选用一些兴奋交感神经和降低副交感神经活性的药物，如一些拟肾上腺素药、抗胆碱药、抗组胺药等。应用这类药物可兴奋交感神经、降低副交感神经活性，从而提高膀胱颈部张力，以防止精液逆流入膀胱。麻黄素对治疗腹膜后淋巴切除和交感神经切断术引起的逆行射精具有一定疗效，可于性交前半小时到 1 小时口服盐酸麻黄素 50～75mg，或用脱羟肾上腺素 60mg 性交前静脉注射。糖尿病神经病变引起者可用具有抗组织胺和抗胆碱能特性的苯丁烯二酸溴苯吡胺和丙米嗪。

2. **手术治疗** 轻度患者可采用硝酸银烧灼尿道内口和后尿道的方法。严重者可重建膀胱颈，用肠线紧缩膀胱颈口，对阻止精液逆向射入膀胱有较好的疗效。

3. **人工授精法** 为治疗逆行射精引起的不育，有人研制了一种提取和保存逆行射入膀胱的精子的技术，再通过人工授精或合并使用拟肾上腺素能药物治疗，成功地解决了许多逆行射精引起的不育问题。提取和保存尿液中精子，是人工授精成功的关键。具体方法是口服碳酸氢钠冲洗膀胱，以达到碱化尿液、提高膀胱内尿液渗透压、防止逆流精子受损的目的，保证人工授精成功。

4. **立位性交技术** 当膀胱充盈时取立位进行性交，此时膀胱颈部的张力大于仰卧，此时先手淫使男方感到有射精紧迫感，立即进行阴道内性交，有时可顺利射精。一次不成功，可连续练习。

5. **提肛肌锻炼** 提肛后闭气 10～15 秒，然后再呼气，全身放松，每次练习 20～30 次，各种姿势时练习均可，长期锻炼可改善膀胱颈部肌肉的张力。

（三）辨证治疗

1. **辨证施治**

（1）**肾气亏虚型**

治法：温补肾气，填精益髓。

方药：金匮肾气丸加味。熟地黄 20g、山药 15g、山萸肉 15g、云苓 15g、泽泻 15g、牡丹皮 12g、制附子 6g、肉桂 6g、蜈蚣 2 条、鹿角胶 10g（烊化）、露蜂房 15g。

（2）**气滞血瘀型**

治法：活血行气，通络开窍。

方药：血府逐瘀汤加味。当归 20g、生地黄 20g、桃仁 12g、红花 15g、桔梗 6g、赤芍 15g、柴胡 12g、川芎 10g、枳壳 12、川牛膝 15g。寒象偏重者，加乌药 12g、小茴香 12g。

（3）**湿浊阻滞型**

治法：清热利湿，通关化浊。

方药：四妙散加味。苍术 15g、黄柏 12g、川牛膝 15g、生薏苡仁 20g、龙胆草 6g、车前子 25g、茯苓 15g。可加石菖蒲 15g，以加强开窍利湿之力。

2. **外治疗法**

选用八髎、中极、关元、三阴交、阳陵泉。平补平泻法，每次留针 15～20 分钟。每日 1 次，15 日为 1 疗程。肾气亏虚者以关元、气海、足三里为主穴；气滞血瘀者以阳陵泉、肝俞、秩边为主穴；湿热阻滞者以三阴交、阳陵泉、丰隆为主穴。

3. **成药**

（1）**血府逐瘀口服液**：每次 10ml，每日 3 次，口服。用于气滞血瘀型。

（2）桂枝茯苓胶囊：每次 4 粒，每日 3 次，口服。用于气滞血瘀型。

（3）龙胆泻肝丸：每次 3g，每日 2 次，口服。用于湿热阻滞型。

（4）金匮肾气丸：每次 8 粒，每日 2 次，口服。用于肾气亏虚型。

五、预后转归

逆行射精经适当药物治疗、手术治疗及其他简单的辅助生殖技术绝大多数可解决生育问题。心理因素导致勃起功能障碍者经心理疏导配以药物疗法，预后良好。

六、预防调护

1. 注意防治膀胱炎、尿道炎、糖尿病等，以减少引起膀胱颈部内括约肌功能紊乱的因素，防止加重逆行射精。

2. 调畅情志，保持心情舒畅，加强体育锻炼，切忌房事过频。

3. 禁服肾上腺素能阻滞剂，如胍乙啶、利血平等药物。

第九节 射 精 疼 痛

射精疼痛是指男子在性交射精过程中，阴茎、睾丸、会阴及下腹部等部位的局部灼痛、剧痛或牵拉痛。中医文献常将该病归入"阴痛"、"阴茎痛"等。现代中医称为"房事茎痛"。

一、病因病机

（一）现代医学研究

男子在性高潮阶段，在腰骶部脊髓内射精中枢神经的支配和性腺内分泌激素作用下，内生殖器官中的附睾、精囊、输精管、前列腺和尿道等器官的肌肉发生节律性收缩，将精液排出体外。正常的射精活动不但不会出现疼痛，相反，伴随射精过程男子会得到一种欣快感。但是当参与射精的器官和组织发生病变时，就可发生射精疼痛。

射精疼痛常为某些泌尿生殖系疾病的主要临床表现，器质性病变引起者最为常见，另外有些精神心理因素也可引起射精疼痛。该病的主要病因病理如下。

1. 炎症 是引起射精疼痛最主要的病因，包括前列腺炎、精囊炎、射精管炎、后尿道炎、淋菌性尿道炎等。炎症刺激使这些器官发生充血、水肿，在射精过程中这些器官的肌肉发生节律性收缩时，就会出现疼痛或不适。附睾炎、精囊炎本身就可以引起疼痛，性生活时，尤其是射精时睾丸附睾的收缩更加剧疼痛。

2. 肿瘤 生殖系肿瘤如前列腺癌、精囊癌、后尿道癌等，引起的射精疼痛较少见，疼痛程度较炎症引起的射精疼痛轻，主要表现为隐痛或酸痛，特点是持续性、无间歇期且可进行性加重。

3. 结石 发生前列腺结石、精囊结石、后尿道结石等时，在性交射精过程中，这些器官肌肉收缩挤压了结石所在部位的周围组织引起疼痛。长期嵌顿的结石可因压迫周围组织，导致周围组织供血不足，甚至引起水肿、溃疡，当射精时，随肌肉收缩可引起射精时疼痛。

4. 包皮过长和包茎　男子中包皮过长者较多，其中一部分人由于不注意局部清洁卫生，包皮腔经常形成包皮垢，且常发生细菌、滴虫、真菌等感染，在包皮垢和感染的长期刺激下，可发生包皮与龟头粘连。包皮垢感染及包皮龟头粘连均可影响性交抽动过程中阴茎的摩擦而引起疼痛。包茎者包皮口狭小，阴茎龟头不能外露，包茎患者通常有包皮腔内慢性感染和包皮垢的刺激，有时在阴茎勃起时即感到疼痛或平时持续性不适加重。包茎限制了包皮与龟头间的自由移动，阴茎勃起充血常压迫包皮口引起疼痛，如包皮与龟头之间有粘连，这种疼痛常更明显。

5. 其他原因　阴茎硬结症患者常因阴茎弯曲发生性交困难，性交时阴茎在阴道内摩擦、抽动时，由于阴茎弯曲，阴茎局部张力增高常引起疼痛。阴茎血栓性静脉炎常发生于青壮年，表现为阴茎背侧条索状或环状硬结，包皮可有水肿，勃起和射精时疼痛加剧，发病原因不明，可能与创伤有关。

男子性交过频或性生活过度兴奋，或性交时动作粗暴，也可引起射精疼痛，不过这种情况只要在性生活时加以注意，就可减弱或消失，不必特殊处理。

（二）中医学认识

《诸病源候论·虚劳阴痛候》说："肾气虚损，为风邪所侵，邪气流入于肾经与阴气相击，正邪交争故令阴痛。"《血证论》提出："前阴属肝，肝火怒动，茎中不利，甚则割痛。"疾病初期，年少体壮及素体阳盛者，多以邪实热盛为主，或为气滞血瘀，或为湿热蕴结致"不通则痛"。久病之后或年老体衰者，肾虚精亏，宗筋失养，则可出现正虚或虚实夹杂之证，致"不荣则痛"。基本病机为精道不利，宗筋失养。常见病因病机有以下几点。

1. 气滞血瘀　情志不调，肝气不舒，气机郁滞，血行不畅，或手术外伤，瘀血留滞，阻滞精道，射精不畅，不通则痛。

2. 湿热下注　外感六淫，郁而化热或饮食所伤，湿热内蕴。湿热下注，筋脉不利，精道瘀阻，致射精疼痛。

3. 阴虚火旺　恣情纵欲，房劳过度，阴精亏虚，阴虚火旺，虚热内扰，宗筋失养，精窍不利而成。

二、临床诊断

（一）辨病诊断

1. 临床表现

（1）症状：性交过程中，出现性高潮，伴随射精动作，阴茎、睾丸、会阴及下腹部等部位发生阵发性隐痛或绞痛。

（2）体格检查

1）有无包皮过长、包皮龟头炎及包茎，阴茎海绵体有无硬结，附睾有无肿瘤。

2）肛诊前列腺大小、质地，有无结节及压痛。

2. 现代仪器诊断

（1）行前列腺液镜检、精液及尿液常规查，以判断有无前列腺炎、精囊炎及尿道炎等。

（2）对疑有精阜炎、射精管炎、后尿道炎或前列腺癌、精囊癌的患者，可进行尿道镜检查和 CT、磁共振检查，必要时行穿刺活组织检查。

（3）骨盆区 X 线检查及 B 超检查，可了解有无前列腺、精囊腺及后尿道结石。

（二）辨证诊断

1. 湿热下注型　性交时射精疼痛，可伴早泄，小便短赤，淋漓不尽，心烦口苦，或见血精，阴囊潮湿，甚至阴囊肿大疼痛。舌质红，苔黄腻，脉濡细。

辨证要点：性交时射精疼痛，阴囊潮湿，小便短赤，心烦口苦。舌红，苔黄腻，脉濡细。

2. 气滞血瘀型　性交时出现性欲高潮，随着射精动作出现阴茎、睾丸、会阴等部位胀痛或刺痛，伴有两胁胀痛，善叹息。多有情志不调，手术外伤史。舌质紫暗，脉弦或沉涩。

辨证要点：射精时疼痛，有情志不调或外伤、手术史。舌质紫暗，脉弦或沉涩。

3. 肾气不足型　性交射精时疼痛，多为隐痛，且有腰膝酸软，头晕耳鸣。偏肾阴虚者伴有五心烦热，潮热盗汗，颧红咽干，多梦遗精，舌红少苔，脉细数；偏肾阳虚者伴有性欲淡漠，畏寒肢冷，困倦乏力。舌质淡，舌体胖大，脉沉细。

辨证要点：射精疼痛，腰膝酸软，头晕耳鸣。阴虚伴有五心烦热，潮热盗汗；阳虚伴有性欲淡漠，畏寒肢冷。舌淡，苔白，脉沉细。

三、鉴别诊断

本病以射精时出现疼痛为特征，临床与其他原因所致的会阴、下腹部位疼痛不难鉴别。

四、临床治疗

（一）提高临床疗效的基本要素

射精疼痛常为某些泌尿生殖系疾病的主要临床表现，因此对本病的治疗不能仅以镇痛为主，要注意对原发病的治疗。

1. 明辨虚实　本病的病位以下焦局部为主。证有虚实之别，虚者肾精亏虚，实者为湿热下注、瘀阻脉络。要遵守病机，辨证施治。

2. 病证结合　本病大多为炎症所致，治疗上在应用抗生素的同时，配合使用中药可提高疗效、缩短疗程。

（二）辨病治疗

1. 一般治疗　注意局部清洁卫生，经常清洗外生殖器，尤其是包皮腔内和龟头。有射精疼痛的患者应减少性交次数，在治疗期间暂停性生活。

2. 药物治疗　对于炎症性射精疼痛，应针对感染的部位、菌种采用相应治疗，如慢性前列腺炎、精囊炎等具体处理，详见有关章节。

3. 手术治疗　对包皮过长和包茎、前列腺癌、精囊癌等引起者，应尽早手术。

（三）辨证治疗

1. 辨证施治

（1）湿热下注型

治法：清热利湿，解毒化瘀。

方药：龙胆泻肝汤加减。龙胆草6g、栀子12g、黄芩12g、柴胡12g、生地黄20g、车前子20g（包）、泽泻12g、木通6g、当归15g、甘草5g、蒲公英30g、紫花地丁15g。

（2）气滞血瘀型

治法：疏肝理气，活血止痛。

方药：血府逐瘀汤加味。当归15g、生地黄20g、桃仁15g、红花15g、甘草10g、桔梗6g、赤芍15g、柴胡15g、川芎10g、枳壳15g、川牛膝15g、川楝子15g、延胡索12g。

（3）肾气不足型

治法：滋阴降火，温肾助阳。

方药：知柏地黄汤或右归丸。偏于阴虚者用知母20g、黄柏12g、生地黄20g、山药15g、山茱萸12g、云苓15g、泽泻15g、牡丹皮15g、白芍30g、甘草30g。偏于阳虚者用熟地黄20g、山药20g、山萸肉15g、制附子6g、肉桂6g、枸杞子30g、菟丝子30g、杜仲20g、当归15g、鹿角胶（烊化）20g、白芍30g、生甘草30g。

2. **外治疗法** 湿热蕴结者，选丰隆、阴陵泉、三阴交等穴，用泻法；气滞血瘀者，选血海、太冲、大椎、肝俞、阳陵泉等穴，平补平泻法；肾精亏虚者，选穴肾俞、八髎、中极、关元等穴，用补法。每日1次，15日为1疗程。

3. **成药及单验方**

（1）成药

1）龙胆泻肝口服液：每次10ml，每日2次，口服。用于湿热下注型。

2）知柏地黄丸：每次8粒，每日2次，口服。用于阴虚火旺型。

3）金匮肾气丸：每次8粒，每日2次，口服。用于肾阳不足型。

4）血府逐瘀口服液：每次10ml，每日3次，口服。用于气滞血瘀型。

（2）单验方

1）滑石30g、甘草6g。水煎服，每日1次，用于湿热下注型。

2）龟壳粉2.4g、鳖壳粉2.4g、朱砂1.5g。共为细末，米酒送服。

3）海金沙15g、蒲公英30g、金钱草15g、石菖蒲6g。水煎服，每日1剂。用于湿热下注及有结石者。

4）王不留行10g、路路通10g、淡竹叶12g、木通6g。水煎服，每日1剂。用于湿热下注及有结石者。

5）延胡索20g、鸡蛋2个，加水同煎，蛋熟后去壳，再煮片刻，去渣，吃蛋喝汤。用于瘀血阻滞者。

五、预后转归

该病若经积极有效治疗多可获愈，愈后较佳。经治疗后，疼痛渐渐减轻或时有时无，则预示病情向愈；若不能及时治疗或治疗失当，疼痛逐渐加重，或其他伴随症状也加重，甚则出现性欲减退、勃起功能障碍等症，则病情可能会进一步发展。

六、预防调护

1. 饮食宜清淡，忌食辛辣、油腻食物，以防助湿生热。
2. 保持心情舒畅，生活起居有规律。
3. 注意外阴清洁卫生，积极治疗泌尿生殖系感染。
4. 患病后应减少性交次数，为配合治疗，也可在治疗期间停止性生活。

第八章 男性不育症

第一节 男性不育症诊治概论

世界卫生组织（WHO）规定，夫妇未采用任何避孕措施同居生活 1 年以上，因男方因素而致女方不孕者，称为男性不育症。严格意义上讲男性不育症并非是一个独立性疾病，而是男性其他疾病或多种因素最终导致的结果。生殖生理研究证实，男性在正常生育中起着两大作用，一是产生正常的生殖细胞——精子；二是能使精子与卵子正常地结合。男性能否正常发挥这两大作用，受诸多因素或疾病的影响。干扰男性生殖的任何环节，均可导致男性不育。

中医学对男性不育的认识可谓是源远流长。《周易》中有不育之病名。《山海经·中山经》中记有许多治疗男性不育和增强男性生育能力的药物。《内经》首次提出了以"肾"为核心的男科学理论。指出肾精的盛衰，天癸的有无，气血是否充盈，脏腑功能是否协调，直接影响着男性生育能力，同时论述了许多可致男性不育的病证，之后历代医家对男性不育的病因、病机及治疗都进行了比较系统的研究，为男性不育诊治体系的确立，起到了积极促进作用。

一、病因病机

（一）流行病学研究

据世界卫生组织调查，15% 的育龄夫妇存在着不育的问题，而发展中国家的某些地区可高达 30%，男女双方原因各占 50%。我国人口和计划生育委员会科学技术研究所对 1981~1996 年间公开发表的，来源于北京、上海、天津等 39 个市、县 256 份文献共 11726 人的精子分析数据进行研究后发现，我国男性的精液整体质量正以每年 1% 的速度下降，但这一说法存在争议。有研究显示精子浓度有下降趋势，但精子活力变化不大。

（二）现代医学研究

1. **先天发育异常** 先天发育异常是男性不育的重要原因。主要指睾丸、外生殖器发育异常，输精管道以及其他与生育比较密切的器官的异常。

（1）**睾丸发育异常**

1）无睾：即睾丸先天缺如这类患者的染色体大多数为 46XY，表现型为男性，但由于没有睾丸，故至青春期无第二性征出现，无生育能力，血促性腺激素水平较高。单侧无睾多发生于右侧，并常伴对侧隐睾。双侧无睾可导致性别异常及合并类宦官症。

2）隐睾：隐睾是常见的睾丸先天性异常。在正常情况下，胎儿在第 7~8 个月时睾丸降入阴囊，但有3%足月男婴和30%早产男婴发生隐睾。但这些男婴大多在出生后数月，或最长不超过1周岁即可降入阴囊。成人隐睾症为0.3%~0.7%，双侧隐睾所致不育者为50%~100%，单侧隐睾为30%~60%。隐睾根据睾丸所在部位不同可分为腹内高位隐睾、腹股沟隐睾、阴囊高位隐睾和滑动性隐睾4种。隐睾要注意和无睾相鉴别。

3）多睾：较罕见，其病因未明，多数认为是生殖嵴内上皮细胞群分裂的结果，多无明显症状，常于无意中发现阴囊中有多个睾丸。多余睾丸一般不能正常发育，因存在恶变可能，应尽早把多余睾丸切除。

4）卡尔曼（Kallmann）综合征：它是由于先天性促性腺激素如黄体生成素（LH）、促卵泡激素（FSH）缺乏引起性腺发育不全，同时伴嗅觉丧失或减退的先天性隐性遗传性疾病。因性腺发育障碍，睾丸不能产生精子，故失去生育能力。

5）先天性睾丸发育不全综合征（Klinefelter综合征）：也称睾丸曲细精管发育不良。其主要表现为睾丸小，阴茎小，其形体从耻骨到足底距离较长，其手臂也比正常人长，乳房女性化，另类阉割体型，尿内促性腺激素高。外周血染色体核型为性染色体非整倍体异常，90%为47，XXY，10%为47，XXY/46，XY嵌合型。

6）两性畸形：一般分假两性畸形和真两性畸形。假两性畸形是指病人只有一种性腺存在，但生殖器和（或）第二性征发育异常，具有两性特征。真两性畸形是指这类病人的性腺兼有睾丸和卵巢两种组织，表现型也具有两性性征。

男性假两性畸形外生殖器发育像女性，但性腺是睾丸，男性第二性征不显著，有女性体型，细胞核型为46XY，故本质上是男性。真两性畸形同一机体存在睾丸和卵巢两种性腺组织，呈现两种性征，外生殖器大多是男性，但有周期性血尿（月经）。根据双重性腺的部位，可出现一侧为睾丸或卵巢，而另一侧兼有卵巢和睾丸，或双侧均有睾丸和卵巢组织，或一侧为睾丸而另一侧为卵巢，外表可显示男性或女性。

（2）输精管道发育异常：据统计输精管道缺陷占男性不育发病率的1%~2%，是导致无精症的重要原因，主要指输精管、附睾、精囊发育异常，以及尿道上裂和尿道下裂。其中尿道下裂是临床较常见的先天性畸形，一般根据尿道开口异常的部位，分阴茎头型、阴茎型、阴茎阴囊型和会阴型，后两种可影响排尿功能和性生活，故可导致不育。

（3）外生殖器发育异常：男性外生殖器发育异常，是指阴茎、阴囊发育异常。无阴茎、阴茎发育不良、双阴茎都较为罕见。小阴茎是指青春期后阴茎长度不足3cm，因影响性生活从而导致不育。

2. 男性下丘脑-垂体-性腺轴功能紊乱 人类的正常生殖活动有赖于这一性腺轴功能的自然生理调节。无论何种原因引起这一轴腺功能紊乱，即可引起男性不育。

（1）性腺分泌功能异常：一般分为性腺分泌功能亢进和性腺分泌功能低下两种。

1）性腺分泌功能亢进：常见的为睾丸间质细胞瘤一种，由于分泌较多的雄性激素（睾酮）经肝脏代谢转化为雌激素，使体内雌雄激素比例失调。临床表现为男性女性化，乳房增大、勃起障碍、不育等。

2）性腺分泌功能低下：常见的病因有以下几种。①下丘脑病变：性幼稚-嗅觉丧失综合征（Kallman综合征）；性幼稚-多指畸形综合征（Laurence-Moon-Bied综合征）；性幼稚低肌张力综合征（Prader-Will 综合征）、肥胖性生殖无能综合征（Frohlich 综合征）、选择性黄体生成素（LH）缺乏症。②垂体原因：如高泌乳素血症、青春期后垂体部分或全部衰竭（因肿瘤、放射性、血管畸形等）、青春期前垂体衰竭（垂体性侏儒）等。③睾丸原因：如 Klinefelter 综合征、XYY 综合征、男性 Turner 综合征、唯支持细胞综合征、先天性无睾丸等。

（2）甲状腺疾病：常见为甲状腺功能亢进和低下。前者多伴男性乳房发育、性欲下降等症状，后者常发生程度不等的睾丸合成睾酮减少，精子生成障碍，并发生性功能紊乱。二者均可导致男性不育。

（3）肾上腺疾病

1）先天性肾上腺增生症：因分泌过量睾酮而通过抑制垂体分泌促性腺激素，出现青春期早熟，但睾丸不发育，无精子。

2）女性化肾上腺皮质肿瘤：因分泌过量雌激素而使男性出现女性化，表现乳房发育，睾丸组织萎缩，精子生成障碍。

3）艾迪生病（Addison 病）：是因肾上腺皮质萎缩或破坏引起皮质醇或醛固酮缺乏，可伴有性欲下降，继发于垂体或下丘脑疾病的肾上腺皮质激素不足者，可致睾酮分泌减少和精子生成障碍，发生少精子症或无精子，从而不育。

4）库欣综合征（Cushing 综合征）：是肾上腺皮质激素分泌过多所致。可伴有性欲减退和勃起障碍，影响精子生成。

5）醛固酮增多症：男性伴有性欲减退、勃起障碍等。

（4）糖尿病：许多研究表明，葡萄糖对正常生精过程的进行起着重要作用，血糖是生精上皮的主要能源，而睾丸中的非生精上皮（支持细胞和间质细胞）主要依靠脂类代谢供能。糖尿病是人体内胰岛素分泌相对或绝对减少而引起的一种糖代谢紊乱性疾病。葡萄糖的利用障碍常伴有性功能障碍和生精功能减退，导致男性不育。

3. 免疫功能异常 在正常情况下，睾丸有免疫屏障隔离，即"血睾屏障"。这种免疫屏障被破坏，即可发生自身免疫反应。如腮腺炎引起的睾丸炎、附睾炎、前列腺炎、精囊炎；损伤或感染引起的睾丸萎缩；输精管结扎术以及不明原因等都可引起免疫反应。生殖道损伤（如睾丸损伤、输精管结扎）引起的精子自身免疫反应已在动物实验和临床获得证实。身体健康而不育的男性产生抗精子抗体的原因未明。一种解释是源于生殖道感染。许多研究表明，在男性生殖道内存在不同的免疫复合物，它们对免疫反应起着托板作用，精液中存在 IgA 和 IgG，这些物质可能来自睾丸网和附睾。补体复合物也存在精液中，它们共同完成了在男性生殖道内的抗精子抗体反应。精浆具有免疫抑制及抗补体的特征，可能对上述免疫活性起着调节作用。

精子凝集抗体作用可使精子凝集，精子制动抗体可使精子制动，通过抗精子抗体、细胞毒作用，可以杀死精子，包裹精子的抗体，可降低精子穿透宫颈黏液的能力。抗精子抗体还可妨碍正常生理反应，如精子获能过程，以及抑制精子-卵子融合的过程。精子的自身免疫可以引起精子发生过程的紊乱而致少精症或无精症。

女性的同种精子免疫反应，其中以宫颈水平的免疫反应最大，其次为子宫内膜、输精管，抗精子抗体主要为 IgA 和 IgG。局部的抗精子抗体可以从多方面阻碍生殖过程，它可以提高巨噬细胞吞噬精子的作用，可杀死精子或使精子制动、凝集，影响精子通过宫颈黏液，干扰精子获能、受精等，从而导致不育。

4. 生殖系统感染　生殖系统感染包括特异性和非特异性感染两类，它可以影响精子的发生、输送及精子活力和精液状况，从而导致男性不育。尤其近年来随着性病的不断蔓延，生殖系感染对生育的影响尤为明显。

（1）生殖系统特异性感染

1）淋球菌感染：淋菌性尿道炎若失治、误治，常并发前列腺炎、精囊炎和附睾炎，引起精液质量的改变，或输精管道阻塞，导致不育。

2）生殖系结核：多由泌尿系结核发展而来，可造成输精管和附睾阻塞，而引发不育。

3）腮腺炎合并睾丸炎：据统计 12~18 岁的男性腮腺炎患者，约 20% 并发睾丸炎，约 1/4 可因睾丸炎造成不育。若单侧睾丸受损，生育力可能会下降，若双侧睾丸受损，睾丸曲细精管均受到严重破坏，可致少精子症或无精子症，引起不育。

4）支原体、衣原体感染：支原体从形态而言是介于细菌和病毒之间的一种病原微生物，有解脲支原体和人型支原体两种，并认为人类是其唯一宿主。衣原体是类似于革兰阴性细菌的微生物，只能在细胞内繁殖。衣原体、支原体生殖道感染，可致非细菌性尿道炎、附睾炎，影响精子质量从而导致不育。能否引起前列腺炎，目前尚有争议。

（2）生殖系统非特异性感染：需氧革兰阴性杆菌、肠道球菌是男性生殖道感染较常见的病原体，它们在尿道炎的发病中不处于重要地位，但易致前列腺炎、附睾炎、精囊炎。革兰阴性杆菌对精子是否有影响，目前尚无定论。有人发现大肠杆菌感染的生殖道炎症病人，精子活动度降低。在精子活动异常及精子凝集所致不育的病人中，查出 64% 有细菌感染。

此外，前列腺炎也可影响生育，据研究精液液化不良的主要原因即是前列腺炎。精囊腺炎可致精囊腺分泌减少，精液量明显降低，精子活力下降，导致不育。

5. 精索静脉曲张　精索静脉曲张是男性不育的主要原因，据有关资料统计精索静脉曲张伴不育的发病率为 35%~40%。50%~80% 的精索静脉曲张患者有精液异常，睾丸活检可见双侧精子发生障碍。

（1）精索静脉曲张所致的生殖病理改变

1）睾丸、附睾的病理改变：精索静脉曲张可导致单侧和双侧睾丸缩小、变软，对此于 20 世纪 70 年代就有人报告。如 Cockett 报告（1979）左侧精索静脉曲张者左睾丸比右睾丸容积小 3~5ml，精索静脉曲张睾丸体积下降到正常睾丸体积的 80%。国内也有学者以睾丸模型对 576 例正常生育力男性的睾丸体积测量为 19.8±3.3ml（12~27ml）。同时对 58 例精索静脉曲张但能生育者的睾丸体积测量，平均体积为 16.3±3.4ml。另一组精索静脉曲张伴不育 86 例，平均睾丸容积右侧为 16.2ml，左侧为 14.5ml。

许多临床和实验室研究均证实精索静脉曲张所引起的睾丸损害是双侧性的。其病理组织活检表明：双侧睾丸的病理变化、范围、程度及病变类型基本相似。Mcfadden 和 Mehan 对 101 例不育伴精索静脉曲张病例作睾丸活检，发现曲细精管有细胞脱落，基膜增厚，生精阻滞和睾丸间质细胞增生。病变组织学类型尽管各家报告不一，但均认为精子发生终止在精子细胞阶段。不成熟生精细胞提前释放入管内，曲细精管壁增厚，间质细胞退行性变是精索静脉曲张所致的睾丸病变的主要表现。20世纪80年代，开始对精索静脉曲张所致睾丸超微结构变化进行研究，结果表明睾丸支持细胞内质网扩张或空泡样变性，精子细胞也有核膜破裂、顶体畸形等表现，睾丸内毛细血管内皮增厚，动脉痉挛，动脉内皮细胞微丝增多等，以及血睾屏障受损。临床观察来看，若病程较短，病理变化较轻的，做精索内静脉高位结扎术可恢复生育力，获得妊娠。但病理改变较严重的则可造成不可逆的睾丸生精功能损害。近来有人对附睾超微结构也进行了观察，发现附睾柱状上皮结构异常，纤维紊乱和稀少。

2）易诱发生殖道感染：研究表明，精索静脉曲张患者由于局部温度升高，睾丸缺氧，代谢产物积聚，附睾功能紊乱而易合并有生殖道非特异性感染，且感染不易愈合。还证实生殖道感染率并不随着精索静脉曲张程度的加重而增高。

3）精液改变：许多研究表明，精索静脉曲张患者，精液中精子数量和活力均降低，尖头或不规则形状的畸形精子增多，自曲细精管脱落的不成熟精子和生精细胞增高。精液中出现原始不成熟精子细胞被认为是精索静脉曲张患者特征性变化。

（2）精索静脉曲张导致不育的机制：迄今为止，精索静脉曲张所致不育的确切机制尚未明了，为此人们提出了许多假说以阐明其发病机制。

1）睾丸温度升高：睾丸生精功能得以正常维持，赖于睾丸保持适宜的温度。而曲张的精索蔓状静脉丛包绕睾丸，使精索静脉曲张患者的精索肌筋膜管退化而使提睾肌舒缩障碍，睾丸周围的静脉血液瘀滞，精索内静脉血液的反流，使腹腔内较高温度的血液直灌到睾丸而使睾丸温度调节障碍，从而使睾丸温度升高，使睾丸的生精过程发生障碍。

2）血管活性物质及毒性代谢物对睾丸的损伤：精索静脉曲张时，左肾静脉的血液通过左精索内静脉逆流到睾丸，于是肾静脉中含有的来自肾脏和肾上腺的激素类物质，如皮质醇、儿茶酚胺，以及毒性代谢产物，如5-羟色胺和肾脏分泌的前列腺素都会随精索静脉血逆流进睾丸，抑制睾丸生精功能。据研究，精索静脉曲张患者睾丸静脉内的前列腺素E、前列腺素F、儿茶酚胺、5-羟色胺的浓度高于外周血中的浓度，但可的松和肾素的测定显示：睾丸静脉内该类物质的浓度并不高于外周血浓度。且这些代谢产物除直接损害睾丸外，已证实儿茶酚胺和前列腺素这些血管活性物质能从睾丸静脉向睾丸动脉转移。实验表明睾丸静脉内注入儿茶酚胺和前列腺素，睾丸动脉内这类物质也增多，使动脉血管收缩而出现睾丸动脉血流减少，故血管活性物质对睾丸生精功能的抑制，可能是通过睾丸动脉收缩而使血供减少实现的，还有学者认为前列腺素对男性生育力的影响除了减少睾丸血流量，直接抑制生精功能外，尚能直接引起附属性腺的收缩，使精子不易在附睾内成熟。

3）曲张导致下丘脑-垂体-睾丸性腺轴功能紊乱：通过精索静脉曲张睾丸组织学研究表明，睾丸间质细胞出现增生，但有表现为退化者，这可能是病变的不同阶段所致。1978年Meiss取精索静脉曲张者的睾丸组织，测定间质细胞合成睾酮的含量，结果较正常人明显降低，但外周血中睾酮含量未必下降。这种睾丸及附睾局部的睾酮下降也许是导致睾丸精子发生及精子在附睾内成熟的原因。对周围血中 FSH、LH、雌二醇（E_2）、睾酮（T）值的变化，目前研究结果不一，有的报告无变化，有的认为 T 值有所下降，这可能与选择的病例严重程度有差异相关。有人以促性腺激素释放激素（GnRH）治疗后使严重少精子症的精索静脉曲张患者的血 LH 和 FSH 明显增加，以及精索静脉曲张少精症患者做高位结扎后用 HCG 治疗的对比研究，HCG 治疗后可使精液质量改善，提高妊娠率，其机制可能与 HCG 刺激睾丸间质细胞使睾酮分泌增加有关。

4）睾丸血流动力学改变影响睾丸代谢：研究表明，精索静脉曲张时，血液瘀积，静脉内压增高，可诱发脊髓交感神经反射使睾丸微小动脉收缩而影响睾丸血供，二氧化碳积聚，进而出现低氧和碳酸升高，造成乳酸的蓄积，从而影响精子的产生。

5）睾丸、附睾微循环障碍：据研究，精索静脉曲张患者在睾丸局部区域，毛细血管和静脉瘀血，动脉血流下降；而另一些区域血供仍正常。这种血供的差异可以用来解释为何精索静脉曲张所致睾丸组织学病变为不均一性、斑点样表现。

6）精索静脉曲张对附睾功能的影响：有人以人工诱发大鼠精索静脉曲张作附睾超微结构检查，发现附睾柱状上皮退化，精液中 α-葡萄糖苷酶活性降低，肉毒碱值降低，表明附睾功能受损。由于附睾的血液循环与睾丸同源，故推测精索静脉曲张影响了附睾的血液供应，从而干扰了附睾功能，使精子的成熟发生障碍，精子质量下降。

7）免疫屏障的损坏：精索静脉曲张可致睾丸、附睾的免疫屏障损害，引起抗精子抗体的产生，导致免疫性不育。但有关这方面的研究较少，有待进一步探索。

8）其他：氧自由基学说：氧自由基主要是有氧代谢时氧的还原不充分而形成，它对精子功能的影响，主要是通过启动脂膜过氧化，对精子细胞膜产生破坏而实现。有实验表明，精索静脉曲张时睾丸组织中过氧化物含量比正常者明显增高，这种高浓度的脂质过氧化物损伤了睾丸生精细胞及亚细胞膜，从而引起生精功能障碍。

遗传学因素：精索静脉曲张，通常被认为是非遗传性疾病，但近年有研究表明，精索静脉曲张患者具有某种有缺陷的基因，它可能影响睾丸间质细胞的正常发育，引起睾丸类固醇激素生物合成异常，造成外周血中睾酮水平降低和附属性腺功能紊乱。

总之，尽管有关精索静脉曲张所致不育的机制研究假说较多，但无一种假说能较完整、准确、全面阐述精索静脉曲张不育的发生机制，均存在一定的局限性和片面性。我们认为精索静脉曲张不育的发生是多种途径，诸多因素共同影响的结果。

6. 输精管道梗阻　输精管道梗阻是无精子症的常见原因。梗阻可发生于输精管道的任何部位，从睾丸网、附睾、输精管直到射精管开口。导致输精管道阻塞的病因一般分为先天性和后天性两类。前者是指输精管道发育异常（前面已介绍）。后者多是输精管道感染（如常见的结核杆菌和淋球菌感染）、创伤（常见为手术或非手术，误伤或损伤输精管等）和肿瘤（如常见的附睾肿瘤）等所引起。

7. 性功能障碍　可以导致男性不育的性功能障碍主要为阴茎勃起障碍（阴茎不能勃起插入阴道）、早泄（阴茎未放入阴道即射精）、逆行射精、不射精等。

8. 精液或精子异常　精液或精子异常是导致男性不育的重要原因。一般而言，除性功能障碍所致不育外，其他引起男性不育的病因最终都要导致精液或精子异常。常见的异常有精液不液化、精液不凝固、少精子症、弱精子症、无精子症、死精子症等（详见后面各节）。现仅就常见的精子功能结构异常介绍如下。

（1）顶体异常：精子顶体异常具有多种方式，其中有两种是不育的重要原因。一种为顶体发育不全；另一种为顶体未发育。以上精子顶体未发育（无顶体）、核圆形及染色体不成熟被称为三联征，并已经研究证实。

（2）鞭毛缺陷：精子鞭毛是精子活动的动力所在，鞭毛成分中任何一个结构异常便可导致精子运动障碍。

（3）核异常：由于精子核大部分被顶体覆盖，故常规精液分析无法检测，只有通过电子显微镜才能进行结构评价。精子的异常之一是核内空泡及包涵体过大，造成核及头部明显变形。另一种使生育力下降的核异常是染色质不成熟，并常伴有其他头部缺陷如多核、顶体发育不全及核包涵体等，这种精子的染色质呈粗颗粒状，类似于精子细胞核在早期核伸长阶段的特征，故称为染色质或核不成熟，其最严重的表现为真性核软化。染色质不成熟患者的不育是由其本身异常与其他相关异常如顶体发育不全共同影响所致，后者可单独引起不育。

（4）连接异常：连接段异常最常见的是精子头尾分离。这种精子无头但鞭毛活动剧烈，精子头很可能是在附睾中获得活动力时分离的。这种异常是先天性的，可能是由于头尾连接错误或因生精的最后阶段鞭毛发育时近端中心位置异常造成。

9. 呼吸道疾病的影响　现代研究表明，男性不育与呼吸道疾病具有一定的相关性。已证实属于该范畴的有：纤毛不动综合征、Young 综合征以及囊性纤维化，简单介绍如下。

（1）纤毛不动综合征：纤毛不动综合征，1957 年 Pederson 及 Afzelius 分别发现有些不育症患者的精子是存活的但不能运行，进一步研究发现精子不能运动是由于精子鞭毛中轴丝的结构异常，以后又有学者注意到精子轴丝异常者常合并有呼吸道等部位的纤毛运动障碍，即不能定向摆动，丧失了转运作用，表现为呼吸道阻塞性疾病、感染等征象。故轴丝异常即可引起精子鞭毛摆动及纤毛运动障碍，据统计纤毛不动综合征占男性不育的 1.14%。

（2）Young 综合征：这是一种与慢性呼吸道感染有关的男性不育，以反复发作的鼻窦炎及肺部感染并双侧附睾渐进性梗阻致无精子症为特征。1970 年 Young 首次对该综合征进行描述。1978 年 Hendry 在报道中将其正式命名为 Young 综合征。Young 综合征约占男性不育的 3%。在男性梗阻不育中约占 50% 左右。该综合征的主要病理改变之一位于附睾。主要表现三联征：慢性鼻窦炎、支气管扩张和梗阻性无精子症。生精功能正常，但由于浓缩物质阻塞附睾而表现为无精子症。手术重建成功率低。黏稠的黄色液体，其中充满精子及碎片状构。附睾体及其以下部位穿刺抽不出液体及精子。其附睾管的梗阻可能是浓缩的分泌物在附睾管中存留造成。

（3）囊性纤维化：属常染色体隐性遗传病，几乎所有囊性纤维化男性患者都伴有先天性输精管缺如（congenital bilateral absence of the vas deferens，CBAVD）。主要为外分泌腺功能紊乱，黏液腺增生，分泌液黏稠，引起呼吸道等其他器官被分泌物堵塞的表现，同时伴有生殖道异常引起男性不育。带有隐性基因的杂合子占新生儿的 5%。该病新生儿死亡率高，活到成年的囊性纤维化病人占97%~98%，无生育能力。

以上三种疾病的鉴别见表2-8-1。

表2-8-1　与呼吸道疾病有关的男性不育的鉴别诊断

病名	无精子症	精子和纤毛结构	输精管	呼吸道感染	呼吸功能	鼻窦X线	胃肠道吸收试验	汗液氯含量
Young综合征	有	正常	正常	有	轻度异常	异常	正常	正常
纤毛不动综合征	无	异常	正常	有	中度异常	异常	正常	正常
囊性纤维化	有	正常	正常	有	重度异常	正常	正常	增高

10. 其他因素

（1）理化因素的影响：物理因素主要包括两大类，即电离辐射和非电离辐射。电离辐射主要指X射线和γ射线。睾丸受到一定量的放射线照射后，生殖细胞可受到一定影响。其影响程度与射线强度及照射时间有关，并有积累作用。一般而言，支持细胞和间质细胞对放射线的损害并不十分敏感，且这种影响变化是可逆的，通常在照射后几个月至几年才能逆转。生殖细胞受到大剂量放射线照射后，突变率也很高。排出体外的精子，放射线照射对精子质量的影响并不大。非电离辐射是指红外线、微波、紫外线、超声、激光等，对睾丸的生精功能也有一定影响。

化学因素对生育的影响可以是直接的也可以是间接的。直接损害是生殖毒素直接分布于靶器官，阻断该器官正常生殖的物质、能量、信息传递，从而损害生殖功能。间接损害是生殖毒素进入体内后，通过改变内分泌平衡，而间接损害生理功能。对睾丸有损伤作用的化学物质主要有：有机杀虫剂（如有机磷、有机氯衍生物）、除锈剂、杀螨剂、工业化学用品、塑料制品；化学元素如铅、锰、镉、铜、铁、硒、钴、氟、溴、砷、汞等。它们通过直接或间接途径破坏睾丸正常组织结构，抑制和干扰生精过程，引起少精子症甚至无精子症，导致不育。

（2）药物影响：许多药物对男性性功能和睾丸生精功能具有不良影响。这种损害作用与用药剂量、用药频率、用药持续时间、用药者的年龄及耐受性密切相关。这些药物主要有化疗药物，某些抗高血压药物，某些利尿药物，激素以及某些作用于中枢神经系统的药物等。

1）化疗药物：临床研究证实，绝大多数化疗药物可影响睾丸的生精功能。如治疗慢性淋巴细胞性白血病的白消安，能抑制精原细胞的分裂，有些抗癌药物对精子发生的后期也有影响，对精子细胞和附睾内的精子也有损害作用。

2）降压药物：如利血平、胍乙啶，可影响下丘脑-垂体功能，抑制精子生成，从而导致不育。

3）作用于中枢神经系统的药物：这些药物常见的有大麻、麻醉剂、乙醇、巴比妥类、苯环己哌啶等。

4）激素和利尿药物：长期大量使用雄性激素以及糖皮质激素如泼尼松、地塞米松等，利尿剂如螺内酯等，可致男性性腺轴功能紊乱，影响精子生成。

（3）营养缺乏：营养缺乏不但可以造成全身性疾病，还可影响男性性腺功能，从而引起精液或精子质量异常导致不育。如研究证实，微量元素锌和镁的缺乏，会影响精子生成和精子活力；钙、磷缺乏会降低生育能力；维生素 E 缺乏可致睾丸损害，维生素 B 缺乏会影响垂体功能等。

11. Y 染色体微缺失　约15%无精子症或重度少精子症患者存在 Y 染色体微缺失。常见的微缺失有 AZFa、AZFb、AZFc，调节生殖细胞减数分裂的 DAZ 基因就位于 AZFc 区域。

（三）中医学认识

中医学认为男性生育功能的正常维持，有赖于脏腑、气血和经络等功能的正常以及它们之间相互关系的协调。肾藏精，主生殖；脾主运化，为气血化生之源，以滋养先天之精；肝藏血，主疏泄，精血互生；心主神志，主血脉，为正常生殖活动之统率。故脏腑之中，与不育关系密切的为肝、脾、心、肾，其中肾尤为重要。导致不育的病理因素主要为湿热、痰浊、瘀血、毒邪等。男性不育常见的病因病机有以下几方面。

1. 肾精亏虚　多因恣情纵欲，肾精耗伐，或先天禀赋不足，肾精不足，生殖之精难以化生，故难生育。若先天生殖系畸形，不能正常交合，或精液不能得以正常运送，也难有子。

2. 肾阳虚衰　手淫无度或房事失节，致肾阳虚衰不能生育。

3. 肾阴虚衰　多因房劳、手淫日久，或过食辛热燥烈之品，灼伤真阴。肾阴亏虚，冲任二脉不能相资，故可引起男性不育。

4. 脾肾阳虚　多因饮食劳倦、情志所伤或房事失节所致。脾虚气血乏源，生殖之精失于充养；脾虚还可引起痰湿内生，阻塞经络；肾阳虚，肾精不化。脾肾二脏相互影响，从而导致男性不育。

5. 肝气郁滞　忧思恼怒，情志所伤，肝气郁滞，疏泄失司，诱发不育；或郁而化火，灼伤肾水，水不涵木，宗筋拘急，精窍之道被阻，也可致不育。

6. 瘀血内阻　多因跌扑损伤或情志内伤，血运不畅，瘀血内生，阻于冲任二脉或宗筋而发不育。

7. 湿热下注　素食辛辣肥甘厚味，蕴湿生热；或饮食不节，伤及脾胃湿浊内生，日久化热；或外感湿热毒邪，湿热下注宗筋，瘀阻精窍，而致不育。

8. 气血亏虚　思虑过度，劳伤心脾，心血亏虚；或大病久病之后，气血两虚，精不能化生，导致精少不育。

二、临床诊断

（一）辨病诊断

1. 临床表现　根据世界卫生组织推荐，夫妇婚后同居 1 年以上，有正常性生活，未采取任何避孕措施，因男性方面的原因而致女方不孕者，即可诊断为男性不育。这些患者一般无明显的临床表现，其诊断的第一步就要详问病史，包括工作环境、婚育史、性生活史、既往史、家族史、遗传病史等和全面细致的体格检查（详见前面有关章节）。

2. 现代仪器诊断

（1）实验室检查

1）精液检查：精液分析是男性不育诊断的基础检查，它包括精液常规分析和精液生化检查等。

2）前列腺液检查：是诊断前列腺炎的重要手段。前列腺炎是导致精液不液化、精液量少、弱精子症的重要原因。

3）射精后尿离心检查：主要针对无精液或精液量少者，根据射精后尿离心检查是否找到精子可以辅助诊断逆行射精或部分逆行射精。

4）精子-宫颈黏液体内试验：即性交后试验，其目的是测定宫颈黏液中的活动精子数目，以及评估性交几小时后（宫颈黏液的储池作用）精子的存活和精子状态。同时也可以用于评估男性或女性配偶抗精子抗体（AsAb）阳性的意义。特别当男方手淫取精困难，无法进行精液常规检查时，可以通过性交后试验来了解精液的状况。

正常子宫颈功能的最重要指征是黏液中存在前向运动精子。性交后 9~14 小时子宫颈内黏液中存在任何快速前向运动精子，即可以排除宫颈因素以及男方或女方的精子自身免疫因素导致不育的可能。如果黏液中没有观察到精子，实验结果为阴性。观察到非前向运动精子显示颤动现象，提示宫颈黏液中或者精子表面可能存在 AsAb。

5）内分泌检查：主要检测的项目有 T、FSH、LH、PRL，是了解男性下丘脑-垂体-睾丸轴功能，判定精子质量异常原因的重要手段。或测定血浆中性抑制素 B，来评估睾丸的生精功能。常见男性性腺功能低下类型，见表 2-8-2。

表 2-8-2　男性性腺功能低下类型

类型	内容
继发性性腺功能低下（低促性腺激素型性腺功能低下）	特发性促性腺激素型性腺功能低下
	卡尔曼（Kallmann）综合征
	垂体肿瘤
	高泌乳素血症

类型	内容
原发性性腺功能低下（高促性腺激素型性腺功能低下）	无睾丸
	先天性因素（睾丸发育不良）
	后天性因素（睾丸外伤、扭转、肿瘤、外科手术）
	睾丸下降不全
	克兰费尔特（Klinefelter）综合征
	其他染色体异常
	完全性和局灶生精细胞不发育（如唯支持细胞综合征、隐睾、射线、细胞毒药物）
	生精阻滞
	睾丸炎
	外源性因素（药物、毒物、射线、热损伤）
	系统性疾病（肝硬化、肾衰竭）
	睾丸肿瘤
	精索静脉曲张
	手术损伤睾丸血管
	特发性因素
靶器官雄激素抵抗	睾丸女性化
	赖芬斯坦（Reifenstein）综合征

6）免疫学检查：是诊断男性免疫性不育的重要方法，其抗精子抗体在精浆和血液中均存在，一般认为精浆中抗精子抗体阳性的临床价值较血液中大。

7）细胞遗传学检查：当每次射出的精液中精子总数少于 2000 万，睾丸容积小于 10ml 者，尤其睾丸质地又较差者，应做性染色质和核型鉴定。对不育病因诊断和预后判断具有重要意义。染色体异常引起男性不育的常见疾病有：克氏综合征、家族性真两性畸形、性颠倒症群、先天性无睾症、隐睾症、家庭性不完全男性假两性畸形、输精管不发育和精囊缺如等。

8）Y 染色体微缺失基因检查：当精子浓度低于每毫升 500 万，或无精子症患者，应做该项检查。

9）精液支原体、衣原体检测：目前，已有较多研究支持支原体、衣原体感染是导致精子浓度、活力及形态异常的原因之一。因此，对于精液参数异常患者，尤其是精液白细胞增多、合并尿道分泌物的患者应进行支原体和衣原体检测。

10）仓鼠试验或精子毛细管穿透试验：主要用于评价精子功能，尤其对那些精液常规分析正常的不育症患者，该项检查尤为重要。由于该项检查比较繁琐，目前精子功能的评价，多以测定精子顶体酶活性等来替代。

（2）特殊检查：经过一般检查，仍不能明确男性不育的诊断时，就必须做一些特殊检查。临床上常用的如下。

1）诊断性睾丸/附睾取精术：无精子症患者因诊断和治疗需要，可考虑实施诊断性睾丸/附睾取精术。常用的手术方法如下。①开放手术活检：切口选在任何一侧睾丸的中线，切开皮肤和被膜，暴露白膜，用刀锋将白膜切开，轻轻挤压睾丸后用小直剪切下组织，标本放入 Bouin's 液中而不能使用甲醛。标准的睾丸活检方法应同时做涂片细胞学检查以了解精子存在情况。②经皮睾丸穿刺活检术：该方法比较简单方便。但该法获取的标本可能因太少而不够做组织学检查，同时还可能出现血肿、附睾的损伤或取不到所需的标本等弊端。③睾丸细针精子抽吸术：有研究认为使用睾丸细针抽吸术损伤小，且可以进行多点抽吸，而另一些研究则认为该技术不像开放活检那样可得到有效的病理诊断。④其他方法：包括经皮附睾精子抽吸术（percutaneous epididymal sperpaspiration，PESA）、显微外科附睾精子抽吸术（microscopic epididymal sperpaspiration，MESA）和显微外科睾丸切开取精术。

任何一种手术方法获得的精子可考虑超低温冷冻保存以备 ICSI 使用。睾丸活检病理结果推荐使用 Johnsen 评分法，见表 2-8-3。

表 2-8-3　Johnsen 评分法

评分	组织学标准
10	生精功能正常
9	生精功能轻度改变，后期精子细胞较多，上皮细胞排列紊乱
8	每小管小于 5 条精子，后期精子细胞较少
7	无精子或后期精子细胞，初期精子细胞较多
6	无精子或后期精子细胞，初期精子细胞较少
5	无精子或精子细胞，精母细胞较多
4	无精子或精子细胞，精母细胞较少
3	只有精原细胞
2	无生精细胞，只有支持细胞
1	无生精上皮

2）输精管造影：以了解梗阻部位。

3）精索静脉造影：在多普勒听诊、温度记录尚不能明确精索静脉曲张的情况下，应进行精索静脉造影。此外，放射性核素锝作阴囊血池扫描对隐匿性精索静脉曲张症的诊断也有一定价值。

（3）超声波检查：主要用于了解前列腺和精囊腺状况。必要时进行 CT 和磁共振检查。

3. 世界卫生组织关于男性不育症的诊断流程　见图 2-8-1。

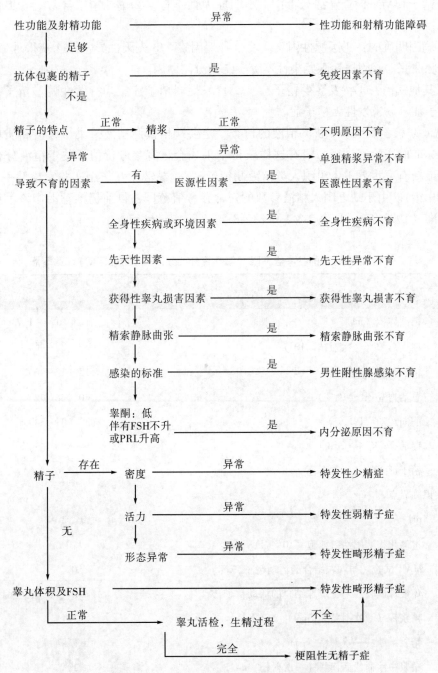

图 2-8-1 WHO 关于男性不育症的诊断流程

4. 诊断分类　根据 WHO 男性不育诊断流程，可把男性不育症简要分为 4 大类 16 小类。

（1）性交和（或）射精功能障碍：主要包括不射精、逆行射精和严重早泄。

（2）精子和精浆检查异常与否：①不明原因性不育。②单纯精浆异常。③男性免疫性不育。

（3）病因明确的：①医源性因素。②全身性因素。③先天性异常。④获得性睾丸损伤。⑤精索静脉曲张。⑥附属性腺感染性不育。⑦内分泌原因。

（4）其他病因：①特发性少精子症。②特发性弱精子症。③特发性畸形精子症。④梗阻性无精子症。⑤特发性无精子症。

5. 精液分析各参数参考值　精液的检查一定要严格按照精液采集与分析和质量控制的要求并在标准的实验室进行，只有这样获得结果才会更有参考价值。关于精液分析的各参数，目前最新有《世界卫生组织人类精液及精子-宫颈黏液相互作用实验室检验手册》（第 5 版，2010 年）。由于缺乏国人精液参数的正常参考值范围，目前仍推荐沿用该手册第 4 版参考值标准（1999 年）。见表 2-8-4 和表 2-8-5。

表 2-8-4　精液特性的参考值下限（第 5 百分位数，95%可信区间）（第 5 版）

参数	参考值下限
精液体积（ml）	1.5（1.4~1.7）
精子总数（一次射精，10^6）	39（33~46）
精子浓度（10^6/ml）	15（12~16）
总活力（PR+NP,%）	40（38~42）
前向运动（PR,%）	32（31~34）
存活率（活精子,%）	58（55~63）
精子形态学（正常形态,%）	4（3.0~4.0）
其他共识临界点	
pH	≥7.2
过氧化物酶阳性白细胞（10^6/ml）	<1.0
MAR 试验（与颗粒结合的活动精子,%）	<50
免疫珠试验（与免疫珠结合的活动精子,%）	<50
精浆锌（一次射精，μmol）	≥2.4
精浆果糖（一次射精，μmol）	≥13
精浆中性葡萄糖苷酶（一次射精，mU）	≥20

表 2-8-5 精液分析参考值范围（第 4 版）

参数	参考值范围
外观	均质、灰白色
量	≥2.0ml
pH	≥7.2
液化时间	<60 分钟（一般<15 分钟）
黏稠度	拉丝<2cm
精子浓度	≥20×10⁶/ml
精子总数	每份精液≥40×10⁶
活力（采集后 60 分钟内）	（a 级+b 级）精子比率≥50%
存活率	≥50%精子存活（伊红或伊红-苯胺黑染色法）
形态	≥30%正常形态（改良巴氏染色法）
白细胞数	<1×10⁶/ml
圆形细胞数	<5×10⁶/ml
免疫珠试验	附着珠上的活动精子少于 50%
MAR 试验	附着粒上的活动精子少于 10%
微生物培养	菌落数<1000/ml
精子低渗试验	尾部肿胀精子>50%
精浆锌	每份精液≥2.4μmol
精浆柠檬酸	每份精液≥2μmol
精浆中性 α-葡糖酶	每份精液≥20U
精浆酸性磷酸酶	每份精液≥200U
精浆果糖	每份精液≥13μmol 或者定性试验阳性

注：由于第 5 版缺乏国人精液参数的正常参考值范围，临床上建议仍沿用第 4 版参考值标准（1999 年）。

6. 精子异常的诊断名称 见表 2-8-6

表 2-8-6 各种精液状态的诊断名称

诊断名称	精液状态
无精液症（aspermia）	无精液（没有精液射出或逆行射精）
弱精子症（asthenozoospermia）	前向运动（PR）精子百分率低于参考值下限
畸形精子症（asthenoteratozoospermia）	正常形态精子百分率低于参考值下限
无精子症（azoospermia）	精液中无精子（本手册检测方法未检出）

续　表

诊断名称	精液状态
隐匿精子症（cryptozoospermia）	新鲜精液制备的玻片中没有精子，但在离心沉淀团中可观察到精子
血精症（haemospermia）	精液中有红细胞
白细胞精液症（脓性精液症）[leukospermia，（pyospermia）]	精液中的白细胞数超出临界值
死精子症（necrozoospermia）	精液中活精子百分率低，不活动精子百分率高
正常精子（normozoospermia）	精子总数（或浓度，取决于报告结果）*、前向运动（PR）精子百分率和正常形态精子百分率均等于或高于参考值下限
少弱精子症（oligoasthenozoospermia）	精子总数（或浓度，取决于报告结果）*和前向运动（PR）精子百分率低于参考值下限
少弱畸精子症（oligoasthenoteratozoospermia）	精子总数（或浓度，取决于报告结果）*、前向运动（PR）精子百分率和正常形态精子百分率均低于参考值下限
少畸精子症（oligoteratozoospermia）	精子总数（或浓度，取决于报告结果）*和正常形态精子百分率低于参考值下限
少精子症（oligozoospermia）	精子总数（或浓度，取决于报告结果）*低于参考值下限

注：＊应该总是优先考虑精子总数，因为精子总数优于精子浓度。

（二）辨证诊断

不育症患者常无明显的临床症状。在辨证时要重视精液望诊、切诊和问诊，以尽可能收集较全面系统的病情信息，从而做出正确的辨证诊断。

1. 肾精亏虚型　不育，头晕耳鸣，腰膝酸软，或外生殖器发育异常，精少，神疲乏力。舌淡，苔薄白，脉沉细。

辨证要点：婚后不育，精液量少，头晕耳鸣，腰膝酸软。舌淡，苔白，脉沉细。

2. 肾阳虚衰型　不育，精液清稀，精子活力差、活率低，形寒肢冷，头晕耳鸣，腰膝酸软，精神不振。舌淡，苔白，脉沉细无力。

辨证要点：不育，精液清稀，腰酸畏寒。舌淡，苔白，脉沉细无力。

3. 肾阴亏虚型　不育，精液黏稠，精液不液化，头晕耳鸣，腰膝酸软，潮热盗汗。舌红，苔少，脉细数。

辨证要点：不育，精液黏稠，头晕腰酸，潮热盗汗。舌红，苔少，脉细数。

4. 脾肾阳虚型　不育，精液清稀，纳差腹胀，神疲乏力，形寒肢冷，腰膝酸软，头晕耳鸣。舌淡，苔薄白，脉沉细无力。

辨证要点：不育，精液清冷，纳差腹胀，畏寒腰酸，头晕耳鸣。舌淡，苔白，脉沉细无力。

5. 肝郁气滞型　不育，胸胁胀满，或少腹、睾丸、会阴部坠胀疼痛，情志抑郁，善叹息，急躁易怒。舌淡，苔白，脉弦。

辨证要点：不育，胸胁胀满，善叹息，情志抑郁。舌淡，苔白，脉弦。

6. 瘀阻脉络型　不育，少精子或无精子，睾丸、少腹坠胀疼痛。舌质紫暗或有瘀点、瘀斑，脉细涩。

辨证要点：不育，少精子或无精子，少腹、睾丸坠胀疼痛。舌暗，有瘀点、瘀斑，脉细涩。

7. 湿热下注型　不育，精液不液化或死精子、畸形精子，阴囊潮湿，口苦，心烦，胸胁胀痛，大便不爽，小便短赤。舌质红，苔黄腻，脉滑数或濡数。

辨证要点：不育，阴囊潮湿，心烦口苦。舌质红，苔黄腻，脉滑数。

三、临床治疗原则

对不育症的治疗，首先要明确病因如内分泌功能紊乱、精索静脉曲张、免疫功能异常、生殖系感染等所致者，治疗原则应以针对病因治疗为主。对在现有条件下，原因未明者，即特发性不育，治疗原则以对症处理为主，通过不同的治疗手段来达到生育之目的。具体治疗方法要根据所致精液或精子的不同改变而有所不同，详见后面各节。

中医治疗男性不育的原则，当是协调脏腑，调畅气血，平衡阴阳。治疗脏腑以肾为主，兼顾心、肝、脾。虚证以补肾为先，但又不仅限于肾。实证则以疏导为主，虚实兼杂者，当攻补兼施。

四、注意事项

1. 首先要诊断明确，若因先天生殖器官发育异常，或一些遗传性疾病等所致者，要放弃药物治疗，积极采用现代辅助生育技术，以达生育之目的。

2. 普及性知识，提高人们生殖保健水平，以避免因性无知而影响生育。

3. 要遵守医嘱，按疗程坚持用药。由于精子的发生过程大约需 3 个月，故不育症疗程较长，尤其是少精症和无精症因睾丸因素所致者，更要坚持治疗。

4. 要饮食有节，加强营养，合理调配，禁食辛辣厚味，戒烟酒。

5. 要重视对患者心理调治，注意疏导。要积极参加一些有益身心健康的文娱活动，以增强体质，陶冶性情。这对不育症患者的早日康复具有积极意义。

五、男性生殖能力评估

1. 男性生育状况的评估应该包括基本项目及特殊项目，前者主要用于一般性的筛查，主要包括病史、体检、精液分析等；后者主要用于确诊和疾病的分类，可根据情况选做内分泌激素测定、精浆生化检查、染色体检查、睾丸穿刺及病理分类等。

2. 近 85% 的夫妻在婚后 12 个月内可自然受孕。传统观点认为，过去在 12 个月经周期或 1 年未避孕的性生活之后，或 35 岁以上妇女在 6 个月经周期或 6 个月未避孕的正常性生活之后仍未妊娠时，才考虑进行男性不育症的评估。现在的观点是，根据夫妇对于生育的要求，随时就可评估。

3. 通过生殖系统体检和精液分析可对男性生育力做一初步判断，但需要强调的是低于精液分析的参考值范围者，提示生殖能力低下，有不育的可能；如果高于这一水平，则提示该患者具有正常生育能力。

4. 男性生育力状况是可以不断波动和变化的，可以由好至坏，也可以由坏至好。不同实验室，不同时点，治疗的不同阶段都可能影响评估的结果。因此，建议男性生育力状况的准确评估应该是在没有治疗干预（尤其是药物治疗）的前提下，由质量控制严格、受过培训的专业实验室进行。

5. 如近期有手术、感染、发热、劳累者，应考虑到这些因素的影响，需在身体状态恢复后再次复查。发热达 39℃ 以上者，对睾丸生精功能影响较大，建议 2 个月后复查精液。

第二节 弱 精 子 症

弱精子症即弱精症，也称精子活力低下症，依《世界卫生组织人类精液及精子-宫颈黏液相互作用实验室检验手册》第 4 版标准，是指在适宜温度（25~37℃）下，精液离体 1 小时后进行检查，快速直线运动精子低于 25%，或直线前向运动精子不及 50% 者。弱精症常与其他精液异常症同时存在，是引起男性不育的主要原因之一。

中医学无弱精子症之名，但弱精子症的症状可见于"精寒""精冷"等证。

一、病因病机

（一）现代医学研究

1. 影响精子活动的肯定因素

（1）生殖道感染：生殖道感染可导致精浆成分的改变，锌、锰、柠檬酸、果糖的减少和 pH 的升高，从而影响精子活力，最常见的是病原微生物感染所引起的精囊炎、前列腺炎、附睾炎、睾丸炎等。

（2）精索静脉曲张：是引起弱精子症的主要原因之一，其发生机制目前仍未明了（详见本章第一节有关内容）。

（3）其他：如免疫因素、内分泌因素、环境因素、精浆异常、医源性、全身性疾病的影响以及某些先天性疾病如隐睾症、纤毛不动综合征等。

2. 特发性弱精子症的病因分析　在弱精子症的病因中，不明原因的占有很大比例。前上海第二医科大学附属仁济医院男性学研究室的统计资料表明，特发性弱精子症在精子活力差的患者中约占 10.9%。近年来，国内外学者对特发性弱精子症的病因进行了较深入的研究，并获得了一定进展。

在进行常规的精子形态分析时，精子尾部的异常易被检查者所忽视。David 等根据精子尾部的形态提出了 4 种异常（缺尾、短尾、卷尾和多尾）。近年来，David 又提出了 2 种新的尾部异常：精尾和不规则尾，并指出这种异常在低生育力者中的检出率可达 15%。精子活力低下常与精子尾部异常有关，这一点可在精液分析时观察到。Haidl 用特殊染色技术在镜下对精子的体部和尾部进一步观察时发现，精子体部和尾部形态的改变与精子活动力及前向运动力之间具有高度的相关性。澳大利亚 Monnsh 大学医学中心临床生殖研究所，对严重精子活力低下症患者的精子，用电子显微镜进行轴丝的定量分析，其中包括双微管、中心对等分析，结果显示每个弱精子症患者均显示轴丝结构较正常少 3 个以上。由此可知，轴丝缺失是精子活力低下患者的病因之一。

Phililp 在两例不育男子精液中发现有大量管型结构集合物，精液检查除精子活力低下外，其他参数及内分泌检查均正常。故推测这种结构可能对精子的运动有影响。

根据精子染色体的变化，染色体的分裂可分为 4 个阶段。精子 DNA 完整性可用吖啶橙染色来观察。Griveau 等发现正常精子和活动力低下的精子在完成染色体的分裂及再聚合上存在明显的差异，并认为染色体异常所反映精子活力低下可能是精子结构异常所致。

（二）中医学认识

中医学认为，弱精子症的发生，多因先天禀赋不足，或房事无度，或久病体虚，致肾精亏伐或气血亏虚；或嗜辛辣肥甘厚味，湿热下注，扰乱精室所致。具体分述如下。

1. 肾精亏虚　先天禀赋不足或手淫过度，或房事不节，致肾精亏虚，生殖之精失于濡养；或病情进一步发展，而致命门火衰，精子失于温养和鼓动，从而引起弱精子症。

2. 气血亏虚　久病体虚，或脾胃功能不健，气血不足，精失所养，而致弱精子症。

3. 湿热下注　嗜食辛辣肥甘，蕴湿生热，湿热下注，或湿热毒邪内侵，败精浊瘀结于精室，从而引起弱精子症。

二、临床诊断

（一）辨病诊断

1. 临床资料收集

（1）病史：详细了解病史，对该病的诊断具有重要指导价值。了解患者是否有生殖道感染史，有无腮腺炎病史，是否用过对精子有影响的药物以及生活和工作环境等情况。

（2）症状：弱精症患者，可伴有阴囊潮湿，神疲乏力，头晕耳鸣，腰膝酸软，形寒肢冷等症状。但多无明显临床表现。

（3）体格检查：重点检查睾丸、附睾情况，如有无隐睾以及附睾炎和精索静脉曲张等。

2. 现代仪器诊断

（1）精液常规分析：精液离体 1 小时后，若快速直线运动精子低于 25%，或前向运动精子低于 50%，即可诊断。但一般要做 2 次精液分析。

（2）前列腺液检查：了解患者是否患有前列腺炎。

（3）精索静脉曲张检查：若常规体检未能发现，但又怀疑患有精索静脉曲张，可根据具体情况进行彩色 B 超检查，或阴囊部多普勒超声听诊检查，或精索静脉造影，或核素阴囊血池扫描等。

（4）精子 DNA 完整性（DFI）检查。

（5）精液微量元素检查。

（6）其他：如激素测定，免疫学检查，精液支原体、衣原体检查等以了解内分泌状况、是否存在免疫因素和感染情况等。若条件允许，可进行精子电镜检查。

（二）辨证诊断

弱精子症患者常无明显临床症状，或伴有形寒肢冷，腰膝酸软，头晕耳鸣，或阴囊潮湿，或神情抑郁，胸胁胀痛。可见精液清稀色白。舌淡，苔白或黄腻，脉濡数或沉迟无力。

1. 肾精亏虚型　久婚未育，精子活力低下，腰膝酸软，头晕耳鸣，失眠健忘。舌淡苔白，脉沉细。

辨证要点：久婚未育，精子活力低下，头晕耳鸣，腰膝酸软。舌淡，苔白，脉沉细。

2. 命门火衰型　久婚未育，精子活力低下，头晕耳鸣，腰膝酸软，形寒肢冷。小便清长，夜尿频多。舌淡，苔白，脉沉迟无力，两尺尤甚。

辨证要点：久婚未育，精子活力低下，头晕腰酸，形寒肢冷。舌淡，苔白，脉沉迟无力。

3. 气血亏虚型　久婚未育，精子活力低下，神疲乏力，头晕耳鸣，少气懒言，面色萎黄。舌淡，苔白，脉细弱。

辨证要点：久婚未育，精子活力低下，神疲乏力，少气懒言。舌淡，苔白，脉细弱。

4. 湿热下注型　久婚未育，精子活力低下，口苦心烦，胸胁胀痛，阴囊潮湿，小便黄。舌红，苔黄腻，脉滑数或脉濡数。

辨证要点：久婚未育，精子活力低下，阴囊潮湿。舌红，苔黄腻，脉滑数。

5. 瘀血阻滞型　久婚未育，精子活力低下，小腹或会阴疼痛，有时牵及睾丸、腹股沟处。舌质暗有瘀点或瘀斑，脉涩。

辨证要点：久婚未育，精子活力低下，少腹或会阴、睾丸、腹股沟处疼痛。舌暗有瘀点，脉涩。

三、鉴别诊断

弱精子症应与死精子症相鉴别。弱精子症是指温度在 $25 \sim 37℃$ 精液离体 1 小时后，快速前向直线运动精子低于 25%，或前向直线运动精子低于 50%。死精子症是指存活精子减少，一般通过染色来判断，以便与不动精子相区别。

四、临床治疗

（一）提高临床疗效的基本要素

1. 详察病因　导致精子活力低下的原因较多，故在明确诊断的前提下，要通过一系列相关检查，尽可能查出引起精子活力低下的原因，这对提高临床疗效，以及预后判断具有重要意义。对生殖道感染所致者，要针对不同病原体，采取相应的抗生素治疗；对精索静脉曲张引起者，要尽早采取手术；因免疫因素、内分泌障碍所致者，要积极调整免疫和改善内分泌；对某些先天性疾病如纤毛不动综合征所引起者，药物治愈的可能性较小，应采取辅助生育技术。

2. **细辨虚实** 弱精症有虚、实之分，虚者以肾精亏虚、命门火衰、气血不足较为常见，实者多责于瘀血内阻、湿热蕴结。虚者当益肾为主，兼顾脾和肺。实者重在调肝，当以解毒化瘀，清利湿热为主。

3. **中西贯通** 现代研究证实，生殖道感染、免疫异常、内分泌障碍、精索静脉曲张等因素，及某些全身性疾病可致精子活力低下，故在针对病因治疗的同时，辨证使用一些中药可提高疗效，缩短疗程。研究表明，一些补肾药如淫羊藿（仙灵脾）、巴戟天、仙茅、菟丝子等可改善性腺轴功能，调整内分泌；一些清热解毒利湿药，如金银花、败酱草、车前子、龙胆草等，具有抗菌消炎作用等。

（二）辨病治疗

1. **抗生素的应用** 主要适用于生殖系感染所致精子活力降低者。针对不同感染部位，如前列腺、精囊腺、附睾等，选择敏感抗生素，具体治疗见前列腺炎、精囊腺炎等有关章节。另外，对其他查明肯定原因者，要进行针对性治疗。

2. **抗氧化治疗** 精液中过多活性氧（reactive oxygen special，ROS）可通过氧化应激作用导致脂质过氧化而损伤精子，而精浆中的抗氧化剂具有清除 ROS 的作用，可防止精子受损。临床上用抗氧化剂治疗男性不育。常用的抗氧化剂包括维生素 E、维生素 C、辅酶Q10 以及乙酰半胱氨酸等。疗效尚存争议。

3. **胰激肽释放酶** 研究认为胰激肽释放酶可刺激精子生成，提高精子的活动力。其他机制还可能包括提高精子代谢、增加睾丸血供、刺激睾丸支持细胞功能、提高性腺输出管道的功能等。其剂量为每日 600 单位，口服；或每次肌内注射 40 单位，每周 3 次。但疗效尚不肯定。

4. **己酮可可碱（pentoxifyline）** 属于甲基黄嘌呤衍生物，作为一种非选择性磷酸二酯酶抑制剂，能阻断环腺苷酸（cAMP）转变为腺苷-磷酸（AMP），增加细胞糖酵解和腺苷三磷酸（ATP）的产生，常用于血管疾病的治疗。其用于治疗特发性不育的机制是可能会改善睾丸的微循环、减少 cAMP 的降解、增加细胞内糖分解和 ATP 的合成并因此促进精子代谢和其他功能。也有报道可改善精子浓度、活力、正常形态精子百分比。常用剂量：1200mg/d。

5. **左旋肉碱（L-carnitine）** 又称左卡尼汀。人体内的左旋肉碱是赖氨酸经甲基化后进一步修饰而形成的衍生物，为附睾所分泌的物质，主要以游离态和乙酰化形式存在。在附睾运送精子过程中增加精子能量并提高精子活力，也具有一定抗氧化能力，防止氧化损伤以保护精子。常用剂量：1~2g/d，每日 2~3 次，口服。

6. **重组人生长激素（recombinant hu-man-growth，rh-GH）** rh-GH 可以增强睾丸间质细胞功能并增加精液量、rh-GH 可刺激释放胰岛素样生长因子-1（IGF-1），IGF-1 可作为精子生长过程中自分泌/旁分泌生长因子而发生作用。其剂量为 2~4U/d，皮下注射。但疗效尚不肯定。

7. **内分泌治疗** 对因内分泌因素引起者，要根据具体情况针对性治疗。

8. **其他药物** 精氨酸、氨基酸、葡萄糖酸锌、硒、维生素 E、维生素 A、前列腺素合成酶抑制剂等治疗弱精症均有相关临床报道，但均缺乏充分证据，疗效存在争议。

（三）辨证治疗

1. 辨证施治

（1）肾精亏虚型

治法·补肾填精。

方药：五子衍宗丸加味。菟丝子 20g、枸杞子 15g、覆盆子 15g、五味子 12g、车前子（包）15g、鹿角胶（烊化）10g、熟地黄 15g、山萸肉 12、巴戟天 10g、陈皮 10g。

（2）命门火衰型

治法：温补命门。

方药：右归丸加减。熟地 15g、山药 12g、山萸肉 15g、菟丝子 20g、仙灵脾 15g、仙茅 10g、巴戟天 12g、紫河车 10g、肉桂 6g、鹿角胶（烊化）10g、陈皮 10g。

（3）气血亏虚型

治法：益气养血，补肾填精。

方药：十全大补汤加减。红参 10g、当归 15g、白芍 15g、熟地黄 15g、川芎 10g、黄芪 30g、白术 15g、菟丝子 20g、茯苓 15g、大枣 5 枚。

（4）湿热下注型

治法：清利湿热。

方药：三仁汤加减。生薏苡仁 25g、白蔻仁 12g、竹叶 10g、龙胆草 6g、栀子 12g、黄芩 6g、车前子 25g、通草 10g、滑石 30g、荔枝核 10g、草薢 15g。

（5）瘀血阻滞型

治法：活血化瘀通络。

方药：血府逐瘀汤加减。当归 15g、红花 12g、路路通 15g、川牛膝 20g、丹参 30g、柴胡 12g、黄芪 30g、水蛭 6g、桃仁 12g。

2. 外治疗法

（1）针灸疗法

1）针刺三阴交、曲骨、大赫，灸关元、中极或针八髎、肾俞，灸肾俞、命门。先针刺，取补法，捻转得气后，隔姜艾灸 3 壮为度。隔日交替针灸 1 次。15 次为 1 个疗程。

2）取穴关元、大赫、三阴交、肾俞。针关元、大赫，要求针感直达茎中，以平补平泻为主，针灸并用。使局部发红，针下有热感，留针 30 分钟，隔日 1 次，15 次为 1 个疗程。

3）取穴命门、中极、肾俞、脾俞、关元、气海等，针刺用补法，每日 1 次，每 10 次为 1 个疗程。

（2）推拿疗法：推拿法对男性不育的治疗有一定效果，常用手法有推、拿、按、捏、揉、擦等。具体使用何种手法，当据辨证而定。如肾精亏虚者，用下腹按摩法、横摩骶法、束腹法、腰横摩法、小腿内侧揉捏法、按神门法。命门火衰者，选用下腹横摩法、腹肌提拿法、背部挤推法、揉命门法、点肋补气法、揉臂法、揉足三里法、按涌泉法。

（3）灌肠疗法：苦参、黄柏、地龙、蛇床子、蒲公英、败酱草各 30g。水煎取汁 100~150ml，温度控制在 40℃左右，行保留灌肠。用于湿热瘀阻型慢性前列腺炎所致精子活力下降者。

3. 成药及单验方

（1）成药

1）麒麟丸：每次 6g，每日 2 次，口服。用于肾精亏虚型弱精子症不育。

2）六味地黄丸：每次 8 粒，每日 3 次，口服。用于肾精亏虚型弱精子症。

3）金匮肾气丸：每次 8 粒，每日 2 次，口服。用于肾阳亏虚型弱精子症。

4）五子衍宗胶囊：每次 4 粒，每日 3 次，口服。用于肾虚型弱精子症。

5）十全大补丸：每次 6g，每日 2 次，口服。用于气血亏虚型弱精子症。

6）生精胶囊：每次 4 粒，每日 3 次，口服。用于肾阳亏虚型弱精子症。

7）龙胆泻肝丸：每次 6g，每日 2 次，口服。用于湿热下注型弱精子症。

（2）单验方

1）雄蚕蛾 50g，文火烘干研末，每晚吞服 3g。用于肾阳虚型弱精症。

2）黄芪 50g，白芍 30g，当归 10g，丹参 30g，共研细末，每日 3 次，每次 3g 冲服。用于气血亏虚型弱精子症。

3）熟地黄 20g，巴戟天 6g，枸杞子 30g。每日 1 剂，水煎分早晚服。用于肾精亏虚型弱精子症。

4）活力生精灵：菟丝子 90g，枸杞子 90g，覆盆子 60g，五味子 60g，车前子 30g，沙苑子 60g，蛇床子 60g，仙茅 90g，仙灵脾 90g，黄精 60g，首乌 60g，黄芪 90g，熟地 6g，龟板 50g，鱼鳔胶 90g，共研细末，炼蜜为丸，每丸约 9g，每次 1 丸，每日 3 次，口服。适用于肾精亏虚型弱精子症。

5）化瘀生精汤：川牛膝 15g，丹参 20g，三棱 15g，白术 15g，当归 15g，川芎 10g，红花 10g，路路通 30g，黄芪 20g，水蛭 3g（另冲），每日 1 剂，水煎服。用于瘀血阻滞型弱精子症。

（四）新疗法选粹

1. 精液体外处理：用以人工授精。

（1）上游法：是弱精子症患者常用的精液处理方法。功能好的精子能通过游动跨越精液与精子培养液之间的界面进入到培养液中，而死精子、不活动精子、未成熟生精细胞与白细胞碎片留在原精液中。

1）精子上游液配方

Tyrode's 液：NaCl 8g，NaHCO$_3$ 1g，KCl 0.2g，CaCl$_2$ 0.2g，MgCl$_2$·6H$_2$O 0.1g，NaH$_2$PO$_4$·2H$_2$O 0.05g，葡萄糖 1g，人血清清蛋白 1.5g，加蒸馏水至 1000ml，pH 校到 7.6，过 G-6 滤菌器，分装备用，渗透压为 295~300mmol/L。

BWW 液：NaCl 5.540g，KCl 0.356g，CaCl$_2$·2H$_2$O 0.25g，K$_2$HPO$_4$ 0.762g，MgSO$_4$·7H$_2$O 0.294g，NaHCO$_3$ 2.1g，酚红溶液 1ml，用蒸馏水加至 1000ml。

2）操作方法

多管上游法：无菌收集全部精液，自行液化后，分别取 0.2ml 精液（OT 针筒取），缓慢加入盛有 0.5ml Tyrode 液的平底塑料管底部，勿混匀。精液与 Tyrode 液的比例为 1:2.5，塑料管加盖，37℃水浴 1 小时，用吸管吸取上清液 0.3~0.5ml，合并成 1 管，1000r/min 离心 5 分钟，弃去大部分上清液，留下沉淀 1ml 左右，用于人工授精。

单管上游法：取液化精液与 BWW 液或 Tyrode's 液等量混合 1000g 离心 10 分钟，沉淀再用 Tyrode 液洗涤 2 次后，加 0.5ml Tyrode 液用于人工授精。

（2）药物作用

1）咖啡因：研究证实咖啡因可刺激无活动力但尚存活的人类精子，可以增强精子穿透宫颈黏液的能力。有学者在精液中加入咖啡因用于人工授精，取得了较好效果。

2）血管舒张素：Schill 发现，血管舒张素有刺激精子代谢和活力的功效，因它能增加体内激肽和细胞内 cAMP 水平，故常用于精子冷冻保存和离体改善精子活力较差的精液。主张与咖啡因合用，人工授精效果更好。

2. 中西医结合治疗　许崇伟等以生精助育汤（仙灵脾、熟地、制首乌各 30g，炒山药、菟丝子、枸杞子各 15g，山萸肉 10g，黄芪、当归各 15g，丹皮、茯苓各 10g，泽泻 12g）配合氯米芬治疗少弱精症 113 例，获得了较好效果。方法：生精助育汤水煎服，每日 1 剂。精子活率低下者，加重仙灵脾、黄芪用量并加入仙茅、巴戟天、蛤蚧等；精子少者，加重熟地、枸杞用量。氯米芬每日 50mg。联合应用 3 个月为 1 个疗程。

（五）名医治疗特色

罗元恺对弱精子症的治疗，主张"当温阳益气"，并创温肾益精汤（天雄 6~9g，熟地、菟丝子、怀牛膝、枸杞子各 20g，炙甘草 6g，淫羊藿 10g）取得了良好效果。

王琦认为瘀血、肾虚、湿热三者构成不育症病变核心，他们单独为病或相互作用导致了疾病的发生、发展。用药以"补肾填精、活血化瘀、兼清湿热"为指导思想。组方以"阴阳并调、补中有通、补中有清"为特色。肾阳不足者，治以温补肾阳、温肾填精，常用方为金匮肾气丸、右归饮；肾精不足、虚火亢盛者，治以滋阴降火、补肾填精，常用方为六味地黄丸、大补阴丸；肾精亏虚者，治以阴中求阳、阳中求阴、补益肾精，常用方为五子衍宗丸；气血亏虚者，治以益气养血种子，常用方为补中益气汤。此外，根据药理研究成果选用相应药物，如对精子有影响的有促进病理性精子膜结构改变的淫羊藿、黄精、当归、丹参、枸杞子等（主要是头部、中段线粒体及尾部），有促进 DNA 合成的补中益气汤（增强 DNA、RNA、蛋白质合成），有调节微量元素的枸杞子、女贞子、菟丝子、巴戟天、沙苑子、韭菜子、蛇床子、仙茅、黄芪、当归（有提高精子密度、运动力、运动速度的作用）。

徐福松认为本病的辨证要点是弄清虚实。精子动力异常为不足之症。其不足者，有肾阴亏虚、肾阳不足以及气血两虚之分，此为本虚；亦有肝经湿热所致者，此乃因实致虚。治疗当以扶正为本，以恢复精子活力。"阴为体，阳为用"，中医学认为弱精子症以虚证为主，故温补肾阳是治疗弱精子症常用的方法，但临床运用时不能忽视滋阴，所以善补阳者必于阳中求阴是也。同时精血喜动恶滞，运用补法时还应注意补中有通，使补而不滞，增强疗效。同时经过 20 年的研究，开发研制了聚精丸，研究发现该方对精子数量、活力、顶体酶完整率、精子向前运动速度及精子形态学等都有明显的改善（有效率 85.77%，妊娠率 17.1%）。

孙自学认为临床治疗弱精子症应先明确并排除公认的病因，如生殖道感染、精索静脉曲张、内分泌等因素，以及其他不良生活习惯、营养情况、服用药物。并针对这些因素治疗，如静脉曲张严重者，建议其尽快手术治疗。对于原因不明的特发性弱精子症，临床以中医辨证为主。弱精子症的发生，多因先天禀赋不足，或房事无度，肾精亏虚，命门火衰，致使精子活力下降；或久病体弱，气血亏虚，先天之精失于濡养；或嗜食辛辣肥甘厚味，蕴湿生热，下注精室所致。临床辨证有虚、实之别，虚者以肾精亏虚，命门火衰，气血不足最为常见；实者多责于瘀血内阻，湿热下注。虚者当益肾为主，兼顾肺和脾；实者重在调肝，当以解毒清热利湿，活血通络为主。治法主要有：补肾填精，方以五子衍宗丸加减；温肾助阳，方以右归丸加减；益气养血，方以八珍汤加减；清热利湿，方以三仁汤加减。

门波根据中医"肾主生殖"的理论，结合多年临床经验提出特发性弱精子症是由于先天肾精不足，精失所养，同时肾虚元气不足，无力推动血脉的循行，局部瘀血阻滞，脏腑经络气血不通，致使精子运动乏力。组方用药多以补肾填精，活血化瘀为主，同时兼顾中土脾胃，即先天不足以后天养之。常用药物：熟地黄，山药，枸杞，菟丝子，淫羊藿，丹参，水蛭，黄芪，川牛膝，炒白术，茯苓。此外，在辨证的基础上，兼顾治疗临床症状，灵活加减治疗弱精子症。

陈德宁认为男性中青年时期喜怒忧思不定，情绪波动频繁，易致肝失条达，疏泄失常，气机郁滞，血行不畅。肝藏血，血生精，精血同源，若气滞血瘀，则精无气血之充养和滋润即形成少、弱精。并据此病机特点，从肝论治少、弱精子症选用经方橘核丸为主方。

宾彬认为该病多为本虚标实，以脾肾两虚为本，以湿热瘀阻或虫毒所染为标。治疗以补虚泻实立法。补虚，必须脾肾兼顾，既要补肾生精，又要健脾养血；泻实，则应清热化湿，活血祛瘀，甚或杀虫解毒。多数患者标实易泻，本虚难补，故临证时多应以持续补虚为主轴，以泻实为辅助，方能取得良效。补虚时不宜过用滋腻之品，妨碍脾胃，亦不能偏于燥热，致耗伤真阴；同时，泻实也不宜过用苦寒，恐伤阳抑精。并创制了以脾肾双补兼以清热化湿、活血化瘀为主要功效的验方强精煎，该方由菟丝子、枸杞子、党参、黄芪、当归、牡蛎、益母草等 12 味中药组成。

赵锡武认为弱精症责于精气清冷，阳气亏虚，其病变脏腑以脾、肾为主。治疗常用《金匮要略》中的天雄散加味（天雄、桂枝、白术、生龙骨），加用药物多为肉苁蓉、枸杞子、巴戟天、淫羊藿、冬虫夏草、当归、党参等，并强调在使用时注意，坚持服用，持之以恒；加强营养，添食饵补益之功；调畅情志，节制房事。

五、预后转归

一般而言，对病因明确者，治疗具有针对性，预后较好；对特发性弱精症，常采取经验性治疗，若经一段时间治疗后精子活力仍未改善者，预后较差。根据患者意愿，可采取辅助生育技术。

六、预防调护

（一）预防

1. 积极治疗泌尿生殖系统炎症，如尿道炎、前列腺炎、精囊炎、附睾炎等。

2. 饮食有节，禁食辛辣厚味及其他刺激性食物，戒烟。

3. 应避免不良因素的影响，如不穿紧身裤、牛仔裤，不经常洗桑拿浴、蒸汽浴等。

4. 避免接触对睾丸生精功能有影响的化学物品等。

5. 睾丸下降不完全者，应在 2 岁以前做相应处理。

6. 生活起居要有规律，加强锻炼，增强体质，房事有度。

（二）调护

1. 饮食　在我们日常生活中，许多食品具有一定补益作用，可提高精子活动力，如核桃仁、枸杞子、韭菜、松仁、甲鱼、大虾等，但有些食品可影响精子生成及活动能力，应避免食用，如芹菜、棉籽油等。

2. 食疗

（1）扁豆薏仁粥：扁豆 30～50g，薏苡仁 30～50g，加适量水；先浸泡，后同煮为粥，早、晚各食 1 次。具有健脾、清热利湿之效。用于湿热下注型弱精子症。

（2）羊脊粥：羊脊骨一具洗净，剁碎，肉苁蓉、菟丝子各 30g，以纱布包扎，加适量水，共煮炖 4 小时，取汤加大米适量煮粥。粥熟后加入调料，即可食用。用于肾精亏虚型弱精子症。

（3）青虾炒韭菜：青虾 250g 洗净，韭菜 100g 洗净，切段，先以素油炒青虾，加入调料，再加入韭菜煸炒，嫩熟即可食用。用于肾阳虚型弱精症。

七、专方选介

1. 益肾通络方　菟丝子 20g、淫羊藿 20g、熟地黄 10g、黄芪 20g、丹参 30g、水蛭 6g、川牛膝 10g（三九免煎颗粒）。每日 1 剂，早晚饭后温开水冲服，均以 3 个月为 1 个疗程，1 个疗程后进行疗效评价。门波，孙自学等运用益肾通络方治疗特发性弱精症 80 例，痊愈 22 例，显效 34 例，有效 18 例，无效 6 例，有效率为 92.50%；对照组（五子衍宗颗粒：菟丝子 20g，五味子 6g，枸杞子 15g，车前子 15g，覆盆子 10g）有效率为 77.50%。与对照组相比益肾通络方能更好地提高精子 DNA 完整率。

2. 橘核丸　盐橘核 30g、海藻 20g、昆布 20g、川楝子 15g、桃仁 10g、姜厚朴 10g、川木通 10g、枳实 20g、延胡索 15g、肉桂 10g（后下）、木香 10g（后下）、枸杞子 15g、菟丝子 15g、仙灵脾 15g、丹参 15g、紫河车 10g（冲服）。热象明显者，方中去肉桂、紫河车，加用黄芩 10g、栀子 5～10g，中病即止；阳虚明显者，加用鹿角胶 10g（烊化）、制附子 5～15g（先煎）；气滞明显者，加香附 15g、郁金 15g 等。每天 1 剂，煎取汁 300ml，分 2 次服用。1 个月 1 个疗程。陈吉文等采用本方治疗弱精子症 68 例，共治疗 3 个疗程，平均有效率 89.71%。在治疗期间随着治疗天数的增加，精液质量有明显提高（$P<0.01$）。而随着停药后天数的增加，精液质量无明显统计学意义（$P>0.05$）。对照组 60 例（维生素 A 软胶囊，每次 2.5 万单位，每日 2 次，口服；维生素 E 软胶囊，每次 40mg，每日 3 次，口服；左卡尼汀口服液每次 1.0g，每日 3 次，口服）平均有效率为 75.00%。治疗期间精液质量有轻度改善，但停药后有统计学意义（$P<0.05$）。

3. 龙马育嗣汤　海龙 10g、海马 5g、黄狗肾 1 条、山茱萸 10g、葫芦巴 10g、韭菜子 10g、黄芪 15g、菟丝子 20g、淫羊藿 10g、西洋参 5g、鹿角片 10g、牛膝 6g、山药 10g。肝郁气滞加柴胡、白芍药；湿热内蕴加黄柏、苍术、车前子；阴虚火旺加知母、黄柏、生地黄；

血瘀阻滞加丹参、王不留行。每日 1 剂，水煎 2 次，每次煎 50 分钟，取汁 400ml，分早、晚 2 次淡盐水送服。用此方治疗 120 例少、弱精患者，其中单纯少精子症 25 例，单纯弱精子症 19 例，少、弱精子症混合型 76 例。30 天为 1 个疗程，连服 3 个疗程。治愈 67 例，显效 24 例，有效 19 例，无效 10 例，总有效率 91.67%。

4. 育嗣汤 黄芪 30g、当归 15g、白芍 15g、川芎 10g、熟地黄 20g、菟丝子 30g、枸杞子 20g、覆盆子 15g、五味子 10g、车前子 10g、仙茅 10g、仙灵脾 15g、川断 15g、香附 15g、砂仁 10g、川牛膝 15g。每日 1 剂，水煎 200ml，分 2 次温服。3 个月为 1 个疗程。用此方治疗少弱精症 300 例，其中少精症 30 例，治愈率 30%，有效率 90%；弱精症 90 例，治愈率 75.6%，有效率 95.56%；少精弱精症 180 例，治愈率 65%，有效率 90.56%。

5. 黄地助育汤 生黄芪 30g、炙黄芪 30g、熟地 15g、菟丝子 20g、枸杞子 20g、沙苑子 30g、制首乌 15g、薏苡仁 30g、炒皂刺 20g、夏枯草 10g、桃仁 10g、续断 20g。每日 1 剂，水煎 200ml，分 2 次温服。30 天为 1 个疗程。用此方治疗少、弱精子症 150 例，治愈 49 例，显效 40，有效 45 例，无效 16 例，有效率为 89.3%。

6. 益肾生精冲剂 紫河车、枸杞子、菟丝子、淫羊藿、仙茅、丹参、黄芪、车前子等二十余味中药。生产流程：将中药常温下清洗之后，70℃ 下 4 小时烘干，混合研磨成粉，过 200 目筛，包装后经 ^{60}Co 辐射灭菌，每日 1 次，每次 15g，开水冲服（可装胶囊）。2 个月为 1 个疗程。用此方治疗 2~6 个月后，1276 例患者治疗有效率为 75.16%。少精症组、弱精症组、少精弱精症组治疗有效率分别为 80.17%、85.42% 和 59.07%。治疗后精浆生化的各项指标均有改善（$P<0.05$）。

7. 益精方 菟丝子、熟地、桑椹、桑螵蛸、肉苁蓉、韭菜子各 20g，仙灵脾、黄精、五味子各 15g，玉竹、苍术各 12g，当归、红花各 9g，气虚者酌加黄芪、党参各 15g，白术 12g，血瘀甚者酌加赤芍 9g，阴虚者加枸杞子、首乌各 12g，阳虚者酌加巴戟天、金樱子各 15g。上方每日 1 剂，常规方法水煎服，1 天 2 次。贾金铭等用益精方治疗观察少弱精症患者 30 例，治疗 3 个月。精子早期死亡率（AV+/PI-）治疗前为（4.26±2.79）%，治疗后为（2.86±1.47）%，线粒体膜电位（MMP）丧失率治疗前为（41.73±20.30）%，治疗后为（21.77±13.46）%，精子早期死亡率和线粒体膜电位丧失率治疗前后比较有统计学差异（$P<0.05$）；精子晚期凋亡和死亡率（PI+）治疗前为（34.10±16.26）%，治疗后为（30.21±13.50）%，治疗前后比较无统计学差异（$P>0.05$）。益精方可以降低精子早期凋亡率，提高精子线粒体功能。

8. 盛水汤 巴戟天 20g、肉苁蓉 20g、淫羊藿 20g、黄精 10g、枸杞 20g、熟地 10g、菟丝子 15g、金樱子 20g、麦冬 10g、枳实 10g、淮牛膝 10g、黄芪 15g、人参 3g、茯苓 10g、山萸肉 15g、五味子 10g、芡实 20g、山药 20g、知母 10g，肾虚挟湿热征象者加蒲公英 20g、败酱草 20g，肾虚挟气滞血瘀征象者加桃仁 10g、红花 5g、青皮 10g。每日 1 剂，分 2 次服用。3 个月为 1 个疗程，治疗 1 个疗程。郑文通等用此方治疗特发性弱精子症 63 例，显效 28 例，有效 26 例，无效 9 例，显效率 44.44%，总有效率为 85.71%。

9. 五子衍宗丸汤剂 菟丝子、枸杞子各 30g，五味子、覆盆子各 20g，车前子 15g。每天 1 剂，水煎服，连续治疗 3 月。朱纪伟等用此方治疗少弱精子症 45 例，显效 26 例，有效

14 例，无效 5 例，总有效率为 88.89%。

10. 固本培元汤　山茱萸、女贞子、黄精、五味子、党参、麦冬、菟丝子、淫羊藿、王不留行、当归、甘草等，水煎，每次 100ml，每日 2 次，口服，4 周为 1 个疗程。朱闽等运用此方观察治疗 36 例少弱精子症 3 个疗程，治愈 6 例，显效 10 例，有效 14 例，无效 6 例，总有效率 83.33%。此外，朱闽等运用此方加减外洗并联合左卡尼丁口服液及葡萄糖酸锌片治疗少弱精子症，取得明显疗效。具体方法：固本培元外洗剂，每次 100ml，加入 35~40℃温开水 1000ml，会阴部坐浴 15~20 分钟。治疗 150 例少弱精子症，治愈 25 例，显效 43 例，有效 54 例，无效 28 例，总有效率 81.33%。

八·研究进展

（一）病因病机

1. 现代医学研究　精子鞭毛决定着精子的运动能力，如果精子鞭毛结构异常常可引起严重弱精子症。根据鞭毛超微结构改变是否具有特征性，分两大类：特异性结构异常和非特异性结构异常（non-specific flagellar anomalies，NSFA）。特异性鞭毛结构异常常以鞭毛的一种或多种结构特征性改变为特点，其被认为是精子鞭毛的系统性缺陷，为先天性遗传引起的原发性改变。其中原发性纤毛运动障碍（primary ciliary dyskinesis，PCD）是最早被发现的一种鞭毛先天性异常疾病，可引起精子活力严重下降。其鞭毛超微结构异常的特征性表现是轴丝内外动力臂的部分或全部缺失，同时可伴有中央微管、中央鞘缺失，放射幅缺如等。目前已明确 PCD 是一种基因缺陷性疾病，同时也是一种异质性疾病，至少有 200 个基因及其蛋白参与微管的合成。但不同患者的基因突变类型可能不相同，造成鞭毛结构缺陷类型也不一样。精子纤维鞘发育不良（DFS）是目前广泛报道的另一种鞭毛先天性结构异常，最特征的表现是纤维鞘过度增生、组织结构紊乱，排列不均。光镜下精子鞭毛表现为宽短、僵硬及不规则改变。DFS 具有很强的家族性，近亲结婚的后代中发病率明显增高。但目前没有发现高特异性的遗传标志物。NSFA 是最常见的鞭毛异常类型，透射电镜下其超微结构主要表现为微管结构的随机性、非均一性数量异常，不同类别的随意组合。NSFA 无明显的遗传学证据，倾向于后天获得性因素引起。一部分 NSFA 患者可能通过治疗或生活方式调整等使精子活力得到改善。但由基因缺陷引起原发性鞭毛结构异常的弱精子症，药物治疗缺乏疗效。

近年线粒体结构和功能异常与精子活力低下的相关性已引起越来越多的关注。相关研究多体现在精子线粒体酶活性的改变；精子线粒体膜电位的改变；精子线粒体结构的改变；线粒体 DNA（mtDNA）的改变。

精子供能主要依靠线粒体内的有氧氧化呼吸链完成。线粒体呼吸链由位于内膜上的两个转运载体（辅酶 Q 和细胞色素 C）和 4 个蛋白复合体（复合体 I，II，III 和 IV）组成，其中复合体 I 为 NADH 脱氢酶，复合体 II 为琥珀酸脱氢酶，复合体 IV 为细胞色素氧化酶，复合体 I＋III 为 NADH 细胞色素 C 还原酶，复合体 II＋III 为琥珀酸细胞色素 C 还原酶。精子线粒体呼吸链在将代谢产物脱下的氢逐步传递给氧生成水的同时释放能量，为精子运动提供动能，线粒体酶活性的改变或表达异常均可影响能量的产生。已有研究证实，活力低下的精子线粒体酶，即复合体 I、II 和 IV 的活性较正常人显著降低，而复合体 I＋III 及复合体 II＋III

的活性无显著改变。

细胞色素氧化酶（cytochrome oxidase，COX）是位于线粒体内膜上呼吸链末端的限速酶，是唯一能将电子传递给氧分子的细胞色素复合物，在氧化磷酸化能量生成过程中起着重要作用。细胞色素氧化酶的功能障碍可导致 ATP 合成障碍，精子活动所需的动能减少，从而使其活动力下降。Martinez-Heredia 等研究发现弱精子症患者精子细胞色素氧化酶蛋白表达量与正常精子有显著性差异，认为 COX 与精子活力密切相关。周秀芬等采用反转录-聚合酶链反应（RT-PCR）方法检测精子 COX I，COX II 亚型 mRNA 的表达水平。进一步证实与活力正常的精子相比，弱精子症患者精子中 COX I 和 COX II mRNA 表达显著降低。但 COX 表达情况不会影响精子的生成。

正常的结构是线粒体发挥功能的基础，线粒体结构的异常将影响线粒体能量合成，降低精子活力及受精能力。Rawe 等研究表明，活力低下精子常并发精子尾部纤维鞘结构异常，且随结构异常加剧线粒体鞘数量明显减少及结构明显异常。Piasecka 等发现，活力低下的精子在线粒体膜电位下降的同时，常合并精子中段缺乏或线粒体形态异常，认为精子线粒体形态结构与能量生成密切相关。

完整的人 mtDNA 由 37 个基因组成，可以编码 13 种蛋白质，这些蛋白质都是呼吸链酶复合物的亚单位，参与细胞的氧化磷酸化和 ATP 的产生。由于细胞通过氧化磷酸化产生的 ATP 占细胞生命活动所需能量 90% 以上，因此 mtDNA 对维持精子能量起着重要作用。目前研究发现 mtDNA 缺失，mtDNA 突变，mtDNA 容量的改变，mtDNA 单体均可能引起精子活力低。

弱精子患者生殖激素六项基本上均在正常范围内。但有学者研究发现正常范围内激素水平对精子活力仍有不同影响。孙中明等通过统计学方法发现特发性少、弱精子症患者其各项数据及相互间结构比例存在明显差异。特发性弱精子症 LH、E_2、LH/FSH、E_2/T 均显著高于正常组；而 T/LH 则显著低于正常组。特发性弱精子症患者 LH 数值大部分在正常范围内偏高位，少部分患者在正常范围内偏低位，呈现双极分布现象。即小部分患者数值在 1.80 左右，大部分患者数值在 6.0 以上，也呈现双极分布特征，而 FSH 的水平则在 4.8 左右。治疗后 LH 水平则向 4.0 左右集中分布。患者经中西医结合治疗后，LH、E_2、LH/FSH、E_2/T 等数据分析与正常组趋于相似，揭示生殖激素各相关项目与特发性少、弱精子症的精子活力、精子密度具有密切的关系。

精子阳离子通道 1（cation channel of sperm 1，CATSPER1）是近年发现的一种精子特异的电压门控阳离子通道蛋白，参与环腺苷酸（cAMP）介导的 Ca^{2+} 内流、受精和精子运动。目前关于 CATSPER1 的研究大多集中在结构和功能方面。武文斌等通过对研究 CATSPER1 在精子中的分布及其在特发性弱精子症患者精子与正常男性精子中表达的差异发现 CATSPER1 表达下降或异常在特发性弱精子症形成中起到了重要作用。但仅从蛋白水平探讨了 CATSPER1 在特发性弱精子症中表达下降，尚需从基因水平进一步证实 CATSPER1 的表达情况。

随着基因敲除技术的发展，男性不育已深入到精子相关基因，其中包括一些精子鞭毛相关基因如 Tektan4 基因、CatSperl 基因与弱精子症的发生有关。Septin 是一个具有鸟苷三磷酸

（GTP）酶活性的高度保守的细胞骨架蛋白家族，SEPT4 是 Septins 家族成员之一。研究发现，SEPT4 基因突变的小鼠精子环及其邻近的皮质结构紊乱，引起精子活力低下甚至不运动，最终导致不育症的发生。

国外学者通过基因敲除技术发现 T 复合体相关睾丸表达 3（TCTE3）表达缺失会导致雄性小鼠精子鞭毛能动性降低和弱精子症的发生。李玉山等选取精子库内正常人类精子和门诊弱精子症患者的精液，通过精子中 TCTE3 mRNA 的 RT-PCR（反转录聚合酶链反应）检测发现弱精子症患者 TCTE3 mRNA 和蛋白表达明显下降。此外，有学者认为表达于睾丸的富含半胱氨酸分泌蛋白基因-2（cysteine-rich secretoryprotein 2，CRISP2）表达的减少可能是导致精子活力下降的原因。

氧化应激（oxidative stress，OS）可引起精子损伤，造成精子活力下降，但其分子机制不清楚，仍然存在争议，且临床上缺乏一个衡量男性精子氧化应激情况的金标准。赵洪鑫等研究发现特发性弱精子症患者精浆中精浆活性氧自由基（reactive oxygen species，ROS）水平过高。王晓兰等通过对精浆活性氧 ROS 水平和精子 DNA 氧化产物 8-羟基脱氧鸟苷（8-OHdG）浓度进行定量检测，亦证实特发性弱精子症患者精浆 ROS 水平增高，过量的 ROS 导致氧化应激，继而导致精子 DNA 氧化损伤，8-OHdG 浓度异常增高亦说明是氧化应激的结果。

某些广泛存在于环境中的化合物可通过多种方式和途径富集于人和动物体内，导致内环境改变，并能导致精液质量下降。该类化合物称为环境内分泌干扰物。邻苯二甲酸二（2-乙基己基）酯（简称邻苯二甲酸二酯，DEHP）是应用最为广泛的塑料增塑剂，已被确认为环境内分泌干扰物。近年研究发现，精浆内 DEHP 过量蓄积可能是精液质量下降进而导致男性不育的重要因素之一，而长期接触某些塑料制品可能造成这些男性体内及精浆中 DEHP 的过量蓄积。

2. 中医病因病机研究　多数学者认为弱精子症的病因病机为"肾虚"。如李彪认为"精子活力的强弱，关键在肾阳"；张学忠指出，精子活力低下的机制为"鼓动无力"或"肾阴虚生精不足"。也有学者认为是由于热灼精伤，如陈文伯指出"阴虚内热，日久耗阴，精失濡养，热灼精子，活力减弱"。湿热毒邪内侵，炎症感染也可引起精子活力低下，如朱柏林认为"炎症的存在既可影响精子的存活率，又可抑制精子的活动力"。此外，络脉瘀阻，气血不调，精失所养，也可导致弱精子症。由此可见弱精子症在脏主要责于肾之阴精亏虚和肾阳不足，致病因素以湿热毒邪和瘀血阻滞最为常见。

（二）辨证思路

1. 详问病史，细察精液，明确病因　弱精子症的诊断主要依靠精液分析，多数患者并无明显症状，这就为正确辨证带来了一定困难，所以在临证时，要详细询问病史，细心察看精液的色、质等，以便明确病因。若患者平素嗜食辛辣，精液色黄，质地黏稠，多为湿热蕴结所致，当清利湿热，方用程氏萆薢分清饮，药物可用生薏苡仁、车前子、竹叶、赤小豆、通草、泽泻、萆薢、滑石等。若婚前手淫无度，婚后又恣情纵欲，精液黏稠者，多为阴精亏虚，当补肾填精，养阴清热，方用六味地黄汤、五子衍宗丸，药物可用熟地黄、枸杞子、山药、黄精、鹿角胶、龟板胶、仙灵脾、巴戟天、菟丝子、山萸肉、覆盆子、五味子、沙苑子等。若精液清稀者，多为肾阳亏虚，当温肾助阳，方用金匮肾气丸加减，药物可选仙灵脾、巴戟天、仙茅、锁阳、肉苁蓉等。

2. 论脏腑，以肾为本兼顾肝与脾　精子活力低下，在脏腑主要责于肾精亏虚和肾阳不足。但气血亏虚，气虚鼓动血行无力，血虚易滞，瘀血内阻，气血失调，精失所养，同样也可引起精子活力下降。所以，也要重视气血的调理。脾为气血化生之源，肝主疏泄，对全身气血的运行起着重要调节作用，故对弱精症的治疗，在调补肾的同时，兼顾肝与脾。

（三）分型证治

对弱精子症的治疗，目前尽管以基本方加减或专方应用较为广泛，但分型论治仍是临床最常用的方法。

白玉珍对 49 例男性不育者辨证为脾肾阳虚、肾阴不足、下焦湿热 3 型。以自拟生育汤（淫羊藿、肉苁蓉、枸杞子、鳖甲、山药、牛膝）加减，结果女方受孕 19 例，妊娠率为 38.78%。李钦等将男性不育分为 3 型，即：肾阳虚型，方用补肾助阳冲剂（枸杞子、熟地黄、覆盆子、菟丝子各 12g，淮山药 20g，山萸肉、肉苁蓉、肉桂、仙灵脾各 10g）；肾阴虚型，方用滋肾冲剂（女贞子、旱莲草、沙苑子、枸杞子各 12g，山萸肉 20g，桑椹、生地、黄精、首乌各 15g）；阴阳两虚型，方用温肾益精冲剂（枸杞子、菟丝子、覆盆子、肉苁蓉各 12g，熟地、白芍、益智仁、党参各 15g，淮山药 20g，甘草 6g）。治疗 60 例，其中精子运动速度治疗前 33.1μm/s，治疗后 43.4μm/s，$P<0.01$。优于西药氯米芬和维生素 C 的两个对照组，且对宫颈黏液的穿透能力也有显著提高，穿透百分率平均从 26.7% 提高到 56.6%（$P<0.01$）。总之，综合各种文献报道，目前常把弱精症分为以下几个证型施治。

1. 肾精亏虚型　方用五子衍宗丸或六味地黄丸加味。
2. 肾阳虚衰型　方用右归丸或金匮肾气丸加减。
3. 气血亏虚型　方用八珍汤或十全大补汤加味。
4. 湿热下注型　方用程氏萆薢分清饮或三仁汤加减。
5. 瘀血阻滞型　方用血府逐瘀汤加减。

（四）中药研究

方泰惠等用康精 I 号（巴戟天、锁阳、苁蓉、川芎、仙鹤草、海马）治疗用雷公藤引起精子活力差的雄性大鼠，结果表明本方能有效地对抗雷公藤引起大鼠精子活力差、活率低等作用，有促进精子活跃、消除异常精子，提高精子活率之功效。

彭守静等研究了菟丝子、仙茅及巴戟天在体外对精子的影响，采用精子运动速度、毛细血管穿透试验、活力指数以及低渗肿胀试验，并与精子营养液、咖啡因、普萘洛尔进行比较，结果精子的运动功能、膜功能均显著改善，其中以菟丝子最佳。表明菟丝子对精子的运动能力和膜功能有促进作用。

（五）外治疗法

弱精子症的外治，针灸应用比较广泛，并取得了满意疗效。例如，王雪迎等针灸治疗精液异常不育 106 例，取穴：①次髎、肾俞。②关元、阴陵泉、三阴交。③足三里、大赫、蠡沟。3 组穴轮换使用，并用温针灸或隔姜灸肾俞、关元、足三里等穴位，艾灸每日 10~20 分钟。经 3 个月治疗后，女方受孕 52 例，妊娠率 49.1%，总有效率 89.6%。

在针灸治疗方面，许多学者强调辨证取穴，分型施治，或针药并用，以提高效果。例如，郑宗昌治疗男性不育 297 例，针刺取肾俞、脾俞、关元俞、次髎、三阴交、关元等穴；取鹿茸注射液 2ml 穴位注射大肠俞（双）、肾俞（双），每天选一对，每穴 1ml，并配服中药：菟丝子、肉苁蓉、鹿角胶、山萸肉、女贞子、白术、金樱子、熟地等，经 2～4 个月的治疗后，痊愈 142 例，总有效率达 92.9%，并认为三者结合是治疗男性不育的最佳方案。

裴业民采用当归注射液及胎盘组织液穴位注射治疗少精子症、弱精子症 23 例。取穴：①足三里（左）、肾俞（左）、三阴交（右）、关元。②足三里（右）、肾俞（右）、三阴交（左）、命门。两组穴位交替使用，经 3 个月治疗后，取得了较好疗效。

（六）评价及瞻望

中医药对弱精子症的治疗，具有疗效肯定，无明显毒副作用等特点，显示了良好的发展前景。但也存在着许多不足之处，如临床研究设计不合理，缺乏对照，其结论缺乏科学性、重复性差。对其作用机制的实验研究较少，不利于有效方药的筛选。非药物疗法如食疗、按摩、外敷等在弱精症中的治疗作用，尚未引起人们的重视。今后应加大这方面的研究力度，以提高临床疗效。

第三节 少精子症

依据《世界卫生组织人类精液及精子-宫颈黏液相互作用实验室检验手册》第 4 版标准，少精子症，也称精子减少症，是指精子计数（浓度）低于 $20×10^6/ml$，是导致男性不育的主要原因之一。精子浓度或精子数量的多少与男性生育能力呈正相关。判断男性的生育力，不能仅以精子数量的多少来判定，精子数低于 $20×10^6/ml$ 这个标准，只能表明睾丸生精功能明显下降，生育机会明显减少。

中医学文献中，无少精子症的记载，但本病可概属于中医的"精少""精薄"等范畴。

一、病因病机

（一）现代医学研究

1. 导致少精子症的肯定病因

（1）内分泌疾病：下丘脑-垂体-睾丸轴功能正常，是维持睾丸正常生精的重要条件，凡是能够影响这一性腺轴的内分泌疾病，如垂体功能不足、性腺功能低下等，均可导致 Gn-RH、FSH、LH、PRL 等的分泌异常，从而引起精液质量的改变。

（2）精索静脉曲张：据有关资料统计，24%～39% 的少精症是精索静脉曲张引起的，有人对因精索静脉曲张所致不育的 26 例患者进行精液分析，精子数 $10×10^6/ml$ 以下者 10 例，$(10～20)×10^6/ml$ 者 6 例，$(20～30)×10^6/ml$ 者 3 例，$(30～40)×10^6/ml$ 者 2 例，无精症者 5 例，精索静脉曲张引起不育的机制详见本章第一节有关内容。

（3）免疫因素：自身免疫可通过两种途径造成少精症：①自身免疫影响精子的发生，使生精细胞脱落；②睾丸内及附睾的自身免疫过程可造成精子输出的阻断。国内外许多研究表明，AsAb 可对精子数目产生一定的影响。精子表面抗体并不直接引起精子的破坏，它往往通过补体作用而破坏细胞。

（4）生殖系感染：一般认为，生殖道感染约占少精症不育的 26%，如急性睾丸炎可致睾丸实质广泛破坏，从而引起睾丸生精功能下降或丧失；急慢性附睾炎可致邻近的睾丸实质损伤，或炎症引起输精管道如附睾、输精管、射精管阻塞，从而导致少精子症或无精子症，或附属性腺病变，精浆增多引起稀释性精子密度下降。

（5）染色体异常：一般认为染色体异常在少精症中的发生率为 1.76%。性染色体畸变可对精液质量产生严重的影响。精母细胞的减数分裂（通常在减数分裂早期）障碍，导致精子发生在某一时期停顿，造成少精症或无精子症，染色体易位与其他结构畸变亦可引起少精子症及无精子症。Chandle 等研究认为精子数和染色体畸变发生率呈负相关，在精子数为 $20 \times 10^6/ml$ 的病例中畸变发生率为 6%，无精子症的发病率高达 15.38%，Abrason 等报告，精子数少于 $20 \times 10^6/ml$ 者，其畸变率为 10.3%。

（6）隐睾：有关资料统计表明，少精子症中隐睾约占 9%，对隐睾患者的睾丸活检证实，隐睾中生殖细胞数量减少，而且转化成 Ad 级精原细胞过程延长，同时随着隐睾患者年龄的增长，可导致曲细精管管腔变小，精原细胞减少及支持细胞结构改变，即可产生更多的隐睾损害。

（7）理化因素及药物影响：引起少精症的物理及化学因素主要有：辐射、有机杀虫剂、工业化学用品及铝、铜、锡等化学元素。许多药物如化疗药物、中枢性降压药、镇静剂、麻醉剂等，对男性生殖功能均有不同程度影响（详见本章第一节有关内容）。

（8）营养缺乏及全身性疾病的影响：能量摄入不足，蛋白质、维生素及某些微量元素摄入不足，以及食用粗制棉籽油，均可引起睾丸生精功能障碍，精子数量下降，一些全身性疾病如糖尿病、慢性肝病、结核等，也可导致少精症。

2. **特发性少精症的病因研究**　有人统计 7273 例男性不育患者，其中特发性少精子症 717 例。关于其病因和发病机制，以往有人认为，有 77% 的少精子症患者在各组织中证实有循环抗体，75% 的特发性少精子症患者睾丸活检中有 IgG 和 C3 沉积。Zhong 等对 20 例特发性少精子症患者和 17 例有生育的男子进行免疫学研究，结果表明，自身抗体及循环免疫复合物在二者之间无统计学意义，血清抗精子抗体及间接免疫球蛋白试验两组均阴性，从而否认特发性少精症是由于免疫因素的认识。也有人认为，特发性少精子症的病理变化可能位于睾丸曲细精管管壁，由于未成熟胶原纤维增殖，使曲细精管管壁增厚，一方面减少了生精上皮细胞的数目，另一方面阶段性增厚的部分造成管腔狭窄，影响管腔内液体的流动，而这种液体的流动有助于后期精子的发育、精子活动率的提高和营养物质及信息的传递。总之，关于特发性少精子症的病因病机目前尚未明了，有待于进一步研究。

（二）中医学认识

1. 先天禀赋不足，肾精不充，致精少不育。

2. 手淫过度，或房事不节，恣情纵欲，耗伐肾精，致精少不育。

3. 大病久病，气血亏虚，后天之精乏源，肾精失于充养，致精少不育。

4. 饮食不节，过食辛辣肥甘厚味，酿湿生热，下注精室，灼伤阴精，湿阻精窍，均可致精少不育。

5. 跌扑外伤，瘀血阻络，或久病入络，精道不畅，故精少不育。

二、临床诊断

（一）辨病诊断

1. 临床资料收集　要详细询问病史，了解患者的生活、工作情况，是否服用某些对生精过程有影响的化学药物，是否接触某些放射物质，是否曾食用粗制棉籽油，有无生殖系外伤史，是否患过病毒性腮腺炎、结核等疾病，并结合体格检查，了解全身及生殖器官发育情况。

2. 现代仪器诊断

（1）精液分析：精子浓度低于 $20 \times 10^6 / ml$。

（2）精浆生化检查。

（3）激素测定：主要检测 LH、FSH、T、PRL、E_2，以了解睾丸生精功能。或行性抑制素 B 检查。

（4）染色体核型分析和 Y 染色体微缺失基因检查。对于重度少精子症（浓度低于 $5 \times 10^6 / ml$）患者，建议做该项检查。

（5）输精管道造影。

（6）抗精子抗体（AsAb）检查。

（7）睾丸、附睾和精索静脉彩色多普勒检查。

各项检查详见上篇第七章有关内容。

（二）辨证诊断

少精子症患者多无临床症状，或见头晕耳鸣、腰膝酸软、五心烦热、神疲乏力、面色不华，或阴囊潮湿，睾丸胀痛。舌红，少苔，或苔黄腻，脉细数或沉，或濡数等。

1. 肾精亏损型　久婚未育，精子减少，精液量少或量多稀薄，伴头晕耳鸣，腰膝酸软，记忆力下降。舌淡，苔白，脉沉细弱。

辨证要点：久婚未育，精子稀少，头晕耳鸣，腰膝酸软。舌淡，苔白，脉沉细弱。

2. 肾阳虚衰型　久婚未育，精子减少，精液清稀，伴头晕耳鸣，腰膝酸软，形寒肢冷，小便清长，夜尿频多，阴茎勃而不坚。舌质淡胖，脉沉细或沉迟。

辨证要点：久婚未育，精液清稀，精子稀少，头晕耳鸣，腰膝酸软，形寒肢冷。舌质淡，脉沉细或脉沉迟。

3. 气血两虚型　久婚未育，精子稀少，神疲乏力，面色萎黄，心悸气短，失眠多梦，食少便溏。舌淡，苔白，脉细弱无力。

辨证要点：久婚未育，精子稀少，神疲乏力，面色不华。舌淡，苔白，脉细弱无力。

4. 湿热下注型　久婚未育，精子稀少，精液黏稠不液化，口苦咽干，胸胁胀满，阴囊潮湿。舌红，苔黄腻，脉濡数或滑数。

辨证要点：久婚未育，精子稀少，精液黏稠，口苦咽干，阴囊潮湿。舌红，苔黄腻，脉濡数或滑数。

5. 瘀阻精道型　久婚未育，精子稀少，精液量少，阴囊、会阴部胀痛或刺痛。舌暗红或有瘀点、瘀斑，脉弦涩。

辨证要点：久婚未育，精子稀少，精液量少，会阴或睾丸胀痛、刺痛。舌质暗红或有瘀点、瘀斑，脉涩。

三、鉴别诊断

少精子症的诊断，主要依靠精液分析，但每次排出精子的多少由于受各种因素，如不同时间、环境以及检验者的技术水平等影响，其结果也不尽相同，所以对少精子症的判断，应连续检验3次为准。另外，在对男性生育能力进行评判时，应将精子计数与精子活动能力、精子活动率与精液状况结合起来进行综合分析。

四、临床治疗

（一）提高临床疗效的基本要素

1. 详察病因　由于导致少精子症的病因较多，在诊断明确的前提下，要尽可能查找病因。要通过体格检查和必要的现代仪器检测，了解患者有无隐睾、精索静脉曲张，睾丸发育是否正常，以便针对病因制订相关的治疗措施和预后判断。

2. 细辨虚实　少精子症以虚证居多，常责于肾精亏虚、肾阳不足和气血虚损。实证可见于湿热下注、精道瘀阻，或虚实兼杂，所涉及脏腑以肾为主，兼及心、肝、脾、胃。

3. 中西贯通　对少精症的治疗，在明确病因的前提下，常对症处理。如因炎症所致者，当抗感染治疗；因精索静脉曲张所致者，常予以手术；对性激素水平低下、内分泌功能障碍引起者，当补充性激素，调整内分泌等。现代研究表明：许多中药如金银花、连翘、蒲公英、野菊花等，具有较好的抗炎作用；有些补肾药如仙灵脾、巴戟天、菟丝子、蛇床子等，具有调整内分泌和性激素样作用，且都无明显副作用；精索静脉曲张手术后加服补肾活血的中药，临床疗效明显提高。另外，中西医结合治疗尚可降低某些西药的副作用。

4. 贵在坚持　自一个精原细胞到精子的生成和成熟需要较长时间，所以少精症的疗程较长，一般为3个月。作为患者，要对治疗的长期性有所思想准备，要对治愈充满信心，找一个值得信赖的医院和医生，坚持用药，切不可经常更换医生，治疗断断续续。

5. 指导受孕　精子数目减少，并不意味着就没有妊娠的可能，只是表明妊娠的概率降低，在某种意义上讲，精子的活力，比精子数目更重要。我们的观点是，在没有影响优生因素存在的情况下，建议在配偶排卵期监测卵泡发育，指导受孕，以缩短疗程，提高妊娠率。

（二）辨病治疗

对病因明确的少精子症，应针对病因进行治疗。如促性腺激素治疗；脉冲式 GnRH 治疗；促进内源性促性腺激素分泌治疗；其他内分泌疾病治疗等或抗感染治疗等，常可获得较好效果。对特发性少精症多以经验性治疗，常用药物如下。

1. 抗雌激素类药物　抗雌激素类药物是治疗特发性少精子症最为常用的药物之一。这类药物通过阻断雌激素的负反馈抑制效应而促进垂体分泌促性腺激素，继而可以提高血清中 FSH 和 LH 水平。主要能刺激睾丸间质细胞产生睾酮，其次也促进精子生成。但是疗效仍存争议。

临床常用的抗雌激素药物为氯米芬和他莫昔芬。此类药物的抗雌激素作用可增加下丘脑 GnRH 分泌而引起垂体 LH 和 FSH 分泌增加。此外，氯米芬还可选择性的刺激肾上腺雄激素生物合成，增加睾丸内睾酮水平，从而刺激睾丸生精功能。

氯米芬（Clomiphene）是合成的非甾体类抗雌激素药。常用 50mg/d，口服。3 个月为 1 个疗程。

他莫昔芬（Tamoxifen，三苯氧胺）的雌激素效应较氯米芬弱，剂量范围 10～30mg/d，口服。

2. 雄激素治疗　雄激素制剂用于特发性不育的治疗常有两种方案：大剂量反跳治疗和小剂量持续给药。但研究证实这些疗法无明显疗效。目前业界基本明确否定了雄激素治疗男性不育的作用，但睾酮补充治疗可作为一种男性避孕方式。

3. 手术治疗　最常见适应证是少精症伴有精索静脉曲张者，常用手术方式：传统手术的经腹膜后精索静脉结扎术（Palomo 手术）、经腹股沟精索静脉结扎术、外环下途径精索静脉结扎术；在腹腔镜下精索内静脉高位结扎术、精索静脉栓塞术及近年开展的显微外科精索静脉结扎术。

（三）辨证治疗

1. 辨证施治

（1）肾精亏虚型

治法：补肾填精。

方药：五子衍宗丸加味。菟丝子 25g、枸杞子 20g、覆盆子 15g、五味子 15g、制首乌 20g、熟地黄 20g、山萸肉 15g、生山药 15g、车前子（包）20g、鹿角胶（烊化）10g、仙灵脾 10g、巴戟天 10g、陈皮 6g。若伴精液不液化，精液质地黏稠者，加地骨皮 10g、玄参 15g、水蛭 5g。

（2）肾阳虚衰型

治法：温肾助阳。

方药：右归丸加减。熟地黄 15g、菟丝子 20g、枸杞子 15g、鹿角霜 12g、仙灵脾 15g、巴戟天 15g、锁阳 15g、山萸肉 10g、仙茅 10g、黄芪 30g、陈皮 6g。

（3）气血两虚型

治法：补气养血，佐以补肾填精。

方药：十全大补汤加减。黄芪 30g、党参 15g、白术 12g、红参 10g、茯苓 15g、当归 15g、熟地黄 15g、菟丝子 30g、枸杞子 15g、紫河车 10g、覆盆子 15g、仙灵脾 15g、巴戟天 12g、丹参 15g。

（4）湿热下注型

治法：清利湿热，兼补肾填精。

方药：程氏萆薢分清饮加减。萆薢 20g、龙胆草 6g、滑石 30g、车前子（包）20g、金银花 20g、连翘 15g、菟丝子 20g、熟地黄 15g、山萸肉 10g、生山药 10g、丹皮 10g、巴戟天 6g。

（5）瘀阻精道型

治法：活血通络，化瘀生精。

方药：血府逐瘀汤加减。当归 12g、桃仁 10g、红花 15g、川芎 10g、川牛膝 15g、炒山甲 5g（冲服）、路路通 20g、王不留行 20g。

2. 外治疗法

（1）针灸疗法

1）针刺法：肾精亏损者，取双侧肾俞、志室、太溪、三阴交；气血亏虚者，取双侧脾俞、胃俞、肾俞、足三里、三阴交。用补法，留针 30 分钟，每日 1 次，10 次为 1 个疗程。

2）灸法：取命门、肾俞、关元、中极等为主穴，隔姜灸，以艾灸三壮为度。有温肾壮阳，益气培元之功，用于命门火衰的少精子症。

3）针灸结合主穴：关元、中极、气海、命门、肾俞。配穴：蠡沟、次髎。针刺关元、中极、气海时，要求针尖向下斜刺 1.5~2 寸，然后采用捻转补法，使针感向下传导至阴茎或会阴部为止。留针 30 分钟，针后加灸关元、命门、肾俞，以局部皮肤潮红为度，隔日 1 次，20 次为 1 个疗程。

（2）贴敷法

1）海香膏：海马 100g、九香虫 300g、怀山药 300g。制法：麻油煎，黄丹收膏。具有壮肾健脾，填精通窍。贴于神阙、肾俞（双），隔日 1 次，2 周为 1 个疗程。用于精子稀少，精子活力低下，畸形精子增多。

2）增精膏：枸杞子 360g，制黄精、菟丝子、肉苁蓉各 180g，黑狗肾 1 具，食盐 15g。制法：麻油煎熬，黄丹收膏。贴神阙、肾俞穴（双），隔日 1 贴，14 天为 1 个疗程。具有温肾阳益肾精，增加精子之功能。用于精子减少症。

3）滋肾膏：生地、熟地、山药、山萸肉各 120g，丹皮、泽泻、茯苓、锁阳、龟板各 90g，牛膝、枸杞子、党参、麦冬各 60g，天冬、知母、黄柏（盐水炒）各 30g，加五味子、肉桂各 30g。麻油熬，黄丹收。适量敷于脐上，用于少精子症。

4）熟地、枸杞子、山药、楮实子、菟丝子各 15g，淫羊藿 12g，泽泻、山茱萸、丹皮、茯苓各 10g，丁香 9g，透骨草 10g，雄蚕蛾 25g，大蜻蜓 9 个（雄性）。把上药加水 2000ml 煎煮，煎至约 1000ml 时去渣，将毛巾浸泡于药液中，温度适宜后取出毛巾，绞去毛巾上的药液，敷于脐下丹田穴。毛巾凉后再浸泡再敷，之后以同样的方法热敷命门、肾俞，共 3 次，1 日 1 剂，用于阴阳两虚型少精子症。

3. 成药及单验方

（1）成药

1）麒麟丸：每次 6g，每日 3 次，口服。用于肾精亏虚型少精子症。

2）五子衍宗软胶囊：每次 4 粒，每日 3 次，口服。用于肾精亏虚型少精子症。

3）桂附八味丸：每次 8 粒，每日 3 次，口服。用于肾阳虚衰型少精子症。

4）十全大补丸：每次 6g，每日 3 次，口服。用于气血亏虚型少精子症。

5）龙胆泻肝丸：每次 6g，每日 2 次，口服。用于湿热下注型少精子症。

6）枝茯苓胶囊：每次 4 粒，每日 3 次，口服。用于瘀血阻滞型少精子症。

7）生精胶囊：每次 4 粒，每日 3 次，口服。用于肾阳虚型少精子症。

（2）单验方

1）生精汤：枸杞子、首乌、党参、川断各 15g，菟丝子、覆盆子、五味子、桑椹、车前子、陈皮各9g，当归、熟地、仙灵脾各12g，黄芪18g。水煎服，每日1剂。用于肾阳虚型少精子症、弱精子症。

2）五子生精汤：潼蒺藜、菟丝子各30g，枸杞子、韭菜子、车前子、怀牛膝、北沙参各15g，五味子、覆盆子各10g。水煎服，每日1剂。用于肾精亏虚型少精子症。用药期间节房事，戒烟酒，加强营养。

（四）新疗法选粹

1. 促性腺激素释放激素（GnRH）　GnRH是一种由10余种氨基酸组成的多肽类物质，能调节垂体释放FSH、LH，可人工合成。用药方案可分为静脉注射、肌内注射和鼻内给药。Schuargsteir认为对于特发性少精子症，GnRH每天平均用药250μg，至少用药90天才可提高生育力。Zarate治疗10例该病患者，LHRH 500μg，每日2次肌内注射，6个月后部分患者精子计精增加。

2. 芳香化酶抑制剂——睾内脂（testolactone）　雌二醇可抑制间质细胞产生睾酮，间接抑制生精功能。睾内脂是一种阻止睾酮转化为雌二醇和雄烯二酮转化为雌酮的芳香化睾酮抑制剂，用药后可降低血清雌二醇和雌酮的水平，而使睾酮及雄烯二酮上升，从而提高精子密度和生育力。Vigersky和Glass用它治疗10例特发性少精症患者，使精子密度明显提高，3例女方妊娠。用药后血清FSH、LH并未升高，所以睾内脂增强生精功能的机制尚不明确。

3. 胰激肽释放酶（pancreatic KalliKrein）　胰激肽释放酶可参与精子的生成、排出和刺激精子活动。临床上可用于治疗特发性少精子症。方法为：600U口服，每日3次，3个月为1个疗程。据有关报道，用药后30%～50%患者精子活力明显改善，精子数增多，治疗1年受孕率达25%～55%。

4. α_1受体阻滞剂和β受体兴奋剂的应用　根据曲细精管管壁肌细胞上含有α_1、M和β三种受体，刺激α_1及M受体可使曲细精管收缩，阻断α_1受体或刺激β受体，使其松弛，管腔扩大，腔内流动液体增加，从而增加精子的产生和活动率。Yamoto等应用α_1受体阻滞剂布那唑嗪（bunazosin），每日2mg和β受体兴奋剂丙卡特罗（procaterol），每日100μg，1日2次，应用5个月，治疗20例特发性少精子症和无精症，结果精液量及精子数均有所增加，受孕率为15%。

5. 阴囊降温治疗　睾丸处于高温环境一定时间后，可使精子数减少，故用阴囊降温可使睾丸局部制冷而改善精子发生。据报道，64例生育力低下而阴囊温度经常处于升高状态的不育患者，佩用阴囊降温装置16周后，65.6%精液质量有改善，妊娠率为26.6%。据此，对一些少精子症患者，阴囊表面温度平均高于正常而又未查出其他病因者，可试用阴囊降温治疗。可用有酒精和水制冷装置的阴囊托，通过控制蒸发，使阴囊温度降温2～3℃。

（五）名医治疗特色

王琦对少弱精子症引起的男性不育，有自己独特的见解，提出"肾虚夹湿热瘀毒虫"是男性不育的核心病机，并指出环境的污染，电磁辐射，抗肿瘤药物的使用，性传播疾病及微生物感染等属于"毒""虫"范围的致病因素，在少弱精子症发病中尤为明显，应引以重视。随着时代的进步，生存环境的变化，饮食结构、生活习惯的改变，单纯补肾已不能很好地符合少弱精子症的病理病机。对于"毒""虫"引起的少弱精子症，有炎症反应的，补肾甚至可能导致越补越严重，要掌握好祛邪与扶正的辨证关系。此时，如果在补肾益精的基础上，加以解毒杀虫的药物就会取得比较满意的效果。常用补肾填精药如黄精、菟丝子、枸杞子等；清热解毒杀虫药，如蒲公英、白花蛇舌草、败酱草、金钱草、蛇床子、蜂房等。

李曰庆认为本病的病机较为复杂，归纳起来有虚、实、寒、热、痰、瘀、郁的不同，与五脏有关，但本病病位主要在肾，病机主要是肾阴阳不足。肾阴阳平衡则精气充盛，藏泄适宜，运行有度，阴阳和而有子；肾阴阳失调则精少气衰，藏泄失宜，气化障碍从而导致男性不育症。李老师根据多年经验，在传统补肾治疗的基础上，提出了"以肾虚为本，以补肾生精为则，以微调阴阳为法"的治疗理论，在具体治法上则偏重"补肾生精，调补肾阳"，提倡用药补肾清补并用，避免峻补滥用久服。强调要微调阴阳，充分调动机体自身的调节机制，使阴阳平衡，以达阴阳互根、互用之效能，精气充盛而有子。

郭军认为肾虚、肝郁、脾虚、血瘀是男性不育症的基本病机。治疗上以补肾为基本治法，同时兼以疏肝、健脾。在临床实践中，按照传统的辨证方法常无证可辨，此时，加以活血通络水蛭、地龙、王不留行等治之，常能明显提高疗效，缩短疗程。男性不育和其他疾病有着很大的区别，病情的缓解与加重主要依据精液分析等实验室检测的结果，这就需要微观辨精。根据"阳化气，阴成形"等理论，精子量少，或伴有精液稠黏，液化不良或不液化主要责之于肾阴、肾精不足，治疗原则当为滋肾填精。而精子成活率低，精子活动力差，伴有精液清稀，主要责之于肾阳虚衰，治疗原则为温补肾阳。对于精子畸形，根据"阴中求阳，阳中求阴"的理论，运用阴阳双补的治法，往往能得到事半功倍的效果。

李海松认为男性不育症的发病主要责之于肾、脾、肝三脏，但痰贯穿于其中，影响精液的正常分泌、输布及液化。治疗时在首重病机的基础上，把化痰祛瘀贯穿治疗始终，临床上分四型辨证论治：湿热蕴脾证，燥湿健脾以化痰，常选用生麦芽、陈皮、鸡内金、炒白术、土茯苓、茯苓、益母草等；肾阴不足证，养阴生津以化痰，多选用熟地黄、山萸肉、枸杞子、五味子、茯苓、白术等；肝郁气滞证，疏肝理气以化痰，如青皮、陈皮、柴胡、郁金、百合等；肾阳不足证，温阳化气以祛痰，多用茯苓、姜半夏、桂枝、白果、炒白术等。

李广文治疗男性不育主张辨证与辨精相结合，注重养精求育及心理调治，认为精子数减少、精液量少，表明肾精亏虚，气血不足。治疗重在补肾填精，益气养血。常用生精种玉汤治疗。基本方：黄芪30g、仙灵脾15g、川断15g、首乌12g、当归12g、桑椹9g、枸杞子9g、菟丝子9g、五味子9g、覆盆子9g、车前子9g。腹胀纳差加木香、陈皮各9g；性欲低下、射精无力加阳起石30g、巴戟天9g；气虚加党参30g；失眠多梦加炒枣仁15g、合欢花9g。

谢海洲治疗少精不育，法则以补为主，用药多选温肾壮阳，血肉有情之品，如五子衍宗、参鹿三肾、河车大造、千金韭子等类。然需依情辨证，灵活施治，务求以药纠偏，以达阴阳气血调和。并指出临证时应注意以下几点：①补肾之法，宜阴阳并补，遣方用药，于温肾壮阳之中重用养阴益精之品。②虚损之证，早宜培补，但尤易壅滞。故每少佐活血通络，辛香行滞之品，意在静中有动，阴中寓阳，使补而不滞，生化无端，且常用羌活，借其辛香走窜，宣畅阳气，使于补陈之中善散其壅，通行其滞，颇多建功。③不育之根虽在于肾，以精气虚衰居多，但下焦湿热，败精瘀阻之实证，或虚中夹实之证，亦间或有之，临证应详察。

五、预后转归

少精症的预后与患者的年龄、发病原因以及病情的轻重等密切相关。一般而言，患者年龄较小（35岁以下），病因明确，病情较轻者，预后较好，反之预后较差。

六、预防调护

（一）预防

1. 避免不良因素刺激，积极治疗原发病。如及早发现和治疗精索静脉曲张、隐睾、泌尿生殖系疾病，避免放射性、电辐射、长期洗桑拿等和某些药物等因素的影响。

2. 饮食有节，忌食辛辣肥甘厚味，要既清淡又富有营养，不食用对生精功能有损害作用的食物，如粗制棉籽油、芹菜等。

3. 树立良好性观念，戒除手淫，房事有节，忌恣情纵欲。

4. 要加强体育锻炼，以增强体质。

（二）调护

1. 少精症的疗程一般较长，故务必按照医嘱，坚持用药，切忌时断时续。

2. 许多食物具有补肾填精、益气养血之功能，故在一日三餐中注意选择使用，如大虾、枸杞子、龙眼肉、核桃仁、山药、大枣等。

3. 食疗

（1）肉苁蓉粥：肉苁蓉20g，羊肉25g，大米30g。将肉苁蓉切片或切块，与羊肉丁、大米共煮成稠粥，食之。用于肾阳虚型少精子症。

（2）山药汤圆：取山药150g，白糖150g，粳米粉250g，胡椒面适量。蒸熟山药，去皮放大碗中加白糖、胡椒面，拌匀成馅泥，将粳米粉揉成软料，将山药馅泥包成汤圆，煮熟即可。经常食用。用于肾阴亏虚型少精子症。

（3）杞子苡仁粥：枸杞子100g，生薏苡仁100g，炒扁豆100g。加适量水共煎为粥，随意食用。用于湿热下注型少精子症。

（4）韭菜炒虾仁：韭菜、鲜虾仁各150g，鸡蛋1个，白酒50g。韭菜炒虾仁，鸡蛋佐膳，喝白酒，每天1次，10天为1个疗程。用于肾阳亏虚证少精子症。

（5）海参粥：海参适量，糯米100g。先把海参浸透，剖洗干净，切片煮烂，后加入糯米，煮成稀粥，调味食用。用于肾精亏损型少精子症。

（6）山药大枣粥：红参50g，山药150g，大枣10枚，龙眼肉100g，太子参100g。先小火久煎红参取汁，后三味加适量水共煎为粥，再入红参煎液，稍煮即可食用。用于气血两虚型少精子症。

4. 气功疗法　据患者自身状况，采用铁档功，内养功，固精功等。

七、专方选介

1. **生精汤**　药物组成：紫河车6g，菟丝子、覆盆子各30g，枸杞子、韭子、车前子各15g，山萸肉、牛膝、山药各10g，甘草6g。治疗少精症30例，对照组30例采用五子衍宗丸治疗，结果治疗组治愈率 16.67%，总有效率 93.33%；对照组治愈率 13.33%，总有效率 76.66%。

2. 龙马育嗣汤　药物组成：海龙 15g，海马 5g，黄狗肾 1 条，山茱萸 10g，葫芦巴 10g，韭菜子 10g，黄芪 15g，菟丝子 20g，淫羊藿 10g，西洋参 5g，鹿角片 10g，牛膝 6g，山药 15g。肝郁气滞加柴胡、白芍药；湿热内蕴加黄柏、苍术、车前子；阴虚火旺加知母、黄柏、生地黄；血瘀阻滞加丹参、王不留行。每日 1 剂，水煎 2 次，每次煎 30 分钟，取汁 200ml，分早晚各 1 次淡盐水送服。治疗少弱精症 120 例。结果：痊愈 67 例，显效 24 例，有效 19 例，无效 10 例，总有效率为 91.67%。

3. 续嗣方　药物组成：山茱萸、天冬、麦冬、生地黄、黄芪、黄精、熟地黄各 20g，菟丝子、枸杞子、女贞子、覆盆子、蛇床子、巴戟天、肉苁蓉、补骨脂、白芍药、当归、生麦芽、续断、淫羊藿各 10g，五味子 6g，柴胡 12g，水蛭 3g。治疗少弱精症（肾虚型）45 例，痊愈 9 例，显效 21 例，有效 12 例，无效 3 例，总有效率 93.3%。

4. 生精种子汤　药物组成：柴胡 12g，枳壳 18g，郁金 12g，白芍 18g，仙茅 9g，淫羊藿 18g，当归 12g，菟丝子 12g，枸杞 18g，女贞子 15g，车前子 20g，五味子 12g，覆盆子 15g，川断 20g，陈皮 12g，首乌 12g，黄芪 20g，川牛膝 15g，生甘草 6g。治疗 126 例少弱精症患者，对照组 84 例采用五子衍宗丸治疗。结果：治疗组与对照组的总有效率分别为 89.68% 和 71.43%，两组比较，差异具有统计学意义（$P<0.01$）。

5. 黄地助育汤　组成：生黄芪 30g，炙黄芪 30g，熟地 15g，菟丝子 20g，枸杞子 20g，沙苑子 30g，制首乌 15g，薏苡仁 30g，炒皂刺 20g，夏枯草 10g，桃仁 10g，续断 20g。水煎服，2 天服 1 剂，每次 200ml，每天 2 次，30 天为 1 个疗程，连续服药 3 个疗程。治疗少弱精症男性不育 150 例，结果：治愈 49 例，显效 40 例，有效 45 例，无效 16 例，总有效率为 89.3%。

6. 七子衍宗汤　组成：菟丝子 15g，枸杞子 15g，覆盆子 10g，五味子 10g，车前子 10g，沙苑子 10g，桑椹 10g，怀山药 15g，茯苓 15g，陈皮 6g，威灵仙 20g。辨证加减：血瘀者加水蛭 3g，丹参 15g；气滞者加佛手 6g，橘核 10g；湿热者加蒲公英 15g，败酱草 15g；阴虚者加麦冬 15g，北沙参 15g；阳虚者加肉苁蓉 15g，巴戟天 10g。治疗组 56 例，应用七子衍宗汤治疗，对照组 56 例，采用氯米芬、维生素 E 软胶囊、三磷腺苷片治疗。两组治疗均以 3 个月为 1 个疗程，最多 3 个疗程。共治疗少、弱精子症 112 例，结果治疗组 56 例，治愈 9 例，显效 23 例，有效 17 例，无效 7 例，总有效率 87.5%；对照组 56 例，治愈 2 例，显效 14 例，有效 21 例，无效 19 例，总有效率 66.1%。

八、研究进展

（一）病因病机

1. 现代病因病机研究

（1）环境因素和职业暴露对精子的影响：国内外研究显示：暴露于氯仿、杀虫剂、焊接、抗生素，腮腺炎病史、胃肠道并发症，以及摄入水果、蔬菜的减少等均与精子数量的减少和精液质量的改变有关。宋玲等采用氰戊菊酯进行体外染毒试验，氰戊菊酯染毒 1、2 小时后，可见精子直线运动速度（VSL）、鞭打频率（BCF）、直线性（LIN）和向前性（STR）明显异常。染毒4小时后，除上述指标外，曲线运动速度（VCL）呈现出明显的下降（$P<0.01$）。氰戊菊酯可作用于大鼠附睾尾精子，并对大鼠精子运动有直接毒性效应。

（2）染色体异常和基因缺失对精子的影响：邓国生等对124例确诊为无精子症、少精子症、弱精子症的男性不育症患者行染色体核型检查，统计染色体核型异常22例，染色体核型异常率为17.74%。染色体异常核型以47，XXY为主。

近年来研究表明，Y染色体微缺失是居于第二位的致男性不育的遗传因素，发生率仅次于Klinefelter综合征。一项包括13000例不育男性的系统回顾表明，Yq微缺失在不育男性的发生率约为7.4%，在无精子症患者的发生率是9.7%，在少弱精子症患者的发生率是6.0%。Y染色体长臂包含3个AZF（azoospermia factor）区域：AZFa，AZFb和AZFc。其中，AZFc完全缺失占69%，AZFb占14%，AZFa占6%。整个AZFa或AZFb的缺失会导致成熟精子的完全消失。

（3）炎症对精子的影响：睾丸的炎症可使睾丸实质广泛破坏而致睾丸生精功能减退或消失。附睾的炎症可使相邻的睾丸实质萎缩，同时附睾炎及前列腺炎和（或）精囊炎可造成射精管水肿、受压而致输精管道完全或不完全梗阻，使精子数减少。

（4）内分泌因素对精子的影响：陈伊等对765例少弱精子症、死精子症、无精子症患者，进行染色体以及血清中性激素检测，并对结果进行比较分析。结果：染色体异常总数占182例，异常发生率达23.8%。性激素检测，无论染色体核型正常与否，血清中睾酮（T）值均较低，而卵泡刺激素（FSH）、黄体生成素（LH）值均升高。性染色体核型异常者，T值降低更明显，FSH、LH值升高也更明显。泌乳素（PRL）、雌二醇（E_2）则没有明显改变。结论：精子质量与染色体异常程度呈正相关；精子质量与性激素FSH、LH、T密切相关，与PRL、E_2无明显差异：少弱精子症FSH、LH升高，T下降；死精子症、无精子症FSH、LH明显升高，T明显下降，尤其是性染色体异常者改变更显著。染色体异常与性激素的改变表现为：性染色体异常与性激素FSH、LH呈正相关，与T呈负相关；常染色体异常则不尽然。

（5）其他因素对精子的影响：自身免疫因素；精索静脉曲张；隐睾；以及医源性疾病，如内科方面疾病或恶性肿瘤及部分药物、部分泌尿生殖系统手术、周围神经的损伤、体外冲击波碎石等，均可能对精子的数量和活力产生影响。

少精子症是导致男性不育的重要原因，据统计，男性不育中有20%~30%是因精子过少引起的。现代医学认为，本病病因比较复杂，但最终总表现为性腺功能低下，生精功能障碍，或输精管道部分梗阻，当然也有原因不明者。

2. 中医病因病机研究　中医学认为肾藏精，主生殖，故少精子症与肾关系密切。由于精子的生成赖于肾阴滋养，肾阳蒸腾气化，故凡先天不足，肾精亏损，或命门火衰，精冷不成熟；或后天化源不足，先天失养，以致肾阳不足，无力聚精而形成生育物质即精子产生，成熟的数量减少。徐福松认为少精子症的病因病机不外肾虚和邪实，肾虚是生精减少；邪实则为湿热灼伤肾精或痰浊、瘀血阻滞精络，精络不畅，导致精子量少。杜宝俊认为男性少弱精子症虽因在肾，但并非独因于肾。临床上肾虚是形成少弱精子症的关键，但常为脾肾两虚，同时兼湿热、痰湿、瘀血等邪，形成虚实夹杂之证。崔云认为本病病因一方面在于睾丸的生精功能低下，精子数量减少；另一方面，为精道的部分阻塞或部分逆行射精所致精子数量减少。其病机多为先天禀赋不足，肾精不充；或房劳太过、恣情纵欲伤肾精；或久病不愈，气血两亏，肾精化源亏乏，肾精失于充养；或饮食不节，过食辛辣厚味，湿热下注精室，湿阻精窍；或久病入络，外伤瘀血阻络，精道不畅，终致少精不育而成本病。周安方认为该症原因繁多，常呈虚实夹杂之候，其中肾虚导致肾精不足及肝实（痰浊、湿热、瘀血结聚肝经）造成精道阻塞是其主要原因。王红全等认为肾为先天之本，肾精充足与否与男性生殖功能的正常与否密切相关，阴阳俱损是少弱精症的病机，而虚实兼杂、湿瘀互结是本病的基本特征。王万春等认为肝郁气滞，气滞血瘀，精道不通，阴器之脉道不利，致精液异常，导致少弱精症，可见肝失条达与本病有一定联系。于英奇对 44 例少精症统计分析表明，肾阳虚表现者 30 例（其中有 8 例为阴阳两虚），肾阴虚者 14 例。蒋正文认为，精少虽隶属肾虚范畴，但病因却涉及他脏，并提出脾虚湿滞，肾精失充；心神过用，暗耗肾阴；肝郁化热，阴血暗耗等心、肝、脾伤及肾精的病因病机。张志民指出，肝胆湿热，热扰精室；肝气郁结，精滞郁阻，气滞血瘀，精脉瘀阻；痰湿壅盛，内阻精室；肾阴亏虚，精液枯竭，以致精少不育。

总之，少精子症的发生在脏腑以肾为主，兼及心、肝、脾，即不离于肾又不局限于肾。其病理因素以湿热、瘀血、痰浊居多，临床表现虽虚证居多，但实证或虚实兼杂者也非少见。

（二）辨证思路

1. 把握以肾为中心细辨阴阳之亏虚 少精子症的发生多责于肾之亏虚，然肾有阴阳之别，故临证时，当细察明辨。许多少精子症患者并无明显症状，此时当详问病史，细观精液。若精液色黄、质黏、精液不液化，多见于阴精亏虚，治当补肾填精，养阴清热，佐以助阳，以五子衍宗丸、六味地黄丸加减。常用药物有菟丝子、枸杞子、覆盆子、五味子、紫河车、熟地黄、山萸肉、山药、制首乌、鹿角胶、龟板胶、仙灵脾、巴戟天等；若精液清稀，多为肾阳亏虚，当补肾助阳，佐养阴填精，以右归丸、金匮肾气丸加减。常用药物有仙灵脾、仙茅、巴戟天、海狗肾、鹿茸、蛇床子、制附子、肉苁蓉、熟地黄、山萸肉等。

2. 兼顾心、肝、脾详察气血之盛衰 少精子症虽以肾为主，但与心、肝、脾关系密切。思虑过度，可暗耗阴精；情志所伤，易致气郁血阻，精道不畅；饮食所伤，脾失健运，气血乏源，先天之精失于滋养，同样可致精少不育。气血亏虚者，当益气养血，以十全大补汤、归脾汤加减。常用药物有黄芪、红参、炒白术、当归、熟地黄、白芍、茯苓等。瘀阻精道者，宜活血化瘀通络，以桃红四物汤加减，常用药物有当归、川芎、桃仁、红花、炒山甲、路路通、王不留行、川牛膝、水蛭等。

3. 湿热毒邪宜清热解毒，苦寒之品慎用 少精子症虽以虚证居多，但临床实证或虚实兼杂者也并非少见。实证的致病因素，多为瘀阻精道、湿热毒邪内侵，后者当清热解毒利湿，以程氏萆薢分清饮、龙胆泻肝汤、三仁汤加减。常用药物有金银花、连翘、野菊花、萆薢、车前子、生薏苡仁、滑石、栀子、黄芩、龙胆草等。对一些苦寒之品，如龙胆草、栀子、黄芩等，在使用时务必注意用量不能太大，服用时间不能太久，以防影响精子活力；另外，也不可过用清利之味，以防耗伐阴精。

（三）治法探讨

少精子症的传统治法主要有补肾填精、温肾助阳、益气养血、活血通络、清利湿热等。近年来许多学者采用现代科技手段，对少精子症的病理机制进行了探讨和研究，并提出了一些新治法。如王鸿报道，肾虚患者多伴有微循环功能紊乱。王玉香等对 30 例单纯性精子缺乏症患者进行了腹部血流图观察，结果表明：30 例患者小腹左右两侧 60 个血流图波形中异常波形为 47 个，占 78.33%，治疗后异常波形可转化为正常。血液流入时间的比较：患者右腹血液流入时间延长，与健康人相比有显著差异（$P<0.05$），治后血液流入时间缩短，有显著意义（$P<0.05$）。血流灌注量比较：患者左腹血流灌注量较健康人减少，有显著差异（$P<0.01$），治愈后则灌注量增加，有显著意义（$P<0.05$）。从而证实了少精子症的发病和"血瘀"有关。故提出了"补肾活血"法，治疗少精症，通过 200 例临床观察，治愈 106 例，有效 29 例，总有效率为 67.5%。

（四）分型论治

徐福松将本病分 5 型治疗，肾精亏损证，治以大补真元、滋肾填精，药用斑龙二至百补丸合七宝美髯丹加减；脾肾阳虚证，治以补脾益肾、温壮阳气，药用打老儿丸合右归丸加减；气血两虚证，治以补中益气、养血生精，药用嗣育汤合八君子汤加减；湿热下注证，治以清热利湿、兼补阴精，药用龙胆泻肝汤合六味地黄汤加减；气滞血瘀证，治以行气活血、化瘀生精，药用血府逐瘀汤加减。

谭新华将男性不育症分为 8 类证型：肾阳不足证，治以益肾温阳，方用赞育丹合五子衍宗丸；肾阴亏虚证，治以滋阴补肾、生精种子，方用左归饮合五子衍宗丸；脾肾两虚证，治以温补脾肾、益气生精，方用四君子汤合十子汤；气血两虚证，治以补气养血、益肾育麟，方用毓麟珠；瘀血阻滞证，治以活血化瘀，方用少腹逐瘀汤；肝经湿热证，治以疏利肝胆清泄湿热，方用龙胆泻肝汤合萆薢分清饮；痰湿内蕴证，治以燥湿化痰，方用苍附导痰汤；肾虚湿热瘀血证，治以补肾活血、清利湿热，方用自拟前炎清汤。

张振顺将男性不育少弱精子症分为 7 型。偏于肾精不足药：鹿茸、党参、女贞子、当归、桑椹、人参、菟丝子、紫河车、山萸肉、黄芪、枸杞子、淫羊藿、仙茅；偏于血虚精亏用药：当归、鱼鳔胶、鹿角胶、阿胶、紫河车、鸡血藤、枸杞子、黄精、制首乌；偏于下元虚衰用药：刺猬皮、肉苁蓉、五倍子、芡实、煅龙牡、锁阳、金樱子、莲须、五味子、菟丝子、川续断；偏于劳心过度用药：紫河车、当归、龙眼肉、荔枝肉、茯苓、酸枣仁、五味子、琥珀；偏于肝郁气滞用药：柴胡、川楝子、白芍、制香附、女贞子、黄精、枸杞子、郁金、山萸肉、荔枝核；偏于阴虚阳亢用药：龟甲、猪脊髓、旱莲草、桑椹、女贞子、牡丹皮、鳖甲、地骨皮；偏于下焦湿热用药：瞿麦、萹蓄、蒲公英、冬葵子、薏苡仁、无花果、连翘、金银花。

樊莹霞对特发性少精子症辨证分为 4 型治疗：肾阳虚衰型，用生精Ⅰ号方（巴戟天、仙茅、仙灵脾各 20g，露蜂房、制首乌、韭菜子、覆盆子、枸杞子各 15g，菟丝子、五味子、制附子、肉桂各 10g，紫河车、黄狗肾、野兔肾、羊睾丸各 1 具，鹿茸 1g），以补肾壮阳，治疗 61 例，治愈 46 例，有效 9 例；阴虚火旺型，用生精Ⅱ号方（生熟地、丹皮、女贞子、旱莲草各 20g，知母 12g，地骨皮 15g，鳖甲、龟板、制首乌、鹿角胶各 12g，仙灵脾、枸杞子、五味子、沙苑子各 10g，紫河车、黄狗肾各 1 具）以滋阴降火，治疗 37 例，治愈 25 例，有效 8 例；肾虚肝郁型，用生精Ⅲ号方（柴胡、香附、郁金、枳壳、青皮各 10g，菟丝子、制首乌、金樱子、枸杞子、五味子、沙苑子各 15g，当归、白芍、熟地、覆盆子各 12g，仙灵脾 25g，黄狗肾、紫河车各 1 具）以补肾舒肝，益精生精，治疗 35 例，治愈 23 例，有效 6 例；瘀血内阻型，用生精Ⅳ号方（丹参 30g，赤芍、桃仁、红花、泽兰各 10g，玄胡、牛膝、菟丝子、制首乌、枸杞子、五味子、沙苑子各 12g，泽兰、当归、覆盆子、仙灵脾、仙茅各 10g，大黄、三七各 6，黄狗肾、紫河车各 1 具），以活血化瘀、益精生精。治疗 24 例，治愈 14 例，有效 7 例。

总之，尽管少精子症的辨证分型比较复杂，各家报道不尽相同，但其基本证型仍以肾精亏虚、肾阳虚衰、瘀血阻络、湿热下注、气血亏虚为主，临床常二证或二证以上相兼为病，当谨守病机，辨证施治。

（五）中西医结合治疗

中西医在治疗男子不育方面各有优势，近年来有关中西医结合治疗少弱精子症的报道越来越多。张风梧等将 60 例少弱精子症患者随机分为 3 组：对照 1 组 20 例，单纯口服参茸固本还少丸治疗；对照 2 组 20 例，单纯口服他莫昔芬治疗；治疗组 20 例，参茸固本还少丸联合他莫昔芬治疗。结果：治疗第 1、3 个月后，对照 1 组与对照 2 组在精子数量及精子活力方面同期比较差异均无统计学意义（$P>0.05$），而治疗组与对照两组同期比较差异均有统计学意义（$P<0.01$）；治疗 3 个月后，治疗组患者妻子妊娠 5 例，对照 1 组及对照 2 组患者妻子妊娠各 1 例。

吴镝探讨中西医结合治疗少弱精子症的临床疗效，对照组予西药硫酸锌片、维生素 E、维生素 C 治疗，治疗组在对照组基础上加用自拟助育汤（药物组成：枸杞子、淫羊藿各 20g，黄精 18g，熟地黄、菟丝子、覆盆子各 15g，甘草 6g，五味子 5g，肉苁蓉 10g，生黄芪 30g，牛膝、山药、党参各 12g）治疗。结果：治疗组 34 例，治愈 15 例，有效 13 例，无效 6 例，总有效率 82.4%；对照组 34 例，治愈 8 例，有效 14 例，无效 12 例，总有效率 64.7%。张朝德等观察复方玄驹胶囊联合左卡尼丁口服液治疗的临床疗效，治疗组 30 例予复方玄驹胶囊联合左卡尼汀口服液治疗；对照组 30 例，单独予左卡尼汀口服液治疗。结果：治疗组总有效率 86.7%，对照组总有效率 70.0%。

（六）中药研究

男性不育Ⅱ号方（知母、黄柏、生、熟地黄、丹参、枸杞子、玄参、白芍、淫羊藿等）：王树荣等研究了该方对小白鼠睾丸组织重量的影响，结果对照组与药物组小白鼠睾丸组织重量分别为 57.8mg±2.5mg，67.3mg±6.4mg，表明该方可使小白鼠睾丸组织重量明显增加（$P<0.01$）。

康精Ⅰ号（巴戟天、锁阳、肉苁蓉、川芎、海马、仙鹤草）：方泰惠等用雷公藤造成大鼠精子数目下降，活率降低，活力低下的不育模型，对该方的作用进行了观察，结果表明康精Ⅰ号可明显提高精子数，促进精子活跃、消除异常精子。育阴精合剂（当归、熟地黄、女贞子、菟丝子等）及育精合剂（肉桂、韭菜子、淫羊藿、巴戟天等）：周智恒等为探讨补肾法促进睾丸生精原理，首先运用 X 线深度照射睾丸造成大鼠生精障碍的模型，在此基础上再进一步运用 X 线照射与甲状腺素–利血平混悬液灌肠分别造成肾阳虚与肾阴虚模型，并分别使用育精合剂和育阴精合剂治疗，观察二药对睾丸组织的作用，结果用药组明显大于对照组，通过病理切片观察到，治疗后第 4 周时生精细胞有再生现象，生精细胞层增加，生精细胞核深染，排列也趋条状，精子可见，表明补肾法和该制剂也对睾丸有专一作用。

（七）外治疗法

1. 药物离子导入　处方：熟地、补骨脂、蛇床子、枸杞子、菟丝子、仙灵脾、肉苁蓉、牛膝、五味子、莲须、金樱子、煅牡蛎、鹿角胶、龟板胶各 15g，大青盐 10g。

操作：用 1000ml 凉开水浸泡上述药物 30 分钟左右，然后文火煎煮至 300ml，取药汁，把两个洁净口罩浸泡于药汁中，使之湿透（干湿以不自然滴水为宜），待浸湿的口罩温度适中后分别敷在腹部中极穴、关元穴及背部命门穴、肾俞穴的位置，再将电极板置于两口罩上调节电流，使患者不感针刺样疼痛，每次治疗 20 分钟，1 天 1 次。主治肝肾亏虚型精子缺乏症。

2. 针灸疗法　石秀峰以针刺与中药结合治疗少、弱精子症，针刺组选穴：气海、关元、中极、太溪、足三里为一组；命门、肾俞、次髎、三阴交为一组，两组交替使用。进针得气后行补法，留针 30 分钟，每天 1 次，10 天为 1 个疗程。休息 1 周后进行下 1 个疗程。中药组采用中成药五子衍宗丸，口服，每次 9g，每日 2 次。针药组同时采用上述针刺联合中药的方法治疗。各组患者均治疗 6 个月后观察疗效。结果：针刺组有效率为 70.97%，针药组有效率为 84.84%，针药组治疗效果优于针刺组及中药组（$P<0.05$）。王志强等以电针、中药治疗少弱精子症。电针组穴取气海、关元、中极等；中药组口服五子衍宗丸。观察各组患者治疗前后精液常规及顶体酶活性变化情况。有效率：电针组 67.6%，中药组 68.3%，针药组 84.6%，针药组治疗效果优于电针组及中药组（$P<0.05$）；各组治疗后精子密度和活力、顶体酶活性均有提高，以针药组升高明显。

3. 水针疗法　裴业民采用当归注射液及胎盘组织液穴位注射治疗少、弱精症 23 例。取穴：①足三里（左）、肾俞（左）、三阴交（右）、关元。②足三里（右）、肾俞（右）、三阴交（左）、命门。两组穴位交替使用，经 3 个月治疗后，19 例患者的精子平均密度从 11×10^{6}/ml 上升至 33×10^{6}/ml，占总病例的 83%。

4. 针药并用疗法　班旭升等采用针刺疗法配合中药治疗精液异常不育 260 例，结果治愈 165 例，显效 71 例，好转 8 例，无效 16 例，总有效率为 93.8%。具体方法为：取穴①命门、肾俞、肝俞、脾俞、腰阳关、志室、八髎、太溪为主。②关元、气海、三阴交、中极、曲骨、足三里、太冲为主。每组选 6 个穴，两组交替使用。平补平泻，中等刺激，每穴提插捻转 30 秒。关元、八髎穴针感下行，三阴交上行，均放散至会阴部。留针 30 分钟，每日 1 次，每月初针刺 15 日。并用雄蚕蛾 120g，鹿角片、熟地黄、黄精各 10g，淫羊藿 180g，海狗肾、急性子各 30g，菟丝子 110g，枸杞子 90g，赤芍 60g，蜂房 50g，炒穿山甲 20g，柴胡 10g。并随证加减，研细末，分 90 袋，1 袋/日，2 次口服。均 3 个月为 1 个疗程。忌烟酒及辛辣之品，节房事。

（八）评价及瞻望

少精子症是导致男性不育的重要原因，中医药对少精子症的治疗积累了丰富的经验，尤其近年来获得了更大发展，研究和筛选出了一些临床疗效确切且无明显毒副作用的专方或单验方，显示了中医药防治该病的良好发展前景。但同时也存在一定不足，如少精子症缺乏全国统一的辨证分型和疗效诊断标准，临床研究设计不合理，无多中心参与的临床研究，结论重复性差，对中药提高生精功能作用机制的探讨尚不够深入，对中药作用的某些有效成分研究较少等，这些都不利于有效方药的筛选以及某些效方的临床开发研究。食疗、气功、针灸等一些非药物疗法对少精子症的康复，具有一定的辅助治疗作用，今后应加大这方面的研究力度，配合使用，以综合调理，提高疗效，缩短疗程。

第四节　无精子症

无精子症是指禁欲 3~7 天后通过体外排精的方法获得精液，连续 3 次以上实验室检查，均未查到精子，以及精液离心镜检，也未发现精子者。此症是导致男性不育的常见原因之一，据有关资料统计，占男性不育的 6%~10%。睾丸生精功能障碍引起者，称真性无精子症；输精管道阻塞所致者，称假性无精子症。

中医学中虽无此病之名，但可概属于"绝育""无子""精冷无子"等病范畴。

一、病因病机

（一）现代医学研究

1. **先天性疾病**　如无睾症、隐睾症、睾丸融合、多睾、睾丸附睾分离、Kallmann 综合征、睾丸发育不良（如克氏综合征）以及常染色体或性性染色体异常，影响生精功能，导致无精症。

2. **睾丸后天的病变**　如睾丸的外伤、炎症、扭转，腹股沟疝修补或精索静脉部位的其他手术，损伤睾丸动脉，致使睾丸血运障碍；病毒性腮腺炎并发睾丸炎等均可引起睾丸萎缩和退行性变，影响精子生成。

3. **全身性疾病的影响**　如糖尿病、慢性肾衰竭、结核病、肿瘤、肝炎等；生存和工作环境中的辐射，有毒化学物质，重金属元素，某些化学药物等，可影响精子生成，导致无精子症。

4. **内分泌疾病的影响**　如肾上腺皮质增生症、肾上腺皮质肿瘤、先天性肾上腺综合征、甲状腺功能亢进或低下、垂体肿瘤、艾迪生病等，均可导致内分泌功能紊乱，从而影响下丘脑-垂体-性腺轴，引起无精子症。

5. **营养缺乏**　睾丸生精功能的正常发挥，赖于各种营养供给，如维生素 A、维生素 E、B 族维生素，以及各种微量元素。若长期营养缺乏，会引起睾丸生精功能障碍，导致无精子症。

6. **免疫因素**　精子的自身免疫也可通过睾丸或附睾的损害，引起精子发生过程的紊乱而造成无精子症。

有些无精子症，在现有技术条件下，尚不能明确病因，称之为特发性无精子症。

（二）中医学认识

中医学认为，肾藏精，主生殖，故无精子与肾精亏虚关系密切；脾为后天之本，气血化生之源，后天不足，先天失养，也影响精子化生；肝主疏泄，调畅全身气血，若情志所伤，气郁血阻，壅塞精道，引起无精子症。可见无精子症在脏虽以肾为主，同时与肝、脾也有一定关系。具体病因病机如下。

1. 肾气不充　先天禀赋不足或发育不良，肾气不充，肾子体小或缺如，致无精子症。

2. 肾精亏虚　恣情纵欲，房事太过，肾精耗伐，生殖之精无以化生。

3. 气血亏损　大病久病，虚损太过，脾失健运，精血乏源而致无精。

4. 湿毒内侵　饮食不节致湿热内生，或感受疫毒之邪，侵及精室，精子难生，或侵及精道，精阻难出。

二、临床诊断

（一）辨病诊断

1. 临床表现　无精子症患者，一般无任何明显症状，性生活正常，要注意询问病史和进行体格检查。有些患者既往有腮腺炎、结核病、睾丸炎、附睾炎、前列腺炎、精囊炎以及食用粗制棉籽油，长期或大量使用某些对生精功能有损伤作用的化学药物等病史。询问患者所处的生活和工作环境有无放射性物质，是否接触农药、高温等。体检时重点检查第二性征状况及外生殖器的发育情况，有些患者第二性征不发育，睾丸极小，或隐睾，无睾丸，或外生殖器异常，或见有严重的精索静脉曲张等体征，要测定睾丸容积。

2. 现代仪器诊断

（1）精液分析：精液离心沉淀后，经显微镜检查，连续3次，未发现精子，即可诊断为无精子症。

（2）彩色B超检查：以了解前列腺、精囊腺状况，对判断梗阻性无精子具有一定帮助。

（3）精浆生化分析：主要检查果糖、α-葡糖苷酶或肉毒碱、柠檬酸等，通过这些精浆生化因子的检测，不仅可做出梗阻性无精子症的诊断，而且可推断出梗阻部位，见表2-8-7。

表 2-8-7　部分精浆生化因子与无精子症的关系

肉毒碱	果糖	柠檬酸	FSH	可能梗阻部位
↓	缺失	正常	正常	射精管阻塞或输精管发育不良
↓	正常	正常	正常	附睾和（或）输精管阻塞
正常	正常	正常	↑	非梗阻性无精子症

（4）内分泌激素检查：生殖激素改变与各种常见睾丸性无精子症的关系。见表2-8-8。

表 2-8-8　生殖激素改变与各种常见睾丸性无精子症的关系

FSH	LH	T	可能诊断
↓	↓	↓	中枢性性功能减退型性源功能低下症、高催乳素血症、垂体嫌色细胞瘤等
↑	↑	↓	Klinefelter 综合征、睾丸炎、隐睾等
↑	正常	正常	生精上皮细胞萎缩、唯支持细胞综合征
↓	正常	正常	选择性 FSH 缺陷
↓	↑	↑	雄激素耐受综合征

（5）染色体核型分析。

（6）Y 染色体微缺失基因检查：大量研究表明在人类 Y 染色体长臂远侧存在着无精子因子（azoosprrmia factor，AZF），目前分为 3 个区域，即 AZFa、AZFb、AZFc。这些区域大都由多基因的大家族组成。其中某些基因对精子发生起到调控作用，现已证实：YRRM、DAZ 基因的缺失是导致部分严重生精障碍的重要原因。故无精子症或严重少精子症的有关精子发生基因的检测将取代部分睾丸活检是一种必然趋势。

（7）影像学检查：输精管、精囊造影能确定输精管、射精管是否存在梗阻性病变，梗阻的部位、范围及解剖形态学上是否存在异常。

（8）睾丸活检：若通过精浆生化分析、激素测定尚不能判定无精子症原因者，可做睾丸活检。

（二）辨证诊断

无精子症患者多数无明显临床表现。可伴有腰膝酸软，形寒肢冷，头晕耳鸣，或阴囊潮湿，尿道滴白。舌淡，苔薄白，或舌质暗红，脉沉细或涩。

1. 肾精亏虚型　无精子不育，并见睾丸偏小，质地较软，性欲低下，头晕耳鸣，腰膝酸软。舌质淡或红，苔薄白，脉细弱。

辨证要点：无精子，睾丸偏小，质地较软，头晕耳鸣，腰膝酸软。舌质淡，苔薄白，脉细弱。

2. 精道瘀阻型　无精子不育，睾丸大小质地正常，伴见腰痛，会阴部疼痛，睾丸胀痛，小便余沥。舌边尖红或暗红，脉滑数或涩。

辨证要点：无精子，睾丸大小、质地正常，伴见睾丸、会阴部胀痛。舌质暗，脉涩。

三、鉴别诊断

无精子症需与下列疾病相鉴别。

1. 无精症　是指既无精子也无精液；无精子症则是有精液而无精子。

2. 不射精症　是指具有正常的性欲，阴茎勃起坚硬，性交时间长，但达不到情欲高潮和快感，不能在阴道中射精，因而无精液和精子排出。

3. 逆行射精　是指患者性交持续时间正常，有性交快感和射精动作，并能达到性高潮，但无精液自尿道排出，而从尿道逆行流入膀胱的一种病证。

四、临床治疗

（一）提高临床疗效的基本要素

1. **明确病因** 导致无精子症的病因比较复杂，务必通过详细的体格检查和实验室检查明确病因，以便对其治疗和预后判断提供依据。一般而言，因先天发育异常或染色体异常所致者，药物治疗毫无价值；对有些原因所致的睾丸生精障碍，经过正确治疗后有可能发生逆转；对输精管道阻塞引起者可采取手术予以畅通，以恢复生育力。

2. **明辨虚实** 辨虚实是此病中医药治疗之关键。此病临床以虚证多见，且以肾虚为主；实证多为瘀阻精道，湿热毒邪内侵，或虚实兼杂，如肾虚兼瘀证等。

3. **中西结合** 在辨明病因的前提下，要采取有针对性的中西医结合疗法，以提高疗效。如 Kallmann 综合征，若能早期治疗及时采用促性腺激素释放激素或人绒毛膜促性腺激素（HCG）和人绝经促性腺激素（HMG）治疗，可促使患者性成熟，甚至能促使睾丸产生精子，获得生育能力。若同时辨证使用中药，必能增强机体对药物的敏感性，从而提高疗效。

（二）辨病治疗

1. **药物治疗** 对病因明确的无精子症不育，应针对病因进行治疗。例如，内分泌异常者，可根据具体病情，采用促性腺激素治疗或脉冲式 GnRH 治疗；促进内源性促性腺激素分泌；其他内分泌疾病治疗等。感染如慢性附睾炎等所致者，抗感染治疗等常可获得较好效果。

2. **手术治疗** 主要适用于梗阻性无精子症不育。输精管道梗阻是造成无精子症的常见原因之一，包括输精管、精囊先天缺如引起的梗阻性无精子症；输精管节段性不发育；输精管医源性损伤或结扎；炎症后梗阻；射精管口先天性狭窄等。对于输精管结扎等输精管道梗阻者应积极手术治疗。

输精管吻合术和输精管-附睾吻合术是治疗梗阻性无精子症常见和有效的方法。据统计，显微外科复通率在 60%~87%，患者妻子累计妊娠率在 10%~43%。

睾丸内梗阻：常用睾丸取精术（testicular sperm extraction，TESE）和睾丸细针精子抽吸术（testicular sperm aspiration，TESA），几乎适合所有梗阻性无精子症。

附睾梗阻：因炎症等因素造成的获得性附睾梗阻引起无精子症可行显微外科附睾管-输精管吻合术。如果没有手术条件（如 CBAVD 患者）或者手术失败，可行经皮附睾精子抽吸术（PESA）或显微外科附睾精子抽吸术（MESA）获取精子，获取的精子一般用于 ICSI 治疗。

近端输精管梗阻：输精管结扎后的近端梗阻可行显微外科输精管复通术，即输精管-输精管吻合术。如果术中近附睾端输精管液中未查到精子或发现有牙膏样（toothpaste）黏稠液即可证实继发附睾梗阻，改行附睾管-输精管吻合术。远端输精管梗阻：儿童时期疝气或行睾丸下降固定手术损伤导致单/双侧输精管损伤，通常情况下可进行输精管吻合术；大范围缺失时，一般是不可重建的。这些病例应行 TESE、TESA、PESA 或 MESA 用于 ICSI 治疗。大范围单侧输精管缺失伴对侧睾丸萎缩可考虑将患侧输精管残端与对侧输精管或附睾管吻合。

射精管梗阻：射精管口梗阻可行精囊镜探查术，或经尿道射精管切开术/射精管囊肿切除术。前者目前作为一种检查手段，缺乏大样本数据支持，行后者需要医生具有一定经验，注意避免逆行射精，尿液反流至射精管、精囊和输精管（导致精子活力降低、精液 pH 降低和附睾炎）等并发症。

（三）辨证治疗

1. 辨证施治

（1）肾精亏虚型

治法：补肾生精。

方药：生髓育麟丹加减。人参、麦冬、肉苁蓉各 180g，山药、山萸肉各 300g，熟地、桑椹各 500g，鹿茸 1 对，龟板胶、枸杞子各 250g，当归 150g，鱼鳔胶 10g，菟丝子 120g，北五味子 90g，紫河车 2 个，柏子仁 60g，仙灵脾 100g，蛇床子 100g。共为细末，炼蜜为丸。

（2）精道瘀阻型

治法：活血化瘀通络。

方药：血府逐瘀汤加减。桃仁 12g、红花 12g、当归尾 10g、路路通 15g、王不留行 15g、皂刺 10g、炒山甲 10g、川牛膝 15g、水蛭 6g。

2. 外治疗法

（1）针灸疗法

1）针刺法：取三阴交、肾俞、关元、次髎、气海、足三里。针刺用补法，每日 1 次，10 次为 1 个疗程。

2）针灸并用法：针刺取任、督、足少阴、足太阴为主，用补法，并隔姜灸关元、气海，针三阴交；或隔姜灸命门、肾俞，针太溪。每组各灸治 5 天，每天 1 次，10 次为 1 个疗程。

3）隔药灸法：药用羊藿叶、红花、当归、丹参各等份，合丁香 1~3g，艾炷数根。将上药放文火煎 30 分钟左右，用筷子挑药以有丝为佳，用纱布浸入药内（干湿以不自然滴药为度），盖住肚脐，将艾炷点燃置于其上灸灼，每次 10~15 壮，每日 1 次。用于气滞血瘀型无精子症的辅助治疗。

4）耳针疗法：取睾丸、外生殖器、内分泌、皮质下、神门，用耳穴压豆法。即用王不留行贴于 0.5cm×0.5cm 胶布上，然后贴于耳穴，每天嘱患者自行按压 2~3 次，每次 5~10 分钟。

5）皮针疗法：取肾俞、心俞、志室、夹脊等，局部扣刺，每隔 2~3 日针 1 次，10 次为 1 个疗程。

6）挑针疗法：取肾俞、次髎。穴位局部麻醉后，用粗针刺入穴位，挑刺组织纤维，挑刺完毕后用消毒棉球敷盖。

（2）熏洗法：处方为制附子 10g，肉桂 6g，荔枝核 10g，炒橘核 10g，红花 20g，丹参 20g，淫羊藿 15g，菟丝子 20g，补骨脂 10g，丁香 9g，首乌 30g，黄酒少许。

用法：将上述药物放入脸盆中，加入多半盆凉水，用小火煮煎，沸后用药液蒸汽熏睾丸及会阴部。温度适中后再用巾浸沾药液，擦洗阴茎、会阴部 5~10 分钟后，再将双脚放入药液中，搓脚心数次（涌泉穴）。每日睡前1次，每剂药用2~3日，重复使用时加热即可。用于各类型无精子症，有睾丸痛者最佳。

（3）敷脐法：药物由蛇床子12g，肉苁蓉12g，韭菜子12g，大青盐5g，炮附子9g，羊藿叶12g组成。将上药放入砂锅中，加水适量，浸泡1小时后，用文火煎30~40分钟，浓缩成100ml，倒入碗中备用。用纱布一块，折2~3层，以盖住肚脐为度，用纱布沾上药液，以全湿不滴药为度，然后盖在肚脐上，用胶布贴牢。每天换药1次，30天为1个疗程。适用于肾阳虚型无精子症。

（4）药物离子透入法：药物由熟地、补骨脂、蛇床子、枸杞子、菟丝子、肉苁蓉、仙灵脾、牛膝、五味子、莲须、金樱子、煅牡蛎、龟胶、鹿胶各15g，大青叶10g组成。上药加水适量浸泡30分钟，然后文火煎煮取药液300ml，将两个干净口罩浸泡于药液中，湿透后，待温度适宜时，分别敷在中极、关元及肾俞、命门位置，再将电极板置口罩上，调节电流，每次20分钟，每天1次。

3. 成药及单验方

（1）成药

1）麒麟丸：每次6g，每日3次，口服。用于肾精亏虚无精子症。

2）六味地黄丸：每次8粒，每日3次，口服。用于阴精虚损型无精子症。

3）血府逐瘀口服液：每次10ml，每日3次，口服。用于精道瘀阻型无精子症。

4）桂枝茯苓胶囊：每次4粒，每日3次，口服。用于精道瘀阻型无精子症。

5）生精胶囊：每次4粒，每日3次，口服。用于肾阳亏虚型无精子症。

（2）单验方

1）五子地黄汤：枸杞子、当归、车前子、泽泻、茯苓、丹皮、白芍、生地、党参、菟丝子、覆盆子、怀山药各12g，五味子、甘草各4.5g。水煎服，每日1剂，以连服100剂为1个疗程。用于肾阴阳俱虚型无精子症。

2）生精汤：枸杞子9g，韭菜子、菟丝子、补骨脂、肉苁蓉、生熟地、紫河车各12g，仙灵脾、制首乌各15g。每日1剂，水煎服。用于肾阳虚型无精子症。

3）生育丸：红参40g，鹿茸10g，鹿角胶、枣皮各60g，枸杞子、熟地、黄芪、五味子各80g，海狗肾、蛤蚧各1对。将上药共为细末，炼蜜为丸，每日2次，每次10g。用于肾精亏虚，元气大伤所致无精子症。

4）红白皂龙汤：夏枯草15g、金银花15g、蒲公英15g、红花10g、皂刺10g、地龙10g、车前子10g（包）、泽泻15g、牛膝15g、泽兰10g、香附10g、黄芩10g、黄柏10g。每日1剂水煎服。用于精道瘀阻兼湿热型无精子症。

5）通络生精丸：炒山甲50g、当归尾150g、乌药50g、王不留行150g、路路通150g、川牛膝100g、水蛭50g、黄芪150g、鹿茸5g、熟地黄100g。共研细末，炼蜜为丸，每丸约9g，每次1丸，每日3次口服。

（四）名医治疗特色

陈文伯认为不育症病因虽复杂，但其致病之机皆缘精气不足，治当审症求因，辨证论治，先立调理阴阳总则，继可设滋肾生精、温肾生精、益肾生精、增液生精、固肾生精、清肾生精、祛瘀生精、理气生精诸法。且常以基本方仙灵脾、肉苁蓉、山药、枸杞子加减。肾阳不足加附子、肉桂、巴戟天、菟丝子；阴精匮乏加制首乌、熟地、女贞子、知母；精室湿热加黄柏、知母、龙胆草、野菊花；精道瘀阻加丹参、赤芍、红花。

孙自学认为不育症病因复杂，其主要由肾虚、湿热、瘀阻所致，辨证治疗当细审病因，详查病机，工于辨证，精于用药，此病证型虽多，总与肾虚、肝郁、湿热、瘀阻有关，治疗多以补肾益精、清热利湿解毒、活血化瘀为法。补肾益精法以熟地、山药、山茱萸、菟丝子、枸杞子、沙苑子等药物为主。根据辨证，肾阳虚者加入仙茅、仙灵脾、锁阳、巴戟天、韭菜子等温肾助阳；气血不足者加入黄芪、红参、当归、白芍等益气养血生精；阴精亏虚者加入何首乌、黄精、鹿角胶、龟板胶等血肉有情之品填补肾精。清热利湿解毒法常用金银花、蒲公英、车前子、大血藤、败酱草、薏苡仁、栀子、龙胆草、半枝莲、白花蛇舌草、生甘草等药物；活血化瘀法常用药物有丹参、赤芍、路路通、王不留行、穿山甲、当归、川芎、水蛭、桃仁、川牛膝等。同时提倡夫妻同治并指导受孕。

五、预后转归

无精子症为男科的一种难治病症，一般而言，真性无精子症，尤其因先天发育异常所致者，药物治疗毫无价值，应尽早采取辅助生育技术。假性无精子症，应在明确梗阻部位、范围和性质的前提下，及时采取手术方案或药物治疗，恢复生育能力的概率相对较大，预后较好。

六、预防调护

（一）预防

1. 要做好幼儿时期的预防接种。青少年时，要积极预防流行性腮腺炎，一旦感染，要及时正确治疗，避免并发睾丸炎。

2. 避免不良因素的刺激，如射线、高温，以及有毒化学物质和某些对生精功能有影响的化学药物。

3. 饮食有节，不宜过食辛辣厚味，戒烟酒，不食粗制棉籽油。

4. 要及早发现和治疗某些先天发育异常性疾病，使其对生育力的影响降到最低限度。

（二）调护

1. 无精子症的疗程较长，故务必遵守医嘱，持之以恒，坚持治疗。

2. 日常生活中的许多食物，如羊肉、羊睾、大虾、核桃仁、海参、牛狗外肾、鹿鞭、鹿血等，具有补肾生精作用，患者应根据自己的情况，选择食用。

3. 食疗

（1）木耳汤：取白木耳 30g、鹿角胶 7.5g、冰糖 15g。把白木耳用温开水发泡，除去杂质，洗净，放砂锅内，加适量水，煎煮，待白木耳熟透时加入鹿角胶和冰糖，使之烊化，和匀，熟透即成。该汤可分次或 1 次食用。具有补肾填精之功效。用于肾虚型无精子症。

（2）鱼胶糯米粥：取鱼鳔胶 30g、糯米 50g。先将糯米煮粥，煮至半熟，放入鱼鳔胶，一同煮熟，和匀，不时搅动，以防黏滞锅底，每 2 天服 1 次，连服 10 次。具有补肾填精之功效。用于肾精亏虚型精子缺乏症。

七、专方选介

1. 益肾生精冲剂 紫河车、枸杞子、菟丝子、淫羊藿、仙茅、丹参、黄芪、车前子等二十余味中药。生产流程：中药常温清洗后，70℃下4小时烘干，混合研磨成粉，过200目筛，包装后经 ^{60} Co 辐射灭菌。每日1次，每次15g，开水冲服（可装胶囊）。2个月为1个疗程，每个疗程结束后复查精液常规；用药3~36个月，平均10.3个月。治疗无精子症患者7例，结果7例患者采用益肾生精冲剂治疗后查精液常规均有精子，其中2例精子密度达到正常水平，1例其妻子妊娠并顺产一女。

2. 四君生精汤 人参20g、茯苓15g、白术15g、甘草5g、熟地50g、山药10g、白芍10g、枸杞25g、当归30g、附子10g、泽泻10g、柴胡10g、牡丹皮10g。随症加减：少腹胀痛者加元胡12g、白芷12g；腰膝酸软者加杜仲12g、怀牛膝12g；气虚明显者加黄芪30g；肝肾阴亏，相火炽盛者加龟板24g、牡蛎30g；心肾不交，肝虚火盛者加酸枣仁24g、炒柏子仁9g、钩藤9g、生龙齿9g、胆南星3g。以上药为汤剂，每剂日煎2次，取汁约500ml，分2次饭后服。每个疗程30天，一般服药1~3个疗程。治疗期间忌酒和辛辣之品，停用其他任何治疗无精子症的药物。共治疗86例，显效62例，有效18例，无效6例，总有效率93.02%。

3. 血府逐瘀汤加减 桃仁10g、红花10g、当归10g、熟地12g、川牛膝10g、柴胡10g、制水蛭10g、香附12g、小茴香10g、干姜10g、沙苑子10g、怀山药18g、淫羊藿15g、菟丝子15g、甘草9g。治疗无精子症患者1例，服药49剂后精液中发现少量精子，坚持治疗6个月，后在生殖中心行单精子卵泡浆注射，其妻次年生一男婴。

八、研究进展

（一）病因病机

1. 现代病因病机研究

（1）Y染色体的微缺失：引起男性不育的病因有多种，较常见的有感染性因素、器质性因素和遗传缺陷等，而精子发生障碍是导致不育的主要原因。Y染色体长臂上的无精子症因子（azoospermia factor，AZF）的缺失会引起男性生精障碍进而导致不育，这说明 AZF 基因与男性不育存在密切关系。Y染色体上含有对睾丸决定和睾丸分化过程起重要作用的基因和基因家族，其长臂微缺失与男性生精功能障碍有密切关系。近年研究发现，AZF 是位于Yq11远端的精子发生调控基因，目前大多数人将 AZF 分为 AZFa、AZFb、AZFc 3个区域，也有人认为 AZFb 和 AZFc 之间应该增加一个新的区域并命名为 AZFd。不同分区的缺失会引起不同的表型。其中，AZFc 缺失作为目前最常见的缺失类型被广泛地研究。它们的缺失导致精子发生的异常，Y染色体微缺失会引发 AZF 的缺失，从而对男性生育能力产生不利影响。邵生声等对132例无精子症患者 Y 染色体分析显示有11例患者 AZF 微缺失，缺失率为8.33%（11/132），其中1例 AZF 为 AZFa 区 sY84 位点、AZFb 区 sY127 位点和 AZFc 区 sY254/sY255 位点均缺失，10例为 AZFc 区 sY254/sY255 位点缺失。

（2）小 Y 染色体：Y 染色体上定位有睾丸决定因子及系列与精子发生相关的基因。Y 染色体的异常通常会导致男性生育异常或引起其他方面的遗传效应。临床上将 G 显带后 Y 染色体长度小于 21 号染色体称为小 Y 染色体。现已证实，Y 染色体上存在与睾丸发育及精子发生相关的基因，这些基因的异常或突变可导致男性性腺发育低下或男性不育。田艳等对 115 例小 Y 染色体和 96 例大 Y 染色体精液常规参数进行研究得出，小 Y 染色体组中的异常精子率明显高于大 Y 染色体；小 Y 染色体组中异常精子的精子密度比大 Y 染色体组明显降低；但精子活率和精子畸形率没有明显差异。这说明小 Y 染色体发生基因缺失的可能性明显高于大 Y 染色体，所以引起的临床效应也更加明显。是否为基因缺失引起的，还需从分子水平进一步研究证实。孙宝刚等对大、小 Y 染色体共 78 例患者的核型分析进行了研究，其中对大 Y 染色体 38 例的核型进行分析，均未发现 AZF 微缺失；在 40 例小 Y 染色体核型患者中男性不育 28 例，检测到 AZF 微缺失 3 例，占 7.5%，其中 1 例为 AZFc 缺失，2 例为 AZF 缺失。

（3）先天性输精管缺如：先天性双侧输精管缺如（congenital bilateral absence of vasdeferens，CBAVD）患者占男性不育门诊无精子症病例的 1% 甚至 2% 以上，占梗阻性无精子症病例的 25% 以上。患者除自觉精液量少之外多无其他临床表现，彩色超声多提示附睾网格状回声、附睾发育不良、双侧精囊发育不良，少数病例合并肾发育畸形。但患者的发病原因、子代的遗传学风险等均不确切。目前已知囊性纤维化跨膜转导调节因子（cystic fibrosis transmembrane conductance regulator，CFTR）基因（OMIM 602421）突变可以引起囊性纤维化病（cystic fibrosis，CF；OMIM 219700）和 CBAVD（OMIM 277180）。CFTR 基因是目前研究较多的十大热点基因之一，其在生殖领域的研究多集中在 CBAVD。患者多表现为"温和"的 CFTR 基因突变（Ⅳ级和Ⅴ级突变型），即 CFTR 蛋白的功能低下。患者看起来很健康，除不能生育无其他任何症状及合并疾病，同时患者具备生殖潜能，可以借助显微附睾精子抽吸术结合 ICSI 而具有生育能力。但是从睾丸活检或附睾穿刺的结果来看，患者常常伴有睾丸生精功能的障碍。

2. 中医病因病机研究　中医学认为无精子症的关键在于肾虚。如王广见认为真性无精子症的原因是下丘脑-垂体-性腺轴功能障碍，而现代医学的内分泌、神经等多种调节功能与中医肾相关，故真性无精子症责在肾虚。假性无精子症主要由于肾精耗竭，命门火衰，精关闭塞等后天因素所致。孙自学认为脏腑之中肝、脾、肾与男性不育症关系密切，其中肾尤为重要。肾虚、肝郁、湿热、血瘀为其主要病机。肾虚为主，常与肝郁、湿热或血瘀相兼出现。本病病性为虚实夹杂，本虚表实，肾虚为本，肝郁、湿热，血瘀为标。湿热、痰浊、瘀血、毒邪为其主要病理因素。周开达将本病的发生机制概括为两大类，一是肾气不实，天癸不充；二是肾气不足，肝失所养，脉络瘀阻，精道不通，精气不能溢泻。叶光宇等指出年少手淫过度，婚后房劳不节致肾中精气衰竭，天癸不充，生殖功能衰退；情志所伤，气机不畅，肝郁化火，克脾灼络，造成瘀血痰湿闭阻精关，精虫无以排出等病理机制。胡钢铮等认为金刃跌打外伤以致精道瘀阻，经脉不通，故无精子不育。其他泌尿生殖系统感染，即湿热毒邪内侵，也可引起精道阻塞而不育。综上所述，无精子症的发生，主要责于肾精亏损，精道瘀阻，在脏腑以肾为主兼及肝与脾，其病理因素主要为瘀血、湿热、痰浊。

（二）辨证思路

无精子症首先要明确病因，辨清虚实，虚者多以肾虚为主，治疗当补肾填精，并结合阴、阳之盛衰，加减用药。常用药物有：菟丝子、枸杞子、覆盆子、仙灵脾、鹿角胶、鹿茸、熟地黄、山萸肉、巴戟天等，并注意加用补气养血之品，如人参、黄芪、当归、白芍等。实证多因瘀阻精道，治当通络散结，常用药物有当归、川芎、路路通、王不留行、水蛭、土鳖虫、赤芍、川牛膝等。因于痰湿、毒邪壅阻所致者，当化痰祛湿解毒，常用药物有陈皮、荔枝核、金银花、蒲公英、白茅根等。

（三）分型论治

无精子症的中医治疗，目前以基本方或专方加减应用得较多，但辨证治疗者也不乏其人。贺菊乔将本病分3型论治。①肾虚血瘀型：治宜益肾生精，活血行血，方用自拟补肾活血汤。处方：熟地黄、制何首乌、枸杞子、旱莲草、桑椹、当归各15g，山茱萸、王不留行各10g，蒲黄12g，菟丝子、女贞子各20g，炮穿山甲5g。②精气亏虚型：治宜健脾益气，养血生精，方用自拟益气生精汤。处方：黄芪、黄精、党参、菟丝子、枸杞子、女贞子各15g，白术、茯苓、旱莲草、金樱子各10g，山药20g。③精血瘀阻型：治以活血祛瘀，通精利窍，方用自拟活血通精汤。处方：炮穿山甲、三七各5g，路路通、当归、丹参、巴戟天、菟丝子、枸杞子各15g，淫羊藿、王不留行各10g。王恒宽分两型论治。①精道瘀阻型：治宜活血通络，化痰行滞。方用海藻玉壶汤加减，方中用当归15g、赤芍30g、桃仁10g、红花10g、路路通30g，以活血化瘀通络；用夏枯草15g、荔枝核30g，以利气行滞。②肾虚精亏型：治宜益肾填精，方用五子衍宗丸加紫河车、人参、当归、桑椹、益智仁、女贞子等，临床效果亦颇佳。如胡钢铮将本病分为5型论治。①气血不足型：宜补气养血，滋肾填精。方用八珍汤合双宝蜜丸（人参、黄芪、五味子、菟丝子、桑椹、枸杞子、胎盘粉、淫羊藿、鹿角胶、土鳖虫、赤芍、路路通）。②肾虚型：调补阴阳，兼以生精。偏阴虚者用六味地黄汤加制首乌、菟丝子、枣皮、女贞子、紫石英等；偏阳虚者用右归丸加鹿茸、菟丝子、枸杞子、补骨脂等。③痰湿壅盛型：宜清热利湿，化痰生精。方用二陈汤合龙胆泻肝汤加荔枝核、生牡蛎、蒲公英、白茅根等。④湿热内蕴型：当升清降浊，渗利湿热。以萆薢分清饮合八正散加服三金片。⑤虫毒外伤：宜活血化瘀，软坚通络。方用血府逐瘀汤加黄芪、土鳖虫、路路通、薏苡仁、益母草等。共治疗32例，结果：65×10^6/ml以上者14例，（40~64）×10^6/ml者4例；40×10^6/ml以下者5例；精子存活率80%以上者16例，30%~50%者3例，10%~30%者4例，活动率60%以上者18例，40%~60%者2例，10%~20%者3例，总有效率为71.8%。陈文伯把无精子症分为精气不足、阴精不足、精室湿热3型，用自拟赞育丸（仙灵脾、肉苁蓉、仙茅、枸杞）。精气不足加附子、肉桂、巴戟天、菟丝子；阴精不足加制首乌、熟地、女贞子、知母；精室湿热加黄柏、知母、龙胆草、野菊花。每日1剂，水煎服，半年为1个疗程。治疗66例，结果痊愈4例，显效6例，有效37例，其中精气不足者有效率为93.3%，阴精不足者有效率为81.8%，精室湿热者有效率为60%。

（四）中药研究

益精冲剂（菟丝子、枸杞子、制首乌、丹参）：黄鼎立对排除输精管道梗阻因素的148例患者进行血清激素放射性免疫测定，发现多数患者都存在着明显异常。FSH>35mU/ml

82 例，FSH<1mU/ml 10 例；LH>35mU/ml 6 例，LH<3mU/ml 23 例。T<260ng/ml，E_2>70ng/ml 79 例；PRL>30ng/ml 39 例。用益精冲剂治疗后，异常率78%得到明显改善。这种改善的机制可能与促进和调整下丘脑-垂体-睾丸轴 FSH、LH 的合理分泌与释放，从而提高血中睾酮浓度，降低雌二醇浓度有关。

威灵仙治疗少精无精子症：贾庆宇治疗时在原有方剂效果不佳的情况下加入威灵仙收获良效某患者在原方服 15 剂后复查，报告精子无，活动度无，后于方中加入威灵仙 15g，服药 7 剂后化验精子数量增至 $20×10^9$/L，活动度 30%。再服 7 剂，复查精子增至 $60×10^9$/L，活动度 60%，上方加减服 2 个多月，1 年后其妻生一子。威灵仙祛风通络止痛，医者皆知，而用于无精少精症鲜见，盖威灵仙辛散宣导，走而不守，"宣通十二经络"（《药品化义》），"积湿停痰，血凝气滞，诸实宜之"（《本草正义》）。因为大量补肾填精之品易造成壅滞现象，而不能化生精气，所以由威灵仙引诸药畅通无阻而获效。丹参注射剂治疗梗阻性无精子症：毕焕洲采用丹参注射剂输精管内加压注射治疗（介入治疗）慢性前列腺炎合并输精管炎性梗阻性无精症者 39 例，治愈 15 例，有效 14 例，无效 10 例，总有效率74.36%。丹参注射液不仅有广谱的抗菌作用，而且也可以抑制炎性渗出，促进损伤组织的修复和再生，所以其有较好的临床疗效。同时操作简单，损伤又小，因此优于其他疗法。但缺点是复通的能力有限，对病程较长、梗阻严重的病例无效，值得进一步研究。

（五）外治疗法

无精子症的外治疗法，临床研究较少。有人用针灸，采用补法，取肾俞、关元、三阴交、次髎、气海、足三里。每日 1 次，10 次为 1 个疗程。治疗 3 例无精子症，最长 6 个月，2 例痊愈，1 例无效。王广见采用内服配合外敷疗法治疗 4 例假性无精子症患者，使用内服方药为五子衍宗丸加仙茅、淫羊藿、黄芪、生熟地黄等。外用方药为甘遂、穿山甲、玄参、蜂蜜调糊，外敷输精管睾丸段和精索段，取得了一定疗效。

（六）评价及瞻望

近年来采用中医药或中西医结合的方法治疗无精子症取得了一定疗效，出现了一些可喜苗头，但研究尚不够深入，许多临床研究报道的病例较少，或仅为个案总结，缺乏大样本的临床研究。今后应在辨证论治的基础上，加强专方或专方结合某些西药的研究，以进一步提高无精子症的临床疗效。单精子卵细胞内穿刺术（ICSI）的临床运用成功，标志着不育症尤其对无精子症的治疗获得了突破性进展，但随着对无精子症病因的阐明，对行 ICSI 所生子女的智力、体质以及是否有某些遗传病等状况，人们开始给予更多的关注。

第五节 死 精 子 症

死精症是指精子的成活率下降，死亡精子超过 40% 的病症，是导致男性不育的常见原因之一。世界卫生组织编写的第 4 版《不育夫妇标准检查与诊断手册》中的不育症十六类分类中，并没有将死精子症单独列出，而是将其归于特发性弱精子症中进行分析。据国外有关资料统计，死精症导致男性不育的发生率约为 1.3%。

中医学并无"死精子症"的病名，但其症状可见于中医的"肾寒""精寒难嗣"等病证。

一、病因病机

（一）现代医学研究

现代医学认为死精子症与精索静脉曲张、精囊、前列腺、附睾炎症所致生精功能缺陷，以及营养状况欠佳，微量元素和维生素 A、维生素 E 缺乏等因素有关。这些因素均可引起精子的生长发育障碍，而出现死精子症。此外高温、放射线、抗精子抗体等也与死精子症有一定关系。

（二）中医学认识

1. 肾气亏虚，生精障碍　先天禀赋不足，或手淫过度、房事不节，肾精亏伐，肾气虚衰，不能正常化生精子而见死精子；或素体阴血不足，或过用温燥伤阴之品，导致肾阴亏虚，虚火内生，热灼肾精，致死精增多。

2. 湿毒内侵，扰及精宫　湿热毒邪内侵，或过食辛辣厚味，蕴湿生热，内扰精宫，肾精受伐，故见死精增多。

二、临床诊断

（一）辨病诊断

1. 临床表现　死精子症患者，一般无明显特殊表现，或伴有睾丸坠胀，阴囊潮湿，腰膝酸软，形寒肢冷等，要详问病史，严格体检。

2. 现代仪器诊断

（1）精液分析：是诊断死精子症的主要依据，通过精子染色检查，若死精子超过 40%，即可确诊。

（2）其他检查：应依据具体情况，进行性激素测定，前列腺液常规分析，彩超或超声多普勒检查以了解精索静脉情况和精囊、附睾是否伴有炎症等，以明确病因。

（二）辨证诊断

死精子症临床表现复杂，或全无症状，或头晕耳鸣，腰膝酸软，潮热盗汗，阴囊潮湿，精神抑郁。舌淡，苔薄白或黄腻，脉细弱或濡数等。

1. 肾气亏虚型　死精子过多，神疲乏力，射精无力，头晕耳鸣，腰膝酸软，短气自汗。舌淡，苔薄白，脉沉细。

辨证要点：死精过多，不育，头晕耳鸣，腰膝酸软。舌淡，苔薄白，脉沉细。

2. 阴虚火旺型　死精子过多，五心烦热，潮热盗汗，失眠多梦，腰膝酸软，头晕耳鸣，性欲亢进。舌红，少苔，脉细数。

辨证要点：死精子过多，腰膝酸软，头晕耳鸣，潮热盗汗，五心烦热。舌红，少苔，脉细数。

3. 肾阳虚弱型　死精子过多，形寒肢冷，面色㿠白，腰膝酸软，头晕耳鸣，性欲下降，精神不振，小便清长。舌体胖大，舌苔薄白，脉沉细无力。

辨证要点：死精子过多，腰膝酸软，头晕耳鸣，形寒肢冷，舌体胖大。舌淡，苔薄白，脉沉细无力。

4. 肝郁血瘀型 死精子过多，情志抑郁，少腹、睾丸胀痛，射精时茎中作痛。舌暗红或有瘀点，脉涩。

辨证要点：死精子过多，少腹、睾丸胀痛。舌暗红或有瘀点，脉涩。

5. 湿热蕴结型 死精子过多，口苦，形体肥胖，胸脘痞闷，阴囊潮湿，小便短赤，大便不爽。舌红，苔黄腻，脉弦数。

辨证要点：死精子过多，阴囊潮湿，溲黄尿热。舌红，苔黄腻，脉弦数。

三、鉴别诊断

死精子症应与假死精子症相鉴别。所谓假死精子症，一是指检查方法不当或操作不规范造成的人为死精子增多；二是将一些活动力差或不活动的精子，误认为死精子。鉴别假死精子症，一要正确收集标本，进行科学检测；二要对不动精子进行染色，以助鉴别。一般用伊红染色法，活精子不被染色，死精子可被染成红色。若精液中不动精子多于死精子时，表明精液标本中存在着制动因素，或精子结构发育异常，如鞭毛缺损等。

四、临床治疗

（一）提高临床疗效的基本要素

1. 明确病因 由于生精功能缺陷、存在抗精子抗体、精索静脉曲张、附属性腺炎症等均可引起死精子增多，临证时应详问病史，如是否接触放射性物质，有无生殖系感染，尤其是性病史等；要检查精索静脉或睾丸发育情况，以及睾丸所处的位置，以便明确病因，采取针对性治疗。

2. 正确辨证 死精子症的辨证，首要分清虚、实、寒、热。虚者，多为肾虚，肾虚又分为肾气虚、肾阴虚、肾阳虚。阳虚则外寒，阴虚生内热。实者常责于血瘀、湿热。虚者当补肾填精，实者宜化瘀通络、清热利湿。

（二）辨病治疗

1. 药物治疗 生精功能低下者，可针对性治疗；维生素缺乏者，可口服维生素 A、维生素 E；附属性腺炎症者，当抗感染治疗（详见有关章节）。

2. 手术治疗 隐睾和精索静脉曲张引起的死精子症，宜采用手术治疗。

（三）辨证治疗

1. 辨证施治

（1）肾气亏虚型

治法：补肾填精。

方药：生精种玉汤加减。菟丝子 20g、枸杞子 15g、覆盆子 15g、制首乌 15g、黄芪 30g、当归 15g、仙灵脾 15g、川断 12g、紫河车 3g（冲）、桑椹 15g。

（2）阴虚火旺型

治法：滋阴清热。

方药：知柏地黄汤加减。知母 10g、生地 15g、白芍 12g、黄柏 6g、金银花 20g、蒲公英

15g、川断 15g、当归 15g、赤芍 10g、丹参 30g、甘草 6g、红藤 20g。

（3）肾阳虚弱型

治法：温肾壮阳。

方药：赞育丹加减。熟地黄 15g、巴戟天 15g、仙灵脾 12g、肉苁蓉 20g、蛇床子 10g、当归 10g、杜仲 12g、肉桂 3g（后下）、白术 12g、枸杞子 15g、仙茅 10g、山萸肉 20g、韭菜子 15g。

（4）肝郁血瘀型

治法：疏肝理气，活血通精。

方药：逍遥丸加减。当归 12g、柴胡 10g、茯苓 12g、炒白术 12g、乌药 10g、橘核 10g、路路通 15g、王不留行 12g、荔枝核 12g、赤芍 15g、丹参 30g、仙灵脾 15g。

（5）湿热蕴结型

治法：清热利湿。

方药：龙胆泻肝汤加减。龙胆草 6g、栀子 10g、黄芩 10g、生薏苡仁 25g、萆薢 15g、瞿麦 15g、滑石 25g、车前子 30g（包）、菟丝子 20g、仙灵脾 15g、巴戟天 6g。

2. 外治疗法

（1）体针：取气海、关元、三阴交，或肾俞、太溪、次髎。每次选一组穴位，交替使用，隔天治疗 1 次，10 次为 1 个疗程。属肝气郁结、气滞血瘀、痰湿内蕴型，用提插结合提转，泻法并加丰隆、阴陵泉、太冲、曲骨及精宫穴，另加梅花针，温针关元、命门、足三里等。

（2）艾灸疗法：取关元、气海、足三里、三阴交。艾条灸上列穴位，使其红润有灼热感为度。每次 20 分钟，每日或隔日 1 次，3 个月为 1 个疗程。

（3）天灸疗法：取关元，外敷白芥子、毛茛等药物，使穴位处皮肤潮红、起泡，然后揭去药物。每 5 天 1 次，10 次为 1 个疗程。

3. 成药及单验方

（1）成药

1）金匮肾气丸：每次 8 粒，每日 2 次，口服。用于肾阳虚型死精子症。

2）生精胶囊：每次 4 粒，每日 3 次，口服。用于肾阳虚型死精子症。

3）麒麟丸：每次 6g，每日 3 次，口服。用于肾精亏虚型死精子症。

4）龙胆泻肝丸：每次 6g，每日 2 次，口服。用于湿热蕴结型死精子症。

（2）单验方

1）健肾生精散：仙灵脾、川断各 15g，制首乌、当归各 15g，黄芪 30g，菟丝子、枸杞子、车前子、覆盆子、桑椹、五味子各 9g。每日 1 剂，水煎服。用于精气不足型死精子症。

2）清热育阴汤：板蓝根、生地各 15g，金银花、蒲公英、连翘、山豆根、丹皮、赤芍、女贞子、菟丝子各 10g，枸杞子 20g。阴虚较甚者，加天冬、麦冬各 10g；气滞者，加枳壳、川楝子各 10g；睾丸肿痛者，加橘核、荔枝核各 10g；小便不利者，加车前子、猪苓各 10g。每日 1 剂，水煎，分 2 次口服，1 个月为 1 个疗程。适用于湿热蕴结型死精子症。

3）死精Ⅱ号方：炙带子蜂房 10g，阳起石 50g，淫羊藿 50g，补骨脂 50g，全当归 50g、党参50g、鹿角粉50g、炙龟板50g、桑寄生50g、韭菜子50g、大熟地60g。共研细粉，日服3次，每次10g，温水调服。用于肾气不足型死精子症。

（四）名医治疗特色

李广文认为死精子症，原因一般可分为两类，一为肾火偏旺，多伴有生殖系统炎症；一为肾气不足，患者健康状况不佳，生殖功能低下。对前列腺炎或精囊炎所致死精子症，治宜滋阴清热，活血化瘀。方用金银花30g、丹参30g、蒲公英15g、生地15g、续断15g、当归12g、知母9g、黄柏9g、赤芍9g、白芍9g、生甘草9g。对肾气不足，生殖功能低下，无前列腺炎和精囊炎病变者，方用生精种玉汤（见前），方中当归、续断两味药的用量宜加大。

斑秀文认为引起死精子症原因，虽然复杂，但总不外乎先天不足，或后天失养，以致真阴亏损，虚火内炽，或命门火衰，阴盛于内，寒湿过重所致。如肝肾阴虚，精血亏损，水不能济火，虚阳浮动，冲任伏火内炽，煎熬津血，真阴耗竭愈甚，则精液的液化功能失常，精子无法生存而死之。治当用柔养之品，如首乌、桑椹、枸杞子等以治肝体；用调舒之剂，如合欢花、素馨花、玉兰花以治肝用；用滋补之方，如六味地黄汤、八仙长寿丸以补肾。依病情轻重缓急，一般选用六味地黄汤或八仙长寿丸加当归、白芍，如阴虚较甚加二至丸、甘麦大枣汤、首乌、枸杞子，并酌加芳香平淡的素馨花、合欢花、玉兰花加减论治。终用五子衍宗丸加当归、白芍、太子参、山药、山萸肉、女贞子之类以平补阴阳，善其后而巩固疗效。

徐福松认为死精子症多为虚实夹杂之证，以肾虚为本，邪实为标；治宜补肾填精，兼以祛邪。一方面在补虚时不忘祛邪，使补而不滞，以免助纣为虐，邪毒更甚；另一方面祛邪时也不忘扶正，以免戕伐太过。在治疗本病时应辨证与辨病结合，在辨证施治的基础上，如患者睾酮水平低于正常，多用温肾壮阳之品；生殖系统炎症明显者，常加清热利湿解毒之品，精索静脉曲张者，多用活血化瘀之品。精子的质量优劣是能否与卵子结合的关键，故精子异常的治疗中，以精子质量为主。提高精子活动率的治疗要点有四：一为滋阴降火，改善全身情况；二为清热化湿，控制感染；三为温补肾气，调整内分泌；四为疏肝理气，改善局部血运。

莫矜耀认为肾为生殖之本，精室为肝脉所系，先天不足，肾气衰微；或房劳过度，肾阴亏耗；或后天罹病，精失涵养；或素嗜辛辣酒醴厚味，湿热内生，熏蒸精室，肾精灼伤；或精神抑郁，肝郁化火，肝失疏泄，反侮肾水，肾精受伤等，皆可引起死精子症。故病证与肾、肝、脾有关，病机为肾虚脾弱，湿热和肝郁。提出肾虚脾弱为本，治以补肾顾脾为原则，但需详辨阴阳；在正虚的同时常见肝郁、湿热，故临床中理气活血，清热利湿也尤为常用。常以补肾活精汤为基础方，药用：仙茅、淫羊藿、巴戟天、续断、菟丝子、桑椹、覆盆子、女贞子、枸杞子、黄芪、白术、当归。方中仙茅、淫羊藿、巴戟天、续断、菟丝子温肾助阳；桑椹、女贞子、枸杞子滋补肾阴；黄芪、白术、当归健脾益气养血。肾阴不足者加用生地黄、沙参、麦冬、杭白芍滋养阴液；阴虚火旺者加知母、黄柏、牡丹皮清热，以降虚火。湿热者先以大青叶、金银花、赤芍、牡丹皮、黄柏、川萆薢、石菖蒲、薏苡仁、茯苓、川牛膝、车前草、台乌药等药清利湿热，再用补肾活精汤治疗。气滞血瘀者在补肾活精汤基础上，加柴胡、郁金、益母草、路路通、甲珠、王不留行、牡丹皮等药。

五、预后转归

生精功能障碍者通过激素或中西医结合治疗，能使部分患者得到改善。慢性前列腺炎、精囊腺炎所致者治疗较困难，疗程长，疗效较差。

六、预防调护

（一）预防

1. 积极治疗原发病，如生殖系感染、精索静脉曲张、隐睾等。
2. 养成良好的生活习惯，不抽烟，不酗酒。
3. 避免经常洗桑拿浴和接触化学物品。
4. 性生活应有规律，既不要禁欲，又不要纵欲。
5. 禁食粗制棉籽油。

（二）调护

1. 要遵守医嘱，调畅情志，坚持治疗。
2. 食疗

（1）山药粥：生山药50g，枸杞子10g，桑椹15g，粳米30g。如精液有红细胞，加土茯苓15g。每日煮粥温服。用于肾阴亏虚型死精子症。

（2）蒸羊睾：取羊睾1对，仙茅、巴戟天各10g。将睾丸切开，二药研末放入睾丸内合好，置锅内中蒸熟，分4~6次服完。用于肾阳虚弱型死精子症。

（3）羊睾炖母鸡：大枣20g，生山药30g，黄精20g，羊睾丸1对，母鸡1只。将母鸡去毛及肠杂，洗净，药物装入鸡膛，大枣去核切成小块，置锅加适量水，文火煮烂，去药，食鸡、羊睾和大枣，2~3天内吃完，连食3~5只鸡为1个疗程。

（4）羊肉粥：羊肉600g，黄芪20g，人参、白茯苓各10g，大枣5枚，粳米100g。先取精羊肉120g，切细，余下羊肉与4味药物同煮，取汁300ml，入洗净的粳米煮粥，待粥临熟时入切细的羊肉，调和，加调料即可食用。用于肾气虚弱型死精子症。

七、专方选介

1. 聚精颗粒 组方：熟地10g、党参10g、枸杞子10g、制首乌20g、制黄精10g、茯苓10g、生牡蛎30g、柴胡6g。开水冲服，早晚餐后分2次服用，3个月为1个疗程。治疗资料完整的36例死精子症患者中，治疗后29例D级精子减少，配偶妊娠5例。

2. 补肾解毒汤 药物组成：人参10g、淫羊藿20g、巴戟天10g、枸杞子15g、菟丝子20g、覆盆子15g、车前子10g、肉苁蓉15g、金银花20g、蒲公英15g、川断10g、威灵仙10g。治疗死精子症，治疗组60例，对照组60例给予维生素E治疗，2组均治疗1个月为1个疗程，连续治疗3个疗程后进行疗效判定。结果：治疗组60例，痊愈40例，显效10例，有效4例，无效6例，总有效率90.0%，临床疗效优于对照组。

3. 清热利湿活精汤 方药组成：紫花地丁、蒲公英、川草、炒白术、山药、生地、车前子、瞿麦、土茯苓、代赭石、生甘草。偏于湿胜者重用草薢；精浆白细胞增多者，重用紫花地丁、蒲公英；阴虚重用生地、山药；阳虚重用炒白术、菟丝子；病久多瘀，活血化瘀，加丹参、三棱、莪术；睾丸坠胀加川楝子、乌药。10 天为 1 个疗程，一般 1~3 个疗程。治疗死精子症 66 例，治愈 48 例，显效 16 例，无效 2 例，总有效率 96.96%。

八、研究进展

（一）病因病机

死精子症的病因病机，刘明汉从阴阳学说提出精液是阴中之阴，精子为阴中之阳，精子数目多少受肾阴影响较大，精子存活率多少则取决于肾阳的盛衰。高万祥指出肾为先天之本，主藏精气，内寄元阴元阳，为人类生长发育生殖的功能，肾气的盛衰直接关系到发育生殖的功能。若先天不足，或后天失养，或久病伤肾都能导致肾精亏损，乃致无精或死精子症。沈坚华通过 209 例临床分析，发现 65 例具有明显的热象，提出了阴虚火旺的病理因素，认为不能一概责之于肾阳不足。李保民认为本病多为湿热、相火所致，如过食辛辣肥甘之品，蕴湿生热，结于下焦，耗阴伤精；或房事过度，或久病伤阴，阴虚火旺，相火亢盛，以致室热精死而发本病。总之，死精子症在脏责于肾，且与肝、脾有关；病机变化有虚、实之别，虚者多为肾气虚、肾阳虚、肾阴虚，实者多为湿热、瘀血、相火。

（二）临床研究

目前，对死精子症的中医药治疗，可概括为 3 种形式，即专方或以基本方加减（具体见前面有关内容），辨证施治，中西医结合。如李彪等将死精子症分为 4 型施治。①肾阳虚型：用刘氏益精灵（淫羊藿 30g、锁阳 25g、巴戟天 25g、熟地 25g、山茱萸 9g、附片 9g、肉苁蓉 20g、枸杞子 15g、黄芪 25g、当归 9g、韭菜子 6g、车前子 6g、菟丝子 15g、桑椹 15g、龟板胶 10g、鹿角胶 10g、茺蔚子 15g、甘草 10g、党参 20g、黄精 30g、阳起石 30g、仙茅 20g、黄狗肾 2 条、金樱子 20g）以温肾壮阳。②阴虚火旺型：宜滋阴降火，用熟地 13g，山萸肉 15g，枸杞子、女贞子、旱莲草、土茯苓、当归、丹参、白术、山药、泽泻各 10g，茯苓、淮牛膝各 9g，生龙骨 12g，黄连 6g 组方治之。③气血两虚型：当补养气血，方用当归补血汤加减（黄芪、当归、鹿角胶、阿胶、紫河车、韭菜子、丹参、赤芍）治疗。④精室伏热型：用抗死精 1 号方（知母、黄柏、生地、白芍、丹参、蒲公英、当归、金银花、川断、生甘草）以清解胞中伏热。杨聪斌采用中西医结合疗法治疗死精子症 76 例，经 3 个疗程治疗，治愈 46 例，有效 24 例，无效 6 例。方法为：中药用桃红四物汤加减（桃仁、红花、川芎、白芍、淫羊藿、路路通、续断各 10g，熟地黄、黄芪各 20g，坤草 15g）。炎症加紫花地丁、野菊花；阳虚加鹿茸、肉桂、菟丝子。每日 1 剂，水煎服，30 天为 1 个疗程。并配用相应西药结合治疗。

（三）评价及瞻望

中医药治疗死精子症，具有疗效肯定，无明显毒副作用之优点，显示了良好的发展前景。但也存在诸多不足，如临床研究，多为病例总结，或个案报道，缺乏应有对照，另外，死精子症的定义尚未完全统一，究竟全是死精子才可诊断为该病，还是如本节定义所言，或是凡有一定的活动精子就不可诊断为死精子症。中医药治疗死精子症的实验研究以及中医药治疗该病的作用机制开展的研究较少等，今后应在这些方面予以加强，同时也应重视非药物疗法如针灸、外敷等对死精子症治疗作用的研究，以综合运用，提高疗效。

第六节　精液不液化

正常情况下，在25～37℃室温条件下，精液排出体外15～20分钟后逐渐液化，若精液液化时间超过1小时，称为精液不液化，或精液液化不良，是引起男性不育的常见原因。因为精液凝固不化，使精子发生凝集或制动，减缓或抑制精子的正常运动，精子不易透过宫颈。据有关资料统计，因精液不液化而致男性不育的发生率为2.51%～42.65%。

中医文献中，没有精液不液化的类似记载。但与淋浊、精寒、精热有关，当代中医称精液不液化症为"精滞"。

一、病因病机

（一）现代医学研究

精液中存在精囊分泌的凝固因子及前列腺分泌的液化因子。目前研究证实，参与或影响精液液化的因子中，以蛋白酶系统最重要。前列腺感染或其他因素可引起前列腺的分泌活动降低，蛋白溶解酶的分泌量或酶的活性下降，导致精液液化不良。据统计，90%精液不液化患者患有前列腺炎，而前列腺炎患者中，精液不液化者约占12%。

另外一些全身性及附属性腺外的因素，如体温变化，睾丸功能变化和内分泌情况以及外界因素如室温的高低、标本的移送等，均对精液的正常液化具有不良影响。

（二）中医学认识

中医学认为精液的正常液化有赖于阳气的气化作用，肾主生殖，精液为肾所属，故与肾的气化功能直接相关。凡肾阳不足，阴阳失调或湿热郁滞，痰凝瘀阻等，均可引起气化失常，出现精液不液化。

1. 肾阳虚弱　先天禀赋不足，后天失养，或大病久病及肾，致肾阳不足，气化失司，引起精液不液化。

2. 阴虚火旺　手淫过度，或恣情纵欲，或五志过极化火，灼耗肾阴，虚火内炽精室，精液黏稠不化。

3. 湿热下注　嗜食辛辣肥甘厚味，蕴湿生热，下注精室，或外感湿热毒邪，熏蒸精室。

4. 痰瘀交阻　素体肥胖，或素食肥甘厚味，痰浊内生，或久病入络，或忍精不射，败精瘀阻，痰瘀交阻，致精不液化。

二、临床诊断

（一）辨病诊断

凡离体精液置于25～37℃室温或37℃恒温水浴箱内，60分钟后，精液仍不液化者，即可诊断。此类患者一般无明显临床表现，或腰膝酸软，形寒肢冷，心烦，潮热盗汗，少腹、睾丸胀痛等。可进行前列腺肛诊、前列腺液常规或前列腺B超检查，以了解前列腺情况。

（二）辨证诊断

此类患者可表现为精神抑郁，头晕耳鸣，腰膝酸软，潮热，心烦，舌淡，或舌红少苔，或苔黄腻，脉沉细或滑数，或细数等。

1. 肾阳虚弱型　久婚未育，精液不液化，头晕耳鸣，形寒肢冷，小便清长，性欲低下，阳痿，早泄，腰膝酸软。舌淡，苔薄白，脉细弱。

辨证要点：久婚未育，精液不液化，腰膝酸软，形寒肢冷，头晕耳鸣。舌质淡，苔薄白，脉细弱。

2. 阴虚火旺型　久婚未育，精液不液化，五心烦热，口干，潮热盗汗，失眠健忘，腰膝酸软，阳事易举，头晕耳鸣。舌红，少苔或无苔，脉细数。

辨证要点：久婚未育，精液不液化，潮热盗汗，头晕耳鸣，腰膝酸软。舌红，少苔或无苔，脉细数。

3. 湿热下注型　久婚未育，精液不液化，小便黄赤，尿频，尿急，小腹拘急，阴囊潮湿，大便不爽。舌红，苔黄腻，脉濡数或滑数。

辨证要点：久婚未育，精液不液化，阴囊潮湿。舌红，苔黄腻，脉滑数或濡数。

4. 痰瘀交阻型　久婚未育，精液不液化，形体肥胖，素有痰湿，神疲乏力，少腹、睾丸、会阴胀痛，或射精不爽，或射精时刺痛。舌质暗红，有瘀斑，苔腻，脉涩。

辨证要点：久婚未育，精液不液化，形体肥胖，少腹、睾丸、会阴胀痛。舌质暗红，有瘀斑、瘀点，苔腻，脉涩。

三、鉴别诊断

首先要与生理性精液黏度增加相鉴别。生理性精液黏度增加多见于长期禁欲，贮精不泄者，其液化时间虽然相对延长，但不超过1小时，仍属正常范围黏度也属正常。其次，要注意与慢性前列腺炎相鉴别。慢性前列腺炎是导致精液不液化的主要原因，但精液不液化并非均由慢性前列腺炎引起。要注意其他病因的寻找。

四、临床治疗

（一）提高临床疗效的基本要素

1. 首辨寒热虚实　导致精液不液化的病机有寒热虚实之别。肾阳亏虚，为寒证、虚证；阴虚内热为虚证、热证；湿热下注为实证、热证；痰瘀交阻为实证。或表现为虚、实兼杂。

2. 明确病变部位　精不液化，主要病位在肾，湿热下注又及肝、胆、脾、胃，痰瘀交阻涉及肝、脾、肾。

3. 辨病辨证相结合　研究证实，慢性前列腺炎是导致精液不液化的主要原因，故在辨证施治的同时，结合辨病即慢性前列腺炎的病理特点，针对性使用某些药物或疗法，可进一步提高疗效，缩短疗程。

（二）辨病治疗

1. 药物治疗

（1）抗生素：主要适用于因前列腺炎所致者。具体选药、用法、用量详见慢性前列腺炎有关内容。

（2）透明质酸酶：1500U，每日 1 次，肌内注射；或 α-糜蛋白酶 5mg，隔日 1 次肌内注射，3 周为 1 个疗程。

（3）维生素 C 片：0.3g，每日 3 次，口服，连服 1~2 个月；或复方颠茄片，每次 2 片，每日 3 次，口服。

（4）外用药物：目前常用的有 α-淀粉酶、糜蛋白酶、四丁酚醛溶解剂（Alevaire 溶解剂）胰脱氧核糖核酸酶及二巯基苏糖醇（Sputolysin）溶于磷酸盐缓冲液。如有人以 α-淀粉酶 50mg，混入可可脂，做成药栓，长 3cm，性交前 5~10 分钟置于阴道内，可促使精液液化。此药不改变精液的酸碱度，不影响精子质量。

2. 物理疗法　采用精液标本震荡法，或将精液抽入注射器内，通过 18 号或 19 号针头加压，注入玻璃容器内，反复抽吸 5~6 次，精液液化后可作人工授精，或对精液进行洗涤后做人工授精。

（三）辨证治疗

1. 辨证施治

（1）肾阳虚弱型

治法：温肾壮阳填精。

方药：右归丸加减。菟丝子 20g、鹿角胶 10g（烊化）、枸杞子 15g、杜仲 15g、仙灵脾 15g、仙茅 10g、熟地 20g、制首乌 20g、当归 10g、丹参 20g。

（2）阴虚火旺型

治法：滋阴降火。方药：知柏地黄汤加减。生熟地各 20g、生山药 15g、山萸肉 15g、丹皮 1.2g、川牛膝 20g、女贞子 15g、旱莲草 15g、知母 6g、黄柏 6g、乌梅 12g。若精子活力低者，去知母、黄柏，加玄参 15g、麦冬 12g。

（3）湿热下注型

治法：清利湿热。

方药：草薢分清饮加减。草薢 15g、益智仁 10g、石菖蒲 10g、龙胆草 6g、栀子 10g、黄芩 6g、车前子 20g（另包）、滑石 30g、生薏苡仁 30g、败酱草 15g、金银花 15g、丹皮 12g、赤芍 10g。

（4）痰瘀交阻型

治法：化痰除湿，活血通络。

方药：桃红四物汤合二陈汤加减。当归 12g、桃仁 10g、红花 12g、陈皮 10g、茯苓 15g、白芥子 6g、皂刺 12g、路路通 15g、丹参 30g、生薏苡仁 20g。

2. 外治疗法　针灸疗法：取气海、中极、关元、三阴交、肾俞、次髎、照海、阴陵泉。分为两组，每日一组，交替进行，平补平泻，每次留针 30 分钟。肾阳虚型可加灸关元、肾俞、命门；湿热下注型，加太冲、中都、然谷；瘀阻者配血海。

3. 成药及单验方

（1）成药

1）生精胶囊：每次 4 粒，每日 3 次，口服。用于肾阳亏虚型。

2）麒麟丸：每次 6g，每日 3 次，口服。用于肾精亏虚型。

3）知柏地黄丸：每次 8 粒，每日 2 次，口服。用于阴虚火旺型。

4）龙胆泻肝丸：每次 6g，每日 2 次，口服。用于湿热下注型。

5）翁沥通胶囊：每次 3 粒，每日 2 次，口服。用于湿热瘀阻型。

（2）单验方

1）玄参 30g、麦冬 20g、丹参 20g。每日 1 剂，水煎服。用于阴虚内热型精液不液化。

2）水蛭 100g、生麦芽 50g，共研细末混匀，每次 3g，每日 3 次，冲服。

3）生地 20g，丹皮 50g，萆薢、淫羊藿、车前子各 150g，黄柏、菖蒲、菟丝子、泽泻各 100g。以生地、车前子、菟丝子浓煎，取汁浓缩为膏，再将余药为末纳入膏中晾干，炼蜜为丸，每丸重 10g。每次服 1 丸，分早、晚空腹各服 1 次，1 个月为 1 个疗程。

4）液化生精汤：药用丹皮、地骨皮、白芍、赤芍各 9g，生地 12g，麦冬 15g，玄参 12g，生牡蛎 30g，浙贝母 12g，枸杞子 12g，丹参 15g，山萸肉 9g，金银花 18g，连翘、夏枯草、柴胡、竹叶、茯苓各 9g，仙灵脾 12g。每日 1 剂，水煎服，服 3 日停 1 日，共服 24 剂为 1 个疗程。用于相火偏旺，热灼精液所致精液不液化。

5）痰瘀同治方：生晒参、川桂枝、细辛、蛇床子、小茴香、桔梗、皂荚子、红花、路路通、竹节、三七。每日 1 剂，水煎服。肾阳虚加仙灵脾、肉苁蓉、蜂房；阴虚火旺加黄柏、龙胆草、龟板；脾虚湿热加山药、生薏苡仁、苍术、萆薢、滑石。

6）精液不液化汤：当归 12g、赤芍 9g、泽泻 9g、木通 6g、丹皮 6g、乌药 6g、知母 12g、黄柏 9g、黄芩 9g、甘草 5g。每日 1 剂，水煎服。

（四）新疗法选粹

河南省中医院，采用其科研成果"前列栓"治疗精液不液化取得了较好疗效。前列栓主要由大黄、败酱草、红藤、丹参、赤芍等组成。

功效：清热解毒利湿，活血化瘀通络。

适应证：湿热兼瘀型慢性前列腺炎所致的精液不液化。用法：每晚塞肛 1 粒，连用 30 天为 1 个疗程。

（五）名医治疗特色

王琦认为本病多为湿热蕴结下焦，湿热蕴蒸，阴津亏损，气化失常致精稠不化；或为肾阴不足，相火偏亢，热炼精稠。湿热蕴结者，易阻碍气机，灼伤阴液，故治疗当以清热、利湿、通络、养阴为法。药用黄柏、虎杖草、土茯苓、车前子、茯苓、薏苡仁等清热利湿，王不留行、地龙、泽兰叶等通络，天花粉、知母等清热养阴。若肝经湿热盛者，加龙胆草、栀子、夏枯草；瘀血明显者，加水蛭、赤芍、丹皮。阴虚火旺者，治宜滋阴清热，盖火旺由于阴亏，若肾阴充盈，则相火自息，精液得化。药用黄精、生熟地、山茱萸、枸杞子滋肝肾之阴；天花粉、女贞子、知母滋阴清热；黄柏、夏枯草、泽泻清泻相火；泽兰、丹皮活血通络；川续断补肝肾，川牛膝行血脉，补而不滞，防苦寒伤阳。清滋并行，滋补肾水、益精气，清相火、散瘀血，用药重甘寒、甘润而慎苦寒，常获效机。此外，在辨证用药时，还针对精液不液化病症加入溶酶之物，如鸡内金、麦芽、谷芽、山楂、乌梅、地龙等助脾胃化生之品，可以调节全身的酶的活性，有利于精液液化物质补充及功能的恢复。

门成福认为该病病机为肾虚血瘀，以肾虚为本，血瘀为标，总属本虚标实之证。以滋阴降火、活血化瘀、清热利湿化痰为主要治则，使阳气得以生化，阴液得以滋补，瘀血得以运行，湿热得以消除，从而达到阴阳平衡。治疗常用自拟益肾利湿汤，基本药物：熟地黄25g、炒山药25g、山茱萸15g、丹参15g、赤芍15g、水蛭15g、牡丹皮15g、金银花25g、栀子15g、薏苡仁30g、泽泻15g、菟丝子25g、茯苓15g、炒杜仲15g、连翘15g。栀子、薏苡仁清利湿热；丹参、赤芍、水蛭活血化瘀，可以改善精室循环和精子生成的环境；水蛭味咸、苦，性平，入肝、膀胱经，宜生用，不仅能防止血凝，也同样善破冲任之瘀，有液化精液之功效。

黄海波认为该病病机特点为虚实夹杂，虚责肾阴亏损，肾阳不足；实责湿热下注，痰湿内盛。按照脏腑辨证和病因辨证的方法可分为肾阴亏虚、肾阳不足、湿热下注、痰湿内盛4个证型。其中肾阴亏虚和湿热下注较为多见，因寒而致者少见。肾阴亏虚者，治以滋阴降火。用自拟滋阴清热液化汤，主要药物为：知母6g、黄柏9g、夏枯草9g、败酱草15g、生地12g、丹参15g、赤芍10g、车前子6g（包煎）、枸杞12g、仙灵脾10g等。湿热下注者，治以清热利湿、滋阴降火。用自拟清利湿热液化汤，主要药物为：土茯苓15g、败酱草10g、龙胆草10g、生地12g、柴胡9g、炒黄柏9g、茯苓15g等。

莫矜耀认为精液属阴津之类，且为肾所属，与肾的气化功能有直接的关系。精液液化不良以阴虚为本，火热为标，阴虚火旺为基本病机。治疗以滋阴降火为大法。此外，阴虚常与湿热相兼为病，故在治疗上，清利和养阴常同时应用；若肾阳虚，气化失常，不能单纯温补，宜求保持阴阳平衡，所以常用具有滋阴降火作用的液化汤为基础方进行加减：生地黄、牡丹皮、沙参、麦冬、首乌、枸杞子、女贞子、桑椹、菟丝子、黄柏、知母。方中菟丝子乃为阳中求阴之意，阴得阳助，则生化无穷。湿热下注者常加：川萆薢、薏苡仁、车前草、石菖蒲、川牛膝、大青叶、虎杖草、土茯苓等清利下焦湿热。阳虚寒凝者药用仙茅、巴戟天、淫羊藿、鹿角霜、杜仲、覆盆子等以温肾助阳，补肾摄精，达到"阳中求阴，阴中求阳"之功效。

李广文认为精液液化不良，乃属肾火偏旺，热灼津液，致精液黏稠难化。临床见症，病程短者，常有性欲亢进，交媾过频；病程长者，每多性欲减退。治当滋阴泻火。用液化汤（自拟）加减施治。基本药物：知母9g、黄柏9g、生地9g、熟地9g、赤芍9g、白芍9g、丹皮9g、天冬9g、花粉9g、茯苓9g、车前子9g、连翘12g、丹皮9g、仙灵脾15g、生甘草6g。全方具有滋阴降火，祛瘀利湿之功。其中知、柏二味能降低性神经系统兴奋性，减少性活动次数，缓解生殖器官充血水肿。仙灵脾能提高性欲并增加精液量，可防止知柏抑制过度。性欲下降者，仙灵脾可增15~30g。

金维新以自拟液化升精汤治疗精液不液化症，取得了较好效果。其药物组成为：生地12g、熟地12g、赤芍9g、白芍9g、丹皮9g、丹参30g、玄参9g、车前子15g、瓜蒌24g、金银花18g、仙灵脾15g、巴戟天12g、桑椹30g、枸杞子30g、生甘草6g。全方清补结合，寒温并用，既能促使精液液化，又能提高精子数量和质量。该方一则能消除前列腺的炎症，促进其血运以利炎症的消除，二则可能促进某些酶类的分泌。

五、预后转归

精液不液化症，除附属性腺缺损所致者治疗比较困难外，其他原因所引起者，若能采取正确的治疗方案，如中医或中西医结合治疗，并注意摄生调护，绝大多数患者均能获得理想效果，预后良好。

六、预防调护

（一）预防

1. 普及性常识，婚前戒手淫，婚后勿纵欲。

2. 养成良好的生活习惯，饮食有节，禁食辛辣厚味，戒烟酒。宜加强锻炼，增强体质。

3. 积极预防或诊治泌尿生殖系感染，避免长时间骑车或久坐。

（二）调护

1. 注意饮食调理　研究表明，精液不液化的主要原因是前列腺炎，其分泌的某些"液化因子"减少或这些"液化因子"的活性降低，故一般而言，饮食宜忌辛辣厚味，如辣椒、羊肉、酒等。酸甘类食物可促使精液液化，故可多食一些草莓、麦芽糖、饴糖等。另外，可多食些生山药、枸杞子，以补肾养阴。

2. 食疗

（1）山药粥：生山药 150g、王不留行 50g、白面适量。先将王不留行加适量水煎煮取汁，把山药切薄片，放入药汁中煮沸，再变小火慢煎，待山药熟透后，搅拌适量面粉为粥，即可随意食用。用于肾阴亏虚型精液不液化。

（2）灯心薏仁粥：灯心草 10g、生薏苡仁 100g、赤小豆 100g。先将灯心草水煎取汁，再入薏苡仁、赤小豆共煎，待其熟透后即可食用。用于湿热下注型精液不液化症。

（3）山楂汤：取山楂 50g，加适量水煎煮取汁，加饴糖稍许，当茶饮。

七、专方选介

1. 消癥饮　药物组成：生薏苡仁 30g、败酱草 20g、红藤 20g、丹皮 10g、赤芍 10g、桃仁 10g、水蛭 5g、桂枝 6g、黄芪 15g、茯苓 15g、丹参 30g、玄参 10g 等。每日 1 剂，30 天为 1 个疗程，1 个疗程结束后统计疗效。治疗湿热瘀滞型精液不液化 60 例，痊愈 36 例，显效 9 例，有效 6 例，无效 9 例。

2. 二至二阴煎　药物组成：墨旱莲 15g，女贞子、生地、麦冬、酸枣仁、黄连、玄参各 9g，白茯苓 12g，灯心草 3g，广木通、甘草各 6g。用法：水煎服，每日 1 剂。治疗精液不液化症 50 例，治愈，26 例，有效 20 例，无效 4 例；总有效率 92%。

3. 化精汤　药物组成：金银花 30g、黄柏 15g、蒲公英 30g、草薢 15g、桂枝 10g、山茱萸 15g、何首乌 15g、熟地黄 15g、黄精 12g、麦冬 12g、当归 15g、丹参 30g、炮山甲 10g、甘草 10g。加减：脾胃虚弱加党参、炒白术、炒山药；脾肾阳虚加桂枝、巴戟天；腰酸腰痛加杜仲、菟丝子、续断；头晕失眠加五味子、天麻、柏子仁；痰湿壅盛加胆南星、半夏。每日 1 剂，水煎服。2 周为 1 个疗程，连续治疗 3 个疗程后总结疗效。治疗精液不液化 58 例，其中治愈 46 例，有效 7 例，无效 5 例。

4. 莉葵藤蛭仙汤　药物组成：紫茉莉 30g、赛葵 30g、鸡血藤 30g、水蛭 10g、威灵仙 15g、麦芽 30g、山楂 25g、石菖蒲 15g、车前子 15g、大黄 10g、淫羊藿 15g、黄芪 30g。临证随症加减：肾阳虚加巴戟天、肉苁蓉；肾阴虚加枸杞子、山萸肉；气血两虚加红参、当归；瘀血内阻者加赤芍、丹参；痰湿阻滞者加白芥子、浙贝母；精液中白细胞增多者加蒲公英、马齿苋。每日 1 剂，水煎服，3 周为 1 个疗程。治疗精液不液化症 68 例，治愈 45 例，有效 16 例，无效 7 例。

5. 滋肾液化汤　药物组成：知母、黄柏、生地、泽泻、玄参、丹参、麦冬各 15g，花粉、茯苓、丹皮、仙灵脾各 12g，甘草 9g，每日 1 剂，水煎服，1 个月为 1 个疗程。偏于肾阴虚，加女贞子、枸杞、首乌；偏于湿热下注，去花粉、麦冬，重用黄柏，加虎杖、土茯苓、野菊花；偏于痰瘀互结者，去生地、麦冬，加二陈汤、川芎、穿山甲。治疗精液不液化 135 例，治愈 95 例，有效 24 例，无效 18 例，总有效率 86.3%。

八、研究进展

（一）病因病机

随着近年来对精液生理研究的深入，精液不液化症的病因病机认识也取得了较大进展。戴继灿等通过对近 10 年来中医药治疗精液不液化的文献的整理，指出精液不液化所致男性不育的病位主要涉及肾和下焦，在肾者多属于肾阴虚或肾阳虚，甚至阴阳两虚。因为阴虚火旺，津灼液煎，可导致精液黏稠不液化；肾阳亏虚，无力温暖精室，可使精液寒冷而凝固不化。从西医角度看，有很多患者的精液不化是与精囊和（或）前列腺的炎症有关，而这些炎症的表现多属于中医的下焦湿热（或热毒），湿热或热毒内蕴，可导致精液的凝固不化。徐福松认为，一切可以引起机体阴阳失衡的原因或疾病因素，均可导致精液不液化，湿邪是导致本病的重要病理因素之一。崔云经多年系统临床观察及实验室研究认为，本症多与"瘀、湿"有关，"湿热痰瘀"为本病病机的核心，或气滞血瘀，妨碍阴精正常化生；或湿热痰浊流注下焦，扰乱精室，精浊混淆引起精液黏稠不化；或内热蒸腾，熏灼津液，导致精液黏稠难化。沈坚华认为精液的凝固和液化平衡失调，必责之于肾：先天肾精（肾阴）不足，房事过度或手淫频繁致使阴精损伤造成阴虚火旺，煎灼精液，致精液黏稠而不液化；肾气（肾阳）不足影响了升清降浊、阳升阴降的功能，致精液不液化，此乃正气不足，表现出虚寒虚热之象。或因感受湿热邪毒，或过食肥甘厚味，化痰生湿，或房事不洁，酿湿蕴热，还有肝失疏泄，郁而化火，湿热痰瘀结于下焦，熏蒸精室，而使精液不液化，此为邪气炽盛，表现为实热（火）之象。

林建峰通过对临床资料和文献资料的整理分析，指出精液不液化的病机以湿热蕴结、肾虚血瘀为主。张志远认为本病总属本虚标实，虚为肾虚，或肾阴虚，或肾阳虚；实为瘀血、痰浊、湿热。黄春林认为精液不液化症的病机虽有虚实寒热之分，但以湿热为主。总之精液不液化症的病机在脏以肾为主，兼与肝、胆、脾、胃有关；病理因素主要为湿热、瘀血、痰浊；其病机特点，或虚（阴虚火旺，肾阳虚衰），或实（湿热下注、瘀血内阻、痰瘀交结），或虚实兼杂。现代研究认为精液不液化多与前列腺炎相关。据报道 90% 的精液不液化者有前列腺炎，从而不能正常分泌蛋白分解酶、溶纤维蛋白酶及其他精液液化因子，以破坏精囊腺产生的凝固因子，导致精液不液化。

（二）治法探讨

综合相关文献，精液不液化的常用治法主要有：温阳益精、滋阴清热、活血化瘀、利湿祛痰、滋阴清热以及中西医综合治疗等疗法。陈红等将本病分四型辨证论治，阴虚液少精滞证：治以育阴增液化滞法，方药：生地15g、熟地15g、元参12g、车前子10g、丹皮6g、盐知柏各6g、生牡蛎20g；气阴两虚精滞证：治以益气养阴化滞法，方药：生地15g、熟地15g、元参12g、车前子10g、丹皮6g、盐知柏各6g、生牡蛎20g、枸杞子10g、山药15g；湿热精滞证：治以育阴清热利湿化滞法，方药：生地15g、熟地15g、元参12g、车前子10g、丹皮6g、盐知柏各6g、生牡蛎20g、柴胡6g、黄芩10g、黄柏10g、金银花10g；阳虚精滞证：治以温肾化滞法，方药：生地15g、熟地15g、元参12g、车前子10g、丹皮6g、生牡蛎20g、肉苁蓉15g、肉桂6g、仙灵脾15g。郑毅春等采用滋阴清热法治疗本病，药物组成：知母15g、黄柏15g、生地黄15g、车前子15g（包煎）、熟地25g、山药12g、山茱萸12g、茯苓10g、牡丹皮10g、五味子10g、栀子15g、泽泻15g、甘草10g。并随症加减，效果显著。徐建平等运用清热化痰祛瘀法治疗本病取得较好疗效，主要药物组成为：桃仁12g、红花6g、丹参15g、败酱草15g、蒲公英15g、陈皮12g、半夏10g、浙贝母15g、山楂15g、麦芽15g，随症加减。王继成用中西医结合治疗精液不液化，基本方药：败酱草、泽泻、车前草各20g，石菖蒲、茯苓、佩兰各15g，丹参、滑石、生薏苡仁各30g，甘草6g；西药应用盐酸左氧氟沙星注射液0.1g加入5ml生理盐水中经尿道灌注。治疗56例患者中，治愈34例，有效18例，无效4例，有效率为92.86%。

姜增明等以微观分型治疗精液迟缓液化症，探讨了此病患者红细胞免疫功能的改变与中医微观辨证分型治疗的关系。研究结果表明，精液迟缓液化症与血瘀证相关。与红细胞免疫的关系为：支原体（UU）感染致精液迟缓液化组红细胞受体花环试验（RCR）降低，而红细胞免疫复合物花环实验（RICR）升高，提示此类患者体内病理性免疫反应导致抗原抗体循环免疫复合物增多，属本虚标实型；UU感染阴性，精子活力指标正常组RCR及RICR均显著高于正常对照组，表明其红细胞免疫黏附功能亢进，属单纯阴虚火旺型；UU感染阴性、精子活力低下组RCR及RICR均显著降低，提示其可能存在原发性红细胞免疫功能低下，属阴阳两虚型。这些研究的开展和深入，使探讨精液不液化症有关客观指标的改变，进而为辨病与辨证治疗提供科学依据，对提高疗效大有裨益。

（三）外治疗法

如杨仲歧采用针灸疗法治疗该病，取得了较好疗效。方法为辨证取穴，阴虚火旺型调补肾阴，用补法；湿热下注型用泻法。取穴：关元、中极、肾俞、三阴交。阴虚火旺者加太溪、照海、神门；湿热下注者加次髎、会阴（或曲骨）、阴陵泉、丰隆。操作：刺关元、中极、曲骨时，针尖向下斜刺1.5～2寸，采用捻转手法，使针感向下传导至阴茎或会阴部为止；针肾俞、三阴交时，要求局部有酸胀或麻木感；针次髎与会阴时，要求会阴部产生较强针感。陈麟等用针药结合治疗该病取得了较好疗效，针刺选穴：关元、气海、中极、大赫、三阴交，阴虚型加太溪，湿热型加阳陵泉、太冲。在气海、关元、中极、大赫、三阴交、太溪穴进针 1~1.5 寸，施平补平泻法，阳陵泉和太冲穴用泻法。气海、关元、中极待得气后，一定要使针感向下传至阴部，同时将厚约 2mm 的姜片密集地平铺气海、关元、中极穴周围，最后以一段长约 1.5cm 的艾条点燃后插于针尾处至燃尽，连灸 3 壮。赵芳自拟液化汤保留灌肠治疗精液不液化取得了较好疗效，液化汤的主要药物为：当归、丹参、泽兰、皂刺、桂枝、水蛭、败酱草、金银花、黄柏、三棱、莪术、土茯苓等。莫旭威等治疗精液不液化患者 76 例，采用前列安栓直肠给药（主要由黄柏、虎杖、栀子、大黄、泽兰、毛冬青、吴茱萸、威灵仙、石菖蒲、荔枝核等组成），睡前 2g 纳肛，将药栓置入肛门 3~4cm，每日 1 次，12 周为 1 个疗程。1 个疗程后，痊愈 62 例，有效 8 例，无效 6 例，总有效率为 92.11%。

（四）评价及瞻望

中医药治疗精液不液化，疗效肯定，且无明显毒副作用，显示了良好的发展前景，但目前临床研究缺乏科学设计，许多临床报道的诊断疗效判定标准不尽统一，不利于有效方药的筛选，实验研究开展的较少，今后应加强有效方药作用机制的探讨。另外，也应加大非药物疗法，如食疗、气功、针灸、按摩等对精液不液化辅助治疗的研究力度，以提高疗效，缩短疗程。

第七节　免疫性不育

免疫性不育是指因男性自身对抗精子的自身免疫反应所引起的不育，其基础是基于精子作为一种抗原，在男性体内激发引起免疫反应。研究表明，与精子有关的免疫反应和生育力下降之间有相关性。据统计大约 5% 的不育病例可能是各种免疫因素引起。世界卫生组织人类生殖研究、培训特别规划署 Rouee 等（1988）报告 6407 例男性不育患者中，免疫性不育占 2.7%，而在继发性不育中免疫因素占 4.0%，Shulman（1982）报告约 9% 的男性不育病例，仍未发现有明显病因，临床上称"特发性不育症"。

中医学无"免疫性不育"的记载。

一、病因病机

（一）现代医学研究

目前对身体健康而不育的男性，产生抗精子抗体的机制尚未明了，主要有以下学说。

1. 体液免疫　在正常情况下，睾丸有免疫屏障隔离，即"血睾屏障"，防止免疫反应的产生。化学（如药物）、物理（如射线、超声波）、手术（如睾丸活检、结扎等）、外伤、感染（如腮腺炎所致的睾丸炎、附睾睾丸炎、前列腺炎、精囊炎等）等因素可破坏"血睾屏障"，从而影响生育。生殖道的损害（如睾丸损伤、输精管结扎）引起的精子自身免疫反应已在动物实验和临床获得证实。研究表明，精浆中的抗精子抗体比血浆中抗精子抗体对生育的影响更大，更有参考价值。

2. 细胞免疫　有抗精子抗体和少精症的不育男性与无精子抗体而精子数正常男性相比，其淋巴细胞转化率高。研究发现，用睾丸匀浆和佐剂主动免疫前列腺癌患者，能引起细胞免疫和体液免疫，伴无精子发生。

3. 免疫复合物　抗原、抗体结合后形成的免疫复合物，可以对机体造成损伤，其机制涉及许多体液与细胞因素，其中补体活化后的细胞毒作用，中性粒细胞吞噬、处理免疫复合物时释放的各种水解酶是造成组织损伤的重要环节。在某些不育患者及输精管结扎术后的正常人的睾丸中均可测及免疫复合物。Tung 认为曲细精管周围的睾丸中也可测到免疫复合物的存在，但有时组织形态完全正常的睾丸中也可测到免疫复合物的存在，所以免疫复合物是睾丸病变的"因"或"果"尚难定论。

4. 免疫失调　Burnet 提出了自身免疫发生的禁株学说：在正常情况下，干细胞分化成具有特异性受体的免疫细胞，正常的免疫细胞在其分化后立即遭到相应抗原决定簇的作用而被消灭（克隆流产）。但如干细胞经体细胞突变后，其抵抗性增强，由其分化成的免疫细胞在接触特异性抗原刺激后，不但不会被消灭，反而增殖成禁株，在机体免疫稳定功能失调时，禁株细胞就会失控，发生攻击自身组织的现象。成年时发生的睾丸炎、无精症可能就是机体内免疫稳定机制失调，T 抑制细胞活力减退，禁株 T 细胞功能活跃，损伤正常睾丸组织所致。

5. 肥大细胞的作用　有报道某些不育患者的睾丸间质中肥大细胞增多，其精浆或血清中有较高水平的 IgE。IgE 与肥大细胞作用后，所释放的介质可能对生精上皮造成一定的损伤。Askenase 发现 T 细胞因子可引起肥大细胞增殖，释放介质，肥大细胞与 T 细胞之间的相互作用，可能构成免疫调节环路。

一般认为，抗精子抗体主要通过以下几方面影响生育。

（1）抗体引起精子制动与凝集，降低精子的活力。

（2）影响精子膜上颗粒运动，从而干扰精子获能。

（3）干扰精子黏附到卵泡透明带上，阻碍受精。

（4）影响顶体酶的释放，干扰精子正常通过宫颈黏液。

（5）抗体与精子结合后可活化顶体酶抗体依赖性细胞毒活性，加重局部炎症，可导致白细胞趋化运动，使精液中白细胞增多，白细胞产生的淋巴因子和巨噬细胞因子等影响精子运动，使精子活力下降。另外，白细胞的吞噬、杀伤作用，也对精子造成损伤，从而影响生育能力。

（二）中医学认识

现代医学的"免疫"概念似归属于中医学中"邪正相争"范畴。中医学认为"正气存内，邪不可干"，正虚则邪恋。其病因病机有以下几点。

1. 肝肾阴亏或脾肾亏虚　先天禀赋不足，肾气不足；或房事不节，耗损肾精，肝肾同源，肝脏自亏；肾阳亏虚，后天失养，脾肾阳虚。机体免疫能力下降而易感。

2. 肺脾气虚　体质素虚，或大病久病之后，肺、脾亏虚，机体抵抗力下降。

3. 湿热下注　素食辛辣厚味，蕴湿生热，湿热下注，精室被扰。

4. 肝郁气滞　情志所伤，气机不畅，肝失疏泄，瘀血内阻。

总之，本病病位主要在肝肾，其次在肺脾，为本虚标实之证，虚为气虚、阴虚、阳虚，实多为瘀血，湿热毒邪。

二、临床诊断

（一）辨病诊断

1. 临床表现　免疫性不育，多无临床症状，或伴有性功能下降，形寒肢冷，神疲乏力，腰膝酸软，阴囊潮湿等。本病的确诊主要依据实验室检查。

2. 现代仪器诊断　抗精子抗体的检测方法有许多，目前常用的有以下几种。

（1）精子凝集试验：精子凝集现象主要与位于精子头部和尾部的两种表面抗原有关。抗精子头部表面抗原的抗体使精子形成头-头凝集。最好的检测方法是试管玻片凝集法，此种检测方法是在显微镜下检查以观察精子的凝集类型。10%以上的活动精子有凝集，可判断为阳性结果。抗精子尾部表面抗原的抗体测定用明胶凝集试验较好，因为这种精子凝集通常呈大簇状悬浮在明胶溶液中，用肉眼即能鉴别。微室盘凝集试验应用组织微量测定盘，凝集效价1:8以上视为阳性。

（2）精子制动试验：补体依赖精子制动现象是基于一种简单的，但能重复的抗精子抗体试验。在补体存在的情况下，与精子抗原相互反应，引起精子膜破坏，造成精子活力丧失，直至精子死亡。它与不育明显的相关性，是检测妇女血清中抗精子抗体的一种筛选方法，但男性不育者其反应效价较低。

（3）免疫珠试验：是将聚丙烯酰胺珠用抗免疫球蛋白包被，将这些免疫珠与疑有精子表面抗体的精子混合则会显示免疫珠在精子表面黏附（直接试验）。间接法是精子首先和含有抗精子抗体的血清混合至少有30%的精子显示头部有免疫珠黏附，才能判断为阳性，此种方法敏感性更强。

（4）酶联免疫吸附法：是将精子或精子提取物包被于微量反应板后，加入待测样品，如血清、精浆和宫颈黏液等，若标本中有抗精子抗体存在，即与反应板上的抗原特异性的结合，再加入酶标第二抗体（IgG、IgM、IgA），如加入一定稀释度的碱性磷酸酶标记的单抗人Ig抗体酶标抗体的使用浓度，可以棋盘效价来确定其最适稀释度，然后加入相应底物显色后终止反应。该方法特异性和敏感性均较高，能检测出各种Ig亚类抗体，每次可检测多份标本，且重复性好。

（5）混合抗球蛋白反应：包被了人IgG的乳胶悬浮液或绵羊细胞与被测精液在玻片上混合，然后加入抗人IgG抗血精，盖上盖玻片，在显微镜下检测，结果显示：没有包被抗体的精子可以在乳胶颗粒之间自由泳动，而乳胶颗粒之间相互黏附成团。如果精子上包被有抗精子抗体，活动精子就能与乳胶颗粒黏附，计数黏附有乳胶颗粒的活动精子百分率，当40%或更多运动精子黏附有这种颗粒时，可以诊断为免疫不育，10%~40%运动精子被黏附时，为可疑免疫性不育。

需要指出的是，精浆的免疫检查比血清的检查更有临床意义。

（二）辨证诊断

免疫性不育其临床表现多种多样，或无任何症状，或精神抑郁，头晕耳鸣，阴囊潮湿等，舌淡，苔薄白，或舌红、苔黄腻，脉细无力，或脉濡数或滑数。

1. 肝肾阴虚型　久婚未育，头晕耳鸣，腰膝酸软，五心烦热，潮热盗汗，易怒，口干咽燥，性欲亢进。舌红，少苔，脉弦细数。

辨证要点：久婚未育，头晕耳鸣，腰膝酸软，五心烦热。舌红，少苔，脉弦细数。

2. 脾肾阳虚型　久婚未育，形寒肢冷，纳差，腹胀，便溏，头晕耳鸣，腰膝酸软，神疲乏力，小便清长。舌淡苔白，脉沉细。

辨证要点：久婚未育，神疲乏力，纳差，腹胀，形寒肢冷，腰膝酸软，头晕耳鸣。舌淡，苔白，脉沉细无力。

3. 肺脾气虚型　久婚未育，神疲乏力，言语低怯，纳差，腹胀，面色㿠白。舌淡，苔白，脉细数。

辨证要点：久婚未育，神疲乏力，言语低怯，纳差，腹胀。舌淡，苔白，脉细弱无力。

4. 湿热下注型　久婚未育，阴囊潮湿，口渴不欲饮，小便短赤，大便不爽，口中黏腻。舌红，苔黄腻，脉濡数。

辨证要点：久婚未育，阴囊潮湿。舌质红，苔黄腻，脉濡数。

5. 肝气郁结型　久婚未育，精神抑郁，胸胁胀闷，甚则胀痛，善叹息，或牵及少腹胀痛。舌边红，苔白，脉弦细。

辨证要点：久婚未育，精神抑郁，胸胁、少腹胀痛，善叹息。舌边红，苔白，脉弦细。

6. 瘀血内阻型　久婚未育，睾丸、少腹刺痛，或阴囊青筋暴露。舌质暗，脉涩。

辨证要点：久婚未育，睾丸、少腹刺痛。舌质暗，脉涩。

三、鉴别诊断

免疫性不育应与其他原因所致不育相鉴别。在免疫性不育患者中精液常规化验，可正常，也可出现少精子、精子活力低下，与内分泌、感染等其他原因导致少精子症、弱精子症不同的是，免疫性不育的血清或精浆中可查到抗精抗体。当然极少数患者可能为诸多因素共同作用的结果。

四、临床治疗

（一）提高临床疗效的基本要素

1. 明确疾病原因　尽管导致免疫性不育的病因病机，目前尚未完全明了，但研究证实，感染、生殖系统损伤可引起抗精子抗体的产生，故在确诊后应查明有无前列腺炎、睾丸炎、附睾炎等，以及精液支原体、衣原体是否阳性，是否患过病毒性腮腺炎，有无明显外伤史，这对采取针对性治疗十分重要。

2. 辨清虚实寒热　本病的基本病机为正虚邪恋，虚者多为肝肾阴虚、肺脾气虚、脾肾阳虚。阳虚则表现为寒证，阴虚则表现为内热证。实者多为气郁，湿热。或表现为虚实错杂，当谨守病机，辨证治疗。

3. 明识病变部位　本病病位主要在肝肾，其次在肺脾。

4. 病证结合用药　在辨证用药的同时，可针对引起免疫不育的病因，选用一些西药，尤其对伴有精液不液化、少精子或精子活力低下的患者，尤为重要。

（二）辨病治疗

对病因明确者，如因附睾炎、精囊炎所致免疫不育，可采用抗生素与低剂量雄激素联合治疗，使血清抗体效价下降；因生殖道局部损伤导致的精子外溢，应用外科手术切除暴露精子抗原的病灶，也可使抗体效价下降；对没有肯定病因的男性免疫性不育，其治疗主要有免疫抑制疗法、雄激素疗法、精子洗涤人工授精法等，具体如下。

1. 免疫抑制疗法　是目前研究最多，应用较为广泛的一种方法，运用类固醇药物来达到抑制抗体产生的作用。Bronson 等认为在具体应用时应针对不同患者有所选择。治疗的适应证如下。

（1）所有的精子都结合了精子抗体者。

（2）精子头部和（或）精子尾干部结合了精子抗体者，这类精子在穿透宫颈黏液时将有困难。

对具有以下实验室检查特征者，则可不予治疗。

（1）仅血液中存在抗精子抗体，而精浆或精子膜表面无抗体。

（2）结合有抗精子抗体的精子不足总数的 50%。

（3）精子仅在尾尖部结合了抗体。

但多数学者认为无论是血液或局部存在抗体均应治疗。

目前国内外在应用免疫抑制疗法的剂量，具体使用方法上尚未取得一致，可归纳为以下 3 种。

（1）低剂量持续疗法每日口服地塞米松 2~3mg，连服 9~13 周，以后经 7 周减量停药。

（2）大剂量间歇疗法要求患者在其妻子的月经周期的第 21 天开始，每天服甲泼尼龙 96mg，连服 7 天，如未能妊娠应重复进行。若出现药物反应则停药。

（3）周期疗法要求患者在妻子月经周期的第 1~10 天，每日服用泼尼松 40mg，如抗精子抗体效价不降，剂量增加到 80mg。

总之，采用可的松甾体激素，无论使用何种剂量（大、中、小），如何使用，临床均有一定效果。

2. 雄激素疗法　根据精子吸收可以产生精子凝集的假设，故若精子发生抑制相当长时期后，精子抗体可以下降。常用的药物有丙酸睾酮 50mg，隔日肌内注射 1 次；或庚酸睾酮 200~250mg，每 1~2 周肌内注射 1 次，连用 2~3 个月。但需要指出的是，从目前有限的研究表明，雄激素抑制精子发生的治疗可能并不合适。

3. 精液洗涤人工授精法　是通过对精液反复洗涤，去除精浆和精子表面的免疫球蛋白，然后将洗涤过的精子行宫腔内人工授精。但由于技术的限制，洗涤法并不能完全去除精子抗体，而且在洗涤过程中还可能对精子造成损害，故其使用范围受到限制。

（三）辨证治疗

1. 辨证施治

（1）肝肾阴虚型

治法：滋补肝肾，益精消抗。

方药：六味地黄汤加减。生熟地各 20g、山萸肉 12g、生山药 15g、丹皮 12g、女贞子

15g、旱莲草 12g、制首乌 20g、黄精 15g、桑椹 15g、潼蒺藜 12g。

（2）脾肾阳虚型

治法：温补脾肾消抗。

方药：附子理中汤加减。红参 10g、白术 10g、干姜 6g、菟丝子 20g、覆盆子 15g、仙灵脾 15g、巴戟天 12g、紫石英 30g、三棱 12g、莪术 10g。

（3）肺脾气虚型

治法：益气健脾消抗。

方药：四君子汤加味。党参 15g、白术 12g、茯苓 15g、黄芪 30g、红参 10g、黄精 15g、炙甘草 6g、陈皮 6g。

（4）湿热下注型

治法：清利湿热消抗。

方药：程氏萆薢分清饮加减。萆薢 20g、车前子 25g（另包）、生薏苡仁 20g、黄柏 6g、赤芍 20g、赤小豆 25g、龙胆草 6g。

（5）肝郁气滞型

治法：疏肝理气解郁。

方药：逍遥散加减。柴胡 10g、当归 10g、白芍 12g、白术 10g、茯苓 15g、佛手 12g、香附 10g、菟丝子 20g、丹参 15g、生甘草 6g。

（6）瘀血内阻型

治法：活血化瘀消抗。

方药：血府逐瘀汤加减。当归 12g、丹参 20g、赤芍 12g、桃仁 10g、红花 20g、三棱 10g、莪术 10g、小茴香 6g、荔枝核 6g、川牛膝 15g。

2. 外治疗法

（1）体针疗法：以关元、三阴交为主穴。伴脾虚易感者加足三里，失眠心悸者加内关、心俞；腰膝酸软者加肾俞。治疗时关元穴以烧山火法，使针感至生殖器终端，留针 5 分钟，三阴交刺七分，补法，酸麻感达股内侧或腹股沟，下至足大趾及足背，留针 15 分钟，每 5 分钟捻转 1 次，每日针灸 1 次，30 次为 1 个疗程。

（2）耳穴疗法：取内分泌、脾、肾、免疫点、肝等穴。以 3 分毫针，刺入软骨膜下，选取肾、内分泌留针 30 分钟。或用王不留行籽作耳贴贴于上述诸穴，分别按压 5 分钟，每天 3 次。

（3）敷脐法：取黄芪 30g，白术 15g，防风 10g，升麻 6g。共研细末，每次取 6g，以适量姜汁调敷，然后将之热敷于脐处，每日 1 次。或可将上述药末装入袋中，使之穿戴并覆盖于肚脐处，每 2 周更换药袋，每日用热水袋热敷 15~30 分钟。

3. 成药及单验方

（1）成药

1）六味地黄丸：每次 8 粒，每日 3 次，口服。用于肝肾阴虚型免疫性不育。

2）人参养荣丸：每次 6g，每日 3 次，口服。用于肺脾亏虚型免疫性不育。

3）海马补肾丸：每次 6g，每日 2 次，口服。用于脾肾阳虚型免疫性不育。

4）麒麟丸：每次 6g，每日 3 次，口服。用于肾虚型免疫性不育。

（2）单验方

1）脱敏康精方：苍术 10g、忍冬藤 15g、当归 15g、赤芍 10g、枸杞子 15g、白鲜皮 10g、青皮 10g、泽泻 10g、车前子 15g（另包）、蝉蜕 10g、肉苁蓉 15g、蒲公英 10g、防风 5g、黄精 20g、葛根 10g、仙灵脾 15g、生熟地各 10g。每日 1 剂，水煎服。用于原因不明的免疫性不育。

2）益肾补精散：鹿茸、仙灵脾、菟丝子、鹿角胶、黄精、枸杞子、五味子、人参、紫河车各适量，共研细末，每次 6g，每日 2 次，温水冲服。用于肾精不足的免疫性不育。

3）脱敏生育方：苍术、忍冬藤、当归、赤芍、青皮、泽泻、泽兰、车前子各取适量。将上方制成冲剂，每次服 10g，每日 2 次，3 个月为 1 个疗程，用于免疫性不育。

4）除凝汤：龙胆草 9g、黄连 5g、制大黄 5g、生地 12g、丹皮 10g、当归 15g、金银花 24g、连翘 12g、蒲公英 18g、白花蛇舌草 15g、生甘草 6g。每日 1 剂，水煎服。用于湿热内蕴型免疫性不育。

（四）新疗法选粹

1. 泼尼松大剂量递减法　具体用法为第一个 10 天，每次 20mg，每天 3 次；第二个 10 天，每次 10mg，每天 3 次；第三个 10 天，每次 5mg，每天 3 次。疗程为 1 个月。设对照组即小剂量泼尼松持续疗法，每天 3 次，每次 5mg，疗程 3 个月。结果泼尼松大剂量递减法，可明显降低 AsAb、减少精子凝集。同时可明显提高精子密度，精子活动力，使妊娠率极大提高。

2. 中西医结合治疗　有人采用泼尼松 5mg，每日 2 次，口服；中药以三棱、莪术、山甲、皂角等活血化瘀、破气利水药物水煎服。3 个月为 1 个疗程，临床取得了较好疗效。

（五）名医治疗特色

徐福松认为本病病机在于患者素体不足，肝肾亏虚，引动下焦湿热，湿热循肝经结于精道，气血不和，日久精血瘀滞；或有局部损伤伤及先天屏障，与湿热互结，精血瘀滞；或肺脾气虚，易于外感，邪热入于营血，归于精室，阻滞精道。病位首在肝肾，次在肺脾；体虚为本，损伤或感染为标。病机实为正虚邪恋，本虚标实。据此可分为肝肾阴虚湿热型和肺脾气虚易感型。肝肾阴虚湿热型：治宜滋阴降火，清利湿热。方选六味二碧散加减：生地黄 10g、泽泻 10g、牡丹皮 6g、碧桃干 10g、碧玉散 20g、知母 6g、茯苓 10g、鳖甲 20g、牡蛎 30g、枸杞子 10g、车前 10g、白芍 10g。肺脾气虚易感型：治宜补肺健脾，理气清肠。方选参苓香连汤加减：人参 10g，白术 10g，茯苓、黄芪各 12g，淮山药 10g，广木香 6g，黄连 2g，薏苡仁 15g，鸡内金 6g，益元散 15g，芡实 10g，菟丝子 10g。

秦国政认为本病主要由于脾肾两虚夹湿热瘀阻，治疗宜补益脾肾为主、除湿清热化瘀为辅的方法辨病论治。自拟聚精助育抗免汤：生黄芪 30g、炙黄芪 30g、生地黄 15g、熟地黄 15g、制何首乌 15g、炙黄精 10g、沙苑子 30g、枸杞子 30g、益母草 15g、太子参 30g、川续断 15g、鸡血藤 30g、丹参 30g、菟丝子 15g、乌梅 10g、珍珠母 30g、威灵仙 30g、仙鹤草 30g。每日 1 剂。首先以冷水浸泡 30 分钟再煎煮，水沸腾后小火煎煮 40 分钟左右即可服用，二三煎时仍加冷水。每剂药煎煮 3 次，每次服用 120～150ml。

崔云认为本症多与瘀湿有关，气血失和、湿瘀互结为本病的病机核心。采用补肾益气利湿化瘀为治疗大法，使用自拟脱敏煎治疗，取得了满意效果，药用：女贞子20g、百合10g、丹参20g、丹皮15g、炒黄芩10g、徐长卿15g、防风10g。在治疗上以疏通为主旨，强调通水道散瘀血，从而达到消除抗精子抗体的目的。

孙自学认为免疫性不育症多虚实夹杂，虚多为肾虚、气虚；实多为湿热、血瘀。治疗应查明病因，明确诊断，中西医结合。由于西医治疗多采用肾上腺类固醇激素免疫抑制剂、避孕套隔绝以及人工助孕等疗法，疗程长，疗效欠佳，且有致畸的危险，孙教授在治疗中多以中药辨证治疗为主，临床多采用"益气补肾、清热养阴、利湿活血"为法。在辨证的基础上，灵活运用健脾、补肾、清热解毒、清热利湿、活血化瘀类药物来治疗男性免疫性不育症，效果满意。

五、预后转归

男性免疫性不育目前尚缺乏较好疗法，小剂量激素持续疗法效果不理想，大剂量激素冲激疗法，副作用大，患者不易接受，中医药对该病的治疗显示了良好势头。一般而言，病因明确者，通过积极治疗，多数预后较好。对药物治疗效果欠佳者，可采用精液处理技术，进行人工授精。

六、预防调护

（一）预防

1. 注意对身体的保护，避免泌尿生殖器官的损伤和感染。
2. 加强体育锻炼，增强体质，提高机体免疫能力。
3. 房事有节，注意生殖系统卫生。
4. 积极治疗生殖系统感染。
5. 饮食有节，禁食辛辣厚味。

（二）调护

1. 由于本病疗程较长，故要遵照医嘱，坚持治疗。
2. 情绪低落，机体免疫能力易下降，故心情舒畅，保持良好心态对治疗十分重要。
3. 食疗

（1）麻雀羊肉汤：取羊肉500g、麻雀5只、韭菜子30g。将羊肉洗净并切成薄片，麻雀去内脏及毛爪，洗净。先将麻雀入砂锅煮熟，加韭菜子30g，锅开后再加入羊肉，待熟后酌加食盐及调味品，食肉喝汤。

（2）薏苡仁银耳粥：取薏苡仁200g、银耳50g。以文火煮成粥，每日1次，分二餐食用。用于湿热下注型免疫性不育。

（3）黄芪大枣粥：黄芪150g、炒扁豆100g、大枣50g。先将黄芪煎煮取汁，再入大枣（切片），炒扁豆，共煎为粥，随意食用。用于肺脾气虚型免疫不育。

（4）羊肾胎盘汤：取鲜羊外肾1对，鲜胎盘1具，花椒、生姜少许，食盐适量。将洗净并切片的鲜胎盘、羊外肾一齐入锅，以文火炖煮，待熟透后吃肉喝汤。

（5）山药枸杞粥：鲜生山药150g（切片）、枸杞子100g、桑椹100g、小米50g。先将枸杞子、桑椹共煎取汁，再入小米、鲜山药（切片），煎煮为粥，随意食用。用于肝肾阴虚型免疫性不育。

七、专方选介

1. 补肾解毒化瘀方　熟地20g、黄精20g、山药15g、山萸肉15g、枸杞子30g、菟丝子30g、败酱草30g、虎杖30g、白花蛇舌草30g、野菊花20g、水蛭6g、丹参30g、当归20g、赤芍15g、路路通20g。治疗AsAb阳性62例，结果：治愈48人；有效11人；无效3人；总有效率为95.17%。

2. 清抗育子汤　淫羊藿15g、枸杞子15g、女贞子15g、黄芪30g、丹参30g、桃仁10g、红花10g、益母草20g、蒲公英30g、虎杖15g、徐长卿15g、川牛膝15g。治疗53例免疫性不育，结果：痊愈35例，有效15例，无效3例。受孕率为66%。

3. 蛇蔹长卿方　白花蛇舌草、徐长卿、王不留行、黄芪各30g，草蔹、知母、巴戟天各15g，车前草10g，乌药、甘草各6g，小茴香3g。治疗28例AsAb阳性患者，结果：有效率为82.1%，抗精子抗体转阴率为67.9%，受孕率为57.1%。

4. 调抗种子汤　党参10g、生黄芪30g、女贞子20g、生地15g、怀山药20g、川牛膝15g、川续断15g、当归12g、赤芍15g、薏苡仁30g、茯苓20g、防风10g、徐长卿15g（后下）、生谷芽60g、生麦芽60g、乌梅10g、生甘草8g。治疗34例免疫性不育患者，结果：总有效率为91.18%。

5. 调免育子汤　菟丝子15g、枸杞子15g、女贞子15g、淫羊藿10g、黄芪15g、丹参15g、益母草15g、生地黄15g、赤芍12g、当归10g、山茱萸15g、虎杖15g、白花蛇舌草15g、草蔹10g。治疗72例AsAb阳性患者，结果：有效率为84.72%，抗精子抗体转阴率为59.72%，并能提高精子质量。

6. 抑抗汤　人参15g、山药15g、熟地15g、杜仲15g、山茱萸15g、枸杞子15g、炙甘草10g、当归15g、川芎15g、丹参15g、鸡血藤15g。治疗40例抗精子抗体阳性患者，结果：总有效率达到87.8%转阴并妊娠27例，有效率79.4%。

7. 精免泰汤　淫羊藿15g、菟丝子12g、女贞子12g、黄芪20g、牡丹皮9g、黄柏9g、枸杞子15g、益母草15g、黄芩10g。治疗52例免疫性不育患者，结果显示总有效率为94.2%，并能提高AsAb转阴率和精子质量。

八、研究进展

（一）病因病机

男性免疫性不育是指血睾屏障破坏，精子抗原进入血循环产生抗精子抗体（AsAb）、精子凝集抗体（GAT）、精子制动抗体（SIT），精子受体缺失（WGA），精浆免疫抑制物质（HSPIM）低下，从而导致男性生育力下降。

许多学者对各种不同抗体的病因病机做了探索。崔云认为本病的根本在肾虚，肝实是其重要条件，基本病机不外虚实两端，且虚实夹杂，湿热痰瘀是本病的病机核心。治疗采用滋补肝肾、清热利湿、活血化瘀为大法。孙自学认为免疫性不育症多虚实夹杂，虚多为肾虚、气虚；实多为湿热、血瘀。徐福松认为，抗精子抗体阳性（AsAb）所致不育，其病位首在肝、肾，次在肺、脾。病因之本为体虚，病因之标为损伤或感染，病机为正虚邪恋。正虚者肝、肾、肺、脾之虚也；邪恋者湿热瘀血之恋也。或由肝肾阴虚，湿热内蕴，气血不和，精道瘀阻所致；或由平时感冒、腹泻，邪热入于营血，归于精室阻于精道而成。徐吉祥还提出了肝气郁滞，精血暗耗，虚热内生，蕴浊成毒的病理因素。黄海波认为精子凝集抗体阳性多为肾阳不足，肾阴亏损，湿热下注，肝气郁结所致。陈晓平认为精子制动抗体（SIT）阳性是阴虚火旺。贝润甫认为精子受体缺失系肾阳不足，精元失充，复因瘀阻精络，精子更失煦养。孙剑秋等指出，精浆中免疫抑制物质低下，多见肾虚之候；伴 AsAb 阳性或精液中有脓细胞多为肾阴不足，阴虚内热；精子数少，质量差，多为肾阳虚。周安方等认为免疫性不育基本病机是湿热瘀滞，阴虚火旺，虚实夹杂。

（二）治法探讨

中医药治疗免疫性不育，目前大多以中医专方或基本方加减为主，或中西医结合疗法等均获得了良好的疗效。

孙成才将 126 例免疫性不育患者随机均分为治疗组和对照组，对照组用口服泼尼松治疗，治疗组在对照组治疗基础上，给予口服中药精免康药液，基本方组成：生黄芪 30g、山药 20g、生地黄 20g、丹参 20g、制黄精 20g、当归 15g、制何首乌 15g、丹皮 15g、菟丝子 10g、女贞子 10g、枸杞子 10g、五味子 10g、黄芩 10g、红花 10g、川牛膝 10g、车前子 10g、百合 10g、乌梅 10g。结果治疗组 63 例中，有效 13 例，妊娠 47 例，无效 3 例，总有效率为 95.24%；对照组 63 例中，有效 27 例，妊娠 13 例，无效 23 例，总有效率 63.49%。齐风将 98 例免疫性不育症患者随机均分为治疗组和对照组，对照组口服泼尼松，治疗组在对照组治疗基础上，给予口服中药抗免灵药液，组方：生黄芪 30g、山药 20g、丹参 20g、淫羊藿 10g、生地黄 20g、制何首乌 10g、制黄精 10g、续断 10g、紫河车 10g、山茱萸 10g、枸杞子 10g、五味子 10g、楮实子 10g、当归 10g、川牛膝 10g。治疗结果为，治疗组 49 例中，有效 18 例，妊娠 26 例，无效 5 例，总有效率 89.80%；对照组 49 例中，有效 22 例，妊娠 10 例，无效 17 例，总有效率 65.31%。齐风将 92 例免疫性不育症患者随机随机均分为治疗组和对照组，对照组口服泼尼松和左氧氟沙星，治疗组在对照组治疗基础上，给予口服中药补精丸，组方：生黄芪 20g、山药 20g、淫羊藿 15g、熟地黄 20g、制何首乌 15g、制黄精 15g、续断 15g、枸杞子 15g、楮实子 15g、牛膝 15g。治疗结果为：治疗组 46 例中，有效 42 例，妊娠 37 例，无效 4 例，总有效率 91.30%；对照组 46 例中，有效 35 例，妊娠 32 例，无效 11 例，总有效率 76.09%。王祖龙等将 120 例男性免疫性不育症患者随机分为治疗组和对照组，两组各 60 例，对照组给予泼尼松治疗，治疗组采用消抗饮，方药组成：败酱草 30g、红藤 20g、生薏苡仁 30g、茯苓 15g、丹皮 15g、赤芍 15g、桃仁 6g、丹参 15g、黄芪 20g、淫羊藿 15g、枸杞子 15g、川牛膝 15g、生甘草 6g。联合肠溶阿司匹林治疗，观察两组抗精子抗体转阴率总有效率及精液参数指标的改变，治疗结果显示，治疗组较对照组疗效确切。杜贵明将 66 例男性免疫性不育患者随机分为西医治疗组和中西医结合治疗组，西医治疗组 33 例给予泼尼松治疗；中西医结合治疗组在西医用药的基础上加用滋阴补肾、清热利湿的中药（丹参 15g、虎杖 20g、白术 30g、当归 15g、茯苓 20g、怀山药 10g、黄箆 12g、广木香 20g、制鸡内金 8g、黄连 5g、薏苡仁 16g），治疗结果显示对照组显效 20 例，有效 7 例，无效 6 例，总有效率 87.8%；中西医结合治疗组显效 25 例，有效 6 例，无效 2 例，总有效率 93.9%。陈海燕将男性免疫性不育症患者 60 例随机分为观察组和对照组，两组均为 30 例，对照组给予口服泼尼松治疗，观察组在口服泼尼松的基础上，给予中药内服，药用：熟地 15g、黄精 15g、枸杞子 15g、覆盆子 15g、菟丝子 15g、淫羊藿 12g、肉苁蓉 12g、巴戟天 12g、黄芪 30g、当归 12g、赤芍 12g、川芎 12g、红花 9g，湿热明显者加知母、黄柏各 12g，肝郁者加香附 12g、郁金 6g。临床疗效表明，观察组总有效率为 89%；对照组总有效率为 69%。

（三）分型证治

王琦将本病分为 4 型治疗：肝肾阴虚湿热证，用知柏地黄汤加减；肺脾气虚易感证，用参苓白术散和香连丸加减；气滞血瘀证，用少腹逐瘀汤加减；阴阳平和证，用王氏脱敏生育方。徐福松等则将本病分为肝肾阴虚湿热型：方选六味二碧散加减（生地、泽泻、牡丹皮、碧桃干、碧玉散、茯苓、知母、鳖甲、枸杞子、车前子、白芍等）；肺脾气虚易感型：方选参苓香莲汤加减（人参、白术、茯苓、广木香、黄芪、山药、薏苡仁、鸡内金、芡实、菟丝子等）。孙自学认为临床中医治疗多以"益气补肾、清热养阴、利湿活血"为法，用药分为：益气健脾类，以黄芪、党参、生甘草为代表，用于气虚证或脾气亏虚证；补肾类，以枸杞子、淫羊藿、黄精、川牛膝为代表，用于肾气亏虚证；清热解毒类，以败酱草、虎杖、蒲公英、土茯苓、白花蛇舌草、红藤为代表，用于热毒蕴结证；养阴类，以玄参、女贞子、旱莲草、麦门冬、生地、山药为代表，用于阴精亏虚或阴虚火旺证；利湿类，以薏苡仁、茯苓、车前子、萆薢为代表，用于湿热下注证。

（四）评价及瞻望

男性免疫性不育目前尚缺乏较好疗法，近年来采用中医药取得了一定效果，显示了良好的发展前景。但临床研究整体水平较低，报道病例较少，实验研究几乎是空白。今后应加强这些方面的研究。免疫抑制剂，无论大、中、小剂量，均有一定效果。现有研究表明，剂量愈大，疗效愈好，但同时副作用也大，患者难以坚持使用。如何采用中西医结合疗法，以提高疗效，降低毒副反应，将是研究的重要课题。另外，也应加强非药物疗法，如针灸、外敷药物等对免疫性不育的治疗研究。

第八节　畸形精子症

根据世界卫生组织编写的第 4 版《不育夫妇标准检查与诊断手册》，畸形精子症不育是指精液中正常形态精子<15% 的一种病症。常同时伴有弱精子症及少精子症等，是引起男性不育的常见原因之一。中医学中无此病名，可归属于"精清""精寒""精冷"等范畴。

一、病因病机

（一）现代医学研究

导致精子畸形的原因主要有以下 2 种。

1. 全身性疾病或局部睾丸病变，影响了睾丸的生精功能，从而使精子畸形率增高。如一些内分泌疾病、病毒性睾丸炎、睾丸结核、精索静脉曲张、隐睾和睾丸鞘膜积液等。

2. 物理或化学因素或某些化学药物（如呋喃类药物）的影响，如放射线、微波、醇类、尼古丁等，可影响睾丸的生精功能。

（二）中医学认识

1. 婚后房事失节，婚前手淫过度，或大病久病之后，肾精亏虚，精失所养，致畸形精子增高。

2. 饮食失节，素食辛辣厚味，蕴湿生热，湿热下注精室，或湿热毒邪内侵，蕴结精室而致畸形精子增多。

二、临床诊断

（一）辨病诊断

1. **临床表现**　畸形精子症多无临床表现，或伴有腰膝酸软，头晕耳鸣，阴囊潮湿，或睾丸坠胀疼痛等。要详细询问病史，如有无接触放射性物质，有无腮腺炎病史等；要认真体检，了解有无精索静脉曲张，有无隐睾、睾丸炎或附睾炎、前列腺炎等。

2. **现代仪器诊断**

（1）精液分析：若镜下正常形态精子低于 15% 者，即可诊断。常见的精子形态改变有：大椭圆头精子、小椭圆头精子、尖头精子、梨状头精子、双头精子、粗体粗尾精子、双体双层精子、卷尾精子、缺尾精子、双尾精子、幼稚精子等。精子有许多形态学异常的多种缺陷，若多种缺陷同时存在，只记录一种，应先记录头部缺陷，然后是中段缺陷，最后才是尾部缺陷。每种精子缺陷的平均数目，称畸形精子指数，是预测精子在体内、体外功能有意义的指标，故形态学分析应该是多参数的。分别记录每种缺陷。

常用的精子形态观察的染色方法有：吉姆萨法，改良巴氏染色法，勃-利二氏染色法，肖氏染色。人类精子标本在固定、染色后用亮视野光学显微镜观察和分类，或用高质量的相差显微镜观察涂片。

（2）性激素测定：主要检测 LH、FSH、T、PRL 等，以了解内分泌状况。

（3）精浆生化分析和精浆弹性硬蛋白酶测定：用于了解附属性腺功能和生殖道有无感染等。

（4）精液支原体和衣原体检查。

（5）前列腺液常规检查：以了解有无前列腺炎。

（6）B 超检查：以了解有无前列腺炎、精囊腺炎等。

（二）辨证诊断

畸形精子症患者可伴有阴囊潮湿，睾丸坠胀疼痛，头晕耳鸣，腰膝酸软，形寒肢冷，潮热盗汗等，舌淡苔薄白，或舌质红，苔黄腻，脉沉细无力或脉濡数或滑数等。

1. 肾阳不足型　畸形精子增多，头晕耳鸣，腰膝酸软，形寒肢冷，小便清长，性功能下降。舌质淡胖，脉沉细无力。

辨证要点：久婚未育，精子畸形率较高，形寒肢冷，腰膝酸软，头晕耳鸣。舌质淡胖，脉沉细无力。

2. 肾阴亏虚型　精子畸形率较高，精液量少，潮热盗汗，头晕耳鸣，腰膝酸软。舌红少苔，脉细数。

辨证要点：久婚未育，精子畸形率增高，五心烦热，腰膝酸软，头晕耳鸣。舌红，少苔，脉细数。

3. 湿热下注型　久婚未育，精子畸形率升高，精液黏稠不液化，口苦，口黏，阴囊潮湿，大便不爽。舌红苔腻，脉濡数。

辨证要点：精子畸形率升高，阴囊潮湿。舌质红，苔黄腻，脉濡数。

三、鉴别诊断

本病应与精子凝集症相鉴别。精子凝集是精子抗原和精子抗体的抗原抗体反应，造成精子头对头，或尾对尾，或头对尾集结在一起。精子畸形则是指单个精子的形态异常，精液中形态异常精子数目增多。

四、临床治疗

（一）辨病治疗

1. 针对病因治疗　根据诱发原因，采取针对性治疗措施。如感染者，当抗感染治疗；精索静脉曲张、隐睾所致者，当及时手术。

2. 药物治疗　据药物作用的部位，可分为睾丸前水平、睾丸水平和睾丸后水平。睾丸前水平是指刺激释放内源性促性腺激素，或通过增加内源性促性腺激素活性来促进生精作用。作用于睾丸水平的药物，可能通过纠正精子发生中特殊代谢缺陷来发挥作用。作用于睾丸后的药物能促进精子的成熟和增加精子活力。常用的药物有氯米芬、维生素 C、维生素 E 等，具体用法为：

（1）氯米芬胶囊：每次 25~50mg，每日 1 次，口服，连用 3 个月为 1 个疗程。

（2）维生素 C 片：每次 0.2g，每日 3 次，口服，连用 3 个月为 1 个疗程。

（3）维生素 E 胶丸：每次 0.1g，每日 2 次，口服，连用 3 个月为 1 个疗程。

（二）辨证治疗

1. 辨证施治

（1）肾阳不足型

治法：温肾助阳，益气填精。

方药：赞育丹加减。熟地 15g、枸杞子 20g、山萸肉 15g、鹿茸 3g（另冲服）、仙灵脾 15g、仙茅 10g、杜仲 15g、巴戟天 12g、肉苁蓉 10g、韭菜子 20g、蛇床子 15g、当归 15g、红参 10g、白术 12g。

（2）肾阴亏虚型

治法：滋肾养阴填精。

方药：六味地黄丸合五子衍宗丸加减。生熟地各 15g、山萸肉 12g、生山药 12g、菟丝子 20g、枸杞子 15g、覆盆子 15g、五味子 10g、丹皮 10g、车前子 15g（另包）、巴戟天 12g。

（3）湿热下注型

治法：清利湿热。

方药：程氏萆薢分清饮加减。萆薢 15g、滑石 20g、车前子 20g（另包）、生薏苡仁 20g、川牛膝 15g、丹参 15g、菟丝子 20g、白术 15g。

2. **外治疗法**

（1）**针灸疗法**

1）取气海、命门、三阴交、地机。肾阳虚配关元、肾俞；肾阴虚配太溪、曲泉；气血亏虚配足三里、照海；湿热配中都、阴陵泉。据虚实采用补泻手法。肾阳虚者可针灸并用。间日 1 次，7 次为 1 疗程。

2）第一组穴以背部俞穴、足少阴经穴为主，兼取足厥阴、手少阴经穴，如太冲、侠溪、风池、肝俞、胆俞、鱼际等穴。第二组选肾俞及任督脉穴，如肾俞、命门、三阴交、关元等。第一组穴针刺用补法或平补平泻，不施灸。第二组穴针刺时用补法，加灸，并以灸为主。

3）第一组穴有太溪、三阴交、关元、肾俞、复溜；第二组有照海、阴陵泉、气海、志室、地机。如失眠加百会、内关；脾胃虚弱加足三里；阳痿加次髎、命门（灸）。采用提插和捻转手法，得气后留针 15~20 分钟，加艾灸。刺气海、关元时一定要使针感反射至前阴部，有胀、热、勃动感为佳。以上两组穴位隔日交替使用，10 天为 1 个疗程，2 个疗程之间休息 1 周。

（2）**按摩疗法**：选用关元、肾俞、命门、足三里、次髎、志室等穴位进行按摩，适用于肾阳虚弱证。

（3）**气功疗法**：强壮功，乃儒、道、佛三家的练功方法综合而成。具体练法是：取站立或坐式（自然坐或盘膝坐），以自然呼吸或深呼吸法。意念：可意守外景，也可意守丹田。每日做 2~3 次，每次半小时至 1 小时。

3. **成药及单验方**

（1）**成药**

1）生精胶囊：每次 4 粒，每日 3 次，口服。用于肾阳虚型畸形精子症。

2）麒麟丸：每次 6g，每日 2 次，口服。用于肾精亏虚型畸形精子症。

3）六味地黄丸：每次 8 粒，每日 3 次，口服。用于肾阴亏虚型畸形精子症。

4）龙胆泻肝丸：每次 6g，每日 2 次，口服。用于湿热下注型畸形精子症。

（2）**单验方**

1）补肾益精汤：仙灵脾 40g、山萸肉 30g、枸杞子 15g、菟丝子 12g、女贞子 12g、鹿角胶 22g（烊化）、党参 15g、当归 12g、制首乌 10g、甘草 6g。每日 1 剂，水煎服。用于肝肾阴虚型畸形精子症。

2）温肾化瘀降畸汤：巴戟天 10g、仙灵脾 15g、肉苁蓉 15g、菟丝子 15g、肉桂 5g、熟地 15g、当归 10g、枸杞子 15g、山萸肉 10g、人参 10g、白术 10g、桃仁 10g、红花 10g、元胡 10g。每日 1 剂，水煎服，30 剂为 1 个疗程。用于肾阳虚型精子畸形症。

3）益精灵：淫羊藿 50g，锁阳、巴戟天、熟地黄各 250g，山萸肉、附子各 90g，肉苁蓉 200g，枸杞子 150g，黄芪 250g，当归 90g，韭菜子 60g，车前子 60g，菟丝子、茺蔚子、桑椹各 150g，龟板胶、鹿角胶、甘草各 100g。上药用 60 度白酒 1 千克左右浸泡 7～15 天后即可饮用。每日 3 次，每次 25～50ml，饭前饮，也可以菜送下。用于肾阳虚型。

4）滋阴清热降畸汤：知母 10g、黄柏 10g、生地 15g、山萸肉 10g、山药 10g、丹皮 10g、茯苓 15g、泽泻 10g、蚤休 10g、土茯苓 15g、柴胡 10g、黄芩 10g、枸杞子 20g、菟丝子 20g、巴戟天 10g。每日 1 剂，水煎服，30 剂为 1 个疗程。

（三）名医治疗特色

王琦认为本病的主要病因是肾虚和湿热之邪下注所致，治宜补肾益精，清热利湿解毒。肾阳虚症，治宜温肾壮阳，生精助孕，以赞育丹加减，药用附子、肉桂、巴戟天、仙茅、淫羊藿、蛇床子、韭菜子、肉苁蓉等；肾阴不足症，治宜滋阴补肾，降火益精，以六味地黄丸合五子衍宗丸加减，药用熟地黄、山药、山茱萸、泽泻、茯苓、牡丹皮、菟丝子、覆盆子、枸杞子、车前子等；湿热下注症，治宜清热利湿，解毒生精，以利湿益肾汤加减，药用萆薢、薏苡仁、土茯苓、车前子、山药、肉苁蓉等。

徐福松常用的治疗思路有健脾补肾、补肾导浊、活血化瘀、清热利湿等。此类患者往往无证可辨，徐老常常从痰瘀入手，也曾经用温胆汤加减和红白皂龙汤加减治疗多例，亦收效明显。另外多用子类药，因子类药入肾，而且富含脂类及微量元素，对于精子的发生、成熟、获能、酶活性都有促进作用。另外，还要让患者改变自己的不良生活习惯，如吸烟、酗酒、洗桑拿等。避免在高温、有毒以及放射性污染的环境中工作。

五、预后转归

一般而言，畸形精子症病因明确者，通过正确治疗，大多预后良好；对病因未明者，采用中药或中西医结合治疗，多数患者预后也较好。

六、预防调护

（一）预防

1. 饮食有节，禁食辛辣厚味，戒烟。

2. 积极预防和治疗睾丸疾病。如病毒性睾丸炎、睾丸结核、睾丸鞘膜积液以及前列腺炎、附睾炎等。

3. 注意保护睾丸免受外伤、高温，以及 X 线照射等。

4. 房事有节，不恣情纵欲。

（二）调护

1. 一般措施　畸形精子症患者要遵守医嘱，坚持治疗；要调畅情志，保持良好心态。

2. 食疗

（1）清炒虾仁：取河虾肉 500g，鸡蛋清 2 只，及干淀粉等调料，先将虾肉洗净，用食盐拌和，再加入蛋白，搅拌，加干淀粉，和匀。另用油滑锅后，加入熟猪油，烧至四成熟，加入拌好的虾肉，熟之前加入调料后取锅，即可食用。具有温肾壮阳之功。用于肾阳虚型畸形精子症的辅助治疗。

（2）核桃仁炒韭菜：核桃仁 50g，韭菜适量。先以香油将核桃仁炸黄，后入洗净切成段的韭菜，翻炒，调以食盐，佐餐随量食用。有温补肾阳之功。用于肾阳虚型畸形精子症的辅助治疗。

（3）枸杞羊肾粥：鲜枸杞子叶 500g，羊肾 1 对，大米 250g。将鲜枸杞子叶切碎，羊肾洗净，去筋膜臊腺，切碎，再加大米并加水适量。用小火煨烂成粥，分顿长期食用。

（4）益肾生精汤：枸杞子 15g，鹿角胶 30g，鱼鳔胶 30g，黑豆 200g，猪骨髓 200g，牛鞭 100g，盐、味精适量。用水将牛鞭发胀，去净表皮；黑豆用温水泡开。然后将牛鞭、黑豆、猪骨髓入锅加清水，以武火煮沸，文火煨软烂，再将枸杞子、鹿角胶、鱼鳔胶、盐放入，煮 10 分钟后，放入味精，吃肉和黑豆，并喝汤。用于肾阴虚型畸形精子症辅助治疗。

（5）枸杞粥：枸杞子 60g，粳米 120g。将枸杞子洗净后与粳米同煮成粥即可食用。

七、专方选介

1. 温补肾阳益气汤　组成：熟地 20g，制首乌 15g，当归 15g，枸杞子 15g，淫羊藿 20g，巴戟天 10g，蛇床子 12g，菟丝子 10g，仙茅 10g，山茱萸 12g，杜仲 15g，肉桂 6g，鹿茸 2g，肉苁蓉 10g，阳起石 15g，红参 10g，白术 15g。服法：水煎服，早、晚各 1 次。连服 6 个月。治疗 98 例肾阳不足型畸形精子症，结果：治疗组 98 例，痊愈 14 例（14.29%），显效 41 例（41.84%），有效 5 例（5.10%），无效 38 例，总有效率 61.23%。对照组 98 例，痊愈 1 例（1.02%），显效 31 例（31.63%），有效 7 例（7.14%），无效 59 例，总有效率 39.79%。

2. 自拟二仙汤　方药组成：仙灵脾 30g，仙茅 15g，熟地黄 30g，龟板 30g，菟丝子 20g，知母 15g，肉苁蓉 15g，巴戟天 15g，桃仁 10g，红花 10g；脾虚湿盛加香附 15g，制半夏 15g，川芎 5g，生地黄 20g，茯苓 30g；脾肾两虚加茯苓 10g，山萸肉 15g，粉丹皮 10g，柴胡 10g，黄柏 10g，泽泻 10g，水牛角 50g；气滞血瘀加丹参 15g，莪术 15g，牛膝 15g，当归 10g。每日 1 剂，煎后分 2 次温服。3 个月为 1 个疗程，治疗 2 个疗程。治疗期间停服一切与治疗不育相关药物。结果：临床痊愈 9 例，显效 18 例，有效 13 例，无效 6 例，总有效率为 86.96%。

3. 生精汤　基本方：黄狗脊 3g（冲服），鹿茸 3g（冲服），菟丝子 15g，肉苁蓉 15g，巴戟 15g，淫羊藿 15g，川续断 15g，熟地 15g，当归 15g，枸杞子 10g。治疗少弱畸形精子症 159 例，结果：治愈 121 例，好转 36 例，无效 2 例。治疗前后精液常规、形态测定对比：治疗前精子数量少于 $20 \times 10^6/ml$ 78 例，$20 \times 10^6/ml \sim 40 \times 10^6/ml$ 81 例，成活率小于 20% 52 例，20%~50% 107 例，活动力 I 级 19 例，II 级 87 例，III 级 53 例，形态正常 32 例。治疗后精子数量 $60 \times 10^6/ml$ 以上 148 例，成活率达 65% 以上 152 例，活动力达 IV 级 126 例，正常形态全部达到 80% 以上。

4. **强精煎** 方药组成：菟丝子、枸杞子、益母草、黄芪、当归、川断、生麦芽各20g，五味子、紫河车、鹿角霜、党参、牡蛎各10g，每日1剂，冲温开水400ml，分早晚2次口服。对照组服生精胶囊，每次4粒，1日3次，两组均连续服药12周为1个疗程，结果：治疗组临床治愈3例，有效12例，总有效率46.88%；对照组临床治愈1例，有效5例，总有效率20%。总有效率治疗组优于对照组（$P<0.05$）。治疗后治疗组精子形态、活力显著改善（$P<0.01$），精子密度改善（$P<0.05$）。治疗后治疗组精子形态、密度改善优于对照组（$P<0.05$）。

5. **滋阴除畸活精汤** 方药组成：生地、知母、黄柏、山药、玄参、白术、菟丝子、覆盆子、车前子、虎杖、瞿麦、丹参、仙灵脾、鸡内金。阴虚相火旺者重用生地、玄参、知母；湿胜者加薏仁、苍术、萆薢、瞿麦；白细胞增多者加紫地丁、蒲公英、败酱草；合并精索静脉曲张者加三棱、莪术、升麻。15天为1个疗程，一般治疗1~3个疗程。治疗结果：痊愈12例，占50%；显效11例，占45.83%；无效1例，占4.17%。

6. **抑畸煎** 基本方：山茱萸12g，枸杞子15g，蛇床子15g，菟丝子15g，女贞子15g，家韭子15g，沙苑子15g，车前子15g，黄柏9g，生地黄12g，白术9g。脾虚湿盛者加香附9g，茯苓12g，泽泻9g，薏苡仁15g；肾阴阳两虚者加仙灵脾15g，仙茅12g，巴戟天15g，淮山药12g；脾肾两虚者加生黄芪15g，泽泻9g，牡丹皮9g，制半夏9g；肾虚瘀滞者加巴戟天15g，杜仲9g，肉桂3g，丹参9g。每日1剂，水煎后分2次温服。3个月为1个疗程，治疗2~3个疗程后判断疗效。结果：46例患者经过治疗，痊愈9例，占19.57%；显效31例，占67.39%；无效6例，占13.04%。精液分析：治疗后患者精液密度、精子存活率均有明显提高，精子畸形率明显降低（$P<0.05$）。

八、研究进展

（一）病因病机

1. **现代病因病机研究** 现代医学认为，在精子的发生过程中，各种物理（如高温、电磁辐射等）、化学（如杀虫剂等）、药物（如化疗药物、麻醉剂等）的刺激以及内分泌障碍致低雄性激素、睾丸损伤、睾丸感染、吸烟过度和饮酒过多等因素均可影响精子发生过程，造成精子发育不良，形成畸形精子。

2. **中医病因病机研究** 中医学认为，肾主藏精，肾精是生殖与生长发育的物质基础。肾精亏少，肾气不足，生精障碍则导致畸形精子增多。许多学者认为其原因多为年少手淫过度，婚后恣情纵欲，肾精亏损，阴虚火旺，灼伤肾精；或先天禀赋不足，后天又失调养；或素食辛辣厚味，蕴湿生热，下扰精室；或感染湿热毒邪所致。其本在肾精亏虚，病理因素以湿热、痰浊或瘀血为主。

徐福松认为肾虚和湿热下注是引起精子形态异常过多的常见原因。肾阳为一身阳气的根本，精子的生长、发育和运行，离不开肾阳的温煦。同样，肾阴濡养五脏百骸，称之真阴。真阴对精子的发生和成长起到了物质保障作用，因此精子的生长和发育，离不开肾之阴精的充养。患者或先天禀赋不足，素体肾气虚弱；或久病及肾，肾阳衰微，温煦失职，阴寒内生；或素体阴虚；或热病后期，耗伤肾阴；或烟酒无度，伤及肾阴，肾阴不能正常滋养睾丸和精子，造成精子畸形。此外，平时嗜食肥甘厚味，辛辣之品，湿热从内而生；或湿热毒邪从外侵袭，湿热蕴结于外肾（睾丸），熏蒸精窍，阻滞精道，精气失于充养，造成畸形。另外，徐老认为畸形精子症患者的精子往往头部畸形较多，精子"呆头呆脑"，奇形怪状，怪病多痰瘀，故认为痰瘀为其病因病机的主要特点。杜宝俊教授认为本病临床上以虚实夹杂之证候为主，但也常可见到单独虚证或实证。虚者责之肾精之生成匮乏，多和肾脾相关；实者源于肾精之排泄受扰，多和肝肾相关。王象礼教授认为畸形精子症是一种虚实夹杂疾病，肾虚血瘀是导致本病主要原因。

（二）辨证思路

徐福松认为本病当首辨虚实次辨阴阳。本病虚证多见，凡畸形精子增多伴有腰膝酸软、阳痿早泄、头昏耳鸣、健忘等肾虚证候者属虚证；当畸形精子增多伴有少腹会阴疼痛，会阴或阴囊潮湿，排尿不畅，尿道有灼热感者多属实证。虚者以补肾生精为主，根据肾阴虚与肾阳虚之不同，分别采用补肾温阳和滋阴降火的治疗原则；对于湿热下注的患者，则采用清利湿热的方法。另怪病多痰瘀，在临床实践中亦需适当采用化痰药和活血药。

（三）分型论治

徐福松认为畸形精子症为肾虚所致。但近年湿热下注或伴有瘀滞者有增加趋势，治疗上应辨明虚实，虚则补之，实则泻之。治疗根据辨证分为 3 型，其一：肾阳不足证，主要证候有婚后不育，精子畸形率高，阳痿早泄，精液清冷，畏寒肢冷，腰酸膝软，小便清长，夜尿频多，舌淡胖，脉沉细或微细；治疗以温补肾阳，选方用赞育丹加减。其二：阴虚火旺证，主要证候有婚后不育，精子畸形率高，精液量少，遗精滑精，腰酸膝软，五心烦热，头晕耳鸣，失眠盗汗，健忘寐少，舌红苔少，脉细数；治疗以滋阴降火，选方用知柏五子汤加减。其三：湿热下注证，主要证候有婚后不育，精子畸形率高，精液黏稠或不液化，或白细胞增多，有脓细胞，经常伴有尿频、尿急、尿痛，小便短赤，或尿道有灼热疼痛感，腰酸，下肢沉重，身体困倦，心烦口苦，舌红苔黄腻，脉沉弦而数；治疗以清热利湿解毒，选方用利湿益肾汤加减。

（四）中药研究

1. 单药研究　多项研究证实菟丝子具有抗氧化作用。杨欣等实验研究发现菟丝子水提物可提高精子悬液超氧化物歧化酶（SOD）活力，降低丙二醛（MDA）含量，通过其抗氧化作用干预活性氧（ROS）对精子膜的脂质过氧化反应，对精子膜结构和功能具有明显的保护作用，保护精子顶体结构和线粒体功能。颜志中等研究发现适宜含量（0.25g/ml）的菟丝子可通过拮抗 ROS 的氧化作用，干预 ROS 对精子膜、顶体结构和精子线粒体功能过氧化损伤。肉苁蓉具有抗氧自由基活性，对羟自由基及超氧阴离子自由基均有良好的清除作用。李刚等报道肉苁蓉提取物可提高精子悬液 SOD 活力，降低 MDA 含量，提高精子膜的总膨胀率，说明肉苁蓉苯乙醇苷对大鼠精子膜的脂质过氧化损伤具有明显的干预作用，保护精子膜结构和功能。

2. 复方研究　张慧琴等观察了补肾生精汤（制龟板、制鳖甲、制首乌、川续断、仙灵脾、当归、黄芪、黄精、山萸肉、山药、党参、茯苓、白术、枸杞子、覆盆子、桑椹子、菟丝子、五味子、白芍、熟地等）与 ICSI 联合治疗男性严重少弱精子症的助孕疗效。中药组

（82 例）在服用中药补肾生精汤 2~3 个月后应用 ICSI，对照组单行 ICSI（82 例）。助孕结果：中药组患者精子浓度、活率、活力提高，畸形率及活性氧水平下降（$P<0.05$），且卵子受精率（85.9%）和临床妊娠率（48.7%）明显高于对照组卵子受精率（77.9%）和临床妊娠率（32.5%）（$P<0.05$）。结果表明补肾生精汤能通过增强机体抗氧化能力，控制 ROS 的产生以改善精子质量，并有助于严重少、弱精子症患者自然受孕和提高 ICSI 治疗时卵子受精率及临床妊娠率。周辉等报道黄精赞育胶囊能在显著改善畸形精子百分率（$P<0.05$）的同时，还能明显降低精浆中过 H_2O_2、MDA 浓度，提高 SOD 浓度（$P<0.05$）。说明黄精赞育胶囊可能通过降低精浆中活性氧含量而有效降低畸形精子百分率，改善精子质量。

（五）评价及瞻望

畸形精子症是引起男性不育的常见原因之一，中医药在治疗该病上显示了良好疗效和广阔的发展前景。但目前临床研究尚不够深入，实验研究尚处于空白，这些均不利于中药作用机制的探讨和有效方药的筛选。另外，也应加强非药物疗法如食疗、针灸、按摩等对该病治疗作用的研究，以综合施治提高疗效。

第九节　精子过多症

一般是指精子浓度超过 $200\times10^6/ml$，甚至超过 1~2 倍，称为精子浓度过大，或精子过多症。多伴有精子成活率降低、活力差或畸形率增高，从而引起男性不育。本病临床较少见，据国外报道约占男性不育的 0.2%。中医文献中无该病记载。

一、病因病机

（一）现代医学研究

现代医学对本病的机制未明，可能与内分泌因素，以及睾丸的炎症而致睾丸生精功能异常变化有关。其发病机制有两个方面：一是精子数量虽多，但质量差；二是精子数目增多，精子运动时互相之间碰撞的机会增多，从而影响精子运动速度，减少与卵子接触的机会，难以获能而使卵子受精。

（二）中医学认识

中医学认为其发生机制主要为：先天禀赋不足，或后天恣情纵欲，早婚多育，肾精虚弱，生殖之精生长异常；饮食不节，或久病入络，致湿热、瘀血等邪内阻，生殖之精生长异常。

二、临床诊断

（一）辨病诊断

1. 临床表现　精子过多症多无临床表现，或伴有腰膝酸软，头晕耳鸣，阴囊潮湿，少腹、会阴不适等。

2. 现代仪器诊断　精液化验，若精子计数在 $200\times10^6/ml$ 以上，即可诊断。

（二）辨证诊断

1. 肾气亏虚型　久婚未育，精子数目异常增多，头晕耳鸣，腰膝酸软，阳痿早泄，神疲乏力，气短自汗。舌淡，苔薄白，脉细弱或沉细无力。

辨证要点：久婚未育，腰膝酸软，短气自汗，头晕耳鸣。舌淡苔薄白，脉沉细无力。

2. 湿热下注型　久婚未育，尿频，尿急，尿黄，阴囊潮湿。舌红，苔黄腻，脉濡数或滑数。

辨证要点：久婚未育，阴囊潮湿。舌红，苔黄腻，脉濡数。

3. 瘀血阻络型　久婚未育，少腹或会阴部不适，射精时疼痛。舌紫暗或瘀点，脉弦涩。

辨证要点：精子数目超过正常，久婚未育，少腹或会阴部胀、刺痛。舌质暗，脉涩。

三、鉴别诊断

精子过多症应与生理性精子密度增高相区别。后者常见于禁欲过久，偶尔一次精子计数超过正常值的上限。鉴别方法是1周后复查，得出两次化验的平均值。生理性精子增多者该平均值会在正常值范围之内。

四、临床治疗

（一）提高临床疗效的基本要素

1. 明察病因　要详细询问病史，仔细体格检查，以明确病因进行针对性治疗。

2. 详辨虚实　精子过多症以肾虚为本，邪实为标。肾虚又有肾阳、肾阴之区别，实证以湿热、瘀血最为常见，或虚实兼杂。

（二）辨病治疗

现代医学对本病尚无较好疗法，常针对病因，采取相应措施。如生殖系感染所致者，当抗感染；因内分泌障碍引起者，宜调整内分泌。

（三）辨证治疗

1. 辨证施治

（1）肾气亏虚型

治法：补益肾气。

方药：金匮肾气丸加减。熟地黄15g、山萸肉12g、生山药15g、制附子6g、肉桂5g、车前子25g（另包）、丹皮10g、泽泻15g、黄芪30g、陈皮10g。偏肾阳虚者加紫石英30g、巴戟天12g、仙灵脾12g。偏肾阴虚者，加制首乌20g，鹿角胶10g（烊化）。

（2）湿热下注型

治法：清利湿热。

方药：程氏萆薢分清饮。萆薢20g、车前子25g（另包）、滑石30g、黄柏6g、生薏苡仁30g、竹叶6g、瞿麦15g、金银花20g、连翘15g、败酱草25g。

（3）瘀血内阻型

治法：活血化瘀，通络生精。

方药：少腹逐瘀汤加减。桃仁10g、红花12g、柴胡6g、荔枝核10g、炒山甲10g、当归

12g、丹参20g、赤芍12g、川芎10g、路路通15g、川牛膝15g。

2. 成药

（1）血府逐瘀胶囊：每次4粒，每日3次，口服。用于瘀血内阻型精子过多症。

（2）桂枝茯苓胶囊：每次3粒，每日3次，口服。用于瘀血型精子过多症。

（3）右归丸：每次6g，每日2次，口服。用于肾阳虚型精子过多症。

五、预后转归

本症临床较少见，一般而言，急性期采用中药辨证施治，结合西药对症处理，大多预后较好，进入慢性期，治疗比较困难。

六、预防调护

1. 饮食宜清淡而富有营养，禁食辛辣厚味，戒烟酒。

2. 房事有度，节保肾精。

3. 积极预防和治疗泌尿生殖系感染。

4. 要遵守医嘱，坚持治疗。

七、研究进展

（一）病因病机

精子过多症是导致男性不育的原因之一，据有关资料估计此病的发病率为5‰。本病的现代医学发病机制未明，有人认为是精液内脱氧核糖核酸浓度下降所致。中医文献无此病记载。近年来有些学者对其发生机制进行了探讨，如华良才等认为，由于单位体积内精子浓度过大，精子游动时互相碰撞机会增多，影响了精子游动的速度，从而减少了和卵子碰撞时的机会，降低了和卵子碰撞时的速度，不能获得精卵结合时所需的能量而进入卵子，结果大大减少了受孕的机会。周贤道认为"拥挤"，造成精子活动率低、活力差，不能获得足够的能量进入卵子，可见导致不育的原因是精多能少。从精子游动不利的病机推理，乃是精之瘀滞，故华氏归之于"精瘀"的范畴。其精多能少的原因，目前有三种学说：一是"阳亢阴衰"论，华良才认为，依照中医"阳生阴长的理论"，本病乃生成精子的机能（阳）亢盛，致使受精质量（阴）衰弱，导致"阳盛阴衰""阴阳格拒"；二是"阳虚阴盛论"，汤清明认为，精子功能低下多为阳虚，精子数量过多则为阴盛；三是"血瘀精密论"，周贤道认为，据"精血同源"理论，精血相互资生，精拥则血瘀，且从"久病必瘀""怪病必有瘀"的观点，精多乃血瘀所致。故本病就精子总量而言，为有余之实证，就精子的个体而言，又有其能量不足的虚弱一面。

（二）临床研究

对此病的临床报道较少，有相当一部分患者并无明显症状和体征，常无证可辨，只能据检测结果推断病机施以治疗，从仅有的资料来看，其治法主要有以下4类。

1. 平调阴阳法　汤清明用六味地黄汤调整人体的阴阳作为基本方加减，治疗12例精子过多症，药用：熟地15g，枣皮10g，淮山药、茯苓各15g，丹皮、泽泻各10g。精子活率低加桂枝、黄芪、仙灵脾；形态正常活率低加仙灵脾、枸杞子、蛇床子；精液黏稠加车前子、败酱草、蒲公英、地骨皮。结果：治疗1个月以上生育者7人，正常（两次以上精子密度正常，配偶妊娠）者3人，好转（两次精检密度降低20%，但未正常）5人，12例全部有效。

2. 抑阳扶阴法　华良才以二至丸和大补阴丸为主，增入当归、首乌等益阴养血之品，治1例精子过多症，药用生熟地各20g，龟板、女贞子各20g，旱莲草、知母、黄柏、地骨皮各12g，丹皮10g。治疗3周，精子计数由（400~600）×10^6/ml，降至180×10^6/ml，活动率80%，活动度良好，改用丸剂巩固，年后其妻生一男婴。

3. 活血通精法　周贤道用血府逐瘀汤加黄芪补气，枸杞子、菟丝子益精，黄柏、草薢清热化湿，治疗2例。用药1个月后，精子计数分别由325×10^9/L，330×10^9/L，下降为147×10^9/L，143×10^9/L，其中1例妻子受孕。曲锡萍等用桃红四物汤加减，即路路通30g，三棱、莪术各15g，桃仁10g，红花、赤芍、川芎、知母、黄柏各10g，牛膝、杞子、覆盆子、丹皮各30g。大黄䗪虫丸一丸（另吞），治疗1例精子计数320×10^6/ml的患者，20剂后240×10^6/ml，继续治疗后两次精液检查精子数分别为160×10^6/ml和180×10^6/ml，妻受孕分娩。华良才采用方药：当归10g、制首乌20g、鸡血藤15g、淮牛膝15g、益母草20g、血竭5g、全狗肾15g。黄酒为引，以活血通精，养血生精，对精子过多症具有调节作用。

4. 补益肾精法　黄震等用左归丸加减，药物组成：怀山药15g、山萸肉10g、熟地10g、枸杞子15g、黄精10g、淫羊藿10g、秦皮6g、丹参15g。水煎服，每日1剂。如阴虚明显者加炙龟板15g、知母10g；湿热明显者加黄柏10g、苍术12g、薏苡仁15g；瘀血明显者加蒲黄10g、五灵脂10g、赤芍12g；血虚燥滞者加当归10g、白芍12g；脾虚者加白术10g、茯苓10g。治疗精子过多不育症31例，治愈14例，显效12例，有效3例，无效2例。

（三）评价及瞻望

运用中医药治疗该病，尽管报道较少，病例不多，但却绽露了可喜苗头。由于本病临床较少见，为科学的临床研究带来了不便，今后应加强全国男科或不育症研究机构的通力合作，进一步加强本病机制的探索和中药作用实质的研究，相信随着这些工作的广泛而深入开展，精子过多症的临床疗效必将获得极大提高。

第十节　精液量过多

精液量过多是指精液量多于6ml，且精液质地稀薄，每毫升精子数很少的病症，也是引起男性不育的原因之一，临床较为少见。中医学无此病名，可概属于中医的"精寒""精清"等范畴。

一、病因病机

（一）现代医学研究

现代医学对精液量过多病因病理认识，目前尚未明了。有人认为当皮质功能亢进时，精液量会增加，并且超过正常值的上限。其导致不育的病理机制在于精液中精子的数量和质量均低下，活力低而不能使卵子受精成孕。

（二）中医学认识

1. 肾气不固　先天禀赋不足，或年少手淫，或婚后纵欲致肾精亏虚，肾气不固，固摄无权。

2. 肾阳虚衰　素体肾阳虚衰，或房劳失节，命门火衰，阴寒内生，阴精不化，精液量增多。

3. 湿热下注　素食辛辣肥甘厚味，蕴湿生热，湿热下注；或湿热之邪入侵，聚于精室，精混湿浊而出，故精液量增多。

二、临床诊断

（一）辨病诊断

1. 临床表现　此类患者多无临床症状，或伴有阴囊潮湿，形寒肢冷，腰膝酸软，舌淡，苔薄白或苔黄腻，脉细弱无力或滑数。

2. 现代仪器诊断　精液常规检查（禁欲3~7天），精液量均在6ml以上者，至少连续检查2次，即可确诊。

（二）辨证诊断

1. 肾气不固型　久婚未育，精液量多而清稀，伴腰膝酸软，神疲乏力，头晕耳鸣，滑泄，小便频数清长，尿后余沥。舌淡，脉细弱。

辨证要点：久婚未育，精液量多而清稀，腰膝酸软，头晕耳鸣，小便频数清长，尿余沥不尽。舌淡，苔薄白，脉细弱无力。

2. 命门火衰型　久婚未育，精液量多而清冷，形寒肢冷，腰膝酸软，头晕耳鸣。舌体胖嫩，脉沉细或脉微细。

辨证要点：久婚未育，精液量多而清冷，腰膝酸软，形寒肢冷。舌淡，体胖，脉沉细无力。

3. 湿热下注型　久婚未育，精液量多而黏稠，阴囊潮湿，口苦黏腻，小便短赤。舌质红，苔黄腻，脉濡数或滑数。

辨证要点：久婚未育，精液量多而黏稠，阴囊潮湿，口苦黏腻。舌红，苔黄腻，脉濡数。

三、鉴别诊断

精液量过多症应与长期禁欲而出现的精液量增多相鉴别，后者属正常生理现象。

四、临床治疗

（一）提高临床疗效的基本要素

本症有虚、实之别。虚者，肾气亏虚、命门火衰；实者以湿热下扰精室较为常见。临证应详辨虚实。

（二）辨病治疗

对因肾上腺皮质功能亢进而引起的精液量过多症，可分别采取补钾、抗高血压、降血脂、降血糖等对症治疗措施。

（三）辨证治疗

1. 辨证施治

（1）肾气不固型

治法：补肾固气，生精赞育。

方药：固精丸（《济生方》）加味。鹿茸2g（研末冲）、熟地20g、山萸肉12g、生山药15g、肉苁蓉20g、巴戟天15g、金樱子15g、益智仁10g、怀牛膝15g、黄芪20g、党参15g、仙灵脾12g、桑螵蛸10g。

（2）命门火衰型

治法：温补命门。

方药：右归丸加减。熟地20g、枸杞子15g、菟丝子30g、鹿角胶10g（另烊化）、炒杜仲15g、肉桂6g、制附子10g、巴戟天15g、仙灵脾20g、仙茅10g、丹参15g。

（3）湿热下注型

治法：清利湿热。

方药：程氏萆薢分清饮。萆薢20g、车前子20g（另包）、滑石25g、生薏苡仁20g、赤芍15g、赤小豆15g、泽泻12g、黄柏6g、冬葵子15g。

2. 外治疗法　针灸治疗，肾气不固型，可针刺会阴、足三里、中极、命门、精宫，用补法，中等强度刺激，每天1次，1周为1个疗程；可配绝骨、阴市、太溪等穴，针刺手法如上。命门火衰型选命门、肾俞、气海、委中，配以足三里、三阴交、阴陵泉等穴，针刺为补法，中度或强刺激，留针10~15分钟，每天1次，10次为1个疗程。湿热下注型，可选三阴交、肝俞、太冲等，针刺用泻法。

3. 中成药

（1）金锁固精丸：每次6g，每日2次，口服。用于肾气不固型精液量过多症。

（2）金匮肾气丸：每次8粒，每日2次，口服。用于命门火衰型精液量过多症。

（3）右归丸：每次6g，每日2次，口服。用于命门火衰型精液量过多症。

（4）龙胆泻肝丸：每次6g，每日2次，口服。用于湿热下注型精液量过多症。

由于本症病因机制不明，为采取针对性治疗带来了一定困难。本病疗程长，若遵守医嘱，坚持治疗，大多能获痊愈，若失治、误治，或治疗不及时不彻底，则很难孕育。

五、预防调护

（一）预防

1. 加强有关性知识的学习，树立良好的性观念，戒除手淫，节制房事。

2. 饮食有节，湿热症者禁食辛辣肥甘之品，命门火衰者忌食生冷之物。

3. 加强锻炼，增强体质。

（二）调护

1. 遵守医嘱，坚持治疗，切忌时断时续。

2. 在采用中医或中西医结合治疗的同时，可配合饮食疗法，常用的食疗方如下。

（1）鹿茸、附子各9g，海马10g，黄狗肾1具。黄狗肾用酒浸泡后切薄片，与其他药混合，以白酒1000ml浸泡7日后服用，每次15~30ml，1日用2次。适用于命门火衰型精液量过多症。

（2）莲子15g（去心），枸杞子、大米各30g。煮粥，熟后加白糖食用。用于肾气不固型精液量过多症。

（3）生薏苡仁 50g，赤小豆 50g，白扁豆 50g。加水适量，共煮为粥，随意食用。适用于湿热下注型精液量过多症。

第十一节　精液量过少

根据世界卫生组织第 4 版《男性不育的诊断标准》，若 1 次排出精液量小于 2ml 者，即为精液过少。属于中医学"少精""精少"等范畴，是导致男性不育的原因之一。

一、病因病机

（一）现代医学研究

现代医学认为精液量过少的关键是精浆量减少。导致这一结果的原因主要有以下几种。

1. 手淫过度或房事过频，故检查前禁欲时间不能少于 3 天。

2. 性腺功能减退和内分泌紊乱，导致精囊和前列腺分泌不足。

3. 先天性精囊发育不全或射精管阻塞，前者因输精管和精囊发育属同一胚胎来源——中肾管，故体检时常可发现输精管发育不全；后者多因炎症、外伤所致。

4. 垂体功能减退引起的性腺功能低下症，是因垂体激素的分泌障碍，导致雄激素及催乳素等与附性腺功能有关的激素合成分泌减少，表现为持久存在的精液量少，但可有精子和精子前细胞存在。

5. 生殖系统感染特别是附属性腺的感染，导致腺体分泌功能下降，最常见的是慢性精囊腺炎、前列腺炎；若为前列腺或精囊结核，精液量可减少到 1~2 滴，甚至无精液排出。

6. 精囊的肿瘤或囊肿，尿道狭窄，尿道憩室或生殖道手术引起输精管道损伤等。

（二）中医学认识

中医学认为肾藏精主生殖，先天之精需赖后天之精的不断滋养，肝肾同源，精血互生，且肝主疏泄，调畅气机，与气血正常运行关系密切，故精液量过少之症，在脏以肾为主，且与肝、脾、胃相关。

1. 肾精亏虚　先天禀赋不足，或手淫过度，或恣情纵欲，或久病大病之后，耗伐肾精，故精液量减少。

2. 气血亏虚　思虑过度，劳伤心脾，或饮食不节，损伤脾胃，气血乏源，先天失养，或大病久病，气血亏虚。

3. 湿热下注　素食辛辣肥甘厚味，蕴湿生热，或湿热毒邪内侵，恋于精室，蒸化精液，故精液量少。

4. 瘀阻精道　房事忍精不泄，日久败精瘀阻精道，或湿热之邪，熏蒸精道，久而为瘀；或跌扑损伤，瘀血内阻，均可导致精液量减少。

二、临床诊断

（一）辨病诊断

1. 临床表现　精液量过少症患者或无症状，或伴有阴囊潮湿，少腹、睾丸坠胀刺痛，神疲乏力，腰膝酸软，射精时疼痛等。要详问病史，尤其是性生活史和泌尿生殖系感染、手术、外伤史。

2. 现代仪器诊断

（1）精液分析：若连续 2 次精液化验，精液量均在 2ml 以下者，即可确诊。

（2）精液生化分析：主要检测精浆中果糖含量和酸性磷酸酶，以了解精囊腺、前列腺功能状况。

（3）前列腺液常规检查或前列腺、精囊腺 B 超检查：以明确前列腺、精囊腺是否患有炎症。

（4）内分泌检查：主要测定 T、FSH、LH、PRL，以了解男性性腺轴功能状况。

（二）辨证诊断

此病患者多无临床表现，或伴有腰膝酸软，头晕耳鸣，神疲乏力，心悸气短，阴囊潮湿，射精痛等，舌质淡，苔薄白，脉细弱。

1. 肾精亏虚型　精液量少，不育，腰膝酸软，头晕耳鸣，神疲乏力。舌淡，苔薄白，脉沉细。

辨证要点：久婚未育，精液量少，腰膝酸软，头晕耳鸣。舌淡，苔薄白，脉沉细无力。

2. 气血亏虚型　久婚未育，精液量少，头晕目眩，形体消瘦，精神不振，神疲乏力，面色不华，心悸气短。舌淡，苔薄白，脉细弱。

辨证要点：婚后未育，精液量少，神疲乏力，头晕目眩，爪甲不荣，面色不华。舌淡，苔薄白，脉细弱。

3. 湿热下注型　婚后不育，精液量少，尿道灼热，小便黄赤，口苦黄腻，大便不爽，阴囊潮湿。舌质红，苔黄腻，脉濡数或滑数。

辨证要点：不育，精液量少，阴囊潮湿。舌红，苔黄腻，脉濡数。

4. 瘀阻精道型　久婚未育，精液量少，排精不畅，或射精疼痛，或睾丸、少腹坠胀疼痛。舌质暗有瘀点，脉细涩。

辨证要点：婚后不育，精液量少，排精不畅，或射精痛。舌质暗有瘀点，脉涩。

三、鉴别诊断

精液量减少症应与性生活过频、遗精过频，以及久病初愈而出现的精液量过少相鉴别，后几种情况一般通过节制性事、加强营养调治即可改善。

四、临床治疗

（一）提高临床疗效的基本要素

1. 明确病因　导致精液量减少的原因比较复杂，故应详问病史，在认真体检的基础上，借助现代检查技术，尽可能明确病因，以便针对性治疗，或为预后判断提供依据。

2. 确立病位　本病病位在全身、肾及前阴。全身性多见于久病未愈，或思虑过度，耗伤心脾，气血亏虚；肾性多为先天禀赋不足，或后天纵欲耗精；前阴多见于精道阻塞。

3. 辨清虚实　本病临床有虚实之别，虚者常为肾精亏虚，脾胃虚弱，气血不足；实者多为瘀血内阻，湿热内恋。

4. 中西汇通　对病因明确者，如内分泌性、附属性腺感染所致者，在应用西药治疗的同时，结合中药辨证施治，可提高疗效，缩短疗程。

（二）辨病治疗

1. 性腺功能减退所致精液量减少者，可用 HCG 针剂肌内注射，每次 2000~4000U，每周 2 次，8 周为 1 个疗程，或根据情况选择 HMG、安特尔胶丸等。

2. 前列腺炎、精囊腺炎及结核引起者，当积极抗感染治疗（详见有关章节）。

3. 射精管、输精管阻塞、尿道狭窄、尿道憩室所致者，宜手术治疗，或行单精子卵细胞内穿刺术（ICSI）。

4. 附属性腺先天性异常，宜采用供者精液人工授精或 ICSI。

5. 单纯性的精液量过少，若精液中 a 级和 b 级活动精子总数在 $10×10^6/ml$ 以上者，可通过精液体外处理，收集这部分精子作宫腔内人工授精；若精子密度过低或缺乏高活动力的精子，可采取多次收集，冷冻贮存，再复苏后合并用于人工授精，或采用 ICSI 技术做体外受精-胚胎移植。

（三）辨证治疗

1. 辨证施治

（1）肾精亏虚型

治法：补肾填精。

方药：生精育麟丹加减。熟地 20g、山萸肉 15g、制首乌 15g、生山药 15g、鹿角胶 10g（另烊化）、龟板胶 12g（另烊化）、菟丝子 30g、枸杞子 15g、人参 10g、巴戟天 15g。偏于阳虚者加仙灵脾 15g、仙茅 10g。

（2）气血亏虚型

治法：益气养血，补肾填精。

方药：八珍汤合五子衍宗丸加减。人参 10g、白术 12g、茯苓 15g、黄芪 30g、当归 12g、熟地 15g、白芍 15g、川芎 10g、菟丝子 20g、枸杞子 15g、覆盆子 15g、鹿角胶 10g（另烊化）、五味子 12g、巴戟天 10g。

（3）湿热下注型

治法：清利湿热，疏通精道。

方药：程氏萆薢分清饮加减。萆薢 25g、车前子 20g（另包）、滑石 25g、黄柏 6g、冬葵子 20g、瞿麦 15g、萹蓄 15g、赤芍 15g、川牛膝 15g、路路通 15g。

（4）瘀阻精道型

治法：活血化瘀，通络生精。

方药：少腹逐瘀汤加减。当归尾 15g、桃仁 10g、赤芍 12g、红花 10g、制乳没各 6g、路路通 15g、炒山甲 10g、王不留行 15g、川牛膝 15g、丹参 20g。

2. 外治疗法

（1）针灸疗法

1）肾精亏虚型：穴取肾俞、志室、关元、精宫，配足三里、三阴交、委中。主穴中刺激，配穴用补法。隔日针刺 1 次，每次选 3~5 穴。15 天为 1 个疗程。

2）气血亏虚型：主穴选血海、肾俞、肝俞、脾俞、胃俞、气海，配上巨虚、梁丘、伏兔。方法是主穴中刺激，配穴用补法，每日 1 次，1 次选用 3~5 穴。15 天为 1 个疗程。

3）湿热下注型：主穴选脾俞、肝俞、三焦俞、气海俞、精宫，配三阴交、委中、足三里。针法主穴中、重度刺激，留针 10~15 分钟，配穴采用平补平泻手法，1 日 1 次。15 天为 1 个疗程。

（2）药浴疗法：取生大黄 30g、败酱草 40g、红藤 30g、苏木 40g、红花 30g。加水适量煎煮，倒入大盆中坐浴，水温控制在 41℃ 左右，每日 1~2 次，每次 15~20 分钟。

（3）理疗：离子透入疗法，微波及磁疗等均可配合应用。

3. 成药及单验方

（1）麒麟丸：每次 6g，每日 2 次，口服。用于肾精亏虚型精液量过少症。

（2）十全大补丸：每次 6g，每日 3 次，口服。用于气血亏虚型精液量过少症。

（3）龙胆泻肝口服液：每次 10ml，每日 2 次，口服。用于湿热下注型精液量过少症。

（4）大黄䗪虫丸：每次 6g，每日 2 次，口服。用于瘀血内阻型精液量过少症。

（5）血府逐瘀胶囊：每次 4 粒，每日 3 次，口服。用于瘀阻精道型精液量过少症。

（6）归脾丸：每次 8 粒，每日 3 次，口服。用于气血亏虚型精液量过少症。

（7）桂枝茯苓胶囊：每次 4 粒，每日 3 次，口服。用于瘀阻精道型精液量过少症。

（8）桑椹 20g、枸杞子 15g、仙灵脾 10g、蛇床子 10g。每日 1 剂，水煎服，分 2 次服用。用于肾精亏虚型精液量过少症。

五、预后转归

对病因明确，治疗及时，措施得当的精液量过少症，大部分均能痊愈，而恢复生育能力。反之，对病程较长，病因未明且又不坚持治疗者，预后较差。

六、预防调护

1. 饮食有节，忌食辛辣厚味，戒烟酒。

2. 科学进行性生活，既不纵欲，又不禁欲。

3. 避免不良因素的影响，如放射线、高温、性病、某些化学药物等，内裤宜宽松，不宜经常进行桑拿浴，蒸气浴等。

4. 调畅情志，保持良好心态，积极配合医生治疗。

5. 加强锻炼，增强体质。

6. 遵守医嘱，坚持治疗。

7. 合理配合食疗，加快疾病康复，常用食疗方如下。

（1）人参、白术、茯苓、熟地、当归、川芎、白芍、甘草各 5g，银耳 50g，海参 50g，青盐少许。用温水发泡海参，除去杂质，洗净，切片，将上药用纱布袋装好，一同放入砂锅，加水适量，放青盐少许，用文火煎熬。待银耳、海参熟透，将中药纱袋去掉，即可食用，一般每周服 1 次。用于气血亏虚型精液量过少症。

（2）鱼鳔五子汤：鱼鳔15g、沙苑子10g、菟丝子12g、女贞子15g、枸杞子15g、五味子9g。水煎，水沸1小时后，取汤饮用。每日1次。适用于肾精亏虚型精液量过少症。

（3）桑椹冰糖汤：鲜熟桑椹50~75g，用清水煎熟，加入适量冰糖，取汤饮用，1日2次，可作茶饮。用于肾精亏虚，阴虚内热型精液量过少症。

（4）白鸽1只，去毛及内脏，枸杞子24g，黄精50g。共炖或蒸熟食。或用鸽蛋2枚，去壳，加龙眼肉、枸杞子各15g，放于碗内，加水蒸熟，加糖食。适用于肾精亏虚型精液量减少症。

（5）生薏苡仁50g、赤小豆50g、车前子30g、王不留行20g。后两味药共煎取汁，再入生薏苡仁、赤小豆共煎为粥，随意食用。用于湿热内恋精室型精液量减少症。

七、研究进展

精液量过少症的病因病机：徐福松认为少精液症应先辨虚实。虚证以肾虚为主，又有肾精亏虚、肾气不足、命门火衰之别。实证者分瘀血阻滞、湿热蕴阻。治疗原则应遵循虚者补之，实者泻之，瘀者通之。肾阴虚者当补肾填精、益气养血、滋阴清热；肾气不固者当益气固精收涩；湿热蕴阻精道者，应根据瘀血和湿热多寡，采用活血化瘀和清热利湿之法以疏通精道。补精或偏于温或偏于凉，常于阴阳偏胜中取事，常用之方多取六味等辈，且多加用紫河车、鹿角胶、龟板胶等血肉有情之品。补气血或急或缓，则要看脾胃强弱。精窍精道阻塞，精泄不畅，常加穿山甲、急性子、路路通等以穿经过脉。

陈和亮通过对《医心方》的研究，概括为阴虚、精血不足、阴虚内热、湿热郁阻精窍，肝郁气血不畅；华良才力倡"精瘀"之说，认为精液量过少症有瘀血致病者。久用补肾填精之品而疗效不显著者，可以考虑精瘀的存在，治用活血通精汤，药用当归10g，制首乌、益母草各20g，鸡血藤、怀牛膝、狗脊各15g，血竭5g，黄酒为引。

在治疗上，从仅有的资料来看，补肾法，仍为治疗该病的常用之法。如金维新以生精汤（仙灵脾、熟地、首乌、桑椹、覆盆子、五味子、党参、川断）治疗168例精液量减少症，结果总有效率达94.4%，女方妊娠率为31.3%。张宗圣等用两地汤加味，药物组成：生地、熟地、阿胶、玄参、麦冬各15g，白芍20g，地骨皮、白薇、山萸肉、仙灵脾各10g。水煎服，每日1剂。服药30天为1个疗程，1个疗程复查精液1次，连续服用3个疗程精液无变化者停止服药。治疗精液量少37例，治愈21例，有效9例，无效7例，总有效率为81.1%。

从临床来看，单纯因精液量少而不育的较少，常伴有精子数目少，或其他项目异常。实践表明，多数治疗男性不育的方药均有不同程度增加精液量的作用，其中尤以温补肾阳之品，效果最为明显。

第十二节　精液不凝固

正常情况下，精液排出体外即呈凝胶状态，若精液排出体外呈液化状，甚至稀薄者，称精液不凝固症。该病发生率较高，有可能导致男性不育。中医学无此病名记载，相当于

"精清""精冷""精薄"等。

一、病因病机

（一）现代医学研究

现代医学认为，精液的凝固主要是由精囊腺所分泌的一种"凝固因子"作用的结果。精液部分或全部不凝固，其病因可能是先天性精囊腺缺乏，或精囊腺感染。精液不凝固所致不育的机制，目前未明，可能主要与清稀精液中精子数目、精子活动率及活力有关。

（二）中医学认识

1. 先天禀赋不足，或手淫无度，或房事失节，致肾精耗伐，肾阳肾气虚弱，精液不能温化，故致精液不凝固。

2. 素体阳虚，阴寒内结，瘀阻血脉，气化不利，故精液不凝固。

3. 劳倦过度，心脾虚损，气血乏源，先天之精难以充养，且脾失统摄，故精液不凝固。

二、临床诊断

（一）辨病诊断

此病患者多无临床症状，或伴有形寒肢冷，腰膝酸软，少腹、睾丸坠胀疼痛等。详细询问病史，仔细体格检查，是正确诊断的重要措施。精液常规检查，精液无凝固过程，精液的黏稠度低于正常范围。

（二）辨证诊断

1. 肾气亏虚型　婚后不育，精液清冷，稀薄而不凝固，头晕耳鸣，神疲乏力，腰膝酸软，夜尿频多，阳痿，早泄。舌淡，苔薄白，脉沉细弱。

辨证要点：精液清冷，稀薄而不凝固，头晕耳鸣，腰膝酸软，乏力、尿频。舌淡，苔薄白，脉沉细。

2. 命门火衰型　婚后未育，精液稀薄，清冷如水，不凝固，头晕，腰膝酸软，形寒肢冷，外阴和两股寒冷，面色㿠白，小便清长，频数，性功能下降。舌淡润有齿痕，脉沉迟。

辨证要点：精液稀薄清冷如水，不凝固，头晕耳鸣，腰膝酸软，形寒肢冷。舌淡，体胖边有齿痕，脉沉迟。

3. 心脾两虚型　精液稀薄而不凝固，婚后不育，心悸气短，纳差，神疲乏力，面色不华，失眠多梦。舌淡，苔薄白，脉细弱。

辨证要点：精液稀薄而不凝固，婚后不育，心悸，失眠多梦，纳差，腹胀。舌淡，苔薄白，脉细弱。

4. 寒凝血瘀型　精液清稀而冷，不育，伴阴部刺痛，少腹冷痛，胸胁胀闷，精神抑郁，面色晦暗。舌质暗或有瘀点、瘀斑，脉涩。

辨证要点：精液清稀而冷，不育，少腹冷痛。舌暗有瘀点，脉涩。

三、鉴别诊断

此症应与生理性精液稀薄相鉴别。精液不凝固其精液清稀无凝固过程，精液黏稠度低于正常值。在生理状况下，房事过频，精液也会稀薄，黏稠度也下降，但仍在正常范围。

四、临床治疗

（一）提高临床疗效的基本要素

1. 明确病因　精液不凝固的主要原因是精囊腺功能下降或先天性缺失，对因精囊腺感染所致者，宜积极抗感染治疗。

2. 辨清虚实　本症以虚证寒证居多，也有虚实兼杂者。虚者肾气虚，命门火衰；实者以瘀血内阻，寒凝血脉较常见，临证当详察，防犯虚虚实实之戒。

3. 确立病位　肾气亏虚，命门火衰所致精液不凝固者，病位在肾；劳伤心脾，或心肾不交者，病位在心、脾、肾；寒凝血瘀者病位在肾、肝或脾。

（二）辨病治疗

1. 对因精囊腺炎、前列腺炎或结核所致者，当积极抗炎、抗结核治疗。（详见有关章节）

2. 对因附性腺缺失者，应据情况，及时手术。

（三）辨证治疗

1. 辨证施治

（1）肾气亏虚型

治法：补肾益气固精。

方药：五子衍宗丸加味。熟地20g、菟丝子25g、枸杞子15g、覆盆子15g、五味子15g、车前子20g（另包）、山萸肉12g、人参10g、黄芪30g、制首乌15g。

（2）命门火衰型

治法：温补命门，填精固肾。

方药：右归丸加减。菟丝子25g、枸杞子15g、鹿角胶10g（烊化）、制附子10g、覆盆子15g、肉桂6g、熟地20g、山萸肉12g、巴戟天12g、仙灵脾15g。

（3）心脾两虚型

治法：益气健脾，补血养心。

方药：归脾汤加减。黄芪30g、党参15g、白术12g、茯苓12g、当归12g、龙眼肉15g、菟丝子30g、鹿角胶10g（烊化）、炙甘草6g。

（4）寒凝血瘀型

治法：温经散寒，活血通络。

方药：少腹逐瘀汤加减。当归尾12g、川芎12g、桃仁10g、红花12g、小茴香10g、肉桂6g、乌药10g、川牛膝15g、路路通15g、菟丝子20g、枸杞子15g。

2. 成药及单验方

（1）生精胶囊：每次4粒，每日3次，口服。用于肾阳亏虚型精液不凝固。

（2）归脾丸：每次8粒，每日3次，口服。用于心脾两虚型精液不凝固。

（3）桂枝茯苓胶囊：每次4粒，每日3次，口服。用于寒凝血瘀型精液不凝固。

（4）羊肉当归汤：羊肉100g，当归10g，生附子6g，生姜3片。后3味药合羊肉文火熬汤，待羊肉熟透，取汤去药，吃肉喝汤。适用于肾阳虚、命门火衰型精液不凝固症。

五、预后转归

除附性腺缺如引起者外，其他原因导致的精液不凝固，采用中医药或中西医结合治疗，均能获得较好效果，预后较好。

六、预防调护

1. 合理饮食，忌辛辣刺激食物，戒烟酒。

2. 性生活要有规律，勿忍精不射。

3. 积极预防和治疗生殖系感染。

4. 要调畅情志，保持良好心态。

5. 遵守医嘱，坚持治疗。

6. 科学配用食疗，促使疾病康复。常用食疗方见下。

（1）温肾活精汤：巴戟天、菟丝子各 10g，肉苁蓉 15g，狗鞭 20g，羊肉 100g，肉桂 10g，花椒、生姜、料酒、味精、猪油、食盐适量。将狗鞭用清水泡胀，洗净，用油炸酥，再用温水浸泡 30 分钟，然后与羊肉入锅中共煮。相继放入调料。煮至七成熟，再入诸药，诸药均以布袋包炖，待羊肉、狗鞭烂后将药捞出，加入调料，吃肉喝汤。凡肾气不足和命门火衰者均可食用。

（2）益气健脾汤：人参 15g，黄芪、山药各 20g，麻雀脑 5 个，母鸡 1 只，水发香菇 15g，调料适量。将母鸡与雀脑入锅中共煮，待七成熟时，加入黄芪、山药、香菇、调料，用文火煨至烂。人参用温开水泡开，上笼蒸半小时，喝汤吃肉和口嚼人参。凡肾精不足及气血亏虚者均可食用本汤。

第十三节　精液白细胞过多症

按照世界卫生组织《人类精液检查与处理实验室手册》第 5 版标准，每毫升精液中白细胞超过 100 万者，即可诊断为白细胞精子症，或精液白细胞过多症。亦称"脓精症"，是引起男性不育的重要原因之一，据统计本病约占不育的 17%。

中医学文献中，无此病名记载，但可概属于"精浊""淋证""精热"等范畴。

一、病因病机

（一）现代医学认识

现代医学认为本病主要与生殖系统炎症有关，多见于睾丸炎、附睾炎、前列腺炎及尿道炎。

（二）中医学认识

中医学认为湿、热、毒是本病的主要原因，基本病机为湿热积毒，内蕴精室，或虚火内炽精室，日久化腐成脓。

1. **湿热下注**　嗜食辛辣肥甘厚味，蕴湿积热，或感染毒邪，内侵精室，日久化腐成脓，而为本病。

2. 阴虚火旺　手淫过度，或恣情纵欲，或过食温燥之品，致肾阴亏耗，虚火内生，灼精炼液，化腐为脓，而发本病。

二、临床诊断

（一）辨病诊断

患者多伴有阴囊潮湿、口苦黏腻或腰膝酸软、潮热盗汗等。详细询问病史和进行体格检查，对辨病的正确诊断十分重要。本病的确诊主要依据精液的实验室检查。若久婚未育，精液分析，每毫升精液白细胞浓度在 100 万以上就可确诊。

（二）辨证诊断

1. 湿热下注型　婚后不育，精液浓稠有腥臭，口苦黏腻，少腹或会阴部不适，阴囊潮湿。舌红，苔黄腻，脉濡数或滑数。

辨证要点：不育，精液黏稠腥臭、色黄，阴囊潮湿。舌红，苔黄腻，脉濡数或滑数。

2. 阴虚火旺型　婚后不育，精液黏稠色黄，五心烦热，潮热盗汗，腰膝酸软，头晕耳鸣，性欲亢进。舌红，少苔，脉细数。

辨证要点：婚后不育，精液黏稠色黄，五心烦热，盗汗，腰膝酸软，头晕耳鸣。舌红，少苔，脉细数。

三、鉴别诊断

精液白细胞过多症，应与精液中的生精细胞相区别，应采用科学准确的检测方法。传统的白细胞检查一般用新鲜精液，直接镜检，这种方法常把精液中的生精细胞误认为白细胞。目前通常采用染色法，常用的有瑞-吉染色或正甲苯胺蓝过氧化物酶染色。

四、临床治疗

（一）提高临床疗效的基本要素

1. 明确病因　此病的主要原因是生殖系统感染，故应明确感染发生于何种腺体，是前列腺、精囊腺还是附睾、睾丸，以便采取针对性治疗。

2. 审察虚实　此病的病因为湿、毒、热，临床表现有虚、实之别。虚者为阴虚内热，精液被灼；实者为湿热，毒邪内侵。另外，对于久病者，也应注意瘀血的存在。

3. 中西贯通　对此病的治疗，当中西医结合，以取长补短，提高疗效。

（二）辨病治疗

应针对前列腺或精囊腺或附睾、睾丸的感染，采取相应的抗生素治疗。详见有关章节。

（三）辨证治疗

1. 辨证施治

（1）湿热下注型

治法：清利湿热，解毒化脓。

方药：程氏萆薢分清饮合五味消毒饮加减。萆薢 25g、黄柏 10g、车前子 25g（另包）、生薏苡仁 30g、败酱草 20g、金银花 20g、蒲公英 20g、野菊花 15g、生甘草 6g、红藤 15g。

（2）阴虚火旺型

治法：滋阴清热。

方药：知柏地黄汤加味。生熟地各 15g、山萸肉 15g、生山药 15g、女贞子 15g、旱莲草 12g、制首乌 15g、茯苓 15g、泽泻 15g、丹皮 15g、金银花 15g、败酱草 15g、知母 6g、黄柏 6g、龟板 15g。

2. **外治疗法**

（1）针刺疗法：取中极、肾俞、三阴交、次髎。精子活力低下及畸形精子者加命门、太溪；精子计数少加蠡沟；湿热下注或阴虚火旺者加大敦、然谷、曲泉，以泻法为主。

（2）按摩疗法：于饭前或饭后 2~3 小时空腹时，按摩小腹部 15 分钟左右，或用指压法按摩中极、关元、三阴交。适用于慢性前列腺炎、精囊炎所致者。

（3）理疗：应用磁疗、泥疗、微波等。具有辅助治疗作用。

3. **成药及单验方**

（1）成药

1）萆薢分清丸：每次 6g，每日 3 次，口服。用于湿热下注型精液白细胞过多症。

2）龙胆泻肝丸：每次 6g，每日 2 次，口服。用于湿热下注型精液白细胞过多症。

3）知柏地黄丸：每次 8 粒，每日 2 次，口服。用于阴虚火旺型精液白细胞过多症。

4）六味地黄丸：每次 8 粒，每日 2 次，口服。用于肾阴亏虚型精液白细胞过多症。

（2）单验方

1）马鞭草 60g、萆薢 15g。水煎服，每日 1 剂。用于湿热下注型。

2）龙胆草 9g，栀子 9g，当归、赤芍药、穿山甲、桃仁、红花各 6g，王不留行 12g，蒲公英 30g。每日 1 剂，水煎服。用于瘀热阻滞证。

3）外洗方：紫草 50g、苦参 30g、大黄 30g、黄柏 30g、蛇床子 30g、莪术 20g、红花 15g、生甘草 10g。每日 1 剂，煎汤坐浴。

五、预后转归

该病中医或中西医结合治疗效果较好。其中急性期疗程短，治愈率高；慢性期疗程较长，痊愈率较低，由此可见及时正确诊治该病十分重要。

六、预防调护

（一）预防

1. 积极预防和治疗生殖系炎症。

2. 养成良好的生活习惯，饮食有节，起居有常，禁食辛辣肥甘厚味，戒烟酒，加强锻炼，增强体质。

3. 性生活要有规律，既不纵欲，又不有意识地禁欲。

（二）调护

1. 要遵守医嘱，坚持治疗。

2. 科学辅以食疗，加快疾病康复。常用食疗方如下。

（1）薏苡仁 200g、银耳 50g。文火煮粥，加少许白糖，每日食用 2 次。或用薏苡仁 150g、车前草 30g、白茅根 30g。文火煮 1 小时，取汁加白糖少许，凉后随意饮用。用于湿热型。

（2）山药小豆粥：生鲜山药 200g（切片）、山萸肉 50g、赤小豆 50g、大枣 5 枚（切片）。加适量水先煎后三味药，之后再入生山药，待山药熟烂后即成，随意食用，用于阴虚型。

七、专方选介

1. 清解强精颗粒　金银花 20g、蒲公英 30g、玄参 20g、野菊花 20g、败酱草 30g、赤芍 20g、黄芪 20g、菟丝子 20g、黄精 20g、仙灵脾 20g（三九免煎颗粒）等组成。每日 1 剂，200ml 温开水冲，分 2 次服，连服 30 天。陈建设，孙自学等观察治疗白细胞精子症不育 72 例，痊愈 8 例，显效 15 例，有效 39 例，无效 10 例，总有效率 86.11%。与对照组（司帕沙星片，0.2g，每日 1 次，有效率为 71.31%）相比能明显降低白细胞密度。此外还能显著提高精子活力（$P<0.05$）。

2. 消炎助育汤　银花 15g、连翘 15g、蒲公英 15g、黄芩 10g、滑石 10g、茵陈 10g、藿香 10g、菖蒲 15g、薏苡仁 10g、肉豆蔻 10g、丹参 12g、赤芍 10g。肾虚加菟丝子、枸杞子；血瘀重加乳香、没药；小便不利加车前子、金钱草。每日 1 剂，饭后温服。同时配合阿奇霉素分散片 0.25g/d，睡前服，首次加倍，2 周后改服甲磺酸左氧氟沙星片每次 0.2g，每天 2 次，共服用 2 周。4 周 1 个疗程。第 1 个疗程消炎助育汤联合西药组有效率 90.0%，消炎助育汤组 72.5%，西药组 50.0%。第 2 个疗程，三组有效率分别为 97.5%、90.0%、80.0%。

八、研究进展

（一）病因病机

1. 中医病因病机　洪广槐、张润民等认为此症的病因病机多为下焦精室伏热，常因外感湿热，或嗜食肥甘、辛辣之品，或不洁性交，致湿热之邪客于脾经，下注精道，内恋精室；或损伤外肾，致睾丸炎影响精子产生，致附睾炎影响精子成熟过程，致前列腺炎影响精浆成分、精子活力和活率，致尿道炎杀灭精子，从而导致精子质量下降引起不育。此外，阴虚火旺也是重要的致病因素。顾春生认为本病病因为湿、毒、热。总之，该病发生的基本病理因素为湿热、瘀浊、热毒，其病变脏腑以肝、肾为主，兼与脾、胃有关，临床表现多为虚实兼杂。

2. 现代医学研究　目前认为白细胞精子症患者精液白细胞主要来自于不同类型感染，包括：①非特异性感染，如细菌性或非细菌性前列腺炎、附睾炎、睾丸炎及精囊炎等。②非性传播性感染，如结核和腮腺炎引起的睾丸炎等。③性传播性感染，如淋病，衣原体、支原体感染等。感染或炎症发生后，精液中中性粒细胞、淋巴细胞、单核细胞和巨噬细胞增多。一些亚临床型生殖道感染的精液中也可检测到一定数目白细胞。然而，一些白细胞精子症患者精液细菌培养为阴性，这表明感染仅是白细胞精子症的原因之一。精液白细胞还有其他来源，自身免疫性睾丸炎患者的精液中白细胞增加。吸烟、吸食大麻、酗酒者精液白细胞也会增多。在血吸虫流行地区，白细胞精子症发生率和人群精液中淋巴细胞、嗜酸性粒细胞显著高于血吸虫非流行区。单纯疱疹病毒（HSV）感染与白细胞精子症的发生可能有一定关系，但发生机制有待进一步研究。

国内外学者研究发现，精液中白细胞可直接或间接刺激内皮细胞分泌，α-干扰素、白介素-2（IL-2）、肿瘤坏死因子-α（TNF-α）及 C-反应蛋白（CRP）等炎性因子，其通过抑制细胞内蛋白的合成及趋化作用影响精子的发育及成熟，大量的白细胞在生殖道上皮浸润，可引起附属腺体分泌功能紊乱，逐渐妨碍精子在生殖道中的运行过程。导致精子密度、活力以及形态下降，精子获能和顶体反应也会受到影响，甚至损伤精子的 DNA，从而引起男性不育。

其中 TNF-α 对人精子线粒体功能有影响，能干扰精子能量代谢，降低精子运动能力，还有可能通过线粒体凋亡途径，促进精子凋亡，引起不育。TNF-α 还可以减少正常精液中亚硝酸盐的量，从而影响一氧化氮（NO）的合成，而内源性的 NO 对精子的运动是必需的。TNF-α 还可以显著抑制精子顶体酶的活性和顶体反应。

IL-2 及其家族的趋化作用可使大量的白细胞透过受损的血睾屏障进入精浆，参与免疫病理过程，而增多的白细胞及其产物反过来可通过多种途径损害精子功能，引起精液质量的下降。

此外，血小板活化因子（PAF）在白细胞精子症中表达则明显减少。精液经过不同浓度的外源性 PAF 处理后，精子的运动性能明显提高，说明在白细胞精子症中 PAF 未与 TNF-α 协同参与炎症反应，其能通过一定机制提高精子质量。

白细胞精子症对于宫腔内人工授精的影响，国内外研究结果不统一，以往认为白细胞精子症是影响临床妊娠的一个主要因素。但 Barraud-Lange 等观察了 3508 个体外受精周期发现，白细胞精子症患者妊娠明显高于对照组。靖涛等观察了 628 个宫腔内人工授精周期与其结果相似，说明白细胞精子症可能不会对宫腔内人工授精妊娠造成影响。

（二）临床研究

白细胞精子症的治疗，从仅有的资料来看，以专方加减居多，且均获得了满意疗效。也有采用辨证施治的，如陈国源将此病分为两型，即湿热闭阻型，用八正散合龙胆泻肝汤加减（木通 6g，车前子 10g，栀子 6g，黄芩 10g，泽泻 20g，蒲公英 20g，萹蓄 10g，龙胆草 6g，柴胡 10g，生地 20g，薏苡仁 30g，甘草 3g）。气滞血瘀型，用血府逐瘀汤加减（桃仁 10g，红花 10g，赤芍 10g，王不留行 10g，生地 20g，泽泻 10g，路路通 10g，柴胡 10g，丹皮 10g，蒲公英 20g，炒山甲 10g，甘草 3g）。治疗 20 例因前列腺炎所致不育者，结果生育 15 例，无效 5 例。

（三）评价及瞻望

就临床而言，单独因精液白细胞增多而致不育来诊者较少，多伴精液不液化、死精子症、精子活力低下等，在治疗这些病的同时，该病自然也获得了医治。总之，中医药治疗此病具有疗效可靠，标本兼治，无明显毒副作用等特点，显示了其独特优势，应进一步加大研究力度。要重视有效方药的筛选和中药剂型的改革，以便推广应用，造福于更多的不育患者。

第九章 性传播疾病

第一节 淋 病

淋病是由淋球菌引起的泌尿生殖系统黏膜感染为主的化脓性炎症性疾病。是常见的性传播疾病之一。

中医学中无"淋病"记载。但可概属于中医学的"淋证"范畴。

一、病因病机

（一）现代医学研究

1. 流行病学 淋球菌是该病的病原体。淋病患者或被其污染的衣物、器具是传染源，不洁性行为、同性恋（主要指男性）是其主要传染途径。

该病在世界各地均有发生，但其发生率取决于其生活方式、社会制度等。如在美国以南方及太平洋地区患病率最高，城市淋病平均患病率是州平均患病率的两倍以上，发病率有明显的人群差异性。据美国有关资料统计，年龄在 18~30 岁占 80% 以上，而且明显集中在 20~24 岁年龄段，表明年轻人具有较强的易感性。近几年来，淋病在我国性传播疾病的发生中居于首位。我国疾病预防控制中心（CDC）2012 年全国淋病奈瑟菌耐药检测报告中报道，淋病的高发年龄在 20~40 岁，占发病总数的 69.3%。

2. 发病机制 淋球菌的唯一天然宿主即是人类，其致病性有两个方面，一是吸附，一是侵入。淋球菌吸附与多种因素有关，首先是菌毛的作用，普通菌毛能吸附于宿主黏膜表面，对尿道和宫颈柱状上皮细胞的亲和力大于阴道复层鳞状上皮细胞。其次是淋球菌和宿主细胞表面正负电荷的作用，当环境（尿道和宫颈）pH 为 5.0~7.5 时，淋球菌带负电荷，宿主表面带正电荷，易于相互吸引而黏附，并且吸附比较牢固。淋球菌吸附到宿主细胞表面后，侵入细胞内，生长繁殖，从而使宿主细胞裂解死亡。淋球菌通过杀白细胞素的产生，来损伤吞噬细胞，抵抗吞噬细胞的吞噬能力，菌体的细胞成分可能直接参与损伤中性粒细胞。有关这种细胞毒素作用的本质和机制有待进一步研究。

（二）中医学认识

中医学认为此病的发生，主要是感染湿热秽毒之邪，蕴结下焦，损伤溺道而成。

二、临床诊断

（一）辨病诊断

1. 临床表现

（1）急性淋病：该病潜伏期一般为 2~7 天，主要症状为尿频、尿急、尿痛、尿道烧灼，当排尿时疼痛加重；若伴会阴部坠胀不适，提示侵入后尿道，或前列腺、精囊腺（诊断详见有关内容）。

（2）慢性淋病：多由急性淋病失治误治转化而来，症状表现为尿痛，尿道灼热，微痒等，但较轻，清晨可发现尿道口有"糊口"现象，严重者可致尿道狭窄，致尿流变细、分叉，排尿困难等。

（3）非泌尿生殖系统淋球菌感染

1）淋菌性咽炎：患者多为同性恋男性。常为无症状"带菌者"，或表现为扁桃体，腭垂等弥漫性发红、肿胀，伴有红色粟粒大小丘疹或出血点、小水疱、脓疱甚至糜烂、溃疡。

2）淋球菌性眼炎：主要见于新生儿，成人少见。一般于出生后 2~5 天出现症状。眼睑肿胀，结膜囊内有黄色或白色黏稠脓性分泌物，故称"脓漏眼"，若不及时治疗，易致失明。成人虽然少见，然一旦发生，症状较重，症状为结膜充血、水肿、有脓性分泌物，致视力下降或失明。

3）淋球菌性关节炎：患淋菌性关节炎后出现化脓性炎症，一般 3 天左右发病，可累及多个关节。致骨髓破坏引起纤维化，骨关节强直，有明显的滑膜积液，整个关节呈现弥漫性的暗红色。膝、肘、腕与肩关节均是易发病部位。

4）淋球菌性心内膜炎：由于抗生素的广泛应用，目前此病已少见。心内膜炎主要累及主动脉瓣及二尖瓣，且破坏较迅速。如不及时治疗死亡率较高。

2. 病原学诊断

（1）涂片染色：取分泌物直接涂片，革兰染色。男性标本如发现中性粒细胞内革兰阴性双球菌，呈双排列，即可诊断。其敏感性和特异性可达 95%~99%。

（2）分离培养：这是诊断淋病的可靠方法。可选用巧克力或血液琼脂培养基等，但以选择性培养基为佳。

（3）酶免疫法（EIA）：一般取分泌物直接检测，可快速检测出患者分泌物标本中的淋球菌抗原。用淋球菌单克隆抗体包被载体加入待检标本，形成抗原抗体复合物，再加入酶标记的兔抗淋球菌抗体，形成抗体-抗原-酶标抗体复合物，加底物显色，EIA 法快速、简便、敏感性及特异性均高。另外，标本也可取尿液检测。

（4）直接荧光法：利用荧光素标记的抗淋球菌特异性抗体与淋球菌结合，可见发荧光的淋球菌。此法不仅简便、快捷，而且可直接进行淋球菌的形态学观察。

（5）协同凝集法：是利用葡萄球菌 A 蛋白能与人和多种哺乳类动物 IgG 分子的 Fc 段相结合的原理，把淋球菌抗体吸附在葡萄球菌表面，检测标本中淋球菌抗原，当抗原抗体结合后，借助于载体的作用出现肉眼可见的凝集块。

（6）DNA探针法：它能直接检测标本中的淋球菌。可采用菌落原位杂交、印迹杂交及患者分泌物杂交，使淋球菌的诊断技术提高到了分子水平。但由于各种条件的限制，临床广泛应用尚待时日。

（7）聚合酶链反应（PCR）：PCR技术在淋病的诊断中具有快速、敏感、特异性高之优点，可根据情况选用。

（二）辨证诊断

1. 湿热下注型　小便频数，尿道灼热刺痛。尿道口有大量黄色脓性分泌物，尿道口、龟头及包皮潮红，口苦咽干，大便秘结，或大便不爽。舌质红，苔黄腻，脉滑数。

辨证要点：尿频、尿急、尿痛，尿道口有黄色分泌物。舌质红，苔黄腻，脉滑数。

2. 脾虚湿滞型　小便频数，余沥不尽，时有白色分泌物流出，尿道内刺痒微痛，伴神疲、胸闷、纳差。舌质淡，苔白腻，脉濡缓。

辨证要点：小便频数，余沥不尽，晨起有尿道"糊口"现象，尿道内刺痒微痛，神疲，胸闷，纳差。舌淡，苔白腻，脉濡缓。

三、鉴别诊断

1. 非淋菌性尿道炎（NGU）　主要由衣原体或支原体感染所致。NGU与淋病（NG）的鉴别要点见表2-9-1。

表2-9-1　NGU与NG的鉴别

项目	NG	NGU
潜伏期（天）	2~7	7~21
全身症状	偶见	无
尿痛、排尿困难	多见	轻度或无
尿道分泌物	脓性，量多	少或无，多为稀薄黏液状
革兰阴性双球菌	阳性（+）	阴性（-）
病原体分离	淋球菌	沙眼衣原体、解脲支原体或其他病原体

2. 念珠菌性尿道炎　反复感染，尿道口龟头包皮潮红，可有白色垢物，瘙痒明显。实验室检查可见念珠菌丝。

3. 滴虫性尿道炎　可有尿频、尿急，尿道口有分泌物、有异味。涂片镜检可见阴道毛滴虫。

四、临床治疗

（一）提高临床疗效的基本要素

1. 明确诊断　一般而言，根据病史、临床表现，结合实验室检查，可明确诊断。

2. 及早应用抗生素　一旦诊断明确，要及时、足量应用抗生素，对减少并发症，提高疗效，极其重要。同时也要重视对性伴侣的治疗。

3. 重视其他病原体的检查　淋病患者，多伴有其他病原体的感染，如衣原体、支原体、真菌、滴虫等，故要根据相关症状，有选择性地进行检测，以便制订相应治疗措施，从而提高疗效。

4. 注意生活调理　在药物治疗的同时，要避免再次接触被污染的衣物、坐便器等，要勤换内裤，多饮开水，禁食辛辣刺激性食物等。

（二）辨病治疗

1. 单纯性淋病

（1）羧苄西林或氨苄西林：羧苄西林 3.0g 或氨苄西林 3.5g，同时口服丙磺舒 1.5g。

（2）大观霉素：每次 2.0g，以苯甲醇溶媒剂 3.2ml，溶解充分摇匀，臀部深部肌内注射。

（3）头孢曲松钠（又名菌必治）：每次 0.5~1.0g，深部臀部肌内注射；或 1~2g，加入 250ml 生理盐水中静脉滴注，一般连用 3~5 天。

（4）喹诺酮类：可选用氧氟沙星或环丙沙星等。

2. 其他部位淋球菌感染的治疗

（1）淋菌性附睾炎和前列腺炎：常用羧苄西林及氨苄西林，每次 500mg，口服，每日 3 次，连用 2 周，同时口服复方磺胺甲噁唑，每次 2 片，每日 2 次。

（2）淋菌性脑膜炎和心内膜炎：一般采用大剂量青霉素静脉注射，淋菌性脑膜炎 10~14 天为 1 个疗程，淋菌性心内膜炎 1 个月为 1 疗程，对耐青霉素淋球菌菌株（PPNG），可选用第三代头孢类抗生素。

（三）辨证治疗

1. 辨证施治

（1）湿热下注型

治法：清利湿热，通淋止痛。

方药：八正散加减。瞿麦 15g、萹蓄 12g、车前子 25g（包）、滑石 30g、野菊花 20g、通草 10g、栀子 12g、石韦 12g、冬葵子 20g、土茯苓 25g、生甘草 10g。

（2）脾虚湿滞型

治法：健脾利湿，分清别浊。

方药：四君子汤加味。党参 15g、炒白术 12g、茯苓 25g、萆薢 20g、车前子 25g（另包）、生薏苡仁 30g、瞿麦 12g、金银花 12g、土茯苓 20g、炙甘草 15g。若久病及肾，见肾阴亏虚者，可用六味地黄汤加减；若肾阳虚者，可用五子衍宗丸加减。

2. 外治疗法

（1）三草一花汤：鱼腥草、马鞭草、地丁草各 30g，野菊花 20g。加水 2000ml，煮沸后待温，洗患处，每日 2 次，每次 30 分钟。

（2）雄黄矾石甘草汤：雄黄、矾石、甘草各 30g。加水 3000ml，煮取 2000ml 浸洗阴茎。

（3）明矾 30g、生大黄 25g、金银花 25g、黄柏 20g、生甘草 10g、土茯苓 30g。水煎外洗阴茎，每日 1~2 次。

3. 成药及单验方

（1）成药

1）泌尿宁胶囊：每次 4 粒，每日 3 次，口服。

2）三金片：每次 5 片，每日 3 次，口服。

3）八正合剂：每次 6g，每日 3 次，口服。

4）清浊祛毒丸：每次 6g，每日 3 次，口服。

（2）单验方

1）滑石 30g、灯心草 10g、金钱草 30g、金银花 30g、琥珀 3g（另冲）。每日 1 剂水煎服。用于急性淋病。

2）补虚活血解毒汤：蒲公英、地丁、鱼腥草、白花蛇舌草、黄芪、桑寄生、土茯苓各 25g，川草薢、赤芍各 15g，泽泻 30g，黄柏、生甘草各 10g。尿道口痒加苦参 15g；尿痛加琥珀 10g；脓性分泌物多加冬瓜仁 30g。水煎服，每日 1 剂。10 天为 1 个疗程。用于慢性淋病。

（四）名医治疗特色

李寿彭认为此病多由不洁性交，外感湿热浊邪，流注下焦所致。治以清热利湿、解毒通淋。方用土茯苓银花汤加减。处方：土茯苓 50g，金银花、败酱草、蒲公英、薏苡仁各 20g，白鲜皮 15g，地肤子、栀子、槐花、淡竹叶各 10g。每天 1 剂，水煎服。并嘱患者忌辛辣、烟酒、肥甘之物，禁房事。方中土茯苓、金银花清热解毒泻浊为君药；配蒲公英、败酱草、地肤子、薏苡仁利湿排脓通淋；栀子、淡竹叶直入下焦，清热凉血，利尿通淋；淋病乃前阴之疾，厥阴肝经循阴器绕腹里，肝经湿热循经下行，导致小便滴沥涩痛，以槐花入肝经血分，泻肝凉血利湿，与栀子、淡竹叶配伍，有明显解毒抗菌消炎作用。诸药合用，迅速改善和消除泌尿系统感染症状。

五、预后转归

急性淋病只要及时治疗，措施得当，均可治愈，预后良好。若急性期未彻底治疗，可转化为慢性期而反复发作和累及其他器官，如慢性淋菌性前列腺炎、附睾炎，可致尿道狭窄或不育。淋病除了淋菌性心内膜炎和脑膜炎外，一般不会导致死亡。

六、预防调护

1. 加强性教育，严禁卖淫嫖娼。

2. 淋病患者在未治愈之前，严禁性生活。

3. 注意个人卫生，不接触被淋病患者所污染的衣物等。

4. 治疗期间饮食宜清淡而富有营养，禁食辛辣厚味。

七、专方选介

1. 清淋汤　柴胡 30g、栀子 9g、紫草 9g、赤芍 9g、木通 9g、车前子 9g（包煎）、萹蓄 9g、滑石 15g、瞿麦 9g、黄柏 15g、大黄 9g、土茯苓 9g、地肤子 9g、五味子 9g、甘草梢 9g。

痛甚者加琥珀末 3g 另吞。每日 1 剂，水煎 2 次，混匀共取 400ml，早晚 2 次服，每次 200ml。30 天为 1 个疗程，服用 3 个疗程后进行疗效评价。共治疗慢性淋病患者 84 例，中药治疗 90 天后，与治疗前比较，84 例患者的躯体功能、躯体角色、身体疼痛、一般健康状况、社会功能、情感角色、心理健康等均明显提高。

2. 甘露消毒丹　滑石（包煎）25g、茵陈 30g、黄芩 15g、石菖蒲 10g、藿香 10g、白豆蔻 8g、木通 8g、连翘 10g、射干 10g、贝母 10g、薄荷 6g。加减：热甚加黄柏 15g、鱼腥草 20g、蒲公英 20g，清热解毒；湿重加土茯苓 25g、薏米 30g 增加利湿解毒之功；大便干加生大黄 5g 通腑泻热；尿痛加金钱草 30g、石韦 30g 通淋止痛；尿血加紫草、白茅根各 15g 凉血止血；尿浊加萆薢 15g 利湿分清。每日 1 剂，水煎分 2 次服，治疗 2 周后，观察疗效。共治疗 80 例慢性淋病，其中 40 例为甘露消毒丹治疗组，对照组 40 例给予环丙沙星口服，每日 2 次，每次 0.25g。结果：治疗组与对照组均有疗效，两组疗效无统计学差异，治疗组患者均未出现明显不良反应，说明甘露消毒丹治疗慢性淋病有较好的临床疗效且无明显毒副反应。

3. 加味五淋散　当归 10g、赤芍 10g、炮穿山甲 10g、连翘 30g、甘草 6g、制香附 30g。畏冷发热者加荆芥、柴胡，腹胀便秘者加枳实、大黄，尿中有血者加白薇、大小蓟，腹股沟淋巴结肿痛者加金银花、败酱草。每日 1 剂，水煎分服，3 天为 1 个疗程。共治疗 52 例，治愈：经过 1~2 个疗程治疗，临床症状消失，1 周后行细菌学检查，每周 1 次，连续 3 次涂片检查双球菌阴性者，41 例；好转：经过治疗临床症状消失，但涂片检查仍为阳性者，6 例；无效：经治疗临床症状没有明显改善者，5 例，总有效率 90.38%。

八、研究进展

（一）病因病机

1. 中医病因病机研究　该病属中医"淋证"范畴。其病机为不洁性交，外感秽毒之邪，初伤及肝脾、下焦，湿热下注，气化不利，而成本病。久则累及肾脏，或损肾阴或伤肾阳，或成虚实兼杂之证。

2. 现代医学研究

（1）淋球菌致病机制：淋球菌的主要外膜成分大都与抑制补体的杀伤作用相关，淋球菌表面的 Porin 蛋白、Opa 蛋白、LOS 等都可以抵抗补体的杀伤作用，以及菌毛的高度变异性，所有这些特点均能使淋球菌逃避补体及中和抗体的杀伤作用。淋球菌如何抵抗血清依赖性经典补体杀伤作用是目前的研究热点，而疫苗是防治该病最经济、有效的途径，目前疫苗研制还处于靶位筛选阶段，该靶位主要集中在菌体外膜成分上，最有可能是 LOS，Porin 蛋白。

（2）淋球菌耐药研究进展：①主动外排系统：近年来，一系列的研究表明淋球菌的主动外排系统中的多重可传递耐药系统的基因突变是引起淋球菌多重耐药的主要原因之一。②染色体介导的耐药：耐青霉素淋球菌菌株（PPNG）的耐药机制有两种，即由质粒介导的（产 β-内酰胺酶）和染色体介导的耐药，后者不产生 β-内酰胺酶，而是染色体上多位点选择性突变所致。因此，通过测定 β-内酰胺酶将淋球菌分成质粒介导的和染色体介导的二种耐药株。染色体上的基因位点的突变引起的淋球菌对抗生素的耐受现象被称为染色体介导的耐药。③质粒介导淋球菌耐药：质粒是染色质外的双链环形 DNA，可形成超螺旋结构，并能自主复制，随宿主细胞分裂而传给后代。细菌中许多天然的质粒含有抗药性基因，可编码合成能分解破坏抗生素的酶，这种质粒称为抗药性质粒，又称 R 质粒。另有质粒基因编码的蛋白质能使两个细菌间形成细管样接合，通过细管，遗传物质可在两个细菌间传递，这称为 F 质粒。许多细菌耐药常与 R 质粒在细菌间传播有关，而 F 质粒能促使这种传递。

（3）**淋球菌疫苗抗原研究进展**：目前常用的抗生素治疗虽然可以缩短淋球菌感染持续的时间并减少其传播，但近年来淋球菌耐药菌株的增多和新型耐药菌株的不断出现，使得抗生素治疗淋病的策略已经陷入困境和危机，因此迫切需要寻求新的预防和治疗方法，而疫苗是预防和控制性传播疾病的关键措施，对预防和控制淋病的流行和传播具有重要意义。①菌毛蛋白：菌毛是淋球菌的黏附器官，也是淋球菌重要致病机制之一。在淋球菌感染后，病人血清和阴道分泌液中可诱导产生针对淋球菌菌毛蛋白的特异性抗体。菌毛亚单位由 pilE 基因编码。而一个沉默 pil 基因（pi1S）的部分基因和 pilE 基因重组，导致淋球菌不能正常编码菌毛蛋白，加上细菌转化机制，进一步增加菌毛抗原变异范围，这样有助于淋球菌逃避机体的免疫攻击；同时，变异的菌毛使细菌获得不同的黏附功能，将菌毛的研究用于淋病预防是我们今后的研究方向之一。②转铁蛋白：淋球菌有两种类型铁结合蛋白（TbpA 和 TbpB），为转铁蛋白结合受体，起到寻找和结合铁原子的作用进而维持淋球菌的生长。有研究表明 TbpA 抗原决定基与特异性配体结合时具有免疫原性和功能性，提示 TbpA 和 TbpB 可用于淋球菌疫苗的制备。③脂多糖：淋球菌表面脂多糖常由单糖组成，由于缺乏重复 O 抗原，所以又称为脂寡糖（lipooligosaccharide，LOS）。淋球菌 LOS 可激发有效的杀菌和调理性免疫反应，成为淋球菌疫苗保护性抗原靶位。④孔蛋白：孔蛋白（Porin，Por）是持续在淋球菌细胞膜表而表达的外膜蛋白，具有较强的免疫原性、抗原变异性小、相对保守等特点。从 1998 年起，在美国的一些性病诊所里已经开始用纯化孔蛋白疫苗进行一期临床实验。新近一项用包含孔蛋白 A 的六价疫苗在幼儿与学龄儿童的二期临床试验显示，不同孔蛋白 A 亚型产生的血浆抗体活性具有明显差异，利用孔蛋白有制备成防治淋病疫苗的可能性。

（二）临床研究

现代医学认为，淋病是由淋病奈瑟菌（淋球菌）所致的泌尿生殖系统化脓性炎性疾病。治疗药物：①头孢曲松钠（头孢三嗪），常作首选，肌内或静脉注射，250mg 单剂量使用，可安全有效地治疗任何部位的无并发症淋病。②大观霉素，2.0g 单剂量肌内注射。如无条件使用头孢曲松钠，大观霉素可代替作为首选药物。③氟喹诺酮类，如左氧氟沙星单次口服400mg。环丙沙星单次口服 500mg。④阿奇霉素，1.5g 单次口服，可同时有效治疗淋病并发沙眼衣原体感染。⑤其他，多西环素，100mg，口服，每天 2 次，连服 7 天；头孢噻肟 1.0g 肌内注射。无并发症慢性淋病的疗效应适当加大剂量，延长用药时间，必要时可考虑联合用药（与上篇第一章常见病症研究——"淋病"有关内容互参）。

（三）分型论治

范玉芹分 3 型论治。①湿热淫毒蕴结下焦：症见小便涩痛，脓毒外溢。舌质红舌苔黄腻，脉弦数。治宜清热利湿解毒通淋。方以八正散加味。药用：大黄 7.5g，黄柏 10g，山栀子 20g，败酱草 15g，木通 10g，车前子 20g，茯苓 25g，金银花、萹蓄、瞿麦各 20g，滑石 20g。②湿热阻滞：症见小便涩痛点滴而出，脓尿减少，小腹胀痛。伴肢体倦怠、饮食无味。舌质红舌苔黄腻脉弦细。治宜清热利湿分清泌浊，方以萆薢分清饮加味。药用：萆薢、石菖蒲各 20g，乌药、益智仁各 25g。鱼腥草、石苇各 15g，黄柏、桃仁、红花各 10g，生甘草 10g。③肾气虚弱：症见晨起排尿困难，或有白色分泌物，伴腰酸腿软头晕耳鸣，疲乏无力，舌红少苔脉细数或沉细。治以补肾益气佐以解毒通淋。方以六味地黄汤合补中益气汤加减。药用：熟地、山药、山茱萸各 20g，金樱子、菟丝子、杜仲各 25g，茯苓、丹皮、泽泻各 20g，甘草 10g。党参、黄芪、白术各 20g。

周宝宽分 3 型论治：①湿热毒蕴。治法：清热利湿，解毒化浊。方药：八正散加减。药用：车前子 30g（包煎）、瞿麦 10g、萹蓄 10g、栀子 10g、木通 10g、土茯苓 20g、萆薢 15g、贯众 10g、连翘 10g、竹叶 10g、炙甘草 5g，口服及外洗。②正虚毒恋。治法：滋阴降火，化浊利湿。方药：知柏地黄丸合萆薢分清饮加减。药用：知母 10g、黄柏 10g、熟地黄 10g、玄参 10g、山药 20g、茯苓 10g、牡丹皮 10g、泽泻 10g、萆薢 10g、车前子 20g（包煎）、白术 10g、贯众 10g、栀子 10g、土茯苓 20g、连翘 10g、女贞子 20g、墨旱莲 15g、牛膝 10g、益母草 20g、炙甘草 5g，口服及外洗。③气滞血瘀。治法：行气活血，解毒利湿。方药：桃红四物汤合萆薢分清饮加减。药用：桃仁 10g、红花 10g、赤芍 10g、当归 10g、川芎 10g、萆薢 10g、泽泻 10g、车前子 20g（包煎）、猪苓 10g、牛膝 10g、益母草 10g、栀子 10g、连翘 10g、炙甘草 5g，口服及外洗。

邵奇分 4 型论治：①湿热毒蕴（急性淋病）。方选：龙胆泻肝汤加减。药用：龙胆草、木通、车前子、栀子、萆薢、滑石、蒲公英、忍冬藤、土茯苓、地丁、白茅根、小蓟、藕节、甘草、白芍等。②正虚毒恋（慢性淋病）。治宜滋阴降火，利湿祛浊。方选：六味地黄丸加减。药用：山茱肉、熟地黄、知母、黄柏、山药、女贞子、泽泻、丹皮、茯苓、萆薢、蒲公英、香附、白茅根、乌药等。③毒邪流窜（伴合并症者）。治宜清热利湿，解毒化浊。方选：自拟石苇散。药用：石苇、木通、车前草、蒲黄、金银花、连翘、地丁、野菊花、生地、通草、滑石、白茅根、冬葵子、荔枝核等。④热毒入络（淋病性败血症）：治宜清热解毒，凉血化浊。方选：清营汤加减。药用：水牛角、生地、土茯苓、蒲公英、地丁、丹皮、赤芍、双花、鱼腥草、白花蛇草、连翘、竹叶、萆薢、黄连、黄柏、滑石等。

（四）评价与瞻望

近年来，性病日益增多，其中以淋病增长速度为最快。由于耐药性的出现，常规的治疗药物治愈率不够理想，有些患者经多家医院治疗仍不见好转。目前认可青霉素是有效的治疗淋球菌的药物，但由于性传播疾病的严重，以及抗药性增强，效果并不十分理想，究其原因：一是不规则用药；二是长期反复感染；三是细菌产生的耐药性；四是患者自身的免疫功能下降。我们在治疗淋病时，以常规抗菌药为主，辅以中药治疗，取得了较为理想的疗效，但也存在许多不足，多数临床报道缺乏对照，设计不合理，诊断疗效判定标准不一，中药作用机制研究较少等。今后应加强中药有效方剂的筛选和最佳中西医结合方案的制订，加大有效方剂对人体作用机制的探讨，尽快开发疗效确切无明显毒副作用，治疗淋病尤其是慢性淋病的中药新药，或中西医结合治疗方案，使淋病的治疗达到一个新的高度。

第二节　非淋菌性尿道炎

非淋菌性尿道炎（NGU）是指由淋球菌以外的其他病原体所致的尿道炎，沙眼衣原体（CT）和解脲支原体（UU）是 NGU 最主要的病原体。是一种常见的性传播疾病。本病属中医的"淋病"范畴。

一、病因病机

（一）现代医学研究

1. 流行病学　NGU 是欧洲一些国家最常见的性传播疾病。多见于青年性活跃期，好发于 15～25 岁。NGU 中有 40%～50% 的患者是沙眼衣原体感染所致。据国内有关资料统计男性沙眼衣原体感染率为 1.3%。关于沙眼衣原体感染的性传播能力还不十分明了。衣原体宫颈炎妇女的男性性伴侣的感染率为 42%，衣原体尿道炎男性性伴侣的感染率为 62%。而淋菌性宫颈炎妇女的男性性伴侣的感染率为 82%。这是否表明沙眼衣原体的传染性不如淋球菌，尚难定论。NGU 中 20%～30% 的患者是由解脲支原体感染所致。近年来，我国由解脲支原体引起的 NGU 明显增加。有人对 39 例男性 NGU 患者进行 UU 检测，结果其感染率为 38.5%。

2. 发病机制　沙眼衣原体的致病机制可能是：抑制宿主细胞代谢，溶解破坏细胞并导致溶酶体酶的释放；代谢产物的细胞毒作用，引起变态反应和自身免疫。衣原体侵入机体后，一般先在杯状或柱状上皮细胞内生长繁殖，然后在单核吞噬细胞系统的细胞内增殖。衣原体在细胞内繁殖除损害寄生细胞外，尚能逃避宿主的免疫防御功能。宿主感染衣原体后，虽然可以获得特异性免疫，但通常免疫力不强，而且持续时间较短，故常常造成持续性感染、隐性感染和反复感染。沙眼衣原体对热敏感，56～60℃仅能存活 5～10 分钟。

支原体是一类无细胞壁的原核生物。目前从人类泌尿生殖道检出的支原体有许多种，解脲支原体是其中最重要的一种。支原体的致病性与细菌不同，它不侵入组织与血液，只黏附于呼吸道，或泌尿生殖道的上皮细胞表面。这种黏附具有特异性，与细胞表面上受体有关。此外，解脲支原体尚能吸附于精子表面。解脲支原体黏附于细胞表面后，解脲支原体质膜上的类脂能参入宿主细胞膜结构内，使后者双层类脂分子紊乱和胞内代谢物外溢。支原体不仅能吸取细胞内的营养物质，还能利用膜上的脂肪酸和胆固醇，甚至导致宿主细胞膜与支原体原生质膜融合，使得支原体胞质内有毒性的蛋白质（酶类）和类脂直接进入宿主细胞而引起细胞的损伤和破坏。支原体的抵抗力较弱，55℃，5～15 分钟即被杀死。

（二）中医学认识

1. **热毒内结** 恣情纵欲，淫乱感受秽毒，热毒内结，影响膀胱气化不利而发本病。
2. **湿热下注** 平素嗜食辛辣厚味，蕴湿生热，下注膀胱，影响气化而生本病。
3. **阴亏内热** 湿热郁遏日久，邪热伤阴，水道不利而成本病。

二、临床诊断

（一）辨病诊断

1. **临床表现** NGU 的潜伏期较长，一般 7~21 天，有的甚至可达数月。主要临床表现为尿道痒、尿道疼痛、尿道灼热，或有尿频、尿急，但这些症状较淋菌性尿道炎为轻。尿道分泌物也较淋病少，且质地稀薄，以长时间不排尿或晨起时尿道分泌物较明显。部分患者无任何症状，或症状不典型，易被误诊或漏诊。

2. **病原学诊断**

（1）沙眼衣原体的检测

1）培养法：是检查沙眼衣原体最敏感的方法。其敏感性为 80%~90%，特异性为 100%。由于沙眼衣原体感染局限在黏膜表层的柱状上皮细胞内，采集标本前应先清除病变部位的黏液或渗出物，使用对沙眼衣原体和培养细胞均无毒性的涤纶或藻酸钙拭子，用力搽拭以收集感染细胞。病变部位多有细菌污染，故运送和保存标本的营养液中需加入对沙眼衣原体无作用的抗生素。并尽快接种。

2）直接荧光抗体检查（DFA）：该方法操作容易，特异性好。

3）酶免疫法（EIA）：具有快速、简便、价廉和检测批量化的优点。目前临床应用较广泛。

4）血清学检查：沙眼衣原体抗体检测的诊断价值有限，由于无合并症生殖道感染者仅产生低效价抗体，约 20%。急性衣原体性 NGU 患者不产生抗体，且抗体阳性也难以区别是现在感染还是以往感染。

5）PCR 技术：具有快速、敏感等优点，可根据情况选用。

（2）解脲支原体的检测

1）分离培养：这是最常用的实验室诊断方法。用藻酸钙拭子从男性尿道取材，接种于解脲支原体生长培养基。若培养基变为红色，则表明有支原体生长。

2）酶联免疫吸附试验（ELISA）：敏感性高，多数 NGU 患者体内可以检出解脲支原体抗体。

3）微量免疫荧光（MIF）具有快速、重复性好、交叉反应少的特点，已用于男性 NGU 患者血清抗体的检测。

（二）辨证诊断

1. **热毒蕴结型** 尿频，尿急，尿痛，尿道刺痒，有烧灼感，晨起或长时间不排尿，尿道口有分泌物溢出。口渴，心烦。舌质红，苔黄，脉数。

辨证要点：尿频，尿急，尿道刺痒，有烧灼感。舌质红，苔黄，脉数。

2. **湿热下注型** 尿频，尿道痒，有烧灼感，尿道痛，少腹胀满拘急，胸脘痞满，纳差。

舌质红，苔黄腻，脉濡数。

辨证要点：尿频，尿道痒，尿痛，有烧灼感。舌红，苔黄腻，脉濡数。

3. 阴虚兼瘀热型　尿频，尿道痒，排尿不畅，睾丸坠痛，盗汗，潮热。舌暗红，少苔，脉细涩。

辨证要点：排尿不畅，尿道烧灼感较明显，睾丸坠胀疼痛。舌暗红，或有瘀点，脉细涩。

三、鉴别诊断

主要与淋菌性道炎相鉴别，详见本章第一节鉴别诊断。

四、临床治疗

（一）提高临床疗效的基本要素

1. 明确诊断　要详问病史，结合临床症状和实验室检查，做出正确诊断，以正确施治，提高疗效。

2. 及时应用敏感抗生素　NGU 的治疗，一般选用大环内酯类和四环素类抗生素。但近年来，由于抗生素的滥用，耐药菌株不断出现，一些传统药物，如四环素、红霉素等，临床疗效并不理想，故若条件允许，最好根据药敏试验结果进行选择。使用抗生素最好根据情况，两种或两种以上药物同时应用。

3. 中西结合　NGU 常反复发作，迁延难愈。中医药在改善机体状况，提高机体免疫能力等方面，具有较好效果，若能辨证使用，结合西药，可进一步提高疗效。

（二）辨病治疗

本病的治疗原则是：早期诊断、早期治疗；及时、足量、规则治疗；不同病情采用不同的治疗；同时治疗性伴侣。

1. 四环素片　每次 0.5g，每日 4 次，口服。7~10 天为 1 个疗程。

2. 红霉素片　每次 0.5g，儿童酌减，每日 4 次，口服。7~10 天为 1 个疗程。

3. 多西环素片　每次 0.1g，每日 2 次，口服。首次加倍。10 天为 1 个疗程。

4. 磺胺甲噁唑片　每次 2 片，每日 2 次，口服。7 天为 1 个疗程。

5. 罗红霉素片　每次 0.15g，每日 2 次，口服。7 天为 1 个疗程。

6. 克拉霉素胶囊　每次 0.5g，每天 2 次，口服。7 天为 1 个疗程。

7. 阿奇霉素　第 1 天顿服 1g，第 2 天、3 天各服 250mg。7 天为 1 个疗程。

8. 米诺环素　每次 0.1g，每日 2 次，口服。15 天为 1 个疗程。

（三）辨证治疗

1. 辨证施治

（1）热毒蕴结型

治法：清热解毒，利湿通淋。

方药：五味清毒饮加减。金银花 25g、蒲公英 15g、地丁 20g、野菊花 25g、竹叶 10g、瞿麦 15g、车前子 25g（另包）、萹蓄 15g、生甘草 10g、穿心莲 15g。

（2）湿热下注型

治法：清利湿热，通淋止痛。

方药：八正散加味。瞿麦 12g、通草 6g、滑石 30g、栀子 12g、黄柏 10g、生甘草 6g、竹叶 10g、金钱草 30g、海金砂 15g、生薏苡仁 30g、石韦 12g。

（3）阴虚兼瘀热型

治法：养阴清热，祛瘀散结。

方药：二至丸加味。女贞子 20g、旱莲草 15g、生山药 20g、琥珀 3g（另冲）、生地黄 20g、黄柏 10g、泽兰 20g、王不留行 15g、丹皮 15g、生甘草 10g。

2. 外治疗法

（1）针刺疗法

1）取中极、归来、三阴交、阴陵泉、太溪。以毫针行平补平泻手法，中极、归来要求针感向尿道放射，三阴交、阴陵泉要求针感到股内侧，每天 1 次，15 次为 1 个疗程。

2）取照海（双侧均用泻法）、中极（补、温针灸）、太冲（均用泻法）、三阴交（均用补法）。各穴每 10 分钟施手法 1 次，留针 1 小时，每天 1 次，10 天为 1 个疗程。

（2）药物外治：苦参 30g、大黄 30g、金银花 30g、龙胆草 20g、黄柏 20g。水煎取液浸洗外阴。

3. 成药及单验方

（1）成药

1）宁泌泰胶囊：每次 4 粒，每日 3 次，口服。

2）清浊祛毒丸：每次 6g，每日 3 次，口服。

3）三金片：每次 4 片，每日 3 次，口服。

（2）单验方

1）穿心莲 15g，黄柏 10g，甘草梢 10g。每日 1 剂，水煎服。

2）金银花 20g、竹叶 5g、生甘草 3g。泡水代茶饮。

（四）名医治疗特色

徐宜厚将此病分为脾胃湿热型和肾元亏损型。并分别用程氏萆薢分清饮（萆薢、炒黄柏、莲子心各 6g，茯苓、白术、生地、车前子各 10g，丹参 12g，石菖蒲、木通、甘草各 4.5g）和固真丸（晚蚕砂 6g，肉苁蓉、益智仁、茯苓各 12g，山药、菟丝子各 15g，龙骨、鹿角胶、莲肉、桑螵蛸各 10g），进行治疗，效果良好。

孙自学将此病分为湿热蕴结证和气阴两亏夹毒证，并分别用淋疣康 1 号（萆薢 25g、生薏苡仁 30g、竹叶 10g、灯心草 10g、车前子 20g、瞿麦 12g、野菊花 30g、土茯苓 20g、蜂房 12g、生甘草梢 6g、黄精 15g、地龙 6g）加减和淋疣康 2 号（萆薢 25g、太子参 15g、黄精 15g、麦冬 15g、金银花 25g、野菊花 25g、虎杖 15g、败酱草 30g、灯心草 10g、旱莲草 15g、丹皮 10g、地龙 6g）加减，并均配用外洗方，即苦参 30g、枯矾 30g、地肤子 30g、土茯苓 30g、黄柏 30g、蛇床子 30g、白鲜皮 30g、紫草 30g。作者指出在治疗上应注意以下几点：①时时顾护正气，切不可久用或大量应用清热解毒，利尿通淋之品。清利湿热宜选既能清热通淋，又不伤阴败胃之品，如生薏苡仁、车前子、灯心草、竹叶等；解毒宜用金银花、蜂房、土茯苓之类；益气养阴宜用黄精、太子参、旱莲草等，以养阴清热，凉血通淋。②由于此病易于反复，病程较长，久病多瘀，在治疗方药中适当加入活血化瘀，利尿通淋之品，常用地龙、琥珀。③局部熏洗能使药液直接和尿道皮肤黏膜接触，对缓解尿道疼痛，改善尿道口红肿充血等症状，具有较好疗效。④在治疗过程中务要戒房事，禁辛辣，调情志，多饮水。

五、预后转归

此病若及早诊断，正确治疗，多能痊愈，预后良好。若失治误治，或合并其他器官疾病，常反复发作，缠绵难愈。

六、预防调护

1. 加强性教育，提高自我防护能力，严禁卖淫嫖娼。
2. 患病后在未彻底治愈之前，严禁性生活。
3. 治疗期间，要多饮开水，勤洗衣裤，禁食辛辣。
4. 调畅情志。要让患者保持良好心态，积极配合治疗，这对提高疗效极其重要。

七、专方选介

1. **解毒通淋汤** 药物组成：土茯苓40g，白花蛇舌草30g，鱼腥草20g，黄柏12g，金钱草25g，降香10g，瞿麦、蒲黄（包煎）、川牛膝、地肤子、白鲜皮各15g，琥珀（冲服）3g。加减：偏于气虚者加黄芪20g，党参15g；偏于血虚者加当归、白芍各15g；偏于阴虚者加麦冬、黄精各15g；偏于阳虚者加杜仲12g、淫羊藿10g；偏于气郁者加柴胡10g、白芍15g；偏于血瘀者加川芎10g、水蛭3g；偏于火盛者加栀子12g、龙胆草10g；偏于湿盛者加薏苡仁30g、苦参15g。中药均采用全自动中药煎药机水煎，每天1剂，每次200ml，早晚餐后30分钟温服。联合心理疏导疗法治疗非淋菌性尿道炎后综合征114例，显效73例，有效32例，无效9例，总有效率92.11%。

2. **通淋汤** 组成：瞿麦10g、萹蓄10g、金钱草30g、益母草10g、旱莲草10g、车前草30g、木通5g、泽泻10g、滑石（包煎）10g、萆薢10g、土茯苓10g、焦山栀10g、黄柏10g、甘草5g。加减：湿热重者加石菖蒲10g、薏苡仁30g；倦怠乏力加黄芪15g、沙参30g；饮食乏味者加焦山楂10g、焦六曲10g。治疗非淋菌性尿道炎96例，治愈69例，有效21例，未愈6例，总有效率93.75%。

3. **复方六草汤加味** 药物组成：金钱草20g、车前草25g、旱莲草25g、益母草25g、黄精25g、山药25g、灯心草10g、甘草6g、穿心莲10g、地肤子15g。每日1剂，水煎15分钟，分3次服，连续用药3周，停药1周复查解脲支原体培养。结果：治疗19例病人中18例症状、体征消失，支原体培养阴性，治愈率94.7%。

4. **自拟内服外用方** 药物组成：金银花、鱼腥草、败酱草、蚤休、土茯苓、生地、知母、蒲公英、紫花地丁、白花蛇舌草、黄柏、防风、百部，每日1剂，1个月为1个疗程。外用方：黄芩、苦参、蛇床子、防风、百部。代茶方：鱼腥草、败酱草、蚤休、公英、紫花地丁。用法：服中药煎剂的同时，煎外用方外洗患部 20~30 分钟，每日 1 次。复查转阴后，取代茶方每日 1 剂，巩固疗效。结果：治疗男性慢性非淋菌性尿道炎 122 例，总有效率100%。疗程最短者服药 1 个月检查转阴，最长服药 6 个月转阴。

八、研究进展

（一）病因病机

该病属中医"淋病"范畴，多数医家对其病因病机认识基本一致，即：不洁性交，或间接感染秽浊之邪，蕴湿生热，下注膀胱，气化不利，或房事过度，或久病伤及脾胃，脾肾亏虚，气化失司而发本病，基本病机为湿热毒邪内侵，膀胱气化不利。病变脏腑在肾、膀胱，兼与肝、脾有关。

（二）分型论治

徐福松认为本病初起湿热蕴滞、清浊混淆，治以清热解毒、利尿通淋，常用萆薢分清饮合导赤散。常用药为萆薢、竹叶、黛灯心、车前草、荔枝草、萹蓄、木通、生甘草梢、黄柏、土茯苓、土大黄等。若病情反复，正虚毒恋者，治以扶正化毒，常用外科四妙汤加味。常用药为生黄芪、当归、银花、生甘草、绿豆衣、槐花、野菊花、制黄精、车前子等。肝郁气滞者，治以疏肝解郁，常用四逆散加减。常用药为柴胡、赤芍、枳壳、生甘草、车前子、香附、青陈皮等。阴虚火旺者，治以滋阴降火，常用知柏地黄汤加减。常用药为知母、黄柏、生地、丹皮、土茯苓、泽兰、赤白芍、车前子、怀山药、白花蛇舌草等。刘武辨证治疗非淋菌性尿道炎后遗症：余毒未清，湿热蕴结者，治以清热利湿，方用八正散加减，药用萹蓄、瞿麦、栀子、薏苡仁、大黄、土茯苓、车前子、滑石、甘草、淡竹叶、苦参；肝郁胆怯，心血不足者，治以疏肝解郁、宁心安神，方用柴胡疏肝散合妙香散加减，药用柴胡、川芎、白芍、香附、陈皮、枳壳、山药、淡竹叶、茯苓、黄芪、远志、辰砂、桔梗、炙甘草；肝郁脾虚，肾阳不足者，治以疏肝健脾、温补肾阳，方用逍遥丸合金匮肾气丸加减，药用柴胡、白芍、生地、山药、山茱萸、白术、云苓、泽泻、丹皮、桂枝、薄荷、甘草。

（三）中西医结合

邓辉采用阿奇霉素片联合清淋汤（蒲公英、土茯苓、薏苡仁、金银花等）治疗非淋菌性尿道炎 52 例，总有效率 94.23%，明显高于单纯使用阿奇霉素片治疗。冯桥以清热养阴、化湿通淋、泻火解毒为治疗原则，用自拟愈淋汤：金钱草、车前草、旱莲草各 20g，土茯苓、黄柏、败酱草、知母、淡竹叶、土茯苓、蒲公英、小蓟、薏苡仁、滑石各 15g，甘草6g。每日 1 剂，水煎，分 2 次服，连服 2 周为 1 个疗程。同时服阿奇霉素 250mg，每日 1 次，首次服 1000mg，连服 1 周为 1 个疗程，共用 2 个疗程。治疗男性非淋菌性尿道炎 150 例，治愈 120 例，好转 25 例，无效 5 例，总有效率 96.6%。张立群等将 152 例非淋菌性尿道炎患者，随机分成对照组和治疗组。对照组 76 例给予米诺环素胶囊，100mg，口服，每日两次，10 天为一个疗程。治疗组 76 例自拟中药经验方清热通淋排毒汤（黄芩 10g、蒲公英10g、虎杖 15g、白花蛇舌草 10g、车前子 15g、石韦 10g、琥珀 10g、甘草梢 10g、生地 10g、通草 10g、王不留行 10g、赤芍 15g、川牛膝 15g、丹参 10g。脾虚者加茯苓 10g）联合米诺环素胶囊。两组在治疗一个疗程停药后 1 周和 4 周分别取尿道分泌物做 PCR 检测，并做出疗效判定和记录副作用。治疗组 76 例中：治愈 57 例，显效 12 例，有效 4 例，无效 3 例，总有效率 96.05%，效果明显优于对照组。

（四）中药研究

李元文等在观察中药苍柏湿毒清剂对解脲支原体（UU）体外抑制作用研究中，将苍柏湿毒清颗粒剂及其所含单味药分别制成药液，连续倍比稀释，观察其对 UU 的抑制作用，结果表明单味药物中抑菌效果由高到低的依次是黄柏、白头翁、柴胡、土茯苓。陈日寿等研究分析了莪术、鱼腥草、土茯苓 3 种中药对解脲支原体（UU）临床分离株的体外抑菌作用，并确定了它们的最小抑菌浓度（MIC）。方法：采集临床标本，在体外培养获得 UU 临床分离菌株，将 3 种中药各制成药液，用微量稀释法测定各中药对 UU 临床分离菌株的最小抑菌浓度。结论：3 种中药对 UU 临床分离菌株均显示较好的体外抑制作用，以鱼腥草最佳，莪术次之。

李建军等应用微量 McCoY 细胞培养法，对金银花、秦皮、紫花地丁、蒲公英、白花蛇舌草、赤芍、虎杖、板蓝根 8 味中药的体外抗泌尿生殖道沙眼衣原体的活性进行了研究。结果显示衣原体对金银花、秦皮、紫花地丁、蒲公英、白花蛇舌草、赤芍、虎杖有较高的敏感性；对板蓝根有中度敏感性。

刘忠义等采用微量稀释法测定了 156 种中草药对 14 株国际标准株（每型各 1 株）的体外抑制效应，结果表明黄柏、白芷、地肤子和大黄有较高的敏感性，其 MIC_{90}（最小抑菌浓度）≤7.81g/L 生药，对甘草、板蓝根、黄连、穿心莲、胡黄连和鱼腥草有中度敏感性。

吴移谋等测定了由黄连中提取的小檗碱 MIC_{90}，明显低于红霉素（Mh 株）和四环素（UU 株），对耐四环素的 UU 株也有效。

药理学研究表明，地肤子、土茯苓有显著抑菌、解毒、利尿作用，而黄柏、白芷、地肤子对 UU 有较高敏感度。白花蛇舌草、黄芪、旱莲草能提高抗体非特性免疫功能，增强单核-吞噬细胞系统吞噬功能诱生白细胞干扰素，增强 NK 细胞活性，黄芪还可干扰厌氧菌细胞壁的形成及细胞膜的通透性，改善泌尿生殖系内环境。治愈的标准是病人的自觉症状消失，无尿道分泌物，尿沉渣无白细胞。

（五）关于抗生素选用的研究

近年来，随着非淋菌性尿道炎发病率的明显提高和诊断治疗的不规范，支原体或衣原体的耐药性不断增加，给临床治疗带来了一定困难，在如何选用抗生素问题上许多学者进行了研究（参考上篇第一章常见病症研究——"非淋菌性尿道炎"有关内容）。

（六）疗效评价

此病治愈的标准是病人的自觉症状消失，无尿道分泌物，尿沉渣无白细胞。在判愈时，一般可不做病原体培养。分子生物学方法可测出死菌的抗原和 DNA，因此不能用来判愈。NGU 经及时正规治疗后预后良好，症状消失，无任何后遗症。如病人经治疗但症状持续存在，或症状消失后又出现，最可能的原因是其性伴侣未经治疗，发生再感染，或者是存在其他原因，应劝告病人复诊以查明原因。目前已发现有少数对四环素有耐药性的支原体株。

（七）评价及瞻望

非淋菌性尿道炎是临床较常见的性传播疾病之一，近年来发病率有增高之势，并常合并附睾炎、前列腺炎和男性不育。由于诊疗不规范，衣原体或支原体产生了较强的耐药性，为临床抗生素的选择带来了一定困难。近年来采用中药或中西医结合疗法治疗 NGU，获得了较好疗效，显示了良好的发展前景。但也存在许多不足，多数临床报道缺乏对照，设计不合理，诊断疗效判定标准不统一，中药作用机制的研究较少等。今后应加强中药有效方药的筛选和最佳中西医结合方案的制订，对效方方药应加大对人体的作用机制的探讨，尽快开发疗效确切无明显毒副作用治疗 NGU 的中药新药，造福于广大 NGU 患者。另外，也应重视非药物疗法，如针灸、推拿、气功、心理等对 NGU 的治疗作用的研究。

第三节　尖锐湿疣

尖锐湿疣（condyloma acuminatum，CA）又称生殖器疣或性病疣，是人乳头瘤病毒（humanpa pilloma virus，HPV）感染引起的一种较常见的性传播疾病。好发于性活跃期的青年人，以 20~24 岁者发病率最高。近年来发病率有增高之势，且有癌变的可能，应引起重视。

中医学无此病名，可概属于"鼠乳""千日疮"等范畴。

一、病因病机

（一）现代医学研究

1. 流行病学　流行病学研究表明，性行为与 HPV 感染密切相关。有人通过检测 156 名宫颈 HPV 感染妇女的男性配偶，发现 120 名男性（77%）的阴茎，镜下有 HPV 病变，61 名男性（39%）阴茎涂片经核酸原位杂交检出 HPV-DNA 序列。在配偶中病毒类型一致的占 87%。还有人发现 93.5%的女性 HPV 感染患者的配偶有肉眼可见的生殖道病变，这些患者中有 72.5%组织学出现 HPV 感染的证据。在美国，每年估计有 100 万人患尖锐湿疣，在一般人群中发病率达 0.1%，在青年人中达 0.5%。近年本病发生率有增高之势，有些群体感染率超过 10%，而 HPV 亚临床感染的流行有较大差异。在我国本病已占性传播疾病的第二位。

近年儿童尖锐湿疣的发生率增加，可发生于各年龄组，其传播途径有：产道感染、皮肤疣接种，公共浴池及与尖锐湿疣患者密切接触等。

2. 发病机制　该病的病原体为人乳头状瘤病毒，传染源为患者、HPV 携带者及亚临床患者。运用基因克隆及分子杂交，已发现 HPV 存在 60 多个亚型，外生殖器疣的发生主要与 HPV1、2、6、10、11、18、31、33、35、42、51 型的感染有关，其中 6、11 两型最常见于肛门生殖器部位的尖锐湿疣。而 HPV16、18、31、33、35 则与亚临床宫颈感染及生殖器肿瘤有关。

HPV 常通过微小糜烂面进入分化上皮基底细胞造成感染。用原位杂交方法，研究移植在受 HPV11 感染的裸鼠上，感染后 4 周首先观察到病毒基因组的早期（E）开放阅读框架（ORF）的转录现象。6~8 周病毒复制，早期和晚期（L）ORFs 转录，细胞增生达到平台期。第 10~12 周形成形态完整的尖锐湿疣。特殊类型生殖器 HPV，如 HPV16 和 HPV18 的致癌能力已在人角朊细胞和病毒 DNA 转化试验中得到证实。前瞻性研究已证明亚临床和隐性 HPV 感染有诱发肛门生殖器肿瘤的危险。除 HPV 的型号外，病毒数量可能是另一项影响预后的重要因素。尖锐湿疣可自然消退，但其消退率尚无系统评估。

（二）中医学认识

中医学认为本病主要为肝肾亏虚，性事不洁，外感湿热秽毒之邪，壅塞肌肤，阻滞脉络，滋生毒物，而发本病。

二、临床诊断

（一）辨病诊断

1. 临床表现

（1）典型症状：感染 HPV 后，潜伏期 2 周至 6 个月，平均 3 个月，常感局部不适或瘙痒或有压迫感，若溃破感染，可出现疼痛且分泌物增多。

（2）体征：在男性，主要在冠状沟、龟头、系带、尿道口，也可见于阴茎体，肛门周围，出现赘生物。外观呈丘疹状、乳头状、鸡冠状或菜花样，可相互融合，表面湿润柔软或粗糙，易出血。

2. 病原学诊断

（1）活体组织检查：主要病理表现为，轻度角化过度，有角化不全，棘层细胞增厚，乳头瘤样增生和（或）假上皮瘤样增生。颗粒层和棘细胞层上部可见空泡细胞，多呈灶性。

（2）醋酸白试验：以 3%～5%醋酸溶液外涂于疣体，数分钟后，如疣体颜色变白，则尖锐湿疣的可能性较大，其机制是使蛋白凝固。

（3）细胞学检查：脱落细胞涂片、巴氏染色是诊断 HPV 最常用的方法。

（4）PCR 检测：是目前检测 HPV-DNA 及分型最好的方法，可以检测出 10～20 个病毒拷贝的标本。

（二）辨证诊断

1. 湿热下注型　外生殖器或肛周有菜花样、乳头样等赘生物，局部有痒感，阴囊潮湿，小便黄，大便不畅，胸脘痞闷。舌红，苔黄腻，脉滑数。

辨证要点：生殖器或肛周有菜花样、乳头样等赘生物。阴囊潮湿。舌质红，苔黄腻，脉滑数。

2. 毒瘀互结型　外生殖器或肛周有菜花样、乳头样等赘生物。心烦，口渴，大便秘结，小便黄。舌质暗红，脉涩。

辨证要点：外生殖器或肛周有菜花样、乳头样等赘生物。口渴，心烦。舌质暗红，脉涩。

三、鉴别诊断

1. 扁平湿疣　其病变为灰白色肥厚的扁平隆起，边缘有暗红色浸润，表面湿润，为二期梅毒的特征表现。梅毒血清学检查可资鉴别。

2. 阴茎珍珠样丘疹　其表现为在冠状沟附近有极细小的丘疹样上皮增生，呈针尖头或粟粒大小,沿冠状沟整齐排列,是一种良性病变,原则上无须处理。其发生可能与包皮垢的刺激有关。较小的尖锐湿疣,易与本病相混淆。通过详问病史和相关实验室检查可资鉴别。

3. 传染性软疣 特征为疣体扁平,中央有凹陷,多无分泌物。通过详查病史和有关实验室检查可资鉴别。

4. 皮脂腺异位症 本病是皮脂腺的一种异位发育,且增殖性隆起,有针头大至米粒大,颜色淡黄或淡白,可以密集但不融合,表面扁平且潮湿,无明显症状,可发生于口腔、唇及牙龈、龟头等部位。发生于龟头者,易与尖锐湿疣相混淆。

5. 增殖性天疱疹 本病在外阴等处可形成乳头状的增殖性损害。其与尖锐湿疣的区别是,其初起的皮肤表现不是丘疹,而是松弛易破的大疱,大疱溃破后在糜烂面上逐渐增殖。本病用类固醇激素治疗有较好效果。

6. 鳞状细胞癌 本病的皮肤损害多呈菜花状增生,外形与尖锐湿疣近似。但鳞状细胞癌的病变部位往往破溃形成溃疡,其边缘外翻且较硬,极易出血。组织病理学检查可鉴别。

四、临床治疗

(一)提高临床疗效的基本要素

1. 明确诊断 要根据临床症状、特征,结合询问病史和实验室检查,及早明确诊断,以采取正确治疗方案,提高临床疗效。

2. 中西结合 目前对尖锐湿疣的治疗方法较多,如药物外涂、激光、微波、手术切除等,每种方法均有其自身优势和不足,尚不能解决本病复发问题。许多研究证实,一些中药如蛇床子、苦参、木贼等均有较好的抗病毒作用,有些中药能调整机体免疫状况,中西疗法如能结合应用,优势互补,对提高疗效、防止复发将大有裨益。

(二)辨病治疗

1. 外用药物

(1)2.5%~5%氟尿嘧啶霜,或50%三氯醋酸外涂疣体,每天2次,15次为1个疗程。需注意周围皮肤。

(2)20%足叶草脂酊外涂疣体表面,每天用量应限在0.5ml以下,用药2~4小时后应以清水彻底冲洗。

(3)0.5%足叶草毒素外涂疣体,每日2次,3天为1个疗程。

(4)3%酞丁安霜局部外涂,每日2次。

2. 激光、微波疗法 用于疣体较大者。

3. 电灼疗法 用于丘疹性疣、体积小的疣,特别是带蒂的疣。

4. 冷冻疗法 采用液氮或干冰(CO_2)。用于疣体不太大或不太广泛的患者。

5. 手术疗法 对疣体体积较大,或发生部位较特殊者,可予以切除。

6. 干扰素(IFN) 可作为其他疗法如冷冻、激光等的辅助治疗,其使用方法较多,或疣体基底部注射,或臀部、肌内注射。三角肌部位皮下注射,其使用剂量为100万~300万单位。或用免疫增强剂,对预防尖锐湿疣的复发可能有一定益处。

（三）辨证治疗

1. 辨证施治

（1）湿热下注型

治法：清热利湿，解毒散结。

方药：龙胆泻肝汤加减。龙胆草 6g、栀子 12g、黄芩 10g、生薏苡仁 30g、车前子 30g（另包）、紫草 20g、赤芍 10g、大青叶 25g、板蓝根 20g、木贼 12g。

（2）毒瘀互结型

治法：解毒清热，散瘀软坚。

方药：解毒散结汤（自拟）。大青叶 30g、板蓝根 30g、连翘 20g、紫草 30g、赤芍 15g、玄参 20g、生牡蛎 30g、木贼 15g、生薏苡仁 25g、丹皮 15g。

2. 外治疗法

（1）鸦胆子仁　捣烂涂敷或用鸦胆子油点涂患处包扎，3~5 天换药 1 次。注意保护周围正常皮肤。

（2）马齿苋 60g，蛇床子、苦参各 12g，苍术、蜂房、白芷、陈皮各 9g，细辛 6g。加水 1500ml 煎沸待温外洗。

（3）白矾、皂矾各 120g，侧柏叶 250g，生薏苡仁 50g，孩儿茶 15g。加水 3000ml，煮沸待温浸泡患处。

（4）木贼、香附、板蓝根、大青叶、黄柏、苍术、薏苡仁、牡蛎各 30g，马齿苋 45g，川芎 15g，莪术 20g。水煎 3 次取液混匀，外洗疣体部。

（5）狼毒、蒲公英、地肤子、藤犁根各 30g，透骨草 20g，明矾、冰片各 10g，黄柏 15g。水煎外洗疣体部。

（6）马齿苋 60g，木贼、生牡蛎、灵磁石、白花蛇舌草各 30g，红花、白蔹各 20g，孩儿茶 10g。加水 3000ml，浓煎至 1000ml 温洗患处。

3. 单验方

（1）灭疣净软膏：鸦胆草、马钱子各 20g，雄黄、狼毒、白鲜皮、黄柏各 40g，诸药共研细粉，过 120 目筛，混匀，加凡士林 1000g 制成软膏。外涂患处，每日 1 次，5 日为 1 个疗程。

（2）苦参、蛇床子、金银花各 30g，野菊花 60g，黄柏、白芷、地肤子各 15g，石菖蒲 9g，生薏苡仁 30g，生牡蛎 30g。水煎泡洗疣体。

五、预后转归

此病若能及早诊断，正确治疗，均可痊愈，预后良好。

六、预防调护

1. 加强性教育，普及性常识，严禁卖淫嫖娼。

2. 洁身自好，注意卫生，在性病未治愈前应严禁性生活。

3. 治疗期间，饮食宜清淡而富有营养，禁食辛辣厚味。

4. 保持良好心态,积极配合治疗,尤其对反复发作者,更为重要。

七、专方选介

1. **扶正祛疣汤** 黄芪 30g,白术 15g,大青叶 15g,板蓝根 15g,薏苡仁 30g,车前子 12g,夏枯草 12g,丹参 20g,红花 12g,三棱 10g,莪术 10g,甘草 12g,1 个月为 1 个疗程。给予患者 CO_2 激光治疗,取汤剂熏洗患处 20 分钟,每日 2 次,4 周为 1 个疗程。治疗组用中药联合激光,对照组仅用激光。3 个疗程后治疗组痊愈率为 87.5%,治疗组复发率为 12.5%;3 个月后对照组痊愈率为 62.5%,对照组复发率为 37.5%。

2. **百白黄洗剂** 组成:百部 50g,白鲜皮 30g,黄柏 15g,板蓝根 30g,金银花 15g。将药加水 1000ml 煮沸,待温后坐浴。每日 2 次,5 天为 1 个疗程,治疗 1~3 个疗程。本方有祛邪毒、清热、散结作用。抑制表皮细胞有丝分裂而使尖疣消失。百部能抑制、杀灭病毒、细菌。白鲜皮对皮肤真菌有抑制作用,可治风疮、湿疹等。黄柏对淋证、病毒、白带、热毒疮痈、湿疹有疗效。配合用板蓝根、金银花有局部清热解毒、凉血、消肿、杀菌功效。廉价、安全、实用,无任何副作用。

八、研究进展

(一) 性激素与 CA 关系研究

详见上篇第一章常见病症研究——"尖锐湿疣"有关内容。

(二) 外治疗法

外治疗法是本病最常用的方法之一,除传统的冷冻、激光、微波等外,近年来采用中药水煎局部浸泡或外涂,也获得了较好效果。林巩用三妙汤加味(苍术、黄柏、槟榔各 6g,苦参、蛇床子、百部、皂矾、雄黄、薏苡仁各 10g)治疗尖锐湿疣 64 例,每日 1 剂,早晚外洗、坐浴,每次约 30 分钟,7 天为 1 个疗程。痊愈 58 例,好转 4 例,无效 2 例,总有效率 96.88%。

刘洪波以薄荷、文蛤、芒硝、大黄、当归、苦参、明矾、硼砂各 30g,红花 10g,木鳖子 15g,梅片 6g(后下)。每日 1 剂,水煎熏洗疣体,取得了理想效果。王炳炎以疣灵搽剂(板蓝根、苦参、生香附、木贼草、露蜂房各 250g,共置容器内,加水 5000ml,煎 1 小时到 2000ml,加陈醋 500ml,制成本品,每瓶 50ml,避光备用。)治疗本病 43 例,痊愈 41 例,无效 2 例。黄国泉以消疣糊剂(金钱草 150g,木贼 100g,三棱 60g,败酱草 80g,水煎 2 次取汁,并浓缩,并加熟糯米粉 20g,碱 30g,苯酚 1ml,95% 酒精 200ml,浸 7 日成糊状),涂搽患处,每日 2~3 次。治疗 47 例 CA,痊愈 35 例,好转 11 例,无效 1 例。总之,虽然治疗尖锐湿疣的外用方药较多,但归纳起来常用中药主要有清热解毒类,如大青叶、板蓝根、野菊花、土茯苓、蛇床子、败酱草、蒲公英等;清热燥湿类有苦参、黄柏、大黄、龙胆草等;活血类有紫草、三棱、莪术、香附、赤芍、丹皮等;腐蚀类如鸦胆子、斑蝥、枯矾、明矾等;软坚散结类有生牡蛎;健脾利湿类有薏苡仁、苍术等。

(三) 中西医结合

手术、激光、微波等方法,虽能使疣体较快脱落,但复发率较高,近年来许多学者在如何防止本病的复发上进行了研究。如有的学者在手术或激光、微波等祛除疣体后，使用干扰素、白介素、左旋咪唑等，取得了较好效果（详见上篇第一章常见病症研究——"尖锐湿疣"有关内容）。有的学者结合使用中药，也获良效。如宋慧之采用激光配合中药坐浴，中药为马齿苋60g，败酱草、紫草、板蓝根、大青叶各15g，生薏苡仁、生地、木贼、香附各30g，当归、赤芍、桃仁、红花各9g。2日1剂，水煎，每次坐浴10~15分钟。治疗尖锐湿疣54例，其疗效优于单纯用激光组。谢舜等辨证内服中药配合激光术治疗顽固性湿疣80例，结果无1例复发。方法为：实证用复方蓝苋汤（黄芪、黄精、枸杞子、板蓝根、紫草、赤芍各30g，马齿苋45g，生薏苡仁90g，土茯苓50g，七叶一枝花9g，甘草10g）。虚证用复方芪七汤（黄芪、丹参、党参各30g，白术10g，猪苓15g，冬虫夏草、丹皮各9g，田七6g）。并用马齿苋45g，紫草20g，七叶一枝花、板蓝根、苦参各30g，皂角刺15g，薏苡仁50g。水煎熏洗浸泡。江海燕以CO_2激光或高频电针烧灼气化疣体，配合四妙汤加减内服（苍术、黄柏、薏苡仁、牛膝、板蓝根、益母草、牡蛎、土茯苓、莪术、甘草），并辅以加减苦参汤外洗患处（苦参、金银花、大青叶、木贼、香附、紫草、芒硝）治疗22例尖锐湿疣，效果良好。

其他疗法，宋维芳等报道了采用电离子联合5-氨基酮戊酸光动力治疗80例尿道尖锐湿疣患者，结果：与CO_2激光治疗相比，5-氨基酮戊酸光动力疗法患者复发率显著降低（复发率分别为30.16%，11.39%），两组皮损清除率未见显著差别（100.0%，98.96%），两组均未出现严重不良反应。

（四）中药研究

1. 单味研究　研究表明，蛇床子内所含1-蒎烯异缬草酸龙脑酯，地肤子所含皂苷对病毒都有较强的抑制作用。木贼草含有大间荆碱、阿魏酸和胸腺嘧啶，其中大间荆碱和阿魏酸有干扰病毒RNA合成作用，可以抑制病毒生长和杀灭病毒。此外，紫草、石榴皮、大青叶、板蓝根、白鲜皮、大黄也有一定抗病毒作用。

有研究表明黄芪可使人类自然杀伤细胞（NK）活性明显升高，促进人淋巴细胞转化。此外，黄芪还有明显的诱导人体产生干扰素的作用。冬虫夏草也能增强NK活性，促进淋巴细胞增殖，提高淋巴细胞转化率。这些药物对预防尖锐湿疣的复发具有一定作用。

2. 复方研究　疣毒净外洗液主要由紫草、虎杖、苦参、枯矾、甘草所组成。侯孟君等采用PCR技术对该外用剂对离体CA皮损中HPV-DNA的影响进行了观察，结果0.5kg/L浓度的疣毒净作用疣体组织7天后，疣体组织PCR检测阴性，与对照组比较差异明显，表明疣毒净能破坏尖锐湿疣疣组织中的HPV-DNA。

（五）评价及瞻望

尖锐湿疣是常见的性传播疾病之一，在我国其发生率已居性病第二位。虽然其治疗手段较多，但均不能较好的解决其复发问题。近年来采用中医药或中西医结合的方法，在消除疣体，控制尖锐湿疣的亚临床感染和潜伏感染，防止复发等方面，取得了较好效果，显示了良好的发展势头。但从目前的研究资料来看，大多为临床报道，缺乏对照，设计不科学，中药复方抗HPV的实验研究，开展较少等。今后应加强中西医结合最佳治疗方案的研究，并探讨其作用机制；加强有效方药的筛选，并进行相关实验研究。我们相信，随着各项工作的广泛深入开展，对尖锐湿疣的防治水平一定会提高到一个新高度。

第四节 梅 毒

梅毒是梅毒螺旋体感染所致性传播疾病。主要通过性接触传播，可以通过胎盘传给下一代。早期主要侵犯皮肤黏膜，晚期可侵犯全身各个器官。中医学亦称梅毒，据其病变的形状、部位、性质等不同，又有"杨梅疮""霉疮""棉花疮"等名称。对于先天梅毒，中医学又称"胎毒"。

一、病因病机

（一）现代医学研究

1. 病原学 梅毒螺旋体为螺旋状原核细胞型微生物，大小（5~15）μm×（0.09~0.18）μm，有8~14个呈锐角弯曲的螺旋，螺旋规则，外径大小一致，为0.40~0.55μm，螺旋较密，旋距为1.0~1.4μm，两端旋距较宽，最后变直伸出两端。梅毒螺旋体用一般染料不易着色，故又称苍白螺旋体。

2. 流行病学、病理改变、发病机制等，详见上篇第一章常见病症研究——"梅毒"有关内容。

（二）中医学认识

梅毒的发生主要为感受霉疮毒气，其传染途径主要有以下3种。

1. 精化传染（不洁性交） 性事不洁而传染，为该病的主要传染途径。毒邪乘肝、肾之虚而入里。因肝脉绕阴器，肾开窍于前后二阴，病初多限于局部外表，继而入里，伤及脏腑。

2. 气化传染（非性交传染） 由于密切接触患者，或间接接触被患者污染的物品，毒气上犯肺脾，外发皮毛。

3. 胎传 因母体感染梅毒后，毒气由胎盘传入胎儿，而发梅毒，即先天梅毒（胎毒）。

二、临床诊断

（一）辨病诊断

1. 临床表现

（1）获得性梅毒

1）一期梅毒：梅毒螺旋体入侵机体后，并不立即引起病变，常有2~4周或更长时间（40~90天）潜伏期。之后阴部可出现硬下疳，好发于冠状沟、龟头、阴茎、包皮等处。初起多为斑疹或小丘疹，粟粒状大小，有一定硬度。数日后可长为黄豆大，无压痛，继则形成无痛溃疡。在硬下疳发生后1~2周或4~6周，所属淋巴结肿大，称梅毒性淋巴结炎，亦称无痛性横痃。

硬下疳初期，大部分患者的梅毒血清反应阴性，硬下疳7~8周后，全部患者血清反应阳性。

2）二期梅毒：自一期梅毒消退至二期梅毒出现，一般需经 1~3 周无症状期，即第二潜伏期。当然，也可无潜伏期，一、二期相继出现，也可重复出现。皮肤黏膜损害是二期梅毒的标志。其特点是分布广泛且对称，自觉症状轻微，破坏性小，传染性强。具有多形性皮疹，如斑疹、斑丘疹、丘疹、鳞屑、脓疱疹和溃疡性疹等。患者第一次发生的全身性皮疹，称早发性梅毒疹，有以下特点：①皮疹分布广，数目多，左右对称，疏散存在，少有融合。②皮疹的发生、发展都较慢，且形态大小一致。③破坏性小，痊愈后一般不留瘢痕。④血清反应阳性率高，达 100%。⑤传染性强。⑥不经治疗可自行消退。早发性梅毒疹不经治疗 2~3 个月可自行消退，进入潜伏状态，此时虽无症状，但当机体抵抗力降低时，又可出现症状，称复发性梅毒疹。其特点为：①皮疹数目少，分布较局限。②群集倾向明显，常呈环形、弧形等，且破坏性较大。③有一定的好发部位，如前额、口角、颈部、阴部等。④每次复发症状较前轻，经几次复发后，不治疗也可自行痊愈，而进入潜伏期。

扁平湿疣是二期梅毒早期常见皮损，发生率较高。常与其他类型皮疹并发。好发于潮湿易摩擦部位，以生殖器、外阴及肛周多见。

二期梅毒尚可引起全身淋巴结肿大。一般多见于皮肤、黏膜病变较重者。常双侧对称，无压痛、质地硬。

二期梅毒尚可发生其他脏器梅毒，如眼梅毒，发生率较低，多表现为虹膜炎；神经梅毒，常为无症状神经梅毒和梅毒性脑炎，还可发生梅毒性肝炎、脾梅毒等。

3）三期梅毒：发生感染 2 年后，约 40% 未经治疗的梅毒患者，发生活动性三期梅毒，其中 15% 病人发生良性梅毒（指梅毒螺旋体侵犯非致命的组织与器官，如皮肤、软组织、骨骼等），10%~25% 心血管等梅毒，10% 为神经梅毒。

三期皮肤黏膜梅毒主要是结节性梅毒疹，树胶样肿以及骨、关节及肌肉腱鞘梅毒等。三期骨梅毒和眼梅毒与二期相似，晚期心血管梅毒多发生于感染后 10~30 年，可发生梅毒性主动脉炎、主动脉瘤、主动脉闭锁不全、冠状动脉口狭窄及心肌树胶样肿等。晚期神经梅毒有无症状神经梅毒、脑膜血管梅毒（灶性脑膜梅毒、脑血管梅毒及脊髓脑膜血管梅毒）、脑实质梅毒（麻痹性痴呆、脊髓痨及视神经萎缩）。

隐性梅毒又称潜伏梅毒，是指无皮肤黏膜及内脏等临床表现，而血清学反应阳性。

（2）先天梅毒：是在出生前于母体内经胎盘感染，也称胎传梅毒。根据其发生时间可分为早期胎传梅毒和晚期胎传梅毒。

1）早期胎传梅毒：是指出生后 2 年内发病者，多为早产儿，常在 6 个月内发病，出生即发病者约占 20%，6 个月内发病者占 80.1%，可表现为先天发育不良、发育畸形或弱智或痴呆。95% 以上患者可发生皮肤损害，其特点是不发生下疳，可发生水疱性、破裂性等特殊损害。常见的皮损为斑疹、斑丘疹、水疱性梅毒以及糜烂性浸润等。黏膜损害，好发于鼻腔、咽部及口腔，常为梅毒性鼻炎、咽喉炎等。可发生骨损害，如骨软骨炎、骨膜炎等。可出现肝脾肿大和神经梅毒等。

2）晚期胎传梅毒：是指出生 2 年以后发病者。一般在 5~8 岁开始发病，也有晚至 20 岁者。晚期胎传梅毒主要病变为皮肤黏膜树胶肿、骨病变、眼损害及神经系统病变等。

2. 病原学诊断

（1）病原体检查：一期及二期梅毒螺旋体检出率较高，三期则较低。标本采集病变部位分泌物、浸出液及组织检查。其检查方法有：①暗视野检查，可观察不染色标本中螺旋体形态及运动。②涂片染色法，观察分泌物或渗出液中的螺旋体。③组织染色法，观察组织切片中螺旋体形态及数量。也有采用间接免疫荧光（IIF）染色法，检查组织中的螺旋体。

（2）血清学试验

1）非特异性血清学试验：目前常用的有性病研究实验室试验（VDRL）、不加热血清反应素试验（USR）、快速血浆反应素试验（RPR）。

2）特异性血清学反应：常用的有梅毒螺旋体制动试验（TRI）、荧光螺旋体抗体吸收试验（FTA-ABS）、梅毒螺旋体血细胞凝集试验（TPHA）等。近年又建立了一些梅毒血清学试验的新方法。如免疫印迹法，梅毒螺旋体微珠血凝试验（TPMC）、酶联免疫吸附实验（TP-ELISA）、梅毒螺旋体被动乳胶凝集试验（TPPA）、斑点酶免疫试验（DIBA）等。

（二）辨证诊断

1. 湿热下注型　疳疮多发生于男性前后阴，如冠状沟、阴茎头及肛门等。初起如粟米大丘疹或硬块，破后形成溃疡，四周坚硬凸起，形如缸口，无痒痛。舌红，苔黄腻，脉滑数。

辨证要点：疳疮发于前后二阴，溃疡无痒痛。舌红，苔黄腻，脉滑数。

2. 热毒蕴结型　相当于二期梅毒。全身出现杨梅疮，色如玫瑰，不痛不痒，或有丘疹、脓疱等。大便秘结，口舌生疮，口渴喜饮。舌红，苔黄，脉弦数。

辨证要点：全身出现斑丘疹等皮损改变。大便秘结，口舌生疮。舌红，苔黄，脉数。

3. 肝肾阴虚型　多见于三期梅毒。病程较长，损害面积较广。在外肢体皮肤、黏膜、内及脏腑、筋骨，腰膝酸软，潮热盗汗，二目干涩。舌红，少苔，脉细数。

辨证要点：损害范围较大。腰膝酸软，潮热盗汗。舌红，少苔，脉弦细数。

三、鉴别诊断

1. 与一期梅毒硬下疳相鉴别

（1）软下疳：一期梅毒出现的硬下疳，易与软下疳相混。软下疳为性病的一种。潜伏期短，溃疡浅且边缘不整，病灶软，有疼痛，详见表2-9-2。

表2-9-2　硬下疳与软下疳的鉴别

	软下疳	硬下疳
病原体	杜克雷嗜血杆菌	梅毒螺旋体
潜伏期	2~5天	2~4周
临床表现	溃疡边缘不整，分泌物多，较软有疼痛，淋巴结肿大疼痛，可化脓破溃	溃疡边缘整齐，分泌物少，无疼痛较硬，淋巴结肿大无疼痛，不破溃

（2）龟头包皮炎：包皮内侧及阴茎头糜烂潮红等，与梅毒硬下疳相似，但前者病变部位较局部。一般通过详问病史和实验室检查可助鉴别。

（3）生殖器疱疹：由单纯疱疹病毒 2 型引起的一种性病，其特点为形成水疱，痒痛明显，糜烂面较浅，无硬结，病程短等。通过实验室检查可助鉴别。

（4）固定性药疹：有使用某药物史，常见的易致敏药物有磺胺类药物、解热镇痛类药物等。其特点潜伏期短，常为数小时至 72 小时。有灼热感伴痒痛，糜烂范围大，周围有水肿，继发感染分泌物较多。

2. 与二期梅毒相鉴别

（1）玫瑰糠疹皮疹分布：以躯干较多，且分散存在，但多呈椭圆形淡红色斑，覆有糠状鳞屑。

（2）银屑病：在红色丘疹或斑片上覆有银白色鳞屑、薄膜，点状出血或多数小脓疱，以四肢伸面、头皮和背部较多，瘙痒，冬重夏轻，易于反复。

（3）多形红斑：初发为水肿性红斑和淡红色扁平丘疹，进一步发展为虹膜状红斑即靶形斑。病变对称分布，好发于手背、前臂、足背、踝部等处。同时可发生水疱、大疱和黏膜病变。瘙痒较剧，常有诱因。

3. 与三期梅毒相鉴别

（1）皮肤肿瘤：种类较多，它们一般体积较小，形态不整齐，突出皮面生长，有脓性或血性分泌物，溃疡深浅不一，边缘不整，近部淋巴结可肿大。局部病理组织检查可助鉴别。

（2）寻常狼疮：自儿童时期发病，持续多年，难自愈。愈后留有挛缩性瘢痕，病损周围少有色素沉着。鼻部损坏多在鼻翼的软骨而非鼻骨，呈尖形鸟嘴状。实验室检查可助鉴别。

四、临床治疗

（一）提高临床疗效的基本要素

1. 及早明确诊断　能否及时明确诊断梅毒，对治疗方案的制订以及预后的判断具有非常重要的作用。故对梅毒的诊断，务必要详问病史，结合相关症状和体征以及实验室检查，注意鉴别诊断，以尽早做出判断。

2. 重视随访　随访是对梅毒临床疗效判定，以及是否采取重新治疗的重要措施，也是提高临床疗效的关键环节，应予以重视。一般而言，早期梅毒经治疗后，应随访 2~3 年。治疗后第 1 年每 3 个月复查 1 次，以后每半年复查 1 次，如正常即可终止观察。如血清固定（不转阴）而无临床复发征象者，也应视具体情况判定中枢神经系统有无梅毒感染，以排除无症状神经梅毒。如有临床复发或血清复发（血清反应由阴转阳，或效价升高 4 倍），应加倍剂量进行复治，还应注意中枢神经系统有无梅毒感染。晚期梅毒（包括隐性）患者如治疗后血清固定，需随访 3 年，以决定是否终止观察。心血管梅毒与神经梅毒应终生随访。

（二）辨病治疗

治疗原则：梅毒诊断必须明确，治疗越早效果越好，剂量必须足够，疗程必须规则，治疗后要追踪观察，对传染源及性接触者应同时进行检查和治疗。

1. 早期梅毒　包括一期、二期及病期在二年以内的潜伏梅毒。

（1）青霉素：①普鲁卡因青霉素 G 每日 80 万单位，肌内注射，连续 10 天。②苄星青霉素 G（长效青霉素）240 万单位，分两侧臀部同时肌内注射，每周 1 次，共 2 次。

（2）其他抗生素：对青霉素过敏者，可选用四环素，每次 500mg，每日 4 次，口服，连用 15 天。或用红霉素片，每次 500mg，每日 4 次，口服，连用 15 天。

2. 晚期良性梅毒　包括三期皮肤、黏膜、骨骼梅毒，病期超过 2 年或不能确定病期的潜伏梅毒及二期复发梅毒。

（1）青霉素：①普鲁卡因青霉素 G，每日 80 万单位，肌内注射，连续 15 天，1200 万单位为 1 个疗程，或间歇 2 周，再给第 2 疗程，总量为 2400 万单位。②苄星青霉素 G，240 万单位，肌内注射，每周 1 次，共 3 次。

（2）其他抗生素：对青霉素过敏者，可用四环素，每次 500mg，每日 4 次，口服，连用 30 天。或用红霉素，每次 500mg，每日 4 次，口服，连用 30 天。

3. 心血管梅毒　禁用苄星青霉素。对伴有主动脉瓣关闭不全、冠状动脉狭窄、主动脉瘤者，治疗宜慎重。当伴有心衰时，首先要控制心衰，之后再从小剂量开始注射青霉素，以免发生吉海反应，而加重病情。

所谓吉海反应，是指发生在首次用药数小时到 24 小时（通常为 3~12 小时），损害部位的症状加重，体温上升，全身不适，早期梅毒疹、骨膜炎及晚期非重要器官的损害短暂的症状加重，一般不会造成严重后果。对心血管梅毒、神经梅毒及有内脏病变的先天梅毒的危害较大，甚至死亡。其机制是梅毒螺旋体大量死亡，释放内毒素及其代谢产物的毒副作用和变态反应引起。

（1）普鲁卡因青霉素 G：由每日 20 万单位开始，经 2~3 天，如无不良反应，可加大剂量。每日 80 万单位，肌内注射，连续 15 天为 1 个疗程，间隔 2 周再给第 2 个疗程，总量为 2400 万单位。

（2）其他抗生素：对青霉素过敏者，可用四环素，每次 500mg，每日 4 次，口服，连用 30 天。或选用红霉素，用量、用法同四环素。

4. 神经梅毒

（1）水剂青霉素 G：每日 480 万单位，静脉滴注，10 天为 1 个疗程，间隔 2 周，重复 1 个疗程，总量 9600 万单位。

（2）普鲁卡因青霉素 G：每日 240 万单位，肌内注射，同时口服丙磺舒 0.5g，每日 4 次，共 10 天。接着再用苄星青霉素每周 240 万单位，肌内注射，连续 3 周。

另外，心血管梅毒和神经梅毒在治疗时，为避免吉海反应，可加用泼尼松 5mg，每日 4 次，口服，从注射青霉素的前 1 天开始连续 3 天。

5. 先天性梅毒

（1）早期先天性梅毒：①普鲁卡因青霉素 G，每日 5 万单位/千克体重，肌内注射，连用 10 天。②苄星青霉素 5 万单位/千克体重，肌内注射 1 次，有神经梅毒损害者则不用。

（2）晚期先天性梅毒：普鲁卡因青霉素 G，每日 5 万单位/千克体重，肌内注射，连用 10 天。对较大儿童的青霉素用量，不应超过同期成年患者。另外，8 岁以下儿童禁用四环素。

（三）辨证治疗

1. 辨证施治

（1）湿热下注型

治法：清热利湿解毒。

方药：龙胆泻肝汤加减。龙胆草 6g、栀子 12g、黄芩 10g、生薏苡仁 25g、车前子 25g、野菊花 25g、连翘 15g、土茯苓 25g、生甘草 10g。

（2）热毒蕴结型

治法：清热解毒散结。

方药：五味消毒饮加味。金银花 25g、野菊花 20g、蒲公英 25g、地丁 20g、紫背天葵 15g、黄连 10g、紫草 15g、生大黄 10g、生甘草 10g、土茯苓 25g。

（3）肝肾阴虚型

治法：滋补肝肾，佐以解毒。

方药：六味地黄汤加减。熟地黄 15g、山萸肉 12g、生山药 15g、女贞子 15g、旱莲草 12g、泽泻 12g、丹皮 12g、陈皮 10g、金银花 15g、土茯苓 20g。

2. 外治疗法

（1）取胆矾、白矾、水银各 12g。共为末，入香油少许，和匀，涂两手心、足心，以手心摩擦足心。

（2）溃疡者，可用鹅黄散外涂（煅石膏、炒黄柏、轻粉各等份为末，干掺患处，即可生皮，再烂再掺，毒尽乃愈）。

（3）大豆甘草汤：黑豆 50g，甘草 30g，赤皮葱 30g，槐条 60g。水煎取汁，洗患处，每日 2 次。适用于一期梅毒（硬下疳）。

（4）杨梅疮熏洗方：防风、芍药、山栀子、苦参、薄荷、金银藤、苍术、黄柏、地榆、黄芩、连翘、艾叶、地骨皮、花粉、豨莶草各 9g，紫苏 10g，铅 500g，加水 10kg，煮数沸后倒入浴盆中，先熏后洗，每日 1 次，每次 30 分钟。适用于二期梅毒疹。

（5）取石菖蒲、金银藤各 30g，地骨皮 20g，荆芥、防风、羌活、独活、何首乌、甘草各 10g。加水 3000ml，水煎取汁，待温洗患处。适用于三期梅毒（树胶肿）。

3. 成药及单验方

（1）成药

1）龙胆泻肝丸：每次 6g，每日 2 次，口服。用于湿热下注型。

2）六味地黄丸：每次 8 粒，每日 3 次，口服。用于肝肾阴虚型。

（2）单验方

1）土茯苓合剂：土茯苓 30~60g、金银花 12g、威灵仙 9g、白鲜皮 9g、生甘草 6g、苍耳子 6g。加水 800ml，煎成 400ml，每日服 1 剂，分早、中、晚 3 次服完，连用 3 个月为 1 个疗程。

2）升丹合剂：每日 2 粒，饭后吞服，并用土茯苓 30g，煎汤 2 碗，代茶送。

五、预后转归

早期梅毒，经积极正确治疗后，多可痊愈，可防三期梅毒的发生。约有 50% 梅毒螺旋体感染者可发展为晚期梅毒。如病变伤及重要器官和组织，预后转归较差。良性梅毒预后较好，恶性梅毒预后差。

六、预防调护

1. 加强性教育，普及性常识，提高自我防护意识。

2. 坚决打击卖淫嫖娼等社会丑恶现象。

3. 注意公共卫生。

4. 重视婚前检查和孕妇胎前检查，尤其是妊娠 4 个月以前，一旦发现，及时采取流产术。

5. 患本病未治愈前，严禁性生活。

6. 饮食宜清淡而富有营养，禁食辛辣厚味。并可辅以食疗，促使疾病早日康复。常用食疗方如下。

1）蒲公英粥：蒲公英 40~60g，鲜品用量 60~90g，粳米 30~60g。上药洗净，切碎，煎取药汁，去渣，入粳米同煮为稀粥。3~5 天为 1 个疗程，每日 2~3 次温服食。

2）梅花粥：先煮粳米为粥，待粥将成时加入白梅花，同煮 2~3 沸即可。3~5 天为 1 个疗程，每天 2 次空腹温热食用。

七、研究进展

（一）实验室检查与梅毒诊断

实验室检查，尤其是一些血清学试验，虽然对梅毒的诊断具有较强的特异性，但与临床并非完全相符。详见上篇第一章常见病症研究——"梅毒"有关内容，仍需结合病史、临床表现以及详细体检等，以综合分析。

（二）中药研究

研究表明，土茯苓、苍耳子具有抑制和杀灭梅毒螺旋体作用，增强机体免疫能力，减少黏膜损害。金银花、黄芩、连翘、白芷、防风、当归、蒲公英等中药，抗菌范围广泛，尤其对革兰阳性菌、革兰阴性菌及螺旋体均有明显抑制作用。许多研究证实，此类中药治疗感染时，毒血症可得以迅速改善，并延缓毒素所引起的细胞病变，从而减轻对组织的损害，还发现金银花等中药能增强白细胞和单核-吞噬细胞系统的吞噬功能，提高非特异性免疫力，抑制变态反应。

（三）临床研究

1. **中医药治疗**　秦伯未等用攻邪补元法治疗梅毒 24 例。攻邪法：药用土茯苓单方复剂。补元法：以当归饮子为主方，药用当归、川芎、白芍、生地各 12g，防风、白蒺藜各 10g，何首乌、黄芪各 15g，甘草 3g。并随症加减。以上法治疗梅毒有明显临床症状者，2~3 周开始生效，24 例均获取较好疗效。其中 1~12 年随访 17 例，有 15 例疗效基本巩固。柏选正以托里攻毒法治疗梅毒 59 例，结果早期梅毒痊愈 38 例，有效 2 例，无效 2 例；晚期梅毒痊愈 13 例，有效 2 例，无效 2 例，总有效率为 93%。具体方法为，托里攻毒汤，即金银花、土茯苓各 45g，蒲公英 30g，生黄芪、生薏苡仁、赤小豆各 20g，龙胆草、马齿苋、苍耳子、皂刺各 10g，大枫子仁 3g，车前子 15g。伴下疳阴疱或龟头溃烂者，加儿茶 3g；脾虚血亏者，加党参、白术、当归各 10g；肾阴或肾精不足者，加淫羊藿、菟丝子各 10g；毒在胸上者，加桔梗 12g；毒在腹下者，加牛膝 12g。每日 1 剂，水煎服，并配合外洗方外洗，外洗方（盐汁石硇液）即煅石膏 100g，硇砂 10g，大青盐 2000g，包心白菜 5000g。取包心白菜去根洗净，切成 3cm 厚的片断，将大青盐末分层撒在菜体上，加盖密封腌 1 周。压榨取汁，再将硇砂与石膏粉加入搅匀即可。冷藏保存。外洗，每日 2~3 次。

2. 中西医结合　陆春早采用中西医结合疗法治愈 1 例皮肤黏膜及心血管晚期梅毒。中药土茯苓 50g，薏苡仁、金银花各 30g，防风、川木瓜各 25g，木通、白鲜皮各 15g，甘草 10g。每日 1 剂，分 3 次水煎服。同时局部用黄芩、黄柏各 25g，五月茶 50g，绿茶 20g。水煎外洗患处，每日 1 次。2 个月后适加青霉素 60 万单位，每日 1 次，肌内注射。15 天为 1 个疗程。经过 6 个疗程后，局部症状痊愈，心血管梅毒好转，随访 14 年无复发。

马宽玉等，采用中西医结合治疗 30 例早期梅毒，也获良效。基本方药为：土茯苓、马齿苋、忍冬花、半枝莲、黄柏、滑石、萆薢、苦参、生甘草。每日 1 剂，水煎服。15 天为 1 个疗程。同时，一、二期梅毒患者，予苄星青霉素每侧臀部各 120 万单位，每周 1 次肌内注射，共 2 次。二期复发梅毒则用 3 次。对青霉素过敏者改用红霉素或四环素，每天 2g，口服，连用 15 天。

王砚宁等，采用中西医结合疗法治疗早期梅毒 36 例，并与单用青霉素组对照比较，结果两组总有效率有显著性差异。中西医结合治疗组采用方药组成：土茯苓 15g、黄芪 15g、茯苓 12g、川芎 12g、白术 12g、银花 20g、木通 10g、生薏苡仁 20g、木瓜 10g、皂荚子 10g、生大黄 4.5g。两组均用普鲁卡因青霉素 80 万单位肌内注射，每日 1 次。治疗 10 天为 1 个疗程。为预防吉海反应，两组首次治疗前 30 分钟，肌内注射 5mg 地塞米松。

（四）疗后随访及判愈标准

梅毒患者经足量规范治疗后还应定期观察，包括全身体检及非梅毒螺旋体抗原血清学试验（VDRL、RPR 或 USR 等），以了解是否治愈或复发，①早期梅毒疗后第一年每 3 个月复查一次，以后每半年复查一次，连续 2~3 年。如血清反应由阴性转为阳性或滴定度升高 4 倍（如由 1∶2 升为 1∶8）属血清复发，或有症状复发，均应加倍量复治。超过 2 年血清不转者属于血清固定，如无临床症状复发，是否再治疗，根据具体病情而定；无论再治疗与否，应做神经系统检查，以便早期发现无症状神经梅毒。②晚期梅毒疗后复查同早期梅毒，但应连续观察 3 年，血清反应固定阳性者，应做神经系统检查及脑脊液检查。

梅毒是否治愈，其标准有二。①临床治愈：一期梅毒（硬下疳）、二期梅毒及三期梅毒（包括皮肤、黏膜、骨骼、眼、鼻等）损害愈合消退，症状消失。以下情况不影响临床治愈的判断：继发或遗留功能障碍（视力减退等）；遗留瘢痕或组织缺损（鞍鼻、牙齿发育不良等）；梅毒损害痊愈或消退，梅毒血清学反应仍阳性。②血清治愈：抗梅毒治疗后 2 年以内梅毒血清学反应（非梅毒螺旋体抗原试验，如 VDRL、RPR、USR）由阳性转变为阴性，脑脊液检查阴性。一般梅毒（硬下疳初期），血清反应为阴性时已客观存在充足抗梅毒治疗，可以不出现阳性反应，这种情况不存在血清治愈的问题。

第五节　生殖器疱疹

生殖器疱疹是单纯疱疹病毒（HSV）感染所致的性传播疾病。此病多在青春期后发病，与性活动密切相关，主要发生在腰以下区域，尤其是男子外阴部，其特点为集簇性疱疹，好发于皮肤黏膜处，易于复发。

此病与中医学的"天疱疮""火赤疮""登豆疮""蜘蛛疮"相类似。

一、病因病机

（一）现代医学研究

人是 HSV 的唯一自然宿主，人类对 HSV 普遍易感。根据抗原性质的不同，该病毒分为两型，即 HSV-1 和 HSV-2。HSV-1 主要存在于呼吸道、口、唇、结膜、角膜及皮肤，即单纯疱疹；HVS-2 常见于生殖器疱疹中。据统计生殖器疱疹的病原 90% 为 HSV-2，10% 为 HSV-1。HSV-2 传染性很强，与有阴茎疱疹男性发生一次性接触的女性内有 60%~80% 发生生殖器疱疹，患者与无症状带菌者都可通过性接触传染他人。

一般在 HSV 原发感染引起的疱疹消退后，病毒进入皮肤的神经末梢之中，并经周围神经上升至后根神经节，呈潜伏状态而不引起临床症状。HSV-2 主要潜伏于骶尾神经节中。以后如遇发热、受寒、精神创伤，机械性刺激以及食物、药物等诱发因素，处于潜伏状态的病毒可被激活，经周围神经到达皮肤黏膜表面，而出现复发性疱疹。

（二）中医学认识

中医学认为，足厥阴肝经绕阴器，而湿性趋下，当湿热蕴积肝胆时，可循经下注，结于阴部而成疱疹，热盛则成毒，邪毒侵淫日久，则耗伤肝肾之阴，故此病的病理以湿热、热毒、阴亏居多。常见的病因病机有如下几个方面。

1. 湿热下注　因不洁性交感受淫毒之邪，湿热蕴积肝胆，循经趋下，结于阴部，发于肌肤而成疱疹。

2. 热毒炽盛　热邪久蕴不解，聚而成毒，热毒灼于阴部，阴部气血壅滞，气机不畅，热毒从肌肤而发，成为疱疹。

3. 肝肾阴亏　邪毒侵淫日久，耗伤阴液，肝肾阴亏，不能濡养外阴肌肤，则邪毒留连外阴肌肤，致疱疹迁延不愈。

二、临床诊断

（一）辨病诊断

1. 临床表现　临床表现分为原发性生殖器疱疹和复发性生殖器疱疹。

（1）原发性生殖器疱疹：潜伏期为 2~20 天，平均 7 天。患部先有烧灼感，原发损害为一个或多个小而瘙痒的红丘疹，迅速变成小水疱，3~5 天后形成脓疱，破溃后形成大片的糜烂或浅溃疡，伴有疼痛，最后结痂痊愈。皮损好发于龟头、阴茎、阴囊、股和臀部。肛门直接损害可无自觉症状或伴有痒感，排脓及里急后重。约 70% 患者在病程中可再出现新的病损。症状持续约 20 天。一般原发性生殖器疱疹大多伴有淋巴结肿大触痛。

（2）复发性生殖器疱疹：约 60%的原发性生殖器疱疹患者在 1 年内复发，临床病程较原发感染短，症状较轻，结痂愈合较快，不留瘢痕。主要诱发因素有发热、紫外线照射、性交、局部损伤、精神紧张、气候变化等。

男性同性恋者，可表现为肛门直肠疼痛，便秘，肛门有分泌物，里急后重和发热等，部分病人肛周有水疱或溃疡。

2. 病原学诊断

（1）病毒分离：标本可取自水疱液，涎等。可用人胚肾细胞、兔胚肾细胞、人胚成纤维细胞或人羊膜细胞作病毒分离。新分离的病毒可用中和试验、补体结合试验和免疫荧光技术等初步鉴定，然后再用鸡胚绒毛膜接种观察疱疹的大小，并做动态中和实验鉴定 HSV 的型别，一般阳性率达 75%~85%。

目前，采用敏感细胞系，具有很高的检出率，在细胞培养中，只要有 1~10 个感染性 HSV 就可以检出。且迅速简便，敏感性、特异性都高，现已作为 HSV 感染诊断的"金标准"。

（2）抗原测定

1）酶联免疫吸附法（ELISA）：方法简便敏感性较高，应用广泛，并且在某些操作环节加以改进出现了多种不同的 ELISA 方法，使诊断的敏感性，特异性得到提高。如同时采用多株单克隆抗体混合使用，既提高特异性又提高了敏感性。又如采用不同的酶放大系统。一方面克服了标记酶过程中对抗体和酶的生物学活性的影响作用，另一方面由于抗体的多级放大，较大地提高了敏感性，其敏感性甚至超过了细胞培养。

2）免疫荧光法（IFA）：此法操作简单，很快可以出结果，应用单克隆抗体以后，可进行临床诊断和病毒鉴别。

3）乳胶凝集试验（LA）：此法可在半小时内出结果，不需要特殊仪器，缺点是敏感性差，约有 50%的检出率。

（3）DNA 检测

1）DNA 探针杂交（DNA-PH）：此方法具有先进性和准确性，与细胞培养相比，其特异性为 93%~100%，敏感性为 25.4%~92%，但费时、费力，试验条件要求较高。

2）聚合酶链反应（PCR）：此法灵敏度高于细胞培养，但易受污染而致假阳性。

（4）抗体检测：HSV 原发感染 1 周后血清中出现补体结合抗体和中和抗体，2~3 周后抗体达到较高水平，以后逐步下降，长期保持较低水平，如取早期和恢复期 2 份血清，对比检查抗体效价，对原发生殖器疱疹，有诊断意义。当复发和再感染时，抗体效价不一定增高，抗体检测意义不大。

（5）细胞学及组织病理学检查：从生殖器疱疹病损的底部刮取感染病毒的细胞，制作刮片，苏木精-伊红（HE）染色，可见有典型的嗜酸性核内包涵体。也可做免疫荧光染色或免疫组织化学染色，作出特异、快速的诊断。另外，取水疱底部周缘的上皮细胞，巴氏染色或亚甲蓝染色，镜下可见多核巨细胞，核内有包涵体。电镜检查对生殖器疱疹有确诊价值，但不易普及。

（二）辨证诊断

生殖器疱疹有不同的病机，故在临床上除疱疹症状外，常伴有心烦易激惹，胁痛、溲赤便干，或发热口干，或头晕目眩，腰膝酸软。或舌红苔腻，或舌红少苔，或脉滑数或脉弦细。

1. **湿热下注型** 阴部疱疹，或破溃糜烂，肿痛、灼热感，心烦易怒，胁胀痛，溲赤便干，善太息。舌红，苔黄腻，脉弦滑数。

辨证要点：疱疹，灼热感，胁胀痛。舌红，苔黄腻，脉弦滑数。

2. **热毒炽盛型** 阴部疱疹、红肿灼热疼痛、心烦易怒、发热、咽干渴欲，便干溲赤。舌红，苔黄，脉滑数。

辨证要点：疱疹，红肿灼热疼痛甚，发热，口干，便干。舌红，苔黄，脉滑数。

3. **肝肾阴亏型** 阴部疱疹反复发作迁延不愈，头晕目眩，胁肋隐痛，腰膝酸软，咽干口燥，心中烦热，阴痒。舌红，苔少，脉弦细数。

辨证要点：阴部疱疹反复发作，胁肋隐痛，腰膝酸软，咽干。舌红，苔少，脉弦细数。

三、鉴别诊断

1. **生殖器疱疹** 主要与硬下疳、软下疳相鉴别，详见表2-9-3。

表2-9-3 生殖器疱疹与硬下疳、软下疳鉴别

	生殖器疱疹	硬下疳	软下疳
皮损	红斑、成群水疱可糜烂、溃疡	单个质硬的溃疡	质软的溃疡
疼痛	++	-	++
反复发生	常有	无	无
实验室检查	HSV-2（+）或HSV-1（+）	USR（+）RPR（+）梅毒螺旋体（+）	链杆菌（+）

2. **其他生殖器部位皮肤病** 如接触性皮炎、带状疱疹、贝赫切特综合征、脓疱病有时与生殖器疱疹相似，根据病史及有关实验室检查不难鉴别。

四、临床治疗

（一）提高临床疗效的基本因素

1. **详察病因** 导致生殖疱疹的病因有湿热、热毒等不同。临证当以详辨。它们除共有生殖器部位疱疹这一症状外，伴随症状各异。胁胀痛，苔黄腻，脉弦滑数者，为湿热所致，治疗宜清热利湿；灼热疼痛明显，发热口干，苔黄脉数者，为热毒炽盛，治疗宜清热解毒。疾病后期，耗伤肝肾之阴见疱疹反复不愈，腰膝酸软，心中烦热，脉弦细数者，为肝肾阴亏，治疗宜滋补肝肾。

2. **中西贯通** 由于目前无特效杀灭病毒的药物，中西药合用尤为重要。现研究证明，许多中药如蛇床子、木贼、大青叶等，具有良好的抗病毒作用，若辨证使用，针对性更强，

疗效更好，若同时结合西药对症处理，则可进一步提高疗效。

（二）辨病治疗

治疗原则：及时足量使用抗病毒药物，减轻症状、缩短病程和控制疱疹的传染与复发。

1. 抗病毒治疗

（1）原发性生殖器疱疹：阿昔洛韦200mg，口服，5次/日，连服7~10；或伐昔洛韦300mg，口服，2次/日，连服7~10日；或泛昔洛韦250mg，口服，3次/日，连服5~10日。

（2）复发性生殖器疱疹：最好在出现前驱症状或损害出现24小时内开始治疗：阿昔洛韦200mg，口服，5次/日，连服5日；或伐昔洛韦300mg，口服，2次/日，连服5日；或泛昔洛韦125~250mg，口服，3次/日，连服5日。

（3）频繁复发患者（1年复发6次以上）：为减少复发次数，可用抑制疗法：阿昔洛韦400mg，口服，2次/日；或伐昔洛韦300mg，口服，1次/日，或泛昔洛韦125~250mg，口服，2次/日。

以上药物均需长期服用，一般服用4个月到1年。

（4）严重感染：指原发感染症状严重或皮损广泛者。阿昔洛韦5~10mg/kg体重，静脉点滴，每8小时1次，用5~7日或直至临床症状消退。

2. 局部治疗　保持患处清洁、干燥。皮损处可外涂3%阿昔洛韦霜、1%喷昔洛韦乳膏和酞丁安霜等。

3. 其他疗法　也可试用转移因子、干扰素、聚肌苷酸-聚胞苷酸等，但疗效不肯定。

（三）辨证治疗

1. 辨证施治

（1）湿热下注型

治法：清利湿热。

方药：龙胆泻肝汤加减。柴胡12g、当归12g、生地12g、黄芩12g、栀子12g、木通9g、泽泻12g、龙胆草12g、车前子9、生甘草6g、蒲公英15g、连翘12g、金银花12g、黄柏9g、苦参20g。烧灼刺痛剧烈者加川楝子12g。

（2）热毒炽盛型

治法：清热解毒。

方药：黄连解毒汤加减。黄柏15g、黄连12g、黄芩12g、栀子15g、川楝子12g、丹皮15g、赤芍12g、元胡12g、金银花20g、蒲公英20g、苦参20g、木贼20g。

（3）肝肾阴亏型

治法：养阴清热，滋补肝肾。

方药：一贯煎合知柏地黄汤加减。生地12g、沙参12g、枸杞子12g、麦冬12g、当归12g、川楝子9g、知母9g、黄柏9g、丹皮9g、泽泻9g、地骨皮9g、山药12g、山萸肉12g、女贞子12g、木贼12g、土茯苓15g、蛇床子15g。

2. 外治疗法

（1）如意金黄膏：外敷，每日1次。

（2）雄黄解毒散：外敷每日2次。

3. 成药及单验方

（1）双黄连针：取粉涂于疱疹局部，每日3次。

（2）黄柏12g、狼毒10g、枯矾10g、地肤子10g、冰片5g、透骨草15g。水煎外洗，每日2次。

（3）地龙白糖浸液：将蚯蚓洗净置瓶中，加白糖适量，1~2小时后化为液体去渣，贮存备用，每日2~3次，外涂患处。

五、预后转归

此病如及时治疗，可以痊愈，不会留下痕迹。如治疗不及时，病情反复发作，可导致其他病变，如腰骶部神经炎及脊神经炎等，预后不佳。

六、预防调护

（一）预防

1. 避免与本病患者性交，避孕套不能完全防止病毒的传播。

2. 应用非特异性及特异性疫苗，有一定效果。

（二）调护

1. 保持病变部位的清洁与干燥，防止感染，减少活动，防止行走时疱疹受摩擦而破溃。

2. 忌食辛辣厚味之品，饮食宜清淡而富有营养。

3. 要调畅情志，心胸开阔，乐观向上。

七、专方选介

1. 扶正解毒汤　金银花、大青叶、当归各10g，柴胡、紫草、赤芍、露蜂房、茵陈、茯苓、山药、地骨皮各15g，黄芪20g，甘草8g。加减：偏脾阳虚者金银花、大青叶可稍减量，同时酌加淫羊藿；阴虚烦躁失眠者加五味子、夜交藤；湿热甚、大便不通者加厚朴、大黄。每日1剂，早晚分服，4周为1个疗程。疗程结束后，总有效率治疗组为90.0%，对照组为76.7%；2组疗程结束后随访1年，结果治疗组18例中复发6例，复发率为33.3%；对照组9例中复发7例，复发率为77.8%。

2. 导赤散合六味地黄汤　生地黄15g，木通7.5g，生甘草10g，竹叶10g，熟地黄25g，山茱萸15g，山药15g，牡丹皮10g，茯苓10g，泽泻10g，黄芪35g，大青叶30g。伴腹股沟淋巴结肿大者加金银花、连翘、黄柏。每日1剂，水煎服。对照组用阿昔洛韦、转移因子口服液。结果：治疗组1年复发率为39.5%，对照组为94.4%，治疗组年复发率明显低于对照组（$P<0.05$）。

八、研究进展

（一）病因病机

1. 中医病因病机　何翠英等认为本病为风热毒邪、湿热毒邪内蕴，循肝经下注外阴，阻于皮肤所致。黄世章认为本病主要为不洁性交，外感淫邪湿毒，困阻外阴皮肤黏膜和下焦经络，外阴生殖器出现水疱，灼热刺痛。若反复发作者，耗气伤阴，导致肝肾阴虚，脾虚湿困，正虚邪恋，遇劳遇热则发。

黄早发等认为复发性生殖器疱疹（RGH）病本为脾虚湿盛，由于不洁房事，外阴皮肤黏膜腠理疏松或破损，淫毒之邪乘虚而入，与内湿搏结外阴。湿为阴邪，其性重浊黏滞，易困结下焦，形成伏邪，故RGH缠绵难愈，易反复发作。总之，本病的基本病机归纳起来总不离湿、毒、虚3个方面。

韩传恩等认为本病为外感风热毒邪，内因脾胃湿热，湿热毒邪内蕴，循肝经下注外阴，阻于皮肤所致。高丹枫等指出本病为肺胃蕴热，上蒸头面或下注二阴而发病。瘳元兴，孙文辉等均认为本病为体内蕴热，外感时邪，热毒相结，下注二阴所致。总之，本病的基本病机为湿热毒邪内蕴，下注二阴，日久热邪伤阴，导致阴血亏虚，毒邪内恋，虚实兼杂。

2. 现代机制研究　生殖器疱疹病毒感染和发病机制的研究可以推动预防和治疗策略的发展。通过皮肤与皮肤或皮肤与黏膜的接触，HSV进入基底层的上皮细胞，复制并扩散到相邻的细胞。然后通过感觉神经元的轴突运输到背根神经节的神经元胞体，再次复制并扩散到邻近的神经元。根据抗原性不同，可将HSV分为HSV-1型和HSV-2型，两者虽有约50%的基因同源性，但HSV-1主要引起腰以上部位，如眼、口、唇的皮肤黏膜以及中枢神经系统的感染。HSV-2主要引起生殖器部位的皮肤黏膜及新生儿感染，并与女性外阴癌和宫颈癌的发生有关。近年来，由HSV-1型引起的生殖器疱疹及HSV亚临床感染或隐性感染有增多趋势，并且HSV两种亚型感染的预后和处理方法不同，复发频率亦有差异，HSV-1感染引发的生殖器疱疹症状较轻，易于治疗。而HSV-2感染发作时的症状一般是生殖器周围出现疼痛性皮肤疱疹损害，并容易复发。

（二）治法探讨

目前，对本病的治疗尚无较好方法。现代医学多以阿昔洛韦为首选。虽然有一定疗效，但并不能根除潜伏病毒，并不能解决复发问题。近年来采用中医药，或中西医结合疗法，取得了较好效果。如汪卫平等采用利巴韦林针800mg静脉注射，每日1次。内服中药龙胆草、炒山栀子、泽泻、黄芩、柴胡、黄柏各10g，牛膝12g，板蓝根、土茯苓各20g，生薏苡仁30g。同时再外用中药木贼草、板蓝根、苦参、枯矾各30g，山豆根、细辛、土茯苓各20g，每日1剂，水煎成1000ml液，坐浴浸泡患处，每日3次，每次10分钟。一般在第1次外洗中药后病损处疼痛立即减轻，第二天疼痛完全消失，丘疹、糜烂和浅溃疡愈合时间为5～8天，平均为7天。李代全等以清热解毒汤：龙胆草、柴胡、泽泻、苦参、当归、蚤休各12g，生栀子、黄芩、车前草、木通、生地、大青叶、板蓝根、金银花、连翘各15g，甘草5g。每日1剂，水煎服，用10～20剂。并用吗啉胍0.2g，复方板蓝根片5片，均日3次口服；干扰素2.5万单位，利巴韦林0.1g，混合涂患处。每日2次。用100W灯泡烤患处，日1次。结果痊愈40例，好转44例。

（三）分型论治

陈达灿等将本病分为两型治疗：湿热毒盛型，治宜清热解毒利湿，方用解毒祛湿汤加减（板蓝根、牛蒡子、诃子、蒲公英、虎杖、重楼、生地黄、牡丹皮、赤芍、柴胡、乌梅、紫草、泽泻、甘草）；正虚邪恋型，治宜益气养阴、清热祛湿，方用知柏地黄汤加减。施慧将本病分两型论治：湿热下注型，宜利湿清热解毒，方用地丁汤加减；阴虚内热型，宜滋阴清热，方用玄参汤加减。张彦敏根据临床表现辨证分为肝经湿热证和正虚邪恋证。肝经湿热证，治以清热利湿解毒，方药：龙胆草 12g、苦参 12g、金银花 15g、连翘 15g、泽泻 15g、虎杖 15g、紫草 12g、板蓝根 30g、薏苡仁 30g、木通 6g、淡竹叶 10g、生地黄 15g、大黄 9g、甘草 6g，每日 1 剂。正虚邪恋证（非发作期），治以益气健脾、扶正祛邪，方药：黄芪 30g、白术 15g、山药 30g、茯苓 15g、薏苡仁 30g、板蓝根 20g、虎杖 15g、淫羊藿 12g、刘寄奴 15g、甘草 6g。

赵可宁将本病分 3 型施治。肝胆湿热型，方选龙胆泻肝汤加减；心脾两虚型，方选归脾汤加减；复发时每日 1 剂，症情稳定后改用中成药归脾丸；阴虚火旺型，用知柏地黄汤加减，发时每日 1 剂，生殖器局部症状缓解后改用中成药知柏地黄丸。韩传恩等将该病分为两型论治。湿热下注，湿重于热型，以五苓散加味治疗，同时加滑石、车前子渗利水湿，加黄芩、栀子清泻内热。湿热下注，热重于湿型，以龙胆泻肝汤治疗。司在和将本病以 3 型施治。邪毒炽盛型，用龙胆泻肝汤加减。龙胆草、生地、金银花各 12g，栀子、黄芩、柴胡、木通、车前子、紫草、生甘草、板蓝根各 10g，苦参 15g。湿热下注型，用八正散加减。木通、栀子、生大黄（后下）、车前子、黄柏、金银花各 10g，滑石 20g，萹蓄、连翘各 12g，地丁 15g，黄连 3g，生甘草 5g。外用黄柏 12g，狼毒、枯矾、地肤子各 10g，透骨草 15g，冰片 5g。水煎外洗，每日 2 次。脾虚血瘀型，用参苓白术散合桃红四物汤加减。黄芪、丹参、当归尾各 15g，党参、土炒白术、红花各 12g，炙甘草、茯苓、莲子、桃仁各 10g，薏苡仁 30g，砂仁 5g。

（四）药物研究

单药研究：易恒安等用苍耳子软膏治疗生殖器疱疹与阿昔洛韦软膏比较，结果表明，应用苍耳子软膏外用治疗生殖器疱疹，有效率达到 91.9%，与阿昔洛韦软膏疗效相当，且无明显不良反应发生，安全性较好。龙胆草、马齿苋、板蓝根、金银花均具有清热解毒凉血等功效，有很强的抗菌、抗病毒作用，部分有免疫调节作用；黄芪有很强的抗病毒作用，含有多糖、黄酮和微量元素等多种成分，对细胞代谢、核酸代谢、细菌及病毒感染等有显著作用，对免疫系统、内分泌系统等均有广泛的影响，黄芪还有促进单核吞噬细胞系统的功能，对抗体生成有双向调节作用，可以促进红细胞的免疫功能，提高红细胞与病原菌的免疫黏附，从而增强单核吞噬细胞系统，诱发干扰素、白细胞介素等功能，除具有直接抗病毒作用外还可调节和提高人体自身免疫功能，有效阻止生殖器疱疹的复发。

复方研究：陈其华等用复方黄甘颗粒治疗该病，获得了满意效果。由黄芪、紫草、黄柏、甘草组成，方中重用黄芪为君药，取其益气扶正、托毒敛疮之功，只要正气旺盛，就能祛除伏邪；黄柏清热燥湿，泻火解毒；紫草凉血，活血，解毒透疹，两者合用为臣药，既能透毒外出，又能凉血活血，缓解疼痛；甘草既能解毒，又能调和诸药。全方合用共奏益气扶正、解毒祛湿之功效。对治疗复发性生殖器疱疹及预防其复发均有较好疗效。

（五）外治疗法

有专家采用大青叶、马齿苋各 30g，野菊花、紫草各 20g，香附 15g。煎水泡浸或湿敷患处，每日 2 次。或用生大黄、黄连、黄柏各 30g，乳香、没药各 15g。以上药物共研细末，用时以麻油调成糊状，涂于疮面上，每日 1 次。疗效满意。韩传恩等采用 2%地榆紫草油外擦或黄连膏外擦。欧阳恒对水疱无明显糜烂者，采用夹破水疱，点涂少量红升丹细末，1 次即可结痂。若糜烂明显者，青黛粉调敷。

（六）评价及瞻望

生殖器疱疹在由病毒引起的性传播疾病中，发病率最高。到目前为止，尚无较好疗法。阿昔洛韦虽为治疗该病之首选，但仅能缓解症状，缩短疗程，尚不能控制 HSV 的潜伏及其复发感染。近年来，采用中医药或中西医结合疗法，取得了满意效果，显示了良好的发展前景。但也存在许多不足，如许多报道仅为个案总结，临床研究设计不合理，全国尚缺乏统一的诊断、辨证分型及疗效判定标准等，均有待进一步规范和提高。生殖器疱疹治疗的难点在于防止复发。今后应加大这方面的研究力度，要从解毒利湿，扶正祛邪两方面着手，改善或提高机体免疫能力。要加强有效方药的筛选，以及中草药治疗生殖器疱疹的作用机制的研究。要重视本病的中西医结合疗法的探讨。我们相信，随着这些工作的深入开展，生殖器疱疹的治疗必然会获得重大进展。

第六节　软　下　疳

软下疳又称第二性病，过去它的发病率仅次于梅毒及淋病，为杜克雷嗜血杆菌引起的性传播疾病，由于抗生素的普遍使用，它已成为一种少见病。此病易与梅毒硬下疳及其他阴部溃疡性疾病相混淆，故应引起足够重视。

中医学称之为"疳疮""阴蚀疮"等，根据病变部位不同，又有"鱼口疮""便毒""瘙疳"等称谓。

一、病因病机

（一）现代医学研究

1. 流行病学　此病为性传播疾病，病人为传染源，1852 年被认识，应与梅毒硬下疳相区别。此病主要分布于热带及亚热带地区如东南亚、韩国、非洲等地，以大量移民与家庭分居的劳动者、未做包皮环切术的男性居多，近年在西方发达国家亦有暴发，病例也主要发生于贫穷的异性恋的人群中。在我国，新中国成立前及新中国成立初期软下疳较为常见，自 20 世纪 60 年代我国消灭性病后，软下疳在我国绝迹 20 余年，20 世纪 80 年代起，此病在我国的黑龙江、青岛、广西、四川、上海等地陆续有报道。

此病常见于男性，女性相当少见，男女之比约为 10:1，该病主要侵袭男女外生殖器和外阴部。

2. 发病机制　软下疳病原菌为杜克雷嗜血杆菌，是一类革兰阴性杆菌，大小（1~2）$\mu m \times (0.5~0.6)$ μm，需氧或兼性厌氧，人工培养须给新鲜血液才能生成，故名嗜血杆菌，1889 年杜克雷首先分离出病原菌，此菌无鞭毛、无芽胞、无荚膜、无运动力，继发感染时在生殖器开放性损害中很难找到该菌，从腹股沟脓肿中抽出的脓液里比较容易分离到该菌，病原菌经局部组织微小损伤而侵入，细菌往往存在于患处巨噬细胞和中性粒细胞中。生殖溃烂的发病机制尚缺乏研究。偶有非性交接触病原菌经阴部外侵入而发生阴部外软下疳。

（二）中医学认识

此病多由不洁性交、沾染秽毒，或素体湿盛久郁化热，湿热下注或欲火内炽，败精蕴结成毒，外犯前阴而成。

1. **湿热下注**　不洁性交或外阴不洁，污垢浸渍损及阴茎，外染毒邪，或素体湿盛，湿邪壅滞，郁久化热，以致湿热毒邪下注肝经，肝经绕阴器，湿热久留，致阴部肉腐血败，发生溃疡。

2. **毒热内蕴**　淫毒侵入与体内邪热相结合或久服热药，火郁于内，郁火或毒循经外犯前阴，则易致疮疡，肿痛甚至溃烂成脓。

3. **阴虚火旺**　溃后日久不愈，热邪伤阴，阴虚火旺致疮面干瘪。

4. **脾虚气陷**　溃后的日久不愈，或过服苦寒败胃之剂，伤及中阳之气，则致久不收口，病情缠绵。

二、临床诊断

（一）辨病诊断

1. **临床表现**　多在不洁性交后 2~6 天潜伏期发病，男性患者好发于冠状沟包皮、龟头、肛门。初起损害为一小丘疹、周围皮肤潮红，很快变为脓疱，无硬结，脓疱扩大破溃后形成具有锯齿状，潜行边缘的痛性浅溃疡，呈圆形或卵圆形，直径可达 1~2cm，平均 0.5cm，基底部可见颗粒状肉芽组织，易出血，覆以浅黄色猪油样脓物或有脓性分泌物，触之柔软，男性主诉剧痛，初起为单发，因自身接种，周围可见卫星灶，如无并发症，经 10~60 天可自愈。愈后留有不规则浅瘢痕，可复发或再生。

约有 50% 的病例伴发单侧疼痛性腹股沟淋巴结炎，常于发病 1 周左右出现，可形成单腔脓肿，有红肿热痛及波动感，称为软下疳横痃，红肿的淋巴结最后化脓破溃而形成溃疡，其创口外翻成唇状，形成"鱼口"。不发生全身性播散，但可发生需氧菌或厌氧菌继发感染，男性患者可因包皮长期反复发生水肿、炎症，使包皮口缩小，包皮与龟头形成粘连，不能翻转而成嵌顿包茎，也有因阴茎坏死溃疡侵及尿道，而致尿道狭窄。还有淋巴管炎或淋巴结炎而使淋巴回流障碍引起的阴囊象皮病。

另外有以下几种特殊变型。

（1）一过性软下疳：溃疡小者数天内消失，但 2~3 周后，发生腹股沟淋巴结病。易误诊为性病性淋巴肉芽肿或生殖器疱疹。

（2）隆起性软下疳：溃疡底部为凹陷性下疳，肉芽增生呈隆起状，边缘明显似扁平疣。

（3）矮小性软下疳：似生殖器疱疹的溃疡，但有不规则的基底和刀切样出血性边缘。

（4）毛囊性软下疳：针头大小的下疳类似毛囊炎，不久形成毛囊深部小溃疡，多见于男性外阴。

（5）崩蚀性软下疳：溃疡迅速向深部发展，大片组织坏死脱落，致外阴部破坏，可波及股及腹部。

（6）蛇行性软下疳：多个损害互相融合，或自身接种形成表面窄的浅溃疡，愈合形成不规则瘢痕。

（7）混合性软下疳：同时感染梅毒螺旋体形成的硬下疳，兼有二者的病原体和临床特征。

2. 病原学诊断

（1）涂片检查：从溃疡底部或边缘部取材涂片，做革兰染色（或瑞-吉染色等）。检查到杜克雷嗜血杆菌，但易出现假阴性或假阳性，因开放性溃疡处有继发感染菌存在所致，故主张从横痃处取材较为可靠。

（2）培养检查：软下疳（病原体）是一种严格的寄生菌，培养容易，应仔细从横痃或溃疡处取材和分离，采用巧克力血琼脂培养基，菌落常于接种后 24~48 小时形成，色灰黄而透亮，直径为 1~2cm，从菌落处取材做革兰染色阴性为成双的短杆菌，或链状排列。

（3）组织病理学检查：镜下显示 3 个层带，上层为溃疡底部较狭窄，可见中性粒细胞、纤维蛋白、坏死组织及革兰阴性杆菌，中层较宽，有多数新生血管内皮细胞增生，血管腔闭锁，血栓形成，下层在真皮深部为致密的浆细胞和淋巴细胞浸润及纤维细胞增生。

（二）辨证诊断

此病初起急骤，患处鲜红或紫红，肿胀灼热，疼痛，溃烂脓水腐臭，小便涩痛，大便干，舌质红，苔黄燥或腻，为实证；病久不愈，反复发作，患处色泽暗淡，久不愈合，体倦神疲，午后发热，舌质红少苔或舌淡，为虚证。

1. 湿热下注型　见于下疳初起，起病较急，外阴等处可见小红疹，患处发红肿胀，灼热疼痛或起小泡亮如水晶，痒麻时作，糜烂浸渍，或发热恶寒，小便艰涩。舌红，苔黄腻，脉滑数。

辨证要点：起病急，外阴等处有小红疹，患处发红肿胀，灼热疼痛。舌质红，苔腻，脉滑数。

2. 毒热内蕴型　龟头或阴茎，腹胯等处红肿溃烂，脓汁臊臭，局部红紫或有灼痛，行走不便，小便淋涩，心烦口干，热痛，大便秘结。舌红，苔黄，脉滑数。

辨证要点：龟头阴茎、腹胯等处红肿溃烂，脓汁臊臭，小便淋涩热痛。舌红，苔黄，脉滑数。

3. 阴虚火旺型　患处肿痛腐烂，疮形平塌，疮脚散漫，疮色紫滞，疼痛剧烈，小便短赤，大便秘结，午后发热，舌红，苔少，脉细数。

辨证要点：患处肿痛腐烂，疮形平塌，疼痛剧烈，午后发热。舌红，苔少，脉细数。

4. 脾虚气陷型　久延不愈，患处色淡，溃烂久不收口，隐痛不休，体倦乏力。舌淡，脉沉细。

辨证要点：久延不愈，溃烂久不收口，隐痛不休。舌淡，脉沉细。

三、鉴别诊断

1. 硬下疳　为一期梅毒，潜伏期约 21 天，单发性硬结或浸润性糜烂，分泌物为浆液或脓液，可检出梅毒螺旋体，有无痛性横痃，感染 4~6 周后梅毒血清反应阳性，详见表 2-9-4。

表 2-9-4　硬下疳与软下疳鉴别

	硬下疳	软下疳
潜伏期	3 周	4~6 周
发生部位	90%以上在阴部	全部在阴部
数目	75%为单数	常为多数
形态	基底层，表面清洁，境界清楚，圆形，微隆起	基底软，表面不洁，边缘不整齐，呈凿形，有脓性分泌物
自觉症状	无	疼痛与压痛
局部淋巴结	肿大、无急性炎症、不溃破	甚肿胀，有疼痛，炎症明显，易破溃
瘢痕形成	愈后不留瘢痕	遗留大瘢痕
梅毒血清	阳性	阴性
梅毒螺旋体检查	阳性	阴性
杜克雷嗜血杆菌检查	阴性	阳性

2. 性病性淋巴肉芽肿　它是淋巴肉芽肿衣原体感染所致疾病，又称第四性病。一般不易发现原发病灶，感染后 2~4 周发病，单侧或双侧腹股沟淋巴结肿胀，软化破溃，形成多处瘘孔，病变为侵袭性或进展性，Frei 反应阳性。鉴别见表 2-9-5。

表 2-9-5　梅毒横痃、软下疳横痃、性病性淋巴肉芽肿鉴别

	梅毒横痃	软下疳横痃	性病性淋巴肉芽肿
潜伏期	3~6 周	2~3 周	2~4 周
一侧或两侧	两侧	一侧或两侧	一侧或两侧
大小	拇指头大	鸡蛋大或更大	鸡蛋大或更大
数目	多发	多为单发	多发
潮红化脓	无	有	有
与周围组织粘连	无	有	有
形成瘘孔	无	有	有，常为几个
疼痛	无	有	有
发热	无	可以有	常有
梅毒血清	阳性	阴性	阴性
Frei 反应	阴性	阴性	阳性
病原体检查	梅毒螺旋体	杜克雷嗜血杆菌	衣原体

3. 阴部疱疹　集簇性小疱表浅糜烂，有浆液性分泌物，病原菌为疱疹病毒，易复发。

4. 外伤性溃疡 多沿包皮系带发生，多发性糜烂或浅溃疡。无淋巴结肿大，有不同程度包茎。

四、临床治疗

（一）提高临床疗效的基本要素

1. 明确诊断 由于此病极易与梅毒硬下疳等相混淆，其异型更为繁多。要充分利用现代检测手段。注意鉴别诊断，以正确诊断及时治疗。

2. 细辨虚实 此病以不洁性交、湿热秽毒侵犯前阴所致，早期正气未虚，多为毒热实证，治以解毒祛邪为主，日久不愈则为正虚邪恋，本虚标实之证，治疗以扶正祛邪为要务。

3. 内外并治 对于本病的治疗应全身治疗与局部用药相结合，积极选用敏感抗生素及中医辨证。由于自身接种，也应注意对局部的清洁消毒，采用中西药物局部治疗，可提高疗效，缩短疗程。

（二）辨病治疗

治疗原则：应遵循及时、足量、规则用药的原则，根据不同的病情采用相应的治疗方案。注意在未排除梅毒硬下疳之前不要应用能掩盖梅毒诊断的药物。治疗期间应避免性生活，如性伴有感染的可能，应同时接受治疗。疗后应进行随访判愈。

1. 全身治疗

（1）磺胺类药物：为首选药物，此类药对缓解疼痛和促进愈合常可迅速奏效，最常用的是磺胺甲噁唑，每次 2 片，每日 2 次，口服。一般用药 21 天。

（2）红霉素片：500mg，每日 4 次，口服，连服 7~20 天。

（3）四环素片：500mg，每日 4 次，口服，连服 10~20 天。

（4）大观霉素：2.0g，一次肌内注射。

（5）阿奇霉素片：1.0g，一次口服。

（6）头孢曲松钠针：250mg，一次肌内注射。

2. 局部治疗

（1）未破溃的丘疹或结节外用红霉素软膏。

（2）溃疡用 1:5000 高锰酸钾或过氧化氢冲洗，然后外用红霉素软膏。

（3）淋巴结脓肿穿刺应从远处正常皮肤刺入脓腔，抽吸脓液。再注入磺胺药，包扎并保持清洁。

（三）辨证治疗

1. 辨证施治

（1）湿热下注型

治法：清热利湿，解毒。

方药：龙胆泻肝汤加味。龙胆草 6g、黄芩 12g、生地 15g、车前草 20g、泽泻 15g、萹蓄 12g、木通 10g、柴胡 6g、土茯苓 20g、蒲公英 20g、甘草 6g、生薏苡仁 30g、白花蛇舌草 25g。

（2）毒热内蕴型

治法：泻火解毒。

方药：黄连解毒汤合五味消毒饮加减。黄连 10g、黄柏 9g、黄芩 9g、蒲公英 15g、野菊花 15g、紫花地丁 15g、穿山甲 10g（先煎）、皂角刺 9g、土茯苓 20g、银花 15g、白花蛇舌草 15g。大便秘结者加大黄，口干伤阴者加白茅根、生地。

（3）阴虚火旺型

治法：滋阴降火。

方药：知柏地黄汤加减。生熟地黄各 15g、生山药 15g、山萸肉 12g、女贞子 12g、旱莲草 10g、知母 10g、黄柏 6g、金银花 20g、土茯苓 20g、生甘草 10g。

（4）脾虚气陷型

治法：健脾益气，升阳举陷。

方药：补中益气汤加减。黄芪 30g、党参 12g、白术 12g、当归 10g、柴胡 10g、陈皮 6g、野菊花 15g、生甘草 10g。

2. 外治疗法

（1）金银花 20g、生地榆 20g、野菊花 30g、秦皮 15g。每日 1 剂，水煎外洗患部。

（2）凤凰衣，轻粉，冰片，黄丹。适量共研细末以鸭蛋清调敷或干掺。

（3）金银花 30g、野菊花 30g、大黄 30g、黄连 15g、蒲公英 30g、荆芥 20g、苦参 20g。水煎至 2000ml，浸洗外阴溃疡。

（4）用青黛散或中成药喉风散外撒溃疡创面。

（5）三黄洗剂：外擦，每日 3 次。适应于早期糜烂创面。

（6）10% 黄柏溶液：浸洗湿敷，每日 2 次。适用于早、中期软下疳糜烂、溃疡，脓液较多时。

（7）金黄膏或四黄膏：外敷，可用于横痃尚未破溃时。

（8）生肌膏：外敷。适应于破溃之后久不收口者。

3. 成药及单验方

（1）成药

1）穿心莲片：每次 3~5 片，每日 3 次，口服。

2）六神丸：每次 10 粒，每日 3 次，吞服。

（2）单验方

1）土茯苓 30g，黄连 15g，甘草 15g。每日 1 剂，水煎服。

2）金银花 20g，土茯苓 20g，熟地 15g，黄柏 15g，山茱萸 10g，肉桂 3g，五味子 3g。每天 1 剂，水煎服。

3）蛇床子 30g，苦参 30g，地肤子 30g，白鲜皮 50g，大黄 30g。煎水坐浴 30 分钟。

4）炉甘石 30g，儿茶 3g，冰片 3g。研细末，外敷下疳溃疡处。

5）密陀僧 9g，黄丹 9g，黄柏 9g，乳香 9g，轻粉 4g。研细末，用香油调擦下疳溃疡。

（四）疗效判定

是否痊愈，应根据临床和病原学检查，一般两者是一致的，如病原体持续存在应判未愈。临床上开始治疗后 7~14 天，溃疡疼痛减轻、脓液消失，一般在 28 天内上皮再生完全愈合。横痃的愈合需时稍长。少数患者由于病原体存在，在治疗的 10 天内原损害部位可有复发。而再感染一般发生在新的接触之后，通常损害发生在新的部位。治愈标准：临床上溃疡处疼痛和脓液消失，上皮愈合，肿大的淋巴结消退，溃疡愈合及病原菌培养检查，每周一次，直到培养阴性即可判愈。

五、预后转归

本病若能及时诊断，正确治疗，多能痊愈预后良好，严重的损害治愈后可有瘢痕形成。若失治误治，可致阴部溃疡或继发感染，预后较差。

六、预防调护

1. 要注意局部卫生，洁身自好。

2. 患处要避免摩擦刺激。

3. 要禁食辛辣厚味，以防湿热内生，加重病情。

第七节　腹股沟肉芽肿

腹股沟肉芽肿又称杜诺凡菌病或性病肉芽肿，是肉芽肿荚膜杆菌引起的生殖器及其附近部位皮肤黏膜的一种慢性进行性肉芽肿性溃疡。此病可因性接触或非性接触传染，常可累及生殖器或肛门的皮肤及淋巴管，形成无痛性溃疡，并可自身接种。

中医历代文献对此病无明确记载，可属于中医的"下疳""横痃""瘢痕疙瘩"等范畴。

一、病因病机

（一）现代医学研究

1. 流行病学　此病发病具有地方性和种族性，主要见于印度、加勒比地区和非洲等热带、亚热带地区，而美国多见于东南部一些州，男女比例约为10:1，常与梅毒同时存在，我国尚未发现传入病例。社会经济和生活条件已被认为是主要的高危因素。一般认为此病属性传播疾病，其理由为：①早期损害在外阴部。②在男性同性恋中有明显的直肠周围症状。③主要好发于20~40岁的性活跃者。但亦有人认为是非性接触传染。

2. 发病机制　腹股沟肉芽肿的病原体为肉芽肿荚膜杆菌，革兰阴性菌，大小$1.5\mu m \times (0.5\sim0.7)$ μm有较厚的多糖荚膜，不形成芽胞，不能运动。1905年杜诺凡（Donovan）首先发现故又名杜诺凡小体，常存在于大组织细胞胞质中，偶尔见于浆细胞及中性粒细胞中。病损中心区域表皮缺损、萎缩或溃疡形成，边缘部表皮变薄，其特征性组织学变化是真皮乳头与真皮上部弥漫性和高密度的细胞浸润、水肿，丰富的脉管及毛细血管内皮增生。

（二）中医学认识

此病多由不洁性交或间接接触感染秽毒，内侵肌腠，经络阻滞，气滞血瘀，瘀则肉腐成脓，致局部肌肤侵袭、破溃形成本病，久则火热之毒炽盛，耗气伤血，缠绵难愈。

1. 湿热蕴结　湿热邪毒侵蚀肌肤致营卫不和，郁久则肉腐，肉腐则成脓，流出臭味分泌物。

2. 湿痰蕴结 病久郁而化火，耗伤气血，阴虚内热，炼津成痰，与湿邪蕴结而致局部有腥臭味疼痛。

3. 脾肾亏虚 久病正气受损，肾阳亏虚累及脾阳致患者肢软骨痛，大便溏泻，完谷不化。

二、临床诊断

（一）辨病诊断

1. 临床表现 由于反复接触才可引起传播，故潜伏期不定，多数于性接触后 30 天发生，男性初诊多发生于包皮、冠状沟、系带、龟头、阴茎和肛门周围（尤其同性恋者）约 6% 病人可经血行或淋巴途径播散到非生殖器部位及内脏器官，如颈、鼻、口腔、四肢、胸、腹、臀、肠、肝、肾、骨髓及关节等部位。初发损害为暗红色丘疹或皮下结节，单个或多发，湿润，质软，多无疼痛感，直径约 0.5cm，破溃后形成界限清楚的溃疡，溃疡表面为肉红色增殖性肉芽组织，易出血，有膜样脓性分泌物渗出，边缘突起或呈乳头瘤样增殖，由于自身接种，溃疡周边可发生许多散在的皮损，亦可相互融合而成斑块。溃疡有脓性分泌物时可有恶臭，疼痛，附近淋巴结不肿大，晚期形成瘢痕，瘢痕肥大，有瘘管存在，但无色素沉着，是此病的显著特征。15%~20% 的患者，因淋巴管阻塞而发生外生殖器假象皮样变化，组织被破坏，粘连和瘢痕形成可导致外生殖器完全或部分残缺，或者并发尿道感染，继发性贫血，甚至血管破裂出血等。

此病常合并其他性传播疾病，如一期梅毒，性病性淋巴肉芽肿和淋病。

2. 病原学诊断

（1）病原体直接检查：取材前用生理盐水将病损组织分泌物洗净并擦干，取少量肉芽组织小片，放于载玻片上，其上另放一载玻片，将组织移动压碎，加甲醇固定，做瑞特染色或吉姆萨染色。

在显微镜下观察，病原体可有或无荚膜。有荚膜者为卵圆形或圆形小体，大小 $(1~1.5)$ $\mu m \times (0.5~0.7)$ μm。在瑞特染色标本内染成深蓝色，周围绕以界限清晰的致密性淡红色物质。无荚膜者大小 $0.5~1.0\mu m$，形态不一，可类似别针头样，其周亦可见未着色的晕轮。病原体存在于吞噬细胞胞质空泡内。吞噬细胞多为单核细胞，大小不一，25~90μm，胞核为圆性、卵圆形或豆状，在一个胞质空泡内可含有 20~30 个病原体。

（2）组织病理检查：溃疡病变为致密的肉芽肿，并有较多的浆细胞、中性粒细胞、嗜酸性粒细胞和成纤维细胞浸润，其中有较多脓肿形成，以中性粒细胞为主，而淋巴细胞较少。溃疡边缘部分的表皮呈现棘层肥厚，或假性上皮瘤样增生，中心部则表皮缺损，为血清、纤维素和中性粒细胞所取代。

在吞噬细胞内可找到杜诺凡小体，在常规 HE 染色不易发现病原体，用瑞特或吉姆萨染色容易找到，用甲基胺蓝染色则更清晰。含有病原体的吞噬细胞较大，直径可达 20μm 以上，胞质丰富，内含杜诺凡小体呈卵圆形，直径为 1~2μm 着色深，周围有宽而透明的荚膜，呈空泡状。见此则有诊断价值。

（3）病原体培养检查：标本接种于鸡卵黄囊，观察有无生长。

（4）其他：可做血清学检查。

（二）辨证诊断

1. 湿热蕴结型　外生殖器部有单个或多个暗红色丘疹或多个皮下结节，湿润多无疼痛，产生胬肉性溃疡，有臭的分泌物，病变向周边扩延至腹股沟部，伴大便干、小便黄、口苦。舌红，苔黄腻，脉滑数。

辨证要点：阴部暗红色丘疹湿润，无疼痛，病变向周边扩延至腹股沟部。舌红，苔黄腻，脉滑数。

2. 痰湿蕴结型　患处日久皮肉高突，形状不一，或溃疡底不平，呈肉红色或附着坏死组织，脓液腥臭疼痛，口干咽燥，不思纳食。苔白腻，脉滑。

辨证要点：患处日久皮肉高突，或溃疡底不平，脓液腥臭疼痛。舌淡，苔白腻，脉滑。

3. 脾肾亏虚型　病久大便溏泄，完谷不化，肢软骨痛。舌淡苔薄，脉沉迟。

辨证要点：肢软骨痛，久病大便溏薄。舌淡，苔薄，脉沉迟。

三、鉴别诊断

1. 梅毒性硬下疳　潜伏期2~3周，常常是单发，溃疡表浅，整齐，洁净，一般3~5周内可自愈，不留瘢痕或仅轻微瘢痕，硬结期局部穿刺或切开取材，可检出苍白螺旋体，梅毒血清试验阳性。

2. 软下疳　潜伏期为2~5天，常多发，初发为直径0.5~1cm的炎性丘疹，局部充血、肿胀及剧痛。然后丘疹表面糜烂、破溃，形成浅在性溃疡，边缘不整齐，溃疡底部为糜烂组织，内有脓性或蜡样分泌物。涂片做革兰染色可检出杜克雷嗜血链状杆菌。

3. 性病性淋巴肉芽肿　潜伏期为1~4周，原发损害表现为外生殖器部的脓疱疹或溃疡，一般不疼痛，经过1~3周而消退，不残留瘢痕。此病所致的腹股沟横痃为淋巴结化脓穿孔形成的多数瘘管，病原体为衣原体，与位于腹股沟部位的腹股沟肉芽肿在形态上不同，故不难鉴别。

4. 阴茎癌　多发生于老年人，常伴有单侧或双侧腹股沟淋巴结肿大损害为硬性肿块，坏死后呈增殖性菜花状，易出血。组织病理检查易与腹股沟肉芽肿相鉴别。

四、临床治疗

（一）提高临床疗效的基本要素

1. 明确诊断　临床上此病患者不一定有不洁性交史，且可合并其他性传播疾病，如梅毒等。因此须经严格的实验室检查以确诊，争取做到早诊断，早治疗，以免久拖不愈，侵及重要脏器。

2. 明辨虚实　本病初起热毒壅盛，为实证，久延不愈，气血耗伤，可致脾肾两虚。

3. 内外兼治　本病的治疗应坚持整体治疗与局部治疗相结合，选用敏感抗生素配合中医辨证治疗，以期缩短病程，提高疗效。

（二）辨病治疗

1. 全身治疗

1）四环素片：0.5g，每日4次，口服，连用3周。

2）红霉素片：0.5g，每日 4 次，口服，连用 3 周。

3）磺胺甲噁唑片：1g，每日 2 次，口服，连用 10~15 天。

2. **局部治疗** 清洁损害表面，外涂红霉素或四环素软膏，溃疡周围外涂保护泥膏，以免继发卫星状小溃疡。晚期已形成组织破坏及瘢痕形成者应行外科矫形性手术。

（三）辨证治疗

1. 辨证施治

（1）湿热蕴结型

治法：清热利湿。

方药：龙胆泻肝汤加减。龙胆草 6g、栀子 12g、黄芩 10g、柴胡 10g、生地 15g、车前子 15g（另包）、泽泻 10g、木通 10g、当归 20g、土贝母 15g、半枝莲 30g、甘草 6g、黄柏 15g。若表皮色黑，腐烂，流出恶臭液体，则加忍冬藤 30g、千里光 15g、野菊花 30g；硬结不消则加皂角刺 15g、三棱 10g、苍术 10g；溃疡面难愈者加黄芪 30g、党参 10g。

（2）痰湿蕴结型

治法：祛湿化痰，软坚散结。

方药：指迷茯苓丸加减。茯苓 15g、枳壳 10g、半夏 10g、芒硝 6g、夏枯草 10g、白花蛇舌草 60g、土贝母 15g。伴气滞血瘀者加三棱 10g、莪术 10g、皂角刺 15g；肢软乏力者加黄芪 30g、当归 15g；形寒神疲可配合内服金匮肾气丸。

（3）脾肾亏虚型

治法：健脾益肾。

方药：无比山药丸加减。淮山药 30g、肉苁蓉 10g、熟地黄 10g、山茱萸 15g、茯神 10g、菟丝子 15g、五味子 10g、赤石脂 15g、巴戟天 10g、泽泻 10g、杜仲 10g、牛膝 15g。形寒神疲较甚加红参 6g、黄芪 30g；大便溏泄伴腹痛加白芍 15g、荷叶 10g、葛根 15g；骨痛伴午后潮热甚至寒战高热加红藤 60g、半枝莲 30g、黄柏 15g；腹胀甚，酌加佛手 10g、香橼皮 10g、陈皮 10g。

2. 外治疗法

（1）针灸疗法：对某些有合并内脏疾患的腹股沟肉芽肿，可采用服中药的同时，配合针灸治疗，选穴应对症，常用穴位有足三里、血海、三阴交、阴陵泉、肾俞、长强等穴位，用毫针针刺或用艾条灸，每日 1 次，10 天为 1 个疗程。

（2）药物外用：

1）局部硬结，结节可用如意金黄散调麻油外敷。

2）溃破后先用红升丹外敷，待结节消退，变软，溃疡底部平整，呈现鲜红肉芽，再上生肌收敛药，如生肌玉红膏。

3）外用百部 60g，大黄 30g，黄柏 30g，千里光 30g，地丁 30g，野菊花 15g，红花 10g。煎水浸洗每次 20 分钟，每日 1~2 次。

3. 成药

（1）黄连解毒片：3~6 片，每日 3 次，连服 3 周。本方清热解毒燥湿。用于湿热蕴结型。

（2）香连片：4~6 片，每日 3 次，连服 3 周。本方清热燥湿理气。用于湿热蕴结型伴大便泄泻者。

（3）知柏地黄丸：每次 8 粒，每日 3 次，连服 6 日，停药 1 日，1 个月为 1 个疗程。本方滋阴降火。用于肾阴亏虚型。

（4）金匮肾气丸：每次 8 粒，每日 2 次，连服 6 日，停药 1 日，1 个月为 1 个疗程。本方温补肾阳。用于肾阳亏虚型。

五、预后转归

此病主要影响生殖器及其附近部位及皮肤黏膜，如治疗及时，不会留下瘢痕，如治疗不及时不彻底，可导致尿道、直肠、肛门等狭窄，久不愈合的损害，瘢痕组织内可重叠发生鳞状细胞癌，预后不佳。

六、预防调护

1. 在本病未治愈前，不能性生活，以防继续传播。

2. 保持局部干燥，注意休息，避免活动受摩擦损伤。

3. 患病期间忌食辛辣厚味之品，饮食宜清淡而富有营养。

第八节　性病性淋巴肉芽肿

性病性淋巴肉芽肿又名腹股沟淋巴肉芽肿、第四性病，是淋巴肉芽肿衣原体引起的传染性疾病，主要通过性接触而传播，偶有因污物而感染。世界各地都有此病，以热带和亚热带为多。

中医学认为本病类似"横痃疳""阴疳"。是由秽毒与痰浊相合而成。

一、病因病机

（一）现代医学研究

1. 流行病学　此病为全球分布广泛，但发病率都在下降，最多见于热带区，以南美、西印度群岛、东南非、东南亚、北美、加勒比地区多见。

性病性淋巴肉芽肿（LGV）发病高峰与性活跃高峰年龄（20～30 岁）一致，接触感染率比淋病和梅毒低得多，我国近年来有少数散发病例报道，应加强监测。

此病发病高峰为青壮年，大多数病例是男性，女性少见，推测可能是男女的淋巴回流不同所致。

2. 发病机制　LGV 的病原体是沙眼衣原体 18 个血清型中的 L1、L2、L3 3 种血清型引起。病原体直径为 300～400μm，内含染色体组，有 DNA、RNA 和核糖体，电镜观察可见到胞膜。可在鸡胚绒毛尿囊膜及卵黄囊中增殖，也能在组织或细胞培养中生长。在被染细胞胞质内可出现含糖原基质的包涵体。人是此病原体的自然宿主。其临床症状主要表现为外生殖器溃疡，腹股沟淋巴结肿大、坏死和破溃，晚期发生外生殖器象皮肿或直肠狭窄等病变。

早期病理变化为非特异性，溃疡有纤维素、中性粒细胞及破碎细胞。淋巴结组织改变有特征性，出现弥漫性炎症，类上皮细胞浸润，间有巨细胞，并逐渐形成类上皮细胞岛，中心发生坏死，充满中性粒细胞和巨噬细胞，呈现"卫星"状损害。切片中查不到病原体。

（二）中医学认识

此病的成因主要是不洁性交，或接触患者污染之秽物，感染秽毒邪气，湿热或邪毒入侵阴股之间，郁而化热，热毒蕴结，致局部气血凝滞，经络阻塞，于股内合缝处结肿而成。

1. 湿热痰浊　由于感染秽毒，七情郁滞，痰浊内生，痰浊与秽毒相合凝聚于三阴脉经，致股内合缝处结肿。

2. 瘀血络阻　由于瘀血阻络，余毒积聚，则淋巴结破溃后形成象皮肿、残留瘢痕狭窄。

3. 气阴亏损　正虚邪恋，迁延日久，或治疗不当，耗伤气阴，可见到疮口紫暗，脓液稀薄，形成瘘管，疼痛不明显。

二、临床诊断

（一）辨病诊断

1. 临床表现　潜伏期接触病原后 3 天至 3 周，平均 10 天，临床经过分为 3 期。

（1）早期生殖器初疮：在生殖器部位如包皮、冠状沟、龟头、阴茎、尿道口发生 5~6mm 细小的疱疹或丘疹，称为初疮，可形成溃疡，无自觉症状，多为单发，可有多个，数天后可自行痊愈而不留瘢痕。女性和同性恋男性，接受肛门直肠性交后，可发生原发性肛门或直肠感染。指淫或口淫者可见于手指或口腔。初疮往往不被注意。如初疮发生在尿道，可并发尿道炎，有黏液或黏液性脓液排出。

（2）中期淋巴结病：初疮出现 1~4 周后发展至第二期，表现为腹股沟淋巴结病。通常只累及单侧（占 2/3），亦可是双侧（占 1/3），发炎的淋巴结肿大，开始侵犯 1~2 个淋巴结，后侵犯多个与周围组织粘连，连串融合在一起形成大的团块，质硬，疼痛并有压痛，肤色变为紫红色，称为"第四性病性横痃"。肿大的淋巴结被腹股沟韧带上下分开而形成"沟槽征"，有诊断意义。经 1~2 周后淋巴结软化破溃，排出黄色脓液，并形成许多瘘管，似"喷水壶状"。愈后留有瘢痕，亦可不化脓而自然吸收消退。LGV 感染损害部位及相应受累淋巴结见表 2-9-6。

表 2-9-6　LGV 感染损害部位及相应受累淋巴结

原发感染部位	受累淋巴结
阴茎，前尿道	浅和深部腹股沟淋巴结
后尿道	髂深、直肠周围
外阴	腹股沟
阴道，子宫颈	髂深、直肠周围、腰骶部
肛门	腹股沟
直肠	髂深、直肠周围

在中期过程中，可出现全身症状，如发热寒战、肌痛、头痛、恶心、呕吐、关节痛等。亦可有皮肤多形红斑、结节性红斑、眼结膜炎、无菌性关节炎、假性脑膜炎、脑膜炎及肝炎等。脑脊液和血液中也曾发现过 LGV 感染，提示发生了感染播散。吸入飞沫所致的实验室感染，可引起纵隔淋巴结炎、局限性肺炎和胸膜炎。

（3）晚期生殖器象皮肿和肛门直肠综合征

1）生殖器象皮肿，发病 1~2 年后或更晚，由于淋巴结慢性炎症，淋巴回流障碍，少部分男性出现阴茎或阴囊象皮肿，表面可出现疣状增殖或息肉。

2）肛门直肠综合征通常发生在肛门上方 2~6cm，可有直肠疼痛、脓血便及里急后重，肛检可触到坚硬增厚病变，临床和 X 线常误诊为癌肿。

生殖器象皮肿及肛门直肠综合征可继发癌变。

2. 病原学诊断

（1）血清学方法

1）补体结合试验，此种试验经长时间和许多实验室的使用证明是有价值的。所用的抗原和鹦鹉热、沙眼衣原体感染者的抗体起不同程度的交叉反应，可疑患者的效价达到或超过 1:64，1:64 有意义。

2）微量免疫荧光试验：此试验的敏感性及特异性比补体结合试验强，可用来鉴别本病和其他衣原体感染。对直肠炎病人鉴别最有用。通常效价需大于 1:512 才有意义。

（2）衣原体培养：衣原体培养对证实本病有肯定意义，但敏感性不高。

1）培养的标本在男性常取自直肠和肿大的淋巴结；如腹股沟淋巴结肿大时，标本可从有波动的淋巴结中抽取脓液来分离，但针头应从邻近正常组织部位刺入，脓液接种到细胞之前必须用生长培养基作 1:1 稀释，以避免对细胞产生毒性。

2）所有衣原体标本都应作为潜在性感染因子对待，防止以气溶胶形式传染给他人或污染细胞培养物。因此应常规使用生物安全柜操作。

3）标本在接种前先用抗生素处理，常用的抗生素有庆大霉素、万古霉素、链霉素和制霉菌素。

4）由于性病性淋巴肉芽肿衣原体不必离心就能感染邻近细胞，导致细胞裂解，这种性状有助于鉴定可疑分离物。在用细胞松弛素 B 处理过的 McCoy 细胞中，离心和不离心的性病性淋巴肉芽肿衣原体的包涵体的比率为 50:1。

（3）组织病理：初发的丘疹为非特异性炎症。淋巴结早期有上皮样细胞聚集成小岛状，逐渐在其周围出现慢性肉芽肿炎症，有浆细胞浸润。以后中心出现大片凝固性坏死，并被大量中性粒细胞及一些巨噬细胞填充，这些中心性坏死，形成三角形或四角形星状脓肿，环绕脓肿四周的上皮样细胞呈栅状排列。此种淋巴结的星状脓肿，在诊断上有相当重要的参考价值。后期为广泛纤维化及大面积凝固性坏死。

（二）辨证诊断

此病是感染秽毒，凝集于股内合缝处结肿而成。其病位相对在下，其病性初起多为实、为热，后期则多为虚或虚实错杂。故在辨证时当抓住，实热与虚或虚实错杂，实当辨清寒热燥湿，属痰、属瘀，虚当辨清气血阴阳脏腑。

1. 湿热下注型　股内合缝处结肿，发病缓慢，初起表面不红不热，继而呈暗红色，发于三阴经之别。非单纯毒热阳症，初起半阴半阳，伴发热、头痛、纳差、关节痛。舌红，苔黄或腻，脉滑数。

辨证要点：腹内合缝处结肿，发病缓慢，发于三阴经之别。舌红，苔黄腻，脉滑数。

2. 血瘀络阻型　肿大的淋巴结破溃后成瘘难敛，疮色暗淡，转为阴证，形成象皮肿，残留瘢痕狭窄，伴乏力，气短。舌紫暗，苔白，脉沉涩。

辨证要点：肿大的淋巴结破溃后呈瘘难敛，疮色暗淡，形成象皮肿，残留瘢痕狭窄。舌暗，苔白，脉沉涩。

3. 气阴亏损型　皮核破溃，脓液黄白，先稠后稀，创口紫暗不鲜，形成瘘管，此愈彼溃，痛不明显，久不收口，兼见低热，盗汗，口干乏力，纳呆。舌红，苔少，脉细数。

辨证要点：皮核破溃，脓液黄后，形成瘘管，病不明显，久不收口。舌红，苔少，脉细数。

三、鉴别诊断

其淋巴结炎主要需与梅毒性腹股沟淋巴结炎及软下疳的腹股沟淋巴结炎相区别。各种性病性淋巴结炎的鉴别见表 2-9-7。

表 2-9-7　各种性病性淋巴结炎的鉴别

项目	梅毒	软下疳	性病性淋巴肉芽肿
病原体	梅毒螺旋体	杜克雷嗜血杆菌	衣原体 L1、L2、L3 型
潜伏期	2~4 周	2~5 天	1 周
分布	两侧	一侧或两侧	一侧或两侧
大小	拇指大	鸡蛋大或更大	鸡蛋大或更大
数目	数个	单个或数个	多个
潮红化脓	无	有	有
沟槽征	无	无	有
多瘘管	无	少数	有
疼痛	无	有	有
全身症状	无	有是有	有
临床经过	慢性	急性	慢性
梅毒血清反应	阳性	阴性	阴性

四、临床治疗

（一）提高临床疗效的基本要素

1. 明确诊断　由于该病在国内极为少见，且易与多种性传播疾病相混淆，因此应采用严格的现代医学检查以明确诊断，以便及时处理，免于失治、误治。

2. 明辨虚实　该疾病初起表现为实证、热证。若久治不愈，正气亏损，则表现为虚证、寒证。辨明虚实，对症施治，以利整体恢复。

3. 内外结合　对于本病应坚持内治、外治相结合，对干全身的治疗应采用足量敏感抗生素，同时局部需对症施以外敷、外洗、物理及外科手术治疗，以缩短疗程，提高疗效。

（二）辨病治疗

治疗原则：治疗越早效果越好；治疗必须规则足量，完成规定疗程；治疗后要经过足够时间定期追踪观察；性伴侣必须同时接受检查治疗；治病前及治疗期间避免性生活。

1. 全身治疗

（1）多西环素片：100mg，每日2次，口服，共21天。

（2）四环素片：500mg，每日4次，口服，共14天。

（3）米诺环素片：100mg，每日2次，口服，共14天，首剂加倍。

（4）红霉素片：500mg，每日2次，口服，共14天。

（5）磺胺甲噁唑：2片，每日2次，口服，共14天。

（6）阿奇霉素片：1.0g，一次，口服，共7天。

2. 局部治疗　淋巴结未化脓者可行冷湿敷或超短波治疗。淋巴结炎化脓时，应用注射器抽吸脓液而禁止切开排脓，以免瘘管形成，不易愈合。若溃疡破坏较甚，可行植皮术，晚期直肠狭窄可行扩张术，严重者及象皮肿可外科手术切除。局部可用1∶8000高锰酸钾液清洗。

（三）辨证治疗

1. 辨证施治

（1）湿热瘀浊型

治法：解毒散结，行气除痰。

方药：土茯苓合剂加减。土茯苓20g、金银花25g、野菊花20g、夏枯草12g、连翘12g、浙贝母10g、柴胡10g、川芎10g、车前子25g（另包）。

（2）血瘀络阻型

治法：益气活血，托里败毒。

方药：托里透脓汤加减。黄芪30g、炒白术12g、当归10g、炒山甲10g、白芷10g、皂角刺10g、甘草10g、白芍15g、制首乌15g、川芎10g。

（3）气阴亏损型

治法：益气养阴，兼清余毒。

方药：八珍汤加减。当归10g、川芎6g、党参20g、白术10g、茯苓15g、熟地15g、生黄芪20g、黄柏10g、蒲公英15g、甘草10g。

2. 外治疗法

（1）药物外用：早期青黛散调麻油涂敷患处，或用3%硼酸液浸洗，一日3次。中期淋巴结肿大未破者，用四黄散、金黄如意膏或黄连膏外敷，破溃初期，瘘管肉芽鲜红者，用四黄软膏外敷。如瘘管肉芽组织不新鲜，脓腐难脱，可用八二丹药线引流，提脓祛腐，方用熟石膏 4g，升丹 1g，研细末，制成药线插入瘘管，外敷四黄膏或金黄膏；脓腐已尽，疮面干净，用生肌膏或白玉膏外敷。

晚期用阳和解凝膏、回阳玉龙膏或冲和散敷于肿硬部。

（2）熨法治疗：用熨风散药末，取赤皮葱连须 240g，捣烂后与药末和匀，酸醋拌炒极热，布包熨患处，稍冷即换。适用于晚期象皮肿者。

3. 成药及单验方

（1）成药

1）清浊祛毒丸：每次 6g，每日 3 次，口服。用于初疮湿热型或中期热毒蕴结型。

2）六神丸：每次 10 粒，一日 3 次，口服。用于初疮湿热或中期热毒蕴结型。

（2）验方

1）黄柏 30g、败酱草 30g、大黄 20g、明矾 20g。煎水浸洗或湿敷，适用于初疮期或中期淋巴结溃破者。

2）丹参 30g、大黄 30g、红花 10g、大枫子 30g、赤芍 30g、白鲜皮 30g。水煎至 200ml 微温外洗坐浴。适用于晚期双侧腹股沟遗留瘢痕肉块，阴户皮肤硬肿肥厚粗糙，凹凸不平患者。

五、预后转归

经正规治疗后，患者活动性症状和体征消失。早期治疗预后良好，晚期可发生直肠狭窄、象皮肿等后遗症。

第九节 传染性软疣

传染性软疣是病毒感染所致表皮增生性传染病。多因密切接触而传播，主要发生于儿童及性生活活跃的年轻人，其中发生于外阴部者多为性接触所致，而且常并发其他性传播疾病，临床以光泽性脐状丘疹为特征。

中医学中称本病多为"鼠乳"俗称"水瘊子"，多由肝胆湿热及风热毒邪蕴结肌肤而发病。

一、病因病机

（一）现代医学研究

1. 病原学 传染性软疣病毒是痘病毒科的一种 DNA 病毒，其大小约 300nm×200nm×100nm。有哑铃状的 DNA 内核和一层砌砖样的外壳，外包以三层囊膜。用 2% 磷钨酸钠阴性染色法，成熟的病毒表现为一种不可逆的串珠型：M 型（或桑椹型）及电子密度较高的 C 型（或胶囊型）。传染性软疣病毒的形态学与痘苗、牛痘、羊痘及其他动物病毒相似，不易区分。曾有用实验动物接种或组织培养此病毒，均未获肯定结果。此病毒的天然宿主是人和猿类，软疣损害混悬物接种于人体皮肤内 2~7 天内可发生病变。混悬物接种于灵长类二倍体组织的细胞培养 6~48 小时内细胞变圆、群集、折光性增强。在鼠胚胎细胞培养上，软疣混悬物能增强培养细胞对继发性病毒侵入的抵抗。在人体皮肤的表皮内软疣病毒的发育和成熟有一定的限度。传染性软疣用血清学检查的方法很难测出其血清抗体，用明胶扩散试验，38%感染者可被发现有血清抗体，用免疫荧光技术检查87%的病人可见血清抗体。

2. 流行病学　传染性软疣近年来普遍流行于世界各地，甚至可集体发病，以湿热潮湿地区及经济不发达的国家较多。在儿童，皮损多发生于暴露部位，常由于在集体生活中与患儿接触，通过皮肤直接接触而传染。在青年人，其传染也是通过皮肤直接接触而传染，但常与性交有关，故认为是一种性传播疾病。其原因有以下几点：①皮损多发生于生殖器部位，同性恋者其皮损好发于肛周。②在性伴侣之间，发病率较高。③在上述人群中常伴发其他性传播疾病，此病在老年人较少见。传染途径主要有：①密切接触，儿童之间，母婴之间传播。②性接触，尤其性活跃青年人中。③公共场所感染。④自身接种而扩散。

3. 病理学

（1）组织病理改变：传染性软疣的主要病变在表皮。表皮高度增生并伸入真皮，其周围真皮结缔组织受压而形成囊状的假包膜，并被分成多个梨状小叶，其内充满变性的表皮细胞。真皮乳头也受压成为小叶间的异常狭窄的间隔。基底层细胞大致正常，从棘层细胞起逐渐变性。在早期，受感染的细胞内开始有卵圆形小体形成，随着受感染细胞向表皮的推移，其体积增大，包涵体也迅速增大，超过受损细胞原有体积，约有 $300\mu m \times 200\mu m$ 大小，呈嗜酸性，胞核固缩并被挤压到边缘，这种特征性胞质内包涵体系由成熟的、不成熟的和不完全的病毒颗粒及变性坏死的细胞碎片，为均质嗜酸性小体，称为软疣小体。在表皮中层，软疣小体已超过受累细胞原有的体积，胞核被挤向一侧，固缩成新月形甚至完全消失。在粒层水平处，软疣小体的嗜酸性变成嗜碱性，角质层内有很多的嗜碱性软疣小体。在病变中央的顶部，变性细胞可脱落，因此形成火山口状。乳酸状软疣小体用复方碘溶液染色呈暗褐色，亮结晶蓝染色为青色。在真皮内通常很少或无炎症反应，但如软疣小体破入真皮则可出现明显的炎症细胞浸润，主要为淋巴细胞、中性粒细胞、巨噬细胞等。有时尚有少量异物巨细胞，软疣自然消退时可见单核细胞浸润。

（2）亚细胞病理改变：电镜观察可见表皮疣体底部胞核增大，线粒体肿胀、嵴不清晰，细胞质内可见到病毒基质，疣体棘层细胞核膜变模糊，甚至核膜消失，线粒体嵴消失，严重时空泡化，细胞内几乎找不到完整的线粒体。有时胞质内见有束状排列的张力丝及卷曲膜状结构，胞质内有大量成熟病毒颗粒。

（二）中医学认识

中医学认为足厥阴肝经络于阴器，足厥阴肝经与足少阳胆经相表里，故阴器之病多从肝胆论治。此病的病因为秽毒之气与湿热之邪，秽毒之气侵袭人体，结于肝胆之脉，致肝胆气机不利而湿热之邪自生，秽毒之气与肝胆湿热之邪循经下扰，结于阴部，壅塞肌肤腠理，发为丘疹，状如脐状。

二、临床诊断

（一）辨病诊断

1. 临床表现　此病主要见于性活跃的青年和出生后 1~6 周的婴幼儿及儿童。潜伏期一

725 中篇 各论 ◀

般为 2~7 周。典型的皮疹为半球状豆疹，正常皮色或珍珠白色，散在或聚集，但彼此间不融合，有蜡样光泽，质柔韧，通常直径为 0.2~0.5cm，个别大者可达 1~2cm。中央有脐窝，成熟的皮损中央可挤出凝乳状物质，这是本病的特点。皮损数目不等，极少数患者可达数百个，成人常见于下腹部，耻骨部、生殖器、股内侧。同性恋者可发生于肛周，除免疫缺陷或免疫抑制患者外，一般不侵犯黏膜，皮损可因搔抓及自家接种而呈条状、串珠状分布。大多可自然消退，一般无自觉症状，有时有痒感，也可因瘙痒抓搔而致继发性感染，有些患者在发病几个月后在某些皮损周围发生斑片状湿疹样反应，称"软疣皮炎"，当软疣刮除后可自行消退。病程与皮损数目无关，愈合后不留瘢痕。

2. 病原学诊断

（1）直接涂片：挤压损害可自凹窝内排出乳酪样物，涂于载玻片上，做吉姆萨涂染色或瑞特染色，光镜下观察，可见软疣小体。

（2）病理检查组织：病理图像具特异性，有诊断价值。

（3）血清学检查：多数患者体内有病毒特异性抗体存在。主要为 IgG 常用免疫荧光法检查，特异性强，阳性率高。

（二）辨证诊断

导致传染性软疣的病机是秽毒之气与肝胆湿热之邪搏结于肌肤，故本病表现并不复杂，以肝经湿热证候为主，尚可另见热毒炽盛之证。或目眩，口苦，舌苔黄腻，脉弦滑数，或痒甚，舌红脉数等。

1. 肝胆湿热型　生殖器部或躯干、四肢发生皮损，多为半球状丘疹，高出皮肤，中央有白色凹陷，色如珍珠，有光泽可挤出凝乳状物质，伴瘙痒及口苦，咽干小便黄，纳差，急躁易怒耳轰鸣。舌质红，苔黄腻，脉弦滑数。症状轻者仅有轻微瘙痒及口苦症状。

辨证要点：半球状丘疹，中央凹陷可挤出凝乳状物质，口苦，小便黄。舌质红，苔黄腻，脉弦滑数。

2. 热毒炽盛型　躯干，四肢及生殖器部发生皮损，多为半球状丘疹，高出皮肤，中央有白色凹陷，可挤出凝乳状物质，瘙痒甚或见口燥，咽干，目涩。舌质红，苔黄，脉弦数。

辨证要点：半球状丘疹、中央凹陷、可挤出凝乳状物质，瘙痒甚。舌质红，脉弦数。

三、鉴别诊断

1. 光泽苔藓　常见于股内侧，前臂，下腹部、阴茎等处出现多数粟粒大小光亮平顶的丘疹，黄白色、淡红色或正常皮肤颜色，稀疏散在或广泛分布而融合成片，无自觉症状或有微痒。病程缓慢，经数年后可自行缓解或消退。

2. 角化棘皮瘤　多见于中年男性，好发于面中部，手背与臂部，皮损开始为一个凸的丘疹，迅速增大，在 3~8 周内可达 2cm 直径大小，正常皮肤颜色，中央有一充满角质的凹陷表面或有结痂，以后病情渐渐静止，一般于半年内自行消退，遗有轻度凹陷的瘢痕。

四、临床治疗

（一）提高临床疗效的基本要素

1. 详察病因　传染性软疣是由痘病毒感染所致，并主要通过性生活传播。病因有热毒炽盛和肝胆湿热之分，临证当结合相关症状，详察病因，审因论治，从而提高疗效。

2. 内外兼治　可把外治与内治结合起来，在用外治法去除疣体的同时采用辨证论治，调整机体状况，提高免疫能力，防止复发，从而提高疗效。

3. 注意隔离　此病可隶属于性传播疾病，故在治疗时应洁身自好。防止重新接触传染源，小儿应避免接触这类疾病的患者。

（二）辨病治疗

1. 冷冻治疗，激光治疗或行钳夹术。

2. 足叶草酯液或 0.9% 或 0.1% 维 A 酸酒精外涂均有效。

3. 先将皮损涂以 5% 碘酊，继之用无菌针头刺破，挑出酪状物，再涂以 2% 碘酒。

4. 1% 氟尿嘧啶溶液外用用注射针头蘸药少许，点刺于疣体中心，每日用药 1~2 次。

（三）辨证治疗

1. 辨证施治

（1）肝胆湿热型

治法：清利肝胆湿热。

方药：龙胆泻肝汤加味。龙胆草 6g、栀子 15g、黄芩 12g、柴胡 9g、生地 9g、车前子 15g、泽泻 9g、木通 9g、生甘草 6g、当归 9g、薏苡仁 15g。

（2）热毒炽盛型

治法：清热解毒。

方药：五味消毒饮加味。金银花 20g、野菊花 15g、蒲公英 15g、紫花地丁 15g、紫背天葵 15g、连翘 15g、丹皮 15g、玄参 12g、苦参 20g、木贼 20g。

2. 单验方

（1）皮疹较小而数目又多者，用板蓝根或大青叶 30~60g 煎汤洗擦。

（2）单个少数软疣用稀黄酒消毒后，用镊子夹去软疣小体，然后用桃花散掺入。

五、预后转归

此病通常有自限性，一般无自觉症状，但应积极治疗以缩短病程，消除病毒的传播，如及时治疗可以痊愈。如治疗不当，或因瘙痒瘙抓可致继发感染。

六、预防调护

（一）预防

1. 要洁身自好，注意局部卫生。

2. 不要用公用毛巾，不穿他人内裤，洗澡最好淋浴。

（二）调护

1. 患病期间宜清淡饮食，忌食辛辣，腥荤油腻之物。

2. 保持患处洁净，避免搔抓以防扩散。

第十节　生殖器念珠菌病

生殖器念珠菌病主要表现为男性念珠菌性龟头炎。可通过性接触传播，是一种常见的性传播疾病。

在中医学里，此病可归于"阴痒"范畴。

一、病因病机

（一）现代医学研究

1. 病原学及传染途径　此病的病原体为念珠菌。在渗出物涂片中，念珠菌为革兰阳性，卵圆形。芽生酵母菌大小（2~3）$\mu m \times$（4~6）μm，延长的芽生细胞形成假菌丝。在沙氏琼脂培养基上，形成软的奶油色菌落，有酵母味，表面生长物是由卵圆形芽生细胞所组成。浸在培养基中的生长物由假菌丝体组成。白念珠菌能分解葡萄糖和麦芽糖产酸、产气，分解蔗糖产酸，但不分解乳糖。据这些生化特性和菌落及形态特征，可把白念珠菌与其他念珠菌区分开来。

（1）内源性感染：胃肠道可能是阴道念珠菌带菌感染最根本的来源，因为在复发性感染妇女的直肠中100%可培养出念珠菌，且大多数患者的直肠和阴道分离得到的菌株是相同的。

（2）性行为的感染：患阴道念珠菌病的妇女，其配偶5%~20%可出现阴茎带念珠菌状态，其带菌率是对照组男性的4倍。大多数夫妻间感染的为同一菌株。

2. 发病机制　正常人接触白念珠菌不一定感染，且健康人的口腔、上呼吸、肠道和阴道黏膜通常有该菌的存在。但在影响机体防御力的各种因素作用下，白念珠菌乘机生长繁殖，造成疾病。

（1）念珠菌毒素：白念珠菌可产生两种毒素。高分子量毒素能使大部分感染小鼠于注射后48小时内因过敏样反应死亡。且有抑制细胞免疫和促进感染的作用。低分子量毒素亦有较强的休克致死作用。

（2）假菌丝及细胞壁：白念珠菌只有在发育成菌丝相产生假菌丝时才致病。体外试验发现中性粒细胞能吞噬短的芽管假菌丝，菌丝长度大于20μm时常抗吞噬。动物实验发现，如果以4×10^6孢子数白念珠菌或等量白念珠菌原生质体给小鼠尾静脉注射，正常有壁菌组小鼠3天死亡率达100%，原生质体组小鼠10天内无一例死亡，说明细胞壁在白念珠菌致病性上有重要意义。

（3）黏附能力：白念珠菌对细胞的黏附是其致病性的基础。而白念珠菌细胞壁中的甘露聚糖-蛋白质复合物和壳多糖与其黏附有关。疏水性是白念珠菌的一种促黏附因素，培养基糖成分和培养条件对其黏附力有影响。纤维蛋白原能桥连白念珠菌与宿主细胞间的黏附。

而宿主细胞膜表面的岩藻糖和 N-乙酰葡糖胺是白念珠菌的受体。在妇女孕期或月经前期血液中黄体酮量增加，黄体酮作用于阴道黏膜的表层细胞，影响其基因组使表层细胞产生众多的纤维结合蛋白（fibronectin，Fn）。白念珠菌表面有 Fn 受体，可与阴道黏膜表层细胞上的 Fn 结合，成为建立感染的第一步。

（二）中医学认识

中医学认为本病隶属于"阴痒"等范畴，由于湿邪（外湿、内湿）蕴积下焦，气机不利，损伤任、带二脉可致阴部瘙痒，若蕴而生热，湿热下注而发本病。

1. 脾虚湿盛　外湿侵袭、脾阳受困，或脾气素虚，湿浊不化，均可致湿邪内生，蕴结下焦，气机不利损伤任、带二脉而见阴痒证。

2. 湿热下注　湿浊久蕴生热，或外受湿热之气，结于下焦，局部气机不畅而见阴痒证。

二、临床诊断

（一）辨病诊断

1. 临床表现　男性生殖器可以携带念珠菌而无临床症状。有症状者常表现为龟头包皮炎，多见于包皮过长患者。龟头和包皮内面发红，可有白色奶酪样斑块和分泌物。阴茎和阴囊可有鳞屑性瘙痒性损害。尿道口舟状窝累及时，可产生尿频、尿痛等，少数可表现为急性水肿型包皮龟头炎，也可有疱疹小脓疱、糜烂面。

2. 病原学诊断

（1）直接镜检法：取龟头表面分泌物涂片，滴加 1~2 滴等渗盐水或 10%KOH，直接在光镜下观察，或革兰染色后，在油镜下检查革兰阳性芽生细胞及假菌丝，阳性检出率约 80%。

（2）培养法：所有标本均应培养在沙氏琼脂基上，置室温或 37℃中，然后检查典型菌落中的细胞和芽生假菌丝。白念珠菌在玉米培养基上产生厚膜孢子，这是一种重要的鉴别方法。但需要说明的是，检出真菌不一定表明有感染存在。因此，培养应仅限于瘙痒或其他症状怀疑到念珠菌但直接镜检无法确定的患者。

（3）聚合酶链反应（PCR）：应用 PCR 技术体外扩增编码白念珠菌细胞色素 P450L1A1 的基因片段，在 7 小时内可以检测出 500μl 中含有 30 个酵母菌的临床标本。对 22 份临床标本同时进行 PCR 检测和真菌学鉴定显示，两者具有较满意的一致结果。PCR 法避免了细菌和人细胞系污染问题，并大大缩短念珠菌的检出时间，可在几小时内完成对仅含几个念珠菌临床标本的检测。

（二）辨证诊断

1. 脾虚湿盛型　男性见龟头及包皮发痒，包皮内可见白色块状分泌物，面色㿠白或萎黄，四肢倦怠，神疲纳差，便溏。舌淡，苔白腻，脉缓。

辨证要点：龟头及包皮发痒，包皮内有块状分泌物。舌淡，苔白腻，脉缓。

2. 湿热下注型　男性龟头及包皮瘙痒甚，阴囊潮湿，纳差，小便黄。舌红，苔黄腻，脉濡数。

辨证要点：龟头包皮瘙痒甚，阴囊潮湿，小便黄。舌红，苔黄腻，脉濡数。

三、鉴别诊断

1. 股癣 如发生于股内侧及阴部皱襞处，亦可扩延至会阴、肛周等，自觉瘙痒常因搔抓继发湿疹化或苔藓化，损害初发为边缘清晰微隆起红斑，渐扩大，有皮屑，由红色渐转为褐色、中心自愈，逐渐向周围扩大，边缘炎症较明显，上有小疱、糜烂、痂皮等，形成环形。真菌检查多为皮肤丝状菌。

2. 其他原因所致的包皮龟头炎 一般根据相关症状和接触史，结合有关实验室检查，即可鉴别。

四、临床治疗

（一）提高临床疗效的基本因素

1. 明确诊断 此病的病原体为白念珠菌，根据其症状特点，并结合病史，和有关检查，做出正确诊断。要重视对性伴侣的检查。

2. 详察病因 生殖器念珠菌病的主要病因是湿浊与湿热，临证只有正确区分，才能恰当地选择相应药物，以提高疗效。湿浊致病常见分泌物黏腻质稠，因无热而臭气并不明显，同时伴见脾虚水湿不运之证候，故治当健脾化湿。湿与热结者，可见分泌物质稠色黄，有明显臭气，并有瘙痒症状治宜清利湿热。

3. 内外兼治 可将外治与内治结合起来，外治以治标，迅速消除症状，内治去除病因以治本，防止复发，二者结合起来，能提高本病的治愈率。

4. 中西贯通 西药制剂外用对此病有较好效果。一些利湿健脾清热中药能调整全身状况，改善机体免疫能力，若二者有机结合，可相得益彰，缩短病程，提高疗效。

（二）辨病治疗

1. 念珠菌性龟头炎 克霉唑霜，每日 2 次，外用，用 7~14 天。

2. 复发性念珠菌龟头炎 咪康唑栓剂或克霉唑霜，外用，每日 2~3 次，7 天为 1 个疗程，或用酮康唑，每天 400mg，口服，每日 1 次，共 14 天。

（三）辨证治疗

1. 辨证施治

（1）脾虚湿盛型

治法：健脾利湿化浊。

方药：完带汤。白术 15g、山药 15g、人参 12g、炙甘草 3g、苍术 12g、柴胡 12g、陈皮 12g、车前子 15g（包）、黑芥穗 9g、炒薏苡仁 20g。

（2）湿热下注型

治法：清利湿热。

方药：龙胆泻肝汤加减。龙胆草 10g、茯苓 15g、猪苓 12g、泽泻 12g、栀子 12g、丹皮 12g、茵陈 12g、车前子 15g（另包）、牛膝 12g、黄柏 9g。阴部痒甚者加白鲜皮 12g、贯众 12g、川楝子 9g、苦参 15g。

2. 外治疗法

（1）蛇床子 30g、苦参 6g、黄柏 30g、白鲜皮 30g、苍术 30g、花椒 20 粒。水煎外洗，每日 1~2 次，10 天为 1 个疗程。

（2）黄连 15g、青黛 15g、马牙硝 15g。共研细末，甘油调匀，涂于龟头冠状沟处，每日 2 次。

（3）外搽方适用于阴痒皮肤破损者，珍珠、青黛、雄黄、黄柏、儿茶各等份，冰片适量，共研细末外搽。

（4）元明粉适量，开水冲化，先熏后洗，连用 2 日更换新药。

五、预后转归

此病为湿浊、湿热秽浊下注阴部，主要影响阴部皮损，治疗及时病情可痊愈。如治疗不及时，可继发细菌感染或反复发作。

六、预防调护

（一）预防

治疗期间应避免性活动，包皮过长者应做包皮环切术，应经常清洁，保持干净。不用公共毛巾，不穿他人内裤。

（二）调护

患病期间忌食辛辣厚味之品，减少活动，避免搔抓以防扩散。

七、专方选介

1. 苦参洗剂　苦参 30g，蛇床子 30g，白鲜皮 20g，黄柏 15g，败酱草 15g，川椒 12g，荆芥 12g，枯矾 9g。将以上中药加水 2000ml，浸泡 20 分钟，水煎去渣冷敷患处，每日 1 次，每次 15 分钟，1 剂洗 2 日，症状好转后加用 2 日。

2. 祛湿汤　百部、黄芩、黄连、黄柏、银花、连翘、大青叶、蒲公英、苦参、土茯苓、地肤子、蛇床子、花椒、槟榔、薄荷、蝉蜕。每剂加水 500ml，煎取 200ml 备用，用时加热，以温热感为度。治疗前应洗净龟头，用一次性水杯盛装 100ml 药液浸泡龟头 20 分钟。每日 2 次，连用 1 周。孙岚采用祛湿汤联合制霉菌素甘油治疗念珠菌性龟头炎 85 例。治愈 80 例，显效 3 例，有效 1 例，无效 1 例，总有效率 98.82%。（制霉菌素 20 片打碎，磨粉，过 250 目筛，倒入量筒，加 100ml 甘油搅拌均匀即可，每日早晚涂擦一次，连用 1 周）。

3. 三黄地丁洗方　黄连、黄芩、黄柏、紫花地丁、野菊花、蒲公英、生地、丹皮、赤芍、连翘、木贼。一定比例共制成粉末，药袋包装后冷水浸泡 20 分钟，中火煎熬，开后煎煮 10 分钟，水温后先将包皮、龟头浸泡于药液中 5~10 分钟，再淋洗外阴。包皮过长者，要翻开包皮清洗龟头及内板，1 次/日，1 剂/日，共 1 周。杨明辉等采用三黄地丁洗方治疗包皮龟头炎 358 例，痊愈 232，显效 110 例，有效 16 例，有效率为 100%。

4. 中药苦参抑菌洗剂　苦参 30g，蛇床子 30g，地肤子 30g，白鲜皮 30g，土茯苓 30g，黄柏 15g，白头翁 12g，龙胆草 12g，百部 30g，艾叶 12g，紫草 30g，川椒 6g（龟头有破溃则去川椒，加生黄芪 15g）。水煎熏洗并坐浴，每日 2 次，每日 1 剂。治疗期间避免性生活，每日更换内裤并煮沸消毒，阳光照射。夫妻共同治疗，禁服广谱抗生素及肾上腺皮质激素。张丽敏等采用中药苦参抑菌洗剂联合西药口服氟康唑胶囊 150mg，每 3 天 1 次，共 2 次；硝酸咪康唑（达克宁）霜外涂龟头病变部位，每日 2 次，治疗念珠菌性龟头炎 30 例，治疗 15 天，病愈 24 例，显效 5 例，好转 1 例，复发 3 例，总有效率 100%。

第十一节 阴 虱 病

阴虱病是阴虱引起的疾病，临床以局部皮肤剧烈刺痒，刺痒甚处有小红斑点或丘疹，搔抓后出现抓痕和血痂为特点，是一种常见的性传播疾病。阴虱主要寄生在阴毛部位（包括耻骨联合、会阴部、肛周等处），偶见于腋下、眉毛处。本节主要介绍发生于阴毛部位的阴虱病。

中医称该病为"虱痒病"或"阴虱疮"。

一、病因病机

（一）现代医学研究

阴虱病由阴虱引起。阴虱是一种体外寄生虫，以人为主要宿主，一般不能在其他种动物体上寄生。阴虱体短而宽，1~2mm，茶褐色，前两足细长，后两足较宽有钩形尖刺，胸腹界限不清，腹短宽似螃蟹；活动力较小，常将嘴埋于皮肤、毛囊、毛干基部或紧贴皮肤不爱活动。成虫交配后 1~2 天，雌虫在毛根部产卵，每日数个，一生产卵 50 个左右，产卵时分泌一种胶液，使卵粘于毛干上，虱卵长圆形，一端有盖。幼虫经 3 次脱皮后即 8~9 天变为成虫，成虫一般不离开宿主，阴虱离开宿主 25 小时不吸血，将饿死。阴虱吸血时常因贪食而腹部膨隆，甚至有的胀破腹部而死亡，成虫寿命约 1 个月。阴虱叮咬吸血时，其涎中释放出毒汁，同时排出粪便，加之口器的机械性刺激，形成咬伤，引起瘙痒及感染。

（二）中医学认识

中医学认为，该病主要因风、湿、热邪久郁而化生阴虱所致，也可因洗浴，换衣不勤，互相沾染而得。

二、临床诊断

（一）辨病表现

1. 临床表现

（1）症状：阴毛部位刺痒难忍，坐卧不宁。

（2）体征：阴部皮肤发红，有小红斑点，上有血痂。常因搔抓合并感染而有脓疱、渗液、脓痂形成。检查内衣裤可有血染痕迹，在阴毛部位细察可找到活的成虫。

2. 病原学诊断　合并感染时，化验血常规，可见白细胞和中性粒细胞均增多。在阴毛或阴毛根部查找虱卵或阴虱成虫送检，在低倍镜下直接镜检，或放大镜下观察，发现活动阴虱成虫即可确诊。

（二）辨证诊断

1. 热重于湿型　发病急，阴毛局部可见红斑点或丘疹，刺痒难耐，肤色潮红，有抓痕和血痂，搔抓致渗液、糜烂、脓疱、伴身热、口渴、大便秘结，小便短赤。舌质红，苔薄白或黄，脉弦滑或弦数。

辨证要点：发病急，刺痒难耐，搔抓致渗液、糜烂、脓疱，伴身热，口渴，大便秘结，小便短赤。舌红，苔薄黄，脉弦滑或弦数。

2. 湿重于热型　发病缓慢，局部可见小红斑点或丘疹，皮肤轻度红、瘙痒，搔抓后糜烂渗液较多，伴纳少，身倦，小便清长。舌质淡，苔白或白腻，脉滑或弦滑或缓。

辨证要点：发病缓慢，局部可见斑点或丘疹，皮肤轻度红、瘙痒，伴纳少，身倦，小便清长。舌淡，苔白腻，脉弦滑或缓。

三、鉴别诊断

1. 阴部瘙痒症　阴部瘙痒症典型特点是阴部瘙痒处无丘疹，局部找不到阴虱。

2. 阴部神经性皮炎　阴部神经性皮炎以苔藓样变为主要特征，皮损表面光滑或有少量鳞屑，患部皮损干燥，浸润肥厚，局部找不到阴虱。

3. 阴部湿疹　阴部湿疹皮损为多形性，易有渗出液，对称发作，且有急性发作期，局部找不到阴虱。

4. 疥疮　疥疮好发于指缝、腕屈、肘内、股内及臀下部位，皮损有红丘疹，水疱、隧道、脓疱，镜检可查到疥螨及虫卵。

四、临床治疗

（一）提高临床疗效的基本要素

1. 详问病史明确诊断　阴虱病是一种性传播疾病，主要通过直接或间接接触两种途径传播，了解病人是否有冶游史，是否用过不洁净的浴巾，卧具等，有利于该病的诊断。

2. 内外兼治注重外治　阴虱病的治疗口服药物疗效有限，主要为防止感染。应注重外治疗法，直接杀死阴虱及其虫卵确保本病不再复发。

3. 夫妻同治切断传染源　一旦患病，要坚持夫妇同治的原则，防止相互交叉感染。详察病因病史，杜绝不洁性生活，注重个人卫生，切断传播途径，彻底消灭传染源防止本病反复发作。

（二）辨病治疗

1. 外治疗法　剃除阴毛，外用25%苯甲酸苄酯乳剂或1%林旦霜，亦可用5%白汞软膏涂擦，每日2次，次日洗涤1次，一周后再重复使用。

2. 药物内治　如合并感染应抗感染治疗。

（三）辨证治疗

1. 辨证施治

（1）热重于湿型

治法：清热利湿。

方药：龙胆泻肝汤加减。龙胆草 6g、栀子 15g、黄芩 15g、车前子 15g（另包），木通 6g、泽泻 15g、生地 10g、甘草 10g、滑石 30g。

（2）湿重于热型

治法：健脾利湿，佐以清热。

方药：萆薢渗湿汤加减。萆薢 20g、茯苓 30g、薏苡仁 30g、苍术 15g、黄柏 10g、丹皮 10g、泽泻 15g、通草 10g、滑石 15g、白鲜皮 20g。

2. 外治疗法

（1）百部酊：外搽，百部 50g，75% 酒精 250ml，将百部浸入酒精中，25 小时后滤过备用，外搽患处，每日 2~3 次。

（2）10%~20% 硫黄霜：局部外涂。

（3）灭虱洗剂：百部 50g、苦参 30g、地肤子 20g、蛇床子 20g、白鲜皮 20g、明矾 15g、鹤虱 30g。每日一付，水煎，先熏后洗，每日 2 次。

五、预后转归

本病病位局限，主要由性接触传染所致。及时治疗不难治愈，不留后遗症；如治疗不及时，反复搔抓致皮损，可引起全身感染。

六、预防调护

1. 注意个人卫生，勤换内衣。

2. 不用公用浴巾、卧具，不穿他人内裤。

3. 夫妻同治，杜绝不洁性交。

4. 禁食辛辣厚味之品。

七、专方选介

1. 阴虱灵　百部 200g，蛇床子 50g 放入 75% 的乙醇 1000ml，浸泡 7 天，过滤后加入氧氟沙星 20g，搅匀后用 100ml 的瓶子分装，每日 2~3 次搽于患处。

2. 樟脑酊　苦参 100g，百部 200g 加 95% 乙醇 200ml，蒸馏水 300ml 浸泡 72 小时滤过备用。樟脑 30g，水杨酸 20g 用 95% 乙醇 100ml 稀释后加备用液即可，总量 500ml 加地塞米松注射液 30mg，2 次/日，直接涂患处（不需剃去阴毛），涂药期间不要洗澡及更衣，以保持药效，彻底杀灭皮肤和阴毛上的阴虱及卵，连用 3 天后换洗衣裤及视病情涂药 1 次/日或隔日 1 次。当患处有感染、血痂或糜烂时，先用炉甘石洗剂 100ml 加地塞米松注射液 20mg 外涂，3~4 次/日，至患处干燥后在用樟脑酊外涂。

3. 百部薄荷方　百部 250g，白鲜皮 100g，薄荷 40g，地骨皮 100g，苦参 100g。将上药加入 75% 乙醇 1000ml 浸泡 72 小时去渣过滤后搽会阴及肛周毛发区，每日 2 次，共 2 天。共治 166 例，全部治愈。治疗后 1 天痒感消除率可达 58.8%~60.0%。

第十二节 疥 疮

疥疮是疥螨引起的接触传染性皮肤病，多发于指缝、腕部屈侧、脐围、下腹部及两股内侧粟粒大丘疹，丘疱疹、疱疹及隧道，伴奇痒为特征，常因接触而感染，极易在集体或家庭中流行。

疥疮俗称癞疥疮，中西医同名。

一、病因病机

（一）现代医学研究

疥疮由疥螨引起，疥螨是一种皮内寄生虫，可分为人疥螨和动物疥螨两类，人的疥疮主要由人疥螨引起，动物疥螨亦可使人产生类似疥疮的感染，但病情大都较轻。疥螨不但在人体上活动，还可在内衣、被单、枕套、被褥上活动，因此，该病可通过直接接触或间接接触而感染。

疥螨外形与甲鱼相类似，呈扁平椭圆形，黄白色，腹侧前、后各有足两对，雌虫较大，长 0.3~0.45mm，雄虫 0.2~0.25mm。雄虫常在交配后不久死亡，而雌虫受精后钻入皮肤角质下层，形成隧道，在内排卵，经 1~2 个月排卵 40~50 个后死于隧道内。卵 3~4 天，孵化为幼虫，再经二次脱皮变为成虫，由卵演变为成虫，需 7~14 天，疥螨离开人体后存活 2~3 天。患者对疥螨的分泌物和排泄物敏感而发生瘙痒。白天疥螨静伏不动，夜间在温暖的环境下，疥虫开始活动，刺激皮肤而致剧痒。

（二）中医学认识

中医学认为，本病是由体内蕴毒，日久生火，火热内郁，消耗营血，血虚生风，肌肤失养，感受风湿邪毒所致；或直接感受疥螨而成。

二、临床诊断

（一）辨病诊断

1. 临床表现

（1）症状：患者自觉疥螨侵犯部位皮肤奇痒难忍，夜间尤甚。

（2）体征：皮损多发生于皮肤薄嫩部位，如手指缝及其两侧，腕部屈侧，肘窝、下腹部、腹股沟、股内侧及外生殖器等部位，重者可累及其他部位，但一般不累及头、面部。皮损主要表现为针头大小丘疹、丘疱疹及疱疹，疏散分布。早期近正常肤色，继而可呈微红色，但多无红晕。在丘疱疹或疱疹邻近有时可见疥虫在表皮内穿掘的灰白或浅黑色线状隧道，长数毫米。在婴幼儿，偶可发生以大疱为主的大疱性疥疮；成年男性或儿童在阴囊，阴茎等处可出现淡红或红褐色，绿豆至黄豆大半球形疥疮结节。

2. 病原学诊断

（1）针挑法：选择新鲜水疱，用消毒针尖将水疱挑破，轻轻向两侧刮一下或在隧道一端的灰白色小点轻轻挑出疥螨，移至载玻片上，于显微镜下查到疥虫，即可确诊。

（2）矿物油刮检法：选择早期皮疹，以蘸上矿物油的消毒手术刀刃轻刮皮疹 6~7 次，移到载玻片上，如此重复刮 4~5 个皮疹，置同一玻片上，在显微镜下发现疥螨或虫卵即可明确诊断。

（二）辨证诊断

1. 风热蕴肤型　手指、指缝、腕屈、肘内、股内、臀下瘙痒难耐，遇热或夜间病情加重。皮损为灰白或黑色隧道，丘疹、水疱，伴大便不爽，小便发黄。舌红苔黄，脉弦数。

辨证要点：手指、指缝、股内等处剧痒，皮损主要表现为黑色隧道，丘疹，水疱，伴大便不爽，小便发黄。舌红，苔黄，脉弦数。

2. 血虚风燥型　手指、指缝、腕屈、肘内、股内、臀下等处皮肤干痒，抓破流血，病程缓慢，反复发作，经久不愈。舌红，少苔，脉细数。

辨证要点：手指、指缝、腕屈等处皮肤干痒，病情反复发作，经久不愈。舌红，少苔，脉细数。

三、鉴别诊断

1. 湿疹　湿疹病因不明，无传染性，皮疹呈多形性，对称发作，慢性期有浸润、肥厚等特征，二者不难鉴别。

2. 皮肤瘙痒症　皮肤瘙痒症无原发性皮肤损害，好发于四肢伸侧，瘙痒常为阵发性，在体表查不到疥螨及虫卵。

3. 神经性皮炎　神经性皮炎皮损近正常皮色，苔藓样化明显，好发于颈骶尾及四肢伸侧等处。于体表查不到疥螨及虫卵。

4. 阴虱病　见阴虱病节。

四、临床治疗

（一）提高临床疗效的基本要素

1. 抓住特征明确诊断　根据疥疮特有的丘疱疹、疱疹和隧道，阴囊瘙痒性结节，好发于指缝及腕部屈侧，下腹及股内侧，奇痒难耐入夜尤甚，常集体发病，在体表可查见蚧螨或虫卵等特点，一般不难诊断。

2. 内外结合注重外治　内服药物，多作为对症处理，防止并发症，目前尚无针对性治疗药物。外用药物有其即时、有效、针对性强等特点，当为首选。

3. 集中施治切断传染源　疥疮一般不会单个发病，一旦发现，全家或集体中被传染者必须同时接受治疗，以免反复交叉感染，导致本病缠绵难愈。

（二）辨病治疗

1. 内服药物

（1）氯苯那敏片：8mg，每日 2 次，口服。

（2）红霉素片：0.25mg，每日 4 次，口服。

2. 外用药物

（1）10%～25%苯甲酸苄酯乳剂：外涂，每日 2 次，连用 1 周。

（2）40%硫代硫酸钠溶液：外涂，1 日 2 次，连用 1 周。

（3）10%克罗米通霜：每晚 1 次，连续 2 次，颈部以下外涂。

（三）辨证治疗

1. 辨证施治

（1）风热蕴肤型

治法：散风清热，利湿杀虫。

方药：消风散加减。当归 20g、生地 10g、防风 9g、蝉蜕 6g、荆芥 6g、牛蒡子 9g、石膏 20g、知母 12g、木通 6g、蛇床子 12g、地肤子 15g、白鲜皮 15g、丹皮 10g。

（2）血虚风燥型

治法：滋阴养血，润燥除湿。

方药：滋阴除湿汤加减。当归 20g、生地 10g、白芍 15g、川芎 10g、柴胡 12g、黄芩 10g、知母 12g、地骨皮 10g、泽泻 15g、陈皮 9g、丹参 20g、何首乌 10g、白蒺藜 12g、苦参 15g、地肤子 15g。

2. 外治疗法

（1）针灸疗法

1）毫针法：取曲池、八邪、血海、百虫窝、阴陵泉。强刺激泻法。1 日 1 次。用于疥疮引起的瘙痒。

2）耳针法：取肝、脾、神门，留针 30 分钟，2 日 1 次。

（2）涂敷疗法

1）20%硫黄软膏：外涂，1 日 2 次，连续应用 1 周。

2）5%硫黄霜：外涂，1 日 2 次，连用 1 周，用于 5 岁以下儿童。

3）50%的百部酊：外涂，1 日 2 次，连续应用 7 日以上。

3. 单验方

（1）硫黄 12g，松香 10g，黄丹 3g。研细末，香油调糊，外涂。

（2）黄连 10g，苍耳子 15g。研细末，入冰片 2.5g，再研匀，凡士林调膏，外涂。

（3）花椒 9g，枯矾 15g，地肤子 30g。煎汤熏洗，再用硫黄粉 10g，熟猪油调膏外搽。

（4）硫黄 120g，红粉 20g，大枫子仁 40g，核桃仁 40g。捣烂如泥，外搽。

（5）蛇床子、雄黄、黑狗脊、寒水石、白胶香、白矾、黄连、吴茱萸、硫黄、斑蝥，各适量。研细末香油调外搽。

（6）苦参、蛇床子、白矾、荆芥穗各 20g。煎汤外洗。

（7）丹参、苦参、蛇床子各 30g，煎汤外洗。

五、预后转归

此病病因明确，如治疗及时彻底，可治愈。如不及时治疗，反复发作，常因搔抓而继发感染。

六、预防调护

1. 一旦确诊应立即隔离治疗，家中及集体中的患者应同时治疗，以免相互传染。

2. 注意个人清洁卫生，患者穿过的衣服，用过的被褥，需煮沸或在日光下曝晒灭虫。

3. 患病期间忌食辛辣厚味，饮食宜清淡。

4. 治疗后需观察 1~2 周，如无新皮疹发生方可认为痊愈。

七、专方选介

1. 疥疗散　生大黄 10g、硫黄 10g、羊蹄 24g、白矾 6g 组成。分别研极细末，过 120~140 目铜筛，混匀制成散剂。使用时用老陈醋调成糊状。第 1 天病人临睡前洗澡，然后将醋调好的疥疗散涂擦全身（头面部及外阴除外）皮肤较薄嫩部位如手指缝及其两侧、肘窝、腋窝前缘、腹股沟、女性乳房皱褶处多涂擦药。有条件者涂擦药后用电暖气或灯烤 5 分钟后穿衣入睡。第 2 天、第 3 天不用洗澡，临睡前直接将药涂擦全身。第 4 天涂擦药物前洗澡换衣、换上患病后未接触过的衣、被、席（替换下的衣物均需烫洗后曝晒）。第 5 天、第 6 天同第 2 天、第 3 天治疗。3 天为 1 个疗程，连续治疗 2 个疗程。共治疗 60 例，治愈 54 例，显效 4 例，无效 2 例，总有效率 96.67%。

2. 收湿止痒汤　硫黄、白矾、苦参、黄柏各 30g，蒲公英 120g，加水 3000ml，煎至 400ml，不去渣，降温至 35℃左右时洗浴全身，除去脓痂、脓疱。另取无菌纱布数块浸药温敷。感染重、丘疹多的部位，稍干或凉时再浸药液。每次 30 分钟，每日 4~6 次，复用时再加热，每日更换 1 剂。共治疗 35 例，5~7 天痊愈者（症状、体征均消失）18 例，8~10 天痊愈者 13 例，11~16 天痊愈者 4 例。

3. 疥灵液　黄连 20g、黄柏 20g、黄芩 20g、苦参 20g、百部 10g、地肤子 10g、蛇床子 10g、花椒 20g、硫黄 50g、雄黄 30g、滑石 20g、冰片 20g、樟脑 10g，诸药研细，用 75% 酒精或 55% 以上白酒将药渣浸泡 1~2 天，然后涂搽疥疮部位，1 日 3 次。共治疗 58 例，治疗 10 天，治愈 54 例，有效 4 例，总有效率 100%。

第十章　男科杂病

第一节　男性迟发性性腺功能减退症

男性迟发性性腺功能减退症（late-onset hypogonadism in male，LOH）是影响中老年男性生活质量的主要疾病之一，近年来已成世界医学研究的热点和难点。

LOH 又称为年龄相关性睾酮缺乏综合征（age-assoiated testosterone deficiencysyndrome，TDS），是一种与年龄增长相关的临床和生物化学综合征，其特征具有一定临床症状和血清睾酮水平降低（低于年轻健康成年男性正常参考值范围），此种状态严重影响生活质量，并给机体多种器官、系统的功能带来不利影响。曾称为"男性更年期综合征（male climacteric）""绝雄（andropause）""中老年男性雄性激素部分缺乏综合征（partial androgen deficiency of theaging male，PADAM）""中老年男性雄激素缺乏综合征（androgen deficiency in the aging male，ADAM）"等。之所以称其为"迟发性"，是因为性腺功能减退的原因有很多，病变在性腺本身的称为"原发性性腺功能减退"，病变在垂体及下丘脑的称为"继发性性腺功能减退"，另外还有一部分是靶器官对雄激素抵抗导致的。因此，对于男性中老年时期出现的就被称为"迟发性性腺功能减退症"。

近期一项由英国 3 所大学的研究机构，联合开展了对 LOH 的研究，其研究结果发表在《新英格兰医学杂志》上，（水平 2b 级别 B）该项研究对 3369 名年龄在 40 岁至 79 岁之间的欧洲男性的雄性激素水平进行了测量，并询问其性功能、身体和心理健康等情况。结果发现，男性 LOH 是随着年龄的增长睾酮分泌减少所致。与女性更年期不同，女性更年期影响女性通常一般从 40 岁开始，而男性 LOH 只影响 2% 的中年男性，而且常常是身体健康状况欠佳和肥胖的男性。国内一组 3551 人群中男性 LOH 的发生率约为 35%，但仅有 2.3% 与雄激素缺乏（<9.4nmol/L）相关。另一项国内 4 个城市 637 例健康男性血清雄激素水平研究结果表明，40 岁、50 岁和 70 岁后计算游离睾酮（cFT）缺乏率分别为 3%、20% 和 33%；以 cFT 的切点值为标准，中国男性 LOH 的患病率随增龄而升高，40 岁、50 岁和 70 岁组分别为 13%、30% 和 47%（水平 2b 级别 B）。由于采用不同的流行病学调查方法和切点值及所选择调查人群结构的不同，造成不同文献中报道的 LOH 患病率有较大差异，尤其是缺乏国内的多中心、大样本、正常人群的流行病学资料。

中医学无此病名，常根据其不同表现归属于"虚劳""眩晕""郁证""心悸""不寐"等范畴。

一、病因病机

（一）现代医学研究

LOH 发病机制总的来说尚不十分清楚。发病的必要条件是男性老龄化及伴随而来的雄激素水平下降。还可能与以下因素有关：①下丘脑-垂体-性腺轴功能紊乱。②过度肥胖、不良生活方式的影响。③其他疾病的影响。④遗传因素：雄激素受体（AR）基因外显子中短 CAG 重复长度（水平 2b，级别 A）。

睾酮对全身各系统都有直接或间接的生理作用，睾酮缺乏将会影响骨骼、肌肉、脂肪、血液和心血管等组织器官功能及情绪和认知功能，性功能也会出现一系列病理生理学改变。

（二）中医学认识

男性更年期综合征发生在 55~65 岁之间，此与《素问·上古真论》所云："七八肝气衰，筋不能动，天癸竭、精少、肾脏衰，形体皆极，八八则齿发去"阶段相一致。由于肾气逐渐衰少、精血日趋不足，肾阴肾阳的失调，进而导致各脏腑功能紊乱，从而形成了男性更年期综合征的病理基础。一般而言，在更年期如能摄生得当，则不会发病。若禀赋不足，素体亏虚；或忧思郁怒，七情内伤；或房事戕伐，精气过耗；或劳倦过度，耗散真气；或饮食失调，起居失宜等，均可致气血失和，阴阳失调，脏腑功能紊乱，进而发为本病。将本病的病因病机要点分述如下。

1. 肾阴亏虚 更年之期，精气自衰，天癸渐衰，冲任亏虚，形体渐衰，精不化阴。若复加素体肾阴不足，或房事纵欲，或过服温燥兴阳药石，劫伤真阴，或心火独炽，耗伐肾水，或情志过用，化火伤阴等，均可形成肾阴亏虚。阴虚不能制阳而生内热，可出现阴虚内热诸症。肾阴为一身阴气之本，肝木尤赖肾水滋涵，今肾阴亏虚，可出现肝肾阴虚或进而形成肝阳上亢之证；心火靠肾水济制，才能达到"心肾相济"之平衡，肾阴亏虚，心火独炽于上，进而出现心肾不交证候。

2. 肾阳虚衰 更年之期，精气自衰，天癸渐衰，冲任亏虚，形体渐衰，精不化阳。若复加素体元阳不足，或房事戕伐，遗泄过度，肾阳随之泄耗；或过食寒凉药食，伤及肾阳；或他脏阳虚，穷极归肾等，均可形成肾阳虚。肾阳为一身阳气之根，脾阳尤赖于肾阳之温暖，今肾阳之虚衰，脾阳失其温煦生化之力，易形成脾肾阳虚，出现脾肾阳虚之症。

3. 肾阴阳俱虚 更年之期，肾脏精气不足，精少则化气不足，再加上摄生不慎，克消真元，或阴损及阳，或阳损及阴等，均可形成肾阴阳俱虚。

4. 肾精不足 更年之时，加先天禀赋不足，或久病耗损，失精太过等致肾精亏损，则天癸早竭，髓失化源，肾失其养，脑海空虚，而见早衰、性功能减退等症。

5. 肝气郁结 更年之时，肾水不足，则肝木枯涸失润，易于形成不舒甚或郁结郁滞。若复加抑郁盛怒、情志过用，或土壅抑肝等，均可进一步伤肝而使其不能条达疏泄，则出现肝气郁结之证。肝郁木抑则不能疏土，肝阳过亢则克伐脾土，可出现肝郁脾虚或肝旺脾弱之候。胆与肝相表里，内贮胆汁，肝气条达则胆腑清虚通降，肝郁则胆亦虚，若复加素体肥胖、脾虚之体或痰盛之躯；或木抑土壅、木旺克土，进而脾失健运，湿聚为痰等，均可出现胆郁痰扰之证。

二、临床诊断

（一）辨病诊断

1. 临床资料收集

（1）症状：LOH 好发年龄一般大于 40 岁，主要有性功能障碍、体能下降、精神心理障碍及血管舒缩等四方面症状，其中最常见的临床症状是性欲减退。

1）性功能障碍：对涉及性方面的事情失去兴趣，性欲减退，勃起功能障碍，夜间阴茎勃起次数减少及勃起硬度下降。

2）体能下降：容易疲劳、全身乏力，不能从事重体力劳动，严重者自主生活能力下降。

3）精神心理障碍：精神状态差，注意力不集中，健忘；情绪低落、易激惹或淡漠，烦躁、焦虑不安甚至惊恐，智力和空间技巧活动障碍；睡眠障碍、失眠以及抑郁症状等。

4）血管舒缩：潮热、多汗、面红，还有心悸气短、胸闷及血压波动等症状。

5）其他症状：可出现向心性肥胖、腰背部疼痛、四肢及关节疼痛。由于骨质疏松，轻微外伤可至骨折。有些患者还可以出现乳房发育。LOH 患者常常表现为胰岛素抵抗，可以出现 2 型糖尿病和代谢综合征的诸多症状。

（2）体格检查：可出现血压升高、身高略下降、体重增加、腹围增加及皮肤萎缩等；男性第二性征减弱，毛发稀少；睾丸体积稍减小、质地稍变软等。

2. 现代仪器诊断

（1）性激素测定：包括促卵泡激素（FSH）、黄体生成素（LH）、催乳素（PRL）、睾酮（T）、雌二醇（E_2）等。人体血液循环中睾酮以游离睾酮（FT）和蛋白结合睾酮两种形式存在，仅有约 2% 为 FT，而 98% 是蛋白结合型睾酮。蛋白结合型睾酮中，约 43% 是与亲和力较高的性激素结合球蛋白（SHBG）结合，约 55% 是与亲和力较弱的清蛋白结合。游离睾酮与清蛋白结合睾酮称为生物可利用睾酮（Bio-T 或非 SHBG 结合型睾酮）。

中老年男性随着年龄的增加出现血清 SHBG 浓度升高，导致总睾酮（TT）正常或下降，而游离睾酮的下降非常明显，其下降幅度要远远超过血清 TT（水平 2b，级别 A）。

（2）检测结果判断：目前国内外尚无统一的切点值，一般以 30~39 岁年龄组 95% 可信限的下限值或以中位数的 10% 位数作为切点值。推荐血清 T 水平低下的切点值为：TT ≤ 11.5 nmol/L，TSI ≤ 2.8nmol/IU（TSI 睾酮分泌指数，TT/LH），cFT ≤ 0.3nmol/L，FTI ≤ 0.42 nmol/nmol（FTI 游离雄激素指数，TT/SHBG）。

测定血清总睾酮目前是公认的诊断 LOH 的标准，若血清总睾酮大于 11.5nmol/L，一般不需要睾酮补充治疗；若血清总睾酮小于 8nmol/L 时，睾酮补充治疗患者能够获益；血清总睾酮介于 8~11.5nmol/L，需要进一步检测 FT 或 Bio-T，对 LOH 的诊断和治疗有所帮助；血清总睾酮低于 5.2nmol/L 时或怀疑继发性性腺功能低下，应检测 LH 和血清泌乳素（PRL），对下丘脑-垂体-性腺轴的功能作出综合判断。如果当临床症状怀疑存在其他内分泌紊乱时，应检测 E_2、甲状腺激素、皮质醇、生长激素等；

（3）其他检查：可根据患者情况检查血清前列腺特异性抗原（PSA）、肝肾功能、生化检查等。

需要强调的是，LOH 的诊断应包括以下三方面：①症状筛选评价。②血清睾酮测定。③试验性睾酮补充治疗的反应。三者结合方能作出综合诊断。单纯有症状和（或）血清睾酮降低，对睾酮补充治疗无反应不能诊断 LOH，且应停止睾酮补充治疗，应进一步检查可能引起症状的原因。

但 LOH 发病隐匿、进展缓慢及症状缺乏特异性导致诊断困难。为了筛查 LOH、提高诊断的准确性，有许多学者将 LOH 的诸多症状归纳总结、设计了多种症状筛查量表用于临床诊断，取得了较好的效果。目前，用于 LOH 诊断的筛查量表主要有 ADAM 问卷（Androgen Deficiency in the Aging Male Questionnaire）和 SILOH 症状调查表（Symptomatic Inventory for Screening Late Onset Hypogonadism in Males）。见表 2-10-1、表 2-10-2。

表 2-10-1　中国中老年男子筛查 LOH 推荐调查表（SILOH）

体能症状		
1. 是否感到容易疲劳？	2. 是否有肌肉或骨关节痛？	
精神神经症状		
3. 是否有潮热阵汗？	4. 是否有烦躁易怒？	5. 是否有无原因的惊恐不安？
6. 是否有记忆力减退？	7. 是否失去生活的乐趣？	
性功能症状		
8. 是否对女人失去兴趣？	9. 是否对性生活感到厌倦？	10. 是否有晨间自发勃起消失？
11. 是否有勃起功能障碍？	12. 是否有胡须或阴毛脱落？	

评分：以最近 6 个月的个人感受为依据，该项症状半数以上时间有记 1 分，半数时间有记 2 分，少数时间有记 3 分，没有记 4 分。

总分≤18 分为重度症状，18~24 分为中度症状，24~36 分为轻度症状，超过 36 分为正常。有轻度症状以上的患者应该进一步做血清雄激素水平测定。

表 2-10-2　中老年男性雄激素缺乏调查表（ADAM）

1. 是否有性欲减退？	2. 是否有体能下降？	3. 是否有体力和（或）耐力下降？
4. 是否有身高降低？	5. 是否有生活乐趣降低？	6. 是否有忧伤和（或）脾气不好？
7. 是否有勃起不坚？	8. 体育运动能力最近是否有下降？	9. 餐后是否爱打瞌睡？
10. 最近的工作表现是否不佳？		

评价：对每个问题回答"是"或"否"，问题 1 或问题 7 或任何 3 个其他问题回答"是"即定为阳性问卷。

有效性检验：ADAM 调查表的敏感度为 88%，特异度为 60%。

试验性睾酮补充治疗反应患者出现症状并伴有血清睾酮降低，在排除其他疾病或药物影响后，提示症状可能与血清睾酮降低有关，试验性睾酮补充治疗可以进一步确定症状与睾酮水平的关系。只有证明试验性睾酮治疗有效时，才能最后确立 LOH 的诊断。

（二）辨证诊断

本病临床表现错综复杂。或五心烦热，潮热盗汗，阳强易举；或畏寒肢冷，勃起障碍，早泄；或心悸失眠，头晕耳鸣；或急躁易怒，精神抑郁，交接不泄等。

1. 阴虚内热型　腰膝酸软，头晕耳鸣，形体瘦削，溲黄便秘，五心烦热，潮热盗汗，颧红咽干。舌红，苔少，脉细数。

辨证要点：腰膝酸软，头晕耳鸣，便秘溲黄，形体瘦削。舌红，苔少，脉细数。

2. 肝肾阴虚型　腰膝酸软，头晕耳鸣，视物昏花，烦躁易怒，神情紧张，胁肋隐痛，健忘多梦，五心烦热，潮热盗汗。舌红，少苔，脉弦细数。

辨证要点：腰膝酸软，头晕耳鸣，视物昏花，五心烦热。舌红，少苔，脉弦细数。

3. 阴虚阳亢型　腰膝酸软，头痛头晕，耳鸣耳聋，烦躁易怒，目胀睛涩，面部烘热，颧红咽干。舌红，少津，脉弦细或弦长有力。

辨证要点：腰膝酸软，头晕耳鸣，烦躁易怒，面部烘热。舌红，少津，脉弦细或弦长有力。

4. 心肾不交型　心烦不寐，心悸怔忡，多梦易惊，腰膝酸软，遗精盗汗。舌尖红，脉细数。

辨证要点：心悸不寐，多梦，腰膝酸软。舌尖红，脉细数。

5. 肾阳亏虚型　精神萎靡，畏寒肢冷，腰膝酸软，头晕耳鸣，阴茎及睾丸发凉，或阴汗时出，或阴囊内缩，性欲减退，勃起障碍，早泄，小便清长或大便稀溏。舌质淡胖，脉沉迟弱。

辨证要点：腰膝酸软，头晕耳鸣，畏寒肢冷，勃起障碍，早泄。舌质淡胖，脉沉迟弱。

6. 肾气不固型　腰膝酸软，面色㿠白，记忆力减退，小便频数而清，或尿后余沥不尽，或遗尿，或小便失禁，或夜尿频多，或排尿费力，滑精早泄。舌质淡，苔白，脉沉弱。

辨证要点：腰膝酸软，尿频，尿后余沥不尽，滑精早泄。舌质淡，苔白，脉沉弱。

7. 心脾两虚型　心悸怔忡，失眠，健忘，多梦，多疑善虑，惊恐不安，面色萎黄，纳呆，腹胀，便溏。舌淡苔白，脉细弱。

辨证要点：心悸，失眠，健忘，多梦，纳呆，腹胀，便溏。舌淡，苔白，脉细弱。

8. 脾肾阳虚型　少气懒言，神疲乏力，纳呆，腹胀便溏，畏寒肢冷，腰膝酸软，性欲减退，勃起障碍，早泄，小便清长，夜尿频多，纳差，腹胀，便溏。舌质淡，体胖大有齿痕，脉沉弱。

辨证要点：少气懒言，神疲乏力，纳呆，畏寒肢冷，腰膝酸软。舌淡，苔薄，脉细弱。

9. 肾阴阳俱虚型　形体早衰，性欲减退，勃起障碍，早泄，腰膝酸软，头晕耳鸣，悲喜无常，烘热汗出，畏寒肢冷，浮肿便溏。舌淡，苔薄，脉细弱。

辨证要点：形体早衰，勃起障碍，早泄，腰膝酸软，烘热汗出，畏寒肢冷。舌淡，苔薄，脉细弱。

10. 肝气郁结型　胁肋少腹胀痛，烦躁易怒，心情抑郁，善太息，或见勃起障碍，交而不泄。脉弦。

辨证要点：胁肋少腹胀痛，善太息，勃起障碍。脉弦。

11. 肝郁脾虚型　情志抑郁或烦躁易怒，胁肋少腹胀满窜痛，善太息，纳呆，腹胀，便溏，肠鸣矢气，乏力倦怠，舌质淡暗，苔薄白，脉弦细。

辨证要点：情志不舒或烦躁易怒，胁肋胀痛，纳呆，腹胀，便溏。舌淡，苔薄白，脉弦细。

12. 胆郁痰扰型　烦闷躁扰，胸脘痞闷，口苦呕恶，头晕沉重，纳呆，夜寐多梦，或眩晕欲仆，或咽干不适，如有物阻，咯之不出，咽之不下，或形体肥胖。舌苔腻，脉弦滑。

辨证要点：胸闷泛恶，头昏纳呆，眩晕多梦，咽干如有物阻。舌苔腻，脉弦滑。

三、鉴别诊断

LOH 应与原发性或继发性性腺功能减退症、心理精神科疾病、原发性勃起功能障碍及慢性内科疾病等作鉴别。

1. 原发性或继发性性功能减退症　测定血清黄体生成激素（LH）、卵泡生成素（FSH）及催乳素（PRL）水平对鉴别诊断男性性腺功能减退症有重要价值。原发性性腺功能减退症，促性腺激素（LH 和 FSH）明显增高；继发性性腺功能减退症低睾酮，促性腺激素（LH 和 FSH）低下。

2. 心理精神科疾病　中老年男性可以出现多种心理精神科疾病，这些疾病往往会出现与 LOH 类似的症状。通过症状筛查评价、血清睾酮检测，必要时给予二睾酮补充试验性诊断治疗，作出鉴别诊断是不难的。

3. 原发性勃起功能障碍　有时二者的鉴别诊断比较困难。认真的询问病史、IIEF-5 评分及症状筛选量表评价、血清性激素检测及试验性睾酮补充治疗的反应对鉴别诊断是有帮助的。

4. 慢性内科疾病　如肝肾功能损伤、慢性疾病、恶性肿瘤晚期及甲状腺疾病等；慢性内科疾病发展到一定阶段时，往往会出现一些与 LOH 类似的症状，但是慢性内科疾病患者往往有原发疾病的病史和临床表现，实验室检查和影像学检查明确鉴别诊断。

四、临床治疗

（一）提高临床疗效的基本要素

1. 辨明病证特点　本病的发病年龄多在 40~65 岁。临床须排除其他器质性病变和症状性精神病。

2. 把握病机变化　本病的病机表现主要为肾精亏虚，阴阳失调，脏腑气血功能紊乱。病理变化是以虚为本，本虚标实。

3. 明晰体质基础　体质是致发本病的基础，发病后对证型的形成、发展也有重要影响。如素体肾虚者，易发本病；素体肾阴亏虚者，易形成阴虚内热证，其发展或为肝肾阴虚，或为阴虚阳亢，或为肺肾阴虚，或为心肾不交，或日久及阳，最终导致肾阴阳俱虚之证。故在辨诊时，应首先对患者的体质基础做到心中有数，才能更好地指导治疗。

4. 细辨寒热虚实　本病之寒多由阳虚所致，以脾肾阳虚为多见；本病之热多为阴虚所生，以肾、肝阴虚为突出。所见证候以虚为主，但在演变的转归过程中，又常虚实夹杂，如肝郁脾虚、阴虚阳亢、心肾不交等。

5. 注重调畅情志　更年期精气自衰，神亦必弱，加之情志偏颇、七情内伤为本病的常见致病因素，病后加重的情志偏颇与失调为本病缠绵难愈的重要原因。故在临证之时，应详察患者的情志状态，这样一方面可全面了解疾病的发生发展与转归预后，另一方面也可以根据中医理论，或以情制情，或改变环境，或运用音乐、娱乐、体育活动等康复疗法，正确指导患者的生活调摄，以提高疗效。

（二）辨病治疗

LOH 的治疗包括非特异性和特异性治疗两个部分。

1. 非特异性治疗　主要有如下几个方面：①保持健康向上的生活方式，如适当锻炼、平衡膳食、戒烟限酒、心态平和及减轻体重等。②骨质疏松严重者，给予补充钙剂、维生素 D_3 等，必要时给予二膦酸盐类等药物治疗。③心理精神症状严重者，给予心理咨询及必要的药物治疗。④积极治疗合并的慢性疾病，许多疾病是造成或加重 LOH 的因素，控制疾病对 LOH 的康复有益。

2. 特异性治疗-睾酮补充治疗（TST）　治疗原则：主要目的是改善因雄激素缺乏引起的相关症状和体征，恢复和保持良好的生活。TST 应符合以下要求：①补充睾酮治疗应达到安全、有效的血清睾酮水平，应在正常参考值的中间水平至正常青年男性睾酮水平的低限值之间。②避免睾酮水平持续高于正常生理浓度。③不抑制自身睾丸激素分泌及生精功能。④无前列腺、脂肪代谢、心、肺、肝、肾等方面的不良反应。⑤宜选用安全有效、方便价廉的短效口服雄激素制剂。⑥试验性睾酮补充治疗，症状和体征明显改善后，再进行补充睾酮的长期治疗。要严格掌握 TST 适应证和禁忌证。

TST 适应证：①LOH 明确诊断，为改善症状和体征长期治疗。②试验性睾酮补充短期诊断治疗。

TST 禁忌证：①对雄激素制剂过敏者。②已经确诊或怀疑为前列腺癌或乳腺癌的患者。③未控制的良性前列腺增生伴严重下尿路梗阻患者。④未控制的严重充血性心力衰竭或肝肾功能障碍者。⑤未控制的严重睡眠呼吸暂停综合征患者。⑥明显的红细胞增多症患者（血细胞比容>50%）。

LOH 的治疗可分为试验治疗期和长期治疗期两阶段进行。

试验治疗期：睾酮补充治疗的初始 3 个月为试验治疗期。疗程一般为 3~6 个月（改善性欲和勃起功能，肌肉的功能，减少体内脂肪含量需要 3~6 个月的时间；改善骨密度需要更长的时间）。试验性治疗已成为诊断 LOH 不可缺少的一部分。

方法：十一酸睾酮软胶囊，剂量每天 80~160mg，分 1~2 次服用，食物中含有 19g 脂肪，如补充睾酮治疗后，患者症状和体征明显改善，提示症状与睾酮水平降低有关，应继续治疗。如症状和体征没有改善，应停止治疗，重新寻找病因。

经过 3 个月的试验治疗期，患者症状和体征明显改善，提示症状与睾酮水平降低有关，应继续用药。

LOH 的治疗通常长期进行。在长期治疗期，应注意治疗的安全性及有效性，权衡 TST 的风险和收益，一旦出现不良反应应及时停药。

3. 激素长期治疗的随访

（1）随访时间：治疗后的第一年每 3 个月随访一次，以后每 6 个月随访一次。

（2）随访项目

1）必须检查项目：①症状筛查量表评价（建议用 AMS 评价）。②体格检查应作身高、体重、腹围、体重指数（BMI）、皮肤有无痤疮、乳房有无增生、前列腺直肠指针检查（DRE）及睾丸体积、质地检查。③血清 PSA 检查。④血、尿常规检查。⑤血液生化检查（包括肝肾功能、电解质、血糖及血脂全项等）。⑥血清性激素检查。⑦前列腺 B 超检查。LOH 长期治疗期间，应重点监测有无前列腺增生病情加重和前列腺癌的发生。

2）可选择检查项目：①血清其他性激素测定（包括 FT、Bio-T、DHT、LH、FSH、PRL 及 SHBG 等）。②尿流动力学检查。③骨密度定量测定。④瘦体量、身体脂肪量的测定。⑤情绪与行为心理测试。

（三）辨证治疗

1. 辨证施治

（1）阴虚内热型

治法：滋阴降火。

方药：知柏地黄汤加味。知母 12g、黄柏 10g、生熟地各 15g、山药 15g、山茱萸 10g、云苓 15g、泽泻 12g、丹皮 15g、龟板（先煎）20g、寸冬 25g、栀子 12g。

（2）肝肾阴虚型

治法：滋补肝肾。

方药：杞菊地黄汤合一贯煎加减。枸杞子 30g、菊花 12g、熟地 20g、山药 15g、山萸肉 10g、云苓 15g、泽泻 12g、丹皮 12g、沙参 30g、寸冬 20g、当归 15g、川楝子 12g。

（3）阴虚阳亢型

治法：滋养肝肾，重镇潜阳。

方药：镇肝熄风汤加减。白芍 30g、天冬 20g、生龙牡（先煎）各 30g、元参 20g、龟板（先煎）15g、代赭石（先煎）25g、茵陈 15g、怀牛膝 15g、天麻 12g、川楝子 12g、生麦芽 15g、甘草 6g。

（4）心肾不交型

治法：滋阴降火，交通心肾。

方药：黄连阿胶汤合交泰丸加味。黄芩 12g、黄连 6g、阿胶（烊化）20g、白芍 30g、肉桂 6g、鸡子黄（兑入）1 个、熟地 24g。

（5）肾阳亏虚型

治法：温补肾阳。

方药：右归丸。熟地 24g、山药 12g、山萸肉 12g、制附子 6g、肉桂 3g、杞子 30g、菟丝子 30g、炒杜仲 20g、当归 15g、鹿角胶（烊化）20g。

（6）肾气不固型

治法：补肾固涩。

方药：金锁固精丸合缩泉丸加减。芡实 10g，莲须 15g，煅龙牡（先煎）各 30g，莲子 10g，潼蒺藜、乌药各 12g，益智仁 15g，山药 15g。

（7）心脾两虚型

治法：益气健脾，养心安神。

方药：归脾汤加味。党参 12g、白术 15g、黄芪 30g、当归 15g、茯神 15g、远志 12g、炒枣仁 15g、木香 6g、龙眼肉 10g、炙甘草 6g、大枣 5 枚、生姜 3 片。

（8）脾肾阳虚型

治法：温补脾肾。

方药：附子理中汤加减。制附子 6g、干姜 10g、人参 12g、炒白术 15g、炙甘草 6g、熟地 24g、山药 15g、山萸肉 10g、肉桂 6g、杜仲 20g、枸杞子 30g。

（9）肾阴阳俱虚型

治法：滋肾坚阴，温补肾阳。

方药：二仙汤加味。仙茅 10g、仙灵脾 15g、当归 15g、巴戟天 15g、知母 15g、黄柏 10g、黄精 15g。

（10）肝气郁结型

治法：疏肝行气解郁。

方药：柴胡疏肝散加味。柴胡 12g、白芍 30g、枳壳 12g、陈皮 15g、川芎 10g、香附 15g、甘草 6g。郁久化热者加丹皮 15g、栀子 12g。

（11）肝郁脾虚型

治法：疏肝健脾。

方药：逍遥散加味。当归 15g、白芍 20g、柴胡 12g、茯苓 15g、炒白术 15g、炙甘草 6g、薄荷 6g、生姜 3 片。大便溏薄者加炒山药 15g，大便头干者，白术生用 30g 以上。

（12）胆郁痰扰型

治法：清胆理气，化痰和胃。

方药：温胆汤加味。陈皮 15g、姜半夏 10g、茯苓 15g、甘草 6g、枳实 6g、竹茹 10g、胆南星 6g、合欢皮 25g。

2. 外治疗法

（1）针刺疗法：根据临床证候表现的不同，辨证施穴。肾阴虚内热者，选肾俞、太溪、照海、昆仑；肝肾阴虚者选穴肝俞、肾俞、三阴交、太冲；阴虚肝旺者选太溪、太冲、照海、三阴交；肝气郁结者选肝俞、阳陵泉；心肾不交者选心俞、肾俞、内关、神门、志室；脾肾阳虚者选肝俞、肾俞、三阴交、阳陵泉、关元；肾阴阳两虚者选肾俞、命门、中极、关元；肝郁脾虚者选肝俞、行间、三阴交、足三里；胆郁痰扰者选胆俞、阳陵泉、丰隆。据虚实选用补法、泻法或平补平泻。腰痛者可配委中。

（2）气功疗法：在气功师的指导下做气功锻炼，根据患者体质，病情证型选择动静结合、温和的功法。如养心站桩功，平衡气血保健功，八段锦以及冲任督带导引功等。

（3）按摩治疗

1）肾阴虚为主证：患者坐位，医者以双手拇指点按肝俞、肾俞；施以五指拿推法，点按头维、百会、风池；施以揉拿手三阴法，点曲池、内关。嘱患者仰卧位，施以提拿足三阴法，点按阴陵泉、太溪、涌泉。

2）肾阳虚为主证：患者坐位，医者以双手拇指点按肾俞，施用一指托天法，点按手三里，阳池，神门。若兼有他症可据不同表现选用相应的穴位以点压按摩。

3. 成药及单验方

（1）成药

1）六味地黄丸：每次8粒，每日3次，口服。用于肾阴虚为主证者。

2）知柏地黄丸：每次8粒，每日3次，口服。用于阴虚内热或阴虚阳亢者。

3）二至丸：每次1丸，每日2次，口服。用于肝肾阴虚者。

4）十全大补丸：每次1丸，每日2次，口服。用于气血俱虚者。

5）逍遥丸：每次8粒，每日2次，口服。用于肝气郁结者。

6）金匮肾气丸：每次8粒，每日2次，口服。用于肾阳虚者。

7）龟龄集：每次1.5g，每日2次，口服。用于肾阳虚者。

8）归脾丸：每次8粒，每日2次，口服。用于心脾两虚者。

9）柏子养心丸：每次9g，每日2次，口服。用于心肾失调者。

（2）单验方

1）复春丹：龟板、鹿角霜、枸杞子、百合、熟地黄、菟丝子、夜交藤、山药、山萸肉、党参各50g，五味子、阿胶、陈皮、菊花各30g。上药共为细末，装入胶囊，每服6粒，每日3次。适用于夜热盗汗、心烦失眠者。

2）解郁宁神汤：柴胡15g、酸枣仁15g、枳壳15g、黄芩10g、甘草10g、法半夏6g、龙骨30g、牡蛎30g、合欢花30g、夜交藤30g、茯苓20g。水煎服，每日1剂。适用于肝郁内热，心神不宁者。

3）胡桃肉3个，鲜荷蒂1枚（或鲜荷叶30g）。捣烂，水煎服，每日1剂，睡前服。用于肾虚眩晕。

五、预后转归

男性更年期综合征虽然临床症状较多，但其病之本是天癸明显虚弱而导致脏腑功能失调和阴阳气血的紊乱。只要根据患者的阴阳失衡情况加以适当的治疗，注意生活调摄，并辅以积极的心理疏导，机体可逐渐在较低的天癸水平上达到新的平衡，从而安全渡过这一时期。但亦有少数病人阴阳失衡继续加剧，可导致较严重的器质性疾病，必须引起足够的重视。

六、预防调护

（一）预防

1. 起居有常，节制房事，以保养肾精。

2. 饮食有节，顾护脾胃，戒除烟酒。

3. 调畅情志，保持气血运行正常。

4. 加强锻炼，增强体质，提高机体抗病能力。

（二）调护

调护在男性更年期综合征的防治中有重要作用。辨证施护，可延缓更年期的出现和减轻症状。

1. **饮食**　在日常生活中，应注意多食一些具有滋补肾精的食品，如羊睾、猪肾、核桃仁、枸杞等，同时饮食宜清淡、易消化的食物为主，少食辛辣刺激及肥甘厚味之品。

2. **精神调护**　调畅情志不但对更年期综合征的预防有重要意义，而且对患病后的调护也极为重要。加强思想修养，经常保持乐观情绪，克服心理紧张因素，家属给予适当鼓励，树立生活的坚定信念。

3. **合理配合食疗，促使疾病康复**

（1）干荔枝肉 50g，山药、莲子各 10g，大米 50g。将前 3 味捣碎，加水适量煎至烂熟时，加大米煮粥。每晚食用。适用于脾肾阳虚者。

（2）沙参 15g、玉竹 15g、粳米 60g。将沙参、玉竹用布包好，同粳米煮粥食。每日 1 次，连服数日。适用于心肾不交者。

（3）何首乌 10~30g（布包），大米或小米 100g，放砂锅内共煮粥。每天 1 剂，供早、晚餐服用。适用于肾阴虚者。

（4）核桃仁 5 个、佛手 6g、白糖 50g、丹参 15g。将丹参、佛手煎汤，核桃仁、白糖捣烂成泥，加入丹参、佛手汤中用小火煎煮 10 分钟服食。每天 2 次，连服数天。适用于心胆气虚者。

七、专方选介

1. **补肾通络方**　药物组成：肉苁蓉 30g、淫羊藿 15g、蛇床子 10g、鹿角片 10g、天冬 10g、桑椹 10g、炒蜂房 10g、蜈蚣 3g。肾阳虚者加鹿衔草 15g、仙茅 10g、巴戟天 10g、韭菜子 10g；肾阴虚者加褚实子 15g、百合 10g、石斛 10g、玉竹 10g；肾精亏虚者加熟地 10g、党参 15g、山药 30g。每日 1 剂，早晚分 2 次冲服，每次 100ml。3 个月为 1 个疗程。治疗肾虚型迟发性性腺功能低下 39 例，总有效率 79.49%。

2. **益肾逍遥饮**　药物组成：黄精 25g、熟地 20g、山药 15g、巴戟天 15g、褚实子 15g、牛膝 8g、枸杞 10g、酸枣仁 8g、生牡蛎 10g、当归 10g、白芍 15g、柴胡 8g、茯苓 15g、白术 10g、何首乌 10g、郁金 5g、淫羊藿 8g；心肾不交者加用何首乌至 20g、五味子 6g；心阴虚者加丹参 12g、五味子 6g、麦冬 10g；心阳虚者去生牡蛎，加用煅龙骨 10g、煅牡蛎 10g、桂枝 15g。水煎服，每日 1 剂，早晚分服。治疗本病 38 例，对照组服用十一酸睾酮胶囊，结果：益肾逍遥饮治疗男性更年期综合征效果明显，且停药后患者血清睾酮仍可维持在治疗期间水平，远期效果明显优于单纯使用十一酸睾酮治疗。

3. **仙阳雄风汤**　药物组成：鹿角胶 24g，淫羊藿、熟地、锁阳、枸杞、党参、菟丝子、仙茅各 15g，巴戟天 12g，当归、桃仁、红花、川芎、郁金、丹参各 10g，蜈蚣 3 条，炙甘草 6g。每日 1 剂，每日 2 次，30 天为 1 个疗程，治疗 3 个疗程。治疗 143 例中老年男性迟发性睾丸功能减退患者，观察治疗前后的迟发性睾丸功能减退症状调查（SILOH）评分、血清睾酮（T）的变化。结果：治疗前后比较，SILOH 评分有显著性差异（$P<0.05$），T 值升高非常显著（$P<0.01$）。

八、研究进展

（一）病因病机

1. 中医病因病机研究　本病的病因病机，多由肾精匮乏，肾气日衰，天癸渐竭，元气不充，阴阳失调，脏腑虚损所致。陈庆钦等认为人到更年期，肾气日衰，天癸将竭，肝肾亏损，脾失健运，心肾不交，脑失所养，从而出现阴阳平衡失调，脏腑功能紊乱等一系列症状。杨慧敏认为该病是虚实夹杂，本虚标实。肾气虚衰是本，痰瘀内阻为标，致脏腑功能失调，自主神经功能紊乱的一系列综合征。陈功辉等认为更年期的生理变化虽是以肾虚为发病基础，阴阳失调为主要病机，而情志因素则是致病的诱因，临床上均以心经证候"精神魂魄异常"为病情表现。庞国荣认为人到更年，脾胃功能渐衰，气血化生日减，若平素不善摄养，可导致脾胃失健。脾为后天之本，久病及肾，故本病临床常见脾肾同病。

王琦认为肾之阴阳是各脏阴阳之根本，本病的病理基础在于肾之阴阳失调。或素体阴虚；或素体阳虚；或素体肾气不足；或久病及肾，呈肾阴阳俱虚之势，从而形成此症。张春和等认为该病的发生虽与肾的虚衰密切相关，但是引起肾之虚衰的主要原因是肝之疏泄失常，肝郁气滞贯穿于本病演变的全过程，治疗上强调本病应从肝论治，同时兼顾脾肾。

2. 现代医学研究　男性迟发性性腺功能减退（LOH）是原发与继发因素共同作用的结果：①下丘脑-垂体-睾丸轴功能随增龄而紊乱，下丘脑的分泌储存功能受损，造成促性腺激素释放激素（GnRH）的分泌减少和紊乱；垂体对 GnRH 的应答减少，黄体生成素（LH）脉冲频率不规律性，睾丸分泌睾酮的昼夜规律消失，血清睾酮水平下降，总睾酮水平逐年降低；②睾丸血液灌注不足，逐渐呈现纤维化病变，睾丸内质网空泡化，对 GnRH 的反应性降低；③受肥胖、嗜酒、精神压力及多种慢性疾病和代谢综合征等多种危险因素影响。

LOH 患者多为中老年男性，治疗应以通过各种途径升高血清睾酮水平，达到维持机体生理需要，缓解患者不适症状为目的。目前常用治疗方法是雄激素补充治疗，应首选短效雄激素制剂如十一酸睾酮胶丸。由于甲基睾酮具有肝毒性，建议不宜使用。另外，除非考虑到生育的需求，不推荐使用人绒毛膜促性腺激素（HCG）。

（二）分型论治

王琦将本病分 6 型治疗：肾阴虚证，知柏地黄丸加味；肾阳虚证，金匮肾气丸加味；肾阴阳两虚型，二仙汤加减；肝肾阴虚型，一贯煎合六味地黄丸加减；脾肾阳虚型，温补二仙汤（仙茅、淫羊藿、附子、肉桂、党参、白术、干姜炭、陈皮炭、炙甘草、五味子、何首乌）；心肾不交型，交泰丸合天王补心丹加减。徐福松分 5 型治疗：脾肾阳虚证，还少丹加减；肝肾阴亏证，左归饮加减；心肾不交证，中和汤加减；阴阳两虚证，既济汤合交泰丸加减；肝郁胆热证，柴胡疏肝散加味。庄田畋认为，本病的辨证论治之要为补肾为先，不论辨证为何种证型，在其处方遣药时均须兼以补肾。治疗分以下几型，①肾虚为主：肾阴虚者治以滋补肾阴，方选杞菊地黄丸、左归丸等；肾阳虚者治以温肾壮阳，方选金匮肾气丸、右归丸等；肾阴阳两虚者治以调补阴阳，方选二仙汤。②心肾不交：治以滋阴降火，交通心肾，方选天王补心丹合交泰丸。③心脾两虚：治以养心健脾，补血益气，方选归脾汤。④肝郁胆热：治以疏肝清胆宁心安神，方选黄连温胆汤。⑤肝郁脾虚：治以疏肝解郁，健脾和营，方选逍遥散。

（三）针灸推拿治疗

耿鹏认为肾气虚是本病的主要病机，针灸治疗选取：印堂、头维、太阳、百会、四神聪、风池、风府、安眠、肺俞、心俞、肝俞、肾俞、三阴交、足三里、太冲、太白、内关、合谷、神门、云门、章门、中脘、关元、中极等，分成三组，交替针刺，一般留针30分钟。推拿则多推拿背腰部，搓擦命门、肾俞、八髎，推揉、叩下肢部，推拿胁肋、胸腹及四肢，头颈部。配合心理疗法治疗68例患者，痊愈50例，好转13例，无效5例，总有效率92.6%。郑雪峰观察针药结合对中老年男性部分雄激素缺乏综合征患者生殖内分泌的影响，针刺：主穴取肾俞、关元、三阴交。配穴：肝气郁结加太冲、阳陵泉；心火上炎加神门、内关；脾气亏虚加足三里、中脘。配合药物：补肾胶囊。以2个月为1个观察疗程。结果：针药结合治疗能有效改善男性更年期综合征患者临床体能、血管舒缩症状、精神心理、性功能减退等，提高生活质量。

（四）其他疗法研究

采用耳穴压法治疗男性更年期综合征。具体治法与操作：①肝肾阴亏型，取肝、肾，配神门、交感、内分泌、睾丸。②脾肾阳虚型，取脾、肾、睾丸，酌配神门、交感、内分泌。③心肾不交型，取心、肾，酌配神门、交感。每次只取一侧耳穴，以急性子双耳轮流贴压，隔日换1次。每次揉按所贴耳穴5~6次，每次2~3分钟，以耳郭微有胀麻痛或灼热感为度。

（五）评价及瞻望

随着社会发展，以及人们生活水平和健康水平的提高，人们对男性迟发型性腺功能减退症的认识愈加重视。中医药在防治本病方面，显示了较好优势。但对本病的临床研究尚欠科学规范，缺乏全国统一的辨证分型和临床诊断及疗效评定标准，临证仍以辨证施治和汤剂口服为主，不利于推广应用。今后应进一步加强本病的临床及实验研究，以及有效方药的筛选，加大剂型改革力度。另外，也应注重非药物疗法如针灸、按摩、推拿、食疗等对本病防治作用的探索，以使中医药防治本病的研究达到一个新高度。

第二节　遗　精

遗精是指在无性交活动、无手淫的情况下，精液自尿道口自行泄出。青少年、成年未婚或婚后长期没有正常性生活的男性，每月发生1至2次甚至3至4次遗精属正常现象，如频繁发生遗精或稍有刺激、色情意念即发生遗精者则为病态。现代医学认为遗精只是某些疾病的一个临床症状。

中医学将遗精一病也称"失精""精时自下""梦泄精""梦失精"等。在睡眠中因梦而遗者称"梦遗"；无梦而遗，甚至清醒时精液遗失者称为"滑精"。

一、病因病机

（一）现代病因病机

1. **遗精生理** 遗精分生理性遗精和病理性遗精两种。青春期后男性若无正常性生活，偶然出现遗精，遗精后无不适，属正常生理现象，不属病态。有关资料报道，大约80%的未婚青年男性都有过遗精。男性初次遗精的年龄在16岁左右。男性青少年在青春发育期，其生殖系统也逐渐发育成熟，睾丸体积增大，体内雄激素水平明显提高，睾丸、附睾、精囊腺及前列腺等附属性腺器官每时每刻都在产生精液。正常情况下，精液在体内贮存一段时间后，一般在体内被吸收掉，也可以在受到性刺激时或性欲冲动时，或在外生殖器官受到各种外界刺激时，不自觉的排出体外，这就是遗精。亦即"精满自溢"。例如内裤太紧压迫阴茎，仰卧平睡时被子压得太重，包茎或包皮过长，包皮腔内长期产生的包皮垢刺激龟头，或脚心受凉等，均可遗精。若成年男子遗精次数频繁，每周2次以上或在清醒状态下有性意识活动即出现射精，并伴有头晕、耳鸣、神疲乏力、腰酸、失眠等症状，则为病理性遗精。

2. **病因病理**

（1）神经系统功能紊乱：由于大脑皮质功能紊乱，表现为兴奋性增强；脊髓功能紊乱，表现为射精中枢兴奋性高、自控性差，以致射精中枢兴奋性与抑制性失调，兴奋性大于抑制性，引起遗精。其原因是对性知识缺乏正确的认识，长期受黄色色情书刊的影响，长期过多地思考有关性的一些问题，经常处于色情刺激引起的性冲动中，或有过频繁手淫等不良习惯。

（2）生殖器炎症：如包茎、包皮过长而龟头敏感性增强；前列腺炎、尿道炎、精囊炎造成炎症刺激；前列腺组织因其他原因时常充血，脊髓射精中枢呈病理性兴奋，潜意识或清醒状态下阴茎活动而极易发生遗精。

（3）其他疾病：慢性疾病或大病之后恢复过程中，这一时期幻想色情，致性冲动，但因体质过弱，易引起遗精。

长期无规律的遗精，容易使大脑皮质的功能发生紊乱，脊髓的射精中枢功能更易失控。梦遗和滑精是大脑和脊髓两个中枢发生的不同效应。梦遗是大脑皮质追忆以往的性色彩，导致的性冲动，指令脊髓射精中枢发生的遗精；滑精是大脑过于疲劳或身体极度疲劳，使大脑皮质处于超一般的休眠状态，而脊髓的射精中枢，可能因生殖器或性感区受到刺激，而导致脊髓射精中枢兴奋，即在失去大脑的控制下，发生的反射性射精，或是由于大脑皮质的高位中枢与脊髓的低位中枢之间协调失控，脊髓的射精中枢始终处于一种失去控制的兴奋状态而发生射精。

（二）中医学认识

中医学将遗精分为梦遗和滑精两种，并提出了"有梦为心病，无梦为肾病""有梦为实，无梦为虚"的见解。本病以肾虚、精关不固，或热扰精室为主要病机，与心、肝、肾三脏关系尤为密切。常见病因病机如下。

1. **心肾不交** 情志失调，劳神过度，意淫于外，心阴被耗，心阳独亢，伤及肾水，使心火不能下济于肾，肾水不能上济于心，致心肾不交，应梦而遗。

2. 湿热下注 外感湿热或过食肥甘厚味，内酿湿热，或包皮过长，外阴不洁，积垢蕴湿，湿热之邪下扰精室，精关失固而致遗精。

3. 精关不固 先天禀赋不足，或房劳无度，频犯手淫，使肾气不足，气不摄精而致滑遗。或其他原因所致遗精日久不愈，肾精亏耗，阴损及阳，精关不固而致滑泄。

4. 心脾两虚 心神过劳，阴血暗耗，心火独亢，肾水日亏，虚火扰动精室而致滑遗。或思虑伤脾，中气虚陷，精失固涩而致滑泄。

二、临床诊断

（一）辨病诊断

1. 临床资料收集

（1）症状：青年男子遗精次数频率达到每周 2 次以上，或已婚男子在正常性生活的情况下仍经常遗精，甚则在清醒状态下精液遗泄者，同时伴有精神、神经症状，如失眠、多梦、记忆力减退、精神不能集中，头晕耳鸣，甚则出现阳痿、早泄等症状。

（2）体格检查：应注意有无包皮过长、有无包皮龟头炎等，如怀疑有前列腺炎和精囊炎，应行直肠指诊检查前列腺和精囊的大小，质地、表面光滑情况，有无压痛、有无结节，并取前列腺按摩液行常规检查和细菌学检查。

2. 现代仪器诊断 如怀疑有后尿道炎及精囊炎，则应行膀胱尿道镜检查，必要时可行活组织检查。

（二）辨证诊断

本病初期及青壮年患者以实证或虚实夹杂为主；年老体衰，或遗精频繁，日久不愈，甚则形成滑精不固，多属虚证。

1. 心肾不交型 心悸，失眠，健忘，多梦，梦则遗精，伴心中烦热，腰膝酸软，头晕耳鸣，精神不振，口舌生疮，小便短赤。舌尖红，脉细数。

辨证要点：心悸，多梦，梦多遗精，腰膝酸软，五心烦热。舌尖红，脉细数。

2. 湿热下注型 遗精频作，多有梦遗，或无梦而遗，小便混浊，淋涩不畅，阴部潮湿或痒，口苦咽干，心烦少寐，大便不爽，或胸闷泛恶，纳谷不香。舌红，苔黄腻，脉濡数。

辨证要点：遗精频作，阴囊潮湿，大便不爽，胸闷泛恶。舌红，苔黄腻，脉濡数。

3. 精关不固型 遗精频作，腰膝酸软，头晕耳鸣。肾气虚不能化阴，阴虚火旺可兼见五心烦热，潮热盗汗，颧红咽干，阳强易举，心悸少寐，舌红少苔，脉细数。肾气虚不能化肾阳，可兼见畏寒肢冷，精神萎靡，倦卧嗜睡，阳痿，早泄，夜尿频多，五更泄泻。舌淡胖边有齿痕，脉沉弱。

辨证要点：遗精频作，腰膝酸软，头晕耳鸣。偏肾阴虚可见五心烦热，潮热盗汗。舌红少苔，脉细数；偏肾阳虚可兼见腰膝冷痛，四肢发凉，阳痿早泄。舌淡胖边有齿印，脉沉弱。

4. 心脾两虚型 梦则遗精，心悸怔忡，胸闷气短，面色无华，自汗出，少气懒言，神疲乏力，纳差，腹胀，大便溏薄。舌淡，苔薄，脉弱。

辨证要点：梦则遗精，心悸，失眠多梦，纳呆，腹胀，便溏。舌质淡，苔薄，脉弱。

三、鉴别诊断

1. 生理性遗精 成年未婚男子或婚后长期分居的男性，平均每月遗精 1~2 次甚则 3~4 次，遗精后无身体不适或其他症状者，属生理性遗精。生理遗精常见于体质健壮者，多为有梦而遗。病理性遗精为每周 2 次以上且长期发生，并伴有神经精神症状。

2. 早泄 早泄指男子在性交活动中，勃起的阴茎尚未插入阴道，或虽进入阴道，尚未来得及抽动，或抽动时间极短，不能完成正常性生活者。而遗精则是指在非性交活动中，在睡梦中，或在清醒状态下无性交时，精液从尿道外口遗泄者。早泄常在性交活动中发生，可伴有遗精；遗精不在性交活动中发生亦可伴有早泄。

3. 淋浊 淋浊属淋证的一种，常见小便时阴茎中疼痛，尿道口有脓浊样分泌物，其味恶臭；常有不洁性生活史。与西医学"淋病"相似，尿道分泌物见淋球菌可确诊。

4. 精浊 精浊是指小便终末或排大便时从尿道外口滴出米泔样或糊状浊物，常伴有小腹，会阴，腰骶部疼痛不适，多有手淫过度，性生活过频，长期骑车、久坐或烟、酒、辣椒过多等病史。前列腺液镜检多见卵磷脂小体明显减少或积聚成堆，白细胞增多等，以资鉴别。

5. 尿道球腺分泌物 青春期后男性在受到性刺激，性兴奋时尿道外口可排出少量黏稠无色透明的液体，此为性兴奋时尿道球腺分泌的尿道球腺液，其镜检虽偶可见到精子，但并非精液，应注意与遗精相鉴别。

6. 前列腺溢液 中青年男性因纵欲、酗酒、禁欲、手淫等，诱发自主神经功能失调，前列腺充血，腺泡分泌液体量增多，腺管松弛扩张，在搬重物、惊吓、小便或大便用力腹压增加时，会阴肌肉松弛，会有数量不等的白色分泌物流出，前列腺液镜检正常，此为前列腺溢液。

四、临床治疗

（一）提高临床疗效的基本要素

1. 辨清病位 心有妄想，所思不遂，劳神太过，伴梦而遗者，病位多在心；年老体衰，大病久病，房劳过度，精关不固，无梦而遗，甚则清醒时亦发生者，病位多在肾；嗜食辛辣肥甘，外阴不洁，湿热之邪下扰精室；精关不固，病位多在肝。

2. 分清虚实寒热 病变初期及青壮年患者以实证居多；年老久病，纵欲者以虚证居多。实证多表现为遗精频多，阴囊潮湿，口苦口干，心悸失眠，小便短赤，舌质红，脉数。虚证多表现为腰膝酸软，头晕耳鸣，其以阴虚内热为主者，兼见五心烦热，潮热盗汗，舌红少苔，脉细数；以阳虚为主者，兼见畏寒肢冷，阳痿，早泄，舌淡，脉沉。

3. 心理疏导 有些人由于内疚或受一些不良宣传的影响，对遗精，甚至一些是生理性遗精现象恐惧不安，自责，由此亦可加重遗精的发生，形成恶性循环，身体越来越虚。医者若从遗精的生理病理予以开导，患者解除思想负担，对疾病的康复无疑是大有益处的。

（二）辨病治疗

1. 镇静剂 地西泮，每次 2.5mg，每日 3 次，口服；或艾司唑仑，每次 1mg，每日

2次，口服。用以降低大脑皮质的过度兴奋。适用于神经衰弱、思想负担过重者。

2. **抗生素** 对伴有附属性腺感染者，可使用抗生素治疗。如磺胺甲噁唑片，每次2片，每日2次，口服；或诺氟沙星胶囊，每次0.2g，每日4次，口服。适用于慢性细菌性前列腺炎、精囊炎、尿路感染者（具体处理详见有关章节）。

3. **手术疗法** 对包皮过长或包茎者应尽早做包皮环切术。

（三）辨证治疗

1. *辨证施治*

（1）**心肾不交型**

治法：滋阴降火，交通心肾。

方药：黄连阿胶汤合交泰丸加减。黄芩6g、黄连6g、阿胶（烊化）20g、鸡子黄1枚、白芍20g、肉桂3g、知母15g、生地15g、煅龙牡（先煎）各30g、炒枣仁12g。

（2）**湿热下注型**

治法：清热利湿止遗。

方药：程氏萆薢分清饮加味。萆薢30g、石菖蒲20g、云苓15g、白术15g、莲子心10g、丹参30g、车前子（另包）15g、黄柏12g、生薏苡仁30g、川牛膝15g。若湿热偏于肝胆者，宜用龙胆泻肝汤加减；若湿热弥漫三焦者，宜用三仁汤化裁。

（3）**精关不固型**

治法：补肾益气，涩精止遗。

方药：金锁固精丸加减。芡实15g、莲须12g、煅龙牡（先煎）各30g、沙苑子15g、金樱子15g、菟丝子30g、五味子15g。若偏于阴虚火旺者，宜配合知柏地黄汤加减；若偏于肾阳虚者，宜与右归丸合用。

（4）**心脾两虚型**

治法：调补心脾，益气固精。

方药：归脾汤加味。党参15g、白术30g、黄芪30g、当归15g、甘草6g、茯神15g、远志12g、炒枣仁15g、木香6g、龙眼肉12g、芡实15g、金樱子15g。

2. *外治疗法*

（1）**针灸治疗**

1）体针治疗：一般取中极、关元、八髎、肾俞，虚证用补法，实证用泻法，隔日或每日1次，留针30分钟。精关不固者加气海、命门等穴以补肾固精。心肾不交者加心俞、内关、神门、志室等穴以交通心肾。心脾两虚者加心俞、脾俞、足三里、内关、三阴交以补益心脾。湿热下注者加阳陵泉，丰隆、太冲、三阴交以清热利湿。

2）耳针疗法：取肾、膀胱、神门、尿道、盆腔等穴，以王不留行籽压迫穴位并用胶布固定，每日压数次，每次5~10分钟，3天更换1次。

3）水针疗法：取关元、中级、八髎等穴，每次选两穴，每2天1次，每穴注射维生素B_1针50mg或胎盘组织注射液1ml，5次为1个疗程。

4）灸法：取肾俞、脾俞、三阴交、足三里等穴，每日1次，每次灸15分钟。适用于肾阳虚及心脾两虚者。

（2）埋线疗法：取肾俞、足三里、内关、中极、关元、大赫等穴。每次选三穴，埋入羊肠线，每 20 天重复交替 1 次。

（3）药物贴敷法

1）五倍子末 15g，醋调敷脐，隔日更换 1 次，连用 10 次。适用于各型遗精。

2）五君散敷神阙穴，黄柏、知母、茯苓、枣仁各 20g，五倍子 30g。共研细末。睡前清洁脐部，取上药末 10g，加蜂蜜调成糊状捏成圆形药饼，敷于脐窝，上覆清洁塑料薄膜 1 块，外盖纱布，胶布固定。每日 1 次，10 次为 1 个疗程。

3）每晚睡前以芒硝（或玄明粉）少许置于两手掌心搓之，至粉末消失为度。

4）甘遂散敷脐，甘遂、甘草各 3g。共研为末，睡前用 1g 放于脐内，外用膏药贴之，晨起去之，连用 5 次。治相火妄动之遗精。

5）金锁固阳膏穴位敷贴，以葱子、韭子、附子、肉桂、丝瓜子各 90g，入麻油中熬。用松香枝搅拌，再加煅龙骨 6g，麝香 0.3g 搅匀，将药膏摊于狗皮上，贴于气海穴，每日 1 次。主治阳虚遗精。

（4）推拿按摩治疗

1）擦涌泉：左右各擦 100 次。

2）按会阴：以中指端按压穴上，同时收缩肛门，提吸小腹，一松一紧按压 50 次，提紧时，指端在穴位上可以感到有软肉在弹动。

3）摩外肾：两手在腰部上下摩擦 100 次。

4）擦丹田：先将两手掌相摩令热，然后以左手紧托阴囊，右手掌摩擦小腹丹田处 100 次，右手擦毕，改用左手轮换进行。

5）点打拍击法：掐趾甲根、趾关节；轻点下肢 3、4 条刺激线（下肢经络走行线）3~5 遍，按压腱内、三阴交、阳交、股内、沟中、坐结 2~3 遍；拍打脐部及脐部以下，拍打后以下腹部、前阴及后阴部有热麻感为佳；梦遗者掐指甲根 3~5 遍。轻点乳突，池上，颈后 5~10 遍，轻点脊柱 3~5 遍。滑精者以较重手法按压沟中、曲骨、耻旁，拍打腰骶部。

6）砭木滚推法：取俯卧位，用砭木在第 1 腰椎至骶椎两侧用补法施推、滚基本手法，然后点腰部肾俞、命门、太溪、八髎等穴。

（5）气功疗法

1）固精功：适应于各种遗精。

2）保健功：擦丹田有强精固肾作用。

具体功法详见有关内容。

3. 成药及单验方

（1）成药

1）龙胆泻肝丸：每次 6g，每日 2 次，口服。用于湿热下注型遗精。

2）知柏地黄丸：每次 8 粒，每日 2 次，口服。用于阴虚火旺型遗精。

3）金匮肾气丸：每次 8 粒，每日 2 次，口服。用于肾气不固型遗精。

4）金锁固精丸：每次 6g，每日 3 次，口服。用于精关不固型遗精。

5）补中益气丸：每次 8 粒，每日 2 次，口服。用于脾气虚所致遗精。

6）归脾丸：每次 8 粒，每日 2 次，口服。用于心脾两虚型遗精。

7）安神定志丸：每次 6g，每日 2 次，口服。用于心肾不交型遗精。

8）交泰丸：每次 6g，每日 2 次，口服。用于心肾不交型遗精。

9）猪肚丸：每次 9g，每日 2 次，口服。用于湿热下注型遗精。

10）三才封髓丹：每次服 50 粒，以肉苁蓉 15g 煎汤去渣，空腹饭前送服，每日 2 次。用于阴虚火旺型遗精。

（2）单验方

1）清心丸：黄柏 200g，冰片 4g，研末，和面糊为丸，每次 6g，每日 3 次。适用于青壮年单纯火盛者。

2）刺猬皮 1 具，炒炭存性，研末，每服 1 匙（约 3g），睡前服用。适用于久遗不禁之遗精。

3）金樱子 15g，芡实 15g，白莲花蕊 15g，煅龙骨 15g。研细末，米糊为丸，梧桐子大，每服 70 丸，盐酒汤送下。适用肾虚之遗精。

4）荷叶 60g 研细末，每服 9g，酒调服。适用于湿热下注者。

5）补骨脂 30g，胡桃肉 120g。胡桃肉先煎候熟，取肉留汤，再入补骨脂煎服。熟胡桃肉可做食服。

6）韭菜子 150g，酒浸，瓦上焙干为末，酒糊为丸如绿豆大，朱砂为衣。每早空腹服 9g。

7）芡实、山茱萸、枸杞子各 15g，续断、龙骨、杜仲各 10g，食盐 3~5 粒。水煎服。

8）炒韭菜子 10g，核桃仁 1 个。水煎加黄酒引，连服 3 日。

9）龟甲、知母、黄柏、甘草各 10g，生地黄 20g，龙骨、牡蛎各 15g。水煎服。

10）五倍子、茯苓各 10g。研末，开水冲服。

（四）名医治疗特色

张灿玾认为大抵梦遗有虚实，初起多因心火、肝郁、湿热居其大半，君相火动，扰动精气失位，应梦而泄。及其久遗致肾虚。滑精多由梦遗发展或禀赋素虚而来，以虚证为多；治疗多采用温肾固涩，宁心健脾之法。

徐福松认为遗精与心、肾之关系尤为密切。心肾不交是其一：常因劳神过度或情志失调，心阴被灼，心阳独亢，心火久动，汲伤肾水，则水不济火，君火动越于上，肝肾相火应之于下，以致精室被扰，有梦而遗。心脾两虚是其二：或平素操持过度，或思虑过度，以致心脾两虚，气不摄精，同时导致肾气亏虚，精关不固而致遗精。强调辨证当分清生理性、病理性、新久虚实、病之因果然后论治。

黄文政治疗遗精注重交通心肾，心气不足者，用定志丸加减以益气养心，安神定志，取神安才可精固之意，常合金锁固精丸以补肾涩精；气阴不足者，用三才封髓丹加减以清心益气，滋阴固肾；阴虚火旺者，用知柏地黄丸加减以滋阴泻火；肝胆湿热扰心用龙胆泻肝汤加减以清热利湿止遗。

陈德宁认为对于青少年来说，其正处于二八之龄，肾气盛而未实，"性"窦初开，对异性心猿意马而又羞于启口，矜持不定，以致终日思虑，或自慰以泄欲望，久之成疾，酿成遗精之证。思虑过度，一则损伤脾胃，滋生痰湿，化生湿热，湿热上扰动心火，如《杂病源流犀烛》所言"思久成痰，迷于心窍"，心火不安，相火随之，君相失位而致梦遗；二则湿热下可注于下焦、肾及精室，扰动肾相火以致遗精；三则导致情志不畅，肝胆气郁化火，肝火亢逆引动心火，心肝火旺导致肝肾藏泄乃致遗精。治疗时以清除脾胃湿热首当其冲，湿热除，则心、肝皆无痰热之骚扰，亦无痰湿下流之顾虑，一举多得之功也。

施今墨认为遗精虽分有梦而遗与无梦自泄者，然其精关不固则同。此病的发生不离肝肾，当求其因而论治之。其斫伤肾精，遗泄频频者，正治之法是填精益肾，关键在于分清阴阳。肾气固涩无力，多偏补阳；见色欲念即动，则宜补阴。若阴阳俱虚者则应阴阳双补，注意不可过燥，燥则遗精；不可过寒，寒则伤肾，最宜平补之剂。若少年情窦初开，欲急时起，是相火妄动，肾气不固所致。当抑相火固肾精。

五、预后转归

若患者能正确认识遗精，抛开错误思想观念的影响，注意精神调护，积极锻炼身体，增强体质，参加有益的娱乐活动，饮食有节，把精力集中到正常的学习、工作、生活中，及时正确的药物调理，其预后良好。

遗精初起，尤其是青壮年，体质强壮者，多为实证，若经清心降火，清热利湿等调治，往往药到病除；若不及时治疗或滥用补益固涩之品，则会闭门留寇，邪热更盛，遗精发作更加频繁。遗精日久不愈，肾精亏虚，精为阴液，可渐伤及肾气、肾阳，转为虚证。在病理过程中还可出现虚实夹杂，或阴虚兼火旺，或脾肾阳虚兼夹湿热痰火等。进一步发展可致勃起障碍、早泄等性功能障碍。老年患者往往以虚证多见，或在脾肾，或肾阴虚、肾阳虚，若能及时调治，也会进一步向痊愈方向转化。

六、预防调护

（一）预防

1. 节制房事，戒除手淫。
2. 加强体质锻炼，注意劳逸结合。
3. 加强性教育，普及性知识，正确认识生理性遗精。
4. 积极处理诱发因素，如尿道炎、精囊炎、前列腺炎、包皮炎等外生殖器及附属性腺的炎症。

（二）调护

1. 饮食　根据遗精的不同证型选用合适的饮食，如湿热盛者可多食薏苡仁、冬瓜等；肾气不固者可多食枸杞子、花生、牛肾、羊肾、鹿血、羊血等。

2. 食疗

（1）锁阳粥：锁阳30g、粳米50g。将锁阳洗净、切碎，加粳米及清水适量，煮粥调味。随意服食，锁阳可不吃。具有兴阳固精之功。用于肾虚型遗精。

（2）狗肉粥：狗肉100g、大米150g。将狗肉洗净，切成碎末，洗净大米，放锅中加水煮，待米熟时加狗肉末搅匀，煮烂即可食用。用于脾肾亏虚型遗精。

（3）芡实粥：芡实 120g、糯米 120g。将芡实捣碎，洗净。将糯米一同加入锅中，加水煮烂即可食。具有健脾止泄、补肾固精之功。主治气虚自汗、脾虚泄泻、肾虚遗精等。

（4）煨甲鱼：甲鱼 1 只（约 500g）。先将甲鱼杀死，用刀剖去外部衣皮，再刮去一层黑皮，去内脏，入锅加水将甲鱼煮烂，取出甲鱼，去鱼骨切碎，用鸡汤、黄酒煨；汤 2 碗收至 1 碗起锅，用葱末、胡椒末、姜末掺之即成。有滋肾填精之功。适用于肾精亏虚之遗精。

（5）莲子煲猪肚：莲子 90g、猪肚 200g。先将莲子劈开，去莲子芯，把猪肚洗净切成小块，同加水适量煲汤，加少许盐、味精即成。有补脾涩精之功。适用于脾虚之遗精。

（6）草决明海带汤：海带 20g、草决明 10g。加水 2 碗煎至 1 碗，去渣喝汤。有清肝泻火之功。适用于肝火偏旺之遗精。

（7）荷叶粥：取白米适量，煮成粥时入荷叶 1 张，再略煮即可服食。有清热化湿之功。适用于肝胆湿热之遗精。

（8）苦瓜灯心煎：鲜苦瓜 250g、灯心球 5 扎、陈皮 3g。煎水代茶饮，有清热利湿之功。适用于湿热下注之遗精。

（9）海带绿豆粥：绿豆 50g、海带 20g、白米 30g。先煮绿豆海带，至熟再加入米煮成粥，加少量糖服食。有清肝泻火之功。适用于肝经湿热之遗精。

（10）核桃炖蚕蛹汤：核桃肉 150g、蚕蛹 60g。先将蚕蛹稍炒一下，然后与核桃一起放入碗内，并加水适量，隔水炖熟。随意服用。有温肾助阳之功。适用于肾虚久遗之证。

3. 生活调护

（1）遗精后不可受凉，更不可用冷水洗涤，以防寒邪乘虚侵入。

（2）遗精期间应节制房事，戒除手淫，忌看不健康的影像及读物。

（3）少进烟、酒、辣椒等刺激性物品。

（4）不要用烫水洗澡，睡时宜取屈膝卧位。被褥不宜过厚，过暖，内裤不应过紧。

（5）适当参加体力劳动和锻炼，以增强体质。

4. 精神调护

（1）出现遗精后，应首先分清是生理现象还是病理性遗精，不可过分紧张。生理性遗精不必治疗，病理性遗精亦不可专持药物补涩杂投。在遗精时切勿中途忍精不射，或用手按住阴茎，不使精液继续外流，以免败精流注，致生他变。

（2）消除恐惧心理，保持心情舒畅，排除杂念，不要把遗精看作不治之症，也不要把"精"看得过于珍贵，以致背上沉重的思想包袱。

七、专方选介

1. 自拟固精汤　龟板 20g（先煎）、沙苑子 15g、金樱子 20g、淮山药 20g、芡实 20g、桑螵蛸 20g、山萸萸 15g、知母 8g、黄柏 8g、石菖蒲 9g、牛膝 9g。伴心火偏亢者加黄连、莲子心；肝火偏亢者加龙胆草 10g、山栀 10g；湿热偏盛者加萆薢 10g、碧玉散（一包）；阳痿早泄者加菟丝子 20g，刺猬皮 10g；前列腺炎伴尿频、尿后余沥不尽者加益智仁 10g、乌药 10g。每日 1 剂，水煎服，早晚各 1 次，15 天为 1 个疗程，治疗 2 个疗程。结果：治愈 58 例，好转 28 例，未愈 3 例，总有效率为 96.63%。

2. **小建中汤**　桂枝 12g、炒白芍 24g、炙甘草 12g、大枣 5 枚、生姜 10g、黄连 6g、肉桂 2g、人参 10g（另炖）、五味子 8g。若头眩加川芎 9g；心悸加柏子仁 15g、远志 10g；早泄加 芡实 15g、龙骨 30g；阳痿加菟丝子 12g、枸杞 15g、仙茅 10g；虚热汗出者加白薇 10g、牡蛎 20g 等。结果：从 1993~2006 年之间的遗精病案中共抽取患者共 52 例，年龄 16~38 岁，未 婚占 92%，已婚占 8%，疗程为 20~40 天，均治愈。

3. **龙胆百合汤**　龙胆草 10g、栀子 10g、黄芩 10g、柴胡 6g、木通 6g、泽泻 10g、车前子 10g（包煎）、百合 15g、生龙骨 30g、生牡蛎 30g、酸枣仁 30g、夜交藤 10g、芡实 10g。每日 1 剂，治疗 1~2 周。结果：治愈 71.6%。好转 23.5%。无效 4.9%。总有效率为 95.1%。

4. **止遗散**　刺猬皮、鸡内金、五味子各等份。上药焙干研末混匀，每次 3g，每天 2 次， 口服。治疗各型遗精辨证：君相火动、心肾不交型，止遗散合知柏地黄丸；劳伤心脾、气不 摄精证型，止遗散合补中益气汤；肾虚精脱、精关不固型，止遗散合金匮肾气丸；湿热下 注、扰动精室型，止遗散合龙胆泻肝丸。结果：近期治愈 14 例，显效 8 例，有效 6 例，无 效 2 例，近期治愈率、总有效率分别为 46.67%、93.33%。

5. **桂枝汤**　加味黄芪 20g、桂枝 10g、白芍 10g、白术 10g、煅龙牡各 10g、炙甘草 6g、 生姜 10g、大枣 7 枚。每日 1 剂，水煎分 2 次服。结果：治愈 30 例，占 60%；显效 4 例，占 8%；有效 9 例，占 18%；无效 7 例，占 14%。总有效率为 86%。

八、研究进展

（一）病因病机

1. **中医病因病机**　遗精一症首见于《内经》，其病因病机多由肾阴亏虚，心血不足，心 肾不交而致，与心肾二脏密不可分。明代张介宾在《景岳全书·杂证谟·遗精》中说："遗 精之证有九：凡有所注恋而梦者，此精为神所动也，其因在心；有欲事不遂而梦者，此精失 其位也，其因在肾；有值劳倦即遗者，此筋力有所不胜，肝脾气弱也；有因用心思索过度而 遗者，此中气不足，心脾之虚陷也；有因湿热下流或相火妄动而遗者，此脾肾之火不清也； 有无故而精滑不禁者，此下元之虚，肺肾之不固也；有素禀不足而精易滑者，此先天元气之 单薄也；有久服冷利等剂，以致元阳失守而滑泄者，此误药所致也；有壮年之盛，久节房欲 而遗者，此满而遗者也。"这是对本病的病因病机做了较为全面的总结。由此可见，遗精的 发病机制，主要责之于心、肝、肾三脏。

但其中与心肾关系最为密切。所以不论火旺、湿热、劳伤、酒色等不同病因引起，日久 无不耗精伤肾。病变以阴虚火旺，心肾不交发展为肾虚不固者多见。正如《类证治裁·遗 泄》所说："凡脏腑之精悉输于肾，而恒扰于火。火动则肾脏封藏不固。心为君火，肝肾为 相火，君火一动，相火随之，而梦泄矣。"邓铁涛认为本病病位在心肾两脏，用心过度或妄 念妄想，君相火旺，引起遗精的为心病；精关不固，无梦滑泄的多为肾亏。丁启后认为，本 病多是因肾气亏虚，精关不固，阴虚火旺，热迫精泄。庞保珍将遗精病机分为五类：①阴虚 火旺，劳神过度，情志失调，妄想不随，则心阴耗损，心火亢盛，心火不下交于肾，肾水不 上济于心，于是君火动越于上，肝肾相火应之于下，以致精室被扰，精失闭藏，应梦而遗。 ②肝火偏旺，所愿不随，情志抑郁，肝气郁结，气郁化火，肝火亢盛，扰动精室，导致遗精。③湿热下注，感受湿邪，或醇酒后味，中焦脾胃失运，湿热内生，热熬精室，精关失守，则遗精于下。④心脾两虚，心神过劳，耗伤阴血，阴虚火旺，虚火扰动精室而致遗泄；或思虑伤脾，中气虚陷，气不摄精，精失固摄而遗精。⑤肾虚不固，先天不足，房劳无度，频繁手淫，肾精亏损，封藏失职，精关不固，导致遗泄；或其他证型遗精久延不愈，肾精亏耗，阴损及阳，肾阳虚衰，精关不固而精液滑泄。

2. 西医病因病理　西医认为遗精多由缺乏正确的性知识，思想过多集中于性的问题上，使大脑皮质存在持续的性兴奋灶，而随时诱发遗精。外生殖器及附属性腺的炎症，如包皮炎、尿道炎、前列腺炎、精囊炎等，因炎症的刺激使遗精易于发生，形成恶性循环。现代研究表明，精神心理因素是导致顽固性遗精的重要原因。长期的精神压抑或焦虑，或思想过于集中在性问题上，使大脑皮层持续存在性兴奋灶常会导致性欲亢奋，于是而精泄。

（二）辨证思路

辨证论治是中医学的基本特点之一。谭新华指出遗精症自始至终要坚持辨病论治与辨证论治相结合的原则，必须从整体出发，调整机体功能，恢复机体正常平衡状态，使之战胜疾病。在辨证方面认为任何疾病不管千变万化都可以从阴阳消长、正邪相争的基本规律中提出综合治疗措施，重新建立"阴阳自和"的状态，正如《医贯砭·阴阳论》所载"无阳则阴无以为生，无阴则阳无以为化"。徐福松认为遗精的辨证首先当分清生理性或病理性：若成人未婚，久未性交，偶有遗精，此乃生理现象，无须治疗。若频繁出现遗精，并有神经衰弱，心理障碍等，便属病理性遗精。其次分清新久虚实：遗精症大抵初病多实，久遗多虚：新病、年轻体壮者多为实证；久病、年老体弱、遗精频繁，并发症较多者，多为虚证。再次分清病之因果：因遗致病和因病致遗。因遗精致病者，多为神经精神病变，如遗精引起神经衰弱、抑郁症、焦虑症等。因病致遗精者，即其他病变引起的遗精，多为器质性病变，如前列腺炎、精阜炎、阴茎头包皮炎等。张灿玾认为，大抵梦遗有虚实，初起多因心火、肝郁、湿热，居其大半，君相火动，扰动精气失位，应梦而泄。

（三）治法探讨

谭新华主张以"中和"思维辨证论治，认为"阴阳和合'不偏不倚'药用中和'不宜过峻过猛'此乃王者之道矣"在全面考虑病机的基础上，自创滋阴降火、交通心肾、收涩固精等诸法组成基本方。王劲松认为病变之因根于脏腑，犹以心、肝、肾三者最为密切，临床表现初起多实，久病乃虚，临床辨治不可仅据有梦无梦，当分清虚实寒热，或补或泻，或补泻兼施，提出七种治法：①清君相，静精室；②祛湿浊，泄热毒；③涤痰火，安心神；④化瘀阻，通精道；⑤养心脾，益气血；⑥滋肾精，降虚火；⑦温肾阳，涩精室。姜德远认为精虽藏于肾，但神持于心，故心为精之主宰，遗精当从心论治。疾病早期，大半由于心火亢盛，而致君相火动，心肾不交，遂发生遗精。症状为：少寐多梦，梦则遗精，伴有心中烦热，头晕目眩，精神不振，倦怠乏力，心悸不宁，善恐健忘，口干，小溲短赤，舌质红，脉细数。治法当清心安神，滋阴清热。方用黄连清心饮合三才封髓丹加减。若心火独亢而梦遗者，用黄连清心饮；若相火妄动，水不济火者，可用三才封髓丹。总的治疗法为实则清心火。病情发展到中晚期，由于劳神过度，扰神动心，而致心火由实转虚，心肾不交，上下交损，遂发生遗精。症状为：有梦乃遗，面色萎黄，四肢倦怠，心悸畏惧，夜寐不宁，口渴纳少，不时寒热，舌质淡，苔薄，脉细弱。治法当调补心脾，益气摄精。方用归脾丸或妙香散加减。总的治法为虚则补心火。

何映认为顽固性遗精属于遗精中的特殊类型，应知常达变，抓住主要的病机确定治疗原则。遗精的治疗需要固涩，但是不能唯以固涩，无论是阴虚还是阳虚，虚中每夹火热或痰湿用事，所以在确定治则时必须固涩与清泄相结合。即使应用固涩药2~3味足矣。固涩与清泄即"塞"与"通"，此二法非治遗精之常法，乃为变法。通法主要用于败精、痰湿、痰瘀滞留精道、瘀阻精窍。塞法堵塞其源，主要用于体质极度虚弱，虚不摄精者，可在平补气血药的基础上加用白及粉等具黏滞之性的药物，堵塞其漏。

徐经印等着重从心论治，分为五种治法：①补益心脾摄精法，用于心脾两虚型遗精病。②清心滋肾填精法，适用于心肾不交型遗精病。③宁心固肾涩精法，适用于肾虚不固型遗精病。④安神健脑秘精法，适用于心神失养型遗精病。⑤宁心舒肝利窍法，适用于心气郁型遗精病。

（四）分型论治

徐福松将遗精分为五型论治：①心肾不交型，方选黄连清心饮合封髓丹加减。常用药：太子参、天冬、生地、黄柏、山茱萸、黄连、生甘草、当归、茯神、枣仁、炙远志、莲须、砂仁等。②阴虚火旺型，方选大补阴丸加减。常用药：生地、知母、黄柏、熟地、粉丹皮、云苓、泽泻、生山药、山茱萸、芡实、金樱子、鸡内金等。③肾气不固型，方用济生秘精丸加减。常用药：菟丝子、龙骨、牡蛎、五味子、桑螵蛸、补骨脂、鹿角胶、茯神、胡桃肉、韭菜子等。④湿热下注型，方药用萆薢汤加减，常用药：萆薢、石韦、白术、苦参、牡蛎、车前子、泽泻、云苓、黄柏、甘草、刺猬皮、兔耳草等。⑤心脾两虚型，方选归脾汤加减。常用药：太子参、炙黄芪、淮山药、茯苓、炙远志、广木香、桔梗、酸枣仁、白术、龙眼肉、当归、炙甘草等。谭新华将遗精分七型：①心肾不交型，方用三才封髓丹合交泰丸加减。②阴虚火旺型，方用知柏地黄汤加减。失眠多梦者加酸枣仁、茯神、柏子仁；头晕目眩者，加菊花、沙苑子、制首乌；腰膝酸软甚者加枸杞、续断、桑寄生、川牛膝。③肾气不固型，用右归丸合金锁固精丸加减。④心脾两虚型，用归脾汤加减。⑤肝火亢盛型，用龙胆泻肝汤加减。⑥湿热下注型，用程氏萆薢分清饮加减。⑦痰火扰精型，用黄连温胆汤加减。庞保珍等将遗精分为五型：①肝火偏旺型，用自拟清泻挽流丹（龙胆草、栀子、黄芩、柴胡、当归、生地、泽泻、车前子、木通、竹叶、甘草）。②阴虚火旺型，用自拟得雨固精丹（黄连、生地、当归、酸枣仁、茯神、远志、莲子肉、天冬、熟地、丹皮、黄柏、炙甘草）。③湿热下注型，用自拟萆薢巩堤饮（萆薢、黄柏、茯苓、车前子、莲子心、丹皮、石菖蒲、白术、苍术、牛膝）。④心脾两虚型，用自拟心脾筑堤丹（黄芪、人参、当归、龙眼肉、白术、柴胡、茯神、远志、酸枣仁、炙甘草、山药、芡实）。⑤肾虚不固型，用自拟强肾长城丹（芡实、莲须、金樱子、沙苑子、煅龙骨、煅牡蛎、莲肉、菟丝子、山萸肉）。王琦将遗精分四型论治：①君相火旺型，用天冬、生地、太子参、黄柏、砂仁、川连、莲子肉、生龙骨、生牡蛎。②肝火偏旺型，用龙胆草、栀子、黄芩、柴胡、车前子、生地、泽泻、当归、生大黄、生甘草。③湿热下注型，用萆薢、石菖蒲、生甘草、败酱草、乌药、益智仁、车前草、滑石。④脾虚不摄型，用党参、黄芪、白术、当归、陈皮、升麻、柴胡、芡实、黄柏、甘草。

综合各临床报道,目前常将遗精分为以下证型论治。

1. 心肾不交型　方用黄连阿胶汤合交泰丸加减。

2. 湿热下注型　方用程氏萆薢分清饮加味。

3. 精关不固型　方用金锁固精丸加减。

4. 心脾两虚型　方用归脾汤加减。

5. 肝火偏旺型　方用龙胆泻肝汤加减。

6. 瘀血阻滞型　方用血府逐瘀汤加减。

(五)外治疗法

1. 药物外治　林沛湘用老生姜50g,捣烂、酒炒,乘温暖敷两膝上,每日敷2小时可获效。黄新吾介绍邹云翔老中医以外用涩精丸(五倍子、海螵蛸、龙骨各等份研末,水泛为丸如枣核大)塞脐内,敷料包扎,每夜1次,治疗遗精有效。袁博渊曾用五倍子、生龙骨、生地,同捣调至稠厚,临睡前填脐,胶布固定,当日即见效。

2. 针灸疗法　夏治平治疗遗精实证。常取太冲、行间、内关、神门,刺时用泻法,必要时分三部捻转提插手法,以清泻君相之火;若由实转虚,出现虚实夹杂,可酌加太溪、三阴交,平补平泻。滑精多因房事无度,或梦遗日久,而致肾气受损,精关失固,证属虚证。对于滑精,则以补肾固精为要,取关元、归来、肾俞、志室、气海、太溪等,以补法为主,必要时分三部补法以大补其肾阳。遗精之病由,有受色情刺激,常处于性的思考及冲动而致病者,常取神门、心俞、行间、内关等穴位以清泄心火。

俞昌德以百会、会阴为主穴针刺,治疗遗精12例,痊愈9例,有效3例。彭明华采取针刺会阴穴治疗遗精42例,年龄最小17岁,最大36岁;病程最短者3个月,最长者3年。操作方法:患者取侧卧位,双手抱膝,暴露穴位。先将5%碘酊擦净穴位处,然后用75%酒精脱碘。以左手按压穴位,右手持针,直刺1~1.5寸,轻捻转,提插得气后局部有较强的酸胀感觉,并伴有轻微的痛感,留针20分钟,每日1次,5次为1个疗程。经5~10次治疗后,本组42例中,治愈31例,占73.8%;好转8例,占19.1%无效3例,占7.1%。总有效率92.9%。

3. 穴位埋针、埋线　刘氏等采用列缺穴埋针治疗65例遗精患者。列缺穴常规消毒后,用28号1寸不锈钢针逆经脉循行方向平刺入穴位,产生酸麻胀感后,令患者取不同姿势活动无影响时,用胶布固定,留针12~18小时,于晚6~7时埋针,至次日8~12时取下。睡前按压数次,左右交替取穴,每周埋3次。结果痊愈59例,有效6例。

张培永等采取穴位埋线治疗遗精110例。年龄最小者17岁,最大者53岁,病程最短者2个月,最长者11年;有梦而遗者91例,无梦而遗者19例。方法:将已灭菌的2/0号号羊肠线剪成1cm、1.5cm长的寸段,浸入75%酒精中备用。用10ml注射器安9号针头抽取0.9%的盐水10ml,排净空气后取一段1.5cm长的2/0号羊肠线放入针头的前端。患者取胸膝位,暴露肛门,肛周皮肤常规消毒,左手戴一次性塑料手套,示指沾少许石蜡油插入肛门做引导,以免针刺破肠壁;右手持针自尾骨尖方向缓慢推进约3cm,试抽无回血时推注药物,同时向后退针。一般退至1.5~2.5cm时,推注药物的阻力会突然下降而产生落空感,这时肠线已埋入穴位,即可出针。出针后用棉球按压针孔片刻,再外敷创可贴以防针孔感染。换取9号针头,抽吸生理盐水10ml,取一段1cm长的2/0号羊肠线放入针头前端。患者改仰卧位，取一侧太溪穴，掐十字标记，常规皮肤消毒后，执笔式持针速将针头沿肾经循行方向以 45°角向上缓慢进针约 2cm，用颤针法促使针下得气；得针感后，试抽无回血时推注药物，同时向后退针；待落空感出现后即可出针。出针后用棉球按压针孔片刻。以同样的方法将 1cm 长的 2/0 号羊肠线埋入另一太溪穴。每周 1 次，3 次为 1 个疗程，一般治疗 1~3 个疗程。疗程结束后 3 个月复诊或信访以评价疗效。结果：治愈 79 例，好转 22 例，无效 9 例，总有效率 91.8%。痊愈者中 3 次治愈者 31 例，4~6 次治愈者 28 例，7~9 次治愈者 20 例。

4. 低频电脉冲疗法　叶勇强采用清心止遗汤和低频脉冲联合治疗遗精，方法为：每天每个穴位的电流刺激强度可根据患者的痛觉阈进行适当调整，最大电流刺激强度以不引起患者疼痛为限，对患者的每个部位均持续刺激 4 分钟，每周治疗 2 次，1 个月为 1 个疗程。1 个疗程后本组 42 例治愈 22 例，显效 11 例，有效 7 例，无效 2 例，总有效率 95.24%。

（六）心理治疗

近年的临床实践总结表明，遗精与其他性功能障碍一样，受心理和精神因素影响较大，所以除药物治疗外，心理疏导也非常重要。有人主张对患者可采用转移注意力的心理治疗，分散患者对性的注意力，同时改变患者抑郁消沉紧张的心理状态，从而提高临床疗效。

（七）评价及瞻望

遗精是男科病中较为常见的一种病证，患者既十分痛苦又难以启齿，因而大多得不到及时治疗，给患者的学习、工作、生活带来了很大的影响。本病通过中医正确的辨治，一般治疗效果良好。但对于症状严重病程长的患者，单靠中医治疗有些不够理想。尚须结合现代理化检查，了解有无其他器质性病变，如包皮炎、精囊炎、前列腺炎、尿道炎等。如兼有上述病变，则需要在治疗原发病的同时，发挥中医辨证诊治的特色，中西医结合双管齐下，使疾病尽早痊愈。另外，在积极治疗本病的同时，应认真做好科学解释工作，讲明遗精发生的机制，教育患者树立健康向上的人生观和养成良好的生活习惯，切忌对患者过度夸大遗精的危害，以免造成患者不必要的心理负担，甚至出现新的心因性疾患。如能运用现代研究手段，提取中医辨证施治的精华，探索证治规律，研究出更为完整有效的治疗方案和药物，将使中医治疗遗精病上升到一个更高的水平。

第三节　血　精

血精是指男性精液中混杂有血液成分，根据轻重程度不同可分为肉眼血精和镜下血精。肉眼血精是肉眼可见精液呈红色或淡红色；镜下血精是指用显微镜检查才可发现精液中红细胞。是男科常见病之一。

血精属中医学"血淋""虚劳"等范畴。

一、病因病机

（一）现代医学研究

1. 血精的分类

（1）病理性血精：最常见，主要有精囊炎、前列腺炎、精囊结核、前列腺结石等。

（2）**功能性血精**：与过度性放纵关系密切，还与长期的性节制、性交突然中断、持续性交有关。

（3）**特发性血精**：原因不明，多数人认为出血来自精囊而不是前列腺。膨胀的精囊腺突然排空后，腺腔压力骤减引起出血。

2. *血精的病因病理*　血精是附属性腺及其管道、尿道或膀胱的病变所致，与性功能及射精、男性不育、血尿及下尿路感染有关。

（1）**感染因素**：常见的病因有精囊炎、前列腺炎、尿道炎、睾丸附睾炎、前列腺精囊结石、尿道结石、膀胱或输尿管结石、性传播疾病（淋病、梅毒、非淋菌性尿道炎）、前列腺精囊结核等。炎症反应可使精囊黏膜受到刺激，精囊炎发生充血、水肿导致出血形成血精，刺激可源自损伤、化学物质或细菌感染。损伤原因可由于长期不性交，使精囊膨胀而在排精时出血，也可由于前列腺或精囊结石所致，炎症可源自病毒、细菌、寄生虫、衣原体、支原体等。

（2）**管道梗阻及囊肿**：常见的病因有精囊扩张、射精管囊肿、精囊憩室、尿道狭窄、前列腺囊肿。血精可源自副性腺管腔及囊肿形成，其发病机制是因管腔扩张导致破裂出血。

（3）**肿瘤及血管异常**：良性肿瘤有肉芽或乳头状腺瘤或腺瘤性息肉、尖锐湿疣、良性前列腺增生、精索或前列腺肿瘤、精囊平滑肌瘤。恶性肿瘤有精囊癌、睾丸癌、前列腺癌、前列腺或精囊肉瘤、管内癌。血管异常的常见病因：前列腺尿道异常静脉、尿道血管瘤、精囊-膀胱静脉瘘、动-静脉畸形。副性腺血管异常或肿瘤均伴有血精，但前列腺癌很少伴有血精。尿道有异位前列腺组织，前列腺息肉以及增生性尿道炎，精囊癌可以出现血精但不常见。

睾丸肿瘤有时亦有血精，如血管性肿瘤，脆弱的畸变血管可破裂后出血。精囊，前列腺段尿道以及膀胱颈亦可因出现静脉曲张破裂而出血。比较少见的成人血管异常，如动-静脉异常，前列腺、精囊腺因血管瘤而出血，有时精索亦有异常血管而出血。

（4）**全身性因素**：全身性病变常见的病因有高血压、血友病、紫癜、白血病、精囊淀粉样变性、淋巴瘤、肝硬化、坏血病。如血友病或继发于肝脏病的血凝异常可出现血精。

（5）**医源性因素**：常见的病因有前列腺活检，前列腺注射，输精管结扎后，睾丸切除后，会阴、生殖道、骨盆损伤，肛痔硬化剂治疗后，高强度频率超声，前列腺冷冻疗法后，输尿管支架管移动等。医源性血精是当前较常见的病因。一般可以从患者的病史中获得线索，如对前列腺癌的多次检查并进行经直肠穿刺活检是血精最常见的病因；其次为前列腺癌放疗，特别是近距离放疗，高强度焦距治疗（HIFU），前列腺内药物注射，输尿管支架移动，尿道异物等均可导致血精。此外，尚有会阴部外伤、性腺外伤、骨盆骨折、不熟练的尿道内器械操作等。

（二）中医学认识

隋·巢元方《诸病源候论》中说："肾藏精，精者，血之所成也，虚劳则生七情六极，气血俱损，肾家偏虚，不能藏精，故精血俱出也"。认为血精主要是由肾气亏虚，精血俱损所至，病变的根本为虚。《证治要决·遗精》说："夫精梦泄……见赤浊亦自热而得"。认识到火热之邪伤及血络，迫血妄行也可造成血精。其常见病因病机有以下几方面。

1. **阴虚火旺** 素体阴虚或久病、热病伤阴，加之房事不节，恣情纵欲，使肾水亏耗，水不制火，阴热亢极，相火无制，扰动精室，损伤脉络，而成血精之疾。

2. **湿热下注** 感受湿热毒邪，或内伤七情，五志化火而致肝火旺盛；饮食不节，过食辛辣烟酒肥甘厚味，内生湿热，淫于肝经，循经下移精室，灼伤血络，而为血精之候。

3. **脾肾气虚** 饮食劳倦，损伤中土，脾气不足，固涩统摄无权，以致精血同出；脾虚中阳下陷，郁遏"阴中而发热"（柯琴语），精室血脉受损而为血精；或房劳过度阴精不足，肾失濡养，封藏失职，精血俱出而为血精。

4. **瘀血阻滞** 阴部外伤，损伤下焦脉络，或七精内伤，气血郁滞，瘀滞积于下焦，故性交之时，气欲行而瘀血阻，瘀血阻而脉络损，络破血溢，精血俱出而为血精。

二、临床诊断

（一）辨病诊断

血精的诊断并不困难，主要依据临床症状、体征、结合化验检查即可确诊。

1. **临床资料收集**

（1）症状：射精时排出的精液为血性精液，其颜色可以是鲜红、淡红或暗红，有时夹有血块或血丝，射精时可伴有射精疼痛等症状。由于病因不同，可伴有原发病引起的不同症状，如精囊炎可伴性欲减退，性交疼痛，频繁性交后加重；前列腺炎可伴有排尿困难，尿频、尿急、尿痛等。

（2）病史：在问病史时，必须询问是如何发现血精的，性伴侣有无可能是血精的来源，如性伴侣患有子宫脱垂、宫颈糜烂或子宫颈癌变，性交时亦可能出现血精。为排除性伴侣是血精来源，可用"阴茎套"试验，检查阴茎套内的精液有无血液，阴茎套表面有无血迹。

（3）体格检查：体格检查时，首先应注意全身有无病变，对老年患者应排除高血压。除一般常规体检外，应重点检查有无尿道下裂、睾丸、附睾、精囊、前列腺。因此直肠指诊尤为重要，直肠指诊后要观察尿道口有无血液排出，前列腺有无肿大、压痛等。

2. **现代仪器诊断**

（1）实验室检查：精液检查可发现精液中有红细胞。若出现白细胞、脓细胞增长多为炎症引起；如怀疑精囊结核、前列腺结核，可在前列腺液或精液中找到结核杆菌；精囊癌的病人可在精液中找到癌细胞；50岁以上的血精病人应做血前列腺特异性抗原检查。

（2）X线检查：尿路平片可发现前列腺、精囊或泌尿系统结石和钙化、静脉尿路造影对单纯性血精诊断意义不大，但血精同时伴有腰痛和血尿，则应做静脉尿路造影检查，排除泌尿系统肿瘤。

（3）超声检查：经腹部或经直肠超声可客观检查前列腺、精囊腺，可在B超引导下对可疑病变进行活组织检查。

（4）CT和MRI：两者中尤其是MRI检查可较清晰的显示附属性腺及其管道，这对经直肠超声检查发现可疑的病变区，需进一步检查具有独特的价值。

有报道介绍了血精的检查程序（图2-10-1）。

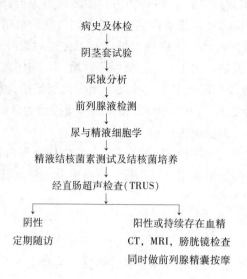

病史及体检

↓

阴茎套试验

↓

尿液分析

↓

前列腺液检测

↓

尿与精液细胞学

↓

精液结核菌素测试及结核菌培养

↓

经直肠超声检查(TRUS)

阴性　　　　　　　　阳性或持续存在血精
定期随访　　　　　　CT，MRI，膀胱镜检查
　　　　　　　　　　同时做前列腺精囊按摩

图 2-10-1　血精的检查程序

（5）膀胱、尿道镜检查：血、尿常规检查和经直肠超声检查未发现异常者，患者持续血精或同时伴有血尿时，应进行膀胱尿道镜检查。镜下常可观察到前列腺部尿道黏膜充血、水肿、肉芽肿、炎性息肉、精阜增大、膀胱颈部或肥大的前列腺表面有静脉曲张。尿道血管瘤及膀胱颈部、前列腺尿道扩张静脉在阴茎勃起时明显可见，此时可采用阴茎海绵体内注射前列腺素 E_1 后做膀胱尿道镜检查，较易发现出血点。

（二）辨证诊断

血精有虚、实之分。或见腰膝酸软，头晕耳鸣，五心烦热。舌红，少苔脉细数；或阴囊潮湿，口干口苦。舌红，苔黄腻，脉滑数等。

1. 阴虚火旺型　血精量少色鲜红，或射精时疼痛，伴五心烦热，潮热盗汗，腰膝酸软，头晕耳鸣，形体消瘦，口干咽燥。舌红，少苔，脉细数。

辨证要点：血精量少色鲜红，伴腰膝酸软，五心烦热。舌红，少苔，脉细数。

2. 湿热下注型　血精量多，射精疼痛，伴会阴潮湿，小便短赤，或淋涩不尽，或兼尿频、尿急、尿痛，口苦口干，胸闷泛恶。舌红，苔黄腻，脉滑数。

辨证要点：血精量多，伴会阴潮湿，小便短赤，口苦口干。舌红，苔黄腻，脉滑数。

3. 脾肾气虚型　血精反复发作，日久不愈，精液色淡红，伴腰膝酸软，少腹冷痛，畏寒肢冷，食少便溏，阴部坠胀不适，小便不利或清长。舌质淡胖，脉沉细无力。

辨证要点：血精反复发作，其色淡红，伴腰膝酸软或少腹冷痛，食少便溏。舌质淡胖，脉沉细无力。

4. 瘀血阻滞型　血精日久不愈，精色暗红或夹有血块及血丝，射精疼痛，伴会阴或阴茎刺痛，夜间尤甚，或有外伤手术史。舌质黯红或有瘀斑、瘀点，脉沉涩。

辨证要点：血精色暗红或夹血块，会阴部刺痛。舌质黯红或有瘀斑、瘀点，脉沉涩。

三、鉴别诊断

1. 血淋　血淋主要为尿中带血而有淋漓涩痛等症，血精主要为精液中带血。

2. 血尿　血尿为尿中带血而不伴淋漓涩痛等症，与血精来源不同可资鉴别。

另外，成年男子若长时间无性生活，也无手淫遗精者，由于精液在体内贮藏时间较长，排出的精液多为淡黄色。此应与血精相鉴别。血精一般多为持续存在，且性交频繁，反而加重，精液化验有红细胞；而长期无性生活者，经几次性生活后，精液即逐渐成为灰白色，精液化验无红细胞，无需治疗。

四、临床治疗

（一）提高临床疗效的基本要素

1. 掌握特征　血精的特征是精液中带有血丝，或精液颜色呈粉红、暗红等。临床应与患者诉说精液色红而实质是由女方生殖道病变所引起者区分开来。

2. 辨清虚实　血精有虚、实之别。实证多由湿热下注精室，络破血溢而成，以青壮年和血精初期为主，症见起病急，精液颜色多为鲜红色，伴会阴、睾丸、下腹部疼痛，阴囊潮湿，口苦咽干，便干溲赤，舌红苔黄腻，脉数。实证瘀血阻滞者多有阴部手术及外伤史，或生殖系统疾病日久不愈，久病入络，血行瘀滞等病史，症见精液颜色暗红，有血块，阴部刺痛，入夜尤甚，舌质紫黯脉涩。虚证多为脾肾亏虚，气虚不摄，或阴虚内热，扰及精室所致，症见精液颜色淡红，伴腰膝酸软，夜尿频多，纳呆，便溏，舌淡，脉弱。阴虚火旺者，症见精液量少色红，腰膝酸软，五心烦热，潮热盗汗，舌红少苔，脉细数。

（二）辨病治疗

1. 药物治疗

（1）抗菌药物：对精囊炎、前列腺炎等引起的血精，当使用抗菌药物，可用青霉素80万单位，每日4次，肌内注射，或用阿米卡星0.2g，每日2次，肌内注射。另外，也可酌情选用其他抗生素等。对结核引起者，当使用抗结核药物如异烟肼、链霉素、利福平等。具体治疗参考精囊炎、前列腺炎有关内容。

（2）止血药物：血精日久不愈，反复发作者可用止血药物，如维生素 K_3，每次4mg，每日3次，口服；或8mg，每日1~2次，肌内注射，10天为1个疗程。卡巴克洛片，5mg，每日3次，口服。

（3）其他西药：对高血压病引起者，当使用降压药物；血液病引起者，可根据情况选用治疗血液病的药物；肿瘤引起者，可使用抗肿瘤药物。对原因不明的血精患者，有人推荐小剂量，短疗程乙炔雌二醇治疗。

2. 手术治疗

（1）对前列腺尿道静脉曲张破裂出血者，可进行电灼止血治疗。对前列腺尿道处息肉、肉芽肿或乳间状腺瘤应先行活组织检查，排除恶性病变后，可行经尿道方式切除，电灼术。由于其病变靠近精阜和外括约肌，切除时应避免损伤尿道外括约肌。

（2）因尿道梗阻引起血精者，应定期行尿道扩张，或经尿道手术切开梗阻段尿道。如精囊、前列腺、射精管有囊肿病变，可在 B 超或 CT 引导下行穿刺治疗，也可经尿道切除囊壁，保证引流通畅。亦可定期经直肠按摩囊肿，促使其排空。

（3）对反复发作、久而不愈的血精患者，可行精囊腺镜诊治。

（三）辨证治疗

1. 辨证施治

（1）阴虚火旺型

治法：滋阴降火、凉血止血。

方药：知柏地黄汤合二至丸加减。知母 12g、黄柏 10g、生地 20g、山药 15g、山萸肉 10g、泽泻 12g、丹皮 15g、旱莲草 30g、女贞子 15g、槐花 12g、白茅根 30g、小蓟 12g、仙鹤草 30g。

（2）湿热下注型

治法：清热利湿，凉血止血。

方药：龙胆泻肝汤加味。龙胆草 6g、栀子 15g、黄芩 12g、柴胡 12g、生地 20g、车前子（包）20g、泽泻 15g、木通 6g、当归 15g、甘草 6g、大小蓟各 15g、白茅根 20g、旱莲草 20g。

（3）脾肾气虚型

治法：温阳益气，摄血固精。

方药：大补元煎加味。熟地 20g、山药 15g、山萸肉 10g、当归 15g、菟丝子 30g、杜仲 15g、枸杞子 30g、人参 10g、甘草 6g、侧柏叶 12g、仙鹤草 30g。

（4）瘀血阻滞型

治法：活血化瘀，通络止血。

方药：血府逐瘀汤加减。当归 15g、生地 15g、赤芍 15g、川芎 10g、桃仁 6g、红花 15g、甘草 6g、桔梗 6g、柴胡 12g、枳壳 12g、川牛膝 15g、五灵脂 12g、生炒蒲黄各 10g（包）、花蕊石 20g、三七 3g，（包冲）。

2. 外治疗法　针灸治疗选穴中极、太溪、太冲、肾俞、上髎、次髎、血海、会阴、曲骨，实证用泻法，虚证用补法。每日 1 次，10 次为 1 个疗程。瘀血阻滞者以次髎、上髎、委中、中极为主穴，用泻法。脾肾气虚者以肾俞、脾俞、太溪、足三里、气海为主穴，用补法。阴虚火旺者，以中极、阴陵泉、三阴交、太冲、会阴为主穴，用泻法。

3. 成药及单验方

（1）成药

1）知柏地黄丸：每次 8 粒，每日 2 次，口服。用于阴虚火旺型血精

2）龙胆泻肝丸：每次 6g，每日 2 次，口服。用于湿热下注型血精。

3）血府逐瘀口服液：每次 10ml，每日 3 次，口服。用于瘀血阻滞型血精。

4）归脾丸：每次 8 粒，每日 2 次，口服。用于气虚不摄所致之血精。

5）补中益气丸：每次 8 粒，每日 2 次，口服。用于气虚不摄所致血精。

6）金匮肾气丸：每次 8 粒，每日 2 次，口服。用于肾气亏虚引起的血精。

7）三七片：每次 4 片，每日 3 次，口服。用于瘀血阻滞型血精。

8）云南白药：每次 3g，每日 3 次，口服。适用于各型血精。

9）四生丸：每日 6g，每日 3 次，口服。适用于血热妄行之血精。

10）十全大补丸：每次 9g，每日 3 次，口服。用于气阴两虚、脾肾亏虚所致之血精。

（2）单验方

1）莲房炭 20g，熟地炭 30g，淮山药 30g，牛膝炭 20g，茯苓 10g，车前子（包）60g，荆芥炭 3g，炭附子 30g，盐黄柏 6g，知母 12g。水煎服。适用于阴虚阳亢，相火妄动之血精。

2）三七研细末，每服 3g，冲服，每日 2 次。适用于瘀血型血精。

3）琥珀研细末，每服 3g，冲服，每日 2 次。适用于瘀血型血精。

4）鲜白茅根 20g，煎取 500ml 代茶饮。适用于血热妄行之血精。

5）大、小蓟各 15g，藕节 15g。水煎服。用于血热妄行之血精。

6）鲜小蓟根 30g，水煎服，每日 2 次。用于血精有热者。

7）黄芪 30g、桂心 6g，共研细末。每服 3g，每日 3 次，黄酒送下。用于气虚不摄者。

8）鲜茅根 100g，青皮、甘草各 20g。洗净切成小段，煎汁服，每日 2 次，每次服 300ml。2 个月为 1 个疗程。水肿及高血压病人慎服。

（四）名医治疗特色

徐福松认为血精多属虚证，阴虚火旺为本，湿热下注为标，气血两虚是失精失血之果。治疗时重视药物性味归经，善用引经药以利药物直达病所。主张药物治疗的同时，应加强生活行为方式的干预，重视患者体质偏胜，认为得血精者应增加性生活频率，以促进瘀血败精排泄及新鲜精液再生，可达到外科切开引流的目的，即所谓"流水不腐，户枢不蠹"。

孙自学认为血精虚实皆可发病，其病因复杂，病机虚实多变，辨证当以虚实夹杂为主。血精初期多为湿热内蕴之实证，日久不愈则为阴虚火旺、脾肾亏虚，或久病入络，瘀血阻滞，正虚邪恋，乃成虚实夹杂之证。治疗原则为辨证以治本，化瘀止血以治标。血溢于精液之中，治疗当以止血为要，治法有滋阴降火、凉血止血、益气止血。湿热下注者，当清热利湿、凉血止血；瘀血阻滞者，当活血化瘀、通络止血。然离经之血溢脉外即成瘀血；瘀血不去，新血不得归经，出血不止；瘀血阻碍气机，又成为新的致病因素，致使血精反复发作，难以治愈。化瘀止血以治标不仅能止血而不留瘀，又能祛瘀而止血，一举两得。

郭军治疗血精讲究审病求因，认为血精多因感受湿热毒邪或饮食不节，内生湿热，循经下移精室，灼伤血络而成；或因房劳过度，频繁手淫以致肾阴亏虚，虚火灼络所致；亦或阴部外伤损伤下焦经络，或七情内伤使气血瘀滞积于下焦而致病。血精初期多为湿热内蕴灼伤血络之实证，久治不愈则发展为阴虚火旺、脾肾亏虚、七情内伤之证，或久病入络、瘀血阻滞、正虚邪恋，乃成虚实夹杂之证。辨证论治分初期、中期、晚期 3 期，初期清热凉血止血，中期活血凉血兼疏肝止痛，后期补肾健脾兼活血化瘀。

杜宝俊将《丹溪心法附余》中提出的治崩三法："初用止血以塞其流，中用清热凉血以澄其源，末用补血以怀其旧"扩展、变通、引申到血精症的治疗中，指出血精症临床也应分期治疗，初期病机多为血热，精液颜色多鲜红，治宜清热凉血止血；中期，反复出血，血停经络，瘀血内生，治偏活血化瘀；病久多虚，后期多为阴虚内热或气虚，火盛气逆，迫血妄行，反复出血，则会导致阴血亏损，虚火内生；或因出血过多，血去气伤，以致气虚阳衰，不能摄血。治宜滋阴降火、补气益气。

五、预后转归

血精可发生于青春期后任何年龄的男性，以青壮年性活动旺盛时期为多见，因这段时期性欲旺盛，性活动频繁，易造成生殖器官充血水肿，一旦出现血管破裂则会引起血精。另外在春夏季节性欲旺盛，性活动较强，也易诱发血精。血精患者若能注意控制性活动，及时进行治疗，多可治愈，其预后良好。若血精病失治误治，或患病期间不注意节制性活动，往往迁延难愈，尤其是老年久治不愈的血精，更应查清血精病因，若属泌尿生殖器官肿瘤，应及时手术治疗或配合其他疗法，以提高患者生活质量。

六、预防调护

（一）预防

1. 调畅情志，保持心情舒畅，以防郁怒日久，肝郁化火，循经下扰精室热盛迫血妄行而成血精。

2. 饮食有节，平素生活中要避免过食辛辣刺激及肥甘厚味之品，以免酿湿生热而内扰精室。

3. 房事有度，对性生活旺盛的青春期后男性，要做好青春期性卫生知识的宣传教育。房事过频，或伤及肾阴，或伤及肾阳，肾阴不足则阴虚火旺，肾阳气不足则统摄无权，均可致成本病。

4. 积极治疗泌尿生殖系统感染。

5. 加强身体锻炼提高身体素质，增强抗御外邪的能力，可预防本病的发生。

（二）调护

1. **精神调护**　解除思想负担，树立治疗信心，保持心情舒畅。

2. **节制房事**　患病期间节制房事，避免不洁性交。

3. **生活调护**　注意外阴清洁卫生，戒除烟酒，禁忌骑自行车、骑马，减少对会阴局部的压迫。

4. **食疗**

（1）**荸荠藕节汤**：鲜荸荠 50g、鲜藕节 100g，洗净切块，加水 1500ml 同煮，小火炖半小时，饮汁食荸荠，1 剂服 2 天，连用 1 个月。

（2）**生地黄粥**：生地黄汁 150ml、陈仓米适量，熬成粥，然后与生地黄汁搅拌均匀，随意服食。具有滋阴降火之功。用于阴虚火旺型血精。

（3）**鲜藕粥**：粳米 30～50g、鲜藕 50g，加水煮成粥，加适量白糖随意服食。具有清热凉血之功。用于热迫血溢之血精。

（4）**芡实粉粥**：芡实粉、核桃肉、红枣肉各适量，同煮成粥，随意服食。具有益气涩精止血之功。用于气虚所致之血精。

（5）**山药粥**：羊肉 500g、山药 500g、白米 250g。先煮熟羊肉研泥，山药研泥，肉汤内下米，煮成粥后加入羊肉山药泥，随意服食。具有益气养血之功。用于气血亏虚之血精。

（6）猪肾煮黑豆：猪肾1对、黑豆500g，将黑豆与猪肾同煮，黑豆熟后取出晒干，武火微炒。猪肾食之，黑豆嚼食，每天30~60g。具有补肾益精之功。用于肾虚精亏，虚热内扰之血精。

（7）鲤鱼汤：鲤鱼1条，胡椒、小茴香、葱、姜适量，炖汤服食。具有清热利湿之功。用于湿热型血精。

（8）车前饮：车前子15g，煎水代茶饮用。具有清热利湿之功。用于湿热型血精。

（9）薏米粥：生薏苡仁2~3份，白米1份。先将薏仁煮烂，后入白米煮成粥，随意服食。具有清热利湿之功。用于湿热型血精。

七、专方选介

1. 桂枝茯苓丸加味　桂枝、桃仁、土鳖虫、茺蔚子、地榆炭、黄柏、肉苁蓉各10g，茯苓、泽兰、败酱草各20g，牡丹皮、赤芍各15g。加减：性欲较强者加知母10g、玄参20g；性生活后头昏者加女贞子、旱莲草各15g；性生活后腰痛者加续断15g、山茱萸10g。每天1剂，水煎，分2次服，疗程为1个月。结果：本组36例，治愈14例，显效12例，有效6例，无效4例，总有效率88.9%。

2. 补肾调冲止血汤　续断10g、鹿角胶（烊化）10g、阿胶珠10g、女贞子10g、旱莲草10g、茜草10g、乌贼骨20g、当归10g、黄柏6g。血热者加生地黄10g、白茅根10g、地榆10g；血瘀者加三七粉（冲服）6g、仙鹤草10g、血余炭10g；气虚者加人参10g、炙黄芪30g。治疗3个月，随访6~18个月。结果：本组总有效率93.33%，再次治疗成功率100%。

3. 牛角二至地黄汤　水牛角片20g（先煎）、女贞子10g、墨旱莲10g、生地黄10g、牡丹皮（炭）10g、泽泻10g、茯苓10g、山茱萸10g、山药20g、苎麻根10g、白茅根10g、栀子10g。随证加减，盗汗加牡蛎、糯稻根须，腰酸加续断、杜仲、桑寄生，头晕加枸杞子、沙苑子、甘菊，气虚乏力加黄芪、党参，小腹胀痛加川楝子、延胡索，遗精加莲子心、金樱子、芡实。上方中药每日1剂，水煎，分早晚2次饭后服用。2组均以2周为1个疗程。治疗期间忌烟酒及辛辣刺激食物，保持正常性生活每周1~2次。结果：本组治疗30例治愈12例，显效9例，有效5例，无效4例，总有效率86.7%。

4. 安精汤　生地30g、山萸肉6g、知母10g、黄柏10g、当归10g、紫草10g、丹皮6g、苎麻根25g、白茅根30g。兼五心烦热，性情急躁，口干喜饮，夜寐盗汗，舌红少苔，以阴虚偏重者，加知母、黄柏、女贞子、旱莲草；有肉眼血精颜色鲜红，排尿不适，少腹部坠胀，会阴部隐痛，舌苔黄，脉滑数，伴有湿热者，加车前子、萆薢、黄柏；肉眼血精颜色淡，周身乏力，腰膝酸软，性欲淡漠或阳痿早泄，舌质淡，脉细弱伴有脾肾虚者，加芡实、杜仲、川断、仙灵脾；兼有少腹会阴部刺痛，舌质紫暗或边有瘀斑者，加桃仁、红花。疗程10天。结果：本组51例，痊愈43例，有效8例，总有效率100%。

八、研究进展

（一）病因病机

1. 中医病因病机　隋代巢元方《诸病源候论·虚劳精血出候》首先指出："此劳伤肾

气故也。肾藏精，精者血之所成也，虚劳则生七伤六极，气血俱损，肾家偏虚，不能藏精，故精血俱出矣"。认为血精症发病是劳伤肾气、肾虚精失所藏所致，血精症为"七伤六极"发展的一种严重虚弱的表现形式，旗帜鲜明地提出血精症以肾虚为本，涉及气血，当属于"虚劳"的范畴。徐福松认为，肾虚是血精的主要病机。过度房劳，久则伤肾，肾阴不足，故虚火上炎，甚于梦交或性交之时，欲火更旺，火扰精室，迫血妄行，血溢脉外，故成血精；或青年人相火旺盛，手淫排精，或强力入房，或强忍精出，血络受损，血随精流，每可导致血精。部分患者，则因包皮过长，或遗精频繁，或性交不洁等原因，湿热之邪从尿道口袭入，循经上沿，熏蒸精室，血热妄行而成。金保方根据多年临床观察，认为本病病机多属阴虚火旺，精室被扰，血热妄行，血从内溢。孙自学认为，血精虚实皆可发病，其病因复杂，病机虚实多变，辨证当以虚实夹杂为主。

2. 西医病因病理　随着现代影像学检查和实验室检查的发展，该病可以确诊。感染是血精最常见的病因，占所有病例的40%。其他原因还包括：炎症；肿瘤（前列腺癌，睾丸癌等）；医源性因素（前列腺穿刺，前列腺手术，放疗，痔疮注射治疗等）；梗阻或囊肿（输精管囊肿，精囊囊肿，前列腺囊肿等）血管异常（动静脉畸形，前列腺血管瘤，精囊和精索血管瘤）；全身因素（出血性疾病，肝脏疾病，高血压等）；其他因素（肺结核，血吸虫感染，服用法华林等抗凝药物等）；40岁以下的患者血精主要是由炎症引起的，但40岁以上的中老年人，应该警惕良恶性肿瘤的可能。

（二）辨证思路

孙自学认为血精初期多为湿热内蕴之实证，日久不愈则为阴虚火旺、脾肾亏虚，或久病入络，瘀血阻滞，正虚邪恋，乃虚实夹杂之证。张迅等认为"冲为血海，下注于精室化为精而为肾所藏，肾虚不足，冲脉受损，精化不及，而致精血杂出。"主张血精症不但有阴虚火旺，更有肾阳不足，无以化血为精。盖肾为水脏，阴中有阳，阳中有阴。郑德全认为血精病变部位在下焦精室，气若失固摄，血溢脉外，精血互结，性交时则血随精泄，其病有虚实之分，实证多为湿热火毒之邪迫血妄行，或瘀血阻滞，血不归经三个方面。一般认为血精症与足厥阴肝经、足少阴肾经相关，主张从肝肾论治，虚则补肾，实则泻肝。补肾则以知柏地黄丸加减为主，泻肝则以龙胆泻肝汤加减为主，已成固定不移之大法，验之临床，或效或不效。从经脉走形来看，血精症尚与冲任失调相关，"冲脉起于少腹之内胞中，夹脐左右上行…""任脉起于少腹之内，胞室之下，出会阴之分…"。在女性而言，胞即现代医学的子宫，在男性而言，胞当为精囊腺及前列腺，这可以从现代医学男女生殖器衍化的对比关系得以证实。认识到血精症与冲任失调相关，就能借鉴妇科治疗月经及崩漏的知识，丰富临床辨证治疗手段，对一些难治性血精症能提高临床疗效。

（三）治法探讨

常德贵将血精治法分为四类：滋阴降火，凉血止血；清利湿热、凉血止血；温阳健脾，养血止血；凉血止血，活血祛瘀。郑德全认为血精的中医辨证多为兼阴虚火旺，或兼气虚血瘀，治疗以滋阴清热、益气活血法为治则。徐福松将血精治法分为三类：滋阴降火，凉血止血；清热利湿；健脾益气固血。孙自学将血精治法分为四类：滋阴降火，凉血止血；清热利湿，凉血止血；补肾健脾，益气止血；活血化瘀，通络止血。

（四）分型论治

郭军将　血精分为三型论治：①湿热伤络型，采用龙胆泻肝汤加减；②气血瘀滞型，采用经验方血精汤治之。③肾虚挟瘀型，采用补中益气汤加减，兼服小金丹。

徐福松　将血精分为三型论治：①阴虚火旺型，方用二至地黄汤加减。②湿热下注型，治以四妙散合萆薢汤加减清热利湿。③气血亏虚型，治以归脾汤加减。

孙自学　将血精分为四型论治：①阴虚火旺型，给予滋水清肝饮加减。②湿热下注型，给予龙胆泻肝汤加减。③脾肾气虚型，给予大补元煎加减。④瘀血阻络型，给予血府逐瘀汤加减。综合各临床报道，常把血精分为以下几个证型施治。

1. 阴虚火旺型　方用知柏地黄汤、大补阴丸加减。
2. 湿热下注型　方用龙胆泻肝汤、八正散或萆薢分清饮加减。
3. 脾肾气虚型　方用补中益气汤、金锁固精丸或济生肾气丸化裁。
4. 瘀血阻络型　方用血府逐瘀汤或桃红四物汤加减。
5. 心肾不交型　方用黄连阿胶汤合交泰丸或天王补心丹化裁。
6. 心脾两虚型　方用归脾汤或圣愈汤加减。

（五）外治疗法

刘晶以中药保留灌肠配合微波热疗治疗血精症，根据辨证加减组成方药，用文火浓煎取汁100ml，温度39~41℃，保留灌肠，保留时间越长越好；灌肠后会阴部微波照射1小时，温度40~42℃，每日1次，7天为1个疗程，间隔3~5天进行下1个疗程，结果表明中药保留灌肠配合微波热疗治疗血精症疗效好，不良反应少。李凯英等应用前列安栓治疗精囊炎36例，每天1粒，放置直肠3~4cm，1个疗程后总有效率88.8%。李俊应用喜炎平注射剂穴位注射治疗精囊炎86例。先嘱患者排空小便，仰卧位，用5号注射器吸取喜炎平注射液4ml，取曲骨穴进行穴位注射，注射深度3~5cm（依患者胖瘦而定）。从曲骨穴进针，针管向上腹壁作60度倾斜，使针尖指向会阴部。推注前先回抽以证实无回血、无回尿后缓慢推注，每次注射4ml，每日1次，5天为1个疗程，治疗期间禁止性生活，禁止饮酒，总有效率为96.5%。

（六）评价及瞻望

血精之症有虚实之别，临证当根据不同的病机采取不同的治疗方药。由于血精又是某些疾病的一个临床症状，应注意采取辨病与辨证相结合的方法，同时在治疗过程中不应忽略患者的体质、年龄、气候及环境等。血精初起多为湿热内蕴之实证，日久不愈则为阴虚火旺、脾肾亏虚等虚证，或久病入络，瘀血阻滞、正虚邪恋之虚实夹杂证多见。临床中精囊炎、前列腺炎等炎症引起者，急性期多表现为热毒炽盛、湿热下注；而慢性期则表现为阴虚火旺、脾肾亏虚、瘀血阻滞。肿瘤患者，初期表现为热毒炽盛，而中晚期则多见于阴虚火旺、瘀血阻滞。手术及外伤等引起者多见瘀血阻滞症状。年老体衰，久病体虚者，多见阴虚火旺、脾肾亏虚之证。总之，各证型可以相互转化，或由实转虚，或由虚转实。

随着中医男科学的发展，以中医药为主辨证施治，或单方验方，或针灸、推拿等临床报道日渐增多，并提出了一些新的见解，取得了良好的临床效果。今后应进一步加大有效方药的研究力度。

第四节　男性乳腺发育症

男性乳腺发育症，又称男性乳房女性化，是男性内分泌失调的一种病证。临床表现以单侧或双侧乳房呈女性样的发育、肥大、增生，或伴有胀痛为主要特征。

本病中医学称为"乳疬"。

一、病因病机

（一）现代医学研究

1. 病因　现代医学认为男性乳腺发育症的主要原因如下。

（1）生理性：新生儿时期和70%青春期男性或见乳房发育，但到成年以后便不再发展。

（2）内分泌疾病：①睾丸功能低下（阉割、先天性睾丸发育不全）。②睾丸肿瘤（睾丸支持细胞瘤、睾丸间质细胞瘤等）。③肾上腺女性化肿瘤。④甲状腺功能亢进。⑤垂体前叶肿瘤（肢端肥大症、嫌色细胞瘤、颅咽管瘤）。⑥两性畸形。

（3）药物引起乳房发育：①促性腺激素制剂。②雌激素制剂。③睾酮。④去氧皮质酮。⑤洋地黄。⑥异烟肼、α-甲基多巴、苯丙胺、利血平、氯丙嗪。

（4）非内分泌疾病：①麻风。②白血病。③神经系统疾病（如脊髓损伤、脊髓空洞症、弗里德赖希共济失调）。④支气管癌。⑤骨关节病、肝脏病。

（5）家族性或特发性。

2. 病机　正常情况下，男性体内的雌激素、雄激素水平处于一个相对恒定的状态。若雌激素、雄激素的浓度在乳腺上的作用不平衡，则可使乳腺受刺激而增长过度；血浆游离睾酮水平降低，可能是原发性睾丸疾病所致。男性新生儿的乳腺增生与胎儿时期高浓度的雌激素未得到及时清除有关。青春期则与体内雌、雄激素分泌一时性失衡有关，通常患者血浆雌激素与睾酮水平正常，但雌二醇与睾酮的比值可以增高，一般数月内症状自行消失，也可持续1~2年之久。阉割及先天性睾丸发育不全，其结果是雄激素的分泌不足，使男性体内的雌激素浓度升高，刺激男性乳腺发育。高促性腺激素血症（如克兰费尔特综合征及成人间质细胞功能不全患者）可能对间质细胞刺激过强，改变了间质细胞内激素生物合成途径，使雌激素及其前身物质的合成和分泌相对多于睾酮，引起血浆雄激素/雌激素的比值下降，而造成男性乳腺发育。引起女性化的肾上腺皮质肿瘤及间质细胞癌可以直接分泌大量的雌激素，均可造成雄激素/雌激素比值下降而引起男性乳腺发育。口服或外用雌激素，首先出现乳晕色素沉着，继而发生女性型乳房变化。此外，使用含有雌激素的洗发液和其他用品，也会引起青春期早熟，导致男性出现女性型乳房。吩噻嗪类药物、甲基多巴及利血平可通过使PRL增多而引起男性乳腺发育。其他药物如螺内酯、洋地黄及大麻制品与乳腺上的雌激素受体相互作用而引起乳腺发育。在一些非内分泌疾病中所引发的男性乳房发育中，可因病变中的某些代谢产物影响了男性体内雌激素在肝内的灭活作用，有些肿瘤病变可因瘤体本身分泌一些雌激素有关。营养不良和慢性病患者血清促性腺激素水平降低，在疾病恢复期促性腺激素水平上升，可使睾丸间质细胞分泌过多的雄激素、雌激素相对多于睾酮，引起男性乳腺发育。特发性和家族性男性乳腺发育，可能是由于乳腺管对正常血清雌激素水平过低敏感，或雌激素前身物质过多的转变为雌激素所引起的。有些男性肥胖患者的乳腺增大则与肥胖本身有关。

3. 病理　男性乳腺发育的病理改变有三种。

（1）急进型乳腺管芽增生，腺管上皮增殖，腺管周围水肿，基质中成纤维细胞增多。

（2）纤维化型乳腺管扩张，极轻度腺管上皮细胞增生，无腺管周围水肿，基质中几乎全是无细胞的纤维组织。

（3）中间型介于上述两型之间。

一般认为，当病程≤4个月者，75%的患者表现为急进型；病程≥1年者，90%是纤维化型；病程在4个月至1年者，60%为中间型。

（二）中医学认识

乳病的中医病因主要为情志不调，肝气郁结，或痰凝气滞，或房事不节，损伤肝肾；或服药不当、手术损伤、睾丸外伤、肿瘤病变等所致。以肝肾阴虚，经络气血运行不畅，痰凝、气滞、血瘀为主要病机。

1. 气滞痰凝　多由情志不遂，或暴怒伤肝，以致肝气郁结，气滞血瘀，郁久化火，炼津成痰，痰气互结，血脉不畅，脉络失和而发乳病。

2. 肝肾阴虚　素体肾虚，或手淫过度，恣情纵欲，损伤肾阴，肾精不能上荣肝木，肝阴不足，疏泄失常，气血瘀阻，经络不通，遂结为乳病。

3. 阴阳失调　多由外伤、手术、睾丸肿瘤、药物等影响，以致体内阴阳失衡，阴精偏亢，阳气不足，天癸失衡而为乳病。

二、临床诊断

（一）辨病诊断

1. 多见于男性青春期，与睾丸功能不全有关。也可发生于中、老年人，可因肝病及生殖器疾病所致。

2. 单侧或双侧乳腺组织扁圆形或椭圆形增大，质地中等，边界清楚，推之可移。25%患者有乳头或乳腺疼痛，40%患者乳腺压痛。4%患者有乳头分泌物。乳头及乳腺疼痛可在1年内自行消退。慢性乳腺发育多无症状。

3. 用HCG的β-亚基放射免疫法测血浆HCG水平可升高。血浆PRL及甲状腺激素测定，有助于高泌乳素血症、甲亢及甲减的诊断。

4. X线及红外热像仪检查有助于诊断。

（二）辨证诊断

因乳头属肝，肝肾同源，所以乳病与肝、肾关系甚为密切。俞听鸿在《外科医案汇编》中说："乳中结核，虽云肝病，其本在肾"。

1. 气滞痰凝型　单侧或双侧乳房的乳晕部位有肿块疼痛，常随情绪变化而消长，伴有胸胁胀满疼痛游走不定，乳头有溢液，口苦口干。舌淡，苔白或薄黄，脉弦。

辨证要点：单侧或双侧乳晕内肿块，伴疼痛，常随情绪变化而变化。舌淡，苔白或薄黄，脉弦。

2. 肝肾阴虚型　单侧或双侧乳房内结块，不痛或微痛，伴有腰膝酸软，头晕耳鸣，五心烦热，口干。舌质红，苔薄黄，脉弦细数。

辨证要点：单侧或双侧乳房内结块，伴有腰膝酸软，头晕耳鸣。舌红，苔薄黄，脉弦细数。

三、鉴别诊断

1. **男性乳腺炎**　乳腺炎多有局部外伤史及感染史，局部红、肿、热、痛，且伴有畏寒，发热等全身症状，溃后创口容易收口。乳腺发育症多无局部红、热及全身畏寒、发热症状。

2. **男性乳腺癌**　男性乳腺癌临床较少见，多为单侧发病。乳晕深部可触及无痛性结节状肿块，坚硬如石，界限不清，表现为高低不平，活动度差，乳头有血性溢液，局部皮肤呈橘皮样改变，且肿块增长迅速，腋窝淋巴结肿大。

3. **与肥胖性乳房隆起相鉴别**　多为肥胖者，乳房呈弥漫性脂肪堆积，局部无肿块，按之柔软无压痛。

四、临床治疗

（一）提高临床疗效的基本要素

1. **分清病位**　本病特征明显，易于识别。乳头属肝，足厥阴肝经循行经乳头，治疗时应适当加入引经药。

2. **明辨虚实**　本病虽有虚、实之别，但临证以实证多见。凡由气滞痰凝所致，按之疼痛及有肝郁见证者，多为实证；因肝肾阴虚所致，按之轻痛或不痛，多属虚或虚中夹实。

3. **洞察预后**　本病经保守治疗大多预后良好。效果欠佳者，可考虑手术治疗；出现癌变时则应积极采取综合措施，以防转移。

（二）辨病治疗

1. **药物治疗**　寻找病因，针对病因进行治疗；若为药物引起者，应停用有关药物。抗雌激素药物如他莫昔芬及氯米芬对某些病人有解除乳腺疼痛及使乳腺发育逆转的作用。

2. **手术治疗**　病程较长，药物治疗困难，乳腺已纤维化者，应做整形切除手术。

（三）辨证治疗

1. **辨证施治**

（1）**气滞痰凝型**

治法：疏肝解郁，化痰软坚。

方药：涤痰汤加味。陈皮15g、姜半夏10g、云苓15g、甘草6g、枳实10g、胆南星10g、竹茹12g、大贝10g、僵虫6g、夏枯草15g、柴胡12g。

（2）**肝肾阴虚型**

治法：滋补肝肾，软坚散结。

方药：六味地黄汤合一贯煎加味。生熟地各24g、山药12g、山萸肉12g、沙参30g、杞子 20g、麦冬 15g、当归 15g、川楝子 12g、云苓 15g、泽泻 12g、丹皮 12g。

2. 外治疗法

（1）针刺治疗：选穴期门、太冲、中脘。针刺，留针 20 分钟，1 日 1 次，配合七星针叩击患处。

（2）灸法治疗：乳中（患侧）、足三里（双）。配穴：肝火旺、去足三里加太冲；气血双亏加灸气海；肝肾阴亏型去足三里加太溪。用艾条灸，每日 1 次。10 次为 1 个疗程，疗程间隔 3 日。肝郁、肝火型用泻法，每次灸 20 分钟；气血双亏、肝肾、阴亏型用补法，每次灸 40 分钟。

（3）贴敷法

1）用阳和解凝膏加黑退消贴敷患处，7 天更换 1 次。

2）山慈菇、芒硝、黄药子、生半夏各 10g。研极细末，黄酒调敷患处，纱布覆盖，每日 1 次。

3）山慈菇、黄药子、生川乌、细辛、芒硝、生南星各 10g。共研细末，用黄酒调敷患处，每日换药 1 次。

（4）理疗：TDP 或频谱仪照射，每次 20 分钟，15 天为 1 个疗程。

3. 成药及单验方

（1）成药

1）丹栀逍遥散：每次服 6g，每日 3 次，口服。

2）消瘰丸：每服 6g，每日 3 次，口服。

3）小金片：每次 4 片，每日 3 次，口服。

4）六味地黄丸：每次 8 粒，每日 3 次，口服。

（2）单验方

1）当归、青皮、穿山甲、土贝母、仙灵脾、郁金，与甲睾酮，按一定比例混合制成片剂，每次 5 片，每日服 3 次。

2）药用夏枯草、锁阳、制香附、仙灵脾、杭白芍、肉苁蓉、路路通、王不留行、僵蛹、白芥子、泽泻、当归制成"乳癖煎"浓缩液。以 500ml 瓶装，每日 3 次，每次 2 匙，可服用 1 周。或处方自行煎服，每日 1 剂。

3）神效瓜蒌散，柴胡、玄参、海藻、昆布、元胡各 15g，瓜蒌 25g，浙贝母 10g，当归、连翘各 20g，制乳香、没药各 7.5g。每日 1 剂，水煎服。

五、预后转归

本病大多预后良好，青春期乳腺增生多可自愈，癌变者可手术根治。

六、预防调护

1. 保持心情舒畅，注意劳逸适度。

2. 戒除手淫，节制房事。

3. 忌食辛辣刺激之品，以海带及清淡食品为宜。

七、专方选介

1. *柴归消癖方* 药物组成：柴胡 10g、茯苓 10g、薄荷 3g、甘草 3g、当归 15g、芍药 15g、白术 15g。肝气郁结型还可加丝瓜络、佛手等，痰瘀互结型可加瓜蒌、红花、生牡蛎、桃仁等，阴虚痰结型可加山药、淫羊藿、牡蛎、肉苁蓉等。治疗男性乳腺增生 48 例，经用药 2~3 个疗程，临床治愈 19 例（肿块疼痛消失，停药 3 个月无复发），显效 17 例（肿块最大直径缩小 1/2 以上，疼痛减轻或肿块缩小 1/2 以上，疼痛无减轻），有效 7 例，无效 5 例。总有效率 89.6%。

2. *瘰疬膏* 主要由夏枯草、玄参、海藻、昆布、乌药、牡蛎、橘核等药物组成，每次 15~20g，餐后温水冲服，每日 3 次。治疗男性乳房发育症，31 例患者，临床治愈（结节块完全消散，无胀痛症状，彩超复查无异常）24 例，显效（结节块基本消散，无疼痛症状，彩超复查局部还略显纤维化增生）7 例，总有效率为 100%；临床治愈率为 77.4%。

3. *乳癖丸* 药物组成：夏枯草 150g，知母、昆布、海藻、郁金、当归各 90g，丹参 120g，柴胡、生地、甘草各 60g。碾粉制成水丸，每次 5g，每天 3 次。治疗男性乳腺发育 63 例，病程在半年以内的疗程 2~3 个月，对病程超过半年的，疗程延长至 3 月以上，直至痊愈。结果：痊愈 58 例，占 92.06%，经随访 2 年无复发；3 例因其他原因不能坚持治疗者放弃，放弃时乳腺包块均缩小 1/2，占 4.76%，为显效；病程在半年以上，经乳癖丸治疗 3 个月无明显疗效者 2 例，占 3.17%，均采取外科手术治疗治愈。

八、研究进展

（一）病因病机

陈实功《外科正宗·乳痈论》中探讨了本病的病因病机，认为"男子乳节与女子微异，女损肝胃，男损肝肾，盖怒火，房欲过度，以此肝虚血燥，肾虚精怯，血脉不得上行，肝经无以荣养，遂结肿痛。"这一论述为后世大多医家所承袭。李廷冠认为本病以肝肾不足为发病之本，气滞、血瘀、痰凝为发病之标，故治疗上主张标本兼治，以滋补肝肾，调整冲任，理气化痰，软坚散结为主要治则。

（二）分型论治

郦红英分 4 型治疗本病。①肾虚、生发不及型：临床上青春期前后男子乳晕下可扪及扁平状肿块，伴有疼痛，舌质淡苔薄白，脉细；治宜补益肝肾，调和阴阳，助长生发之气；方药用五子衍宗丸加减。②肾阳虚衰、痰湿凝结型：乳晕下可扪及扁平状肿块，有轻度胀痛，隐痛或无疼痛不适，伴有畏寒，乏力，腰膝酸重，腹胀，舌淡苔薄白，脉濡；治宜温补肾阳，化痰利湿；方药用赞育丸合二陈汤加减。③肝肾两亏、阴损及阳型：阴凝于上则生乳癖，阳虚于下则阳痿不举，伴有腰酸肢软，眼眶黧黑，舌质淡红而瘦苔少，脉沉细；治宜肝肾同治，调和阴阳；方药用左归丸、右归丸加减。④脾肾阳虚型：多见于老年男性，伴有少气懒言，腰膝酸冷，便溏或五更泻，舌淡苔薄白，脉沉细；治宜温养脾肾，化痰散结；方药用还少丹加减。李廷冠分 3 型治疗本病，①肝郁气滞型：治宜疏肝理气，化痰散结。方用逍遥散、二陈汤、消癖丸合方加减：柴胡 9g、当归 9g、白术 10g、半夏 10g、浙贝母 15g、陈皮 9g、白芍 12g、海藻 12g、昆布 12g、茯苓 15g、甘草 6g。加减：乳房胀痛或胁痛明显者加郁金、香附、延胡索；夜寐不宁者加远志、酸枣仁、合欢皮、夜交藤。②脾肾虚弱型：治宜益肾健脾，化痰散结。方用菟丝子丸、六君子汤合方加减：菟丝子 12g、淫羊藿 15g、党参 15g、枸杞子 10g、白术 10g、半夏 10g、陈皮 9g、茯苓 15g、山药 18g、丹参 12g、海藻 12g、昆布 12g、甘草 6g。加减：血虚者加当归、鸡血藤、制何首乌；兼肝郁者加制香附、柴胡、郁金、延胡索、八月札等。③肝肾阴虚型：治宜滋补肝肾，化痰散结。方用自拟乳病Ⅲ号方：生地黄 15g、当归 10g、沙参 12g、麦冬 12g、枸杞子 12g、川楝子 10g、生牡蛎 30g、浙贝母 10g、玄参 15g、海藻 12g、昆布 12g、甘草 6g。加减：血虚者加当归、鸡血藤、制何首乌；兼肝郁者加制香附、柴胡、郁金、延胡索、八月札等。失眠多梦者加酸枣仁、远志；胃纳不佳者加鸡内金、麦芽；肿块坚硬者加三棱、莪术等。

（三）中西医结合治疗

李俊将 54 例男性乳腺发育症患者随机分为治疗组和对照组，治疗组予他莫昔芬加夏枯草胶囊口服治疗，他莫昔芬每次 10mg，每日 2 次；夏枯草胶囊每次 2 粒，每日 2 次；连续服用 30 天至半年。对照组单用他莫昔芬口服，每次 10mg，每日 2 次，连服 60 天。结果：治疗组总有效率 92.8%，对照组总有效率 80.8%，治疗组疗效明显优于对照组。于峰等应用乳癖散结胶囊配合西药治疗男性乳房发育症 60 例，对照组 58 例给予他莫昔芬 10mg，每日 2 次。复合维生素 B 片 2 片，每日 3 次；维生素 C 片 200mg，每日 3 次。治疗组在对照组用药基础上加用乳癖散结胶囊，每次 4 粒，每日 3 次，连用 45 天为 1 个疗程，共 2 个疗程。结果治疗组治愈率和总有效率均显著高于对照组（$P<0.01$）。

（四）内外并治

周静芹以自拟消病汤（橘叶皮、柴胡、当归、赤芍、仙茅各 9g，瓜蒌 24g，海藻、菟丝子、荔枝核、鳖甲各 15g，三棱、莪术、川贝母各 12g）配合外用药（白芷粉蜂蜜调糊外敷或阳和解凝膏外敷，每周换药 1 次）治疗男子乳房发育症 45 例，以疏肝理气、补益肝肾为本病治则，再视发育期和中老年期不同阶段，则以化痰软坚和填精益髓分别施治。效果较为满意，总有效率为 95.5%。王晓娜内外合治男性乳腺异常发育症 60 例，治疗组 30 例口服小金丸配合射频治疗（常规皮肤黏膜消毒后，将 EK-8000B 腺治疗仪探头置于患者单侧或双侧乳房肿块部位，调整治疗仪作用时间，每次 40 分钟，作用模式为 "C"，灯光强度为 "6"，作用强度根据个人能耐受的最大程度，每天 1 次，连续 7 天为 1 个疗程）。对照组 30 例内服中成药小金丸。2 个月后观察疗效。结果：治疗组总有效率 100%，显效率 93.3%；对照组总有效率为 93.3%，显效率 56.6%。

（五）评价及瞻望

本病早期发现，中医治疗效果较好。乳腺逐渐长大则影响外观，需要手术治疗。患有本病的男子，其乳腺癌的发生率高于非乳腺肿大者，只要积极治疗则可以避免。但目前有关本病的中医中药治疗尚处在临床观察阶段，缺乏足够的实验依据，对病因追述不够详细，病例观察缺乏对照等。应进一步采取临床流行病学（DME）的方法进行系统研究，进一步丰富本病的治疗方法。

第五节 男性乳腺癌

男性乳腺癌是一种较少见的疾病，约占乳腺癌的 1%。表现为单侧或双侧乳晕下无痛性肿块，或乳头溢血，或腋窝及锁骨上肿块。

该病相当于中医学"男子乳岩""男子乳石痈"。

一、病因病机

（一）现代医学研究

1. 流行病学　顾殿华的一组资料显示：在 25 年间共收治男性乳腺癌 19 例，与同期女性乳腺癌之比为 1:91。本组病人的发病年龄在 51~73 岁，中位年龄 62 岁，其中 60 岁以下 8 例，60 岁以上 11 例。从发现到就诊时间 3 个月~14 年，其中 3 个月内 2 例，2 年内 13 例，2 年以上 14 例。首发症状：乳晕下无痛肿块 17 例，腋窝肿块伴同侧上肢水肿 1 例，乳头溢血 1 例。其中，左侧 11 例，右侧 8 例。临床期别：按 TNM 分期，Ⅰ 期 2 例，Ⅱ 期 13 例，Ⅲ 期 4 例。病理类型：浸润性腺癌 14 例，浸润性导管癌 2 例；单纯癌 2 例，髓样癌 1 例。

2. 病因病理　现代医学认为男性乳腺极少发生癌的原因，与其无生理功能，缺乏卵巢激素的过盛刺激有关。其确切病因尚不明确，可能与一些遗传性疾病所致血清类固醇异常有关，如先天性睾丸发育不全症，男性乳房发育症，克兰费尔特综合征。也可由慢性肝病，外源性雌激素摄入等原因导致雌激素代谢改变引起。

男性乳腺癌的病理形态与女性乳腺癌相似，仅因男性乳腺无乳泡发育，故不见小叶癌。又因男性乳腺体积小，皮下脂肪薄，与皮肤、乳头和胸壁紧贴等解剖特点关系密切，较易侵犯胸肌筋膜、胸肌和皮肤，较早侵犯同侧腋窝淋巴结。

（二）中医学认识

中医学认为本病的病因病机，多由乳部外伤、气滞血瘀；肝郁脾结，痰浊阻络；药物中毒，邪从内发而致。由于乳头属肝经所主，乳房属胃，故乳腺癌与肝、脾、胃的关系甚为密切，该病又为一种慢性消耗性疾病，穷极归肾，肝肾同源，故与肾的关系也密不可分。

1. 肝郁脾虚　多因七情所伤，所愿不遂，肝失条达，气机不畅，气郁则血凝；肝木横逆乘脾，脾运失常，痰浊内生。肝脾两伤，经络阻塞，痰瘀互结乳房而为病。

2. 寒凝血滞　多为经络气虚，风寒浊毒之气内攻，以致寒凝经络，气血不通，浊毒与瘀血互结而成。

3. 气血失调　多因服药不当，或肿瘤转移，以致气血运行紊乱、痰浊内生，痰瘀互结于乳房而成。

二、临床诊断

（一）辨病诊断

1. 临床表现

（1）发病年龄多在 50 岁以上，年轻者少。可有肝病史，服用大量雌激素及它处恶性肿瘤病史。

（2）单侧或双侧乳晕下乳腺内无痛性肿块，质硬边界清，活动，类似圆形小结节；以后逐渐增大，边界不清，活动度差。严重者常有乳头溃烂，乳头溢血性液体，腋下淋巴结肿大等。

2. **病原学诊断** 局部组织病理学检查可确诊。钼靶 X 线及 B 超检查可作为男性乳腺癌的辅助检查。

（二）辨证诊断

男性乳腺癌的辨证重点在望、闻、问、切，局部与全身诊查相结合。该病早期以实证为主，晚期正虚邪恋。

1. **肝郁脾虚型** 乳房肿块，不痛不痒，皮色不变，质地较硬，伴情绪抑郁，胸胁胀痛，游窜不定，胃纳欠佳，腹胀，大便溏薄。舌红，苔薄黄，脉沉弦。

辨证要点：乳房肿块，不痛不痒，皮色不变，质地较硬，伴情绪抑郁，胸胁胀痛。舌红，苔薄黄，脉沉弦。

2. **寒凝痰阻型** 乳中结块，坚硬不平，逐渐增大，疼痛不舒，腋下瘰疬，全身沉重，畏寒肢冷，面色萎黄，胸闷胁胀，饮食减少。舌质黯，苔厚腻，脉弦滑。

辨证要点：乳中结块，坚硬不平，腋下瘰疬，全身沉重，畏寒肢冷。舌质黯，苔厚腻，脉弦滑。

3. **气郁化火型** 乳中肿块，坚硬灼痛，皮色青紫发暗，边界不清，周围固定，推之不移，心烦多怒，头痛失眠，面红目赤，大便干，小便赤。舌绛紫，有瘀斑，脉弦数有力。

辨证要点：乳中肿块，坚硬灼痛，局部皮肤青紫，边界不清，固定不移。舌绛紫，有瘀斑，脉弦数有力。

4. **气血两亏、肝肾不足型** 肿块延及胸腋、锁骨下，肿块溃烂，滋流脓水腐臭，久不收口，伴有头晕目眩，心悸气短，面色无华，神疲乏力，腰膝酸软，失眠盗汗，大便溏，小便清。舌质淡，苔白腻，脉沉细无力。

辨证要点：肿块延及胸腋、锁骨下肿块溃烂流脓水臭秽，久不收口，伴腰膝酸软，头晕耳鸣，面色无华。舌质淡，苔白腻，脉沉细无力。

三、鉴别诊断

1. **男性乳腺炎** 详见上节相关内容。

2. **男性乳腺发育症** 男性乳腺发育多为双侧盘状肿物，有触痛，多见于青春期及肝病患者。然而乳腺癌患者多为单侧，肿物偏心性，质硬，无触痛，年龄较大，钼靶照相及活组织检查有助于诊断。

四、临床治疗

（一）提高临床疗效的基本要素

因本病系恶疮，临床又较少见，一旦发现，就应积极治疗。早期中医治疗效果尚好，中期以中西医结合方法为佳，晚期大多需要手术治疗，尤当注意有无转移病灶存在，以免延误治疗。

（二）辨病治疗

1. **手术** 西医治疗早期乳腺癌应以外科手术为主，可行乳腺单纯切除、根治术、扩大根治术、单纯或根治加淋巴结清扫术。术后复发及转移的晚期患者，可行男性睾丸切除术。

2. **化疗** 对于局部晚期患者应先行术前化疗，局部情况改善后再施行手术切除。此外，根据雌激素受体（ER）、淋巴结转移等情况，手术后应辅以化疗等。ER 阳性患者应常规服用他莫昔芬；ER 阴性或有淋巴结转移者应辅以化疗。

3. **放疗** 内乳区、腋窝、锁骨上及胸壁放射治疗可减少局部复发，但对远期生存无影响。

（三）辨证治疗

1. **辨证施治**

（1）**肝郁脾虚型**

治法：疏肝解郁，健脾化痰。

方药：逍遥散加味。当归 15g、白芍 12g、柴胡 12g、云苓 15g、白术 10g、甘草 6g、大贝 10g、僵虫 6g、夏枯草 30g、生牡蛎 30g（先煎）。

（2）**寒凝痰阻型**

治法：温阳化痰，软坚散结。

方药：阳和汤加味。鹿角胶 20g（烊化）、肉桂 6g、熟地 20g、白芥子 10g、麻黄 6g、干姜 15g、生甘草 6g、海藻 15g、全瓜蒌 20g。

（3）**气郁化火型**

治法：清火解毒，调理气血。

方药：仙方活命饮加味。金银花 20g、防风 12g、白芷 10g、当归 15g、陈皮 15g、甘草 6g、赤芍 15g、浙贝母 12g、花粉 30g、制乳没各 12g、山甲 12g、皂刺 15g、僵蚕 12g、夏枯草 30g。

（4）**气血两亏，肝肾不足型**

治法：补益气血，调理肝肾。

方药：人参养荣汤或右归丸加味。人参养荣汤：人参 10g、白术 30g、云苓 12g、甘草 6g、当归 15g、白芍 15g、熟地 20g、黄芪 30g、肉桂 6g、陈皮 15g、远志 6g、五味子 15g。右归丸：熟地 20g、山药 15g、山萸肉 12g、制附子 6g、肉桂 6g、杞子 30g、菟丝子 30g、杜仲 25g、当归 15g、鹿角胶 20g（烊化）。

2. **外治疗法**

（1）初期宜化痰散结，活血消肿，可用阿魏化痞膏外贴。

（2）溃后宜提毒祛腐，以海浮散或冰蛳散外敷，以消毒纱布盖贴，待疮口四边裂缝，腐肉自行脱落后，改换生肌玉红膏以生肌长肉。

（3）溃烂臭秽在敷外用药前，可用半枝莲 30g、白花蛇舌草 15g、龙葵 15g、加水煎，洗涤疮口，每日 1 次。

3. 成药及单验方

（1）成药

1）醒消丸：每次 1 丸，每日 2 次，黄酒适量送服。

2）小金丹：每次 1~2 丸，每日服 2 次，黄酒适量送服。

（2）单验方

1）狼毒 500g、红枣 500g，共煮，去狼毒，食红枣。每次 5 个，每日 2~3 次。

2）龟板数块，炙黄研末，黑枣肉捣烂为丸，每次 10g，白开水送下。

3）生蟹壳数十个，置瓦上焙干研末，每次 2g，黄酒送下，每日 2~3 次。

五、预后转归

男性乳腺癌的病变表浅容易发现，患者年龄较大，肿瘤发展较慢，早期发现，尽早手术，配以中药，5~10 年的生存率较高，个别患者单用中药也有一定的效果。

六、预防调护

1. 保持心情舒畅，减轻精神负担，以利于治疗。

2. 病变局部忌重压挤捏，忌艾灸、针刺及切开。

3. 饮食宜清淡而富于营养，适当参加体育锻炼，增强体质，提高抗病能力。

第六节 男性性早熟

男性性早熟是指男儿以性成熟的表现提前出现为特征的发育异常。本病临床发病率较低。

中医文献中有相关医案记载，或称"早老"。

一、病因病机

（一）现代医学研究

1. 中枢性性早熟 中枢性性早熟（central precocious puberty，CPP）可由中枢器质性病变引起。未发现原发病变的 CPP，称为特发性 CPP。在女孩中，80% 以上 CPP 为特发性 CPP；男孩则反之，80% 以上是器质性的。80% 以上性早熟是中枢器质性病变引起，且发病年龄越小，发生器质性病变可能性越大。

特发性 CPP 是下丘脑神经内分泌调节功能异常，中枢神经系统的兴奋性因素提前占优势，使下丘脑视前内侧核、弓状核提前产生过多的促性腺激素释放激素（gonadotropin releasing hormone，GnRH），导致下丘脑-垂体-性腺轴提前发动、功能亢进所致。按病情的发展速率将特发性 CPP 分为 3 类。①特发性 CPP 快速进展型：病情重且进展较快，随病情的进展患儿骨骼成熟加速、骨骺提前融合明显，成年后身高常较矮。②特发性 CPP 缓慢变化型：病情轻且进展较慢，骨骼生长速率、成熟提前趋势缓和，对成年后身高影响较小。③特发性 CPP 相对迟缓型：患儿生殖器官及性征的发育提前，但骨骼的生长、成熟相对滞后，如未经治疗，成年后身高常较矮。

继发性 CPP 常与中枢肿瘤、感染、颅内高压、脑水肿、畸形、创伤、化疗和放疗等有关。导致继发性 CPP 的常见肿瘤为垂体微腺瘤、下丘脑异构瘤、颅咽管瘤、视交叉胶质瘤等。肿瘤导致的中枢病变刺激，使 GnRH 的释放不受正常反馈机制的抑制，尤其是下丘脑异构瘤，因其含异位分泌 GnRH 神经元，GnRH 可呈脉冲释放，而致继发性 CPP。对继发性 CPP 的病因研究表明，肿瘤占继发性性早熟病因的 5.2%，在男性继发性性早熟病因中占 15.0%。颅内肿瘤患者发病年龄小，神经系统症状不明显，因此对年龄小的性早熟患者和男性性早熟患者，应常规进行头颅影像学检查。

不完全性 CPP 是中枢性性早熟的特殊类型，指患儿有第二性征的早现，其控制机制也是由下丘脑-垂体-性腺轴的发动，但它的性征发育呈自限性；最常见的类型为单纯性乳房早发育，若发生于 2 岁内女童，可能是由于下丘脑-性腺轴处于生理性活跃状态，又称为"小青春期"。

此外，中枢性性早熟也可由外周性性早熟转化而来。

2. **外周性性早熟** 外周性性早熟（peripheral precocious puberty，PPP）是指不受控于下丘脑-垂体-性腺轴导致的性早熟，仅有部分性特征提前发育，而无性功能成熟。包括性激素分泌异常的肿瘤；外源性性甾体的接触或摄入，如摄入含性激素的蚕蛹、蜂王浆、花粉制剂等；影响性激素产生的基因突变，如先天性肾上腺皮质增生症，亦可致性早熟。

按第二性征特征分类：早现的第二性征与患儿原性别相同时称为同性性早熟，与原性别相反称为异性性早熟。男童同性性早熟（男性第二性征），见于先天性肾上腺皮质增生症（较常见）、肾上腺皮质肿瘤或睾丸间质细胞瘤、异位分泌 HCG 的肿瘤，以及外源性雄激素摄入等；男童异性性早熟（女性第二性征）：见于产生雌激素的肾上腺皮质肿瘤或睾丸肿瘤、异位分泌 HCG 的肿瘤以及外源性雌激素摄入等。

（二）中医学认识

肾藏精，主生长发育与生殖。人体的生长、发育和生殖的异常与肾中精气密切相关。天癸以肾精为物质基础，以肾阳为动力，只有肾精蓄积到一定程度，肾气充盛时才能启动，这是一个渐进的过程。小儿为"稚阴稚阳之体""阳常有余，阴常不足"，一旦导致肾阴、肾阳及天癸机制失调，天癸早至而成本病。

1. **阴虚化火** 若先天禀赋不足，或后天脏腑失调，久病伤肾，以致肾之阴阳失衡而成。

2. **肝郁化火** 若肾精不足，肝血不充，阴不制阳，肝阳上亢，相火妄动，或肝失疏泄，气机不畅，郁久化火，肝肾同源，亦能导致天癸病态异常而引起本病。

二、临床诊断

（一）辨病诊断

中枢性性早熟症的诊断要点如下。

1. **男性性早熟表现** 男儿未满 9 岁已有睾丸、阴茎及阴囊的发育，未满 10 岁已有阴毛；未满 11 岁已有腋毛，胡须及声音变化。

2. 身长及骨成熟加速

（1）身长发育加速，身长大于标准身长 3 个标准差，或身长年增长率比标准增长率大 1.5 倍。

（2）骨加速，骨龄大于实际年龄，或年龄增长率大于 1.5 倍。

（3）骨龄显著大于身长年龄（1.5 倍以上）。

3. 脑器质性病变 存在脑器质性病变。

4. 性激素分泌亢进 垂体促性腺激素及性激素分泌亢进。

5. 排除其他因素 本病的诊断尚需排除以下疾病或其他因素，如外肾上腺雄激素分泌亢进、性腺肿瘤、异位性促性腺素肿瘤、性激素和促性激素长期使用，富含性激素食品的长期摄入等。

（二）辨证诊断

1. 阴虚火旺型 第二性征过早出现，阳强易举，或有射精过快，伴腰膝酸软，头晕耳鸣，五心烦热，潮热盗汗，睡眠差。舌质红，少苔，脉细数。

辨证要点：第二性征过早出现，性欲亢进，或早泄伴腰膝酸软，潮热盗汗。舌红少苔，脉细数。

2. 肝郁化火型 第二性征过早出现，性欲亢盛，两胁胀痛，面红目赤，耳聋耳肿，急躁易怒，头晕口苦。舌质红，苔薄黄，脉弦数。

辨证要点：第二性征过早出现，性欲亢进，烦躁易怒。舌质红，苔薄黄，脉弦数。

三、临床治疗

（一）提高临床疗效的基本要素

本病在治疗前要先审查清楚是完全性早熟，还是不完全性早熟，并分清其类型，以免误诊。早期诊断、早期治疗是提高疗效、缩短疗程的关键。

（二）辨病治疗

1. 完全性性早熟

（1）药物治疗

1）类固醇激素：如甲羟孕酮通过负反馈作用抑制促性腺激素的分泌，使男性睾丸缩小，阴茎勃起减少。适量应用可使生长速度及骨骼成熟减慢。剂量为每次 10～20mg，每日 2 次，口服，应用时应注意其副作用。

2）促性腺激素释放激素：促效剂应在内分泌科医生指导下使用。

3）甲状腺功能减退者，补充甲状腺素。

（2）病因治疗 如因肿瘤引起的，可考虑手术及化疗。

2. 不完全性早熟 针对病因进行治疗。

（三）辨证治疗

1. 辨证施治

（1）阴虚火旺型

治法：滋阴降火。

方药：知柏地黄汤加味。知母 12g、黄柏 10g、熟地 24g、山药 15g、山萸肉 15g、云苓

15g、泽泻 12g、丹皮 15g、龟板 15g（先煎）、天冬 30g。

（2）肝郁化火型

治法：疏肝解郁，清泻相火。

方药：丹栀逍遥散加味。丹皮 15g、栀子 12g、当归 15g、白芍 20g、柴胡 12g、云苓 15g、白术 15g、甘草 6g、夏枯草 30g。

2. 外治疗法　以针刺治疗为主。

（1）阴虚火旺者：选穴肾俞、三阴交、太溪、命门、中极、照海等穴。针用平补平泻法，每日 1 次。

（2）肝郁化火者：选阳陵泉、行间、水泉、太冲。泻法针刺，每日 1 次。

3. 成药

（1）知柏地黄丸：每次 8 粒，每日 2 次，口服。适用于阴虚火旺者。

（2）当归芦荟丸：每次 6g，每日 2 次，口服。适用于肝郁化火者。

四、预后转归

部分性早熟者，为青春期提前发育现象，可不治自愈。医源性引起性早熟者，在停药后常能逐渐恢复常态。由肿瘤、甲状腺功能低下等引起的性早熟，病因治疗后，亦能痊愈，预后良好。

五、预防调护

1. 治疗隐睾选用 HCG 治疗时应密切观察其副作用。

2. 饮食宜清淡，忌食辛辣肥甘厚味之品。

第七节　男性贝赫切特综合征

男性贝赫切特综合征，又称白塞病，是一种发生于 20~30 岁男性青壮年，以眼、口、生殖器的炎症及溃疡为主要临床表现，并伴有皮肤、心血管、消化道、神经及关节等全身各系统损害的一种综合征。多种损害可同时发生或相继发生，病程呈进行性，反复发作，历时数月、数年，又称"口-眼-生殖器综合征"。

中医学称本病为"狐惑病"，对该病的命名首见于东汉末年张仲景所著《金匮要略》。

一、病因病机

（一）现代医学研究

1. 流行病学　贝赫切特综合征临床较少见，男性多于女性。1937 年 Behcet 首先报告本病，之后世界各地均有此病报道，以日本、地中海地区和中东等地多见。我国发病情况以女性为多。

2. 病因　本病的发生原因尚不清楚，目前有以下几种学说。

（1）感染学说：有人认为与链球菌及结核杆菌感染有关。

（2）病毒学说：最早分离出病毒的是 Behcet，他从患者的玻璃体视网膜下腔渗出液、血液、尿液中分离出病毒；也有人将患者的脑积液注射到兔子脊髓鞘内做动物试验，引起的兔子眼部损害与本病患者的损害相同。自1953年至1964年先后有不少学者从患者的眼、脑组织、血便中分离出病毒，因此认为本病的发生与病毒有关。

（3）自身免疫学说：有人从患者的口、眼、生殖器中，发现了抗口腔黏膜的循环抗体，同时还发现在病毒活动阶段，血清丙种球蛋白和黏蛋白水平增高；还有人报道在患者血清中有较高的抗黏膜、抗皮肤组织的自身抗体，且能和口、眼、生殖器的黏膜发生特异性的自身抗原抗体反应。用荧光抗体法能证明病变组织部位有结合的球蛋白，用病变部位的黏膜提取物和肠道大肠杆菌的菌体成分做成复合抗原，做动物实验得出的结果是患病动物与本病患者出现相似的病证。最近又发现患者血中有抗口腔黏膜及抗动脉壁抗体，故认为本病的发生与免疫机制紊乱有关。

（4）纤维蛋白溶解活性缺陷学说：在患有本病的大多数患者中，特别是病变活动期患者，可发现高纤维蛋白原血症，故认为静脉内皮组织中可能有纤维蛋白溶解活化剂。

3. 病理　主要是以累及的血管结缔组织为主的间胚层组织发生病变，亦有人报道主要病变为小血管周围组织浸润、软化坏死、脱髓鞘神经胶瘤病，以小血管炎、血管周围炎为多见。血管炎有渗出和增生两种病变，常伴血栓形成，血小板在贝赫切特综合征中无明显变化，血小板数量与血栓的形成无关。

（二）中医学认识

本病的病因多因正气本虚，或感受湿热邪毒；或伤寒失于发汗、邪毒入里生为湿热；或热病之后，余毒未清，正气未复；或久病气虚，脾失健运，脾湿过盛，湿邪内蕴以致湿热毒邪内生或无形虚火内扰脏腑，循经上犯、下注而成。

1. 湿热内蕴　由于摄生不慎，感染虫毒，或素体湿盛，脾湿内生，郁久化热，或过食辛辣肥甘，或情志不舒，酿成湿热，蕴于脾胃，郁于肝胆，湿热蕴结，湿热不化，蕴结于内，上下熏蒸，湿以淫之，热以腐之，循经上攻，则口、咽、眼溃烂；下注则外阴溃烂，遂成本病。

2. 阴虚火旺　病程日久，阴精耗损，精血两亏，或热病后期，阴津耗伤，或吐泻日久，伤津耗液，正气大伤，以致阴虚而生内热，或肝肾阴虚之体，虚火循经外浮，热迫津伤则生热生湿，湿热蕴结，热性上炎，则熏蒸眼、口，热性下延则伤及阴器，湿热流注，互结为患，经久不愈。

3. 脾虚湿盛　素体脾虚或久病体虚，或感受湿邪，或过服寒凉之品伤及中阳，以致中气虚弱，脾失健运而湿浊内生，湿蕴而久，化热内扰，流注经络，伤及外窍，则发为痈疡。

4. 寒凝血瘀　素体阳虚或房劳多病，损及肾阳，阳虚则生寒，冲任受寒，阴部失于温煦，寒凝脉络，气血运行不畅，致寒凝血瘀，发为本病。

二、临床诊断

（一）辨病诊断

1. 临床表现

（1）口腔损害：口腔溃疡是本病的第一个症状，占70%～95%。多发生于口唇、舌、颊黏膜、腭、硬腭、咽峡及咽后壁、喉、食管和鼻腔等处，初起为红色丘疹，迅速发展为圆形或椭圆形疼痛的小溃疡，大小不等，边界清楚，边缘锐利，基底呈灰色脓苔，周围红晕，多数溃疡病灶可于10天左右愈合，不留瘢痕，但多数小溃疡融合成大溃疡，愈合后留瘢痕。口腔溃疡分为滤泡性、溃疡性、疱疹性，可反复发作。

（2）眼部损害：一般发生较迟于口、生殖器的损害，从初发的症状到眼部病变的出现，短则数月，长则十年。15%的病人于病程的第一年内出现，85%于五年内出现。多以剧烈的眶周疼痛及畏光开始，继之出现虹膜睫状体炎、视盘炎、结合膜炎，亦可发生脉络膜炎、开始为单则，以后可累及双眼，反复发作，造成视神经萎缩、青光眼、视力障碍，甚至失明。

（3）生殖器损害：生殖器溃疡一般发生在口腔黏膜病变以后，发生率可达81.8%，常发生于阴茎冠状沟、龟头、阴茎体、阴囊、会阴及肛周等处，溃疡较深且易形成瘢痕，常伴明显疼痛，早期疼痛更为明显，可为数个，大小不等，伴局部淋巴结肿大，1~3周愈合。

（4）消化道损害：主要表现为消化道溃疡，以十二指肠溃疡为多见，引起腹痛、恶心、腹胀、腹泻、便血等，也可有胃肠功能紊乱及肛门黏膜发生溃疡，出现复发性出血性腹泻。

（5）皮肤损害：绝大多数患者有皮肤病变，表现多种多样，下肢可出现结节性红斑、深部血栓性静脉炎；面部可出现痤疮样皮疹、脓疱；颈部和躯干、四肢可出现不同程度的损害，如毛囊炎、疖、蜂窝织炎和溃疡、指（趾）甲下脓肿等，用消毒针，刺皮肤会出现小丘疹或脓疱。

（6）神经损害：可发生于本病的全过程，一般发生较迟，发生率为28%。主要表现为精神抑郁，头痛头晕、无力、嗜睡，神经过敏，呕吐，肌肉痉挛和震颤，眼球偏斜和复视，语言障碍，脑神经麻痹，截瘫，偏瘫，精神失常等。

（7）其他：患者可出现低热和高热，体温一般在38℃左右，少数患者体温也可高达40℃，表现为头痛、头晕及全身不适，关节疼痛，发生急慢性关节炎，常见膝、踝、肘肩、髋、腕等大关节受累，出现红肿和疼痛。亦可出现尿道炎症状。

一般来说，如果有口腔溃疡及外阴溃疡，再有其他病征中的一项，则可诊断为本病。

2. 现代仪器诊断或病原学诊断　白细胞总数增多，在（10~20）×10⁹/L，血沉加快，淋巴细胞内含嗜苯胺蓝颗粒，中性粒细胞有中毒性颗粒；抗O试验及丙种反应蛋白阳性，α蛋白及β蛋白异常，约有77%的患者有异常蛋白血症，球蛋白 α_1、β_2 及 γ 增高，89%的患者在急性发作时或发作前血清黏蛋白在800mg/L以上，纤维蛋白原及凝血因子Ⅶ均有增高，溶纤维蛋白活性降低。

多数患者表现有非特异性过敏阳性反应，即用无菌针头刺入皮内或注入少量生理盐水，24~48小时后在针刺部位出现丘疹或脓疱，周围有炎性浸润。

有神经症状的患者，脑脊液发生改变，缓解期症状也不消失，活动期细胞数和蛋白数有明显增加倾向；无神经症状者脑脊液也可有改变。脑电图异常者占本病患者的54%~60%，个别患者经治疗后可恢复正常。X线检查可有小肠扩张，有积液及气体潴留等。

（二）辨证诊断

本病临床表现复杂，波及面广，病程较长，易于反复。一般早期发病急者，多为实证，可有湿热阻络，湿毒下注，肝脾湿热，脾胃积热等证候。如起病缓慢，或病久不愈，或妄用汗、吐、下法，过施苦寒，伤津耗液耗气，则多为虚证，常见有肝肾阴虚，脾肾阳虚等证候。中、晚期或素体弱者，多为湿毒下注，正虚邪恋之证，病变涉及肝、脾、肾诸脏，脏腑不足是本，湿热毒邪为标。

1. 湿热内蕴型　口腔、咽喉、外阴溃破灼痛，疮面红肿、分泌物黄浊量多，或目赤眦暗，皮疹见红斑、丘疹、结节或脓疱。发热恶寒，脘痞食少，默默欲眠或卧起不安，精神恍惚，关节酸痛，大便干结，小便黄赤。舌红，苔黄腻，脉滑数。

辨证要点：口舌生疮，生殖器溃疡，疮面红肿疼痛，分泌物黄浊量多，目赤畏光，心烦口苦，纳差。舌红，苔黄腻，脉滑数。

2. 阴虚火旺型　口咽、阴部肛周溃烂，色黯红、疮面久不愈合，头昏目眩，目涩赤，视力下降，腰膝酸软，午后潮热，手足心热，心烦不眠。舌红，苔少，脉细数。

辨证要点：口舌生疮，外阴溃疡，头晕，目干涩，午后潮热，咽干盗汗。舌红苔光剥，脉细数。

3. 脾虚湿盛型　口咽、阴部溃烂，疮面色淡，目昏眦暗，脘腹胀满，食少便溏，肢体困倦，神识恍惚。舌质淡，体胖大，苔白腻，脉沉缓。

辨证要点：口咽、阴部溃烂，疮面色淡，纳呆腹胀，便溏。舌淡体胖大，苔白腻，脉沉缓。

4. 寒凝血瘀型　口咽、阴部蚀烂，反复发作，经久不愈，面色苍白，食少乏力，畏寒肢冷，关节疼痛，下肢浮肿或红斑结节紫暗。舌质黯或有瘀斑，脉细涩。

辨证要点：口咽、阴部溃烂，畏寒肢冷，关节疼痛，下肢浮肿或红斑结节紫暗。舌质暗或有瘀斑，脉细涩。

三、鉴别诊断

1. 外阴疱疹　外阴疱疹的疹子及溃疡的特点与贝赫切特综合征患者的外阴相似，但外阴疱疹的溃疡为多发性，口、眼等处无病变。

2. 阴蚀　发病急剧，阴中生疮，溃烂不已，上覆黄脓，愈后结疤，但不会累及口、眼等处。

3. 口舌疮　口、舌、颊、腭、唇等处反复生疮，疼痛溃烂。初起生有红斑，小如粟粒，大如赤豆，甚至长有粟房，色黄而淡；渐则灰白，溃烂成疮，疮底色灰，触之略硬，肿胀红晕，痛如火燎。多无眼，二阴部的溃烂。

四、临床治疗

（一）提高临床疗效的基本要素

1. 顾护胃气　在治疗过程中，要时刻顾护胃气，注意药物的配伍，切忌单纯或过用苦寒之品，也不宜早用滋腻之味，因苦寒伤阴，易克伐脾胃阳气，早用滋腻之品易使脾胃气滞，运化失常，两者皆有恋邪之弊。

2. 专方治疗　对于本病的病机都认为与湿热毒邪有关，故针对病因而立一方，随证加减治疗本病常获良效。

3. 中西汇通　本病属多系统受损，单靠某一种药物，有时难以取效，故常采用中西医结合治疗可提高疗效。

4. 内外结合　因本病口、眼、生殖器都常发生溃疡且为早期表现，故在内治的同时应配合局部用药，以促使局部溃疡的愈合。

（二）辨病治疗

1. 药物治疗

（1）局部治疗：以口腔溃疡和阴部溃疡等症状为主的轻症病例宜以局部治疗为主，可用含有激素、四环素和局麻药的糊剂或薄膜剂，可用复方硼砂液每日多次含漱，并用2%甲紫溶液或硝酸银溶液涂抹；也可用锡类散或复方金霉素甘油（金霉素1g，泼尼松20mg，甘油20ml），每日3次含漱后涂抹。外阴溃疡者可用1:5000的高锰酸钾溶液外洗，再涂以复方新霉素软膏或1%~2%硝酸银软膏，眼部溃疡者可用可的松眼水点眼。

（2）皮质类固醇激素：用于急性期，可作为眼部、皮肤、神经系统损害及进行性血栓性静脉炎的首选药物，对慢性的及晚期的病损似无疗效。急性发作期可给予泼尼松，每日60mg，病情稳定后逐渐减量，每周减5mg，维持量为每日5~10mg，同时给予广谱抗生素。有人报道对于严重患者需要快速获得疗效，可开始即用甲泼尼松冲击疗法，每天1g，在20~30分钟内静脉滴入，连用3天。

（3）免疫制剂：用于耐激素或激素依赖的患者。常用：①环磷酰胺：口服，每次50mg，每日1~3次，总量为10~15g；肌内注射，每次20mg溶于5ml生理盐水中，每日或隔日1次，总量为8~10g；静脉给药：每日200mg，加入生理盐水20ml，缓慢给药，10天后改为每日100mg或每日50mg，口服。本药可使白细胞及血小板减少，对于肝脏有损害，故在用药期间至少每周查血常规一次。如白细胞降至$5×10^9/L$者慎用，降至$4×10^9/L$者应立即停用；孕妇及白细胞减少者禁用；同时应用类固醇皮质激素者，激素用量小。②秋水仙碱：每日1mg，1次口服。③硫唑嘌呤：25~100mg，每日2次。④苯丁酸氮芥：每日5mg，1次口服，数日后改为隔日5mg，9个月为1个疗程，若同时应用皮质激素者，可逐渐减少激素的用量。

（4）免疫增强剂能减轻症状，延缓复发：①左旋咪唑，50mg，每日3次，每周服2天。②转移因子，每周1~2支，肌内注射，3个月为1个疗程。③人免疫球蛋白，2~4周注射1次，每次3ml肌内注射，另外可多次少量输血，每次100~200ml，每周1~2次。

（5）非甾体抗炎药：对发热、关节痛、结节性红斑者可改善其症状。吲哚美辛25mg，每日3次；布洛芬200mg，每日3次；阿司匹林0.3g~0.6g，每日3次。

（6）其他疗法：可给予大量维生素、抗生素及三磷腺苷等。对血栓性静脉炎患者，可静脉滴入低分子右旋糖酐500ml，每日1~2次。

（三）辨证治疗

1. 辨证施治

（1）湿热内蕴型

治法：清热利湿解毒。

方药：狐惑汤合泻黄散及龙胆泻肝汤加减泻黄散。黄连6g、佩兰12g、藿香叶10g、栀子 12g、石膏（先煎）30g、甘草 6g、防风 10g、龙胆草 9g、生地 20g、当归 15g、柴胡 12g、泽泻 12g、车前子（包）15g、木通 6g。热重于湿者用泻黄散合龙胆泻肝汤加萆薢、薏苡仁、赤小豆、土茯苓等。

（2）阴虚火旺型

治法：滋阴降火，清热利湿。

方药：知柏地黄汤加减。知母 12g、黄柏 10g、熟地 20g、山药 15g、山萸肉 15g、云苓 15g、泽泻 12g、丹皮 12g。视物不清者加杞子 30g、菊花 12g。

（3）脾虚湿盛型

治法：益气健脾，化湿通阳。

方药：参苓白术散加味。党参 12g、云苓 15g、白术 15g、扁豆 12g、陈皮 15g、生山药 20g、甘草 6g、莲子 9g、砂仁 6g、薏苡仁 30g、桔梗 6g。

（4）寒凝血瘀型

治法：温经散寒，活血化瘀。

方药：甘草泻心汤加味。炙甘草 12g、黄芩 9g、黄连 6g、干姜 12g、大枣 3 枚、半夏 10g、党参 9g、肉桂 6g、制附子 6g、三棱 12g、莪术 12g、当归 15g、赤芍 12g。有眼部损害者加密蒙花、青葙子、木贼草、菊花；皮肤有结节者加泽兰、川牛膝、桃仁、三棱、莪术；情志变化无常可加用甘麦大枣汤；阴损及阳，阳虚者加二仙汤，或加桂枝、肉桂、附子等温肾壮阳。

2. 外治疗法

（1）针刺治疗

1）体针疗法：口腔、咽喉溃疡取穴合谷、大椎、曲池；外阴溃疡取三阴交、肾俞、肝俞、脾俞；眼赤等加睛明、风池等。实证用泻法，虚证用平补平泻，留针 10~15 分钟，隔日 1 次，7 次为 1 个疗程。睛明穴轻刺，不留针，起针后稍按压，勿揉压。脾虚湿郁可配合温灸。

湿热内蕴型选三阴交、阴陵泉、太冲、阳陵泉、中极、脾俞、三焦俞、下髎。三阴交、阴陵泉直刺 1~1.5 寸，捻转泻法，局部酸胀；太冲直刺 1 寸，提插运针，局部胀感；阳陵泉直刺 1~1.5 寸，提插运针，针感向下传导；中极直刺 1 寸，捻转运针，使针感向外阴放射；脾俞、三焦俞斜刺 1.2 寸，捻转运针，局部酸胀；下髎直刺 1 寸，捻转运针，使针感向前阴放射。血虚风燥明显者，选穴三阴交、血海、太冲、关元、脾俞、膈俞、肝俞。三阴交直刺 1 寸，捻转补法，局部酸胀感；血海直刺 1 寸，捻转补法，局部酸胀或针感向上放射；太冲直刺 1 寸，提插平补平泻，局部胀感；关元直刺 1 寸，或向下斜刺 1.5 寸，使针感向外阴部放散；脾俞、膈俞、肝俞斜刺 1.2 寸，捻转补法局部酸胀。

2）耳针疗法：取穴内分泌、肾上腺、外生殖器、肝、脾、口，采用埋豆法，每周两次，双耳交替进行。

3）梅花针疗法：取穴肝俞、脾俞、三焦俞、肾俞、八髎、脐下任脉循行部位、三阴交等，采用弱刺激或中等刺激，至皮肤潮红或微见出血，每日或隔日 1 次。

（2）药物外治

1）黄连油膏：用于口腔及外阴溃疡，每日涂 2~3 次。

2）冰硼散，锡类散：用于口腔溃疡。

3）冰蛤散：冰片 3g、蛤粉 18g。混匀后外涂，用于外阴溃疡。亦可用儿茶、西瓜霜、人中白各等份共研细末，撒于口腔及外阴溃疡面上。

4）青吹口散：煅石膏 9g、人中白 9g、青黛 3g、薄荷 0.9g、黄柏 2.1g、川连 1.5g、煅硼砂 18g、冰片 3g。先将煅石膏、煅人中白、青黛分研细末后和匀，水飞晒干，再研细，再将余药分研细后和匀，装瓶密封备用。用于口腔溃疡及外阴溃疡，每日早晚各 1 次。

5）青黛散：青黛 60g、石膏 120g、滑石 120g、黄柏 60g。分研细末后和匀。用于外阴溃疡，每日早晚各 1 次。

6）黄连 5g，浓煎，用于眼部损害者。

7）苦参 30g、生甘草 12g，水煎外洗阴部，每日 1~2 次。

8）陈艾叶 30g、黄药子 20g、白矾 3g。水煎熏洗阴部。

9）薄荷 20g，煎汤清洗溃疡处，再用锡类散撒患处。

10）暖脐膏：贴肾俞、命门穴。

3. 成药及单验方

（1）成药

1）当归芦荟丸：每次 6g，每日 2~3 次，口服。用于狐惑病之肝脾湿热者。

2）理中丸：每次 1 丸，每日 2~3 次，口服。适用于狐惑病之脾肾虚寒型而以脾阳虚为主者。

3）芩连理中丸：每次 1 丸，每日 2 次，口服。适用于湿热阻络，以脾胃气虚为主要表现者。

4）银黄注射液：每次 2ml，每日 2~3 次，肌内注射。适用于湿毒下注而毒邪亢盛者。

5）甘露消毒丹：每次 6g，每日 2~3 次，口服。用于湿热下注而以外阴溃疡伴脘腹痞闷，腹胀便秘者为宜。

6）萆薢分清丸：每次 1 丸，每日 2~3 次，口服。适用于肝脾湿热证湿浊偏盛流注外阴者。

7）苁蓉补肾丸：每次 1 丸，每日 2~3 次，口服。适用于脾肾虚寒以肾阳不足，命门火衰为主者。

8）龙胆泻肝丸：每次 6g，每日 2 次，口服。适用于肝经湿热下注者。

9）滋阴补肾片：每次 5 片，每日 2 次，口服。适用于贝赫切特综合征各型。

（2）单验方

1）吴茱萸适量，研粉，用醋调成糊状，置纱布上，每晚贴两足心。

2）当归、甘草各 12g，土茯苓 30g，守宫 4~8 条，赤小豆、板蓝板、鹿角各 25g，蜂房、连翘、薏苡仁各 15g，泽泻 9g。水煎服，每日 2 次。

3）金银花、甘草、白芍各适量，水煎服。

4）生甘草、生地黄各 30g，党参 18g，半夏 12g，黄芩 9g，生姜、黄连各 6g，干姜 3g，大枣 7 枚。水煎服，每日 2 次。

5）甘草、柴胡、黄柏、大黄各 9g，黄芩、龙胆草、苦参各 15g，金银花、地丁、蒲公英各 30g。水煎服，每日 2~3 次。

6）蛇床子、苦参、地肤子、白鲜皮各 30g，枯矾 10g。水煎外洗。

7）萹蓄、生大黄、滑石、瞿麦、甘草、车前子、栀子、木通各 10g。每日 1 剂，水煎服。

8）土茯苓 30g、猪苓 6g、杏仁 6g、僵虫 6g、蝉衣 6g、皂刺 6g、金银花 10g、牛膝 10g、荆芥 10g、防风 10g、黄柏 10g。每日 1 剂，水煎服。

（四）名医治疗特色

田开愚在临床实践中应用甘草泻心汤原方治疗贝赫切特综合征，效果并不理想。经反复探讨，对原方进行了多次修改，减去干姜、半夏、党参、大枣、将炙甘草改为生甘草并加大剂量，合导赤散而组成变通甘草泻心汤，用于临床，常获满意疗效。

李沐珍从经脉循行及临床症状来看，多与肝、心二经关系密切。临床常以清热解毒，泻肝火为主，辅以杀虫除湿。

肖妙娥试验贝赫切特综合征从心论治。心肝实火，治宜清热泻火，凉血解毒，用十味导赤散合化斑汤加减；心脾实热，治宜清热利湿凉血，用凉膈散合三仁化湿汤加减；心脾两虚，瘀血阻滞，治宜补益心脾，活血通络，用内补黄芪汤加味；水火不济，心火上炎，治宜交通心肾，滋阴降火，用黄连阿胶汤合六味地黄汤加减。

五、预后转归

贝赫切特综合征为一种较为难治的疾病，常反复发作。但临床上只要辨证准确，施治得法，大多可获较好疗效，预后良好。

六、预防调护

（一）预防

因本病之发病原因尚不清楚，故不易预防。主要注意口腔及外阴部清洁，积极锻炼身体，增强体质，提高抗病能力；按时接受各种预防注射，积极治疗诱发疾病；饮食有节，忌食油腻肥甘，戒酒，少食辛辣之品；节制房事保存肾精，以防虚热内生；调畅情志，慎起居。

（二）调护

1. 调畅情志　由于长期肝气郁结可化火伤阴，加重疾病的发生次数及程度，故要保持良好的心态。

2. 饮食起居　忌饮酒类，少吃鱼、虾、蟹等动风发物，多吃蔬菜水果；内衣要柔软宽松，宜棉织品或丝织品而不宜毛织品及化纤制品。外阴冲洗时，不要用强酸强碱之类液体，如苯扎溴铵、浓肥皂水等。

3. 食疗

（1）银耳粥、银耳 15g、粳米 60g、冰糖 10g、生山药 15g。制法：先将银耳泡好，另炖成米汤状，待粳米煮成粥后，将山药切细丝纳粥内，入冰糖，待糖溶化后入银耳汤。适用于狐惑病脾肾阳虚型见腹胀纳差，五心烦热，舌红少苔的辅助治疗。

（2）绿豆薏米粥：绿豆30g、生薏苡仁30g、车前子10g、粳米适量。煮车前子，去渣，后下诸药煮成粥。具有清热利湿，健脾助运之功。狐惑病肝脾热证偏脾湿者尤为适宜。

（3）桂姜粥：肉桂粉、干姜粉各2g，食盐0.5g，粳米30g。制法：先煮粳米成粥，后纳入食盐，待盛出后将肉桂干姜粉撒于粥上即成。适用于脾肾虚寒证。

七、专方选介

1. 扶弱抑亢汤　方药：黄芪30g、生地黄30g、玄参30g、丹参30g、赤芍15g、昆明山海棠15g、僵蚕15g、细辛10g、黄连10g、金银花20g、露蜂房15g、甘草15g、土茯苓30g。每日1剂，水煎服。加减：肝火偏盛，酌加夏枯草类；胃热偏盛，酌加大黄类；湿热偏盛，酌加苦参类；气虚为甚，酌加人参类；阴虚为甚，酌加石斛类；阳虚为甚，酌加熟附子类。30日为1个疗程，一般服药1~3个疗程。治疗36例，结果痊愈21例，显效9例，好转5例。

2. 清胃泻火养阴膏方　基本处方：黄柏120g、黄连100g、黄芪180g、白术150g、女贞子150g、石斛120g、当归180g、知母150g、生地黄150g、牡丹皮150g、丹参300g、麦冬120g、玄参120g、栀子100g、土茯苓300g、蒲公英200g、甘草120g。上药浓煎3次，取汁，阿胶150g，鳖甲胶150g，麦芽糖200g，烊化收膏。膏方的服法为每日早晚各服一次，每次一勺，并在口腔内含片刻后咽下；膏方启用后，要及时放入冰箱，以防霉变。治疗贝赫切特综合征缓解期临床表现为邪阻血络，气虚湿阻，阴虚内热型46例患者中显效36例，好转5例，无效5例，总有效率为89.1%。

八、研究进展

（一）病因病机

路志正认为湿浊内生，郁而化热，湿热熏蒸成毒、肉腐成疡是狐惑病的常见病机。朱名宸认为本病的发生主要责之于肺肾亏虚，风湿热毒之邪侵袭。范永升认为本病与饮食辛辣肥甘、感受湿邪、情绪不遂等因素有关，而湿之为患在本病发展中有着重要的作用。湿邪内蕴脾胃，浸渍肝经，郁而化热，循经上蒸，则口腔、咽部生疮，溃烂不愈；流注关节，则关节肿痛；循经下注二阴，则见生殖器、尿道口、肛周等处糜烂。庄曾渊则认为本病的病机为湿热蕴伏，循肝经而发病，主要病变部位在肝胆，波及脾肾，多因阴液亏虚，肝胆火旺，或因外感湿热毒邪引动内火而起。

（二）辨证思路

1. 从湿热论治　宋欣伟认为湿热内蕴，肝郁化火，易热极生风，循经炎上，主方以龙胆泻肝汤清肝泄热，并加天麻、钩藤、代赭石以平肝镇逆息风，生地黄、灵芝、红枣滋阴益气养血，以使标本兼顾。王新陆认为治疗此证，当以治湿为要，湿祛则热孤，而补脾健运则可杜绝湿邪之来源。临证常以黄芪、党参、白术、陈皮、当归、升麻、柴胡、苍术、土茯苓、黄柏、牡丹皮、甘草等治之。石海军等认为本病湿热互结为标，脾失健运为本，治疗运用补虚泻实法，采用清热利湿、益气健脾之功的白塞补泻汤治疗。张鸣鹤认为本病是由于脏腑功能失节，致湿浊内生，蕴热化毒，伏藏于内，或外感湿热，湿热浊毒流注，火毒循经窜络，着于诸窍或蕴结关节、脏腑而发病，"热毒"为本病病机之关键，故清热解毒应贯始终。常用清热解毒药黄芩、黄连、黄柏、金银花、连翘、白花蛇舌草、大青叶、青黛、土茯苓等。

2. 从瘀论治　杨星哲认为，瘀血既是湿、热、毒邪内侵后的产物，也是进一步的致病因素，瘀血产生以后必然会导致脏腑功能的失调，进而影响疾病的发展，瘀血的存在可能是本病日久难愈、反复发作的重要原因，针对此病机特点以解毒、化瘀、补气为治疗大法，方用甘草泻心汤、六味地黄丸、补中益气汤、金匮肾气丸等方剂配伍活血化瘀药物。沈丕安以土茯苓汤作为治疗本病的基本方，方中土茯苓、黄芩、生地黄养阴清热化湿，因瘀热阻络为其重要病机，故取犀角地黄汤之意，选用水牛角、牡丹皮清热化瘀，收效显著。

3. 从虚论治　路志正治疗久病气阴两虚证，常选用太子参、西洋参、南沙参、玉竹、麦冬、石斛、功劳叶、仙鹤草等性味平和之品，养肺胃经之气阴，或以竹叶石膏汤、沙参麦冬汤加减。王素芝以滋补肝肾、清热除湿之法治疗本病，方用六味地黄汤加减，虚火内盛者，加知母 10g、黄柏 10g，目赤肿痛甚者，加青葙子 15g、菊花 15g、密蒙花 15g，收效显著。冯宪章治疗脾肾阳虚证的贝赫切特综合征患者，以益气健脾补肾、调和阴阳气血为法，常用药物黄芪、党参、白芍、白术、茯苓、菟丝子、熟地黄、淫羊藿、牡丹皮、黄柏等。曾升平认为，病程日久，脾肾亏虚，脾失运化，肾失温煦，阴寒内生，格阳于外，阳虚火炎，故溃疡容易发作，故认为脾肾阳虚当是该病最常见的类型之一，并且和湿邪、痰阻、瘀血、热毒等邪气密切相关，治疗以温阳益气、健脾除湿为主。徐玲认为本病证因脾胃素虚或因误治或因过食生冷或因外湿内侵损伤脾胃，脾阳不运，聚湿生痰，湿浊阻遏气机，不能运化津液精微，则脏腑四肢不得荣养，痰湿循经上攻下注外侵而现诸证，方用黄芪补中汤治疗，药用黄芪、人参、炙甘草、苍术、白术、猪苓、茯苓、泽泻、陈皮等。

4. 从三焦论治　阳伟红等，从狐惑病的发病部位、经络循行、涉及的脏腑等进行探讨，运用三焦辨证理论，辨析狐惑病，治疗上焦肺胃病多采用轻清疏散之法，如菊花、桑叶、蝉蜕等，中焦脾胃病变多采用清热除湿之法，如厚朴、滑石、车前子、白豆蔻等，湿热并重则二者兼用，下焦肝胆病变多采用清泻火热、清热利湿之法，如栀子、柴胡、龙胆草、车前子、猪苓等，后期肝肾阴虚火旺者多采用滋阴降火、益精补肾之法，如当归、生地黄、麦冬、玄参、菟丝子等。

（三）治法探讨

1. 专方加减治疗　甘草泻心汤为治疗狐惑病的主方，在临床中应用颇为广泛。方中生甘草清热解毒；配以黄芩、黄连苦降清热燥湿；干姜、半夏辛开，既能燥湿，又可宣畅气机；湿热毒久郁，必伤正气，故用人参、大枣补中益气。该方寒温并用、补泻兼施、辛开苦降，共奏清热燥湿之功。赫军等应用甘草泻心汤加味治疗贝赫切特综合征 30 例，口腔溃疡明显者加入中黄；眼部炎症明显者加蝉蜕；阴部溃疡明显者加龙胆草，总有效率 86.67%。张鸣鹤在甘草泻心汤方基础上加炙甘草治疗贝赫切特综合征，同用生甘草、炙甘草各 15g，标本兼顾，用生甘草可治其标实，除体内蕴结之火毒，用炙甘草可治其本虚，健运脾胃，湿毒自化，疗效显著。

2. 中西医结合治疗　目前中西医结合治疗在临床中已广泛应用，充分发挥了中医的整体治疗观念，在治疗贝赫切特综合征中取得了较好的临床效果。朱红军用自拟滋阴愈疡汤结合西药泼尼松、环磷酰胺治贝赫切特综合征 37 例，结果显效 22 例，好转 12 例，未愈 3 例，与仅用西药泼尼松、环磷酰胺的对照组相比有明显的效果。颜美心等采用中药黄芪、白术、生地黄、玄参、防风、黄芩、蒲公英、甘草、赤芍、土茯苓、当归、薏苡仁等组方联合小剂量沙利度胺治疗贝赫切特综合征 30 例，结果显示总有效率为 97%。李冬莲等在口服西药泼尼松治疗的基础上加中药辨证施治治疗贝赫切特综合征 30 例，本病初期主要为湿热毒蕴型，采用龙胆泻肝汤加减治疗；中期多为阴虚热毒型，服用知柏地黄汤；后期多为气阴两虚型，服用生脉饮加味治疗，治疗 3 个月后根据临床症状体征以及实验室检测指标发现中西结合治疗的确有明显的效果，且总有效率为 93.3%。

3. 内外结合治疗　刘志伟采用自拟养阴清解汤口服加熏洗方及溃疡膏外用，治疗 100 例贝赫切特综合征，结果显示总有效率为 92%。罗忠祥教授采用黄芪建中汤加味治疗脾虚湿胜、中阳不振型贝赫切特综合征，同时外用威灵仙、青黛淘米水漱口，结果显示患者痊愈无复发，说明通过内部的辨证调理加上外部的治疗可以起到更好的效果。田玉美应用甘草泻心汤加减配合苦参汤外洗治疗贝赫切特综合征，同时嘱其饮食清淡，保持心情舒畅，治疗两个疗程，症状痊愈，随访患者未再复发。

第八节　男子阴冷

男子阴冷常发生于成年男性，是以自觉阴茎及阴囊寒冷为主症的一种疾病，常伴有少腹寒冷，性欲淡漠，阳痿、阴缩等。

阴冷之病首见于《金匮要略》名"阴头寒"。《金匮要略·血痹虚劳病脉证并治第六》指出："夫失精家，少腹弦急，阴头寒，目眩，发落，脉极虚芤迟，为清谷亡血、失精，脉得诸微动芤紧，男子失精，女子梦交，桂枝加龙骨牡蛎汤主之"。

一、病因病机

阴冷的病位在肾与肝，其病因病机主要与命门火衰，寒凝肝脉，肝经湿热有关。产生阴冷的病因主要有外感寒邪，手淫过度，房事过频，坐卧当风，久居湿地，贪凉饮冷有关。其病机主要是肾阳虚衰，寒凝肝脉。外感湿热或湿热内生，致肝经湿热，亦可引起阴冷。

1. 命门火衰　多因先天禀赋不足，或房事不节，或手淫过度，或久病伤肾，肾阳不足寒自内生，气血不能相荣，前阴失于温煦，则可致阴冷之证。

2. 寒凝肝脉　久居湿地，冒雨涉水，寒邪侵袭人体，凝滞于肝脉，宗筋失于温养，可致阴冷发生。

3. 肝经湿热　外感湿热之邪，或过食辛辣肥甘厚味之品，湿热内生，蕴结肝经，阳气被湿热所遏，不能外达，前阴失于温煦而发本病。

二、临床诊断

（一）辨病诊断

1. 症状　自觉阴茎及阴囊寒冷，甚则睾丸抽痛，少腹寒凉。

2. 体征　一般无特殊体征，个别病人可见阴囊皮肤紧缩温度低，或伴阳痿不举。

（二）辨证诊断

1. 命门火衰型　起病缓慢，自觉阴茎、阴囊寒冷，腰膝酸软，头晕耳鸣，畏寒肢冷，精神倦怠，小便清长，五更泄泻，阳痿，遗精。舌体胖大，舌质淡，脉沉弱。

辨证要点：自觉阴茎、阴囊寒冷，腰膝酸软，畏寒肢冷，夜尿频多。舌体胖大，舌质淡，脉沉弱。

2. 寒凝肝脉型　起病急骤，阴茎及阴囊寒凉，疼痛，甚至内缩，面色无华，嗜卧，伴少腹冷痛。舌质淡，苔白滑，脉沉弦或迟。

辨证要点：起病急，阴茎及睾丸冷痛，伴少腹寒凉疼痛。舌淡，苔白滑，脉沉弦或迟。

3. 肝经湿热型　起病缓慢，自觉阴茎、阴囊湿冷，汗出阴囊湿痒，有异味，伴胁肋及少腹胀痛，纳差，口干口苦，大便不调，小便黄赤。舌红，苔黄腻，脉弦数。

辨证要点：自觉阴茎阴囊湿冷，汗出阴囊湿痒，口干苦。舌红，苔黄腻，脉弦数。

三、鉴别诊断

1. 阴缩　阴缩可因受寒引起，起病急骤，阴茎及阴囊，睾丸内缩，多合并阴冷、勃起障碍、不能交合，阴缩好转后常留有阴冷。阴冷虽亦有前阴寒冷，但无内缩表现。

2. 勃起障碍　部分勃起障碍病人可伴阴冷症状，但以性欲低下，阳痿不举或举而不坚，不能完成房事为主症。

四、临床治疗

（一）提高临床疗效的基本要素

1. 辨虚实　首先要明辨虚实。属虚者常为命门火衰，起病相对缓慢，以阴茎觉冷，阳痿，遗精为特征；属实者有寒凝肝脉与肝经湿热不同，寒凝肝脉以阴茎、睾丸冷痛，甚则内缩为特征；肝经湿热以阴茎及阴囊湿冷，臊臭为特征。

2. 明病位　阴冷属肾阳虚衰者，其病位在肾；属肝经湿热及寒凝肝脉者其病位在肝，在临证治疗时可据病位不同选方遣药。

（二）辨证治疗

1. 辨证施治

（1）命门火衰型

治法：温补命门。

方药：右归丸加味。制附子 6g、肉桂 6g、熟地 20g、山药 15g、山萸肉 15g、枸杞子 30g、菟丝子 30g、杜仲 20g、当归 15g、鹿角胶（烊化）20g、巴戟天 15g。兼阳痿者加阳起石、蜈蚣；遗精者加芡实、金樱子。

（2）寒凝肝脉型

治法：暖肝温经散寒。

方药：暖肝煎合椒桂汤加减。沉香 3g、乌药 12g、肉桂 6g、小茴香 15g、生姜 3 片、川椒 10g、桂枝 6g、柴胡 12g、吴茱萸 5g、良姜 12g、青皮 12g。

（3）肝经湿热型

治法：清肝经湿热，宣阳气外达。

方药：龙胆泻肝汤合四逆散加味。龙胆草 6g、栀子 10g、黄芩 6g、柴胡 15g、生地 12g、车前子（另包）20g、泽泻 15g、木通 6g、甘草 6g、当归 15g、白芍 20g、枳实 15g。

2. 外治疗法

（1）针灸治疗

1）体针：取关元、气海、中极、命门、三阴交，先针后灸，每日 1 次，每次 20 分钟。适用于寒凝肝脉或肾阳不足者。

2）耳针：取肾、膀胱、皮质下、内分泌、外生殖器、神门、耳道等穴，每次取 3～5 穴，隔日 1 次，10 次为 1 个疗程。

（2）推拿治疗：可选用膀胱横摩法、下腹横摩法、揉命门法等辅助治疗。

3. 成药及单验方

（1）成药

1）金匮肾气丸：每次 8 粒，日 3 次，口服，适用于命门火衰者。

2）右归丸：每次 1 丸，每日 2 次，口服。适用于命门火衰者。

3）龙胆泻肝丸：每次 8 粒，每日 2～3 次，口服。适用于肝经湿热者。

（2）单验方

1）小茴香 30g、大茴香 30g、川椒 15g，大葱适量。将前三味药研末，大葱切碎炒热，加入药末后以棉包外敷阴茎及少腹。适用于寒滞肝脉者。

2）川椒、艾叶各等份，煎汤熏洗外阴。另用蜂房烧灰，夜卧前敷阴茎。

五、预后转归

本病经过治疗，多可痊愈。无明显变证，少数人有阳痿，经治疗可逐渐恢复。

六、预防调护

（一）预防

1. 平素饮食宜清淡，忌过食辛辣醇甘厚味之品。

2. 房事有节，避免房事受寒。

3. 避免感寒冒雨，防止寒湿之邪侵袭。

（二）调护

1. 饮食　患病之后，饮食亦根据不同证型加以调理。命门火衰可多食核桃仁、羊肾、羊睾等；肝经湿热宜少食辛辣之品。

2. 食疗

（1）桂圆红糖生姜汤：每日用桂圆、生姜各 9～15g，加红糖 25g，水煎饮服。

（2）红烧狗肉罐头：每日适量餐食，连用 3 日。

七、研究进展

1. 病因病机　男子阴冷的发生主要与肝肾病变有关。素体阳虚，寒邪内生，或久居湿地，冒雨涉水，寒湿之邪内侵而致阴茎，阴囊寒冷；或手淫过度，房事不节，损伤肾阳，以致命门火衰，不能温煦阴器，以致阴茎阴囊寒冷。

2. 分型论治　临床辨证施治时，若属寒湿或湿热之邪郁遏阳气不能外达而致阴寒，可用四逆散宣阳外达；系命门火衰者宜温补肾阳，用右归丸，扶命生火丹等；系寒邪凝滞肝脉者，可用暖肝煎治疗。有用调理阴阳法，方用桂枝龙骨牡蛎汤治疗本病而愈者。

第九节　先天性睾丸发育不全综合征

先天性睾丸发育不全综合征，又称克兰费尔特（Klinefelter）综合征，曲细小管发育不全症、硬化性曲精小管退行变症、原发性小睾丸症、青春期曲精小管衰竭以及先天性精不能症等。本综合征在原发性睾丸功能低下症中最常见，由染色体异常引起，以睾丸曲细小管发育不良以及间质细胞功能减退为主的综合征。

中医学文献中未见此病名，与"干血痨""痿证""囊小""子缩"有类似之处。

一、病因病机

1. 流行病学　本病的发生率为 1/1000，无地区种族差别。本综合征 1942 年 Klinefelter 首先报道。1956 年 Plunkett 等根据 X 染色质试验的结果把这类病分成阳性和阴性两大类。患儿出生时母亲高龄亦较多。

2. 病因　本病患者比正常男性多了 1 条 X 染色体；主要为双亲配子减数分裂时不分离所致，但也不能排除，孕卵卵裂时出现 X 染色体不分离的可能。据 Sanger 研究，约 60% 为母亲卵子形成过程中减数分裂时不分离，40% 为父亲方面不分离。

患者染色体核型 66%~82% 为 47，XXY，其他包括 48，XXYY；49，XXXYY；嵌合体以 46，XY；47，XXXY 常见；47，XI（xa）Y、47，XXY 及其他嵌合体，亦偶有报道。

3. 病理　睾丸组织在青春期后有特征性表现，精细管萎缩，玻璃样变，随年龄增加而加剧，精细胞减少，几乎无精子生成。精细管周围弹力纤维缺如，睾丸间质细胞（Leydig cell）增殖成团块状。

二、临床诊断

1. 临床表现　幼儿时期常不易发现，随着年龄的增长，青春期小睾丸为必发症状。成年患者的身高比患者正常兄弟平均高约 6cm。体型呈类阉型，皮肤细白，阴毛及胡须稀少，腋毛常常没有。约有半数于青春期呈现女性化乳房，外阴部为正常男性，但阴茎较正常男性短小，两睾丸小而坚实。性功能低下，无生育能力，患者常因不育或性生活不正常而求治。智商低，尤其在读写方面。性格一般不同于正常人，觉得不幸福，不易与人相处，这种心理状态可能与男性性激素水平低下有关。

2. 现代仪器诊断

（1）睾丸活检：可见曲精小管透明变性，基底膜显著肥厚，生精细胞萎缩以致消失，而仅有支持细胞，内腔多闭塞。睾丸间质中胶原纤维大量增生。间质细胞多群集，细胞内脂滴减少。

（2）内分泌测定：血浆睾酮含量正常或偏低，雌激素生成量增多，尿中 FSH 和 LH 增高。

（3）部分患者甲状腺功能异常，包括对促甲状腺素（TSH）反应降低，放射碘摄入减少，以及给予甲状腺素释放因子后血清 TSH 低于正常，但出现症状的甲状腺疾病却不多见。部分患者有轻度糖尿病表现。

（4）精液检查：精子数量很少或无精子。

（5）X 染色质试验阳性，典型核型为 47，XXY。

三、临床治疗

1. 西医治疗　临床可选用下列方法给予相应处理，以改善某些方面的功能。采用十一酸睾酮，每次 80mg，每日 2 次，口服。丙酸睾酮，25~50mg，肌内注射，每周 3 次。亦可给予长效睾酮制剂，庚酸睾酮或环戊丙酸睾酮，每 2~3 周，肌内注射 1 次，剂量为 100~200mg。长期应用睾酮有可能造成睾丸实质性萎缩和促性腺激素的分泌失调。也可考虑同时给予 HCG 针肌内注射，2000IU，每周 2 次。对性格异常者，激素治疗无改善，可给予精神治疗。

2. 中药治疗　五子衍宗丸、六味地黄丸、龟龄集可试验性治疗。

四、预后转归

本病预后较差，目前尚无治疗成功的报道。青春期男性可应用雄激素，促进男性化，增大阴茎，增强性功能。

第十节　肥胖生殖无能综合征

肥胖生殖无能综合征，又称 Froehlich 综合征。是由下丘脑、垂体及其周围的病变引起神经内分泌功能紊乱所致。有的也称肥胖性生殖无能性营养不良及脑性肥胖症。

一、病因病机

1. 病因　本病的发生与丘脑下部的功能障碍和器质性破坏有关。

（1）丘脑下部的肿瘤。

（2）炎症：如病毒性脑炎、梅毒、结核等。

（3）其他：该部位退行性变，血管损害或先天性缺陷。

2. 病理　某种病变累及中央隆起部到丘脑下部的腹内侧核，则影响促性腺激素的正常分泌并缺乏饱腹感，可导致促性腺激素的靶器官的生殖腺不能正常发育和产生性腺激素，使第二性征发育不完善并无生殖能力。又因缺乏饱腹感导致食欲亢进，食量增加，再因脂肪代谢紊乱便形成肥胖。

二、临床诊断

1. 临床表现

（1）肥胖：患者肥胖，发展迅速，有些儿童从 10 岁以后即发胖，乳房、下腹部及外阴部位肥胖尤为显著，四肢相对较细，手指尖细。

（2）性发育不全和性功能减退：青春期前发病者性器官及第二性征发育低下迟缓，男童睾丸较小，常有隐睾，外生殖器发育较差，阴毛、腋毛及胡须稀少或缺如，声音尖细，乳房较丰满如女性。成年患者多有生育障碍。

（3）全身表现：皮肤苍白、厥冷、干燥、体温过低，血压偏低，肌力弱，状如黏液性水肿，有时也并发尿崩症，运动失调、癫病。

（4）其他表现：如因颅内肿瘤所引起者，偶有颅内高压的症状，如头痛、恶心、呕吐等。

2. 现代仪器诊断

（1）性激素测定：尿促性腺激素及性激素含量降低。

（2）睾丸活检：曲细精管萎缩，间质纤维化，无精子生成。

（3）CT、MRI 检查：部分可发现有颅内肿瘤占位性病变。

三、鉴别诊断

1. 单纯性肥胖　当无颅内器质性病变的体征及检查发现时，需观察到 21 岁以后如无生殖器发育可考虑本病。

2. 假性 Froehlich 综合征（肥胖兼青春期延缓综合征）　需观察到青春期后期，即可鉴别。

四、临床治疗

1. 西医治疗

（1）因颅内肿瘤及炎症引起者应积极治疗原发病。

（2）性激素治疗：生殖器官发育的早期，可在医生指导下应用性激素及促性腺激素。

（3）对过度肥胖者，参照肥胖病的治疗。

2. 中医治疗

可根据辨证选用方药。

治法：补肾填精，豁痰利湿。

方药：苍附导痰汤合左归丸加减。苍术 15g、香附 15g、枳壳 12g、胆南星 10g、陈皮 15g、姜半夏 10g、云苓 15g、甘草 6g、熟地 20g、山药 15g、山萸肉 10g、杞子 30g、菟丝子 30g、川牛膝 15g、龟板胶（烊化）20g、鹿角胶（烊化）20g。

第十一节　缩　阳

缩阳，也称之为阳缩或阴缩。是指突发的男子阴茎内缩，睾丸上提内缩，阴囊皱缩，伴少腹拘急疼痛为主要临床表现的一种疾病。多突然发病，亦有缓慢发生者；青壮年较多见，偶发于儿童及老年人。

由于妇女在某种特定条件下也可发生外阴及乳房内缩，为有所区别，后来逐渐分开，将男子阴茎、阴囊内缩称为"缩阳"，将女子外阴及乳房内缩称为"缩阴"。

一、病因病机

（一）现代医学研究

1. 流行病学　据临床资料表明，本病以散发性个案为多见。但也有报道本病以流行病的方式出现，即在一个地区，有数百甚或数千人在短期内相继发生。国外在新加坡、泰国、东北部均暴发过大的流行；国内在海南岛和广东的雷州半岛亦有流行性发作，最大一次流行是在 1984 年 11 月至 1985 年 5 月，波及人数达三四千人。

2. 病因病理　现代医学认为，"缩阳"是文化精神病变的一种，属于与文化有关的精神性疾患。本病的病因病理尚难肯定，推论可能与阴茎固定装置的构造及功能失常有关。阴茎较浅的阴茎系韧带及深部的阴茎悬韧带索系固定于耻骨联合前方。若先天发育不良，或由局部病变使之纤维化、挛缩，均有使阴茎向上缩回的可能。临床上，患者常夹杂精神心理因素，如焦虑、恐惧、苦恼等。另外一些报道表明，脑肿瘤、癫痫、海洛因的服用与戒断，脑性梅毒及精神分裂症等均可引起性器官退缩的症状。

（二）中医学认识

《黄帝内经》最早记载了本病的症状，以后历代医家对本病症状，病名均有描述。直至明清时代，对此病的认识才逐渐深入，明确命名为"阴缩"。现代中医学家对本病的认识多从肝肾入手，有寒证，有热证，有虚证，有实证。肾寓元阳，为人体阳气的根本；阴器的生长发育及功能的维持，都需要肾阳的温煦与滋养；肝具有调节血量的功能，人体气机的升降出入运动，有赖于肝的正常疏泄，且肝主润宗筋，厥阴肝经绕阴器。凡能影响肝、肾正常功能的原因，均可导致本病的发生。常见病因病机如下。

1. 寒滞肝脉　素体阳虚，起居不慎，劳倦过度，或大病久病之人，正气不支，外感寒邪；或衣着失宜，久居湿地，冒雨涉水；或长期嗜食生冷，寒邪侵袭，客于厥阴肝脉，寒性收引、凝滞，筋脉拘急而发病。

2. 命门火衰　先天禀赋不足，或房劳伤肾；或它病过久，穷极伤肾，肾阳不足；或房事后精室空虚，乘凉饮冷，使肾阳被伤，阴寒内盛，宗筋收引，故阴茎、睾丸向腹内挛缩。

3. 湿热蕴结　过食辛辣肥甘厚味之品，湿热内生；或湿邪外侵，郁积生热，湿热下注，留滞肝经所致。

4. 阴虚火旺　素体肾阴不足，或病后阴虚未复；劳神过度以及情志不遂，五志化火，或过服温燥药物，致使肾阴亏耗，相火炽盛，热灼宗筋，阴血不足则宗筋失于濡养，阴器内缩。

5. 气滞血瘀　肝主疏泄，体阴而用阳。郁怒伤肝，疏泄失职，气机郁滞，或肝血不足，肝用不及，经脉不利，气滞血瘀，筋脉失于濡养而发病。

二、临床诊断

（一）辨病诊断

1. 本病可见于成年男子及儿童。儿童患者发病前有感寒受凉史；成人有精神刺激史，或房事后受凉史。

2. 一般起病急骤，以阴茎、睾丸及阴囊突然内缩，少腹拘急疼痛，甚则四肢厥逆，身体蜷缩，翻滚叫嚷，小便不通为主证。有的呈阵发性，每遇冷风辄发，每日或间日发作1~2次。可伴有形寒肢冷，面色晦暗，饮食减少等全身症状。轻者仅觉阴茎上缩，小腹疼痛，腰膝酸软，但不影响性生活。重者除上述表现外，多有惊慌、恐惧等精神症状，甚至有濒死的恐怖。

3. 体检时部分或全部生殖器缩入腹腔，或阴茎短小，疲软，甚至不能触及睾丸。

4. 检查阴茎海绵体勃起组织健全。

（二）辨证诊断

缩阳之证有寒热之分，但以寒多见。有在肝在肾之不同。

1. **寒滞肝脉型** 突然起病，阴茎、睾丸、阴囊内缩，少腹拘急，疼痛剧烈，畏寒肢冷，四肢厥逆，身体蜷缩，舌卷唇青，语声低沉，小便清长或不禁。舌质淡或紫黯，苔白，脉沉迟或弦紧。

辨证要点：突发阴茎、阴囊、睾丸内缩，少腹拘急，疼痛剧烈，畏寒肢冷，舌卷唇青。舌质淡或紫黯，苔白，脉沉迟或弦紧。

2. **命门火衰型** 阴茎收缩抽痛，睾丸上提，少腹冷痛，时作时止，喜温喜按，腰膝冷痛，夜尿频多，五更泄泻。舌体胖大，苔薄白，脉沉迟。

辨证要点：阴茎阴囊内缩，少腹冷痛喜温喜按，腰膝冷痛。舌体胖大，苔薄白，脉沉迟。

3. **湿热蕴结型** 阴茎、睾丸、阴囊内缩，口干口苦，心烦易怒，怒则病剧，小便短赤，大便秘结，胸闷泛恶。舌红，苔黄腻，脉弦数。

辨证要点：阴茎、阴囊、睾丸内缩，口干口苦，胸闷泛恶。舌红，苔黄腻，脉弦数。

4. **阴虚火旺型** 阴器内缩，少腹疼痛，伴见腰膝酸软，头晕耳鸣，五心烦热，潮热盗汗，舌红咽干。舌红，少苔，脉细数。

辨证要点：阴器内缩，少腹疼痛，伴见腰膝酸软，五心烦热。舌红，少苔，脉细数。

三、鉴别诊断

1. **勃起障碍** 勃起障碍是指阴茎不能勃起而影响房事，但无阴茎、阴囊、睾丸内缩及疼痛等症。

2. **生理性阳缩** 在受到寒冷刺激时，阴囊肉膜平滑肌纤维收缩，可见阴囊、睾丸明显内缩，但阴茎并不内缩，亦无全身不适，温度改变后恢复正常，为正常的生理现象。

3. **隐睾症** 多由于先天发育不良而致睾丸在出生后未降入阴囊或睾丸异位。此类病人多伴阴囊发育不良，尤以单侧隐睾症多见，多无阴茎内缩及其他兼证，根据病史可资鉴别。

四、临床治疗

（一）**提高临床疗效的基本要素**

1. **去除病因** 由于本病的特殊性，除了进行辨证外，要很好地掌握其病因病机规律，积极排除诱发因素。①避免阴寒潮湿，由于本病的发生大多与寒冷、潮湿因素有关，因此要避免寒冷潮湿，如改善居住，提高室内温度，着装要保暖，小儿尤要注意会阴部的温暖，饮食宜温热之品。②避免惊恐忧虑，由于患者对本病的认识不足，且病情伴有少腹拘急疼痛，一旦发病，患者常惊恐忧虑，因此在治疗的同时要给患者讲清本病发生的原因、机制及预后，使病人克服紧张情绪，有利于疾病的恢复。

2. 综合治疗　本病的发生一般较急，根据不同个体的不同情况而采用针灸、按摩、理疗、穴位敷贴、西药等方法进行对症治疗，有助于本病的康复。

3. 分清虚实　本病有虚有实。实证者，多见少腹拘急胀痛、绞痛、拒按，面唇青紫，气粗烦躁，二便不通等；虚证者，或伴见四肢不温，少腹隐痛，喜暖喜按，小便清长，或伴见五心烦热，潮热盗汗等。

4. 细审寒热　由寒邪致病者，除主症外，尚伴有肢冷畏寒，少腹拘急疼痛，得暖则减，尿清便溏等症；热邪为病者，则见口干烦渴、尿赤，便秘等症。

5. 辨明脏腑　该病的发生与肝、肾两脏关系甚为密切。少腹拘急冷痛剧烈，起病突然，面唇青紫者病位在肝；阳缩伴少腹疼痛，腰膝冷痛，畏寒肢凉，病位在肾。

（二）辨病治疗

1. 患者精神紧张，惊恐不安者，给予镇静剂。如地西泮2.5mg，1日3次；或氯丙咪嗪25mg，1日3次，口服。

2. 如阴茎短缩，有性欲改变者，可给予雄激素，如丙酸睾酮25mg，1日2次，肌内注射；或十一酸睾酮，每次40mg，每日3次，口服。

（三）辨证治疗

1. 辨证施治

（1）寒滞肝脉型

治法：温经散寒，理气止痛。

方药：暖肝煎加味。枸杞子30g、云苓15g、当归15g、沉香3g、乌药12g、肉桂6g、小茴香10g。若痛甚加元胡、细辛，寒甚加吴茱萸、附子，外寒较重者加麻黄。

（2）命门火衰型

治法：温肾壮阳，散寒止痛。

方药：右归丸加减。制附子6g、肉桂6g、熟地20g、山药15g、山茱萸15g、枸杞子30g、菟丝子30g、杜仲20g、当归15g、鹿角胶（烊）20g、小茴香10g。大便溏者去熟地，加肉豆蔻；夜尿频多加乌药、益智仁。

（3）湿热蕴结型

治法：清热利湿。

方药：龙胆泻肝汤加减。龙胆草9g、栀子12g、黄芩12g、柴胡12g、生地20g、车前子（包）15g、泽泻15g、木通6g、甘草10g、当归15g。阴部抽痛较剧者加白芍、荔枝核。

（4）阴虚火旺型

治法：滋阴降火，缓急止痛。

方药：知柏地黄汤加减。知母12g、黄柏12g、熟地20g、山药15g、山萸肉10g、云苓15g、泽泻15g、丹皮15g。可加黄连，肉桂交通心肾，引火归源。

2. 外治疗法

(1) 针灸治疗

1) 灸中封 50 壮, 或灸下满 50 壮, 以温中散寒。适用于下焦虚寒者。

2) 选气海、三阴交、肾俞、大敦、百会、神阙。毫针平补平泻。以温里缓急止痛。适用于肾阳不足, 寒邪凝滞者。

3) 用指按压三阴交、会阴、中极、阴廉、行间、昆仑。每穴按压 10 秒钟。

4) 取穴急脉、气海、关元。针刺以针感到达前阴部为度。

5) 选关元、三阴交、气海、百会, 用毫针对关元、三阴交急施补法, 加灸气海、百会以温肾回阳, 和里缓急。适用于肾阳衰微者。

(2) 贴敷法

1) 驱寒止痛砂方：用铁砂与醋混合, 发生温热反应, 熨敷气海, 可以散寒, 活血止痛；再加麻黄、川乌、草乌、肉桂、丁香、小茴香温经散寒通络；乳香、没药、马钱子行瘀活血, 通络止痛。

2) 鲜葱 1 大把, 捣烂以酒炒热, 敷于脐与少腹, 复以热水杯或茶壶盛热水置其上温熨之。

3) 老生姜 30g、四季葱心 30g、净黄土 120g、大曲酒适量。先将土炒极热, 加入切碎姜葱同炒, 香气出加曲酒制成糊状。放布上约半寸厚, 对准阴囊先熏后敷, 待睾丸下落去药。

4) 若病情紧急, 可急用鲜葱一大把, 捣烂以酒炒热, 敷脐与少腹, 复以热水袋于上熨之, 以救其急。

5) 白胡椒 3g、大蒜 1 个、食盐 1 撮、冷饭 1 团。共捣成饼, 敷脐, 1 小时为度。

6) 大葱 250g、生姜 40g、胡椒 15g、硫黄 30g。后 3 味药研细末, 与切碎的大葱共捣一起, 敷神阙穴及脐下, 外加热敷。

7) 熟附子 12g、吴茱萸 10g、龙眼肉 10g、胡椒 10g、干姜 10g。研细末, 用水调成膏, 敷神阙穴, 外加热敷。

8) 硫黄、吴茱萸各等份。烘干, 共研为细末, 过筛, 加大蒜适量共捣为膏, 纱布包裹。敷神阙穴, 胶布固定, 再加热敷。

9) 生姜汁适量, 小茴香 30~60g, 将小茴香研为细末, 以生姜汁搅拌, 炒热。用布包裹, 置于关元、中极穴热敷。

10) 老姜 60g, 捣碎, 热酒敷脐下 3 寸处。

大蒜、盐各适量。共捣烂炒热, 敷于气海穴, 盖以纱布, 胶布固定。

(3) 按摩治疗

1) 揉气海、关元、肾俞穴。两手握拳, 用大拇指及中指按顺、逆时针方向交替揉上述穴位, 每次 50~80 次, 每日 3~4 次。

2) 推小腹, 取平卧位, 将两手搓热, 自肚脐向会阴部慢推, 双手交替进行。每次 5~10 分钟, 每日 3~4 次。

3) 搓涌泉、太冲。取坐位, 五指并拢, 以手掌搓两侧涌泉、太冲穴各 10 分钟, 每日 2 次。

3. 心理治疗 由于缩阳症为文化精神病变的一种，故对曾有过该病流行的地区，向群众做好宣传教育工作，澄清有关缩阳证的错误观念，讲解与缩阳有关的医学知识，训练对病人及家属亲友的处理方法及心理辅导的技巧要领，消除患者的恐惧，焦虑等心理障碍。

4. 成药及单验方

（1）成药

1）茴香橘核丸：每次6g，每日2次，口服。适用于寒滞肝脉，少腹胀痛者。

2）逍遥丸：每次8粒，每日3次，口服。适用于肝郁气滞者。

3）附子理中丸：每次1丸，每日2次，口服。适用于脾肾阳虚者。

4）金匮肾气丸：每次8粒，每日2次，口服。适用于肾阳虚者。

5）三妙丸：每次1丸，每日2次，口服。适用于肝经湿热者。

6）疏肝止痛丸：每次6g，每日2次，口服。适用于肝气郁结者。

7）知柏地黄丸：每次8粒，每日2次，口服。适用于阴虚火旺者。

8）龙胆泻肝丸：每次6g，每日2次，口服。适用于肝经湿热者。

9）桂枝茯苓丸：每次1丸，每日2次，口服。适用于气滞血瘀者。

（2）单验方

1）正阳汤：附子（去皮）、皂角（炙去皮弦）各30g，干姜（炒）、炙甘草各5g，麝香2g，研极细末。每服3g，水1盏，不拘时，去渣温服。

2）固阳汤：黄芪30g、白术10g、茯苓12g、干姜10g、白姜6g、厚朴10g、附子10g、良姜6g。水煎服，每日1剂。适用于脾肾阳虚者。

3）回阳丹：木香6g、荜澄茄10g、附子12g、硫黄6g、干姜6g、全蝎6g、吴茱萸10g。水煎服。适用于肾阳虚者。

4）敛阳丹：丁香3g、砂仁3g、白豆蔻3g、红豆3g、高良姜3g、肉桂3g、熟附子9g、干姜9g。水煎服，每日1剂。适用于脾肾阳虚者。

5）温肝汤：当归6g、枸杞子6g、茯苓4.5g、肉桂4.5g、乌药4.5g、木香1.5g、炒小茴香1.8g、吴茱萸（开水泡一次用）4.5g、生姜2.1g。水煎服，每日1剂。适用于肝肾阴寒之阴茎内缩症。

6）红参23g、熟附子9g。水煎服，分2次服。适用于亡阳虚脱者。

7）青皮10g、乌药10g。水煎服，每日2~3次。适用于寒滞肝脉者。

五、预后转归

本病经心理和中药、针灸、推拿等综合疗法治疗后，大都可在短期内恢复正常，个别病例稍长些，但多无明显并发症，预后良好。

六、预防调护

（一）预防

1. 积极锻炼身体，增强体质。

2. 慎起居，避免感触四时不正之气。

3. 调畅情志，以防郁怒伤肝，五志化火而诱发本病。

4. 节制房事，保护肾精，忌房事后贪凉饮冷。

5. 平素少食辛辣油腻之品，以免湿热蕴积。

（二）调护

1. 精神调护　一旦患病，应保持心情稳定，消除恐惧、焦虑心理。医者要进行心理疏导，保持正常的精神状态，对预防本病的复发大有裨益。

2. 食疗

（1）黄口小雀 12 只、冬虫夏草 6g、肉桂 3g、生姜 2 片。将黄口小雀洗净斩块，与冬虫夏草、肉桂、生姜片同放锅中，加水适量，慢火炖 2~3 小时，调味食用。

（2）生姜饮：生姜适量切片加适量白糖，开水泡后频服。治疗寒滞肝脉之阳缩，少腹拘急者。

（3）核桃仁 1 枚、炒韭子 6g，水煎，黄酒饮服，每日加用 1 枚，加至 20 日，周而复始，治阴寒内盛之缩阳。

（4）生姜粥：生姜 15g，洗净切片，葱白 3 段，粳米 100g，共煮为粥，分次食用。

（5）枸杞粥：枸杞子、白米，如常法煮粥食之。

（6）胡桃、栗子炒去壳，共捣碎后加糖食用。

（7）麻雀肉饼：麻雀、瘦猪肉、葱、姜、白糖为饼，随意服食。

3. 生活调护　患病后，该病的预后较好，但主要是防止复发。体质虚弱者除加强营养外，要加强身体锻炼，以增强体质。多参加社会公益活动。发病时，切勿用牙齿或老虎钳夹咬阴茎，以防损伤，引起感染。

4. 善后调护　因于阳虚者，在症状消除之后，宜用温补壮阳药，继续巩固治疗一段时间；因于湿热者，宜用龙胆泻肝丸继续巩固；因于阴虚火旺者，宜用知柏地黄丸调理善后。

七、专方选介

1. 归逆二妙汤　当归 15~20g、白芍 10~30g、桂枝 9g、炙甘草 10g、木通 6g、吴茱萸 10g、蜀椒 3g、小茴香 5~10g、苍术 15~20g、黄柏 10g、大枣 4 枚。伴小腹拘急疼痛明显者加木瓜 10~30g、制附片（先煎）10~15g、台乌 10g；每因情绪波动而诱发者加柴胡 15g、香附 10~30g、五心烦热，盗汗明显，腰膝酸软者加生地 30g、五味子 15g；气短乏力明显者加人参（另煎兑入）10~20g、生黄芪 20~50g；小便频数，淋漓不尽涩痛者加瞿麦、萹蓄各 10g，每日 1 剂，水煎分 3 次温服，10~15 天为 1 个疗程，一般 1~3 个疗程痊愈。精神紧张焦虑不安者，可给予镇静剂，地西泮 2.5mg，每日 3 次；或氯丙嗪 25mg，每日 3 次。结果：11 例患者中，7 例症状完全消失，4 例症状好转。

2. 当归四逆汤　附子 20g，干姜 20g，酒白芍 3g，吴茱萸 15g，桂枝 10g，细辛 5g，当归 10g，小茴香 10g，茯苓 15g，黄芪 50g，菟丝子 20g，炙甘草 15g，水煎服。水煎三次，前两煎药汁混合一起服用，第三煎药汁趁热熏洗阴部。每日 1 剂，早晚各服 1 次。同时，配合针灸治疗。主穴：肾俞，命门，腰阳关，三阴交；配穴：太冲，委中，足三里。针灸 10 天为 1 个疗程，共 2 个疗程。同时，叮嘱患者放松心情，配合治疗。经半年的几次随访，缩阳症状未发生。

3. 加减二陈汤　薏苡仁 15g，茯苓 12g，白术、枳壳各 10g，防己 12g，牛膝 10g，淮山药、黄芪各 15g，白芍 12g，郁金 10g，甘草 6g。患者服用 3 剂后自觉症状好转，将原方加入柴胡、续断、升麻各 12g，连服 12 剂后症状消失。

八、研究进展

（一）病因病机

缩阳症的病因病机主要责之于寒凝肝脉、肾阳亏虚、热邪痹阻，但也有寒湿或湿热等邪引起者。如陈立富认为本病是寒邪入侵，滞于经脉，寒性收引，筋脉拘急，而致阴器内缩；张建明认为涉水冒雨，居处寒湿，或劳后行房，媾后冷浴，或小儿裤未满裆，阴露于外，风寒阴邪外而袭客，凝滞厥阴，筋脉拘引是发病的因素。傅同光认为本病是由于先天禀赋不足，或恣情纵欲，致肾阳亏虚而失温煦，火衰寒盛，凝于宗筋所致。陈立、蔡庆堂等认为情志不调或素体肝血不足，肝失疏泄，阳郁于内不能外达，筋脉失于温养而致拘急，是造成阴器内缩的原因。许之昂、田润芝等认为素体阳盛或嗜酒、肥甘厚味之品或复感湿热，热邪下注，痹阻经脉，宗筋失于濡润是导致本病的重要原因。包高文和林宏益认为阳缩是由于素体肾阴不足，或病后阴虚未复，或误为阳虚，妄用温补，使虚火炽盛，宗筋失于滋润。张建明认为坠地物击，损伤宗筋，络破血渗，或射精逆向，留着管窍，瘀血败精，内阻窍道，气血阻滞而发本病。

（二）辨证思路

1. 从肾论治　缩阳从肾论治，可分肾阳虚与肾阴虚两型，临床以肾阳虚多见。张建明以敛阳丹合右归丸加减治肾阳虚者，王明辉以金匮肾气丸为主治疗该型，均取得较好效果。综合各家报道，常用的药物有：肉桂、小茴香、制附子、党参、当归、枸杞子、熟地、乌药等。

2. 从肝论治　肝主润宗筋，肝体阴而用阳，一旦肝阴不足，无阴则阳无以化，肝阳亦不足，不能发挥阳气的温煦功能，或湿热等邪阻滞宗筋均可导致阴器内缩，常用药物有龙胆草、白芍、当归、沉香、肉桂、小茴香。

3. 湿邪为患　湿为阴邪，易伤阳气，湿性趋下，易阻滞气机，气畅阳伸，今阳气内郁，阴器上缩。常用四逆散合用利湿药物治疗该型。

（三）治法探讨

王琦对本病的治疗大法主要有：①温肝缓急法，用于寒凝肝脉者。②温肾暖肝法，用于肾阳虚者。③温散降逆法，用于表寒较重的患者。④泻热缓急法，用于因热而阳缩者。⑤行气活血法，用于瘀血阻滞者。

（四）分型论治

王明辉将本病分两型论治。肝经寒滞型，宜暖肝煎加减；肾阳虚衰型宜金匮肾气丸加减。张建明分为四型施治。邪中厥阴，阴寒内盛用麻黄附子细辛汤合暖肝煎加减。命门火衰，血虚寒凝者用敛阳丹合右归丸加减。湿热内阻，宗筋涩滞用少腹逐瘀汤加减。湿热肝火，热盛劫阴，方用龙胆泻肝汤合大补阴丸加减。

（五）外治疗法

针灸治疗该病起效迅速，临床广为应用。傅先行选气海、关元、神阙（灸）、蠡沟（双），均施补法，并接通 G6805 治疗仪，采用连续波频率 200 次/秒，留针 30 分钟取针后，阴茎逐渐复原，巩固一次痊愈。随访两年未见复发。马胜治一患 20 年阳缩迁延不愈者，太冲、急脉针刺，急脉直刺，太冲斜向上刺，针至患处有酸、麻、胀感，留针 20 分钟，每 10 分钟捻转行针 1 次，每日 1 次，共针 22 次痊愈。

（六）评价及瞻望

本病既有散发的，亦有呈地域性流行的。一般发病多与受寒及心理、情志因素有关，经过适当的心理疏导及药物治疗均能治愈，少有严重后果，但有复发可能。目前西医对此病尚无深入研究，多认为是精神因素所致，并有明显的地域性发病特征及相关的文化、信仰根源，属于文化精神综合征的一种。中医认为"寒主收引"，本病的发生多与虚寒、实寒密切相关，采用中药、针灸等综合疗法共同调治，可大大提高临床疗效。由于本病临床少见，缺乏大样本的资料，诊断本病是以自觉症状为主，还是以体格检查为主，目前尚无统一的见解。组织一个大范围的普查，对本病发病原因的认识、诊断、治疗无疑是有益的。

第十二节 阴 汗

阴汗是指外生殖器及其周围长期汗多、潮湿、黏腻，汗味臊臭，局部冷而喜热，病情缠绵，可伴有阳痿的一种病证。多见于成年男性。

一、病因病机

《景岳全书》指出"汗证有阴阳，阳汗者热汗也，阴汗者冷汗也，人但知热能致汗而不知寒亦致汗，所谓寒者，非曰外寒，正以阳气内虚则寒生于中，而阴中无阳则阴无所主，而汗随气泄"。张璐认为肝郁化热导致脾经聚湿，湿热互结而流注下焦，以致阴部汗出。阳不固阴可致寒湿内生，肝经湿热或脾虚湿盛亦会致阴部汗出。常见的病因病机有如下几个方面。

1. 湿热蕴蒸　外感湿热，内伤七情或饮食失节，恣食肥甘厚味，损伤脾胃，湿浊内生，蕴久化热，湿热下注阴部；或淋病、梅毒感染，邪气未尽而留滞阴部；或外阴不洁，秽浊之物蕴久化热，浸渍肌腠，导致阴部湿热蕴蒸，熏蒸肌腠，津液外泄而汗出。

2. 阴湿伤阳　久处湿地，冒雨涉水，湿邪注于经络，循经流注阴部；或脾胃阳虚，湿浊内生，下注阴部；湿阻气机，损伤卫阳，导致腠理失固而阴部汗出潮湿。

3. 阴虚内热　劳伤太过，心阴暗耗，心肾不交，水亏火旺；或恣情纵欲，耗伤肾精；或热病及肾，肾阴被劫；或脏腑疾病相传，肾阴受损，以致阴虚阳亢，虚火内生，阴津被扰，不能自藏而作汗出。

4. 阳虚失固　恣情纵欲，房事过度；或少年手淫，淫丧太过，精气虚损，命门火衰；或年老体衰；或大病久病，肾气受损，肾失封藏固摄，津液外泄而为阴汗。

5. 肝胆郁热　若情志抑郁或暴怒伤肝，肝失疏泄郁久化热，或相火妄动，均可导致阴部气机不利，营卫失和，腠理开合失常而津液外泄为阴汗。

6. 气滞血瘀　跌打损伤阴部；或阴部病久入络，以致气滞血瘀，枢机不利，清阳失展，营卫不和，腠理开合失常而阴汗出。

二、临床诊断

（一）辨病诊断

1. 阴部长期汗出，汗味臊臭。
2. 多伴有阴囊湿冷、前阴萎弱，小便清长，腰膝酸软，畏寒肢冷，或胁肋隐痛，口中黏腻，渴不欲饮，小便短赤等。
3. 化验检查多无异常发现。

（二）辨证诊断

阴汗病变复杂，但又总与湿有关。其临床或腰膝酸软，畏寒肢冷；或五心烦热，潮热盗汗；或情志抑郁，目赤口苦等。

1. 湿热蕴蒸型　阴部汗出，热而黏腻，局部潮湿臊臭，肤色红或伴瘙痒、皮疹、遗精、口苦、尿黄或浊。舌苔黄腻，脉滑数。

辨证要点：阴部汗出黏腻臊臭，肤色红，口苦。舌苔黄腻，脉滑数。

2. 阴湿伤阳型　阴部汗出潮湿，入夜因阳气闭藏而加重，多伴肤冷，性欲减退，小腹冷痛，小便清长，苔白腻，脉濡缓。

辨证要点：阴部汗出潮湿，伴肤冷，性欲减退。苔白腻，脉濡缓。

3. 阴虚内热型　阴部汗出，热而黏腻，潮湿臊臭，伴五心烦热，梦遗，口干咽燥。舌红，少苔，脉细数。

辨证要点：阴部汗出黏腻而臊臭，伴五心烦热。舌红，少苔，脉细数。

4. 阳虚失固型　阴部潮湿，多伴性欲减退或遗精，腰膝冷痛，小便清长，五更泄泻。舌质淡。舌体胖大，脉沉迟。

辨证要点：阴部汗出而凉，可伴腰膝冷痛，阳痿遗精。舌质淡，体胖大，脉沉迟。

5. 肝胆郁热型　阴部潮湿而臊臭，伴小腹胀痛，或睾丸胀痛，梦遗，口苦口干。舌苔黄，脉弦数。

辨证要点：阴部潮湿而臊臭，伴小腹胀痛，口苦口干。舌苔黄，脉弦数。

6. 气滞血瘀型　阴部潮湿，肤色暗红，局部或刺痛。舌质紫黯，或有瘀斑瘀点，脉沉涩。

辨证要点：阴部潮湿，肤色暗红。舌质紫黯，脉沉涩。

三、鉴别诊断

1. 生理性汗出　在天气炎热饭后，酒后或长时间坐位后，因阴部为人身隐蔽处，通风较差，除阴部汗出外，多有全身性汗出。

2. 多汗证　该病多由精神紧张、情绪激动、恐怖、焦虑、愤怒所引起，或某些遗传性疾病所致。多见于掌、跖、前额、腋下、外阴等处，对称发生，其中以掌、跖多汗为常见，也可局限于阴部。

四、临床治疗

（一）提高临床疗效的基本要素

1. 审察病因　本病的发生虽总与湿有关，但有因肝经湿热下注者，有因脾虚湿盛者，有因阳虚不能化气行水者，有阴虚火扰迫津外泄者，临床当分清何种病因所致，才能更有针对性的治疗。

2. 把握病机　本病虽然临床分型较多，但因阴部的特殊部位，常处于蕴热状态，易蒸津为汗，酿成湿浊，汗出失于通风，则浸入肌腠，留而不去，酿生湿热。故阴汗在辨证的同时，宜适当注意利湿、化湿，以提高疗效。

3. 明辨病位　阴汗常涉及的脏腑有肝、肾、脾三脏。因嗜酒肥甘厚味者，病位常在脾；因郁怒伤肝而成者病位在肝；因恣情纵欲或年老体衰所致者，病位在肾。

（二）辨证治疗

1. 辨证施治

（1）湿热蕴蒸型

治法：清热利湿。

方药：萆薢分清饮加味。萆薢 30g、石菖蒲 15g、云苓 15g、白术 15g、莲子心 12g、丹参 30g、车前子（包）15g、黄柏 12g。瘙痒甚者加蛇床子、地肤子、苦参；皮疹明显者加白鲜皮、蛇床子、地肤子；湿热盛而不伤阴者可加服知柏地黄丸。

（2）阴湿伤阳型

治法：温运化湿。

方药：苓桂术甘汤加味。茯苓 15g、桂枝 6g、白术 30g、甘草 10g、吴茱萸 6g、紫苏 12g、石菖蒲 20g。

（3）阴虚内热型

治法：滋阴降火，益肾固液。

方药：知柏地黄汤加味。知母 20g、黄柏 12g、熟地 20g、山药 15g、山茱萸 10g、茯苓 15g、泽泻 12g、丹皮 12g、金樱子 12g、潼蒺藜 15g、煅龙骨 30g、煅牡蛎 30g。

（4）阳虚失固型

治法：益气壮阳，补肾涩固。

方药：金匮肾气丸加味。熟地 20g、山药 15g、山萸肉 15g、云苓 15g、泽泻 12g、丹皮 12g、制附子 6g、肉桂 6g、煅龙牡各 30g、党参 10g、白术 30g、五味子 15g。

（5）肝胆郁热型

治法：疏肝利胆，清热除湿。

方药：龙胆泻肝汤加味。龙胆草 6g、栀子 12g、柴胡 12g、生地 20g、车前子（包）15g、泽泻 12g、木通 6g、当归 15g、茵陈 30g。

（6）气滞血瘀型

治法：行气活血，佐以利湿。

方药：沉香散加味。沉香 5g、石韦 15g、滑石 30g、当归 15g、陈皮 15g、白芍 20g、冬葵子 15g、甘草 6g、王不留行 15g、黄芪 30g、党参 10g。

2. 外治疗法

（1）针刺治疗

1）取穴第一组关元、气海、会阴、阴陵泉、太溪；第二组命门、志室、三阴交、照海、公孙。上述两组穴位交替使用，每次针 1 组，每日针 1 次，留针 20 分钟，每针刺 6 天后休息 1 天。适用于肾虚不固、阴虚火旺及脾虚湿盛所致者。

2）肝俞、胆俞、阴陵泉、丰隆，针刺用泻法，每日 1 次，10 次为 1 个疗程。适用于肝胆郁热型。

（2）外洗外敷疗法

1）五倍子 30g，煎汤熏洗阴部，每日 1 次，每次 20 分钟。10 次为 1 个疗程。

2）取滑石粉、五倍子粉各适量，清水洗浴后擦敷。

3. 成药

（1）龙胆泻肝丸：每次 6g，每日 2 次，口服。适用于肝经湿热者。

（2）金匮肾气丸：每次 8 粒，每日 3 次，口服。适用于阳虚失固者。

（3）五子衍宗胶囊：每次 3 粒，每日 3 次，口服。适用于肾气不足者。

（4）血府逐瘀胶囊：每次 3 粒，每日 3 次，口服。适用于气滞血瘀者。

（5）知柏地黄丸：每次 8 粒，每日 3 次，口服。适用于阴虚火旺者。

（三）名医治疗特色

王久源认为阴汗临证要点有三：病隐秘，要发现；病汗液，要重心；病多因，要辨证。本病患病部位隐秘，诊断中多靠患者自我陈述，如患者采取克服、忍耐的态度，常导致病程迁延，甚至长年不愈，医者在临床上应见微止厄。"汗为心之液"在治疗本病中仍有一定的临床意义，阴汗为一长期的缓慢病理过程，汗出日久必定伤阴，损伤心之阳气。临床用药上，给予养心固汗之品如酸枣仁、柏子仁、五味子、生龙骨、生牡蛎等，能取到独特的疗效。局部辨汗要审查寒热虚实，四诊合参。虚证汗出常畏寒，实证汗出常烦热，湿热之汗出常黏腻，气味腥膻。临床证型以肾阳虚、肝经湿热为主，但亦可见肾气虚、肾阴虚、寒滞肝脉、气虚不固、水湿下布所致者。湿热蕴蒸者，贵在清利；阴湿伤阳者，温化为法；阴虚内热者，滋阴降火；阳虚失固者，温阳益气；肝胆郁热者，贵在疏利；气滞血瘀者，当行气活血；气虚失举，补中益气。

曾庆琪认为本病病因多，病情复杂，或虚或实，或虚实夹杂。临床诊治既要着眼于局部治疗，又要重视全身整体功能之调节，邪去阳复则汗自止。根据辨证论治的总原则，将阴汗分为湿热下注型、脾肾阳虚型、气滞血瘀型，进行分型论治。针对三种证型常用方剂分别为：龙胆泻肝汤加减、还少丹加减、血府逐瘀汤加减。此外，不能见汗止汗，临证要详辨汗出原因，以决定是否敛汗止汗。同时内治和外治相结合，配合使用局部外洗、扑粉。

（四）专方选介

固真汤加减方：柴胡 15g、升麻 15g、知母 15g、黄柏 20g、羌活 15g、泽泻 15g、龙胆草 6g、炙甘草 10g、麻黄根 15g。水煎服，每日 1 剂。加减法：小腹胀者加枳实 10g、青皮 10g；

情志不畅诱发者加香附 15g、木香 10g；寒滞肝脉者加吴茱萸 15g、姜黄 10g；寒邪较盛者加制附子 5g、桂枝 10g；湿邪较盛者加苍术 10g、白豆蔻 10g、佩兰 10g；气虚甚者加黄芪 30g、炒山药 30g、浮小麦 15g；阴虚者加北沙参 10g、麦门冬 10g、石斛 10g、玉竹 10g、熟地 30g；偏阳虚者加蛇床子 10g、吴茱萸 10g、鹿角霜 10g。治疗 60 例，痊愈 43 例，好转 12 例，复发 2 例，无效 3 例，总有效率 91.67%。

五、预后转归

经内服中药及外用药物，多数患者可在短时间内取效，部分患者治疗时间稍长，但其预后均良好。

六、预防调护

1. 忌食辛辣肥甘厚味之品。
2. 避免冒雨涉水久居湿地。
3. 调畅情志，避免郁怒伤肝。
4. 勤洗涤，内衣要透气性好，保持阴部清洁干燥。

第十一章　男子节育后并发症

第一节　术后出血和血肿

输精管结扎术由于技术不当或适应证选择不妥，在术后 24 小时内可引起局部出血和血肿，包括阴囊切口渗血，精索血肿或阴囊血肿，是输精管结扎术后常见的早期并发症之一。

本病当属中医"血疝"范畴。

一、病因病机

（一）现代医学研究

1. 流行病学　输精管结扎引起的出血和血肿，发病率很低。据国内统计，在 12.9 万输精管结扎术中，平均发病率为 0.53%；国外 25891 例输精管切断术中，平均发病率为 1.56%。统计资料表明云南的发病率为 0.04%，山西的发病率为 0.06%，四川的发病率为 0.53%，美国的发病率为 1.58%。

2. 病因病机

（1）阴囊壁出血：手术损伤阴囊皮肤与肉膜层的血管而未止血或止血不妥所引起出血。外出血可从切口不断渗出，并可向阴囊内蔓延而形成阴囊内血肿。

（2）精索血肿

1）阴囊切口小，将输精管提出切口外施行分离、切断、结扎时，狭小的阴囊切口使输精管呈嵌闭无血状态，当输精管断端复位后，血管的嵌闭现象消失，损伤的血管出血并积聚在精索鞘膜内形成精索血肿。

2）操作不熟练或不慎重，固定输精管不牢而反复滑脱，因而反复寻找，损伤血管而致精索血肿。

3）分离或切除输精管过长，以致损伤输精管滋养血管，术后引起输精管残端处渗血形成血肿。

4）手术者一味追求速度，术中未认真牵出精管两断端复验，以致损伤的输精管滋养血管未被发现，术后形成精索鞘膜内血肿。精索、鞘膜内出血量大时，血液由鞘内流入阴囊内的疏松结缔组织内，积聚后形成阴囊血肿。

（3）阴囊血肿：阴囊血肿形成可来自阴囊壁出血或精索鞘膜内出血，但常因施术者经验不足，使精索周围的蔓状静脉丛，睾丸动脉或输精管动脉等较大血管损伤所致，即使在术中这些受损的血管被结扎或电凝，但术后仍可出现继发性出血。另外术前未详问病史，受术者为出血素质，手术适应证选择不妥以及术后过早剧烈活动，均可导致阴囊血肿。

（二）中医学认识

中医学认为本病病因主要为手术不慎，术后劳伤及先天禀赋不足。主要病机为术损脉络，血溢脉外。瘀留不去，又可致新的出血。病理乃瘀血积聚阴囊。肝主藏血，脾主统血，肾为先天之本，肾藏精，精血互生。故本病与肝、脾、肾三脏密切相关。

二、临床诊断

（一）辨病诊断

1. 临床表现

（1）阴囊壁出血：出血轻者，切口处渗血，污染敷料，或出血沿肉膜层蔓延使阴囊皮肤早期呈紫红色，晚期为青紫色，出血重者，多为严重的肉膜层出血，外出血可不断从切口渗出。

（2）精索血肿：精索鞘膜内出血量少时，仅在输精管断端处积聚成小血肿，患者感到局部酸胀不适，并触及肿块。精索鞘膜内出血量大时，血液由鞘内流入阴囊内的疏松结缔组织内，积聚后形成阴囊大血肿，阴囊肿大呈暗红色，引起胀痛与牵扯下腹部不适。

（3）阴囊血肿：巨大的阴囊血肿可伴出血性休克，继发感染及睾丸受压萎缩等严重并发症。

2. 现代仪器诊断　如凝血机制不良，实验室检查可见凝血时间延长。B型超声检查有助诊断。

（二）辨证诊断

本病多由手术损伤引起，病位在外肾而与肝、脾、肾相关，病理因素以瘀血为主，据临床表现以分期辨证为佳，早期为出血期，中期为血止期血肿初成，晚期为血肿机化期。

1. 早期　阴囊皮肤渗血，肿胀，逐渐增大，肤色紫暗，自觉重坠痛，痛及小腹，行走不便，会阴不适，伴心烦低热。舌质淡，苔黄，脉沉涩。

辨证要点：阴囊渗血肿胀，肤色紫暗，自觉重坠胀痛。舌淡，脉沉涩。

2. 中期　阴囊肿胀，色紫暗，自觉重坠刺痛，痛及少腹两股，或阴囊灼热疼痛，囊内有肿块初成，质软。可伴大便秘结，小便黄赤。舌红，有瘀点瘀斑，脉沉涩有力。

辨证要点：阴囊肿胀，自觉重坠刺痛，痛及少腹两股，囊内有肿块初成，质软、舌红、有瘀点瘀斑，脉沉涩。

3. 晚期　阴囊肿胀消失，皮色紫褐，间断性刺痛，囊内肿块质硬，触痛不明显，阴囊皮肤变厚或干燥脱屑，精索增粗变硬。舌质黯，有瘀点瘀斑，少苔或无苔，脉弦涩。

辨证要点：阴囊肿胀消失，偶有刺痛，囊内肿块质硬，触痛不明显。舌质黯，有瘀点瘀斑，脉弦涩。

三、鉴别诊断

1. 睾丸鞘膜积液　睾丸鞘膜积液与输精管结扎术后均有阴囊肿大，囊内容物柔软而有波动感。但睾丸鞘膜积液，疼痛不明显，透光试验阳性，穿刺物亦非血性。B超可资鉴别。

2. 精索鞘膜积液　精索鞘膜积液亦可引起阴囊肿大，但精索鞘膜积液无疼痛更无输精管结扎术，透光试验阳性，穿刺物及 B 超有助于鉴别。

3. 阴囊象皮肿　阴囊象皮肿以阴囊肿大如斗，皮色光亮，阴囊壁肥厚硬如象皮，而输精管结扎术后虽有阴囊壁变厚，阴囊肿大，但有手术史，症状亦不如阴囊象皮肿明显，病原学检查，阴囊象皮肿可于血液或病变淋巴组织中找到微丝幼虫或成虫，本病则无。

四、临床治疗

（一）提高临床疗效的基本要素

1. 抓住特征分期论治　据该病发展变化规律及临床特征，当以分期论治为要。早期出血未止，瘀血不去，治疗时在止血同时，不忘祛瘀。中期出血止，瘀血积滞较多，治疗当以活血化瘀为主。晚期瘀血凝聚肿块机化，治当化瘀软坚消肿。

2. 中西合参内外并用　该病的病机特点为瘀血阻滞，治疗当以活血祛瘀为原则，在化瘀基础上佐以止血和软坚散结之法。对于出血严重者，为预防休克还应输血补液。有些血肿还应手术切开引流，总之治疗上当中西互补，内外兼治，万不可偏执一端。

3. 预防为主及时治疗　本病如果手术操作规范，可避免发生，一旦发现有出血倾向，24 小时内紧急处理，可防止血肿进一步形成。避免出血性休克的发生。

（二）辨病治疗

1. 药物治疗

（1）止血

1）醋甘氨酸乙二胺：200mg，每日 1~2 次，肌内注射。

2）血凝酶：150mg，每日 1 次，肌内注射。

3）速血凝针 2ml，每日 1 次，肌内注射或皮下注射。

（2）抗感染

1）青霉素针：800 万单位加入生理盐水，每日一次静脉点滴，7~15 天为 1 个疗程。

2）头孢曲松钠针：2.0g 加入生理盐水每日一次静脉点滴，7~15 天为 1 个疗程。

（3）促进血块吸收：α-糜蛋白酶 5mg，肌内注射，每日一次，5 天后用 α-糜蛋白酶 10mg 加 1%普鲁卡因 6ml，进行血肿周围封闭注射，以后每周 1 次。

2. 手术治疗

（1）加压包扎止血：阴囊切口处渗血或血肿小者，可行加压包扎止血，同时当密切观察是否继续出血。

（2）手术止血：若阴囊切口有活动性出血，将切口做一针平行褥式缝合即可止血，若阴囊血肿出血多，发展迅速，应在输液、输血的同时施行手术，切开引流，消除积血。

（3）穿刺抽血，注射药物：单纯精索鞘膜内血肿一般不会发展较大，多能在保守疗法下停止发展。阴囊血肿较小，就诊时已超过 72 小时，估计出血已停止，保守疗法，亦能控制病情进展，具体方法为：出血停止，应用抗生素，预防感染，用穿刺针，穿刺抽出积血，并向血肿内注入玻璃酸酶 1500U，促使积血进一步吸收。

3. 仪器治疗　TDP 局部照射、距离适中，每次 30 分钟，1 日 2 次，7~10 天为 1 个疗程可加快积血吸收，其他如激光、超声波等治疗仪，也可在医生指导下应用。

（三）辨证治疗

1. 辨证施治

（1）早期（出血期）

治法：活血止血、消肿止痛。

方药：十灰散加减。大小蓟各 15g、侧柏叶 12g、茜草根 6g、棕榈炭 12g、大黄 6g、丹皮 10g、白茅根 15g、栀子 9g、花蕊石 30g、牛膝 15g、元胡 20g、川楝子 12g、败酱草 15g、三七 3g（另冲）、仙鹤草 30g。

（2）中期（血止期）

治法：活血化瘀。

方药：桃红四物汤加味。桃仁 10g，红花 20g，当归 20g，生地 15g，赤芍 15g，川芎 12g，大黄 6g，水蛭 5g，蒲公英 20g，土茯苓 15g，生、炒蒲黄各 10g，血竭 3g（另冲）。

（3）晚期（肿块机化期）

治法：活血化瘀，软坚散结。

方药：复元活血汤加味。当归 20g，丹参 30g，红花 15g，桃仁 9g，制乳香、制没药各 6g，大黄 10g，穿山甲 10g，柴胡 15g，牡蛎 25g，夏枯草 12g，王不留行 12g。

2. 外治疗法

（1）针灸疗法：大敦、太白、三阴交、血海、足三里、关元。每次取 3~4 穴，以补法为主留针 20 分钟中间行针 1 次。出血 1 日后，用艾卷温和灸或灸出血部位，有疏经通络、活血化瘀之功。

（2）外敷疗法

1）马鞭草、仙鹤草、生大黄、三七、丹皮、茜草根、赤芍鲜品捣烂或干品研末，适量加冷开水或陈醋调敷患处。适用于血肿早、中期。

2）用凡士林与金黄散以 8:2 比例调成膏外敷。用于伴有继发感染的血肿。

3）消肿止痛散，适量，调蜂蜜为膏外敷。

4）云南白药或七厘散，以冷开水或陈醋调敷患处。

3. 成药及单验方

（1）成药

1）三七片：每次 4 片，每日 3 次，口服。

2）跌打丸：每次 6g，每日 3 次，口服。

3）血府逐瘀胶囊：每次 3 粒，每日 3 次，口服。

4）独一味胶囊：每次 4 粒，每日 3 次，口服。

（2）单验方

1）积雪草、红花、生半夏、骨碎补、生甘草、葱须。加水 500ml 煎沸后，加醋 30ml 再煎沸，熏洗患处，每日 3~4 次，每次 10~15 分钟。适用于晚期血肿机化者。

2）消炎散，适量，调水外敷。用于预防感染，或伴有感染的血肿。

3）云南白药，重者先服保险子 1 粒，以后每服 0.5~1g，每日 2~3 次，冷开水调服。

（四）名医治疗特色

王琦认为本病的病因乃手术损伤，病位在外肾而与肝相关，病性为实，瘀久可从热化或聚而成。其病机特点为瘀血阻滞，所以在治疗原则上以活血化瘀为主。根据病情发展，在化瘀的基础上佐以止血和软坚之法。

廖辉林认为本病为离经之血聚积而成，瘀血形成必导致气滞，从而形成血瘀–气滞–血瘀的恶性循环，因此在治疗上主张以行气活血，化瘀消肿为法。

五、预后转归

本病若出血量少、血肿较小时，可在短期内治愈。若出血较多，血肿较大治疗不及时或误治，导致血肿机化，可致病程延长，给治疗带来困难。若出血量很多，不及时治疗，则会导致失血性休克，危及生命。

六、预防调护

（一）预防

1. 严格掌握手术适应证认真询问有无出血病史，如有时应进一步做凝血时间、血小板计数、凝血酶原时间等检查，如有异常则不应手术。仔细检查外生殖器，如有腹股沟疝，精索静脉曲张，睾丸鞘膜积液等疾病，应在行输精管结扎术的同时，治疗上述疾病。

2. 施术者术前应亲自认真检查受术者的外生殖器，对输精管的情况要做到心中有数，如有无粘连、畸形、粗细等。特别是在"大量突击"形式下手术时，应分批检查，分批手术。例行术前检查大有益处，以防术中遇到困难，处于被动。

3. 出血和血肿与手术操作有关，施术者必须经过计划生育技术的培训考核，合格者方能从事该项手术。对固定输精管的基本功必须熟练，如输精管固定不牢，反复滑脱，反复提管，很容易造成精索组织损伤而出血。

4. 手术切口当避开阴囊壁上的血管，如已切断血管，可用 0 号丝线结扎。阴囊壁至输精管外的各层组织的切口长度，不应小于输精管直径的 2 倍，以免因切口过小提出输精管时血管嵌闭而未发现损伤性出血。

5. 结扎输精管两断端时不可过松或过紧。输精管动脉或滋养支有断裂时应单独结扎，不可与输精管断端同时结扎。应保留两断端的结扎线使其随输精管在阴囊内复位，术终时牵引结扎线复验有无出血，以后再将丝线剪断。

6. 术后必须留院观察 1 小时以上，此时如有急性出血，多可被发现。对手术时遇到的困难或有出血预兆者，应延长观察时间。受术者离院时应嘱其注意切口渗血污染敷料或阴囊内胀痛肿大，有异常情况应及时复诊。术后 7 天禁止重体力劳动、骑车、过性生活，以免阴囊部摩擦或牵扯而造成出血。

（二）调护

1. 血肿早期严禁热敷按摩。

2. 卧床休息，用阴囊托压迫抬高阴囊，继续出血者可予局部冷敷，血止 72 小时后可予局部热敷。

3. 局部注意卫生，防止感染，出血量多，血肿较多，应严密观察，防止休克。

4. 注意营养，饮食以清淡为宜，忌烟、酒、辛辣刺激食物等。

5. 血肿早、中期严禁过性生活。

七、专方选介

1. **姜黄九物汤**　姜黄 30g、白花蛇舌草 30g、大青叶 30g、当归 20g、金银花 20g、鸡血藤 15g、生黄芪 15g、蚤休 10g、元胡 10g。每日 1 剂，水煎服。6 天为 1 个疗程，用于湿热夹瘀型阴囊血肿。治疗期间忌辛辣食物、房事。共治 48 例，结果 15 天至 1 个月内临床自觉症状消失者 46 例，好转 2 例。

2. **活血化瘀汤**　当归尾 15g、生地 15g、赤芍 10g、桃仁 10g、泽兰 10g、丹皮 10g、白芷 10g、红花 6g、田三七 6g、川芎 5g、甘草 5g。每日一剂，水煎服。共治 33 例，治愈 30 例，好转 2 例。

3. **活血消肿汤**　黄芪、泽兰、全当归各 24g，党参 15g，制乳香、没药各 18g，丹参、毛冬青各 30g，蒲黄、茜草各 12g，五灵脂 10g，橘核、全虫、鹿角胶各 9g，生甘草 10g，三七粉 3g。治疗 12 例，结果痊愈 10 例，好转 2 例。

第二节　术　后　感　染

感染是输精管结扎术后早期并发症，多发生在阴囊切口、阴囊内精索、附睾、睾丸，前列腺术后等邻近输精管的组织和器官。急性感染多发生于术后 2～3 天，以局部红、肿、热痛为特征。慢性感染多发生于术后数周或数月内，疾病呈慢性过程。

中医文献无本病记载。据临床表现当属"囊痈""子痈"范畴。

一、病因病机

（一）现代医学研究

1. **受术者因素**　医务人员未嘱咐受术者在术前认真清洗外生殖器，未剃除阴毛或剃除不彻底；个别受术者患有阴囊皮肤病或化脓性感染、糖尿病、血液病以及免疫功能低下等，从而导致术后感染。

2. **施术者因素**　施术者缺乏无菌观念，如手术区消毒不彻底，特别是忽视会阴部的消毒；手术者不涮手、泡手而直接戴无菌手套施术，手套有破口亦不介意；操作不熟练，因反复提管而捻搓阴囊皮肤使污垢进入手术野，术后引起感染；外科操作基本功差，组织损伤多、渗血多，用较粗的丝线大块结扎，均易诱发感染。

3. **手术室无菌环境与器械敷料灭菌因素**　如手术室未做到定期清扫消毒，成批开展节育时出入手术室人员太多，不遵守无菌操作规则，采用药液浸泡器械消毒不正规，达不到抗菌目的，阴囊敷盖的纱布块过小，易脱落，亦未向受术者交待脱落后应及时更换，而致感染。

（二）中医学认识

1. 术后血流瘀滞，郁而化热，热盛肉腐，形成痈肿而发本病。

2. 术后体虚，经脉之气未调，热毒之邪乘虚入侵阴囊肌肤而发病。

3. 过食肥甘，脾胃受损，湿热火毒内生，或情志郁结，内生湿热，湿热毒邪，流聚膀胱，行于肝肾，结于肾子，而发本病。

4. 外感寒湿之邪，袭于肌表，郁而化热，流结于膀胱，结于肾子而发病。

5. 房事不洁，外染浊毒，浊毒郁滞化火成脓，脓腐肉溃，而致本病。

二、临床诊断

（一）辨病诊断

1. 临床表现

（1）阴囊切口感染：局部红肿、疼痛及化脓，有时与输精管结扎部位的感染并存，可触到精索增粗及触痛。精索鞘膜内感染化脓后亦可向皮肤切口处溃破。

（2）急性精索炎：多发生于术后 2 天至 2 周内。主要表现为输精管结扎部位与精索有明显触痛及增粗，呈急性炎症征象，严重时可有寒战发热等全身症状，后期炎症局限可形成小的脓肿或痛性结节。

（3）附睾炎：附睾、精索疼痛、附睾肿大及触痛，严重时可伴有症状性鞘膜积液。

（4）前列腺炎并精囊腺炎：患急性前列腺炎并精囊炎时，患者可感到耻骨上、腰骶部及会阴部疼痛坠胀不适，并有程度不同的尿路刺激症状。肛诊检查可知前列腺肿大，压痛明显，如有波动感说明有脓肿形成。然后向上方及两侧触诊可触及精囊并有触痛。值得提出的是目前行输精管结扎术，均已放弃应用药物或生理盐水做阴囊灌注，因此不存在因药物刺激或传入细菌而引起急性前列腺炎，精囊炎的可能。输精管结扎术后发生急性前列腺炎，多数是术前有潜在感染，术后急性发作，与手术操作无关。术后发现的慢性前列腺炎，多因术前未发现，亦与结扎术无关。

2. 现代仪器诊断　急性感染严重者，血常规检查可见白细胞总数增多，中性粒细胞增多尤为明显；血沉速度轻度加快；伤口分泌物镜检可见脓细胞，如将分泌物做细菌培养则可确定细菌的种类。

（二）辨证诊断

1. 急性术后感染

（1）早期：阴囊红肿热痛，按之灼热，压痛明显，伴高热，口渴，喜冷饮，便秘溲黄或身热，烦躁，口苦，渴不欲饮，小便黄，大便不爽。舌红，苔黄或黄腻，脉弦数有力或滑数。

辨证要点：阴囊红肿热痛，高热饮冷，便结溲热。舌红，苔黄，脉弦数。

（2）中期：阴囊红肿热疼痛，脓成时按之有波动感，自觉脓肿处跳动疼痛，切口处有脓液渗出。伴高热、恶寒。舌红，苔黄，脉数有力。

辨证要点：阴囊红肿热痛，脓成时有波动感自觉跳动，切口处可见脓溢出，伴高热、恶寒。舌红，苔黄，脉数有力。

（3）晚期：阴囊脓肿，溃破流脓，热退身凉，脓液清稀，肿痛减轻，病程迁延不愈，伴神疲乏力，纳差。舌淡少苔，脉细数。

辨证要点：阴囊脓肿，溃破流脓，脓液清稀伴乏力纳差。舌红，少苔脉细数。

2. 慢性术后感染　多在术后数周或数月发生，患者自觉会阴部、肛门、小腹、坠胀疼痛，并向股两侧放射。尿频、尿急、尿痛，可见血尿，舌红、苔黄、脉数。

辨证要点：慢性起病，自觉会阴、小腹胀痛，伴尿道刺激症状。舌红，苔黄脉数。

三、鉴别诊断

1. 附睾郁积　附睾郁积与术后感染引起的附睾炎的区别，重点在于附睾郁积症在术后3个月以上发病，术前无感染病灶，常在劳累与性生活后发生，附睾均匀肿大，表面光滑，触痛不明显。

2. 嵌顿性斜疝　嵌顿性斜疝者的疝块嵌闭于阴囊，不能回纳腹腔，亦可发生阴囊部疼痛肿胀，但嵌顿性斜疝无输精管结扎史。

3. 精索炎、附睾炎、睾丸炎　术后感染引起的炎症与精索炎、附睾炎、睾丸炎在临床表现与体征无特异差别，但前者有输精管结扎史，而后者无。

四、临床治疗

（一）提高临床疗效的基本要素

1. 辨虚实寒热　本病初起憎寒壮热，邪正交争激烈，正气未衰，尚能抗邪，病属实证。治疗后寒热减轻，为邪退正盛病势减轻之佳兆，若高热不退乃正不胜邪，毒热炽盛，渐呈酿脓成痈之势，证属虚证，如寒热去，为毒热已去，如身热仍存，则为余毒未尽之征。

2. 辨脓之性质　脓液稠厚、表明气血充盛，脓液稀薄说明正气不足，脓液由稠变为稀薄，为气血损伤，伤口一时难愈；脓液由稀薄转为稠厚，为气血渐复，疮口有望愈合。

3. 辨湿热与热毒之偏盛　发热、身热不扬、口苦、渴不欲饮，苔黄腻，脉滑数者，为湿热偏盛；高热，口渴饮冷，舌红，苔黄燥，脉数有力者，为热毒偏盛。

（二）辨病治疗

1. 药物治疗

（1）青霉素针，800万单位加生理盐水250ml中，静脉点滴。每日1次，15天为1个疗程，用于化脓性球菌感染。

（2）氧氟沙星注射液，100ml，每日1次，静脉点滴，用于前列腺炎、附睾炎、精索炎等。

2. 仪器治疗　红外线、超短波或二氧化碳激光照射，每次15～20分钟，每日1次可改善血液循环，促进炎症消退。

3. 手术治疗　急性术后感染，药物治疗效果不理想，而且病情不断加重，应尽早手术，扩创引流，留置橡皮条引流。

（三）辨证治疗

1. 辨证施治

（1）急性术后感染

1）早期

治法：清热泻火解毒。

方药：黄连解毒汤加味。黄连 10g、黄柏 10g、黄芩 12g、栀子 9g、金银花 20g、蒲公英 15g、赤芍 15g、大黄 6g。

2）中期

治法：清解热毒，消肿排脓。

方药：仙方活命饮加味。金银花 20g、防风 6g、白芷 9g、当归 20g、赤芍 15g、乳香 6g、没药 6g、穿山甲 10g、皂刺 9g、贝母 15g、天花粉 15g、陈皮 10g、生甘草 3g。

3）晚期

治法：益气养血，活血化瘀。

方药：补中益气汤加减。黄芪 30g、当归 20g、陈皮 10g、党参 20g、柴胡 15g、升麻 12g、生地 15g、赤芍 15g、川芎 20g、桃仁 10g、红花 20g。

（2）慢性术后感染

治法：清热化瘀，软坚散结。

方药：解毒散瘀汤加减。金银花 20g、蒲公英 15g、紫花地丁 15g、土茯苓 15g、红藤 12g、赤芍 15g、乳香 6g、没药 6g、皂刺 9g、元胡 20g。

2. 外治疗法

（1）针灸疗法

1）体针：取大敦、行间、三阴交、曲骨、合谷，用泻法。曲骨、三阴交配艾卷温和灸。感染初期每日 1~2 次。炎症反复发作，加灸足三里、关元以补气活血。

2）耳针：肾上腺、神门、外生殖器、睾丸。贴王不留行籽或油菜籽 5~7 天，每天按压 3~4 次，每次每穴 3~4 分钟，具散结止痛之功。

（2）外敷疗法

1）金黄散凉开水调敷。

2）苍术 15g，黄柏 15g，白鲜皮 15g，苦参 30g，土茯苓 30g，每日 1 剂，水煎外洗，药渣待温热敷。

3）消肿止痛散，蜜调外敷。

3. 成药及单验方

（1）成药

1）龙胆泻肝丸：每次 6g，每日 2 次，口服。

2）三七片：每次 4 片，每日 3 次，口服。

3）独一味胶囊：每次 4 粒，每日 3 次，口服。

（2）单验方

1）生薏苡仁 60g、败酱草 30g。每日 1 剂，水煎服。

2）黄芩 10g、黄柏 10g、栀子 10g、金银花 10g、龙胆草 9g、橘核 12g、荔枝核 9g、红花 6g、甘草 3g。每日 1 剂，水煎服。用于慢性术后感染。

3）黄芪 30g、当归 20g、党参 20g、大黄 10g、丹参 30g、鱼腥草 20g、蒲黄 12g、茜草 10g、生甘草 6g。每日 1 剂，水煎服。用于急性术后感染。

五、预后转归

急性术后感染，若能及早正确施治，即可控制病情，很易治愈。若早期失治误治，脓已形成，继而溃破收口，往往病情缠绵，影响正常生活。

六、预防调护

（一）预防

1. 术前应全面仔细检查，严格掌握手术指征，如有阴囊皮肤或生殖道潜在感染者，禁忌手术，应先做治疗，治愈后再手术。

2. 术前应剃去阴毛，认真用清水及肥皂清洗阴茎、阴囊皮肤，对于预防术后感染很有必要。

3. 严格对手术器械、物品、敷料进行灭菌和消毒，不管采用哪种方法消毒，都应按消毒规则认真执行。

4. 手术区皮肤消毒应彻底，注意阴囊部勿遗漏，因为此处的污垢易污染手套，造成感染。消毒时勿贪快，否则即使是有效的消毒剂，也发挥不了消毒的作用。

5. 术中操作要仔细，轻巧，避免过多损伤组织，彻底止血，防止小血肿发生。

6. 术后阴囊切口处敷料勿过小，粘贴的胶布应牢固，应嘱受术者注意保护创口，1 周内禁止洗澡和性交。

（二）调护

1. 保持阴部卫生，勤换内衣内裤。

2. 急性术后感染，应卧床休息，用布带或阴囊托将阴囊托起。

3. 忌烟、酒、辛辣刺激食物，宜清淡且富含营养食物。

4. 急性术后感染，禁止过性生活，慢性术后感染，应房事有节。

第三节　痛　性　结　节

输精管结扎术后 3 个月以上，受术者自觉手术部位疼痛，检查结扎部位结节较大（直径常在 0.5cm 以上），且有触痛者，称为痛性结节。

据本病的临床特征，可归为中医"疝病"范畴。

一、病因病机

（一）现代医学研究

1. 流行病学　Kwar（1973 年）报道，在美国痛性结节被认为是发生率最高的一种并发症，发病率为 4.9%~10%，在我国本病的发病率未有统一结论，云南的资料为 0.46%，山东统计为 0.41%~1%，有的资料则为 0.47%。1978 年四川、山东等几省的会议总结资料，调查 177559 例输精管结扎，痛性结节发病率为 0.47%。

2. 病因病机

（1）结节

1）分离输精管时创伤大，致术后输精管与周围组织粘连，或误将周围组织与输精管一并结扎。术后移位粘连形成瘢痕，继而形成粘连性结节。

2）结扎线过粗（如使用 1 号或 4 号丝线）、过多、线结过大，引起异物反应，刺激局部形成异物性肉芽肿性结节。

3）结扎残端有血肿，血肿机化后与周围组织粘连形成结节。

4）输精管残端感染，结扎处有小的脓肿或炎性坏死组织，刺激局部组织增生，形成炎症性肉芽肿性结节。

5）精液由结扎残端溢出，形成精液肉芽肿性结节，精液溢出可能是由于结扎线过细，结扎过紧，切裂输精管，或术时输精管闭塞不全，或输精管受到完全或不完全损伤，或结扎过松，结扎线滑脱，结扎残端闭锁不严，或输精管结扎处感染，组织溃疡、坏死，或输精管内精液积蓄过多，或某种原因致输精管蠕动增强输精管内压力过高，导致输精管破裂。

6）输精管分离不彻底，将部分精索神经纤维一并结扎，或大块结扎损伤精索神经纤维，形成瘤样结节。

（2）疼痛

1）结扎输精管的同时，直接结扎精索神经纤维所致疼痛。

2）结节与神经纤维粘连，刺激神经末梢，压迫神经纤维，引起疼痛。

（二）中医学认识

1. 术伤经脉，气机不利，复感寒湿，寒湿凝滞，结于阴囊而成，或感受湿热之邪，瘀阻血脉，久聚而成结节。

2. 术前紧张，术后缺乏疏导，情志不调，肝郁气滞，厥阴经脉疏泄不利，阴囊气血不畅，凝聚成积。

3. 术后败精瘀阻或瘀血不散，或异物阻塞，败精，瘀血、异物积聚阴囊，致外肾经气不畅而发本病。

二、临床诊断

（一）辨病诊断

本病以结节有无疼痛为诊断依据，不以结节大小为诊断标准，临床表现以术区结节疼痛为中心，并放射到腹股沟、下肢、下腹部及腰部。疼痛剧烈者可波及整个阴囊及精索部位。疼痛可为持续性，也可间断发生，多在劳动或过性生活时加重或发作，多数为单侧疼痛，但也有双侧均痛者。可伴精神抑郁，苦闷紧张，心悸失眠，性欲低下，阴茎不能勃起等症状。检查术区，可于单侧或双侧触及大小不等的硬性结节，触痛明显。

（二）辨证诊断

1. 肝郁气滞型　结节坠胀疼痛，并放射至会阴和少腹，伴精神苦闷抑郁，或烦躁易怒，胁肋胀痛或胸胁满闷，体倦纳差，善叹息，病情每因情志变化而变化。舌淡，苔薄，脉弦。

辨证要点：结节胀痛，放射至会阴和小腹，伴胁胀痛，病情随情志而变化。舌淡，苔薄，脉弦。

2. 瘀血阻络型　结节坚硬，疼痛明显如针刺，可向小腹、两股、腰骶放射，触之痛剧，入夜加重。舌紫黯，苔薄，脉沉涩。

辨证要点：结节坚硬，痛如针刺，入夜加重。舌紫黯，苔薄，脉沉涩。

3. 湿热下注型　结节阵发性疼痛，阴囊重坠胀痛，或见阴囊局部灼热发红，伴身热不扬，胸胁满闷。舌红，有瘀点，苔黄腻，脉弦滑或濡数。

辨证要点：结节阵发性疼痛，伴身热不扬，胁痛胸闷，口苦，渴不欲饮。舌红，有瘀点，苔黄腻，脉濡数。

4. 寒湿凝滞型　结节疼痛时作，阴囊重坠紧缩，结节疼剧，痛引少腹、两股、腰脊，受寒加重，得热则减，会阴阴冷潮湿，伴形寒肢冷。舌淡，苔白滑，脉沉迟。

辨证要点：阴囊重坠紧缩，结节疼剧，受寒加重，得热则减。舌淡，苔白滑，脉沉迟。

5. 肝肾阴亏型　结节间断性胀痛，绵绵不休，结节不甚坚硬，触痛不明显，伴腰膝酸软，头晕耳鸣，目眩，心悸失眠，心烦易怒。舌红，少苔，脉细数。

辨证要点：结节胀痛，绵绵不休，伴腰膝酸软，头晕目眩。舌红，少苔，脉细数。

三、鉴别诊断

1. 附睾结核　二者的相同点是阴囊内有硬结，疼痛，不同点是附睾结核常有肺结核和肾结核病史，多伴输精管结核，附睾增大，质地变硬，或见输精管呈串珠状结节样改变，疼痛较轻，压痛不甚明显，可伴潮热盗汗乏力，消瘦等全身症状，实验室检查可发现结核杆菌。而本病有输精管结扎术史，术区结节触痛明显并伴放射痛为特点。

2. 附睾炎　二者均有阴囊内疼痛并放射至腹股沟、会阴部及腰骶部，局部硬结触痛明显等共同点。本病有输精管结扎史，结节位于输精管结扎处，阴囊皮肤无异常变化，实验室检查无异常；而附睾炎无手术史，结节乃附睾肿大变硬，急性者可伴恶寒发热，阴囊皮肤红肿等症状。

3. 阴囊血肿　阴囊内血肿与本病均可因输精管结扎引起，其肿块均可发生在手术区，都有明显疼痛，但血肿多在术后24小时内发生，发展迅速，逐渐增大，局部坠胀，肿块质地较软；本病多在术后3个月左右发生，发展较慢，肿块质地坚硬且压痛敏感。输精管结扎术后血肿治疗不及时或治疗不彻底可转化为痛性结节。

4. 睾丸肿瘤　睾丸肿瘤早期表现为无痛性逐渐增大的睾丸肿块，有重坠沉重感。随病情发展，患侧睾丸失去弹性而质地坚硬，表面凹凸不平，透光试验阴性，肿瘤转移时可伴相应症状，结合病史及实验室诊断，二者可鉴别。

5. 丝虫病　二者均有阴囊内硬结、结节压痛的特点，但丝虫病的病史、特点与本病不同。丝虫病有在丝虫病流行区域的生活史，或有其他感染丝虫病的机会。阴囊肿大如斗，阴囊壁增厚硬如象皮，血中或局部组织淋巴液中可查到丝虫。

四、临床治疗

（一）提高临床疗效的基本要素

1. 把握特征明确诊断　本病以结节有无疼痛为诊断依据，不以结节大小为诊断标准，结扎部位有压痛，不论结节大小都可定为痛性结节。结节较大，自觉疼痛不明显，局部压痛不明显者，不能诊断为痛性结节。

2. 中西互补各扬其长　本病基本病理变化是寒湿热痹阻，败精异物瘀血久积不散，聚积成结，治以化瘀散结止痛为原则，但是对多种治疗无效之结节，我们还应主张手术切除不可拘泥于一方一法。从临床实践来看，对本病的治疗若能中西药联用，内外合治，可提高疗效。

3. 精神调摄重视心理　患者往往在术前精神紧张，思想负担重，术后痛性结节一般疼痛较常人为重，其疼痛随情绪变化而变化，多伴烦躁失眠，性欲减退，性功能障碍等。应针对患者存在的心理障碍进行疏导解释，以解除患者的恐惧心理，这样不仅可以消除精神症状，同时也可提高其疗效。

（二）辨病治疗

1. 药物治疗

（1）庆大霉素 4 万单位或卡那霉素 0.25g，加入醋酸泼尼松龙 12.5mg 和 1% 普鲁卡因 3ml，亦可加入糜蛋白酶 5mg。将上述混合药液注射在结节周围。采取局部浸润注射法，切忌注入结节内，因可引起剧烈疼痛，同时导致炎症扩散，结节增大。每周注射 1 次，可注射 3~5 次，有效时即停止注射，急性发作时再注射治疗。

（2）青霉素针以 800 万单位加入 250ml 生理盐水中静脉点滴，每日 1 次，15 天为 1 个疗程。

（3）吲哚美辛片，每次 25mg，每日 2 次，口服。

2. 仪器治疗

（1）音频治疗，每日 1 次，每次 20 分钟。

（2）超声波治疗，每日 1 次，每次 15~20 分钟。

（3）氦氖激光局部照射，每日 1 次，每次 3~5 分钟。15 天为 1 个疗程，可连用两疗程。

3. 手术治疗　术前 2 日应用抗生素，局麻下手术，并做同侧精索封闭。采用注射针头固定输精管法将结节固定在阴囊皮下表浅部位，切开皮肤、肉膜，提睾筋膜，鞘膜直达结节表面，用 1 号丝线在结节上缝合一针作为牵引，撤出注射针头，牵引丝线，沿结节周围分离，避免损伤结节附近的精索主要血管。待结节从精索鞘膜内分离后，在结节两端输精管上用 0 号丝线分别结扎，然后将结节切除。输精管两残端用苯酚烧灼，切口应缝合。切除的结节标本做病理检查。

（三）辨证治疗

1. 辨证施治

（1）肝郁气滞型

治法：疏肝理气，化瘀散结止痛。

方药：柴胡疏肝散加味。柴胡 12g、枳壳 20g、香附 12g、赤芍 15g、川芎 10g、穿山甲 10g、元胡 15g、橘核 12g、沉香 6g、陈皮 6g、白术 15g、甘草 3g。

（2）瘀血阻络型

治法：活血化瘀，行气止痛散结。

方药：复元活血汤加减。当归 20g、红花 10g、赤芍 15g、桃仁 6g、水蛭 3g、穿山甲 10g、三棱 15g、莪术 15g、大黄 10g、花粉 15g、柴胡 12g、元胡 15g、甘草 3g。

（3）湿热下注型

治法：清热利湿，化瘀散结止痛。

方药：龙胆泻肝汤加味。龙胆草 6g、栀子 10g、黄芩 10g、泽泻 15g、木通 6g、车前子（包）20g、柴胡 12g、元胡 15g、郁金 10g、穿山甲 10g、乳香 6g、没药 6g、夏枯草 12g、生地 12g、当归 20g、甘草 6g。

（4）寒湿凝滞型

治法：散寒除湿，化瘀散结止痛。

方药：暖肝煎加味。小茴香 10g、橘核 12g、乌药 3g、沉香 6g、茯苓 15g、薏苡仁 20g、肉桂 6g、吴茱萸 3g、干姜 6g、枸杞子 15g、当归 20g、穿山甲 10g、水蛭 6g、乳香 6g、没药 6g。

（5）肝肾阴亏型

治法：滋补肝肾，化瘀散结。

方药：一贯煎加味。沙参 20g、麦冬 10g、生地 20g、山药 20g、山萸肉 10g、枸杞子 20g、川楝子 12g、元胡 15g、穿山甲 10g、水蛭 3g。

2. 外治疗法

（1）针灸

1）针刺：取阿是穴（结节）、交信、中都、三阴交、关元。用泻法，留针 30 分钟，每 10 分钟行针 1 次，每日 1 次。

2）灸法：取阿是穴、气海、血海，气滞配膻中穴，血瘀加膈俞穴，气虚加足三里穴，阳虚加关元、肾俞。将燃烧的艾条置穴位上方 3~5cm 处施灸，灸至局部皮肤温热红晕为度。轻者每日 1 次，重者每日 2 次，连续灸 10 日为 1 个疗程。

3）耳针：取睾丸、皮质下、神门、肝、肺、腹。中等强度刺激，每日 1 次。

（2）外敷疗法

1）消肿止痛散，蜜调外敷。

2）五倍子、大黄、蒲公英各 20g，捣碎醋调外敷。

3. 成药及单验方

（1）成药

1）茴香橘核丸：每次 6g，每日 3 次，口服。

2）逍遥丸：每次 8 粒，每日 3 次，口服。

3）三七片：每次 4 片，每日 3 次，口服。

4）龙胆泻肝丸：每次 6g，每日 3 次，口服。

5）血府逐瘀胶囊：每次 3 粒，每日 3 次，口服。

6）独一味胶囊：每次 4 粒，每日 3 次，口服。

（2）单验方

1）龙胆草 6g、蒲公英 20g、薏苡仁 15g、败酱草 15g。每日 1 付，水煎服。用于湿热兼瘀之痛性结节。

2）黄芪 20g、全当归 20g、党参 20g、丹参 30g、蒲黄 12g、茜草 12g。每日 1 付，水煎服。

3）川楝子 10g、荔枝核 12g、丹参 30g、赤芍 15g、丹皮 12g，蒲公英 30g，每日 1 付，水煎服。

五、预后转归

及时诊断，早期治疗，一般短期即可治愈。如失治误治，缠绵难愈患者思想负担沉重，可伴性功能障碍及神经症，给治疗带来困难。严重的痛性结节甚至可影响日常生活和工作，本病一般预后良好。

六、预防调护

（一）预防

1. 严格把握手术指征，对术前阴囊皮肤或生殖道内有炎症者，应缓期手术。

2. 严格无菌操作，术中避免污染，术后防止切口感染，或发生精索炎、附睾炎。

3. 手术操作轻巧仔细，避免不必要的损伤，防止发生出血和血肿。

4. 分离输精管应清楚，避免将精索鞘膜和周围组织扎入。

5. 以 0 号丝线结扎为佳，避免过多的线头形成异物反应。

6. 术终将输精管残端妥善复位，防止移位粘连。

（二）调护

1. 病情重者应卧床休息，用布带或阴囊托托起阴囊。

2. 尽可能避免重体力劳动或剧烈的运动。

3. 忌食辛辣刺激食品，如烟、酒、辣椒等。

4. 坚持温水坐浴，以促进结节局部血液循环。

5. 调畅情志，宜食清淡富含营养食品。

6. 治疗期间，当节制房事。

七、专方选介

1. 斑蝥消结散　斑蝥、山慈菇、五倍子、千金子霜、雄黄、朱砂、生南星、贝母、马钱子、麝香等组成制成膏药。斑蝥消结散贴于结节痛处，每处一贴，每日 1 次，28 天为 1 个疗程。治疗输精管结扎手术后痛性结节 29 例，临床应用疗效显著。

2. 活络效灵丹加味　乳香、没药各 12g，当归、桃仁、土鳖虫、延胡索、香附各 15g，红花、桔梗、枳壳、瓜蒌、丹参各 30g。每日煎服 1 剂，早、晚分服。另取药渣热敷患处，每次 30 分钟，10 天为 1 个疗程。随证加减：湿热痰瘀重者加黄柏、茯苓、栀子、黄芩各 10g，蒲公英 30g；寒湿重者加小茴香 15g、肉桂 10g；阴囊肿胀者加牡丹皮、茯苓、泽泻、川楝子各 10g，薏苡仁 15g；腰、膝酸痛重者加杜仲、续断、牛膝、狗脊、补骨脂、巴戟天各 10g；肝气不舒者加郁金、青皮、柴胡、白芍各 10g。治疗 58 例，痊愈 40 例，显效 9 例，有效 5 例，无效 4 例。

第四节 附睾郁积症

输精管结扎术后，睾丸生成的精子和附睾分泌的液体不能通过输精管排出，一般都能被附睾分解吸收，并能使分泌和吸收处于相对平衡状态，少数可因附睾炎症和自身免疫反应等影响吸收，而致附睾郁积。

据其发病机制和临床表现，当属中医"疝病""精瘀"范畴。

一、病因病机

（一）现代医学研究

1. 流行病学　附睾郁积症是输精管结扎术较难处理的并发症之一。其发病从现有资料报道看很低。四川、山东等 8 省资料显示附睾郁积症占受术人数的 0.66%，上海为 5.3%，有学者对 6230 例输精管结扎对象进行随访统计，其发病率为 0.58%；对 27188 例受术者的随访统计，发病率为 0.28%~1.02%，对 177599 例受术者的调查结果，发病率为 0.63%。

2. 病因病机　在正常情况下，附睾有较强的吸收和吞噬功能，输精管结扎术后，附睾及近附睾段输精管产生不同程度的扩张和郁积。3~6 个月后，附睾的吸收功能增强，附睾的郁积随之减轻或消失。术后若并发感染或附睾血液供应发生障碍，影响附睾的吸收平衡功能，大量精液（子）阻塞于附睾内而不能被吸收，使附睾腔扩张，而肿大疼痛，甚至破裂，从而形成附睾郁积症。

（二）中医学认识

中医学认为本病的发生主要是由于术伤经脉，血溢脉外，精管结扎，精瘀于内，从而致气机血行不畅，败精瘀阻而成"精瘀"之症。或素体阳盛，湿热内生，或因外感湿热，湿热聚于下焦，结于肾子，经脉瘀阻而发本病。或湿热、湿浊、败精、瘀血互相胶结，共同为病。

二、临床诊断

（一）辨病诊断

1. 临床表现　输精管结扎术后近期内感到阴囊内轻微疼痛不适，均属正常现象，短期内即可消失。但是，如果术后 3 个月以上，局部仍有胀痛，甚至放射至腹股沟，下腹部或腰骶部。体检，可见双侧或单侧附睾肿大伴压痛明显，近附睾端输精管残端增粗，管壁薄而管腔大。少数可在附睾上扪及高低不平，质硬，触痛之硬结。值得明确的是，对附睾郁积症的诊断，经临床大量观察，各学者认为应依据受术者有无可靠的症状而定。对有附睾肿大明显，而无任何自觉症状者，可视为存在有"附睾郁积现象"，不能算作并发症；对有典型附睾胀痛并伴放射痛，检查发现附睾肿大伴触痛明显者，即能诊断为附睾郁积症。

2. 现代仪器诊断　伴发感染，可见白细胞和中性粒细胞增多，B型超声检查可确诊。

（二）辨证诊断

1. 湿热瘀阻型　附睾郁积，起病急，自觉囊内肿胀热痛，并向腰骶，会阴部放射痛，可伴胸胁满闷，胁肋胀痛，口苦，咽干，纳差，或伴恶寒，发热，小便黄赤。舌红，苔黄腻，脉滑数或弦数。

辨证要点：附睾肿胀热痛，会阴，腰骶，坠胀痛，伴胸胁胀满，口苦。舌红，苔黄腻，脉滑数或弦数。

2. 寒湿凝滞型　附睾郁积，起病缓，阴囊重坠，附睾肿胀疼痛，可向腰骶放射。受寒则疼痛加重，得热则稍缓，阴囊湿冷，伴形寒肢冷，四肢沉重无力。舌淡苔白，脉沉紧或弦细。

辨证要点：阴囊湿冷，重坠疼痛，受寒加重，得热则缓，伴形寒肢冷。舌淡苔白，脉沉紧或弦细。

3. 精血瘀阻型　附睾郁积，阴囊坠胀，附睾质地较硬，肿胀疼痛，入夜加重，并向小腹、腰骶，会阴部放射，阴囊皮肤紫黯。舌质黯，边有瘀点瘀斑，脉沉涩。

辨证要点：阴囊坠胀，附睾质硬，肿胀疼痛，入夜加重。舌质黯，边有瘀点，脉沉涩。

三、鉴别诊断

1. 附睾炎　附睾郁积症与附睾炎均以附睾肿大伴放射疼痛，局部压痛为特点，但附睾炎多伴精索及输精管增粗，阴囊皮肤红热，伴发热恶寒等全身症状，白细胞及中性粒细胞计数增多。而本病肿块较软，一般不伴有全身明显症状，尤其病因明确，患者有输精管结扎病史，而附睾炎却不具备。

2. 附睾结核　附睾结核主要表现为附睾肿块局限，结节较硬，伴输精管串珠样改变，往往有全身其他部位的结核病史，患者全身症状明显，如潮热盗汗，乏力消瘦等。本病发生在输精管结扎术后，肿块质软无串珠样改变，结合实验室检查，二者更易鉴别。

3. 附睾肿瘤　附睾肿瘤主要表现为附睾无痛性渐进性肿大，质地逐渐变硬，结节高低不平，晚期癌细胞扩散后可伴见相应症状，全身恶病质表现。而本病发生在输精管结扎术后，肿块增大不明显，实验室检查或病理组织活检可资鉴别。

4. 精液囊肿　精液囊肿与附睾郁积症均表现为阴囊坠胀不适或疼痛，肿物内均含精子。但精液囊肿发生在附睾附近，与附睾边界明显，肿块表面光滑，质软带波动感，多呈圆形，无输精管结扎术史，附睾郁积症发生在输精管结扎术后，是附睾自身肿大，附睾肿块张力大，饱满但一般无波动。

5. 痛性结节　二者均为输精管结扎术后并发症，都有阴囊坠胀疼痛并向四周放射。但二者所在部位不一，一在结扎区，一在附睾。肿块性质，疼痛程度亦不同，痛性结节肿块较硬，疼痛明显。附睾郁积症肿块是附睾自身增大，质地相对较软，触痛不明显。

四、临床治疗

（一）提高临床疗效的基本要素

1. **把握特征 明确诊断** 据症状、体征，即可诊断本病，但对该病的诊断又当持谨慎态度。对术后患者正常的不适感，不能盲目诊断为该病。对有明显附睾肿大，而无自觉症状者也不能诊断为该病。再者，对"附睾郁积症"概念中的时间界限目前尚不统一，有学者认为，输精管结扎术后阴囊重坠不适附睾肿大疼痛要持续 3~6 周方可诊断为该病，有的则认为要在 6 个月以上，还有学者认为只要在 3 个月以上即可诊断。我们认为对于本病的诊断不能将症状、体征与持续时间的长短分开，而应将二者结合起来分析，即当症状与体征支持，患者痛苦较大时，不应受持续时间长短的限制，即可作出诊断。若症状轻微，附睾增大不明显，持续时间在 3 个月以上便可确诊。

2. **精神疏导 重视心理** 由于患者对输精管结扎术认识不清，本身就对手术有恐惧之心，若附睾郁积症一旦发生，更加重患者心理负担，引起情绪低落，产生疑虑和悲观心理，诱发精神、神经症状，加重病情。所以在治疗过程中当注意对患者进行必要的心理疏导，消除其疑虑和悲观情绪，增强战胜疾病的信心和勇气，从而减轻和消除症状。

3. **中西汇通 各扬其长** 对附睾郁积症的治疗，中医学积累了丰富的经验，认为该病病机为败精瘀阻，治疗当以化瘀通精为原则，用之临床，行之有效。但是对于药物治疗无效的患者，若经患者本人同意，手术不失为一种有效途径。

（二）辨病治疗

1. **药物治疗**

（1）甲酸棉酚片，每次 20mg，每日 1 次，口服，连服 40 天后改为每次 40mg，每周 1 次，直至症状消失后停药。该药具有抑制生精作用。

（2）乙炔雌二醇片，每次 0.0125mg，每日 2~3 次，口服。性欲稍降即停药，用于术后伴性欲亢进者。

2. **局部封闭** 1%普鲁卡因 2ml，醋酸氢化可的松 6.25mg，注射用水 4ml，于郁积肿胀周围或精索作浸润封闭，每周 1 次，5 次为 1 个疗程。有炎症时，则于普鲁卡因液中加入庆大霉素 4 万单位或卡那霉素 0.5g 做局部浸润封闭，每日 1 次，5 次为 1 个疗程。

3. **手术治疗** 对病情严重，经长期治疗不愈者，可做输精管吻合术或附睾切除术。

4. **仪器治疗**

（1）超短波疗法，用哈尔滨产 CL-1 型超声波治疗机治疗，每次 8 分钟，7 天为 1 个疗程。

（2）红外线局部照射，每日 1 次，每次 15~20 分钟，7 天为 1 个疗程。

（3）音频疗法选 1mm×15mm×50mm 小电极（铅板）衬垫 60mm×20mm。电极放置采用对置法（在气冲、急脉、阴廉穴左右各放一极）和并置法（取会阴穴一极，中极与太赫穴一极）交替使用。每日 1 次，每次 20~30 分钟，10 次为 1 个疗程。或用 2cm×4cm 的铜质极板以 4 层温盐水纱布包裹，置于阿是穴（患侧附睾上下）。每日 1 次，每次 15~20 分钟，7 天为 1 个疗程。以上两法必要时均可重复应用。

（4）微波局部治疗，每日 1 次，每次 10~20 分钟，7 天为 1 个疗程。

（三）辨证治疗

1. 辨证施治

（1）湿热瘀阻型

治法：清利湿热，化瘀通精。

方药：龙胆泻肝汤加味。龙胆草 6g、栀子 10g、黄芩 10g、柴胡 15g、生地 20g、木通 6g、车前子（包）20g、泽泻 15g、当归 20g、甘草 6g、路路通 15g、王不留行 15g、丹参 30g、赤芍 15g、桃仁 10g、蜈蚣 2 条。

（2）寒湿凝滞型

治法：温化寒湿，祛瘀通精。

方药：茴香橘核丸加减。小茴香 6g、橘核 15g、桃仁 10g、昆布 15g、海藻 20g、荔枝核 12g、厚朴 15g、木通 6g、肉桂 6g、延胡索 120g、木香 9g、枳实 10g。

（3）精血瘀阻型

治法：活血散结，化瘀通精。

方药：少腹逐瘀汤加减。小茴香 10g、干姜 3g、延胡索 120g、没药 6g、当归 20g、川芎 12g、肉桂 6g、赤芍 15g、蒲黄 12g、五灵脂 12g、王不留行 15g、路路通 15g。

2. 外治疗法

（1）针刺疗法：取归来、三阴交，毫针刺，平补平泻，每次留针 15 分钟，隔日针 1 次，15 天为 1 个疗程。

（2）灸法疗法：取阿是穴（附睾郁积处）、气海、血海。气滞配膻中、血瘀加膈俞，气虚加足三里，阴虚加关元、肾俞。将点燃艾条置于穴上 3~5cm，任其慢慢燃烧，灸至皮肤温热红晕，每日灸治 1 次，10 日为 1 个疗程，可灸 1~3 个疗程。

（3）药物外治

1）大黄 10g、甘遂末 3g。泡酒外洗。

2）苦参 30g、龙胆草 15g、黄芩 15g、黄柏 15g、白矾 10g、土茯苓 20g。水煎熏洗，每日 1 剂，4 天为 1 个疗程。

3）白芥子 30g、莱菔子 30g、川芎 30g，捣烂（鲜品）或研末以陈醋调敷患处，每日 1 剂。

3. 成药及单验方

（1）成药

1）茴香橘核丸：每次 6g，每日 3 次，口服。

2）龙胆泻肝丸：每次 6g，每日 2 次，口服。

3）血府逐瘀胶囊：每次 3 粒，每日 3 次，口服。

4）三七片：每次 4 片，每日 3 次，口服。

5）独一味胶囊：每次 4 粒，每日 3 次，口服。

（2）单验方：川楝子 10g、枸杞子 10g、赤芍 10g、泽泻 10g、萆薢 10g、芡实 10g、荔枝核 10g、秦艽 6g、青皮 6g、陈皮 10g、小茴香 6g、甘草 3g。水煎服，每日 1 付。

五、预后转归

本病预后良好。若患者心理负担沉重，往往伴发其他合并症，给治疗带来困难。

六、预防调护

（一）预防

1. 严格掌握手术指征，对患慢性附睾炎及精索静脉曲张者，应采取其他避孕节育措施。
2. 严格无菌操作，防止感染。
3. 术中避免损伤精索及输精管的血管，不可过多结扎输精管鞘膜组织，以免影响血液。
4. 输精管结扎部位不宜距附睾过近，应在输精管阴囊段的中上 1/3，以增加近端精道的缓冲地带。
5. 文献报道中，可将远睾端输精管结扎并包埋，而近睾端输精管切断后不结扎，让输精管管腔逐渐闭塞，可减少附睾郁积症发生。

（二）调护

1. 用阴囊托抬高阴囊，局部施以冷敷。
2. 术后避免剧烈运动。
3. 术后 2 周禁房事，2 周以后当节制房事。
4. 饮食忌辛辣刺激食品，饮食宜清淡富含营养。

七、专方选介

1. 甲珠蜈蚣散　穿山甲 50g，蜈蚣 20 条，两药研末混合为散剂。每次 3g，每天 2 次，早晚温开水冲服。10 天为 1 个疗程，根据病情可连服 3 个疗程；或 1 个月内服 1 个疗程，连服 3 个月。若痰甚者加白芥子为散；气滞甚者用四磨饮子煎水冲服；瘀热未除者用四妙散煎水冲服；伴附睾炎症者用龙胆泻肝汤煎水冲服；肾气不足者用六味地黄汤煎水冲服。治疗附睾郁积症 23 例，结果治愈 18 例，有效 4 例，无效 1 例总有效率 95.7%。

2. 活脉疏痛灵　白花蛇舌草、虎杖、川楝子、红花、当归、桃仁、川芎、陈皮、橘核、木香、小茴香、栀子、牛膝、泽泻、猪苓、车前子、白术、人参、茯苓、甘草等诸药各等份磨碎混合塑料袋包封，每日一剂，水煎 3 次，药液混合约 1500ml 放置保温瓶内，早、中、晚三次服。药渣煎水坐浴洗患处 20 分钟，每日 1 剂，7 剂为 1 个疗程。疗程之间隔一天再服用第二疗程。100 例附睾郁积症治愈 82 例，占 82%；有效 15 例，无效 3 例，总有效率 97%。

下 篇

开设男科专科应注意的问题

一、流行与发病情况

男科作为一个独立的专科，成立的时间比较晚，但是同妇科一样，男科疾病也是我国的常见病，多发病。尤其是近年来，随着生活水平的提高和生活节奏的加快，男科疾病的发病率逐年上升，从原本归属于中医内科、中医外科、西医泌尿外科专科中分化出一独立专科和学科乃为大势所趋，也是更好地满足临床需要发展的必然。为此2012年国家中医药管理局将"中医男科"确定为与"中医妇科、中医外科、中医内科"等临床科室并列的"临床二级科室"，同时把"中医男科学"确定为"十二五"重点建设学科。男科疾病主要包括了性器官疾病、不育症、性功能障碍以及性传播疾病。

在性器官疾病中，精索静脉曲张和前列腺疾病（良性前列腺增生症、慢性前列腺炎）是临床中的常见病和多发病，近年的统计资料表明，精索静脉曲张的发病率约为20%，青壮年发病率较高；急慢性前列腺炎的发病率更高，国外报道前列腺炎的发病率为2%~16%，国内大多数报道的发病率在6~32%，也多发于青壮年。随着我国老龄化时代的到来，前列腺增生症的发病率逐年增高。

不育症的发病率也是呈逐年增加的趋势。环境污染，饮食中激素及重金属含量超标，生殖系统感染是危害男性生育能力的重要因素，在不孕不育的夫妇中，男性因素所占的比例约达50%。

性功能障碍也是近年来的男性多发病和常见疾病，包括勃起功能障碍、早泄、不射精、阴茎异常勃起、性欲低下、性欲亢进等。其中勃起功能障碍和早泄是困扰男性健康的主要疾病。全球约1.5亿男性受性功能障碍的困扰，预计到2025年，全球性功能障碍患者将超过3.2亿。勃起功能障碍的患者多发生于中老年，多与现代生活的快节奏和压力大有关，对男性的健康及生活质量影响较大，甚至于影响家庭和社会稳定。随着女性性意识被逐渐唤起，女性的性满足也就成为性生活的重要因素。因此，对于男性控制射精的能力也就有了进一步要求，早泄成为困扰男性健康的重要因素，25%~40%的男性一生中某个阶段会发生早泄。2010年有关统计显示欧洲国家健康成年男性中，早泄的发病率为20%~30%，成为危害男性健康的常见疾病。早泄不仅影响性生活质量，还在一定程度上影响着夫妻感情和夫妻关系，最终引起患者焦虑、紧张、恐慌等一系列不良的精神状态，部分患者甚至失去自信，精神状态差，严重影响着患者的家庭生活以及工作质量。

性传播疾病随着性意识的开放程度，发病率呈逐年上升的趋势，中国疾病预防控制中心报道近年来淋病的发病率为 11.13/10 万，梅毒发病率为 16.54/10 万，人类免疫缺陷病毒（HIV）感染率 2.91/10 万，艾滋病（AIDS）发病率 0.75/10 万，年龄主要集中在 20 ~ 49 岁，感染途径以非婚性接触为主。

二、区域男科开设情况

男科疾病是困扰男性健康的主要疾病。近年来，各省市的三级甲等医院基本上都开设了男科门诊，男科专科医院也如雨后春笋，不断增加。在一定程度上反映了男科疾病的普遍性，而各项新技术，新设备的引进，对于男科疾病的诊断和治疗也起到了积极的推动作用。

现有的男科专科门诊一般是在原有门诊的基础上展开的，往往和原有的门诊混杂，但是男科疾病因其特殊性和私密性，诊疗往往受到诸多限制。虽然很多患者已经不再讳疾忌医，但是男科诊疗的私密性一直是困扰男科发展的重要因素，这也给男科专科的发展提出了更高的要求。如何结合当地医院的实际情况，开展更加人性化的专科门诊，成为当前亟待解决的问题。

第二章 分析论证扬长避短发挥优势

一、从国内外诊疗动态中，找出开设男科的优势

近年来，随着科学技术的不断发展，一些新技术，新设备逐渐应用于男科疾病的诊疗，一些新的设想也在男科中付诸实施，从而对男科学科的发展起到了积极促进的作用。

新药物的研发给男科诸多疾病带来了前所未有的治疗效果，如西地那非的诞生，为勃起功能障碍患者性功能的改善带来了良好的治疗效果；α受体阻滞剂和5α-还原酶抑制剂为良性前列腺增生患者提供了非手术治疗的有效方法。而祖国传统医学则对男科功能性疾病的治疗提供了更为广泛的治疗途径。

新技术的引进，不但给男科疾病的治疗提供了准确的临床诊断方法，更提供了广泛的治疗途径，既减轻了患者痛苦，又增加了临床疗效。阴茎动脉超声检查和夜间勃起实验给勃起功能障碍的诊断提供了更为准确的治疗依据；经直肠彩超不但应用于前列腺疾病的诊断，更为精囊腺疾病的诊断提供了可靠的依据。精液分析系统及精浆生化的检查更为不育症患者的病因诊断提供了重要的依据。内镜的应用不但对男科疾病的病因诊断起到了关键的依据，更为男科诸多疾病的治疗提供了简单便捷的方法。CT、磁共振的引入，又为男科疾病的诊断和鉴别诊断提供了有效的影像学资料。

然而，由于男科疾病涵盖范围广泛，发病原因复杂，治疗方法更是五花八门，许多新技术的引进和准入缺乏长期的临床疗效观察，从而给临床治疗带来不同程度的隐患。如何更加规范地开展男科诊疗，给男科专科建设提出了新的要求。同时，男科专科的发展，因其历程相对较短，学科建设有许多需要完善的地方。因此建立男科专科的同时，还需要注重理论建设，从临床中不断总结经验，把握常见病、多发病的临床发病特点，及时总结诊疗得失，不断完善理论基础，将是男科专科建设的重要部分。

二、从专科建设成就中，明确专科建设优势

一个区域往往医院有多个，同类专科有多个。医院的规模有大小，技术水平有高低、有差异，内外环境条件有不同。这就要求必须明确自身专科优势，立足于自身专科优势，从实际出发，扬长避短，稳步发展，在激烈的市场竞争中求生存，求发展。自身专科有时可以是多方面的，诸如专科技术水平、医疗设施、特色优势以及管理优势等等。专科技术水平是专科求生存和发展的基础。医学是知识密集且日新月异的科学，谁拥有了具有现代医学技术和精通中医学的医学人才，谁就能在医学领域处于领先地位。所以说，专科技术水平高低取决于专科人才。专科人才是专科的生命力，是专科生存和发展的栋梁，没有人才的专科就难以长期生存和发展。

　　医疗设施是专科生存和发展的必要条件。随着现代化高科技的发展和人民生活水平的日趋提高，病人的诊断与治疗既依赖于高、尖、新的医疗设备和诊疗技术，以及高水平的中、西医临床医师，又需要有一个舒适的诊疗环境，这是专科生存发展的必要条件，也是市场竞争的必要条件。一般来说，若医疗设备陈旧老化，房屋破旧落后，则不适应当今社会的需求，也难以提高医疗质量，而且会直接影响专科的生存与发展。

　　特色优势是专科立于不败之的根本，专科要以特色吸引病人，要以优势占领市场，就是要"人有我有，人有我精，人弱我强，人强我尖。"只有这样才能使专科立于不败之地，才能满足专科发展。反之，没有特色，没有优势，专科的生存和发展就难于保证。

　　管理是专科效益和发展的保证，管理出效益，管理也决定发展。因此，要建立科学的管理体系，充分发挥各类人员的工作积极性，建立健全各项规章制度和技术标准，打造一支高素质的专科团队，是专科发展的有力保障。

第三章　做好开设专科的专门投资

　　医院是集医疗、教学、科研于一体的综合性医疗服务机构，医院业务建设发展的重点是专科建设。专科建设是医院建设发展的重要基础，也是高质量医疗服务、高素质人员培训、高层次科技成果的重要保证。而要抓好专科建设，就要正确评估医院现有条件，做好开设专科的专门投资。

一、人、财、物的投入

　　要提高医院的竞争能力和发展能力，人、财、物等资源的合理配置、有机结合，以及作用的充分发挥是基本保证。

　　人才是医院生存发展的决定性因素。人才投入是医院竞争和发展的战略措施，21世纪是国际科技竞争日趋激烈的世纪，而竞争的焦点是人才。因此，一个有战略眼光的决策者，应把人才投入当作一项头等的战略任务。如何搞好人才投入，关键是选拔人才、培养人才和使用人才。选拔人才，要选拔事业心强、业务素质高、专业成绩突出的专科学术带头人；要选拔年富力强、刻苦钻研、锐意进取、勤奋工作的中青年骨干等充实到专科建设中，使专科尽快发展壮大。培养人才，要通过多渠道、多层次、多形式培养，不仅立足本院，靠"传帮带"，靠学术活动，而且要把握医学发展的脉搏，有重点，有计划地选送中青年科技骨干到国外或国内有关单位学习进修。同时要激发成才意识，优化成才政策，鼓励学术交流。培养人才不仅要定专科，而且要定专病。对于大型医院，人才济济，要努力围绕"专、精、深"培养，中小型医院由于规模、人员编制、经济等因素，宜提倡通晓一科，兼顾其他的原则。使用人才，要建立和完善人才激励机制，坚持能者上，庸者下，唯才是举，大胆使用。坚持有功者重奖，让技术尖子先富起来，不搞分配上的平均主义，为人才脱颖而出创造条件。要抓好稳定人才工作，尊重人才，信任人才，爱护人才。要在医院中养成尊重人才、爱护人才的风尚，特别要注意保护人才的积极性与创造性，为人才施展抱负，开拓创新提供必要的物质条件。实现人尽其才，充分发挥其主观能动性，提高工作效率。

　　医院为人群提供医疗、预防服务的过程，是医务人员凭借一定的物质基础，运用医学科学技术及知识为保障人类健康的过程。在这一过程中，要消耗一定的人力、物力和财力资源。所以专科建设也离不开一定的资金投入，如人才培养、学术交流、科学研究等。而充足的资金又是建设专科、提高科技水平的重要保证。为此，要结合医院实际情况，努力广挖渠道，多方筹集资金，确保专科的建设。在财物的使用上要合理计划，充分论证，精打细算，达到财尽其效。投资的内容很多，如购置科技图书、电子计算机、人才培养等，让人才有用武之地。

　　专科的物资投入因大小不同，差别很大，内容包括房屋和建筑物附属设备、专用设备、办公业务使用设备、通信设备、被服装具、劳保用品、机械设备、低值易耗品、药品、卫生材料等。专科的各项业务活动过程，是使用和消耗各种物资的过程。也就是说，医院的每一项业务活动如果没有物资做基础，是难以开展的。在医疗活动中，若物资供应不上，不仅会影响工作，而且还可能给病人造成严重后果。所以对专科开展业务活动，不仅要投入物资，而且要满足医疗需求。这是因为物资是专科开展业务活动的重要基础。所以医院必须教作开设专科的物资投入。并且做好对物资的科学管理，达到物尽其用。

二、先进诊疗技术与设备的引进

现代科学技术成就在医学上的应用推动了医学的发展。不断出现的多种多样的新诊疗技术和医学设备为人们认识人类的生命过程和防病治病的理论和手段，开拓了一个又一个新的领域，丰富了医学的内涵。现代的医疗服务不但依赖医务人员的知识、经验和思维判断，而且在很大程度上还要靠实验手段和医学设备条件。所以引进先进诊疗技术和医学设备是提高医疗质量的基础和先决条件。

（一）先进诊疗技术的引进

重视先进的男科疾病诊疗技术的临床应用，是男科疾病专科技术水平提高、发展的重要保证，也是提高医疗质量关键。等离子气化电切术，激光腔内前列腺切除术，经尿道前列腺切除术，前列腺支架，尿道内支架等技术应用于良性前列腺增生，显微外科手术应用于精索静脉曲张的高位结扎术，既减少了患者的痛苦，又提高了疗效。男科专科设备的引进与固定技术人员的培养，在很大程度上增加了男科诊断的准确性，积极地促进了男科整体诊疗水平的提高。

确保诊疗的安全无害，安全无害是医生应追求的一贯目标。虽然任何诊疗技术存在利弊两重性，难免伴有对病人的一定伤害，减少可能的伤害本身就提高了诊疗的安全指数。在效果相当的情况下，医生应选择最安全、最小伤害的诊疗方法。对必须使用，但又有一定伤害或危险的诊疗，医生应以强烈的责任心，持审慎的态度，在各个环节采取各种方法，尽力使可能的伤害减少到最低程度，以确保病人的安全。诊疗过程中如何尽量减轻病人痛苦也是优质诊疗的关键。在保证诊疗效果的前提下精心选择给病人带来最小痛苦的诊疗手段，往往是诊疗过程中不可忽视的方面。

力求降低诊疗费，医疗费用无疑是影响诊疗质量的重要因素。无论是对自费还是公费病人，医生在选择诊疗方案时，要在保证效果的前提下应考虑资源的消耗，努力减轻病人和家属的经济负担，尽量避免过高的医疗开支而增加病人精神上的痛苦，尤其是把经济状况差的病人重新置于绝望之地。

此外，在引进先进诊疗技术时，不要忽视点滴的技术改进，不要局限于少数技术骨干。充分调动每一个专科工作人员的积极性，将有助于男科专科技术的不断提高与发展。

（二）先进诊疗设备的引进

医疗设备是医院重要的技术资源，只有合理地进行医疗设备投资，不断引进先进的医疗仪器，医院才有活力，才能在竞争中求发展。随着医学科学的发展，先进的医疗仪器设备在临床医疗服务中得到越来越广泛的应用。大型医疗仪器设备在医院诊断、检查、治疗中起到了相当大的作用：一方面提高了诊疗的质量，另一方面也给医院带来了经济效益。等离子、激光等技术应用于良性前列腺增生，显微外科设备应用于精索静脉曲张的高位结扎术，既减少了患者的痛苦，又增加了疗效，这就需要对设备进行一定程度的投入。但是，现代医疗设备具有精密度高、价格昂贵、环境要求严，使用维修复杂，更新周期短等特征。尤其是大型现代医疗设备更是这样。而大型医疗设备的价格对项目成本的影响很大，设备价格又往往受到生产厂家、国别、外汇汇率、资金来源、购买人员业务经验、谈判技巧等多种因素的影响，而且设备价格在一定范围内，对其技术性能的影响很小，所以医院要综合考虑医院的实际情况，社区规划，经反复论证，按实用、经济、有效的原则规划决策。

由于我国目前还没有诊疗设备使用的配置标准，以致出现该配置的诊疗设备没有配置的情况，影响了仪器设备的正常使用。同时也出现了盲目配置诊疗设备，造成浪费等不合理情况。为此要加强引进先进医疗设备的科学管理和使用，充分利用有限的卫生资源。

1. 加强诊疗设备的购置管理　医院购置设备应该按照经济和实用的原则进行，医疗的需要是第一位的，而且此设备对诊疗水平的提高有较大影响。同时购置时不能盲目追求"高、精、尖"，要根据医疗需要选择相应的设备，并不是功能越多，价格越高的设备就是最优选择。

2. 加强对诊疗设备的使用管理，提高使用效率　要充分发挥设备的社会效益和经济效益就必须高度重视设备的使用管理。使用管理是指从设备开始使用到报废的整个过程的管理。购置的目的是为了使用，要提高使用率一是加强对人员的培训和配置；二是合理配置辅助设备和加强维护保养。

总之，正确评估医院现有条件，科学论证引进诊疗技术与设备，并加强这方面的科学管理工作，对专科建设是十分重要的。

第四章　注重专科专病工程的系统性

一、制订计划重在落实

在确定专科专病建设时，要在传统优势、人才基础、影响范围、周边形势、专科潜力等方面进行科学论证。一旦确定后，应立足当前，利用一切可以借助的优势及条件，依据可能得到的人力、财力，制订出为期3~5年的发展计划和工作计划。

计划是对专科专病各种医疗活动的设计和谋划，是专科专病全部管理过程中最基本、最关键的环节。在制订工作计划时，应突出以下几点。

1. 突出工作重点　专科专病工作包括医疗、教学、科研、预防、康复和行政管理等内容。制订计划时虽要顾及这些各方面的内容，但要突出重点，这个重点就是当前专科专病工作遇到的最突出的矛盾或存在的主要问题。

2. 突出计划的周密性　计划是一年或一个时期的工作大纲。在考虑工作计划时，要注意系统性、全面性、切忌顾此失彼，给工作造成损失。

3. 突出计划的可行性　专科工作千头万绪，很多工作都要做，有些工作的完成，需要多部门、多科室的协调，制订计划时务必考虑到这一点。切实做到工作计划和能力相适应，与条件相一致，与人员相平衡。若计划工作过多，或者主客观条件不具备，再好的计划也会落空。

4. 突出计划的客观性　要认识和把握社会的客观实际需要，同时又要考虑落实的可能，既要看到有利的一面，又要看到不利的一面。否则，就会使计划带有主观主义和片面成分，就会有落空的危险。

此外，还应注意做好长计划、短安排，除有五年规划、年工作计划外，还要有季、月工作要点，周工作安排等。

制订专科专病计划还要抓好五个要素：一是认真研究国内外医学发展动态，选择优势项目；二是了解社会需求，保证病人来源；三是选择学识渊博、技术过硬、作风正派，并有一定组织领导能力的学科带头人；四是根据经济实力进行投资，防止"贪大求洋"；五是对项目的不断革新和发展，保证长远受益。

计划确定后，关键在落实，如果不抓落实，再好的计划也只能是一句空话。落实计划，主要有两方面的工作，即计划的执行和计划的检查与总结。

计划的执行：计划具有严肃性，一旦制订和批准执行，就要严格按照计划实实在在地干。有些计划目标，要层层分解落实到部门甚至个人。分解的小指标是部门或个人进行检查考核的标准，这样形成上下有机联系的目标体系，以保证总计划目标的实现，执行过程中，要重视发挥信息系统的作用，注意运行控制和质量控制，发现目标偏差，及时反馈，调整不正常的运行。并且在执行过程中要做好思想政治工作，调动积极因素，进行人力、物力、财力、时间等条件的综合安排。

计划的检查和总结：计划的实际落实情况如何，要进行检查，做出评价和判断。检查有各种方式方法。如日常检查和定期检查，全面检查和专题检查，还可以听汇报和深入现场检查，以及分析统计报表等。可以根据不同情况加以运用。通过检查，对实际执行情况与计划目标的差异要进行具体分析，找出影响计划实现的原因。当计划不符合实际时，就要根据实际情况进行修改，使计划真正起到指导实际工作的作用。当工作结束时要进行总结，把成功的经验肯定下来，变成标准，作为以后再干的依据；失败的教训也要总结，也使它成为标准，防止以后再发生。

在抓落实时，为保证计划的实施，还要有配套措施，如多劳多得、奖罚分明；科学管理，按章办事等。

多劳多得、奖罚分明：要贯彻多劳多得，奖勤罚懒，奖优罚劣的原则。对每位职工工作的质和量，都有明确的规定。奖金既是每位职工工作的质和量的反映，也是衡量每位职工的劳动态度、工作能力、技术水平的一把尺子。公平竞争，每个人都会按其工作的质和量得到相应的报酬。同时年终评先进，业务晋升等也是工作质和量的反映。

科学管理，按章办事：一个专科必须有明确的制度、严格的纪律、严谨的作风，才能上下贯通，左右协调，指挥统一，步调一致，才能保证专科工作的正常运转。科学管理的重要内容就是靠法度制约，按章办事，在法度面前，人人平等，奖优罚劣。

总之，制订计划重在落实，围绕落实可以制订针对性措施，目的是保证计划的顺利实施。

二、科室应系列配套

专科不是个体或单项的技术实践活动，而是一个有机协调的，自成独立系统的整体。

（一）门诊

门诊是直接为病人进行诊断、治疗和开展预防保健的场所，是医院工作的重要组成部分，是和病人接触时间最早、人数最多的部门，是对大量病人进行诊断、治疗的第一线。门诊工作是保证医疗质量的第一个关键环节，用于诊断和治疗的时间短暂，病人量多而又集中，所以门诊的任务就相对较重。门诊规模依据服务地区人口数、发病人数、床位数、服务特色等情况而定。我国卫生部于1978年发布《综合医院组织编制原则试行草案》中制定日门诊人次与病床比按3:1计算。

专科门诊是医学各学科深入发展和不断分化的产物，具有医疗与临床研究相结合的性质，它可以推进临床医学诊疗水平的提高，如何充分发挥技术人才和先进设备的作用，更好地为门诊服务也是门诊日常工作安排的重要方面。

（二）病房

病房是病人住院诊疗的主要场所，是医院的基本组成单位。病房工作不仅包括医疗、护理等技术工作的组织实施，也有行政和生活管理等，是一项细致而又复杂的工作。病房的诊疗工作具有病情的复杂性、诊疗的系统性、工作的协同性、服务的综合性、住院病人心理状态的多样性等的特点。每个病房均是一个独立单元，一般设 30~50 张病床。

（三）信息情报

信息又称情报，简单地说，就是指具有新内容的相应联系的消息。比如情报、指令、文件、计划、指标、数据、标准、报表、报告等都是信息。我们说的了解情况，情况就是信息。规章制度本身就是信息，又是信息流通的渠道。信息在医疗过程、管理过程中无所不在，是个活跃的因素。随着科学技术的发展，信息越来越复杂，在一定意义上讲，领导者或医务人员的水平高低，在于他掌握信息的能力。信息不全、不通、不灵，会直接影响到管理效果和医疗效果，医院信息是医院管理的基础，是医院工作计划和决策的依据，是组织手段，是对工作过程有效控制的工具，也是指导工作使系统协调运行的手段。医院信息分为医疗信息系统、医院管理信息系统两大类。随着电子计算机性能不断提高，性能的不断加强，价格的不断下降，计算机在医院各个方面得到越来越多的应用，在现代医院管理中，计算机已成为必不可少的工具。为此，某些医院已专门成立了信息科，专门从事医院信息的收集、汇总、加工、分析、处理，从而提高了医院的工作效率，为管理者决策提供了数据。目前，计算机在医院信息管理中已被广泛应用，最常用的有病案首页管理、财务、设备、总务、药库、医院统计、辅助诊断分析、门诊收费等，有些医院还形成了统一的网络系统，提高了信息的流通、传递的速度。

（四）实验基地

实验是进行医学科学研究常用的重要方法。实验基地包括动物实验室和临床实验室。动物实验室是进行动物实验的场所，是一个独立的科室，应设有饲料制配室，饲料贮存室，在动物室内应有上、下水道及采暖、消毒设备，还要有足够的合乎规格的盆、箱和喂食用具等，设置要求高。很多医学研究往往是先经过动物实验，进行细致的观察和科学的分析，获得准确的资料后，才应用于人体。临床实验室是临床研究的场所。除有医疗用房外，还要配必要的仪器设备，为临床实验室开展更多的项目打下坚实的基础，从而有助于专科技术水平和科研能力的提高。

（五）辅助科室

辅助科室亦称医技科室，主要是指运用专门的诊疗技术和设备，辅助临床各科诊疗疾病的医疗技术科室。包括范围有：检验、放射、药剂、物理医学、核医学、功能检查、病理、病案、超声诊断、内镜、输血手术、消毒、供应、营养等。按工作性质和任务可划分为以诊断为主的、以治疗主的，或重点是以配合诊疗供应为主的科室。

第五章 专科专病应突出"六专""五高"

一、六专

1. 专病 专科的特点是"专",医务人员的医疗服务不仅要围绕专科研究,而且更要围绕专病研究,只有将主要精力放在专病上,才能精益求精,提高医疗服务质量;才能在医疗市场激烈竞争中有所作为。由于中西医各科内容很多,如果各科、全科广泛涉猎,四面出击,不突出重点,就难以提高医疗服务质量。历代名医大家往往表现在对某个疾病较为专长,颇有建树,群众也常常因某病而找某医师,所谓慕名而来,即主要是慕其在专病方面确有专长的名声而来。同时专科专病也是中医的精华和灵魂,中医的延传靠专科专病,中医的发展也要在专科专病上做文章。

男科疾病病种较多,诸如:性器官疾病中的睾丸与附睾的炎症,结核,外伤,肿瘤等;精索静脉曲张,精索鞘膜积液;急慢性前列腺炎,良性前列腺增生,前列腺癌;性功能障碍疾病中的勃起功能障碍,早泄,阴茎异常勃起,不射精,性欲低下,性欲亢进等;男性不育中的弱精子症,少精子症,无精子症,死精子症,免疫性不育等;性传播疾病中的淋病,非淋菌性尿道炎,尖锐湿疣,梅毒,生殖器疱疹等,以及男性更年期综合征等等。这就要根据当地发病情况进行论证分析,结合自身条件进行确定,从而突出专科专病的特色。

2. 专人 医院的活力在专科,专科建设的灵魂是专科带头人。专科的社会影响力绝大部分决定于专科带头人。专科带头人是医院生存发展的决定性因素,也是专科专病事业成败的决定性因素。专科带头人的引进和培养是专科专病发展的战略措施。21世纪竞争的焦点是人才,而具有高学历、高职称、高能力的专科学术带头人将是专科建设的关键。因此,应把选拔、培养优秀专科人才,尤其是年轻人才,当作一项头等的战略任务。充分把握好选拔人才、培养人才和使用人才的三个重要环节。实践证明:谁拥有专科人才,谁就可能在竞争中取胜。

为此,要实施专科人才战略:一是要制定和实施专科人才培养计划,特别要注意培养好学科带头人,形成一支以学科带头人为骨干,专业结构和技术结构都趋于合理的人才队伍;二是要建立和完善人才激励机制,坚持能者上,庸者下,唯才是举,大胆使用;三是要抓好稳定专业人才工作,尊重专业人才、爱护专业人才。在医院中养成一种尊重专业人才、爱护专业人才的风尚,特别要注意保护专业人才的积极性与创造性,为他们施展抱负、开拓创新提供必要的物质条件。

3. 专地 专科专病要根据实际需要,确定专地。如门诊、病房、相关医技科室等。在布局规划上,既要反映出专科分类的整体性,又要便于病人根据自己的病症,选择相符合的就诊专科,同时随着学科的发展,医技科室与临床科室之间诊断与治疗相互渗透,为解决复杂疑难病提供了便利条件。

设置专科专病门诊病房是医学各学科深入发展、不断分化的产物，具有医疗与临床研究相结合的性质。它可以推进临床医学的进展和提高诊疗水平。一些大、中型医院均已开设了专科专病门诊和病房，这使医院得以发挥技术人才和先进设备作用的同时，也满足了社会医疗需求，同时也有利于医学学术的纵深发展。

4. 专方　只有专业人才是不够的，必须要有专长、有专方。专长是专业技术人员的专业特长。只有做到"院有特色、人有专长、长有专方"才能提高专科的竞争力。各地专科建设成功的经验，无不具有专长技术，专方特色。这是专科建设的支柱。所以要博采众长，兼收并蓄，结合自身优势，发展自己专长。可是，由于经济条件等诸多外部因素的限制，医院不可能让所有的专科齐头并进，因此要选择一批具有发展潜力的专科重点建设，做到"人无我有，人有我新，人新我精。"依靠专长、专方吸引病人是提高市场竞争力的重要手段。

5. 专药　专病专科专长的体现主要是专药。确有显著疗效的专药和专科制剂是专科专病生存和发展的关键。所以要注重发掘专药或专科制剂，尤其是中药。中药专药或专科中药制剂是专科优势的主要体现。因此，专药也成了各医院比较活跃的领域之一。不仅如此，近些年，中西医药工作者对许多中药进行了化学和药理分析，不少中药的有效成分被分离提取，化学结构已经弄清，并发现了一些新的化合物。这对专科专病医疗技术水平的提高起到了积极的推动作用。因此，一个有远见卓识的专科学术带头人，他的目光不仅仅是盯在专科制剂上，而是在"准"字号上，且在"准"字号的基础上"乘胜追击"，直到成为不可替代的名牌专药。

6. 专械　"工欲善其事，必先利其器"。专科专病的发展，医疗器械是基础。在当今的高科技时代，医学技术的高度分化与高度结合的模式正在形成。不少高新技术在医学领域中得到了广泛的应用，先进的专科医疗器械能够提高专科疾病的诊断水平，提高更为丰富的治疗手段和更加良好的治疗效果。如：等离子、激光等技术应用于良性前列腺增生，显微外科设备应用于精索静脉曲张的高位结扎术。这些新技术既减少了患者的痛苦，又增加了疗效。因此，在加强专科专病建设方面，要注意配备和发挥专科医疗器械的作用。

二、五高

1. 高起点、高标准　男科疾病虽然是从传统的内科和泌尿外科脱离出来的一门新的专科疾病，但是其疾病的特殊性决定了普通的诊疗和实验室检查已经不能满足男科疾病的诊疗需求。普通的内科和泌尿外科门诊因为病人的需求量大增，而忽略了诊疗的私密性，而这恰恰是男科所必备的条件之一。诊疗的私密性不但是出于对患者隐私权利的保护，更是了解男科疾病发病和诊疗过程真实性的有效途径，这就需要在男科专科门诊的建设中充分考虑到诊室的合理安排，避免诊疗过程中出现难言之隐不敢言的尴尬处境。

男科作为一个新兴的学科，很多检查随着科学技术的进步而不断完善，传统的实验室检查和治疗设备已经不能满足男科疾病的辅助诊疗需求，因此，建立高起点的实验室也是男科发展必不可少的条件之一。比如全自动精液分析系统，精浆生化检测试剂，男科疾病辅助治疗设备，甚至于一些综合上述功能的大型男科工作站，等离子和绿激光电切设备等等都是男科不可或缺的专科设备。

2. **高疗效、高效益** 高效是现代医院发展的一个主要特征，主要是指医疗效果好和社会效益高。男科作为一个新兴专科，因为其发病率较高，发病人群涵盖面广，所以对其疗效也提出了新的要求。如何把握好专科建设的投入，用好有限的卫生资源，解决更多患者的病痛，取得更好的医疗效果是男科专科建设必须考虑的问题。

要想获得良好的医疗效果，除了加强"六专"建设外，还需要做好优势互补。男科疾病虽然是一门新兴学科，但是和很多疾病有着千丝万缕的联系，这就需要充分考虑到各学科之间的互补优势，提倡中西医结合，充分发挥医疗卫生资源的最大潜力，密切技术协作配合，力争做到低消耗和高效益。

医疗服务质量也是专科发展的推动力，一个医院，一个专科，如果没有一个良好的服务态度和质量，就很难充分发挥医院或专科的潜力。只有通过各个医疗项目的具体服务，给病人带来方便，解除病人的痛苦与疾患，才能提高医院的经济效益和社会效益。

良好的医疗效果和患者满意的医疗服务质量，往往是医院和专科发展获得良好的社会效益的必要条件。

3. **高成果** 男科作为一个新兴专科，与现代医学的迅猛发展有着密切的关联，新兴医疗技术的发展也在一定程度上促进了男科学科的建设和发展。比如经直肠前列腺和精囊腺的超声检查，在很大程度上提高了男科疾病的诊断率；精浆生化的应用，为男性不育的诊断和治疗提供了更加详细的依据；精囊镜的应用，为精囊疾病的诊断，尤其是为治疗提供了更加有力的保障；等离子，激光电切技术为前列腺良性增生症提供了创伤更小，疗效更高的治疗途径。这一系列新技术的应用，在很大程度上促进了男科疾病诊疗水平的发展。所以搞好男科专科的建设，一些新技术的引进是至关重要的，在引进新技术的同时，不断做好总结，对新技术应用过程中发现的问题，实施有效的改良措施，从而促进男科新技术的进一步完善和发展。

男科领域的很多新技术都是近些年才发展起来的，需要不断地完善和提高。新技术的应用不但给男科的发展带来了诸多有效的方法，更是男科专科发展的新机遇。这就给男科专科提出了更多的要求，在实践中不断总结经验，改进方法，为男科学科的建设和发展提出更多、更好的科研思路，对男科临床诊疗和科学研究进行不断发展和完善。在计算机大量应用的今天，近些年的实验室和临床研究数据，为我们提供了大样本，大数据的统计学基础，从而为很多疾病的进一步研究提供了可靠的资料。新技术的应用，为男科临床提供了新的治疗方法，而实验室和临床数据就成为检验新技术临床疗效最真实、最有效的证据，通过数据的分析，我们对新技术的改进就有了更加科学的依据，从而为男科新成果的研发提供了强有力的保障。

总之，专科专病是医院生存和发展之本。当然专科专病建设也绝非一朝一夕之事。首先要求医院管理者在认识上要重视起来。在具体人力、物力以及有关政策配套上予以大力支持。在管理上要切实加强专科人员的专业定向与培养，并与设备配套同步进行。对专科技术骨干要千方百计地鼓励新项目或新技术的引进和应用，以促进专科建设，充分发挥专科的优势。

附 篇

第一章 原卫生部颁发的男科疾病中药新药研究指导原则

第一节 中药新药治疗男性不育的临床研究指导原则

男性不育是指夫妇婚后同居1年以上，性生活正常，未采用避孕措施而未受孕，其原因属于男方者。本病包括两种类型，一为精子生成、成熟的障碍而精液质量低下所致不育，二为附属性腺的功能异常致精液液化异常所致不育。

基 本 原 则

一、病例选择标准

（一）诊断标准

1. 西医诊断标准　婚后1年以上，同居，性生活正常，未避孕而不育，经检查属男性睾丸生精过程或附属性腺功能异常者，即可诊断为本病。

2. 男性不育的轻重分级

（1）按精子浓度分级

重度：E、F群级。

中度：C、D群级。

轻度：B群级。

A：精子浓度≥$40×10^6$/ml。

B：精子浓度≥$20×10^6$/ml 而<A。

C：精子浓度≥$10×10^6$/ml 而<B。

D：精子浓度≥$1×10^6$/ml 而<C。

E：精子浓度<$1×10^6$/ml。

F：无精子，但性染色体正常。

（2）按精子活动力分级

重度：0度。

中度：Ⅰ度。

轻度：Ⅱ度。

WHO 推荐的精子活动力检查分级：

0 度：不活动，无前向运动。

Ⅰ度：活动不良，运动微弱。

Ⅱ度：活动一般，有中等的前向运动。

Ⅲ度：活动良好，前向运动活跃。

上述两者结合，全面分析，两者不统一时，就重不就轻。

3．中医辨证

肾阳虚证

主症：

（1）精液过冷，婚后不育。

（2）性欲淡漠，或阳痿、早泄。

（3）精子稀少，或死精子过多。

（4）射精无力。

次症：

（1）腰膝酸软。

（2）精神萎靡，或阳痿、早泄。

（3）小便清长，夜尿量多。

（4）畏寒喜温。

（5）舌淡体胖，苔白。

（6）脉沉细弱。

以上主症（1）必须具备，兼具其余主症各项中的 1 项和次症中任何 2 项，即可诊断。

肾阴虚证

主症：

（1）性欲强烈，性交过频，婚久不育。

（2）精液不液化或死精子过多，或精子过少，畸形精子过多。

次症：

（1）五心烦热，盗汗，口干。

（2）腰膝酸软，头晕耳鸣，或足跟疼痛。

（3）舌红，少苔或无苔。

（4）脉细数。

以上具备主症 1 项和次症 2 项，即可诊断。

痰湿内蕴证

主症：

（1）形体肥胖，肢体困倦。

（2）精液稀薄，精子量少。

（3）性欲淡漠或不射精。

次症：

（1）面色㿠白，神疲气短。

（2）头晕心悸。

（3）舌淡，苔白腻。

（4）脉沉细。

以上具备主症 2 项和次症 2 项，即可诊断。

肝郁血瘀证

主症：

（1）胸闷不舒，善太息。

（2）胸胁胀痛。

（3）睾丸坠胀而痛。

次症：

（1）烦躁易怒。

（2）精索静脉曲张。

（3）睾丸或附睾有结节。

（4）阳痿或不射精。

（5）死精子过多。

（6）舌质暗。

（7）脉沉弦或涩。

以上具备主症 3 项或具备主症 1 项和次症 2 项，即可诊断。

（二）试验病例标准

1. **纳入病例标准** 符合本病诊断和中医辨证标准，年龄多在 20~50 岁的男性已婚患者，可纳入试验病例。

2. **排除病例标准** （包括不适应证或剔除标准）

（1）配偶有不孕疾患。

（2）性生活不正常，逆行射精或不射精等。

（3）服用抗癫痫病、抗肿瘤等有碍生精及精虫活力的药物者。

（4）先天畸形，精路梗阻，睾丸萎缩，精索静脉曲张Ⅱ度以上患者。

（5）合并心血管、肝、肾和造血系统等严重原发性疾病，精神病患者。

（6）对本药过敏者。

（7）不符合纳入标准，未按规定用药，无法判断疗效或资料不全等影响疗效和安全性判断者。

二、观测指标

1. 安全性观测

（1）一般体检项目。

（2）血、尿、便常规化验。

（3）心、肝、肾功能检查。

2. 疗效性观测

（1）病史，发育史，性生活史，手术史，发热传染病史，免疫疾病及遗传疾病史，家族史，工作环境，长期用紧身内裤史，与生育有关的外伤史，饮酒吸毒情况，性病史等。

（2）体检，发育，体型，身高，乳房，第二性征，阴囊内容物大小、对称性、弹性，输精管、前列腺的发育情况，精囊触诊，提睾反射，海绵体反射。

（3）精液检查（服药前、中、后各检查 2 次，取其平均值为准）：禁欲 4~7 天，手淫或性交中断取精，室温静置 30 分钟后测定精液 pH、精子数、活率、活动力、精子浓度，并观察其形态。

WHO 精子细胞学检查正常标准，见附表 4-1-1。

表 4-1-1　一次正常射精中的精子细胞学检查项目发现率

分类	平均（%）	低（%）	高（%）	SD
正常	80.5	40.8	98.0	9.7
大卵圆头	0.3	0	5.2	0.6
小卵圆头	1.4	0	13.5	1.8
尖头	0.4	2.0	6.2	0.9
梨形头	2.0	0	21.8	2.8
双头	1.5	0	8.3	1.5
无头	6.5	0	24.9	4.0
尾部缺陷	5.2	0	37.4	4.7
胞质小滴	2.2	0	14.5	2.1

有条件者测精子速度。

精子穿透试验用正常排卵期妇女的宫颈黏液或动情期母牛的宫颈黏液做精子毛细管穿透试验，或金黄地鼠去透明带卵的穿透试验。有条件者做精子凝集试验和宫颈黏液中抗体测定。

（4）前列腺液 pH、镜检。

（5）血生化学检查肝、肾功能，LH、FSH、T、PRL、E_2。

（6）无精子症或严重少精症者行染色体检查。

（7）睾丸活检，精囊造影。

三、疗效判定标准

1. 治愈配偶受孕。

2. 显效虽未受孕，但治疗后 3~6 个月精子数量、活动力等常规检查已正常，精子功能检测已正常。

3. 有效精子功能检测虽不正常，但精液常规检查有群级间改善，如 C 级进入 B 级。

4. 无效治疗前后无变化。

四、观察、记录、总结的有关要求

按设计要求，统一表格，作出详细记录，认真写好病历。应注意观察不良反应或未预料到的毒副反应，并追踪观察。试验结束后，不能任意涂改病历，各种数据必须做统计学处理。

临 床 试 验

一、Ⅰ期临床试验

目的在于观察人体对新药的反应和耐受性，探索安全有效的剂量，提出合理的给药方案和注意事项。有关试验设计（包括受试对象、初试剂量确定）、结果的观察与记录、不良反应的判断与处理、试验总结等具体事项，按《新药审批办法》的有关规定执行。

二、Ⅱ期临床试验

本期的两个阶段，即对照治疗试验阶段与扩大对照治疗试验阶段，可以同时进行。试验设计的要求按《新药审批办法》的有关规定执行。

1. 试验单位应为 3~5 个，每个单位病例不少于 30 例。

2. 治疗组病例不少于 300 例，其中主要证候不少于 100 例。对照组另设。

3. 试验病例选择，采用住院病例和门诊病例。门诊病例应严格控制可变因素。

4. 对照组的设立要有科学性。对照组与治疗组病例之比不低于 1:3，设立对照组的观察单位，对照组病例不少于 30 例。对照药物应择优选用公认治疗同类病证的有效药物。尽量采用双盲法。

5. 药物剂量可根据Ⅰ期临床试验结果或根据中医药理论和临床经验而定。以 1~3 个月为 1 个疗程。

6. 试验的全部结果由临床研究负责医院汇总，进行统计学处理和评价，并写出正式的新药临床试验总结。

三、Ⅲ期临床试验

新药得到卫生部批准试生产或上市后一段时间应进行Ⅲ期临床试验，目的是对新药进行社会性考察和评价。观察项目同Ⅱ期临床试验，重点考察新药疗效的可靠性及使用后的不良反应。有关要求均按《新药审批办法》执行。

临床验证

第四、第五类新药须进行临床验证，主要观察其疗效、不良反应、禁忌和注意事项等。

一、观察方法应采取分组对照的方法。改变剂型的新药，其对照品应采用原剂型药物；增加适应证的新药，应选择公认的治疗同类病证的有效药物进行对照。

二、观察例数不少于100例，其中主要证候不少于50例。对照组例数根据统计学需要而定。

三、临床验证设计与总结的要求与Ⅱ期临床试验相同。

承担中药新药临床研究医院的条件

一、临床试验、临床验证的负责医院应是卫生部临床药理基地，参加单位应以二甲以上医院为主。

二、临床研究的负责人应具备副主任医师（包括相当职称）以上职称，并对本病的研究有一定造诣。

第二节　中药新药治疗遗精的临床研究指导原则

遗精是以不因性生活而精液频发遗泄为主症的一种疾病。其中有梦而遗精的，称为梦遗；无梦而遗精，甚至清醒时精液流出的，称为滑精。

基 本 原 则

一、病例选择标准

（一）诊断标准

1. 中医诊断标准　已婚男子已有正常性生活，但仍有较多遗精，或未婚男子频繁发生遗精（1~3天1次），伴有头昏、乏力、腰酸等症，持续1个月以上者，即可诊断为本病。

2. 遗精轻重分级

轻度：8~10次/月，仅感乏力。

中度：11~15次/月，感乏力，腰酸腿软。

重度：15次以上/月，腰酸腿软，心慌气短，面色㿠白或枯槁无华。

3. 中医辨证

（1）君相火动、心肾不交证：少寐多梦，梦则遗精，伴有心中烦热，头晕，精神不振，体倦乏力，心悸，口干，小便短赤。舌红，脉细数。

（2）劳伤心脾、气不摄精证：心悸怔忡，失眠健忘，面色萎黄，四肢困倦，劳则遗精。舌质淡，苔薄，脉弱。

（3）肾虚滑脱、精关不固证：梦遗频作，甚至滑精，腰膝酸软，眩晕耳鸣，形寒肢冷，阳痿早泄，精冷，面色㿠白或枯槁无华。舌淡嫩有齿痕，苔白滑，脉沉细。

（4）湿热下注、扰动精室证　遗精频作，或排尿时少量精液外流，小便赤涩不畅或见混浊，口苦或渴。舌苔黄腻，脉濡滑。

（二）试验病例标准

1. 纳入病例标准　符合本病诊断和中医辨证标准，每月遗精至少在 8 次以上，年龄在 20~50 岁的男性患者，可纳入试验病例。

2. 排除病例标准　（包括不适应证或剔除标准）

（1）脑脊髓疾病或有神经损伤（如骨盆骨折）患者。

（2）服用作用于神经系统或治疗精神病药物的患者。

（3）合并有心血管、肝、肾和造血系统等严重原发性疾病，精神病患者。

（4）对研究药物过敏者。

（5）凡不符合纳入标准，未按规定用药，无法判断疗效或资料不全等影响疗效和安全性判断者。

二、观测指标

1. 安全性观测

（1）一般体检项目。

（2）血、尿、便常规化验。

（3）心、肝、肾功能检查。

2. 疗效性观测

（1）性欲、性交情况，射精有无及次数，遗滑精史，手淫史，性病史，生殖系统炎症史，肝肾疾病史，烟酒嗜好，内分泌疾病史，精神病史，神经症史。

（2）状态，性格，体质，外阴发育，乳房，前列腺，精液，神经系统检查，血压，心电图。

（3）全身症状和体征。

（4）血、尿常规，肝、肾功能。

（5）必要时行尿道镜检查。

三、疗效判定标准

1. 近期治愈　治疗后 3 个月内，有正常性生活者，不再遗精；无性生活者，每月遗精少于 5 次，症状消失。

2. 显效　有性生活者，每月遗精仍有 1~2 次；无性生活者，每周遗精减少 2 次以上，主要症状消失。

3. 有效　有性生活者，每月遗精仍有 1~2 次；无性生活者，每周遗精减少 1 次以上，主要症状减轻。

4. 无效　治疗前后无变化。

四、记录、总结的有关要求

按设计要求，统一表格，作出详细记录，认真写好病历。应注意观察不良反应或未预料到的毒副反应，并追踪观察。试验结束后，不能任意涂改病历，各种数据必须做统计学处理。

临 床 试 验

一、Ⅰ期临床试验

目的在于观察人体对新药的反应和耐受性，探索安全有效的剂量，提出合理的给药方案和注意事项。有关试验设计（包括受试对象、初试剂量确定）、结果的观察与记录、不良反应的判断与处理、试验总结等具体事项，按《新药审批办法》约有关规定执行。

二、Ⅱ期临床试验

本期的两个阶段，即对照治疗试验阶段与扩大对照治疗试验阶段，可以同时进行。试验设计的要求按《新药审批办法》执行。

1. 试验单位应为3~5个，每个单位病例不少于30例。

2. 治疗组病例不少于300例，其中主要证候不少于100例。对照组另设。

3. 试验病例选择，采用住院病例和门诊病例。门诊病例应严格控制可变因素。

4. 对照组的设立要有科学性。对照组与治疗组病例之比不低于1:3，设立对照组的观察单位，对照组病例不少于30例。对照药物应择优选用公认治疗同类病证的有效药物。尽量采用双盲法。

5. 药物剂量可根据Ⅰ期临床试验结果或根据中医药理论和临床经验而定。以1个月为1个疗程。

6. 试验的全部结果由临床研究负责医院汇总，进行统计学处理和评价，并写出正式的新药临床试验总结。

三、Ⅲ期临床试验

新药得到卫生部批准试生产或上市后一段时间应进行Ⅲ期临床试验，目的是对新药进行社会性考察和评价。观察项目同Ⅱ期临床试验，重点考察新药疗效的可靠性及使用后的不良反应。有关要求按《新药审批办法》执行。

临 床 验 证

第四、第五类新药须进行临床验证，主要观察其疗效、不良反应、禁忌和注意事项等。

一、观察方法应采取分组对照的方法。改变剂型的新药，其对照品应采用原剂型药物；增加适应证的新药，应选择公认的治疗同类病证的有效药物进行对照。

二、观察例数不少于100例，其中主要证候不少于50例。对照组例数根据统计学需要而定。

三、临床验证设计与总结的要求与Ⅱ期临床试验相同。

承担中药新药临床研究医院的条件

一、临床试验、临床验证的负责医院应是卫生部临床药理基地；参加单位应以二甲以上医院为主。

二、临床研究的负责人应具备副主任医师（包括相当职称）以上职称，并对本病的研究有一定造诣。

第三节 中药新药治疗阳痿的临床研究指导原则

阳痿是青壮年男子性交时，由于阴茎不能有效地勃起，性交机会的75%以上不能进行的疾病。

基 本 原 则

一、病例选择标准

（一）诊断标准

1. 中医诊断标准 青壮年男子性交时，由于阴茎不能有效地勃起，性交机会的75%以上不能进行，即可诊断为阳痿。

2. 阳痿轻重分级

重度：3个月完全不能性交。

中度：3个月性交成功率<10%。

轻度：3个月性交机会中有10%~25%能成功。

3. 中医辨证

（1）命门火衰证：阳痿，阴茎寒凉，腰膝畏寒，精冷滑泄。苔薄白，脉沉弱。

（2）心脾两虚证：阳痿，怔忡健忘，少食腹胀，倦怠乏力。舌淡，脉细弱。

（3）阴虚火旺证：阳器易兴却萎软无用，动念即泄，头晕健忘，耳鸣腰酸，五心烦热。舌红，少苔或苔薄黄，脉细数。

（4）惊恐伤肾证：阳痿，胆怯多疑，精神苦闷，心悸失眠。舌淡，苔薄，脉弦细。

（5）肝气郁结证：阳痿，精神郁闷或急躁易怒，两胁胀闷。舌红，苔薄，脉弦。

（6）湿热下注证：阳痿，头晕身重，下肢酸困，小便短赤，阴囊潮湿，舌苔黄或白腻，脉滑或滑数。

4. 西医疾病鉴别诊断

（1）功能性阳痿和器质性阳痿的鉴别诊断

1）功能性阳痿的发病以突发性为特点，器质性阳痿除外伤、手术引起者外，多以逐渐加重为特点。

2）功能性阳痿有夜间勃起现象（NPT），而器质性阳痿则无。

3）功能性阳痿在手淫（反射性）或视听性刺激下（色情性）可以有阴茎勃起，而器质性则无。

（2）怀疑有血管系统本身因素引起阳痿者，应选做以下血管系统检查。

1）阴茎血压指数（PBPI）：将 3cm 宽气囊束于阴茎根部，充气至压力超过其肱动脉压力，用 9.5MHz 多普勒听诊器放于远端靠近气囊带一侧的海绵体上，缓慢放气，测出该侧的动脉收缩压，同法测出对侧血压，若两侧结果相近，取其平均值，相差较大则分别记录，并与肱动脉压之比进行评价。正常值>0.75。若<0.6 表明阴茎动脉供血不足；0.6~0.75 之间，则为高度可疑。

2）盆腔窃血试验（Pelvie Seecil Test）：主、髂动脉阻塞者，在骶尾、腹部肌肉活动需供血增加时，会从阴部血管侧支窃得血流。此类病人，安静时尚有一定程度的勃起，但当性交活动开始后又萎缩，并有时出现痉挛性疼痛。此类患者可先测 PBPI，而后令其做下蹲活动 3 分钟，直至感到下肢疼痛、疲劳，再次测量 PBPI，若下降 0.1 以上，即表示有窃血现象。

3）罂粟碱试验：罂粟碱 30~40mg 与酚妥拉明 2mg 注入阴茎海绵体，5~7 分钟勃起大于 90°者多为精神性（功能性）阳痿；平时无勃起，注射后 8 分钟以上缓慢勃起者可考虑动脉供血不足；注射后仍无勃起，可考虑静脉漏的可能。

4）阴茎海绵体造影：30% 泛影酸钠 40~60ml 注入一侧海绵体，15 秒内每秒摄片 1 张，而后再于 15 分钟、30 分钟、45 分钟、60 分钟、120 分钟时各摄片 1 张，若发现背静脉显影即为静脉漏，龟头显影即为海绵体间漏。造影剂排空时间小于 75 分钟表示亦有漏溢，正常人造影剂排空时间大于 90 分钟。

5）生理盐水灌注：罂粟碱诱发失效者、海绵体造影未见静脉漏者，可以 80~120ml/min 的速度向一侧海绵体灌注生理盐水，能勃起说明动脉供血不足。注射速度超过 140ml/min 方能勃起，或停止注射 2 分钟内又萎缩者，说明有静脉漏之可能。

（二）试验病例标准

1. *纳入病例标准*　属功能性阳痿和轻度供血不足（阴茎血压指数在 0.6~0.75 之间，或罂粟碱试验在 8~15 分钟才勃起）、性激素分泌轻度失调引起的阳痿患者，且具备以下条件并符合中医辨证者，可纳入试验病例。

（1）已婚，同居，居住条件良好。

（2）年龄在 20~60 岁。

（3）配偶无严重器质性疾病，能充分配合。

（4）无严重器质性疾病和精神、神经系统疾病。

2. *排除病例标准*　（包括不适应证或剔除标准）

（1）确诊的器质性阳痿患者。

（2）药物性阳痿患者。

（3）配偶有全身严重器质性疾病者。

（4）合并有心血管、肝、肾和造血系统等严重原发性疾病，精神病患者。

（5）对本药过敏者。

（6）不符合纳入标准，未按规定用药，无法判断疗效或资料不全等影响疗效和安全性判断者。

二、观测指标

1. 安全性观测

（1）一般体检项目。

（2）血、尿、便常规化验。

（3）心、肝、肾功能检查。

2. 疗效性观测

（1）性欲、阴茎勃起程度，夜间阴茎勃起现象（NPT），性交持续时间，有无射精，遗、滑精情况。

（2）手淫史，生育史，性病史，糖尿病史，手术史，外伤史，肝肾疾病史，酒烟嗜好，内分泌疾病史，精神病史，神经症史，脑脊髓疾患史，遗传疾病史。

（3）配偶的健康情况，年龄，性格，夫妻关系，合作程度，居住情况。

（4）外阴发育，阴毛分布，睾丸大小、弹性、乳房，前列腺，精液，神经系统检查。

（5）尿常规、血常规、肝肾功能等检查。

（6）有条件者可做血清 LH、FSH、T、PRL、E_2、精液常规，前列腺液涂片，必要时做甲状腺功能试验，尿糖、血糖测定。

（7）球海绵体反射，必要时测该反射出现的潜伏时间（正常范围 28~42 毫秒）。

（8）必要时测尿流率、膀胱容量、膀胱测压及残余尿。

（9）夜间勃起的测定

1）邮票试验：于睡前非勃起状态下，用 4 张联孔邮票适度地环绕阴茎体部，重叠部分黏着固定，翌日清晨检查，沿联孔处撕裂者有意义，黏着滑脱者无意义。

2）硬度测试环：方法同上。

上述检查连测 3 天，有 1 次完全断裂即可诊断为功能性阳痿。

3）有条件者可作夜间勃起动态观测。

三、疗效判定标准

1. 近期治愈　治疗后 3 个月以内，阴茎勃起大于 90°，性交机会的 75% 以上能成功。

2. 显效　治疗后勃起大于 90°，性交机会的 50% 能成功。

3. 有效　治疗后勃起有改善，性交机会的 25% 以上能成功。

4. 无效　用药前后各项指标均无改善。

四、观察、记录、总结的有关要求

按设计要求，统一表格，作出详细记录，认真写好病历。应注意观察不良反应或未预料到的毒副反应，并追踪观察。试验结束后，不能任意涂改病历，各种数据必须做统计学处理。

临 床 试 验

一、Ⅰ期临床试验

目的在于观察人体对新药的反应和耐受性，探索安全有效的剂量，提出合理的给药方案和注意事项。有关试验设计（包括受试对象、初试剂量确定）、结果的观察与记录、不良反应的判断与处理、试验总结等具体事项，按《新药审批办法》的有关规定执行。

二、Ⅱ期临床试验

本期的两个阶段，即对照治疗试验阶段与扩大对照治疗试验阶段，可以同时进行。试验设计的要求按《新药审批办法》执行。

1. 试验单位应为 3~5 个，每个单位病例不少于 30 例。

2. 治疗组病例不少于 300 例，其中主要证候不少于 100 例。对照组另设。

3. 试验病例选择，采用住院病例和门诊病例。门诊病例应严格控制可变因素。

4. 对照组的设立要有科学性。对照组与治疗组病例之比不低于 1:3，设立对照组的观察单位，对照组病例不少于 30 例。对照药物应择优选用公认治疗同类病证的有效药物。尽量采用双盲法。

5. 药物剂量可根据Ⅰ期临床试验结果或根据中医药理论和临床经验而定。以 2~6 周为 1 个疗程。

6. 试验的全部结果由临床研究负责医院汇总，进行统计学处理和评价，并写出正式的新药临床试验总结。

三、Ⅲ期临床试验

新药得到卫生部批准试生产或上市后一段时间应进行Ⅲ期临床试验，目的是对新药进行社会性考察和评价。观察项目同Ⅱ期临床试验，重点考察新药疗效的可靠性及使用后的不良反应，有关要求均按《新药审批办法》执行。

临 床 验 证

第四、第五类新药须进行临床验证，主要观察其疗效、不良反应、禁忌和注意事项等。

一、观察方法应采取分组对照的方法。改变剂型的新药，其对照品应采用原剂型药物；增加适应证的新药，应选择公认的治疗同类病证的有效药物进行对照。

二、观察例数不少于 100 例，其中主要证候不少于 50 例。对照组例数根据统计学需要而定。

三、临床验证设计与总结的要求与Ⅱ期临床试验相同。

承担中药新药临床研究医院的条件

一、临床试验、临床验证的负责医院应是卫生部临床药理基地；参加单位应以二甲以上医院为主。

二、临床研究的负责人应具备副主任医师（包括相当职称）以上职称，并对本病的研究有一定造诣。

第四节　中药新药治疗早泄的临床研究指导原则

早泄是指在性交时勃起的阴茎未插入阴道前，或刚刚插入阴道时即行射精，以致不能进行正常性交的一种疾病。

基 本 原 则

一、病例选择标准

（一）诊断标准

1. 中医诊断标准　性交时，阴茎尚未插入阴道，双方尚未接触或刚接触，或插入后不足 1 分钟即行射精，以致不能正常性交，持续 1 个月以上者，可诊断为本病。

2. 早泄的轻重分级

轻度：阴茎插入阴道，并可活动，但不足 1 分钟即泄。

中度：阴茎插入阴道即泄。

重度：阴茎未插入阴道，双方未接触或刚接触，动念即泄。

3. 中医辨证

（1）肝经湿热证：性欲亢进，射精过早，头晕目眩，口苦咽干，小便黄赤。舌质红，苔黄腻，脉弦数。

（2）阴虚阳亢证：虚烦不寐，阳事易举，早泄滑遗，腰膝酸软，潮热盗汗。舌红，苔少，脉细数。

（3）肾气不固证：性欲减退，早泄遗精，腰膝酸软，夜尿多。舌淡，苔白，脉沉弱。

（4）心脾虚损证：早泄，肢体倦怠，面色不华，心悸短气，健忘多梦。舌淡，脉细。

（二）试验病例标准

1. 纳入病例标准　符合本病诊断和中医辨证标准，年龄在 20～50 岁的男性患者，可纳入试验病例。

2. 排除病例标准　（包括不适应证或剔除标准）

（1）神经系统有损伤者。

（2）服用兴奋剂或作用于神经系统对射精有影响的药物者。

（3）对研究药物过敏者。

（4）合并有心血管、肝、肾和造血系统等严重原发性疾病，精神病患者。

（5）不符合纳入标准，未按规定用药，无法判断疗效或资料不全等影响疗效或安全性判断者。

二、观测指标

1. 安全性观测

（1）一般体检项目。

（2）血、尿、便常规化验。

（3）心、肝、肾功能检查。

2. 疗效性观测

（1）婚育、性生活史、手淫史。

（2）生殖系统炎症史，肝肾疾病史，内分泌疾病史，烟酒嗜好，精神病史。

（3）性生活情况及全身症状和体征。

（4）精神状态、性格、体质、外阴、前列腺、精囊、神经系统检查、血压、心电图检查。

（5）血、尿常规，肝、肾功能检查。

（6）必要时行尿道镜检查。

三、疗效判定标准

1. 近期治愈　治疗后 3 个月，性交机会均能成功。

2. 显效　75% 以上的性交机会有成功的性生活，射精时间均在性交 1 分钟以后。

3. 有效　性交时能插入阴道，部分情况下性交 1 分钟以后射精。

4. 无效　治疗前后，诸症未变。

四、观察、记录总结的有关要求

按设计要求，统一表格，作出详细记录，认真写好病历。应注意观察不良反应或未预料到的毒副反应，并追踪观察。试验结束后，不能任意涂改病历，各种数据必须做统计学处理。

临 床 试 验

一、I 期临床试验

目的在于观察人体对新药的反应和耐受性，探索安全有效的剂量，提出合理的给药方案和注意事项。有关试验设计（包括受试对象、初试剂量确定）、结果的观察与记录、不良反应的判断与处理、试验总结等具体事项，按《新药审批办法》的有关规定执行。

二、II 期临床试验

本期的两个阶段，即对照治疗试验阶段与扩大对照治疗试验阶段，可以同时进行。试验设计的要求按《新药审批办法》执行。

1. 试验单位应为 3~5 个，每个单位病例不少于 30 例。

2. 治疗组病例不少于 300 例，其中主要证候不少于 100 例。对照组另设。

3. 试验病例选择，采用住院病例和门诊病例。门诊病例应严格控制可变因素。

4. 对照组的设立要有科学性。对照组与治疗组病例之比不低于 1:3，设立对照组的观察单位，对照组病例不少于 30 例。对照药物应择优选用公认治疗同类病证的有效药物。尽量采用双盲法。

5. 药物剂量可根据 I 期临床试验结果或根据中医药理论和临床经验而定。以 1 个月为 1 个疗程。

6. 试验的全部结果由临床研究负责医院汇总，进行统计学处理和评价，并写出正式的新药临床试验总结。

三、Ⅲ期临床试验

新药得到卫生部批准试生产或上市后一段时间应进行Ⅲ期临床试验，目的是对新药进行社会性考察和评价。观察项目同Ⅱ期临床试验，重点考察新药疗效的可靠性及使用后的不良反应，有关要求均按《新药审批办法》执行。

临 床 验 证

第四、第五类新药须进行临床验证，主要观察其疗效、不良反应、禁忌和注意事项等。

一、观察方法应采取分组对照的方法。改变剂型的新药，其对照品应采用原剂型药物；增加适应证的新药，应选择公认的治疗同类病证的有效药物进行对照。

二、观察例数不少于 100 例，其中主要证候不少于 50 例。对照组例数根据统计学需要而定。

三、临床验证设计与总结的要求与Ⅱ期临床试验相同。

承担中药新药临床研究医院的条件

一、临床试验、临床验证的负责医院应是卫生部临床药理基地；参加单位应以二甲以上医院为主。

二、临床研究的负责人应具备副主任医师（包括相当职称）以上职称，并对本病的研究有一定造诣。

第五节　中药新药治疗良性前列腺增生症的临床研究指导原则

良性前列腺增生症是指由于包绕后尿道的前列腺组织（内腺）增生，压迫后尿道，引起排尿困难，夜尿频数等一系列症状的疾病。严重者可引起尿潴留、肾积水、尿路感染、肾功能受损。本病属于中医癃闭范畴。

一、诊断标准

1. 西医诊断标准

（1）排尿困难史：排尿踌躇，费时费力，尿线细、无力，残余尿感，夜尿频数，甚者有尿失禁。

（2）肛门指诊：前列腺两侧叶扩大，或中间沟消失。

（3）超声波检查：经直肠超声断层最为理想，前列腺大部密度均匀，对称性扩大，重量>20g。$V_{BPH} = \pi$（长径×宽×厚）/6。

（4）残余尿量测定：采用B超法或导尿法均可。

（5）尿流率测定：尿量≥200ml为宜，最大尿流量<15ml/s。

（6）尿道膀胱造影：可发现向上的对膀胱的压迹及后尿道被压变长，侧位片呈半展的扇形影像。

（7）尿道膀胱镜检查：可发现前列腺两侧叶或中叶的增生，凸向尿道或膀胱。

（8）实验室检查：血BUN、Cr，肌酐清除率，PSA试验。

2. 临床分期标准

第1期（刺激症状期）：膀胱、尿道、会阴轻度不适，尿频，轻度排尿困难，主要表现为夜尿频数，残余尿<50ml。国际前列腺症状评分（I-PSS）≤7分。

第2期（残余尿期）：进行性排尿困难，排尿时自觉用力，残余尿量50~150ml，此期可发生急性尿潴留、尿路感染。I-PSS评分8~19分。

第3期（膀胱失代偿期）：残余尿量>150ml，膀胱扩大，肾功能开始受损，出现充盈性尿失禁症状。I-PSS评分20分~35分。I-PSS评分法见表4-1-2。

表4-1-2　国际前列腺症状评分（I-PSS）

症　　状	无	<1/5	<1/2	约1/2	>1/2	几乎总是
近1个月内排尿不尽感	0分	1分	2分	3分	4分	5分
近1个月内排尿后2小时内又要排尿	0分	1分	2分	3分	4分	5分
近1个月内排尿时停止和开始多次	0分	1分	2分	3分	4分	5分
近1个月内排尿不能等待	0分	1分	2分	3分	4分	5分
近1个月内感觉尿线变细	0分	1分	2分	3分	4分	5分
近1个月内感觉排尿费力	0分	1分	2分	3分	4分	5分
近1个月内每日夜尿次数	无	1次	2次	3次	4次	≥5次
	0分	1分	2分	3分	4分	5分

生活质量指数（L）评定方法：

患者按现在排尿情况做出对今后生活质量的评价，根据其评价依如下标准给出生活质量指数（L）：

非常好：0　　　　　好：1

多数满意：2　　　　满意和不满意各半：3

多数不满意：4　　　愉快：5　　很痛苦：6

3. 病情轻重分级　根据病情评分进行分级。病情评分方法见表4-1-3。

表 4-1-3　病情评分表

病情	0分	1分	2分	3分
I-PSS 评分	0	1~7	8~19	20~35
生活质量（L）	0~1	2	3~4	5~6
夜尿次数	0~1	2	3~4	5~6
尿线情况	正常	细而成线	断续成线	涓滴不成线
小腹症状	无	满闷感	胀感	胀痛
最大尿流率	>15ml/s	11~15/s	6~10ml/s	<6ml/s
残余尿量	<10ml	10~50ml	51~150ml	>150ml

轻度：总分≤9分。

中度：总分 10~13 分。

重度：总分≥14 分。

4. 中医辨证

（1）下焦湿热证：小便淋漓，短赤灼热，小腹胀，口舌黏，渴不欲饮，大便滞而不畅，舌红，苔黄腻，脉数。

（2）痰热闭肺证：小便点滴不爽，呼吸短促，咳嗽，咽干，烦渴引饮，舌红，苔薄黄，脉数。

（3）瘀血阻滞证：小便点滴难下，时滴时闭，小腹胀满疼痛，舌紫暗或有瘀点，脉涩或弦。

（4）中气下陷证：小便欲解不出，神疲气短懒言，食欲不振，小腹坠胀，甚则脱肛，舌淡，苔薄白，脉细弱。

（5）肾阳虚衰证：小便点滴不通，面色萎黄，神气怯弱，畏寒肢冷，腰膝酸软，舌淡，苔白，脉细弱。

二、试验病例标准

1. 纳入病例标准　符合本病诊断标准及中医辨证者，可纳入试验病例，以第1、2期患者为主要观察对象。

2. 排除病例标准　（包括不适应证或剔除标准）

（1）年龄在 50 岁以下或 70 岁以上，过敏体质或对本药过敏者。

（2）严重神经系统疾病、腰椎间盘突出症、椎管狭窄、下腹或盆腔大手术、严重糖尿病等原因引起的神经源性膀胱。

（3）合并有膀胱新生物、输尿管间嵴、精阜肥大、膀胱颈硬化症、前列腺癌等。

（4）前列腺增生症第 3 期合并肾功能受损者。

（5）合并有心血管、脑血管、肝、肾和造血系统等严重原发性疾病，精神病患者。

（6）不符合纳入标准，未按规定用药，无法判断疗效；或资料不全等影响疗效或安全性判断者。

三、观测指标

1. 安全性观测

（1）一般体检项目。

（2）血、尿、便常规化验。

（3）心、肝、肾功能检查。

（4）根据药物可能出现的毒性反应做相应的安全性检查

2. 疗效性观测

（1）相关症状及体征。

（2）超声波测定前列腺大小。

（3）残余尿量测定。

（4）尿流率测定。

（5）尿流动力学测定。

（6）血清性激素、酸性磷酸酶、PSA测定。

（7）尿道、膀胱造影。

（8）膀胱尿道镜观测。

以上（1）～（4）项必做，其他项目可根据病情及临床研究的需要选做。

四、疗效判定标准

1. 显效

（1）I-PSS评分≤7，L指数≤1，或病情总分降低90%以上。

（2）前列腺体积缩小为原来的60%以下。

（3）最大尿流率≥18ml/s。

以上具备2项即可。

2. 有效

（1）I-PSS评分≤13，治疗前指数L为4～6者降低至2～3，或病情总积分降低60%以上。

（2）前列腺体积缩小为原来的80%以下，残余尿量减少50%以上。

（3）最大尿流率≥12ml/s。

以上具备1项即可。

3. 无效　未达有效标准。

五、临床试验的有关要求

试验病例采用住院病例和门诊病例，门诊病例应严格控制可变因素。疗程为1～3个月。

第六节 中药新药治疗慢性前列腺炎（非特异性）的临床研究指导原则

前列腺炎是以前列腺实质感染、充血、肿胀、炎细胞浸润、腺上皮坏死，甚至小脓肿形成为主要病理改变的疾病。前列腺炎有急、慢性之分，均属于中医淋浊的范畴。

一、诊断标准

1. 西医诊断标准

（1）症状：尿频，残尿感，尿痛，会阴、下腹部及肛门周围疼痛不适。

（2）前列腺触诊：表面不平或不对称，可触及不规则的炎性硬结，压痛，质地失去正常的均匀弹性。

（3）分段尿试验（Stamey 试验）：根据 EPS 或 VB$_3$ 和 VB$_1$ 比较，至少有 1 个对数以上的差别者即可诊断为前列腺炎。VB$_1$ 的菌数比 VB$_3$ 多时，可考虑是前尿道的感染，VB$_1$ 和 VB$_3$ 菌数均少者，以 EPS 结果确诊。EPS 取不到时，将 VB$_3$ 的结果乘以 100 即为 EPS 值。

（4）前列腺液检查：WBC>1500/mm^3，或 400 倍镜下 WBC>10 个/视野，即可确诊。前列腺液 Zn 含量降低。正常 pH 为 6.8 左右，偏碱性者多合并感染。

（5）精液检查：由于前列腺按摩的局限性，或前列腺液不能取得时，可取精液检查，WBC>5 个/高倍视野者即可确诊前列腺有炎症，但应以染色片为准。

（6）超声波检查：断面轻度变形，但多不扩大，被膜凹凸不整，不连续，往往伴有前列腺结石及声影。

2. 病情轻重分级

轻度：仅有前列腺液 WBC>10 个/高倍视野，卵磷脂小体基本正常，无排尿症状及反射性疼痛，前列腺指诊无变化。

中度：前列腺液 WBC>10 个/高倍视野，卵磷脂小体减少，合并排尿症状或反射性疼痛，肛诊检查前列腺表面尚光滑，可有轻度不对称，质地无变化。

重度：前列腺液 WBC>10 个/高倍视野，卵磷脂小体极少，肛诊检查前列腺表面不光滑，不对称，失去正常弹性，呈纤维化或有硬结。

3. 中医辨证

（1）湿热下注证：尿频尿急尿痛，尿道灼热，阴囊潮湿，舌红苔黄，脉滑。

（2）气滞血瘀证：会阴、少腹坠胀痛，小便赤涩，前列腺有炎性硬结，压痛，舌紫暗或有瘀斑，脉弦涩。

（3）肝肾阴虚证：会阴部坠胀，尿道口常有少量黏液，头晕眼花，腰膝酸软，失眠多梦，遗精，五心烦热，小便短赤，舌红苔少，脉沉细。

（4）肾阳虚证：小便淋漓，或大便时有前列腺液、精液自尿道流出，畏寒，腰膝酸软，精神萎靡，多寐，阳痿，早泄，舌淡，苔薄白，脉沉迟。

二、试验病例标准

1. 纳入病例标准　中医辨证者，可纳入试验病例。以 EPS 检查 WBC>10 个/400 倍视野者为主要观察对象。

2. 排除病例标准 （包括不适应证或剔除标准）

（1）年龄在 18 岁以下或 55 岁以上，未婚者，过敏体质或对本药过敏者。

（2）合并前列腺增生、严重神经症、尿道狭窄、前列腺肿瘤患者。

（3）合并有心血管、脑血管、肝、肾和造血系统等严重原发性疾病，精神病患者。

（4）不符合纳入标准，未按规定用药，无法判断疗效，或资料不全等影响疗效或安全性判断者。

三、观测指标

1. 安全性观测

（1）一般体检项目。

（2）血、尿、便常规化验。

（3）心、肝、肾功能检查。

（4）根据药物可能出现的毒性反应做相应的安全性检查。

2. 疗效性观测

（1）相关症状及体征，前列腺触诊。

（2）EPS 检查。

（3）B 超检查。

（4）分段尿试验。

（5）精液染色片观测。

（6）前列腺液细菌培养，衣原体、解脲支原体检查。

以上（1）～（3）必做，其他项目可根据病情及临床研究的需要选做。

四、疗效判定标准

1. 临床痊愈　症状消失，EPS 检查连续 2 次以上正常，肛诊压痛消失，质地正常或接近正常，B 超检查大致正常。

2. 显效　症状基本消失，EPS 检查连续 2 次以上 WBC 值较前减少 1/2 或 <15 个/高倍视野，触诊压痛及质地均有改善，B 超检查有所改善。

3. 有效　症状减轻，EPS 检查较前改善。

4. 无效　症状、体征及 EPS 检查均无改善或加重。

五、临床试验的有关要求

试验病例和门诊病例，门诊病例应严格控制可变因素。疗程为 1~2 个月，随访不少于1 个月。

| 第二章 | 原国家中医药管理局颁发的男科疾病中医诊疗方案及临床路径 |

男性不育症（少、弱精子症）中医临床路径

路径说明：本路径适用于西医诊断为男性不育症（少、弱精子症）的门诊患者。

一、男性不育症（少、弱精子症）中医临床路径标准门诊流程

（一）适用对象

中医诊断：第一诊断为男性不育症。

西医诊断：第一诊断为男性不育症（少、弱精子症）（ICD-10 编码：N46 02）。

（二）诊断依据

1. 疾病诊断

（1）中医诊断标准：参照《人类精液及精子-宫颈黏液相互作用实验室检验手册》（第4版）（世界卫生组织，人民卫生出版社，2001 年）及新世纪全国高等中医药院校规划教材《中医外科学》（第2版）（李曰庆主编，中国中医药出版社，2007 年）。

（2）西医诊断标准：参照《人类精液及精子-宫颈黏液相互作用实验室检验手册》（第4版）（世界卫生组织，人民卫生出版社，2001 年）及《中国男科疾病诊断治疗指南》（王晓峰，朱积川，邓春华主编，2013 年版）进行诊断。

2. 证候诊断　参照国家中医重点专科男性不育症（少、弱精子症）协作组制定的"男性不育症（少、弱精子症）中医诊疗方案"。

男性不育症（少、弱精子症）临床常见证候：湿热蕴结证、血脉瘀阻证、脾肾阳虚证、肾阴亏虚证、气血亏虚证。

（三）治疗方案的选择

参照国家中医重点专科男性不育症（少、弱精子症）协作组制定的"男性不育症（少、弱精子症）中医诊疗方案"。

1. 诊断明确，第一诊断为男性不育症（少、弱精子症）。

2. 患者适合并接受中医治疗。

（四）标准治疗时间为 ≤90 天

（五）进入路径标准

1. 第一诊断必须符合男性不育症（少、弱精子症）的患者。

2. $5×10^6/ml ≤$ 精子浓度 $<20×10^6/ml$ 和（或）A 级精子 $<25\%$ 和（或）A 级+B 级精子 $<50\%$、和（或）精子活动率（A 级+B 级+C 级）$<60\%$。进入本路径。

3. 免疫性不育症（MAR 阳性）、无精子症、严重畸形精子症患者（畸形率>96%）、精浆异常（精液量<2ml 或精液量>6ml；pH 值<7.2 或 pH 值>8.0；不液化或不完全液化）、睾丸发育不良、睾丸萎缩、使用的化疗药物对睾丸功能造成永久损害者、精子浓度<5×10⁶/ml（重度少精子症）、活而不动精子率在 50%以上、染色体核型或结构异常、AZF 缺失等，不进入本路径。

4. 患者同时具有其他疾病，但在治疗期间不需特殊处理，也不影响第一诊断的临床路径流程实施时，可以进入本路径。

（六）中医证候学观察

四诊合参，收集该病种不同证候的主症、次症、舌、脉特点。注意证候的动态变化。

（七）门诊检查项目

1. 必需的检查项目

（1）精液分析（应包含精子染色，精液白细胞计数）。

（2）精子形态学分析。

（3）生殖内分泌激素测定。

（4）免疫性不育检查（MAR）。

2. 可选择的检查项目　根据病情需要，可选择精浆生化、精子功能检查（顶体酶检测、尾部膨胀试验）、染色体核型、结构及 AZF 因子、精子染色质损伤分析、精子-宫颈黏液的相互作用、精液微生物学分析、血抑制素 B 等。

（八）治疗方法

1. 辨证选择中药汤剂及中成药

（1）湿热蕴结证：清热利湿。

（2）血脉瘀阻证：活血通脉。

（3）脾肾阳虚证：温肾健脾。

（4）肾阴亏虚证：滋阴补肾。

（5）气血亏虚证：益气养血。

2. 中药贴敷

3. 针灸疗法

（1）体针。

（2）耳针。

（3）灸法。

（4）穴位埋线。

（5）穴位注射。

4. 健康指导

（九）完成路径标准

精子浓度≥20×10⁶/ml 和（或）A 级精子≥25%或 A 级+B 级精子≥50%、和（或）精子活动率（A 级+B 级+C 级）>60%，或配偶妊娠。

（十）变异及原因分析

1. 病情变化，导致治疗时间延长、费用增加。

2. 治疗期间伴发其他疾病，需特殊处理，退出本路径。

3. 因患者及其家属意愿而影响本路径执行时，退出本路径。

二、男性不育症（少、弱精子症）中医临床路径标准门诊表单（表 4-2-1，表 4-2-2）

适用对象：第一诊断为男性不育症（少、弱精子症）（ICD-10 编码：N46 02）

患者姓名：_____ 性别：_____ 年龄：_____ 门诊号：_____

进入路径时间： 年 月 日　　　　结束路径时间： 年 月 日

标准治疗时间≤90 天　　　　　　实际治疗时间： 天

表 4-2-1 男性不育症（少、弱精子症）中医临床路径标准门诊表单（第 1~30 天）

就诊时间	_____年_____月_____日 （第 1~14 天）	_____年_____月_____日 （第 15~30 天）
主 要 诊 疗 工 作	□询问病史与体格检查 □采集中医四诊信息 □进行中医证候判断 □完成病历书写和病程记录 □初步拟定诊疗方案 □完善辅助检查 □病人知照流程 1. 必需的检查项目 □精液分析、精子形态学检查 □生殖内分泌激素测定 □免疫性不育检查 2. 可选的检查项目 □精浆生化、精液微生物学分析 □精子染色质检查、精子功能检查 □染色体核型、结构及 AZF 因子 3. 中药辨证分型治疗 □湿热蕴结证 □血脉瘀阻证 □脾肾阳虚证 □肾阴亏虚证 □气血亏虚证 4. 中药贴敷可选 □增精膏□滋肾膏□强精贴 5. 针灸疗法可选 □针灸□耳针□灸法□穴位埋线□穴位注射 6. 健康指导	□询问病史 □采集中医四诊信息 □进行中医证候判断 □书写复诊病历 □临床诊断，中医辨证 □制订并根据病情变化调整治疗方案 □中药贴敷 □针灸
病情变异记录	□无□有，原因： 1. 2.	□无□有，原因： 1. 2.
医师签名		

注：如治疗中不需路径要求的时间就达到完成路径标准时，即可转到末次就诊环节。

表 4-2-2　男性不育症（少、弱精子症）中医临床路径标准门诊表单（第 31~90 天）

就诊时间	_____年_____月_____日 （第 31~60 天）	_____年_____月_____日 （第 61~90 天）
主 要 诊 疗 工 作	□询问病史 □采集中医四诊信息 □进行中医证候判断 □书写复诊病历 □临床诊断，中医辨证 □制订并根据病情变化调整治疗方案 □中药贴敷 □针灸	□询问病史，男科体检 □采集中医四诊信息 □精液分析及相关检查 □书写复诊病历 □康复指导
病情变异记录	□无 □有，原因： 1. 2.	□无 □有，原因： 1. 2.
医师签名		

男性不育症（少、弱精子症）诊疗方案

一、诊断

（一）疾病诊断

1. **中医诊断标准**　参照《人类精液及精子-宫颈黏液相互作用实验室检验手册》（第 4 版）（世界卫生组织，人民卫生出版社，2001 年）及《新世纪全国高等中医药院校规划教材·中医外科学》（第 2 版）（李曰庆主编，中国中医药出版社，2007 年）进行诊断。

主要症状：婚后 1 年以上未育或曾经生育现 1 年以上未育，精子数量少和（或）精子活力、活动率低下。

次要症状：腰膝酸软，头晕耳鸣；口苦心烦，阴囊潮湿；小腹或会阴部坠胀、疼痛；神疲乏力，面色萎黄，形寒肢冷；五心烦热、潮热盗汗。舌质红，苔黄腻，脉滑数；舌质暗，有瘀点，脉涩；舌淡苔白，脉沉迟无力，舌红少津，少苔或无苔，脉细数；舌淡苔白，脉细弱。

具备主症，或主症加 1~2 次症即可确诊。

2. **西医诊断标准**　参照世界卫生组织《人类精液及精子-宫颈黏液相互作用实验室检验手册》（第 4 版）（世界卫生组织，人民卫生出版社，2001 年）及《中国男科疾病诊断治疗指南》（2013 年版）进行诊断。

（1）**男性不育症**：育龄夫妇同居 1 年以上，性生活正常，未采取任何避孕措施，女方有受孕能力，由于男方原因而导致女方未孕育；或曾孕育而后 1 年以上未能孕育者，称为男性不育症。前一种情况称为原发性不育，后者称继发性不育。

（2）**少精子症**：射精后 60 分钟内，室温下，精子浓度 $<20\times10^6/\mathrm{ml}$。

（3）弱精子症：射精后 60 分钟内，室温下，A 级精子<25% 和 A 级+B 级精子<50%，或精子活动率（A 级+B 级+C 级）<60%。

（4）少弱精子症：同时符合（2）（3）项。

（5）排除

1）免疫性不育症（MAR 阳性）者。

2）无精子症患者。

3）严重畸形精子症患者（畸形率>96%）。

4）精浆异常（精液量<2ml 或精液量>6ml；无精子症；pH 值<7.2 或 pH 值>8.0；不液化或不完全液化患者）。

5）染色体核型或结构异常、AZF 缺失。

6）睾丸发育不良、睾丸萎缩。

7）精子浓度<5×10^6/ml（重度少精子症）；或活而不动精子率>50% 者。

（6）辅助检查

必须检查的项目：

1）精液分析（应包含精子染色，精液白细胞计数——邻甲苯胺染细胞内过氧化物酶）。

2）精子形态学分析。

3）生殖内分泌激素测定。

4）免疫性不育检查。

可选择的检查项目：

1）精浆生化。

2）精子功能检查（顶体酶检测、尾部膨胀试验）。

3）染色体核型、结构及 AZF 因子。

4）精子染色质损伤分析。

5）精子-宫颈黏液的相互作用。

6）精液微生物学分析。

诊断标准：凡符合上述（1）（2）（5）项者诊断为少精子症；符合上述（1）（3）（5）项者诊断为弱精子症；符合上述（1）（4）（5）项者诊断为少弱精子症。根据临床条件应结合"辅助检查"进行诊断。

（二）证候诊断

1. 湿热蕴结证　久婚未育，口苦心烦、阴囊潮湿、尿赤。舌红、苔黄腻，脉滑数。

2. 血脉瘀阻证　久婚未育，小腹或会阴部坠胀、疼痛，有时牵及睾丸、腹股沟。舌质暗、有瘀点或瘀斑，脉涩。

3. 脾肾阳虚证　久婚未育，或有腰膝酸软、头晕耳鸣、形寒肢冷、腹胀便溏、小便清长、夜尿频数。舌淡，苔白，脉沉迟无力，两尺尤甚。

4. 肾阴亏虚证　久婚未育，或有头晕耳鸣，阳强易举、遗精、早泄、口干、五心烦热、潮热盗汗。舌红，少津，少苔或无苔，脉细数。

5. 气血亏虚证　久婚未育，神疲乏力、头晕耳鸣、少气懒言、面色萎黄。舌淡，苔白，脉细弱。

二、治疗方法

（一）辨证选择中药汤剂及相关中成药

1. 湿热蕴结证

治法：清热利湿。

推荐方药：程氏萆薢分清饮加减。萆薢、车前子、茯苓、莲子心、菖蒲、黄柏、丹参、白术等。

中成药：萆薢分清丸等。

2. 血脉瘀阻证

治法：活血通脉。

推荐方药：桃红四物汤加减。桃仁、红花、当归、芍药、地黄、川芎等。

中成药：桂枝茯苓丸、血府逐瘀口服液等。

3. 脾肾阳虚证

治法：温肾健脾。

推荐方药：金匮肾气丸合理中丸加减。熟地黄、山药、山萸肉、附子、肉桂、茯苓、丹皮、泽泻、人参、白术、干姜等。

4. 肾阴亏虚证

治法：滋阴补肾。

推荐方药：六味地黄丸加减。知母、黄柏、熟地黄、山药、山萸肉、茯苓、丹皮、泽泻等。

中成药：左归丸、六味地黄丸等。

5. 气血亏虚证

治法：益气养血。

推荐方药：十全大补汤加减。黄芪、人参、茯苓、白术、甘草、当归、川芎、白芍、熟地黄、肉桂等。

中成药：补中益气丸、八珍丸等。

（二）中药贴敷

选用海马、怀山药、九香虫等；或枸杞、制黄精、菟丝子、肉苁蓉、黄狗肾等；或熟地、枸杞子、山药、楮实子、淫羊藿、雄蚕蛾等。用蜂蜜调成膏状，隔日1次，交替贴于双侧肾俞及神阙穴，2周为1个疗程。

（三）针灸疗法

1. 体针　脾肾阳虚证，取双侧肾俞、志室、太溪、三阴交；气血亏虚证，取双侧脾俞、胃俞、足三里、三阴交；用补法，留针30分钟，每日1次，10次为1个疗程。

2. 耳针　王不留行籽或磁珠。方法：清洁耳部皮肤预贴部位，探寻耳部较强反应点，用胶布将王留行籽或磁珠贴于反应点。留穴按摩，每日3~4次，每次按摩1~2分钟。每3~4天更换1次，治疗14天为1个疗程。

3. 灸法　取命门、肾俞、关元、中极等为主，隔姜灸，以艾灸三壮为度。

4. 穴位埋线　辨证选取双肾俞、志室、太溪、三阴交、脾俞、胃俞、足三里、三阴交等穴位，进行埋线，15 天一次，6 次为 1 个疗程。

5. 穴位注射　肾俞、三阴交交替取穴，注射当归注射液，隔日治疗 1 次，10 次为 1 个疗程。

（四）健康指导

1. 饮食调理　忌烟酒，勿食辛辣刺激及对生精功能有损害的食物。

2. 生活起居　加强锻炼，增强体质，超重患者应减肥；不久坐，不穿紧身裤，不泡热水澡，不洗桑拿浴。

3. 职业环境　避免高温、高热；远离辐射、放射线、电焊、油漆、农药等对生育有影响的职业及环境。

4. 指导受孕　接受医生的孕育指导。

三、疗效评价

（一）评价标准

1. 疾病疗效评价标准　参照《中药新药临床研究指导原则》（2002 年）拟定。精子浓度和（或）活力改善率＝[治疗后精子浓度和（或）活力−治疗前精子浓度和（或）活力]/治疗前精子浓度和（或）活力×100%。

治愈：配偶受孕。

显效：虽未受孕，但治疗 3 个月后精子浓度或精子活力、活动率等已正常。

有效：精子浓度或精子活力、活率等虽不正常，但有群级间改善，如 C 级进入 B 级。

无效：治疗前后无变化。

2. 证候疗效评价标准　根据中医主要临床症状、体征的变化以及证候积分的增减，按照尼莫地平法的计算公式，分为临床痊愈、显效、有效、无效等四个等级。

中医证候改善率＝（治疗前积分−治疗后积分）/治疗前积分×100%

临床痊愈：中医临床症状、体征消失或基本消失，积分减少≥95%。

显效：中医临床症状、体征明显改善，70%≤积分减少<95%。

有效：中医临床症状、体征均有好转，30%≤积分减少<70%。

无效：中医临床症状、体征无明显改善，甚或加重，积分减少<30%。

（二）评价方法

分别于就诊当日、治疗出路径时，针对患者中医临床症状、体征、舌脉进行症状积分评价；针对精液分析，进行精子浓度和（或）精子活力、活动率评价。

1. 疗效判定方法　参照《中药新药临床研究指导原则》（中国中医药出版社，2002 年5 月，第 1 版）相关内容进行评价。精子浓度和（或）活力改善率＝[治疗后精子浓度和（或）活力−治疗前精子浓度和（或）活力]/治疗前精子浓度和（或）活力×100%。

2. 证候疗效判定方法

男性不育症（少、弱精子症）疗效评价量表见表 4-2-3。根据中医主要临床症状、体征的变化以及证候积分的增减,按照尼莫地平法的计算公式评价疗效,中医证候改善率=(治疗前积分-治疗后积分)/治疗前积分×100%。

表 4-2-3 男性不育症(少、弱精子症)疗效评价量表

指标类别	评价指标	评分标准	分值	入径得分	出径得分
主要症状 (42分)	腰膝酸冷	无	0		
		偶有	2		
		时有	4		
		经常有	6		
	畏寒肢冷	无	0		
		偶有	2		
		时有	4		
		经常有	6		
	神疲乏力	无	0		
		偶有	2		
		时有	4		
		经常有	6		
	少气懒言	无	0		
		偶有	2		
		时有	4		
		经常有	6		
	两胁胀闷	无	0		
		偶有	2		
		时有	4		
		经常有	6		
	阴囊潮湿	无	0		
		偶有	2		
		时有	4		
		经常有	6		
	小便频数	无	0		
		偶有	2		
		时有	4		
		经常有	6		

指标类别	评价指标	评分标准	分值	入径得分	出径得分
次要症状 （24分）	潮热盗汗	无	0		
		偶有	2		
		时有	4		
		经常有	6		
	精神抑郁	无	0		
		偶有	2		
		时有	4		
		经常有	6		
	头晕耳鸣	无	0		
		偶有	2		
		时有	4		
		经常有	6		
	失眠多梦	无	0		
		偶有	2		
		时有	4		
		经常有	6		
总分（66）		累计后得分			

精浊病（慢性前列腺炎）中医临床路径（试行）

路径说明：本路径适用于西医诊断为慢性前列腺炎的患者。

一、精浊病（慢性前列腺炎）中医临床路径标准门诊流程

（一）适用对象

中医诊断：第一诊断为精浊病（TCD 编码：BWN070）。

西医诊断：第一诊断为慢性前列腺炎（ICD 编码：N41.101）。

（二）诊断依据

1. 疾病诊断

（1）中医诊断：参照《慢性前列腺炎中西医结合诊疗指南（试行版）》（中国中西医结合学会，2007 年）、《中药新药临床研究指导原则》（中国医药科技出版社，2002 年）。

（2）西医诊断：参考《吴阶平泌尿外科学》（山东科学技术出版社，2004 年）、《前列腺炎诊断治疗指南（试行版）》（中华医学会泌尿外科分会，2006 年）、《慢性前列腺炎中西医结合诊疗指南（试行版）》（中国中西医结合学会，2007 年）。

2. 证候诊断　参照国家中医药管理局重点专科协作组制定的《精浊病（慢性前列腺炎）中医诊疗方案（试行）》。

精浊病（慢性前列腺炎）临床常见证候：湿热下注证、气滞血瘀证、肝气郁结证、肾阳不足证、湿热瘀阻证、肝肾阴虚证。

（三）治疗方案的选择

参照国家中医药管理局重点专科协作组制定的《精浊病（慢性前列腺炎）中医诊疗方案（试行）》、《慢性前列腺炎中西医结合诊疗指南（试行版）》（中国中西医结合学会，2007 年）、《前列腺炎诊断治疗指南（试行版）》（中华医学会泌尿外科分会，2006 年）。

1. 诊断明确，第一诊断为精浊病（慢性前列腺炎）。

2. 患者适合并接受中医治疗。

（四）标准治疗时间≤42 天。

（五）进入路径标准

1. 第一诊断必须符合精浊病（慢性前列腺炎）。

2. 当患者同时具有其他疾病，但不需特殊处理也不影响第一诊断的临床路径流程实施时，可以进入本路径。

3. 以下任一情况下不进入本路径：

（1）合并有心、脑、肝、肾和造血系统等严重原发疾病或有继发的心、脑、肝、肾和造血系统等严重损害者。

（2）合并尿路感染、特异性前列腺炎、精囊炎、附睾炎、良性前列腺增生症、前列腺癌、膀胱肿瘤、神经源性膀胱、尿路畸形或狭窄病变者。

（3）患者有精神病、严重神经症患者。

（六）中医证候学观察

四诊合参，收集该病种不同证候的主症、次症、舌、脉等特点。注意证候的动态变化。

（七）门诊检查项目

1. 必需的检查项目

（1）前列腺常规。

（2）前列腺液培养。

（3）尿常规和尿沉渣检查。

（4）尿三杯检查。

（5）肛诊。

（6）超声波检查。

2. 可选择的检查项目　根据病情需要而定，如血常规、尿流率、尿动力学、膀胱镜、尿道镜、CT、MRI 等。

（八）治疗方法

1. 辨证选择口服中药汤剂、中成药

（1）湿热下注证：清热化湿。

（2）气滞血瘀证：活血化瘀。

（3）肝气郁结证：疏肝理气。

（4）肾阳不足证：温肾壮阳。

（5）湿热瘀阻证：清热化瘀。

（6）肝肾阴虚证：滋补肝肾。

2. 外治法

（1）中药熏洗、坐浴。

（2）中药保留灌肠。

（3）中药离子导入。

（4）栓剂塞肛。

3. 针灸治疗　包括体针、灸疗、穴位注射、穴位敷贴、穴位磁疗等。

4. 推拿治疗。

5. 脐部敷贴。

6. 热疗。

7. 前列腺按摩。

8. 健康教育　忌酒、辛辣等刺激性食品。

9. 心理和行为辅导。

（九）完成路径标准

临床主要症状疼痛不适、尿频尿急、排尿不尽等症状基本缓解。

（十）有无变异及原因分析

1. 治疗期间合并其他疾病需要其他治疗，退出本路径。

2. 症状加重，退出本路径。

3. 患者出现明显抑郁和焦虑症状，需接受抗抑郁和抗焦虑治疗，退出本路径。

4. 因患者及家属意愿影响本路径执行，退出本路径。

二、精浊病（慢性前列腺炎）中医临床路径标准门诊表单（表4-2-4）

适用对象：第一诊断为精浊病（慢性前列腺炎）（TCD编码：BWN070、ICD编码：N41.101）

患者姓名：_____ 性别：_____ 年龄：_____ 门诊号：_____

进入路径时间： 年 月 日 结束路径时间： 年 月 日

标准治疗时间≤42天 实际治疗时间： 天

表4-2-4 精浊病（慢性前列腺炎）中医临床路径标准门诊表单

时间	____年____月____日 （第1~7天）	____年____月____日 （第8~21天）	____年____月____日 （第22~35天）	____年____月____日 （第36~42天）
主要诊疗工作	□询问病史与体格检查 □中医四诊信息采集 □进行相关检查 □完成诊断 □中医辨证 □确定治疗方案 □完成门诊病历 □与患者沟通交流	□中医四诊信息采集 □进行相关检查 □注意证候变化 □根据病情变化调整治疗方案 □完成复诊记录	□中医四诊信息采集 □进行相关检查 □注意证候变化 □根据病情变化调整治疗方案 □完成复诊记录	□病情评估 □疗效判定 □制定随访计划
病情变异记录	□无 □有，原因： 1. 2.	□无 □有，原因： 1. 2.	□无 □有，原因： 1. 2.	□无 □有，原因： 1. 2.
医师签名				

精浊病（慢性前列腺炎）中医诊疗方案（试行）

一、诊断

（一）疾病诊断

1. 中医诊断 参照《慢性前列腺炎中西医结合诊疗指南（试行版）》（中国中西医结合学会，2007年）、《中药新药临床研究指导原则》（中国医药科技出版社，2002年）。

（1）表现为不同程度的尿频、尿急、尿不尽感，尿道灼热，于晨起、尿末或大便时尿道偶有少量白色分泌物流出，会阴部、外生殖区、下腹部、腰骶等部位坠胀、疼痛不适。

（2）好发于青壮年，易于复发。

2. 西医诊断　参考《吴阶平泌尿外科学》（山东科学技术出版社，2004 年）、《前列腺炎诊断治疗指南（试行版）》（中华医学会泌尿外科分会，2006 年）、《慢性前列腺炎中西医结合诊疗指南（试行版）》（中国中西医结合学会，2007 年）。

（1）表现为不同程度的尿频、尿急，尿不尽感，尿道灼热，尿道有白色分泌物，会阴部、外生殖区、下腹部、腰骶等部位坠胀、疼痛不适。

（2）前列腺触诊：腺体饱满，或软硬不均，或有炎性结节，或质地较韧，可有局限性压痛。

（3）国际 NIH-CPSI 评分。

（4）好发于青壮年，易于复发。

（5）EPS 检查白细胞≥10 个/高倍视野，或正常（IIIb 型）。

（二）证候诊断

1. 湿热下注证　小便灼热涩痛，尿频尿急。伴尿黄短赤、尿后滴沥，小便白浊，阴囊潮湿，心烦口干，口臭脘痞。舌苔黄腻，脉滑实或弦数。

2. 气滞血瘀证　会阴部、外生殖器区、下腹部、耻骨上区、腰骶及肛周疼痛，以上部位坠胀。伴尿后滴沥，尿刺痛，小便淋漓不畅。舌质暗或有瘀点、瘀斑，脉弦或涩。

3. 肝气郁结证　会阴部、外生殖器区、下腹部、耻骨上区、腰骶及肛周坠胀不适，以上部位似痛非痛，精神抑郁。伴小便淋漓不畅，胸闷善太息，性情急躁焦虑，疑病恐病。舌淡红，脉弦。

4. 肾阳亏虚证　畏寒怕冷，腰膝疲软或酸痛。伴尿后滴沥，精神萎靡，阳痿或性欲低下。舌淡舌薄白，脉沉迟或无力。

5. 湿热瘀阻证　尿频、尿急、尿痛，排尿困难，会阴、肛门坠胀不适或疼痛。伴尿不尽、尿有余沥、尿黄、尿道有灼热感，口苦口干，阴囊潮湿。舌红，苔黄腻，脉弦数或弦滑。

6. 肝肾阴虚证　腰膝酸软或酸痛，五心烦热，失眠多梦。伴小便白浊或短赤。舌红少苔，脉细或细数。

二、治疗方案

1. 辨证选择口服中药汤剂或中成药

（1）湿热下注证

治法：清热利湿。

推荐方药：四妙丸合萆薢分清饮加减。川萆薢、石菖蒲、黄柏、车前子、薏苡仁、茯苓、白术、怀牛膝、泽兰、丹参等。

中成药：萆薢分清丸等。

（2）气滞血瘀证

治法：活血化瘀。

推荐方药：少腹逐瘀汤加减。当归、川芎、赤芍药、五灵脂、蒲黄、枳壳、柴胡、延胡索、巴戟天、仙茅、牛膝等。

中成药：大黄䗪虫丸等。

（3）肝气郁结证

治法：疏肝解郁。

推荐方药：柴胡疏肝散加减。柴胡、白术、白芍、枳壳、当归、茯苓、乌药、橘核、香附、绿萼梅、郁金、柏子仁、夜交藤、沉香等。

中成药：逍遥丸等。

（4）肾阳亏虚证

治则：补肾壮阳。

推荐方药：金匮肾气丸加减。熟附子、肉桂、山萸肉、熟地、山药、泽泻、茯苓、杜仲、仙灵脾、肉苁蓉、仙茅、狗脊等。

中成药：右归丸，金匮肾气丸等。

（5）湿热瘀阻证

治则：清热化瘀。

推荐方药：二妙丸合桃红四物汤加减。黄柏、知母、炒苍术、薏苡仁、草薢、泽泻、茯苓、当归、赤芍药、桃仁、红花、川芎等。

（6）肝肾阴虚证

治则：滋补肝肾。

推荐方药：二至丸加减。熟地、山萸肉、旱莲草、山药、女贞子、枸杞子、制黄精等。

中成药：左归丸、六味地黄丸、杞菊地黄丸等。

2. 外治法

（1）**中医熏洗、坐浴**：根据临床辨证选取相应中药煎汤取用。

（2）**中药保留灌肠**：根据临床辨证选取相应中药煎汤取用。

（3）**中药离子导入**：根据临床辨证选取相应中药煎汤取用，采用超声波离子导入。

（4）**栓剂塞肛**：野菊花栓、前列安栓。

3. **针灸治疗**　包括体针、灸疗、穴位注射、穴位敷贴、穴位磁疗等。

推荐穴位：中极、关元、气海、次髎、下髎，或取肾俞、次髎、中髎、下髎、会阴等。

4. **推拿治疗**　关元、气海、八髎、丹田等穴。

5. **脐部敷贴**。

6. **热疗**。

7. **前列腺按摩**。

8. **健康教育**　忌酒、辛辣等刺激性食品。

9. **心理和行为辅导**。

三、疗效评价

（一）评价标准

1. 中医证候疗效判定标准

临床治愈：中医临床症状、体征消失或基本消失，证候积分减少≥95%。

显效：中医临床症状、体征明显改善，95%>证候积分减少≥70%。

有效：中医临床症状、体征均有好转，70%>证候积分减少≥30%。

无效：中医临床症状、体征均无明显改善，甚或加重，证候积分减少<30%。

2. 美国国立卫生研究院慢性前列腺炎，症状积分指数（NIH-CPSI）评分

临床控制：症状消失，EPS检查白细胞≤5个/高倍视野。

显效：NIH-CPSI分值减少≥16分。

有效：5分≤NIH-CPSI分值减少≤15分。

无效：NIH-CPSI分值减少<5分。

（二）评价方法

1. 中医证候评分标准（表4-2-5）

表 4-2-5　慢性前列腺炎中医证候评分标准

临床症状	等级与计分值			
	无	偶有	时有	经常有
小便频急	0分	2分	4分	6分
尿道灼热	0分	2分	4分	6分
尿后余沥不尽	0分	2分	4分	6分
少腹疼痛或不适	0分	2分	4分	6分
会阴疼痛或不适	0分	2分	4分	6分
腰骶部疼痛或不适	0分	2分	4分	6分
阴囊潮湿	0分	1分	2分	3分
尿后滴白	0分	1分	2分	3分
睾丸疼痛	0分	1分	2分	3分

注：舌、脉详细记录，不记分。

2. NIH-CPSI评分（表4-2-6）

表 4-2-6　NIH-CPSI 评分标准

症状	问　　题
疼痛不适	**1. 近一周你经历了下列部位疼痛或不适？** 是（1分）否（0分） a. 会阴部　□　□ b. 睾丸　□　□ c. 耻骨或膀胱　□　□ d. 腰部以下　□　□ **2. 近一周你经历了** 是（1分）否（0分） a. 排尿时疼痛或不适？　□　□ b. 性高潮时或之后射精疼痛或不适？　□　□ **3. 你有多少时候有任何部位的疼痛或不适？（前面序号为分值）** 0 从没有□ 1 很少□ 2 有时□ 3 经常□ 4 通常□ 5 总是□ **4. 近一周，下列哪个数字最好描述你这些日子平均疼痛或不适？（前面序号为分值）** 无疼痛 0□ 1□ 2□ 3□ 4□ 5□ 6□ 7□ 8□ 9□ 10□ 你能想象坏的疼痛

症状	问题	0分	1分	2分	3分	4分	5分	6分
排尿	5. 近一周，在完成排尿后有多少次排尿不尽？	没有□	少于1/5□	少于一半□	大约一半□	多于一半□	总是□	
	6. 近一周，在完成排尿后有多少次在 2 小时内又排尿？	没有□	少于1/5□	少于一半□	大约一半□	多于一半□	总是□	
症状的影响	7. 近一周，有多少次你的症状影响你常做的工作？	没有□	少于1/5□	少于一半□	大约一半□	多于一半□	总是□	
	8. 近一周，多少次你想到你的症状？	没有□	仅一点□	一些□	许多□			
生活质量	9. 近一周，如果你在度过你业余生活时，你感觉如何？	很高兴□	高兴□	总是满意□	满意和不满意各一半□	总是不满意□	不高兴□	可怕□

阳痿病（勃起功能障碍）中医临床路径

路径说明：本路径适用于西医诊断为勃起功能障碍的轻中度门诊患者。

一、阳痿病（勃起功能障碍）中医临床路径标准门诊流程

（一）适用对象

中医诊断：第一诊断为阳痿病（TCD 编码：BNS180）。

西医诊断：第一诊断为勃起功能障碍（ICD-10 编码：F52.201）。

（二）诊断依据

1. 疾病诊断

（1）中医诊断标准：参照《中华人民共和国中医药行业标准——中医病证诊断疗效标准》（国家中医药管理局，1994 年）、《中国中西医结合男科学》（贾金铭主编，中国医药科技出版社，2005 年）。

（2）西医诊断标准：参考《男科学》（郭应禄主编，人民卫生出版社，2004 年）、《阴茎勃起功能障碍诊断治疗指南》（欧洲泌尿外科学会，2011 年）。

2. 证候诊断　参照国家中医重点专科阳痿病（勃起功能障碍）协作组制定的"阳痿病（勃起功能障碍）中医诊疗方案"。

阳痿病（勃起功能障碍）临床常见证候：肝气郁结证、湿热下注证、瘀血阻滞证、心脾两虚证、肾阳虚衰证、肾阴亏虚证。

（三）治疗方案的选择

参照国家中医重点专科阳痿病（勃起功能障碍）协作组制定的"阳痿病（勃起功能障碍）中医诊疗方案"。

1. 诊断明确，第一诊断为阳痿病（勃起功能障碍）。

2. 患者适合并接受中医治疗。

（四）标准治疗时间为≤42 天

（五）进入路径标准

1. 第一诊断必须符合阳痿病（勃起功能障碍）的患者。

2. 国际勃起功能障碍评分指数（IIEF-5）≥8 分患者。

3. 伴有阴茎癌、精神病、严重神经症等患者不进入本路径。

4. 当患者同时具有其他疾病，但不需特殊处理也不影响第一诊断的临床路径流程实施时，可进入本路径。

（六）中医证候学观察

四诊合参，收集该病种不同证候的主症、次症、舌、脉等特点。注意证候的动态变化。

（七）门诊检查项目

1. 必须的检查项目

（1）阴茎硬度检测等。

（2）血常规，尿常规。

（3）血糖、血脂、肝功能、肾功能。

2. 可选择的检查项目　根据病情需要，可选择性激素、糖耐量检测、甲状腺功能测定、肾上腺功能测定、儿茶酚胺及其代谢物测定、阴茎海绵体注射性药物试验（ICI）、阴茎彩色双功能超声检查（CDU）、阴茎海绵体造影、选择性阴茎动脉造影、海绵体肌电图、阴茎生物阈值测量试验、躯体感觉神经诱发电位等。

（八）治疗方法

1. 辨证选择口服中药汤剂、中成药

（1）肝气郁结证：疏肝理气。

（2）湿热下注证：清热利湿。

（3）瘀血阻滞证：活血化瘀。

（4）心脾两虚证：补益心脾。

（5）肾阳虚衰证：补肾壮阳。

（6）肾阴亏虚证：滋阴补肾。

2. 外治法

（1）腧穴热敏灸疗法

（2）针灸治疗

（3）推拿疗法

（4）中药外敷

3. 其他疗法

（1）心理疗法

（2）行为疗法

（3）真空负压吸引

4. 健康指导

（九）完成路径标准

1. 阴茎能够勃起并且能够插入，完成性生活。

2. IIEF-5 评分提高 7 分及以上。

（十）变异及原因分析

1. 病情变化，需要延长治疗时间，增加治疗费用。

2. 合并其他系统疾病，治疗期间病情加重，需要特殊处理，退出本路径。

3. 出现明显抑郁或焦虑症状，需接受抗抑郁或抗焦虑治疗，退出本路径。

4. 因患者及家属意愿影响本路径执行，退出本路径。

二、阳痿病（勃起功能障碍）中医临床路径门诊表单（表 4-2-7）

适用对象：第一诊断为阳痿病（勃起功能障碍）（TCD 编码：BNS180、ICD-10 编码：F52.201）

患者姓名：_____ 性别：_____ 年龄：_____ 门诊号：_____

进入路径时间： 年 月 日 结束路径时间： 年 月 日

标准治疗时间≤42 天 实际治疗时间： 天

表 4-2-7 阳痿病（勃起功能障碍）中医临床路径门诊表单

时间	___年___月___日 （第 1 天）	___年___月___日 （第 14 天）	___年___月___日 （第 28 天）	___年___月___日 （第 42 天）
主要诊疗工作	□ 询问病史与体格检查 □ 中医四诊信息采集 □ 完成相关检查 □ 中医辨证 □ 确定治疗方案 □ 完成门诊病历 □ 与患者交流沟通 □ 口服中药汤剂 □ 腧穴热敏灸疗法 □ 针灸治疗 □ 推拿疗法 □ 中药外敷 □ 心理治疗 □ 行为治疗 □ 真空负压吸引 □ 其他疗法	□ 中医四诊信息采集 □ 进行相关检查 □ 注意证候变化 □ 根据病情变化调整治疗方案 □ 口服中药汤剂 □ 腧穴热敏灸疗法 □ 针灸治疗 □ 推拿疗法 □ 中药外敷 □ 心理治疗 □ 行为治疗 □ 真空负压吸引 □ 其他疗法 □ 完成复诊记录	□ 中医四诊信息采集 □ 进行相关检查 □ 注意证候变化 □ 根据病情变化调整治疗方案 □ 口服中药汤剂 □ 腧穴热敏灸疗法 □ 针灸治疗 □ 推拿疗法 □ 中药外敷 □ 心理治疗 □ 行为治疗 □ 真空负压吸引 □ 其他疗法 □ 完成复诊记录	□ 病情评估 □ 疗效判定 □ 制订随访计划
病情变异记录	□ 无 □ 有，原因： 1. 2.	□ 无 □ 有，原因： 1. 2.	□ 无 □ 有，原因： 1. 2.	□ 无 □ 有，原因： 1. 2.
医师签名				

阳痿病（勃起功能障碍）中医诊疗方案

一、诊断

（一）疾病诊断

1. 中医诊断标准　参照《中华人民共和国中医药行业标准——中医病证诊断疗效标准》（国家中医药管理局，1994 年）、《中国中西医结合男科学》（贾金铭主编，中国医药科技出版社，2005 年）。

（1）成年男性，在性生活时阴茎不能勃起，或勃而不坚，不能进行正常性生活。

（2）排除性器官发育不全，或药物引起的阳痿。

2. 西医诊断标准　参考《男科学》（郭应禄主编，人民卫生出版社，2004 年）、《阴茎勃起功能障碍诊断治疗指南》（欧洲泌尿外科学会，2011 年）。

定义：勃起功能障碍（erectile dysfunction，ED）是指阴茎持续（至少 6 个月）不能达到或不能维持足够的硬度以获得满意的性生活。

（1）病史：收集完整的病史，包括内外科疾病史、服药史、社交史、婚姻史及性生活史等，并采用国际勃起功能指数-5（IIEF-5）表等评估病情，初步判断阳痿病的程度、类型、病因等。

（2）体格检查：包括第二性征发育、外周血管、生殖系统、神经系统等检查，其目的在于发现与阳痿病有关的神经系统、内分泌系统、心血管系统及生殖器官的缺陷及异常。

（3）实验室检查：包括血常规、尿常规、空腹血糖、胆固醇、高密度脂蛋白、低密度脂蛋白及肝肾功能检查，对发现糖尿病、血脂代谢异常和慢性肝肾疾病是必要的。

对怀疑有其他问题的患者需进行性激素、甲状腺素、儿茶酚胺及其代谢物测定。

（4）特殊检查：包括夜间阴茎勃起试验（NPT）、阴茎硬度测定、阴茎海绵体注射血管活性药物试验（ICI）、阴茎海绵体彩色多普勒超声检查（CDU）、阴茎海绵体造影、勃起功能障碍的神经检查等。

（二）证候诊断

1. 肝气郁结证　阳事痿弱，精神抑郁；喜猜疑，紧张焦虑，性欲淡漠，失眠多梦，善叹息，两胁胀闷或疼痛不适。舌淡或红暗，苔薄，脉弦或弦细。

2. 湿热下注证　勃起不坚，或不能持久；阴囊潮湿、瘙痒或臊臭坠胀，口苦咽干，尿黄便滞，脘闷食少，腰骶胀痛，下肢酸困。舌红苔黄腻，脉滑数或弦数。

3. 瘀血阻滞证　勃起不坚，或不能勃起；会阴部，或阴囊，或下腹部，或耻骨上区，或腰骶及肛周坠胀疼痛。舌质暗或有瘀点，瘀斑，脉弦或涩。

4. 心脾两虚证　阳事痿弱，性欲淡漠；神疲乏力，面色萎黄，食少便溏，心悸少寐，多梦健忘。舌淡苔少，边有齿痕，脉细弱。

5. 肾阳虚衰证　性欲低下，阳事痿弱；腰膝酸软，畏寒肢冷，精神萎靡，阴部冷湿，精冷滑泄。舌淡苔白，脉沉细或尺弱。

6. 肾阴亏虚证　欲念频萌，阳事易举却不坚或不久；口干咽热，失眠健忘，五心烦热，遗精，头晕耳鸣，腰膝酸软，形体消瘦。舌质淡红，苔少薄黄，脉细或沉细数。

二、治疗方法

（一）辨证选择

1. 肝气郁结证

治法：疏肝理气。

推荐方药：柴胡疏肝汤加减。柴胡、白芍、青皮、陈皮、枳壳、川芎、香附、甘草等。

中成药：逍遥丸等。

2. 湿热下注证

治法：清热利湿。

推荐方药：龙胆泻肝汤加减。龙胆草、栀子、黄芩、泽泻、车前子、当归、生地黄、柴胡、甘草等。

中成药：龙胆泻肝丸、萆薢分清丸等。

3. 瘀血阻滞证

治法：活血化瘀。

推荐方药：少腹逐瘀汤加减。小茴香、干姜、延胡索、没药、当归、川芎、官桂、蒲黄、五灵脂、赤芍等。

4. 心脾两虚证

治法：补益心脾。

推荐方药：归脾汤加减。人参、白术、当归、茯苓、黄芪、龙眼肉、远志、炒酸枣仁、木香、炙甘草等。

中成药：归脾丸等。

5. 肾阳亏虚证

治法：温补肾阳。

推荐方药：右归丸加减。熟地、当归、白术、枸杞子、杜仲、山药、鹿角胶、制附子、肉桂、山茱萸、菟丝子等。

中成药：右归丸、金匮肾气丸等。

6. 肾阴亏虚证

治法：滋阴补肾。

推荐方药：六味地黄丸加减。地黄、山药、山茱萸、茯苓、牡丹皮、泽泻、远志、五味子等。

中成药：左归丸、六味地黄丸、杞菊地黄丸等。

（二）外治法

1. 腧穴热敏灸疗法 适用于各型阳痿患者。

（1）穴位：关元、三阴交、肾俞、腰阳关、心俞、脾俞等。

（2）具体操作方法：进行回旋、雀啄、往返、温和灸四步法。先行回旋灸2分钟，温通局部气血；继以雀啄灸1分钟，加强敏化；循经往返灸2分钟，激发经气；再施以温和灸，发动感传，开通经络。每天 1 次，10 次为 1 个疗程。

2. 针灸治疗

体针：肾俞、关元、命门、三阴交、足三里、气海、太冲等。

耳针：外生殖器、精宫、睾丸、神门、内分泌、皮质下、神经衰弱点、肾、肾胞等。

电针：①八髎、然谷；②关元、三阴交。

3. 推拿疗法

（1）**取穴**：太溪、复溜、然谷、失眠；涌泉、昆仑、失眠等。

（2）**操作方法**：2 组交替按摩（双侧），10 天为 1 个疗程，总疗程为 3 个月。患者取俯卧位将足放在术者膝上，令病人情绪放松，术者分别按摩本组每个穴位。首先行向心方向推揉 3~5 分钟，按揉由轻而重，至病人能忍受为度。

4. 中药外敷 推荐药物：急性子，蛇床子，麝香，葱白适量，前 2 味共研末，加入麝香后再研极细末，将药制成水丸，如绿豆大小备用，睡前取药丸 3 粒，白酒化开，涂敷神阙、曲骨、阴茎头，每晚 1 次，迅速见效，阴茎勃起，温开水洗去药，即可交媾。

（三）其他疗法

1. 心理疗法 心理治疗包括：心理分析治疗，催眠治疗等。目前国际上许多著名性学专家推荐，应将心理治疗和行为治疗有机地结合起来进行治疗。

2. 行为治疗 治疗主要分如下三个阶段。

非生殖器官性感集中训练：双方裸体，相互爱抚、亲吻，但不要触及生殖器官，力求通过相互爱抚激发性感，逐渐过渡到激发性欲。训练一般持续 20~30 分钟，最后夫妻双方搂抱在一起结束。每周 2~3 次。

生殖器官性感集中训练：经过 1~2 周的非生殖器官性感集中训练，患者可以开始该训练，此时以接触和爱抚性器官为主，但不要急于插入阴道，如在训练中出现阴茎勃起，则立即停止刺激，待勃起消退后再次爱抚和按摩性器官，如此 1~2 周训练可使患者进一步消除恐惧感，最终树立正常勃起的信心。

阴茎插入训练：在阴茎插入阴道后，夫妻双方不做任何抽动，保持阴茎勃起状态，尽量感受插入的快感，待阴茎疲软时可稍事活动，如此训练至有满意勃起，最后过渡到阴道内抽动阶段，直至射精达到性高潮。

该疗法对性欲低下、夫妻关系不好及双方对治疗愿望不强烈的患者疗效不佳。

3. 真空负压吸引 是负压吸引装置，具有无创性、并发症少、使用不受限制和可接受等优点，适用于各种原因阳痿患者。

注意事项：凝血机制障碍和服用抗凝药物患者使用时应谨慎，阴茎海绵体纤维化、阴茎硬结症患者效果不佳。

（四）健康指导

1. 向患者讲解有关阳痿病的常识，提高患者对疾病的认知水平，减轻患者因疾病而产生的压力。

2. 积极参加文体活动，鼓励进行有氧运动和无氧运动相结合的锻炼。

3. 忌饮酒，尽量避免使用镇静剂，慎服某些降压药、利尿药、H_2 受体阻滞剂等。

4. 鼓励患者进行提肛训练。

三、疗效评价

（一）评价标准

1. 中医证候疗效判定标准　参照《中药新药临床研究指导原则》制订。

治愈：治疗前后，中医症状总分减少≥90%。

显效：治疗前后，90%中医症状总分减少≥70%。

有效：治疗前后，70%中医症状总分减少≥30%。

无效：治疗前后症状均无变化或无明显改善。

2. 阳痿病病情评价标准　参照《男子勃起功能障碍诊治指南》《中国中西医结合男科学》及IIEF-5问卷制订。

痊愈：治疗后性交机会的75%以上成功，或勃起功能积分≥21分；

显效：治疗后性交机会的50%以上成功，或勃起功能积分较前增加7~14分；

有效：治疗后性交机会的25%以上成功，或勃起功能积分较前增加<7分；

无效：治疗后性交机会成功率无变化，或勃起功能积分无增加。

（二）评价方法

1. 中医症状体征治疗前后的变化情况采用《中医四诊资料分级量化表》，积分减少（%）=（治疗前积分-治疗后积分）/治疗前积分×100%

总有效率=（临床治愈+显效+有效）例数/总例数×100%

2. IIEF-5自测表（表4-2-8）

表4-2-8　勃起功能自测表

	0	1	2	3	4	5
对阴茎勃起及维持勃起有多少信心		很低	低	中等	高	很高
受到性刺激后，有多少次阴茎能坚持进入阴道	无性活动	几乎没有或完全没有	只有几次	有时或大约一半时候	大多数时候	几乎每次或每次
性交时，有多少次能在进入阴道后维持勃起	没有尝试性交	几乎没有或完全没有	只有几次	有时或大约一半时候	大多数时候	几乎每次或每次
性交时，保持勃起至性交完毕有多大困难	没有尝试性交	非常困难	很困难	有困难	有点困难	不困难
尝试性交时是否感到满足	没有尝试性交	几乎没有或完全没有	只有几次	有时或大约一半时候	大多数时候	几乎每次或每次

注：≤7重度，8~11为中度，12~16为中轻度，17~21为轻度，≥22为正常。

第三章 新疗法选粹

【名称】 中药透入法治疗早泄

【所需材料】 外洗液、男性外生殖器治疗仪（健友牌 KZ-86-10B 型）、恒温螺旋接受器、橡皮管、消毒液、治疗巾、治疗椅。

外洗液药物组成及制备：

1. 药物组成 熟地 30g、生山药 30g、山茱萸 20g、菟丝子 30g、沙苑子 20g、金樱子 20g、莲须 15g、锁阳 30g 等。

2. 药液制备 上药加水 2000ml 浸泡 1 小时，用砂锅煎煮 2 次或用煎药机煎煮 1 小时，取药汁 1000ml 备用。

【作用原理】

早泄是对正常性刺激的一种病理性兴奋增强现象，其发病机制尚不十分清楚，其病因包括性紧张、遗传倾向、射精中枢兴奋性增高、射精反射缺陷等。中医认为肾主藏精，肝主疏泄，两脏均司精关开合，故与精液的闭藏和施泄密切相关，无论是阴虚火旺，还是湿热下注，或肾气亏虚，均可影响肝之疏泄、肾之封藏，以致疏泄不利，封藏失职，精关约束无权，精关易开，精液外泄，而见交则早泄。男性外生殖器治疗仪是一种综合性的性功能障碍治疗仪，其机制主要是在阴茎被动勃起的情况下，模拟阴道温度、润滑感及摩擦感的反复刺激，使阴茎能耐受较强的刺激而达到延迟射精的目的，其治疗过程是通过专用的恒温螺旋接受器完成，同时在接受器内注入自备外洗液，把理疗与补肾涩精的中药融为一体，中药经皮肤吸收后，有助于提高疗效。

【适应病证】

适用于精关不固所致不同程度的早泄。随证加减：肾阳虚者，加淫羊藿 20g，仙茅 20g；肾阴虚者，加知母 15g，黄柏 15g；心肾不交者，加黄连 10g，肉桂 6g。

【操作流程】

（一）操作前准备

1. 护士着装整齐，洗手、戴口罩。

2. 核对患者姓名、诊断、医嘱、部位。

3. 评估患者治疗部位，如：有无水肿，皮肤有无破溃、感染等。

4. 评估患者目前症状及心理状态等。

5. 告知患者治疗目的及方法。

（二）操作流程

1. 嘱患者坐于治疗椅上，充分暴露阴茎。

2. 将恒温螺旋接受器各开口（出水口、进水口、真空系统连接口、真空调节阀接口）

分别用橡皮管与治疗仪连接，并将阴茎进口套于患者阴茎上。

3. 打开治疗仪，设定治疗时间 20 分钟，嘱患者按需调节压力阀门，注入外洗药液，进行治疗。

4. 治疗结束，关闭治疗仪，排空接受器内药液，清洗后浸泡于消毒液中。

【疗效评价】

应用中药透入法治疗早泄，通过理疗与中药外用融为一体，能够有效促进阴茎血液循环及神经功能的恢复，降低射精兴奋性，可显著提高射精潜伏时间及夫妻性生活满意度，适合临床推广应用。

【注意事项】

1. 嘱患者以自身射精感为度调节压力大小。

2. 治疗过程中若发生射精，应停止本次治疗。

3. 有对处方中中药成分过敏者须调整方剂或停止该项治疗。

4. 皮肤水肿、破溃者禁用。

研创单位：河南省中医院

研创人：河南省中医院（河南中医学院第二附属医院）教授、主任医师，博士生导师、国家中医重点学科——中医男科学科带头人、河南省管优秀专家、首届河南省名中医孙自学。参研人员：门波、王祖龙、陈建设、李晖、陈翔。

整理人：河南省中医院郝高利、张辉、揣崇、樊立鹏等。

【名称】　督脉隔姜灸治疗勃起功能障碍及男性不育

【所需材料】　督灸粉、桑皮纸、治疗巾、一次性治疗单、生姜 2.5kg，75% 酒精棉球、压舌板、清艾绒、火柴、果汁机、打粉机。

督灸粉药物组成及制备：

1. **药物组成**　沉香、丁香、肉桂。

2. **药粉制备**　沉香、丁香、肉桂按一定比例配好，放入打粉机中打粉。

【作用原理】

勃起功能障碍，即中医之阳痿。中医认为阳痿主要与肾阳亏虚、命门火衰有关；男性不育临床上以少、弱精子症多见，肾主生殖，中医多认为肾阳虚衰可引起生精功能不足及精子活力低下。故临床治疗勃起功能障碍及男性不育主要围绕肾阳治疗。督脉有调节阳经气血的作用，为阳经之总属，阳气之总纲，被称为"阳脉之海"。督脉灸又称"长蛇灸"，是我国传统灸疗方法的一种，有"温通经脉、调和气血、培元固本、扶正祛邪"等几大功效，有较为广泛的适应证。

艾叶苦辛，生温，熟热，纯阳之性，能回垂绝之阳，通十二经，走三阴，理气血，逐寒湿，暖子宫……以之灸火，能透诸经而除百病。生姜性温，有走窜之性，具有温经通络，散寒除湿之功效，作为施灸间隔物可以增强艾灸之力，助灸热通达十二经脉，内至脏腑。本灸法中"督灸粉"是以"沉香、丁香、肉桂"为主按一定比例配制而成的，具有温阳固本、辛香走窜之性。通过温通督脉调理人体一身阳气进而达到治疗目的。

【适应病证】

适用于肾阳虚，命门火衰所致阳痿及男性不育。

【操作流程】

（一）操作前准备

1. 护士着装整齐，洗手、戴口罩。

2. 核对患者姓名、诊断、医嘱。

3. 评估患者施灸部位，如：有无水肿，皮肤有无破溃、感染等。

4. 评估患者目前症状及心理状态等。

5. 告知患者督脉隔姜灸目的及方法。

（二）操作流程

1. 嘱患者俯卧位，充分暴露背部，医者从大椎穴至长强穴准确选取施灸部位。

2. 沿督脉循行线及其两侧将督灸粉均匀地洒在督脉经上。

3. 将备好的桑皮纸平放于背部后正中线，后将治疗巾铺于桑皮纸上，用手加以按压。

4. 将2.5kg生姜粉碎后，滤去姜汁，把碎姜平铺于后正中线及其两侧的治疗巾上。用压舌板均匀施压，形成规则的，厚度均匀一致的长方形姜带，姜带宽约8cm，厚约2cm。

5. 备好的清艾绒平铺在姜带上，长度和宽度与姜带保持一致，高约2cm，均匀放置于姜带上。

6. 用火柴将艾柱分别从头、中、尾三处点燃施灸，待艾柱燃尽后，重复施灸3壮，间隔7天，4次一个疗程。

7. 灸完后医者从背部两端轻轻提起治疗巾移去生姜及艾灰，嘱患者勿受凉，平躺片刻后离去。

【疗效评价】

勃起功能障碍（阳痿）在西药治疗方面较为单一，短期疗效较为理想，长期治疗不仅给患者带来了巨大的经济负担，更多的是心理负担。中医在治疗勃起功能障碍（阳痿）有着近千年的历史，治疗以临床辨证论治，中药综合调理为主，大部分患者可痊愈，但仍有一部分患者效果不佳。外治法作为中医的特殊治疗方法在治疗勃起功能障碍方面有优势。孙自学教授采用督脉隔姜灸治疗勃起功能障碍在临床上取得了较为良好的疗效。它能直接作用于人体一身阳气之海（督脉），调理人体阳气，改善阳虚症状。孙自学，邵世营，高五芝等选取肾阳虚勃起功能障碍120例分为两组治疗组40例采用隔姜灸治疗，7d一次；对照组78例（脱落2例）采用枸橼酸西地那非片（规格100mg；生产厂家：美国辉瑞公司）100mg/次。性生活前半小时服用，服用后要有一定的性刺激，性生活满意后可以减为50mg/次。两组均以8周为1个疗程。结果：治疗组40例，治愈18例，显效10例，有效7例，无效5例，总有效率87.50%；对照组78例，治愈26例，显效21例，有效12例，无效19例，总有效率75.64%。两组患者均无不良反应。

【注意事项】

1. 施灸前应详细询问患者病症，四诊合参，虚证寒证宜灸，实证、虚热证应酌情处理。

2. 施灸前应嘱患者排空大小便，因本治疗操作时间长（共计2小时），施灸后患者不能随意摆动身体，以防止艾灰掉落灼伤身体。

3. 本灸法为隔物灸，温度较为恒定，一般不会灼伤身体。如果患者在施灸过程感觉灼痛难忍，医者可用双手将灼痛处姜带向中间推挤，增加姜带厚度以缓解灼痛。

4. 施灸过程中医者应时刻观察患者反应，询问患者感觉及有无灼痛，如患者自诉不适且难以继续施灸，医者应迅速移去背部施灸物。施灸完后，嘱患者在室内静坐，口服温开水，清淡饮食，勿受风寒。

5. 有对督灸粉中中药成分过敏者须调整方剂，或停止该项治疗。

6. 若出现水疱者，给予对症处理。

研创单位：河南省中医院

研创人：河南省中医院（河南中医学院第二附属医院）教授、主任医师，博士生导师、国家中医重点学科——中医男科学科带头人、河南省管优秀专家，首届河南省名中医孙自学。参研人员：门波、王祖龙、陈建设、李晖、陈翔。

整理人：河南省中医院郝高利、张辉、揣崇、樊立鹏

【名称】　前列散外敷治疗慢性前列腺炎

【所需材料】　前列散、陈醋、麝香止痛膏、消毒液、一次性无菌棉球。

前列散药物组成及制备：

1. 药物组成　前列散一号：乳香 5g，没药 5g，穿山甲 3g，血竭 3g，吴茱萸 3g，冰片 0.5g 等。前列散二号：大黄 10g，黄柏 10g，乳香 5g，没药 5g，红藤 10g，丹参 10g，肉桂 5g，冰片 0.5g 等。

2. 药粉制备　将药物按上述比例配好，放入打粉机中打粉，密封备用。

【作用原理】

慢性前列腺炎，临床以慢性疼痛综合征和尿频、尿急等排尿症状为两大主症的临床特点，其主要病机是以血瘀、湿热瘀阻为主。在清热解毒，活血通络大法的统领下，遵"外治之理，即内治之理；外治之药，即内治之药""治虽在外，无殊内治也"之旨。选用清热解毒，活血通络的中药制成散。现代研究表明，会阴穴、关元穴、神阙穴深部周围毗邻许多重要脏器，有密集的血管神经、淋巴组织，并有与盆腔器官联系的多组神经肌肉组织交织分布。局部贴敷可使药物不通过消化系统，通过皮肤持续渗透到组织中，直达病所可改善血液循环，使局部气血调畅，激发神经调节，提高免疫力，减轻前列腺炎的症状。

【适应病证】

前列腺一号方适用于血瘀证慢性前列腺炎，以慢性疼痛综合征为主。

前列腺二号方适用于湿热瘀证慢性前列腺炎，以尿频、尿急等排尿症状为主。

【操作流程】

（一）操作前准备

1. 护士着装整齐，洗手、戴口罩。

2. 核对患者姓名、诊断、医嘱。

3. 告知患者前列散使用目的、方法及外敷部位。

（二）操作流程

1. 患者截石位，医者在神阙、关元、会阴部消毒。

2. 每次取 3~5g，用陈醋调糊状，敷于神阙或者关元、会阴，外用麝香止痛膏固定。2 天更换 1 次。

【疗效评价】

河南省中医院生殖医学科-中西医结合生殖中心为"十二·五"国家中医重点专科，国家临床重点专科，中医男科为国家级重点学科。研制的前列散作为特色疗法之一取得了较好的临床疗效和社会效益。因其能通过皮肤持续渗透到组织中，直达病所可改善血液循环，使局部气血调畅，激发神经调节，提高免疫力，能有效治疗前列腺炎引起的尿频、尿急、尿不尽等尿路症状，以及慢性盆腔疼痛综合征。临床治疗观察了 1876 例慢性前列腺炎患者，显效 1310 例，占 69.83%；有效 415 例，占 22.12%；无效 151 例，占 8.05%；总有效率 91.95%。

【注意事项】

1. 对膏药或对处方中中药成分过敏者须调整方剂或停止该项治疗。

2. 穴位皮肤破溃处禁用。

3. 戒酒禁欲，饮食清淡，多喝水。

研创单位：河南省中医院

研创人：河南省中医院（河南中医学院第二附属医院）教授、主任医师，博士生导师、国家中医重点学科——中医男科学科带头人、河南省管优秀专家、首届河南省名中医孙自学。参研人员：门波、王祖龙、陈建设、李晖、陈翔。

整理人：河南省中医院郝高利、张辉、揣崇、樊立鹏、张宸明等。

【名称】 前列栓联合深部热疗治疗盆腔疼痛综合征

【所需材料】 前列栓、一次性无菌手套、前列腺高频深部热疗机（生产厂家：珠海和佳科技有限公司；型号：HG-2000）、无菌治疗床单。

前列栓组成及制备：

1. 药物组成 由丹参、赤芍、黄芩、金银花、白花蛇舌草、元胡、冰片、血竭、大黄、三棱等 10 余味组成。

2. 栓剂制备 取上述饮片按比例配好，加水煎煮两次，每次 1 小时，合并煎煮液，浓缩成中药浸膏备用；另取栓剂基质水浴加热至完全熔化后，与上述中药浸膏混合均匀后，注入已涂有润滑剂的模具内，冷却后取出包装即可。

【作用原理】

盆腔疼痛综合征是慢性前列腺炎的常见临床症状，以耻骨后、腰骶少腹部、会阴、睾丸和阴茎根部等不同部位的疼痛为表现，严重影响患者生活质量。本病的主要病机为湿热、瘀阻。在清热利湿、活血化瘀大法的统领下，针对湿热、瘀阻病机，经过选药组方，采用现代制备工艺制成栓剂。前列腺和直肠周围有极丰富的静脉丛，经直肠用药，避免了肝脏的首过作用，能够在腺体病灶处汇集高浓度药物，通过深部热疗的配合下直接穿透或渗入前列腺部，从而发挥抗菌消炎、消除腺叶纤维增生，改善前列腺微循环，畅通腺管，促使炎性分泌物排出的作用。

【适应病证】

前列腺炎所致的盆腔疼痛综合征。

【操作流程】

（一）操作前准备

1. 护士着装整齐，洗手、戴口罩。

2. 核对患者姓名、诊断、医嘱，嘱其排空大便。

3. 评估患者腹部，如：有无水肿，皮肤有无破溃、感染等。询问患者痔疮情况，必要时查体。

4. 评估患者目前症状及心理状态等。

5. 告知患者前列栓联合深部热疗的目的及方法。

（二）操作流程

1. 嘱患者肘膝位，暴露肛门，医者把备好的前列栓一粒塞至患者前列腺直肠部位（肛门内 3cm）。

2. 让患者平躺在热疗仪专用治疗床上。

3. 调整仪器至患者小腹部，对着前列腺部位。

4. 调整适宜的温度后，治疗 40 分钟。

5. 如患者出汗较多可休息片刻后离去。

【疗效评价】

河南省中医院生殖医学科－中西医结合生殖中心为"十二·五"国家中医重点专科，国家临床重点专科，中医男科为国家级重点学科。研制的前列栓曾获河南省科技进步二等奖，配合深部热疗作为特色疗法之一，直接作用于局部病变部位，能有效治疗慢性盆腔疼痛综合征。取得了较好的临床疗效和社会效益。门诊观察采用前列栓联合深部热疗治疗ⅢB型慢性前列腺炎 79 例，痊愈 46 例，有效 36 例，无效 7 例，总有效率 91.14%。此外，单用前列栓治疗湿热兼瘀型慢性前列腺炎 100 例观察中，痊愈 26 例，显效 38 例，有效 29 例，无效 7 例，总有效率 93.00%。

【注意事项】

1. 热疗中或热疗后患者出现全身温度升高、心率加快、出汗过多而虚脱的全身反应要及时处置。

2. 皮肤烧伤：多数表现为皮肤急性的轻度烫伤，如红肿、水疱，予对症处理即可。

3. 皮下疼痛和硬结：是皮下脂肪过热引起。发生率约 10%，皮下脂肪厚度超过 2cm 时发生率增加，应向患者说明。

4. 有器质性神经疾病和脑转移、恶病质、水电解质严重紊乱、冠心病、严重心肺功能不全、严重感染不能耐受加温治疗者等，体内有较大金属置入物和起搏器者禁用。

5. 腹部加热部位皮下脂肪过厚者，加温局部皮肤有感染和溃烂者慎用。

6. 治疗期间忌酒、勿食辛辣刺激食物、少坐、多活动。

研创单位：河南省中医院

研创人：河南省中医院（河南中医学院第二附属医院）教授、主任医师，博士生导师、国家中医重点学科——中医男科学科带头人、河南省管优秀专家、首届河南省名中医孙自学。参研人员：门波、王祖龙、陈建设、李晖、陈翔。

整理人：河南省中医院郝高利、张辉、揣崇、樊立鹏

【名称】 益肾通络方联合微创精索静脉曲张手术治疗男性不育

【所需材料】 益肾通络方、无菌手术室、显微外科手术器械、一次性导尿包等。

益肾通络方组成及制备：

1. 药物组成 黄芪2包（相当生药20g），菟丝子2包（相当生药20g），仙灵脾2包（相当生药20g），丹参1包（相当生药10g），水蛭1包（相当生药3g），牛膝1包（相当生药10g）。

2. 药物制备 均采用中药免煎颗粒冲剂，由三九集团提供。

【作用原理】

精索静脉曲张性不育多因先天不足，肝肾亏虚、气血失和而致血流不畅、络脉瘀血阻滞，瘀血不去，新血不能布达，使睾丸失养，精子无所生而致。"瘀阻脉络、精道瘀滞"是其主要病机。对于精索静脉曲张性不育，临床上我们倡导综合治疗方案。首先，采用手术等治疗，一可解除精索静脉曲张对睾丸的持续损害；二可改善患者的临床症状；然后，内服中药，可加快睾丸功能的恢复，从而提高受孕率。益肾填精、活血化瘀通络是中医治疗该病的基本大法。益肾通络方是在长期临床实践的基础上结合现代医学对该病的最新研究成果，在中医理论指导下研制而成。方中菟丝子甘平入肾，可补肾填精，鼓动肾气，提高生精功能；仙灵脾甘温入肾，补肾助阳；二者共为君药。熟地黄甘微温，温而不燥，入肝肾二经，有滋血补阴，生精益髓之效；丹参苦微寒，入血分而善活血通经；二者共为臣药。水蛭咸苦平，善于破血逐瘀通经，为佐药。川牛膝性味苦平，活血通经，消肿止痛，可引药下行，直达病所，为佐使之药。

【适应病证】

适用于不育症肾虚血瘀证。主症：婚后不育。次症：①腰膝酸软，头晕耳鸣。②睾丸坠胀，刺痛。③舌质暗红或有瘀斑，体胖或瘦，苔白或少苔，舌下脉络增粗、迂曲，脉沉弱或细数或沉弦、涩。

【操作流程】

（一）操作前准备

1. 完善术前检查，患者无手术禁忌证，符合手术指征，方可手术。

2. 告知患者及家属手术风险及预后，患者及家属知情并签署手术同意书。

3. 患者术前手术区备皮准备。

4. 术者洗手，戴手套、穿手术衣。

（二）操作流程

1. 手术室内对患者行腰硬联合麻醉。

2. 麻醉成功后，留置导尿，取外环下竖切口，长约2cm，依次切开皮肤、皮下、筋膜，寻及精索，将睾丸提出切口外，结扎睾丸引带静脉，回纳睾丸。打开精索外筋膜、精索内筋膜，10倍显微镜下游离精索静脉，5个0慕丝线结扎增粗的精索静脉，保留淋巴管及动脉。

3. 观察有无活动性出血，清点器械纱布无误后，依次缝合皮下、皮肤。

4. 术后给予中药益肾通络颗粒方，每日1剂，水冲分2次口服。

【疗效评价】

益肾通络颗粒联合手术治疗精索静脉曲张性不育的研究，分别获得河南省科学技术进步奖二等奖和河南省中医药科学技术成果奖一等奖。本研究表明，益肾通络颗粒方联合手术治疗该病，在对配偶受孕率，临床症状的改善，提高精子的密度、活力、活动率以及降低精子畸形率等方面，均优于仅使用中药组和手术组。同时，益肾通络方采用现代中药颗粒剂，服用方便，携带便利，便于临床大规模推广应用。

【注意事项】

1. 术中操作需精细，动作轻柔，保护淋巴管及睾丸动脉，防止术后睾丸鞘膜积液及术后睾丸萎缩。

2. 术中局部解剖结构可能会有变化，需耐心、仔细，要有充足的心理准备及手术预案。

3. 术后护理得当，防止切口感染。

4. 有对处方中中药成分过敏者须调整方剂或停止中药治疗。

研创单位：河南省中医院

研创人：河南省中医院（河南中医学院第二附属医院）教授、主任医师，博士生导师、国家中医重点学科——中医男科学科带头人、河南省管优秀专家、首届河南省名中医孙自学。参研人员：门波、王祖龙、陈建设、李晖、陈翔。

整理人：河南省中医院郝高利、张辉、揣崇、樊立鹏、张宸明等

【名称】　慢性盆腔疼痛综合征穴位埋线法

【所需材料】　"0"号羊肠线、碘伏、酒精、治疗巾、一次性治疗单、镊子、一次性无菌手套、一次性埋线针、无菌棉签、医用创可贴。

【作用原理】

慢性盆腔疼痛综合征属于中医"淋证""精浊""肾虚腰痛"等范畴，其临床表现为盆骶、会阴、小腹等区域疼痛，部分包含排尿紊乱和性功能障碍。其疼痛是极其复杂的，往往表现在耻骨上疼痛，腰骶部或会阴部位的疼痛，也可表现为尿道、阴茎、睾丸、腹股沟、小腹等疼痛。我们认为慢性盆腔疼痛综合征是"本虚标实之证——肾虚为病之本，湿热瘀阻为病之标"。肾主水，主生殖，《素问·上古天真论》说："肾者主水，受五脏六腑之精而藏之。"《素问·逆调论》说："肾者水藏，主津液。"肾的功能正常可以对水液代谢进行调节，维持人的正常生殖功能。《素问·金匮真言论》说："肾……开窍于二阴。"其中二阴是指前阴和后阴，前阴是指泌尿和生殖器官，其中前列腺就是前阴器官之一，它既是水液代谢器官，又是生殖器官，因此其与肾关系非常密切，其功能受肾调节。虽然前列腺在储尿和排泄尿液中起着重要的作用，但其必须依靠肾气的蒸化和控制功能的协调。如肾气功能失常，则

可见尿频，遗尿疾病，尿失禁，少尿或无尿，小便异常。肾的功能正常，则前列腺的功能正常，可以控制水液的代谢，维持正常的生殖。如果肾虚，不能主水司开合、主生殖，则前列腺的功能就会受到影响，湿热、瘀血为患，局部壅阻不畅，出现前列腺痛、尿频、尿急、尿不尽、排尿障碍、精液不液化、精子活力差等一系列症状，宋·钱乙《小儿药证直诀·脉证治法·五脏所主》云："肾主虚，无实也"。故认为慢性盆腔疼痛综合征的病理基础为"本虚标实：肾虚为病之本，湿热瘀阻为病之标"。早期以实为主，多为湿热、气滞、血瘀；中期虚实相当；后期虚多于实。治疗提出"补肾活血、清热利湿"的治疗原则。

【适应病证】

适用于肾虚湿热瘀阻型慢性盆腔疼痛综合征盆腔区域疼痛不适诸症及部分排尿紊乱和性功能障碍。

【操作流程】

（一）操作前准备

1. 医生着装整齐，洗手、戴口罩。

2. 核对患者姓名、诊断、医嘱、部位。

3. 评估患者病情及埋线部位，如：有无皮肤破溃、感染等皮肤病。

4. 评估患者目前症状及心理状态等如患者心里紧张应消除患者紧张情绪。

5. 告知患者埋线目的及方法，并根据埋线部位安排患者体位，暴露埋线部位。

（二）操作流程

患者平卧体位，取曲骨、会阴、三阴交；患者俯卧位，取肾俞、秩边。常规局部皮肤消毒。术者洗手，戴一次性无菌手套，用镊子夹取一段已消毒备用的 0.5~1.5cm 的 "0" 号羊肠线，从一次性埋线针前端穿入，后接针芯，用右手拇、示、中指捏住针管，在所选穴位埋线时选取所需的羊肠线，针与皮肤成一定角度快速向下进针，进针深度以局部解剖部位不同做适当调整。穴位产生酸、困、胀等感觉后，轻推针芯至底部，将羊脂线推入穴位，拇指和中指捏持针柄退出针体，确保羊脂线完全推出，不能外漏。然后将针尖退出皮肤，用无菌棉签压迫针孔约 30 秒，并敷医用创可贴固定约 2 天。操作完毕后，患者休息 5~10 分钟，无明显不适后，方可离开。2 周埋线 1 次。

【疗效评价】

2010 年以来河南省商丘市睢县中院应用穴位埋线治疗肾虚湿热瘀阻型慢性盆腔疼痛综合征，因其直接作用于病变局部，能有效改善患者盆腔区域疼痛、排尿不适等临床症状。将符合纳入标准的 180 例患者按随机数字表法（1:1）分为埋线组（90 例）、西药组（90 例）。西药组给予盐酸坦洛新胶囊，0.2mg，每日 1 次，口服；吲哚美辛缓释片，25mg，每日 3 次，口服。埋线组运用穴位埋线法治疗，穴取：曲骨、肾俞、秩边、会阴、三阴交等，每 2 周埋线 1 次，4 周为 1 个疗程，治疗 2 个疗程。观察中医证候评分、NIH-CPSI 评分（美国国立卫生研究院慢性前列腺炎症状指数）、前列腺液中卵磷脂小体个数、SAS（焦虑自评量表）及 SDS 评分（抑郁自评量表）等指标的变化。结果：西药组脱落 10 例，余 80 例患者，治愈 23 例，显效 19 例，有效 21 例，无效 17 例；埋线组脱落 10 例，余 80 例患者，治愈 36 例，显效 25 例，有效 12 例，无效 7 例，经统计学比较 $Z = -5.803$，$P = 0.000$，埋线组优于西药组。两组总有效率分别为：西药组 78.75%，埋线组 91.25%，两组总有效率比较 $\chi^2 = 4.902$，$P = 0.027$，埋线组优于西药组。

【注意事项】

1. 埋线前向患者讲解埋线过程及注意事项，消除患者的紧张心理。

2. 严格无菌消毒、操作，线头不能露出皮肤。

3. 埋线时避开大的血管、神经及有皮损的皮肤。

4. 埋线时遇到阻力，不要强推，可调整角度或重新进针。

5. 若患者紧张，肌肉绷紧，应转移患者注意力。

6. 埋线后 3 天忌烟、辛辣等刺激食物，24 小时内严禁洗澡以免感染。

7. 避免剧烈运动。

8. 局部有轻微的红、肿、热、痛等炎症反应，及周身轻微疼痛无需处理。

9. 如感染，可对症处理。

研创单位：河南省商丘市睢县中医院

研创人：河南省商丘市睢县中医院男科马永，参研人员：于文俊、李富强、李新元、郭华、董康宁、任印中等。

整理人：河南省商丘市睢县中医院男科马永、于文俊等。

【名称】 丁桂散敷脐联合前列安栓纳肛治疗慢性前列腺炎

【所需材料】 前列安栓、丁桂散、药杯、2ml 注射器、食用醋、牙签、棉球、一次性医用敷料。

前列安栓组成及制备：

1. **药物组成** 黄柏，虎杖，栀子，大黄，泽兰，毛冬青，吴茱萸，威灵仙，石菖蒲，荔枝核。

2. **药物制备** 由丽珠医药贸易有限公司统一提供，同一批号，规格：2 克/粒×5 粒/盒。

丁桂散组成及制备：

1. **药物组成** 丁香、肉桂。

2. **药物制备** 丁香和肉桂饮片由北京中医药大学东直门医院药剂科统一采购，用"首创大地"公司生产的中药配方颗粒调配系统制成粉末，分别装入该公司生产的专用中药防潮袋。原方记载丁香：肉桂 = 3:10，前期研究发现脐部可容纳中药 1.0~1.5g，故丁香 0.3 克/袋，肉桂 1.0 克/袋。

【作用原理】

慢性前列腺炎是成年男性的常见病，多发病，本病属于中医"劳淋""白淫""白浊""精浊"等范畴。慢性前列腺炎发生机制复杂，抗感染药物治疗效果不理想，症状缓解率低，虽然西医治疗方法多种多样，但对于慢性非细菌性前列腺炎，效果较差。中医对于前列腺炎的证候分布规律认识较为清楚，中药内服和外治相结合治疗慢性前列腺炎效果较好。由于前列腺的药物屏障等特点，外治疗法在临床使用广泛，报道较多，疗效较满意。对 918 例慢性前列腺炎患者的中医证型分布特征进行研究，结果发现所有证型中，气滞血瘀证最多

（89.76%）。前列腺位于会阴之上，由外向内的层次主要有会阴部皮肤、会阴浅横肌、球海绵体肌、坐骨海绵体肌、会阴深横肌、尿道括约肌、尿道生殖隔，内含丰富的血管和神经。肛内使用前列安栓与会阴局部相作用，起到增强血液循环，加强代谢，改善局部组织营养，增强酶的活力，降低肌肉和结缔组织张力，缓解痉挛，减轻疼痛，降低感觉神经兴奋的作用。丁桂散源于清代·马培之《外科传薪集》，原方组成为：丁香 9g，肉桂 30g，功效：温经散寒，行气止痛，敷脐主治寒疝腹痛等疾病。

【适应病证】

适用于慢性前列腺炎气滞血瘀所致会阴部、外生殖器区、下腹部、耻骨上区、腰骶及肛门周围坠胀，或以上部位疼痛。

【操作流程】

1. 前列安栓　每晚睡前一粒，纳肛，塞入肛门 3~4cm 处。

2. 丁桂散敷脐　取丁香、肉桂各一袋，倒入药杯（江苏康健药杯），用 2ml 注射器抽取 1ml 食用醋（"老才臣"牌米醋），注入药杯，将药粉用牙签（常州明朗牌）调和成团，用 40℃温水清洗脐窝（神阙穴），用棉球擦干，把药团敷于神阙穴，外盖一次性医用敷料（广州科美 6×7cm 敷料）固定。每天晚上 9：00 换药 1 次。

【疗效评价】

慢性前列腺炎（Chronic Prostatitis，CP）是中青年男性的常见病，中医药治疗慢性前列腺炎优势明显。慢性前列腺炎发病率高，给患者带来严重的心理负担和经济负担，对患者的生活质量影响很大，已引起各国男科病学者极大的关注和世界各国的重视。由于前列腺的位置和其药物屏障的生理特点，西医治疗效果欠佳，中医外治慢性前列腺炎常有较好效果，脐疗联合前列安栓治疗 CP 有效率在 83%。技术具有操作简便、无并发症、费用低等优点，明显优于其他方法，具有很好的社会效益和经济效益。东直门医院男科泌尿外科专家李曰庆教授、施汉章教授、李海松教授等使用丁桂散敷脐治疗慢性前列腺炎 30 余年，经治患者一万余人次，疗效满意。规范化、示范性、可推广的外治方案在全国各级医疗机构推广使用，将有助于提高 CP 的治疗效果，减轻患者的痛苦，节约医疗经费。

在此基础上，该专家团队申报并完成了"十一五"国家科技支撑计划项目（No. 2008BAI53B016）中医外治特色疗法和外治技术示范研究：慢性非细菌性前列腺炎中药外治方案示范研究。研究目的：评价丁桂散敷脐联合前列安栓纳肛治疗Ⅲ型（气滞血瘀型）前列腺炎的有效性及安全性。方法：采用多中心、随机对照方法，用编码表将 160 例患者等分为丁桂散敷脐联合前列安栓组（A 组）、前列安栓组（B 组）。疗程 4 周。栓剂睡前 1 粒，纳肛；丁香 0.3g，肉桂 1g，米醋调匀敷脐，每晚 1 次。以慢性前列腺炎症状指数评分标准量表（NIH-CPSI）、中医证候评分为主要评价指标，同时记录不良反应。结果：NIH-CPSI 疗效，2 组总有效率分别为 83.8%、68.4%，有统计学差异（$P<0.05$）；中医证候疗效，2 组总有效率分别为 78.4%、64.5%，有统计学差异（$P<0.05$）。各组在治疗期间未出现明显不良反应。结论：丁桂散敷脐联合前列安栓纳肛治疗Ⅲ型（气滞血瘀型）前列腺炎安全、有效。

【注意事项】

1. 嘱患者一定注意预防皮肤过敏等。有对处方中中药成分过敏者须调整方剂，或停止该项治疗。

2. 治疗期间需定期复诊,既要保证药力的有效渗透又要确保患者安全。

3. 皮肤破溃者禁用。

研创单位:北京中医药大学东直门医院男科

研创人:北京中医药大学东直门医院男科主任、博士生导师李海松,参研人员:王彬、党进、韩亮、莫旭威、马凰富、赵冰、刘洋、马健雄等。

整理人:北京中医药大学东直门医院男科马凰富、赵冰、刘洋、马健雄等。

【名称】 会阴超声联合中药外治慢性前列腺炎

【所需材料】 GR-QLX超声治疗仪、中药耦合剂、超声耦合剂、治疗巾、一次性治疗单。

中药偶合剂组成及制备:

1. 药物组成 冰片5g、乳香30g、没药30g、甘草15g、白芍30g。

2. 药物制备 由北京中医药大学东直门医院药剂科购买同一批号药物,统一制备,专用药物防潮袋包装。使用时和超声耦合剂混匀使用。

【作用原理】

慢性前列腺炎是成年男性的常见病,多发病,本病属于中医"劳淋""白淫""白浊""精浊"等范畴。慢性前列腺炎发生机制复杂,抗感染药物治疗效果不理想,虽然西医治疗方法多种多样,但对于慢性非细菌性前列腺炎,效果欠佳。中医对于前列腺炎的证候分布规律认识较为清楚,中药内服和外治相结合治疗慢性前列腺炎效果较好。外治疗法在临床使用广泛,报道较多,疗效较满意。

前列腺位于会阴之上,由外向内的层次主要有会阴部皮肤、会阴浅横肌、球海绵体肌、坐骨海绵体肌、会阴深横肌、尿道括约肌、尿道生殖隔,内含丰富的血管和神经。经会阴超声治疗慢性前列腺炎主要利用了超声波的热效应、机械效应、触变效应和空化效应与会阴局部相作用,起到增强血液循环,加强代谢,改善局部组织营养,增强酶的活力,降低肌肉和结缔组织张力,缓解痉挛,减轻疼痛,降低感觉神经兴奋的作用。

此外,超声还可以加速药物的渗透,在临床使用过程中,将临床中疗效得到公认的,治疗气滞血瘀型前列腺炎的"前列止痛汤"外洗方与超声耦合剂混合。通过超声渗透作用,使药物经会阴局部皮肤组织透入前列腺腺体,使药物直达病灶,增加病灶局部的药物浓度,提高疗效。

【适应病证】

适用于慢性前列腺炎气滞血瘀所致会阴部、外生殖器区、下腹部、耻骨上区、腰骶及肛门周围坠胀,或以上部位疼痛。

【操作流程】

(一)操作前准备

1. 医师着装整齐,洗手、戴口罩。

2. 核对患者姓名、诊断、医嘱、部位。

3. 评估患者超声及中药外用部位，如：有无水肿，有无相关药物过敏，皮肤有无破溃、感染等。

4. 评估患者目前症状及心理状态等。

5. 告知患者超声联合中药外治目的及方法，并安排患者体位，暴露超声部位。

（二）操作流程

1. 会阴部位涂抹中药耦合剂。

2. 嘱患者平躺于 GR-QLX 超声治疗仪上，会阴部对准超声探头，其余部位用治疗巾或治疗布单覆盖。

3. 打开仪器电源，设置治疗时间 10 分钟。

4. 将治疗头对准会阴部位，开始点击治疗软件进行治疗。在治疗时，应使治疗头进行顺时针缓慢移动。超声频率 1.79MHz，功率 3.15W。

5. 注意观察和询问患者有无不适，了解其生理及心理感受；患者出现不适或有明显不适时应停止操作。

6. 超声治疗完毕，将会阴部中药耦合剂擦去。

【疗效评价】

北京中医药大学东直门医院男科是集医、教、研于一体的临床科室，是教育部"211 工程"大学建设科室，科室创建于 20 世纪 80 年代，在学科带头人李曰庆教授、李海松教授的带领下，开展前列腺炎的综合疗法，从瘀论治、特色外治等研究，充分发扬传统医学的特色优势，2014 年门诊量已突破 3 万余人次，年诊治前列腺炎患者 1 万余人次。从临床观察来看，该方法可将单纯使用 B 超的疗效提高大约 10%。经会阴超声联合药物渗透治疗慢性前列腺炎是一种非侵入式疗法，操作简单，治疗时间短，恢复较快。

在此基础上，该专家团队申报并完成了 2012 年中医药外治特色疗法课题："经会阴超声联合中药外用治疗慢性前列腺炎"。本研究采用随机、双盲、多中心试验设计。共纳入 96 例符合标准的慢性前列腺炎患者，北京中医药大学东直门医院、卫生部中日友好医院各 48 例，均分为两组。A 组超声治疗仪为实际真实的超声治疗仪，在治疗过程中产生超声；B 组的超声治疗仪为外形、操作完全一致，但不产生超声的超声治疗仪。治疗 2 周，隔日治疗 1 次，每次 10 分钟，共 7 次。比较治疗后两组有效率，治疗前与治疗后组内、组间 NIH-CPSI 评分、白细胞、卵磷脂小体的变化。监测安全性。结果：A 组总有效率为 70.83%，B 组总有效率为 25%，差异有统计学意义（$P<0.001$）；A 组 NIH-CPSI 疼痛与不适评分、NIH-CPSI 排尿症状评分、NIH-CPSI 生活质量评分、NIH-CPSI 总评分较治疗前均有显著改善（$P<0.05$）；B 组 NIH-CPSI 疼痛与不适评分、NIH-CPSI 总评分较治疗前有显著改善（$P<0.05$）；治疗前两组各指标积分比较无显著差异（$P>0.05$）；治疗后两组组间比较 NIH-CPSI 疼痛与不适评分、NIH-CPSI 排尿症状评分、NIH-CPSI 总评分有显著差异（$P<0.05$）；白细胞、卵磷脂小体治疗前后组内、组间比较均无统计学意义（$P>0.05$）。不良事件方面 A 组 2 例、B 组 1 例，组间比较差别不显著（$P>0.05$）。结论：经会阴超声治疗慢性前列腺炎疗效显著（尤其是在改善疼痛方面），安全可靠、操作简单，患者易接受，值得进一步推广。

【注意事项】

1. 嘱患者一定注意预防皮肤过敏等。有对处方中中药成分过敏者须调整方剂或停止该项治疗。

2. 治疗期间需专人护理，既要保证药力的有效渗透又要确保患者安全。

3. 皮肤破溃者禁用。

研创单位：北京中医药大学东直门医院男科

研创人：北京中医药大学东直门医院男科主任、博士生导师李海松，参研人员：王彬、党进、韩亮、莫旭威、马凰富、赵冰、刘洋、马健雄等。

整理人：北京中医药大学东直门医院男科马凰富、赵冰、刘洋、马健雄等。

【名称】 慢性前列腺炎灌肠疗法

【所需材料】 灌肠输液管、络合碘消毒液、石蜡油、一次性60ml注射器、一次性治疗单、水温计、夹子、支架。

灌肠液药物组成及制备：

1. **药物组成** 黄柏30g、苦参30g、红藤30g、虎杖30g、土茯苓30g、大黄30g、王不留行30g、乳香30g等。

2. **药液制备** 上药加水500ml浸泡1小时，用砂锅煎煮2次或用煎药机煎煮2小时，取药汁150ml备用。

【作用原理】

精浊，属湿热瘀阻证，即西医学中慢性前列腺炎的一系列症状。临证以尿频、尿急、尿刺痛、下腹部及会阴胀痛不适，伴滴白为主要症状等临床特点，其主要病机是以实证为主，以湿、热、瘀浊所导致气机血运不畅、排泄管道不利、清浊不分，从而引起前列腺部位及周围组织胀痛或不适，尿频、尿急、尿刺痛、滴白等临床表现，瘀阻不同程度贯穿慢性前列腺炎病程始终，在清热利湿、活血化瘀、分清泌浊的统领下，遵"外治之理，即内治之理；外治之药，即内治之药……""治虽在外，无殊内治也"之旨。选用具有清热利湿、活血化瘀、分清泌浊的中药加工提取制成灌肠液。对具有尿频、尿急、尿刺痛、下腹部及会阴部胀痛不适，滴白为主的临床表现的患者用之，起到了热力温通和药渍渗透叠加的作用，药力直达病所及周围组织，使患者湿热浊化、气机通达、气血流畅，从而达到消除精浊病的临床症状。

【适应病证】

适用于精浊病的湿热瘀阻证所致尿频、尿急、尿刺痛、下腹部及会阴胀痛不适、伴滴白诸症。

【操作流程】

（一）操作前准备

1. 灌肠前先嘱患者排大小便。

2. 医生着装整齐，洗手、戴手套、戴口罩。

3. 核对患者姓名、诊断、医嘱、治疗方法。

4. 询问患者肛肠情况，如：有无肛漏及便血、有无感染等。

5. 评估患者目前症状及心理状态等。

6. 告知患者灌肠目的、方法及暴露灌肠部位。

（二）操作流程

1. 再次核对患者后将灌肠液加热至 35~40℃，并用注射器吸取灌肠液注入套有一次性袋子的灌肠容器内，并扣紧夹子，倒挂在支架上并检查其稳固性。

2. 用治疗巾或治疗布单覆盖在治疗床上，嘱患者取右侧屈胸卧位，并把臀部垫高约 10cm。

3. 将涂有石蜡油的导管缓慢旋转插入肛门 10~15cm 后调节夹子开关，控制药液缓慢流入，约 15 分钟。

4. 灌肠液滴完后拔出灌肠管让患者整理衣服取仰位 30 分钟，再取右侧卧位 15 分钟。

5. 在灌肠过程中注意观察和询问患者有无不适，了解其生理及心理感受；患者出现不适或有明显不适时停止操作。

6. 灌肠完毕，若患者无不适，叮嘱患者尽量保留药液 2 小时以上方可排大便。

【疗效评价】

深圳市中医院男科作为市中医特色专科建设单位，牵头制定了其中之一的精浊病即慢性前列腺炎的中医诊疗方案、临床路径、防治指南、防治标准，并在深圳市兄弟医院单位推广运用。中药灌肠法作为特色疗法之一，治疗男科病多年的临床实践和研究表明：中药灌肠法是治疗慢性前列腺炎行之有效的方法之一。因其比较直接作用于病变局部，能有效改善患者尿频、尿急、尿刺痛、下腹部及会阴胀痛不适、伴滴白等临床症状。经深圳市中医院男科治疗观察了 1060 例精浊病患者，显效 798 例，占 75.28%；有效 172 例，占 11.98%；无效 90 例，占 8.49%；总有效率 91.51%，取得了较好的临床疗效和社会效益。

【注意事项】

1. 控制好灌肠液的温度，防止温度过高烫伤直肠。

2. 插入导管时手法温柔、把握力度，避免插伤直肠壁。

3. 治疗期间需专人护理，既能达到适宜的温度以助药力又能确保安全，有条件者建议使用恒温袋设定药液温度。

4. 有对处方中中药成分过敏者须调整方剂，或停止该项治疗。

5. 肛瘘、便血及感染者禁用。

研创单位：广东省深圳市中医院

研创人：广东省深圳市中医院男科主任、主任医师、教授、医学博士陈德宁，参研人员：周文彬、程可佳、古宇能、黄忠旺、陈慰填、洪志明等。

整理人：广东省深圳市中医院男科黄忠旺。

【名称】 挑治拔罐放血法治疗腰背痛、亚健康等疲劳综合征。

【所需材料】 一次性小号三棱针、络合碘消毒液、75% 酒精、95% 酒精、棉球、棉签、一次性治疗单、火罐、治疗巾。

【作用原理】

挑治拔罐放血法疗法，是以三棱针等针具刺破人体穴位或血络，并加于拔火罐快速吸出恶血，以达到治疗疾病的目的的一种特殊外治方法，是传统针灸中较为常用且适应病证广泛的一种挑治拔罐法。该治疗法有独特的多种治疗作用，其作用机制在于出恶血、通经脉、调血气，改变经络中气血运行不畅的病理变化，从而达到调整脏腑气血功能的作用。《内经》云："宛陈则除之，去血脉也"；《素问·血气行志篇》说："凡治病必先去其血。"金元时期张从正在刺血方面极为擅长，他指出："出血者，乃养血也""出血即泄邪，邪出则正安"。《针灸大成》中也提到："人之气血凝滞不通，可用挑治拔罐放血法以祛除其凝滞，活血化瘀"。中医学认为：气血是人体各种机能活动的根本。气血并行于脉中，充润营养全身，人体各种机能活动，离不开气血正常运行，通过经络"行气血，营阴阳"，才能充润营养全身，保持人体的正常生理功能的活动。所以说，气血充养是根本，经络运行是关键，二者不可偏废。挑治拔罐放血可改善病变组织的微循环，使病变组织细胞得到更充分的血液营养物质的补充，调动人体的免疫防御机能，激发机体的抗病防病能力，从而达到治疗目的。

【适应病证】

适用于腰背痛及亚健康疲劳综合征。

【操作流程】

（一）操作前准备

1. 让患者放松紧张情绪，评估患者目前症状及心理状态。

2. 医患配合，患者知情。

3. 医生着装整齐，洗手、戴手套、戴口罩。

4. 询问或检查患者挑治部位的皮肤情况，如：有无湿疹或溃疡等皮肤病。

（二）操作流程

1. 患者应采取舒适而又便于医者操作的体位。

2. 选穴并标记。

3. 无菌消毒。

4. 挑治放血。挑治是取得治疗效果的关键。包括进针手法、针刺速度和角度、治疗反应、出血量和治疗时间等。

5. 配合拔罐吸拔血液，有利于新陈代谢。

【疗效评价】

深圳市中医院男科作为市中医特色专科建设单位，对男性亚健康的疲乏综合征的养生保健非常重视，在治疗上，始终坚持"以人为本，整体观念，辨证论治，内外结合"的治疗理念，认真钻研及吸取前辈精华之处，结合多年临床实践，新陈结合，不断优化治疗方案，致使挑治加拔罐放血疗法作为特色疗法之一的治疗手段在深圳市中医院男科临床实践与运用多年：挑治拔罐放血疗法是治疗腰背痛及亚健康的疲乏综合征的最好方法，有起效快、收费低、疗效好的优点。亚健康从西医角度看来不是病，在治疗上也无从下手，而患者又有实实在在的不舒服表现，如疲乏、腰酸痛、失眠多梦、功能减退等难受之症。挑治拔罐放血疗法是通过直接刺激皮肤及相应穴位，通其经脉，调其气血，营复阴阳，从而通过泄热解毒，调和气血，活血祛瘀，通经活络，开窍止痛等途径，调整人体脏腑，使脏腑和谐，经脉畅通，气血和调，阴阳平衡，治疗去疾。经深圳市中医院男科治疗观察了2060例腰背痛及亚健康的疲乏综合征患者，显效1812例，占87.96%；有效220例，占10.68%；无效28例，占1.36%；总有效率98.64%，取得了较好的临床疗效和社会效益。

【注意事项】

1. 术前要做好患者的解释工作，消除思想顾虑，防止紧张惧怕心理，使医患密切合作。
2. 要选择合适体位，原则是患者既舒适，又便于医者操作。
3. 要熟悉经络知识，掌握和了解针刺部位。
4. 注意严格按照无菌操作流程，防止发生感染及交叉感染。
5. 操作要训练、适中，手法要柔、要快、要准、要稳，针刺宜浅，出血不可过多。
6. 要熟悉解剖知识，避开动脉血管，切忌误刺。
7. 挑治过程中要密切观察患者的治疗反应，有异常情况及时处理。

研创单位：广东省深圳市中医院

研创人：广东省深圳市中医院男科主任、主任医师、教授、医学博士陈德宁，参研人员：周文彬、程可佳、古宇能、黄忠旺、陈慰填、洪志明等。

整理人：广东省深圳市中医院男科黄忠旺等。

【名称】 针灸疗法治疗阳痿。

【所需材料】 一次性针灸针、络合碘消毒液、75%酒精、棉签、棉球、一次性治疗单、治疗巾。

【作用原理】

中医学对阳痿早就有了较深刻的认识。《内经》称之为"阴痿"，《太平惠民和剂局方》称之"阳事不举"。中医学将其病因归之于"气大衰而不用""热则筋弛纵不收，阴萎不用"。后世医家对本病不断进行研究探索，将其归纳为命门火衰、心脾两虚、脾肾亏虚、湿热下注、痰血阻滞、寒凝肝脉等证型。

针灸疗法离不开中医"经络学"和"气血学"总纲。中医经络学认为：经络具有由里及表，通达内处，联络肢节的作用，是气血运行的通道，"内属于脏腑，外络于肢节"（《灵枢·海论》）。机体的内外平衡和协调，脏腑及四肢百骸，肌肤筋脉，五官七窍各组织器官的正常生理活动及相互密切配合，都是通过经络的联系而成为一个有机的统一整体。气血是人体各种机能活动的根本。气血并行于脉中，充润营养全身，人体各种机能活动，离不开气血正常运行，通过经络"行气血，营阴阳"，才能充润营养全身，保持人体的正常生理功能的活动。所以说，气血充养是根本，经络运行是关键，二者不可偏废。若经络运行气血阴阳的功能发生障碍，导致机体各个机能下降，甚至出现阳痿、早泄、不射精等性功能方面的障碍，其病证或实，或虚，或虚实夹杂或有偏重。由此说明，经络、气血与人体生理、病理息息相关，诸病所生都离不开经络失运与气血失和这个大纲。

针灸可以疏通经络中壅滞的气血，协调虚实、调整脏腑的功能紊乱，使气滞血瘀或气虚血运无力的一系列病理变化恢复正常，从而达到治疗疾病的目的。这就是《内经》所讲的

"通其经脉，调其气血，调虚实"。臻使"经脉畅通，营复阴阳"。这就是针灸的作用机制所在。《灵枢·九针十二原》云："凡用针者，虚则实之，满则泻之，宛陈者除之，邪盛者虚之"。《灵枢·脉度篇》又云："盛而血者疾诛之，盛者泻之"。明确地提出了针灸疗法的治疗原则。

【适应病证】

适用于阳痿、早泄、不射精等各种性功能障碍的疾病。

【操作流程】

（一）操作前准备

1. 让患者放松紧张情绪，评估患者目前症状及心理状态。

2. 医患配合，患者知情。

3. 医生着装整齐，洗手、戴手套、戴口罩。

4. 询问或检查患者针灸部位的皮肤情况，如：有无湿疹或溃疡等皮肤病。

（二）操作流程

1. 体位：患者应采取舒适而又便于医者操作的体位。

2. 选穴并标记。

3. 无菌消毒。

4. 针灸：进针是操作中的重要步骤，也是取得治疗效果的关键。进针包括进针手法、针刺速度和角度、治疗反应、出血量和治疗时间等。

【疗效评价】

深圳市中医院男科作为市中医特色专科建设单位，十几年来一直致力于男性性功能的养生与保健，强调"以人为本，整体观念，辨证论治，内外结合"的治疗理念，认真钻研及吸取前辈精华所在，结合多年临床实践，因人而异，不断优化治疗方案；同时也体会到阳痿患者多伴有不同程度心因性的精神因素存在。因此，在治疗上结合患者不同心理因素，予以耐心开导解释，力求消除思想顾虑，增强其治愈决心，提高疗效。针灸疗法作为特色疗法之一，因其直接刺激穴位，通其经脉，调其气血，营复阴阳，从而通过平衡阴阳，调和气血，活血祛瘀，通经活络等途径，调整人体脏腑，使脏腑和谐，经脉畅通，气血和调，阴阳平衡，治疗去疾，临床上较快改善症状，增强患者信心。经深圳市中医院男科治疗观察了115 例阳痿患者，显效 45 例，占 39.13%；有效 58 例，占 50.43%；无效 12 例，占 10.44%；总有效率 89.56%，取得了较好的临床疗效和社会效益。

【注意事项】

1. 针灸前要做好患者的解释工作，消除思想顾虑，防止紧张惧怕心态，使医患密切合作。

2. 要选择合适体位，原则是患者既舒适，又便于医者操作。

3. 要熟悉经络知识，掌握和了解常用穴位位置，选准穴位。

4. 注意严格按照无菌操作流程，防止发生感染及交叉感染。

5. 操作要训练、适中，手法要柔、要快、要准、要稳。

6. 要熟悉解剖知识，避开动脉血管，切忌误刺。

7. 针灸过程中要密切观察患者的治疗反应，有异常情况及时处理。

研创单位：广东省深圳市中医院

研创人：广东省深圳市中医院男科负责人、主任医师、教授、陈德宁博士。参研人员：周文彬、程可佳、古宇能、黄忠旺、陈慰填、洪志明等。

整理人：广东省深圳市中医院男科黄忠旺。

【专方名称】 前痛定方

【药物组成】 柴胡10g、白芍15g、枳壳10g、延胡索15g、川楝子15g、橘核20g、乌药15g、桃仁5g、红花5g、丹参15g、黄柏10g、车前子20g、甘草5g。

【功能主治】 适用于ⅢB型前列腺炎。

【随症加减】 兼气虚者加黄芪、党参；兼大便稀溏者加炒白术、炒麦芽，兼湿热重者加厚朴、薏苡仁；兼腰骶酸痛者加桑寄生、杜仲、牛膝。

【用法用量】

1. 上药加水400ml浸泡半小时，用砂锅煎煮。大火煮沸后再用小火煎煮30分钟，取尽药汁。药渣复加水300ml，重复以上煎药流程。两次煎好的药汁混合。

2. 上药液均等分为两份，早晨和晚上餐后各饮用1份。饮用前先加热药汁以避免胃部不适。

3. 服药1个月为1个疗程，一般使用1~2个疗程。

【作用原理】

慢性前列腺炎从发病年龄看，多为中青年男性，31~40岁为高发年龄。此期男性性欲多旺盛，相火易于妄动，附属性腺充血明显，加之饮食不节、湿热下注、久治难愈、心情压抑等原因，每易致肝郁湿热。气滞血瘀和湿热下注是慢性前列腺炎最常见的两个证型，出现频率最高的证型组合是湿热下注和气滞血瘀。ⅢB型前列腺炎以疼痛为主要临床表现，其疼痛多呈弥漫性，时作时休，时轻时重，符合气滞疼痛的特点，且疼痛的部位又以两侧腹股沟、睾丸、小腹、阴茎、会阴等处最为常见，显然上述部位均属足厥阴肝经之分布，所以其病机可从各种原因引起肝郁气滞，气滞血瘀，不通则痛来认识。肝郁气滞是其基本病机，故主张从厥阴肝经论治，以疏肝理气为主，兼以活血化瘀，清利湿热，投自拟前痛定方。前痛定方是临床应用多年且行之有效的经验良方。是方以《伤寒论》中四逆散疏肝理气，缓急止痛为底，现代药理研究表明，柴胡、白芍、枳实、甘草均有良好的抗炎镇痛作用；白芍的主要药理成分白芍总苷具有抗炎、镇痛、抗应激和调节免疫等广泛作用；枳实既能兴奋胃肠，使胃肠蠕动增强，又能降低肠平滑肌张力和解除痉挛；加川楝子、延胡索、橘核、乌药以助疏肝理气止痛，上述四药亦均有显著的抗炎镇痛作用；再加少量丹参、桃仁、红花以助活血通络止痛，疏通腺管，改善局部血液循环；考虑到湿性易于下趋，气郁日久容易化热的特点，又用黄柏、车前子以清利精室湿热。黄柏含有小檗碱、黄柏碱等多种生物碱，具有抗病原微生物作用，车前子有抗炎、利尿及抗病原微生物等作用。总之，全方以疏肝理气为主，活血通络，清利湿热为辅，具有明显的缓解或消除疼痛的功效。

【疗效评价】

　　深圳市中医院男科作为深圳市特色专科建设单位，一直致力于慢性前列腺炎的攻关研究。并以前痛定方"疏肝理气、活血化瘀"为代表方之一的多年临床实践中证明：前痛定对ⅢB型慢性前列腺炎主要以前列腺部位及周围组织表现为胀、痛、不适为主诉的临床疗效显著。深圳市中医院 2010 年 3 月~2012 年 3 月男科门诊患者，共有 2880 名患者接受了该临床研究，其中临床治愈 916 例，显效 1340 例，有效 312 例，总有效率 89.17%，该方目前已经取得了较好的临床疗效和社会效益。

【注意事项】

1. 体质虚弱者慎用。

2. 煎药方法要得当，不要熬焦。

3. 服药方法要遵循：早晚饭后半个小时到 1 个小时之间温服。

4. 对于有感冒、发热、腹泻等症状患者忌用，需等上症消除后才能使用。

研创单位：广东省深圳市中医院

研创人：广东省深圳市中医院男科主任医师、教授陈德宁。参研人员：周文彬、程可佳、古宇能、黄忠旺、陈慰填、洪志明等。

整理人：广东省深圳市中医院黄忠旺。

【专方名称】 　尿道清浓缩合剂

【药物组成】 　该尿道清浓缩合剂包括如下重量份的方剂药材的混合浸提物：粉草薢 80~160 份、黄柏 40~80 份、紫花地丁 80~160 份、蒲公英 80~160 份、薏苡仁 120~240 份、茯苓 40~80 份、牡丹皮 40~80 份、泽泻 40~80 份、滑石粉 60~120 份、车前子 60~120 份、猪苓 40~80 份、凤尾草 40~80 份。

【功能主治】 　适用于治疗衣原体、支原体等微生物感染引起的非淋菌性尿道炎以及淋病、前列腺炎、阳痿等属于湿热蕴阻下焦者。

【随症加减】 　尿道清制备方法包括将方剂先用热水浸提后，将浸提液浓缩成稠膏后采用乙醇浸提的方法。尿道清药剂通过该方剂各组分中有效成分的协同作用，使得该尿道清药剂对治疗由衣原体、支原体等感染引起的非淋菌性尿道炎以及淋病、前列腺炎、阳痿等湿热蕴阻下焦者的疗效显著。其制备方法采用成熟可控药学工艺处理，有效获取方剂中药有效成分，使药物性能稳定、可靠。

【用法用量】

1. 上药经医院制剂室加工成成品，每瓶为 240 毫升。

2. 早晨和晚上餐后各饮用 40 毫升。饮用前先加热药汁以避免胃部不适。

3. 服药半个月为 1 个疗程，一般使用 1~2 个疗程即可复查。

【作用原理】

支原体和衣原体是原核细胞型微生物，生物学特性介于细菌与病毒之间，泌尿生殖道支原体和衣原体是非淋菌性尿道炎的主要发病原因，其发病率已超出淋病 2~5 倍，是目前性传播疾病中最常见的一种。泌尿生殖道支原体和衣原体感染症状虽然轻，甚至无临床表现，对患者生活质量无明显影响，但其并发症较严重，可导致慢性前列腺炎、慢性附睾炎、少弱精子症、急慢性盆腔炎、宫颈炎、输卵管炎、不孕（育）症等，甚至由于长期慢性炎症使输精管或附睾堵塞导致无精子症。

目前治疗支原体、衣原体感染，西医主张用四环素、大环内酯类、喹诺酮类抗菌药进行治疗。美国疾病控制中心推荐方案：阿奇霉素 1g，口服，单剂量给药；或多西环素 0.1g，口服，2 次每日，共 7 日。临床医生主要根据个人经验或药敏结果，并结合患者的经济情况选择抗菌药。但由于医生个人经验的不同，药敏结果受培养基、培养条件、微生物对体外环境的适应过程，病原菌之间的拮抗作用及试验人员的技术水平等的影响，其疗效报道不一，且不可避免的普遍存在胃肠道反应等毒副作用，多次使用还容易出现耐药菌株，而且有些患者对多种抗菌药过敏，因此单独使用抗菌药并不能完全解决所有患者的根本问题。

泌尿生殖道支原体、衣原体感染属于中医学"淋证""淋浊""溺浊""白浊"范畴。《金匮要略·消渴小便不利淋病》篇作了描述："淋之为病，小便如粟状，小腹弦急，痛引脐中"。虽然许多泌尿生殖道支原体、衣原体感染患者临床表现不明显，但多有不同程度的尿黄，舌苔黄腻，脉滑等症，主要辨证为湿热蕴结下焦，因此治疗当以清热祛湿化浊为法。粉萆薢浸提物利湿分清而化浊；黄柏、紫花地丁、蒲公英浸提物清热解毒，燥湿利湿；薏苡仁、茯苓、泽泻、凤尾草浸提物利水渗湿，以泻下焦湿热；牡丹皮浸提物清热凉血；车前子、滑石粉浸提物甘寒清热，利水通淋；猪苓浸提物养阴利湿，全方共奏清热解毒，通淋利湿之功。现有技术中，治疗支原体、衣原体感染的方剂很多，疗效确切者较少，因而不易推广。因此，如何有效地预防泌尿生殖道支原体、衣原体感染的发生，减少复发，缩短疗程，提高疗效，防治并发症等一系列问题已成为临床工作者需要攻克的课题。

【疗效评价】

深圳市中医院男科作为深圳市特色专科建设单位，一直致力于男科病的研究，并相继推出以"尿道清合剂"为代表方的成品制剂，对由衣原体、支原体等微生物感染引起的非淋菌性尿道炎以及淋病、前列腺炎、阳痿等湿热蕴阻下焦者的临床疗效显著，临床表现为排尿灼热刺痒，或有蚁咬感，尿急、尿频，小便浑浊，尿黄赤，舌质红，苔黄腻，脉滑数等一系列症状。深圳市中医院 2011 年 3 月~2013 年 3 月男科门诊共有 200 名患者接受了该临床研究，其中临床治愈：支原体转阴，临床症状完全消失，162 例；有效：支原体转阴，临床症状减轻，20 例；改善：支原体弱阳性，10 例；无效：支原体仍为阳性，8 例；总有效率 91%。尿道清合剂治疗泌尿生殖道支原体、衣原体感染的转阴率与抗菌药相近，但尿道清合剂在消除支原体、衣原体感染的临床症状方面具有抗菌药不可比拟的优势，并且胃肠道不良反应发生率远较抗菌药少。该方目前已经取得了较好的临床疗效和社会效益。

【注意事项】

1. 选取药材注重品质，避免农药、重金属过多残留。

2. 严格掌握方剂药材的配伍。

3. 制备方法严格按照采用成熟可控药学工艺处理。

4. 服药方法要遵循：早晚饭后半小时到 1 小时之间温服完。

5. 对于有感冒、发热、腹泻等症状患者忌用，需等上症消除后才能使用。

研创单位：广东省深圳市中医院

研创人：广东省深圳市中医院男科主任医师陈德宁教授。参研人员：张尚斌、周文彬、程可佳、古宇能、黄忠旺、陈慰填、洪志明等。

整理人：广东省深圳市中医院黄忠旺。

【专方名称】　生髓育麟汤

【药物组成】　紫河车 10g、鹿茸 3g、龟板胶 20g、人参 10g、熟地黄 20g、山茱萸 10g、山药 20g、当归 10g、肉苁蓉 10g、柏子仁 10g、五味子 15g、枸杞子 10g、菟丝子 20g、麦冬 10g、桑椹 20g、鱼鳔 10g。

【功能主治】　适用于肾虚及脾肾亏虚所致的男性少、弱精子症。

【随症加减】　兼气虚者加黄芪；兼湿热者加车前草、薏苡仁；兼血瘀者加丹参、牛膝。

【用法用量】

1. 上药除了龟板胶以外加水 400ml 浸泡半小时，用砂锅煎煮。大火煮沸后再用小火煎煮 30 分钟，取尽药汁。药渣复加水 300ml，重复以上煎药流程。两次煎好的药汁混合。龟板胶另行烊化成汁，兑入先前药汁。

2. 上药液均等分为两份，早晨和晚上各饮用 1 份。饮用前先加热药汁以避免胃部不适。

3. 服药 3 个月为 1 个疗程，一般使用 1~2 个疗程。

【作用原理】

男性不育症中的少、弱精子症常常是由于肾精亏虚导致，所以补肾生精，益精填髓为少弱精子症的重要治法。本方治法体现以下几个特点。

（1）健脾补肾为核心纯补不泻。"肾为先天之本，藏精，主生殖"，所以人体的生长发育、生殖与肾气的盛衰有直接关系。肾之精气宜藏不宜泻，易亏而难复；《广嗣纪要调元》亦云："男子弱者，精常不足，当补肾以益其精"，故本方把补肾填精作为治疗核心。方中熟地、山茱萸、枸杞子、菟丝子、桑椹、龟甲胶、鹿茸、五味子、柏子仁皆入肾经。其中熟地黄补血滋阴，加上血肉有情之紫河车、龟甲胶、鹿茸、鱼鳔益精填髓共为君药；山茱萸、菟丝子、枸杞子、肉苁蓉、五味子助君药补益肾精，并有收敛固精之效为臣药；"精血同源"，故采用甘润之柏子仁、麦冬、桑椹、当归滋养阴血共为佐药。

方中加入人参、山药亦为臣药，以求健脾培土，补益中气。虽然肾藏精主生殖，但脾为后天之本，为气血生化之源，主运化水谷精微以生精聚精。明代张景岳云："善治精者，能使精中生气；善治气者，能使气中生精。"因此配伍补气健脾的之品，土旺而元气充沛，促进水谷精微的化生与吸收，培补先天之本，使后天养先天，阴精得蓄而聚于肾中。此外，脾主运化，有防止水湿停滞之责。不育症病程冗长，补肾药物性味滋腻，恐其损伤脾阳，故在补肾的同时健脾，防止食滞中焦以促进药物发挥良好效果。

（2）兼顾气血阴阳平衡。所谓"孤阴不生，孤阳不长"，所以补肾需注意肾中阴阳平和。《素问·上古天真论》云："二八肾气盛，天癸至，精气溢泻，阴阳和，故能有子。"肾之阴精是化生精液的物质基础，其正常的化生过程又赖肾阳的温煦作用，才能使精子维持正常的密度、活力、活率，此即所谓"阳化气，阴成形"。陈士铎继承了傅山肾元虚惫的阴阳相关理论，治疗男科相关疾病时，每兼补肾阴和肾阳。元阴不足则肾精亏虚，导致排精量少、精液质地清稀，精子数量不足；阴虚则阳亢，相火偏旺，可致精液受热煎熬而成精稠，导致精液发生液化不良。肾阳不足，失于温煦，可出现阳痿、遗精、精子活力下降及形态学异常等病变，亦导致男性不育。本方既采用鹿茸、紫河车、菟丝子、肉苁蓉温补肾阳，鼓动肾气激发精子活力，又以熟地、枸杞子、龟甲胶、麦冬、桑椹、五味子以滋养肾阴，以冀阴阳平衡，阳生阴长。人参、山药益气，当归养血，使气血生而使精自旺。阴阳相得、气血平正，故可得嗣。

（3）注重应用血肉有情之品。本方另一特点是采用了龟甲胶、鹿茸、紫河车、鱼鳔等动物类药，即"精不足者，补之于味"，这也是继承叶天士善用龟鹿等血肉有情之品的临床体现。实践证明适当应用动物类中药可达到事半功倍之效。《本草纲目》记载紫河车"味甘、咸，性温"，具有"安神养血、补气益精、解毒、补血的作用"；"鹿茸能够生精补髓养血益阳，强筋健骨，治一切虚损、耳聋、目暗、眩晕虚痢"。现代药理证实胎盘能产生促性腺激素，对睾丸有兴奋作用，可促进精子的形成；鹿茸中含有雄性激素（睾酮）、雌激素（雌二醇、雌酮、雌三醇）和孕激素（孕酮）等甾体化合物；鱼鳔具有雄性激素样作用，能促进性腺功能及精液分泌，有益于改善生殖内环境；龟甲通过影响内分泌腺的功能活动，实现对整个机体代谢活动的调节作用。诸药性味平和，无刚烈之性，能提高患者治疗的依从性。

【疗效评价】

深圳市中医院男科作为深圳市特色专科建设单位，多年来一直致力于男性不育症的攻关研究。以生髓育麟汤为代表方的"健脾补肾法"在多年的临床实践中取得了良好的疗效。生髓育麟汤治疗少精子症的研究获得了2010年深圳市科技计划项目基金支持。深圳市中医院2008年8月~2010年3月男科门诊共有84名患者接受了该临床研究，其中治疗组42例，对照组42例；治疗组中临床治愈8例，显效20例，有效8例，总有效率86%，与对照组差异显著。该方目前已经取得了较好的临床疗效和社会效益。

【注意事项】

1. 选取药材注重品质，避免农药、重金属过多残留。

2. 煎药方法要得当，不要熬焦。

3. 对于有发热、腹泻、皮肤疮疡等症状患者忌用，需等上症消除后才能使用。

研创单位：深圳市中医院

研创人：深圳市中医院男科副主任医师、硕士古宇能。参研人员：陈德宁、周文彬、程可佳、黄忠旺、陈慰填、洪志明等。

整理人：深圳市中医院：古宇能。

【专方名称】 化黏活精方

【药物组成】 陈皮10g、茯苓10g、法半夏10g、浙贝母10g、玄参10g、生地15g、麦冬10g、枸杞子15g、菟丝子20g、车前子15g、覆盆子10g、五味子10g、山楂30g、麦芽30g、水蛭5g。

【功能主治】　由阴虚痰湿所致的精液黏稠度增高症，精液不液化症，弱精子症。

【随证回减】　辨证加减：痰盛者加莱菔子 30g、瓜蒌皮 15g；气虚明显者加黄芪 30g、党参 15g；大便溏者去玄参、生地，改山楂为炭、麦芽为炒，加炒白术 15g；阴虚甚者兼腰酸者加醋龟板 10g、醋鳖甲 10g；兼肾阳虚者加仙茅 10g、仙灵脾 20g；湿热重者加蒲公英 20g、黄柏 10g 等。

【用法用量】

1. 上方药加水 500ml，浸泡半小时，用砂锅煎煮，大火煮沸后文火煮 30 分钟，取尽药汁。上药再加水 400ml 复煎。两次煎好的药汁混合。

2. 上药液均等分为两份，早晚餐后 40 分钟各温服一份。注意饮用前先加热药液以避免影响肠胃。

3. 服用 4 周为 1 个疗程，一般使用 2~3 个疗程。

【作用原理】

男性不育症病因错综复杂，精液黏稠度增高症、精液不液化症、弱精子症为常见因素。这三种病症可单一出现，也可兼杂出现。就诊患者多为中青年男性，肾阳虚证相对较少；多因恣情纵欲、房劳过度，特别是少年无知，频犯手淫，导致耗气伤精，精室亏虚，日久则肾气亏损，肾阴不足，虚火灼津而致精液黏稠、精子活动受限；或因素体阳气较盛，滥服滋补壮阳之品，嗜食醇酒厚味，偏嗜辛辣之品，损伤脾胃，酿湿生热，湿热痰火，流注于下，扰动精室而致精液黏稠不化、活力不足。这类病证其病位多在肾，累及肝脾，阴虚为本，痰浊、湿热、血瘀为标。据其病机临床上确立以化痰、养肾阴、兼顾利湿逐瘀为基本治疗大法，自拟化黏活精方。全方由陈皮、茯苓、法半夏、浙贝母、玄参、生地、麦冬、枸杞、菟丝子、车前子、覆盆子、五味子、山楂、麦芽、水蛭等组成，方中二陈汤（陈皮、茯苓、法半夏）健脾化痰祛湿；增液汤、五子衍宗丸（玄参、生地、麦冬、枸杞、菟丝子、车前子、五味子、覆盆子）滋补肾阴；水蛭、山楂、麦芽活血化瘀，且因富含各种蛋白酶，能有效降低精液黏稠度。现代药理认为：方中富含五味子酸、车前子胶、枸杞多糖、菟丝子苷、蛋白质、有机酸、维生素 C 及铜、锌、锰等微量元素等，其能促进雄性动物生殖功能成熟和促进精子生成和成熟，提高精子活力；抗衰老；降脂、增多白细胞、免疫增强、抗氧自由基等。全方注重治病求本，虚火内生，炼液成痰，当养阴以祛痰，正如《医贯》引庞安常言："阴水不足，阴火上升……由是津液凝浊，生痰不生血者，此当以润剂……则痰自清矣。"于方中配伍少量养阴生津之品，既可防过用温燥之品伤阴，又可防痰郁化火伤阴。所以，化痰应注意一方面要鼓风扬帆，即燥湿行气；另一方面要增水行舟，即再配伍养阴生津之品。研究表明：化黏活精方能有效降低精液黏稠度，同时对精子的运动参数有不同程度的正向的作用，可以提高精子穿透能力，增强精子受精能力，从而提高孕育率。

【疗效评价】

深圳市中医院男科作为深圳市特色专科，每年为 10 多万人次男性患者服务，其中男性不育症患者占门诊量 40% 以上，男性不育患者约有半数是精液黏稠度增高症、精液液化不良、弱精子症导致的；多年来深圳中医院一直致力于男性不育症的攻关研究。化黏活精方是治疗精液黏稠增高症、液化不良、弱精子症行之有效的临床验方。为此申请了两项科研课题：2010 年度广东省中医药局建设中医药强省科研课题资助项目（编号：2010040）；2010 年深圳市科技计划项目（编号：201003192），均已结题。参与该临床研究的总有效率为 94.28%。该方目前已经取得了较好的临床疗效和社会效益。

【注意事项】

1. 脾胃虚弱大便溏者慎用。

2. 煎服药方法得当，宜温服。

3. 服药期间禁辛辣、刺激肥腻之品。

4. 临证时注意加减变化。

研创单位：深圳市中医院

研创人：深圳市中医院男科主任医师周文彬。参与人员：陈德宁、洪志明、古宇能、黄忠旺、陈慰填、程可佳等。

整理人：深圳市中医院周文彬。

专病专方

【专方名称】 强精煎

【药物组成】 菟丝子 15g、枸杞子 20g、五味子 6g、续断 15g、紫河车 3g（冲服）、鹿角霜 10g、黄芪 30g、党参 15g、当归 10g、生牡蛎 30g、益母草 30g、神曲 10g。

【功能主治】 益气养血，补肾生精，兼清热利湿、活血通精。适用于脾肾两虚兼湿热瘀阻所致的少、弱精子症。

【随症加减】 精液液化异常者，加天花粉 10g、生麦芽 15g、夏枯草 15g。

【用法用量】 上药加适量水浸泡 0.5 小时，煎煮药汁 400ml，加入紫河车粉，充分混匀，分早晚饭后温服。或使用等剂量免煎配方颗粒混合后加开水约 200ml 搅拌使其溶化，分早晚各服一半。3 个月为 1 个疗程。

【作用原理】

男性不育病机主要为肾精亏损，气血两虚，湿热下注，气滞血瘀等，治疗上以补肾填精、益气养血、清热利湿、活血化瘀为基本原则。笔者认为提高精子质量，必须脾肾并重、气血齐调方获良效。方中重用枸杞子、黄芪补肾生精、益气健脾；菟丝子、续断生精固精，党参健脾益气；生牡蛎固精；益母草兼具活血、清热、利湿之功而一物多用；当归养血活血；神曲消食助运，以利受纳。诸药合用，有健脾补肾，养血活血，清热利湿作用，共奏生精强精之功。

【疗效评价】

多年以来广西中医药大学第一附属医院男科应用强精煎治疗少、弱精子症，能有效提高不育症患者的精子浓度和活力，改善精子形态和顶体酶活性，提高患者的生育能力，总有效率 85% 以上，在多家基层医院推广应用也反馈了良好的疗效。实验研究发现，强精煎能下调 Fas 和 Fasl 蛋白在受损伤小鼠睾丸实质组织中的表达，抑制生精细胞凋亡；通过调节凋亡基因 Bcl-2 蛋白和 Bax 蛋白的表达，促进受损的睾丸生精功能恢复到正常的平衡状态；通过增强附睾超氧化物歧化酶（SOD）、谷胱甘肽过氧化物酶（GSH-Px）等抗氧化酶活性，降低附睾丙二醛（MDA）、一氧化氮合成酶（NOS）活性而发挥抗氧化作用；能修复生精上皮、保护生殖细胞超微结构损伤，保护生精功能，同时上调附睾精子 ACmRNA 的表达，抑制 PDEmRNA 的表达等多途径多靶点作用而达到提高精子数量，改善精子活力，治疗少、弱精子症的目的。

【注意事项】

1. 精子发生、发育、成熟直至排出的过程将近 90 天，因此少、弱精子症的治疗通常要连续服药 6 个月（即 2 个疗程）以上，必要时女方同时治疗，直至妊娠方可停药。

2. 治疗期间正常规律性生活，但不可过于频繁，女方排卵期适时行房，射精后女方平躺 1 小时以上，并热敷小腹加温，可促进受孕。

3. 有对处方中中药成分过敏者禁用。

研创单位：广西中医药大学第一附属医院

研创人：广西中医药大学第一附属医院男科主任、主任医师、教授、广西优秀青年中医专家宾彬，参研人员：王权胜、徐杰新、王杰、王德胜、陆海旺等。

整理人：广西中医药大学第一附属医院王杰、陆海旺、王德胜、林思伟等。

【专方名称】　柴橘汤

【药物组成】　柴胡 6g、橘核 10g、荔枝核 10g、白芍 10g、延胡索 9g、青皮 6g、陈皮 6g、蒲公英 15g、泽兰 10g、夏枯草 10g、枳壳 6g、甘草 5g。

【功能主治】　清热散结，行气止痛。用于治疗慢性附睾/睾丸炎、附睾结节。

【随症加减】　结节肿大明显、质地较硬者加三棱 15g、莪术 15g、昆布 10g；阴囊坠胀、舌淡胖、气虚明显者加黄芪 30g。

【用法用量】　上药加适量水浸泡 0.5 小时，煎煮药汁 400ml，分早晚饭后内服。或使用等剂量免煎配方颗粒混合后加开水约 200ml 搅拌使其溶化，分早晚各服一半，4 周为 1 个疗程。

【作用原理】

慢性附睾炎病变多局限于附睾尾部，有明显的纤维增生和炎症细胞浸润。临床主要表现为附睾结节、肿块、胀痛。使用抗菌药物治疗疗效不一定理想。本病属中医"子痈"范畴。多因湿热内蕴，气血壅滞，瘀血与湿热互结；或跌打损伤，瘀血不散；或外感邪毒、风寒湿邪；或长期忍精不射而致败精瘀阻等所致。局部气滞血瘀，不通则痛，而肝脉循会阴，络阴器，治疗当以疏肝理气、活血止痛为主。方中橘核、荔枝核入肝经，疏肝行气、散结止痛；延胡索理气止痛、活血化瘀，配柴胡可加强疏肝理气止痛的作用，又可引诸药入肝经；白芍、甘草酸甘化阴，缓急止痛；夏枯草软坚散结；青皮破气行滞；蒲公英、泽兰清热利湿解毒；陈皮疏肝行滞，理气调中，燥湿化痰；甘草清热解毒，兼调和诸药。诸药共奏疏肝理气、行气活血、软坚散结、清热利湿之效，使气行瘀去结散，通则不痛。

【疗效评价】

本方临床应用 10 余年，临床观察结果表明具有良好的疗效和安全性，总有效率 88.5%。

【注意事项】

1. 需排除附睾结核，附睾或睾丸肿瘤，急性睾丸/附睾炎或慢性附睾炎急性发作，精液囊肿，伴严重的其他系统疾病；伴有支原体、衣原体感染或前列腺炎者需注意同时治疗。

2. 服药期间停服相关药物，戒酒，忌辛辣食物，性生活适度。

3. 有对处方中中药成分过敏者禁用。

研创单位：广西中医药大学第一附属医院

研创人：广西中医药大学第一附属医院男科主任、主任医师、教授、广西优秀青年中医专家宾彬，参研人员：王权胜、徐杰新、王杰、王德胜、陆海旺等。

整理人：广西中医药大学第一附属医院王杰、陆海旺、王德胜、林思伟等。

【专方名称】　独灵壮腰饮

【药物组成】　独活10g、威灵仙30g、桑寄生15g、茯苓10g、狗脊15g、续断15g、菟丝子15g、川牛膝10g、薏苡仁15g、川芎6g、白芍10g、党参15g、当归10g。

【功能主治】　补肾壮腰，活血止痛。用于虚劳腰痛兼有瘀血者。

【随症加减】　有急性腰扭伤病史或疼痛较严重者酌加乳香6g、没药6g；湿热明显，舌红、苔黄腻者酌情加重薏苡仁，并加黄柏6g。

【用法用量】　上药加适量水浸泡0.5小时，煎煮药汁400ml，分早晚饭后内服。或使用等剂量免煎配方颗粒混合后加开水约200ml搅拌使其溶化，分早晚各服一半。7天为1个疗程。

【作用原理】

中医认为，腰痛可由肾虚、感受外邪、外伤等引起。《杂病源流犀烛·腰痛病源流》指出"腰痛，精气虚而邪客病也……肾虚其本也，风寒湿热痰饮，气滞血瘀闪挫其标也，或从标，或从本，贵无失其宜而已"。说明肾虚是发病的关键。独灵壮腰饮源自《千金方》之独活寄生汤，方中桑寄生、狗脊、续断、菟丝子、牛膝补肝肾强筋骨，独活、威灵仙驱邪外达，牛膝、当归、川芎、白芍活血祛瘀、柔筋缓急，党参、茯苓健脾化湿，薏苡仁健脾祛湿、强筋骨。诸药合用，共奏补虚扶正、活血止痛之功。

【疗效评价】

本方临床应用10余年，临床观察结果表明具有良好的疗效和安全性，总有效率95.3%。

【注意事项】

1. 需排除骨折、结缔组织疾病及泌尿系统疾病（如结石、肿瘤）等可引起腰痛的疾病。

2. 注意劳动姿势，不可弯腰搬运重物以避免损伤腰部。

3. 有对处方中中药成分过敏者禁用。

研创单位：广西中医药大学第一附属医院

研创人：广西中医药大学第一附属医院男科主任、主任医师、教授、广西优秀青年中医专家宾彬，参研人员：王权胜、徐杰新、王杰、王德胜、陆海旺等。

整理人：广西中医药大学第一附属医院王杰、陆海旺、王德胜、林思伟等。

【专方名称】　三仁萆薢饮

【药物组成】　薏苡仁 20g、杏仁 10g、白蔻仁 6g、川萆薢 10g、石菖蒲 6g、败酱草 30g、红藤 30g、益母草 30g、车前子 15g、川牛膝 10g、王不留行 10g、黄芪 20g、生牡蛎 30g、莲子 10g。

【功能主治】　清热利湿，导浊通淋，活血化瘀，行气止痛。用于治疗慢性前列腺炎证属湿热瘀阻者。

【随症加减】　卵磷脂减少或消失者加菟丝子 15g、枸杞子 15g；阳痿者加蜈蚣 1 条，早泄者加金樱子 15g。

【用法用量】　上药加适量水浸泡 0.5 小时，煎煮药汁 400ml，分早晚饭后内服。或使用等剂量免煎配方颗粒混合后加开水约 200ml 搅拌使其溶化，分早晚各服一半。治疗 30 天为 1 个疗程。

【作用原理】

慢性前列腺炎患者临床常出现尿频、尿急、尿痛、尿道灼热、尿不尽感，时有尿道"滴白"，伴有小腹部和会阴区胀痛不适，病程长的患者出现神疲乏力、阳痿、早泄等症状，属中医学"淋证、精浊、尿浊"等范畴。脾虚湿阻，虚实夹杂是本病的主要病机之一。湿邪为患常缠绵难愈且多夹杂其他病邪（痰、瘀、郁、热等），是前列腺炎不易治疗且容易复发的主要原因；抗生素的不合理使用也是导致患者体质下降、病邪缠绵的常见因素。本方以三仁（杏仁、薏苡仁、白蔻仁）疏导三焦湿邪；以具有开窍之功的石菖蒲配车前子、川萆薢清热利湿、导浊通淋，莲子、牡蛎涩精止白浊，黄芪益气而利水湿，红藤、败酱草、川牛膝、王不留行活血祛瘀，益母草则兼有清热利湿和活血之功效。诸药共奏清热利湿、导浊通淋、活血祛瘀之功。

【疗效评价】

本方临床应用 10 余年，临床观察结果表明本方具有良好的疗效和安全性，可显著降低 NIH-CPSI（美国国立卫生研究院慢性前列腺炎症状积分指数）评分，减少前列腺液白细胞数目，总有效率 90%。

【注意事项】

1. 注意饮食清淡，避免饮酒和进食辛辣、煎炸等刺激性食品，不宜长时间骑车，避免过度憋尿。

2. 保持适度规律的性生活，无性伴者可适度自慰排精，但不可忍精不泄。

3. 有对处方中中药成分过敏者禁用。

研创单位：广西中医药大学第一附属医院

研创人：广西中医药大学第一附属医院男科主任、主任医师、教授、广西优秀青年中医专家宾彬，参研人员：王权胜、徐杰新、王杰、王德胜、陆海旺等。

整理人：广西中医药大学第一附属医院王杰、陆海旺、王德胜、林思伟等。

【专方名称】　固精煎

【药物组成】 党参 10g、天冬 15g、莲子 15g、生地黄 15g、北黄芪 15g、五味子 6g、五倍子 6g、煅龙骨 30g、煅牡蛎 30g、芡实 15g、黄柏 10g、砂仁 6g、甘草 6g。

【功能主治】 滋阴清热，固精止遗。用于治疗君相火旺、心肾不交所致早泄、遗精。

【随症加减】 气虚明显者，重用黄芪 30g；阴虚火旺明显者，加知母 10g；心神不宁者加远志 6g。

【用法用量】 上药加适量水浸泡 0.5 小时，煎煮药汁 400ml，分早晚饭后内服。或使用等剂量免煎配方颗粒混合后加开水约 200ml 搅拌使其溶化，分早晚各服一半。

【作用原理】

中医认为，早泄终不离虚实两端，虚多为精亏阴伤、阳气虚弱、气血不足，实则为湿热浊毒、肝郁心火、血运失畅等，以致心神焦虑不宁、肝之疏泄约束无权、肾之封藏固摄乏力、精室藏泄、精窍开合失控而泄。而初涉性生活的早泄患者，多属青壮年群体，多嗜食辛辣肥甘厚味，常形有余、气不足、阳偏盛、阴偏弱，故性欲旺盛，而封藏无力，交则早泄；或纵欲过度，过度伤精而导致气阴亏虚。固精煎为三才封髓丹衍化而来。方中以黄芪、生地、五味子益气养阴，芡实、莲子健脾益气、固肾涩精，五味子、五倍子、煅龙骨、煅牡蛎涩精止泄，黄柏清泻虚火，砂仁纳气归肾，甘草调和诸药。诸药合用，共奏益气养阴、滋阴补肾、涩精止泄（遗）之功，可使精关开合有度。

【疗效评价】

本方临床应用 10 余年，临床观察结果表明具有良好的疗效和安全性，能延长气阴两虚型患者射精潜伏期，改善男女双方性生活满意度，总有效率 82.3%。

【注意事项】

1. 因禁欲时间过长所致的早泄属于生理性射精过早，可适当增加性生活频度。

2. 除药物治疗外，男女双方均应加强性知识学习，掌握必要的性生活技巧，配合行为疗法，学会控制射精。

3. 有对处方中中药成分过敏者禁用。

研创单位：广西中医药大学第一附属医院

研创人：广西中医药大学第一附属医院男科主任、主任医师、教授、广西优秀青年中医专家宾彬，参研人员：王权胜、徐杰新、王杰、王德胜、陆海旺等。

整理人：广西中医药大学第一附属医院王杰、陆海旺、王德胜、林思伟等。

【专方名称】 六五增育汤

【药物组成】 五味子 10g、当归 15g、山药 15g、菟丝子 15g、车前子 20g、覆盆子 20g、熟地黄 20g、黄芪 30g、生牡蛎 30g、枸杞子 30g、黄精 30g。

【功能主治】 适用于因肾虚瘀热导致的男性不育症。

【随症加减】 若脾失健运，后天失养，可加用生麦芽 30g、鸡内金 10g、茯苓 15g、党参 20g，以健脾补虚、涩精固肾、补后天以充先天；若气滞血瘀则加用水蛭 10g、丹参 20g、王不留行 30g，以增强活血通经之功；若湿热瘀滞，可加蒲公英 30g、夏枯草 15g、金钱草 15g，以清利湿热；可加制首乌 10g、女贞子 15g、沙苑子 15g，以补肝肾、益精血；加西洋参 10g、太子参 10g，以补气养阴、清热生津；加小茴香 15g、木香 15g，缓解气滞疼痛。

【用法用量】 水煎服或颗粒剂，每日 1 剂，早晚分服，3 个月为 1 个疗程。

【作用原理】

中医认为"肾藏精""主生殖"。肾不藏精是男性不育症的主要原因。东直门医院男科对 800 例不育患者症候分布进行流行病学调查结果显示：男性不育中医证候十分繁杂，多为两种或两种以上的证型组合。基本证型出现频率较多的是肾阴不足 649 例（81.1%）、肾阳虚衰 599 例（74.9%）、湿热下注 445 例（55.6%），且多合并兼加出现，符合中医历代医家对男性不育症的"肾虚是本，湿热瘀毒虫是标"的基本认识。临床上常以补肾法治疗男性不育症，取得了明显的疗效。本方由六味地黄汤及五子衍宗丸化裁而来。其中枸杞子、菟丝子、五味子、覆盆子、车前子 5 味药皆为植物种仁，味厚质润，既能滋补阴血，又蕴含生生之气，性平偏温，擅于益气温阳。方中菟丝子温肾壮阳力强；枸杞填精补血见长；五味子五味皆备，而酸味最浓，补中寓涩，敛肺补肾；覆盆子甘酸微温，固精益肾；妙在车前一味，泻而通之，泻有形之邪浊，涩中兼通，补而不滞；配以熟地、山药、黄芪、黄精具有填精补髓、补益肾气的功效；生牡蛎重镇安神、软坚散结、收敛固涩。

【疗效评价】

北京中医药大学东直门医院男科是集医、教、研于一体的临床科室，是教育部"211 工程"大学建设科室，科室创建于 20 世纪 80 年代，在学科带头人李曰庆教授、李海松教授的带领下，开展男性不育症的综合疗法、从虚瘀论治等研究，经充分发扬传统医学的特色优势，2014 年门诊量已突破 3 万余人次，年诊治男性不育症患者 1 万余人次，采用六五增育汤治疗男性不育症疗效显著，取得了较好的临床疗效和社会效益。

在此基础之上，该专家团队参与并完成了国家 973 课题（2010CB530403）：基于男性不育症的"肾藏精""主生殖"基础理论研究。在中医辨证的基础上治疗肾阴不足、肾精亏虚型不育症患者具有较好的疗效。

【注意事项】

1. 嘱患者一定注意预防药物过敏等。有对处方中中药成分过敏者须调整方剂，或停止该项治疗。

2. 治疗期间需定期复诊，既要保证治疗有效又要确保患者安全。

3. 伴有其他所有不适于服用中药的患者禁用。

研创单位：北京中医药大学东直门医院男科

研创人：北京中医药大学东直门医院男科主任、博士生导师李海松，参研人员：王彬、党进、韩亮、莫旭威、马凰富、赵冰、刘洋、马健雄等。

整理人：北京中医药大学东直门医院男科马凰富、赵冰、刘洋、马健雄等。

【专方名称】 通前络汤

【药物组成】 丹参 20g、蜈蚣 3g、水蛭 10g、王不留行 20g、桃仁 12g、红花 10g、赤芍 30g、白芍 30g、甘草 10g、元胡 15g、黄芪 20g、生白术 15g。

【功能主治】 适用于慢性前列腺炎气滞血瘀所致会阴部、外生殖器区、下腹部、耻骨上区、腰骶及肛门周围坠胀，或以上部位疼痛。

【随症加减】 若脾失健运，后天失养，可加用生麦芽 30g、鸡内金 10g、茯苓 15g、党参 20g，以健脾补虚、涩精固肾、补后天以充先天；若湿热瘀滞，可加蒲公英 30g、夏枯草 15g、金钱草 15g，以清利湿热；可加制首乌 10g、女贞子 15g、沙苑子 15g，以补肝肾、益精血；加南沙参 10g、玄参 10g、西洋参 10g、太子参 10g，以补气养阴、清热生津；加小茴香 15g、木香 15g、桔梗 6g、枳壳 6g、荔枝核 15g，以疏肝解郁、缓解气滞疼痛；心烦躁扰、夜不能寐可加百合 15g、合欢皮 15g、远志 15g、石菖蒲 15g。

【用法用量】 水煎服或颗粒剂，每日 1 剂，早晚分服，3 个月为 1 个疗程。

【作用原理】

通前络汤由丹参、蜈蚣、水蛭、王不留行、桃仁、红花、赤芍、白芍、甘草、元胡、黄芪、生白术组成。主要适用于慢性前列腺炎气滞血瘀证，临床以前列腺周围区域疼痛症状为主的患者。方中丹参、王不留行活血调经，通经止痛；桃仁、红花、赤芍活血化瘀止痛；芍药、甘草配伍，为《伤寒论》之经方芍药甘草汤，具有明显的镇痛消炎作用；元胡活血行气止痛，专治一身上下诸痛，为止痛之圣药；黄芪、生白术益气健脾，培补正气，提高抗病能力；水蛭、蜈蚣均为虫类药，具有较强的活血通络，破血逐瘀之功，可显著增强化瘀止痛之效。方中诸药配伍，共奏活血通络，化瘀止痛之功。该方在活血化瘀止痛的基础上配以水蛭、蜈蚣两味药，可有效提高缓解前列腺周围区域疼痛的程度，进而提高临床疗效。

【疗效评价】

中医古籍中并无前列腺炎的病名，一般根据慢性前列腺炎的尿道症状归属于"淋证""精浊""白淫""白浊"范畴。《中医病证诊断疗效标准》中将前列腺炎命名为"精浊"。经过大量临床研究，多数学者认为，血瘀是本病的核心病机，气滞血瘀贯穿疾病始终，治疗以活血化瘀为主，兼以补肾、清热。东直门医院男科在李曰庆教授和李海松教授的带领下，围绕慢性前列腺炎开展科研工作 20 余年，从流行病学研究、临床随机对照研究、理论探讨等方面取得连续性的成果。对 918 例慢性前列腺炎中医证型分布研究显示，在慢性前列腺炎的所有证型中，气滞血瘀证最多，占 89.76%。于是提出了慢性前列腺炎"从瘀论治"。申报并完成了国家"十一五"科技支撑计划课题，证实了活血化瘀治疗慢性前列腺炎气滞血瘀证的有效性和安全性。在后来的研究中又发现使用活血通络法治疗慢性前列腺炎较之活血化瘀法取得了更好的疗效，继而想到中医的"络病理论"，发现慢性前列腺炎与络病理论有很多相同之处。络病临床上以疼痛为主要表现，而疼痛是慢性前列腺炎的主要症状。慢性前列腺炎病情顽固、缠绵难愈也符合"久病入络、久痛入络"的理论。因此又提出慢性前列腺炎"从络论治"的新理论，即在活血化瘀治疗慢性前列腺炎的基础上增加通络药物的使用，拟定"通前络汤"，并通过随机对照临床实验研究证实其有效率为 88.14%，高于单纯的活血治疗。

在此基础上，该专家团队申报并完成了北京市中医药管理局中医药科技发展基金课题（JJ2010-58）；北京中医药大学东直门医院"青年人才"基金课题（2011-JYBZZ-JSY119）。该研究目的：评价通前络汤治疗慢性前列腺炎气滞血瘀证的临床疗效。方法：采用随机、对照临床试验研究方法，通过前列腺液（EPS）常规、美国国立卫生研究院慢性前列腺炎症状评分（NIH-CPSI）及中医临床症状表现，筛选出 120 例慢性前列腺炎气滞血瘀证患者，随机分为治疗组（60 例，脱落 1 例）和对照组（60 例，脱落 6 例）。治疗组服用通前络汤免煎颗粒，早晚各 1 袋，温水冲服，疗程 4 周。对照组口服前列欣胶囊，6 粒/次，每天 3 次，疗程 4 周。所有患者均在入组时、治疗第 2 周、第 4 周和第 8 周访视并行 NIH-CPSI 评分。结果：治疗组痊愈 5 例（8.47%），显效 19 例（32.20%），有效 28（47.46%），总有效率 88.14%。对照组痊愈 3 例（5.56%），显效 13 例（24.07%），有效 22 例（40.74%），总有效率 70.37%。两组治疗前后 NIH-CPSI 积分的自身对比差异均有显著性（$P<0.01$）；组间比较，治疗组较对照组第 4 周和第 8 周 NIH-CPSI 总分、疼痛和生活质量评分差异均有显著性（$P<0.05$）。结论：通前络汤通过缓解疼痛不适症状和改善患者的生活质量可以有效地治疗慢性前列腺炎。

【注意事项】

1. 嘱患者一定注意预防药物过敏等。有对处方中中药成分过敏者须调整方剂，或停止该项治疗。

2. 治疗期间需定期复诊，既要保证治疗有效又要确保患者安全。

3. 伴有其他所有不适于服用中药的患者禁用。

研创单位：北京中医药大学东直门医院男科

研创人：北京中医药大学东直门医院男科主任、博士生导师李海松，参研人员：王彬、党进、韩亮、莫旭威、马凰富、赵冰、刘洋、马健雄等。

整理人：北京中医药大学东直门医院男科马凰富、赵冰、刘洋、马健雄等。

第四章 新药物选粹

中 成 药

【名称】 复方玄驹胶囊

【药物组成】 黑蚂蚁、淫羊藿、枸杞子、蛇床子。

【功能】 温肾、壮阳、益精、祛风湿。

【主治】 用于肾阳虚，症见神疲乏力，精神不振，腰膝酸软，少腹阴器发凉，精冷滑泄，肢冷尿频，性欲低下，功能性勃起功能障碍等。亦可用于改善类风湿关节炎肾阳不足、风寒痹阻证引起的关节疼痛、肿胀症状。

【用法用量】 口服。一次3粒，一日3次。1个疗程为4周。

【注意事项】

1. 阴虚火旺者或有药物过敏史、过敏体质者请在医师指导下服用。

2. 恶心、呕吐、头晕等不适症状者，饭后减量服用，或遵医嘱。

3. 在用于改善类风湿关节炎肾阳不足、风寒痹阻证引起的关节疼痛、肿胀症状时，可根据病情同时应用甲氨蝶呤（MTX）、泼尼松等。

【不良反应】 少数患者出现皮肤过敏、恶心、胃胀、胃脘灼热感。

【生产厂家】 浙江施强制药有限公司（国药准字 Z20060462）

提供单位：浙江施强制药有限公司

整理人：河南省中医院陈翔、张辉、郝高利

【名称】 宁泌泰胶囊

【药物组成】 四季红、白茅根、大风藤、三颗针、仙鹤草、芙蓉叶、连翘。

【功能】 清热解毒，利湿通淋。

【主治】 湿热蕴结所致淋证，证见：小便不利，淋沥涩痛，尿血，以及下尿路感染、慢性前列腺炎见上述证候者。

【用法用量】 口服，一次3~4粒，一日3次；7天为1个疗程，或遵医嘱。

【注意事项】 无。

【不良反应】 自1996年上市以来，历经18年逾7000万人次的临床应用，未见明显不良反应的报道。

【生产厂家】 贵阳新天药业股份有限公司（国药准字 Z20025442）

提供单位：贵阳新天药业股份有限公司

整理人：河南省中医院郝高利

【名称】 翁沥通胶囊

【药物组成】 薏苡仁、浙贝母、川木通、栀子（炒）、金银花、旋覆花、泽兰、大黄、铜绿、甘草、黄芪（秘制）。

【功能】 清热利湿、散结祛瘀。

【主治】 用于证属湿热蕴结、痰瘀交阻之前列腺增生症，证见尿频，尿急，或尿细，排尿困难等。

【用法用量】 饭后服，一次3粒，一日2次。

【注意事项】 尚不明确。

【不良反应】 偶见恶心、呃逆、腹痛、腹泻、胃脘胀闷、嘈杂、便秘、头晕烦躁、皮疹、瘙痒。

【生产厂家】 华北制药股份有限公司（国药准字 Z19991104）

提供单位：华北制药股份有限公司

整理人：河南省中医院陈翔、张辉

【名称】 罗补甫克比日丸

【药物组成】 白皮松子、胡萝卜子、牛鞭、巴旦仁、芜青子、奶桃、西红花、肉豆蔻衣、铁力木、洋葱子、苜蓿子、大叶补血草、芝麻、棉子、肉豆蔻、蒺藜、甜瓜子、黄瓜子、韭菜子、莳萝子、木香、姜片、芝麻菜子、肉桂、高良姜、丁香、花椒、欧细辛、紫茉莉根、荜茇。

【功能主治】 温补脑肾，益心填精。用于阳痿，抑郁，滑精，早泄，体虚，消瘦，神经衰弱。

【用法用量】 口服，一次 10~15 丸，一日2次。

【不良反应】 尚不明确。

【生产厂家】 和田维吾尔药业有限责任公司（国药准字 Z65020142）

提供单位：和田维吾尔药业有限责任公司

提供人：河南省中医院郝高利

【名称】 麒麟丸

【药物组成】 何首乌、墨旱莲、淫羊藿、菟丝子、锁阳、党参、郁金、枸杞子、覆盆子、山药、丹参、黄芪、白芍、青皮、桑椹。

【功能】 补肾填精，益气养血。

【主治】 适用于肾虚精亏、血气不足、腰膝酸软、倦怠乏力、面色不华，男子精液清稀、阳痿早泄，女子月经不调。或男子不育症、女子不孕症见有上述症候者。

【用法用量】 口服，一次6克，一日2~3次，或遵医嘱。

【注意事项】

1. 感冒发热慎服。

2. 服药后如觉口干多梦，可用淡盐水或蜜糖水送服，空腹服后如觉胃脘不适，可改为饭后服。

【不良反应】 尚不明确。

【生产厂家】 广东太安堂药业股份有限公司（国药准字 Z10930034）

提供单位：广东太安堂药业股份有限公司

整理人：河南省中医院郝高利

【名称】 生精胶囊

【药物组成】 鹿茸、枸杞子、人参、冬虫夏草、菟丝子、沙苑子、淫羊藿、黄精、何首乌、桑椹、补骨脂、骨碎补、仙茅、金樱子、覆盆子、杜仲、大血藤、马鞭草、银杏叶。

【功能】 补肾益精，滋阴壮阳。

【主治】 用于肾阳不足所致腰膝酸软，头晕耳鸣，神疲乏力，男子无精、少精、弱精、精液不液化等症。

【用法用量】 口服，每次 4 粒，每日 3 次。3 个月为一疗程。每粒装 0.4g。

【注意事项】 阴虚火旺者禁用。

【不良反应】 个别患者服药后出现头晕、恶心等。

【生产厂家】 贵州遵义廖元和堂药业有限公司

提供单位：贵州遵义廖元和堂药业有限公司

【名称】 黄精赞育胶囊

【药物组成】 何首乌（制）、黄精（酒制）、枸杞子、菟丝子、五味子、熟地黄、肉苁蓉、淫羊藿、紫河车、续断、党参、当归、丹参、蒲公英、败酱草、蛇床子、蜂房（炒）、水蛭、牡蛎、车前子（盐炒）。

【功能】 补肾填精，清热利湿。

【主治】 用于肾虚精亏夹湿热型弱精子症、少精子症引起的男性不育，症见腰膝酸软，阴囊潮湿等，精液检查见精子稀少，活动力差。

【用法用量】 口服，每次 4 粒，每日 3 次。3 个月为 1 个疗程。

【注意事项】 脾气久虚，腹胀便溏者慎用。

【不良反应】 偶有恶心、胃部不适、腹泻、性欲亢进。

【生产厂家】 上海新亚药业邗江有限公司（国药准字 Z20050267）。

提供单位：重庆市九龙坡区中医院

整理人：重庆市九龙坡区中医院李洪彬

【名称】 复方牛苓颗粒

【药物组成】 土牛膝、土茯苓、萆薢、益母草、虎杖根、赤芍、益母草、柴胡、黄柏、忍冬藤、蒲公英、大黄、甘草。

【功能】 清热利湿、祛瘀排毒。

【主治】　前列腺炎引起的尿频尿急、尿痛、尿滴沥、会阴部疼痛等及精囊炎、睾丸炎、附睾炎。

【方解】　方中重用土牛膝活血散瘀、祛湿利尿、清热解毒为主药；土茯苓解毒除湿，合萆薢、益母草以助土牛膝的利湿解毒之功；虎杖根、赤芍、益母草、柴胡疏肝通淋、活血化瘀；黄柏、忍冬藤、蒲公英、甘草清热解毒泻火，大黄通腑泄浊，使湿毒从二便而排。诸药合用则热可清、湿能化、毒得排、瘀可消。

【用法用量】　饭后半小时服用，用温开水冲服。一次1袋，一日3次或遵医嘱。2周为1个疗程，可连续服用2个疗程。

【注意事项】　过敏体质及对本品过敏者禁用。

【不良反应】　偶见恶心、呕吐、腹泻等胃肠道反应，一般不影响继续治疗，如较严重请停止服用。

【生产厂家】　安徽中医药大学第一附属医院制剂室（皖药制字Z20050078）

提供单位：安徽中医药大学第一附属医院

整理人：安徽中医药大学第一附属医院蒋平等

【名称】　毓麟茶

【药物组成】　菟丝子（盐灸）、黄芪、覆盆子、枸杞子、车前子（盐灸）、当归、白芍（炒）、茯苓、泽泻、土牛膝、蛇床子、五味子（醋制）、白术（炒）、川芎。

【功能】　补肾填精、调气血和肝脾。

【主治】　男性不育症、弱精症。

【方解】　方中菟丝子、枸杞子、覆盆子温肾益精，黄芪、白术补脾肾扶正培本，蛇床子清热解毒祛湿，当归、川芎、土牛膝活血化瘀通精，车前子配茯苓、泽泻清精利湿。

【用法用量】　沸水浸泡当茶饮。一次1~2袋，一日3次或遵医嘱。2周为1个疗程，可连续服用2个疗程。

【注意事项】　过敏体质及对本品过敏者禁用。

【不良反应】　未见明显不良反应。

【生产厂家】　安徽中医药大学第一附属医院制剂室（皖药制字Z20080010）

提供单位：安徽中医药大学第一附属医院

整理人：安徽中医药大学第一附属医院蒋平等

【名称】　十一味益肾清精茶

【药物组成】　菟丝子、枸杞子、五味子、车前子、萆薢、龙胆草、当归、苍术、赤芍、川芎、覆盆子、茯苓等。

【功能】　益肾清精、活血利湿。

【主治】　肾阴亏虚、阴虚火旺、湿热下注所致的少精、畸精症和精液不液化症。

【方解】　方中菟丝子、枸杞子、覆盆子、五味子、车前子补肾益精，萆薢、龙胆草利湿清精，当归、赤芍、川芎活血化瘀通精。全方共奏益肾强精之效，可使精子数量与质量得到明显改善。

【用法用量】 沸水浸泡当茶饮。一次 1~2 袋，一日 3 次或遵医嘱。2 周为 1 个疗程，可连续服用 2 个疗程。

【注意事项】 过敏体质及对本品过敏者禁用。

【不良反应】 未见明显不良反应。

【生产厂家】 安徽中医药大学第一附属医院制剂室（皖药制字 Z20080005）

提供单位：安徽中医药大学第一附属医院

整理人：安徽中医药大学第一附属医院蒋平等

【名称】 疏肝益阳胶囊

【药物组成】 蒺藜、柴胡、蜂房、地龙、水蛭、九香虫、紫梢花、蛇床子、远志、肉苁蓉、菟丝子、五味子、巴戟天、蜈蚣、石菖蒲。

【功能】 疏肝解郁，活血补肾。

【主治】 用于肝郁肾虚和肝郁肾虚兼血瘀证所致功能性阳痿和轻度动脉供血不足性阳痿，症见阳痿，阴茎痿软不举或举而不坚，胸闷善太息，胸胁胀满，腰膝酸软，舌淡或有瘀斑，脉弦或弦细。

【用法用量】 口服。一次 4 粒，一日 3 次，4 周为 1 个疗程。

【注意事项】 出血性疾病患者慎用。

【不良反应】 不明确。

【生产厂家】 贵州益佰制药股份有限公司（国药准字 Z20110030）

提供单位：河南省中医院

整理人：河南省中医院郝高利

西 药

【药品名称】 希爱力/CIALIS

【通用名】 他达拉非片

【主要成分】 他达拉非，化学名称：6-（1,3-苯并间二氧戊环-5-基)-2,3,6,7,12,12a-六氢化-2-甲基，(6R，12aR)-吡嗪并［1'2'：1,6］吡啶并［3,4-b］吲哚-1,4-二酮。

【药理作用】 他达拉非是 PDE5 的选择性抑制剂。PDE_5 存在于阴茎海绵体平滑肌、血管和内脏平滑肌、骨骼肌、血小板、肾脏、肺、小脑和胰腺中。性刺激过程中，阴茎因阴茎动脉和阴茎海绵体平滑肌松弛引起阴茎血流增加而勃起。这一反应是通过神经末梢和内皮细胞释放的一氧化氮（NO）介导的，NO 刺激平滑肌细胞合成环鸟苷酸（cGMP）。cGMP 导致平滑肌松弛，增加了流入阴茎海绵体的血流。抑制磷酸二酯酶 5（PDE_5），可以通过增加 cGMP 的量增强勃起功能。他达拉非能抑制 PDE_5。由于需要性刺激激发局部释放一氧化氮，因此如无性刺激，他达拉非就不会对 PDE_5 产生抑制。

【功能主治】 治疗男性勃起功能障碍。

【用法用量】 用于成年男性，本品的推荐剂量为 10mg，在进行性生活之前服用，不受进食影响。如果服用 10mg 效果不显著，可以服用 20mg。可至少在性生活前 30 分钟服用。最大服药频率为每日一次。

【毒副作用与不良反应】 头痛、消化不良、心悸、背痛、肌痛、鼻充血、潮红、肢体痛等。

【注意事项】

已知对他达拉非及处方中成分过敏的患者不得服用他达拉非片。18 岁以下者不得服用本品。正在服用任何形式的硝酸盐类药物，无论是定期和（或）间歇性给药的患者，严禁服用他达拉非片。临床药理学研究表明，他达拉非片可增强硝酸盐类药物降压作用。心血管在他达拉非片的临床安全性和有效性试验中，未包括以下心血管疾病患者人群，因此在获得进一步信息之前，他达拉非片不建议用于以下患者：至少 90 天内曾发生心肌梗死；不稳定心绞痛或曾在性交过程中发生心绞痛；过去 6 个月内曾发生纽约心脏学会制定的 2 级或更高级别的心力衰竭；未控制的心律失常，低血压（＜90/50mmHg）或未控制的高血压（>170/100mmHg）；过去 6 个月内曾发生卒中。长时间勃起对具有易发生持续勃起症的因素（如镰状细胞性贫血，多发性骨髓瘤或白血病），或阴茎存在解剖学缺陷（如异常弯曲，海绵体纤维化或阴茎硬结症）的患者，应慎用他达拉非片。

α-受体阻滞剂和抗高血压药 PDE₅ 抑制剂合并用药时应谨慎。α-肾上腺素受体阻滞剂都是具有降血压作用的血管舒张剂。当 PDE₅ 抑制剂他达拉非与血管舒张剂合用时，会对血压产生叠加作用。在某些患者中，这两种药物合用可以使血压显著降低。对于轻度肾功能不全的患者，无需调整剂量。对于重度肾功能不全的患者，最大推荐剂量为 10mg。肝损伤轻度或中度肝损伤的患者，他达拉非片的剂量不能超过 10mg。重度肝损伤的患者没有足够的信息，因此不建议使用他达拉非片。

【生产厂家】 企业名称：Lilly del Caribe, Inc. 国内代理：美国礼来亚洲公司上海代表处（2.5mg，5mg：进口药品注册标准 JX20120036；10mg：进口药品注册标准 JX20070180；20mg：进口药品注册标准 JX20070112）

提供单位：河南省中医院

整理人：河南省中医院陈翔、李勋

【药品名称】 盐酸达泊西汀片

【通用名】 必利劲 PRILIGY

【主要成分】 盐酸达泊西汀

【药理作用】 达泊西汀治疗早泄的作用机制可能与其抑制神经元对 5-羟色胺的再吸收，从而影响神经递质作用于细胞突触前后受体的电位差有关。

人类的射精主要由交感神经系统介导。射精的反射通路来源于脊髓反射中心，该通路由脑干介导，而该反射中心最初会受到许多脑核（内侧视前核和下脑室旁核）的影响。在大鼠试验中，达泊西汀通过作用于脊椎上水平抑制射精驱动反射，这其中外侧巨细胞旁核（LPGi）是一个必要的脑部结构。支配精囊、输精管、前列腺、尿道球部肌肉和膀胱颈的神经节后交感神经纤维可使上述器官协同收缩以实现射精。达泊西汀可以调节大鼠的这种射精反射，从而延长阴部运动神经元反射放电（PMRD）的潜伏期，并减少 PMRD 的持续时间。

【功能主治】 本品适用于治疗符合下列所有条件的 18 至 64 岁男性早泄（PE）患者：阴茎在插入阴道之前、过程当中或者插入后不久，以及未获性满足之前仅仅由于极小的性刺激即发生持续的或反复的射精；和因早泄（PE）而导致的显著性个人苦恼或人际交往障碍；和射精控制能力不佳。

【用法用量】 口服。药片应完整片吞下。对于所有患者推荐的首次剂量为 30mg，需要在性生活之前 1 至 3 小时服用。如果服用 30mg 后效果不够满意且副作用尚在可接受范围以内，可以将用药剂量增加至最大推荐剂量的 60mg。推荐的最大用药剂量使用频率为每 24 小时一次。本品可以在餐前或餐后服用。

【毒副作用与不良反应】 临床试验中最常见的药物不良反应包括头痛、眩晕、恶心、腹泻、失眠和疲劳。最常见的导致停药的事件包括恶心和眩晕。

【注意事项】 老年人（65 岁及以上）：尚未评估本品在 65 岁及以上患者人群中使用的安全性和疗效，其主要原因为有关本产品在该人群中使用的数据极为有限。儿童及青少年：本品不用于 18 岁以下人群。肾脏损伤患者：轻度或中度肾脏损伤患者服用本品时不需要进行剂量调整，但是应谨慎服用。不推荐本品用于重度肾脏损伤患者。肝损伤患者：轻度肝损伤患者服用本品时不需要进行剂量调整；本品禁止用于中度和重度肝损伤（Child-Pugh C级）患者。

【生产厂家】 意大利美纳里尼公司

提供单位：河南省中医院

整理人：河南省中医院陈翔、李勋

第五章　新器械选粹

【名称】　WLZZ-9999 伟力多功能男性疾病诊断治疗仪

【功能】　阴茎勃起硬度定量摄像分析、夜间阴茎勃起记录、多普勒超声血流监测、射精持续时间记录、性功能障碍治疗、前列腺微波治疗、早泄脱敏治疗、负压助勃功能等。

【适应证】　性功能障碍、前列腺疾病、不孕不育、人工授精、试管婴儿、性病。

【操作步骤】

1. 取精部分：通过气压按摩刺激阴茎，特别是龟头部位，让患者快速射精以获取精液标本。

2. 硬度测量部分：①硬度测量采用压力传感器测量。②阴茎长度和周径通过 CCD 摄像头捕捉图像进行测量。③龟头温度采用接触式测量。

3. 电脉冲治疗：进行电脉冲穴位刺激对患者进行性功能障碍的治疗。

4. 负压助勃：在检测硬度前或取精时通过负压吸引使阴茎能迅速勃起。

5. 阴茎多普勒血流监测：采用具有自动增益线路并基于高级微处理器的多普勒记录仪，采用 8MHz 频率的探头，对阴茎海绵体动脉血管进行监听，监测数据经过计算机处理后可以转化为声音信号从耳机输出，并获得血流峰值速率、血流平均流速和平均心率并可以通过显示屏、打印输出。

6. 前列腺微波治疗：通过直肠探头将微波能量释放于前列腺组织。

7. 记录盒：利用生物电阻抗容积测定，从人体采集的三路电信号，记录阴茎勃起次数、持续时间、长度变化、周径与血容量变化等参数并将波形定量化。

【应用原理】　通过键盘操作计算机界面，分别控制取精、硬度测量、前列腺微波治疗、电脉冲治疗、负压助勃等功能。这些功能的执行由各自的电路控制板通过传感器元件，把非电功能的物理量转变为电量，由控制板的采集电路进行采集并予以处理，通过连接相应的计算机通信接口送到计算机进行处理，在计算机上显示相应参数。根据运算，判断的结果通过主机通信接口传输给被控量连接的电路板，电路板输出控制执行机构的模拟量或开关量信号，由这些信号控制执行机构（如电机、电磁阀、气泵）执行相应的动作，实现本仪器的信号采集和机电控制功能。计算机还可以对病例档案使用 SQLsever 数据库进行管理，可以实现录入、删除、查询、更改和打印。扩展检测仪器通过扩展端口与计算机串口连接进行通信，由计算机对数据进行运算处理。计算机可以在 PCI 插槽内接入网卡与局域网内或通过口令与广域网计算机实现网络通信。

【注意事项】

1. 本治疗工作站要求供电电源仪器应有可靠保护接地线，以保证仪器能够安全的使用。每次开机前应检查手持器内气囊表面润滑状况是否良好（此处应常涂润滑剂）。

2. 治疗过程中不要使各导线导管相互缠绕打结，不要用力抽拽导线、导管，以防整机工作不正常、部件损坏或主机跌落、摔坏。

3. 工作站在使用时应放置于清洁干燥通风的环境中，避免阳光直晒和受潮。

4. 所有设备在移动和搬运时应轻拿轻放，避免剧烈振动和磕、碰、划伤。

5. 手持器在正常工作过程不要在机壳表面蒙盖物品，以确保其正常散热。

6. 如果工作站从干燥寒冷的存放地点移至潮湿温暖的环境中，不能立即使用，应静置数小时待整机温度升高到环境温度后，再进行使用。

7. 手持器部件属精密部件，使用时应避免跌落和猛烈碰击。

8. 请不要用手指、笔或其他硬物压划液晶屏，以免将其损坏。

9. 请妥善保管本仪器的包装箱、保修单、说明书、随机配件，以便以后的搬运和维修。

10. 仪器的各部件的连接和分拆必须在断电的情况下进行。

11. 如果需要在气囊表面或专用套表面涂抹润滑剂时，应选用甲基硅油。

【生产厂家】 北京伟力新世纪科技发展有限公司［注册号：国食药监械（准）字2011 第 3260058 号］

推荐单位：河南省中医院

整理人：河南省中医院陈翔、郝高利等。

【名称】 WLJY—9000 伟力彩色精子质量检测系统

【功能】 WLJY—9000 伟力彩色精子质量检测系统通过对精子动（静）态图像分析，为临床提供有关精子质量各项指标的准确数据，检测过程迅速，项目齐全，为检验男性生育能力提供了重要的科学依据。

【适应证】 对精子的数量、活性、运动状况进行测定、分析及记录。适用于进行精子分析的临床及科研部门。

【操作步骤】 精子检测系统操作流程图（图 4-5-1）。

【应用原理】 该检测系统是以世界卫生组织精液检验标准为依据，将现代化的计算机技术和先进的图像处理技术应用于精子质量的临床检验，精液样本经过显微镜放大，精子运动的镜下动态图像便可经 CCD 摄像头被采集，所采集到的图像经由 CCD 摄像头的视频输出口（VIDEO OUT）输出通过图像采集卡的视频输入接口被采集到图像采集卡中。操作人员可通过对计算机及相应软件的操作，对在图像采集卡中所采集到的图像进行动态分析处理，分析所得结果既可通过打印机打印输出，也可按照提示进行存储。

【注意事项】

1. 本系统在使用和存放时应避免放在潮湿、过冷、过热、有过多灰或含有酸性气体的环境中（具体要求见本说明书的第四部分）。

接通 220v 电源打开电源开关
打开主机、显微镜、恒温台

↓

将计数板放置在恒温台上预热，精液液化后，用微量吸管将定量的精液（不超过 5μl）滴在清洁计数板的精液池上，再盖上专用盖玻片，精液样本的计数板放在显微镜载物台上的恒温板上固定

↓

打开精子软件

↓

输入项目

↓

填写病历信息

↓

活动显示

↓

选择放大倍数

↓

调节显微镜直到可在活动显示界面可看到精子或杂质，调节微调将精子调黑便于软件捕捉（可以稍微模糊一点有利于捕捉精子）

↓

计算分析

↓

确定，填入杂质数目及圆细胞数

↓

开始计算

↓

采用此组数据

↓

点击"否"得出报告（填写内容后），点击全部保存（保存后打印报告单）

轨迹图保存 → 打印选择 → 报告中的轨迹图 → 预览 → 在当前视野中选任意图片 — 保存 — 确定

图 4-5-1　精子检测系统操作流程

2. 使用过程中应避免系统的底座产生振动、晃动。

3. 使用完毕后应用塑料罩或其他可防尘罩将各重要仪器罩上，并切断总电源。

4. 显微镜、计算机、打印机、CCD 摄像头等仪器见各自的使用说明书进行保养。

5. 特别值得注意的是在非计算分析状态下，应随时关闭或调低显微镜光源亮度，以延长显微镜光源及 CCD 摄像头的使用寿命。

6. 本系统桌面配制设置颜色为：增强色 16 位，像素：1024×768。请用户不要随便更改进行其他操作，以免影响本系统的正常使用。

7. 本系统只能在运行方式为最大化条件下工作（出厂前已设置好，用户不要点击最大化最小化按钮），其他任何操作方式都有可能造成本软件系统工作不正常。此时只需重新启动电脑主机，故障即会自动消除。

8. 本系统出厂时随机携带的文件请用户不要随便删除，特别不能随意更改主机各种设置，否则将造成系统的损坏，再重拷贝本系统软件也无法挽救，对软件的损坏不在保修范围内。但本公司将提供有偿服务。

9. 若出现异常错误，请及时与本公司联系，切忌自行拆装，以免造成更严重的后果。

【生产厂家】 北京伟力新世纪科技发展有限公司［注册号：京药监械（准）字 2011 第 2400035 号］

推荐单位：河南省中医院

整理人：河南省中医院李璐凯、郝高利等。

【名称】 中频治疗仪

【功能】 镇痛；促进局部组织血液循环和淋巴回流；引起骨骼肌收缩，可以锻炼肌肉，防止肌肉萎缩；提高平滑肌张力；作用于神经节与神经节段，可产生反射作用，调节自主神经功能。

【适应证】 盆腔疼痛、神经痛、颈椎病、腰椎病、骨性关节病、关节炎、肩关节周围炎、腰背肌筋膜炎、周围神经伤病、胃肠张力低下、尿潴留、术后肠麻痹、术后粘连、瘢痕增生。

【操作步骤】

1. 开机后蜂鸣器长鸣一声，A、B 通道处方号显示为 01，电流大小为 0，液晶显示为"欢迎使用"后转为显示 1 号处方的适应证。

2. 按递增、递减键选择好处方，同时液晶显示该操作通道的适应证，将电极片消毒，用纯净水将电极湿润后固定在治疗部位，用子母扣黏带固定好。

3. 将电极线插入相应通道的输出插座，将另一端的插头分别插入两个电极片小孔中。

4. 按启动键启动治疗，显示处方的数码管显示剩余分钟数，电流显示为 00。

5. 按递增键逐渐调高电流强度到人感觉到电流通过，不断询问患者的感觉，直到合适为止。注意治疗时最大电流密度不超过 0.5mA/cm^2，如果患者感觉有较强烈的灼热感或刺痛感，应减小电流强度或停止治疗，检查电极片表面是否太干。

6. 时间到，治疗仪发出声响提示，电流变为 0，此时可解下电极片进行消毒，为治疗下一位做好准备。

7. 治疗一次为 20~30 分钟，可以每日一次或隔日一次，根据病情轻重以 5~10 次或 20 次为 1 个疗程。

【应用原理】 中频脉冲、电流，通过皮肤经络，刺激肌肉和神经，引起肌肉收缩，可以锻炼肌肉、预防肌肉萎缩、提高平滑肌张力、调整自主神经功能，改善局部血液循环，通过干扰皮层，使人体内产生内啡肽等镇痛物质，对于痛症具有较好的疗效。

【注意事项】

1. 治疗前应告诉患者治疗期间的感觉，消除患者的顾虑，求得配合。

2. 治疗前询问或检查治疗部位皮肤有无感觉减退、大瘢痕或破损。

3. 治疗时应除去治疗部位的金属物品如手表、发夹、首饰等。

4. 使用金属电极（铅板、铜片）时，必须用衬垫，但可不必很厚。使用橡胶电极时，在电极上涂导电乳胶即可。

5. 严重扭搓伤 24 小时内禁止用中频仪治疗。

6. 电源输入端必须可靠接地。

7. 启动治疗后禁止移动电极片。

8. 雷电天气请勿使用。

9. 不使用时请关闭电源。

【生产厂家】 山东威高集团医用高分子制品股份有限公司［鲁食药监械（准）字 2005 第 2260104 号］

推荐单位：河南省睢县中医院

整理人：河南省睢县中医院于文俊、马永等。

第六章 常用方剂名录

一 画

一贯煎（《柳州医话》） 沙参 麦冬 当归 生地黄 枸杞子 川楝子

二 画

一

二仙汤（《上海曙光医院验方》） 仙茅 仙灵脾 知母 黄柏 当归 巴戟天

二至丸（《医方集解》） 女贞子 旱莲草

二陈汤（《太平惠民和剂局方》） 半夏 橘红 白茯苓 炙甘草 生姜 乌梅

十灰散（《十药神书》） 大蓟 小蓟 侧柏叶 荷叶 茜草根 山栀子 茅根 大黄 丹皮 棕榈皮

十全大补汤（《太平惠民和剂局方》） 熟地黄 白芍 当归 川芎 人参 白术 茯苓 炙甘草 黄芪 肉桂

丿

八正散（《太平惠民和剂局方》） 木通 车前子 萹蓄 瞿麦 滑石 甘草 梢大黄 山栀子 灯心草

八珍汤（《正体类要》） 当归 川芎 白芍药 熟地黄 人参 白术 茯苓 炙甘草 生姜 大枣

人参养荣汤（《太平惠民和剂局方》） 白芍药 当归 陈皮 黄芪 桂心 人参 白术 炙甘草 熟地黄 五味子 茯苓 远志 生姜 大枣

三 画

一

三仁汤（《温病条辨》） 杏仁 白蔻仁 薏苡仁 厚朴 半夏 通草 滑石 竹叶

大补元煎（《景岳全书》） 人参 怀山药 熟地黄 杜仲 枸杞子 当归 山茱萸 炙甘草

大补阴丸（《丹溪心法》） 知母 黄柏 熟地黄 龟板 猪脊髓

丿

千金内托散（《万病回春》） 人参 当归 黄芪 川芎 防风 桔梗 厚朴 桂枝 白芷 甘草

一

马鞭草汤（《实用中医泌尿生殖病学》） 马鞭草 槟榔 虎杖 丹参 土茯苓 熟大黄 柴胡

四 画

一

天台乌药散（《医学发明》） 天台乌药 木香 小茴香 青皮 高良姜 槟榔 川楝子 巴豆

五子衍宗丸（《丹溪心法》） 枸杞子 覆盆子 菟丝子 五味子 车前子

五苓散（《伤寒论》） 桂枝 白术 茯苓 猪苓 泽泻

五味消毒饮（《医宗金鉴》） 金银花 野菊花 蒲公英 紫花地丁 紫背天葵

五神散（《洞天奥旨》） 茯苓 车前子 金银花 牛膝 紫花地丁

丨

少腹逐瘀汤（《医林改错》） 小茴香 干姜 延胡索 没药 当归 川芎 肉桂 赤芍药 蒲黄 五灵脂

丿

化痰逐瘀散结汤（《中医痰病学》） 当归 白芍 蜈蚣 红花 牛膝 夏枯草 牡蛎 甘草

丹栀逍遥散（《医统》） 当归 白芍药 白术 柴胡 茯苓 甘草 煨姜 薄荷 丹皮 山栀子

丶

六味地黄汤（《小儿药证直诀》） 熟地黄 山药 茯苓 丹皮 泽泻 山茱萸

五　画

一

甘草泻心汤（《伤寒论》） 炙甘草 黄芩 大枣 干姜 半夏 黄连 人参

左归丸（《景岳全书》） 熟地黄 山药 山茱萸 菟丝子 枸杞子 川牛膝 鹿角胶 龟板胶

左归饮（《景岳全书》） 熟地黄 山茱萸 枸杞子 山药 杜仲 甘草 附子 肉桂

右归丸（《景岳全书》） 熟地黄 山药 山茱萸 枸杞子 杜仲 菟丝子 附子 肉桂 当归 鹿角胶

右归饮（《景岳全书》） 熟地黄 山萸肉 枸杞子 山药 茯苓 甘草

龙胆泻肝汤（《医方集解》） 龙胆草 栀子 黄芩 泽泻 木通 车前子 当归 生地黄 柴胡 生甘草

丨

归脾汤（《济生方》） 党参 黄芪 白术 茯神 酸枣仁 龙眼肉 木香 炙甘草 当归 远志 生姜 大枣

四五消风饮（《外科证治全书》） 生地 当归 赤芍 荆芥 薄荷 蝉蜕 柴胡 川芎 黄芩 甘草

四妙丸（《成方便读》） 苍术 黄柏 牛膝 薏苡仁

四君子汤（《太平惠民和剂局方》） 人参 白术 茯苓 甘草

四逆散（《伤寒论》） 柴胡 炙甘草 枳实 芍药

四神丸（《证治准绳》） 补骨脂 肉豆蔻 吴茱萸 五味子 生姜 大枣

丿

生髓育麟丹（《辨证录》） 人参 山药 鹿茸 肉苁蓉 菟丝子 紫河车 熟地黄 当归 枸杞子 桑椹子 五味子 麦冬 龟板胶 山茱萸 柏子仁

仙方活命饮（《校注妇人良方》） 白芷 贝母 防风 赤芍药 生归尾 甘草节 炒皂角刺 炙穿山甲 天花粉 乳香 没药 金银花 陈皮

一

加味二陈汤（《珍本医书集成》） 白术 制半夏 小茴香 陈皮 泽泻 猪苓 茯苓 木通 肉桂 金铃子 炙甘草

圣愈汤（《医宗金鉴》） 熟地黄 白芍 川芎 人参 当归 黄芪

六　画

一

托里消毒散（《外科正宗》） 人参 川芎 白及 黄芪 白术 茯苓 当归 金银花 白芷 甘草 桔梗 皂角刺

地黄饮子（《黄帝素问宣明论》） 熟干地黄 巴戟天 山茱萸 石斛肉 苁蓉 附子 五味子 官桂 白茯苓 麦门冬 菖蒲 远志

百合固金汤（《医方集解》） 生地黄 熟地黄 麦冬 贝母 百合 当归 炒芍药 甘草 玄参 桔梗

芍药甘草汤（《伤寒论》） 白芍药 炙甘草

丨

当归龙荟丸（《丹溪心法》） 全当归 龙胆草 栀子 黄连 黄柏 黄芩 大黄 芦荟 木香 麝香

当归四逆汤（《伤寒论》） 当归 桂枝 芍药 细辛 甘草 通草 大枣

丿

竹叶石膏汤（《伤寒论》） 竹叶 石膏 麦冬 人参 半夏 粳米 炙甘草

血府逐瘀汤（《医林改错》） 当归 生地黄 桃仁 红花 枳壳 赤芍药 柴胡 甘草 桔梗 川芎 牛膝

丶

交泰丸（《韩氏医通》） 黄连 肉桂

安神定志丸（《医学心悟》） 茯苓 茯神 远志 人参 石菖蒲 龙齿

一

导气汤（《沈氏尊生书》） 川楝子 小茴香 木香 吴茱萸

导赤散（《小儿药证直诀》） 生地黄 木通 竹叶 甘草

阳和汤（《外科全生集》） 熟地黄 肉桂 麻黄 鹿角胶 白芥子 姜炭 生甘草

七　画

一

麦味地黄丸（《医级》） 熟地黄 山茱萸 干 山药 泽泻 茯苓 丹皮 麦冬 五味子

花蕊石散（《十药神书》） 花蕊石

杞菊地黄汤（《医级》） 枸杞子 菊花 熟地 黄 山茱萸 山药 泽泻 丹皮 茯苓

丶

沙参麦冬汤（《温病条辨》） 沙参 麦冬 玉竹 桑叶 生甘草 天花粉 生扁豆

沉香散（《金匮翼》） 沉香 石韦 滑石 当归 橘皮 白芍 冬葵子 王不留行 甘草

良附丸（《良方集腋》） 高良 姜香附

启阳娱心丹（《辨证录》） 人参 远志 茯神 甘草 橘红 砂仁 柴胡 菟丝子 白术 枣仁 当归 白芍 山药 石菖蒲

补中益气汤（《脾胃论》） 黄芪 炙甘草 人 参 当归 橘皮 升麻 柴胡 白术

补阳还五汤（《医林改错》） 当归尾 川芎 黄芪 桃仁 红花 地龙 赤芍

补肾散（《中医男科学》） 熟地黄 巴戟天 山萸肉 枸杞子 仙茅 紫河车 肉苁蓉 补胃脂 鹿茸 人参 当归 怀牛膝 柴胡 蜈蚣 麝香

补络补管汤（《医学衷中参西录》） 牡蛎 龙骨 山萸肉 三七

乙

附子理中丸（《阎氏小儿方论》） 黑附子 人 参 白术 干姜 甘草

八　画

一

抵挡汤（《伤寒论》） 水蛭 虻虫 桃仁 大黄

丿

知柏地黄丸（《医宗金鉴》） 知母 黄柏 熟 地黄 山药 山茱萸 茯苓 丹皮 泽泻

金铃子散（《素问病机气宜保命集》） 金铃子 元胡

金匮肾气丸（《金匮要略》） 桂枝 附子 熟 地黄 山萸肉 山药 茯苓 丹皮 泽泻

金锁固精丸（《医方集解》） 沙苑 蒺藜 莲 须 芡实 龙骨 牡蛎 莲肉

狐惑汤（《备急千金要方》） 黄连 佩兰

丶

泻黄散（《小儿药证直诀》） 藿香叶 山栀仁 石膏 甘草 防风

一

参附汤（《校注妇人良方》） 人参 熟附子 生姜 大枣

参苓白术散（《太平惠民和剂局方》） 人参 茯苓 白术 桔梗 山药 甘草 白扁豆 莲子肉 砂仁 薏苡仁

九　画

一

荔枝核汤（《实用中医泌尿生殖病学》）　荔枝核　橘核　木通　海藻　川楝子　厚朴　小茴香　乌药　昆布　元胡　木香　枸橘

丿

复元活血汤（《医学发明》）　柴胡　栝蒌根　当归　红花　甘草　穿山甲　大黄　桃仁

、

活血散瘀汤（《外科正宗》）　当归尾　赤芍　桃仁　大黄　川芎　苏木　丹皮　枳壳　栝蒌仁　槟榔

活血舒筋汤（《中医男科临床治疗学》）　当归　赤芍　川芎　红花　没药　乳香　地鳖虫　落得打　橘核　小茴香　荔枝核　青皮　陈皮　乌药

活络效灵丹（《医学衷中参西录》）　当归　丹参　乳香　没药

济生肾气丸（《济生方》）　熟地黄　山药　山茱萸　丹皮　泽泻　茯苓　炮附子　官桂　川牛膝　车前子

十　画

一

桂枝加龙骨牡蛎汤（《金匮要略》）　桂枝　芍药　生姜　炙甘草　大枣　龙骨　牡蛎

桂枝茯苓丸（《金匮要略》）　桂枝　茯苓　赤芍　丹皮　桃仁

桃仁承气汤（《伤寒论》）　桃仁　大黄　桂枝　甘草　芒硝

桃红四物汤（《医宗金鉴》）　熟地黄　川芎　白芍　当归　桃仁　红花

丨

柴胡疏肝散（《景岳全书》）　柴胡　枳壳　甘草　香附　川芎　陈皮

逍遥散（《太平惠民和剂局方》）　柴胡　白术　白芍药　当归　茯苓　炙甘草　薄荷　煨姜

丿

透脓散（《外科正宗》）　生黄芪　当归　穿山甲　皂角刺　川芎

、

消风散（《外科正宗》）　当归　生地　防风　蝉蜕　知母　苦参　胡麻仁　荆芥　苍术　牛蒡子　甘草　木通

消瘰丸（《医学心悟》）　玄参　牡蛎　贝母

涤痰汤（《济生方》）　制半夏　制南星　陈皮　枳实　茯苓　人参　石菖蒲　竹茹　甘草　生姜

十一画

一

排脓汤（《金匮要略》）　甘草　桔梗　生姜　大枣

黄芪甘草汤（《医林改错》）　黄芪　甘草

黄连阿胶汤（《伤寒论》）　黄连　阿胶　鸡子黄　芍药

黄连解毒汤（《外台秘要》引崔氏方）　黄连　黄柏　黄芩　栀子

丿

银翘散（《温病条辨》）　金银花　连翘　豆豉　牛蒡子　薄荷　荆芥穗　桔梗　生甘草　竹叶　鲜芦根

、

麻黄连翘赤小豆汤（《伤寒论》）　麻黄　杏仁　生梓白皮　连翘　赤小豆　甘草　生姜　大枣

清营汤（《温病条辨》）　犀角　生地黄　元参　竹叶心　麦冬　丹参　黄连　金银花　连翘

清瘟败毒饮（《疫疹一得》）　生石膏　生地黄　水牛角　黄连　栀子　桔梗　黄芩　知母　赤芍　玄参　连翘　甘草　丹皮　鲜竹叶

十二画

一

散肿溃坚汤（《薛氏医案》） 柴胡 龙胆草 黄芩 甘草 桔梗 昆布 当归尾 白芍 黄柏 葛根 黄连 三棱 广木香 栝蒌根

丿

程氏萆薢分清饮（《医学心悟》） 萆薢 车前子 茯苓 莲子芯 菖蒲 黄柏 丹参 白术

、

普济消毒饮（《东垣试效方》） 黄芩 黄连 陈皮 甘草 玄参 柴胡 桔梗 连翘 板蓝根 马勃 牛蒡子 薄荷 僵蚕 升麻

温胆汤（《备急千金要方》） 半夏 橘皮 甘草 枳实 竹茹 生姜 茯苓

十三画

一

蒲灰散（《金匮要略》） 蒲黄 滑石

丨

暖肝煎（《景岳全书》） 肉桂 小茴香 茯苓 乌药 枸杞子 当归 沉香 生姜

十四画

缩泉丸（《妇人良方》） 乌药 益智仁

十五画

丿

镇肝熄风汤（《医学衷中参西录》） 怀牛膝 龙骨 生白芍 天冬 麦芽 代赭石 牡蛎 玄参 川楝子 茵陈蒿 甘草 龟板

僵蚕达络饮（《中医男科学》） 白僵蚕 苍术 半夏 陈皮 路路通 茯苓 防己 黄芪 桂枝 露蜂房 九香虫 栝蒌 薏苡仁 生蒲黄

十六画

一

橘核丸（《济生方》） 橘核 海藻 昆布 川楝子 桃仁 厚朴 木通 枳实 元胡 桂心 木香

薏苡附子败酱散（《金匮要略》） 薏苡仁 附子 败酱草

丿

赞育丹（《景岳全书》） 熟地黄 当归 杜仲 巴戟肉 肉苁蓉 淫羊藿 蛇床子 肉桂 白术 枸杞子 仙茅 山茱萸 附子 韭菜子

第七章　男科病病名英汉对照

尿道炎	urethritis
龟头包皮炎	balanoposthitis
阴茎带状疱疹	herpes zoster of penis
珍珠状阴茎丘疹病	pearly penile papules
药物性阴茎皮炎	drug dermatitis of penis
接触性阴茎皮炎	contact dermatitis of penis
坏疽性龟头炎	gangrenous balanitis
核黄素缺乏症	riboflavin deficiency
阴茎光泽苔藓	penile lichen nitidus
阴茎结核	phallic tuberculosis
阴茎癌	penile cancer
阴茎硬结症	peyronie
阴茎白斑	leukoplakia of penis
阴茎乳头状瘤	papilloma of penis
阴茎短小症	small penis syndrome
嵌顿包茎	paraphimosis
阴茎外伤	penis injury
尿道损伤	urethral injury
阴囊疾病	scrotal disease
阴囊湿疹	eczema of scrotum
阴囊皮炎	dermatitis of scrotum
阴囊毛囊炎	folliculitis of scrotum
阴囊急性蜂窝织炎与脓肿	acute cellulitis and abscess of scrotum
阴囊丹毒	scrotal erysipelas
特发性阴囊坏疽	Fournier gangrene of scrotum
阴囊炭疽	anthrax of scrotum
阴囊象皮肿	elephantiasis of scrotum
阴囊血肿	hematoma of scrotum
腹股沟斜疝	indirect inguinal hernia
细菌性睾丸炎	bacterial orchitis
病毒性睾丸炎	virulence orchitis
睾丸与附睾结核	testicle and epididymal tuberculosis
隐睾症	cryptorchidism
睾丸鞘膜积液	hydrocele of testis
睾丸外伤	testis injury
睾丸萎缩	atrophy of testis
睾丸肿瘤	testicular tumor
睾丸扭转	testicular torsion
睾丸附件扭转	torsion of testicular appendage
睾丸痉挛	testicular spasm
睾丸硬结	orchioscirrhus
附睾炎	epididymitis
附睾肿瘤	tumor of epididymis
精液囊肿	spermatocele
精索静脉曲张	varicocele
精索鞘膜积液	funicular hydrocele
精索囊肿	spermatic cord cyst
精索扭转	spermatic cord torsion
精索血肿	hematoma of spermatic cord
精索肿瘤	tumor of spermatic cord
精索炎	funiculitis
精管炎	vasitis
急性细菌性前列腺炎	acute bacterial prostatitis
慢性前列腺炎	chronic prostatitis
前列腺增生症	hyperplasia of prostate
前列腺癌	prostate cancer
精阜炎	verumontanitis
精囊炎	seminal vesiculitis
精囊结核	tuberculosis of seminal vesicle
勃起障碍	erectile disfunction
早泄	premature ejaculation
阴茎异常勃起	priapism
不射精	ejaculatory incompetence
性欲低下	diminished sexual desire
性厌恶	sexual aversion
性欲亢进	hypersexuality
逆行射精	retrograde ejaculation

射精疼痛	painful ejaculation	生殖器念珠菌病	genital candidiasis
弱精子症	asthenospermia	阴虱病	pediculosis pubis
少精子症	oligospermia	疥疮	scabies
无精子症	azoospermia	男性迟发性性腺功能减退症	
死精子症	necrospermia		late-onset hypogonadism in male
精液不液化	prolonged liquefaction	遗精	nocturnal emission
免疫性不育	immunological infertility	血精	hemospermia
畸形精子症	teratospermia	男性乳腺发育症	gynecomastia
精子过多症	excessive spermatozoa	男性乳腺癌	male breast carcinoma
精液量过多	polyspermy	男性性早熟	male precocious puberty
精液量过少	oligospermia	男性贝赫切特综合征	male Behcet sysdrome
精液不凝固	incoagulable sperm	男子阴冷	male coldness of external genitals
精液白细胞过多症	seminal leucocytosis	先天性睾丸发育不全综合征	Klinefelter syndrome
淋病	gonorrhea	肥胖生殖无能综合征	Frohlich syndrome
非淋菌性尿道炎	nongonococcal urethritis	缩阳	koro syndrome
尖锐湿疣	condyloma acuminatum	阴汗	perineal sweating
梅毒	syphilis	术后出血与血肿	
生殖器疱疹	genital herpes		postoperative hemorrhage and hematoma
软下疳	chancroid	术后感染	postoperative infection
腹股沟肉芽肿	granuloma inguinate	痛性结节	tuberculum dolorosum
性病性淋巴肉芽肿	lymphogranuloma venereum	附睾郁积症	epididymal stasis
传染性软疣	molluscum contagiosum		

第八章 临床常用实验检查正常值

一、血液学检查

组　　分	标本类型	参考区间
红细胞（RBC）：男	全血	$(4.0 \sim 5.5) \times 10^{12}/L$
女	全血	$(3.5 \sim 5.5) \times 10^{12}/L$
血红蛋白（Hb）		
初生儿	全血	$180 \sim 190g/L$
成人：男	全血	$120 \sim 160g/L$
女	全血	$110 \sim 150g/L$
平均血细胞比容（MCV）	全血	$80 \sim 94fl$
平均血红蛋白量（MCH）	全血	$26 \sim 32pg$
平均血红蛋白浓度（MCHC）	全血	$316 \sim 354$
血细胞比容（HCT）：男	全血	$0.4 \sim 0.5L/L$
女	全血	$0.37 \sim 0.43L/L$
血沉（ESR）		
魏氏法：男	全血	$0 \sim 15mm/h$
女	全血	$0 \sim 20mm/h$
网织红数百分比（RET%）		
初生儿	全血	$0.03 \sim 0.06$
儿童及成人	全血	$0.005 \sim 0.015$
白细胞计数（WBC）		
初生儿	全血	$(15 \sim 20) \times 10^{9}/L$
6个月~2岁	全血	$(11 \sim 12) \times 10^{9}/L$
成人	全血	$(4 \sim 10) \times 10^{9}/L$
白细胞分类	全血	
中性粒细胞（NEUT%）	全血	$50\% \sim 70\%$
嗜酸性粒细胞（EOS%）	全血	$0.5\% \sim 5.0\%$
嗜碱性粒细胞（BASO%）	全血	$0 \sim 1\%$
淋巴细胞（LYMPH%）	全血	$20\% \sim 40\%$
单核细胞（MONO%）	全血	$3\% \sim 10\%$
血小板（PLT）	全血	$(100 \sim 300) \times 10^{9}/L$

二、电解质

组　　分	标本类型	参考区间
二氧化碳结合力（CO_2）		
儿童	血清	18～27mmol/L
成人	血清	22～29mmol/L
钾（K）		
成人	血清	3.5～5.3mmol/L
钠（Na）		
成人	血清	136～145mmol/L
氯（Cl）	血清	96～108mmol/L
钙（Ca）		
成人	血清	2.25～2.75mmol/L
磷（P）无机		
成人	血清	0.96～1.62mmol/L

三、血脂血糖

组　　分	标本类型	参考区间
胆固醇（CHO）		
成人	血清	<5.17mol/L
低密度脂蛋白（LDL）		
成人	血清	<3.36mol/L
甘油三酯（TG）	血清	<2.3mol/L
高密度脂蛋白（HDL）		
男	血清	1.16～1.42mol/L
女	血清	1.29～1.55mol/L
血清磷脂	血清	41.98～71.04mmol/L
脂蛋白电泳		
β-脂蛋白	血清	<7g/L
α-脂蛋白	血清	0.30～0.40mmol/L
β-脂蛋白（含前β）	血清	0.60～0.70mmol/L
总脂	血清	4～7g/L
葡萄糖（GLU）（空腹）	血清	3.89～6.11mmol/L
餐后两小时血糖	血清	<7.8mmol/L

四、肝功能检查

组　分	标本类型	参考区间
总脂酸	血清	1.9~4.2g/L
胆碱酯酶测定（CHE）	血清	5000~12000U/L
铜蓝蛋白（CP）（成人）	血清	180~440mg/L
丙酮酸（成人）	血清	0.06~0.1mmol/L
酸性磷酸酶（ACP）	血清	2.4~5.0U/L
γ-谷氨酰转肽酶（γ-GT）	血清	4~50U/L
蛋白质类		
蛋白组分		
白蛋白（ALB）	血清	35~55g/L
球蛋白（GLB）	血清	20~30g/L
A/G 比值	血清	(1.5~2.5)∶1
蛋白总量（TP）		
早产儿	血清	36.0~60.0g/L
新生儿	血清	46.0~70.0g/L
≥3 岁	血清	60.0~80.0g/L
成人：活动	血清	64.0~83.0g/L
卧床	血清	60.0~78.0g/L
蛋白电泳（含量）		
丽春红 S 染色		
α_1 球蛋白	血清	1.0~4.0g/L
α_2 球蛋白	血清	4.0~8.0g/L
β 球蛋白	血清	5.0~10.0g/L
γ 球蛋白	血清	6.0~13.0g/L
蛋白纸上电泳（%）		
白蛋白	血清	0.54~0.61
α_1 球蛋白（α_1-MG）	血清	0.04~0.06
α_2 球蛋白（α_2-MG）	血清	0.07~0.09
β 球蛋白（β-MG）	全血	0.10~0.13
γ 球蛋白（γ-MG）	血清	0.17~0.22
乳酸脱氢酶同工酶（琼脂糖电泳法）		

续 表

组 分	标本类型	参考区间
LDH$_1$	血清	0.284~0.053
LDH$_2$	血清	0.41±0.05
LDH$_3$	血清	0.19±0.04
LDH$_4$	血清	0.066±0.035
LDH$_5$	血清	0.046±0.03
肌酸激酶（CK）		
男	血清	38~174U/L
女	血清	26~140U/L
肌酸激酶同工酶	血清	占肌酸激酶：
CK-BB		0%
CK-MB		0%~3%
CK-MM		97%~100%
CK-MT		0%
CK-MM$_1$		(57.7±4.7)%
CK-MM$_2$		(26.5±5.3)%
CK-MM$_3$		(15.8±2.5)%

五、血清学检查

组 分	标本类型	参考区间
甲胎球蛋白（AFP）	血清	<20ng/ml
0~2 月	血清	25~1000ng/ml
2~6 月	血清	25~100ng/ml
妊娠 3 个月	血清	18~113ng/ml
妊娠 4~6 个月	血清	160~550ng/ml
妊娠 7~9 个月	血清	100~400ng/ml
包囊虫病补体结合试验		阴性
嗜异性凝集反应	血清	0~1:7
布鲁斯凝集试验	血清	0~1:40
冷凝集素试验	血清	0~1:10

组 分	标本类型	参考区间
梅毒补体结合反应	血清	阴性
补体		
总溶血补体活性试验（CH50）	血浆	75～160kU/L 或血浆 CH50 部分>0.033
总补体衰变率（功能性）	血浆	部分衰变率 0.10～0.20 缺少>0.50
经典途径成分		
C1q	血清	65±7mg/L
C1r	血清	25～38mg/L
C1s（C1 酯酶）	血清	25～38mg/L
C2	血清	28±6mg/L
C3（β_{1C}-球蛋白）	血清	800～1550mg/L
C4（β_{1E}-球蛋白）	血清	130～370mg/L
C5（β_{1F}-球蛋白）	血清	64±13mg/L
C6	血清	58±8mg/L
C7	血清	49～70mg/L
C8	血清	43～63mg/L
C9	血清	47～69mg/L
旁路途径成分		
C4 结合蛋白	血清	180～320mg/L
因子 B（C3 前活化剂）	血清	200～450mg/L
裂解素（ST2）	血清	28±4mg/L
调节蛋白类		
β_{1H}-球蛋白（C3b 灭活剂加速剂）	血清	561±78mg/L
C1 抑制剂（酯酶抑制剂）	血浆	174～240mg/L
C1 抑制剂，测补体衰变率（功能法）法	血浆	部分衰变率 0.10～0.02
		缺少：>0.50
C3b 灭活剂（KAF）	血清	40±7mg/L
免疫球蛋白（Ig）IgA		
脐带	血清	0～50mg/L

续　表

组　分	标本类型	参考区间
新生儿	血清	0~22mg/L
0.5~6 个月	血清	30~820mg/L
6 个月~2 岁	血清	140~1080mg/L
2~6 岁	血清	230~1900mg/L
6~12 岁	血清	290~2700mg/L
12~16 岁	血清	810~2320mg/L
成人	血清	760~3900mg/L
IgD：脐带		
新生儿	血清	阴性
成人	血清	1~4mg/L
IgE	血清	0.1~0.9mg/L
IgG		
脐带	血清	7.6~17g/L
新生儿	血清	7~14.8g/L
0.5~6 个月	血清	3~10g/L
6 个月~2 岁	血清	5~12g/L
2~6 岁	血清	5~13g/L
6~12 岁	血清	7~16.5g/L
12~16 岁	血清	7~15.5g/L
成人	血清	6~16g/L
IgG/白蛋白比值	血清	0.3~0.7
IgG 合成率	血清	−9.9~+3.3mg/24h
IgM		
脐带	血清	40~240mg/L
新生儿	血清	50~300mg/L
0.5~6 个月	血清	150~1090mg/L
6 个月~2 岁	血清	430~2390mg/L
2~6 岁	血清	500~1990mg/L
6~12 岁	血清	500~2600mg/L
12~16 岁	血清	450~2400mg/L

组　分	标本类型	参考区间
成人	血清	400～3450mg/L
		因标准品制备而变化
E-玫瑰花环形成率	淋巴细胞	0.40%～0.70%
EAC-玫瑰花环形生成率	淋巴细胞	0.15%～0.03%
红斑狼疮细胞（LEC）	全血	阴性
类风湿因子（RF）	血清	<20μ/ml
类风湿因子胶乳凝集试验	血清	阴性
外-斐反应		
OX19	血清	0～1:40
肥达反应		
O	血清	0～1:80
H	血清	0～1:160
A	血清	0～1:80
B	血清	0～1:80
C	血清	0～1:80
结核抗体（TB-G）	血清	阴性
抗 Sm 和 RNP 抗体	血清	阴性
抗 SS-A（RO）和 SS-B（La）抗体	血清	阴性
甲状腺胶体和微粒体抗原自身抗体	血清	阴性
骨骼肌自身抗体（ASA）	血清	阴性
乙型肝炎表面抗体（HBsAg）	血清	阴性
乙型肝炎表面抗原（HBsAb）	血清	阴性
乙型肝炎核心抗体（HBcAg）	血清	阴性
乙型肝炎 e 抗原（HBeAg）	血清	阴性
乙型肝炎 e 抗体（HBeAb）	血清	阴性
免疫扩散法	血清	阴性
植物血凝素皮内试验（PHA）		阴性
平滑肌自身抗体（SMA）	血清	阴性
结核菌素皮内试验（PPD）		0.95 的成人阳性

六、骨髓细胞的正常值

组　分	标本类型	参考区间（%）
增生度	骨髓（以下均是）	有核细胞占成熟红细胞的 1%～20%
粒细胞系统		
原血细胞		0～0.7
原粒细胞		0.03～1.6
早幼粒细胞		0.18～3.22
中性粒细胞		
中性中幼粒细胞		2.59～13.95
中性晚幼粒细胞		5.93～19.59
中性杆状核粒细胞		10.04～18.32
中性分叶核粒细胞		5.69～28.56
嗜酸性粒细胞		
嗜酸中幼粒细胞		0～1.4
嗜酸晚幼粒细胞		0～1.8
嗜酸杆状核粒细胞		0.2～3.9
嗜酸分叶核粒细胞		0～4.2
嗜碱性粒细胞		
嗜碱中幼粒细胞		0～0.2
嗜碱晚幼粒细胞		0～0.3
嗜碱杆状核粒细胞		0～0.4
嗜碱分叶核粒细胞		0～0.2
红细胞系统		
原红细胞		0～1.2
早幼红细胞		0～4.1
中幼红细胞		3.81～18.77
晚幼红细胞		3.0～19.0
淋巴细胞系统		
原淋巴细胞		0～0.4
幼淋巴细胞		0～2.1
成熟淋巴细胞		10.7～43.1

组　分	标本类型	参考区间（%）
单核细胞系统		
原单核细胞		0~0.1
幼单核细胞		0~0.4
成熟单核细胞		0~2.1
巨核细胞计数		7~35 个/1.5cm×3cm 髓膜
其他细胞		
网状细胞		0~1.0
内皮细胞		0~1.4
吞噬细胞		0~0.4
组织嗜碱		0~0.5
组织嗜酸		0~0.2
脂肪细胞		0~0.1
分类不明细胞		0~0.1
浆细胞系统		
原浆细胞		0~0.1
幼浆细胞		0~0.7
浆细胞		0~2.1
粒细胞：有核红细胞		(2~4) :1

七、血小板功能检查

组　分	标本类型	参考区间
血小板聚集实验（PAgT）		
连续稀释法	血浆	第五管及以上凝聚
简易法	血浆	10~15 秒内出现大聚集颗粒
血小板黏附实验（PAdT）		
转动法	全血	58%~75%
玻璃珠法	全血	53.9%~71.1%
血小板因子 3	血浆	33~57 秒

八、凝血机制检查

组　分	标本类型	参考区间
凝血活酶生成试验	全血	9~14 秒
简易凝血活酶生成试验（STGT）	全血	10~14 秒
凝血酶时间延长的纠正试验	血浆	加甲苯胺蓝后，延长的凝血时间恢复正常或缩短 5 秒以上
凝血酶原时间 Quick 一步法	全血	一般：11~15 秒 新生儿延长 3 秒
凝血酶原时间（PT） 　Ware 和 Seegers 修改的二步法	全血	18~22 秒
凝血酶原消耗时间（PCT）		
儿童	全血	>35 秒
成人	全血	>20 秒
出血时间（BT）		
Duke	刺皮血	1~3 分钟
lvy	刺皮血	2~7 分钟
TBt		2.3~9.5 分钟
凝血时间（CT）		
毛细管法（室温）	全血	3~7 分钟
玻璃试管法（室温）	全血	4~12 分钟
玻璃试管法（37℃）	全血	5~8 分钟
硅试管法（37℃）	全血	约延长 30 分钟
纤维蛋白原（FIB）	血浆	2~4g/L
纤维蛋白原降解产物（PDP）		
乳胶凝聚法	血浆	5mg/L
活化部分凝血活酶时间（APTT）	血浆	35~45 秒

九、弥散性血管内凝血（DIC）检查

组　分	标本类型	参考区间
血浆鱼精蛋白副凝试验（PPP）	血浆	阴性
乙醇凝胶试验（EGT）	血浆	阴性
优球蛋白溶解时间（ELT）	全血	>90 分钟
纤维蛋白原（FIB）	血浆	2~4g/L
纤维蛋白降解物（FDP）	血浆	<0.25mg/L
凝血酶时间	血浆	8~14 秒

十、溶血性贫血的检查

组　分	标本类型	参考区间
酸溶血试验（Hams）	全血	阴性
蔗糖水试验	全血	阴性
抗人球蛋白试验（Coombs'试验）		
直接法	血清	阴性
间接法	血清	阴性
游离血红蛋白	血清	<4mg/L
红细胞脆性试验		
开始溶血	全血	0.0042~0.0046
完全溶血	全血	0.0032~0.0034
热变性试验（HIT）	Hb 液	<0.005
异丙醇沉淀试验	全血	30 分钟内不沉淀
自身溶血试验	全血	阴性
高铁血红蛋白（MetHb）	全血	0.3~1.3g/L
血红蛋白溶解度试验	全血	0.88~1.02

十一、其他检查

组　分	标本类型	参考区间
溶菌酶（lysozyme）	血清	5~15mg/L
铁（Fe）	血清	
成人：男		11~31.3μmol/L
女		9~30.4μmol/L
铁蛋白（FER）	血清	
成人：男		15~200μg/L
女		12~150μg/L
淀粉酶（AMY）（碘-淀粉酶比色法）	血清	80~180U
	尿	100~1200U
尿卟啉	24 小时尿	0~36nmol
维生素 B_{12}（VitB$_{12}$）	血清	103~517pmol/L
叶酸（FOL）	血清	>7.5nmol/L

十二、尿液检查

组　分	标本类型	参考区间
比重（SG）	尿	1.002~1.030
蛋白定性		
磺基水杨酸	尿	阴性
加热乙酸法	尿	阴性
尿蛋白定量（PRO）		
儿童	24 小时尿	<40mg/24h
成人	24 小时尿	0~120mg/24h
尿沉渣检查		
白细胞（LEU）	尿	<5 个/高倍视野
红细胞（RBC）	尿	0~偶见/高倍视野
上皮细胞（EC）	尿	0~少量/高倍视野
管型（CAST）	尿	0~偶见透明管型/高倍视野
尿沉渣 3 小时计数		
白细胞（WBC）：男	3 小时尿	<7 万/小时
女	3 小时尿	<14 万/小时
红细胞（RBC）：男	3 小时尿	<3 万/小时
女	3 小时尿	<4 万/小时
管型	3 小时尿	0/小时
尿沉渣 12 小时计数		
白细胞及上皮细胞	12 小时尿	<100 万个/12 小时
红细胞（RBC）	12 小时尿	<50 万个/12 小时
管型（CAST）	12 小时尿	<5000 个/12 小时
酸度（pH）	12 小时尿	4.5~8.0
中段尿细菌培养计数	尿	$<1 \times 10^6$ 菌落/升
尿胆红素定性	尿	阴性
尿胆素定性	尿	阴性
尿胆原定性（UBG）	尿	阴性或弱阳性

续 表

组　分	标本类型	参考区间
尿胆原定量	24 小时尿	$0 \sim 5.9 \mu mol/L$
肌酐（CREA）		
儿童	24 小时尿	$44 \sim 352 \mu mol/(kg \cdot 24h)$
成人：男	24 小时尿	$7 \sim 18 mmol/24h$
女	24 小时尿	$5.3 \sim 16 mmol/24h$
肌酸（creatine）		
儿童	24 小时尿	$0 \sim 456 \mu mol/(kg \cdot 24h)$
成人：男	24 小时尿	$0 \sim 304 \mu mol/(kg \cdot 24h)$
女	24 小时尿	$0 \sim 456 \mu mol/(kg \cdot 24h)$
尿素氮（BUN）	24 小时尿	$357 \sim 535 mmol/24h$
尿酸（UA）	24 小时尿	$2.4 \sim 5.9 mmol/24h$
氯化物（Cl）		
儿童	24 小时尿	$<4 mmol/(kg \cdot 24h)$
成人：以 Cl^- 计	24 小时尿	$170 \sim 255 mmol/24h$
以 NaCl 计	24 小时尿	$170 \sim 255 mmol/24h$
钾（K）：儿童	24 小时尿	$1.03 \pm 0.7 mmol/(kg \cdot 24h)$
成人	24 小时尿	$51 \sim 102 mmol/24h$
钠（Na）：儿童	24 小时尿	$<5 mmol/(kg \cdot 24h)$
成人	24 小时尿	$130 \sim 261 mmol/24h$
钙（Ca）：儿童	24 小时尿	$<0.2 mmol/(kg \cdot 24h)$
成人	24 小时尿	$2.5 \sim 7.5 mmol/24h$
磷（P）：儿童	24 小时尿	$16 \sim 48 mmol/24h$
成人	24 小时尿	$22 \sim 48 mmol/(kg \cdot 24h)$
氨氮	24 小时尿	$20 \sim 70 mmol/24h$
氨基酸氮	24 小时尿	$3.6 \sim 14.2 mmol/24h$
淀粉酶（AMY）	尿	$0 \sim 640 U/L$

十三、肾功能检查

组　　分	标本类型	参考区间
尿素（UREA）	血清	1.7~8.3mol/L
尿酸（UA）	血清	
儿童		119~327μmol/L
成人：男		208~428μmol/L
女		115~357μmol/L
肌酐（CREA）	血清	
成人：男		59~104μmol/L
女		45~84μmol/L
浓缩试验		
成人	尿	禁止饮水12小时内每次尿量20~25ml，尿比重迅速增至1.030~1.035
儿童	尿	至少有一次比重在1.018或以上
稀释试验	尿	4小时排出所饮水量的0.8~1.0，而尿的比重降至1.003或以下
尿比重3小时试验	尿	最高尿比重应达1.025或以上，最低比重达1.003，白天尿量占24小时总尿量的2/3~3/4
昼夜尿比重试验	尿	最高比重>1.018，最高与最低比重差≥0.009，夜尿量<750ml，日尿量与夜尿量之比为（3~4）∶1
酚磺肽（酚红）试验（FH试验）	尿	120分钟排出量>0.55
静脉注射法	尿	15分钟排出量>0.25
肌内注射法	尿	120分钟排出量>0.05
内生肌酐清除率（Ccr）	24小时尿	成人：80~120ml/min
		新生儿：40~65ml/min

十四、妇产科妊娠检查

组　　分	标本类型	参考区间
绒毛膜促性腺激素（HCG）	尿或血清	阴性
绒毛膜促性腺激素（HCG）		
男：成人	无发现	
女：妊娠7~10天	血清，血浆	<5.0IU/L
妊娠30天	血清，血浆	>100IU/L
妊娠40天	血清，血浆	>2000IU/L
妊娠10周	血清，血浆	50~100kIU/L
妊娠14周	血清，血浆	10~20kIU/L
滋养细胞层病	血清，血浆	>100kIU/L

十五、粪便检查

组　分	标本类型	参考区间
胆红素 IBL	粪便	阴性
胆汁酸总量（BA）	粪便	294~511μmol/24h
氮总量	粪便	<1.7g/24h
蛋白质定量（PRO）	粪便	极少
粪胆素	粪便	阳性
粪胆原定量	粪便	68~473μmol/24h
粪卟啉	粪便	600~1800nmol/24h
粪重量	粪便	100~300g/24h
干量	粪便	23~32g/24h
水含量	粪便	占 0.65
脂肪总量	粪便	占 0.175
结合脂酸	粪便	占 0.046
游离脂酸	粪便	占 0.056
中性脂酸	粪便	占 0.073
钙（Ca）	粪便	平均 16mmol/24h
尿卟啉	粪便	12~48nmol/24h
食物残渣	粪便	少量植物纤维、淀粉颗粒、肌纤维等
细胞	粪便	上皮细胞或白细胞 0~偶见/高倍视野
原卟啉	粪便	<2.67μmol/24h 或≤107μmol/kg
胰蛋白酶活性	粪便	阳性（++~++++）
潜血	粪便	阴性

十六、胃液分析

组　分	标本类型	参考区间
胃液总量（空腹）	胃液	0.01~0.1L
胃液酸度（pH）	胃液	0.9~1.8
胃液游离酸		
空腹时	胃液	0~30U
进试验餐后	胃液	25~50U
注组胺后	胃液	30~120U

续 表

组　分	标本类型	参考区间
无管胃液分析		
亚甲蓝树脂法	胃液	2 小时排出 100~850μg
天青蓝甲树脂法	胃液	2 小时排出>0.6mg
五肽胃泌素胃液分析		
空腹胃液总量	胃液	0.01~0.1L
空腹排酸量	胃液	0~5mmol/h
最大排酸量：男	胃液	<45mol/h
女	胃液	<30mol/h
细胞	胃液	白细胞和上皮细胞少量
细菌	胃液	阴性
性状	胃液	清晰无色，有轻度酸味含少量黏液
潜血	胃液	阴性
乳酸（LACT）	胃液	阴性
维生素 B_{12} 内因子	胃液	$^{57}Co\text{-}B_{12}$ 增加 0.5~4.0
胃液总酸度		
空腹时	胃液	10~50U
进试验餐后	胃液	50~75U
注组胺后	胃液	40~140U

十七、尿 N-苯甲酰-L 酪氨酸对氨基苯甲酸试验（PABA）

正常值：60%以上

胰液总量：2~4mg/kg

十八、小肠吸收功能

组　分	标本类型	参考区间
木糖吸收试验		
儿童	5 小时尿	摄取量的 0.16~0.33
成人：摄取 5g	5 小时尿	>8.0mmol/5h
摄取 25g	5 小时尿	>26.8mmol/5h
脂肪化测定	粪	<6g/24h

十九、脑脊液检查

组 分	标本类型	参考区间
压力	脑脊液	0.69~1.76kPa
外观	脑脊液	无色透明
细胞数	脑脊液	$(0~8)\times10^6/L$
葡萄糖（GLU）	脑脊液	2.5~4.5mmol/L
蛋白定性（PRO）	脑脊液	阴性
蛋白定量	脑脊液	0.15~0.25g/L
氯化物	脑脊液	119~129mmol/L
细菌	脑脊液	阴性

二十、神经生化检查

组 分	标本类型	参考区间
丙酮定量	24 小时尿	0.34~0.85mmol/24h
蛋白质测定	脑脊液	0.15~0.45g/L（成人）

二十一、内分泌腺体功能检查

组 分	标本类型	参考区间
促甲状腺激素（TSH）	血清	0.4~7.0mU/L
促甲状腺激素释放激素（TRH）	血清	30~300ng/L
TRH 兴奋试验（成人 500uTRHi 后 30 分钟内促甲状腺激素升值）		
<40 岁男	血清	升值 6mU/L
>40 岁男	血清	升值 2mU/L
促卵泡成熟激素		
男（FSH）	血清	1.27~19.26mIU/ml
女：卵泡期	24 小时尿	5~20IU/24h
排卵期	24 小时尿	15~16IU/24h
黄体期	24 小时尿	5~15IU/24h

续　表

组　分	标本类型	参考区间
月经期	24 小时尿	50~100IU/24h
女：卵泡期	血清	0.66~2.20μg/ml
排卵期	血清	1.38~3.8μg/ml
黄体期	血清	0.41~2.10μg/ml
月经期	血清	0.50~2.50μg/ml
促甲状腺激素对 TRH 的应答		
（刺激 30 分钟后）	血清	11~35mU/L
儿童	血清	15~30mU/L
成人：男	血清	20~40mU/L
女		
促肾上腺皮激素（ACTH）		
上午 8：00	血浆	2.19~17.52pmol/L
下午 16：00	血浆	1.1~8.76pmol/L
午夜 12：00	血浆	0~2.19pmol/L
促肾上腺皮质激素试验		
静脉滴注法	24 小时尿	17-羟类固醇较对照日增多 8~16mg
	24 小时尿	17-酮类固醇较对照日增多 4~8mg
	全血	嗜酸粒细胞减少 0.80~0.90
肌内注射法	全血	4 小时后嗜酸性粒细胞减少 0.50 以上
催乳激素（PRL）		
男	血清	54~340ng/ml
女：卵泡期	血清	66~490ng/ml
黄体期	血清	66~490ng/ml
催乳素-胰岛素兴奋试验	血清	1.4~19 * 基值
催产素（Oxytocin）	血清	<3.2mU/L
黄体生成素（LH）		
男	血清	1.1~1.2IU/L
女：卵泡期	血清	1.2~12.52IU/L
排卵期	血清	12~82IU/L
黄体期	血清	0.4~19IU/L
绝经期	血清	14~48IU/L

组 分	标本类型	参考区间
禁饮结合抗利尿激素试验（测晨 6 时血清核每小时尿的渗透量，禁饮后尿呈平高峰时在测血清渗透量，给 ADH）	血清/尿液	给药前尿最高渗量>血清渗透量，试验结束时尿渗透量>500mmol/L，血清渗透量<300mmol/L，给药 1 小时后，尿渗透量比给药前上浮度不超过 0.05
抗利尿激素（ADH）（放免）	血浆	1.0~1.5ng/L
生长激素（GH）（放免）		
男	血清	0.34±0.30μg/L
女	血清	0.83±0.98μg/L
生长激素-L-多巴胺兴奋试验	空腹血清	峰值>7μg/L，或较兴奋前上升 5μg/L 以上
生长激素-高血糖素兴奋试验	空腹血清	兴奋后上升 7μg/L 以上，或较兴奋前上升 5μg/L 以上
生长激素介质 C		
青春前期	血浆	0.08~2.80kU/L
青春期	血浆	0.9~5.9kU/L
成人：男	血浆	0.34~1.90kU/L
女	血浆	0.45~2.20kU/L
生长激素-精氨酸兴奋试验	血清	空腹值 5μg/L，试验 30~60 分钟，上升 7μg/L 以上（峰值 8~35μg/L）
长效促甲状腺激素	血清	无发现
蛋白结合碘	血清	0.32~0.63μmol/L
^{125}I-T$_3$ 血浆结合比值（与正常值比）	血浆	0.99±0.10
^{125}I-T$_3$ 红细胞摄取率	血清	0.1305±0.0459
丁醇提取碘	血清	0.28~0.51μmol/L
反三碘甲状腺原氨酸（rT$_3$）	血清	2.77~10.25pmol/L
基础代谢率		−0.01~+0.10
甲状旁腺激素（PTH）	血浆	氨基酸<25ng/L
甲状腺^{99m}锡吸收率 24h 后		0.004~0.030
甲状腺^{131}I 吸收率		
2 小时^{131}I 吸收率		10%~30%
4 小时^{131}I 吸收率		15%~40%

续 表

组 分	标本类型	参考区间
24 小时[131] I 吸收率		25%~60%
甲状腺球蛋白 Tg	血清	<50μg/L
甲状腺素/甲状腺结核球蛋白比值	血清	2.6 ~ 6.5 ［T_3 (nmol/L)/TBG (mg/L)］
甲状腺结合球蛋白（TBG）	血清	0~40IU/L
甲状腺素总量		
新生儿	血清	130~273nmol/L
婴儿	血清	91~195nmol/L
1~5 岁	血清	95~195nmol/L
5~10 岁	血清	83~173nmol/L
10 岁以后	血清	65~165nmol/L
妊娠 5 个月	血清	79~229nmol/L
>60 岁：男	血清	65~130nmol/L
女	血清	72~136nmol/L
降钙素（CT）成人	血清	5~30pmol/L
髓样癌	血清	>100ng/L
降钙素-钙-缓慢兴奋试验		
男	血清	<265ng/ml
女	血清	<120ng/ml
三碘甲状腺原氨酸（T_3）	血清	0.23~0.35nmol/L
总三碘甲状腺原氨酸（TT_3）	血清	1.2~3.2nmol/L
总甲状腺素（TT_4）	血清	78.4~157.4nmol/l
游离甲状腺素（FT_4）	血清	8.9~17.2pg/ml
游离甲状腺指数（T3U）核素法		
树脂摄取法	血清	23%~34%
化学发光免疫法	血清	30%~45%
游离三碘甲状腺原氨酸（FT_3）	血清	2.77~10.25pmol/L
游离三碘甲状腺原氨酸指数	血清	130~165
油酸[131]碘摄取试验（服含 50μCi 油酸[131]碘的乳汁）		
4~6 岁	血清	>服药量的 0.017

组 分	标本类型	参考区间
2 小时	血清	<0.05 服量
有效甲状腺素比值	72 小时粪	0.93~1.12
地塞米松抑制试验		
小剂量法（每 6 小时服 0.5mg，共 4 次）	24 小时尿	甲亢患者服药后，尿 17-羟皮质类固醇降低不如正常人显著。肾上腺素皮质功能亢进者，不论是增生性或肿瘤，其抑制一般>EA 对照 50%
大剂量法（每 6 小时服 2mg，共 4 次）	24 小时尿	肾上腺增生所致的库欣综合征患者，服药后尿 17-羟皮质类固醇比用药前下降 50%。肾上腺肿瘤者无明显变化
儿茶酚胺及其他代谢组分		
去甲肾上腺素（NE）	24 小时尿	10~70μg/24h
肾上腺素（AD）	24 小时尿	0~82nmol/24h
儿茶酚胺总量		
高效液相色谱法	24 小时尿	<650nmol/L
荧光光分析法	24 小时尿	<1655nmol/L
高香草酸		
儿童	24 小时尿	1.9~9.9nmol/mol 肌酐
成人	24 小时尿	<82μmol/24h
游离儿茶酚胺		
多巴胺	血浆	<888pmol/L
去甲肾上腺素（NE）	血浆	125~310ng/L
肾上腺素（AD）	血浆	<480pmol/L
甲吡酮兴奋试验分次法（每 4 小时 500~750mg，共 6 次）	24 小时尿	1~2 天后 17-羟类固醇为对照日的 3~5 倍，17-酮类固醇为 2 倍
午夜一次法	血清	次晨 8 时测脱氧皮质醇>200nmol/L
磷清除率	血清、尿	0.11~0.26ml/s
皮质醇总量		
上午 8~9 时	血浆	442±276nmol/L
下午 3~4 时	血浆	221~166nmol/L
皮质素水试验	尿	>0.17ml/s

续　表

组　分	标本类型	参考区间
皮质酮（COR）		
早上 8：00	血清	25.5±8.4nmol/L
下午 16：00	血清	17±4.6nmol/L
17-羟类固醇（17-OHCS）		
成人：男	24 小时尿	8.2~17.8μg/24h
女	24 小时尿	6.0~15μg/24h
成人：男	血浆	193~524nmol/L
女	血浆	248~580nmol/L
5-羟吲哚乙酸（5-HT）：定性	新鲜尿	阴性
定量	24 小时尿	10.5~42μmol/24h
醛固酮（ALD）（低钠试验：每日饮食 10mmol 钠，60~100mmol 钾）	24 小时尿	普食 1.5~10.5μg/24h 低钠 8~31μg/24h
立位	血浆	151.3±88.3μg/L
卧位	血浆	86±27.5μg/L
肾小管磷重吸收率	血清尿	0.84~0.96
肾素活性	血浆	0.82~2.0nmol/（L·h）
17 生酮类固醇		
成人：男	24 小时尿	17~80μmol/24h
女	24 小时尿	10~52μmol/24h
四氢皮质醇（THF）	24 小时尿	1.4~4.1μmol/24h
四氢脱氧皮质醇	24 小时尿	2.9μmol/24h
17-类固醇分数		
Beta/Alpha	24 小时尿	<0.2
Alpha/Beta	24 小时尿	>5
17-酮固醇总量（17-KS）		
成人：男	24 小时尿	8.2~17.8mg/24h
女	24 小时尿	6.0~15mg/24h
11-脱氧皮质醇		
不用甲吡丙酮	血浆	<29nmol/L
用甲吡丙酮后	血浆	>200nmol/L
11-脱氧皮质酮（饮食不限晨 8 时）	血清/血浆	0.13~0.37nmol/L
血管紧张素Ⅱ（立位）（Ang-Ⅱ）	血浆	50~120pg/ml

组 分	标本类型	参考区间
血管紧张素Ⅱ（Ang-Ⅱ）（卧位）	血浆	25~60pg/ml
血清素（5-羟色胺）（5-HT）	血清	0.22~2.06μmol/L
游离皮质醇	尿	28~276nmol/24h
皮质醇结合球蛋白（CBC，CBG）		
男	血浆	15~20mg/L
女：卵泡期：	血浆	17~20mg/L
黄体期	血浆	16~21mg/L
妊娠期：（21~28周）	血浆	47~54mg/L
（33~40周）	血浆	55~70mg/L
绝经期	血浆	17~25mg/L
（肠）促胰液素	血清、血浆	37±8mg/L
高血糖素	血浆	99.2±42.3pmol/ml
甲磺丁脲试验（D860）		
静脉法		
空腹	血清	3.9~5.9nmol/L
20分钟	血清	2.4~3.4nmol/L
90~120分钟	血清	3.9~5.9nmol/L
口服法		
空腹	血清	3.9~5.9nmol/L
30分钟	血清	2.4~3.4nmol/L
100~130分钟	血清	3.9~5.9nmol/L
葡萄糖耐量试验（OGTT）		
静脉法		
空腹	血清	<5.9mmol/L
30分钟	血清	<14mmol/L
90分钟	血清	<5.9mmol/L
口服法		
空腹	血清	4.09~5.90mmol/L
30分钟	血清	<9.45mmol/L
60分钟	血清	8.8~10.2mmol/L
120分钟	血清	≤7.8mmol/L

续 表

组 分	标本类型	参考区间
180 分钟	血清	4.3~6.0mmol/L
C 肽（C-P）空腹	血清	0.32±0.14nmol/L
餐后 1 小时（达峰值）	血清	2.37±0.88nmol/L
餐后 2 小时（渐降）	血清	1.95±0.65nmol/L
餐后 3 小时（渐降，但仍高于基础值）	血清	1.06±0.41nmol/L
0~3 小时总和	血清	5.70±1.58nmol/L
胃泌素	血浆空腹	15~105ng/ml
胃泌素（肠）促胰液素兴奋试验	血清	无反应或少抑制
胃泌素钙缓慢兴奋试验	血清	胃泌素稍增多或不增多
肠血管活性多肽	血浆	20~53ng/L
胰岛素加口服葡萄糖耐量试验		
正常人		
空腹	血清	5~10μU/L
口服葡萄糖 30~60 分钟	血清	50~100μU/L
1 型糖尿病		
空腹	血清	0~4μU/L
口服葡萄糖高峰不明显	血清	10~30μU/L
2 型肥胖型糖尿病		
空腹	血清	30~40μU/L
口服葡萄糖 120 分钟	血清	220μU/L
2 型非肥胖型糖尿病		
空腹	血清	5~20μU/L
口服葡萄糖 120 分钟	血清	50μU/L

第九章　主要参考书目及参考文献

1. 王琦. 王琦男科学 ［M］. 第 2 版. 郑州：河南科学技术出版社，2007.

2. 李宏军，李汉忠主译. 男科学 ［M］. 第 3 版. 北京：北京大学医学出版社，2013.

3. 那彦群，叶章群，孙颖浩，等. 2014 版中国泌尿外科疾病诊断治疗指南 ［M］. 北京：人民卫生出版社，2014.

4. 王晓峰，朱积川，邓春华. 中国男科疾病诊断治疗指南 ［M］. 第 1 版. 北京：人民卫生出版社，2013.

5. 郭应禄，李宏军. 前列腺炎 ［M］. 第 2 版. 北京：人民军医出版社，2007.

6. 郭军，王瑞. 男性性功能障碍诊断与治疗 ［M］. 第 3 版. 北京：人民军医出版社，2012.

7. 曹开镛，庞保珍. 中医男科病证诊断与疗效评价标准 ［M］. 第 1 版. 北京：人民卫生出版社，2013.

8. 孙颖浩. 男性迟发性性腺功能减退专家共识 ［M］. 第 1 版. 上海：第二军医大学出版社，2014.

9. 徐福松. 徐福松实用中医男科学 ［M］. 第 1 版. 北京：中国中医药出版社，2009..

10. 秦国政. 中医男科学 ［M］. 第 1 版. 北京：中国中医药出版社，2012.

11. 崔应珉，孙自学，王祖龙. 中华名医名方薪传——男科病 ［M］. 第 1 版. 郑州：郑州大学出版社，2009.

12. 冷方南. 中医男科治疗学 ［M］. 第 2 版. 北京：人民军医出版社，2011.

13. 孙自学. 泌尿男科学 ［M］. 第 1 版. 北京：人民军医出版社，2005.

14. 张敏建，郭军. 中西医结合男科学 ［M］. 第 1 版. 北京：科学出版社，2011.

15. 李宏军. 前列腺炎防治手册 ［M］. 第 1 版. 北京：中国妇女出版社，2007.

16. 孙自学. 男科病答疑解难 ［M］. 第 1 版. 郑州：中原农民出版社，2001.

17. 庞保珍. 不孕不育名方精选 ［M］. 第 1 版. 北京：人民军医出版社，2011.

18. 孙自学，门波. 一本书读懂男人健康 ［M］. 第 1 版. 郑州：中原农民出版社，2012.

19. 李宏军，张志超，姜辉主译. 早泄：从病因到诊断和治疗 ［M］. 第 1 版. 北京：北京大学医学出版社，2014.

20. 贾金铭. 中国中西医结合男科学 ［M］. 第 1 版. 北京：中国医药科技出版社，2005.

21. 秦云峰，陈德宁. 前列腺疾病诊治专家谈 ［M］. 第 2 版. 北京：人民军医出版社，2010.

22. 秦国政. 男科理论与临床 ［M］. 第 1 版. 北京：中国医药科技出版社，1997.

23. 秦国政. 男科病特色专科实用手册 ［M］. 第 1 版. 北京. 中国医药科技出版社，2007.

24. 世界卫生组织. 谷翊群主译. 人类精液检查与处理实验室手册 ［M］. 第 5 版. 北京：人民卫生出版社，2011.

25. 孙自学. 实用中西医诊疗男科学 ［M］. 第 1 版. 呼和浩特：内蒙古大学出版社，2003.

26. 曹开镛. 中医男科诊断治疗学 ［M］. 第 1 版. 北京：中国医药科技出版社，2007.

27. 徐福松. 男科临证指要 ［M］. 第 1 版. 北京：人民卫生出版社，2008.

28. 世界卫生组织. 人类精液及精子-宫颈黏液相互作用实验室检验手册 ［M］. 第 4 版. 北京：人民卫生出版社，2001.

29. 黄宇烽，李宏军. 实用男科学 ［M］. 第 1 版. 北京：科学出版社，2009.

30. 王古道. 男性不育症的诊断与治疗现状［J］. 中国临床医生，2012，40（9）：24-28.

31. 黄茜，史秋雯，黄承强，等. 不育男性血清抑制素 B 水平检测及临床应用［J］. 中国医药导报，2013，10（2）：35-36.

32. 蔡文娟，谷翊群. 抑制素 B 对精子发生障碍的诊断参考价值［J］. 国际生殖健康/计划生育杂志. 2009，28（6）：362-364.

33. 周慧，廖爱华. 血清抑制素 B 在非梗阻性无精子症中的应用［J］. 中国妇幼保健，2009，24（28）：3986-3988.

34. 王延柱，杨波，王福利，等. 两种术式治疗精索静脉曲张疗效的比较［J］. 现代泌尿外科杂志，2013，18（1）：34-36.

35. 张欣欣，黄天根. 输精管结扎术后痛性结节 36 例临床治疗体会［J］. 中国计划生育杂志，2014，22（8）：550-551.

36. 王杰，秋柏，宾彬. 中医药对生精功能影响的实验研究概况［J］. 甘肃中医，2009，22（1）：18-19.

37. 孙自学，门波，王祖龙，等. 前列栓对大鼠实验性细菌性前列腺炎抗纤维增生作用的研究［J］. 中国中医基础医学杂志，2010，16（6）：490-491.

38. 王勇，种丽君. 中药浸浴治疗霉菌性龟头炎 26 例［J］. 临床合理用药杂志，2009，2（2）：8.

39. 王婷婷. 自制中药纱布贴治疗糜烂溃疡性包皮龟头炎 90 例分析［J］. 中国误诊学杂志，2010，27（10）：6699.

40. 王帅，谢娟. 中药熏洗治疗包皮龟头炎 184 例［J］. 贵阳中医学院学报，2009，31（2）：49-50.

41. 王晓庭，何旭锋，沈瑞林. 中药外洗联合达克宁霜治疗包皮龟头炎 50 例［J］. 浙江中医杂志，2014，49（8）：600.

42. 李勇忠，李扬，陈怀. 中药洗剂联合联苯苄唑凝胶治疗白念珠菌包皮龟头炎疗效观察［J］. 实用皮肤病学杂志，2012，5（6）：359-360.

43. 孙岚. 祛湿汤合并制霉菌素甘油治疗念珠菌性龟头炎的疗效观察［J］. 公共卫生与预防医学，2008，19（3）：64.

44. 李晓华，满洁，陈伟俊，等. 制霉菌素片和氮卓斯汀片混合磨粉外用于龟头炎临床疗效观察［J］. 现代诊断与治疗，2014，25（9）：2018-2019.

45. 刘元林，李安信. 氟康唑联合布替萘芬乳膏治疗念珠菌性包皮龟头炎的疗效观察［J］. 传染病信息，2014，27（1）：43-44.

46. Miralles-Guri C，Bruni L，Cubilla AL，et al. Human papillomavirus prevalence and type distribution in penile carcinoma［J］. J Clin Pathol，2009，62（10）：870-878.

47. 翟建坡，李鸣，王其艳，等. CD82、hTERT 蛋白的表达及 HPV 感染与阴茎癌的关系研究［J］. 中华男科学杂志，2011，17（9）：817-822.

48. Lont AP，Kroon BK，Horenblas S，et al. Presence of high-risk human papillomavirus DNA in penile carcinoma predicts favorable outcome in survival［J］. Int J Cancer，2006，119（5）：1078-1081.

49. 翟建坡，王建伟. 阴茎癌与 HPV 感染. 中华男科学杂志［J］. 2013，19（2）：178-181.

50. 李健，朱耀，王朝夫等. 早期阴茎癌中 p53、p16、EGFR 和 cyclingD1 的表达［J］. 现代泌尿生殖肿瘤杂志，2012，12（4）：345-347.

51. 万群，李忠义，沈周俊等. 包皮环切术后发生阴茎鳞状细胞癌 17 例报道［J］. 中华男科学杂志，2006，12（12）：1108-1109.

52. Seyam RM，Bissada NK，Mokhtar AA，et al. Outcome of penile cancer in circum cisedmen［J］. J Urol，2006，175（2）：557-561.

53. 李杰，周洁. 中医药治疗阴茎癌验案举隅. 长春中医药大学学报 [J]. 2013，29（5）：857.

54. 李权，宋宁宏，李鹏超等. 保留阴茎头手术在浅表性阴茎癌治疗中的应用 [J]. 中华男科学杂志，2012，18（7）：619-622.

55. 杨波，秦丽娟，赵于天等. 俯卧位外照射治疗早期阴茎癌 [J]. 实用临床医药杂志，2011，15（19）：59-62.

56. 翟照永，孙自学. 茎核消汤治疗阴茎硬结症临床研究 [J]. 中医学报，2013，28（3）：397-398.

57. 赵峰，张红茹. 糖尿病性阳痿行海绵体注射致佩罗尼氏病5例临床分析 [J]. 河北职工医学院学报，2006，23（4）：15.

58. 董业浩. 睾酮缺乏会加重阴茎硬结症临床症状吗 [J]. 中国男科学，2011，10（25）：10.

59. 陈盛德，徐潘. 谢作钢治疗男科疑难病验案 [J]. 山东中医杂志，2012，31（12）：906-907.

60. 霍东增. 疏肝化瘀散结汤治疗阴茎硬结症 [J]. 山东中医杂志，2009，28（8）：578.

61. 张向辉，屈森林. 散结化瘀汤联合维生素 E 治疗阴茎硬结症30例 [J]. 河南中医，2009，29（2）：184.

62. 李世文，康满珍. 当代男科妙方 [M]. 第3版. 北京：人民军医出版社，2012.

63. 王万春，张世鹰，陈盼，等. 喻文球教授治疗慢性湿疹经验荟萃 [J]. 光明中医，2014，29（6）：1149-1150.

64. 郑璐玉. 王琦教授治疗泛发性湿疹1例 [J]. 天津中医药，2012，29（6）：612-613.

65. 王济. 王琦教授"肤-体相关论"的提出及其在皮肤病诊疗中的应用 [J]. 北京中医药大学学报，2013，36（7）：476-479.

66. 张建军，李娜. 润燥汤内服外洗治疗慢性阴囊湿疹疗效观察 [J]. 河北中医，2011，35（8）：1209-1210.

67. 陈梦学. 全虫方加减配合湿毒膏外用治疗慢性阴囊湿疹 [J]. 福建中医药大学学报，2014，24（4）：59-60.

68. 陈顺如，马晓东，马晓婷，等. 中西药内外结合治疗阴囊湿疹46例临床观察 [J]. 四川中医，2012，30（6）：81-82.

69. 吴斯金. 中西医结合治疗急性阴囊湿疹临床疗效分析 [J]. 时珍国医国药，2006，17（11）：2356.

70. 崔关花. 中药治疗阴囊湿疹37例临床观察 [J]. 云南中医中药杂志，2009，30（12）：31.

71. 陈国勤. 慢性湿疹辨治杂谈 [J]. 中国中医药信息杂志，2003，10（8）：74.

72. 姚亚春，敖薪. 甘草治疗阴囊湿疹的效果观察与护理 [J]. 护士进修杂志，2012，27（17）：1616-1617.

73. 路杰云. 薏苡仁为主治疗阴囊湿疹 [J]. 中医杂志，2010，51（11）：1014.

74. 冯辉，高健，林玉婷，等. 苦参煎剂外洗治疗急性湿疹15例 [J]. 北方药学，2012，9（1）：20.

75. 李庆耀，邹复馨. "加味金龙散"治疗阴囊湿疹23例效果分析 [J]. 中国学校卫生，2006，27（11）：994.

76. 陶水仙，张国芳. 自制鸡金膏治疗阴囊湿疹56例疗效观察 [J]. 中国中医药科技，2011，18（1）：45.

77. 陈勇. 苦参汤合石黄粉治疗慢性阴囊湿疹 [J]. 吉林中医药，2008，28（3）：196.

78. 陈勇，赵新成. 熏药疗法治疗阴囊湿疹96例 [J]. 吉林中医药，2006，26（11）：69-70.

79. 郑敏. 自拟湿疹洗剂治疗肛周、阴囊湿疹108例观察 [J]. 中国麻风皮肤病杂志，2007，23（3）：201.

80. 王东海. 除湿汤外洗治疗湿疹58例 [J]. 中医外治杂志，2006，15（1）：12-13.

81. 周慧. 三黄洗剂治疗皮肤湿疹样变133例临床分析 [J]. 当代医学，2013，19（19）：156-157.

82. 彭霞，黄艳飞. 中药熏洗治疗外阴湿疹39例 [J]. 实用诊断与治疗杂志，2003，17（5）：339.

83. 戴明喜. 二蛇木鳖液熏洗治疗阴囊湿疹58例 [J]. 中国民间疗法, 2002, 10 (1)：27-28.

84. 高希言, 陈亮. 阴囊湿疹案 [J]. 中国针灸, 2012, 32 (4)：355.

85. 居银菊. 针刺配合耳针治疗顽固性湿疹20例 [J]. 陕西中医, 1998, 19 (5)：220.

86. 赵寿毛. 针灸治疗皮肤湿疹 [J]. 中国针灸, 2003, 23 (4)：220.

87. 刘耘, 刘新, 土永强. 局部注射联合穴位注射治疗慢性湿疹40例 [J]. 河北医科大学学报, 1999, (5)：302.

88. 周建清, 季利江. 穴位注射加中药外洗治疗慢性肛周湿疹临床观察 [J]. 结直肠肛门外科, 2009, 15 (2)：93-95.

89. 张玉琴, 李树君, 唐士诚, 等. 唐士诚自拟皮炎汤治疗神经性皮炎 [J]. 中国伤残医学, 2014, 22 (9)：184-185.

90. 陈丹, 林建新. 除湿止痒软膏联合复方甘草酸苷治疗阴囊激素依赖性皮炎临床疗效观察 [J]. 现代诊断与治疗, 2013, 24 (6)：1287-1288.

91. 胡静娜, 李越兰, 徐赛华, 等. 加味丹栀逍遥散联合黛力新治疗神经性皮炎肝郁化火证疗效观察 [J]. 浙江中西医结合杂志, 2014, 24 (5)：409-411.

92. 曹学. 复方甘草酸苷联合肝素钠软膏治疗阴囊糖皮质激素依赖性皮炎疗效观察 [J]. 中国当代医药, 2012, 19 (5)：84-85.

93. 李玉良, 彭圣炽. 氟芬那酸丁酯软膏联合肤痒颗粒治疗阴囊激素依赖性皮炎临床观察 [J]. 中国皮肤性病学杂志, 2010, 24 (11)：1078.

94. 王全, 张喜玲, 尹霖, 等. 陈德宁辨治附睾炎经验 [J]. 中国中医药信息杂志, 2013, 20 (5)：82-83.

95. 冯德海, 安维梅. 郭军治疗附睾炎经验 [J]. 湖北中医杂志, 2008, 30 (11)：17-18.

96. 刘会恩, 张万峰, 马思红, 等. 自制阴囊托、持续冷敷在治疗急性附睾炎的临床应用研究 [J]. 现代泌尿外科杂志, 2008, 13 (5)：389-399.

97. 王希兰. 孙自学治疗急性附睾炎经验 [J]. 中国性科学, 2013, 22 (12)：56-57.

98. 蓝广和, 王全胜, 宾彬, 等. 橘核莪术颗粒治疗慢性附睾炎30例临床观察 [J]. 河北中医, 2013, 5 (8)：1201-1203.

99. 李占全, 玉铂. 附睾炎患者尿道内支原体与衣原体的检出率及临床意义 [J]. 中医男科学杂志, 2009, 23 (12)：58-59.

100. 周玉春, 夏国守, 薛宇阳等. 补肾祛湿中药联合多沙唑嗪治疗慢性附睾炎的临床研究 [J]. 中华男科学杂志, 2010, 16 (12)：1143-1146.

101. 王绪红. 地龙蒲黄散外敷治疗慢性附睾炎63例 [J]. 陕西中医, 2005, 26 (9)：932-933.

102. 张雄伟, 吴汉潮, 陈强文, 等. 急性附睾炎的诊断与手术治疗探讨 [J]. 中华临床医师杂志, 2012, 6 (5)：193-194.

103. 郜都, 崔云, 吴峻, 等. 崔云教授中医论治精索静脉曲张致不育症经验 [J]. 中国全科医学, 2013, 16 (11)：3951-3953.

104. 刘保兴, 李兰群. 从肝肾论治精索静脉曲张所致弱精子症 [J]. 中医杂志, 2012, 53 (6)：532-533.

105. 唐伟雄, 吴舟, 叶木石, 等. 彩色多普勒超声在精索静脉曲张中的诊断价值 [J]. 实用临床医学, 2014, 15 (5)：115-116.

106. 蒲军, 吴小候, 唐伟, 等. 精索静脉显微结扎术与传统手术方式治疗原发性精索静脉曲张的疗效比较 [J]. 重庆医科大学学报, 2014, 39 (6)：816-819.

107. 孙自学, 门波, 曹永贺, 等. 益肾通络方联合手术治疗精索静脉曲张性不育27例 [J]. 中医研究, 2007, 20 (3)：33-35.

108. 江志勇，李学德，何庆鑫，等. 中药联合低位显微镜下精索静脉结扎术治疗精索静脉曲张致不育症的疗效分析 [J]. 中国性科学，2014，23（10）：82-84.

109. Shoskes DA, Nickel JC, Rackley RR, et al. Clinical phenotyping in chronic prostatitis/chronic pelvic pain syndrome and interstitial cystitis：a management strategy for urologic chronic pelvic pain syndromes [J]. Prostate Cancer Prostatic Dis, 2009, 12 (2)：177-183.

110. Nickel JC, Shoskes DA. Phenotypic approach to the management of chronic prostatitis/chronic pelvic pain syndrome [J]. Curr Urol Rep, 2009, 10 (4)：307-312.

111. Shoskes DA, Nickel JC, Dolinga R, et al. Clinical phenotyping of patients with chronic prostatitis/chronic pelvic pain syndrome and correlation with symptom severity [J]. Urology, 2009, 73 (3)：538-542.

112. Hedelin HH. Evaluation of a modification of the UPOINT clinical phenotype system for the chronic pelvic pain syndrome [J]. Scand J Urol Nephrol, 2009；43 (5)：373-376.

113. 孙自学. 从疮疡论治慢性前列腺炎 [J]. 环球中医药，2012. 7（5）：492-493.

114. 韩亮. 慢性前列腺炎从瘀论治再探 [J]. 环球中医药，2012，7（7）：488-491.

115. 李海松，韩富强，李曰庆. 918 例慢性前列腺炎中医证型分布研究 [J]. 北京中医药，2008，27（6）：416-418.

116. 李海松，王彬，韩亮，等. 脐疗联合栓剂治疗Ⅲ型前列腺炎（气滞血瘀型）80 例临床研究 [J]. 《北京中医药大学学报（中医临床版）》，2013，20（2）：19-22.

117. 曾庆琪. 慢性前列腺炎病因病机探析 [J]. 南京中医药大学学报，2005，21（3）：140-142.

118. 冀来喜. 针刺秩边穴对实验性非菌性前列腺炎大鼠前列腺微循环的影响 [J]. 中国针灸，2001，21（1）：45-46.

119. 申鹏飞，陈国美，张力君，等. 电针会阳、中臀俞对非细菌性前列腺炎大鼠尿流动力学影响的实验研究 [J]. 针刺研究，2001，26（2）：127-130.

120. 陈跃来，申鹏飞，陈国美，等. 电针对无菌性前列腺炎大鼠膀胱及前列腺组织病理学的影响 [J]. 上海针灸杂志，2003，22（7）：6-9.

121. 惠建萍，惠建荣. 针刺关元、曲骨、行间等穴对慢性非菌性前列腺炎大鼠 TNF-α、IL-2 的影响 [J]. 陕西中医学院学报，2007，30（3）：58-59.

122. 李志刚，毕焕洲. 电针治疗慢性前列腺炎 60 例及对 Zn、Cu、SOD 水平的影响 [J]. 中国中医药科技，2005，12（6）：401.

123. 王琳. 针刺秩边穴治疗慢性前列腺炎 17 例 [J]. 上海针灸杂志，2009，28（3）：168.

124. 张冰. 针刺治疗慢性前列腺炎 80 例 [J]. 亚太传统医药，2009，5（11）：48.

125. 胡丙成，王顺，周振坤，等. 透穴刺法治疗慢性非细菌性前列腺炎 48 例疗效观察 [J]. 首都医药，2005，12（18）：47.

126. 陈仲新. 温针灸为主治疗慢性非细菌性前列腺炎疗效观察 [J]. 中国针灸，2009，29（4）：275-278.

127. 王凤艳，高琳，刘岩，等. 电针治疗慢性前列腺炎的临床观察 [J]. 中医药学报，2009，37（1）：35-36.

128. 黄伟. 刺络放血法的源流及发展 [J]. 中国民间疗法，2008，16（9）：3-4.

129. 宋世庆，赵树玲. 点刺放血治疗慢性非菌性前列腺炎 62 例 [J]. 中国针灸，2010，30（9）：744.

130. 臧洪学，韩万隆，耿玉敏，等. 穴位注射埋线治疗慢性非细菌性前列腺炎 45 例临床观察 [J]. 河北中医，2006，28（11）：864.

131. 陈玉其. 温和灸合并自拟方治疗 3 型前列腺炎 37 例临床疗效观察 [J]. 光明中医，2009，24（11）：2154-2156.

132. 鲍身涛. 中医综合疗法治疗慢性前列腺炎临床疗效分析 [J]. 中国性科学, 2006, 15 (8): 25-26.

133. 卢泽强, 吴珍侠. 针灸配合推拿治疗慢性前列腺炎 53 例临床观察 [J]. 中医药临床杂志, 2010, 22 (6): 231-232.

134. 杜秀珍, 段玉香, 张俊丽, 等. 超短波加针灸治疗前列腺炎的疗效观察 [J]. 中国实用医药, 2012, 7 (1): 56-57.

135. 郑锋. 针灸加电磁热治疗慢性前列腺炎 327 例 [J]. 人民军医, 2010, 53 (12): 951-952.

136. 谢芝亿. 针灸配合微波治疗慢性前列腺炎 22 例观察 [J]. 实用中医药杂志, 2005, 21 (10): 615.

137. 刘文国. 粗毫针针刺配合前列泰片治疗慢性前列腺炎 42 例临床观察 [J]. 江苏中医药, 2009, 41 (7): 58.

138. 洪建云, 张妍燕. 腹从刺为主治疗慢性非菌性前列腺炎疗效观察 [J]. 中国针灸, 2008, 28 (1): 24-26.

139. 徐彦龙, 何天有. "三阴穴"配合"阴三穴"治疗慢性前列腺炎临床疗效观察 [J]. 针灸临床杂志, 2007, 23 (9): 12-13.

140. 郭秀娟. 前列欣胶囊对慢性前列腺炎伴抑郁症的疗效观察 [J]. 中医药信息, 2013, 30 (4): 96-97.

141. 陈伟中. 刺蒺藜治疗前列腺炎作用的探讨 [J]. 新中医, 2012 (7): 201-203.

142. 张春和, 张春城 "通法"论治慢性前列腺炎研究进展 [J]. 世界中西医结合杂志, 2012 (12): 1087-1090.

143. 杨丽荣. 针药结合治疗慢性前列腺炎 38 例临床观察 [J]. 河北中医, 2014, 36 (6): 878-879.

144. 袁少英, 覃湛, 刘东生, 等. 针刺治疗慢性骨盆疼痛综合征 (CPPS) 及其对前列腺液中细胞因子的影响 [J]. 中国针灸, 2011, 31 (1): 11-14.

145. 赵耀东, 韩豆瑛. 温通针法靶向透刺治疗慢性前列腺炎临床观察 [J]. 中国针灸, 2013, 33 (10): 897-899.

146. 刘绍明, 息金波, 陈小均, 等. 芎柏前列散穴位贴敷治疗Ⅲ型前列腺炎综合征临床观察 [J]. 中国针灸, 2012, 32 (3): 201-204.

147. 朱闽, 荀建宁, 覃兆伟, 等. 湿热消外敷热导入疗法治疗慢性前列腺炎的临床研究 [J]. 中国性科学, 2011, 20 (1): 28-30.

148. 雒焕文. 仙灵大黄汤坐浴治疗慢性前列腺炎 [J]. 中国实验方剂学杂志, 2012, 18 (12): 289-290.

149. 任天彬. 中药坐浴治疗慢性前列腺炎 62 例 [J]. 中医外治杂志, 2009, 18 (3): 33.

150. 李丽红, 韩丽颖, 张少侠. 中药灌肠治疗慢性前列腺炎 98 例疗效观察 [J]. 中国中医药科技, 2011, 18 (6): 503.

151. 李晓阳, 高旋慰. 化浊通瘀汤配合直肠滴入治疗湿热瘀阻型前列腺炎 84 例 [J]. 陕西中医, 2014, 35 (9): 1205-1207.

152. 张建平, 刘洁, 赵志亮. 针灸治疗慢性前列腺炎 25 例疗效观察 [J]. 西部中医药, 2013, 26 (3): 111-112.

153. 张春和, 李海松. 李曰庆教授治疗前列腺增生症经验 [J]. 中国临床医生, 2003, 31 (10): 56-57.

154. 李东. 王琦教授治疗良性前列腺增生的经验 [J]. 中华中医药杂志, 2011, 26 (2): 286-288.

155. 杨毅坚, 苏子凤. 秦国政教授治疗前列腺增生症的经验 [J]. 云南中医中药杂志, 2005, 26 (1): 8.

156. 陈铭, 王峻. 崔学教教授治疗前列腺增生症经验介绍 [J]. 新中医, 2004, 36 (12): 13-14.

157. 赵建业. 戴春福教授以活血法治疗前列腺增生症经验 [J]. 福建中医药, 2004, 35 (2): 21-22.

158. 高廷欣. 气化通癃法治疗前列腺增生症的临床观察 [D]. 济南: 山东中医药大学, 2012.

159. 宋春生, 赵家有. 通络法治疗前列腺疾病体会 [J]. 中医杂志, 2013, 54 (12): 1060-1061.

160. Park JJ, Irvine RA, Buchanan G, et al. Breast cancer susceptibilitygene Ⅰ（BRCA Ⅰ）is a coactivator of the androgen receptor［J］. Cancer Research, 2000, 60（21）：5946-5949.

161. 刘艳波, 沈维高, 赵雪俭. 碱性成纤维细胞生长因子在前列腺癌和良性前列腺增生组织中表达的意义［J］. 中国老年学杂志, 2007, 27（14）：1392-1393.

162. 罗贤林. 鳖甲泽兰汤治疗前列腺增生症的临床观察［J］. 中医中药, 2012, 10（17）：588-589.

163. 黄有龙. 补阳还五汤加减治疗前列腺增生32例观察［J］. 临床医学工程, 2012, 19（5）：817-818.

164. 张玉磊, 蔡乐农. 补中益气丸联合普适泰治疗良性前列腺增生症45例的临床效果［J］. 求医问药, 2012, 10（4）：75-76.

165. 刘爱军. 侯振民教授治疗前列腺增生的经验总结［J］. 求医问药 2012, 10（2）：63-64.

166. 董能本, 詹炳炎, 夏焱森, 等. 补骨脂素抗良性前列腺增生的研究［J］. 中华实验外科杂志, 2003, 20（2）：109-110.

167. 洪寅, 仇凤梅, 金国英, 等. 桂枝不同提取物对大鼠良性前列腺增生的影响［J］. 中国中西医结合外科杂志, 2007, 13（1）：21-24.

168. 成亮, 师军峰, 高建, 等. 参桂提取物对实验性前列腺增生大鼠尿动力学的影响［J］. 医药导报, 2007, 26（8）：860-862.

169. 赵兴梅, 朱敏, 杨明, 等. 蜣螂抗实验性前列腺增生作用研究［J］. 中药药理与临床, 2006, 22（5）：37.

170. 张立石, 丁家欣, 张秋海, 等. 虎耳草提取物对大鼠成纤维细胞的抑制作用［J］. 中国中医基础医学杂志, 2005, 11（12）：920-921.

171. 刘丹荣, 尤志珺, 向勇. 三金片治疗良性前列腺增生症的疗效评价［J］. 西部医学, 2011, 23（11）：2140-2142.

172. 孙自学, 门波, 王磊, 等. 前列安治疗肾虚湿热兼瘀型良性前列腺增生症［J］. 中国实验方剂学杂志, 2010, 16（12）：180-182.

173. 黄移生, 陈敏, 龚玉林, 等. 秩边穴齐刺为主治疗良性前列腺增生症疗效观察［J］. 湖北中医杂志, 2010, 32（9）：68.

174. 李璟, 韩崇华, 程晓晖, 等. 芒针治疗前列腺增生排尿困难：随机对照研究［J］. 中国针灸, 2008, 28（10）：707-709.

175. 张永刚, 孙兴华, 左山. 头部电针配合药物治疗前列腺增生临床观察［J］. 上海针灸杂志, 2011, 30（6）：380-381.

176. 王占伟, 戴正兵, 曾淑琴. 微火针治疗老年前列腺肥大182例疗效观察［J］. 中国中医药信息杂志, 2011, 18（4）：77.

177. WANG Zhiqiang, LIANG Bing, HUANG Yaoquan. Clinical observation of benign prostatic hyperplasia treated with scalp acupuncture and body acupuncture［J］. Word Journal of Acupuncture-Moxibustion, 2009, 1（4）：11-16.

178. 严伟, 殷建权, 李桂敏, 等. 隔发酵附子饼灸治疗肾阳虚型前列腺增生性排尿困难临床观察［J］. 中华中医药杂志, 2010, 25（12）：2187-2189.

179. 徐浩, 毛红蓉. 温针灸治疗良性前列腺增生症疗效观察［J］. 湖北中医杂志, 2011, 33（3）：57-58.

180. 梅刚, 漆冬梅. 中药灌肠配合针灸治疗良性前列腺增生疗效观察［J］. 实用中医药杂志, 2011, 27（3）：160-161.

181. 曹作军, 冯丽华, 刘洁, 等. 中医特色疗法治疗前列腺增生症［J］. 辽宁中医杂志, 2009, 36（11）：1939-1940.

182. 汤晓云，姜云武，李向红，等. 穴位注射疗法治疗良性前列腺增生 72 例疗效观察 [J]，云南中医中药杂志，2008，29（9）：34-35.

183. 吕立国，古炽明，王昭辉，等. 陈志强教授对晚期前列腺癌中医病因病机的探讨 [J]. 新中医. 2007，39（2）：81-82.

184. 马国花，吴燕敏. 魏睦新采用中医待机疗法治疗早期前列腺癌经验 [J]. 中国中医药信息杂志. 2008，15（9）：88-89.

185. 彭煜. 彭培初治疗前列腺癌经验 [J]. 中医文献杂志，2010，28（3）：42-43.

186. 曹志成. 中西医理论探讨前列腺癌 [J]. 中华现代中西医杂志，2005，3（15）：1361-1366.

187. 商建伟. 前列腺癌的诊断与治疗 [J]. 中国社区医师（医学专业），2010，12（36）：4.

188. 胡瑞，张亚大. 激素非依赖性前列腺癌的中西医治疗概况 [J]. 云南中医中药杂志，2010，31（3）：60-62.

189. 王树声，古炽明. 中医药治疗前列腺癌的探索与优势 [J]. 中国中西医结合外科杂志，2010，16（3）：263-265.

190. 宋竖旗，李灿. 张亚强对晚期前列腺癌病因病机的认识 [J]. 中国中医基础医学杂志，2008，14（2）：131-133.

191. 潘明跃，陈志强，古炽明，等. 扶正抑瘤法对前列腺癌患者原发灶树突状细胞 CD1a、CD83 表达的影响 [J]. 新中医，2010，42（2）：53-55.

192. 宋竖旗，李灿. 张亚强治疗晚期前列腺癌经验 [J]. 中国中医药信息杂志，2010，17（1）：85-86.

193. 黄芳芳，钱钧，钱钥，等. 周维顺治疗前列腺癌经验 [J]. 江西中医药，2008，39（1）：29-30.

194. 董长喜. 郭军教授治疗前列腺癌经验 [J]. 环球中医药，2008，1（1）：25-26.

195. 丁永锋，张亚大，朱子军，等. 77 例前列腺癌中医证型特点与临床相关因素分析 [J]. 中国中西医结合外科杂志，2006，12（6）：528-530.

196. 李远鹏. 前列腺癌的中医辨证论治 [J]. 中国中医药现代远程教育，2009，7（12）：182-183.

197. 吴楠. 中药贴脐辅助治疗前列腺癌^{125}I 粒子植入术后直肠并发症疗效分析 [J]. 新中医，2013，45（8）：143-144.

198. 王树声，古炽明. 中医药治疗前列腺癌的探索与优势 [J]. 中国中西医结合外科杂志 2010，16（3）：263-265.

199. 张育军，雒向宁. 鸦胆子油乳联合内分泌治疗中晚期前列腺癌 [J]. 现代中西医结合杂志，2010，19（12）：1464-1465.

200. 包三裕，张洪康. 康莱特注射液作用机理及临床应用研究 [J]. 长春中医药大学学报，2011，27（1）：139-140.

201. 代睿欣，吕立国，白遵光，等. 温阳益气法对晚期前列腺癌免疫水平的影响 [J]. 山西中医学院学报，2013，14（4）：30-32.

202. 余绍龙，陈智锋，林峰，等. 六味地黄汤联合内分泌治疗晚期前列腺癌的临床观察 [J]. 中国当代医药，2010，17（24）：93，97.

203. 古炽明，陈志强，王树声，等. 中医扶正抑瘤法治疗晚期前列腺癌回顾性分析 [J]. 新中医，2011，43（12）：79-81.

204. 黄桂军，王华，陈朝宽，等. 扶正抑瘤汤对晚期前列腺癌患者生存期和生活质量的影响 [J]. 江苏中医药，2010，42（6）：18-20.

205. 贾英杰，李小江，李超，等. 益气解毒祛瘀方联合内分泌治疗晚期前列腺癌临床疗效分析 [J]. 中国中西医结合杂志，2013，33（4）：448-451.

206. 钟晓，赖海标，黄智峰，等. 川龙抑癌汤配合抗雄激素治疗晚期前列腺癌临床体会 [J]. 中国中医急症，2010，19（2）：315-316.

207. 郁超，陈磊. 前列负阴方联合西药治疗晚期前列腺癌的临床研究 [J]. 上海中医药杂志，2013，47（4）：46-48.

208. 林树栋，王志强，孙大林，等. 金保方运用二至地黄汤治疗泌尿生殖系统血证验案5则 [J]. 江苏中医药，2014，46（4）：50-52.

209. 张迅，梁季鸿，梁世坤，等. 补肾调冲止血汤联合抗生素治疗炎症性血精症的临床研究 [J]. 中华中医药杂志，2012，27（1）：249-251.

210. 郑德全，王松. 中西医结合治疗血精154例效果分析 [J]. 广东医学，2009，30（4）：639-640.

211. 金星，彭成华，潘俊杰，等. 常德贵教授治疗血精验案 [J]. 光明中医，2012，27（7）：1423-1424.

212. 刘晶. 血精症中药保留灌肠配合微波热疗疗效观察 [J]. 中国医药导报，2010，7（27）：52-53.

213. 李凯英，姚艺雄，莫玉芬，等. 前列安栓治疗精囊炎36例疗效观察 [J]. 热带医学杂志，2005，5（3）：392-393.

214. 江立军，杨德华. 外敷壮阳散配合内服振威汤治疗阳痿49例 [J]. 中国实验方剂学杂志，2013，19（4）：295-297.

215. 彭建. 中药熏脐治疗糖尿病性阳痿25例 [J]. 中医外治杂志，2008：17（5）：38.

216. 王法龙，庞保珍，庞清洋，等. 中医药治疗早泄研究进展 [J]. 光明中医，2014，29（2）：388-389.

217. 许成志. 中医药外治法治疗早泄60例临床观察 [J]. 中国医学创新，2012，20（9）：27-28.

218. 王劲松，曾庆琪，徐福松. 早泄辨治七法 [J]. 四川中医，2005，23（7）：11-12.

219. 万永生，邓龙生，金冠羽，等. 卢太坤教授升清降浊法在男科中的应用 [J]. 中医药通报，2013，12（2）：54-55.

220. 温志鹏，尹霖，李时光，等. 安心神法治疗早泄的临床疗效观察 [J]. 世界中西医结合杂志，2013，8（5）：492-494.

221. 谢作钢. 王琦治疗男性性功能障碍验案3则 [J]. 江苏中医药，2014，46（1）：49-50.

222. 张弓，林晓峰. 早泄的中医辨治综述 [J]. 黑龙江中医药，2013，42（1）：64-65.

223. 喻小明，曹继刚，王朝阳，等. 周安方教授治疗男科疑难病验案3则 [J]. 中华中医药杂志，2014，29（2）：459-461.

224. 刘建国，金保方，李相如，等. 徐福松教授辨治阴茎异常勃起经验 [J]. 南京中医药大学学报，2009，25（3）219-222.

225. 苟天存，田炳坤，姚宗虎. 王焕生男科疑难病二则 [J]. 陕西中医学院学报，2004，27（3）：16-17.

226. 沙力，韩学杰. 中医药治疗盗汗合并阳强1例治验 [J]. 中国中医基础医学杂志，2012，18（7）：812.

227. 杨立刚，石永雄. 阴茎异常勃起的诊断与治疗 [J]. 中国现代医学杂志，2005，15（24）：3787-3791.

228. 付立杰，李金昆，姚佳沛，等. 阴茎异常勃起的诊断及治疗 [J]. 临床泌尿外科杂志，2010，25（8）：613-615.

229. 王瑞，赵亚兵，张卫星，等. 阴茎异常勃起的29例诊治体会 [J]. 第三军医大学学报，2012，34（4）：366-368.

230. 王付. 怎样分型辨治阳强 [J]. 中医杂志，2010，51（8）：680.

231. 赵冰，李海松，王彬，等. 温肾活血法治疗不射精症理论浅探 [J]. 中国性科学，2014，23（8）：63-64.

232. 陈成博，陈苏，张胜. 疏肝通窍法治疗功能性不射精症76例 [J]. 浙江中医杂志，2010，45

（5）：343.

233. 王劲松，曾庆琪，徐福松. 不射精症辨治六法 ［J］. 四川中医，2008，26（3）：41-42.

234. 林谦，白文俊，郑姝颖，等. 重度特发性弱精子症患者精子鞭毛超微结构的研究 ［J］. 中华男科学杂志，2014，20（2）：156-159.

235. Mobberley MA. Electron microscopy in the investigation of asthenozoospermia ［J］. British Journal of Biomedical Science，2010，67（2）：92-100.

236. 周秀芬，姜宏，朱杰，等. 线粒体细胞色素氧化酶亚基 Ⅰ 和 ⅡmRNA 的表达与精子活动力的相关性研究 ［J］. 中国男科学杂志，2008，22（11）：1-4.

237. Martinez-Heredia J，de-Mateo S，Vidal-Taboada J，et al. Identification of proteomic differences in asthenozoospermic sperm samples ［J］. Human Reproduction，2008，23（4）：783-791.

238. 孙中明，丁彩飞，胡慧敏，等. 特发性少、弱精子症患者生殖激素分析 ［J］. 浙江中西医结合杂志，2011，21（2）：104-106.

239. 武文斌，李玉山，冯晓霞，等. CATSPER1 蛋白与特发性弱精子症关系的研究 ［J］. 中华男科学杂志，2011，17（2）：110-114.

240. 周秀芬. 线粒体功能与精子活力 ［J］. 国际生殖健康/计划生育杂志，2009，28（6）：355-357.

241. 李玉山，吉晓菲，王全先，等. 特发性弱精子症患者精子中 TCTE3 的表达 ［J］. 郑州大学学报（医学版），2014，17（1）：.

242. Olson SD，Suarez SS，Fauci LJ. A model of CatSper channel mediated calcium dynamics in mammalian spermatozoa ［J］. Bulletin of Mathematical Biology，2010，72（8）：1925-1946.

243. Roy A，Lin YN，Agno JE，et al. Absence of tektin 4 causes as thenozoospermia and subfertility in male mice ［J］. Faseb Journal，2007，21（4）：1013-1025.

244. Rashid S，Grzmil P，Drenckhahn JD，et al. Disruption of the murine dynein light chain gene Tcte3-3 results in asthenozoospermia ［J］. Reproduction，2010，139（1）：99.

245. 赵洪鑫，史庭燕，时伟丽，等. 应用化学发光法检测男性不育人群精液活性氧水平 ［J］. 中国男科学杂志，2009，23（4）：14-17.

246. 高佃军，高波，祝增军，等. 邻苯二甲酸二酯与特发性少弱精子症关系的探讨 ［J］. 中华男科学杂志，2014，20（8）：702-705.

247. 江莉，李慕军，覃莉. CRISP2 基因在不同类型精子发生障碍中的表达及其意义 ［J］. 天津医药，2013，41（11）：1052-1054.

248. 周俊豪，薛康颐，陈明坤，等. CRISP2 基因及蛋白在弱精子症患者中的表达及其临床意义 ［J］. 南方医科大学学报，2014，34（10）：1528-1533.

249. 闫朋宣，陈国卫. 杜宝俊治疗少弱精子症经验 ［J］. 北京中医药，2013，32（3）：219-220.

250. 黄奉献，崔云. 试论调气法在少精子症中的应用 ［J］. 河南中医，2012，32（4）：497-498.

251. 曹继刚. 周安方治疗不育症从精液微观辨证用药经验 ［J］. 湖北中医杂志，2009，31（3）：29-30.

252. 王红全，裴鲜玲，张爱英，等. 少弱精症中医辨治思路浅析 ［J］. 新中医，2011，43（7）：159.

253. 王万春，郑加涛，王海港，等. 疏肝解郁法在男科病中的应用 ［J］. 中华中医药杂志，2012，27（7）：1862-1864.

254. 宋玲，王玉邦，孙宏，等. 氰戊菊酯体外对大鼠精子运动能力的影响 ［J］. 中华男科学杂志，2007，13（7）：588-591.

255. 邓国生，张炬光，何娟. 无精少弱精子症男性不育与染色体核型异常关系的探讨 ［J］. 中国实验诊断学，2014，18（5）：807-808.

256. Massart A, Lissens W, Tournaye H, et al. Genetic causes of spermatogenic failure [J]. Asian Journal of Andrology, 2012, 14 (1): 40-48.

257. 陈伊, 罗明, 胡硕楠, 等. 少弱精子症、死精子症、无精子症患者染色体及性激素检测分析 [J]. 中国性科学, 2009, 18 (10): 12-15.

258. 梁明, 孙伟, 张斌. 少精子症、弱精子症的病因及治疗 [J]. 中国性科学, 2009, 18 (7): 20-23.

259. 贺慧娥, 何清湖, 周青, 谭新华治疗男性不育症经验 [J]. 湖南中医杂志, 2013, 29 (11): 19-21.

260. 张振顺. 中医辨证治疗男性不育少弱精子症的临床观察 [J]. 现代中西医结合杂志, 2012, 21 (36): 4050-4051.

261. 王志强, 黄耀全, 梁兵. 电针与中药治疗男性不育少、弱精子症临床观察 [J]. 中国针灸, 2008, 28 (11): 805-807.

262. 石秀峰. 针灸与中药治疗男性不育少、弱精子症疗效观察 [J]. 中国当代医药, 2009, 16 (15): 115-116.

263. 张风梧, 李刚琴. 参茸固本还少丸联合他莫昔芬治疗特发性少精及弱精症疗效观察 [J]. 陕西中医, 2010, 31 (8): 972-973.

264. 吴镝. 中西医结合治疗男性少弱精症的临床疗效观察 [J]. 中华全科医学, 2012, 10 (3): 429-430.

265. 张朝德, 陈刚, 杨进. 复方玄驹胶囊联合左卡尼汀口服液治疗少弱精子症30例临床观察 [J]. 中医药导报, 2012, 18 (7): 24-26.

266. 胡恩宜, 荀建宁, 朱闽, 等. 壮药固本培元外洗剂治疗少弱精子症150例临床观察 [J]. 西部中医药, 2014, 27 (5): 64-66.

267. 王劲松, 王心恒, 徐福松. 从虚浊瘀论治无精子症 [J]. 四川中医, 2013, 31 (1): 123.

268. 刘睿智. 无精子症因子缺失与男性不育相关性研究进展 [J]. 中华男科学杂志, 2012, 18 (11): 963-968.

269. 邵生声, 吴晓云, 朱玉蓉, 等. 无精子症患者Y染色体微缺失及细胞遗传学研究 [J]. 中国优生与遗传杂志, 2014, 22 (9): 87-88.

270. 孙宝刚, 梁鲁南, 房姣, 等. 大（小）Y染色体患者AZF微缺失分析与临床疾病关系的探讨 [J]. 临床医学, 2013, 33 (2): 1-3.

271. 杜强, 吴斌. CFTR基因与先天性双侧输精管缺如的关系 [J]. 中华临床医师杂志（电子版）, 2012, 6 (18): 5612-5616.

272. 朱文雄, 贺哲淳, 张熙, 等. 贺菊乔教授治疗无精子症验案举隅 [J]. 新中医, 2014, 46 (11): 244-245.

273. 王恒宽, 徐杰. 辨证治疗男性不育病 [J]. 首都医药, 2005 (5): 44.

274. 贾庆宇. 威灵仙治疗少精无精症 [J]. 中医杂志, 2006, 47 (7): 491-492.

275. 毕焕洲, 安瑞华. 丹参注射剂输精管内加压注射治疗炎性梗阻性无精症39例 [J]. 中国中医药科技, 2007, 14 (6): 460.

276. 戴继灿, 王天芳, 裴晓华, 等. 基于现代文献报道的精液不液化所致男性不育的中医证治规律分析 [J]. 世界中医药, 2014, 9 (3): 374-381.

277. 詹耀辉, 部都, 崔云. 运用液精煎治疗精液不液化致不育证经验 [J]. 光明中医, 2014, 29 (6): 1306-1307.

278. 谭桂云, 沈坚华. 沈坚华主任治疗精液不液化症不育经验辑要 [J]. 新中医, 2015, 47 (1): 23-24.

279. 陈红, 陈生, 姜琳, 等. 精滞不育（不液化症）的中医诊治规律研究 [J]. 北京中医药, 2010, 29 (10): 772-774.

280. 郑毅春，盛丹，朱照平，等. 滋阴清热法治疗男性不育症的临床观察 ［J］. 湖南中医药大学学报，2012，32（7）：58-60.

281. 许建平，郑建鹏. 清热化痰祛瘀法治疗精液不液化症 50 例 ［J］. 中国男科学杂志，2010，24（8）：53-54.

282. 王继成. 中西医结合治疗精液不液化症临床观察 ［J］. 中医学报，2013，28（03）：396-397.

283. 陈麟，谢彬，吕绍光，等. 针药结合治疗精液不液化 60 例 ［J］. 福建中医药，2009，40（6）：36.

284. 赵芳. 中药保留灌肠治疗精液不液化症 86 例分析 ［J］. 中国误诊学杂志，2011，11（01）：176.

285. 莫旭威，王彬，李海松，等. 前列安栓治疗精液不液化患者 76 例临床观察 ［J］. 世界中西医结合杂志，2014，9（1）：43-45.

286. 黄健. 徐福松教授治疗男性免疫性不育的学术思想初探 ［J］. 湖北中医杂志，2009：31（10）：28-29.

287. 孙小勇，秦国政，耿立果. 秦国政教授治疗男性免疫性不育症经验总结 ［J］. 广西中医药，2012：35（4）：42-44.

288. 部都. 崔云治疗男性免疫性不育经验 ［J］. 山东中医杂志，2013：32（5）：360-361.

289. 王祖龙，申宝庆，马永. 孙自学教授治疗男性免疫性不育用药经验分析 ［J］. 时珍国医国药，2013：24（8)2033-2034.

290. 孙成才. 精免康联合强的松治疗男性免疫性不育症 63 例临床观察 ［J］. 江苏中医药，2011，43（11）：39-40.

291. 齐风. 抗免灵联合强的松治疗男性免疫性不育症 49 例临床观察 ［J］. 江苏中医药，2011，43（1）：37-38.

292. 齐风. 补精丸联合强的松及抗生素治疗男性免疫性不育症 46 例 ［J］. 中医杂志，2010，51（5）：438-439.

293. 王祖龙，宋竖旗. 消抗饮联合肠溶阿司匹林治疗男性免疫性不育 60 例 ［J］. 中国中医基础医学杂志，2010，16（9）：842-843.

294. 杜贵明. 中西医结合治疗男性免疫性不育症 33 例 ［J］. 中国中医药现代远程教育，2013，11（14）：28-29.

295. 陈海燕. 中西医结合治疗男性免疫性不育症临床疗效观察 ［J］. 现代中西医结合杂志，2010，19（6）：687-688.

296. 谢元平，吴湘，伦新，等. 俞募配穴埋线法对男性免疫性不育症的临床疗效及对 β-内啡肽的影响 ［J］. 中国医药导报，2011，8（11）：87-88，90.

297. 刘峰，徐计秀. 前列欣胶囊联合不同剂量强的松治疗抗精子抗体转阴的临床观察 ［J］. 临床合理用药，2012，5（4B）：30-31.

298. 李广裕，梁季鸿，梁世坤，等. 金水宝胶囊治疗免疫性不育患者临床观察 ［J］，湖南中医药大学学报，2011，31（12）：54-57.

299. 唐志安，景涛，欧桌荣，等. 徐福松教授治疗精子形态异常不育的临床经验 ［J］. 南京中医药大学学报 2013. 29（6）：588-589.

300. 唐志安，徐福松，金保方. 畸形精子症的中西医研究进展 ［J］. 江苏医药 2013. 39（18）：2179-2181.

301. 闫朋宣. 畸形精子症中医辨治心得 ［J］. 中医杂志 2013. 54（18）：1605-1607.

302. 杨欣，丁彩飞，张永华，等. 菟丝子水提物对人精子膜结构和功能氧化损伤的干预作用 ［J］. 中国药学杂志，2006，41（7）：515-518.

303. 杨欣，丁彩飞，张永华，等. 菟丝子水提物对人精子顶体和超微结构的保护作用 ［J］. 中国中药杂志，2006，31（5）：422-425.

304. 颜志中，杨欣，丁彩飞，等. 菟丝子对人精子顶体和超微结构氧化损伤的干预作用 [J]. 中华药学杂志，2006，31（3）：266-268.

305. 李刚，朱文斌，牛飞，等. 肉苁蓉苯乙醇苷对大鼠精子体外氧化损伤的保护作用研究 [J]. 时珍国医国药，2010，21（9）：2205-2207.

306. 张慧琴，赵洪鑫，张爱军，等. 补肾生精汤与卵胞浆内单精子注射治疗男性严重少、弱精子症不育的临床观察 [J]. 中国中西医结合杂志，2007，27（11）：972-975.

307. 周辉，程学军，陈焱，等. 畸精症患者黄精赞育胶囊治疗前后精浆中活性氧浓度的变化 [J]. 南方医科大学学报，2008，28（8）：1514-1516.

308. 张宗圣，张庆顺. 两地汤加味治疗精液量少 37 例 [J]. 实用中医药杂志，2005，21（2）：76.

309. 2. 徐福松. 徐福松实用中医男科学 [M]. 第 1 版. 北京：中国中医药出版社，2009：380-381.

310. 边淑玲，金宏波，王淑珍，等. 干扰素-γ 和肿瘤坏死因子-α 对精子受精能力的影响及机制初探 [J]. 中华男科学杂志，2007，13（8）：681-684.

311. 郭贤坤，边疆，杜丹，等. rhTNF-α 在体外对正常精子线粒体和质膜的影响 [J] 生殖与避孕. 2005，25（2）：78-82.

312. Kordan W，Lecewicz M，StrzezEk R，et al. Effect of platelet activating factor（PAF）supplementation in semen extender on viability and ATP content of cryopreserved canine spermatozoa [J]. Pol J Vet Sci，2010，13（4）：571-579.

313. 王咸钟，刘朝东，孙鑫波. TNF-α、PAF 在白细胞精子症患者中的表达及相关性研究 [J]. 中国现代医学杂志，2011，21（24）：2981-2984.

314. Barraud-Lang V，Pont JC，Pocate K，et al. Seminal leukocytes and clinical outcomes with donor sperm insemination [J]. Fertility & Steril，2011，96（6）：1320-1324.

315. 靖涛，王保平，陈海霞，等. 白细胞精子症与宫腔内人工授精结局的关系 [J]. 新乡医学院学报，2013，30（7）：570-571.

316. 郭名和，郭春晓，邵永. 精液白细胞浓度与精子顶体完整率的相关性探讨 [J]. 国际检验医学杂志，2011，32（19）：2265-2267.

317. 李晶，刘睿智. 白细胞精子症的研究进展 [J]. 中华男科学杂志，2006，12（8）：730-732.

318. 张伟，刘坤，王希良. 淋球菌致病机制的研究进展 [J]. 微生物学免疫学进展，2009，34（7）：46-49.

319. 谢国艳，应春妹，周建华. 耐氟喹诺酮淋病奈瑟菌基因突变研究 [J]. 诊断学理论与实践，2006，5（3）：243-246.

320. 兰宝霞. 淋球菌耐药研究进展 [J]. 河北医学，2010，16（4）：509-511.

321. 王健，胡四海. 淋球菌疫苗抗原研究进展 [J]. 中国热带医学，2009，9（11）：2197-2198.

322. 范玉芹. 淋病的辨证施治. [J]. 实用中医内科杂志，2005，19（3）：224.

323. 周宝宽. 淋病证治 [J]. 中国性科学，2011，20（12）：37-51.

324. 邵奇. 淋病的中医辨治 [J]. 中国医药指南，2013，11（18）：276-277.

325. 李军. 中西药结合治疗淋病的疗效研究 [J]. 中国现代药物应用，2007，1（1）：54.

326. 李秀超，李军. 中西医结合治疗淋病的临床研究 [J]. 临床和实验医学杂志，2006，5（8）：1163.

327. 李长如，陈灵敏，曾秋林. 中西医结合治疗淋球菌感染性淋病 96 例临床观察 [J]. 检验医学与临床，2011，8（9）：1120-1121.

328. 刘武，孙艳. 非淋菌性尿道炎后遗症中医辨治 [J]. 中国医药指南，2012，10（9）：518-519.

329. 邓辉. 消淋汤联合西药治疗非淋菌性尿道炎 52 例 [J]. 陕西中医，2013，34（10）：1376.

330. 冯桥. 中西医结合治疗男性非淋菌性尿道炎 150 例 [J]. 湖南中医杂志, 2010, 26 (1): 52.

331. 张立群, 修霞, 胡志强. 中西医结合治疗非淋菌性尿道炎 76 例疗效观察 [J]. 中国热带医学, 2013, 13 (8): 1015-1017.

332. 李元文, 孙占学, 张丰川, 等. 中药苍柏湿毒清颗粒剂对解脲支原体体外作用的实验研究 [J]. 中国性科学, 2008, 17 (1): 10-17.

333. 陈日寿, 丁秀芬. 三种中药对解脲支原体的体外抑制实验研究 [J]. 中国医药科学, 2014, 4 (11): 36-38.

334. 刘雅慧. 中西医结合治疗尖锐湿疣 60 例 [J]. 福建中医药, 2014, 45 (6): 47.

335. 史斌. 化湿解毒汤治疗尖锐湿疣 150 例 [J]. 实用中医药杂志, 2002, 18 (4): 20.

336. 林巩. 三妙汤加味外洗治疗尖锐湿疣 64 例观察 [J]. 实用中医药杂志, 2006, 22 (8): 495.

337. 叶兴东, 张锡宝. 阿昔洛韦和伐昔洛韦的临床应用及其安全性研究进展 [J]. 中国麻风皮肤病杂志, 2007, 23 (8): 705-707.

338. 王俊杰, 杨军, 谢卫红. 5%咪喹莫特预防尖锐湿疣复发的临床疗效观察 [J]. 临床皮肤科杂志, 2005, 34 (6): 404.

339. 陈丽. CO_2 激光联合氟尿嘧啶治疗尖锐湿疣 60 例疗效观察 [J]. 内蒙古中医药, 2012, 11: 33.

340. 张合城. 高频电刀术联合重组 α-2α 干扰素治疗尖锐湿疣 86 例疗效观察 [J]. 岭南皮肤性病科杂志, 2008, 15 (2): 93-94.

341. 张海. 百白黄洗剂治疗尖锐湿疣 28 例疗效分析 [J]. 中国地方病防治杂志, 2014, 29 (5): 380.

342. 何翠英, 肖卫棉, 谭波, 等. 扶正解毒汤治疗复发性生殖器疱疹 30 例临床观察 [J]. 新中医, 2013, 45 (1): 74-75.

343. 黄世章. 中西医结合治疗男性生殖器疱疹 56 例临床观察 [J]. 山东中医药大学学报, 2011, 35 (6): 515-517.

344. 黄早发, 戴鸿斌. 中西医结合治疗复发性生殖器疱疹的临床研究 [J]. 光明中医, 2008, 23 (2): 177-178.

345. Michael CMT, Sabatini L, Yungbhth P. Herpes sinplex virus infections and current methods for labomtorv detection [J]. Clinical Micmbiology Newsletter, 2006, 28 (24): 185-192.

346. Boivin G, Goyette N, Selgerie Y, et al. Longitudinal evaluation of herpes simplex virus DNA load during episodes of herpes labialis [J]. Journal of Clinical Virology, 2006, 37, (4): 248-251.

347. 陈达灿, 榻国维. 皮肤性病专科专病. 中医临床诊治丛书 [M]. 第 2 版. 北京: 人民卫生出版社, 2005: 540-546.

348. 施慧. 生殖器疱疹的辨证施治 [J]. 云南中医中药杂志, 2010, 31 (7): 94-94.

349. 张彦敏. 中西医结合治疗生殖器疱疹 36 例疗效观察 [J]. 中国中西医结合皮肤性病学杂志, 2008, 7 (1): 49.

350. 易恒安, 黄捷. 苍耳子软膏治疗生殖器疱疹的临床观察 [J]. 中国药房, 2006, 17 (11): 842-843.

351. 陈其华, 孙之中, 杨赛, 等. 复方黄甘颗粒治疗复发性生殖器疱疹 45 例疗效观察 [J]. 中国性科学, 2014, 23 (5): 74-75.

352. 张春和, 李焱风, 赵华荫. 从肝论治男性更年期综合征的体会 [J]. 云南中医学院学报, 2008, 31 (4): 51-52.

353. 刘强, 庄国宾, 张振宇, 等. 庄田畈治疗男性更年期综合征经验 [J]. 湖北中医杂志, 2008, 30 (5): 19-20.

354. 高冰, 张志超. 男性睾酮缺乏的多因素分析 [J]. 中国性科学, 2013, 12 (9): 3-5.

355. 张志超. 男性迟发性性腺功能减退症的雄激素补充治疗［J］. 国际生殖健康/计划生育杂志，2011，30（1）：33.

356. 耿鹏. 针灸推拿配合心理疗法治疗男性更年期综合征68例［J］. 中国民间疗法，2006，14（10）：52.

357. 郑雪峰. 针药结合对中老年男性部分雄激素缺乏综合征患者生殖内分泌的影响［J］. 中国针灸，2007，27（5）：333-335.

358. 庞保珍，庞清洋，庞慧卿，等. 遗精证治［J］. 中国性科学，2010，19（5）：26-33.

359. 郭炫佐，贺慧娥. 谭新华治疗遗精经验［J］. 湖南中医杂志，2013，29（9）：33-34.

360. 王劲松，曾庆琪，徐福松. 遗精辨治七法［J］. 辽宁中医杂志，2008，35（2）：206-207.

361. 姜德远，李湛民. 从心论治遗精［J］. 辽宁中医药大学学报，2008，10（11）：82.

362. 马小平. 夏治平针灸治疗顽固性遗精经验［J］. 浙江中医杂志，2007，42（2）：123.

363. 莫小勤，梁少华. 李廷冠治疗男性乳房发育症经验［J］. 河南中医，2013，33（7）：1045-1047.

364. 郦红英. 辨证治疗原发性男性乳房异常发育症40例［J］. 四川中医，2010，28（8）：66-67.

365. 李俊. 他莫昔芬联合夏枯草胶囊治疗男性乳腺发育症54例分析［J］. 中国临床研究，2011，24（2）：159.

366. 于峰，于首元. 乳癖散结胶囊配合西药治疗男性乳房发育症60例［J］. 中外医疗，2009，28（9）：73.

367. 周静芹. 中医治疗男子乳房发育症45例［J］. 河北医学，2011，17（5）：666-667.

368. 王晓娜. 内外合治男性乳腺异常发育症60例临床观察［J］. 亚太传统医药，2014，10（16）：73-74.

369. 中华人民共和国卫生部. 性早熟诊疗指南（试行）［J］. 中国儿童保健杂志，2011，19（4）：390-391.

370. 杜敏联. 性早熟的临床研究进展［J］. 新医学，2007，38（2）：118-140.

371. Choi JH, Shin YL, Yoo HW. Predictive factors for organic central precocious puberty and utility of simplified gonadotropin-releasing hormone tests［J］. Pediatr Int，2007，49（6）：806-810.

372. 蔡德培. 儿童性早熟的研究进展［J］. 实用儿科临床志，2005，20（6）：497-499.

373. 李嫔. 性早熟病因及发病机制的研究进展［J］. 实用儿科临床杂志，2005，20（6）：499-500.

374. 郝燕，罗小平. 儿童性早熟诊断治疗进展［J］. 中国实用儿科杂志，2006，21（7）：487-489.

375. 冉青珍，路洁，路喜善. 国医大师路志正治疗狐惑病经验总结［J］. 国医论坛，2013，28（1）：11-12.

376. 郑长春. 朱名宸治疗白塞氏综合征的临床经验［J］. 湖北中医杂志，2011，33（10）：27-28.

377. 沈俊晔，谢志军，范永升. 范永升辨治白塞氏病经验［J］. 中国中医药信息杂志，2009，16（9）：83-84.

378. 张励，庄曾渊. 庄曾渊应用清热法治疗白塞氏病经验［J］. 中国中医眼科杂志，2010，20（6）：334-336.

379. 徐琼，宋欣伟. 宋欣伟从风火论治白塞病经验［J］. 深圳中西医结合杂志，2013，23（4）：91-93.

380. 王中琳. 王新陆治疗白塞病经验［J］. 山东中医杂志，2010，29（9）：635-636.

381. 石海军，尹国富，刘福华，等. 运用补泻兼施法治疗白塞病体会［J］. 中医研究，2014，27（2）：50-51.

382. 娄俊东，梁辉，张立亭. 张鸣鹤教授治疗白塞病的经验［J］. 风湿病与关节炎，2013，2（1）：50-51.

383. 杨星哲. 从瘀毒论治白塞病探析［J］. 四川中医，2013，31（6）：23-25.

384. 郑玥琪. 沈丕安辨治白塞综合征经验［J］. 上海中医药杂志，2011，45（8）：13-14.

385. 刘茜. 王素芝辨治白塞病经验［J］. 风湿病与关节炎，2012，1（1）：78-79.

386. 宋群先，李建伟. 冯宪章教授治疗白塞氏综合征临床经验［J］. 中华中医药杂志，2012，27（8）：

2104-2106.

387. 卢昭，曾升平. 曾升平治疗白塞氏病经验 [J]. 四川中医，2013，31 (5)：9-11.

388. 成洁，董军胜. 徐玲主任医师从脾胃论治白塞病的经验 [J]. 陕西中医，2014，35 (4)：477-478.

389. 阳伟红，杨玥，王卫. 从三焦辨证小议狐惑病 [J]. 中医学报，2011，26 (7)：798-799.

390. 綦车，李丽华，孙捷，等. 甘草泻心汤加味辨治白塞病 30 例 [J]. 山东中医杂志，2013，32 (7)：472.

391. 康成辰，刘昆仑，张立亭，等. 张鸣鹤教授治疗白塞病中甘草的应用 [J]. 四川中医，2014，32 (4)：18-19.

392. 朱红军，杜金龙. 中西医结合治疗白塞氏病 37 例 [J]. 河南中医，2011，31 (12)：1418.

393. 颜美心，韩慧，张勤开. 中药结合沙利度胺治疗白塞病临床观察 [J]. 长春中医药大学学报，2013，29 (2)：309-310.

394. 李冬莲，张菊香. 中西医结合治疗白塞病 30 例观察 [J]. 浙江中医杂志，2011，46 (4)：311.

395. 刘志伟. 中药治疗白塞氏病的临床观察 [J]. 中国民间疗法，2009，17 (12)：41.

396. 罗向群，林丽，杨鹏. 罗忠祥应用中医变法治验三则 [J]. 浙江中西医结合杂志，2010，20 (12)：728-729.

397. 杨志刚. 田玉美教授运用经方治疗杂病医案 2 则 [J]. 吉林中医药，2012，32 (12)：1280-1281.